CB004792

Cabeça, Pescoço e
Neuroanatomia

PROMETHEUS

Atlas de Anatomia

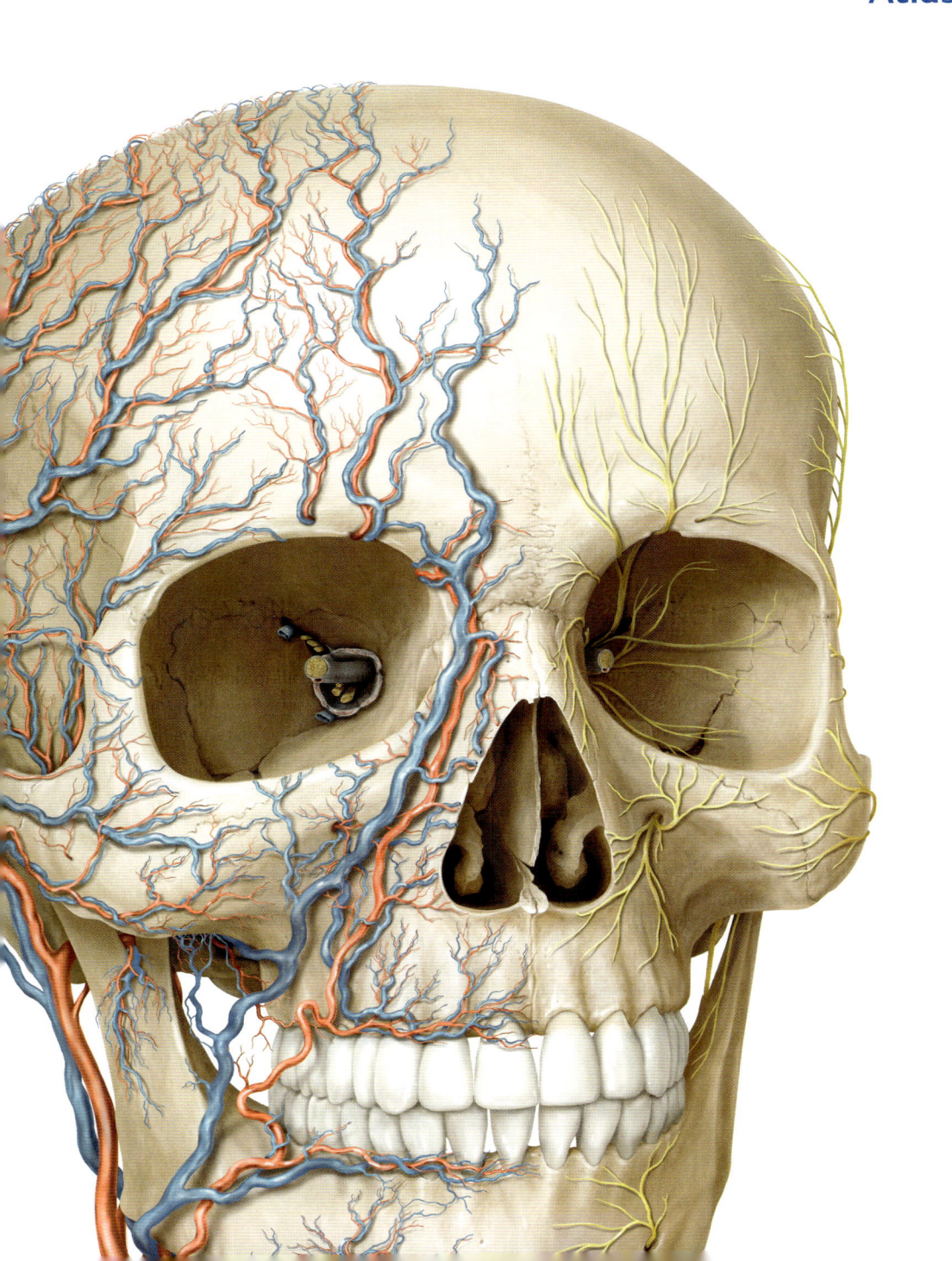

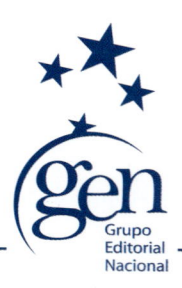

Cabeça, Pescoço e
Neuroanatomia

PROMETHEUS
Atlas de Anatomia

Michael Schünke
Erik Schulte
Udo Schumacher

Ilustrações de
Markus Voll
Karl Wesker

6ª edição revisada e ampliada

1.801 ilustrações

Revisão Técnica
Marco Aurélio R. Fonseca Passos MD, Ms, PhD
Médico. Mestre em Anatomia pela Universidade Federal do
Rio de Janeiro (UFRJ). Doutor em Ciências pela Universidade
do Estado do Rio de Janeiro (UERJ). Chefe do Departamento
de Anatomia da UERJ.

Tradução
Mariana Villanova Vieira

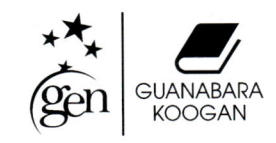

gen | GUANABARA KOOGAN

Professor
Dr. med. Dr. rer. nat. Michael Schünke
Anatomisches Institut der
Christian-Albrechts-Universität zu Kiel
Otto-Hahn-Platz 8
24118 Kiel

Professor
Dr. med. Erik Schulte
Universitätsmedizin der
Johannes Gutenberg-Universität Mainz
Institut für Funktionelle und Klinische Anatomie
Johann-Joachim-Becher-Weg 13
55128 Mainz

Professor
Dr. med. Udo Schumacher, FRCPath, FSB, DSc
MSB Medical School Berlin
Hochschule für Gesundheit und Medizin
Rüdesheimer Straße 50
14197 Berlin

Ilustrações
Markus Voll, München (Homepage: www.markus-voll.de)
Karl Wesker, Berlin (Homepage: www.karlwesker.de)

Nota Importante: A medicina é uma ciência em constante mudança e desenvolvimento. A pesquisa e a experiência clínica aumentam continuamente nosso conhecimento, sobretudo em relação ao tratamento adequado e à terapia com fármacos. Quando, neste livro, são mencionadas dosagens ou aplicações, os leitores podem ficar seguros de que os autores, os editores e os divulgadores envidaram todos os esforços para assegurar que tais referências estivessem de acordo com **o conhecimento em vigor no momento da produção do livro**. Entretanto, isso não envolve nem implica nenhuma garantia ou responsabilidade por parte dos editores no tocante a qualquer instrução de dosagem e formas de aplicação citadas neste livro. **Cada usuário deve examinar cuidadosamente** as recomendações dos fabricantes apresentadas em cada medicamento e verificar, se necessário, pela consulta de um clínico geral ou especialista, se a dosagem mencionada ou as contraindicações citadas pelo fabricante diferem daquelas referidas neste livro. Tal exame é, sobretudo, importante para substâncias ou fármacos que são raramente usados ou que foram recentemente introduzidos no mercado. **Os esquemas de dosagem ou formas de aplicação referidos são integralmente do risco e da responsabilidade do próprio usuário**. Os autores e os editores solicitam a cada usuário relatar aos editores eventuais discrepâncias ou falhas observadas.

Esta obra é uma tradução do original da 6ª edição na língua alemã de:
Copyright © 2022 of the original German language edition by Georg Thieme Verlag KG, Stuttgart, Germany.
Original title: Prometheus LernAtlas der Anatomie, Volume 3. Kopf, Hals und Neuroanatomie, 6/e, by Michael Schünke, Erik Schulte, Udo Schumacher, with illustrations by Markus Voll and Karl Wesker.
All rights reserved.

Direitos exclusivos para a língua portuguesa
Copyright © 2024 by
EDITORA GUANABARA KOOGAN LTDA.
Uma editora integrante do GEN | Grupo Editorial Nacional
Travessa do Ouvidor, 11
Rio de Janeiro – RJ – CEP 20040-040
www.grupogen.com.br | faleconosco@grupogen.com.br

Editoração eletrônica: Anthares

Ficha catalográfica

S419p
6. ed.
v. 3
    Schünke, Michael, 1950-
    Prometheus atlas de anatomia : cabeça, pescoço e neuroanatomia/ Michael Schünke, Erik Schulte, Udo Schumacher; ilustração Markus Voll, Karl Wesker; revisão técnica Marco Aurélio R. Fonseca Passos; tradução Mariana Villanova Vieira. - 6. ed., rev. e ampl. - Rio de Janeiro: Guanabara Koogan, 2024.
    il.

    Tradução de: Prometheus lernatlas der anatomie
    Apêndice
    Inclui índice
    ISBN 9788527740524

    1. Anatomia humana - Atlas. 2. Cabeça - Anatomia. 3. Pescoço - Anatomia. 4. Neuroanatomia. I. Schulte, Erik. II. Schumacher, Udo. III. Voll. Markus. IV. Wesker, Karl. V. Passos, Marco Aurélio R. Fonseca. VI. Vieira, Mariana Villanova. VII. Título.

24-88711   CDD: 611.0222
                     CDU: 611(084.4)

Meri Gleice Rodrigues de Souza - Bibliotecária - CRB-7/6439

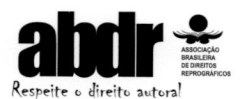

Por que Prometheus?

Segundo a mitologia grega, Prometheus despertou a ira de Zeus por ter criado os homens à semelhança dos titãs e lhes entregado o fogo, que representa a iluminação.

Prometheus, em grego, significa "o que pensa adiante"; e, para fazer jus a seu nome, nosso atlas foi elaborado com o objetivo "abrir novos caminhos". Para tal, foi realizada uma ampla pesquisa com estudantes e docentes – em países de língua alemã e nos EUA –, a fim de se obter um projeto único e inovador. O ponto de partida para este trabalho foi investigar o que deveria constar em um atlas de anatomia para que ele fosse ideal para os estudantes. A partir disso, iniciou-se a busca por um conteúdo adequado para que o estudante pudesse aprender, de maneira objetiva e didática, a grande quantidade de informação que a anatomia demanda.

A anatomia – principalmente a anatomia macroscópica – representa um grande desafio para o estudante, uma vez que abrange inúmeros termos e conceitos, além de ser ensinada já no início da graduação, quando o aluno nem sempre consegue perceber a importância das informações e fazer correlações com outras disciplinas, como a fisiologia, por exemplo.

Sabe-se, não obstante, que o conhecimento sólido da anatomia é indispensável para uma prática médica competente, e isso se torna cada vez mais claro com o avanço dos estudos. É importante também conhecer as variantes do corpo humano, porque isso pode ser muito relevante posteriormente no contexto da interpretação dos achados, ou durante as cirurgias, e ajudar a prevenir erros. Em *Prometheus* houve, portanto, especial atenção às variantes da anatomia humana, tais como vasos sanguíneos adicionais ou não conformes, ou anomalias posicionais de órgãos, ao mesmo tempo que se buscou criar um modelo bem estruturado para facilitar o aprendizado do aluno. Para alcançar esse objetivo, os tópicos foram escolhidos cuidadosamente, visando estabelecer, desde o início, conexões importantes com a atividade clínica do futuro profissional da saúde. Outro propósito foi o de apresentar as figuras sempre acompanhadas de comentários explicativos, conduzindo o leitor, passo a passo, a uma compreensão detalhada dos conceitos e de complexas conexões.

O fato de a anatomia macroscópica ser considerada em muitas áreas – com exceção de alguns conteúdos neuroanatômicos – uma matéria "fechada" foi de grande ajuda. Algo inédito representaria uma exceção. A regra é um conhecimento especializado e estabelecido em muitas áreas, que somente ganha nova visão, em face de mudanças das exigências clínicas. A anatomia seccional é conhecida pelos anatomistas há mais de 80 anos, apesar de não ser amplamente utilizada. Ela passou por um grande renascimento com o avanço de novas técnicas de imagem, tais como as de TC e de RM, que sequer podem ser interpretadas sem um profundo conhecimento da anatomia seccional.

A anatomia pode não ser "nova" no sentido estrito da palavra, mas a maneira da apresentação didática tem de ser moderna e atualizada. Em suma, nosso objetivo maior foi produzir um atlas que representasse um guia didático ao estudante e que lhe despertasse o interesse para essa importante área. Esperamos que *Prometheus* sirva, igualmente, a alunos e profissionais da saúde como uma fonte abalizada e segura de informações.

"Para alcançar o possível, deve-se tentar o impossível."
(Rabindranath Tagore)

**Michael Schünke, Erik Schulte, Udo Schumacher,
Markus Voll e Karl Wesker
Kiel, Mainz, Hamburgo, Munique e Berlim, agosto de 2022**

Agradecimentos

Em primeiro lugar e sempre, gostaríamos de agradecer às nossas famílias, a quem dedicamos esta obra.

Desde o primeiro volume de *Prometheus*, em 2005, recebemos inúmeras notas e sugestões. Gostaríamos de usar esta página para expressar os nossos sinceros agradecimentos às seguintes pessoas que de alguma forma ajudaram ao longo dos anos a aprimorar o *Prometheus*:

Dr. rer. nat. Kirsten Hattermann, Dr. med. dent. Runhild Lucius, Prof. Dr. Renate Lüllmann-Rauch, Prof. Dr. Jobst Sievers, Dr. med. dent. Ali Therany, Prof. Dr. Thilo Wedel (todo o Instituto de Anatomia da Universidade Christian-Albrechts de Kiel) e Prof. Univ. Dr. med. Christoph Düber (Universidade de Medicina de Mainz), Dr. med. dent. Christian Friedrichs (Prática de Odontologia Restauradora e Endodontia, Kiel), Prof. Dr. Reinhart Gossrau (Charité Berlin, Instituto de Anatomia), Prof. Dr. Daniel Haag-Wackernagel (Basileia), Dr. med. Johannes Martin Hahn (Tübingen), Prof. Dr. med. Stefan Müller-Hülsbeck (DIAKO Krankenhaus gGmbH Flensburg), Dr. Róbert Késmárszky, MD, Prof. Susanne Klutmann (UKE Hamburg), Michael Kriwat (Kiel), Prof. Dr. Paul Peter Lunkenheimer (Universidade Westphalian Wilhelms de Münster), Prof. Dr. Janos Mester (UKE Hamburg), docente particular Dr. Jörg Detlev Moritz (Departamento de Radiologia e Neurorradiologia Kiel), docente particular Dr. Thomas Müller (Universidade de Medicina de Mainz), docente particular Dr. Dan mon O'Dey (Luisenhospital Aachen), Dr. Kai-Hinrich Olms, Cirurgia do Pé de Bad Schwartau, Dr. med. Dipl. Fis. Daniel Paech (Centro Alemão de Pesquisa do Câncer de Heidelberg), OA Dr. Thilo Schwalenberg (Clínica Urológica do Hospital Universitário de Leipzig), Dr. med. Hans-Peter Sobotta (Fundação Herzogin Elisabeth Hospital de Braunschweig), Prof. Dr. em. Katharina Spanel-Borowski (Universidade de Leipzig), Dr. Jürgen Specht (Orthopaedicum Frankfurt), Prof. Dr. Christoph Viebahn (Universidade de Göttingen), Dr. med. Imke Weyers (Universidade de Lübeck).
Pelo elaborado trabalho de revisão, em particular no contexto da 1ª edição, agradecemos a bióloga Gabriele Schünke, Dr. med. Jakob Fay e cand. med. Claudia Dücker, cand. med. Simin Rassouli, cand. med. Heike Teichmann, cand. med. Susanne Tippmann e cand. med. dent. Sylvia Zilles, especialmente pela ajuda com as legendas, Dr. Julia Jörns-Kuhnke.

Um agradecimento especial para os nossos dois editores de arte, Stephanie Gay e Bert Sender. A capacidade de organizar imagens e textos, relacionando-os lado a lado em duas páginas, foi fundamental para a qualidade didática e visual do nosso atlas.

Prometheus não teria surgido sem a editora. Como são sempre as pessoas, e não as instituições que tornam um projeto desse tipo possível, agradecemos especialmente àqueles que supervisionaram este projeto. "O impossível tornou-se possível" graças ao Dr. Jürgen Lüthje, programador da Thieme-Verlag. Ele não apenas conseguiu aliar os desejos dos autores e dos artistas gráficos às necessidades reais, mas também manteve ao longo dos anos de trabalho uma equipe de cinco pessoas concentrada em um projeto cujo objetivo nos era conhecido desde o início e cuja ampla dimensão, no entanto, só nos foi aberta ao máximo durante o nosso trabalho. O seu mérito é não ter deixado que os obstáculos impedissem a conquista do objetivo comum de toda a equipe. A paciência admirável e a capacidade de equilíbrio, especialmente em situações problemáticas, mostraram-se nas inúmeras conversas com ele. Portanto, ele merece o nosso sincero e profundo agradecimento. Desde que o Dr. Jürgen Lüthje se aposentou em 2018, o Dr. Jochen Neuberger assumiu *Prometheus* com grande empenho, continuando o desenvolvimento em conjunto com a equipe anterior.

A Sra. Sabine Bartl foi, no melhor sentido do termo, o ponto de referência para os autores. Ela leu – como estudiosa, e não como médica – todos os textos e, em conexão com as imagens, avaliou se para um (ainda não) médico – um estudante do ciclo básico – a lógica da apresentação seria realmente óbvia. Desse modo, sugeriu a reformulação do texto com inúmeras propostas. Graças às suas sugestões, os temas foram reformulados e reconfigurados. Não apenas os autores devem agradecê-la: o leitor, a quem agora os fatos estão bem acessíveis, também se beneficia do seu talento didático.

O Sr. Martin Spencker, Diretor de Publicação de Estudos e Ensino na publicação da 1ª edição, foi, como principal responsável pelo projeto, a conexão crucial na coordenação entre editores, por um lado, e autores e artistas gráficos, por outro. Sua capacidade de lidar com problemas e ambiguidades por meio de decisões rápidas e não convencionais beneficiou muito o projeto. A sua abertura a todas as preocupações dos autores e artistas gráficos, a transparência e a equidade em todas as discussões deram ao projeto cada vez mais impulso e condições estruturais claras para uma parceria aberta e cooperativa. Agradecemos muito a sua contribuição para esta obra.

Sem qualquer exceção, o trabalho conjunto com todos os funcionários da editora Thieme foi, em todos os momentos, agradável e amigável. Infelizmente, por motivos de espaço, não podemos mencionar aqui todas as pessoas que de algum modo estiveram envolvidas na conclusão do *Prometheus*. Nós nos limitamos, portanto, a alguns funcionários que tiveram uma ligação especial com este livro. Neste contexto, gostaríamos de agradecer a Antje Bühl, que esteve presente desde o início como assistente do projeto e assumiu vários trabalhos, como, por exemplo as revisões constantes dos leiautes e a assistência na captura das legendas, a Yvonne Straßburg, Michael Zepf e Laura Diemand, que se certificaram de que *Prometheus* fosse impresso no tempo planejado e dedicaram ao longo do processo de produção toda a sua experiência; Susanne Tochtermann-Wenzel e Anja Jahn, pelo apoio com questões técnicas sobre as ilustrações, Julia Fersch, que garantiu que *Prometheus* também estivesse acessível via eRef., a Almut Leopold e Dr. Wilhelm Kuhn pelo excelente índice; a Marie-Luise Kürschner e Nina Jentschke pelo atraente estilo da capa; e Dr. Thomas Krimmer, Liesa Arendt, Birgit Carlsen, Stephanie Eilmann, Marion Hamm e Anne Döbler representam todos que orientam ou orientaram *Prometheus* em termos de *marketing*, vendas e relações públicas.

Os autores, agosto de 2022

Quem está por trás de *Prometheus*

Uma obra como *Prometheus* somente pode ser criada quando as pessoas envolvidas nela trabalham lado a lado. E foi pelo intercâmbio ativo entre os professores de anatomia Michael Schünke, Erik Schulte e Udo Schumacher, por um lado, e entre os ilustradores anatômicos Markus Voll e Karl Wesker, por outro, que surgiu esta obra didática e artística como se apresenta diante dos seus olhos.

A criação de unidades de aprendizagem que abordam consistentemente um tópico em duas páginas lado a lado é, em si mesma, um grande desafio. Os autores devem selecionar o conteúdo com precisão, compilá-lo e fornecê-lo com legendas explicativas. No entanto, a forma como este conteúdo é apresentado no atlas, o quão atraente e memorável é, depende muito das imagens – em *Prometheus* há agora cerca de 5.000

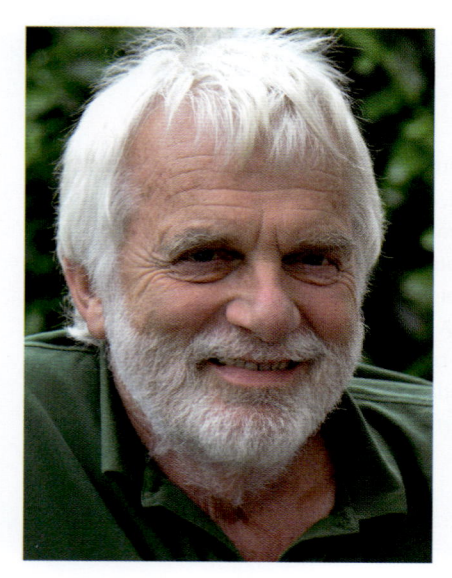

Foto: particular

Prof. Dr. med. Dr. rer. nat. Michael Schünke

Instituto de Anatomia, Universidade de Kiel
Estudo de Biologia e Medicina em Tübingen e Kiel
Ensino intensivo de estudantes de Medicina e Fisioterapeutas
Autor e tradutor de outros livros didáticos

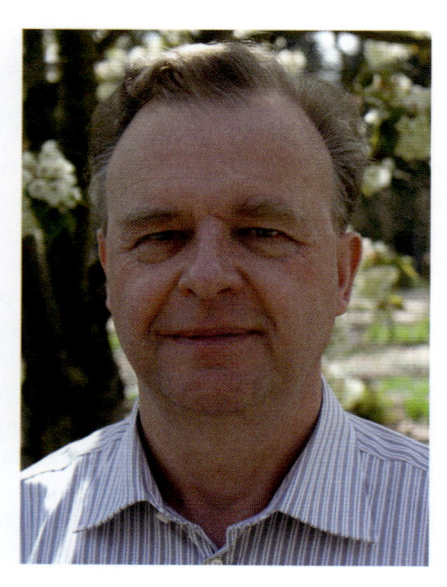

Foto: Kristina Schäfer

Prof. Dr. med. Erik Schulte

Instituto de Anatomia Funcional e Clínica da Universidade de Medicina de Mainz
Estudo de Medicina em Freiburg
Ensino intensivo de estudantes de Medicina
Prêmio de Excelência em Ensino em Mainz

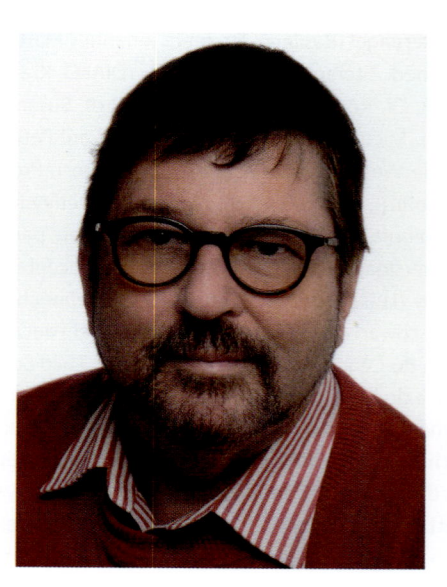

Foto: particular

Prof. Dr. med. Udo Schumacher

MSB Faculdade de Medicina de Berlim
Estudo de Medicina em Kiel, bem como um ano em temporada de estudos no Instituto Wistar de Anatomia e Biologia, Filadélfia
Ensino intensivo de estudantes de Medicina, Fisioterapeutas e Candidatos a Especialista (FRCS). Vários anos de residência em Southampton, com experiência em ensino transversal e integrado

imagens! Para criá-las, Markus Voll e Karl Wesker acumularam décadas de experiência em ilustração anatômica, visitaram coleções anatômicas, estudaram espécimes e trabalharam com obras de anatomia antigas e novas. Assim foi criado o *Prometheus*.

Prometheus o guiará com segurança, passo a passo, pela anatomia e mostrará o importante papel que a anatomia desempenha nas práticas posteriores: seja em uma cirurgia intestinal para um tumor, uma punção do tímpano para uma infecção da orelha média ou um exame de uma gestante – o profundo conhecimento anatômico é sempre necessário. Sem ele, não existe o bom médico.

Além disso, *Prometheus* não o poupará do aprendizado, o tornará, sim, ainda mais bonito. Assim garantem os autores e *designers* gráficos.

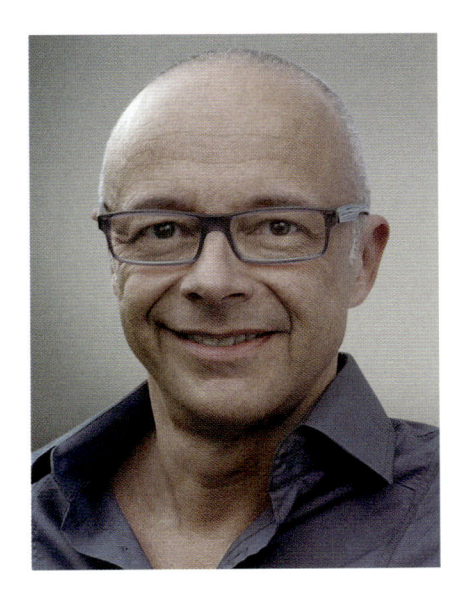

Foto: particular

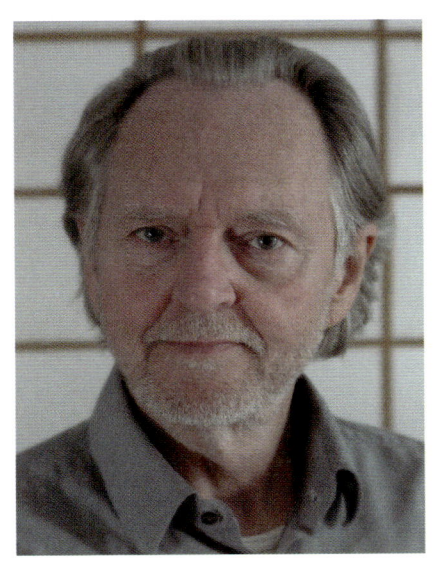

Foto: particular

Markus Voll

Ilustrador e *designer* gráfico *freelancer* em Munique
Formação em *Design* Gráfico na Escola Blocherer de *Design* em Munique
Estudo de Medicina na Universidade Luís Maximiliano de Munique
Décadas de trabalho como ilustrador científico para inúmeros projetos de livros

Karl Wesker

Pintor *freelancer* e artista gráfico em Berlim
Treinamento em Estereografia e Litografia
Estudo de Comunicação Visual na Escola Politécnica de Münster e na Universidade de Artes de Berlim e História da Arte na Universidade Técnica de Berlim
Ativo há décadas na pintura livre e em desenhos gráficos científicos, como em projetos de livros de Anatomia

Sumário

A Cabeça e Pescoço

B Neuroanatomia

C Glossário e Resumo

Apêndice

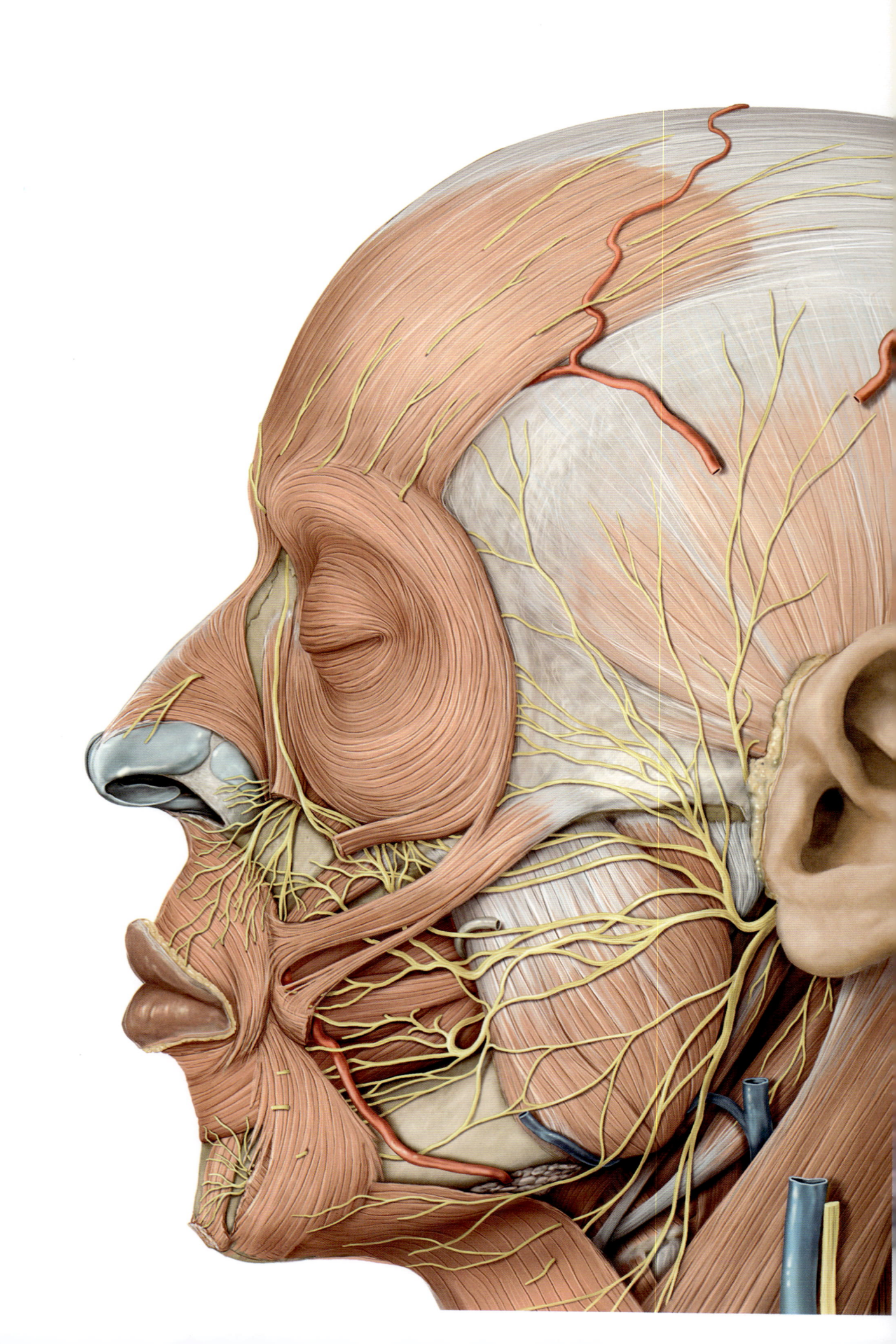

A   Cabeça e Pescoço

1.1 Regiões e Acidentes Ósseos Palpáveis

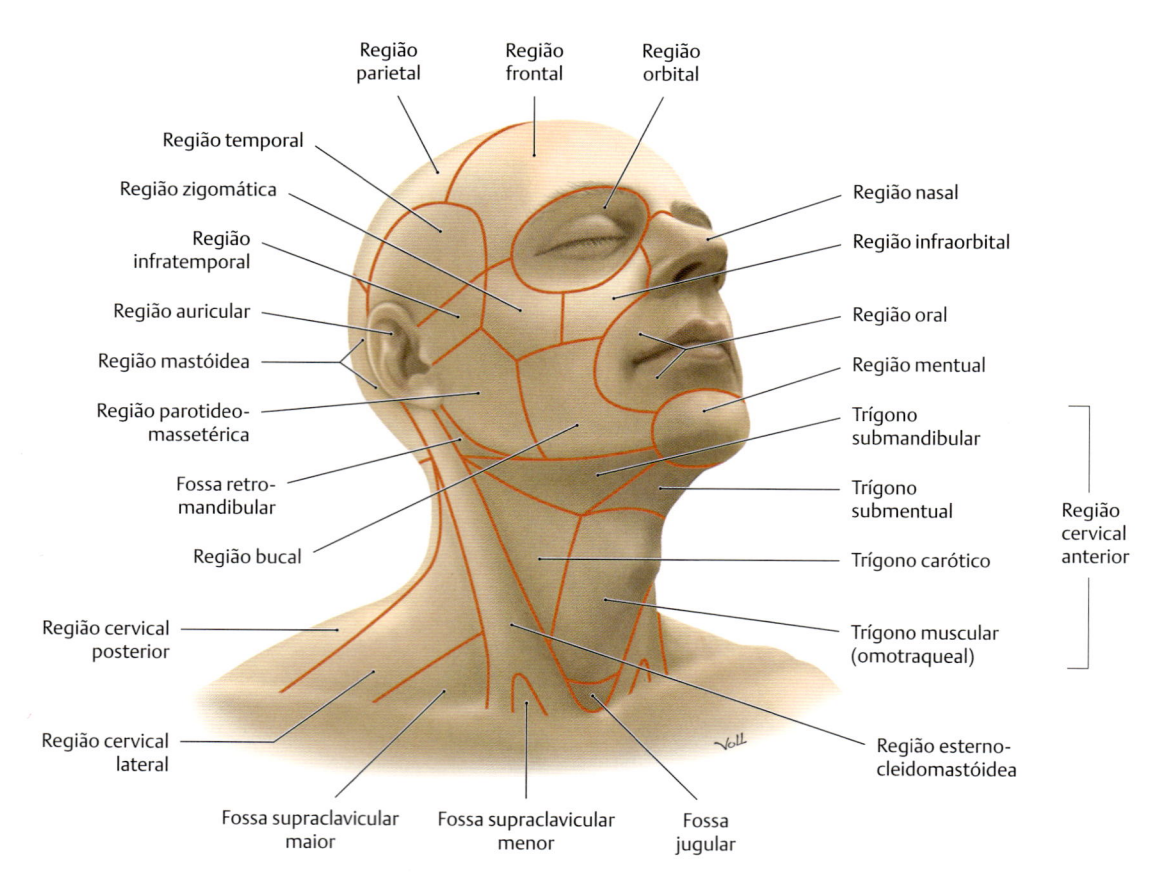

Região parietal
Região frontal
Região orbital
Região temporal
Região zigomática
Região infratemporal
Região auricular
Região mastóidea
Região parotideo-massetérica
Fossa retro-mandibular
Região bucal
Região nasal
Região infraorbital
Região oral
Região mentual
Trígono submandibular
Trígono submentual
Região cervical anterior
Trígono carótico
Trígono muscular (omotraqueal)
Região cervical posterior
Região cervical lateral
Região esterno-cleidomastóidea
Fossa supraclavicular maior
Fossa supraclavicular menor
Fossa jugular

A Regiões da cabeça e do pescoço
Vista anterior direita.

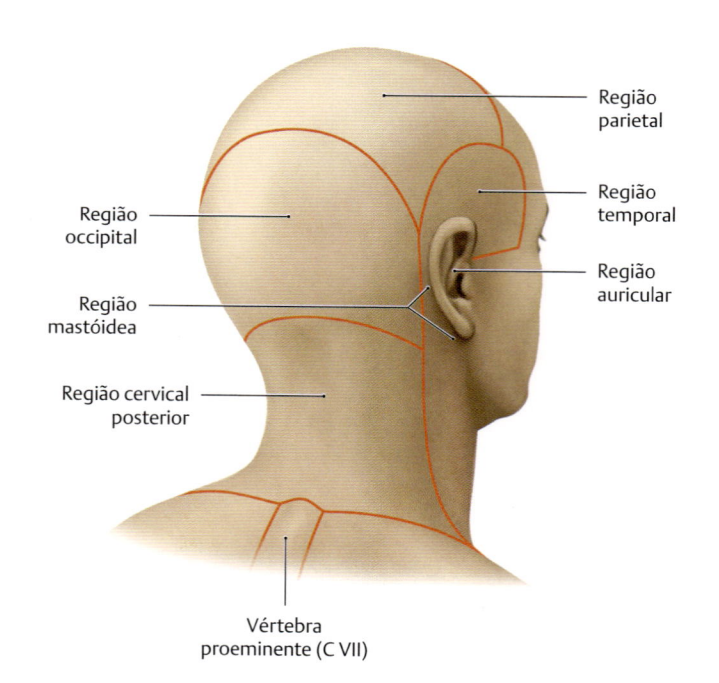

Região parietal
Região temporal
Região auricular
Região occipital
Região mastóidea
Região cervical posterior
Vértebra proeminente (C VII)

B Regiões da cabeça e do pescoço
Vista posterior direita.

C Regiões da cabeça e do pescoço

Regiões da cabeça	Regiões do pescoço

• Região frontal
• Região parietal
• Região occipital
• Região temporal
• Região auricular
• Região mastóidea
• Região facial
  – Região orbital
  – Região infraorbital
  – Região bucal
  – Região parotideomassetérica
  – Região zigomática
  – Região nasal
  – Região oral
  – Região mentual
	• Região cervical anterior
	  – Trígono submandibular
	  – Trígono carótico
	  – Trígono muscular (omotraqueal)
	  – Trígono submentual
	• Região esternocleidomastóidea
	  – Fossa supraclavicular menor
	• Região cervical lateral
	  – Trígono omoclavicular (fossa supraclavicular maior)
	• Região cervical posterior

As regiões da cabeça e do pescoço também são importantes do ponto de vista clínico, uma vez que muitas lesões de pele nessas regiões podem ser identificadas a olho nu e, por isso, a sua localização pode ser descrita com precisão. Isto é particularmente importante para cânceres de pele, uma vez que a linfa – através da qual o tumor dissemina suas células – flui por diferentes cadeias de linfonodos regionais, de acordo com a localização do tumor.

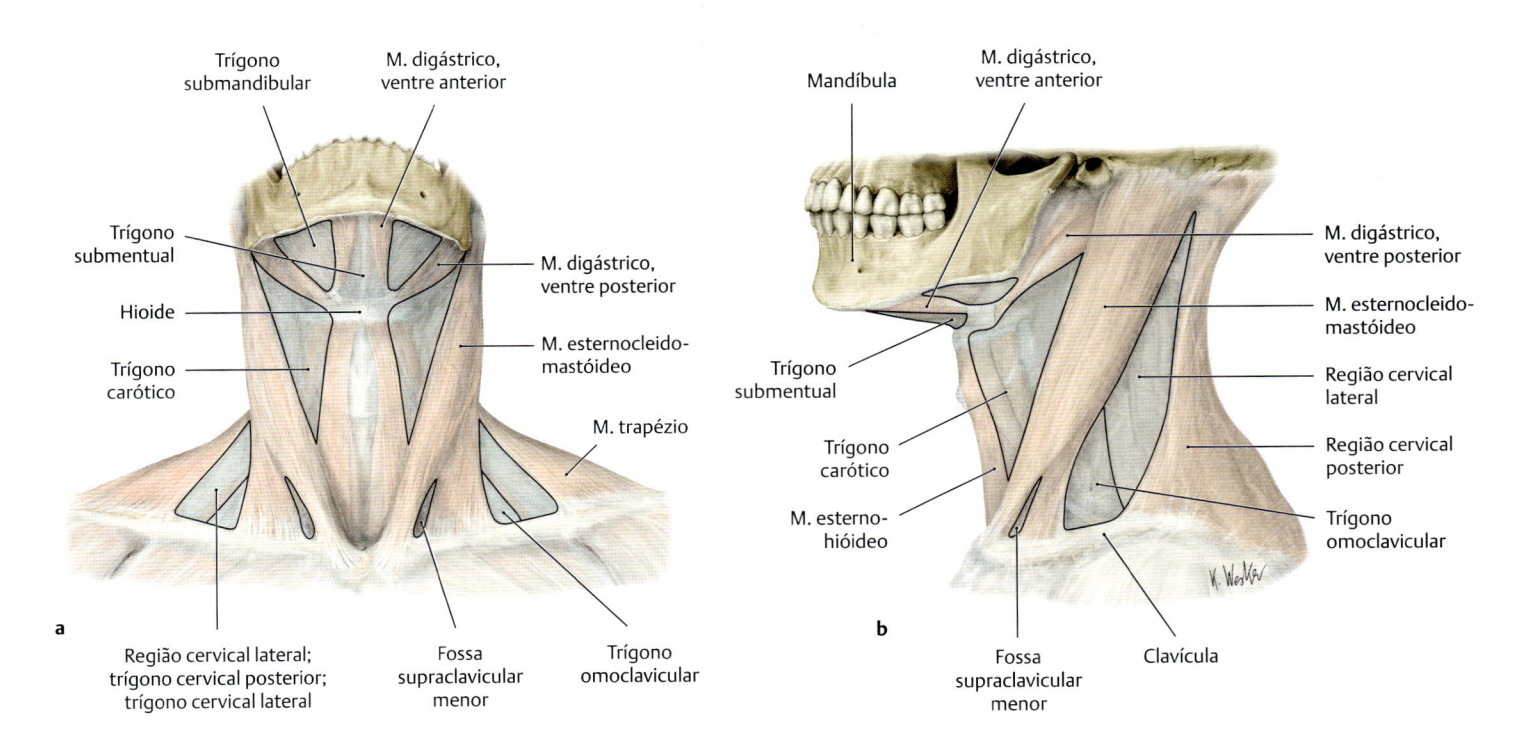

D Regiões do pescoço, destacadas pela dissecção dos músculos
a Vista anterior com a cabeça em discreta extensão; **b** Vista do lado esquerdo.

Como os músculos aqui representados são visíveis e palpáveis, são adequados principalmente como pontos de orientação para uma divisão topográfica do pescoço.

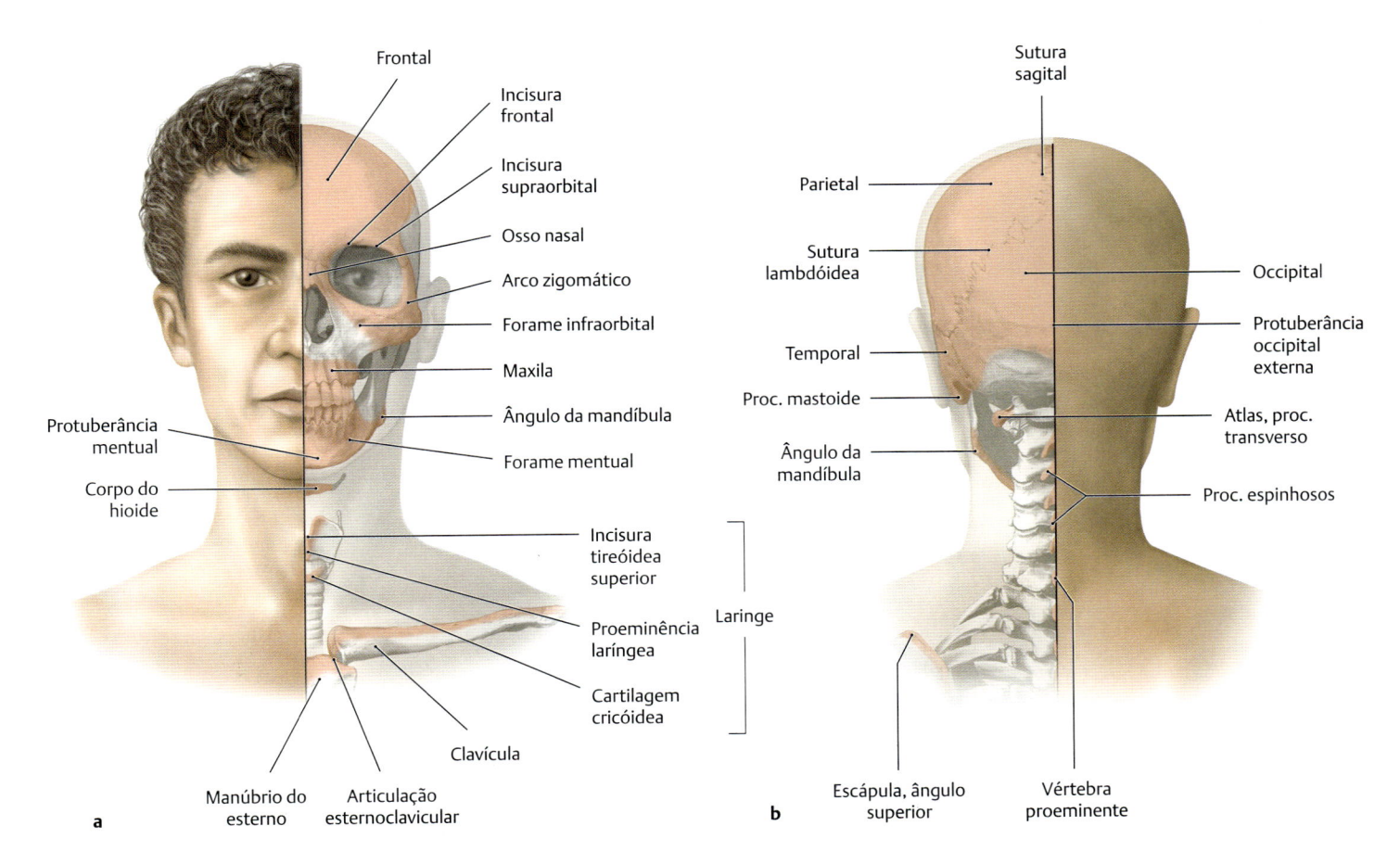

E Acidentes ósseos palpáveis na cabeça e no pescoço
a Vista anterior; **b** Vista posterior.

1.2 Cabeça e Pescoço em Conjunto e Fáscias do Pescoço

Dos pontos de vista anatômico e funcional, a cabeça e o pescoço formam uma unidade, uma vez que o pescoço une a cabeça ao tronco. Consequentemente, o pescoço contém muitos elementos vasculonervosos que se dispõem de tal modo a se relacionar com as vísceras do pescoço. Enquanto na região da cabeça não existem amplas fáscias – com exceção das fáscias dos órgãos (p. ex., ao redor da glândula parótida) –, o pescoço é subdividido em compartimentos por várias fáscias. Aqui, a sua descrição é precedida pela descrição dos órgãos e dos componentes vasculonervosos, uma vez que o capítulo seguinte faz referência sempre à situação das estruturas no interior dessas fáscias.

A Organização da cabeça e do pescoço

Visão geral	• Regiões e acidentes ósseos • Cabeça e pescoço em conjunto e fáscias do pescoço • Anatomia clínica da cabeça e do pescoço • Embriologia da face • Embriologia do pescoço
Ossos	• Ossos do crânio • Dentes • Parte cervical da coluna vertebral • Aparelho ligamentar • Articulações
Musculatura	• Musculatura da mímica • Músculos da mastigação • Músculos do pescoço
Sistemática dos elementos vasculonervosos	• Artérias • Veias • Cadeias de linfonodos • Nervos
Órgãos e seus componentes vasculonervosos	• Orelha • Olho • Nariz • Cavidade oral • Faringe • Glândulas salivares maiores • Laringe • Glândula tireoide e glândulas paratireoides
Anatomia topográfica	• Região anterior da face • Camadas ventrais superficiais do pescoço • Camadas ventrais profundas do pescoço • Camada superficial da região lateral da cabeça • Camadas média e profunda da região lateral da cabeça • Fossa infratemporal • Fossa pterigopalatina • Trígono cervical lateral • Transição na abertura superior do tórax, trígono carótico e região cervical lateral profunda • Região cervical posterior e região occipital (occipício) • Cabeça e pescoço (cortes)

B Fáscia cervical

Podem ser distinguidas uma fáscia muscular com três lâminas, uma fáscia com os componentes vasculonervosos e uma fáscia visceral:

1. Lâmina superficial: envolve todo o pescoço, externamente aos Mm. trapézio e levantador da escápula, contornando o M. esternocleidomastóideo
2. Lâmina pré-traqueal: envolve os músculos infra-hióideos
3. Lâmina pré-vertebral: envolve os Mm. escalenos, a musculatura pré-vertebral e os músculos próprios do dorso
4. Bainha carótica: envolve o feixe vasculonervoso
5. Fáscia visceral: envolve a laringe, a traqueia, a faringe, o esôfago e a glândula tireoide

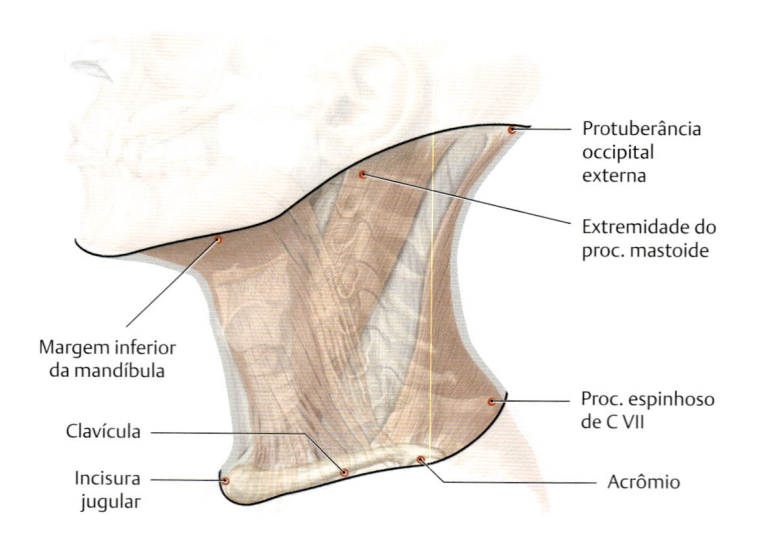

C Limites do pescoço

Vista esquerda. As seguintes estruturas palpáveis formam os limites do pescoço:

• Limites craniais: margem inferior da mandíbula, extremidade do Proc. mastoide e protuberância occipital externa
• Limites caudais: incisura jugular, clavícula, acrômio e Proc. espinhoso de C VII.

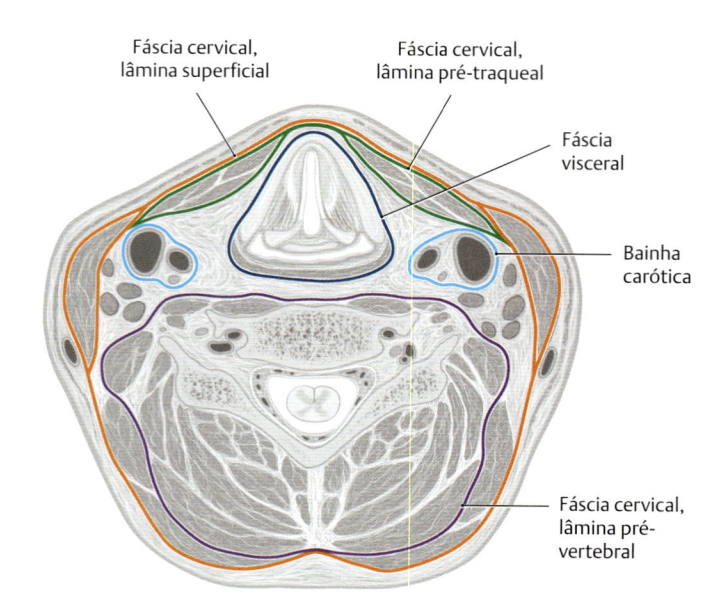

D Relações das fáscias no pescoço; corte transversal na altura de C V

Toda a extensão da fáscia cervical está mais bem orientada em um corte transversal, de modo que se perceba:

• A *fáscia muscular*, a qual é dividida em:
  – Lâmina superficial (em laranja)
  – Lâmina pré-traqueal (em verde) e
  – Lâmina pré-vertebral (em violeta)
• Além disso, existe uma *fáscia para os elementos vasculonervosos*: a bainha carótica (em azul-claro) e
• Uma *fáscia visceral* (em azul-escuro).

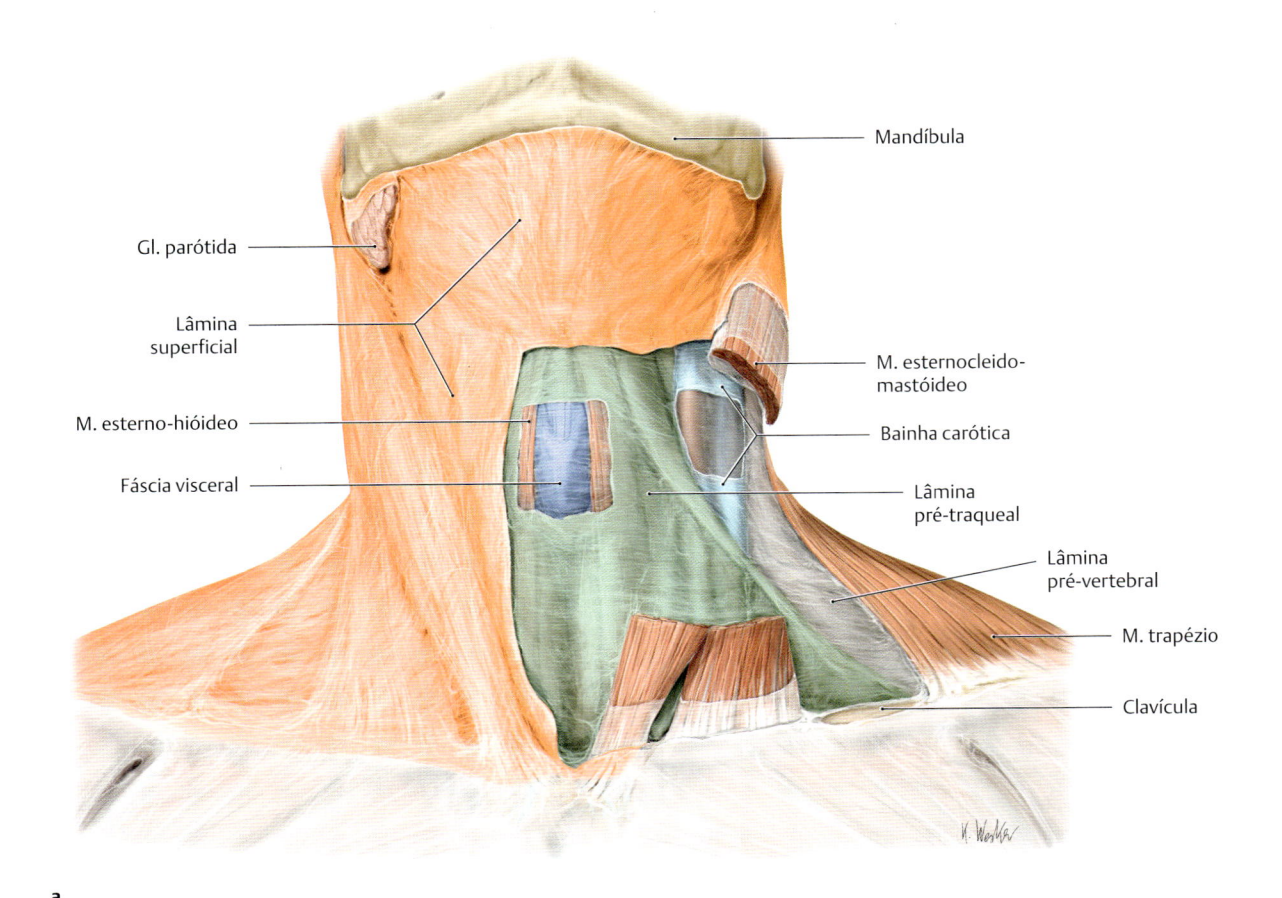

Mandíbula

Gl. parótida

Lâmina superficial

M. esterno-hióideo

Fáscia visceral

M. esternocleido-mastóideo

Bainha carótica

Lâmina pré-traqueal

Lâmina pré-vertebral

M. trapézio

Clavícula

a

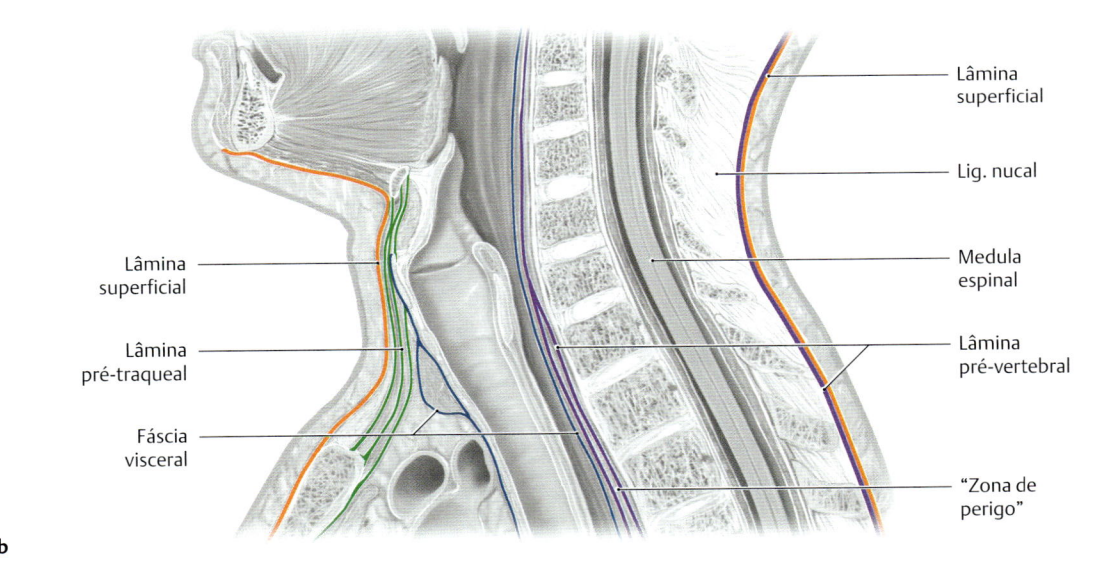

Lâmina superficial

Lig. nucal

Medula espinal

Lâmina pré-vertebral

"Zona de perigo"

Lâmina superficial

Lâmina pré-traqueal

Fáscia visceral

b

E **Relações das fáscias no pescoço**

a **Vista ventral.** O altamente variável músculo cutâneo do pescoço, o platisma, está localizado acima (epifascial) da fáscia cervical superficial; ele foi removido em ambos os lados, na altura da margem inferior da mandíbula. As fáscias do pescoço formam uma lâmina de tecido conjuntivo em torno dos músculos, das vias vasculares e das vísceras do pescoço (para mais divisões, ver **B**). Assim, o pescoço se divide em compartimentos; alguns deles abertos nas direções superior e inferior, através dos quais seguem as vias vasculonervosas. Sob a lâmina superficial da fáscia cervical, recortada da linha média para a esquerda, está localizada a lâmina média, a *lâmina pré-traqueal*. Abaixo da lâmina pré-traqueal, a fáscia visceral está visível em um recorte. As vias vasculonervosas são envolvidas por uma outra fáscia, a *bainha carótica*. À esquerda em direção posterior, está visível a lâmina profunda da fáscia

cervical, a *lâmina pré-vertebral*. Esses cilindros de tecido conjuntivo do pescoço limitados pelas fáscias são importantes clinicamente na medida em que eles apresentam vias potenciais de disseminação de inflamações, embora, inicialmente, o processo inflamatório possa se restringir a esses espaços.

b **Vista esquerda.** Corte mediano: neste esquema, pode-se observar que a lâmina pré-vertebral, encontra-se em posição mediana e diretamente sobre a coluna vertebral sendo, ainda, bifurcada. Na tuberculose óssea, na região cervical da coluna vertebral, pode haver a formação de um abscesso migratório ao longo da fáscia (um abscesso retrofaríngeo na chamada "zona de perigo"). Lateral e posteriormente essa fáscia envolve a musculatura (ver **D**). A bainha carótica, em posição mais lateral, não se encontra neste corte mediano.

1.3 Anatomia Clínica

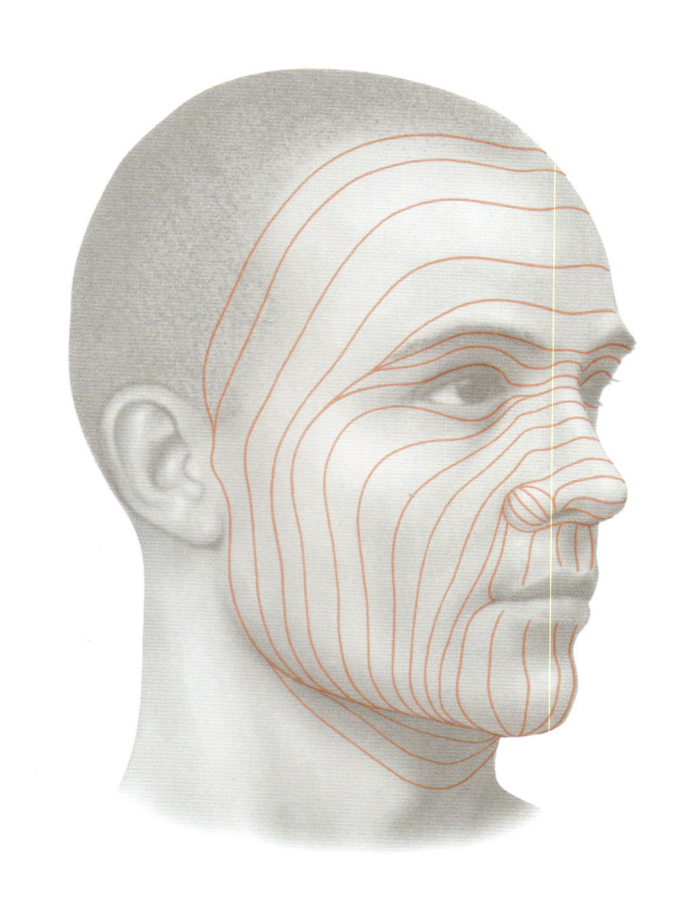

A Linhas de clivagem ou linhas de tensão da pele na cabeça

Vista anterior oblíqua.

A pele e a tela subcutânea se encontram sob tensão, razão pela qual uma punção com uma agulha de ponta pequena e arredondada produz uma pequena fenda alongada na pele. Esta fenda segue as linhas de tensão na região da punção. De modo a assegurar uma rápida cicatrização da incisão e a formação de um tecido cicatricial pouco exuberante, essas incisões na região da cabeça devem seguir, portanto, ao longo das linhas de tensão. A conduta para essas incisões é particularmente importante na região da cabeça, uma vez que cicatrizes são especialmente visíveis nesta área.

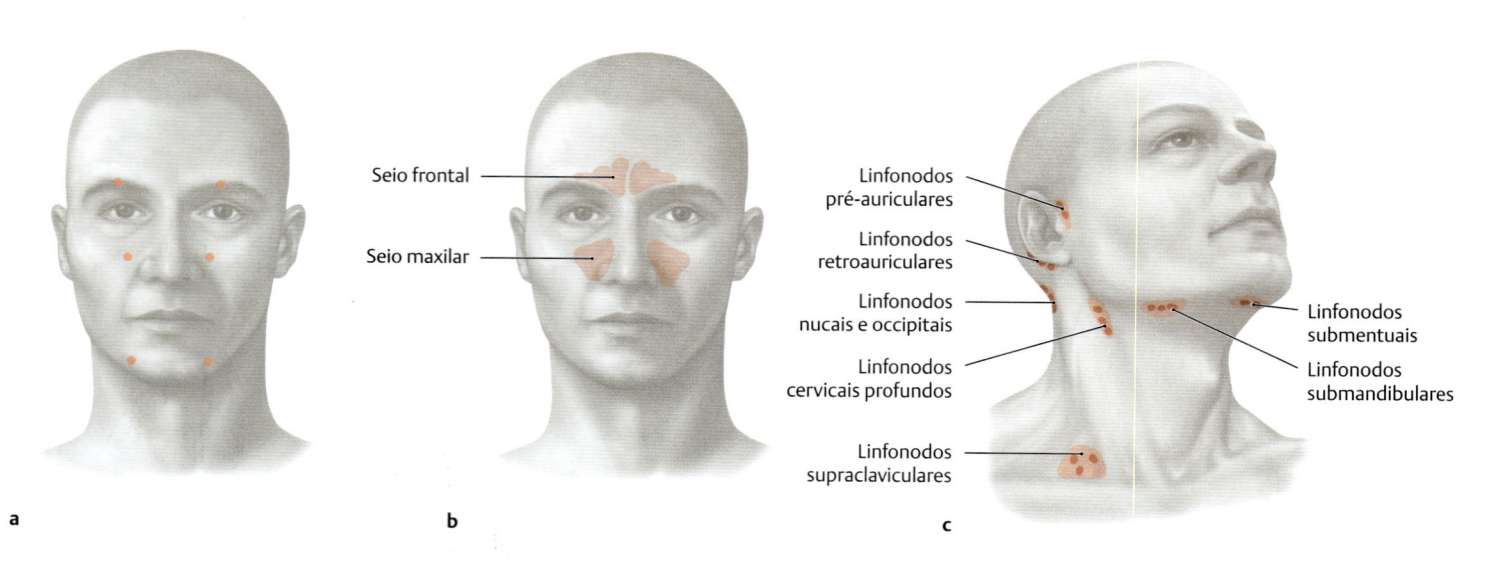

Seio frontal

Seio maxilar

Linfonodos pré-auriculares

Linfonodos retroauriculares

Linfonodos nucais e occipitais

Linfonodos cervicais profundos

Linfonodos submentuais

Linfonodos submandibulares

Linfonodos supraclaviculares

a   b   c

B Projeções de estruturas clinicamente importantes na cabeça

Vistas anterior (**a** e **b**) e direita oblíqua (**c**).

a Pontos de emergência da parte sensitiva do N. trigêmeo: são importantes para a avaliação clínica da sensibilidade da cabeça. Quando uma pressão da extremidade do dedo provoca dor nesses pontos de emergência, isto se deve ao estímulo do ramo correspondente do N. trigêmeo.

b Regiões da pele sobre os seios paranasais: são sensíveis à dor (por pressão) durante inflamações dos seios paranasais, que ocorrem muito frequentemente.

c Cadeias de linfonodos que filtram a linfa na região de transição da cabeça com o pescoço. As principais cadeias de linfonodos foram aqui mencionadas. Quando os linfonodos aumentam de tamanho, pode estar ocorrendo, por exemplo, uma inflamação ou um tumor na área de drenagem desses linfonodos. Por isso, na avaliação clínica da cabeça, as cadeias de linfonodos satélites (ou regionais) são palpadas.

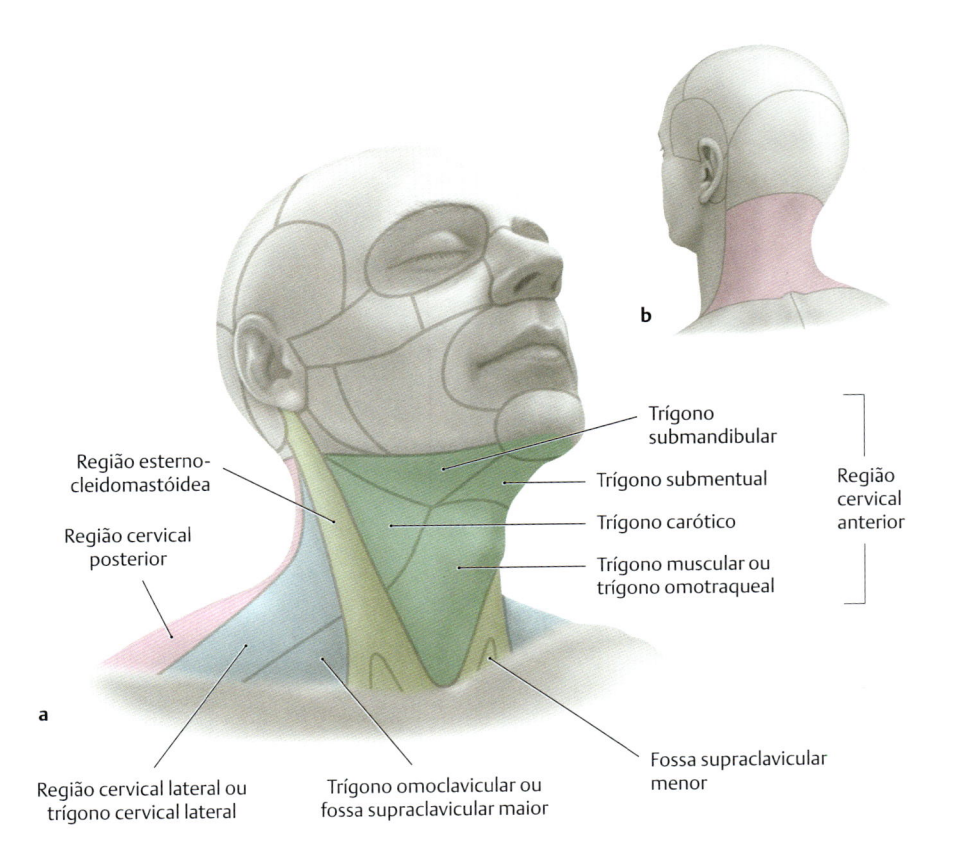

b

Trígono submandibular

Região esternocleidomastóidea

Região cervical posterior

Trígono submental

Trígono carótico

Região cervical anterior

Trígono muscular ou trígono omotraqueal

a

Região cervical lateral ou trígono cervical lateral

Trígono omoclavicular ou fossa supraclavicular maior

Fossa supraclavicular menor

Região cervical anterior
- Trígono submandibular
  - Linfonodos submandibulares
  - Gl. submandibular
  - N. hipoglosso
  - Gl. parótida (posterior)

- Trígono carótico
  - Bifurcação da artéria carótida
  - Glomo carótico
  - N. hipoglosso

- Trígono muscular
  - Gl. tireoide
  - Laringe
  - Traqueia
  - Esôfago

- Trígono submental
  - Linfonodos submentuais

Região esternocleidomastóidea
- M. esternocleidomastóideo
- A. carótida
- V. jugular interna
- N. vago
- Linfonodos jugulares

Região cervical lateral
- Linfonodos laterais
- N. acessório
- Plexo cervical
- Plexo braquial

Região cervical posterior
- Músculos do pescoço
- Trígono da artéria vertebral

C Relação das estruturas anatomicamente importantes para os campos topográficos e para as regiões do pescoço
a Vista de um ângulo oblíquo; **b** Vista posterior esquerda.

Determinadas estruturas mais profundas do pescoço projetam-se para diferentes regiões. O contrário pode ocorrer em casos de alterações patológicas em uma região na estrutura anatômica subjacente. Assim são localizados, por exemplo, tumores glômicos no trígono carótico.

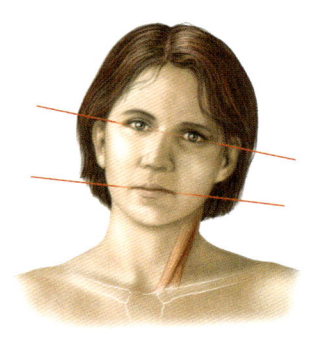

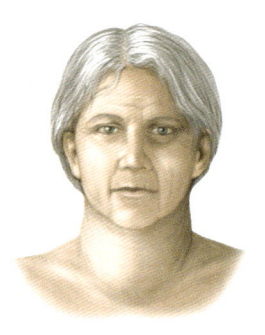

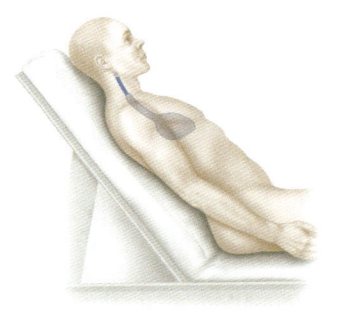

D Torcicolo muscular para a esquerda
O torcicolo e o bócio retroesternal (ver **E**) são exemplos de doenças do pescoço que podem ser diagnosticadas apenas pela inspeção (diagnóstico visual). No torcicolo muscular, o M. esternocleidomastóideo – geralmente devido a malformação intrauterina – apresenta-se encurtado. Consequentemente, os indivíduos com a doença mantêm a cabeça inclinada para o lado afetado e com discreta rotação para o lado oposto. Quando o torcicolo não é corrigido (fisioterapia ou cirurgia), ocorre crescimento oblíquo da coluna vertebral e dos ossos da face (viscerocrânio). A assimetria craniana se manifesta, dentre outros, devido à convergência dos planos faciais sobre o lado afetado (ver linhas sólidas traçadas).

E Bócio retroesternal
Um bócio que emerge do polo inferior da glândula tireoide (ver p. 224) pode atingir a abertura superior do tórax e, daí, comprimir as veias do pescoço. A consequência é estase venosa, com dilatação das veias na cabeça e no pescoço.

F Avaliação da pressão venosa central (PVC) no pescoço com uma postura corporal recostada
Normalmente, as veias do pescoço estão colabadas na posição sentada. Entretanto, na insuficiência cardíaca do lado direito, o sangue se acumula nas veias antes da entrada no átrio direito, o que causa a estase do sangue nas Vv. jugulares. A altura da estase venosa é identificada pela pulsação na V. jugular externa (o chamado pulso venoso, na extremidade superior da marcação em azul no esquema). Quando mais elevado este ponto for encontrado, mais sangue se encontra represado. Consequentemente, neste local pode-se determinar a gravidade da insuficiência cardíaca direita.

1.4 Embriologia da Face

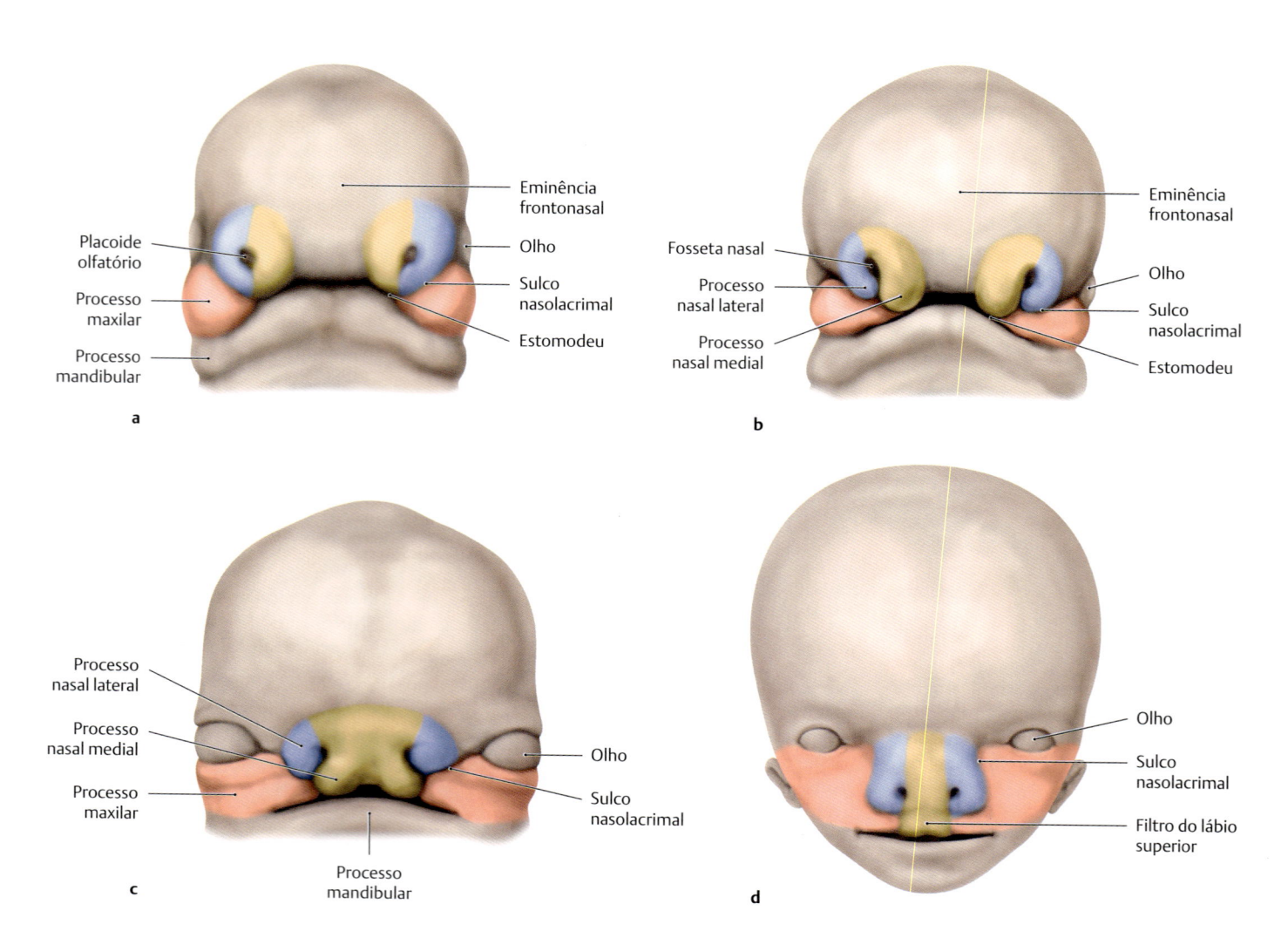

A Processos faciais e sua fusão

Vistas anteriores. Para que se entenda a formação das fendas labiais, maxilares e palatinas (c), de grande importância, deve-se ter um bom conhecimento sobre o desenvolvimento da face.

a Embrião de 5 semanas de desenvolvimento. O ectoderma superficial do 1º arco faríngeo (ou 1º arco branquial) se invagina para formar o estomodeu, cuja conexão com o endoderma do intestino primitivo forma a membrana bucofaríngea. Essa membrana se rompe, em seguida, permitindo a comunicação entre o intestino faríngeo e a cavidade oral primitiva. O contorno da face se desenvolve a partir de vários processos faciais, cujos tecidos são derivados do 1º arco faríngeo e do ectomesênquima derivado das cristas neurais. Caudalmente ao estomodeu encontram-se os processos mandibulares, lateralmente estão os processos maxilares e medialmente encontram-se os processos nasais laterais e mediais. Os dois processos nasais mediais se limitam com a eminência frontonasal.

b No embrião de seis semanas de desenvolvimento formam-se os sulcos nasolacrimais, separando os processos nasais dos processos maxilares.

c No embrião de sete semanas de desenvolvimento os processos nasais mediais se fundem, na linha média, e se fundem com os processos maxilares, em suas margens laterais.

d No embrião de dez semanas de desenvolvimento os movimentos migratórios são concluídos.

B Derivados dos processos faciais

Processo facial	Derivado
Eminência frontonasal	Fronte, raiz do nariz, processos nasais mediais e laterais
Processos maxilares	Bochechas, partes laterais do lábio superior
Processos nasais mediais	Filtro do lábio superior, ápice e dorso do nariz
Processos nasais laterais	Asas do nariz
Processos mandibulares	Lábio inferior

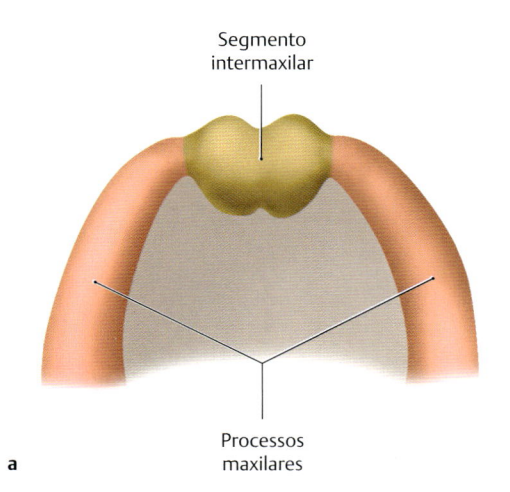

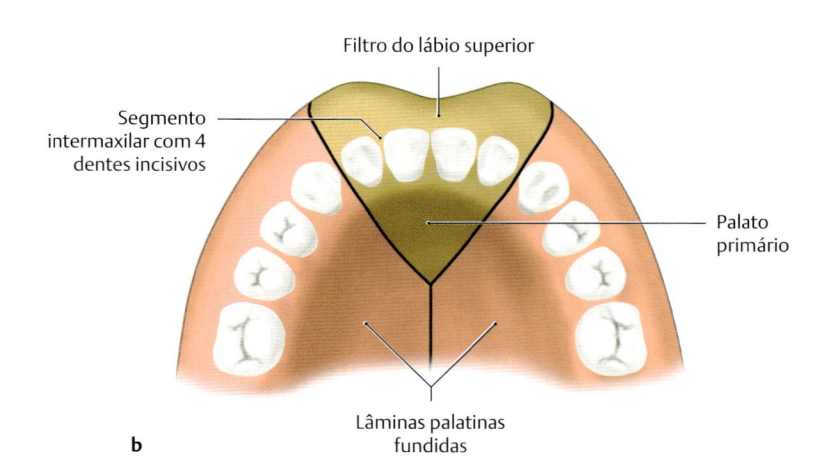

a Segmento intermaxilar

Processos maxilares

b Filtro do lábio superior

Segmento intermaxilar com 4 dentes incisivos

Palato primário

Lâminas palatinas fundidas

C Segmento intermaxilar
a e **b** Vista inferior do palato.

a Os processos nasais mediais formam estruturas ósseas mais profundamente situadas e que se fundem na linha média, constituindo um osso presente unicamente durante o desenvolvimento, o segmento intermaxilar (ou osso intermaxilar).

b O filtro do lábio superior também se origina do tecido dos processos nasais medianos, da mesma forma que o segmento intermaxilar, com seus quatro dentes incisivos. O tecido ósseo do palato primário se funde com o tecido ósseo das lâminas palatinas dos processos maxilares, e não constitui mais um osso individual nos adultos.

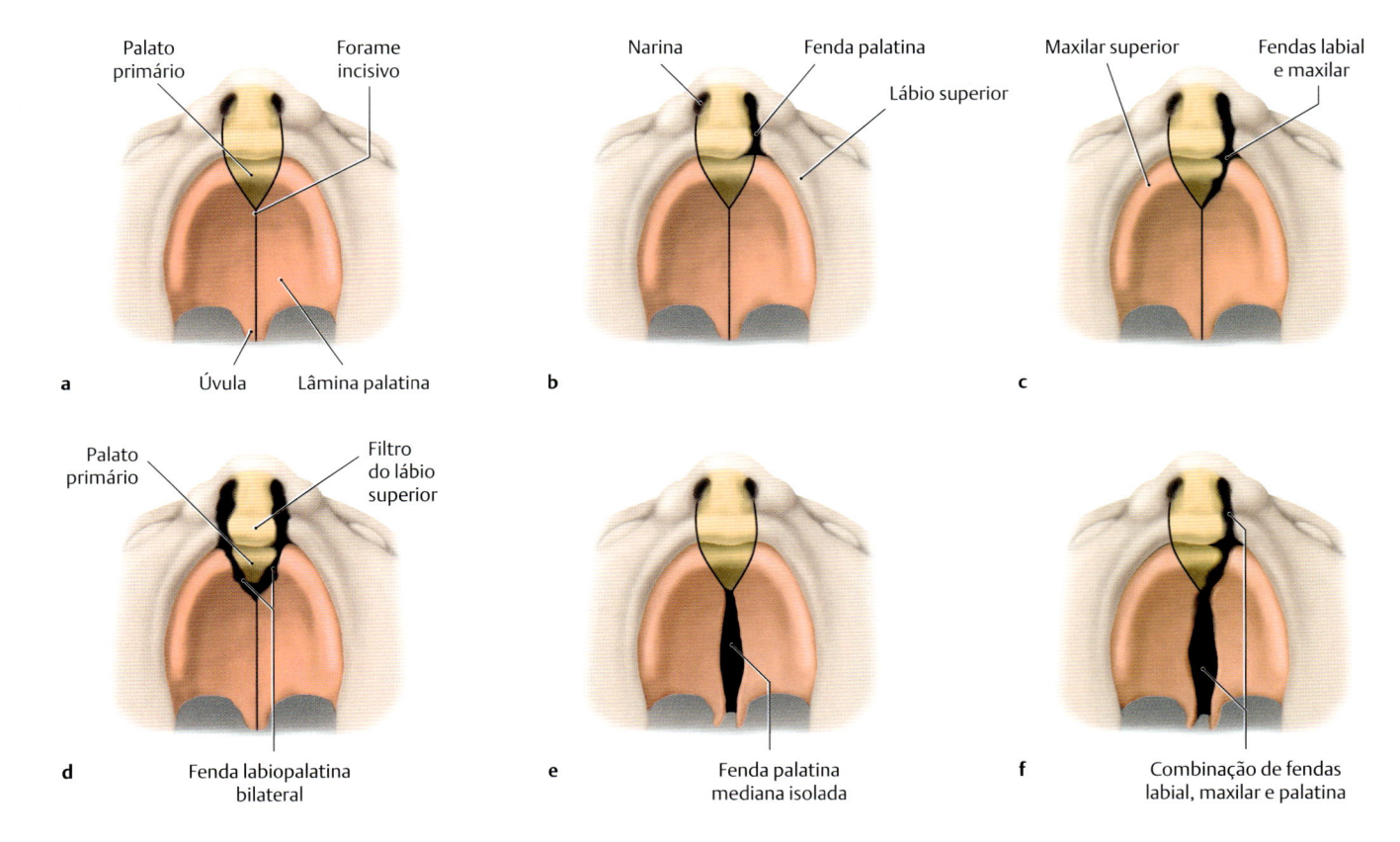

a Palato primário / Forame incisivo / Úvula / Lâmina palatina

b Narina / Fenda palatina / Lábio superior

c Maxilar superior / Fendas labial e maxilar

d Palato primário / Filtro do lábio superior / Fenda labiopalatina bilateral

e Fenda palatina mediana isolada

f Combinação de fendas labial, maxilar e palatina

D Formação de fendas faciais
a–f Vistas inferior e anterior.

a Aspecto normal. O tecido ósseo das lâminas palatinas dos processos maxilares se funde com o tecido ósseo do palato primário formado pelos processos nasais mediais. O epitélio superficial da face forma um tecido contínuo ao redor da boca e das aberturas nasais.
b Queilosquise. Caso não haja a fusão do tecido do lábio superior à esquerda, forma-se uma fenda labial à esquerda, afetando o nariz.

c Queilognatosquise. Se a parte esquerda do maxilar superior estiver incluída na formação da fenda, constitui-se uma fenda labiopalatina à esquerda.
d A formação de fendas pode acometer ambos os lados, ocorrendo uma fenda labiopalatina bilateral.
e Palatósquise. Não havendo a fusão das lâminas palatinas entre si de ambos os processos maxilares, forma-se uma fenda palatina isolada.
f Queilognatopalatósquise. As três formas de fendas faciais podem estar combinadas entre si, como se observa no caso de uma fenda unilateral labial, palatina e maxilar.

1.5 Embriologia do Pescoço

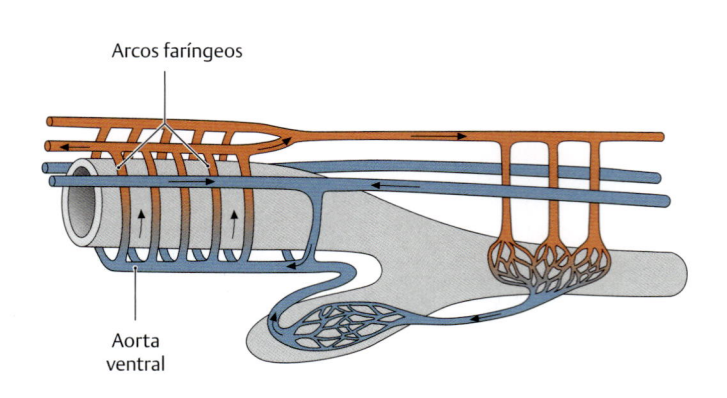

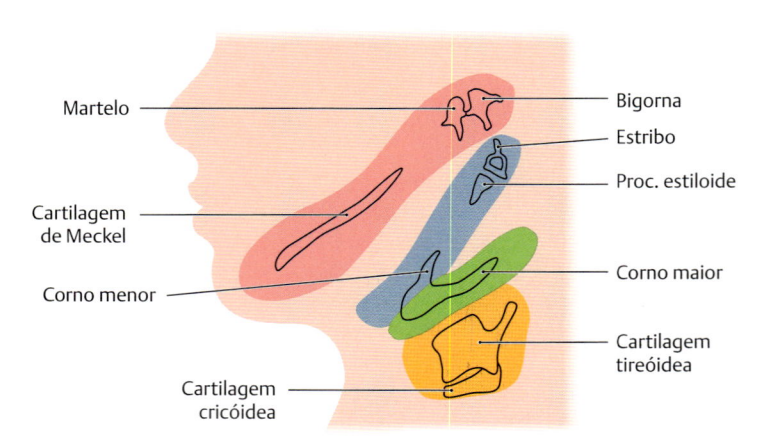

A Esquema dos arcos branquiais nos anfioxos

Vista esquerda. Nos anfioxos, cujo plano estrutural encontra-se aqui representado de modo a exemplificar o plano genérico dos cordados (no qual os vertebrados estão também incluídos), o sangue venoso flui em uma aorta ventral em direção à cabeça. Desta aorta ventral partem artérias dos arcos branquiais (arcos aórticos) de ambos os lados em direção dorsal. Em seguida, no embrião, o sangue venoso é arterializado. Os arcos aórticos representam, portanto, um exemplo de segmentação de arcos arteriais aos pares (ver segmentação do tórax na espécie humana!). Durante o desenvolvimento embrionário, ocorre a formação de tratos vasculares semelhantes na espécie humana. Entretanto, como na espécie humana não há formação de brânquias, os arcos branquiais são mais bem caracterizados como arcos faríngeos, em vez de "arcos branquiais". Os arcos faríngeos contêm os arcos arteriais aórticos em seu eixo de tecido conjuntivo mesenquimal. As malformações dessas estruturas cervicais são relativamente frequentes (ver **G**).

C Formação de componentes esqueléticos e musculares a partir dos arcos faríngeos no adulto

Vista esquerda. Além dos primórdios cartilagíneos de componentes do esqueleto (ver indicações), alguns músculos da cabeça e do pescoço, além dos nervos responsáveis pela sua inervação, também podem ter sua origem embrionária atribuída a determinados arcos faríngeos. Do 1º arco faríngeo originam-se a musculatura da mastigação, o M. milo-hióideo, o ventre anterior do M. digástrico, o M. tensor do véu palatino e o M. tensor do tímpano. O 2º arco faríngeo está relacionado aos músculos da mímica, ao ventre posterior do M. digástrico, ao M. estilo-hióideo e ao M. estapédio. Do 3º arco faríngeo origina-se o M. estilofaríngeo. Finalmente, do 4º arco faríngeo são originados os Mm. cricotireóideo, levantador do véu palatino, constritores da faringe, além dos músculos intrínsecos da laringe. Esta origem embriológica dos músculos explica também sua inervação (ver **D**).

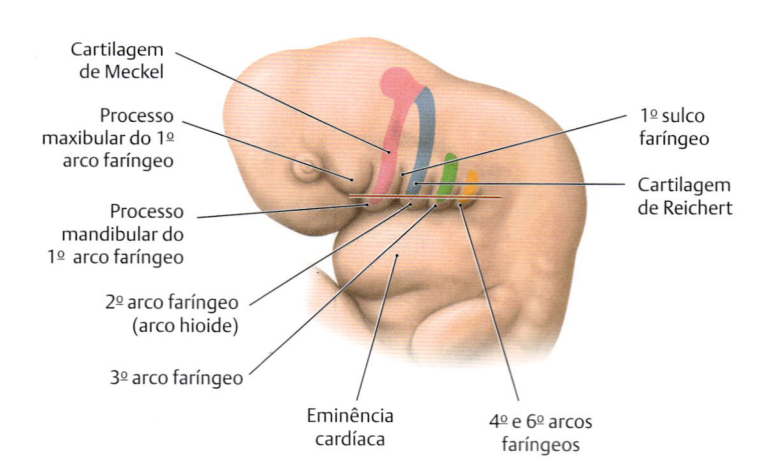

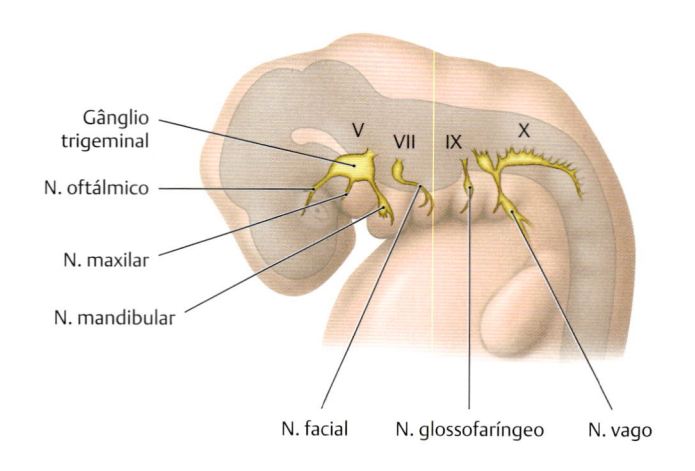

B Arcos faríngeos e sulcos faríngeos de um embrião de quatro semanas

Vista esquerda. Pode-se identificar na espécie humana os quatro arcos faríngeos dispostos sequencialmente, entre os quais se encontram os sulcos faríngeos. As peças cartilagíneas dos quatro arcos faríngeos foram indicadas em cores diferentes. Elas sofrem progressivas alterações – como também ocorre com os demais tecidos dos arcos faríngeos – durante o desenvolvimento e formam diferentes componentes do esqueleto e ligamentos no adulto (ver **C**).

D Inervação dos arcos faríngeos

Vista esquerda. Cada arco faríngeo recebe um nervo craniano específico:

1º arco faríngeo	N. trigêmeo (V) (N. mandibular)
2º arco faríngeo	N. facial (VII)
3º arco faríngeo	N. glossofaríngeo (IX)
4º e 6º arcos faríngeos	N. vago (X) (Nn. laríngeos superior e recorrente)

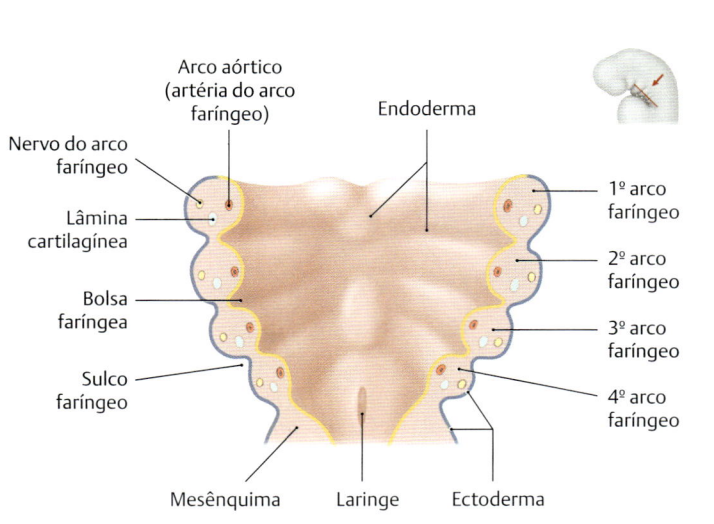

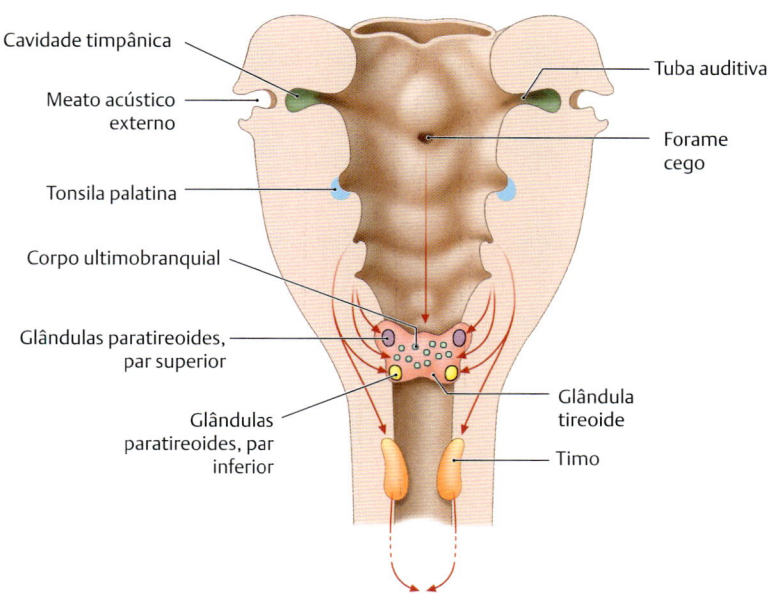

E Estrutura interna dos arcos faríngeos

Vista posterior. Externamente, os arcos faríngeos são recobertos pelo ectoderma e internamente pelo endoderma. O eixo de cada arco faríngeo contém uma artéria (ou arco aórtico), um nervo e uma lâmina cartilagínea. Essas estruturas são envolvidas por tecido mesenquimal e pela musculatura. As invaginações externas são chamadas sulcos faríngeos e as invaginações internas são as bolsas faríngeas. As bolsas faríngeas são recobertas por endoderma, a partir do qual se desenvolvem as glândulas do pescoço, dentre outras estruturas. Logo, os primórdios glandulares migram consideravelmente a partir desta região.

F Movimentos migratórios dos tecidos dos arcos faríngeos

Durante o desenvolvimento, o epitélio, a partir do qual a glândula tireoide se forma, migra de seu lugar de origem – na linha média da base da língua – até a altura do 1º anel cartilagíneo da traqueia, onde a glândula tireoide se localiza após o nascimento. Na base da língua, o forame cego permanece como um rudimento, a partir do qual o tecido da glândula tireoide se origina. As glândulas paratireoides se originam do 4º *arco* faríngeo (par superior) e do 3º *arco* faríngeo (par inferior); da mesma forma, o timo se origina do 3º arco faríngeo. O corpo ultimobranquial – cujas células migram em direção à glândula tireoide e aí formam as células C ou células parafoliculares, secretoras de calcitonina – se origina do 5º arco faríngeo. Este arco se desenvolve por último e geralmente é considerado um segmento do 4º arco faríngeo. A partir do 1º *sulco* faríngeo, desenvolve-se o meato acústico externo; a partir da 1ª *bolsa* faríngea desenvolvem-se a cavidade timpânica e a tuba auditiva; e a partir da 2ª *bolsa* faríngea desenvolve-se a tonsila palatina.

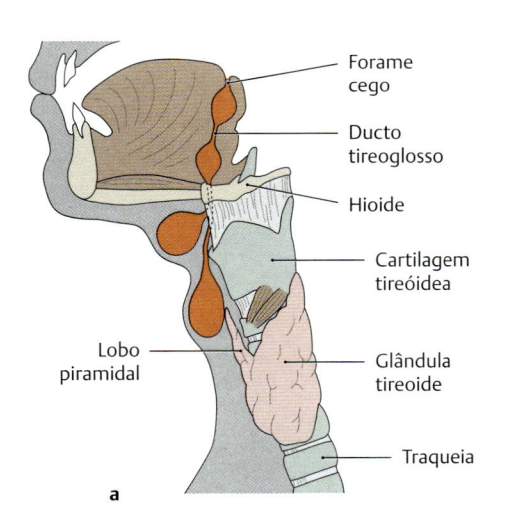

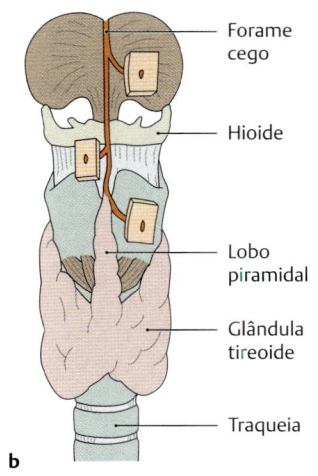

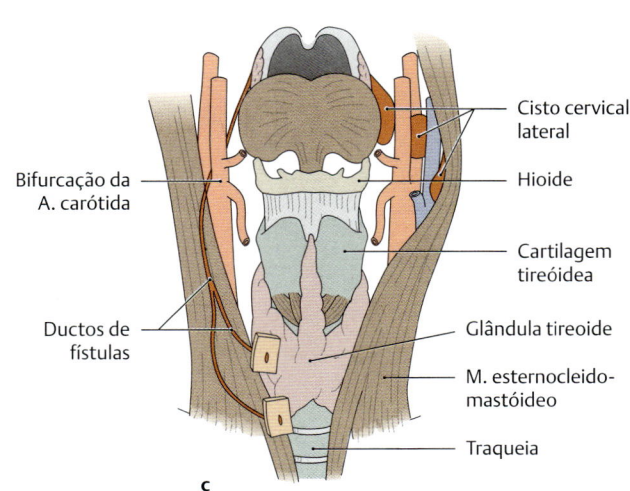

G Posição de cistos e fístulas cervicais

a Cistos cervicais medianos; **b** Fístulas cervicais medianas; **c** Fístulas e cistos cervicais laterais.

Cistos e fístulas cervicais medianos (**a** e **b**) são remanescentes do ducto tireoglosso. Caso ele não regrida completamente, podem permanecer espaços ocos (cistos) preenchidos com muco. Estes cistos se manifestam como proeminências de consistência firme elástica no pescoço.

Cistos e fístulas cervicais laterais se originam a partir de remanescentes de segmentos alongados do seio cervical, que se formam durante o desenvolvimento como consequência dos movimentos migratórios. Havendo a persistência de remanescentes revestidos por epitélio, pode ocorrer a formação de cistos (à direita) ou de fístulas (à esquerda) (**c**). Uma fístula completa é uma ligação entre a superfície do pescoço e a cavidade da faringe, enquanto uma fístula incompleta termina em fundo cego. As aberturas de fístulas cervicais laterais se encontram normalmente na margem anterior do M. esternocleidomastóideo.

2.1 Crânio, Vista Lateral

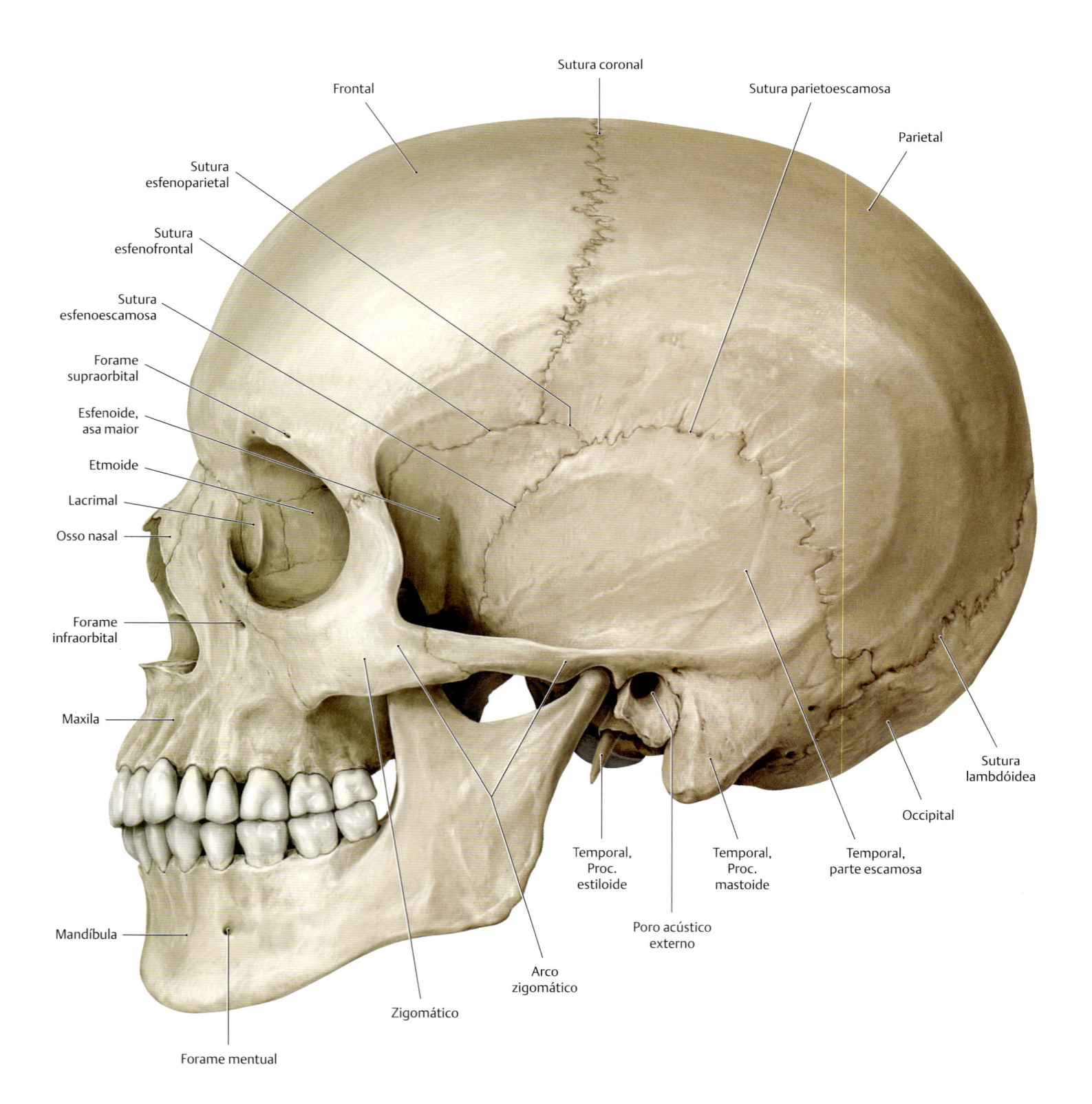

A Vista lateral do crânio (norma lateral)

Vista esquerda. Esta vista foi escolhida como introdução ao estudo do crânio porque permite a visualização da maior parte dos ossos do crânio (indicados em **B** em cores diferentes). Os ossos do crânio e seus principais pontos de referência, bem como as suturas e os forames, serão abordados nas unidades de aprendizado subsequentes. Esta unidade fornece uma visão geral das principais estruturas no crânio, em vista lateral. O capítulo foi estruturado de tal maneira que o leitor, inicialmente, possa se familiarizar com os nomes e a terminologia dos ossos, antes que estude os detalhes e as relações dos ossos entre si. Os dentes serão abordados em unidades de aprendizado próprias (ver pp. 48 e seguintes).

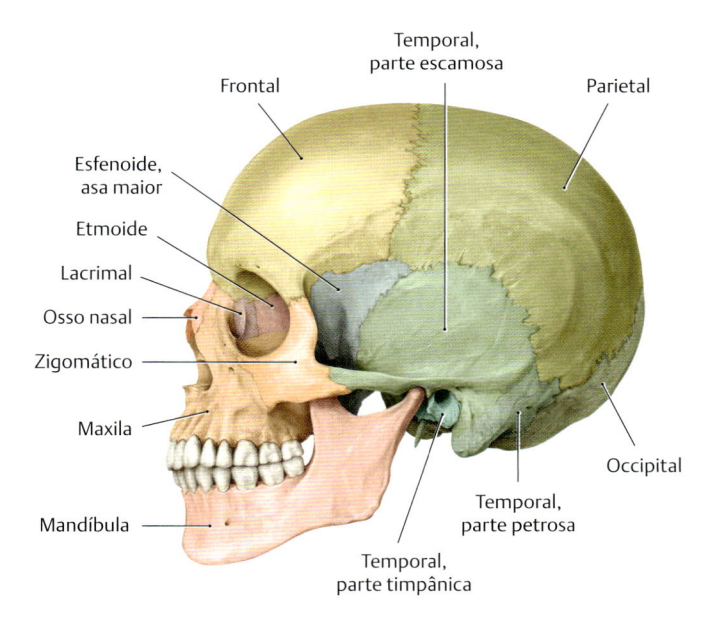

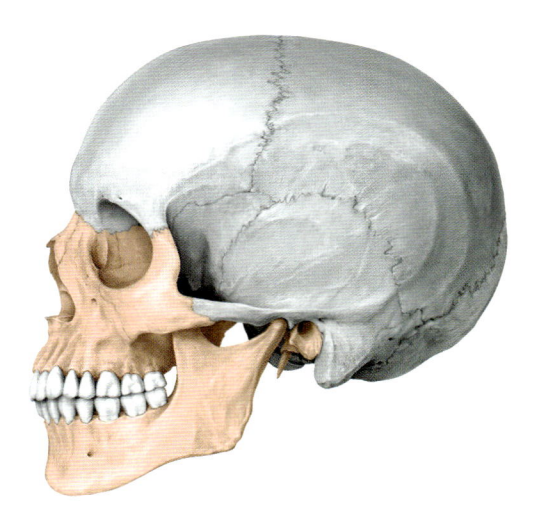

B Ossos do crânio, vista lateral

Vista esquerda. Os ossos foram destacados em cores diferentes para visualizar a extensão e os limites de cada um deles.

C Ossos do neurocrânio (cinza) e do viscerocrânio (laranja)

Vista esquerda. O crânio forma um envoltório ósseo ao redor do encéfalo, dos órgãos dos sentidos e das vísceras cranianas. O predomínio do crescimento do neurocrânio em relação ao viscerocrânio é típico dos primatas e está relacionado diretamente ao aumento do tamanho do encéfalo.

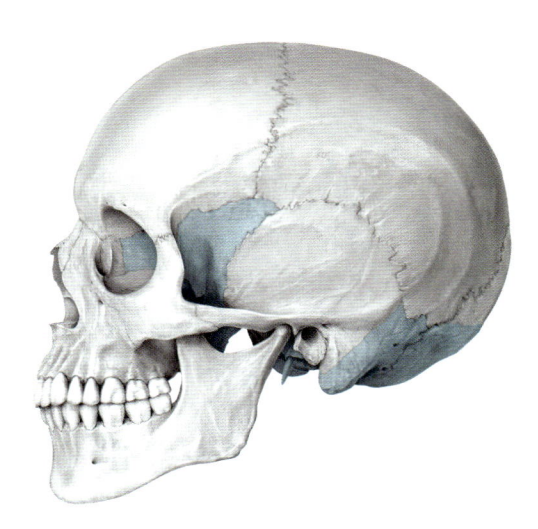

D Formação dos ossos do crânio

Vista esquerda. Os ossos do crânio originam-se diretamente do tecido conjuntivo mesenquimal (ossificação intramembranácea, em cinza) ou, indiretamente, por meio de um molde cartilagíneo (ossificação endocondral, em azul). Partes das ossificações intramembranácea e endocondral (desmocrânio, condrocrânio) podem se fundir, formando ossos completos (p. ex., occipital, temporal e esfenoide).

Dos ossos tubulares, somente a clavícula apresenta ossificação intramembranácea. Portanto, um distúrbio da ossificação intramembranácea afeta o crânio e a clavícula: *disostose cleidocraniana*.

E Ossos do neuro e do viscerocrânio

Neurocrânio (cinza)	Viscerocrânio (laranja)
• Frontal • Esfenoide (com exceção do Proc. pterigoide) • Temporal (parte escamosa, parte petrosa) • Parietal • Occipital • Etmoide (lâmina cribriforme) • Ossículos da audição	• Osso nasal • Lacrimal • Etmoide (com exceção da lâmina cribriforme) • Esfenoide (Proc. pterigoide) • Maxila • Zigomático • Temporal (parte timpânica, Proc. estiloide) • Mandíbula • Vômer • Concha nasal inferior • Palatino • Hioide (ver p. 47)

F Ossos do desmo e do condrocrânio

Desmocrânio (cinza)	Condrocrânio (azul)
• Osso nasal • Lacrimal • Maxila • Mandíbula • Zigomático • Frontal • Parietal • Occipital (parte superior da escama) • Temporal (parte escamosa, parte timpânica) • Palatino • Vômer	• Etmoide • Esfenoide (com exceção da lâmina medial do Proc. pterigoide) • Temporal (parte petrosa, Proc. estiloide) • Occipital (com exceção da parte superior da escama) • Concha nasal inferior • Hioide (ver p. 47) • Ossículos da audição

2.2 Crânio, Vista Anterior

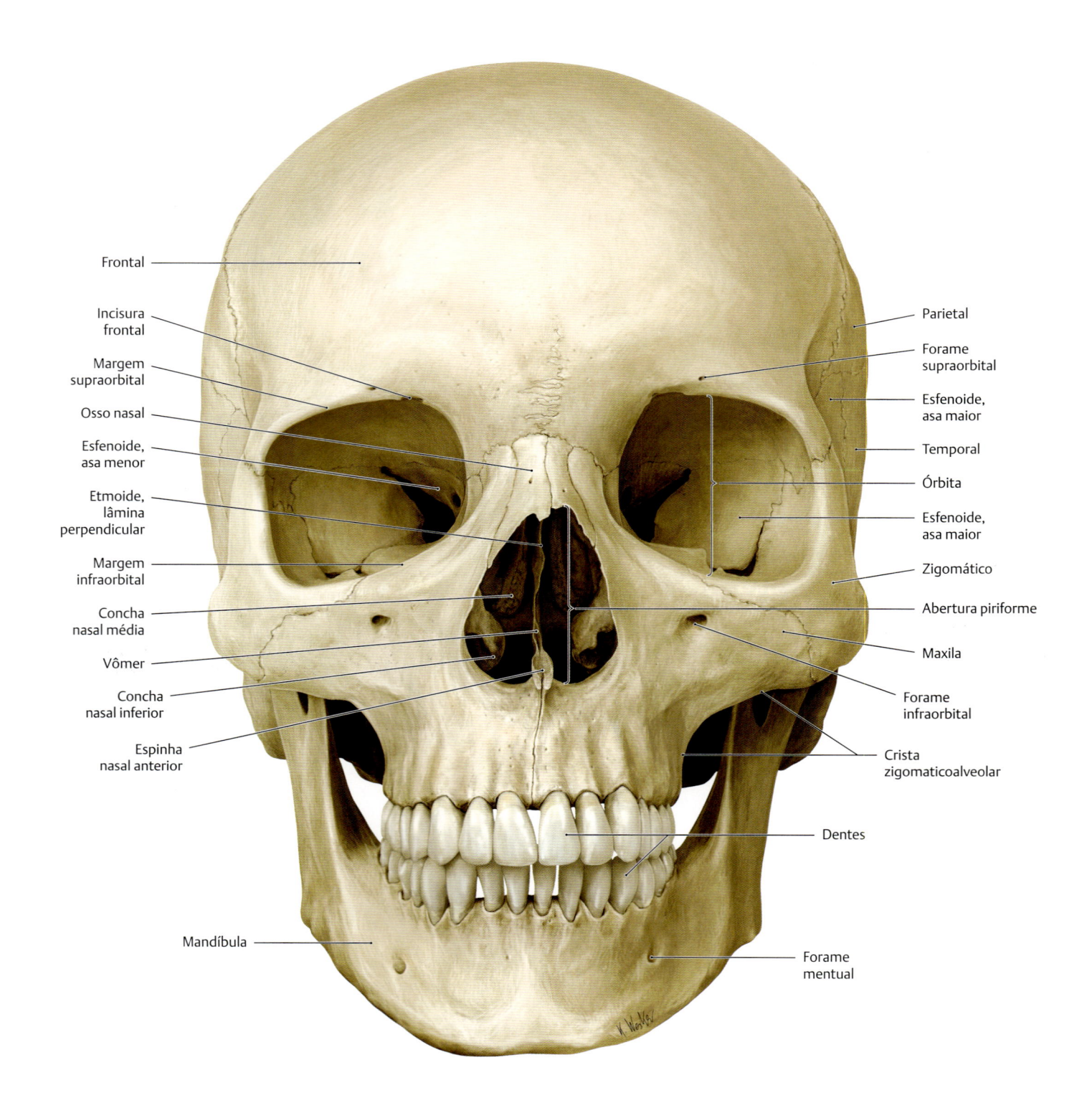

Frontal
Incisura frontal
Margem supraorbital
Osso nasal
Esfenoide, asa menor
Etmoide, lâmina perpendicular
Margem infraorbital
Concha nasal média
Vômer
Concha nasal inferior
Espinha nasal anterior
Mandíbula

Parietal
Forame supraorbital
Esfenoide, asa maior
Temporal
Órbita
Esfenoide, asa maior
Zigomático
Abertura piriforme
Maxila
Forame infraorbital
Crista zigomaticoalveolar
Dentes
Forame mentual

A Vista anterior do crânio

Esta vista permite a visualização do viscerocrânio (compare com **B** para os detalhes dos ossos). A margem óssea da cavidade *nasal* (abertura piriforme) representa a entrada do trato respiratório no crânio. O viscerocrânio contém, ainda, parte dos órgãos dos sentidos (parte olfatória da túnica mucosa da cavidade nasal e os olhos, nas órbitas). Ver **C** quanto aos seios *paranasais*. A vista anterior permite também a visualização dos três forames de grande importância clínica, de onde saem os nervos responsáveis pela inervação sensitiva da face: os forames supraorbital, infraorbital e mentual (ver pp. 123 e 227).

Observação: Em caso de suspeita de fraturas de terço médio da face (especialmente Le Fort I e II) deve-se realizar a palpação intraoral da crista zigomaticoalveolar (possivelmente nivelamento e mobilidade alterada da maxila contra o crânio em fraturas zigomáticas deslocadas).

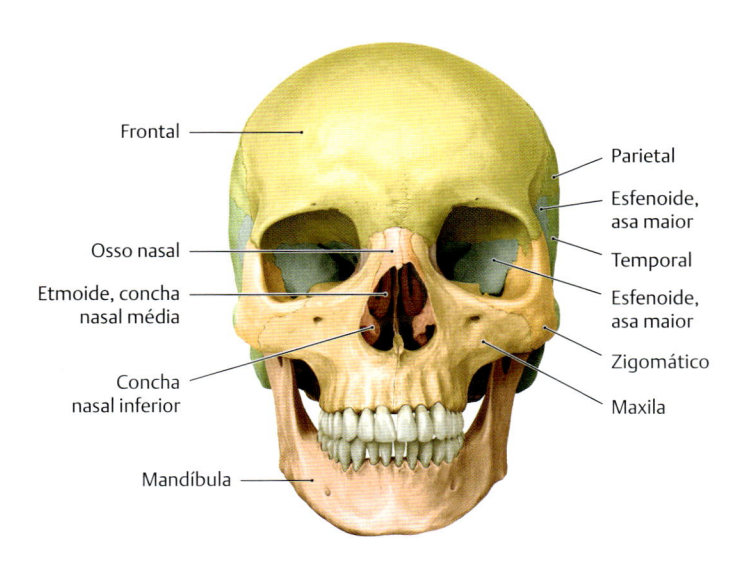

B Ossos do crânio, vista anterior (frontal)

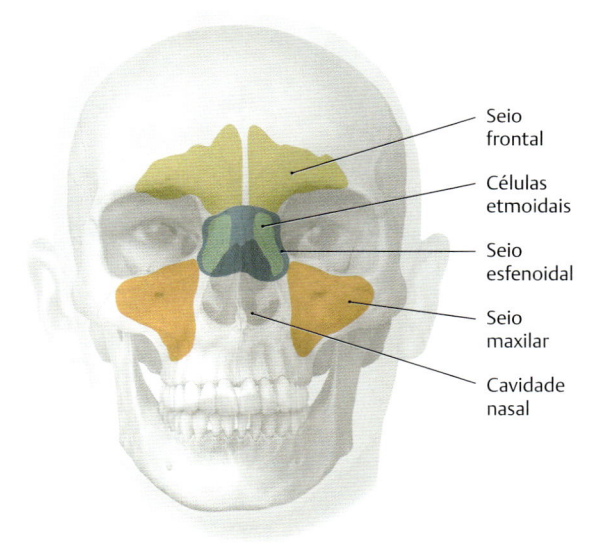

C Seios paranasais: redução de peso do crânio
Vista anterior (frontal). Alguns ossos do viscerocrânio são pneumáticos, isto é, apresentam cavidades preenchidas com ar, o que reduz seu peso. Essas cavidades são chamadas seios paranasais. Elas têm vias de comunicação com a cavidade nasal e, da mesma maneira que estas, são revestidas por epitélio respiratório ciliado. Inflamações dos seios paranasais com sequelas são frequentes. Como a dor desses processos inflamatórios é parcialmente projetada na superfície cutânea, na topografia dos seios paranasais, as suas projeções no crânio devem ser conhecidas.

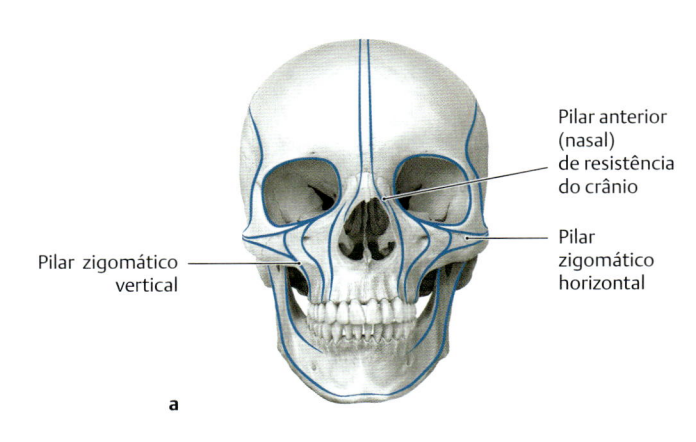

a

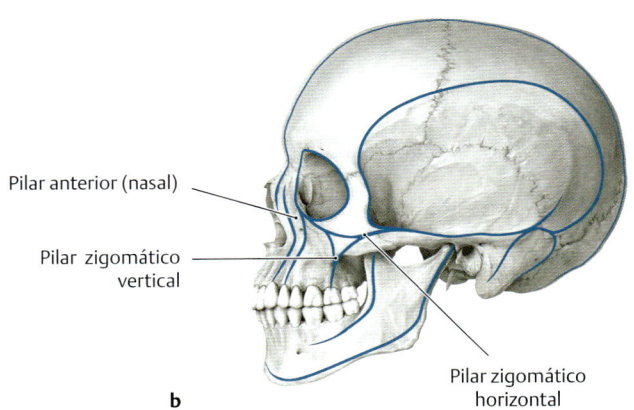

b

D Principais linhas de força (em azul) na região do viscerocrânio
a Vista frontal; **b** Vista lateral. A "contrapartida" mecânica da existência dos seios paranasais pneumatizados (ver **C**) é o espessamento da substância óssea na região do viscerocrânio, constituindo parte das margens das cavidades do viscerocrânio. Tais pilares formam as linhas principais de força em resposta ao estresse mecânico aplicado (p. ex., a pressão de mastigação). No sentido figurativo, a construção na forma de moldura do viscerocrânio pode ser comparada à construção de uma casa com treliças: os seios paranasais correspondem aos cômodos e os pilares (ao longo das principais linhas de força), às vigas.

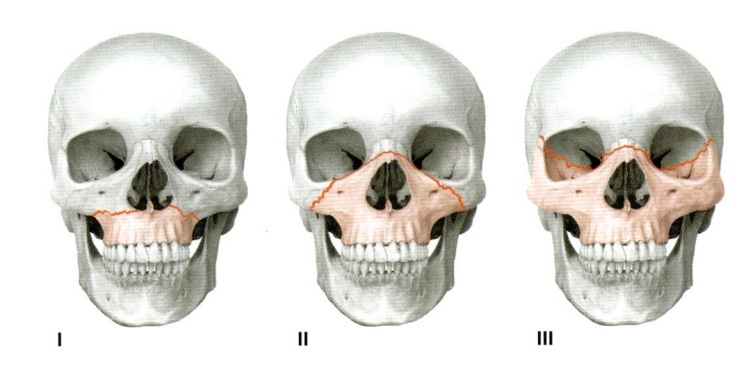

I   II   III

E Linhas de fraturas do terço médio da face na classificação de Le Fort
Devido a esse tipo de construção, a face apresenta em seu terço médio, áreas mais frágeis que constituem as linhas de fratura mais comuns (Le Fort I, II e III).
LeFort I: A linha de fratura atravessa a maxila, acima do palato duro: ruptura da maxila com lesão da integridade do seio maxilar: chamada *fratura transversal inferior*.
LeFort II: A linha de fratura passa sobre a raiz nasal, o etmoide, a maxila e o zigomático. A integridade da órbita é prejudicada por essa chamada *fratura piramidal*.
LeFort III: O viscerocrânio é separado da base craniana. A linha de fratura principal atravessa a órbita, e também pode envolver o etmoide, os seios frontais e o zigomático.

2.3 Vista Posterior e Suturas do Crânio

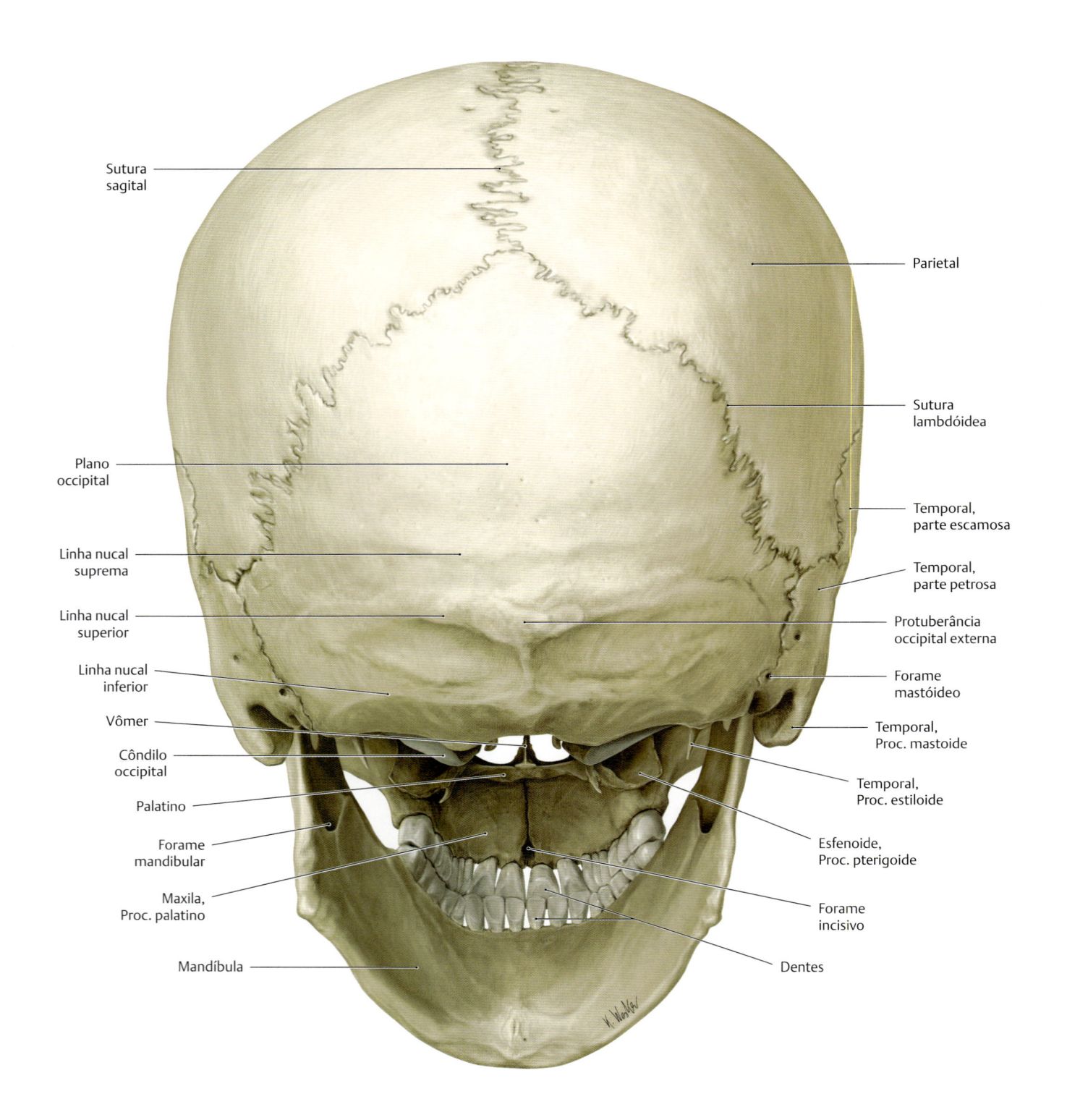

Sutura sagital

Parietal

Sutura lambdóidea

Plano occipital

Temporal, parte escamosa

Linha nucal suprema

Temporal, parte petrosa

Linha nucal superior

Protuberância occipital externa

Linha nucal inferior

Forame mastóideo

Vômer

Temporal, Proc. mastoide

Côndilo occipital

Temporal, Proc. estiloide

Palatino

Esfenoide, Proc. pterigoide

Forame mandibular

Maxila, Proc. palatino

Forame incisivo

Mandíbula

Dentes

A Vista posterior do crânio (norma occipital)

O occipital domina esta perspectiva. É limitado pelos parietais com os quais se funde por meio da sutura lambdóidea. As suturas representam uma forma especial de articulação fibrosa (que se ossificam na idade avançada, ver **F**). Na sua face externa, o occipital é modelado por inserções e origens musculares: as linhas nucais inferior, superior e suprema. A *protuberância occipital externa* representa um ponto de referência anatomotopográfico: é palpável na face externa do occipício. O forame mastóideo corresponde à passagem para uma veia emissária (ver p. 19).

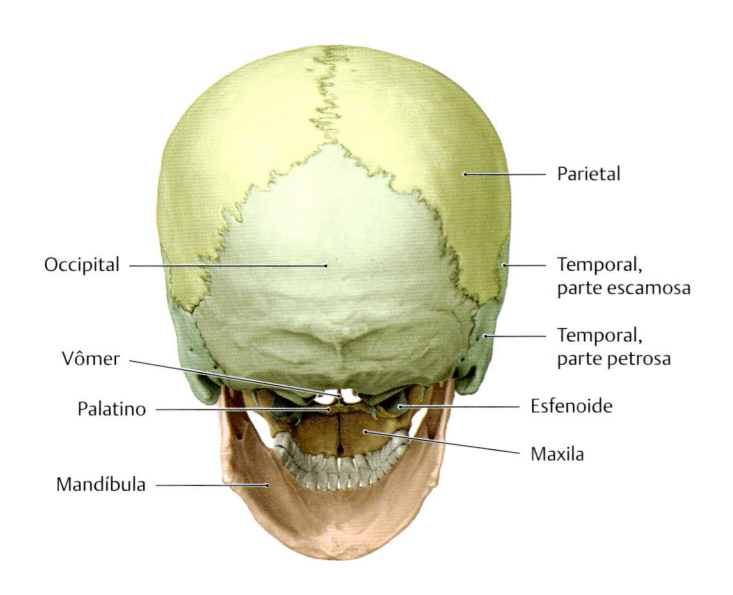

B Vista posterior dos ossos do crânio
Observação: Devido a sua ontogênese, o temporal é composto por duas partes: a *parte escamosa* e a *parte petrosa* (compare com a p. 28).

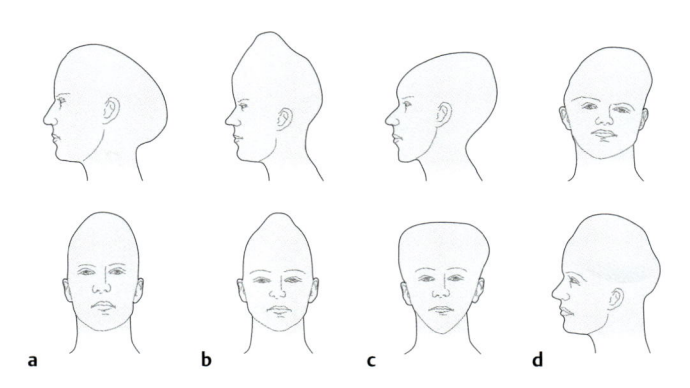

D Deformações do crânio em caso de fechamento precoce das suturas
O fechamento precoce das suturas pode ocasionar deformações características do crânio, que representam variações da norma, mas não são consideradas doenças. As seguintes suturas podem se fechar precocemente e causar deformações cranianas:

a Sutura sagital (escafocéfalo = crânio em forma de canoa).
b Sutura coronal (oxicéfalo = crânio pontudo).
c Sutura escamosa ou frontal (trigonocéfalo = crânio triangular).
d Fusão assimétrica de suturas, predominantemente sutura coronal (plagiocéfalo = crânio torto).

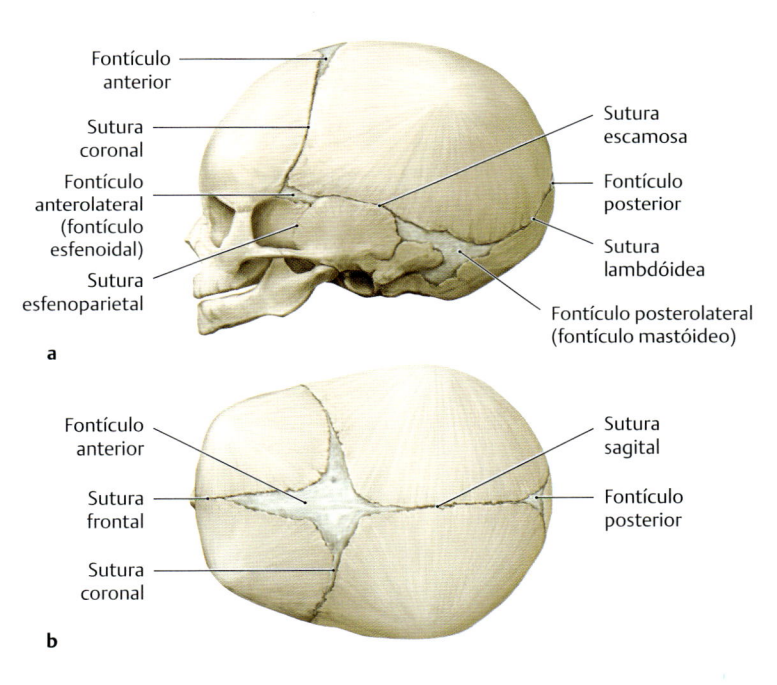

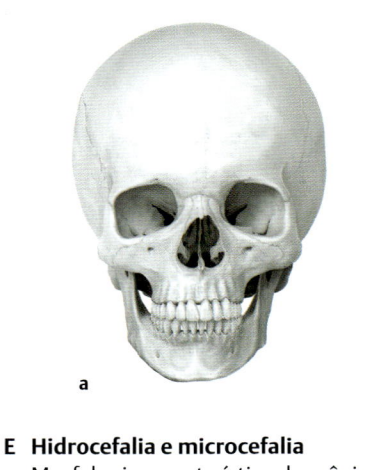 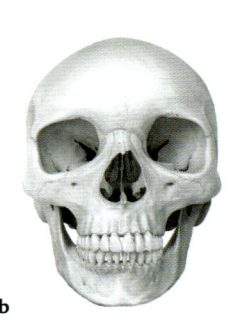

E Hidrocefalia e microcefalia
a Morfologia característica do crânio em caso de *hidrocefalia*. Quando o encéfalo é expandido devido ao aumento do líquido cerebrospinal antes da ossificação das suturas (hidrocefalia), o neurocrânio afetado aumenta, enquanto o viscerocrânio permanece inalterado.
b Em caso de fechamento precoce das suturas ocorre a *microcefalia*. *Observe* o neurocrânio diminuto e as órbitas relativamente grandes.

C Crânio de um recém-nascido
a Vista da esquerda; **b** Vista superior.
Os ossos planos do crânio, aqui mostrados, têm que acompanhar o crescimento do encéfalo. Portanto, somente se fundem bem mais tarde (ver **F**). No recém-nascido encontramos, entre os ossos cranianos que estão em fase de formação, regiões denominadas fontículos (fontanelas). Seu fechamento ocorre em épocas diferentes (fontículo posterior: 3º mês; fontículo anterolateral: 6º mês; fontículo posterolateral: 18º mês; fontículo anterior: 36º mês). O *fontículo posterior* representa um ponto de referência para avaliar a posição da cabeça da criança durante o parto; o *fontículo anterior* permite a coleta de líquido cerebrospinal em lactentes (p. ex., em caso de suspeita de meningite).

F Idade de ossificação das principais suturas

Sutura	Idade de ossificação
Sutura frontal	Infância
Sutura sagital	20º-30º ano de vida
Sutura coronal	30º-40º ano de vida
Sutura lambdóidea	40º-50º ano de vida

2.4 Calvária, Vistas Externa e Interna

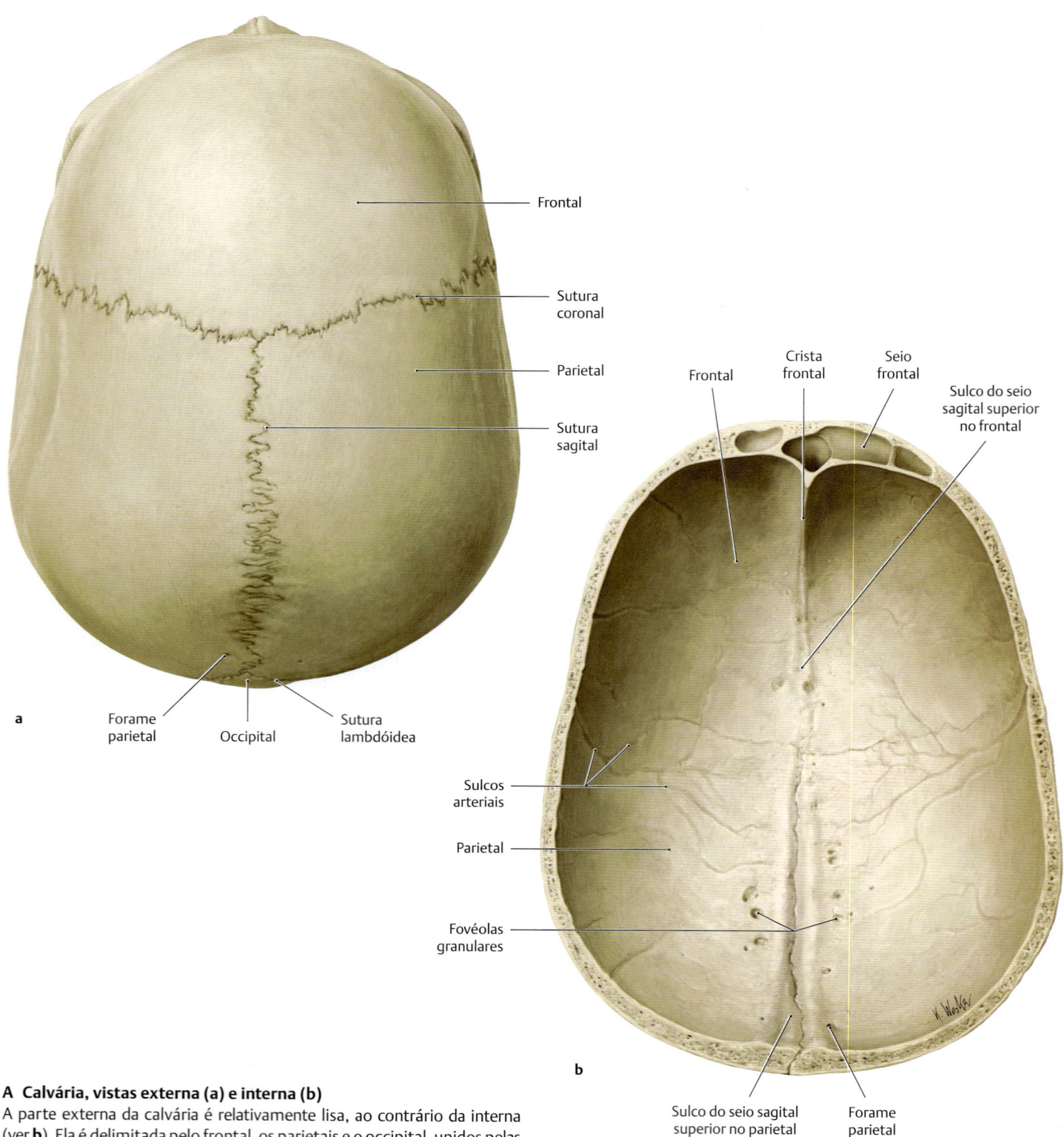

A Calvária, vistas externa (a) e interna (b)

A parte externa da calvária é relativamente lisa, ao contrário da interna (ver **b**). Ela é delimitada pelo frontal, os parietais e o occipital, unidos pelas suturas coronal, sagital e lambdóidea. A face externa lisa é interrompida pelo forame parietal, por onde passa a V. emissária parietal (ver **F**). Por outro lado, na face interna encontram-se, além do forame parietal, sulcos e sinuosidades salientes:

- As fovéolas granulares (pequenas depressões na calvária devido às protuberâncias da aracnoide-máter que recobre o encéfalo)
- O sulco do seio sagital superior (um sulco onde se estende o seio sagital da dura-máter)

- Os sulcos arteriais (onde se localizam as artérias da dura-máter, tais como a A. meníngea média que irriga a maior parte da dura-máter e o osso que se situa externamente), bem como
- A crista frontal (onde se fixa a foice do cérebro, composta por tecido conjuntivo, ver p. 308).

Na vista interna do frontal também se destaca o seio frontal.

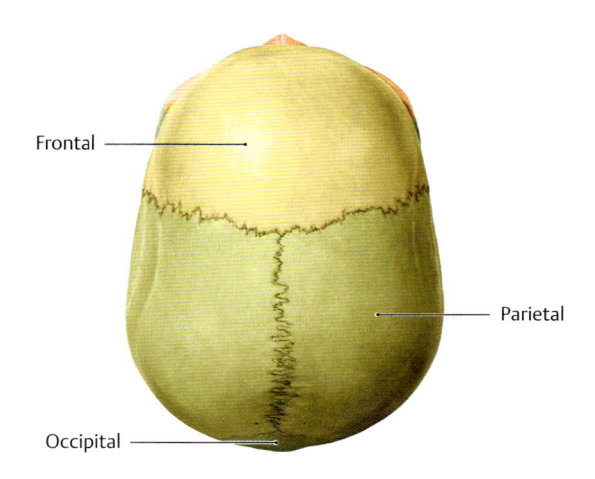

B Ossos da calvária, vista superior externa (norma vertical)

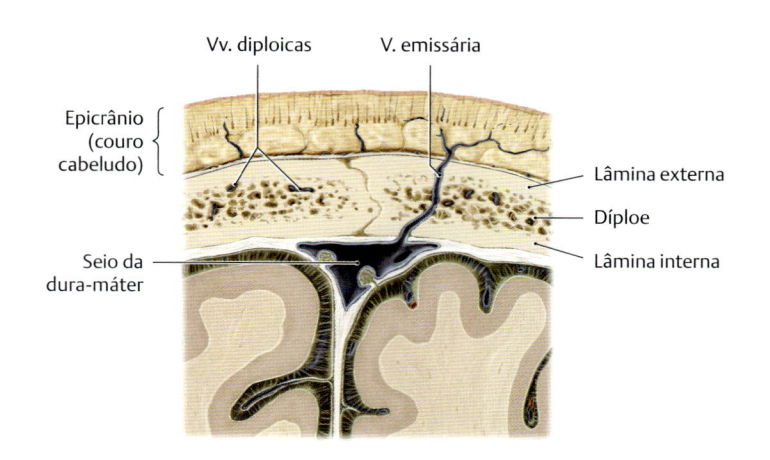

C Epicrânio (couro cabeludo) e calvária

Observe a estrutura em três camadas da calvária: lâmina externa, díploe e lâmina interna.

A díploe apresenta uma estrutura esponjosa e contém medula óssea vermelha (hematopoese!). Em caso de plasmocitoma, muitos grupos pequenos de células tumorais destroem as trabéculas ósseas vizinhas, levando a múltiplas perdas dos ossos da calvária, visíveis nas radiografias (semelhantes a um tiro de espingarda: crânio em "tiro de espingarda"). Às vezes estendem-se veias pela calvária que conectam os seios venosos da dura-máter com as veias epicranianas, as *Vv. emissárias* (compare com **F**; quanto às veias diploicas, ver **E**).

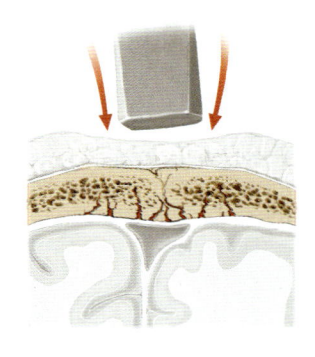

D Resistência da calvária em caso de traumatismo

A lâmina interna é extremamente frágil no caso da aplicação de uma força externa, podendo ser fragmentada mesmo quando a lâmina externa se mantiver intacta (controle na radiografia!). Daí, também ser chamada *lâmina vítrea*.

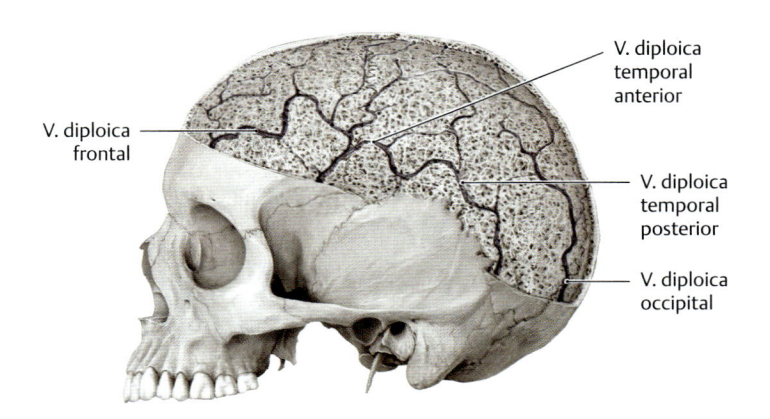

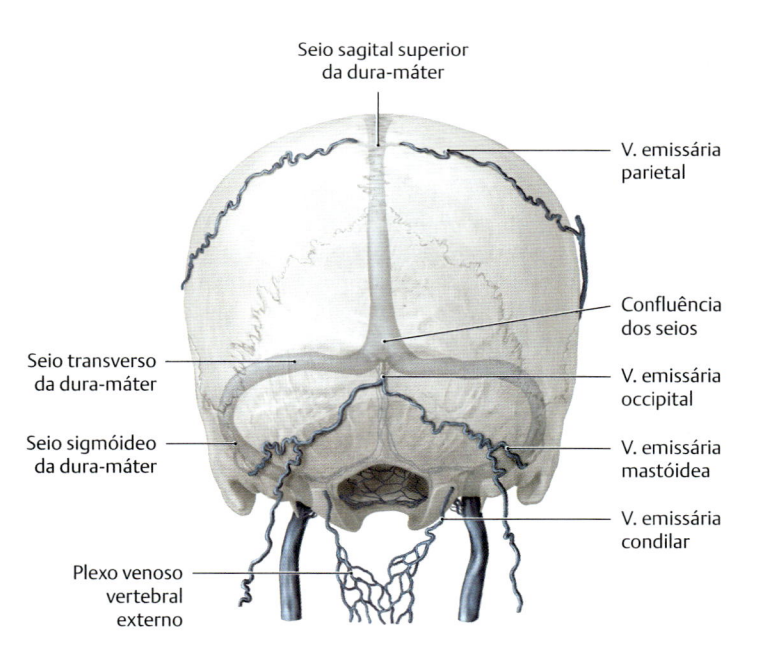

E Veias diploicas na calvária

As Vv. diploicas situam-se na parte esponjosa (= díploe) dos ossos cranianos e tornam-se visíveis após a remoção da lâmina externa. São conectadas às veias da dura-máter (seio da dura-máter) por meio das veias emissárias e das veias epicranianas: risco de disseminação de infecções!

F Veias emissárias no occipício

As veias emissárias representam uma ligação direta entre os vasos da dura-máter (seio da dura-máter) e as veias extracranianas. Estendem-se através de aberturas pré-formadas no crânio, como os forames parietal e mastóideo. As Vv. emissárias são, portanto, de interesse clínico, uma vez que podem propiciar a disseminação de bactérias a partir do epicrânio até a dura-máter e causar meningite.

2.5 Base do Crânio, Vista Externa

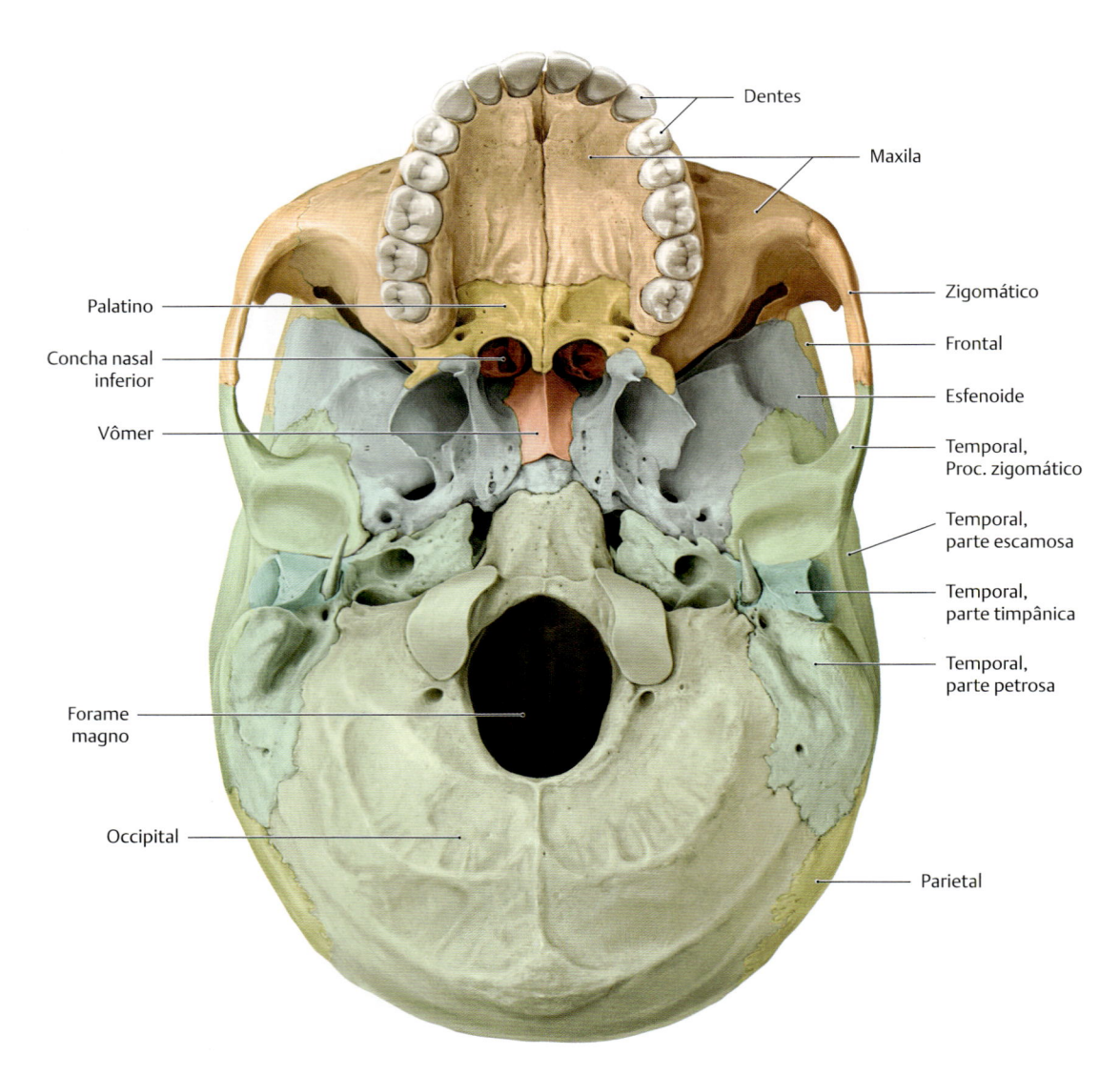

Dentes

Maxila

Palatino

Concha nasal inferior

Vômer

Zigomático

Frontal

Esfenoide

Temporal, Proc. zigomático

Temporal, parte escamosa

Temporal, parte timpânica

Temporal, parte petrosa

Forame magno

Occipital

Parietal

A Ossos da base do crânio, vista externa
Vista inferior. A base do crânio é composta por vários ossos, formando um verdadeiro mosaico, cujas formas e posições o leitor deverá estudar antes de se aprofundar nos detalhes.

B Relação topográfica do forame lacerado com o canal carótico e a A. carótida interna
Vista esquerda. O forame lacerado é um espaço que, no indivíduo vivo, é parcialmente fechado por uma lâmina de cartilagem fibrosa; portanto, somente pode ser observado no crânio seccionado. O forame lacerado apresenta uma relação topográfica estreita com o canal carótico e com a A. carótida interna, em seu interior. Os Nn. petroso maior e profundo estendem-se pelo forame lacerado (ver pp. 127, 131 e 136).

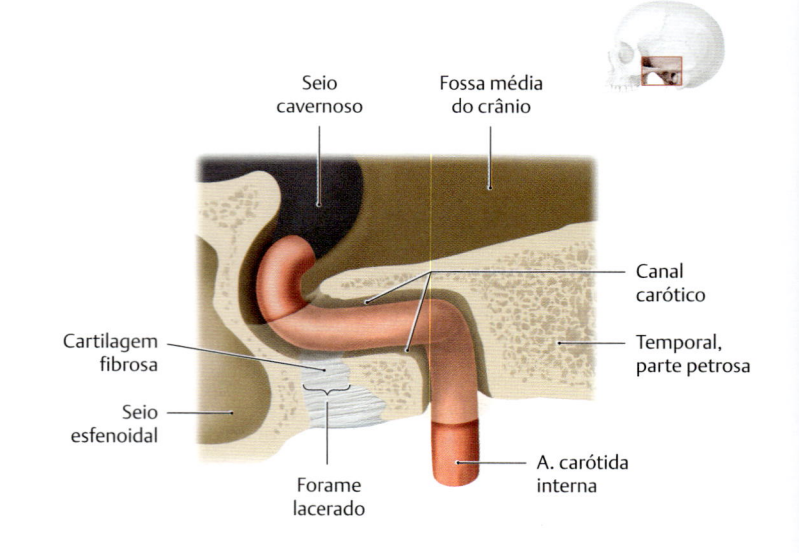

Seio cavernoso

Fossa média do crânio

Cartilagem fibrosa

Seio esfenoidal

Forame lacerado

Canal carótico

Temporal, parte petrosa

A. carótida interna

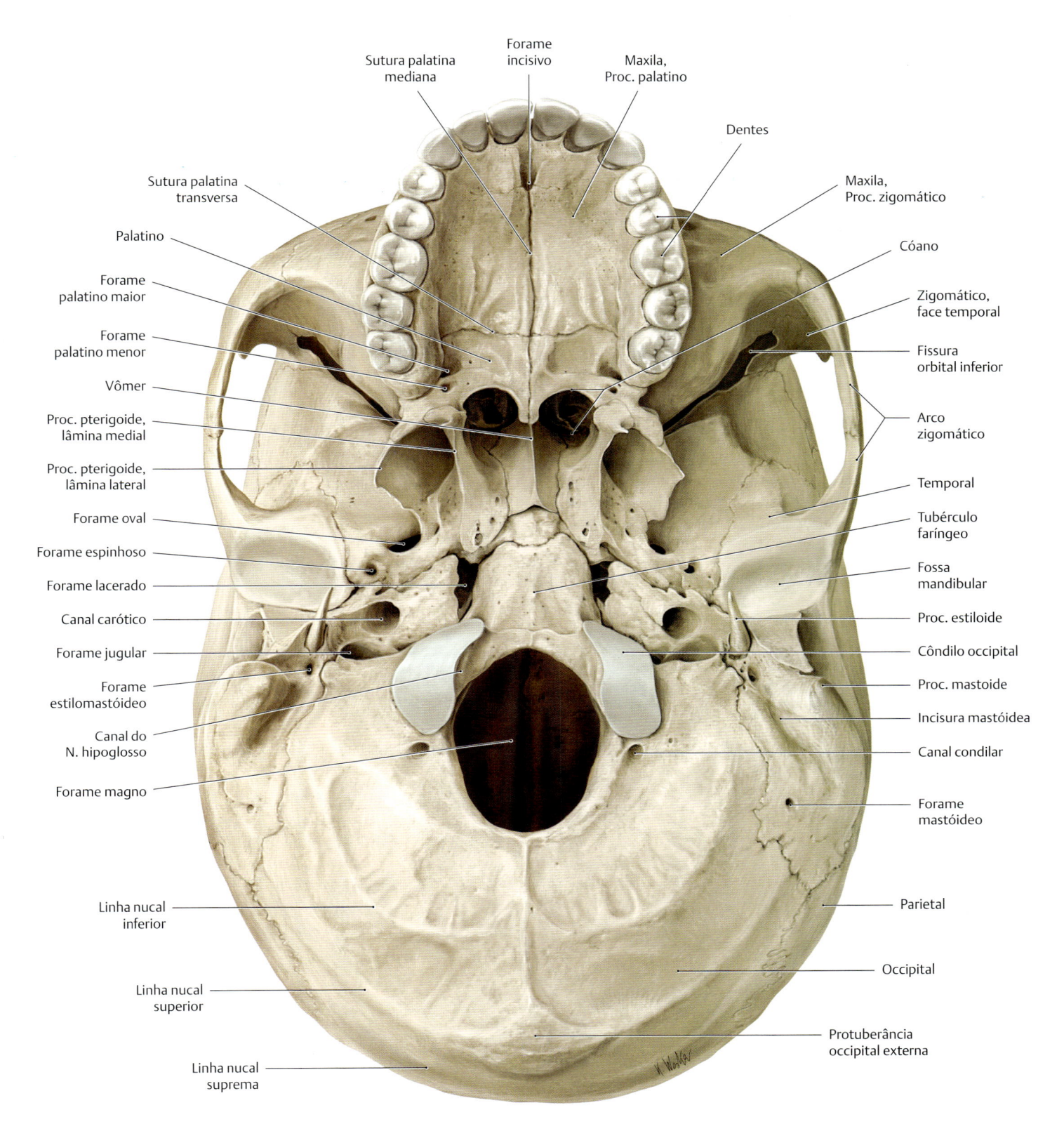

Forame incisivo

Sutura palatina mediana

Maxila, Proc. palatino

Dentes

Sutura palatina transversa

Maxila, Proc. zigomático

Palatino

Cóano

Forame palatino maior

Zigomático, face temporal

Forame palatino menor

Fissura orbital inferior

Vômer

Arco zigomático

Proc. pterigoide, lâmina medial

Proc. pterigoide, lâmina lateral

Temporal

Forame oval

Tubérculo faríngeo

Forame espinhoso

Fossa mandibular

Forame lacerado

Canal carótico

Proc. estiloide

Forame jugular

Côndilo occipital

Forame estilomastóideo

Proc. mastoide

Incisura mastóidea

Canal do N. hipoglosso

Canal condilar

Forame magno

Forame mastóideo

Linha nucal inferior

Parietal

Linha nucal superior

Occipital

Protuberância occipital externa

Linha nucal suprema

C Base do crânio

Vista externa. As principais estruturas da base do crânio são identificadas nesta imagem. De primordial importância são as aberturas de entrada e de saída de vasos e de nervos. Nos distúrbios de crescimento ósseo, estas aberturas podem tornar-se muito pequenas e comprimir as vias de condução que as atravessam. Por exemplo, caso o canal óptico não tenha calibre suficiente, o N. óptico será lesado, ocasionando perda de campo de visão. Os sintomas desse tipo de lesão dependem das respectivas aberturas. Todas as estruturas aqui assinaladas serão abordadas nas unidades de aprendizado subsequentes.

2.6 Base do Crânio, Vista Interna

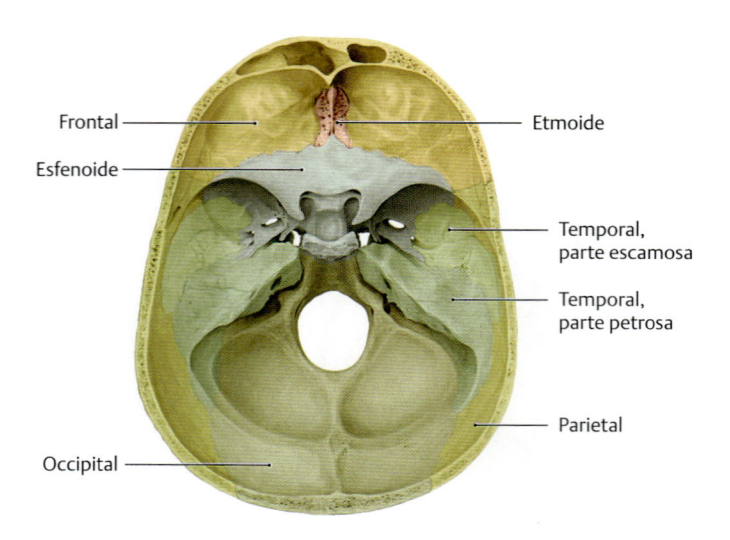

A Ossos da base do crânio, vista interna
Para fins de visão geral, o leitor precisa se familiarizar, primeiramente, com os ossos marcados em cores diferentes.

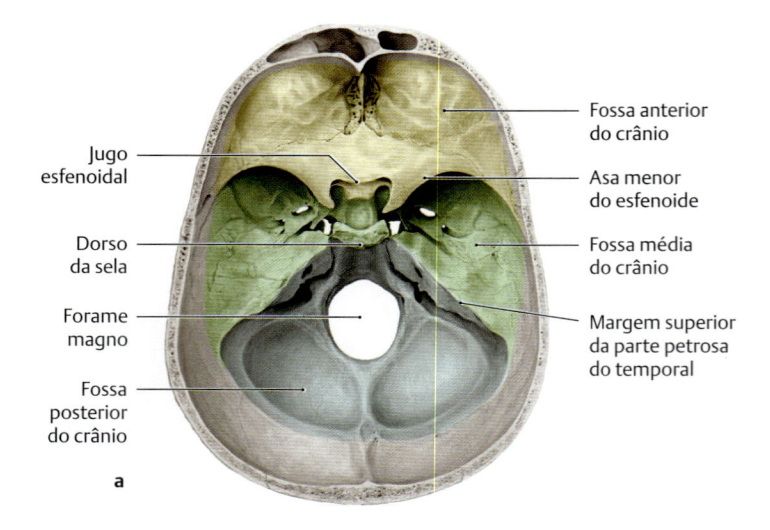

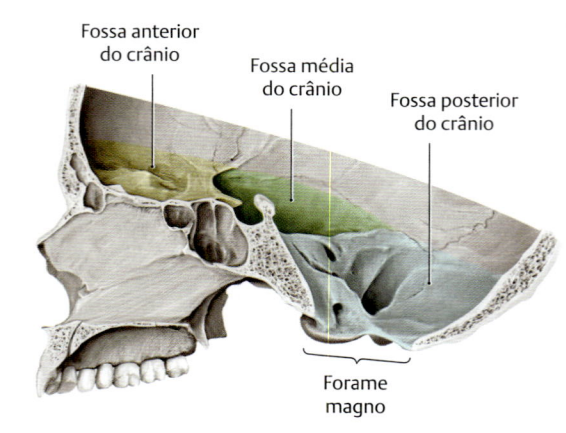

B Fossas na base do crânio
a Vista interna; b Corte mediano. A base do crânio, vista internamente, não é plana, apresentando três fossas, em diferentes níveis: anterior, média e posterior do crânio. Sua profundidade aumenta de forma contínua do frontal para o occipital, e o seu arranjo em forma de degraus de escada é evidente em b. Os limites das três fossas do crânio são:

- Anterior – média: asas menores do esfenoide, jugo esfenoidal
- Média – posterior: margem superior da parte petrosa, dorso da sela.

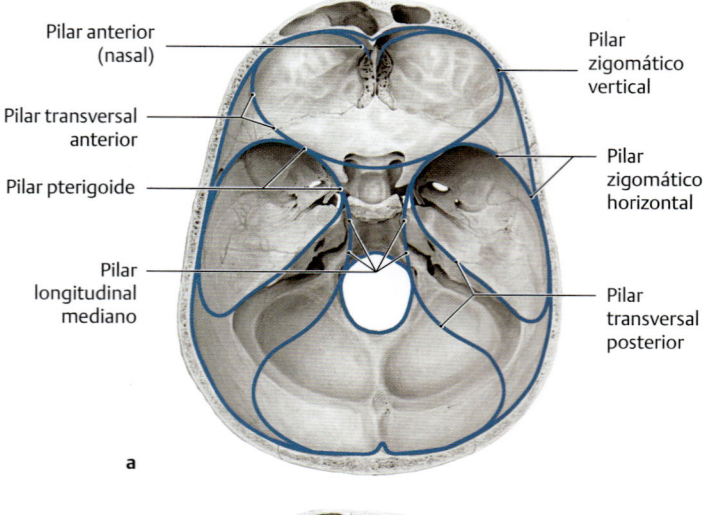

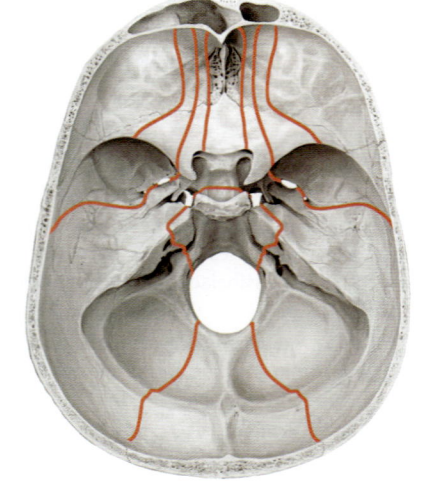

C Base do crânio, linhas principais de força e linhas frequentes de fratura
a Linhas principais de força; b Linhas frequentes de fratura (vista interna). Devido aos esforços mecânicos (também à pressão de mastigação), os ossos são reforçados ao longo destas linhas principais de força (compare com a distribuição da força na vista frontal, p. 15). As linhas de fratura ocorrem frequentemente nos espaços internos, não reforçados, causando as linhas típicas mais frequentes em caso de fratura da base do crânio. Um fenômeno análogo das linhas típicas de fratura pode ser encontrado nas fraturas da face (compare com as linhas de fratura de Le Fort na vista anterior do crânio, p. 15).

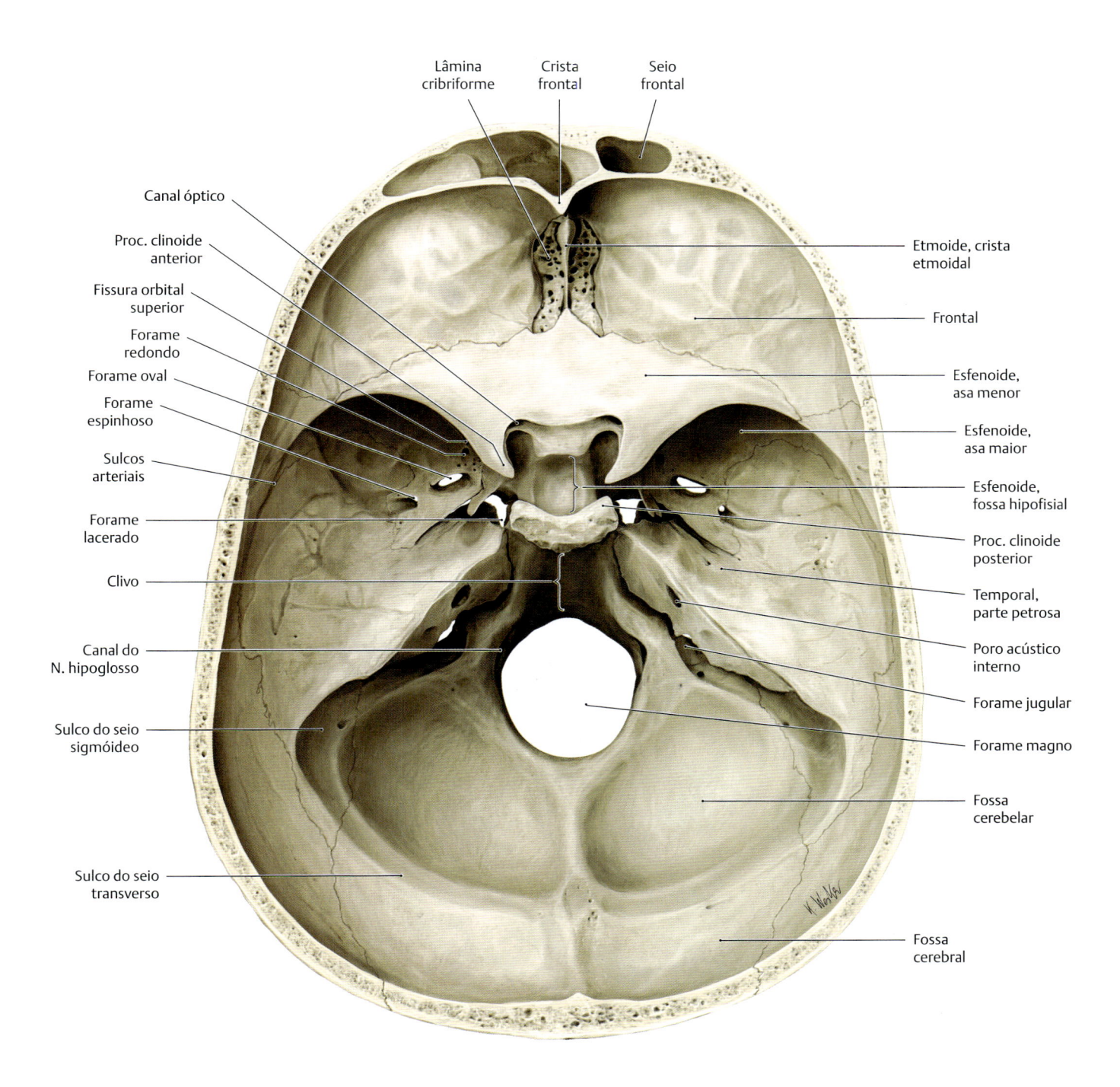

Lâmina cribriforme
Crista frontal
Seio frontal
Canal óptico
Proc. clinoide anterior
Fissura orbital superior
Forame redondo
Forame oval
Forame espinhoso
Sulcos arteriais
Forame lacerado
Clivo
Canal do N. hipoglosso
Sulco do seio sigmóideo
Sulco do seio transverso
Etmoide, crista etmoidal
Frontal
Esfenoide, asa menor
Esfenoide, asa maior
Esfenoide, fossa hipofisial
Proc. clinoide posterior
Temporal, parte petrosa
Poro acústico interno
Forame jugular
Forame magno
Fossa cerebelar
Fossa cerebral

D Vista interna da base do crânio

Compare as aberturas da base do crânio, na vista interna, com as aberturas na vista externa (ver p. 21). Essas aberturas nem sempre se correspondem, uma vez que algumas vias de condução, durante sua passagem pelo osso, mudam a direção ou apresentam um trajeto intraósseo mais longo. Um exemplo é o poro acústico interno, através do qual o N. facial estende-se, do interior do crânio, para a parte petrosa do temporal, enquanto a maioria de suas ramificações, na base do crânio, saem da parte petrosa pelo forame estilomastóideo (para detalhes, ver pp. 126, 137 e 151).

Para um melhor aprendizado dos diferentes pontos de passagem, o estudante deve se orientar primeiramente na sua localização (*i. e.*, na fossa anterior, média ou posterior do crânio). Ver **B** para a divisão das fossas do crânio. A lâmina cribriforme do etmoide une a cavidade nasal com a fossa anterior do crânio; os filamentos do N. olfatório estendem-se através de suas aberturas (ver p. 182).

Observação: Por causa da delgada lâmina óssea nesta região os traumatismos podem levar facilmente a fraturas e rupturas da dura-máter. Neste caso, o líquido cerebrospinal pode extravasar pelo nariz: perigo de meningite causada por bactérias do ambiente não estéril do nariz, que migram para o líquido cerebrospinal estéril!

2.7   Occipital e Etmoide

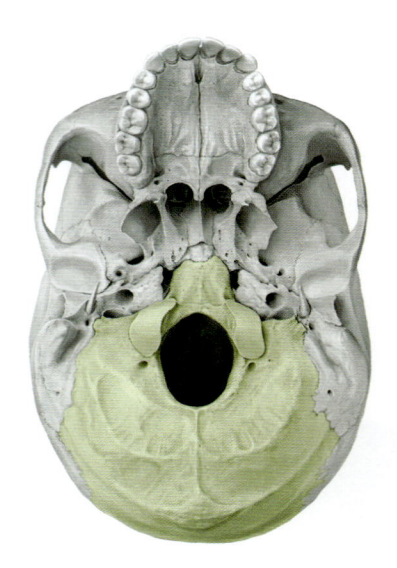

A Posição do occipital na base do crânio
Observe a conexão com os ossos vizinhos.
O occipital funde-se, durante a puberdade, com o esfenoide (osso tri-basilar).

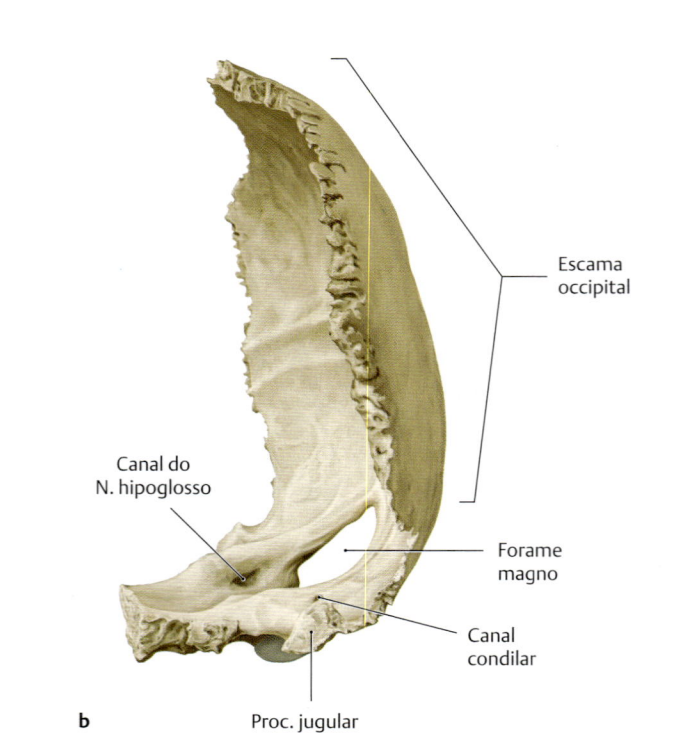

b   Proc. jugular

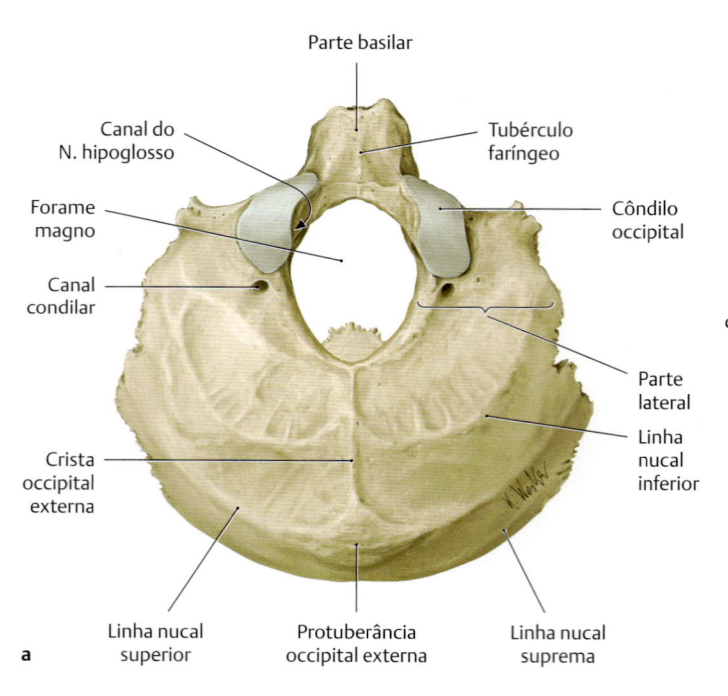

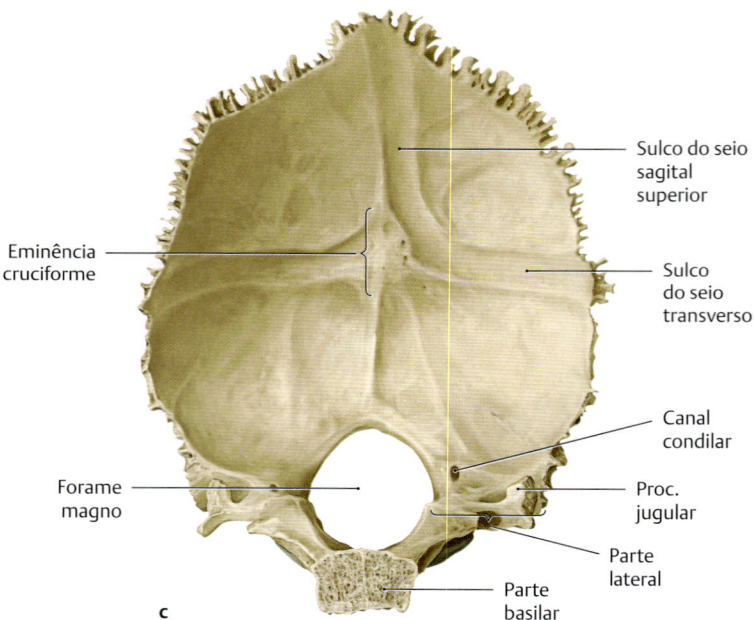

B Occipital isolado
a Vista inferior. Nota-se a parte basilar, cuja parte anterior funde-se com o esfenoide. O canal condilar termina posteriormente ao processo articular, enquanto o canal do nervo hipoglosso estende-se inferiormente ao processo articular. O canal condilar é um espaço que contém Vv. emissárias que se conectam ao seio sigmóideo e a V. occipital (Vv. emissárias, ver p. 19). O canal do nervo hipoglosso, além de um plexo venoso, contém, também, o N. hipoglosso (NC XII). O tubérculo faríngeo é um ponto de fixação da musculatura faríngea, enquanto a protuberância occipital externa representa um ponto ósseo palpável no occipício.

b Vista esquerda. Esta imagem mostra a extensão da escama occipital que se situa superiormente ao forame magno. As aberturas internas do canal condilar e do canal do nervo hipoglosso são visíveis, bem como o Proc. jugular que participa da formação do forame jugular (ver p. 21). Esse processo corresponde ao processo transverso da vértebra.
c Vista da face interna do crânio. Aqui situam-se os sulcos do sistema venoso encefálico, os seios da dura-máter. A eminência cruciforme do occipital é relacionada à confluência dos seios. Em alguns casos, o seio sagital drena preferencialmente para o seio transverso esquerdo da dura-máter. Entretanto, normalmente desemboca em partes iguais nos seios transversos da dura-máter de ambos os lados (ver p. 384).

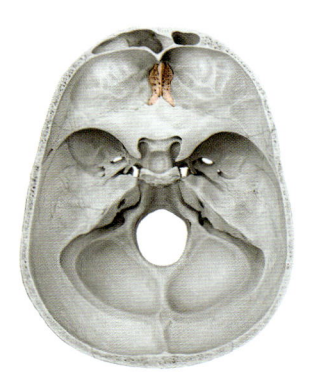 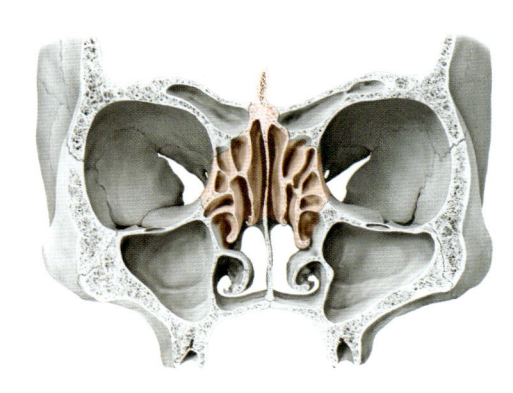

C Posição do etmoide, internamente, na base do crânio
Vista superior. A parte superior do etmoide forma uma parte da fossa anterior do crânio, e suas partes inferiores formam partes das cavidades nasais. Apresenta relações de proximidade com o frontal e o esfenoide.

D Posição do etmoide no viscerocrânio
Vista anterior. O etmoide é o osso central das cavidades nasais.

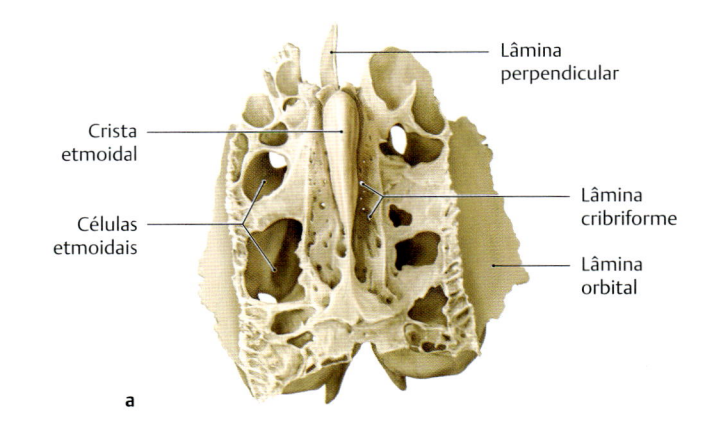

a

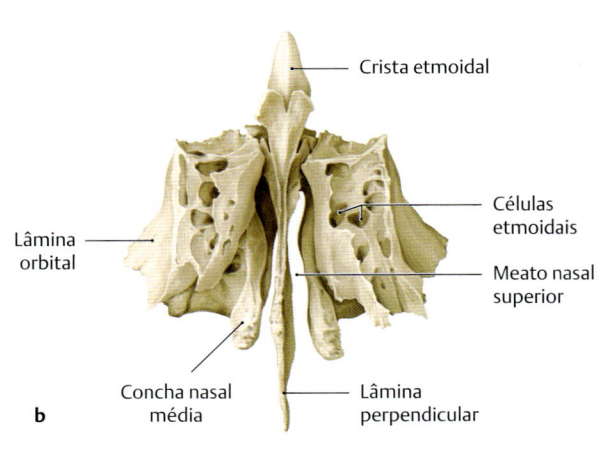

b

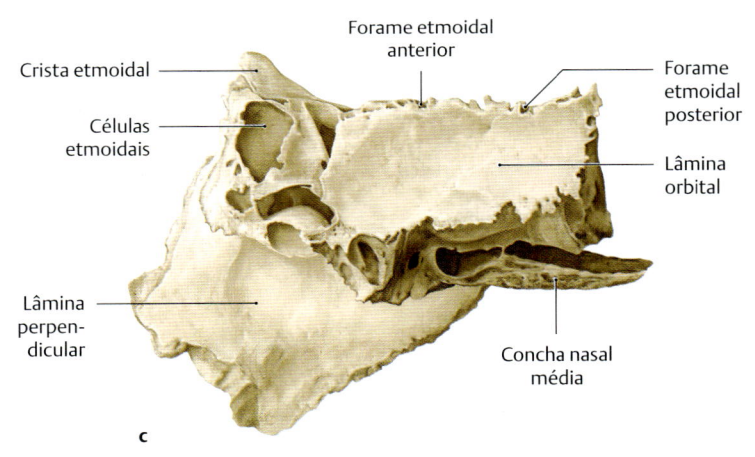

c

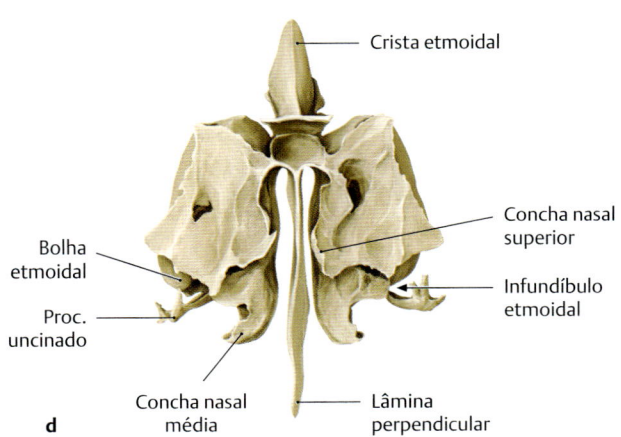

d

E Etmoide isolado

a Vista superior. Nota-se a crista etmoidal que serve de ponto de fixação da foice do cérebro (ver p. 308), bem como a lâmina cribriforme, com seu trajeto horizontal. Essa lâmina contém orifícios, através dos quais se estendem os filamentos do nervo olfatório, da cavidade nasal para a fossa anterior do crânio. Devido a essa perfuração, a lâmina cribriforme é mecanicamente fraca e fratura facilmente em caso de traumatismo. O sinal clínico de uma fratura desse tipo é o gotejamento de líquido cerebrospinal pelo nariz. O paciente reclama de resfriado!

b Vista anterior. A estrutura da linha média (lâmina perpendicular) que separa as duas cavidades nasais é visível. Observa-se a concha nasal média, que é parte do etmoide (somente a concha nasal inferior é um osso isolado) e as células etmoidais, que se estendem em ambos os lados da concha nasal média.

c Vista esquerda. Notam-se a lâmina perpendicular e as células etmoidais anteriores abertas. A órbita é separada das células etmoidais por meio da lâmina orbital, uma lâmina óssea delgada.

d Vista posterior. Somente nesta perspectiva identificamos o processo uncinado que, *in situ*, é quase completamente coberto pela concha nasal média. Esse processo oblitera parcialmente a entrada do seio maxilar, o hiato semilunar, e representa um importante ponto de referência durante a cirurgia endoscópica do seio maxilar. A fossa estreita entre a concha nasal média e o processo uncinado é chamada infundíbulo etmoidal. Nesse "funil" desembocam os seios frontal, maxilar e as células etmoidais anteriores. Na extremidade posterior do etmoide situa-se a concha nasal superior.

2.8 Frontal e Parietal

A Frontal

a Vista anterior (face externa), **b** vista inferior (face orbital) e **c** vista posterior (face interna).

O **frontal** forma a base óssea da calvária anterior (para a localização no crânio, ver pp. 14 e 34). Ele evolui de dois ossos que se fundem na linha média. Em adolescentes, pode-se reconhecer a linha divisória entre os dois ossos (sutura frontal); em adultos, ele é geralmente ossificado, por isso não há mais sutura. O frontal é dividido em:

- Escama frontal (base óssea da fronte)
- Duas partes orbitais horizontais (parte principal da base óssea do teto da órbita)
- Parte nasal localizada entre elas (parte do esqueleto craniano nasal).

Na escama frontal distinguem-se uma face externa e uma face interna, que representa uma parte da fossa anterior. Ela se curva em ambos os lados para a face temporal.

Clinicamente, no frontal são especialmente importantes os seios paranasais, que são pareados e separados por um septo ósseo, formando uma parte do teto da órbita. A partir deste ponto, infecções podem se disseminar (ver **C**). As fraturas também são importantes neste ponto. Elas ocorrem principalmente durante acidentes de trabalho e de trânsito, quando há impacto frontal (como em colisões: o crânio choca-se contra o para-brisa). O resultado é uma fratura frontobasal ou da base craniana anterior. Esta região é dividida segundo as regiões anatômicas de Escher (ver **B**).

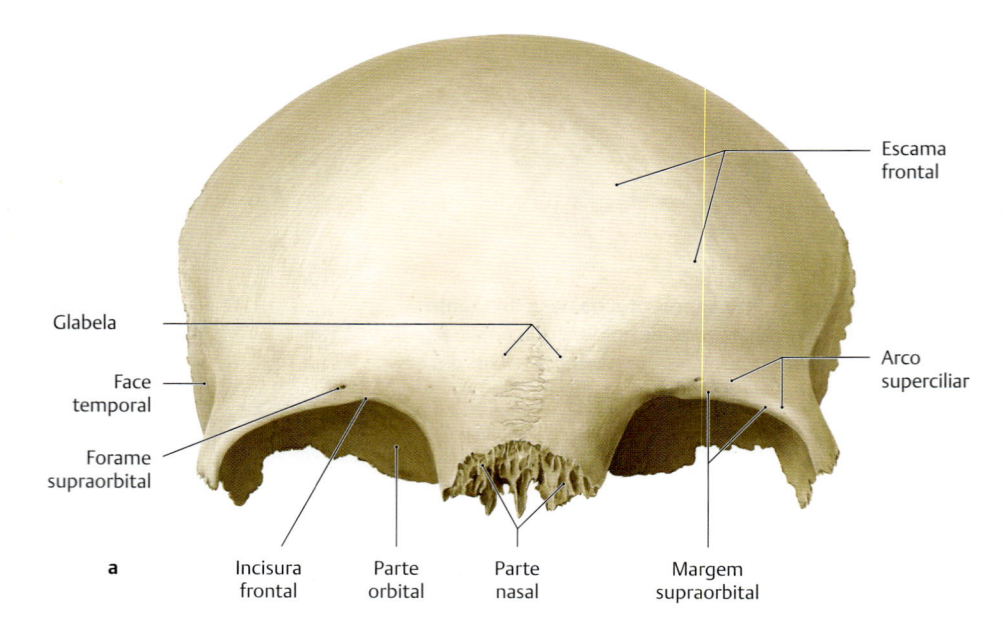

Escama frontal

Glabela

Face temporal

Forame supraorbital

Arco superciliar

a Incisura frontal — Parte orbital — Parte nasal — Margem supraorbital

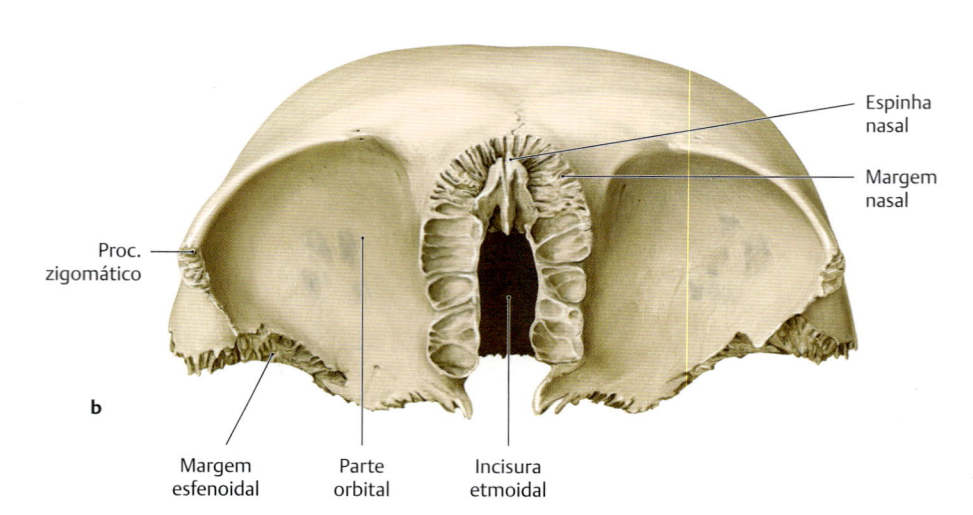

Espinha nasal

Margem nasal

Proc. zigomático

b Margem esfenoidal — Parte orbital — Incisura etmoidal

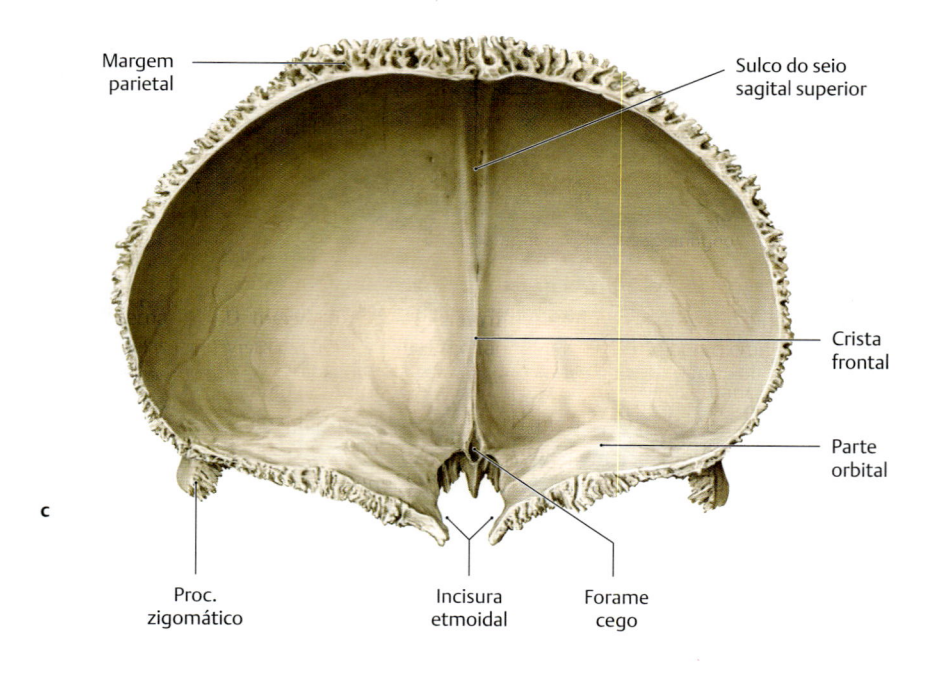

Margem parietal

Sulco do seio sagital superior

Crista frontal

Parte orbital

c Proc. zigomático — Incisura etmoidal — Forame cego

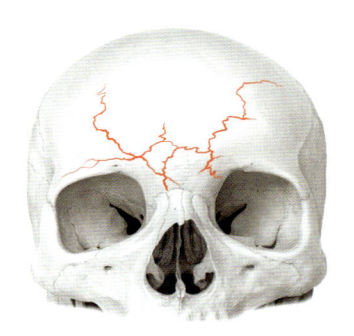 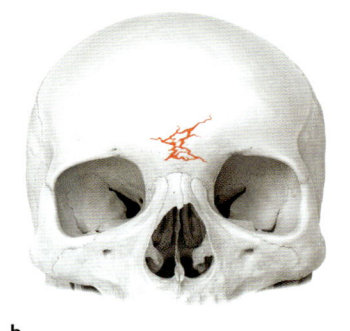 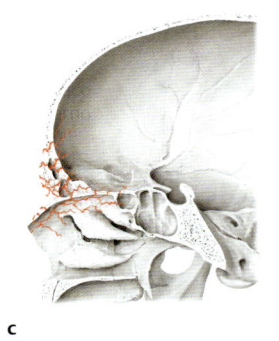 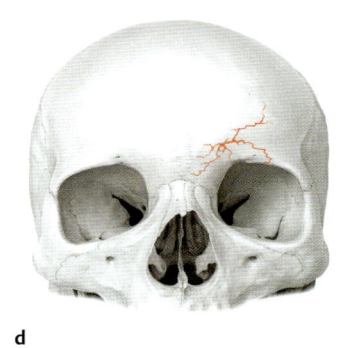

a   b   c   d

B Classificação de Escher das fraturas frontobasais

a Tipo I: fratura frontobasal alta: a colisão afeta as partes superiores da escama. As linhas de fratura direcionam-se da parte superior para os seios frontais.

b Tipo II: fratura frontobasal média: a colisão na região frontal-raiz do nariz causa uma fratura de impressão do seio frontal, do etmoide e, se aplicável, também do seio esfenoidal. Quando a dura-máter também é lesada, líquido cerebrospinal escoa através do nariz (rinorreia; risco de infecção bacteriana crescente com meningite).

c Tipo III: fratura frontobasal profunda: colisão central a partir da frente. O terço médio da face é rompido a partir da base do crânio, o que não é percebido em fraturas verticais ou transversais do terço médio da face (Le Fort lll, ver p. 15).

d Tipo IV: fraturas látero-orbitais: colisão frontal a partir da lateral. O seio frontal e o teto da órbita são afetados.

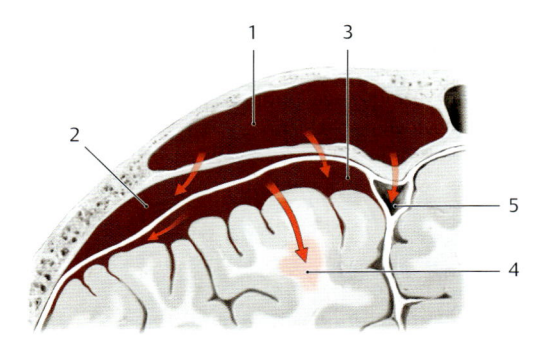

C Base anatômica das complicações de sinusite bacteriana

Vista cranial do frontal. Devido à grande proximidade do seio frontal (como parte do frontal) ao cérebro, as infecções do seio frontal podem facilmente se disseminar para estruturas vitais. O próprio seio pode ser preenchido com pus (empiema) (1), o pus pode penetrar a dura-máter através do osso (abscesso peridural) (2). Quando a dura-máter é penetrada, ocorre meningite (3). Se esta infecção atingir o encéfalo, o resultado é a formação de abscesso (4). A invasão do seio sagital superior provoca trombose venosa sinusal (5).

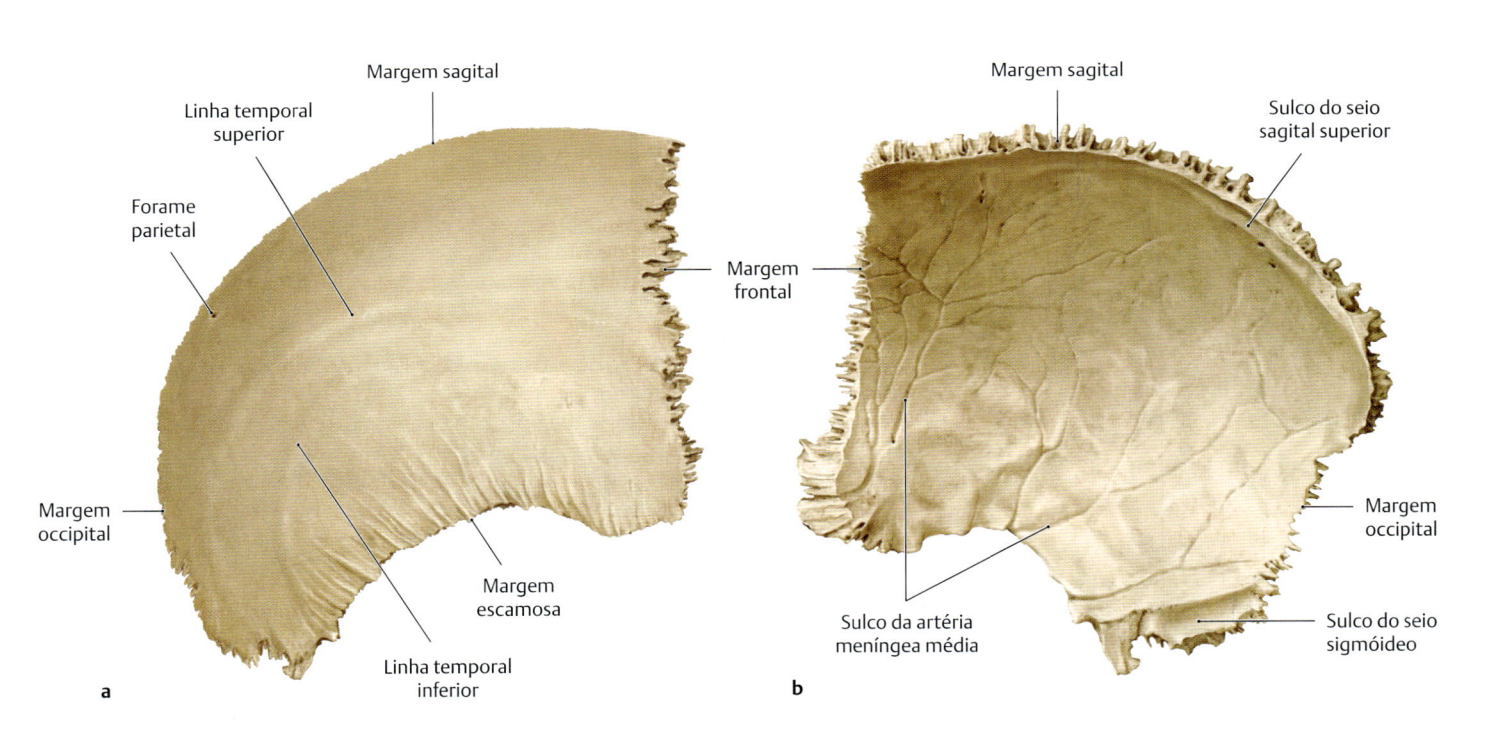

a   b

D Parietal

a Parietal esquerdo, vista lateral (face externa); **b** Parietal direito, vista medial (face interna).

Ambos os parietais formam a parte central da calvária com sua parte mais alta, a crista. O parietal é dividido em face externa e face interna.

Na face interna observa-se o sulco da artéria meníngea média. A artéria meníngea média desempenha um papel importante em casos de hematoma epidural (ver p. 390).

2.9 Temporal

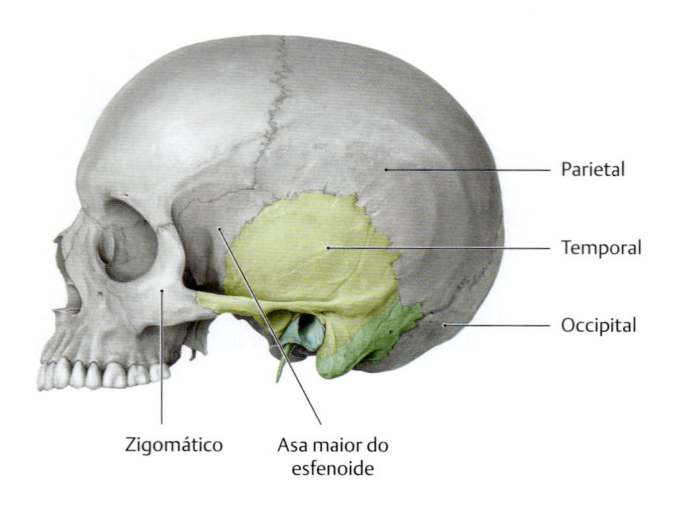

A Posição do temporal no crânio

Vista esquerda. O temporal é um importante osso da base do crânio. Ele constitui um envoltório para os órgãos da audição e do equilíbrio e uma cavidade para a mandíbula. Portanto, sua estrutura também apresenta um significado clínico (ver **B**).
Observe os limites ósseos.

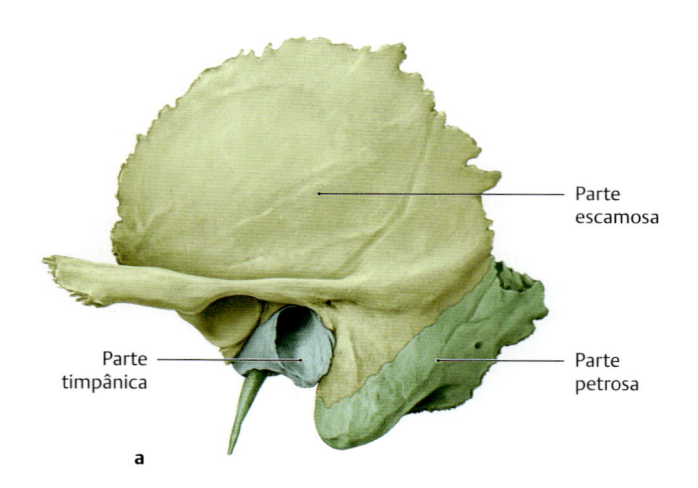

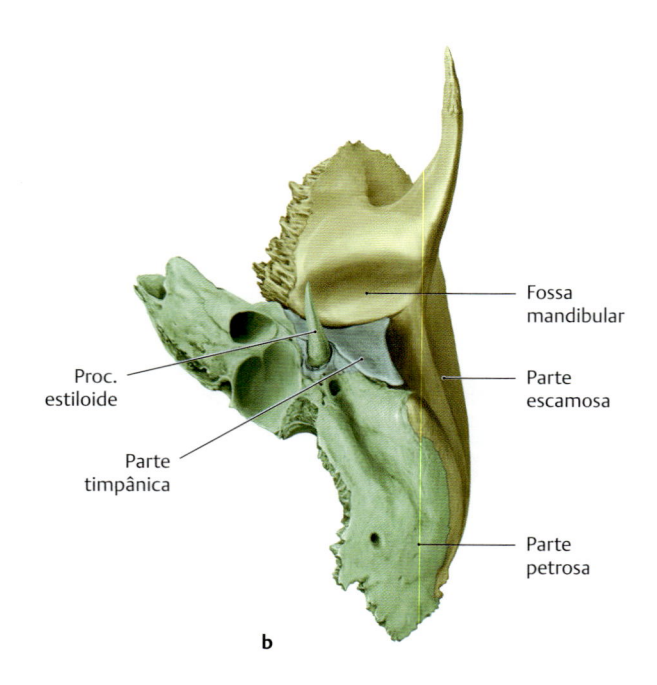

B Partes ósseas de um temporal esquerdo

a Vista esquerda; b Vista caudal.
O temporal se desenvolve a partir de três partes, que se fundem em um osso único. Podemos diferenciar:

- A parte escamosa (em verde-claro), que forma a cavidade da articulação temporomandibular

- A parte petrosa (em verde-escuro), que contém os órgãos da audição e do equilíbrio e
- A parte timpânica (em azul-turquesa), que forma a maior parte do meato acústico externo.

Observação: O processo estiloide, considerado, erradamente, um componente da parte timpânica, é de fato um componente da parte petrosa com base no seu desenvolvimento.

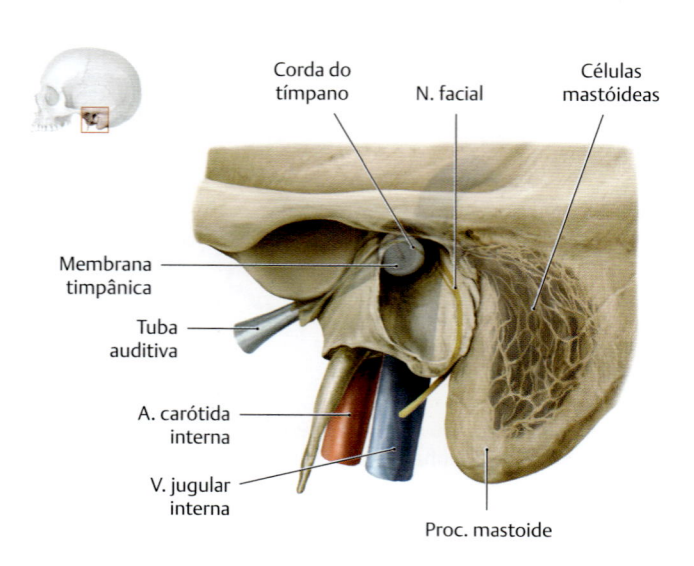

C Projeção de estruturas clinicamente importantes no temporal esquerdo

Vista lateral; a membrana timpânica foi representada por transparência. Como as orelhas média e interna e a membrana timpânica se encontram na parte petrosa, o conhecimento de sua anatomia é de grande importância clínica para a cirurgia otorrinolaringológica. A parte petrosa do temporal forma, na parte interna da base do crânio, locais de passagem (ver **D**) de importância total ou parcial para as seguintes estruturas: N. facial, A. carótida interna e V. jugular interna.
Através da cavidade timpânica, que se localiza atrás da membrana timpânica, passa um delicado nervo, o corda do tímpano. Ele se origina do N. facial, vulnerável durante as cirurgias (ver **A**, p. 126). O processo mastoide da parte petrosa forma um grupo de câmaras preenchidas com ar, as células mastóideas, cujo tamanho varia entre os indivíduos. Como as câmaras estão conectadas à orelha média – que, por sua vez, está conectada à parte nasal da faringe através da tuba auditiva – as bactérias podem atingir o encéfalo através do trajeto parte nasal da faringe → tuba auditiva → células mastóideas, e aí causar um processo inflamatório nas meninges (meningite).

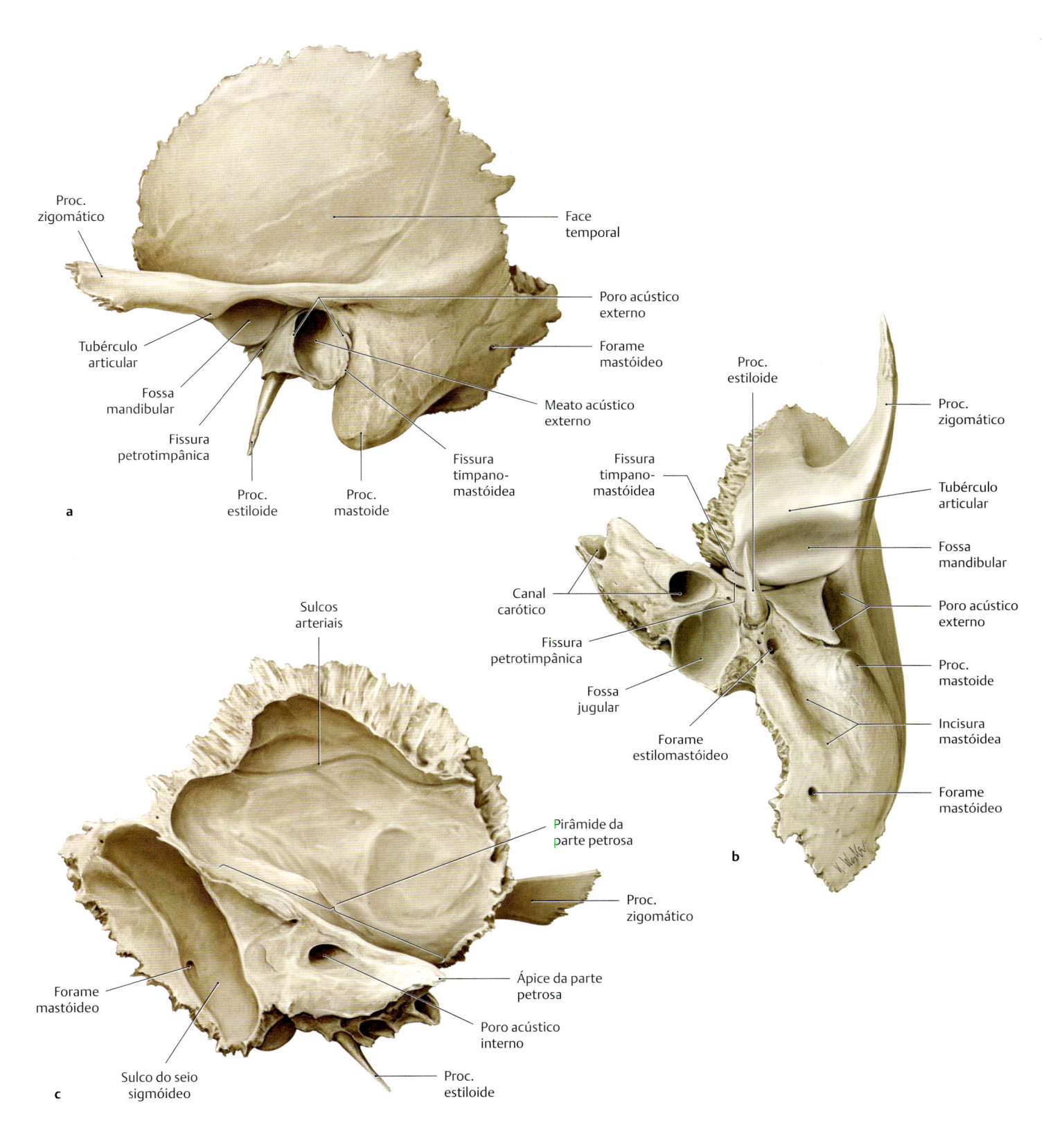

a

Proc. zigomático

Face temporal

Poro acústico externo

Forame mastóideo

Tubérculo articular

Fossa mandibular

Fissura petrotimpânica

Meato acústico externo

Proc. estiloide

Proc. mastoide

Fissura timpanomastóidea

b

Proc. estiloide

Fissura timpanomastóidea

Proc. zigomático

Tubérculo articular

Fossa mandibular

Poro acústico externo

Proc. mastoide

Canal carótico

Incisura mastóidea

Fissura petrotimpânica

Fossa jugular

Forame estilomastóideo

Forame mastóideo

c

Sulcos arteriais

Pirâmide da parte petrosa

Proc. zigomático

Ápice da parte petrosa

Poro acústico interno

Forame mastóideo

Sulco do seio sigmóideo

Proc. estiloide

D Temporal esquerdo

a Vista lateral. As principais estruturas do temporal foram mencionadas. Através do forame mastóideo (abertura externa vista em **a**, abertura interna vista em **c**) estende-se uma veia emissária (para as Vv. emissárias, ver p. 19). O processo mastoide se desenvolve apenas no decorrer da vida graças à tração exercida pelo M. esternocleidomastóideo e se torna pneumatizado internamente (ver **C**).

b Vista inferior. Nesta vista, observa-se a cavidade da articulação temporomandibular, a fossa mandibular. O N. facial sai da base do crânio através do forame estilomastóideo. Na fossa jugular fixa-se a parte inicial da V. jugular interna e a A. carótida passa através do canal carótico para o interior do crânio.

c Vista medial. Observam-se a abertura interna do forame mastóideo e o poro acústico interno. Através dele passam, entre outros, os Nn. facial e vestibulococlear para o interior da parte petrosa do temporal. A porção da parte petrosa aqui representada é também denominada *pirâmide da parte petrosa*, com o vértice da pirâmide (ápice da parte petrosa) disposto na parte interna da base do crânio.

2.10 Maxila

A Localização da maxila e da mandíbula no crânio

Vista anterior. Pela sua estrutura, a maxila e a mandíbula determinam significativamente a forma da face. Elas suportam a linha superior dos dentes e transferem a pressão mastigatória com os pilares frontais e do arco zigomático para o crânio. Devido à sua localização central, elas estão envolvidas na estrutura da parede da órbita (ver p. 36) e da parede da cavidade nasal (ver p. 40), bem como na estrutura do palato (ver p. 44). O seio maxilar localizado na maxila é uma cavidade essencial dos seios paranasais (ver pp. 41 e 184).

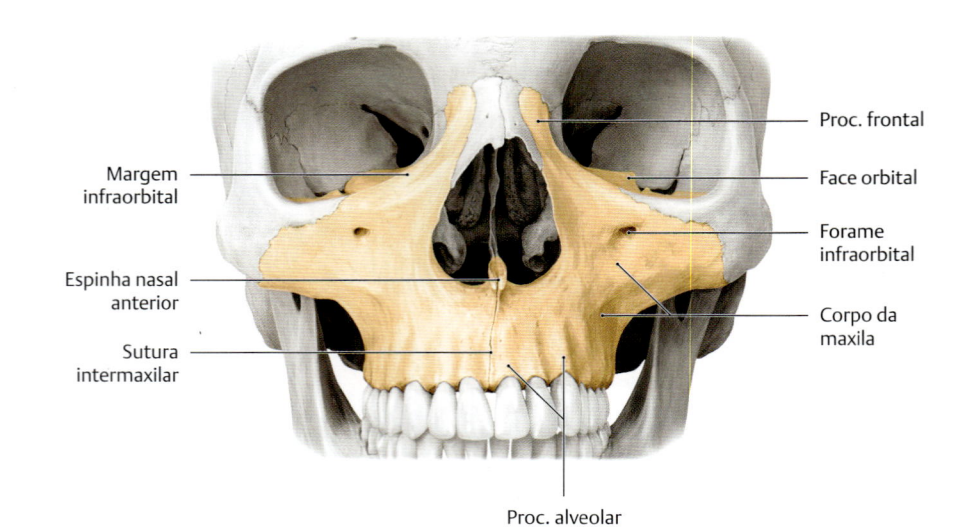

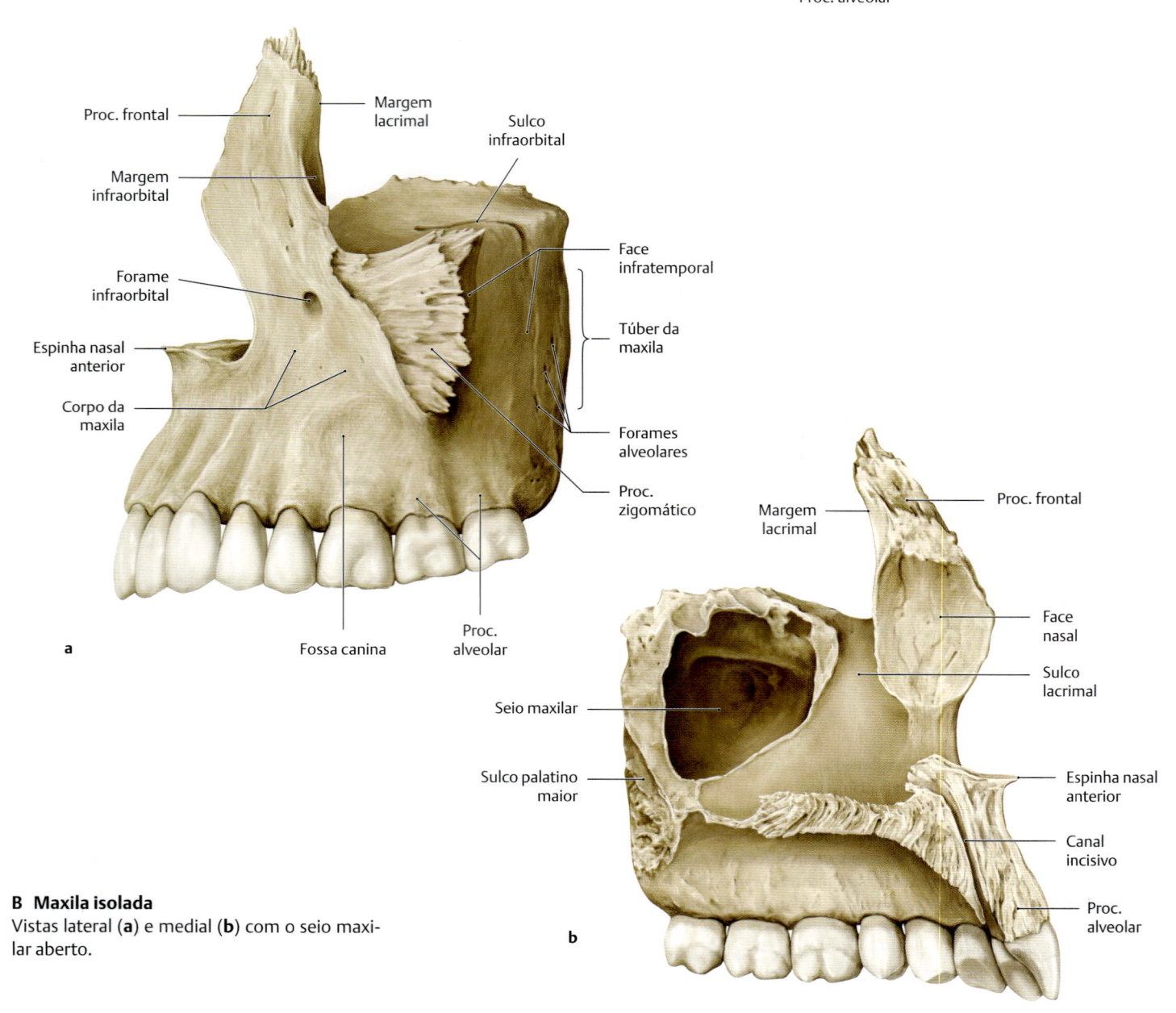

B Maxila isolada

Vistas lateral (**a**) e medial (**b**) com o seio maxilar aberto.

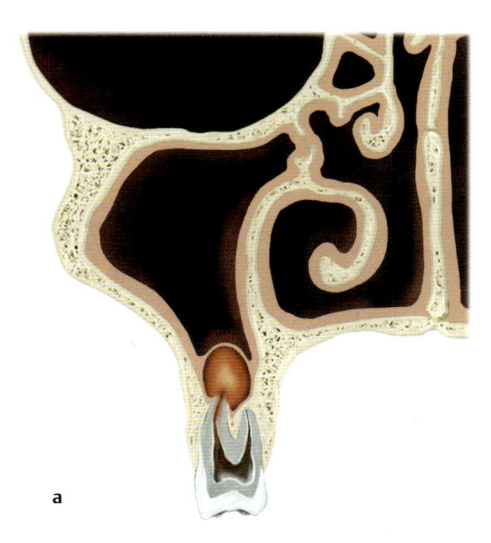

a

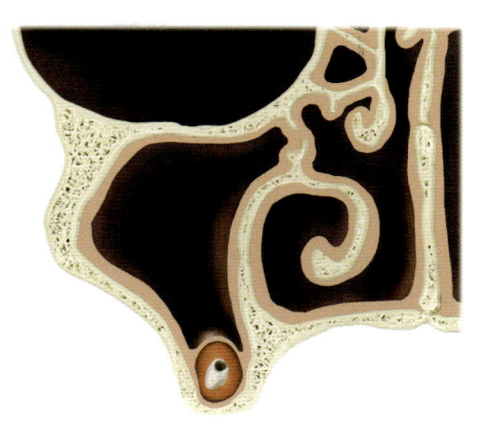

b

C Cistos odontogênicos na maxila

Vista anterior em um seio maxilar direito. As raízes dos dentes na maxila se protraem no seio maxilar. Esta relação anatômica é clinicamente importante porque no seio maxilar podem surgir dores irradiadas dos dentes. Por outro lado, as inflamações do seio maxilar podem se estender para os dentes na maxila.

a Cistos radiculares surgem do ápice da raiz de um dente. A inflamação crônica na raiz do dente leva, então, à formação de um cisto no seio maxilar.

b Cistos foliculares são causados pela expansão do folículo dentário na região da coroa de um dente impactado (p. ex., terceiro molar).

Clinicamente, em caso de inflamação do seio maxilar, deve-se sempre pensar, portanto, em uma causa nos dentes. Por isso, distúrbios do seio maxilar requerem o trabalho conjunto entre o otorrinolaringologista e o odontologista.

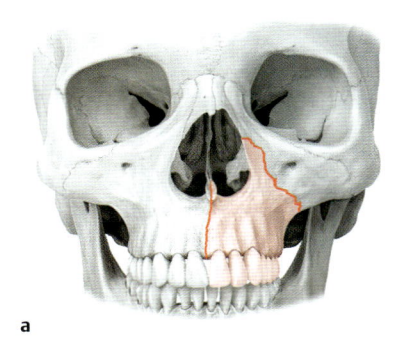

a

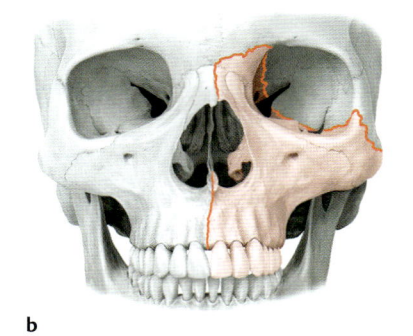

b

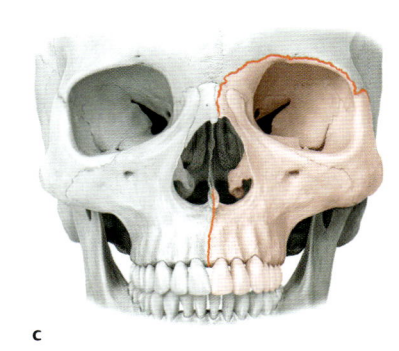

c

D Secções da maxila

Tumores no seio maxilar podem ser removidos cirurgicamente. A radicalidade da cirurgia depende da localização e da extensão dos tumores.

São distinguidas a ressecção maxilar parcial (**a**), a ressecção total (**b**) e a ressecção total com a remoção adicional da órbita e do seu conteúdo (exenteração orbital) (**c**).

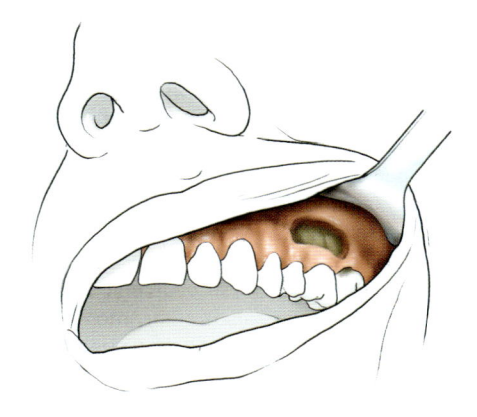

E Acesso cirúrgico para o seio maxilar

Para a remoção cirúrgica de um tumor do seio maxilar, comumente é escolhido um acesso através do vestíbulo da boca. Para isso, o lábio superior é afastado com uma espátula e, em seguida, é removida a parede anterior do seio maxilar. Com isso, o seio maxilar se torna exposto. Este procedimento pode então, se necessário, ser expandido para as regiões adjacentes (etmoide, órbita, seio esfenoidal, entre outras). Em uma sinusite crônica, é escolhido um acesso endonasal (ver **Ed**, p. 25, e **F**, p. 43).

2.11 Zigomático, Nasal, Vômer e Palatino

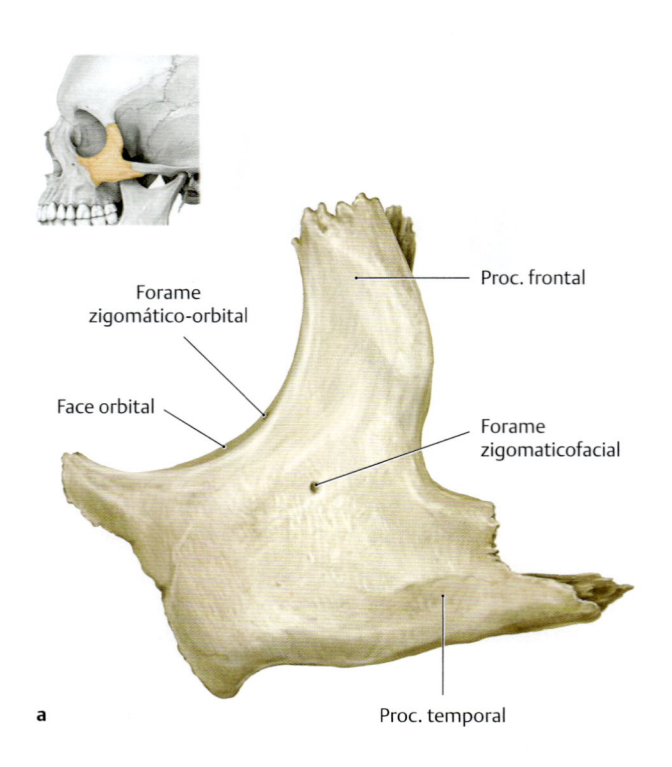

Forame zigomático-orbital

Proc. frontal

Face orbital

Forame zigomaticofacial

a

Proc. temporal

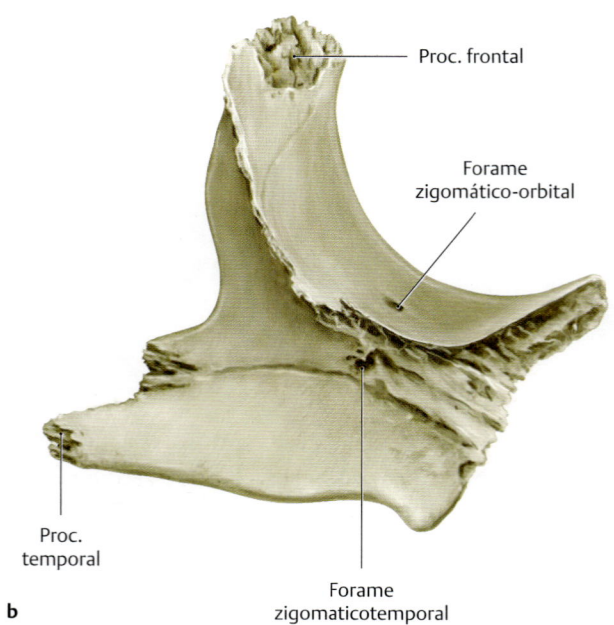

Proc. frontal

Forame zigomático-orbital

Proc. temporal

b

Forame zigomaticotemporal

A Zigomático

a Vista lateral esquerda (face lateral) e **b** vista medial (face temporal).
O zigomático forma uma ponte, um jugo, entre a parede lateral do crânio e o esqueleto facial. É a base óssea das bochechas e, por isso, em pessoas magras geralmente modelam a face. No zigomático distinguem-se a superfície das bochechas, a face lateral, assim como as faces orbital e temporal.
O forame zigomático-orbital na face orbital representa a entrada para o canal zigomático. Ele se divide dentro do zigomático em dois canais, que terminam nos forames zigomaticofacial e zigomaticotemporal. No canal zigomático entra o ramo de mesmo nome do N. maxilar, que se divide nos dois canais.

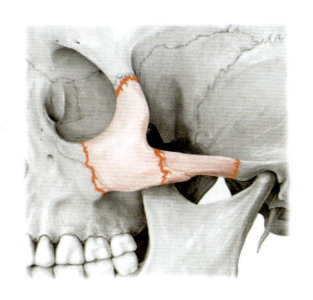
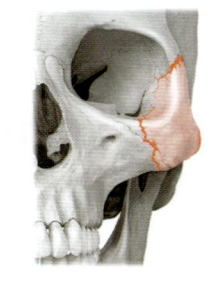

a

b

B Fraturas do zigomático
Vista lateral (**a**) e vista frontal (**b**).
Fraturas do zigomático são bastante comuns após *traumatismo contuso do terço médio lateral da face*. Geralmente o osso se rompe em todos os três pontos de conexão aos seus dois ossos vizinhos.
Devido ao edema de tecido mole, as fraturas do zigomático são, no entanto, negligenciadas. Portanto, após um traumatismo contuso, sempre se deve determinar se há uma fratura do zigomático. Isso é feito por comparações dos lados (forma das bochechas, mobilidade do bulbo do olho) e testes de sensibilidade (o N. zigomático, que segue dentro do canal ósseo, pode estar lesado).

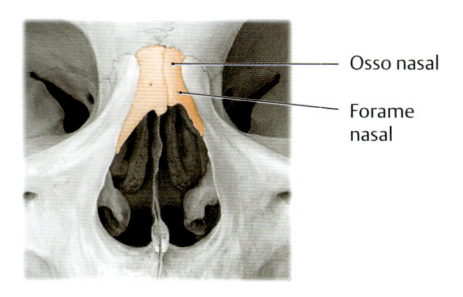

Osso nasal

Forame nasal

C Osso nasal
Os dois ossos nasais compõem a base óssea da ponte nasal. Suas margens superiores conectam-se com o frontal, e as laterais, com as maxilas. A margem inferior é parte da abertura piriforme (ver p. 14). Fraturas do osso nasal são comuns e geralmente requerem redução.

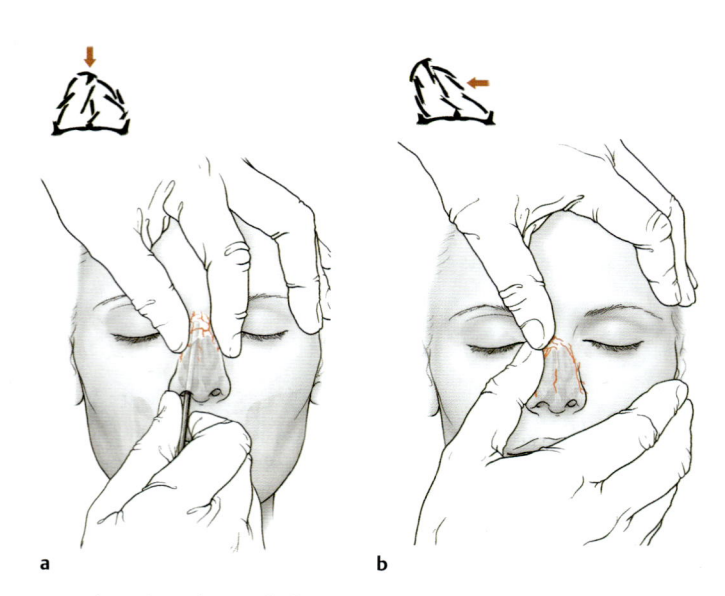

a

b

D Princípio da redução de fraturas do osso nasal
Em casos de traumatismo frontal, a redução é realizada do interior com uma espátula (**a**); em casos de traumatismo lateral, é realizada do exterior manualmente (**b**).

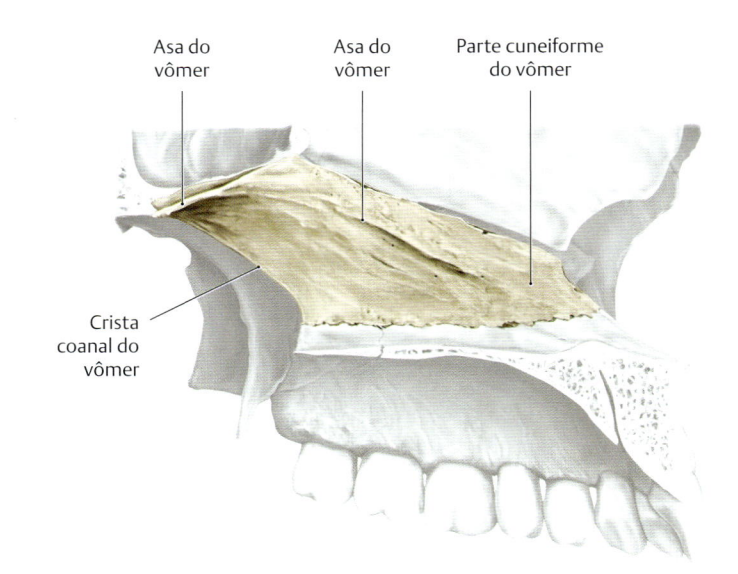

E Vômer

Vista lateral direita. O vômer constitui, juntamente com a lâmina perpendicular do etmoide, a base óssea do septo nasal (ver p. 14). Na sua extremidade superior forma duas asas (asas do vômer), que fazem a conexão ao corpo do esfenoide. Como uma estrutura de linha média, está envolvido na separação dos dois cóanos (ver pp. 44 e 185).

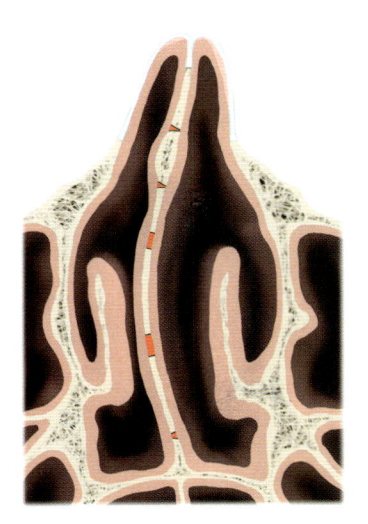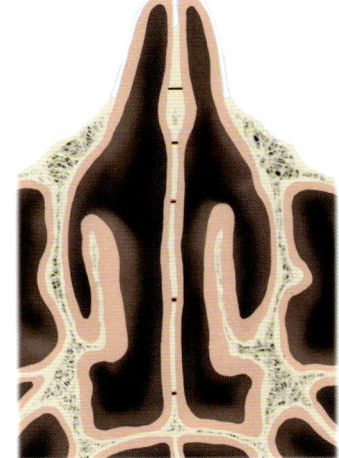

F Correção do septo nasal

Vista cranial. Septos nasais curvos (desvio de septo) são uma causa comum de obstrução da respiração nasal. Na correção cirúrgica, o septo nasal pode ser removido, corrigido e, então, reimplantado.

G Palatino

a Palatino nas vistas lateral, **b** medial e **c** posterior.

O palatino consiste em uma lâmina horizontal e uma lâmina perpendicular. A **lâmina horizontal** é o limite posterior do palato duro (ver p. 41), a **lâmina perpendicular** é parte da cavidade nasal principal lateral, localizada anterior à lâmina medial do processo pterigoide. O palatino complementa a maxila em direção occipital e delimita – como esta – a cavidade oral da cavidade nasal.

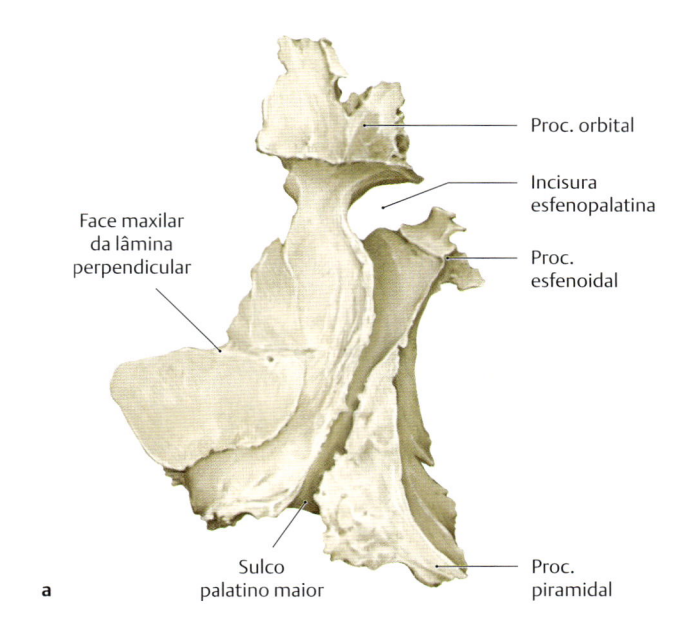

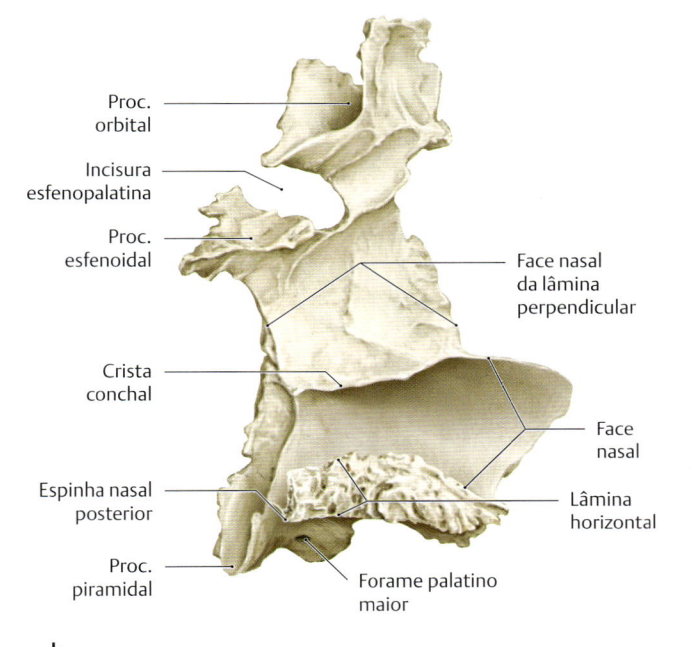

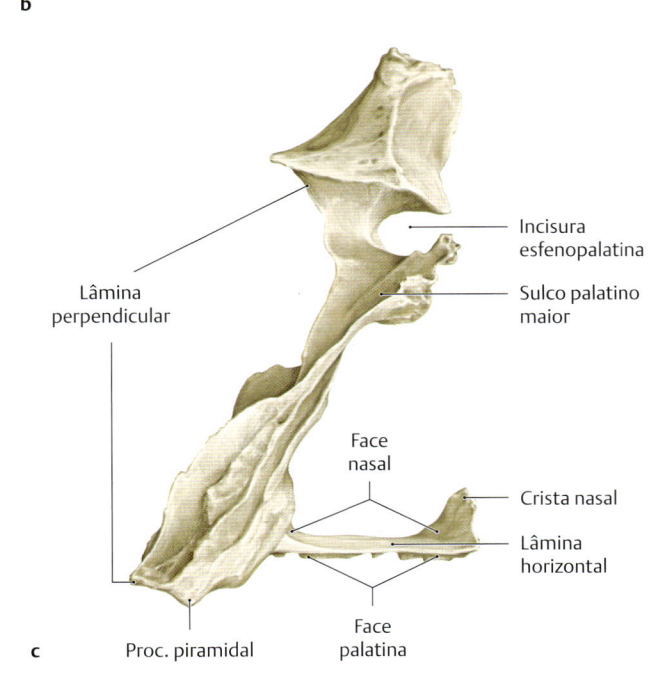

33

2.12 Esfenoide

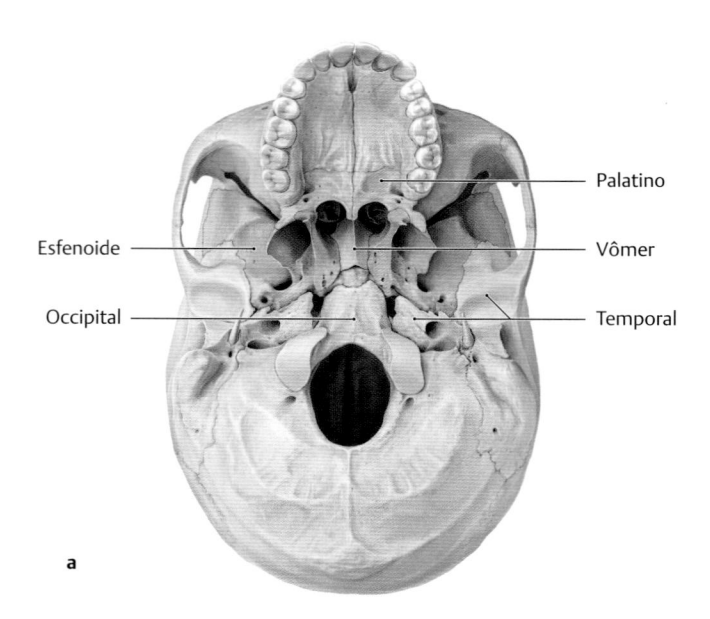

a

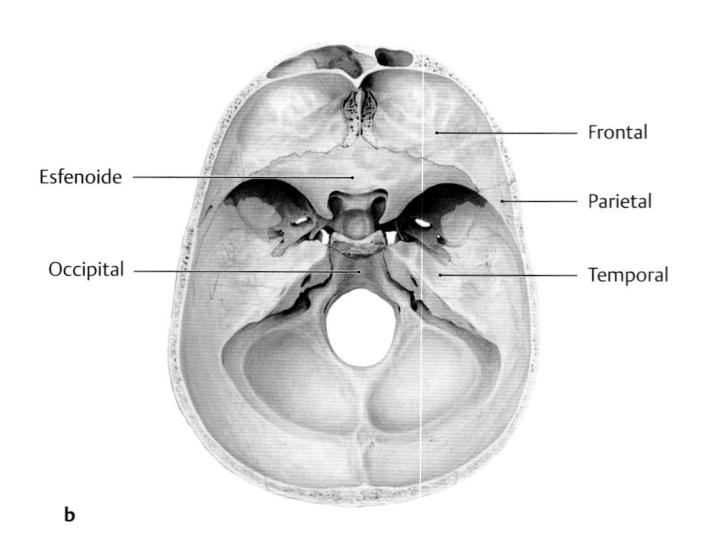

b

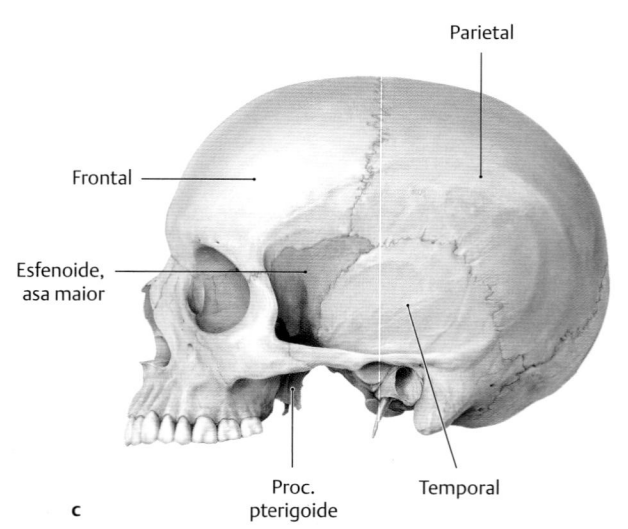

c

A Posição do esfenoide no crânio

O esfenoide é o osso mais complexo do corpo humano. Portanto, precisamos de diversas projeções para visualizar claramente todas as suas partes (compare também com **B**):

a **Posição externa na base do crânio.** O esfenoide forma, junto com o occipital, a estrutura média de sustentação da base do crânio.

b **Posição interna na base do crânio.** O esfenoide forma o limite entre as fossas anterior e média do crânio. Os pontos de passagem para os nervos e vasos são claramente visíveis (detalhes ver **B**).

c **Posição no lado esquerdo do crânio.** Superiormente ao arco zigomático aparecem partes da asa maior e inferiormente ao arco zigomático aparecem as partes do processo pterigoide.

Observe, em cada caso, os ossos vizinhos.

B O esfenoide isolado

a **Vista inferior;** para a posição *in situ*, ver **A**. As lâminas medial e lateral do processo pterigoide são visíveis. Entre elas encontra-se a fossa pterigóidea, onde se situa o músculo pterigóideo lateral. Os forames espinhoso e redondo conectam a fossa média do crânio com a base do crânio, externamente.

b **Vista anterior.** Esta perspectiva mostra claramente por que razão o esfenoide foi chamado inicialmente de "esfecoide" (= "osso de vespa"), antes que um erro de transcrição tenha levado ao termo esfenoide. As duas aberturas dos seios esfenoidais, presentes em ambos os lados, assemelham-se aos olhos de uma vespa e, entre as pernas da vespa (os processos pterigoides), estão as fossas pterigóideas. Nota-se a fissura orbital superior que conecta a fossa média do crânio com a

órbita. Ambos os seios esfenoidais são separados por um septo interno (ver p. 43).

c **Vista superior.** Nesta perspectiva nota-se a sela turca, em cujo centro se encontra a fossa hipofisial. Na fossa média do crânio identificamos o forame espinhoso e o forame oval, bem como o forame redondo.

d **Vista posterior.** A fissura orbital superior é claramente visível nessa perspectiva, enquanto o canal óptico é quase totalmente coberto pelo processo clinoide anterior. O forame redondo conecta a fossa média com a base do crânio (o forame espinhoso não é visível, compare com **a**). Como o esfenoide e o occipital se fundem durante a puberdade (osso tribasilar), não existe sutura entre os ossos; as trabéculas do osso esponjoso são livres e apresentam-se porosas.

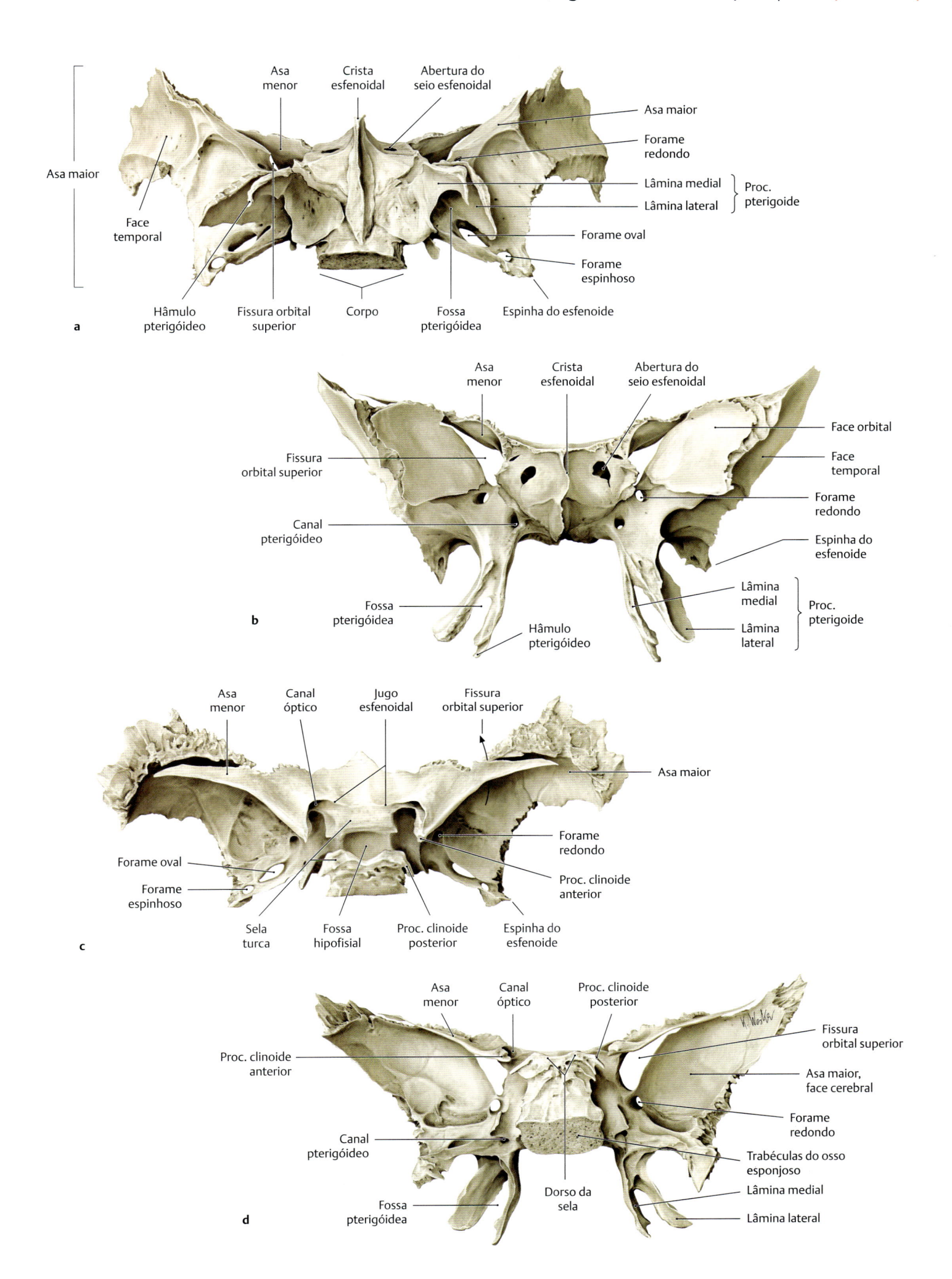

a

Asa menor
Crista esfenoidal
Abertura do seio esfenoidal
Asa maior
Forame redondo
Lâmina medial
Lâmina lateral
Proc. pterigoide
Forame oval
Forame espinhoso
Asa maior
Face temporal
Hâmulo pterigóideo
Fissura orbital superior
Corpo
Fossa pterigóidea
Espinha do esfenoide

b

Asa menor
Crista esfenoidal
Abertura do seio esfenoidal
Face orbital
Face temporal
Forame redondo
Espinha do esfenoide
Lâmina medial
Lâmina lateral
Proc. pterigoide
Fissura orbital superior
Canal pterigóideo
Fossa pterigóidea
Hâmulo pterigóideo

c

Asa menor
Canal óptico
Jugo esfenoidal
Fissura orbital superior
Asa maior
Forame oval
Forame espinhoso
Forame redondo
Proc. clinoide anterior
Sela turca
Fossa hipofisial
Proc. clinoide posterior
Espinha do esfenoide

d

Asa menor
Canal óptico
Proc. clinoide posterior
Fissura orbital superior
Proc. clinoide anterior
Asa maior, face cerebral
Forame redondo
Canal pterigóideo
Trabéculas do osso esponjoso
Lâmina medial
Lâmina lateral
Fossa pterigóidea
Dorso da sela

2.13 Órbita: Ossos e Aberturas para as Vias de Condução

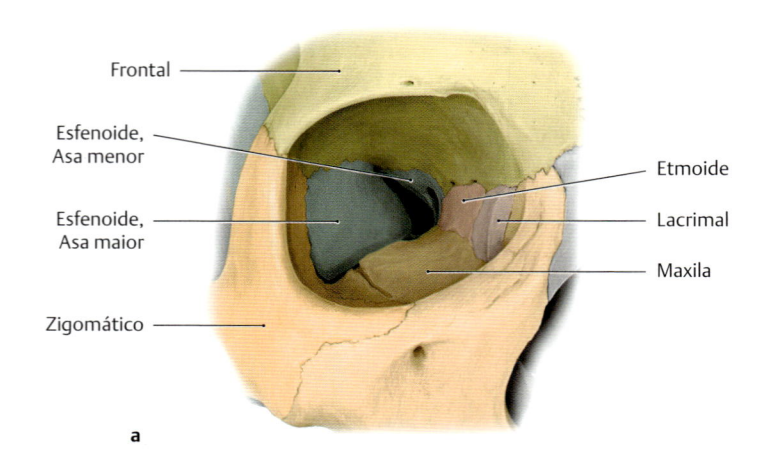

a

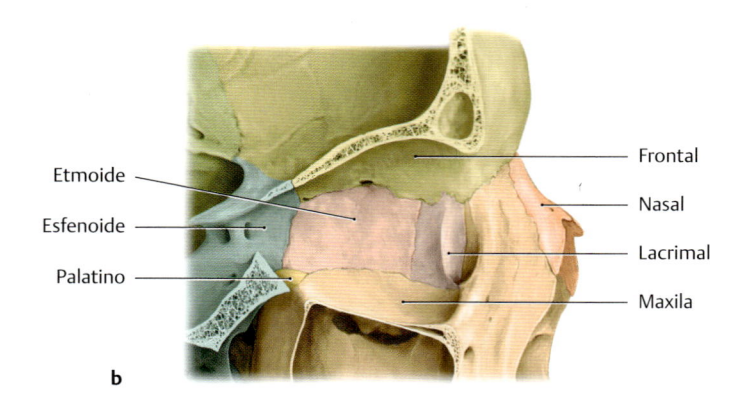

b

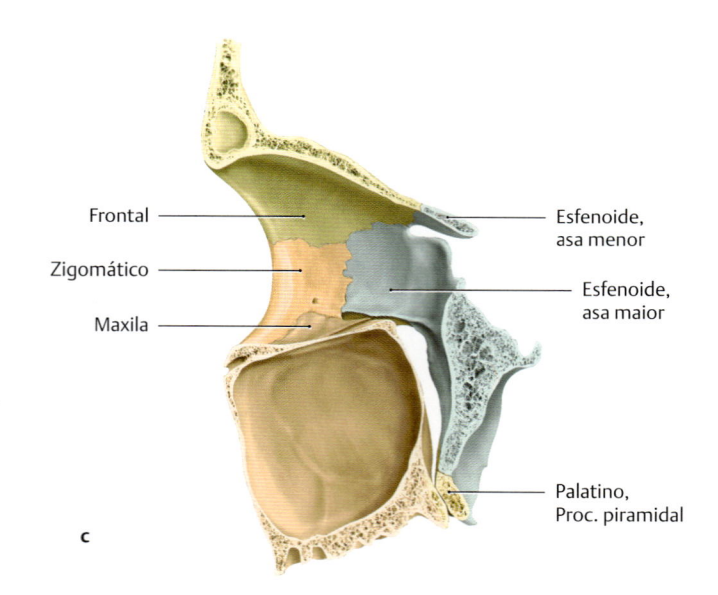

c

A Ossos da órbita direita

Vistas anterior (**a**), medial (**b**) e lateral (**c**); as paredes medial e lateral da órbita foram removidas em **b** e **c**, respectivamente.

A órbita é formada por sete ossos diferentes (aqui assinalados em cores): o frontal, o zigomático, a maxila, o etmoide e o esfenoide (ver **a** e **c**), bem como o lacrimal e o palatino, somente identificados na vista medial (ver **b**).

Esta unidade de aprendizado aborda a estrutura óssea de cada órbita, e as unidades subsequentes, as relações de vizinhança das duas órbitas entre si.

B Aberturas para as vias de condução da órbita

Observação: O forame supraorbital é muito importante clinicamente, uma vez que, durante o exame clínico de rotina, usa-se a compressão deste ponto, com o polegar, para pesquisar sensibilidade dolorosa transmitida pelo N. supraorbital. O N. supraorbital é um ramo terminal do 1º ramo do N. trigêmeo (NC. V, ver p. 122). Em caso de dor na região do N. trigêmeo, este ponto é mais sensível à pressão.

Ponto de passagem	Vias que atravessam
Canal óptico	• N. óptico (N. II) • A. oftálmica

Fissura orbital superior	• N. oculomotor (N. III)
	• N. troclear (N. IV)
	• N. oftálmico (N. V$_1$)
	  – N. lacrimal
	  – N. frontal
	  – N. nasociliar
	• N. abducente (N. VI)
	• V. oftálmica superior

Fissura orbital inferior	• N. infraorbital (N. V$_2$) • N. zigomático (N. V$_2$) • Rr. orbitais (N. V$_2$) • A. infraorbital • V. oftálmica inferior
Forame etmoidal anterior	• A., V. e N. etmoidais anteriores
Forame etmoidal posterior	• A., V. e N. etmoidais posteriores
Canal infraorbital	• N. infraorbital (N. V$_2$) • A. e V. infraorbitais
Forame supraorbital	• N. supraorbital (R. lateral) • A. supraorbital
Incisura frontal	• A. supratroclear • N. supraorbital (R. medial)
Forame zigomático-orbital	• N. zigomático (derivado do nervo V$_2$)
Canal lacrimo-nasal	• Ducto lacrimonasal

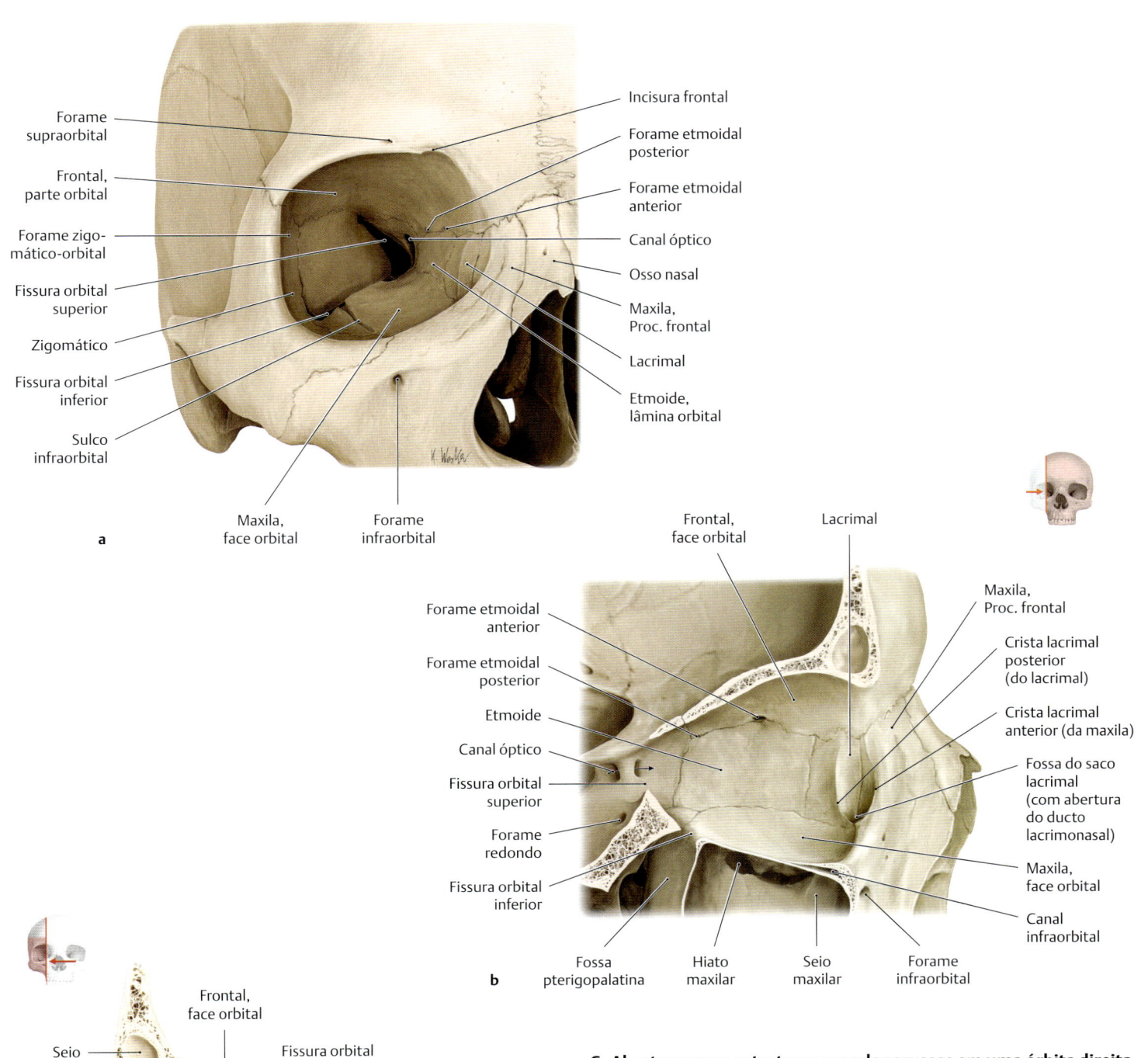

Forame supraorbital

Frontal, parte orbital

Forame zigomático-orbital

Fissura orbital superior

Zigomático

Fissura orbital inferior

Sulco infraorbital

Incisura frontal

Forame etmoidal posterior

Forame etmoidal anterior

Canal óptico

Osso nasal

Maxila, Proc. frontal

Lacrimal

Etmoide, lâmina orbital

Maxila, face orbital

Forame infraorbital

a

Frontal, face orbital

Lacrimal

Forame etmoidal anterior

Forame etmoidal posterior

Etmoide

Canal óptico

Fissura orbital superior

Forame redondo

Fissura orbital inferior

Maxila, Proc. frontal

Crista lacrimal posterior (do lacrimal)

Crista lacrimal anterior (da maxila)

Fossa do saco lacrimal (com abertura do ducto lacrimonasal)

Maxila, face orbital

Canal infraorbital

Fossa pterigopalatina

Hiato maxilar

Seio maxilar

Forame infraorbital

b

Frontal, face orbital

Seio frontal

Fissura orbital superior

Zigomático, face orbital

Forame zigomático-orbital

Maxila, face orbital

Canal infraorbital

Fissura orbital inferior

Esfenoide, asa menor

Esfenoide, asa maior

Seio maxilar

Palatino, Proc. piramidal

c

C Aberturas para estruturas vasculonervosas em uma órbita direita
Vistas anterior (**a**), lateral (**b**) e medial (**c**); em **b** e **c**, as paredes lateral e medial da órbita foram retiradas. As seguintes aberturas para estruturas vasculonervosas (ver também **B**) podem ser identificadas: canal óptico (**a, b**); fissuras orbitais superior e inferior (**a–c**); forames etmoidais superior e inferior (**a, b**); sulco infraorbital (**a**), que segue no canal infraorbital (**b, c**) e desemboca no forame infraorbital (**a, b**); forame supraorbital e incisura frontal (**a**); forame zigomático-orbital (**c**).

Em **b** observa-se a abertura do ducto lacrimonasal, através do qual o fluido lacrimal é drenado para o meato nasal inferior (ver p. 42).

Na vista lateral (**b**), a estrutura triangular da órbita é bem observada. Ela assemelha-se a um soquete no qual o bulbo do olho se movimenta. Através da fissura orbital inferior se atinge a fossa pterigopalatina. Ela delimita a parede posterior do seio maxilar; nela se encontra o gânglio pterigopalatino, uma importante estação de conexões sinápticas da parte parassimpática da divisão autônoma do sistema nervoso (ver pp. 239 e 127). No seio maxilar exposto observa-se o hiato maxilar, situado em posição alta, através do qual o seio maxilar – abaixo da concha nasal média – se conecta com a cavidade nasal.

2.14 Órbitas e Estruturas Vizinhas

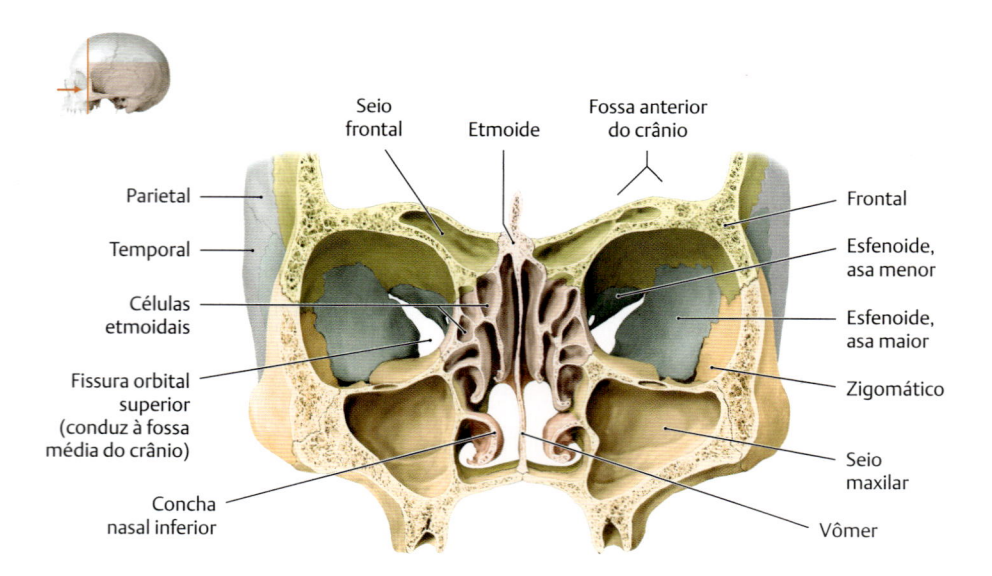

A Ossos das órbitas e cavidades vizinhas
Os ossos representados em diferentes cores formam as órbitas e estabelecem relações de proximidade com as cavidades vizinhas. As seguintes estruturas adjacentes são visualizadas aqui:

- A fossa anterior do crânio
- O seio frontal
- A fossa média do crânio

- As células etmoidais* e
- O seio maxilar.

Processos patológicos na órbita podem se estender para essas cavidades ou invadir a órbita a partir dessas cavidades.

*A Terminologia Anatômica eliminou o termo "seio etmoidal", embora ainda seja muito usado.

B Relações clinicamente importantes entre as órbitas e as estruturas vizinhas

Posição em relação à órbita	Estruturas vizinhas
Inferior	• Seio maxilar
Superior	• Seio frontal • Fossa anterior do crânio com o lobo frontal
Medial	• Células etmoidais

Estruturas mais profundas de interesse em anatomia aplicada

- Seio esfenoidal
- Fossa média do crânio
- Quiasma óptico
- Hipófise
- Seio cavernoso
- Fossa pterigopalatina

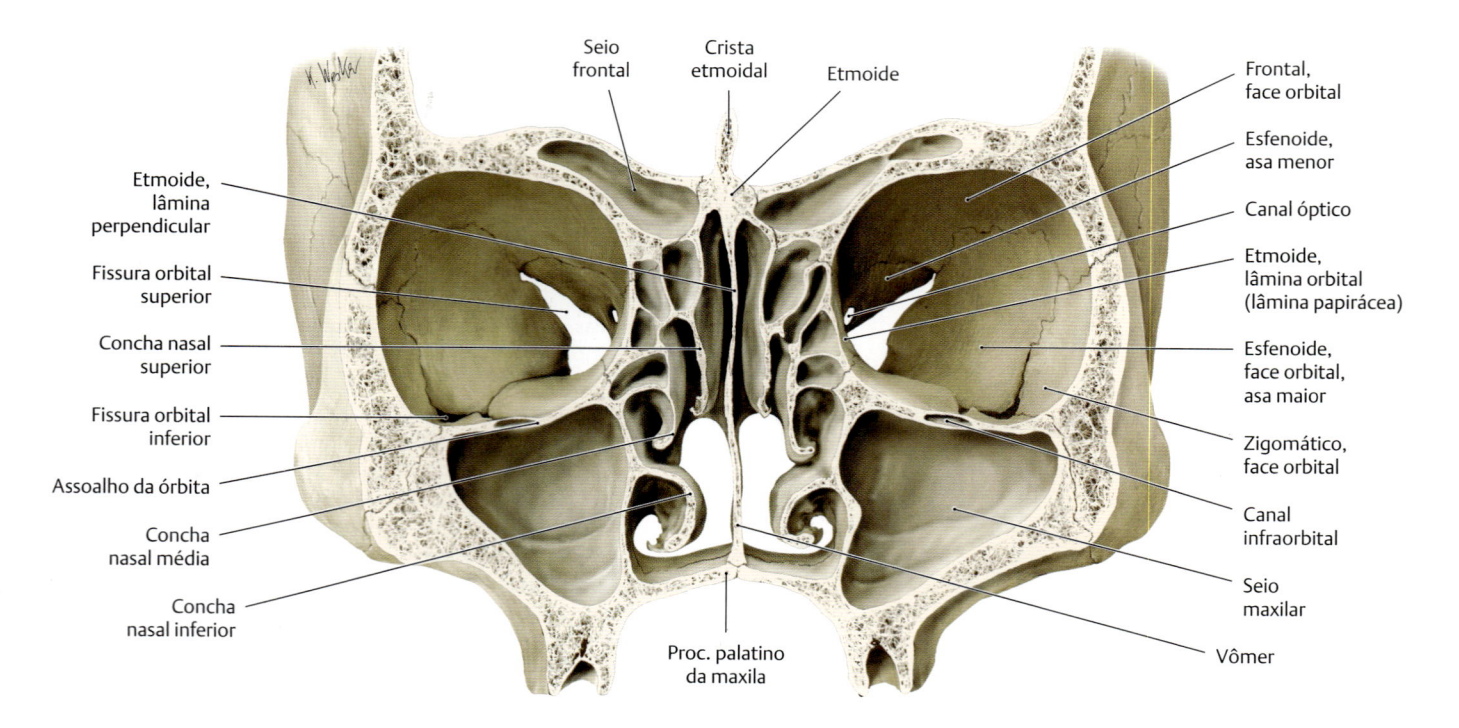

C Órbitas e estruturas vizinhas
Corte frontal na altura das duas órbitas, na vista anterior. As paredes entre as órbitas e ás células etmoidais (0,3 mm, lâmina orbital [lâmina papirácea]) e o seio maxilar (0,5 mm, assoalho da órbita) são muito delgadas; portanto, em ambos os locais, podem ocorrer fraturas, e tumores e inflamações podem invadir as estruturas vizinhas ou se originar delas. Por intermédio da fissura orbital superior acessa-se a fossa média do crânio. Portanto, as estruturas aqui não visualizadas, p. ex., o seio esfenoidal, a hipófise e o quiasma óptico, também se situam na vizinhança das órbitas.

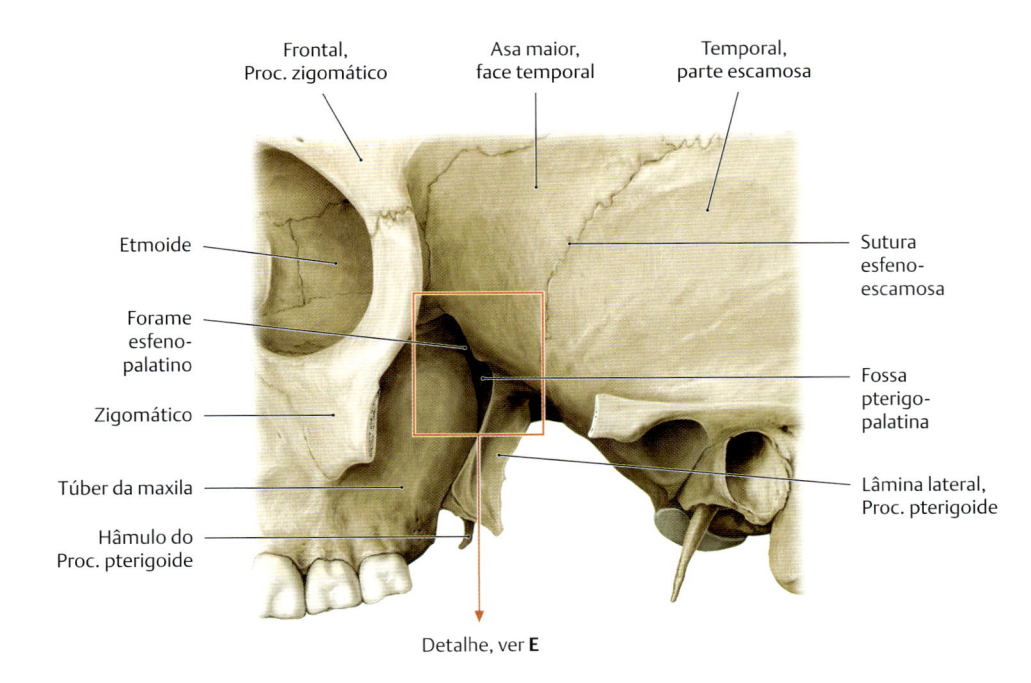

Frontal, Proc. zigomático
Asa maior, face temporal
Temporal, parte escamosa
Etmoide
Forame esfeno-palatino
Zigomático
Túber da maxila
Hâmulo do Proc. pterigoide
Sutura esfeno-escamosa
Fossa pterigo-palatina
Lâmina lateral, Proc. pterigoide
Detalhe, ver E

D Vista detalhada da fossa pterigopalatina esquerda

Vista lateral. A fossa pterigopalatina representa a junção entre a fossa média do crânio, a órbita e a cavidade nasal. Muitos vasos e nervos, que suprem essas estruturas, estendem-se através desta região. Lateralmente, a fossa pterigopalatina continua-se, sem um limite definido, com a fossa infratemporal. A via lateral de acesso à fossa pterigopalatina através da fossa infratemporal — mostrada aqui — é a escolhida em cirurgias de remoção de tumores nesta região (p. ex., o fibroma nasofaríngeo).

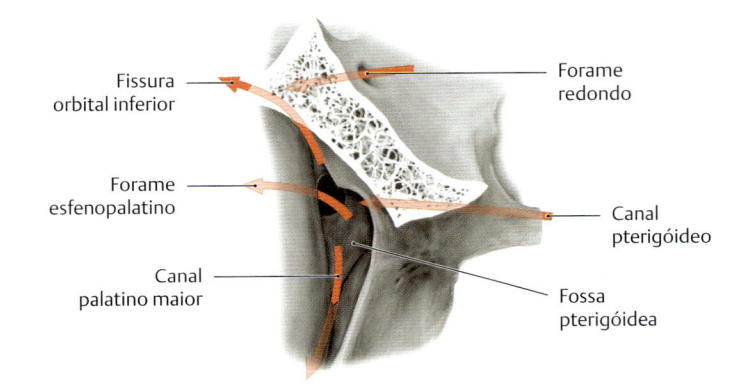

Fissura orbital inferior
Forame esfenopalatino
Canal palatino maior
Forame redondo
Canal pterigóideo
Fossa pterigóidea

E Conexões da fossa pterigopalatina direita com as estruturas vizinhas

Detalhe de **D**. A fossa pterigopalatina contém, dentre outras estruturas, o gânglio pterigopalatino (ver pp. 127 e 239), uma conexão importante com a parte parassimpática.
Observe, portanto, as vias de condução que entram ou saem da fossa pterigopalatina.

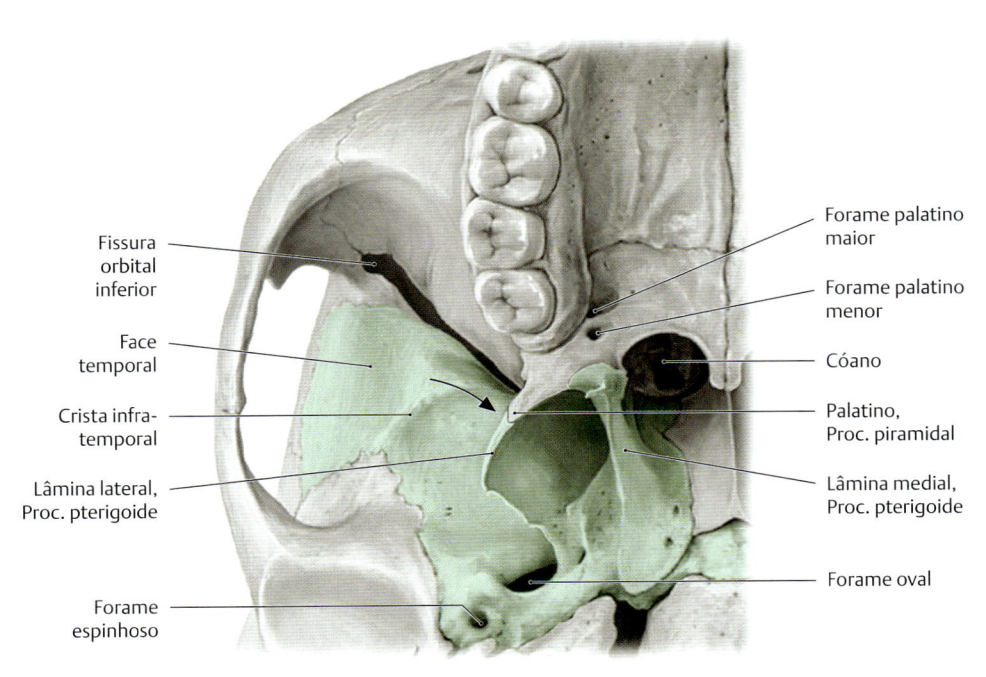

Fissura orbital inferior
Face temporal
Crista infra-temporal
Lâmina lateral, Proc. pterigoide
Forame espinhoso
Forame palatino maior
Forame palatino menor
Cóano
Palatino, Proc. piramidal
Lâmina medial, Proc. pterigoide
Forame oval

F Estruturas da fossa pterigopalatina direita adjacentes à parte direita da base do crânio

Vista inferior. O acesso para a fossa pterigopalatina a partir da base do crânio está indicado pela seta. Ele se situa (embora nesta imagem não esteja visível) lateralmente à lâmina lateral do processo pterigoide do esfenoide.
Para os limites, as vias de acesso e as estruturas vasculonervosas da fossa pterigopalatina, ver pp. 238 e seguintes.

2.15 Nariz: Esqueleto do Nariz

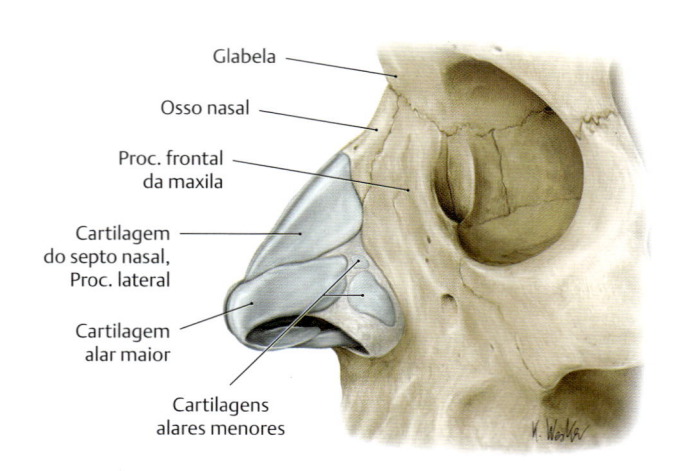

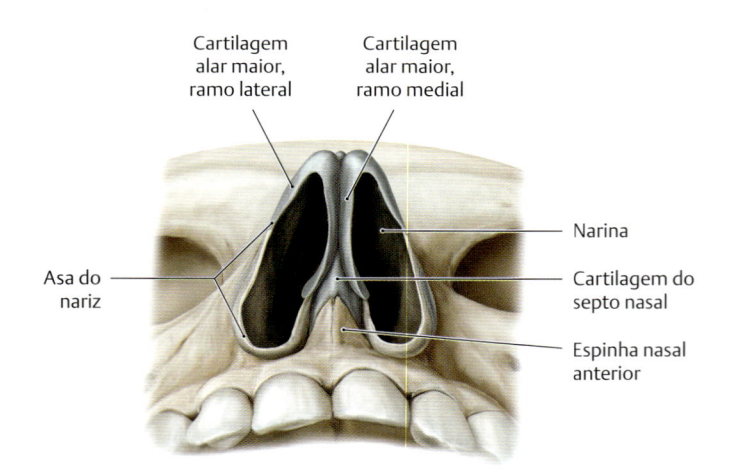

A Esqueleto externo do nariz

Vista da esquerda. O esqueleto do nariz consiste em osso, cartilagem e tecido conjuntivo. Sua parte superior é óssea e, portanto, frequentemente afetada em caso de fraturas da face, enquanto suas partes inferiores e distais consistem em cartilagem elástica e são menos afetadas. As partes inferiores, mais proximais das asas do nariz, consistem em tecido conjuntivo com pequenos fragmentos de cartilagem embutidos. A lâmina cartilagínea do processo lateral é uma extensão, em forma de asa, da cartilagem do septo nasal, e não uma cartilagem isolada.

B Cartilagens do nariz

Vista inferior. Na cartilagem alar maior distinguem-se um ramo medial e um ramo lateral. As duas aberturas das cavidades nasais são denominadas narinas. As cavidades nasais são separadas pelo septo nasal, cuja parte cartilagínea inferior menor é visível. Nesta seção, descrevemos primeiramente a estrutura das paredes da cavidade nasal. Sua relação com os seios paranasais será abordada na seção seguinte.

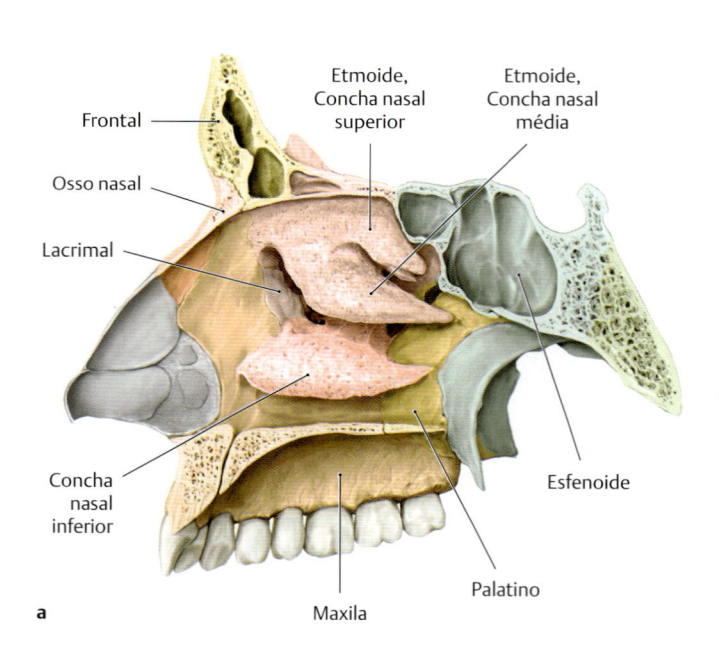

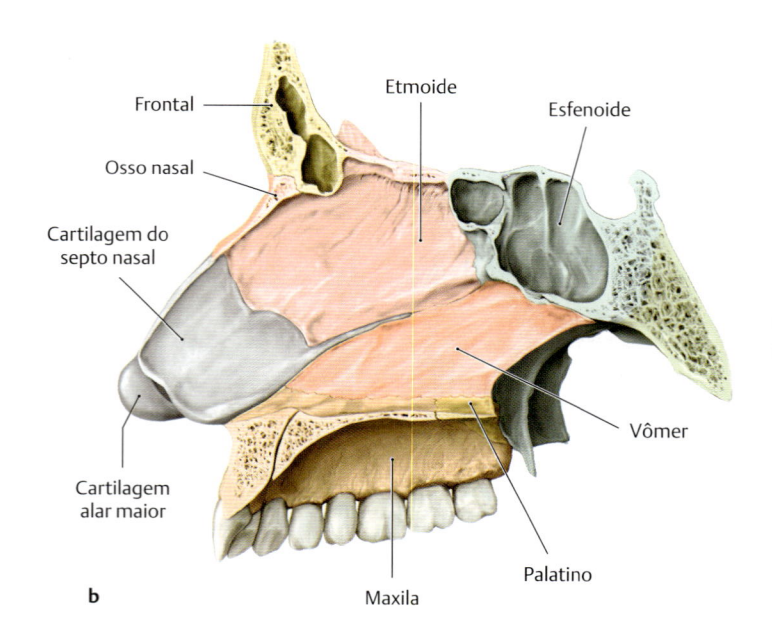

C Paredes ósseas da cavidade nasal

a Nariz direito, vista da esquerda; o septo nasal foi removido para permitir a visão da cavidade nasal. **b** Corte paramediano, vista da esquerda. A cavidade nasal tem quatro paredes:

- Teto (osso nasal, frontal e etmoide)
- Assoalho (maxila e palatino)
- Parede lateral com a maxila, osso nasal, lacrimal, etmoide, palatino e concha nasal inferior

- Parede medial (septo nasal, ver **b** e **E**), que consiste em cartilagem e nos seguintes ossos: osso nasal, etmoide, vômer, esfenoide, palatino e maxila; os três últimos estão envolvidos no septo nasal apenas por pequenas ligações ósseas.

Posteriormente, a cavidade nasal é delimitada, na sua parte superior, pelo esfenoide. Das três conchas, apenas a concha nasal inferior é um osso distinto, os outros dois são componentes do etmoide.

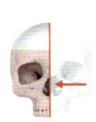
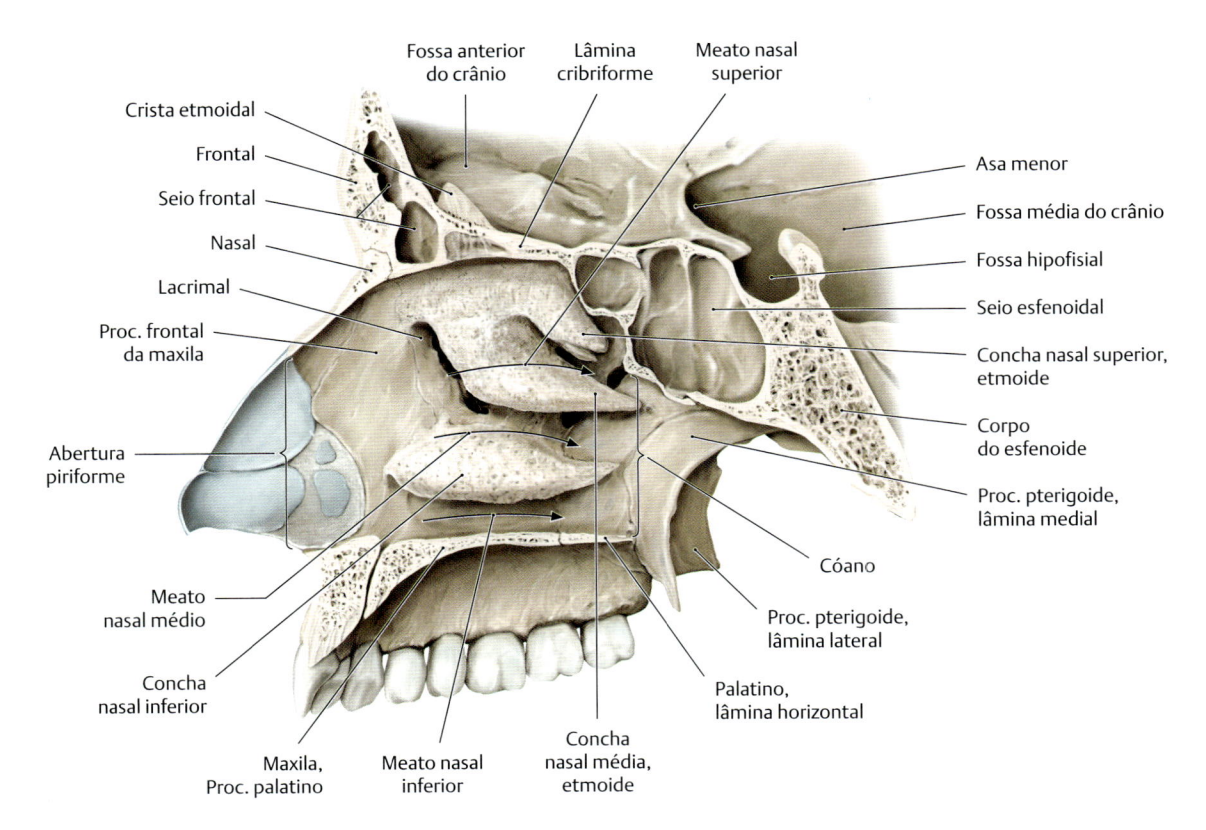

D Parede lateral da cavidade nasal direita

Vista medial. O ar entra pela abertura piriforme, na cavidade óssea do nariz, e passa por meio de três ductos (os meatos superior, médio e inferior) para os cóanos no meato nasofaríngeo. Os três meatos nasais são separados por três conchas: as conchas nasais superior, média e inferior.

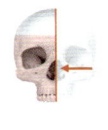
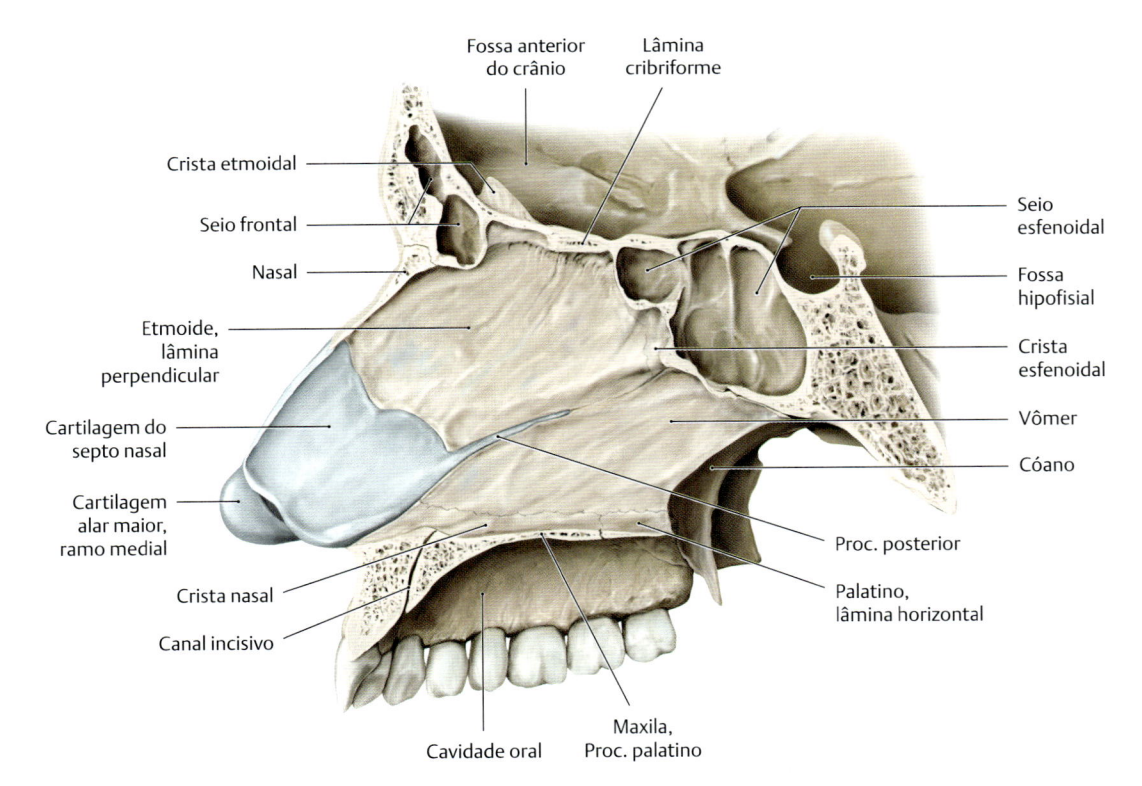

E Septo nasal

Corte paramediano. Vista da esquerda. A parede lateral esquerda da cavidade nasal com seus ossos adjacentes foi removida. O septo nasal consiste em uma parte anterior cartilagínea, a cartilagem do septo nasal, e uma parte posterior óssea (ver D). O processo posterior do septo cartilagíneo estende-se profundamente na parte óssea. Desvios do septo nasal são frequentes e podem afetar a parte cartilagínea e/ou óssea. Quando o desvio do septo causa desconforto (respiratório), ele tem que ser corrigido por cirurgia.

2.16 Nariz: Seios Paranasais

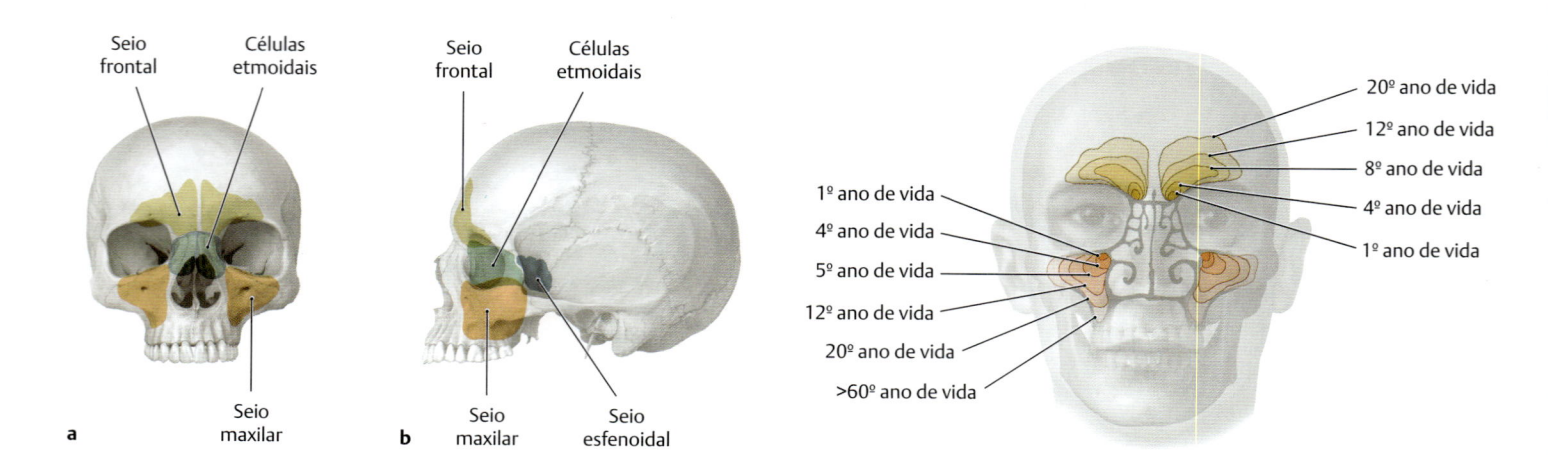

A Projeção dos seios paranasais no crânio

a Vista anterior; **b** Vista da esquerda.

Os seios paranasais são espaços ocos preenchidos por ar (redução do peso do crânio!). O conhecimento de sua posição é importante para o diagnóstico, uma vez que as inflamações dos seios paranasais podem causar dor sobre o lugar afetado (p. ex., cefaleia frontal no caso de inflamação no seio frontal).

Observação: O termo "células etmoidais" substituiu o anteriormente usado "seio etmoidal".

B Pneumatização dos seios maxilar e frontal

Vista anterior. Os seios maxilar e frontal formam-se ao longo da vida, com o crescimento do crânio (pneumatização); as células etmoidais, entretanto, já são pneumatizadas antes do nascimento. Inflamações dos seios paranasais em crianças ocorrem predominantemente nas células etmoidais (perigo de infiltração/perfuração da órbita: olho avermelhado e edemaciado, ver **D**).

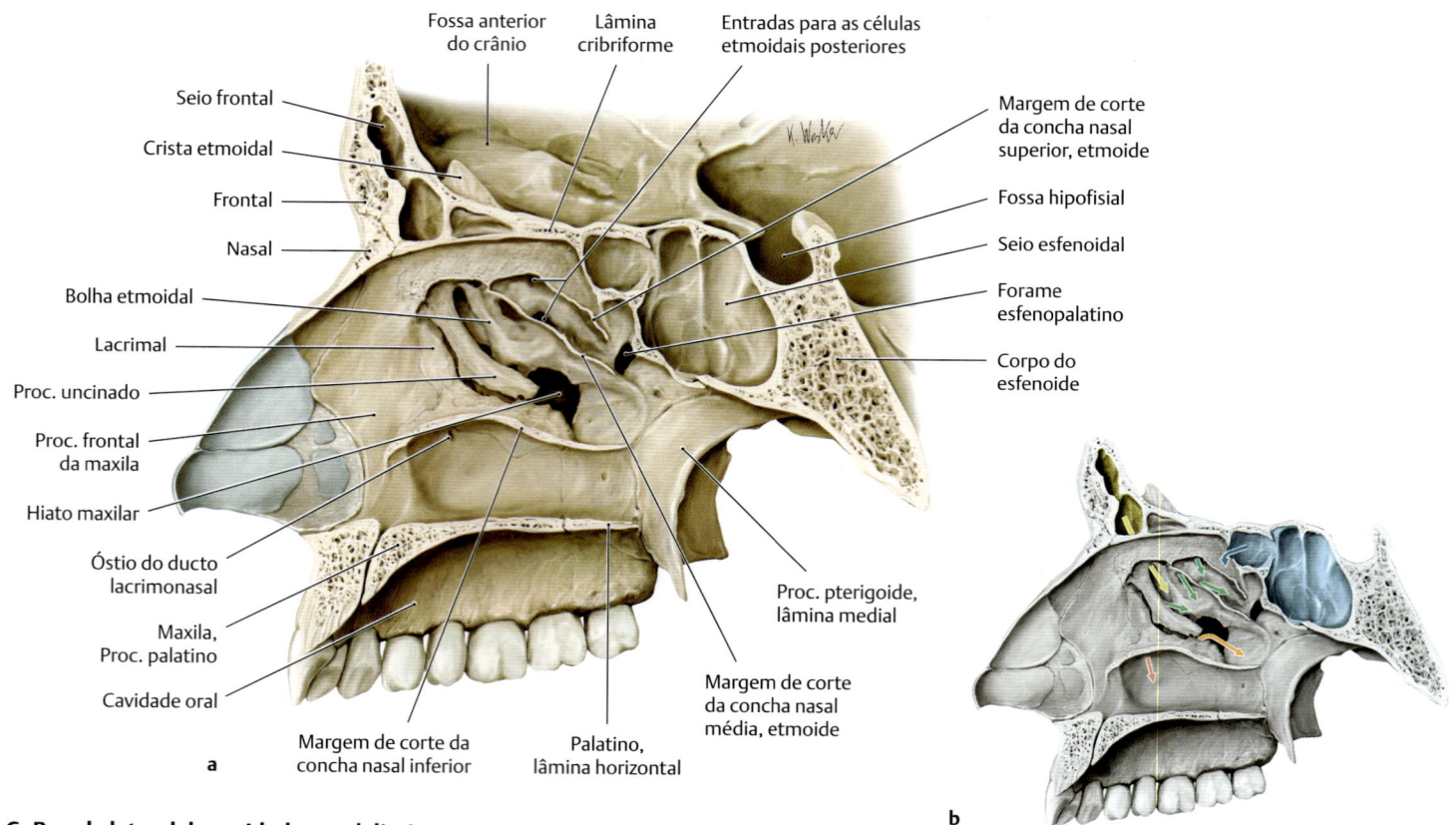

C Parede lateral da cavidade nasal direita

a e **b** Vista esquerda; conchas nasais removidas para a visualização dos óstios do ducto lacrimonasal e dos seios paranasais na cavidade nasal (ver setas coloridas em **b**: vermelho: ducto lacrimonasal; amarelo: seio frontal; laranja: seio maxilar; verde: células etmoidais anteriores e posteriores; azul: seio esfenoidal; quanto às vias de drenagem, compare também com **E**).

Além dos óstios dos seios paranasais na cavidade nasal, esta figura também mostra a relação topográfica da cavidade nasal com a fossa anterior do crânio e a com a cavidade oral.

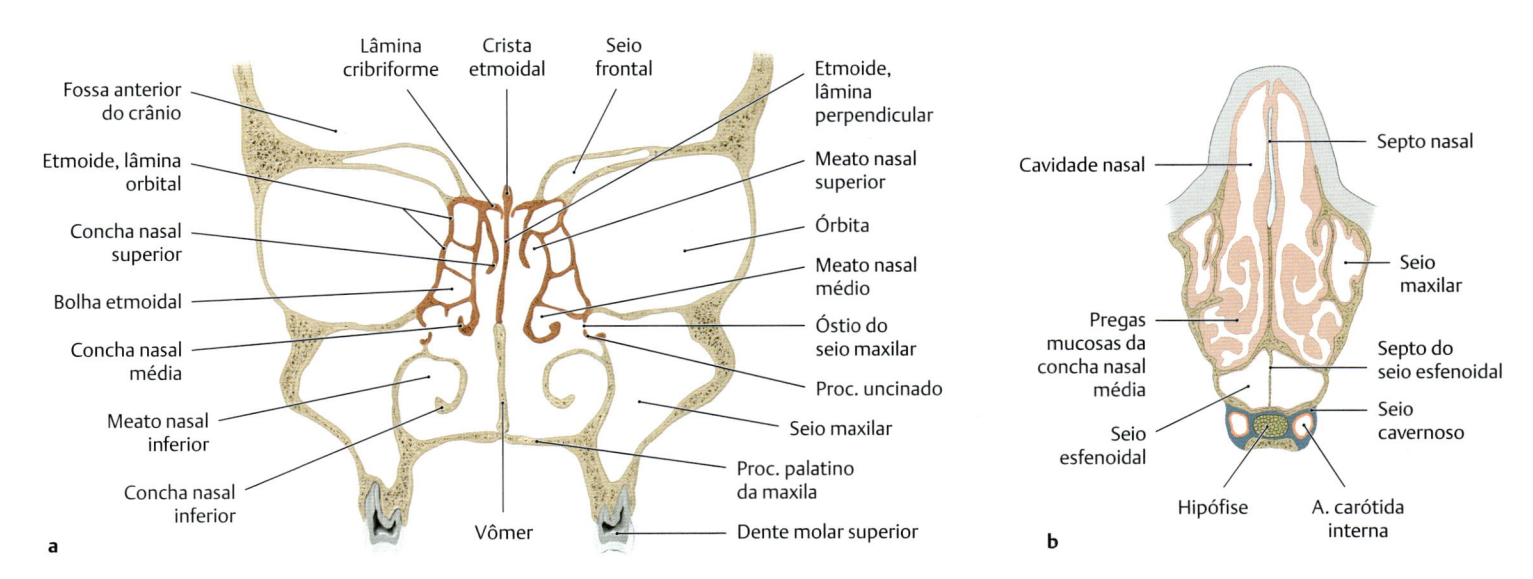

a — Vista frontal

Fossa anterior do crânio — Etmoide, lâmina orbital — Concha nasal superior — Bolha etmoidal — Concha nasal média — Meato nasal inferior — Concha nasal inferior

Lâmina cribriforme — Crista etmoidal — Seio frontal — Vômer

Etmoide, lâmina perpendicular — Meato nasal superior — Órbita — Meato nasal médio — Óstio do seio maxilar — Proc. uncinado — Seio maxilar — Proc. palatino da maxila — Dente molar superior

b

Cavidade nasal — Pregas mucosas da concha nasal média — Seio esfenoidal

Septo nasal — Seio maxilar — Septo do seio esfenoidal — Seio cavernoso — Hipófise — A. carótida interna

D Estrutura óssea das cavidades nasais

a Vista frontal; **b** Corte transversal, túnica mucosa mantida, vista cranial. A estrutura central dos seios panasais é o etmoide (em vermelho), cuja lâmina cribriforme forma uma parte da base anterior do crânio. Cercando o etmoide estão o seio frontal e o seio maxilar. Na *cavidade nasal principal*, são observados os meatos nasais inferior, médio e superior, que são delimitados pelas suas análogas conchas (concha nasal inferior etc.). A concha *média* é o ponto de orientação nas intervenções no etmoide anterior e no seio maxilar, cuja abertura óssea (óstio do seio maxilar) termina *lateral* a essa concha no septo nasal médio. Abaixo dessa concha, está localizada, cranialmente, a maior câmara do etmoide, a bolha etmoidal. Na margem anterior do seu limite ósseo, observa-se uma alça óssea, que limita a entrada para o seio maxilar para frente (Proc. uncinado). A parede lateral do etmoide para a órbita é a lâmina orbital: risco de avanço de inflamações e tumores em ambos os sentidos.

Observe que o ponto mais baixo do seio maxilar está localizado na região da raiz dos dentes molares maxilares (em 30% das pessoas há menos de 1 mm de distância entre o seio maxilar e a raiz do dente). Inflamações periapicais nessa região podem, portanto, se estender até o assoalho sinusal. Uma abertura do seio maxilar é mais provável na extração de um dente molar maxilar.

No corte transversal (**b**) é aparente que a hipófise, que está localizada atrás do seio esfenoidal, na fossa hipofisial (ver **c**), é acessível através da cavidade nasal e, portanto, operável por meio transnasal. No relevo de túnica mucosa aqui mantido, pode-se ver o quão estreita é a cavidade nasal como um todo e o quão rápido ela pode se distender como resultado (ver **E**).

E Desembocaduras do ducto lacrimonasal e dos seios paranasais

Meato nasal	Estruturas que desembocam no ducto/meato
Inferior	• Ducto lacrimonasal
Médio	• Seio frontal • Seio maxilar • Células etmoidais anteriores
Superior	• Células etmoidais posteriores
Recesso esfeno-etmoidal	• Seio esfenoidal

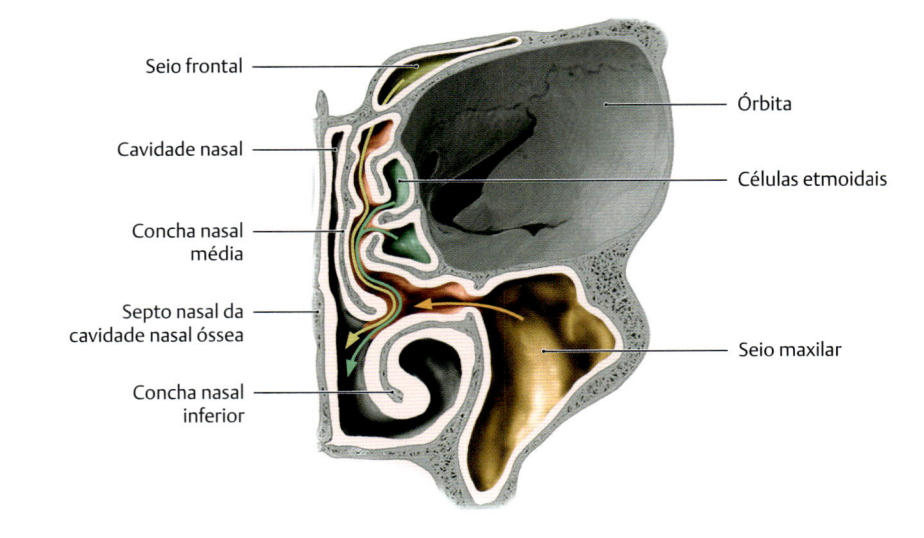

Seio frontal — Cavidade nasal — Concha nasal média — Septo nasal da cavidade nasal óssea — Concha nasal inferior

Órbita — Células etmoidais — Seio maxilar

F Unidade osteomeatal da cavidade nasal esquerda

Corte frontal. Quando a túnica mucosa (epitélio respiratório ciliado) presente nas células etmoidais (em verde) edemacia, em decorrência de inflamação (sinusite), ocorre bloqueio no fluxo de secreções (ver setas) provenientes do seio frontal (amarelo) e do seio maxilar (ocre) para a unidade osteomeatal (em vermelho).

Este bloqueio resulta na permanência de bactérias nos outros seios, levando também a sinusite. Portanto, mesmo com a origem da doença nas células etmoidais, sinais e sintomas de sinusite ocorrem nos seios frontal e maxilar. Na *sinusite crônica*, o médico pode reconstituir a drenagem por meio de curetagem desse istmo anatômico, o que leva à melhora clínica em muitos casos.

2.17 Palato Duro

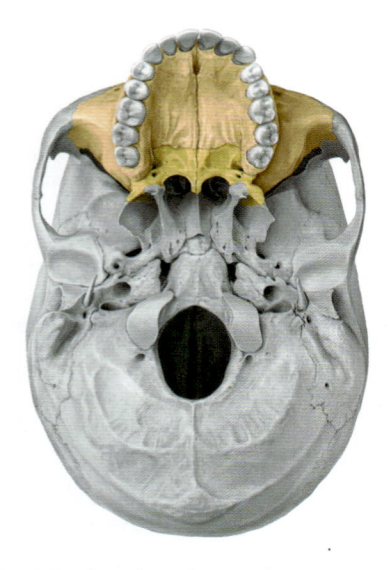

A Posição do palato duro na base do crânio
Vista inferior.

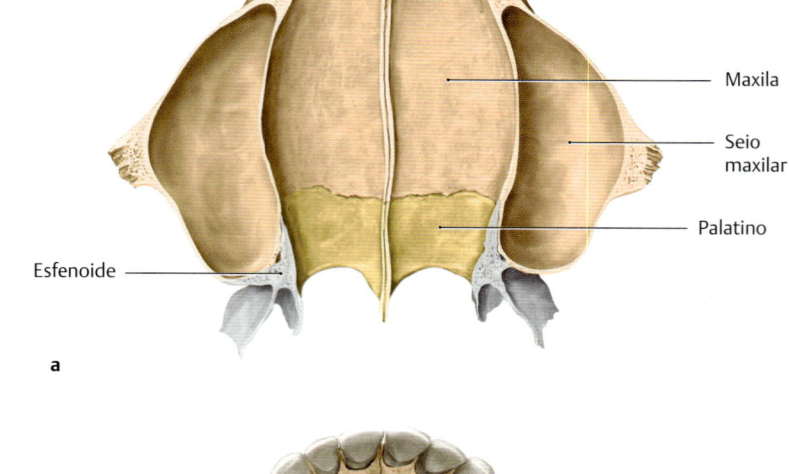

Maxila

Seio maxilar

Palatino

Esfenoide

a

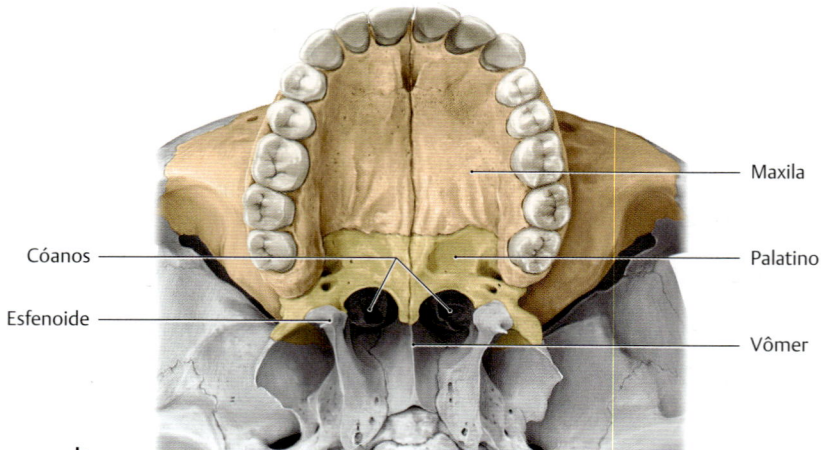

Maxila

Cóanos

Palatino

Esfenoide

Vômer

b

B Ossos do palato duro

a **Vista superior.** O palato duro é uma lamina óssea horizontal formada por partes da maxila e do palatino. Ele separa as cavidades oral e nasal. Nessa perspectiva, olhamos para o assoalho da cavidade nasal, abaixo do qual se encontra a cavidade oral. A parte superior da maxila foi removida. Na parte posterior do palatino encontra-se o esfenoide.

b **Vista inferior.** Na margem posterior do palato duro situam-se os cóanos, as aberturas posteriores da cavidade nasal.

c **Palato duro e cavidade nasal, vista oblíqua posterior.** Essa perspectiva mostra a relação estreita entre as cavidades oral e nasal. *Observe* o encaixe do Proc. piramidal do palatino na lâmina lateral do processo pterigoide do esfenoide.

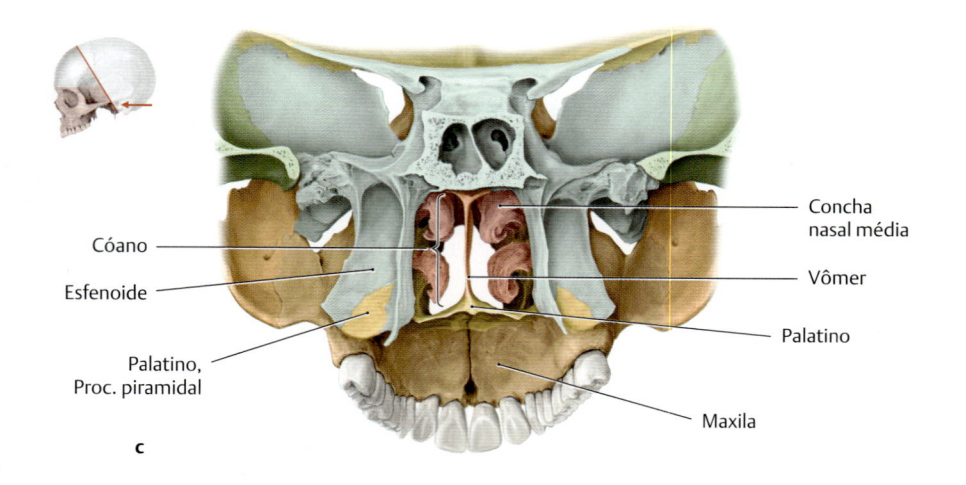

Concha nasal média

Cóano

Vômer

Esfenoide

Palatino

Palatino, Proc. piramidal

Maxila

c

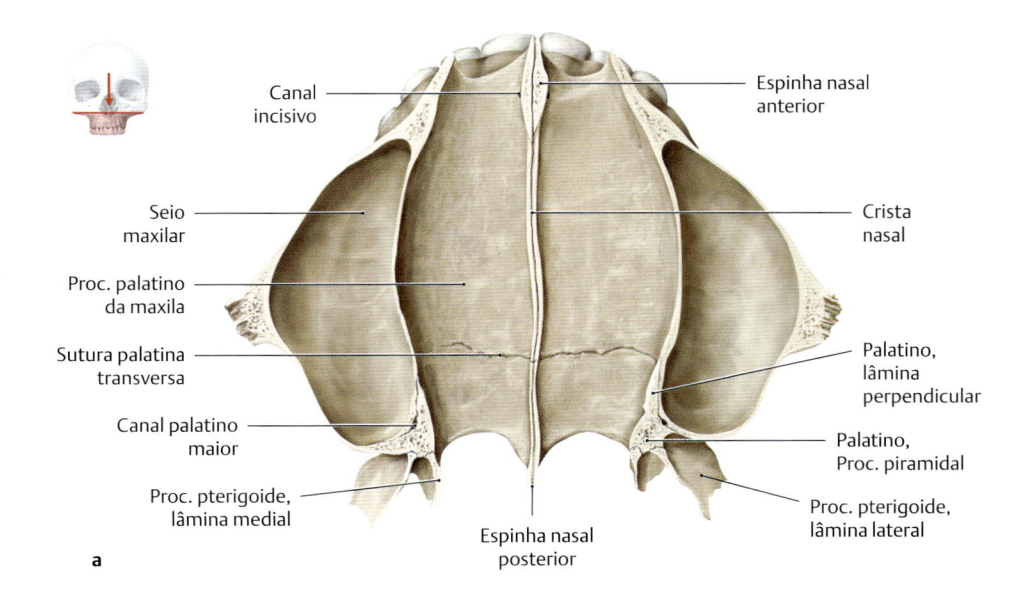

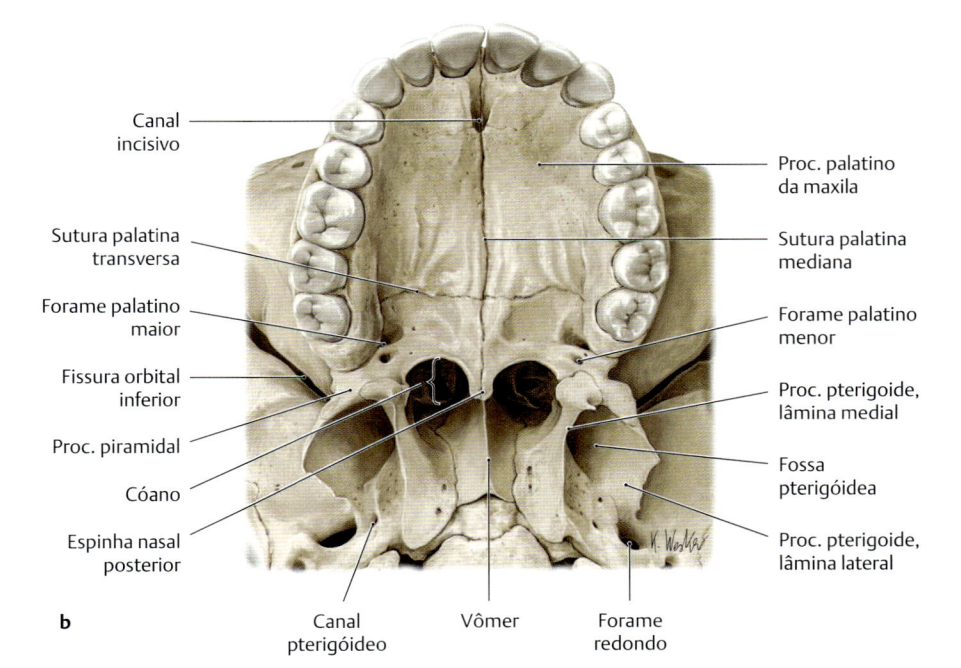

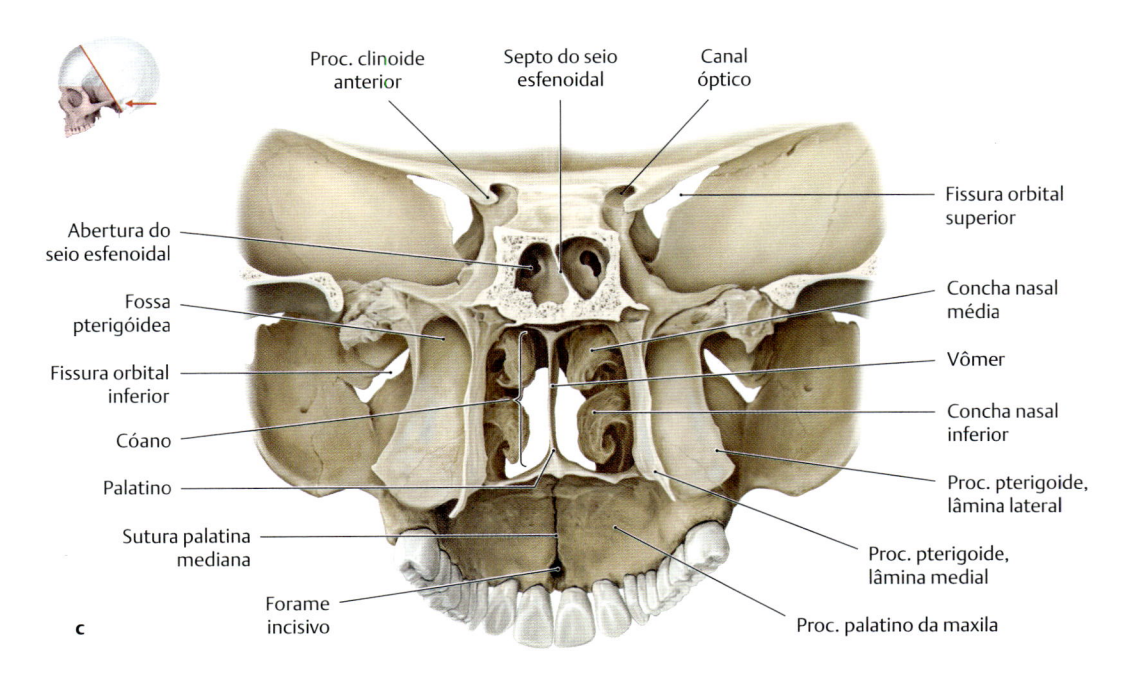

C Palato duro

a Vista cranial. A parte cranial da maxila foi removida, vista do assoalho da cavidade nasal (= parte cranial do palato duro). O palato duro separa a cavidade oral das cavidades nasais. O pequeno canal de conexão entre as cavidades oral e nasais, o canal incisivo, presente em ambos os lados, funde-se, no osso, em um único canal, resultando em um único forame na face inferior (ver **b**).

b Vista caudal

Observe a conexão entre a cavidade nasal (cujo assoalho é formado pelo palato duro) e a parte nasal da faringe: os cóanos.

Os dois processos horizontais da maxila, os processos palatinos da maxila, crescem, durante o desenvolvimento, um em direção ao outro e fundem-se na sutura palatina mediana. Quando essa fusão não ocorre, forma-se uma fenda palatina. A linha limítrofe entre deformações das fendas anterior (fenda labial [maxilar]) e posterior (fenda palatina) é o forame incisivo. Essas fendas podem também se apresentar como combinação de fendas labiomaxilopalatinas.

c Vista oblíqua dorsal, a parte posterior do esfenoide, na altura do corpo do esfenoide, foi removida; vista para os dois seios esfenoidais (células esfenoidais), separados por um septo. A estreita relação topográfica entre a cavidade nasal e o palato duro fica evidente. Quando o palato duro permanece aberto em consequência de má-formação (compare com **b**), uma parte do leite, durante a amamentação, entra na cavidade nasal e não é deglutida. Esse defeito tem que ser corrigido imediatamente após o nascimento, com a colocação de uma prótese (placa), para que não haja distúrbio de crescimento.

2.18 Mandíbula e Hioide

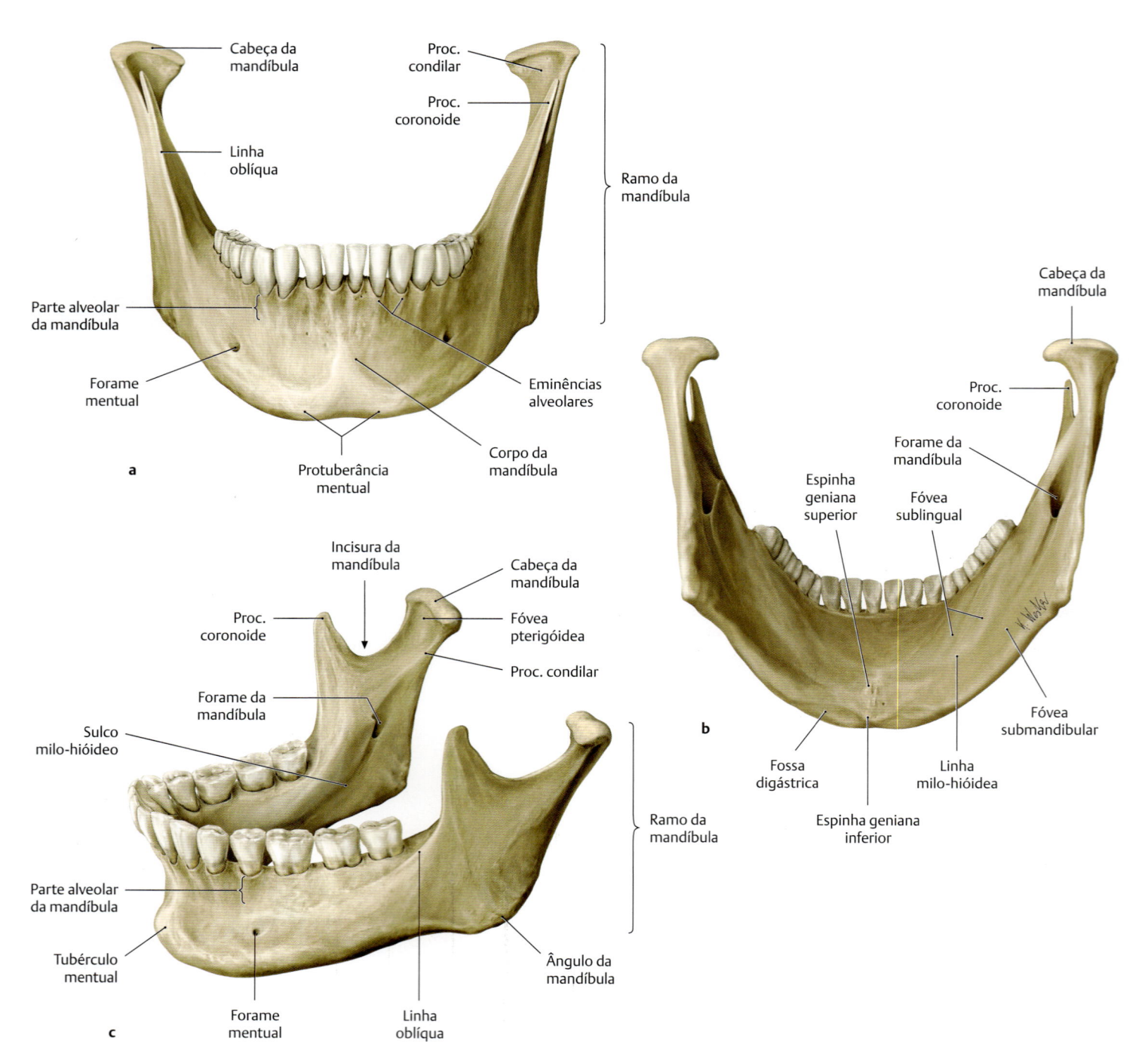

A Mandíbula

a Vista anterior. A mandíbula, que faz parte do viscerocrânio, está conectada ao neurocrânio por meio da articulação temporomandibular, cuja extremidade articular é a cabeça da mandíbula. Essa cabeça situa-se na extremidade do ramo ascendente (ramo da mandíbula), que se estende, no ângulo da mandíbula, como corpo da mandíbula. Os dentes localizam-se nas partes alveolares. Essa parte da mandíbula sofre, ao longo da vida, mudanças significativas, devido ao desenvolvimento dos dentes (ver **B**). O ramo mental do N. trigêmeo atravessa o forame mental em direção ao seu canal ósseo. A localização desse forame é importante para o exame clínico, uma vez que aqui a sensibilidade do nervo à compressão é examinada (p. ex., em caso de neuralgia do trigêmeo, p. 123).

b Vista posterior. Essa vista permite a identificação do forame da mandíbula, por onde passa o N. alveolar inferior, que supre os dentes mandibulares. Seu ramo terminal sai pelo forame mental. Ambos os forames são ligados entre si pelo canal da mandíbula, que se estende no osso.

c Vista oblíqua esquerda. Os Procc. coronoide e condilar e a incisura da mandíbula, situada entre eles, são visíveis. O processo coronoide serve como ponto de inserção muscular, e o processo condilar sustenta a cabeça da mandíbula com a face articular: o côndilo mandibular. A fóvea pterigóidea serve como área de inserção para partes do M. pterigóideo lateral.

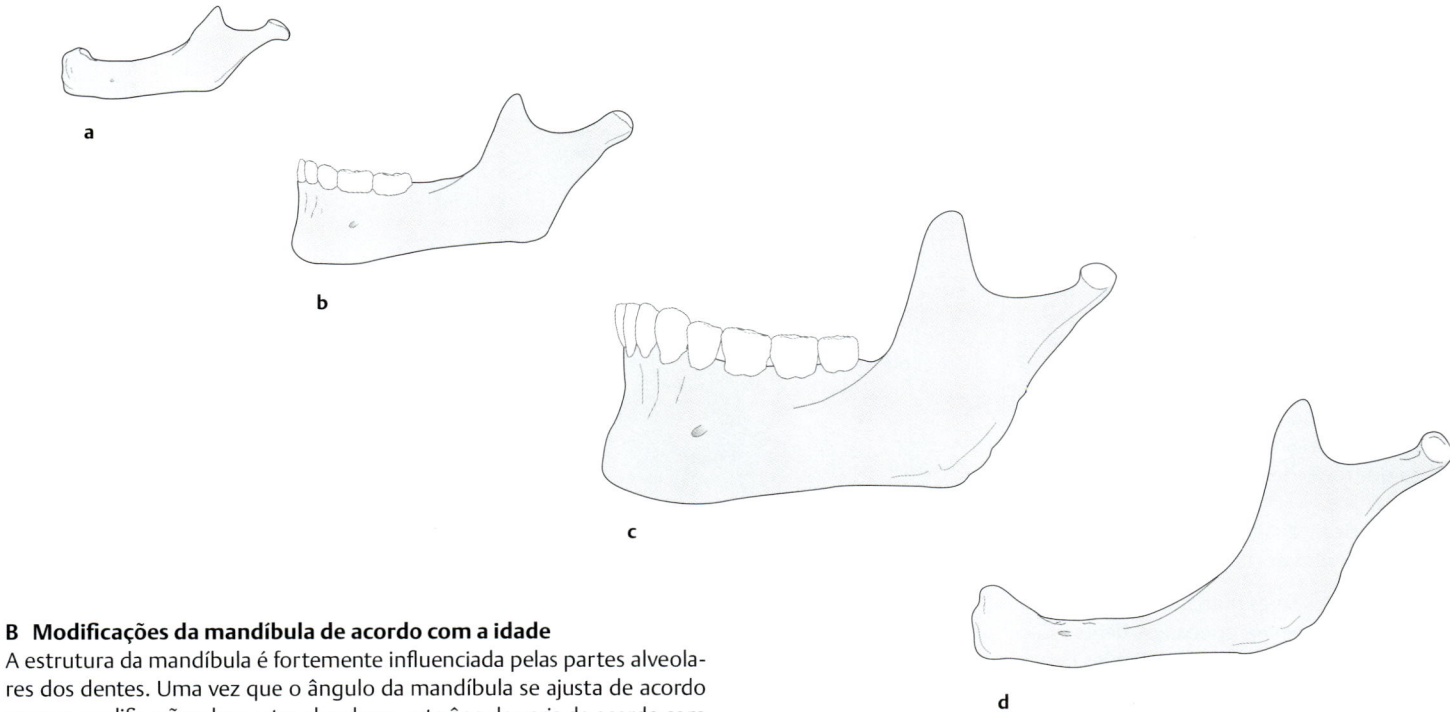

B Modificações da mandíbula de acordo com a idade

A estrutura da mandíbula é fortemente influenciada pelas partes alveolares dos dentes. Uma vez que o ângulo da mandíbula se ajusta de acordo com as modificações das partes alveolares, este ângulo varia de acordo com a fase da dentição (idade). Em recém-nascidos, o ângulo tem cerca de 150°, no adulto de 120 a 130° e no idoso sem dentes, cerca de 140°.

a Recém-nascido, mandíbula sem dentes, a parte alveolar ainda não formada.

b Infância, mandíbula com dentes decíduos, a parte alveolar relativamente pouco desenvolvida, visto que os dentes decíduos são significativamente menores em comparação aos dentes permanentes do adulto.

c Adulto, mandíbula com dentes permanentes, a parte alveolar está completamente desenvolvida.

d Idoso, mandíbula sem dentes. A parte alveolar regride na ausência de dentes.

Observação: A atrofia da parte alveolar leva ao deslocamento da posição do forame mental (situado, normalmente, abaixo do 2º pré-molar, ver **c**). Essa variação deve ser considerada durante a dissecção do N. mentual.

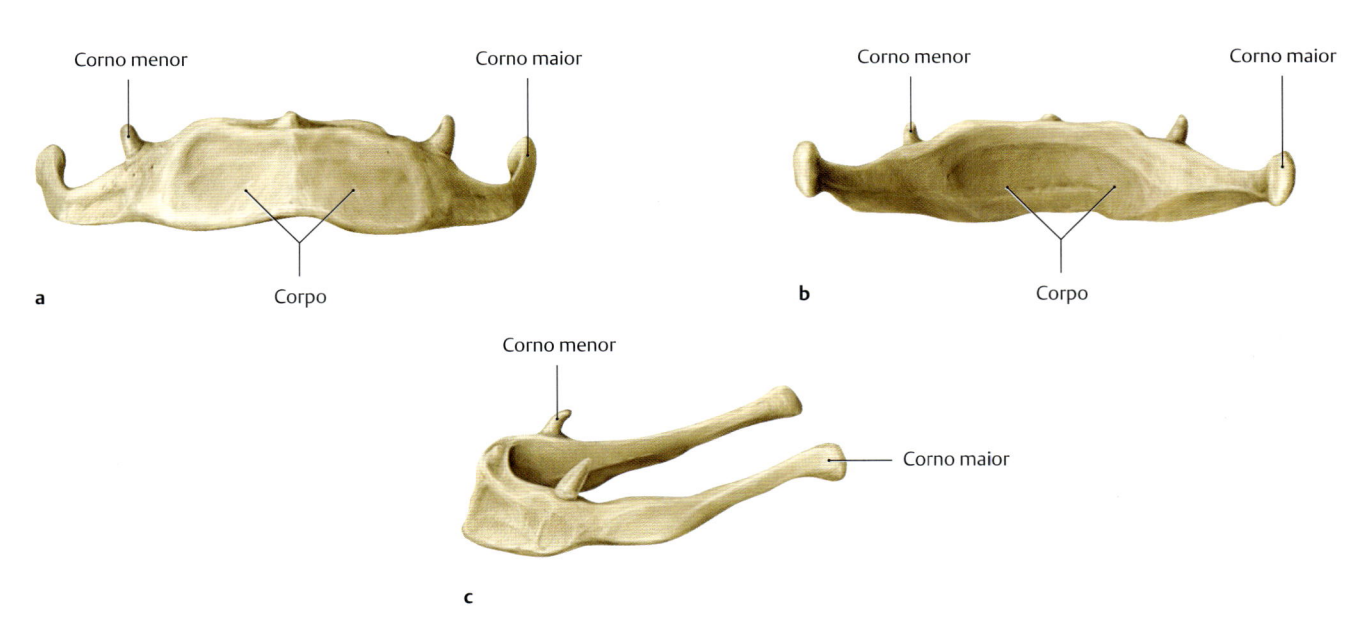

C Hioide

a Vista anterior; **b** Vista posterior; **c** Vista oblíqua esquerda. O hioide é um osso embutido na cadeia muscular do pescoço entre o assoalho da boca e a laringe (ver p. 189). Na terminologia anatômica, é considerado um osso do crânio. O corno maior e o corpo do hioide podem ser palpados no pescoço. O deslocamento do hioide, durante o ato de deglutição, pode ser sentido.

2.19 Dentes *in situ*

A Características dos dentes

Os dentes dos seres humanos são o resultado de um longo desenvolvimento genealógico dos vertebrados, que começa nos peixes e continua nos anfíbios e répteis até chegar aos mamíferos, aos quais também pertencem os seres humanos. A dentição natural típica dos mamíferos é:

- **Heterodôntica** = quatro diferentes formas de dentes (incisivos, caninos, pré-molares e molares)
- **Tecodôntica** = ancoragem resiliente-elástica por meio de um periodonto no alvéolo da maxila e
- **Difidôntica** = duas gerações consecutivas de dentes (dentes decíduos e permanentes).

Observação: Nos seres humanos, a dentição difidôntica compreende apenas os dentes decíduos (1ª geração de dentes) e os dentes permanentes (2ª geração de dentes). Os dentes molares (1º, 2º e 3º molares), que erupcionam após os dentes decíduos, são, pelo seu caráter, monofidônticos, porque eles não têm nenhum antecessor.

B Dentes permanentes de um adulto

a Maxila, vista inferior; pode-se ver as faces de mastigação dos dentes.
b Mandíbula, vista superior; *metade direita da figura* corresponde aos processos alveolares da mandíbula e da maxila após a remoção dos dentes.

Na dentição humana cada maxila/mandíbula contém 16 dentes, que são bilateralmente simétricos e adaptados a diferentes funções mastigatórias nas respectivas seções da maxila/mandíbula. Em cada metade da mandíbula/maxila, encontram-se os seguintes dentes anteriores e posteriores:

- **Dentes anteriores:** dois incisivos e um canino
- **Dentes posteriores:** dois pré-molares e três molares

Observação: Enquanto os dentes anteriores capturam o alimento e fazem os cortes em mordidas individuais, os dentes posteriores realizam a real atividade de mastigação, ou seja, eles esmagam e moem as partes dos alimentos.
Após a remoção dos dentes (ver à direita na figura) tornam-se visíveis os alvéolos, em que os dentes se assentam com as suas raízes. Especialmente na região dos dentes anteriores, as raízes dos dentes se curvam nos alvéolos da

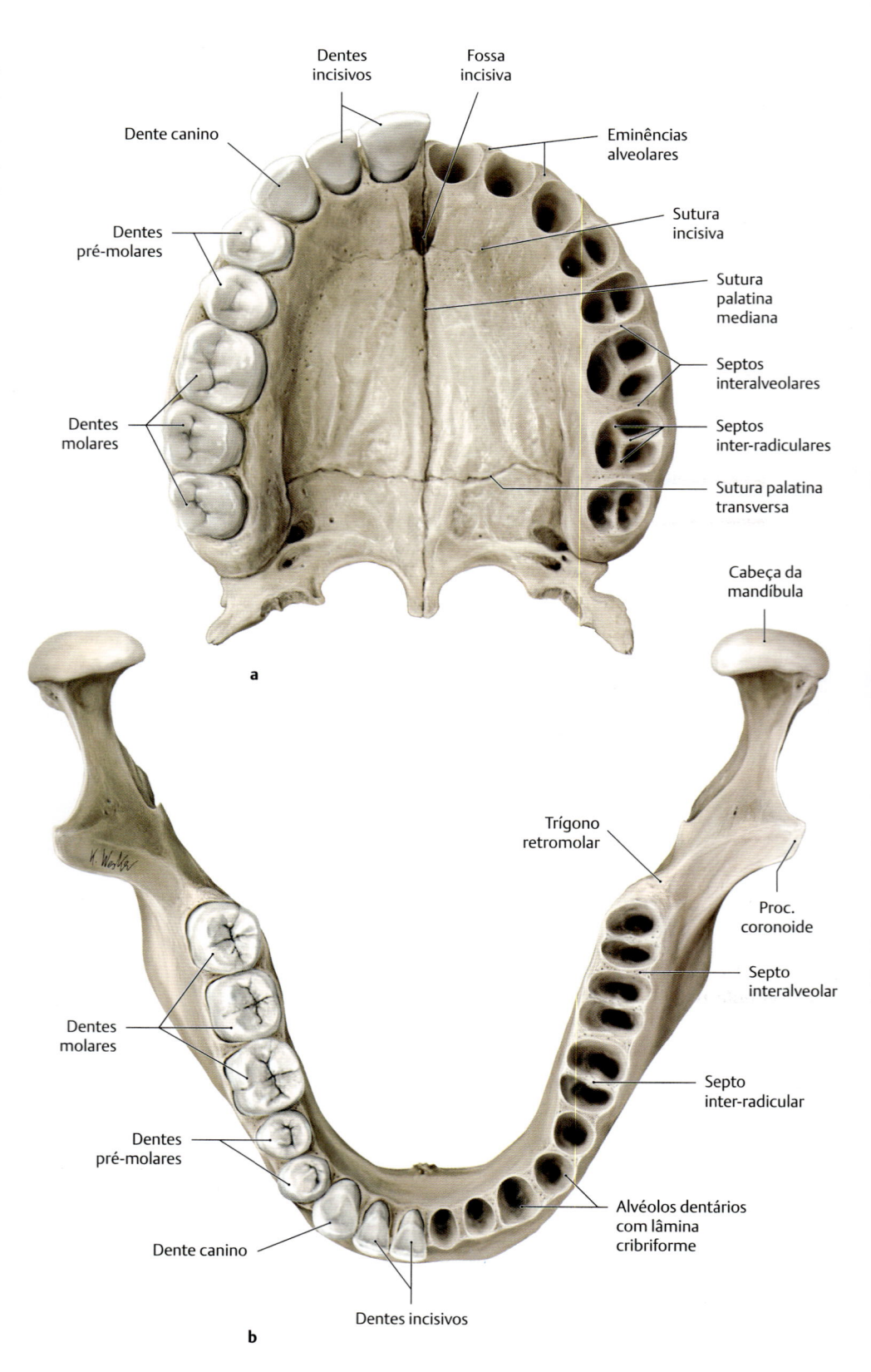

maxila, firmemente, em direção vestibular, de modo que são palpáveis como as chamadas eminências alveolares (*juga alveolaria*). Nesta região, a substância compacta adjacente é extremamente fina (cerca de 0,1 mm).

Os alvéolos de dois dentes adjacentes são separados entre si pelos *septos interalveolares*, e os alvéolos de dentes multirradiculares são separados pelos *septos inter-radiculares* (para a estrutura do osso alveolar, ver p. 57).

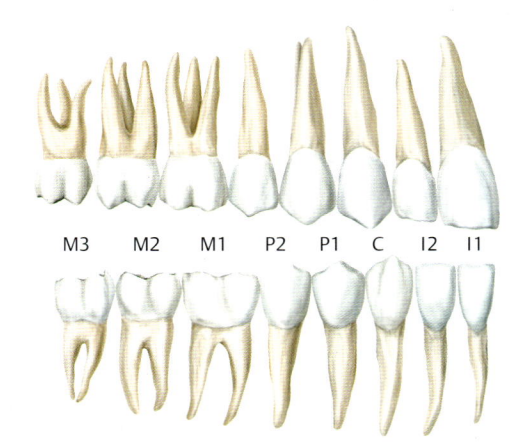

M3 M2 M1 P2 P1 C I2 I1

C Formas dos dentes na dentição permanente

A dentição de um adulto é composta por 8 formas diferentes de dentes tanto na maxila quanto na mandíbula. Eles são organizados de forma consecutiva a partir do meio da mandíbula/maxila em direção a lateral/posterior sem espaços:

- Dentes incisivos mediais (I1)
- Dentes incisivos laterais (I2)
- Dentes caninos (C)
- Primeiro dente pré-molar (P1)
- Segundo dente pré-molar (P2)
- Primeiro dente molar (M1)
- Segundo dente molar (M2)
- Terceiro dente molar, dente serotino, dente siso (M3).

Observação: Os molares são os maiores dentes dos seres humanos. Eles têm um cume pronunciado (cúspide) e pequenas covas/fissuras (fossas). O primeiro molar frequentemente tem uma cúspide adicional, a cúspide de Carabelli (ver **E**). Para a estrutura da face de mastigação, ver também p. 51.

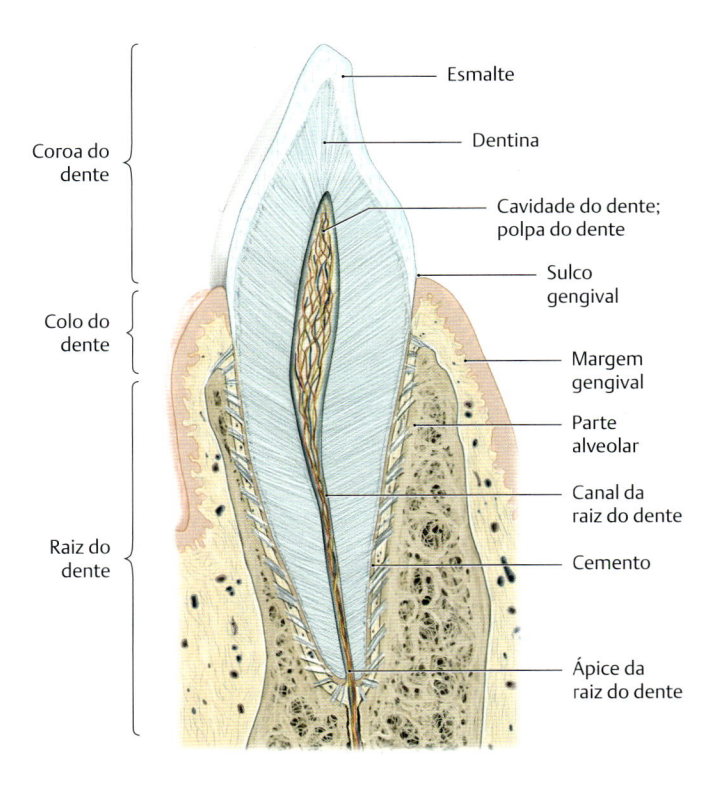

- Esmalte
- Dentina
- Coroa do dente
- Cavidade do dente; polpa do dente
- Sulco gengival
- Colo do dente
- Margem gengival
- Parte alveolar
- Canal da raiz do dente
- Cemento
- Raiz do dente
- Ápice da raiz do dente

D Histologia do dente

O exemplo é um dente incisivo da mandíbula. Tanto as substâncias duras (esmalte, dentina e cemento), bem como as partes moles (polpa do dente), são mostradas.

E Número de cúspides, raízes e canais radiculares dos dentes permanentes da mandíbula e da maxila

As informações sobre as prevalências são agrupadas de acordo com Lehmann et al. (2009) e Strup et al. (2003). O ponto de divisão das raízes é chamado, em duas raízes, de **bifurcação** e, em três raízes, de **trifurcação**.

Dente da maxila	Número de cúspides	Número de raízes	Número de canais radiculares
I1 (11/21)*	Cume de corte	1	1
I2 (12/22)	Cume de corte	1	1
C (13/23)	1 (cúspide de mastigação)	1	1
P1 (14/24)	2	2 (~ 60 %) 1 (~ 40 %) 3 (raro)	2 (~ 80%) 1 (~ 20%) 3 (raro)
P2 (15/25)	2	1 (~ 90 %) 2 (~ 10 %)	1 (~ 60%) 2 (~ 40%)
M1 (16/26)	4 (sem a cúspide de Carabelli = cúspides adicionais acessórias na cúspide mesiopalatina)	3	3 (~ 45%) 4 (~ 55%)
M2 (17/27)	4	3	3 (~ 55%) 4 (~ 45%)
M3 (18/28)	Normalmente 3 (excepcionalmente de forma instável)	Raízes frequentemente fundidas (chamadas de raízes em pilha)	Irregular

Dente da mandíbula	Número de cúspides	Número de raízes	Número de canais radiculares
I1 (31/41)	Cume de corte	1	1 (~ 70 %) 2 (~ 30 %) 3 (raro)
I2 (32/42)	Cume de corte	1	1 (~ 70 %) 2 (~ 30 %)
C (33/43)	Cúspide de mastigação		1 (~ 80 %) 2 (~ 20 %)
P1 (34/44)	2 (75 %) 3 (25 %)	1	1 (~ 75 %) 2 (~ 25 %) 3 (raro)
P2 (35/45)	3 (cúspide lingual geralmente consiste em duas partes)	1	1 (~ 95 %) 2 (~ 5 %) 3 (raro)
M1 (36/46)	5	2	3 (~ 75 %) 2 (~ 25 %) 4 (raro)
M2 (37/47)	4	2	3 (~ 70 %) 2 (~ 30 %) 4 (raro)
M3 (38/48)	Normalmente 4 (muito variável)	Normalmente 2 (muito variável)	Irregular

*Para identificação de dentes com dígitos binários, ver **D**, p. 50

2.20 Terminologia, Esquematização e Características Dentárias

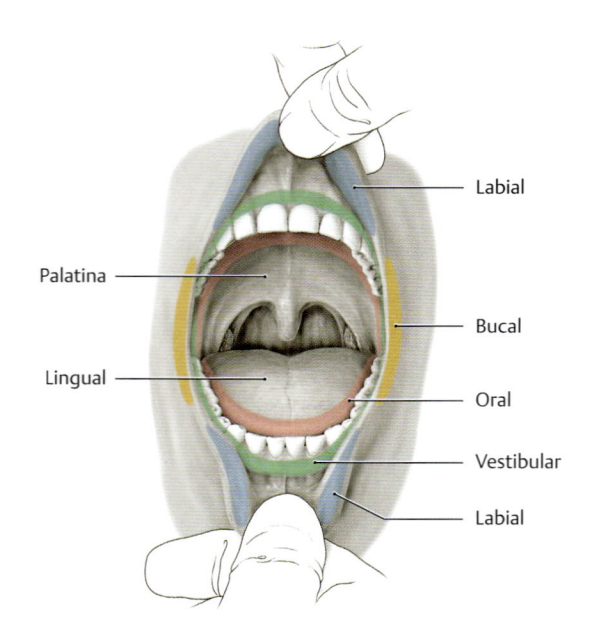

A Denominações de posição na cavidade bucal

B Terminologia anatômica dentária

Terminologia	Significado
Mesial	Voltado para a linha média do arco dental
Distal	Voltado para a extremidade do arco dental
Oral	Direcionado para a cavidade oral
Facial	Direcionado para o lado da face
Lingual	Direcionado para a língua (somente em dentes da mandíbula)
Labial	Direcionado para o lábio
Bucal	Direcionado para a bochecha
Palatino	Direcionado para o palato (somente em dentes da maxila)
Vestibular	Direcionado para o vestíbulo da boca
Proximal	Localizado entre duas coroas
Incisal	Para a margem incisal
Oclusal	Localizado na face de mastigação
Cervical	Direcionado para o colo do dente
Coronal	Direcionado para a coroa
Apical	Na direção da raiz do dente
Pulpar	Na direção da polpa do dente

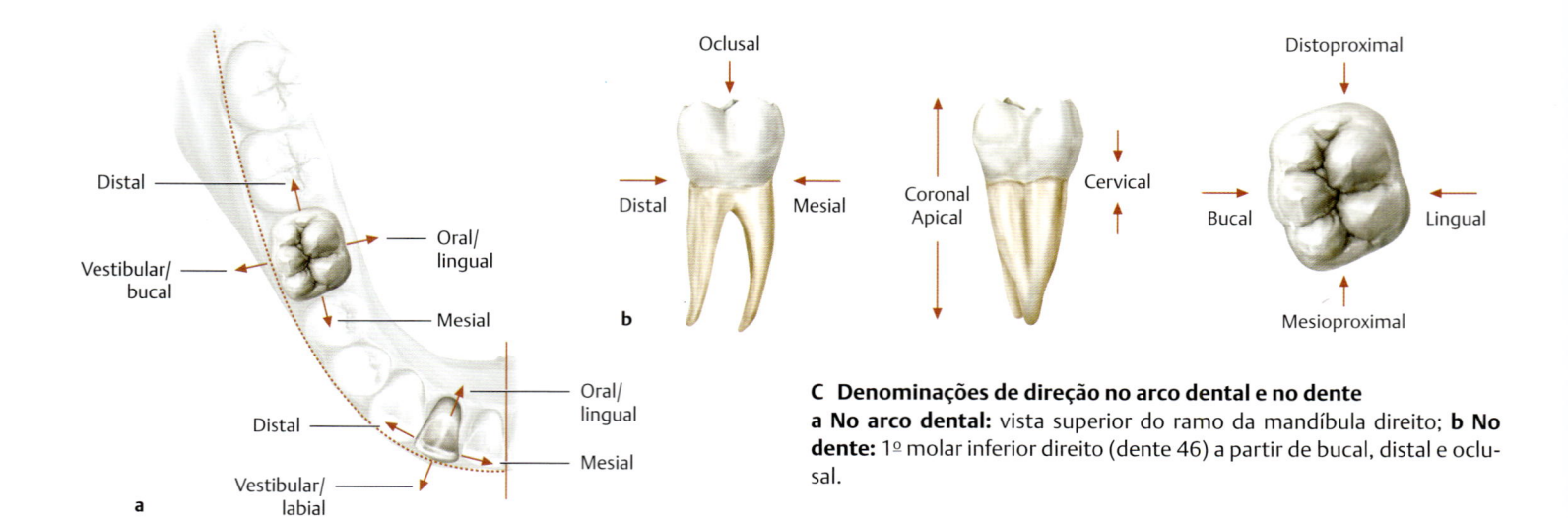

C Denominações de direção no arco dental e no dente
a No arco dental: vista superior do ramo da mandíbula direito; **b No dente:** 1º molar inferior direito (dente 46) a partir de bucal, distal e oclusal.

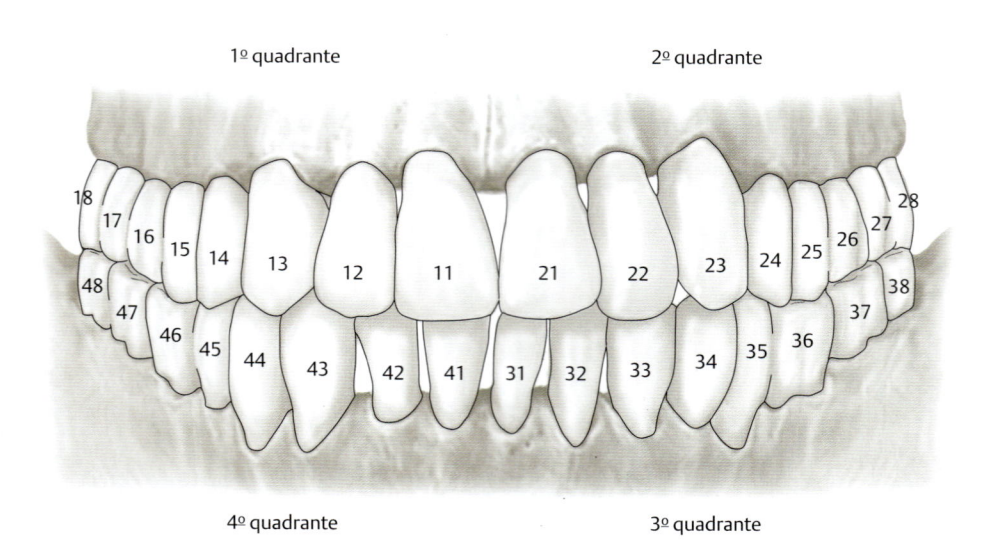

1º quadrante
2º quadrante
4º quadrante
3º quadrante

D Esquematização dentária (fórmula dentária) da dentição permanente
A identificação de cada dente individual por um número de dois dígitos permite um registro simples dos dentes nas bases de dados. Os números de dois dígitos, como, por exemplo, 11 ou 21, não são pronunciados como um número total, e sim como um-um, dois-um etc. Antigamente, os dentes eram nomeados de acordo com uma divisão do quadrante, que é inadequada na era binária. Os dentes da maxila e da mandíbula são divididos em quatro quadrantes, e os quadrantes são numerados no sentido horário (ver cada primeiro dígito no esquema ao lado). Os dentes de cada quadrante são então numerados da frente para trás de forma ascendente (ver cada segundo dígito), então "11" significa: o primeiro dente no primeiro quadrante.

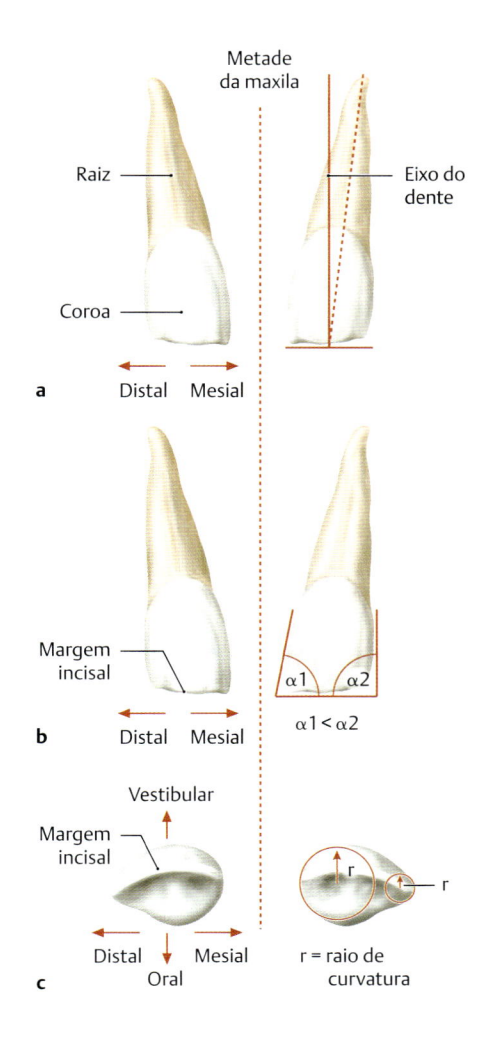

a Distal Mesial

b Distal Mesial α1 < α2

Metade da maxila · Raiz · Coroa · Eixo do dente · Margem incisal · α1 · α2 · Vestibular · Margem incisal · Distal · Mesial · Oral · r = raio de curvatura

c

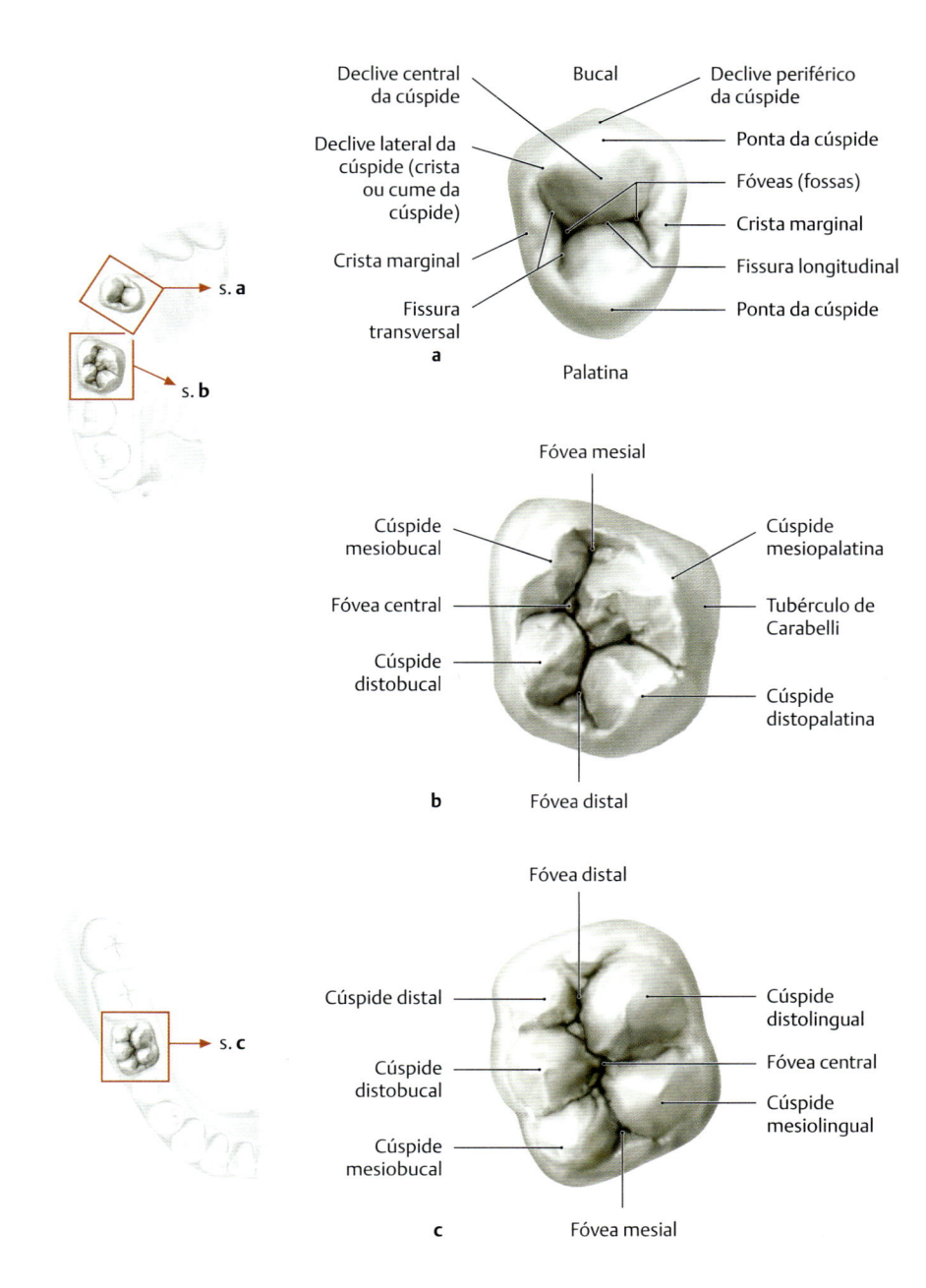

a

Declive central da cúspide · Bucal · Declive periférico da cúspide · Declive lateral da cúspide (crista ou cume da cúspide) · Ponta da cúspide · Fóveas (fossas) · Crista marginal · Crista marginal · Fissura longitudinal · Fissura transversal · Ponta da cúspide · Palatina

s. a

s. b

b

Fóvea mesial · Cúspide mesiobucal · Cúspide mesiopalatina · Fóvea central · Tubérculo de Carabelli · Cúspide distobucal · Cúspide distopalatina · Fóvea distal

s. c

c

Fóvea distal · Cúspide distal · Cúspide distolingual · Cúspide distobucal · Fóvea central · Cúspide mesiolingual · Cúspide mesiobucal · Fóvea mesial

E Características comuns dos dentes

Já em 1870, *Felix Mühlreiter* havia descrito características dentárias específicas que são comuns a todos os dentes e que podem ajudar a atribuir com segurança os dentes das metades direita e esquerda da maxila:

a Característica de raiz: é avaliada quando se considera o dente a partir do vestíbulo. Refere-se à direção do curso da raiz do dente. Esta é curva distalmente, desvia levemente para distal a partir do eixo do dente.

b Característica de ângulo: também é avaliada a partir do vestíbulo e é particularmente evidente nos incisivos. Este é o ângulo que forma a margem incisal com as faces laterais da coroa, mesial menor que distal.

c Característica de curvatura ou massa: é observada a partir da posição incisal ou oclusal. Neste caso, reconhece-se que o grau da curvatura da face proximal (a superfície da coroa voltada para o dente adjacente) dos dentes é maior mesialmente do que distalmente, isto é, os dentes são consideravelmente mais volumosos mesialmente.

Outras características distintivas são a **linha do colo do dente** (curso da linha esmalte-cemento), o **equador da coroa** (equador anatômico), o **alinhamento da coroa** (particularmente pronunciado nos dentes da mandíbula), assim como as **seções transversais da raiz**.

F Estrutura da face de mastigação dos dentes posteriores

a Componentes da face de mastigação no exemplo de um pré-molar superior direito (P1 ou dente 14), vista oclusal.

b Nomenclatura das cúspides do primeiro molar superior (M1) da maxila direita (dente 16), vista caudal.

c Nomenclatura das cúspides do primeiro molar inferior (M1) da parte direita da mandíbula (dente 46), vista cranial.

Com exceção dos incisivos superiores e inferiores, as faces de mastigação da dentição permanente humana têm até 5 cúspides. Enquanto o *dente canino* tem margem incisal dividida em forma de cúspide de mastigação e é, portanto, *unicúspide*, os *dentes posteriores* (dentes pré-molares e molares) têm, invariavelmente, a face de mastigação com *duas ou mais cúspides* (ver p. 53). Em particular, são distinguidas

as pontas das cúspides, os declives das cúspides, as depressões (fossas ou fovéolas), espaços (fissuras) e cristas marginais (**a**). As fissuras separam as cúspides dos dentes individuais sob a forma de fissuras longitudinais e transversais; nos pontos de interseção e bifurcação estão localizadas depressões que são consideradas locais de predileção para cárie. No interior da cúspide de uma face de mastigação, são distinguidas cúspides de carga e sem carga (ver p. 53). Cúspides acessórias, chamadas de tubérculos anômalos, não são raras (p. ex., tubérculo de Carabelli na cúspide mesiopalatina do primeiro molar superior).

Observação: Enquanto a face de mastigação anatômica é delimitada pelas duas cristas marginais, assim como pela crista da cúspide, a face de mastigação funcional sobrepõe-se à face externa (declive externo das cúspides) das cúspides de carga.

51

2.21 Posição dos Dentes na Dentição: Orientação no Esqueleto Facial e Oclusão dos Dentes

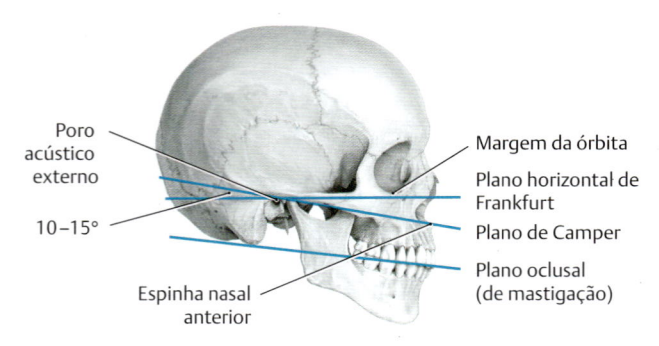

A Linha de referência oclusal e camadas no esqueleto facial

Para avaliar a posição dos dentes em suas respectivas maxilas e mandíbulas e para a orientação no esqueleto facial, são apresentados os seguintes planos e linhas de orientação:

- **Plano horizontal de Frankfurt** = linha de conexão da margem superior do poro acústico externo até o ponto mais baixo da margem orbital óssea
- **Plano de Camper** = linha de conexão segundo Camper (1792), a partir da margem superior do poro acústico externo até a espinha nasal anterior. Na definição clínica atual, corresponde ao plano entre os dois pontos de parte mole dorsais (trago esquerdo e direito) e o ponto subnasal anterior
- **Plano oclusal (de mastigação)** = passa pelo ponto incisal (ver **B**) e o ponto mais alto da ponta da cúspide distobucal (ver **B**) dos 2ᵒˢ molares mandibulares esquerdo e direito.

Observação: Enquanto os planos de Camper e horizontal de Frankfurt formam um ângulo de 10 a 15°, os planos de Camper e oclusal seguem quase paralelos em um pequeno ângulo aberto posteriormente de cerca de 8°.

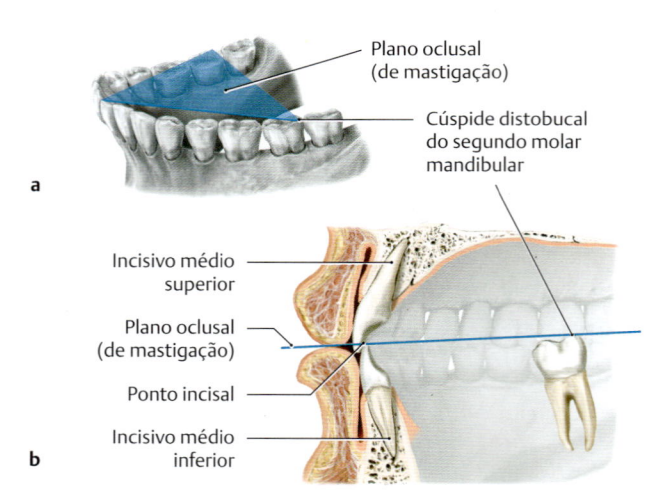

B Plano oclusal (de mastigação)

a Plano de mastigação nas vistas frontal esquerda e superior; **b** Plano de mastigação na vista vestibular.
O plano oclusal é determinado pelos três pontos seguintes na mandíbula com dentes:

- Ponto incisal (ponto de contato das margens incisais dos dois incisivos inferiores médios)
- Ponta da cúspide distobucal do segundo molar mandibular direito (dente 47)
- Ponta da cúspide distobucal do segundo molar mandibular esquerdo (dente 37).

Assim, o plano de mastigação segue na altura da linha de fechamento dos lábios e paralelo ao plano de Camper (ver **A**).

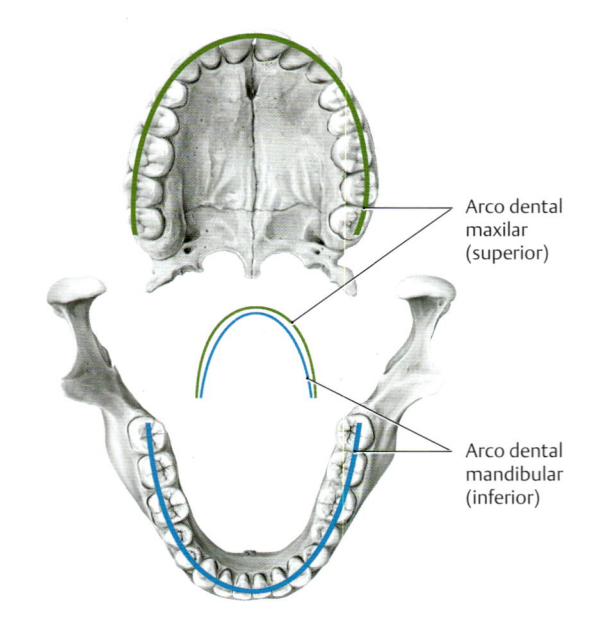

C Arcos dentais superior e inferior

Os dentes estão dispostos na mandíbula e na maxila em forma de arco (arcos dentais maxilar e mandibular). Esses arcos dentais são definidos como linhas de conexão entre as margens incisais, a ponta da coroa dos caninos e as pontas das cúspides bucais dos pré-molares e molares. O arco dental maxilar (superior) descreve uma meia elipse, e o arco dental mandibular (inferior) na mandíbula, uma parábola. Devido à forma diferente dos arcos dentais, tanto os dentes *anteriores* quanto os *posteriores* da maxila ultrapassam os dentes correspondentes na mandíbula e, assim, cobrem tanto as margens incisais quanto as cúspides bucais.
Observação: Os dentes que formam os arcos dentais se contactam em virtude das faces proximais convexas apenas pontuais (chamadas de pontos de contato ou contatos proximais). Os pontos de contato estão geralmente localizados no terço superior da coroa e são responsáveis pelo suporte interdental e pela estabilização de dois dentes adjacentes (ver **B**).

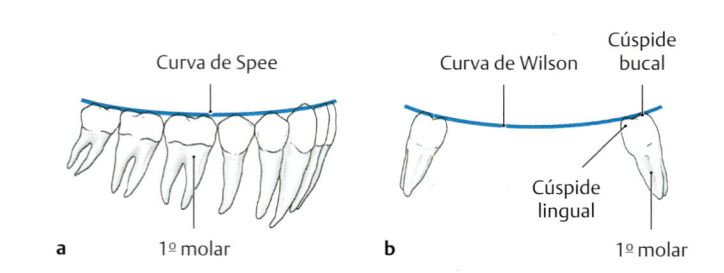

D Curvas oclusais sagital e transversal

a Curva oclusal sagital (chamada de curva de Spee), vista vestibular.
b Curva oclusal transversal (chamada de curva de Wilson), vista distal. Observam-se as pontas das cúspides do arco dental mandibular a partir do vestíbulo, a linha de conexão da ponta da cúspide bucal forma uma curva convexa descendente, cujo ponto mais baixo se situa na área do primeiro molar. Segundo Spee (1870), essa curva toca a face anterior da cabeça da mandíbula; o seu centro deve estar localizado no meio da órbita. O curso da curva oclusal transversal surge do fato de que as cúspides linguais dos dentes posteriores da mandíbula são mais baixas que as cúspides bucais.
Observação: Tanto a curva oclusal sagital quanto a transversal são importantes na composição de dentes artificiais.

E Definição dos diversos tipos de oclusão

Oclusão refere-se a qualquer contato entre os dentes da mandíbula e da maxila. Isoladamente, são distinguidas:

- **Oclusão estática** = contato dentário que ocorre sem os movimentos da mandíbula
- **Oclusão dinâmica** = contato dentário que ocorre após um movimento da mandíbula (termo antigo "articulação")
- **Oclusão habitual** = oclusão estática que ocorre habitualmente, no fechamento mandibular casual (termo antigo "posição de oclusão").

A **intercuspidação máxima** refere-se à combinação dos dentes da maxila e da mandíbula sob contato máximo de múltiplos pontos, ou seja, em uma oclusão cúspide-fissura completa e uniforme.

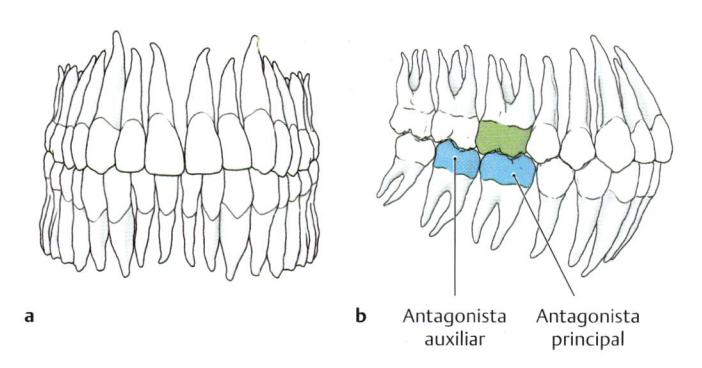

a

b   Antagonista   Antagonista
        auxiliar   principal

F Oclusão normal dos arcos dentais

a Vista anterior; **b** Vista vestibular.

Na oclusão normal, são reconhecidos dois fenômenos na posição de oclusão da linha dos dentes.

- Como os arcos dentais são de tamanhos diferentes, as margens incisais dos dentes frontais superiores se sobrepõem às dos dentes frontais inferiores em cerca de 3 a 4 mm para vestibular (ver **b** e **Ga**). A sobreposição das cúspides bucais dos dentes da maxila sobre as dos dentes da mandíbula para vestibular tem a mesma causa, mas não está visível aqui (ver **Gc** e **d**)
- Como o incisivo central superior é mais largo do que o central inferior, há um desvio mesiodistal, que continua na região posterior (ver **b** e **Gb**).

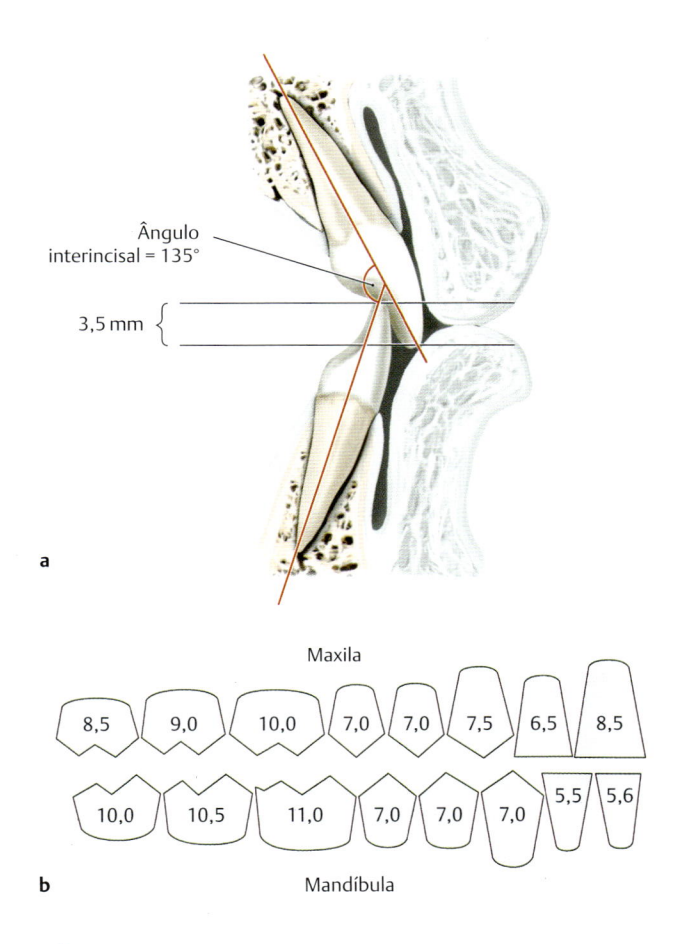

Ângulo interincisal = 135°

3,5 mm

a

Maxila

8,5	9,0	10,0	7,0	7,0	7,5	6,5	8,5
10,0	10,5	11,0	7,0	7,0	7,0	5,5	5,6

b   Mandíbula

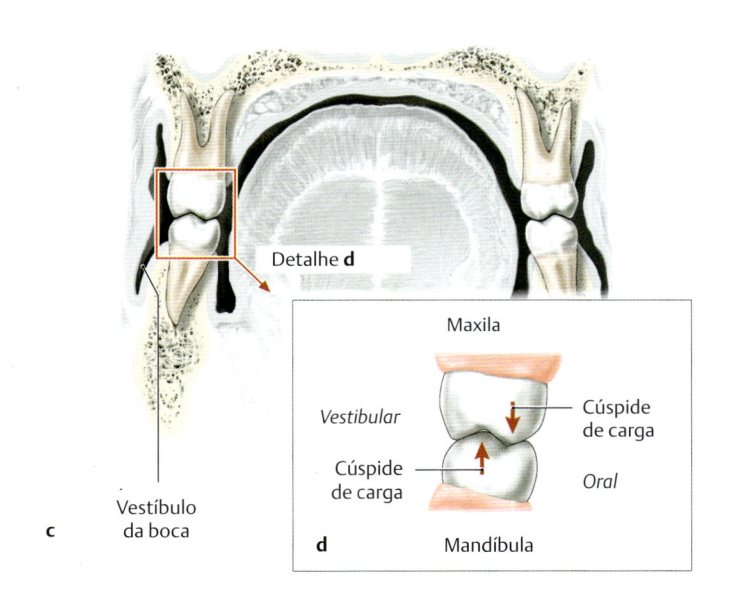

Detalhe **d**

Maxila

Vestibular

Cúspide de carga

Cúspide de carga

Oral

Vestíbulo da boca

c

d   Mandíbula

G Posicionamento dos dentes individuais na oclusão normal

a Posição de oclusão dos incisivos superiores e inferiores.
b Esquema do posicionamento dos dentes na maxila e na mandíbula. A largura mesiodistal média dos dentes é dada em milímetros; **c** Oclusão normal, vista distal; **d** Corte de **c**.

- **a** Na *apresentação lateral*, a chamada **sobremordida do incisivo** (ver **F**), que também é chamada de **mordida de tesoura**, é bem reconhecida. Nela, os contatos oclusais dos incisivos inferiores estão localizados nas faces palatinas dos incisivos superiores e os eixos dos incisivos superiores e inferiores estão em um ângulo de 135° (*ângulo interincisivo*).
- **b** Em *direção sagital*, cada dente – com exceção de *dois* dentes (1º incisivo inferior, 3º molar superior) – está em contato com dois dentes do arco dental oposto, os antagonistas principais e secundários (**oclusão um dente-dois dentes na região posterior**, ver **F**). Neste caso, a ponta do canino superior está localizada entre o canino inferior e o seguinte pré-molar inferior, o que mostra a cúspide mesiobucal do 1º

molar superior na direção da fissura mesiobucal do 1º molar inferior. Este posicionamento dos dentes é referido como *oclusão neutra*.

c e **d** Em *direção transversal*, na oclusão normal, as cúspides bucais dos dentes da maxila se sobrepõem às dos dentes da mandíbula para vestibular. As cúspides que alcançam os seus antagonistas na fissura ou fossa são referidas como cúspides de carga ou funcionais e são bastante redondas, em contraste com as cúspides sem carga. As cúspides de carga são, na maxila, as cúspides palatinas, na mandíbula, são as cúspides bucais.

Observação: A função das faces de mastigação na oclusão normal é, principalmente, a moagem ou o esmagamento do alimento entre as cúspides e as depressões antagônicas dos dentes. As fissuras funcionam como sulcos de drenagem para o alimento triturado e, ao mesmo tempo, como um espaço livre para as cúspides quando dos movimentos de esmagamento.

2.22 Morfologia dos Dentes Permanentes

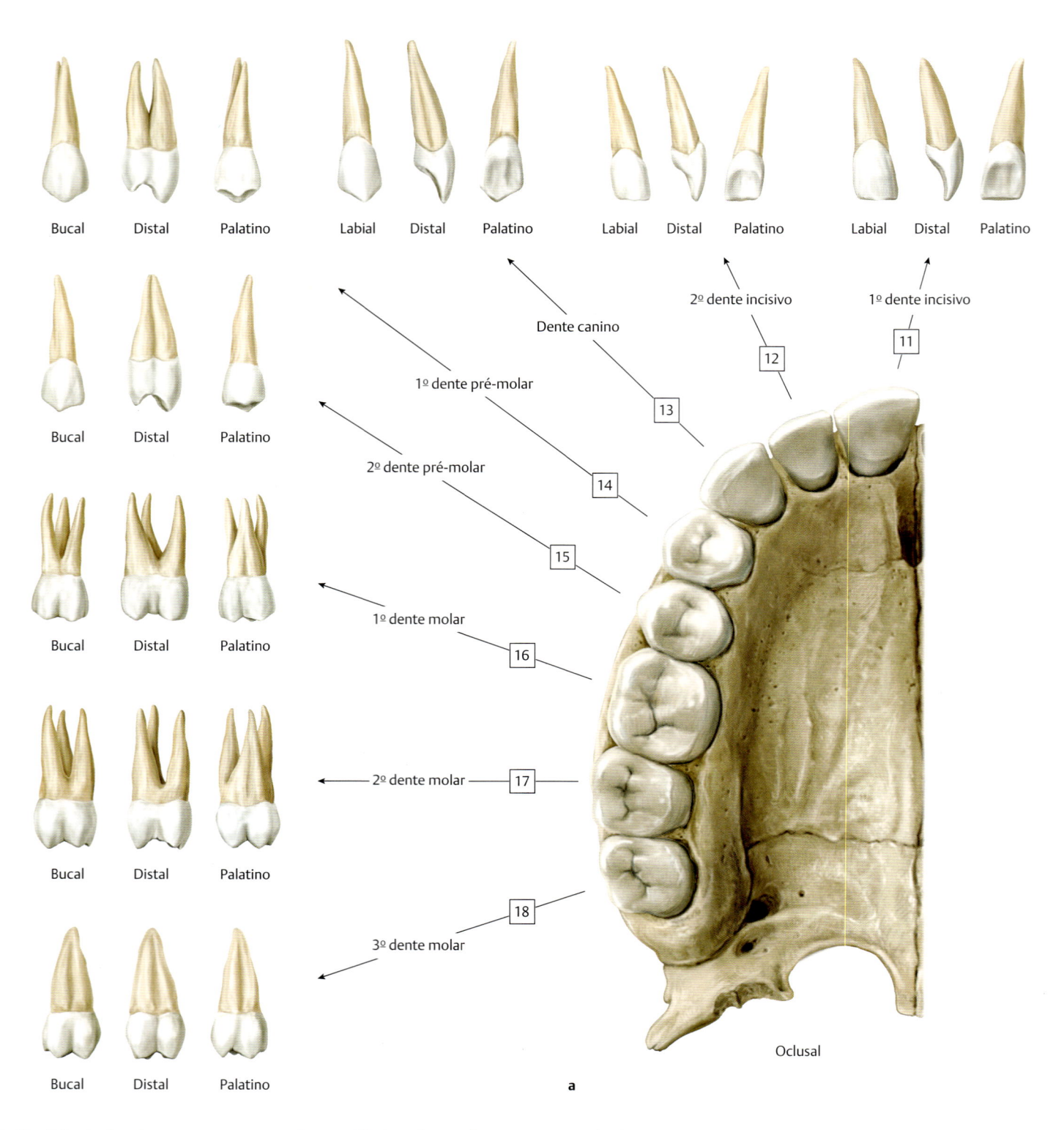

A **Morfologia dos dentes permanentes da mandíbula e da maxila**
a Maxila direita (1º quadrante), vista oclusal; **b** Mandíbula direita (4º quadrante), vista oclusal.
(Dentes isolados em diferentes vistas; para a numeração dos dentes individuais, comparar com a fórmula dentária, ver p. 50.)

Dentes incisivos: De acordo com sua função, para arrancar pedaços de alimentos, os dentes incisivos têm uma coroa de ponta afiada (forma de espada). Além disso, eles determinam decisivamente a aparência estética da região da boca. Geralmente, todos os incisivos são

unirradiculares. O incisivo central superior é o maior inciso, e o central inferior, o menor. As faces palatinas dos dois incisivos superiores têm duas cristas marginais, entre as quais está localizado um tubérculo dentário no incisivo central, e lateralmente uma pequena retração (forame cego). Características semelhantes são menos bem formadas nos dois incisivos inferiores.

Dentes caninos: Os caninos são os dentes com a forma mais consistente. A sua característica comum é uma margem de corte dividida, que forma uma ponta de mastigação. Os caninos são, normalmente, *unirradiculares*, com uma raiz relativamente longa, e suportam funcionalmente os

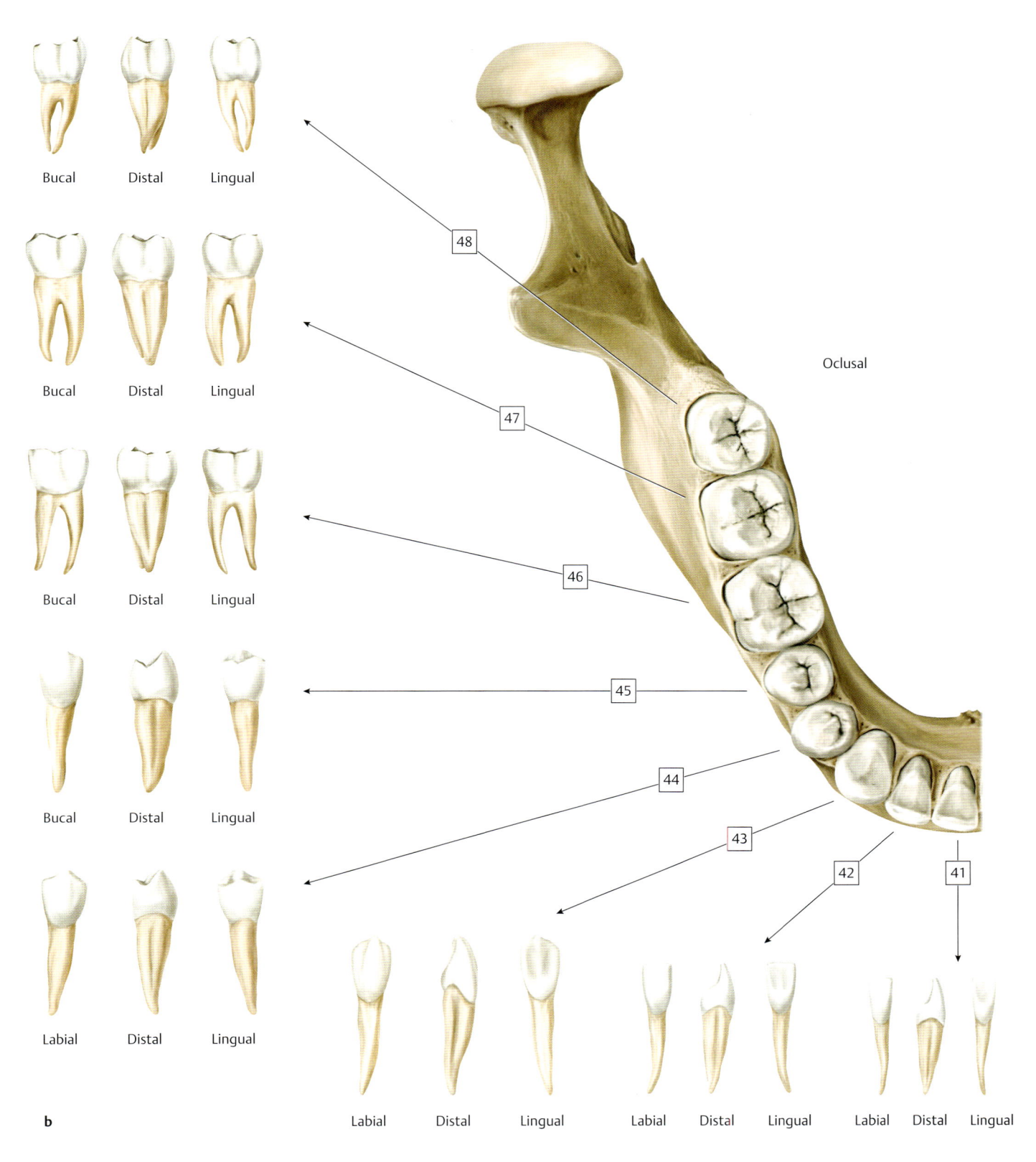

Bucal · Distal · Lingual

Bucal · Distal · Lingual

Bucal · Distal · Lingual

Bucal · Distal · Lingual

Labial · Distal · Lingual

Oclusal

48

47

46

45

44

43

42

41

b

Labial · Distal · Lingual   Labial · Distal · Lingual   Labial · Distal · Lingual

dentes incisivos (nos mamíferos comumente formados como dentes de presa ou sectórios). Enquanto a face labial apresenta duas facetas, a face oral tem duas cristas marginais bem distintas, uma crista mediana e um tubérculo. As características de curvatura e da raiz são bem observadas.

Dentes pré-molares: A característica comum dos pré-molares é uma face de mastigação birradicular com um arranjo de cúspides vestíbulo-oral. Com exceção do 1º pré-molar superior, eles são *unirradiculares*. Os pré-molares têm uma forma transitória, dos incisivos aos caninos, e

apresentam cúspides e fissuras. Um sinal disso é que agora a trituração dos alimentos ocorre oposta à quebra no plano frontal.

Dentes molares: São os maiores dentes permanentes e têm uma face de mastigação de múltiplas cúspides. Para absorver a forte pressão da mastigação, os *molares da maxila* têm *três* raízes, e os da mandíbula têm, geralmente, *duas*. Somente as raízes dos 3º molares (dentes do siso ou dentes serotinos, que irrompem apenas após os 16 anos, geralmente mais tarde) são comumente ligadas a uma raiz primária (ver **E**, p. 49).

2.23 Periodonto

A Componentes e funções do periodonto

A fixação dos dentes nas maxilas e na mandíbula não ocorre por meio de osso, e sim por meio de uma forma especial de sindesmose, chamada de gonfose (sindesmose dentoalveolar). Como uma unidade funcional, fazem parte do sistema periodontal todas as **estruturas** que fixam o dente no alvéolo das maxilas e da mandíbula:

- Osso alveolar
- Cemento
- Ligamento periodontal (desmodonto) e
- Gengiva.

As **funções** essenciais do periodonto são:

- Ancoramento do dente no alvéolo e conversão da pressão mastigatória em forças de tração
- Mediação do sentido de dor e regulação da pressão de mastigação sobre as fibras nervosas e terminações sensíveis
- Defesa contra infecções por meio da separação eficiente do ambiente da cavidade oral da raiz do dente e de um grande número de células do sistema imunológico
- Metabolismo rápido e alta capacidade de regeneração (adaptação às alterações funcionais e topográficas, por exemplo, intervenções de posição dos dentes devido a medidas ortodônticas no maxilar) graças ao excelente suprimento vascular.

B Gengiva

a Visão geral da gengiva; **b** Epitélio juncional.

a A **gengiva (periodonto marginal)** pertence à túnica mucosa da boca e estende-se da linha da gengiva (margem gengival) até a linha de fronteira mucosogengival. Nela, o epitélio gengival, rosa pálido, na maior parte lúcido, torna-se epitélio alveolar marcadamente avermelhado (epitélio pavimentoso multicamadas, principalmente paraqueratinizado). São distinguidas duas seções clínicas:

- Gengiva livre (parte livre, 1 a 2 mm de largura) = margem gengival, circunda o colo do dente como um manguito e está ligado ao esmalte cervical por meio do epitélio juncional (**b**). O sulco de cerca 0,5 a 1 mm de profundidade, que rodeia o dente (sulco gengival), forma, com a sua base, a oclusão do epitélio juncional (ver **b**)
- A gengiva fixa (parte fixa, 3 a 7 mm de largura): começa na altura do sulco gengival e se estende até a linha de fronteira mucosogengival. Como ela é fixa sem movimento ao longo do feixe de fibras colagenosas horizontais (fibras dentogengivais e alveologengivais), tanto no colo do dente como na margem do osso alveolar, a gengiva geralmente parece pontilhada nesta região.

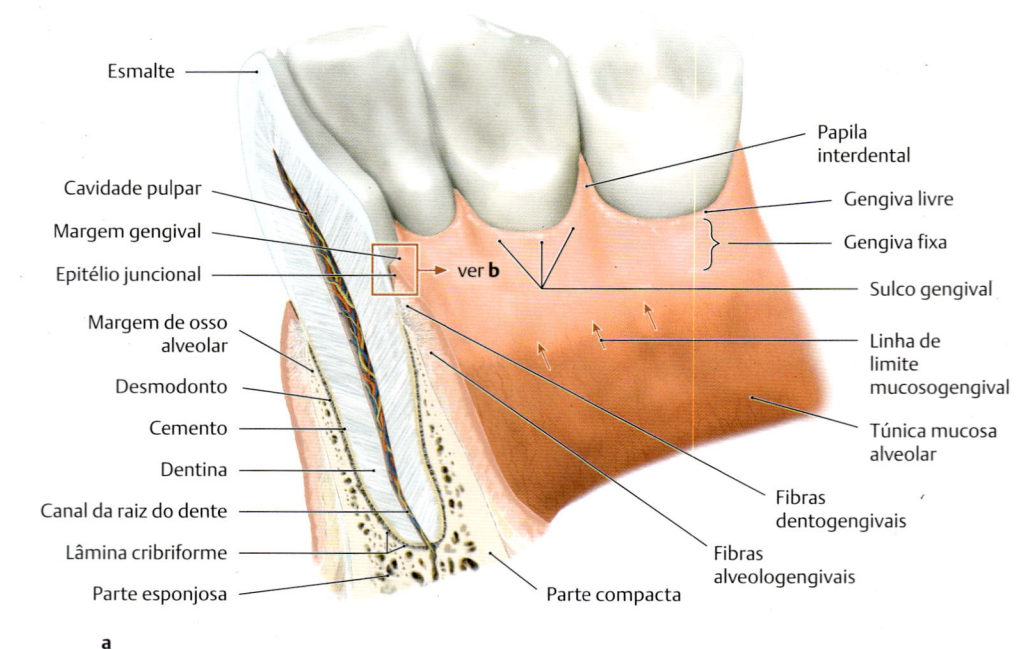

a

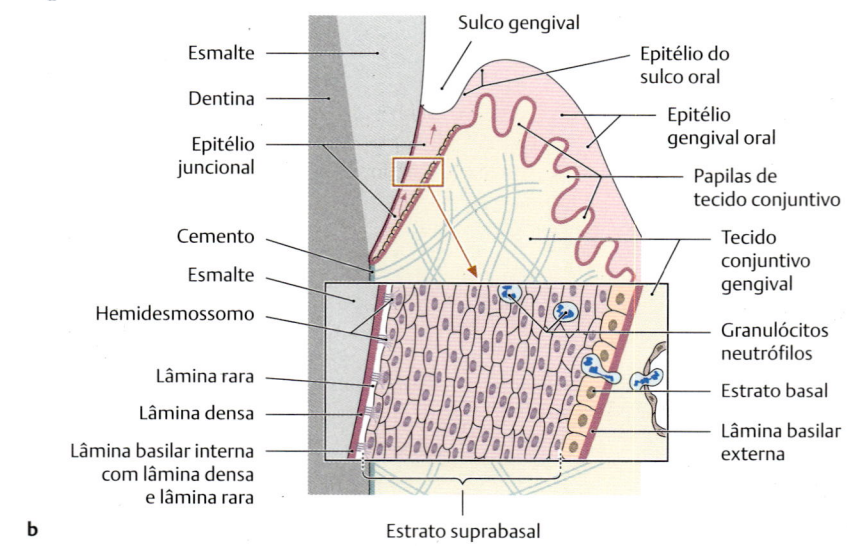

b

b O **epitélio juncional**, com a sua lâmina basilar interna (superficial), adere ao esmalte por meio dos hemidesmossomos e fornece, assim, um fechamento completo da túnica mucosa da boca na superfície do dente. De apical para coronal, ele é sempre mais amplo. A lâmina basilar externa (profunda) constitui a fronteira para o tecido conjuntivo gengival e continua para a lâmina basilar do epitélio do sulco oral. O epitélio juncional difere em vários aspectos dos outros epitélios de cavidade oral:

- Consiste apenas em duas camadas: estrato basal e estrato suprabasal
- Na sua base não há papilas de tecido conjuntivo
- O seu volume celular é alto (renovação a cada 4 a 6 dias): enquanto as células basais cúbicas são responsáveis pelo suprimento celular, as células-filhas se diferenciam em células planas, que estão organizadas paralelamente à superfície do dente. No seu caminho para o sulco gengival, onde são finalmente desintegradas, formam constantemente novos demossomos de camadas celulares adjacentes ao esmalte, enquanto as antigas são disssipadas
- Apresenta uma proteção imunológica especial (granulócitos neutrófilos atravessam constantemente o epitélio juncional).

Observação: A integridade do epitélio juncional é essencial para a saúde de todo o periodonto. Após colonização bacteriana ocorre uma reação inflamatória no colo do dente (típica formação de placa pela má higiene bucal), o epitélio juncional perde a sua ligação com o dente e forma as chamadas bolsas gengivais na região do sulco gengival (doença periodontal).

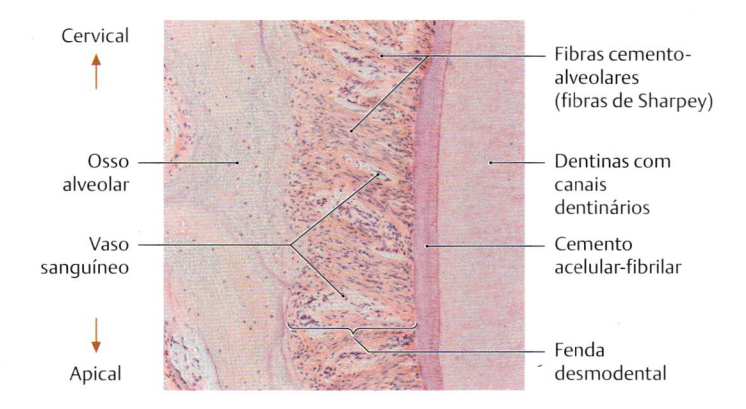

Cervical

Osso alveolar

Vaso sanguíneo

Apical

Fibras cemento-alveolares (fibras de Sharpey)

Dentinas com canais dentinários

Cemento acelular-fibrilar

Fenda desmodental

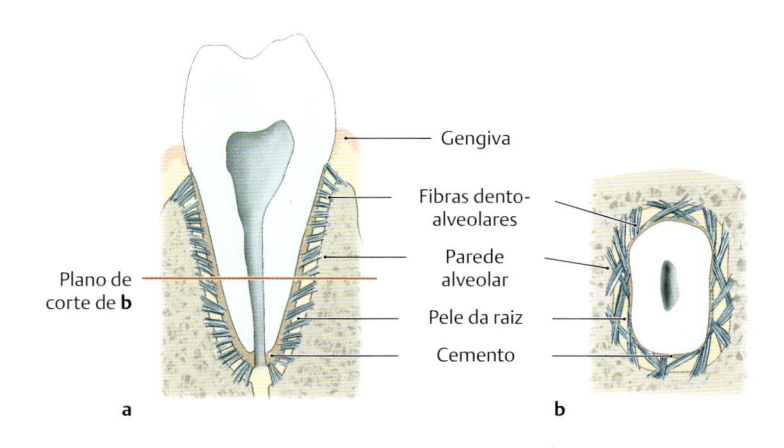

Gengiva

Fibras dento-alveolares

Parede alveolar

Pele da raiz

Cemento

Plano de corte de **b**

a

b

C Ligamento periodontal (desmodonto)

O ligamento periodontal (*desmodonto*) é um tecido conjuntivo bem vascularizado, rico em células e fibras, que preenche o espaço de 200 μm de largura entre o cemento da raiz e o interior do osso alveolar. Ele tem um sistema complexo de fibras de colágeno (feixe de fibras cementoalveolares ou dentoalveolares), por meio das quais o dente é, de forma flexível, suspenso no osso alveolar. Essas fibras de colágeno, também chamadas de fibras de Sharpey, são ancoradas no cemento, assim como no osso alveolar. Elas seguem em diferentes direções (ver **D**), para que possam se opor a todos os movimentos do dente (p. ex., pressão axial, movimentos de torção e inclinação lateral) e manter o feixe de fibras sempre em tensão. Esta tensão, que é permanente durante a mastigação, exerce um estímulo no osso e nas fibras de colágeno, que leva a sua regeneração permanente. Fibroblastos altamente ativos também são responsáveis pela alta rotatividade de fibras colágenas no desmodonto; a sua síntese de colágeno dependente de vitamina C ocorre cerca de 4 vezes mais rapidamente do que, por exemplo, na pele (por isso a marcada perda de fibras dentro de alguns meses em casos de deficiência de vitamina C). A importância deste estresse mastigatório funcional para o osso também é evidenciada no fato de que, em um maxilar edêntulo, o processo alveolar se atrofia gradualmente. (Corante: H.E; aumento de 75 vezes)

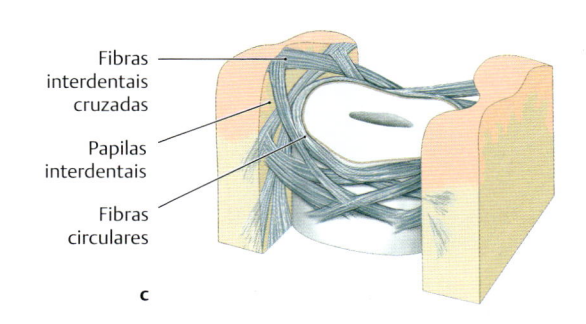

Fibras interdentais cruzadas

Papilas interdentais

Fibras circulares

c

D Curso das fibras de colágeno no ligamento periodontal e nas gengivas

a e **b** Seções longitudinal e transversal do dente; **c** Curso esquemático das fibras na gengiva

Enquanto as fibras dentoalveolares no desmodonto seguem, na maioria das vezes, obliquamente para baixo (**a**), o sistema de fibras supra-alveolares (fibras interdentais cruzadas e fibras circulares) segue principalmente a partir de feixes circulares (**c**).

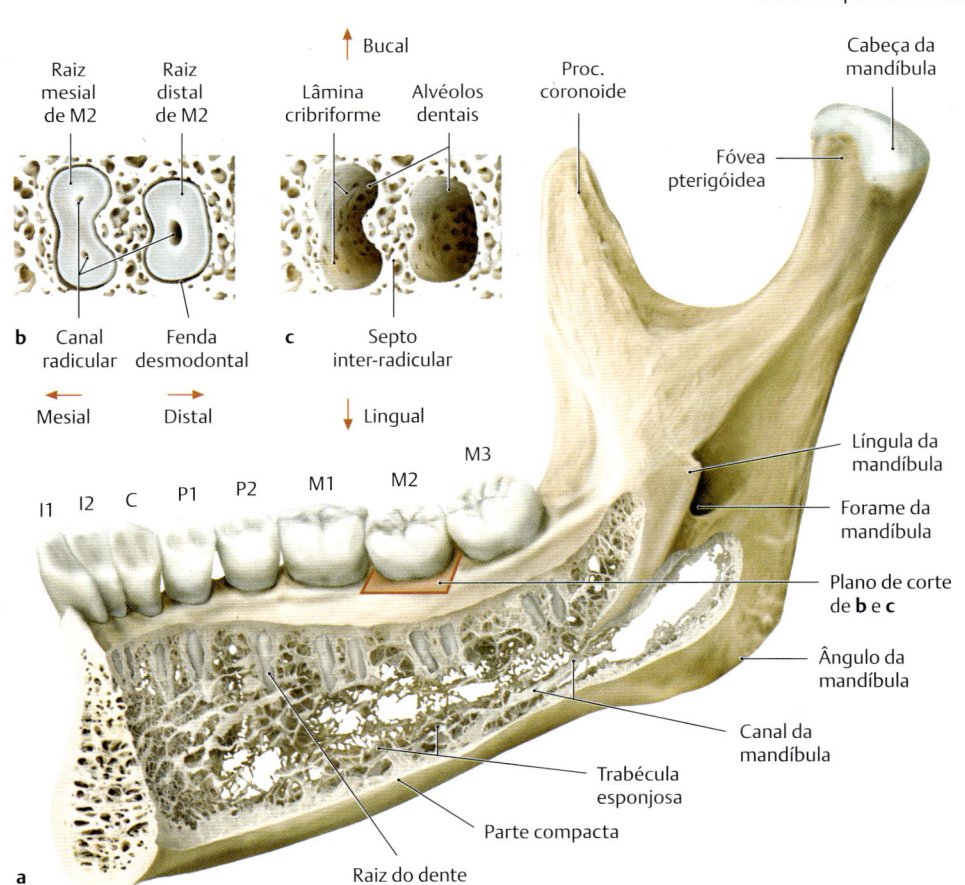

Raiz mesial de M2

Raiz distal de M2

Bucal

Lâmina cribriforme

Alvéolos dentais

Proc. coronoide

Cabeça da mandíbula

Fóvea pterigóidea

b Canal radicular   Fenda desmodental

c Septo inter-radicular

Mesial   Distal

Lingual

I1 I2 C P1 P2 M1 M2 M3

Língula da mandíbula

Forame da mandíbula

Plano de corte de **b** e **c**

Ângulo da mandíbula

Canal da mandíbula

Trabécula esponjosa

Parte compacta

Raiz do dente

a

E Estrutura do osso alveolar

a Metade direita da mandíbula humana, vista oral (a parte compacta foi removida em ambos os lados); **b** e **c** Cortes horizontais de uma mandíbula humana na altura dos alvéolos dentários com (**b**) e sem (**c**) raízes dos dentes, vista do crânio (preparação da coleção anatômica da Universität Kiel).

Os processos alveolares da mandíbula e da maxila são, a partir da estrutura dos ossos lamelares, uma parte compacta interna (lingual/palatina) e uma externa (vestibular/bucal), assim como uma parte esponjosa intermediária. Além disso, eles contêm osso alveolar para o sistema de suporte dos dentes, que está envolvido na estrutura dos alvéolos dentais. Os alvéolos dentais correspondem a potes cujas paredes ósseas exibem uma variedade de orifícios (lâmina cribriforme) e neles emitem de fora trabéculas de osso esponjoso. Através dos orifícios, o sangue e os vasos linfáticos penetram no espaço desmodontal e formam uma caixa densa em torno das raízes do dente.

2.24 Dentes Decíduos (Dentes de Leite)

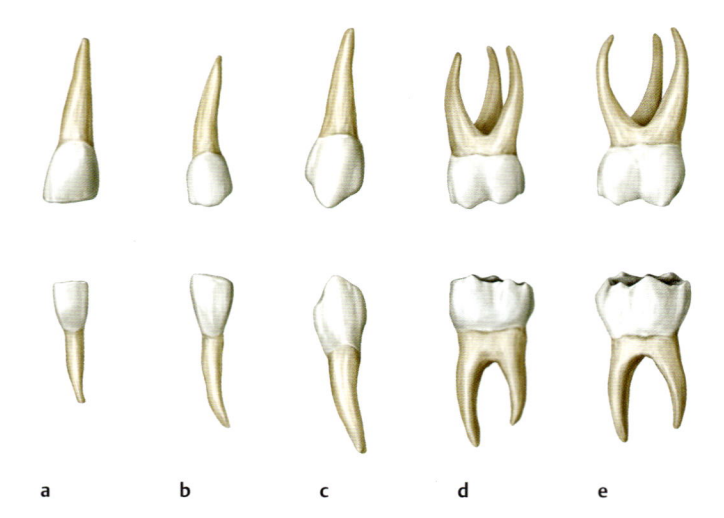

a   b   c   d   e

A Dentes decíduos da maxila e mandíbula esquerdas

A dentição decídua consiste em somente 20 dentes. Distinguimos:

a Dente incisivo medial (dente incisivo I).
b Dente incisivo lateral (dente incisivo II).
c Dente canino.
d 1º Dente molar (dente molar I).
e 2º Dente molar (dente molar II).

Para diferenciar os dentes decíduos dos dentes permanentes, a numeração dos dentes decíduos na fórmula dentária (ver **D**) começa com o número 5 em vez do número 1, *i.e.*, a metade direita da maxila recebe o número 5 etc.

B Valores médios dos tempos de irrupção dentária (segundo Rauber/Kopsch)

A irrupção dos dentes decíduos é chamada 1ª dentição, e a dos dentes permanentes, 2ª dentição. A última coluna mostra a sequência em relação à irrupção dentária. Exemplo: na 2ª dentição, o dente molar anterior (dente 6) irrompe primeiro ("molar de seis anos").
Observação: Os dentes decíduos estão numerados com algarismos romanos, enquanto os permanentes estão numerados com algarismos arábicos.

1ª Dentição	Dente	Irrupção do dente	Sequência
	I	6º-8º mês	1
	II	8º-12º mês	2
	III	15º-20º mês	4
	IV	12º-16º mês	3 "1º Dente molar decíduo"
	V	20º-40º mês	5 "2º Dente molar decíduo"

2ª Dentição	Dente	Irrupção do dente	Sequência
	1	6º-9º ano	2
	2	7º-10º ano	3
	3	9º-14º ano	5
	4	9º-13º ano	4
	5	11º-14º ano	6
	6	6º-8º ano	1 "Dente molar de seis anos"
	7	10º-14º ano	7 "Dente molar de 12 anos"
	8	16º-30º ano	8 "Dente serotino"

Recém-nascido

6 meses

1 ano

2 anos e meio

4 anos

6 anos

8 anos

10 anos

12 anos

C Irrupção de dentes decíduos e permanentes

A irrupção dentária foi exemplificada na maxila esquerda (dentes decíduos em preto, dentes permanentes em vermelho). O conhecimento das idades de irrupção dos dentes é clinicamente importante, visto que esses dados permitem o diagnóstico de retardo de crescimento em crianças.

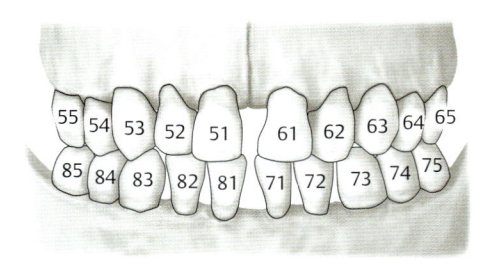

D Fórmula dentária da dentição decídua

E Dentes decíduos (dentes de leite) e brotamentos dos dentes permanentes na maxila e na mandíbula de uma criança de seis anos

a e **b** Vista anterior; **c** e **d** Vista da esquerda. A lâmina óssea anterior sobre as raízes dos dentes decíduos foi removida, e os brotamentos dos dentes permanentes (em azul-claro) tornam-se visíveis. Essa idade foi escolhida porque aqui todos os dentes decíduos* irromperam e ainda estão completos; ao mesmo tempo o dente molar anterior começa a irromper como primeiro dente permanente (ver **C**).

*decíduo = temporário

a

- Forame infraorbital
- Espinha nasal anterior
- Dente pré-molar 2
- Dente pré-molar 1
- Dente canino
- Sutura intermaxilar
- Dente molar II
- Dente molar I
- Dente incisivo 2
- Dente incisivo I
- Dente incisivo II
- Dente canino

b

- Dente canino
- Dente incisivo I
- Dente incisivo II
- Dente molar I
- Dente molar II
- Dente molar 1
- Dente molar 2
- Dente pré-molar 2
- Dente pré-molar 1
- Forame mentual
- Dente incisivo 1
- Dente incisivo 2
- Dente canino

c

- Dente canino
- Dente incisivo 2
- Dente pré-molar 1
- Dente incisivo I
- Dente incisivo II
- Dente canino
- Dente molar I
- Dente molar 2
- Dente pré-molar 2
- Dente molar 1
- Dente molar II

d

- Dente molar II
- Dente molar I
- Dente molar 1
- Dente canino
- Dente incisivo II
- Dente incisivo 1
- Dente incisivo 2
- Dente canino
- Dente pré-molar 1
- Dente pré-molar 2
- Dente molar 2

2.25 Desenvolvimento Dentário (Odontogênese)

A Brotos dentários iniciais na mandíbula de um embrião humano

Vista de uma mandíbula no início da 7ª semana embrionária (o corte coronal está localizado na altura do capuz do esmalte do 2º molar decíduo). Os primeiros sinais morfológicos detectáveis para o início do desenvolvimento dentário são os espessamentos epiteliais limitados em uma região. Eles seguem em forma de ferradura paralelo às margens dos lábios (chamados lâminas dentárias odontogênicas) e crescem em embriões humanos de 5 semanas no mesênquima da mandíbula e da maxila (comparar com **Ba**). Aqui a margem livre dessa chamada *lâmina dentária geral* espessa-se em ambos os lados, de mesial para distal, gradualmente até cada 5 botões dentários e epiteliais, correspondendo aos 10 dentes decíduos em cada maxila. Cada um desses botões epiteliais se transforma mais tarde em órgão do esmalte, primeiro em forma de capuz depois em forma de sino (capuz do esmalte e campânula do esmalte) (comparar **Bb** e **c**).

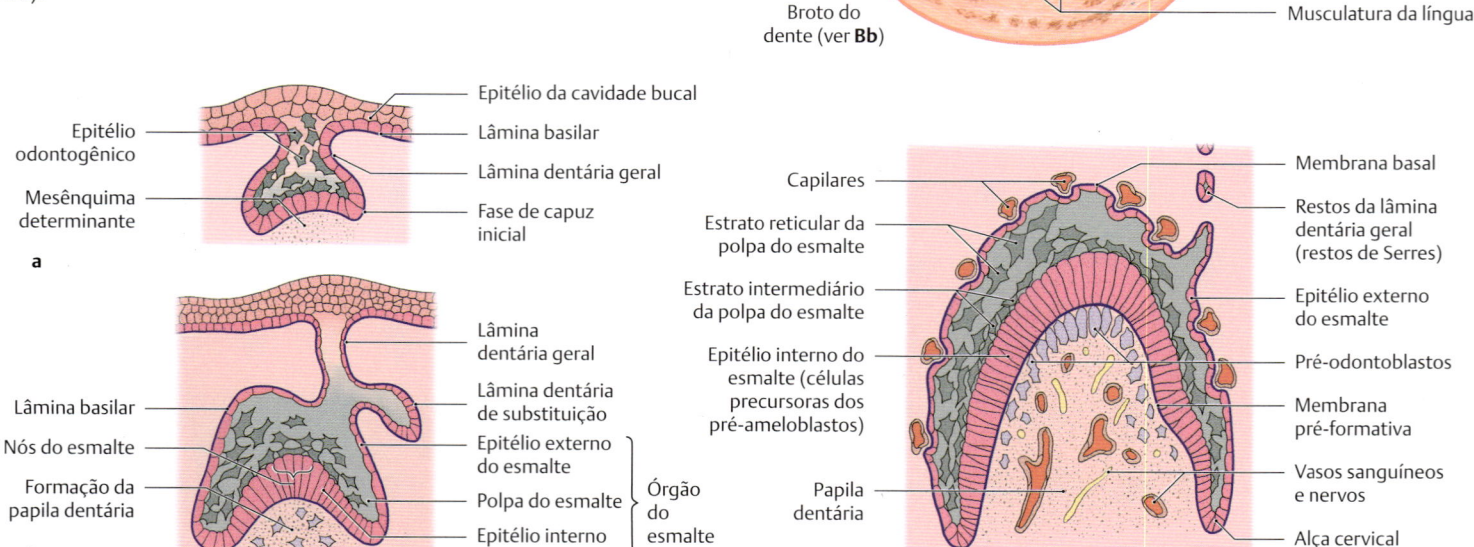

B Desenvolvimento inicial dos dentes e formação do broto do dente

a Fase de capuz inicial; **b** Fase de capuz tardia; **c** Fase se campânula (de Weiss).

O desenvolvimento inicial dos dentes decíduos no ser humano começa na 5ª semana embrionária e dura até a formação de substâncias duras do dente com cerca dos 3 meses (15 a 19ª semana embrionária).

Fase de capuz inicial: Com a intensiva proliferação celular no epitélio odontogênico, surgem nas regiões descritas agrupamentos celulares em forma de botão e de **capuz**. Eles se aprofundam em locais distantes do epitélio cada vez mais côncavos e formam, para longe da margem, o determinado mesênquima (ver **C**).

Fase de capuz tardia:

- No órgão do esmalte, são distinguidos os epitélios externo e interno do esmalte e a polpa do esmalte localizada entre eles. As células do epitélio interno do esmalte tornam-se cada vez mais colunares na região das depressões basais, especialmente na região do nó do esmalte, e cada vez mais planas na região do epitélio externo do esmalte. Na polpa do esmalte, as células se separam ainda mais pela maior produção de matriz extracelular
- A partir da margem livre palatina (maxila) e lingual (mandíbula) da lâmina dentária geral, desenvolve-se a chamada *lâmina dentária de substituição*, da qual posteriormente são formados os dentes permanentes da segunda dentição (os chamados "dentes de substituição").

Observação: Os posteriores dentes molares distais aos dentes decíduos (molares da dentição permanente) surgem do movimento distal da *lâmina dentária geral*.

Fase de campânula:

- A *polpa do esmalte* torna-se mais volumosa e divide-se em um *estrato reticular* frouxo e um *estrato intermediário* denso, localizado no epitélio interno do esmalte
- O tecido mesenquimal circundado pelo órgão do esmalte condensa-se na *papila dentária*. Na papila dentária desenvolvem-se vasos sanguíneos e fibras nervosas. Posteriormente, forma-se a *polpa dentária*
- Induzidas pela papila dentária, as células do esmalte interno do epitélio desenvolvem-se nas células precursoras do formador do esmalte (*pré-ameloblastos*). Sob sua influência, as células mesenquimais diretamente adjacentes se arranjam em uma faixa epitelioide, os futuros formadores da dentina (*pré-odontoblastos*)
- A *membrana basal* entre os pré-ameloblastos e os pré-odontoblastos espessa-se para formar a *membrana pré-formativa*. Na região da alça cervical, a membrana basal do epitélio interno do esmalte segue em continuidade com a membrana basal do epitélio externo do esmalte e assim cobre toda a superfície do órgão do esmalte. O seu suprimento é assegurado pelos capilares externos na membrana basal
- A conexão com a lâmina dentária geral torna-se cada vez mais porosa e dissolve-se completamente até restarem algumas sobras (restos de Serres)
- A campânula do esmalte e a papila dentária são circundadas por um tecido mesenquimal frouxo, que, sob a expansão do broto dentário crescente, se espessa formando uma *bolsa dentária*, que mais tarde se desenvolve no sistema de suporte do dente (ver **E**).

Um pouco antes de iniciar a formação da substância dura do dente (comparar com **D**), o broto dentário é composto pelo *órgão do esmalte em forma de sino*, pela *papila dentária* e pelo *saco dentário*.

C Interação epitélio-mesênquima

O desenvolvimento dos dentes decíduos é o resultado da interação de um ectoderma superficial (epitélio da cavidade oral primitiva = estomodeu) e do mesênquima localizado abaixo (a partir da lâmina neural craniana). Desenvolvem-se faixas celulares altamente especializadas, os odontoblastos e os ameloblastos. Por meio de fatores de diferenciação e de crescimento secretores parácrinos (p. ex., BMP = proteínas morfogenéticas do osso, FGF = fatores de crescimento de fibroblasto, SHh = *Sonic hedgehog*), inicia-se, então, a secreção das substâncias duras do dente, pré-dentina e matriz do esmalte (ver **D**).

Observação: Os fatores de crescimento e diferenciação concentram-se nos chamados nós do esmalte (ver **Bb**), os espessamentos pontuais do esmalte, que representam o broto de um dente decíduo. Os nós do esmalte têm, com isso, uma função de sinalização para o desenvolvimento dentário individual (p. ex., para a forma da coroa e quantidade de cúspides da coroa) e são semelhantes, por exemplo, às lâminas laterais ectodérmicas que controlam o crescimento dos brotos dos membros.

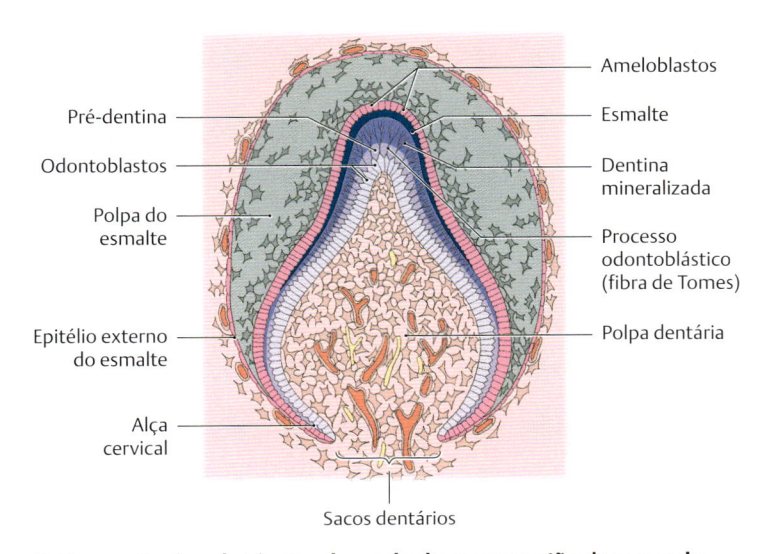

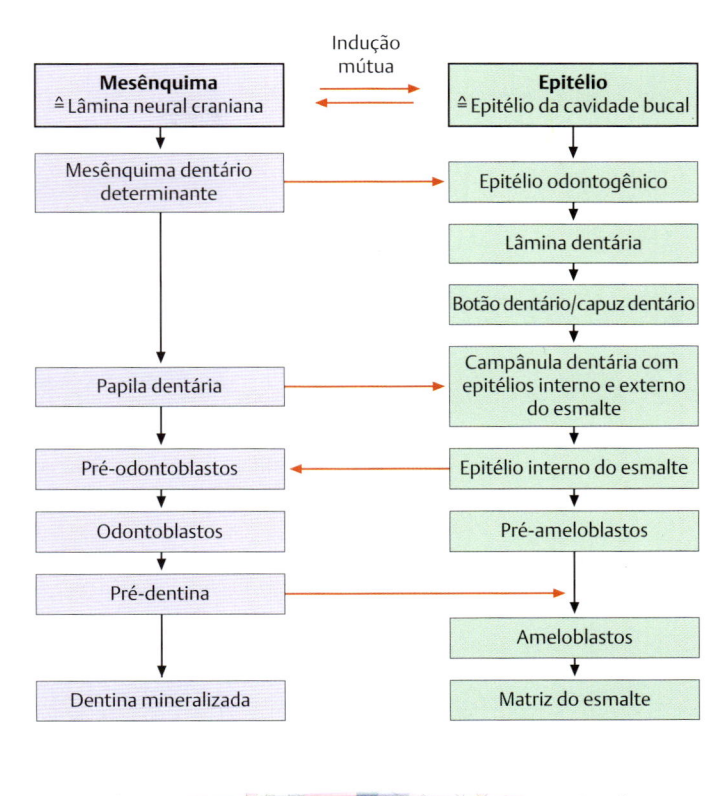

D Formação de substâncias duras do dente na região da coroa do dente

A formação de substâncias duras do dente na região da coroa é – como no início do desenvolvimento – o resultado de uma cadeia de processos de indução mútua (ver **Ba-c**). Sob a influência de uma membrana basal espessada (membrana pré-formativa, ver **Bc**), os pré-odontoblastos se diferenciam em *odontoblastos* e iniciam a síntese da *matriz orgânica da dentina* (*pré-dentina*), que é depositada na direção da membrana basal. Isso, por sua vez, induz a diferenciação dos pré-ameloblastos em *ameloblastos secretores*. Eles iniciam, assim que a dentina da 1ª posição é mineralizada, com a distribuição da matriz orgânica do esmalte. Com a desintegração da membrana basal, o esmalte e a dentina tornam-se diretamente adjacentes, enquanto a deposição sempre começa incisal ou oclusal e se espalha gradualmente para o colo do dente. Com formação continuada de ambas as substâncias duras do dente, os odontoblastos e ameloblastos se afastam em direções opostas. Os ameloblastos secretam prismas de esmalte colunares, que mais tarde mineralizam e crescem de forma apositiva a partir da fronteira esmalte-dentina contra a superfície. Desta forma, os ameloblastos são deslocados cada vez mais para o exterior e mais tarde se decompõem com a passagem do dente. Como resultado, o esmalte é livre de células e não pode ser reproduzido. Também os odontoblastos crescem novamente com o aumento da formação de dentina, mas deixam uma extensão fina (processo odontoblástico ou fibra de Tomes) em um túbulo dentinário, que atravessa toda a camada de dentina. Os odontoblastos pós-mitóticos encontram-se com o seu corpo celular na fronteira polpa-dentina e podem formar, ao longo da vida, nova dentina (dentina secundária ou terciária).

Observação: Enquanto a formação da coroa nos dentes decíduos é completa entre o 2º e 6º mês de vida, a formação da raiz do dente termina, na 1ª dentição, cerca de 2 a 3 anos após a sua irrupção.

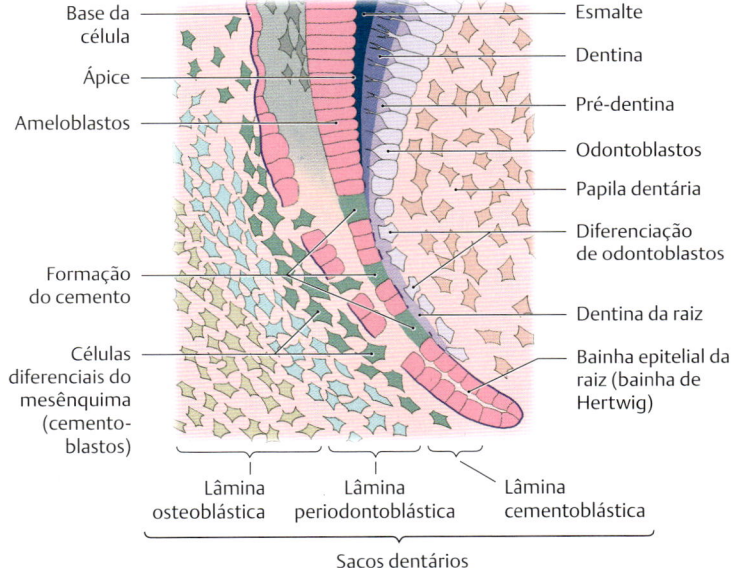

E Formação da raiz do dente e diferenciação do saco dentário

A formação da raiz do dente começa quando o esmalte e a dentina na região da coroa estão essencialmente desenvolvidos. Eles se organizam ao longo da bainha epitelial da raiz (bainha de Hertwig). Esta se desenvolve como epitélio de duas camadas (os epitélios interno e externo do esmalte se localizam consecutivamente, não há polpa do esmalte) das alças cervicais na região do colo do dente dirigindo-se para apical. Em dentes multirradiculares, são formados, por distribuição, tubos epiteliais. A bainha da raiz induz, na papila dentária adjacente, a diferenciação de odontoblastos, que iniciam, então, a síntese da dentina da raiz. A cavidade pulpar resultante é, apicalmente, cada vez mais constrita, e originam-se um ou mais *canais radiculares (canais da raiz do dente)* para entrada e saída de vasos e nervos. Pela dissolução progressiva de bainha epitelial da raiz (de cervical para apical), as células mesenquimais do saco dentário entram em contato com a dentina da raiz e iniciam a formação do *cemento* (*lâmina cementoblástica*). Mais perifericamente, a dentina da raiz no mesênquima circundante do saco dentário induz a *lâmina periodontoblástica* (*posteriormente, ligamento periodontal, desmodonto*) e a *lâmina osteoblástica* (*futuro osso alveolar*).

2.26 Exame Radiográfico Dentário

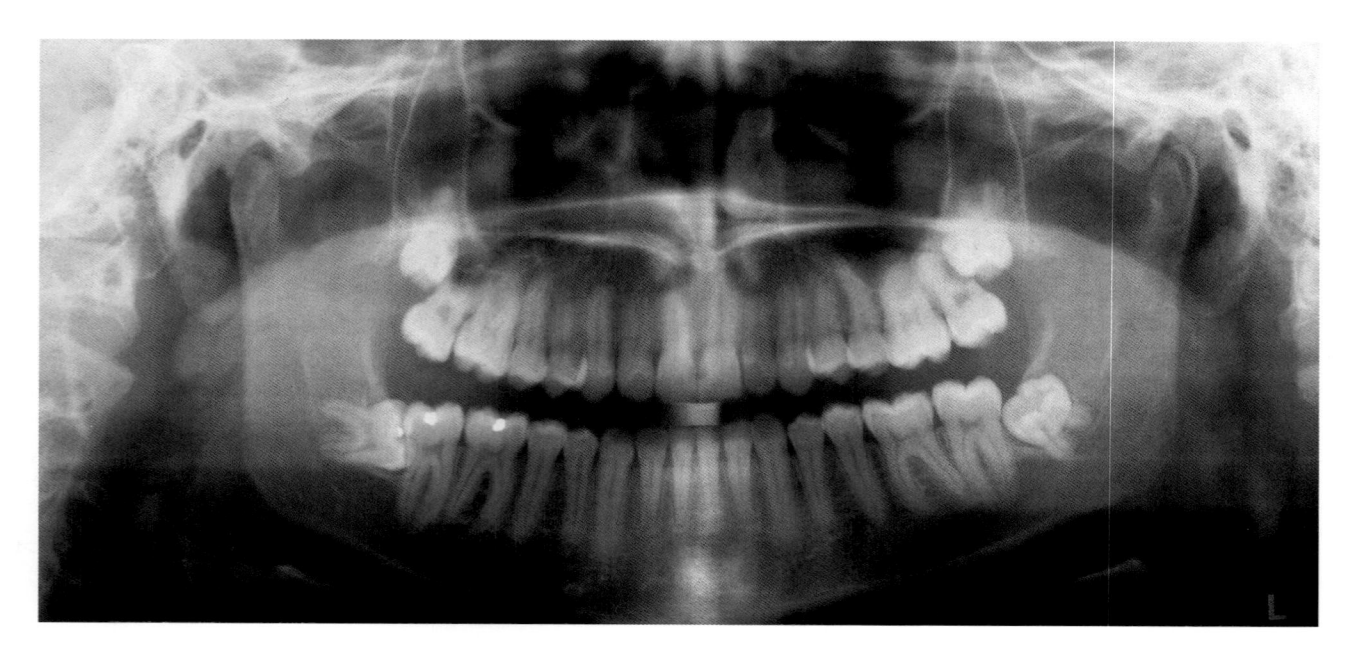

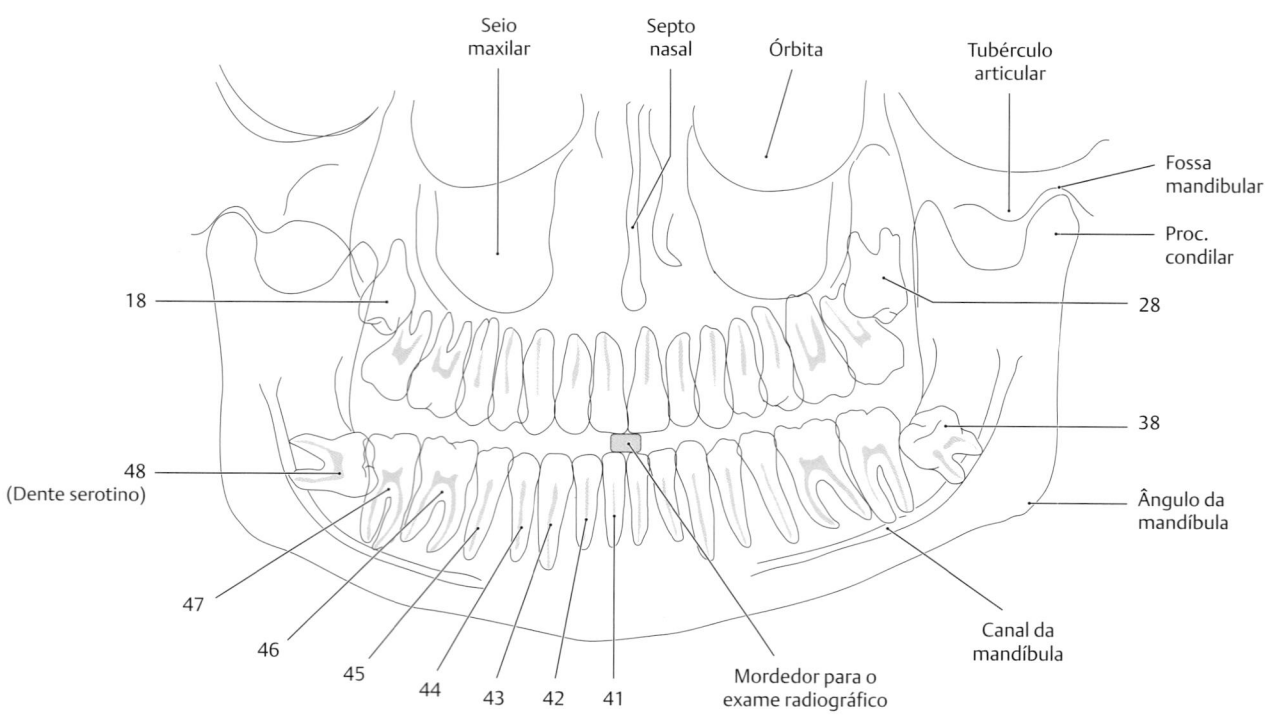

A Radiografia panorâmica

A radiografia panorâmica fornece a primeira impressão das ATM, dos seios maxilares e dos ossos, bem como do estado dos dentes (cáries, posição dos dentes serotinos). Ela segue o princípio tomográfico, *i. e.*, durante a emissão dos raios X, a fonte de radiação e o filme se movimentam em volta dos planos a serem radiografados, eliminando a nitidez das imagens das estruturas fora deste plano. De acordo com a forma da maxila e da mandíbula, o plano da radiografia panorâmica apresenta o formato de uma parábola. A dentição mostrada nesta imagem exige a extração dos quatro dentes serotinos, uma vez que eles não irromperam completamente (18, 28 e 38) ou apresentam deslocamento transversal (48), que impede a sua irrupção. Quando a radiografia panorâmica fornece indícios de cárie ou de um processo inflamatório na raiz de um dos dentes, o dentista radiografa essa região separadamente para obter resolução maior que permita um diagnóstico mais detalhado (ver **C–H**).

Além da tecnologia convencional (analógica), que usa o filme de raios X como receptor de imagem, a técnica radiográfica digital é cada vez mais usada; nela, um sensor converte os raios X absorvidos em sinais digitais e os torna visíveis na tela do computador. Uma grande vantagem desta técnica é a redução da exposição à radiação graças aos tempos de exposição mais curtos e a mais fácil transferência de dados.

Observação: Os dentes incisivos superiores são mais largos do que os dentes incisivos inferiores, levando à articulação entre as cúspides dos dentes (ver p. 53). (Agradecemos ao Departamento de Radiografia Odontológica, UKE Hamburg-Eppendorf, Prof. Dr. med. dent. U. J. Rother/Dr. Christian Scheifele, pelo fornecimento da imagem de radiografia desta página.)

B Radiografia de dentes individuais

As radiografias de dentes individuais são imagens radiográficas detalhadas de cada dente individual e dos dentes adjacentes. Geralmente são produzidos *registros ortorradiológicos*, em que o feixe de raios X emerge, verticalmente, na tangente do arco dental, então, de modo muito simplificado, em linha reta do lado externo do dente. Na radiografia, todas as estruturas que estão consecutivas no caminho do feixe também são visíveis *consecutivamente*, de modo que elas se sobrepõem. Em dentes multirradiculares, canais radiculares individuais, por exemplo, não podem ser avaliados com precisão (ver **C**). Isso pode ser conseguido somente por meio dos chamados *registros excêntricos*, nos quais os raios X emergem em determinado ângulo na tangente do arco dental, de modo que as estruturas consecutivas são claramente distinguidas. Uma forma especial de radiografia de dentes individuais é a chamada radiografia *bitewing*, ou interproximal (ver **H**), na qual é registrado não o dente inteiro, e sim apenas a região da coroa. Como o filme de raios X é fornecido com uma aba, que recebe a mordida do paciente, os dentes da maxila e da mandíbula são vistos ao mesmo tempo, de modo que cáries escondidas, por exemplo, sobre obturações ou em superfícies de contato, também podem ser diagnosticadas.

(Agradecemos ao Sr. Dr. med. dent. Christian Friedrichs, Prática de Dentística e Endodontia, Kiel, por fornecer as imagens de radiografia desta página.)

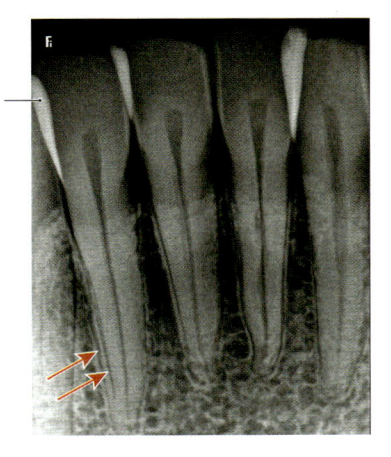

Esmalte do dente

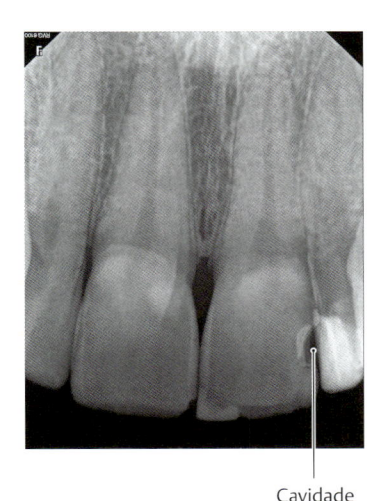

Cavidade

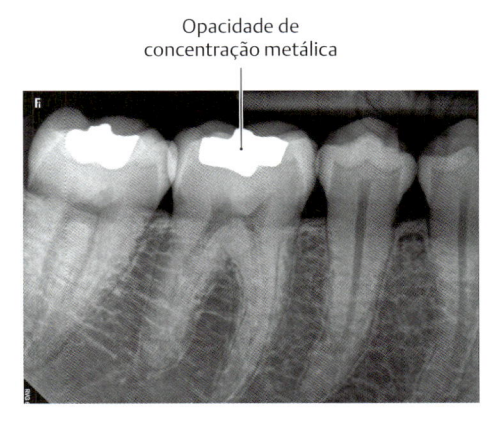

Opacidade de concentração metálica

C Maxila, frontal, dentes 32 a 42

Os dentes unirradiculares, como os incisivos mostrados aqui, também têm, em 1/3 dos casos, *dois canais radiculares*. Isso se manifesta em uma fenda parodontal dupla (ver setas)
No entanto, por meio do registro ortorradiológico, não se pode admitir com certeza se há realmente dois canais radiculares (ver **B**).

D Mandíbula, frontal, dentes 12 a 22

Translucências, como aqui no dente 21 distalmente, podem representar cáries, cavidades abertas ou – como neste caso – um material de obturação antigo, não radiopaco. O material de obturação inferior é fracamente radiopaco.

E Dentes da maxila, dentes 44 a 47

Opacidade de concentração metálica como na região da coroa dos dentes 46 e 47 pode ser produzida por *inlays* metálicos, coroas, obturações de amálgama ou cerâmicas de óxido de zinco modernas.

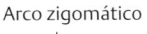

Arco zigomático

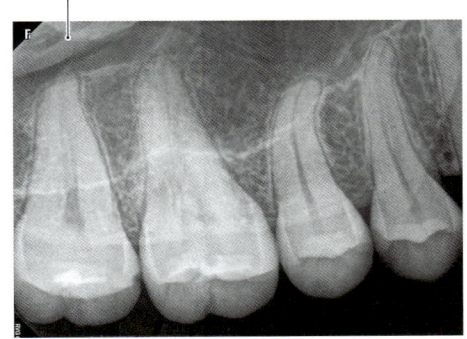

Pino de enchimento radicular   Translucência periapical

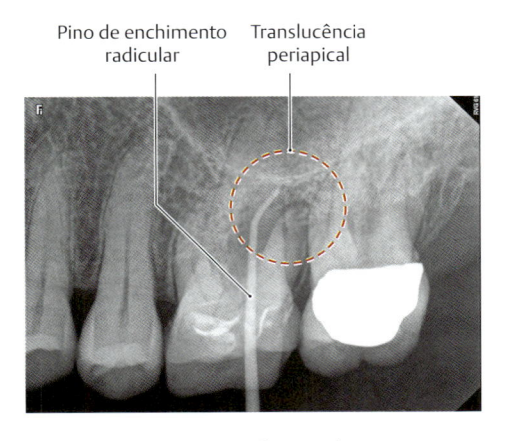

Cálculo pulpar   Cárie da dentina

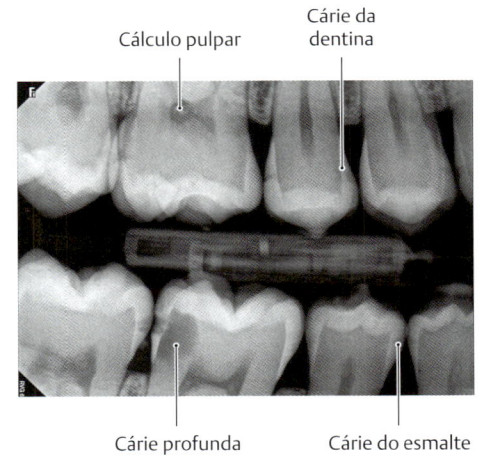

Cárie profunda   Cárie do esmalte

F Dentes posteriores da maxila, dentes 14 a 17

Na região dos dentes posteriores da maxila, frequentemente ocorre sobreposição dos dentes e arco zigomático, reconhecida aqui no canto superior esquerdo. As raízes dos molares são menos claramente mostradas nesta região.

G Dentes posteriores da maxila com achados patológicos, dentes 24 a 27

Após uma infecção do sistema do canal radicular e uma sobreposição no osso periapical, pode desenvolver-se uma fístula. Para determinar a localização exata do processo inflamatório, foi colocado aqui um pino de enchimento radicular de guta-percha do exterior para a fístula e foi obtida a imagem de radiografia. Em torno da raiz distobucal do dente 26 é reconhecido uma translucência como sinal de inflamação acentuada. O dente 27 recebe uma coroa.

H Radiografia interproximal para o diagnóstico de cárie

Um caso de cárie massiva distal no dente 46, cárie do esmalte e cárie inicial parcial da dentina nos pontos de contato em quase todos os dentes. Os pontos de contato representam, juntamente com as faces oclusais (faces de mastigação), locais comuns de predileção para cáries. Nos lumens da câmara pulpar, cálculos pulpares são parcialmente visíveis.

2.27 Anestesia Local Dentária

A Anatomia básica e técnicas de anestesia local

O conhecimento detalhado da anatomia topográfica da região de cabeça e pescoço é essencial para a aplicação de anestesia local durante tratamentos dentários. O curso do N. trigêmeo tem um significado especial neste contexto. Como predominante e maior nervo craniano sensitivo, ele supre, entre outras, as partes de uso dos dentes da maxila e da mandíbula (osso alveolar, dentes e gengivas). Além disso, o conhecimento topográfico das estruturas-guias ósseas é essencial, porque elas desempenham um papel muito maior do que os tecidos moles, especialmente para a orientação. No âmbito da anestesia local odontológica, a *anestesia por bloqueio de nervo* e a *anestesia por infiltração* são especialmente empregadas (ver a seguir). Além disso, as soluções de anestesia local contêm um vasoconstritor (como a epinefrina), que estende a duração do anestésico local, evita níveis plasmáticos tóxicos e reduz a tendência de sangramento local.

Para evitar uma injeção intravascular acidental, deve-se aspirar a cada anestesia de condução e infiltração. Os efeitos colaterais mais graves na punção acidental de um vaso são principalmente reações anafiláticas e cardiovasculares.

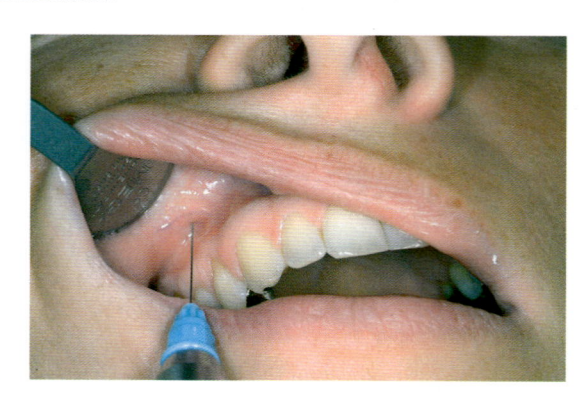

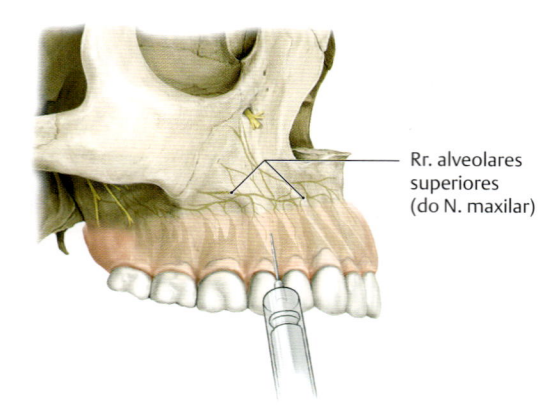

Rr. alveolares superiores (do N. maxilar)

B Princípio da anestesia por infiltração

a Técnica de injeção no paciente; **b** Representação esquemática com perda de sensibilidade.

A anestesia mais comumente usada em Odontologia é a anestesia por infiltração (para a abordagem prática, ver **C**). Ela é apropriada especialmente para tratamentos na maxila, pois a estrutura óssea predominantemente esponjosa da maxila, com a sua parte compacta extremamente fina, permite uma difusão da substância ativa através do osso até o ápice dos dentes. Na anestesia por infiltração, as terminações nervosas, que fornecem a área sensível a ser tratada, são banhadas com solução de anestésico local e são, portanto, bloqueadas. A aplicação é geralmente supraperiosteal na região apical do dente a ser tratado.

Observação: Em virtude da estrutura óssea cortical muito mais densa na mandíbula, a difusão é grandemente reduzida, especialmente na área do molar. Com base nisso, aplica-se especialmente a anestesia de bloqueio de nervo no tratamento de dentes mandibulares (ver **D** e **E**).

C Abordagem prática na anestesia por infiltração

- Apresentação do local de injeção, segurando e apertando os tecidos moles
- Penetração da túnica mucosa na região do sulco gengivolabial próximo do ápice
- Alinhamento da agulha ao osso
- Avanço da agulha até o contato com o osso, paralelo ao eixo do dente em um ângulo de 30° com a superfície do osso
- Aspiração
- Injeção lenta da solução anestésica local (1 mℓ/30 s) sob o contato com o osso
- Remoção da seringa da cavidade oral
- Espera do influxo com a observação do paciente

D Anestesia de bloqueio de nervo frequentemente aplicada no tratamento dentário, oral e maxilofacial (áreas de cobertura dos nervos individuais e representação dos locais de injeção associados)

(De Daubländer M. Lokalanästhesie in der Zahn-, Mund-, und Kieferheilkunde. In van Aken H, Wulf H. Lokalanästhesie, Regionalästhesie, Regionale Schmerztherapie. 3. Aufl. Stuttart: Thieme, 2010)

O objetivo da anestesia de bloqueio de nervo é a supressão reversível de um nervo periférico sensitivo completo. Aqui é crucial a colocação exata de um volume suficiente em forma de um depósito em estreita relação topográfica com o nervo correspondente, por exemplo, antes da sua entrada ou depois da sua saída do canal ósseo.

Nervo	Área de inervação	Local da injeção	Volume
Maxila			
N. infraorbital	Processo alveolar, túnica mucosa vestibular e dentes na região frontal da maxila, lábio superior, lateral do nariz e parte anterior da bochecha	Forame infraorbital	1 a 1,5 mℓ
N. nasopalatino	Túnica mucosa do palato na região dos incisivos	Forame incisivo	0,1 a 0,2 mℓ
N. palatino maior	Túnica mucosa do palato até a região do canino do lado afetado	Forame palatino maior	0,3 a 0,5 mℓ
Nn. alveolares maxilares posteriores	Processo alveolar, túnica mucosa vestibular e dentes na região dos molares	Túber da maxila	1 a 1,8 mℓ
Mandíbula			
N. alveolar inferior	Processo alveolar, túnica mucosa da língua e dentes da metade correspondente da mandíbula, túnica mucosa vestibular e região dos dentes frontais	Forame da mandíbula	1,5 a 2 mℓ
N. bucal	Túnica mucosa vestibular na região dos dentes molares	Canto anterior do ramo da mandíbula ascendente	0,5 mℓ
N. mentual	Túnica mucosa vestibular na região dos dentes frontais	Forame mentual	0,5 a 1 mℓ

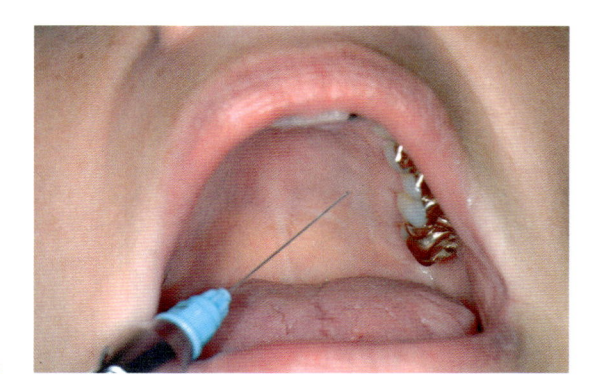
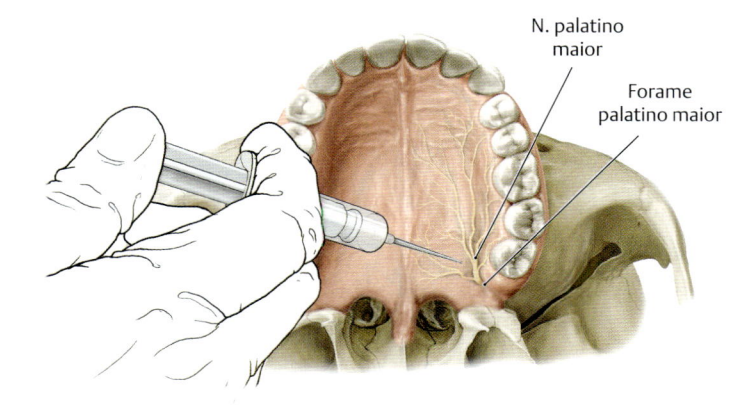

a

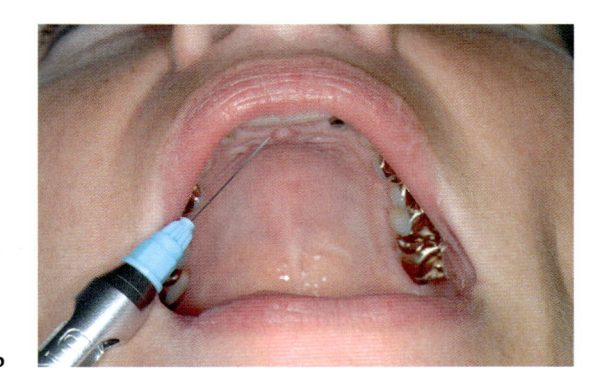
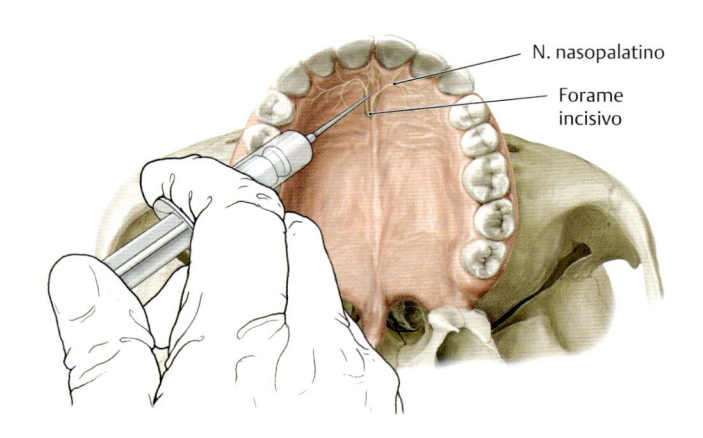

b

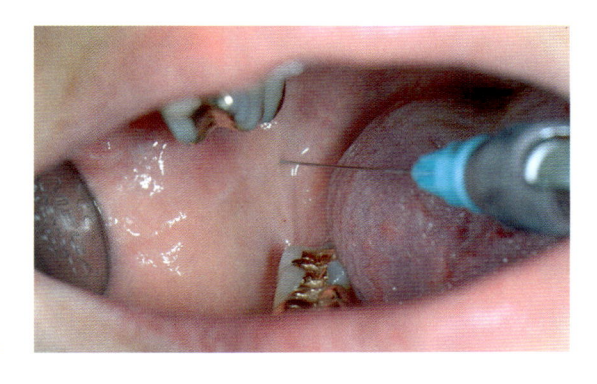
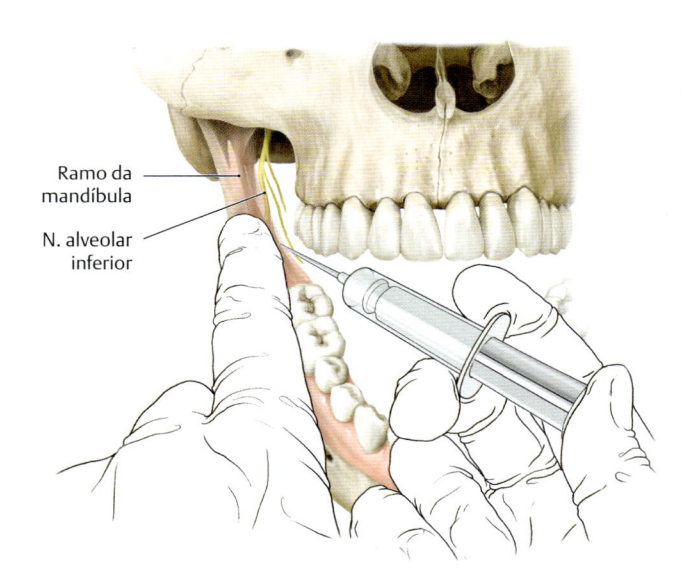

c

E Local de injeção da anestesia de bloqueio de nervo na maxila e na mandíbula (Fotos de Daubländer M. Lokalanästhesie in der Zahn-, Mund-, und Kieferheilkunde. In van Aken H, Wulf H. Lokalanästhesie, Regionalästhesie, Regionale Schmerztherapie. 3. Aufl. Stuttgart: Thieme, 2010)

a Forame palatino maior (N. palatino maior)

Indicações: tratamento doloroso na região da túnica mucosa palatina e do osso na região dos molares e pré-molares de uma metade da mandíbula.

Procedimento: o anestésico local deve ser aplicado o mais próximo possível do forame palatino maior (em crianças, no palato próximo ao 1º molar, em adultos, mais distalmente, na altura do 2º-3º molar). Com a boca bem aberta e a cabeça reclinada, a agulha é inserida – a partir da região pré-molar do lado contralateral – em um ângulo de 45° na superfície do palato até o contato com o osso.

Atenção: se a injeção for aplicada muito distalmente, ocorre a anestesia do palato mole ipsolateral, o que causa sensação desagradável ao paciente (problemas de deglutição!).

b Forame incisivo (N. nasopalatino)

Indicações: tratamento doloroso na região do terço palatino frontal (até o dente canino esquerdo e direito).

Procedimento: com a boca bem aberta e a cabeça reclinada, a agulha – a partir da lateral – é inserida diretamente junto à papila incisiva (elevação da túnica mucosa sobre o forame incisivo, no palato) cerca de 1 cm à margem gengival do dente, medial e distal.

Atenção: túnica mucosa irregular requer alta pressão de aplicação.

c Forame da mandíbula (N. alveolar inferior)

Indicações: tratamento doloroso na região dos dentes da mandíbula, bem como a túnica mucosa da boca mesial ao forame mentual.

Procedimento: com a boca do paciente bem aberta, o dentista palpa, com o dedo indicador – na linha dentária horizontal – o canto anterior do ramo da mandíbula ascendente. A cânula – a partir da região dos pré-molares do lado oposto – é inserida cerca de 1 cm acima do plano de oclusão, lateral à prega pterigomandibular, e alcança em cerca de 2,5 cm – cranial à língula da mandíbula – o forame da mandíbula.

Atenção: em crianças, o forame da mandíbula está localizado na altura do plano de oclusão.

65

2.28 Articulação Temporomandibular

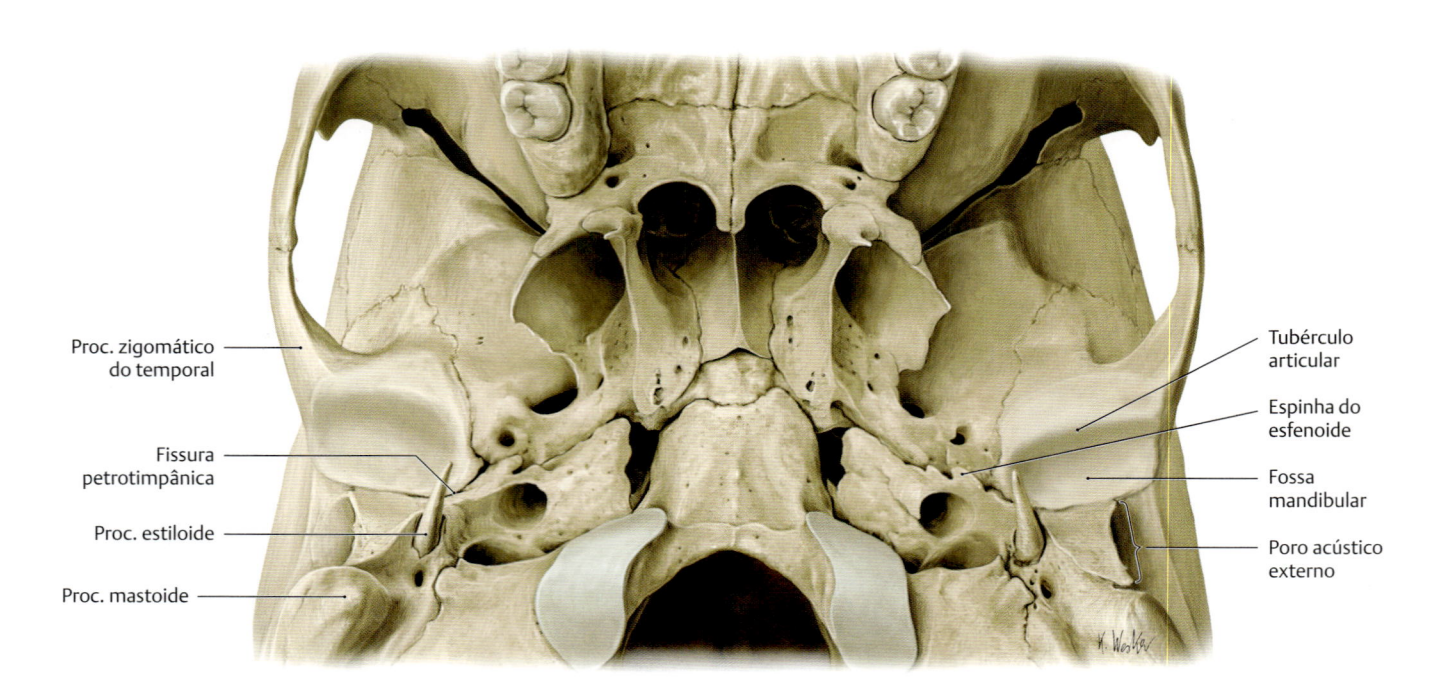

A Fossa mandibular da articulação temporomandibular, externamente, na base do crânio

Vista inferior. Na ATM a cabeça da mandíbula encaixa na fossa mandibular, na parte escamosa do temporal. Anteriormente à fossa mandibular situa-se o tubérculo articular. O pequeno tamanho da cabeça articular (ver **B**) em relação à fossa mandibular garante o seu movimento. Diferentemente das outras faces articulares, a fossa mandibular é revestida por cartilagem fibrosa e não hialina. Portanto, não apresenta um limite tão bem definido como nas outras articulações. Posteriormente à fossa mandibular situa-se o poro acústico externo. Essa proximidade explica por que um forte traumatismo na mandíbula pode lesar o meato acústico.

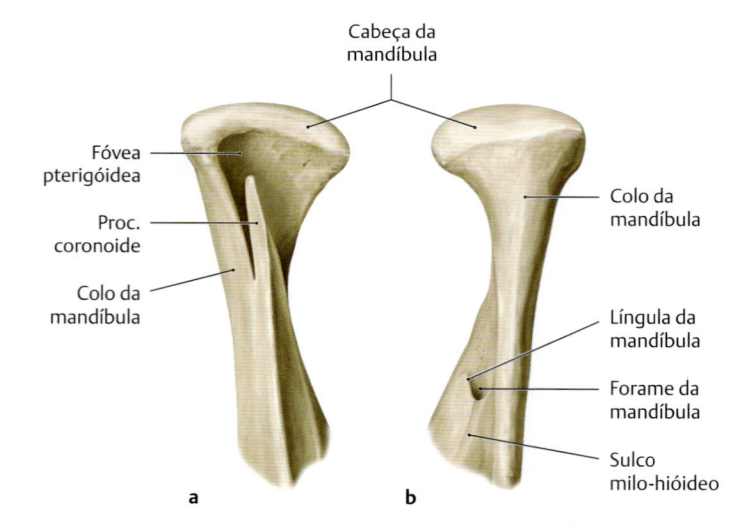

B Cabeça da mandíbula na ATM direita

Vistas anterior (**a**) e posterior (**b**). A cabeça da mandíbula não é somente muito menor do que a fossa mandibular, mas também é cilíndrica. A forma cilíndrica aumenta ainda mais a sua mobilidade, visto que permite movimentos de rotação em volta de um eixo vertical.

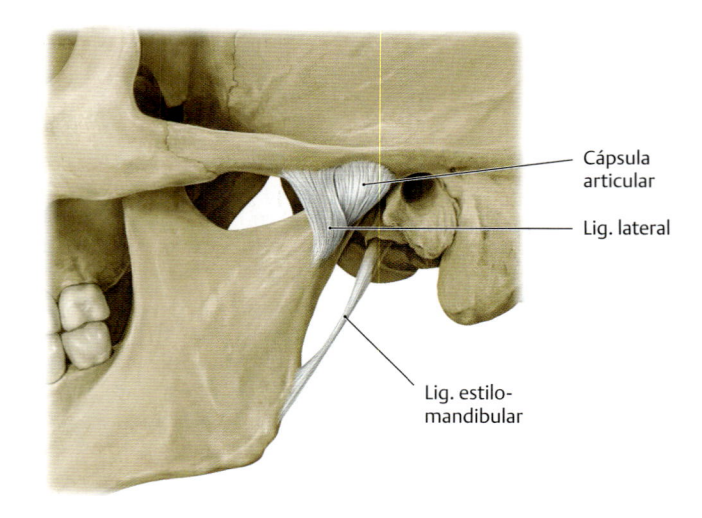

C Articulação temporomandibular esquerda com ligamentos

Vista lateral. A ATM é envolvida por uma cápsula frouxa (risco de luxação!), que se estende posteriormente até a fissura petrotimpânica (ver **A**). Ela é estabilizada por três ligamentos. Nesta figura observa-se o mais espesso, o ligamento lateral, que recobre a cápsula e é entrelaçado com ela, e o Lig. estilomandibular, que é mais delgado.

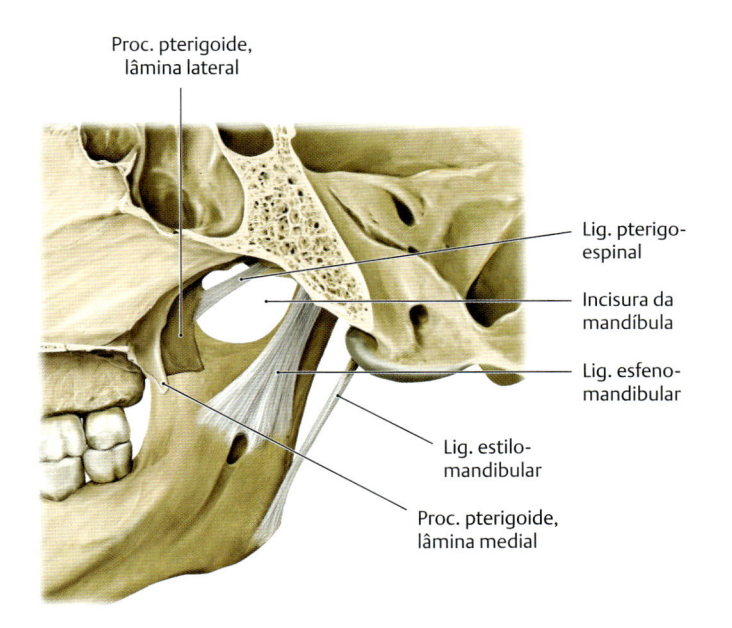

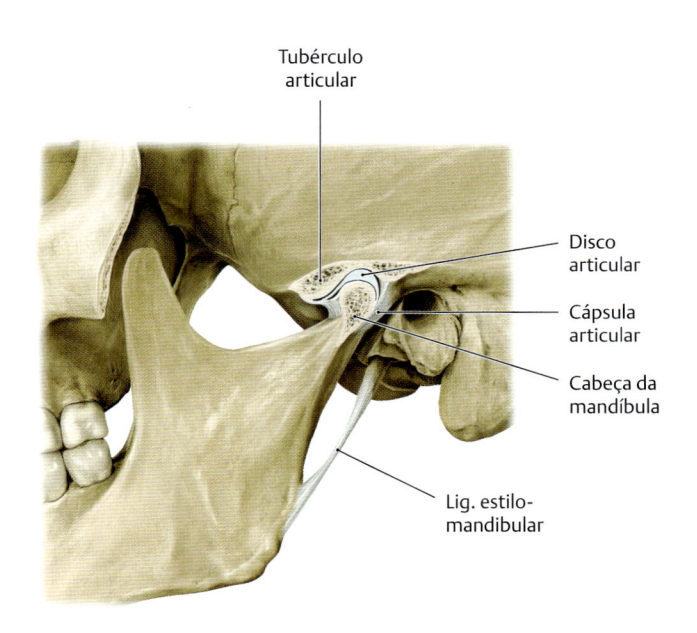

D Articulação temporomandibular direita com ligamentos
Vista medial. Nesta imagem, pode-se observar o Lig. esfenomandibular, que se estende da espinha do esfenoide (ver **A**) para dentro do ramo da mandíbula.

E Articulação temporomandibular esquerda aberta
Vista lateral. A cápsula estende-se posteriormente até a fissura petrotimpânica, não visualizada aqui. Observa-se um disco articular entre a cabeça e a fossa mandibular, unido à cápsula em toda a volta.

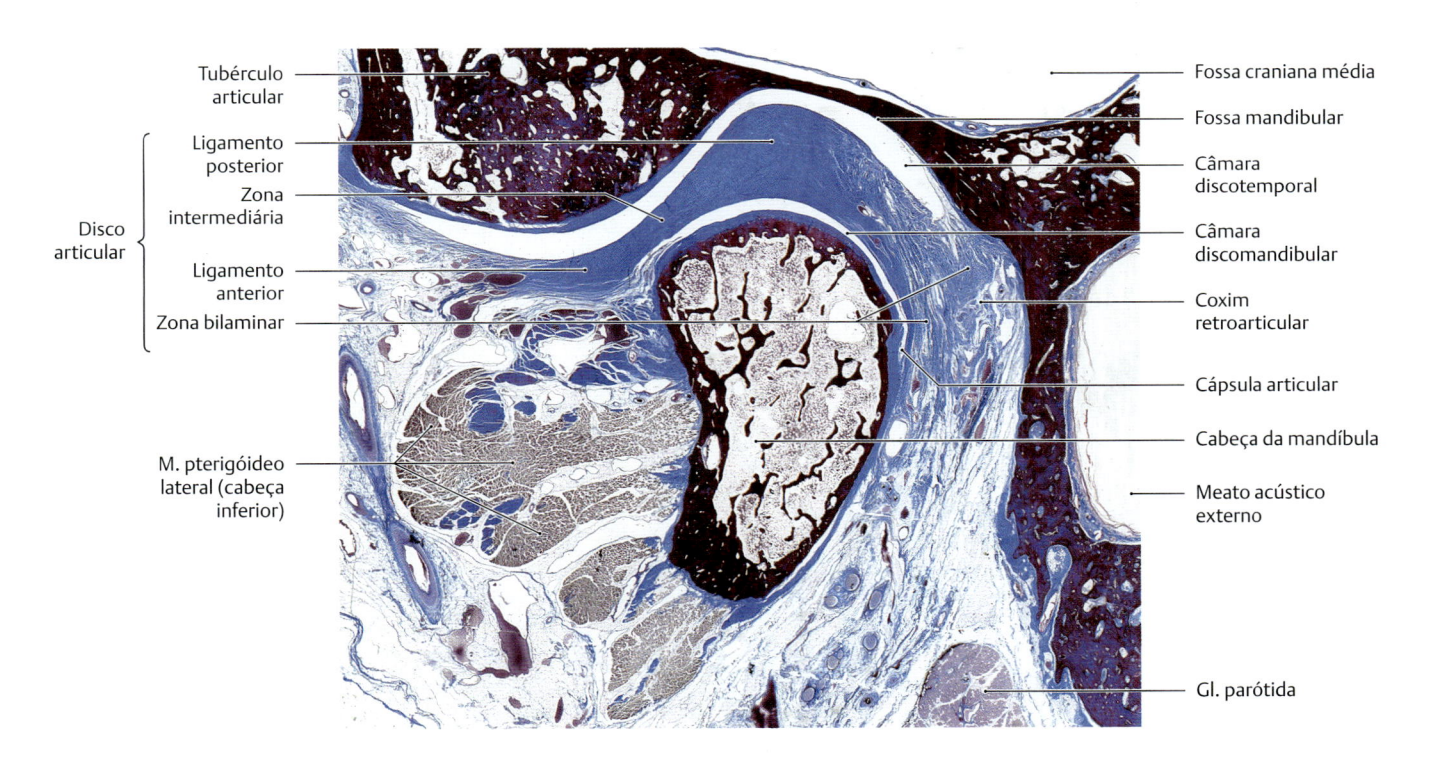

F Histologia da articulação temporomandibular
Corte sagital da região lateral da mandíbula humana, vista lateral. (Preparação original: Prof. Dr. M. Schünke, coloração: Azan, espessura de corte 10 μm.)

O disco articular divide a ATM em duas câmaras articulares completamente separadas, uma câmara craniana "discotemporal" e uma câmara caudal "discomandibular". No disco, distingue-se uma seção anterior avascular, rica em fibras de colágeno, de uma seção posterior vascularizada. Enquanto a seção anterior tem, em sua totalidade, uma forma bicôncava, com um ligamento anterior e posterior e uma zona intermediária, a seção posterior divide-se em duas lâminas (a chamada *zona bilaminar*). A lâmina superior contém fibras elásticas e se insere na região da fissura petroescamosa, a lâmina inferior segue para o colo da mandíbula. Entre as duas lâminas está o chamado *coxim retroarticular*. A cápsula articular é completamente fraca e é lateral e medialmente protegida pelos ligamentos colaterais (ver **C**) (não seccionados na figura).

Observação: Enquanto a cabeça inferior do M. pterigóideo lateral se insere no Proc. condilar (colo da mandíbula), a cabeça superior do músculo dirige-se para o ligamento anterior do disco articular (não visto na imagem).

2.29 Biomecânica da Articulação Temporomandibular

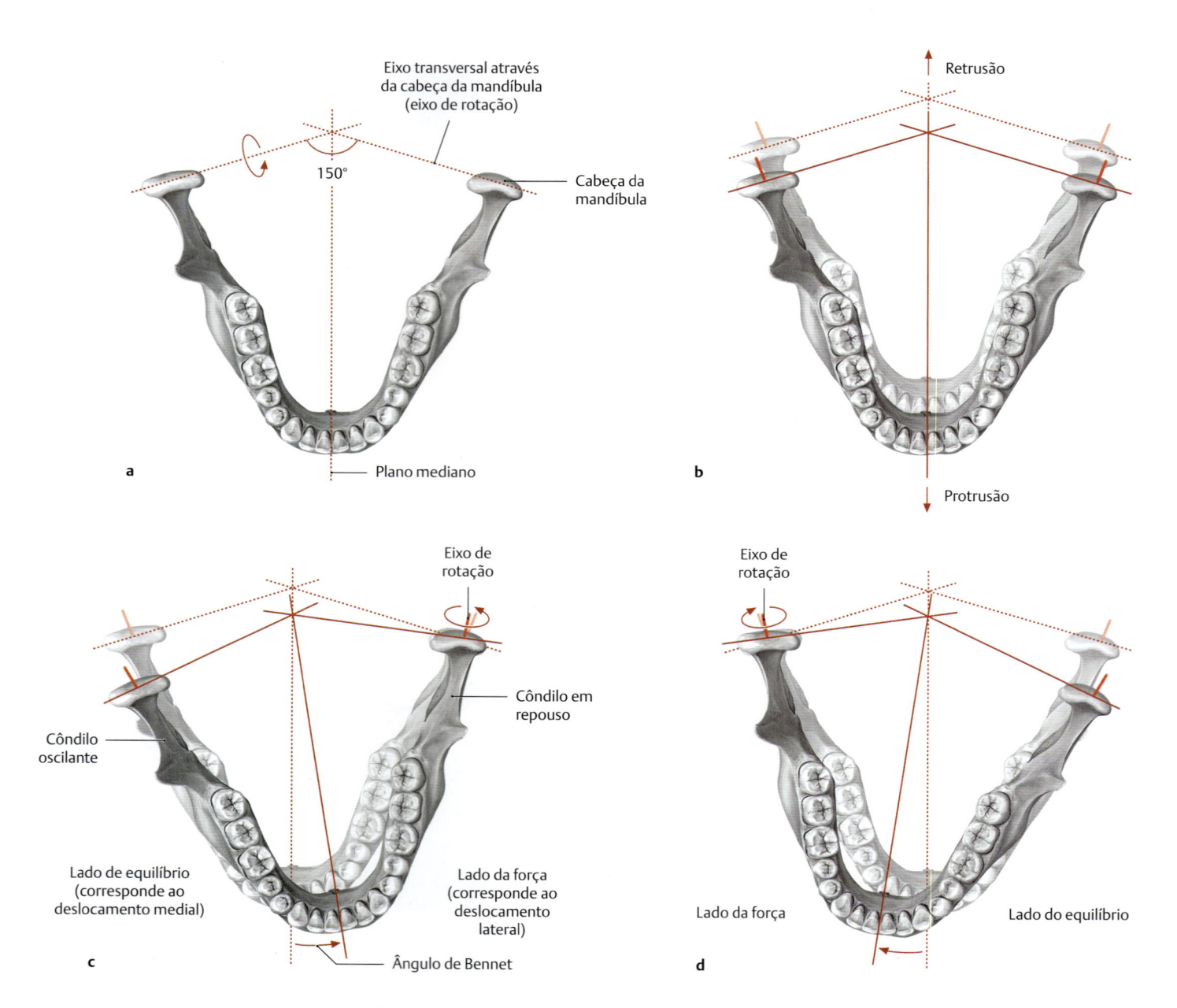

A Movimentos da mandíbula na articulação temporomandibular
Vista superior. A maioria dos movimentos da articulação temporomandibular é combinada e se baseia em três deslocamentos básicos:

- Rotação (abertura e fechamento da boca)
- Translação e
- Trituração.

a Rotação. Os eixos articulares da rotação estendem-se transversalmente pelas duas cabeças da mandíbula. Ambos os eixos se cruzam em um ângulo de cerca de 150° que varia entre indivíduos (de 110 a 180°). Neste movimento, a ATM é um gínglimo (abdução [abaixamento] e adução [levantamento] da maxila). Este movimento puro de rotação ocorre no ser humano somente durante o sono, com a boca levemente aberta (ângulo de abertura até cerca de 15°, ver **Bb**). Quando a boca se abre mais do que 15°, o movimento é combinado com translação.

b Translação. A mandíbula é empurrada para a frente ou puxada para trás (protrusão e retrusão, respectivamente). Os eixos deste movimento estendem-se paralelamente ao eixo mediano pelo centro da cabeça da mandíbula.

c Trituração na ATM esquerda. Neste movimento distinguem-se um côndilo em repouso e um côndilo oscilante. O côndilo em repouso (esquerdo), do lado da força, roda em volta de um eixo vertical projetado através da cabeça da mandíbula (também um eixo de rotação), enquanto o côndilo oscilante, do lado direito, oscila para a frente e para dentro, no sentido de uma translação. A amplitude da oscilação da mandíbula é medida em graus e chamada ângulo de Bennet. Durante a oscilação da mandíbula ocorre um desvio lateral do lado da força aplicada (direito) e um desvio medial do lado esquerdo.

d Trituração na ATM direita. Aqui a articulação temporomandibular direita representa o lado da força. O côndilo em repouso roda pelo eixo de rotação vertical, enquanto o côndilo esquerdo oscila para a frente e para dentro.

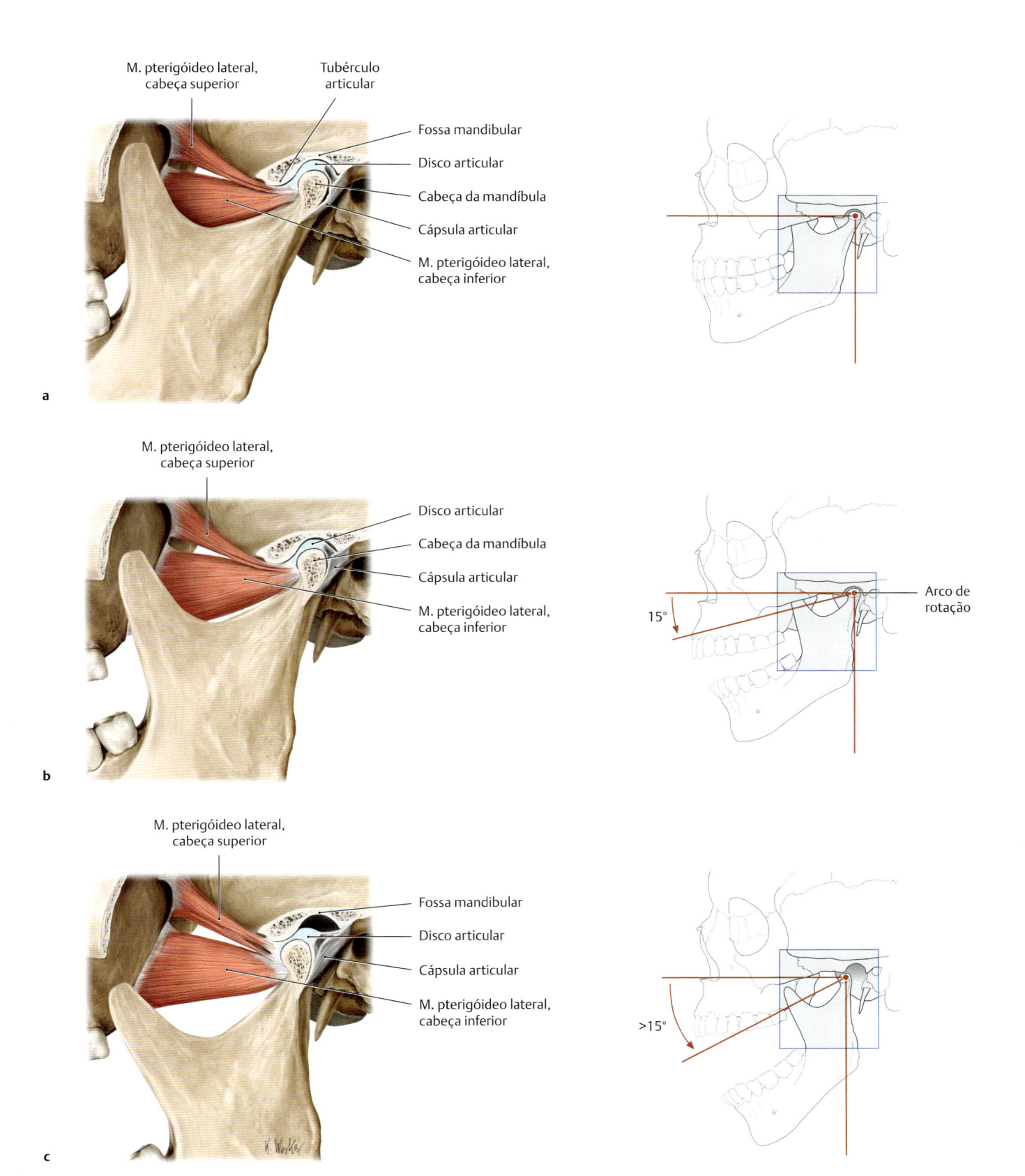

B Movimentos da articulação temporomandibular

Vista lateral esquerda. No lado esquerdo está apresentada a articulação, incluindo e disco e a cápsula, assim como o M. pterigóideo lateral, à direita é mostrado um esquema do curso do arco. O músculo, a cápsula e o disco formam um sistema musculodiscocapsular funcionalmente duplo, que na abertura e no fechamento da boca, trabalham em conjunto.

a Boca fechada. Na situação final com a boca fechada, a cabeça da mandíbula repousa na fossa mandibular do temporal.

b Abertura da boca até 15°. Até o grau de abdução, a cabeça da mandíbula permanece na fossa mandibular.

c Abertura da boca maior que 15°. A cabeça da mandíbula se desvia para frente no tubérculo articular; com isso, o arco articular, que passa transversalmente pela cabeça da mandíbula, se move anteriormente. O disco articular é movido para frente por ação da cabeça superior do M. pterigóideo lateral, e a cabeça da mandíbula, pela cabeça inferior.

2.30 Vértebras Cervicais

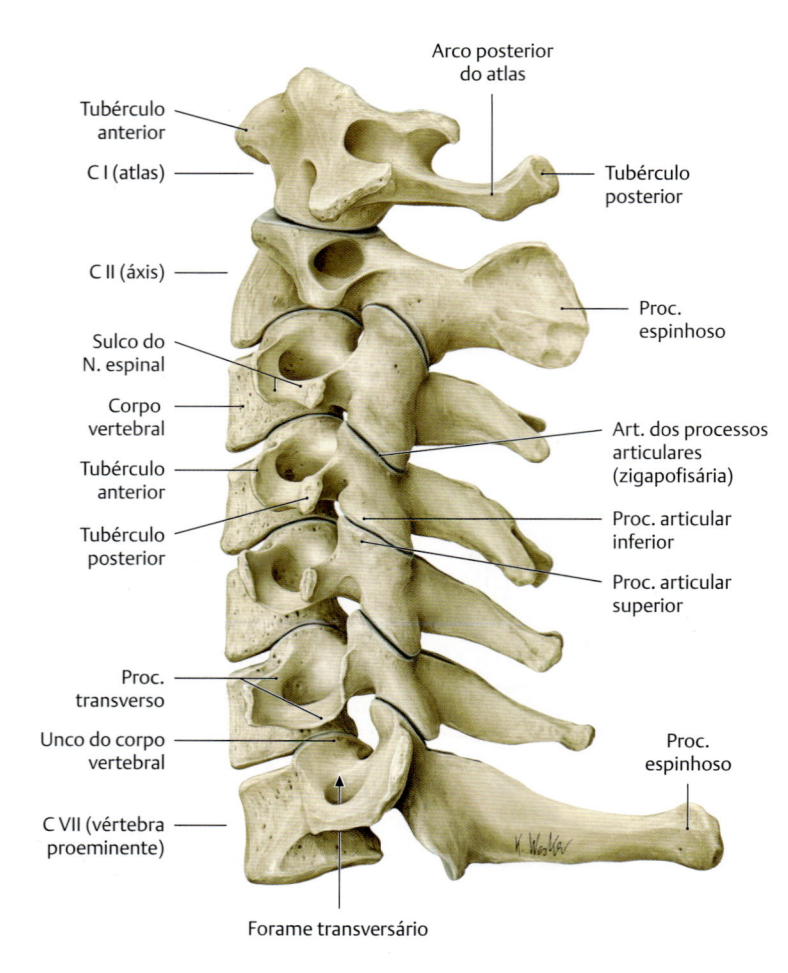

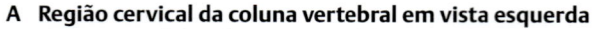

A Região cervical da coluna vertebral em vista esquerda

A região cervical da coluna vertebral é composta por sete vértebras, das quais as duas superiores, o atlas e o áxis, não seguem a conformação geral das demais vértebras. Elas formam as articulações da cabeça, que serão mencionadas na próxima seção. Nas demais cinco vértebras, observam-se os seguintes elementos estruturais:

- Um corpo vertebral
- Um arco vertebral
- Um processo espinhoso
- Dois processos transversos e
- Quatro processos articulares.

Os seguintes aspectos são característicos da coluna cervical:

- Processos espinhosos bifurcados
- Forame transversário nos processos transversos
- Grande forame vertebral com formato triangular e
- Articulação uncovertebral (ver pp. 76 e seguinte).

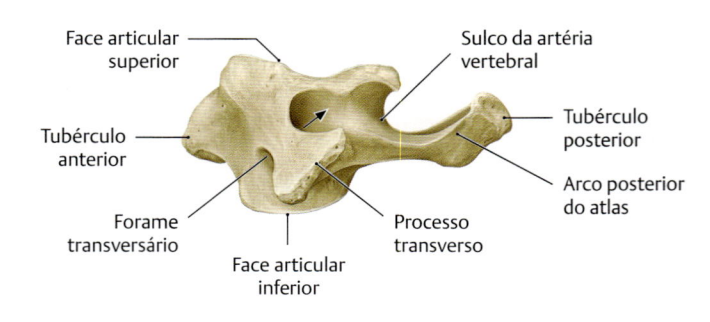

a C I (atlas)

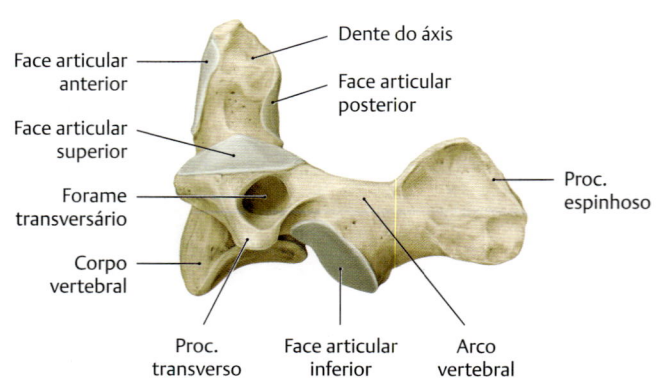

b C II (áxis)

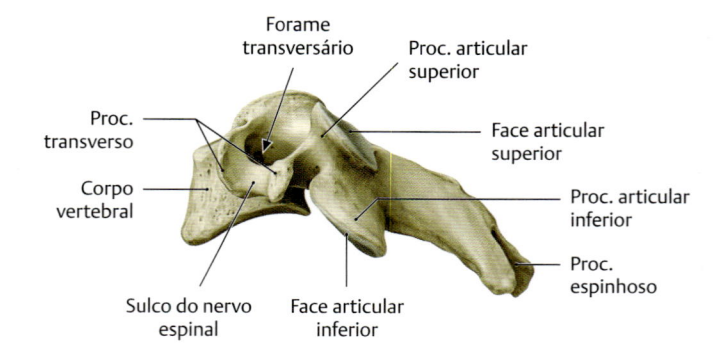

c C IV

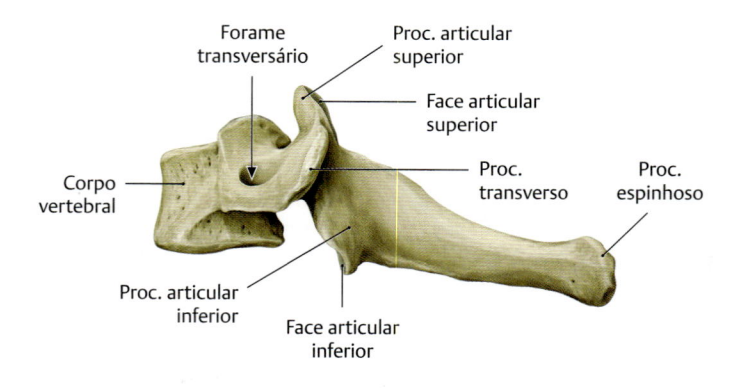

d C VII (vértebra proeminente)

B Vértebras cervicais em vista esquerda

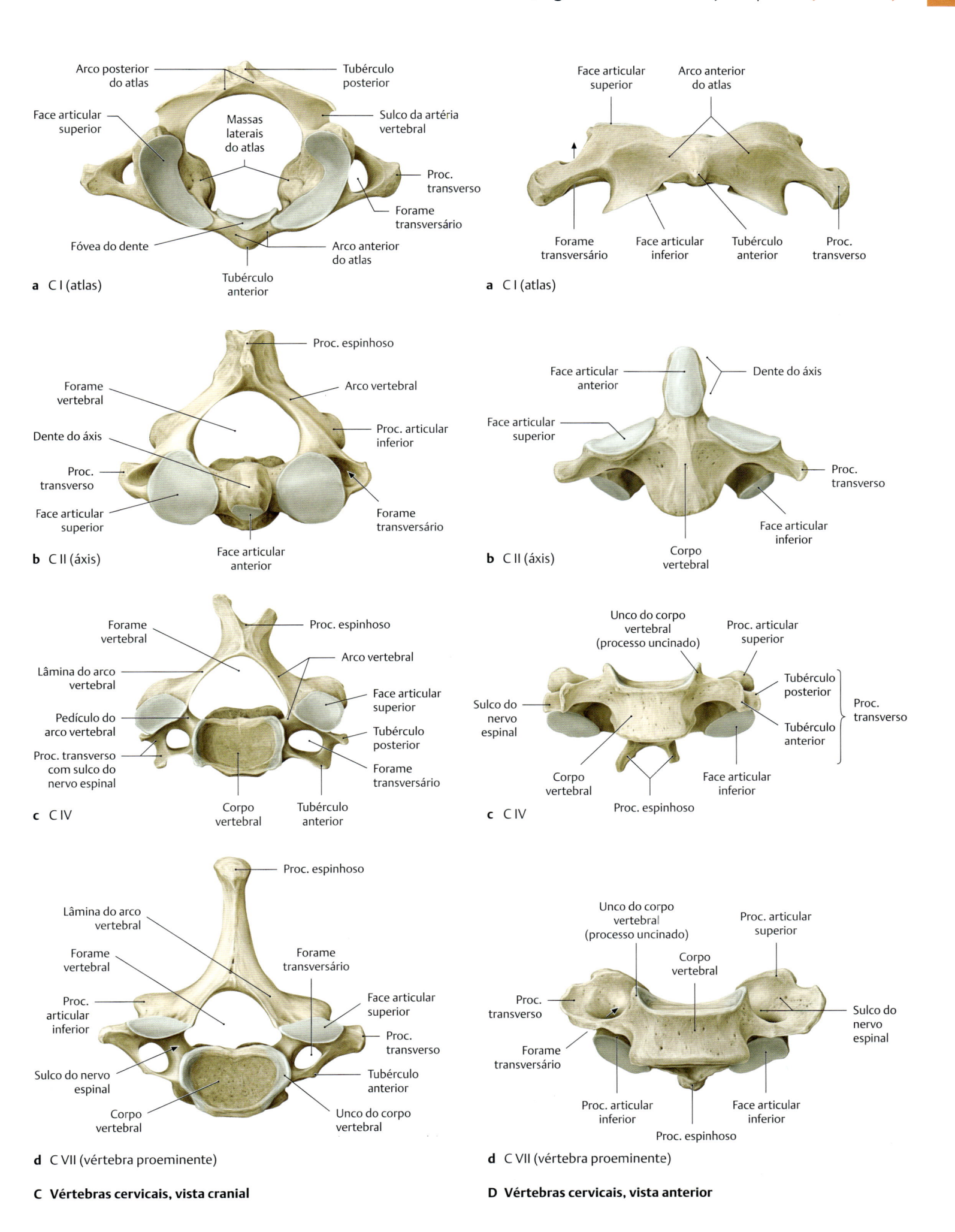

a C I (atlas)

a C I (atlas)

b C II (áxis)

b C II (áxis)

c C IV

c C IV

d C VII (vértebra proeminente)

d C VII (vértebra proeminente)

C Vértebras cervicais, vista cranial

D Vértebras cervicais, vista anterior

2.31 Ligamentos da Região Cervical da Coluna Vertebral

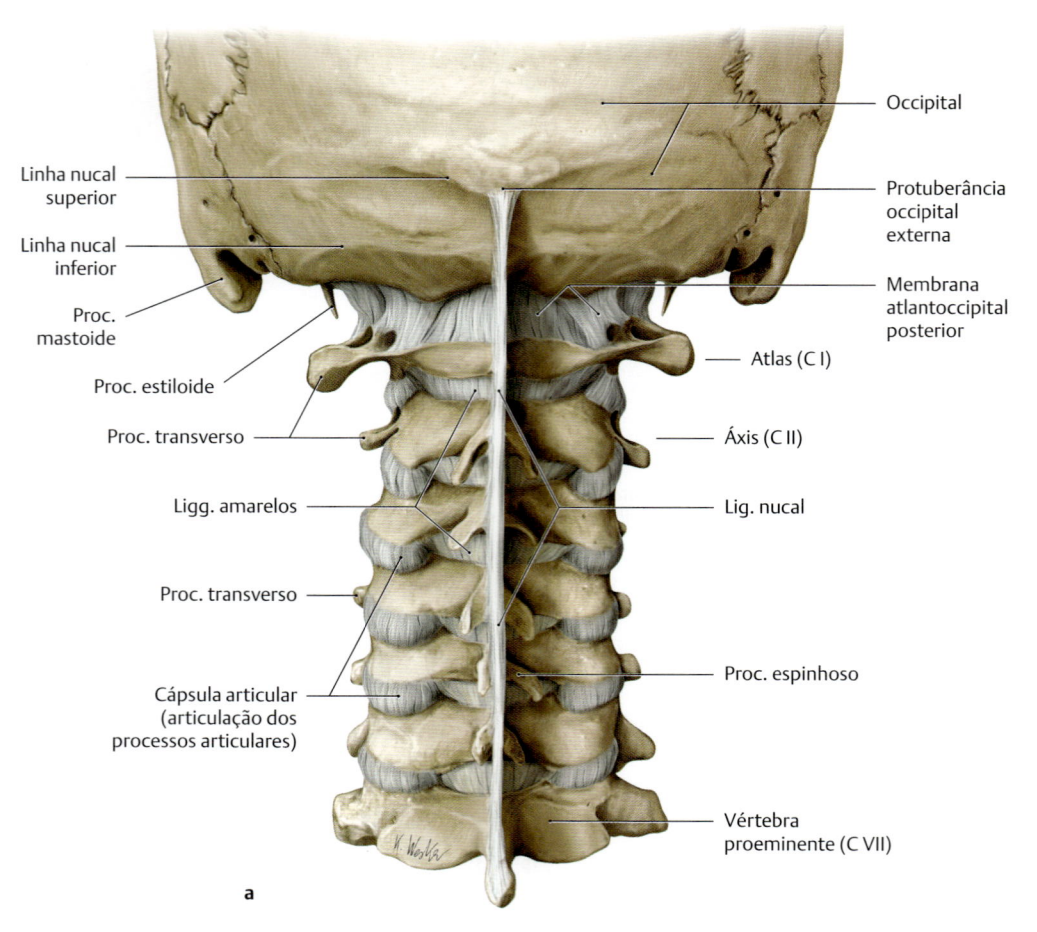

Occipital

Linha nucal superior

Linha nucal inferior

Proc. mastoide

Proc. estiloide

Proc. transverso

Ligg. amarelos

Proc. transverso

Cápsula articular (articulação dos processos articulares)

Protuberância occipital externa

Membrana atlantoccipital posterior

Atlas (C I)

Áxis (C II)

Lig. nucal

Proc. espinhoso

Vértebra proeminente (C VII)

a

A Ligamentos da região cervical da coluna vertebral
a Vista posterior.
b Vista anterior após a retirada da parte anterior da base do crânio (para os ligamentos da parte superior da coluna cervical, em particular as articulações da cabeça, ver p. 74).

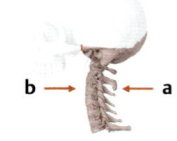

b → ← a

B Articulações da cabeça

Sob a denominação de articulações da cabeça, consideram-se as associações articulares entre o atlas (C I) e o occipital (Art. atlantoccipital) e, também, as articulações entre o atlas e o áxis (C II) (Art. atlantoaxiais). Ao todo, seis articulações distintas podem ser observadas, embora estejam mecanicamente combinadas entre si e formem um complexo funcional (ver p. 74).

Articulação superior da cabeça (Art. atlantoccipital)

Par de associações articulares das fóveas articulares superiores do atlas, de formato oval e ligeiramente côncavas, com os côndilos occipitais do occipital, de formato convexo.

Articulações inferiores da cabeça (Artt. atlantoaxiais)

- *Articulação atlantoaxial lateral* = par de articulações (articulações planas) entre as faces articulares inferiores do atlas e as faces articulares superiores do áxis
- *Articulação atlantoaxial mediana* = articulação ímpar trocóidea (com uma divisão anterior e uma divisão posterior) entre o dente do áxis, a fóvea do dente do atlas e a face do ligamento transverso do atlas, revestida por cartilagem (ver p. 74).

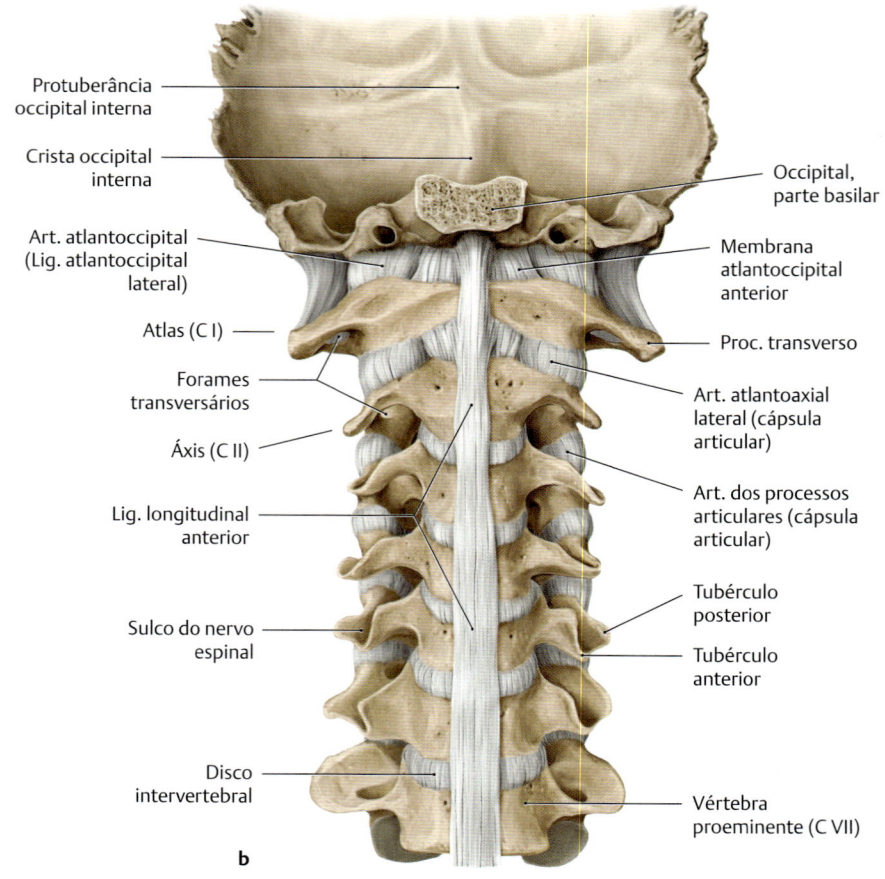

Protuberância occipital interna

Crista occipital interna

Art. atlantoccipital (Lig. atlantoccipital lateral)

Atlas (C I)

Forames transversários

Áxis (C II)

Lig. longitudinal anterior

Sulco do nervo espinal

Disco intervertebral

Occipital, parte basilar

Membrana atlantoccipital anterior

Proc. transverso

Art. atlantoaxial lateral (cápsula articular)

Art. dos processos articulares (cápsula articular)

Tubérculo posterior

Tubérculo anterior

Vértebra proeminente (C VII)

b

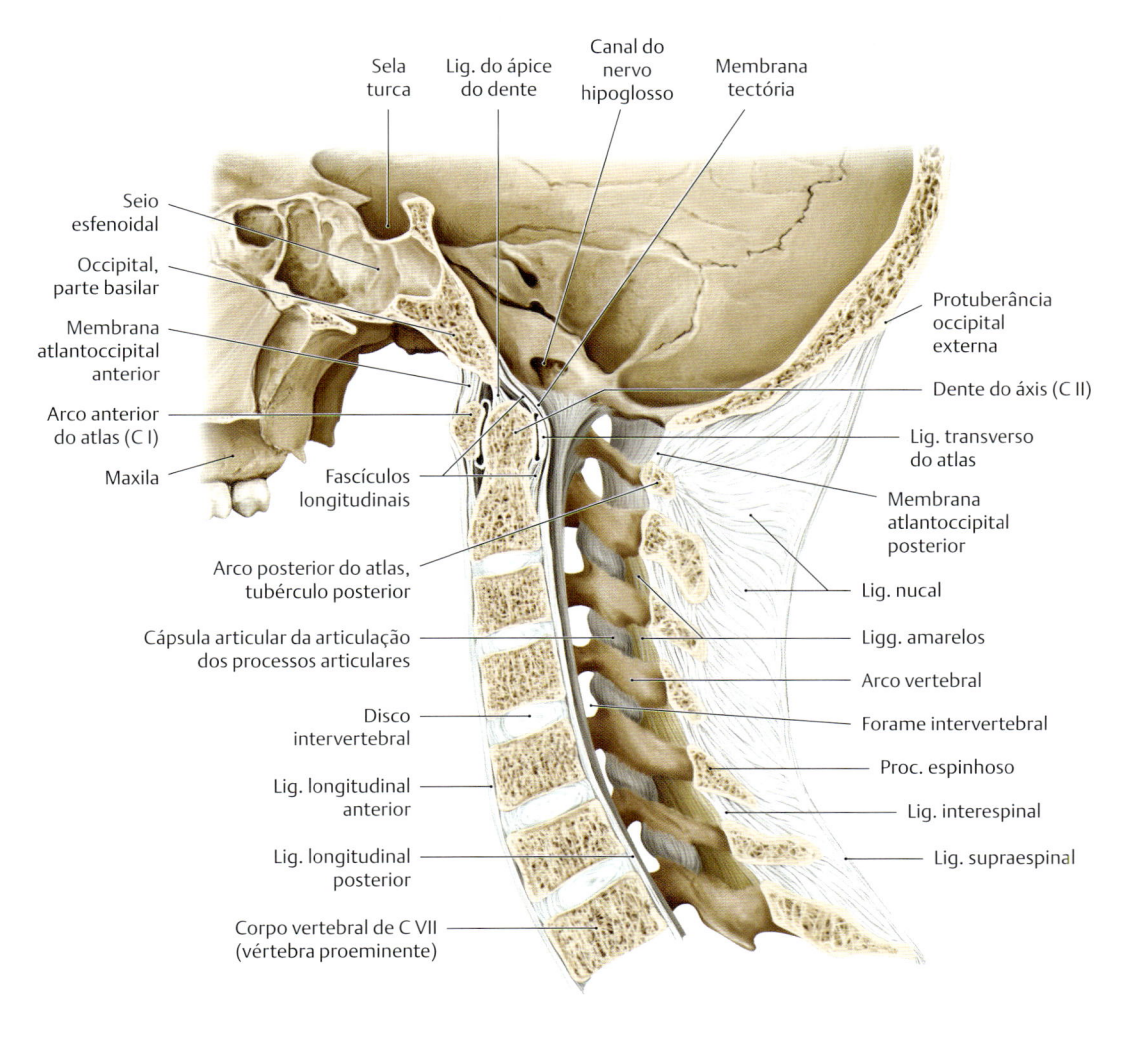

Sela turca
Lig. do ápice do dente
Canal do nervo hipoglosso
Membrana tectória
Seio esfenoidal
Occipital, parte basilar
Membrana atlantoccipital anterior
Arco anterior do atlas (C I)
Maxila
Fascículos longitudinais
Arco posterior do atlas, tubérculo posterior
Cápsula articular da articulação dos processos articulares
Disco intervertebral
Lig. longitudinal anterior
Lig. longitudinal posterior
Corpo vertebral de C VII (vértebra proeminente)
Protuberância occipital externa
Dente do áxis (C II)
Lig. transverso do atlas
Membrana atlantoccipital posterior
Lig. nucal
Ligg. amarelos
Arco vertebral
Forame intervertebral
Proc. espinhoso
Lig. interespinal
Lig. supraespinal

C Ligamentos da região cervical da coluna vertebral: Lig. nucal
Corte sagital mediano, vista esquerda. O Lig. nucal é a parte alargada e direcionada sagitalmente do Lig. supraespinal, que se estende desde C VII até a protuberância occipital externa (ver **A**) (para os ligamentos das articulações superior e inferior da cabeça, ver p. 74).

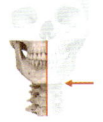

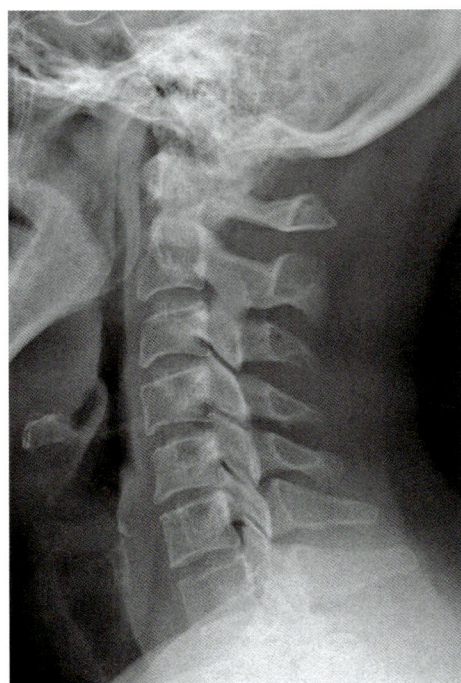

D Radiografia simples da coluna vertebral, incidência lateral

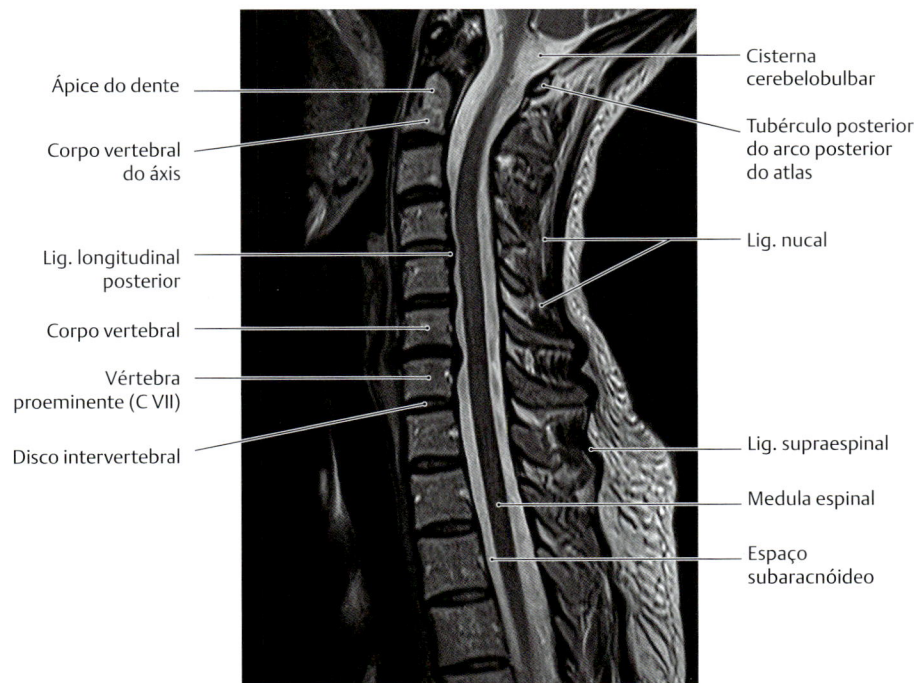

Ápice do dente
Corpo vertebral do áxis
Lig. longitudinal posterior
Corpo vertebral
Vértebra proeminente (C VII)
Disco intervertebral
Cisterna cerebelobulbar
Tubérculo posterior do arco posterior do atlas
Lig. nucal
Lig. supraespinal
Medula espinal
Espaço subaracnóideo

E Ressonância magnética (RM) da região cervical da coluna vertebral
Corte mediano, vista esquerda, sequência TSE, ponderada em T2 (Imagem original do Prof. Dr. med. S. Müller-Hülsbeck, Inst. für Diagnostische und Interventionelle Radiologie/Neuroradiologie, DIAKO Krankenhaus gGmbH Flensburg).

2.32 Cabeça e Vértebras Cervicais

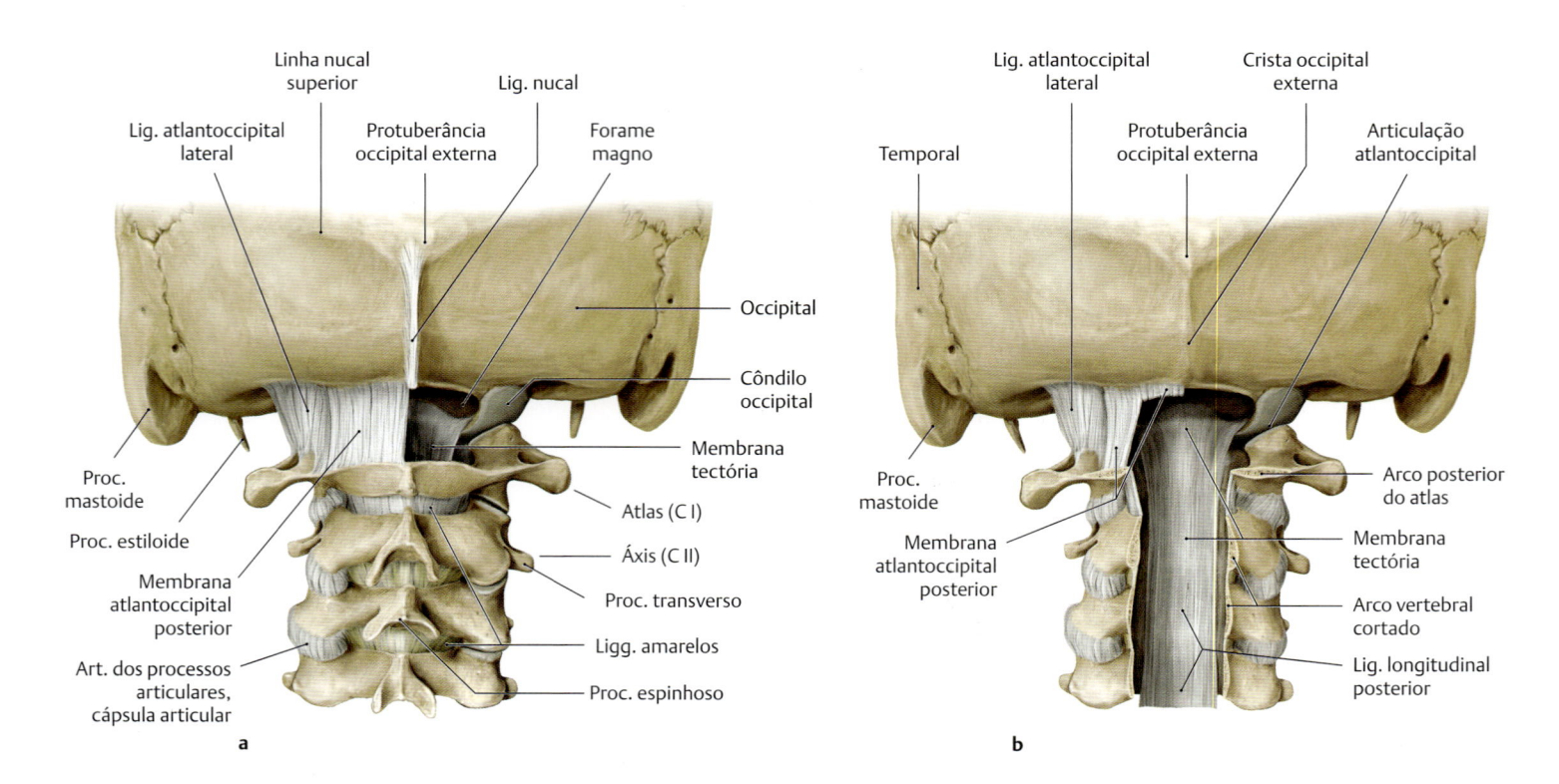

a — Linha nucal superior · Lig. nucal · Lig. atlantoccipital lateral · Protuberância occipital externa · Forame magno · Occipital · Côndilo occipital · Membrana tectória · Atlas (C I) · Áxis (C II) · Proc. transverso · Ligg. amarelos · Proc. espinhoso · Proc. mastoide · Proc. estiloide · Membrana atlantoccipital posterior · Art. dos processos articulares, cápsula articular

b — Lig. atlantoccipital lateral · Crista occipital externa · Temporal · Protuberância occipital externa · Articulação atlantoccipital · Proc. mastoide · Membrana atlantoccipital posterior · Arco posterior do atlas · Membrana tectória · Arco vertebral cortado · Lig. longitudinal posterior

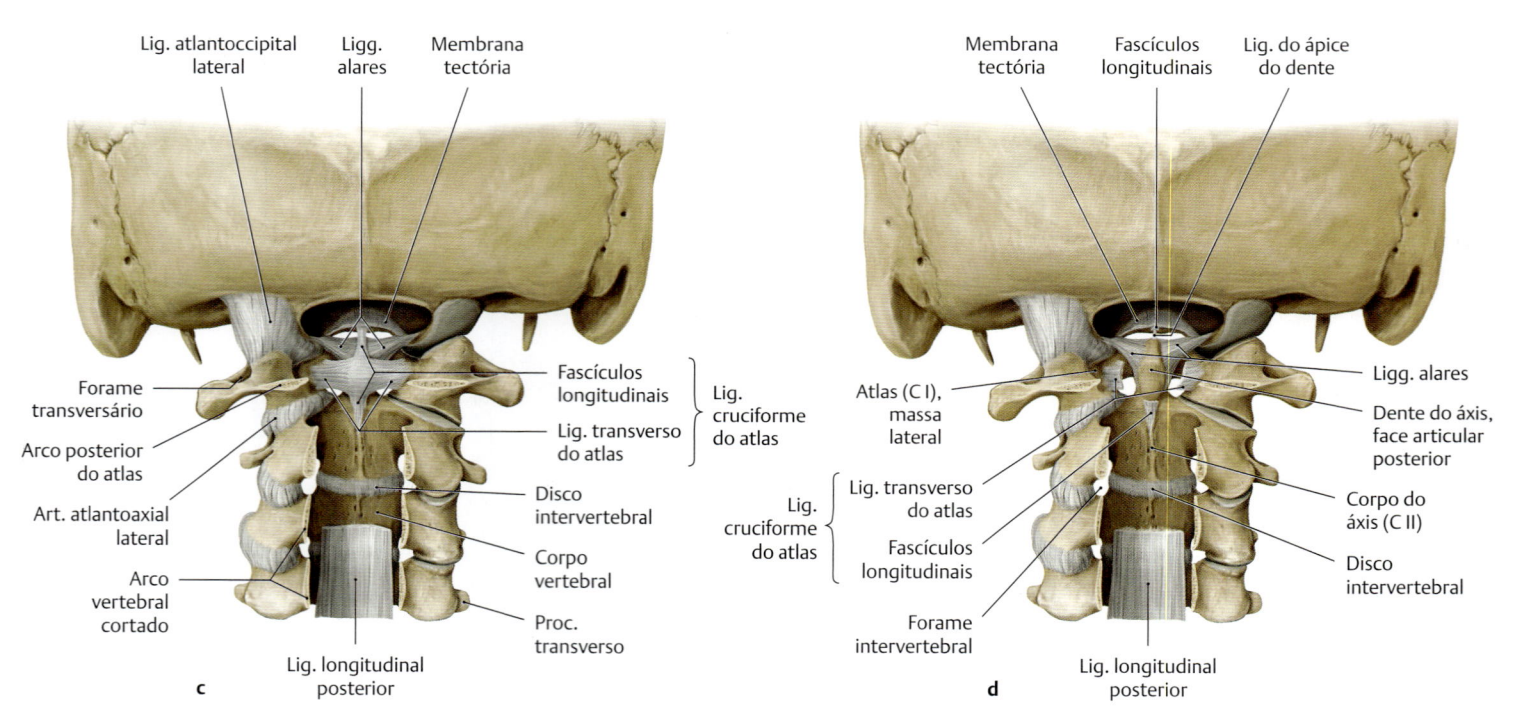

c — Lig. atlantoccipital lateral · Ligg. alares · Membrana tectória · Forame transversário · Arco posterior do atlas · Art. atlantoaxial lateral · Arco vertebral cortado · Lig. longitudinal posterior · Fascículos longitudinais · Lig. transverso do atlas · Lig. cruciforme do atlas · Disco intervertebral · Corpo vertebral · Proc. transverso

d — Membrana tectória · Fascículos longitudinais · Lig. do ápice do dente · Atlas (C I), massa lateral · Lig. transverso do atlas · Fascículos longitudinais · Lig. cruciforme do atlas · Forame intervertebral · Lig. longitudinal posterior · Ligg. alares · Dente do áxis, face articular posterior · Corpo do áxis (C II) · Disco intervertebral

A Ligamentos das articulações da cabeça

Crânio e parte superior da região cervical da coluna vertebral, vista posterior.

a A membrana atlantoccipital posterior, o "Lig. amarelo" (ver p. 72) entre o atlas e o occipital, se estende desde o arco posterior do atlas até a margem posterior do forame magno (retirada parcialmente do lado direito).

b Após a abertura do canal vertebral e a remoção da medula espinal, observa-se a membrana tectória – uma ampla extensão do Lig. longitudinal posterior – como o limite anterior do canal vertebral na altura das articulações da cabeça.

c Após a remoção da membrana tectória, aparece o Lig. cruciforme do atlas. Ele é composto por um feixe resistente de trajeto horizontal, o Lig. transverso do atlas e por feixes mais delgados de trajeto vertical, os fascículos longitudinais.

d O Lig. transverso do atlas e os fascículos longitudinais foram parcialmente retirados. Observa-se o par de Ligg. alares, que se estendem das faces laterais do dente do áxis até as faces mediais de cada côndilo occipital, além do Lig. do ápice do dente, único, que segue da extremidade do dente do áxis até a margem anterior do forame magno.

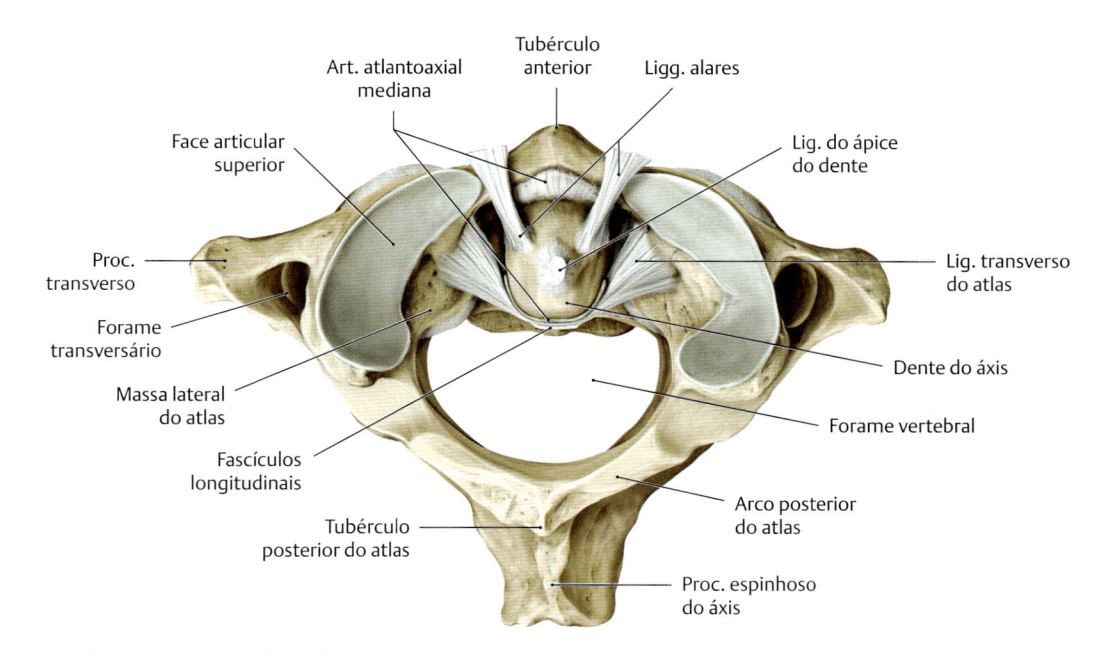

B Ligamentos da articulação atlantoaxial mediana

Atlas e áxis, vista superior. (A fóvea do dente, como componente da articulação atlantoaxial mediana, não é mostrada, uma vez que está recoberta pela cápsula articular.)

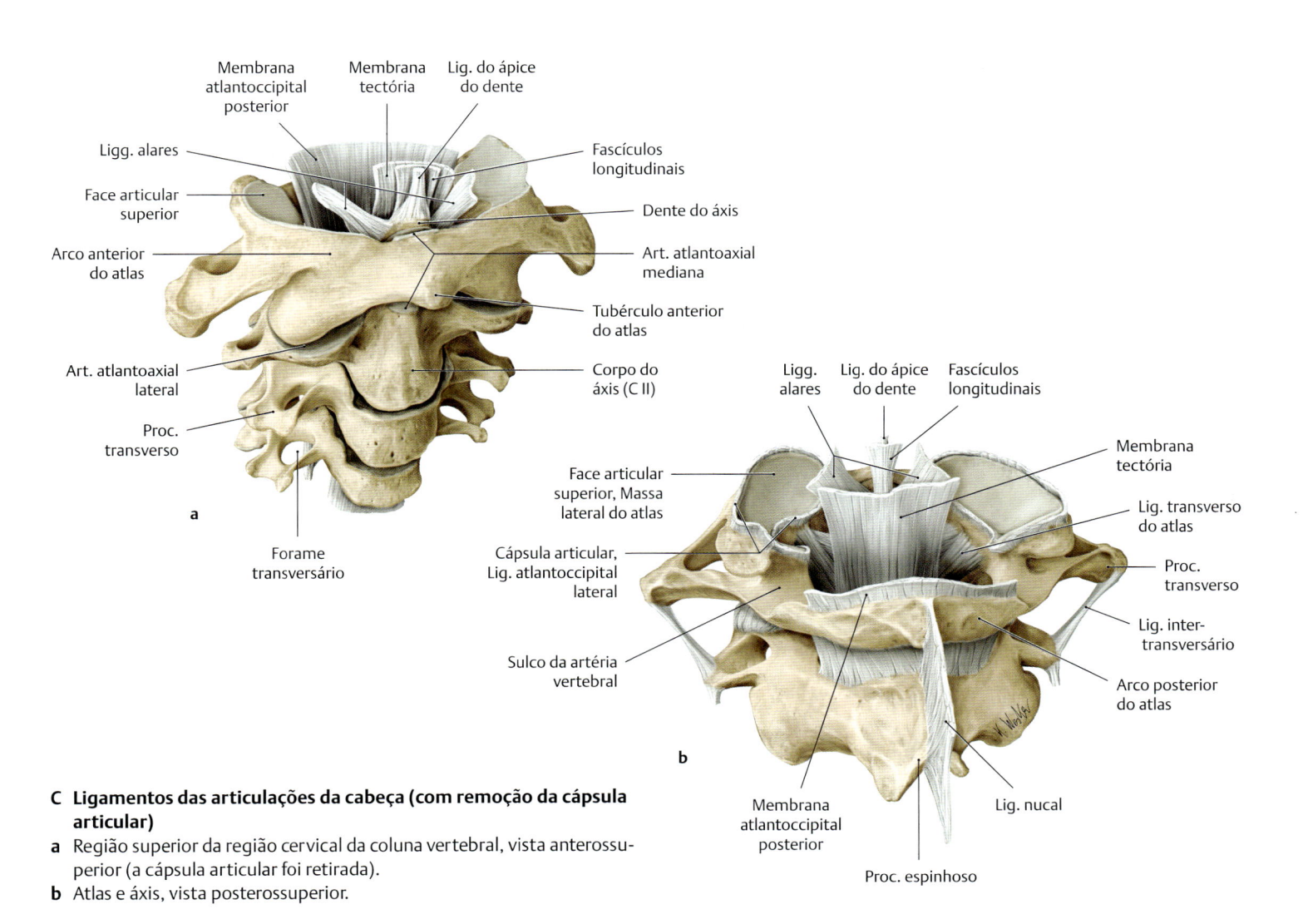

C Ligamentos das articulações da cabeça (com remoção da cápsula articular)

a Região superior da região cervical da coluna vertebral, vista anterossuperior (a cápsula articular foi retirada).

b Atlas e áxis, vista posterossuperior.

2.33 Articulações Uncovertebrais

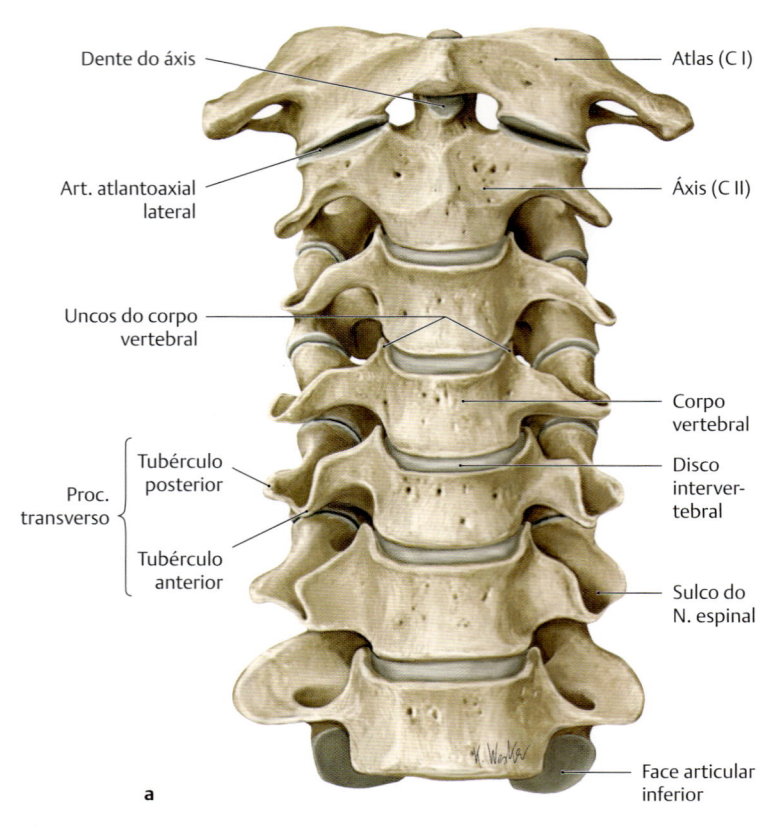

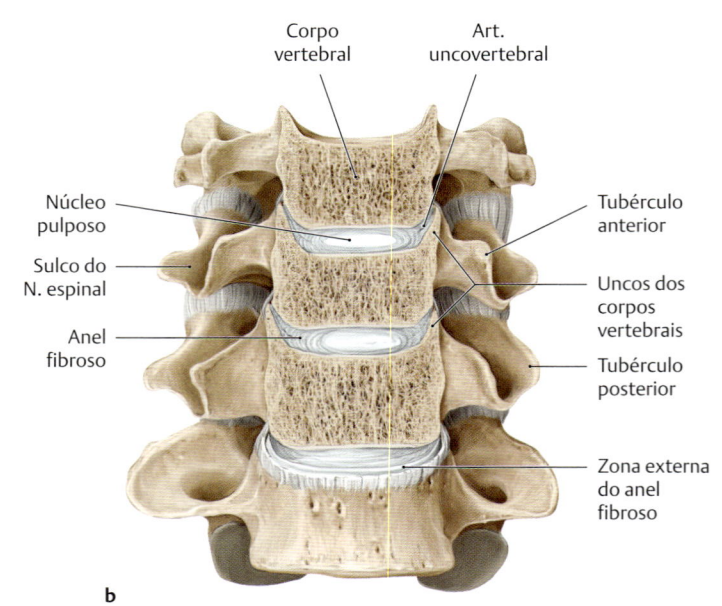

A Articulações uncovertebrais em um adulto jovem
Parte cervical da coluna vertebral de um homem de 18 anos, vista anterior.

a De C III a C VII existem elevações laterais nas faces superiores dos corpos vertebrais – uncos do corpo vertebral. Essas protuberâncias se formam apenas durante a infância. Com a idade de aproximadamente 10 anos, elas se apresentam gradualmente como margem oblíqua em formato de meia-lua na superfície dos corpos vertebrais, estabelecendo contato com a vértebra localizada imediatamente acima. Consequentemente, ocorre a formação de fissuras laterais nas partes externas dos discos intervertebrais (as chamadas articulações uncovertebrais, ver **b**).

b C IV a C VII. Para a melhor representação das articulações uncovertebrais, os corpos de C IV a C VI foram cortados frontalmente. As articulações uncovertebrais são delimitadas lateralmente por uma estrutura de tecido conjuntivo, um tipo de cápsula articular, e, por isso, se assemelham uma fenda articular das articulações verdadeiras. Essas fendas ou lacerações nos discos intervertebrais foram descritas já em 1858 pelo anatomista Hubert Von Luschka, que as denominou também "hemiartroses laterais". Ele viu em seu laboratório de pesquisa que a mobilidade da região cervical da coluna vertebral era favorecida e, consequentemente, representava uma vantagem funcional (segundo preparados por dissecção da coleção anatômica da Universität Kiel).

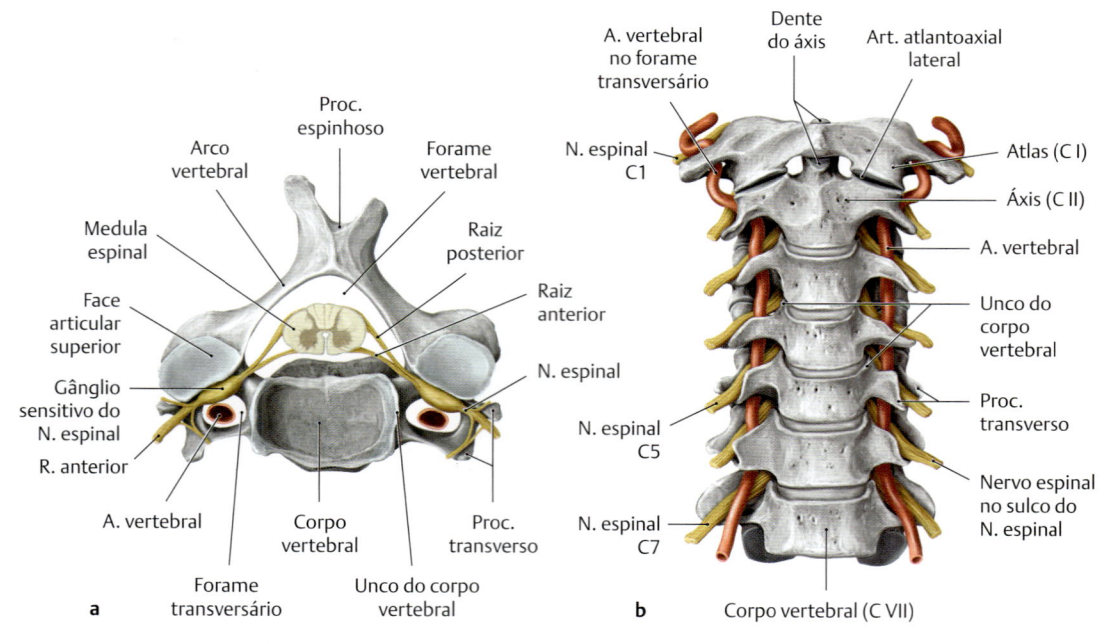

B Relações topográficas de nervos espinais e artérias vertebrais com os uncos dos corpos vertebrais

a C IV, com medula espinal, raízes espinais, nervos espinais e Aa. vertebrais; vista superior.

b Região cervical da coluna vertebral com as Aa. vertebrais em ambos os lados e os nervos espinais emergindo; vista anterior.

Observe o trajeto da A. vertebral através dos forames transversários e o trajeto dos nervos espinais nos forames intervertebrais. Devido à imediata proximidade, tanto as artérias como os nervos podem ser comprimidos por osteófitos, que se formam devido à artrose dos uncos dos corpos vertebrais (uncartrose) (ver **D**).

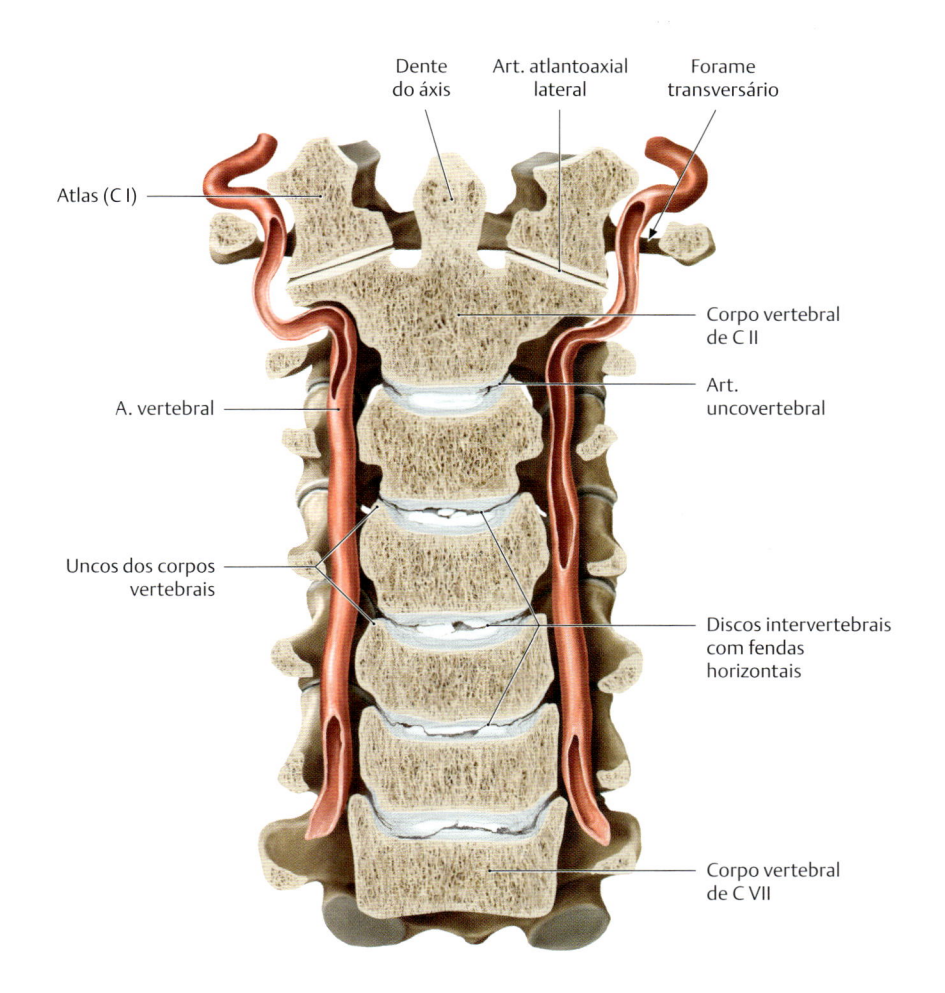

Dente do áxis
Art. atlantoaxial lateral
Forame transversário
Atlas (C I)
Corpo vertebral de C II
A. vertebral
Art. uncovertebral
Uncos dos corpos vertebrais
Discos intervertebrais com fendas horizontais
Corpo vertebral de C VII

C Alterações degenerativas na região da região cervical da coluna vertebral (uncartrose)

Corte frontal através da região cervical da coluna vertebral de um adulto de 35 anos de idade, vista anterior. Observe o trajeto da A. vertebral em ambos os lados dos corpos vertebrais.

Com o desenvolvimento das articulações uncovertebrais na idade de aproximadamente 10 anos, inicia-se também a progressiva formação de lacerações nos discos intervertebrais. Elas se continuam com o avançar da idade em direção ao centro do disco intervertebral, até finalmente formarem fendas transversais contínuas, que dividem os discos intervertebrais em dois discos de espessura aproximadamente igual. Com isso, ocorre degeneração progressiva, isto é, achatamento dos discos intervertebrais, com instabilidade dos segmentos de movimento (segundo preparados por dissecção da coleção anatômica da Universität Kiel).

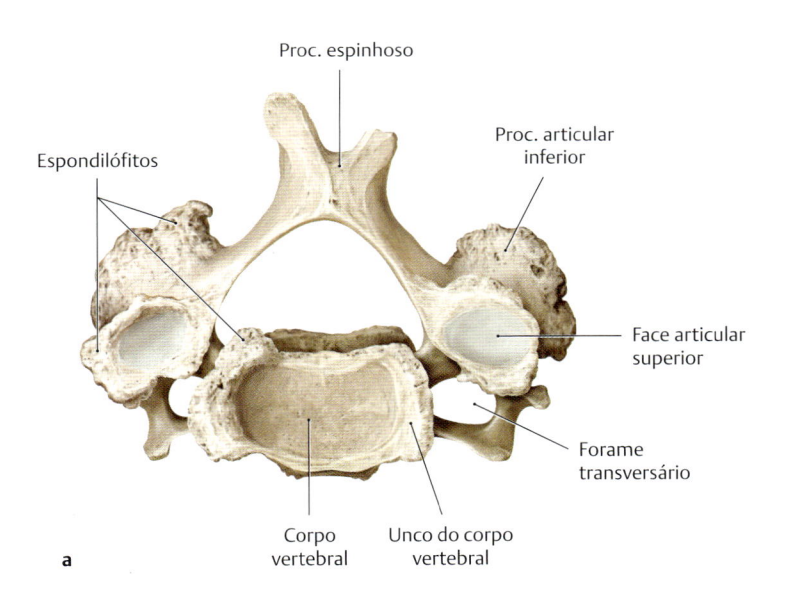

Proc. espinhoso
Espondilófitos
Proc. articular inferior
Face articular superior
Forame transversário
Corpo vertebral
Unco do corpo vertebral

a

Corpo vertebral
Incisura vertebral superior
Proc. articular superior
Art. do processo articular
Espondilófitos
Forame intervertebral
Proc. espinhoso
Art. uncovertebral
Sulco do nervo espinal

b

D Uncartrose avançada em vértebra cervical

a C IV, vista cranial; **b** C IV e C V, vista lateral (de acordo com preparados por dissecção da coleção anatômica da Universität Kiel).

Nas articulações uncovertebrais, ocorrem alterações degenerativas, da mesma forma que encontramos nas demais articulações, por exemplo, os osteófitos (nos corpos vertebrais, estes são denominados espondilófitos). Essas neoformações ósseas aumentam a superfície de contato diante das pressões e, desta maneira, reduzem a pressão sobre a articulação. Devido à desestabilização progressiva dos segmentos de movimento correspondentes, ocorre simultânea espondilartrose das articulações dos processos articulares, com subsequente formação de osteófitos. Devido à proximidade topográfica com os forames intervertebrais e com a A. vertebral, os osteófitos das articulações uncovertebrais têm considerável importância clínica (uncartrose). Isto leva a progressiva e prolongada compressão dos nervos espinais e, frequentemente, também da A. vertebral (ver **C**). Simultaneamente, o canal espinal pode ser ocupado por osteófitos (estenose do canal espinal).

3.1 Musculatura da Mímica: Visão Geral

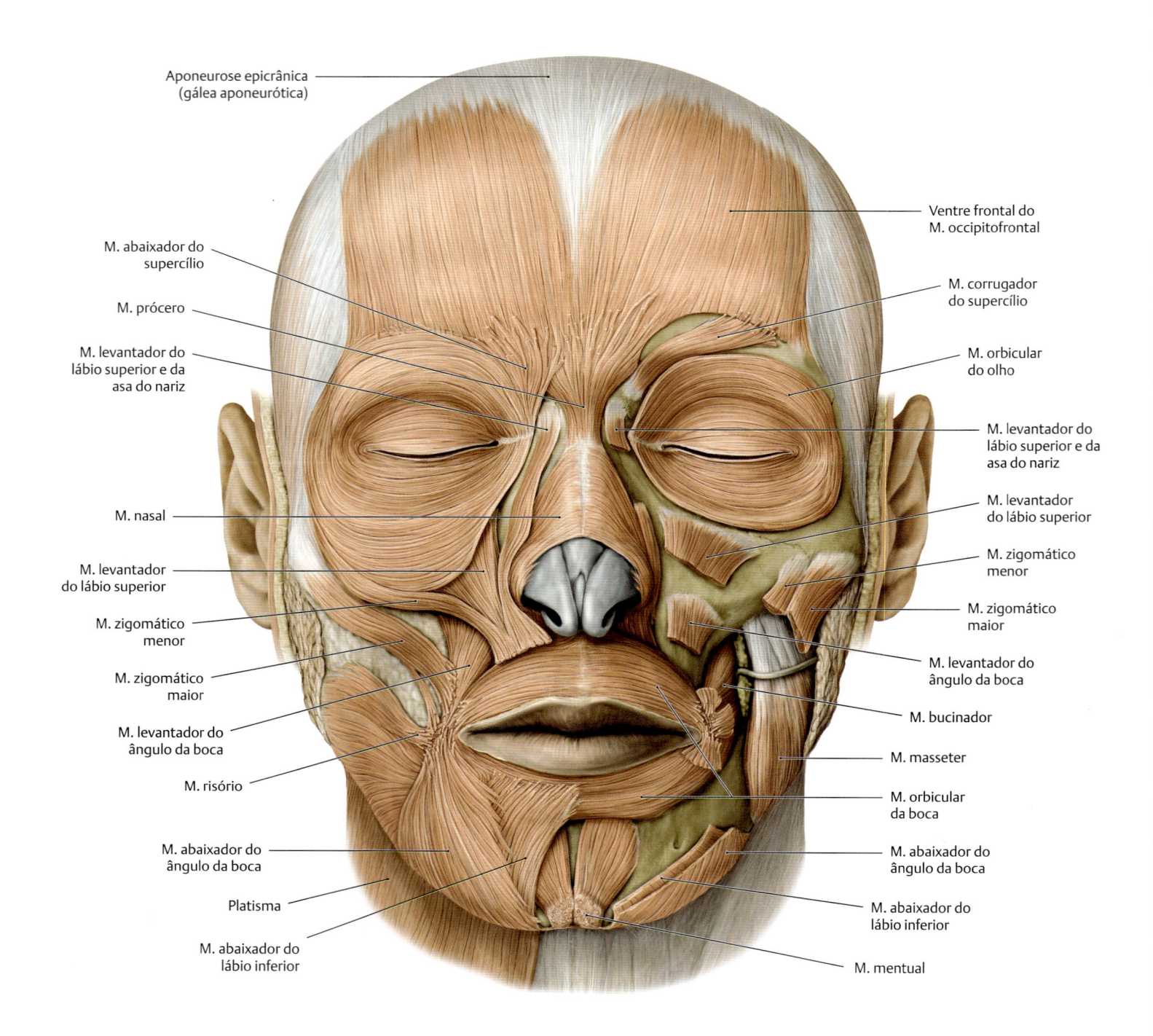

A Musculatura da mímica

Vista frontal; na metade direita da face, é mostrada a camada superficial, e na metade esquerda, a camada profunda. Os músculos da mímica compõem a camada superficial da face e apresentam grandes diferenças individuais. Originam-se diretamente do periósteo ou de músculos vizinhos aos quais estão conectados, inserindo-se em outros músculos da mímica ou diretamente no tecido conjuntivo cutâneo. O esquema clássico de divisão da musculatura somática, em relação a origem e inserção bem definidas, não se aplica à musculatura da mímica. A preparação desses músculos demanda muito cuidado, uma vez que terminam diretamente no tecido adiposo da derme e não existe fáscia superficial do corpo na região da face.

Devido a sua inserção cutânea, os músculos da mímica conseguem movimentar a pele da face (p. ex., provocar rugas de expressão, uma função que pode ser "desativada" temporariamente pela aplicação de toxina botulínica) e produzir diferentes expressões faciais. Além disso, exercem funções de proteção (do olho!) e durante a alimentação (fechamento da boca durante a deglutição). Todos os músculos da mímica são inervados por ramos do N. facial, enquanto a musculatura da mastigação (ver p. 82) é inervada por fibras motoras do N. trigêmeo (o M. masseter foi mantido nesta figura como representante da musculatura da mastigação). Para poder entender melhor esses inúmeros músculos, de forma sistemática, eles são classificados em diferentes grupos, de acordo com sua posição (ver p. 80).

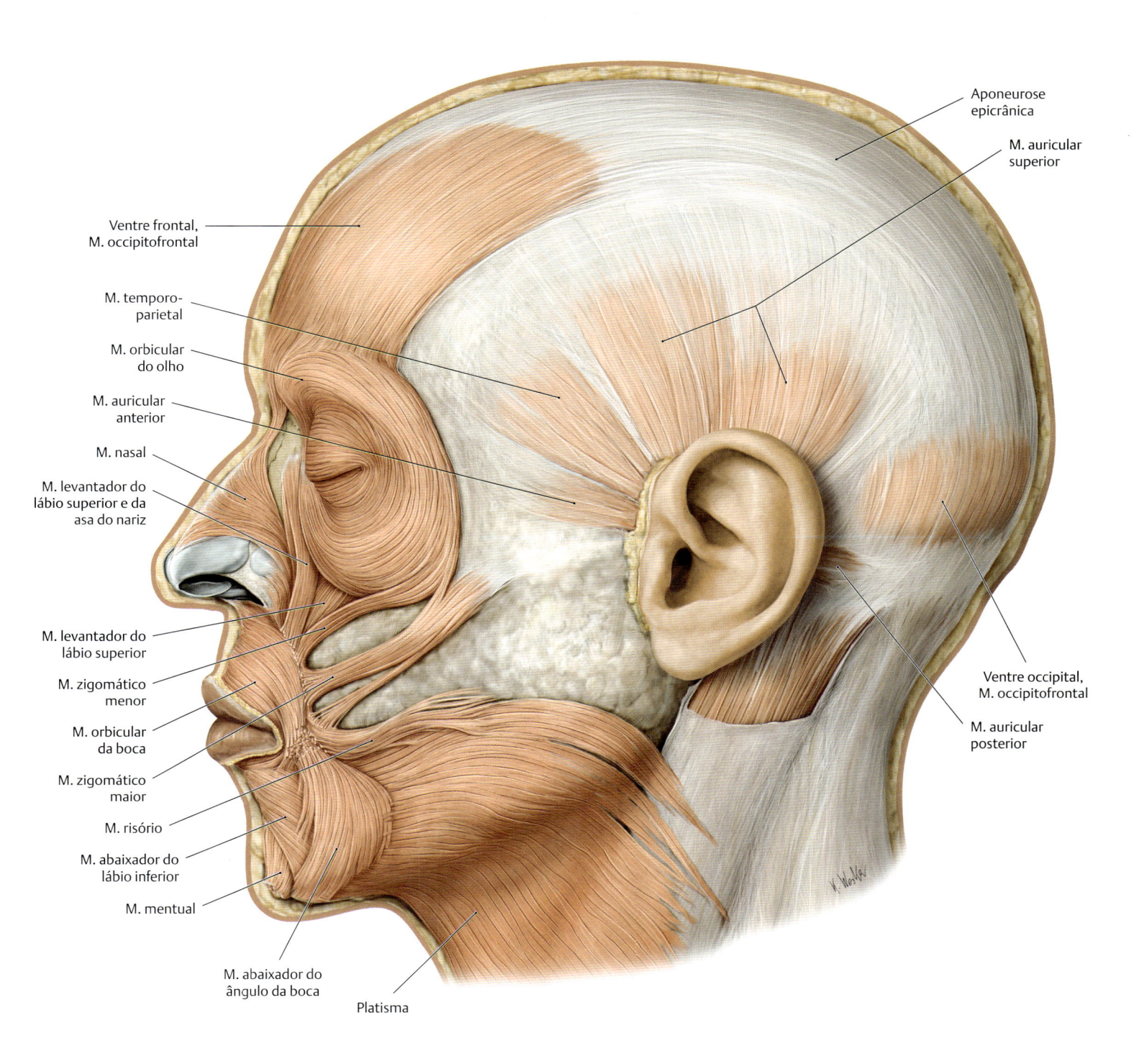

Aponeurose epicrânica

M. auricular superior

Ventre frontal, M. occipitofrontal

M. temporoparietal

M. orbicular do olho

M. auricular anterior

M. nasal

M. levantador do lábio superior e da asa do nariz

M. levantador do lábio superior

M. zigomático menor

M. orbicular da boca

M. zigomático maior

M. risório

M. abaixador do lábio inferior

M. mentual

M. abaixador do ângulo da boca

Platisma

Ventre occipital, M. occipitofrontal

M. auricular posterior

B Musculatura da mímica

Vista pelo lado esquerdo. Em vista lateral, os músculos da mímica são particularmente visíveis na região da orelha e do pescoço. Um resistente tendão, a aponeurose epicrânica, estende-se por sobre a abóbada craniana e se encontra frouxamente associado ao periósteo. Os músculos da abóbada craniana que se originam nessa aponeurose e são denominados, em conjunto,

M. epicrânico. Os dois ventres do M. occipitofrontal (ventres occipital e frontal) podem ser observados. O M. temporoparietal, cuja parte posterior é denominada M. auricular superior, se origina lateralmente à aponeurose epicrânica. O M. levantador do ângulo da boca – em comparação à figura da esquerda – não é visualizado aqui, uma vez que se encontra recoberto pelo M. levantador do lábio superior, situado sobre aquele músculo.

3.2 Musculatura da Mímica: Função

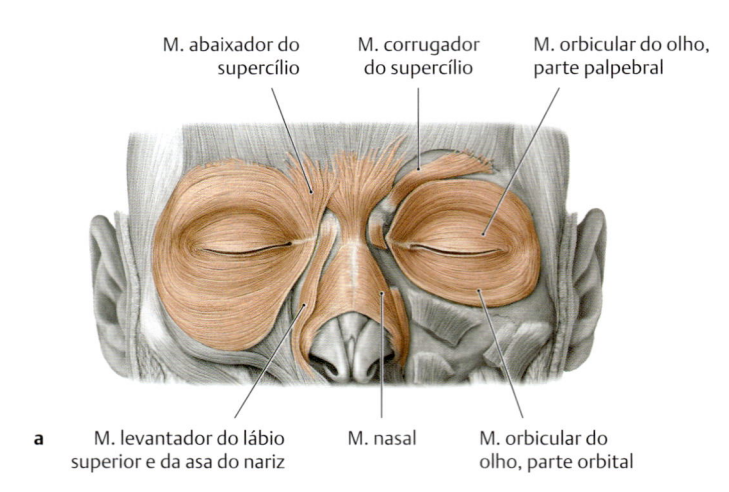

a M. levantador do lábio superior e da asa do nariz | M. nasal | M. orbicular do olho, parte orbital

M. abaixador do supercílio | M. corrugador do supercílio | M. orbicular do olho, parte palpebral

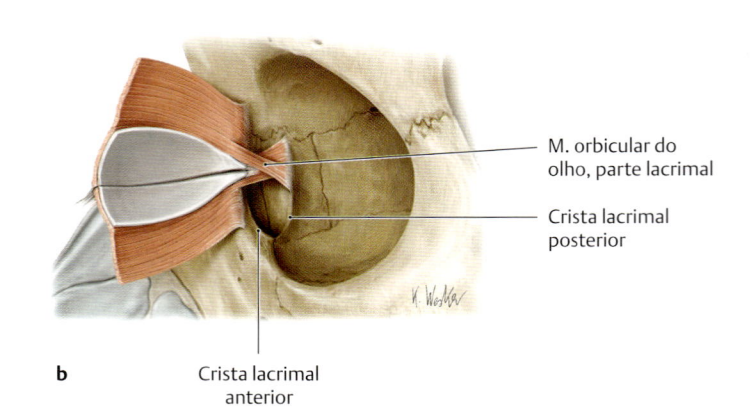

b Crista lacrimal anterior

M. orbicular do olho, parte lacrimal | Crista lacrimal posterior

A Músculos da mímica da rima das pálpebras e do nariz

a Vista frontal. Funcionalmente o mais importante é o M. orbicular do olho, que fecha a rima das pálpebras (reflexo de proteção contra corpos estranhos). Quando perde sua função em decorrência de lesão do N. facial (ver também **D**), além da perda de proteção ocorre também o ressecamento do olho, devido ao comprometimento do ato de piscar que mantém o filme lacrimal na superfície da córnea. Sua função é examinada solicitando-se ao paciente que feche os olhos com força.

b O M. orbicular do olho foi removido até a margem medial da órbita esquerda e rebatido na direção do nariz, para a visualização da parte profunda da parte palpebral (músculo de Horner). Origina-se principalmente da crista lacrimal posterior. A função dessa parte muscular é dupla (aumento e esvaziamento do saco lacrimal).

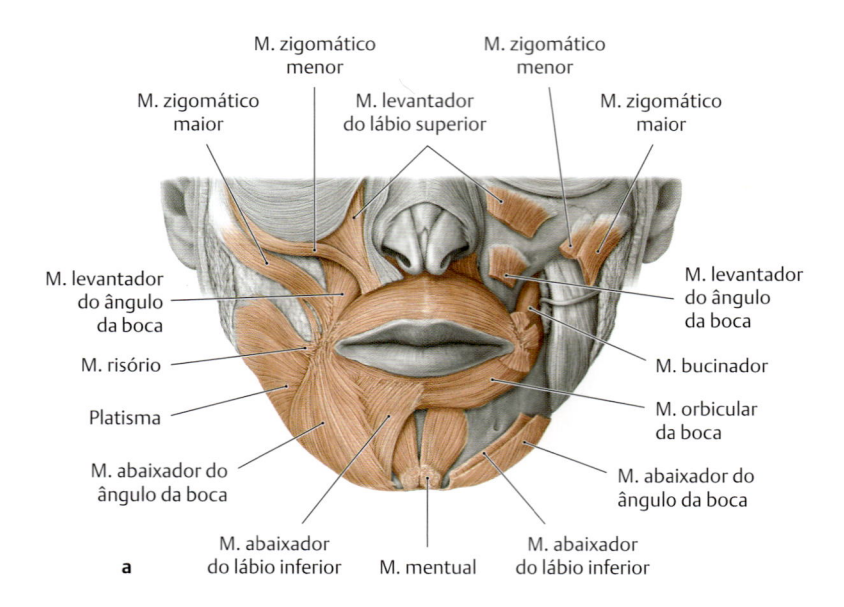

M. zigomático menor | M. zigomático menor

M. zigomático maior | M. levantador do lábio superior | M. zigomático maior

M. levantador do ângulo da boca | M. levantador do ângulo da boca

M. risório | M. bucinador

Platisma | M. orbicular da boca

M. abaixador do ângulo da boca | M. abaixador do ângulo da boca

a M. abaixador do lábio inferior | M. mentual | M. abaixador do lábio inferior

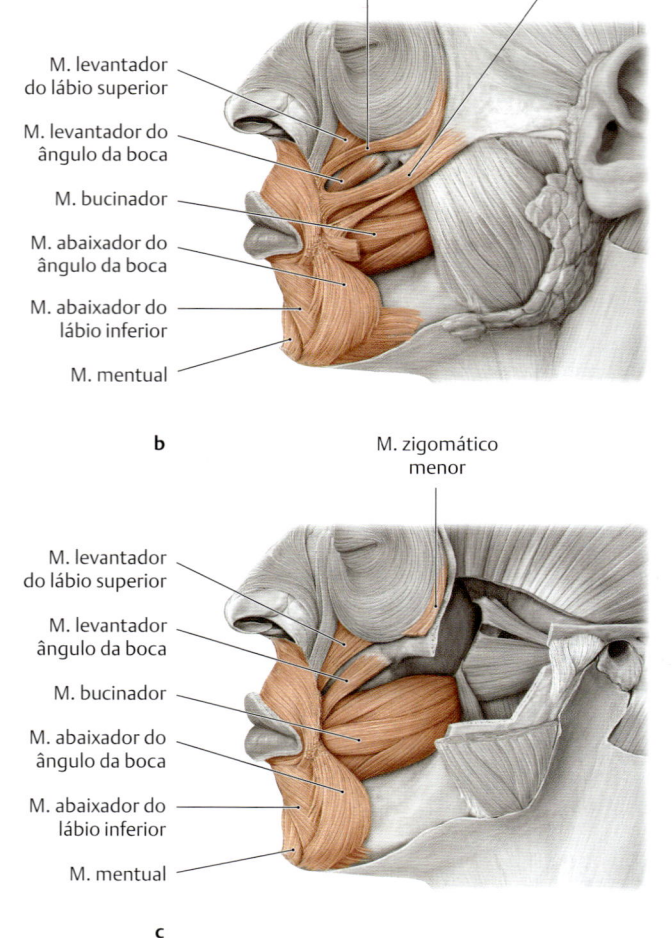

M. zigomático menor | M. zigomático maior

M. levantador do lábio superior

M. levantador do ângulo da boca

M. bucinador

M. abaixador do ângulo da boca

M. abaixador do lábio inferior

M. mentual

b M. zigomático menor

M. levantador do lábio superior

M. levantador ângulo da boca

M. bucinador

M. abaixador do ângulo da boca

M. abaixador do lábio inferior

M. mentual

c

B Músculos da mímica na boca

a Vista anterior; **b** Vista da esquerda; **c** Vista da esquerda, camada lateral profunda.

O *M. orbicular da boca* forma a base muscular dos lábios, e sua contração fecha a rima labial. A função do M. orbicular da boca pode ser examinada, solicitando-se ao paciente que assobie. Uma lesão do N. facial pode levar a dificuldades durante a ingestão de líquidos, uma vez que os líquidos saem da boca aberta durante a deglutição. O *M. bucinador* situa-se mais profundamente e forma a parede da bochecha. Empurra o alimento do vestíbulo da boca para o espaço entre os dentes, durante a mastigação.

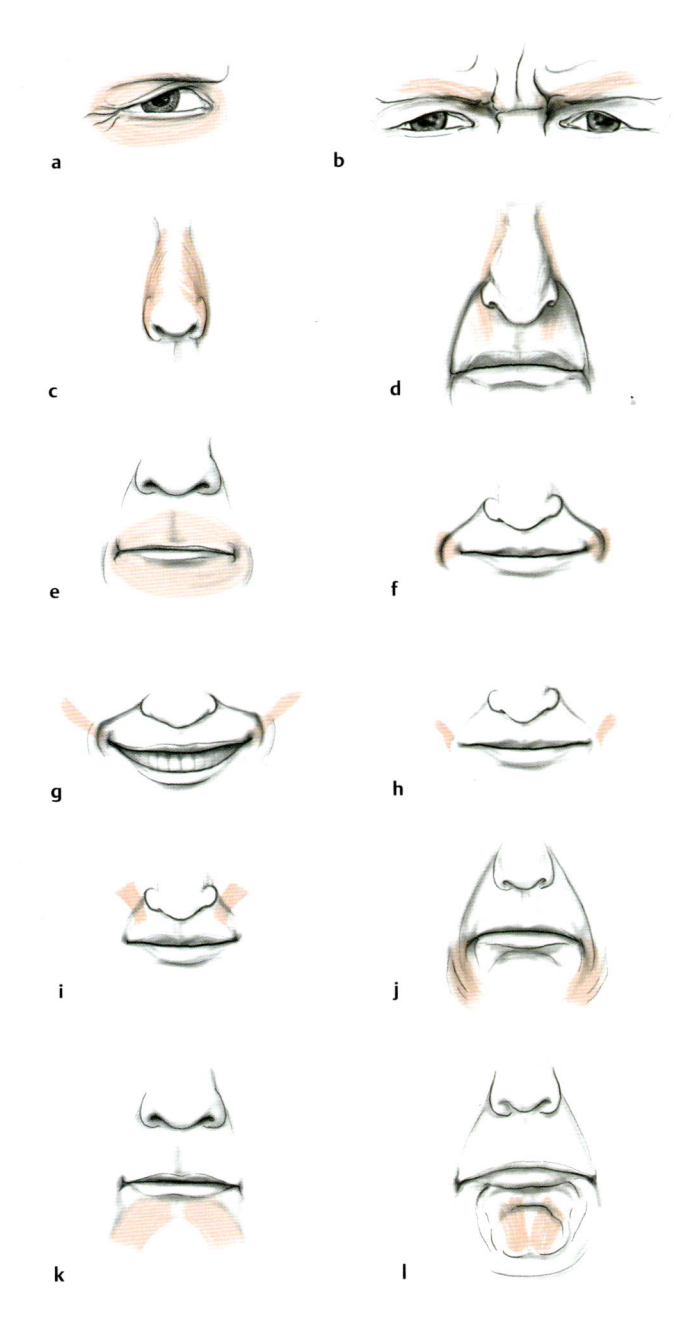

a
b
c
d
e
f
g
h
i
j
k
l

C Mudanças da mímica e sua interpretação durante a contração dos músculos

a A contração do M. orbicular do olho na região do ângulo lateral das pálpebras expressa preocupação.

b A contração do M. corrugador do supercílio em resposta à luz intensa: "fronte do pensador".

c A contração do M. nasal diminui a narina e provoca uma expressão facial alegre e libidinosa.

d A contração mais intensa do M. levantador do lábio superior e da asa do nariz expressa descontentamento.

e A contração do M. orbicular da boca expressa determinação.

f A contração do M. bucinador sinaliza satisfação.

g A contração do M. zigomático maior durante o sorriso.

h A contração do M. risório indica a expressão facial de ação.

i A contração do M. levantador do ângulo da boca sinaliza autoconfiança.

j A contração do M. abaixador do ângulo da boca sinaliza tristeza.

k A contração do M. abaixador do lábio inferior abaixa o lábio inferior e exprime estabilidade.

l A contração do M. mentual expressa indecisão.

D Musculatura da mímica

Os diferentes músculos da mímica podem ser mais bem estudados quando separados em diferentes regiões. A diferenciação entre os músculos da fronte e da rima das pálpebras e o restante dos músculos é de importância clínica. Os músculos da fronte e da rima das pálpebras são inervados pelo ramo superior do N. facial, e o restante dos músculos da mímica por outros ramos do N. facial. Portanto, em caso de lesão central do N. facial, as pálpebras podem ser ainda fechadas, ao contrário do que ocorre em uma lesão periférica (ver detalhes na p. 125)

Região	Músculo	Comentários
Calvária	M. epicrânico consistindo em:	Músculo da calvária
	– M. occipitofrontal (consistindo em:	Músculo corrugador da região frontal
	– Ventre frontal e	
	– Ventre occipital) e	
	– M. temporoparietal	Sem função na mímica
Rima das pálpebras	M. orbicular do olho dividido em:	Músculo que fecha o olho[a]
	– Parte orbital	Fechamento forte das pálpebras
	– Parte palpebral	Reflexo de fechamento da pálpebra
	– Parte lacrimal	Atua sobre o saco lacrimal
	M. corrugador do supercílio	Músculo que franze o supercílio[b]
	M. abaixador do supercílio	Músculo que abaixa o supercílio
Nariz	M. prócero	Músculo corrugador da raiz do nariz
	M. nasal[c]	Estreita a narina
	M. levantador do lábio superior e da asa do nariz	Músculo que levanta o lábio superior e a asa do nariz[d]
Boca	M. orbicular da boca	Músculo que fecha a boca[e]
	M. bucinador	Músculo da bochecha (importante durante a alimentação)[f]
	M. zigomático maior	Músculo maior do arco zigomático[g]
	M. zigomático menor	Músculo menor do arco zigomático
	M. risório	Músculo do riso[h]
	M. levantador do lábio superior	Músculo que levanta o lábio superior
	M. levantador do ângulo da boca	Músculo que levanta o ângulo da boca[i]
	M. abaixador do ângulo da boca	Músculo que abaixa o ângulo da boca[j]
	M. abaixador do lábio inferior	Músculo que abaixa o lábio inferior[k]
	M. mentual	Músculo do mento[l]
Orelha	M. auricular anterior	Músculo anterior da orelha
	M. auricular superior	Músculo superior da orelha
	M. auricular posterior	Músculo posterior da orelha
Pescoço	Platisma	Músculo cutâneo do pescoço

3.3 Músculos da Mastigação: Visão Geral e Músculos Superficiais

Visão geral dos músculos da mastigação

A musculatura da mastigação compreende, no sentido estrito: M. masseter, M. temporal, M. pterigóideo medial e M. pterigóideo lateral.

A função primária de todos esses músculos é o fechamento da boca e o movimento de trituração dos dentes mandibulares contra os dentes maxilares. Todos os músculos agindo em conjunto elevam e fecham a mandíbula e portanto, a boca. Os Mm. pterigóideos também atuam no movimento de trituração (ver a função dos diferentes músculos, em **A–C**). A abertura da boca ocorre por meio da musculatura supra-hióidea e da gravidade. Os Mm. masseter e pterigóideo medial formam uma alça muscular na qual a mandíbula é inserida (ver p. 84).

Observação: Todos os músculos da mastigação são inervados pelo N. mandibular (terceiro ramo do N. trigêmeo, NC V), enquanto os músculos da mímica são inervados pelo N. facial.

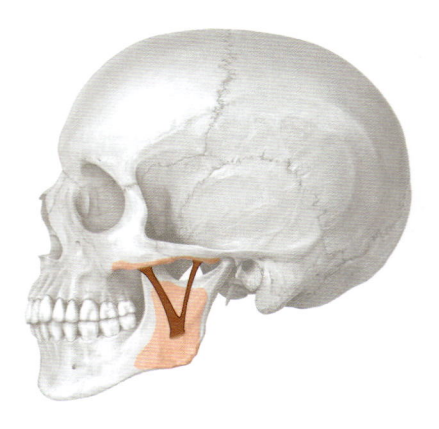

A Visão geral do M. masseter

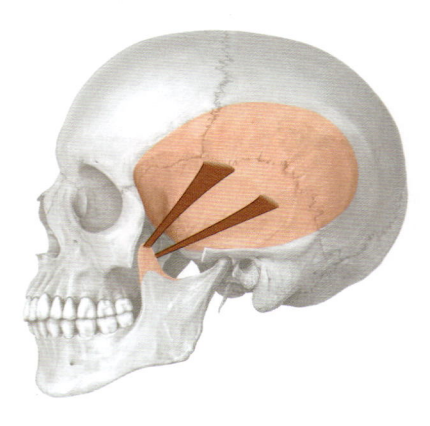

B Visão geral do M. temporal

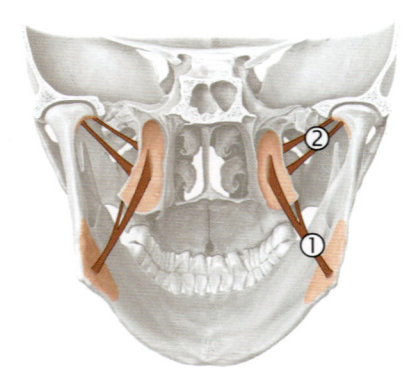

C Visão geral dos Mm. pterigóideos medial e lateral

M. masseter	
Origem:	• Parte superficial: arco zigomático (os dois terços anteriores)
	• Parte profunda: arco zigomático (terço posterior)
Inserção:	Tuberosidade massetérica no ângulo da mandíbula
Função:	• Elevação da mandíbula (fechamento da boca = adução)
	• Protrusão da mandíbula
Inervação:	N. massetérico, ramo do N. mandibular (3º ramo do N. trigêmeo)

M. temporal	
Origem:	Linha temporal inferior do plano temporal (fossa temporal)
Inserção:	Ápice e face medial do Proc. coronoide da mandíbula
Função:	• Elevação da mandíbula (adução) por todas as fibras, principalmente as fibras verticais
	• Retrusão da mandíbula e protrusão por meio das fibras horizontais posteriores
	• Contração unilateral: movimento de trituração (no lado de equilíbrio, deslocamento da cabeça da mandíbula para frente)
Inervação:	Nn. temporais profundos, ramos do N. mandibular (3º ramo do N. trigêmeo)

① M. pterigóideo medial	
Origem:	Fossa pterigóidea e lâmina lateral do Proc. pterigoide
Inserção:	Face medial do ângulo da mandíbula (tuberosidade pterigóidea)
Função:	Elevação da mandíbula (adução)
Inervação:	N. pterigóideo medial, ramo do N. mandibular (3º ramo do N. trigêmeo)

② M. pterigóideo lateral	
Origem:	• Cabeça superior: crista infratemporal (asa maior do esfenoide)
	• Cabeça inferior: face lateral da lâmina lateral do Proc. pterigoide
Inserção:	• Cabeça superior: disco articular da ATM
	• Cabeça inferior: Proc. condilar da mandíbula
Função:	• Contração bilateral: início da abertura da boca por meio da protrusão da mandíbula e deslocamento do disco articular para a frente
	• Contração unilateral: deslocamento da mandíbula para o lado oposto do movimento de trituração
Inervação:	N. pterigóideo lateral, ramo do N. mandibular (3º ramo do N. trigêmeo)

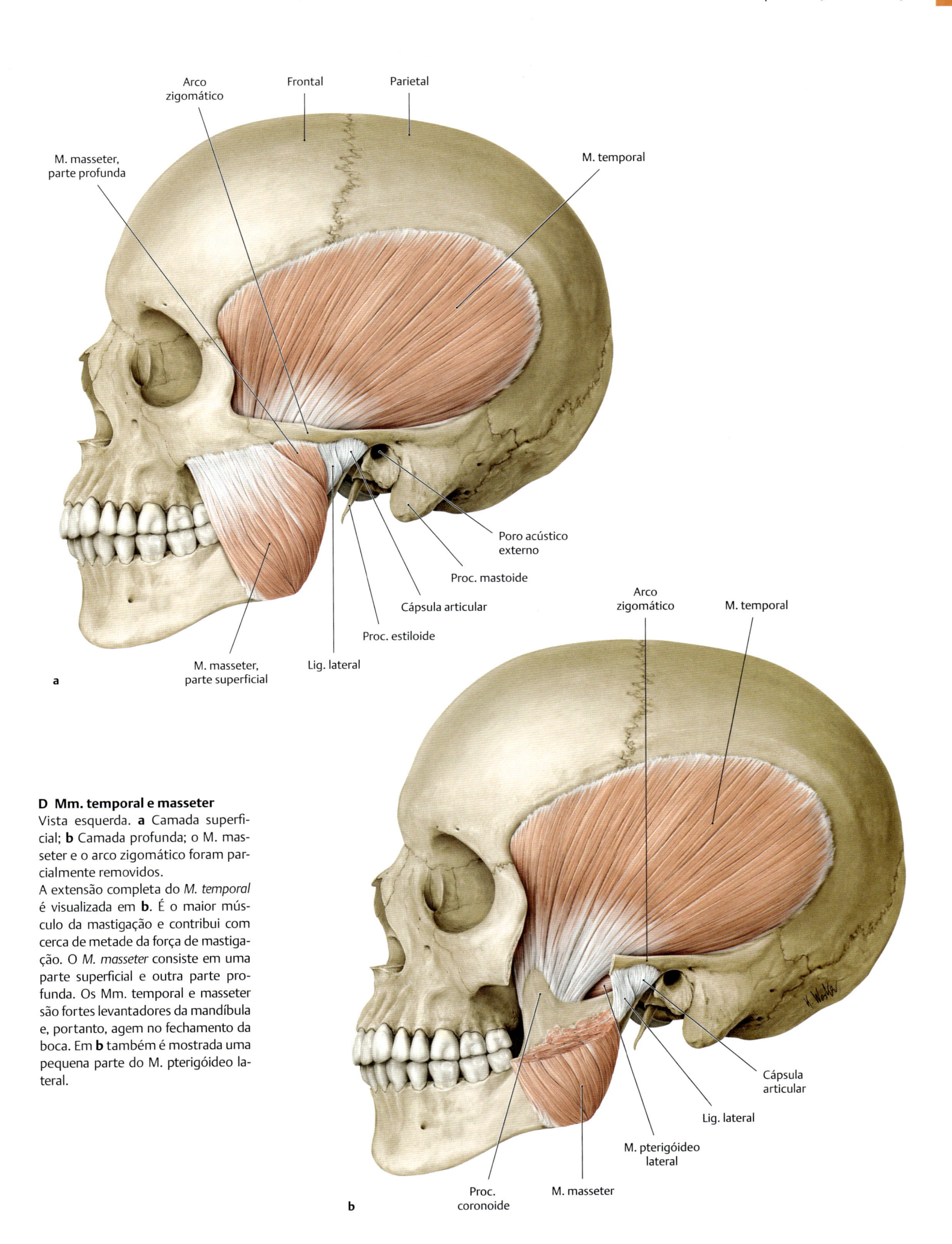

D Mm. temporal e masseter

Vista esquerda. **a** Camada superficial; **b** Camada profunda; o M. masseter e o arco zigomático foram parcialmente removidos.

A extensão completa do *M. temporal* é visualizada em **b**. É o maior músculo da mastigação e contribui com cerca de metade da força de mastigação. O *M. masseter* consiste em uma parte superficial e outra parte profunda. Os Mm. temporal e masseter são fortes levantadores da mandíbula e, portanto, agem no fechamento da boca. Em **b** também é mostrada uma pequena parte do M. pterigóideo lateral.

Figura **a** labels: Arco zigomático · Frontal · Parietal · M. temporal · M. masseter, parte profunda · Poro acústico externo · Proc. mastoide · Cápsula articular · Proc. estiloide · Lig. lateral · M. masseter, parte superficial · a

Figura **b** labels: Arco zigomático · M. temporal · Cápsula articular · Lig. lateral · M. pterigóideo lateral · M. masseter · Proc. coronoide · b

3.4 Músculos da Mastigação: Músculos Profundos

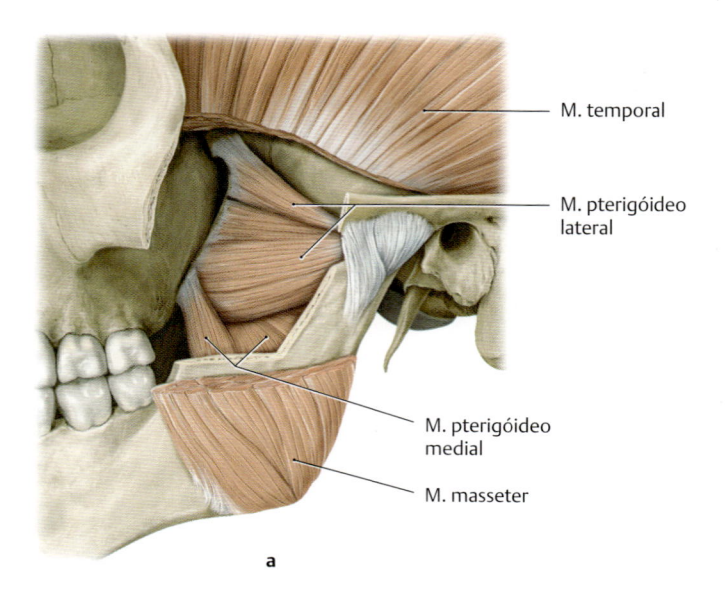

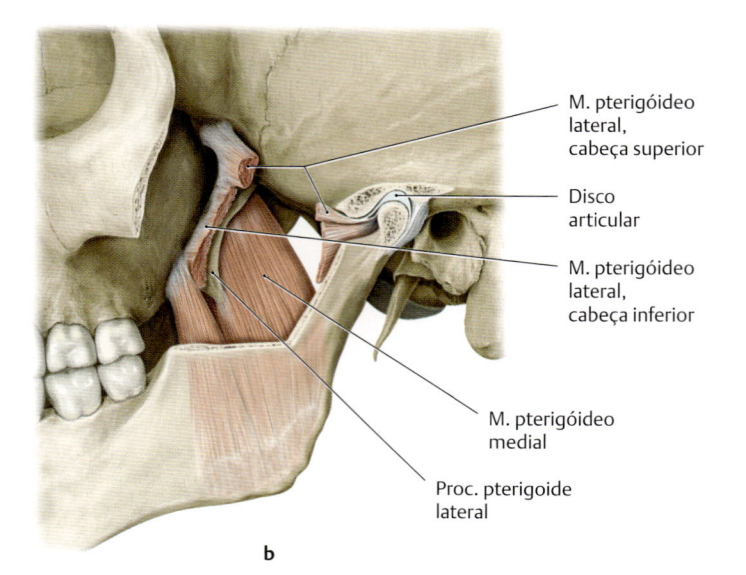

a

b

A Mm. pterigóideos lateral e medial

Vista da esquerda.

a Em comparação com a última figura da unidade anterior de aprendizado, foram removidos aqui também o Proc. coronoide da mandíbula e a parte inferior do M. temporal, visualizando, desta maneira, os Mm. pterigóideos.

b O M. temporal foi completamente removido e a parte inferior do M. pterigóideo lateral sofreu um corte em forma de janela. O M. pterigóideo *lateral* inicia a abertura da boca que, em seguida, é continuada pelos Mm. supra-hióideos. Graças ao deslocamento da ATM torna-se evidente que as fibras do M. pterigóideo lateral se estendem para o disco articular. Esse músculo funciona como um guia para a ATM. Suas cabeças superior e inferior contribuem para todos os movimentos e, portanto, suas ações são mais complexas do que as dos demais músculos da mastigação. O M. pterigóideo *medial* estende-se quase perpendicularmente em relação ao M. pterigóideo lateral e participa da formação de uma alça muscular que envolve a mandíbula (ver **B**).

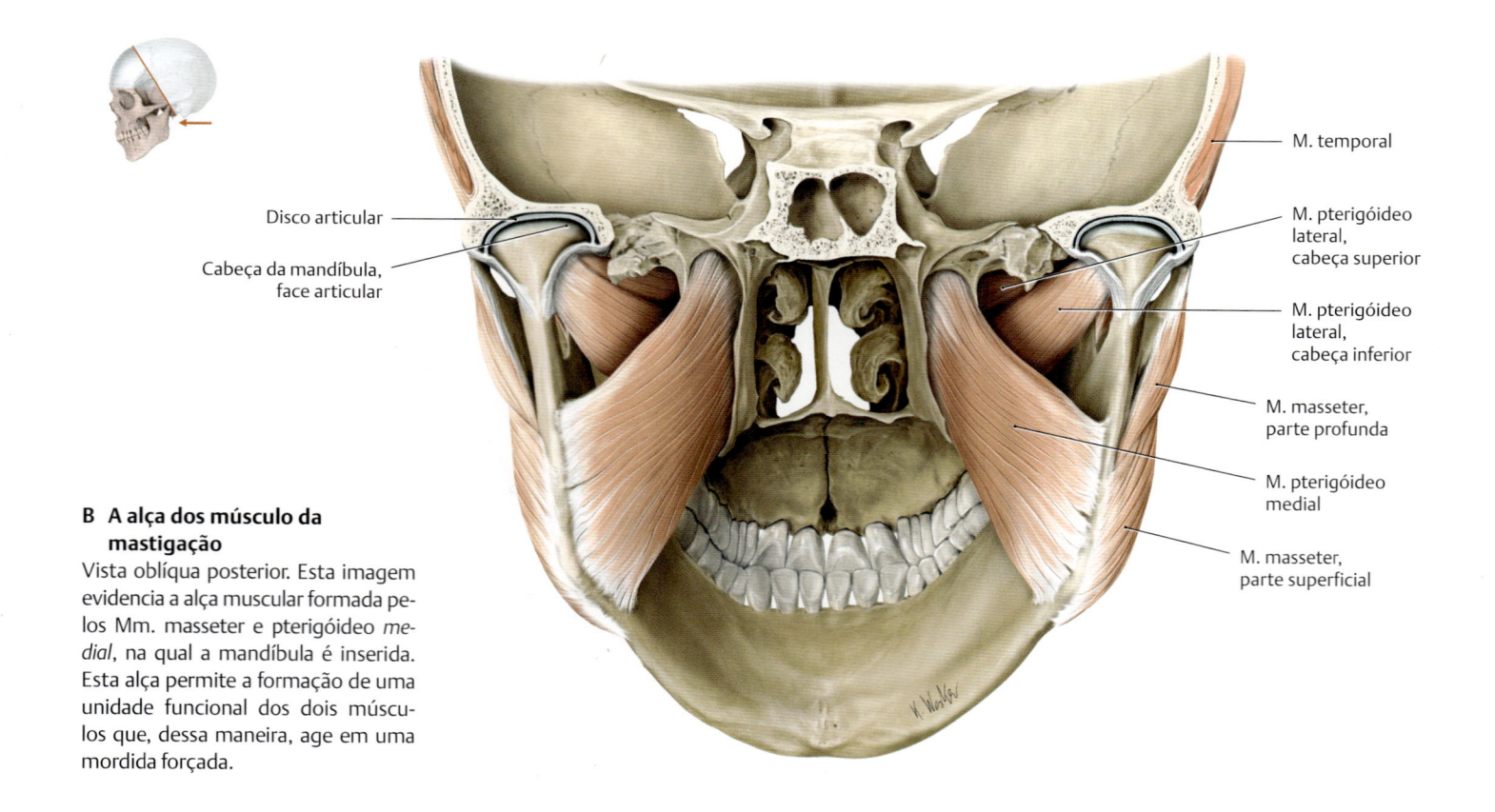

B A alça dos músculo da mastigação

Vista oblíqua posterior. Esta imagem evidencia a alça muscular formada pelos Mm. masseter e pterigóideo *medial*, na qual a mandíbula é inserida. Esta alça permite a formação de uma unidade funcional dos dois músculos que, dessa maneira, age em uma mordida forçada.

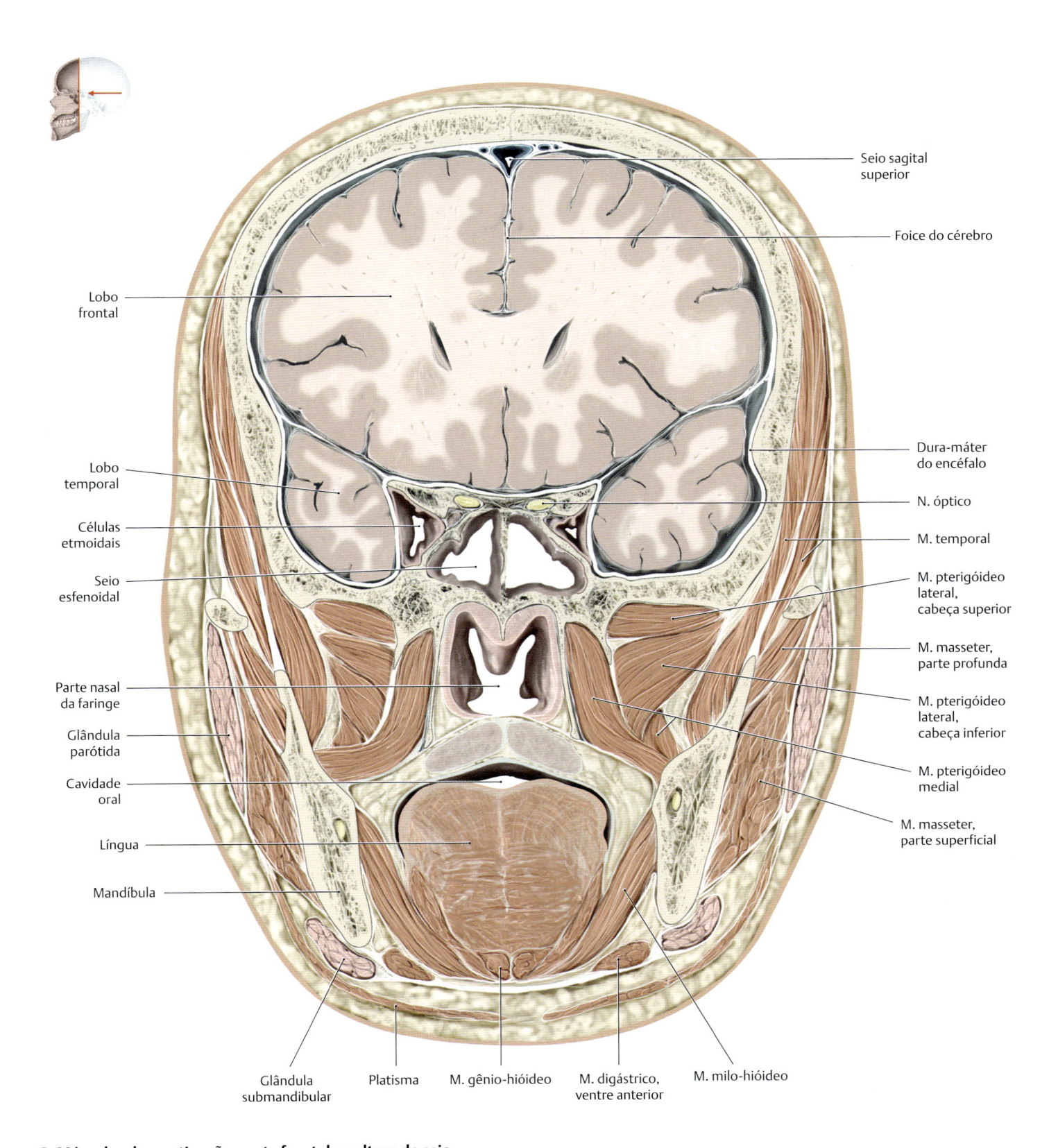

Seio sagital
superior

Foice do cérebro

Lobo
frontal

Dura-máter
do encéfalo

Lobo
temporal

N. óptico

Células
etmoidais

M. temporal

Seio
esfenoidal

M. pterigóideo
lateral,
cabeça superior

M. masseter,
parte profunda

Parte nasal
da faringe

M. pterigóideo
lateral,
cabeça inferior

Glândula
parótida

M. pterigóideo
medial

Cavidade
oral

M. masseter,
parte superficial

Língua

Mandíbula

Glândula
submandibular

Platisma

M. gênio-hióideo

M. digástrico,
ventre anterior

M. milo-hióideo

**C Músculos da mastigação, corte frontal na altura do seio
esfenoidal**

Vista posterior. Esta figura permite a visualização da topografia dos músculos da mastigação e das estruturas vizinhas.

3.5 Origens e Inserções dos Músculos no Crânio

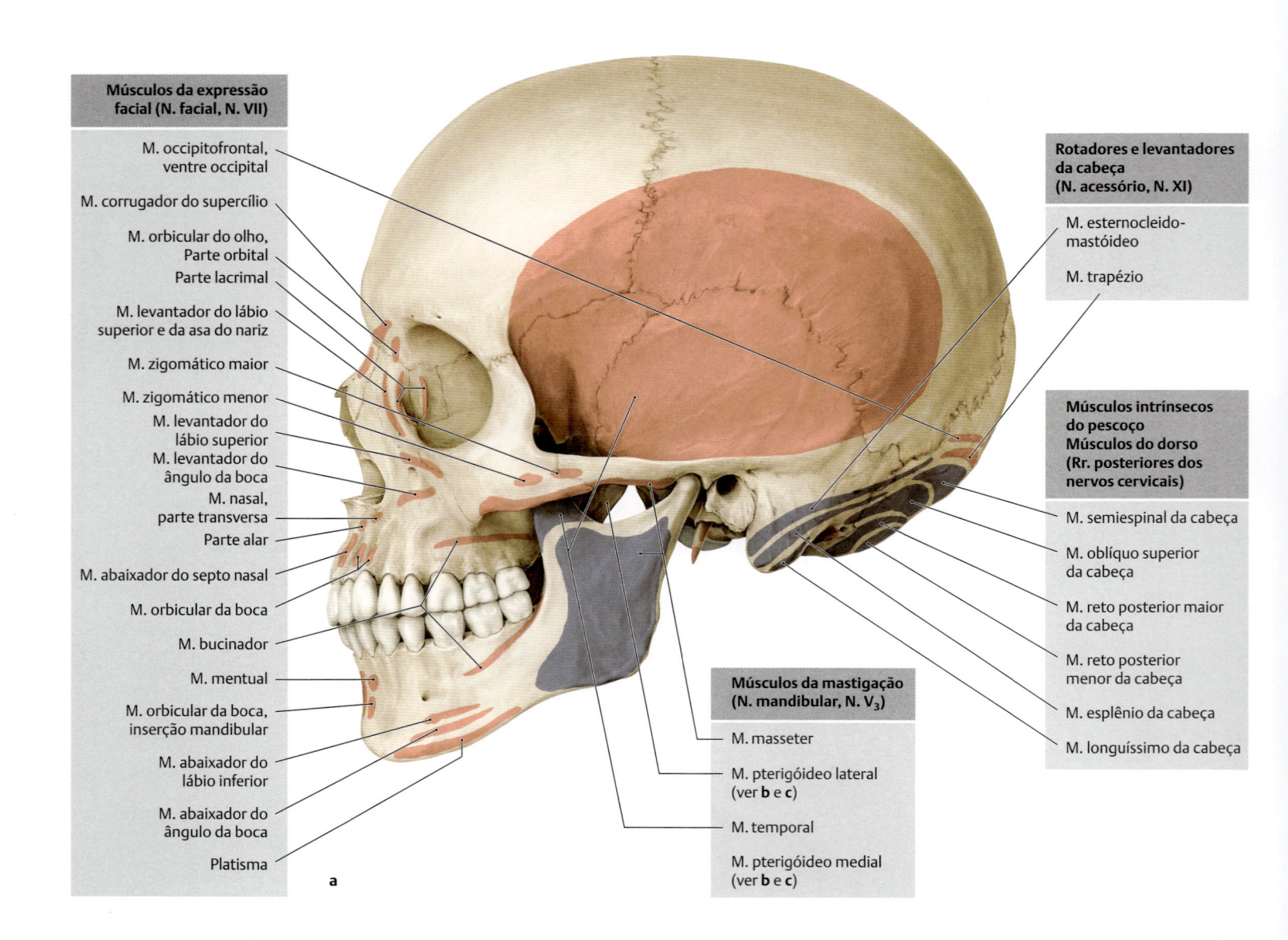

Músculos da expressão facial (N. facial, N. VII)
- M. occipitofrontal, ventre occipital
- M. corrugador do supercílio
- M. orbicular do olho, Parte orbital
- Parte lacrimal
- M. levantador do lábio superior e da asa do nariz
- M. zigomático maior
- M. zigomático menor
- M. levantador do lábio superior
- M. levantador do ângulo da boca
- M. nasal, parte transversa
- Parte alar
- M. abaixador do septo nasal
- M. orbicular da boca
- M. bucinador
- M. mentual
- M. orbicular da boca, inserção mandibular
- M. abaixador do lábio inferior
- M. abaixador do ângulo da boca
- Platisma

Rotadores e levantadores da cabeça (N. acessório, N. XI)
- M. esternocleido-mastóideo
- M. trapézio

Músculos intrínsecos do pescoço Músculos do dorso (Rr. posteriores dos nervos cervicais)
- M. semiespinal da cabeça
- M. oblíquo superior da cabeça
- M. reto posterior maior da cabeça
- M. reto posterior menor da cabeça
- M. esplênio da cabeça
- M. longuíssimo da cabeça

Músculos da mastigação (N. mandibular, N. V₃)
- M. masseter
- M. pterigóideo lateral (ver **b** e **c**)
- M. temporal
- M. pterigóideo medial (ver **b** e **c**)

a

A Origens e inserções dos músculos no crânio

a Vista da esquerda; **b** Vista do lado interno da metade direita da mandíbula; **c** Vista da base do crânio.

As superfícies de origem e inserção dos músculos são destacadas em cores (origem: vermelho, inserção: azul).

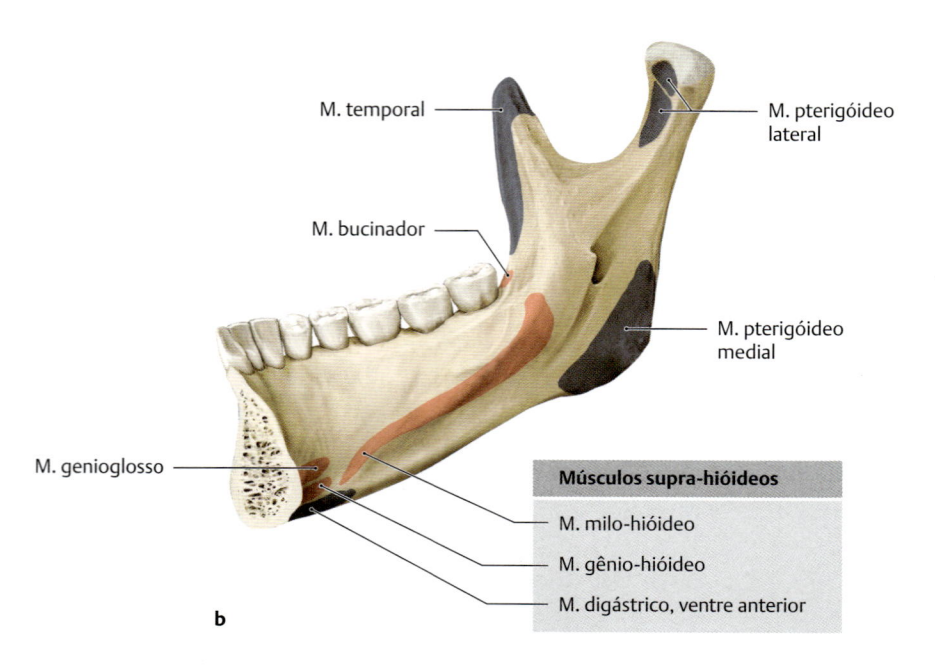

- M. temporal
- M. pterigóideo lateral
- M. bucinador
- M. pterigóideo medial
- M. genioglosso

Músculos supra-hióideos
- M. milo-hióideo
- M. gênio-hióideo
- M. digástrico, ventre anterior

b

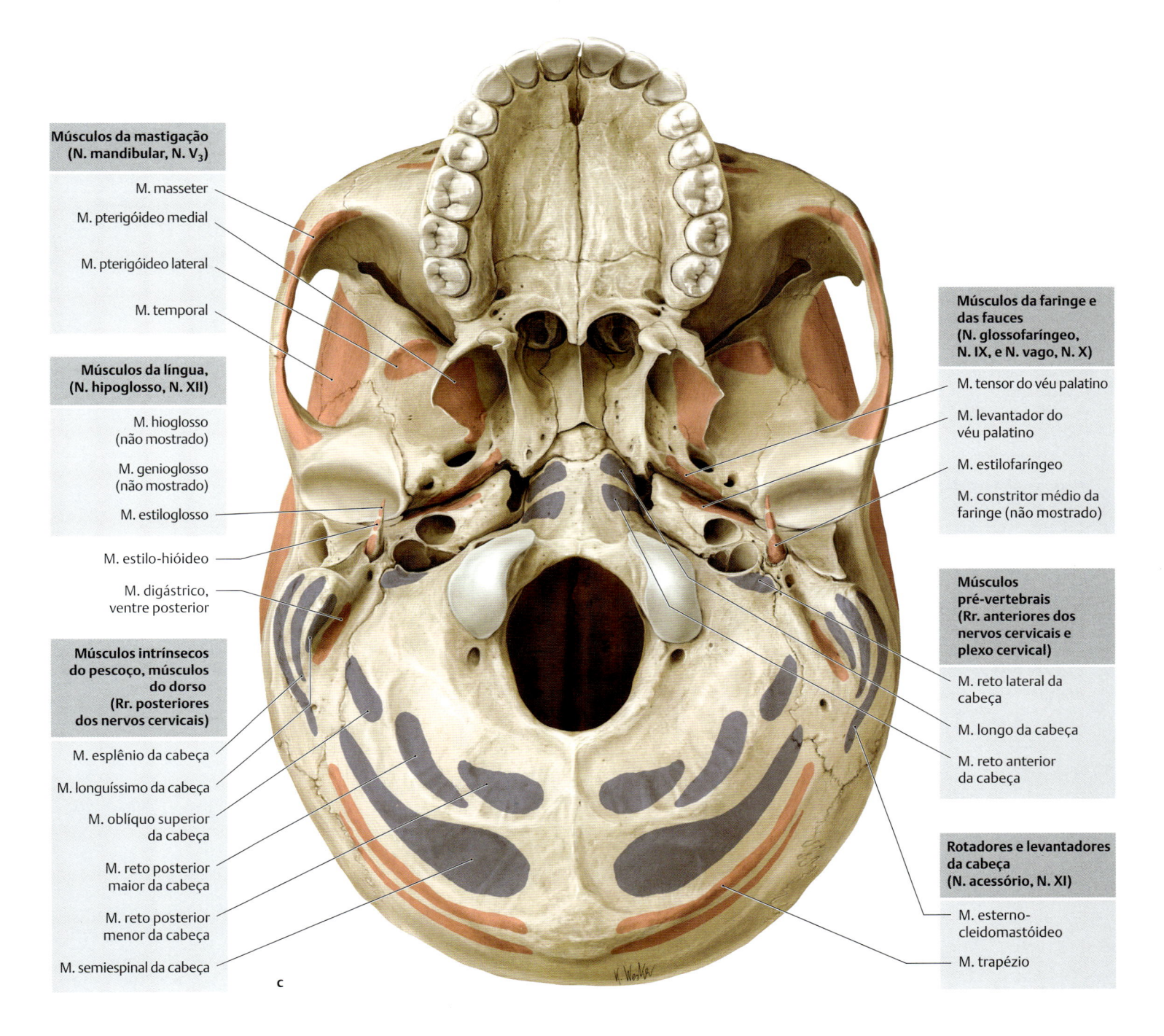

Músculos da mastigação (N. mandibular, N. V₃)

M. masseter

M. pterigóideo medial

M. pterigóideo lateral

M. temporal

Músculos da língua, (N. hipoglosso, N. XII)

M. hioglosso (não mostrado)

M. genioglosso (não mostrado)

M. estiloglosso

M. estilo-hióideo

M. digástrico, ventre posterior

Músculos intrínsecos do pescoço, músculos do dorso (Rr. posteriores dos nervos cervicais)

M. esplênio da cabeça

M. longuíssimo da cabeça

M. oblíquo superior da cabeça

M. reto posterior maior da cabeça

M. reto posterior menor da cabeça

M. semiespinal da cabeça

c

Músculos da faringe e das fauces (N. glossofaríngeo, N. IX, e N. vago, N. X)

M. tensor do véu palatino

M. levantador do véu palatino

M. estilofaríngeo

M. constritor médio da faringe (não mostrado)

Músculos pré-vertebrais (Rr. anteriores dos nervos cervicais e plexo cervical)

M. reto lateral da cabeça

M. longo da cabeça

M. reto anterior da cabeça

Rotadores e levantadores da cabeça (N. acessório, N. XI)

M. esterno-cleidomastóideo

M. trapézio

87

3.6 Músculos do Pescoço: Visão Geral e Músculos Superficiais

A Organização sistemática dos grupos musculares no pescoço

As próximas seções seguem esta organização na representação da musculatura. Consequentemente, os músculos estão estruturados a partir da visão da anatomia topográfica do pescoço – logo, outros critérios de classificação também podem ser utilizados. Desta forma, os músculos da região cervical posterior (nuca) são considerados parte da musculatura do pescoço; porém, fazem parte dos músculos próprios do dorso que não se encontram descritos em detalhes nesta seção. A musculatura visceral do pescoço, apesar de ser, em parte, musculatura estriada esquelética, será descrita juntamente com as vísceras.

Músculos superficiais do pescoço
- Platisma
- M. esternocleidomastóideo
- M. trapézio*

Músculos supra-hióideos
- M. digástrico
- M. gênio-hióideo
- M. milo-hióideo
- M. estilo-hióideo

Músculos infra-hióideos
- M. esterno-hióideo
- M. esternotireóideo
- M. tíreo-hióideo
- M. omo-hióideo

*Não é um músculo estritamente do pescoço foi mencionado aqui apenas por causa de sua importância topográfica.

Músculos pré-vertebrais (músculos retos profundos do pescoço)
- M. longo da cabeça
- M. longo do pescoço
- M. reto anterior da cabeça
- M. reto lateral da cabeça

Músculos laterais (profundos) do pescoço
- M. escaleno anterior
- M. escaleno médio
- M. escaleno posterior

Músculos da região cervical posterior (músculos próprios do dorso) = M. eretor da espinha
- M. semiespinal da cabeça
- M. semiespinal do pescoço
- M. esplênio da cabeça
- M. esplênio do pescoço
- M. longuíssimo da cabeça
- M. iliocostal do pescoço
- Mm. suboccipitais

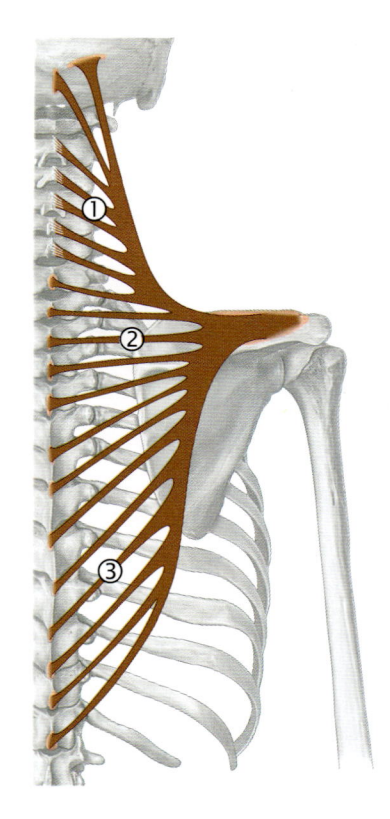

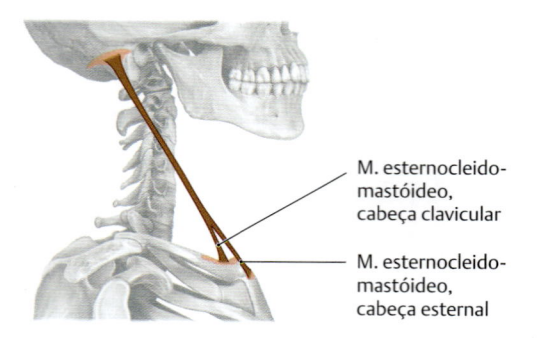

B M. esternocleidomastóideo em visão geral

M. esternocleidomastóideo, cabeça clavicular

M. esternocleidomastóideo, cabeça esternal

Origem:	• Cabeça esternal: manúbrio do esterno • Cabeça clavicular: terço medial da clavícula
Inserção:	Proc. mastoide e linha nucal superior
Ação:	• Unilateralmente: – Flexão lateral da cabeça para o mesmo lado – Rotação da cabeça para o lado oposto • Bilateralmente: – Extensão da cabeça – Músculo respiratório auxiliar com ponto fixo na cabeça
Inervação:	N. acessório (NC XI) e ramos diretos do plexo cervical (C1 a C2)

C M. trapézio em visão geral

Origem:	① Parte descendente: • Occipital (linha nucal superior e protuberância occipital externa) • Por meio do Lig. nucal, nos Procc. espinhosos de todas as vértebras cervicais ② Parte transversa: Aponeurose dos Procc. espinhosos de T I a T IV ③ Parte ascendente: Procc. espinhosos de T V a T XII
Inserção:	• Terço lateral da clavícula (parte descendente) • Acrômio (parte transversa) • Espinha da escápula (parte ascendente)
Ação:	• Parte descendente: – Traciona a escápula obliquamente para cima e provoca a sua rotação lateral (sinergicamente com a parte inferior do M. serrátil anterior) – Inclina a cabeça para o mesmo lado e provoca a sua rotação para o lado oposto (ponto fixo no cíngulo do membro superior) • Parte transversa: movimenta a escápula medialmente • Parte ascendente: traciona a escápula medial e inferiormente (auxilia no efeito rotatório da parte descendente) • Todo o músculo: fixação da escápula ao tórax
Inervação:	N. acessório (NC XI) e plexo cervical (C2 a C4)

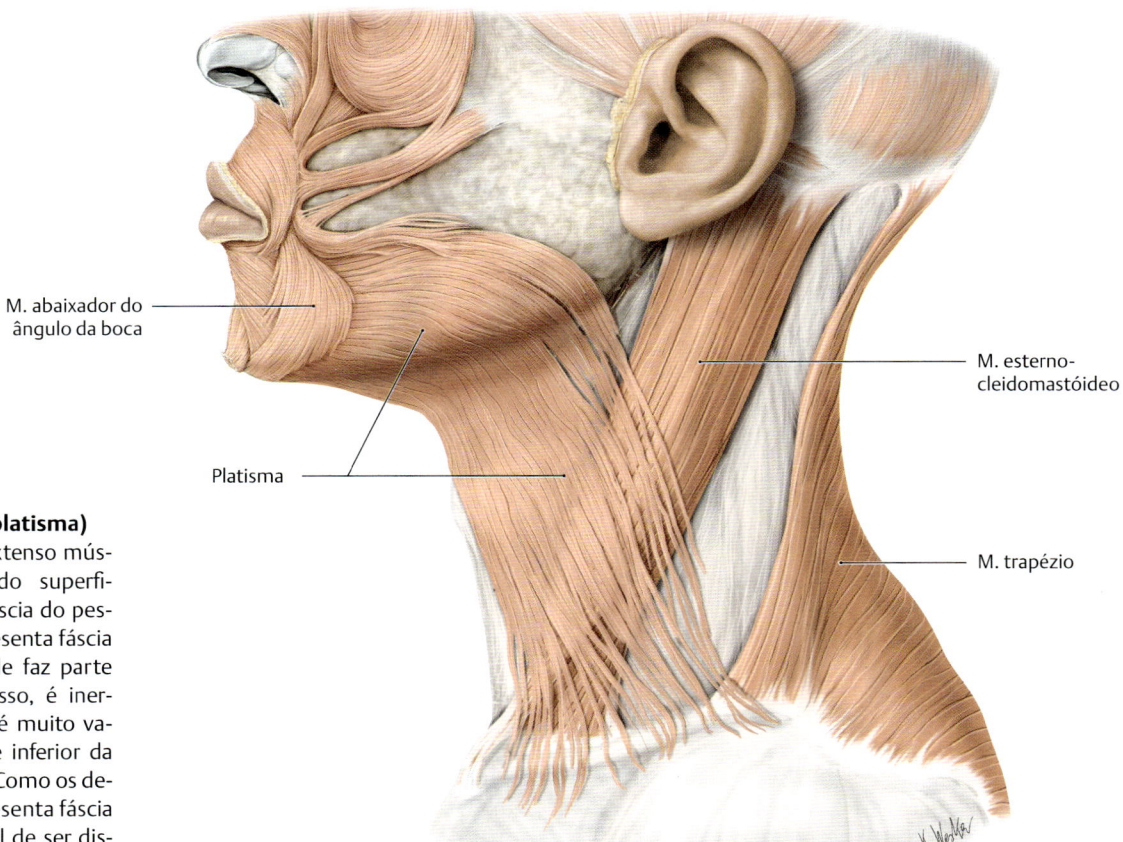

M. abaixador do ângulo da boca

M. esterno-cleidomastóideo

Platisma

M. trapézio

D Músculo cutâneo do pescoço (platisma)

Vista esquerda. O platisma é um extenso músculo cutâneo que está localizado superficialmente à lâmina superficial da fáscia do pescoço (posição epifascial) e não apresenta fáscia própria (ver sistemática, em **A**). Ele faz parte dos músculos da mímica e, por isso, é inervado pelo N. facial. Sua extensão é muito variável e pode se estender da parte inferior da face até a parte superior do tórax. Como os demais músculos da mímica, não apresenta fáscia própria, sendo, por isso, mais difícil de ser dissecado.

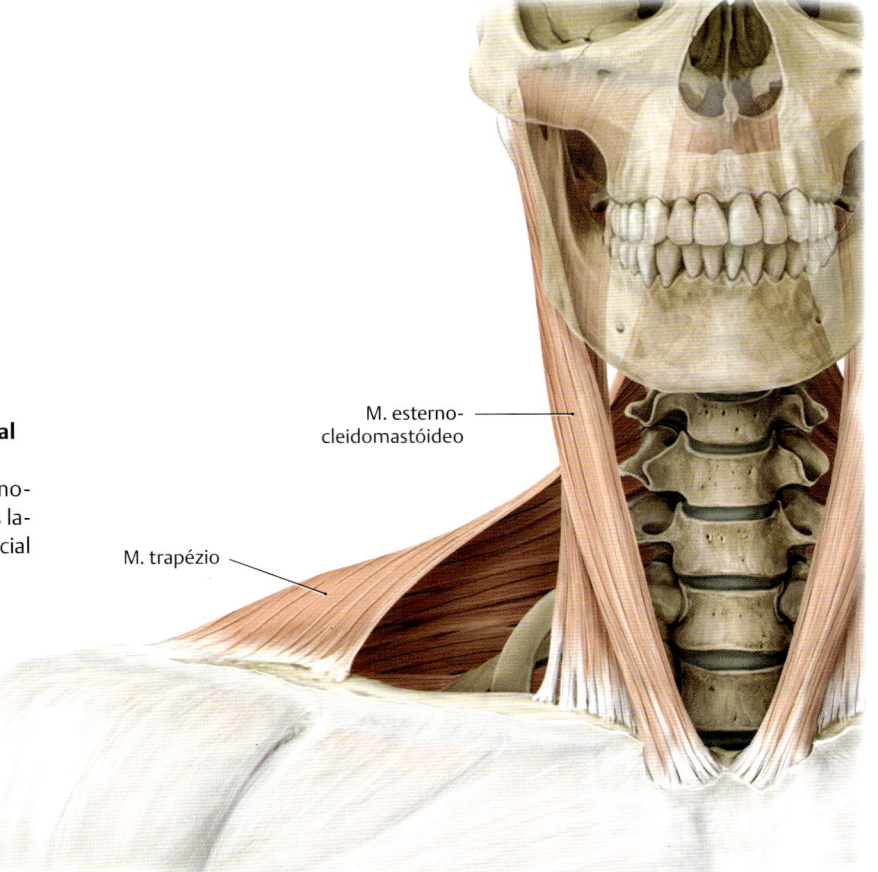

M. esterno-cleidomastóideo

M. trapézio

E Músculos superficiais do pescoço: M. esternocleidomastóideo e parte cervical do M. trapézio em vista anterior

No chamado torcicolo congênito, o M. esternocleidomastóideo está encurtado em um dos lados e degenera, resultando em tecido cicatricial (fibrose), ver **D**, p. 7.

3.7 Músculos do Pescoço: Músculos Supra-hióideos e Infra-hióideos

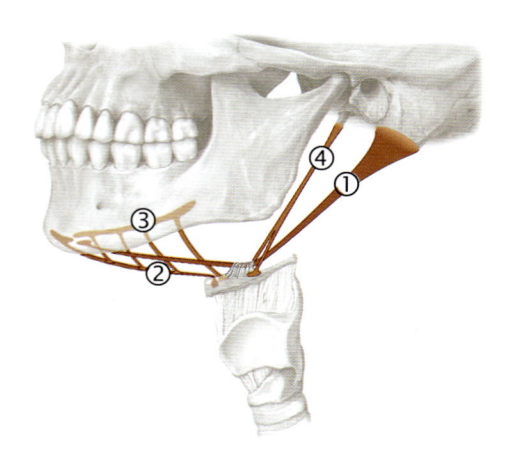

A Musculatura supra-hióidea, visão geral
Músculos supra-hióideos.

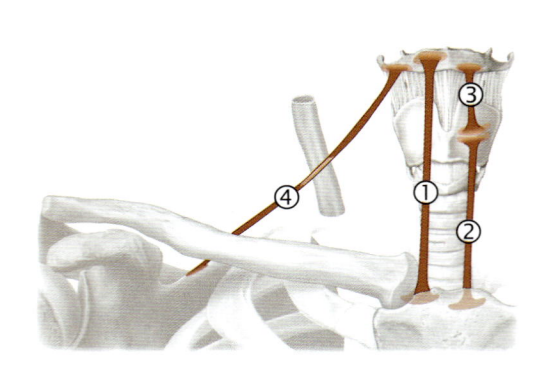

B Musculatura infra-hióidea, visão geral
Músculos infra-hióideos.

① M. digástrico

Origem:	• Ventre anterior: corpo da mandíbula
	• Ventre posterior: medialmente ao processo mastoide (incisura mastóidea)
Inserção:	Por meio de um tendão intermédio, com uma alça de tecido conjuntivo no corpo do hioide
Ação:	• Eleva o hioide (na deglutição)
	• Auxilia o abaixamento da mandíbula
Inervação:	• Ventre anterior: N. milo-hióideo (derivado do N. mandibular do NC V)
	• Ventre posterior: N. facial

② M. gênio-hióideo

Origem:	Corpo da mandíbula
Inserção:	Corpo do hioide
Ação:	• Traciona o hioide para a frente (na deglutição)
	• Auxilia o abaixamento da mandíbula
Inervação:	Ramos ventrais dos 1º e 2º nervos cervicais

③ M. milo-hióideo

Origem:	Face interna da mandíbula (linha milo-hióidea)
Inserção:	Por meio de um tendão em posição mediana (rafe milo-hióidea) no corpo do hioide
Ação:	• Distende e eleva o assoalho da boca
	• Move o hioide para a frente (na deglutição)
	• Auxilia no abaixamento e no movimento lateral (movimento de trituração) da mandíbula
Inervação:	N. milo-hióideo (derivado do N. mandibular do NC V)

④ M. estilo-hióideo

Origem:	Proc. estiloide do temporal
Inserção:	Com um tendão dividido, no corpo do hioide
Ação:	• Eleva o hioide (na deglutição)
	• Auxilia o abaixamento da mandíbula
Inervação:	N. facial (NC VII)

① M. esterno-hióideo

Origem:	Face posterior do manúbrio do esterno e da articulação esternoclavicular
Inserção:	Corpo do hioide
Ação:	• Traciona o hioide para baixo (fixação do hioide)
	• Abaixamento da laringe e do hioide (fonação, fase final da deglutição)
Inervação:	Alça cervical profunda* do plexo cervical (C1–C3) e C4

② M. esternotireóideo

Origem:	Face posterior do manúbrio do esterno
Inserção:	Cartilagem tireóidea
Ação:	• Traciona a laringe e o hioide (fixação do hioide)
	• Abaixamento da laringe e do hioide (fonação, fase final da deglutição)
Inervação:	Alça cervical profunda do plexo cervical (C1–C3) e C4

③ M. tíreo-hióideo

Origem:	Cartilagem tireóidea
Inserção:	Corpo do hioide
Ação:	• Tração e fixação do hioide
	• Elevação da laringe durante a deglutição
Inervação:	Alça cervical profunda do plexo cervical (C1–C3) e C4

④ M. omo-hióideo

Origem:	Margem superior da escápula
Inserção:	Corpo do hioide
Ação:	• Tração e fixação do hioide
	• Abaixamento da laringe e do hioide (fonação, fase final da deglutição)
	• Distende a fáscia cervical com seu tendão intermediário e mantém a V. jugular interna aberta
Inervação:	Alça cervical profunda do plexo cervical (C1–C3) e C4

*Segundo a T. A., o conceito de alça cervical superficial caiu em desuso; a alça cervical profunda é denominada alça cervical. Como o conceito ainda é muito empregado na prática, ele também foi utilizado neste atlas.

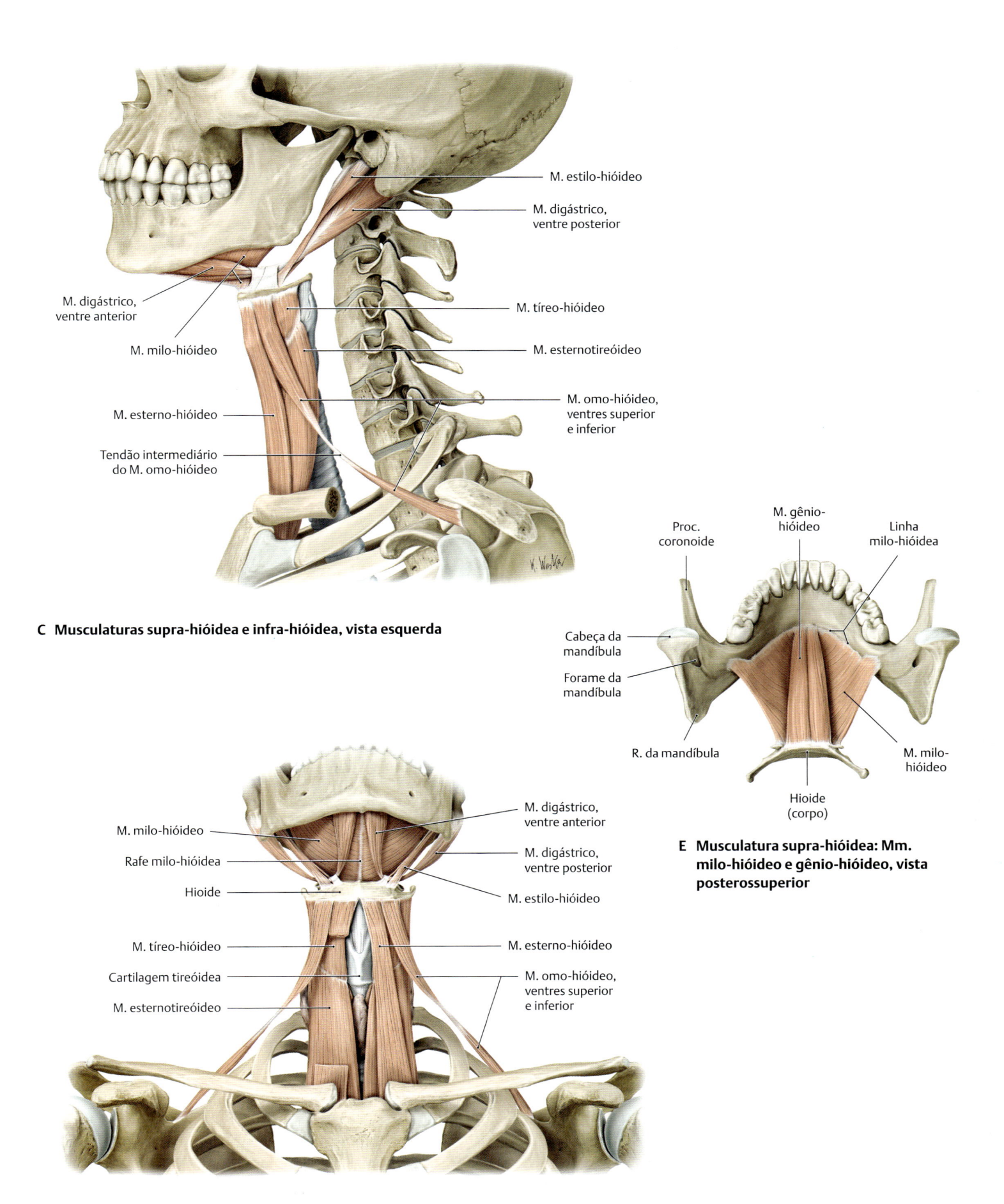

C Musculaturas supra-hióidea e infra-hióidea, vista esquerda

Labels (figura C):
- M. estilo-hióideo
- M. digástrico, ventre posterior
- M. tíreo-hióideo
- M. esternotireóideo
- M. omo-hióideo, ventres superior e inferior
- M. digástrico, ventre anterior
- M. milo-hióideo
- M. esterno-hióideo
- Tendão intermediário do M. omo-hióideo

Labels (figura E):
- Proc. coronoide
- M. gênio-hióideo
- Linha milo-hióidea
- Cabeça da mandíbula
- Forame da mandíbula
- R. da mandíbula
- M. milo-hióideo
- Hioide (corpo)

E Musculatura supra-hióidea: Mm. milo-hióideo e gênio-hióideo, vista posterossuperior

Labels (figura D):
- M. milo-hióideo
- Rafe milo-hióidea
- Hioide
- M. tíreo-hióideo
- Cartilagem tireóidea
- M. esternotireóideo
- M. digástrico, ventre anterior
- M. digástrico, ventre posterior
- M. estilo-hióideo
- M. esterno-hióideo
- M. omo-hióideo, ventres superior e inferior

D Musculaturas supra-hióidea e infra-hióidea, vista anterior
O M. esterno-hióideo do lado direito foi recortado.

3.8 Músculos do Pescoço: Músculos Pré-vertebrais e Músculos Laterais (Profundos)

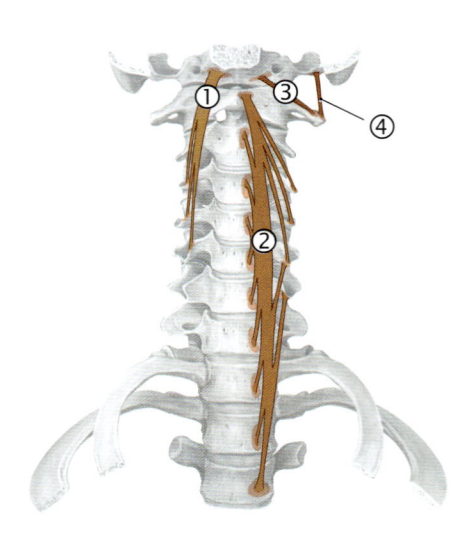

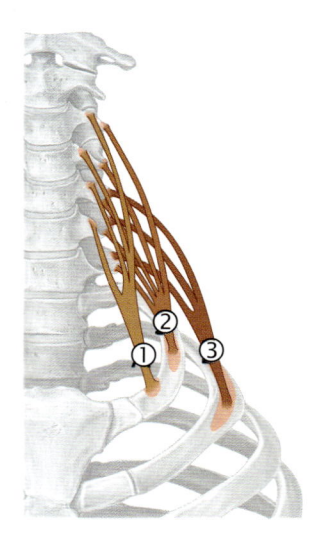

A Músculos pré-vertebrais, visão geral

B Músculos laterais profundos do pescoço, visão geral

① M. longo da cabeça

Origem:	Tubérculos anteriores dos processos transversos de C III a C VI
Inserção:	Parte basilar do occipital
Ação:	• Unilateralmente: flexão lateral e discreta rotação da cabeça para o mesmo lado
	• Bilateralmente: flexão da cabeça
Inervação:	Ramos diretos derivados do plexo cervical (C1–C4)

② M. longo do pescoço

Origem:	• Parte reta (parte medial): faces anteriores dos corpos das vértebras C V e C VI e das vértebras T I-T III
	• Parte oblíqua superior: tubérculos anteriores dos processos transversos das vértebras C III-C V
	• Parte oblíqua inferior: faces anteriores das vértebras T I-T III
Inserção:	• Parte reta: faces anteriores das vértebras C II-C IV
	• Parte oblíqua superior: tubérculo anterior do atlas
	• Parte oblíqua inferior: tubérculos anteriores dos processos transversos das vértebras C V e C VI
Ação:	• Unilateralmente: flexão lateral e rotação da parte cervical da coluna vertebral para o mesmo lado
	• Bilateralmente: flexão da parte cervical da coluna vertebral
Inervação:	Ramos diretos derivados do plexo cervical (C2–C4) e ramos diretos derivados de C5 e C6

③ M. reto anterior da cabeça

Origem:	Massa lateral do atlas
Inserção:	Parte basilar do occipital
Ação:	• Unilateralmente: flexão lateral na articulação atlantoccipital
	• Bilateralmente: flexão na articulação atlantoccipital
Inervação:	R. ventral do 1º nervo cervical

④ M. reto lateral da cabeça

Origem:	Proc. transverso do atlas
Inserção:	Parte basilar do occipital (lateralmente aos côndilos occipitais)
Ação:	• Unilateralmente: flexão lateral na articulação atlantoccipital
	• Bilateralmente: flexão na articulação atlantoccipital
Inervação:	R. ventral do 1º nervo cervical

Mm. escalenos

Origem:	① M. escaleno anterior: tubérculos anteriores dos processos transversos de C III a C VI
	② M. escaleno médio: tubérculos posteriores dos processos transversos de C III a C VII
	③ M. escaleno posterior: tubérculos posteriores dos processos transversos de C V a C VII
Inserção:	• M. escaleno anterior: tubérculo dos músculos escalenos da 1ª costela
	• M. escaleno médio: 1ª costela (dorsalmente ao sulco da artéria subclávia)
	• M. escaleno posterior: face externa da 2ª costela
Ação:	• Ponto móvel (inserção) nas costelas: inspiração (elevação das costelas superiores)
	• Ponto fixo (origem) nas costelas: flexão lateral da parte cervical da coluna vertebral para o mesmo lado (durante contração unilateral)
	• Flexão do pescoço (durante contração bilateral)
Inervação:	Ramos diretos derivados do plexo cervical e do plexo braquial (C3–C6)

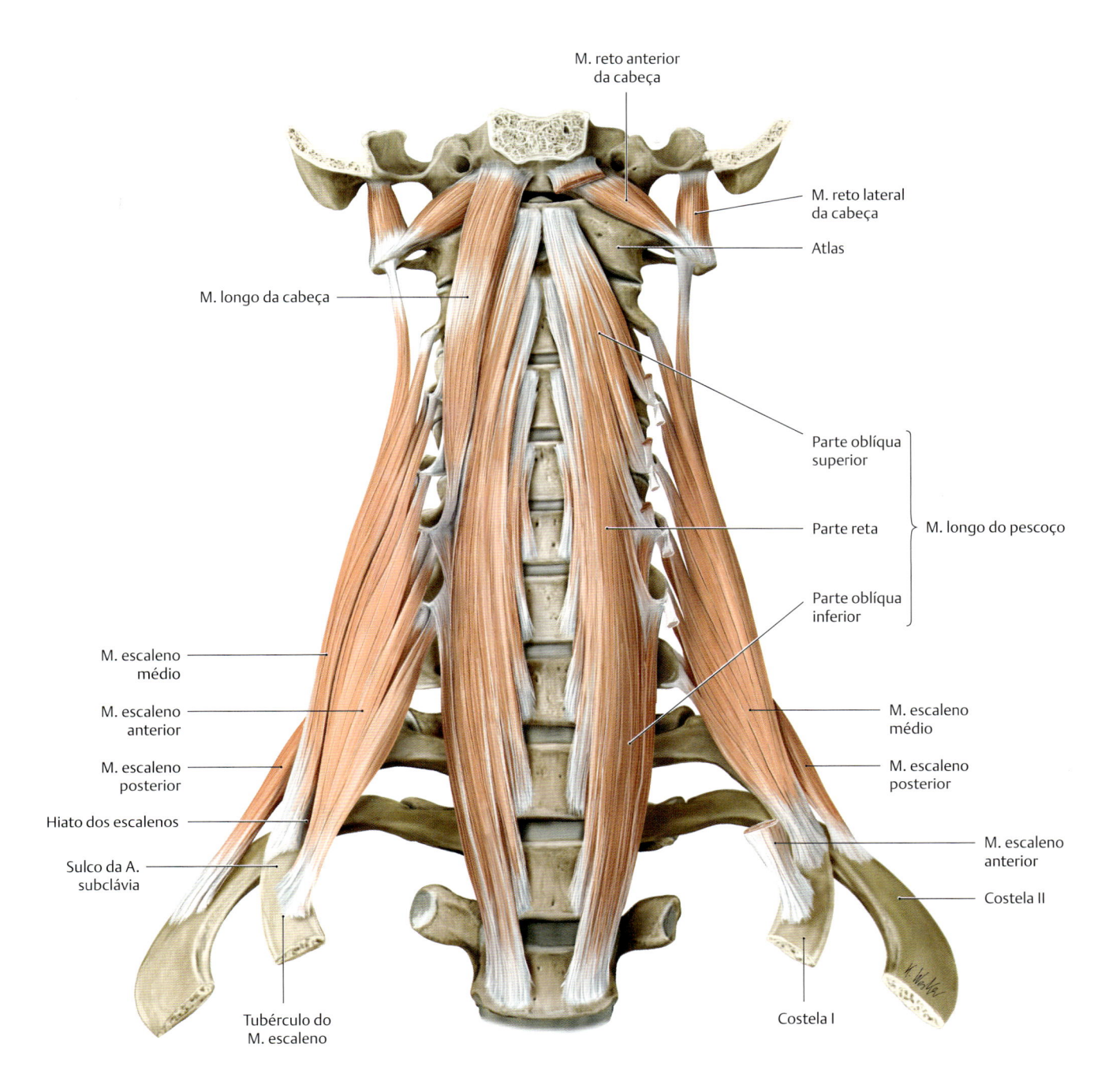

M. reto anterior da cabeça

M. reto lateral da cabeça

Atlas

M. longo da cabeça

Parte oblíqua superior

Parte reta · M. longo do pescoço

Parte oblíqua inferior

M. escaleno médio

M. escaleno anterior

M. escaleno posterior

Hiato dos escalenos

Sulco da A. subclávia

Tubérculo do M. escaleno

M. escaleno médio

M. escaleno posterior

M. escaleno anterior

Costela II

Costela I

C Músculos pré-vertebrais e músculos laterais profundos do pescoço, vista anterior

O M. longo da cabeça e o M. escaleno anterior foram parcialmente retirados do lado esquerdo. Os músculos pré-vertebrais se estendem entre a parte cervical da coluna vertebral e o crânio e, portanto, atuam sobre ambos. Os três músculos escalenos, dispostos de modo escalonado, constituem os músculos laterais profundos do pescoço e se estendem entre a parte cervical da coluna vertebral e a caixa torácica, e, por isso, atuam também como músculos auxiliares na respiração. Entre os músculos escalenos anterior e médio se encontra o *hiato dos escalenos*, um espaço importante do ponto de vista topográfico, através do qual passam o plexo braquial e a A. subclávia.

4.1 Classificação do Suprimento Arterial da Cabeça e do Pescoço

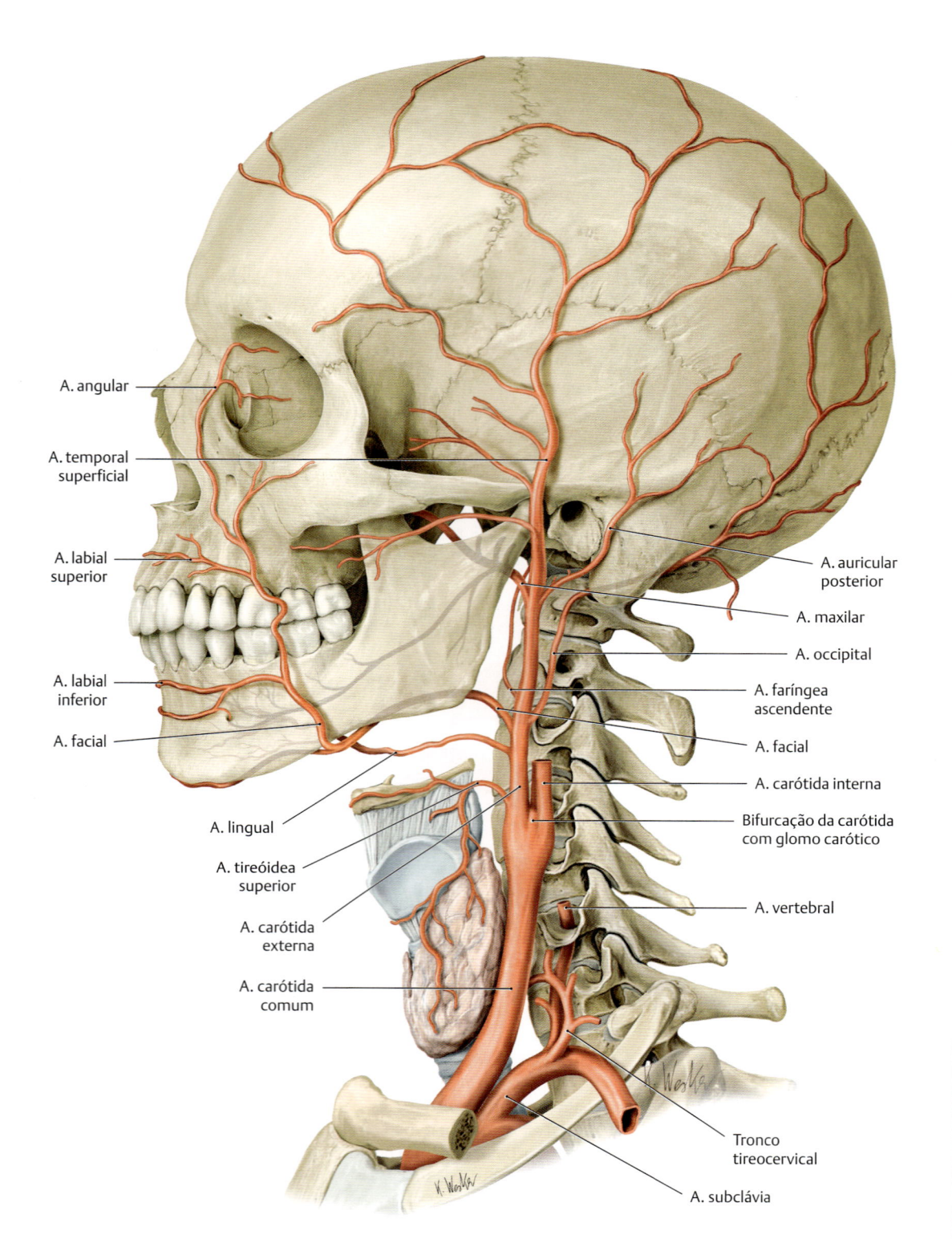

Classificação das artérias da cabeça e do pescoço

Ramos da A. carótida externa

Ramos anteriores
- A. tireóidea superior
  - R. infra-hióideo
  - A. laríngea superior
  - R. cricotireóideo
  - R. esternocleidomastóideo
  - Rr. glandulares
- A. lingual
- A. facial

Ramo medial
- A. faríngea ascendente

Ramos posteriores
- A. occipital
- A. auricular posterior

Ramos terminais
- A. maxilar
- A. temporal superficial

Ramos da A. subclávia

A. torácica interna
- Rr. mediastinais
- Rr. tímicos
- A. pericardicofrênica
- Rr. mamários
- Rr. intercostais anteriores
- A. musculofrênica
- A. epigástrica superior

A. vertebral
- Rr. espinais
- R. meníngeo
- Aa. espinais posteriores
- A. espinal anterior
- A. cerebelar inferior posterior
- A. basilar

Tronco tireocervical
- A. tireóidea inferior (A. cervical ascendente)
- A. cervical transversa
  - R. superficial (A. cervical superficial)
  - R. profundo (A. dorsal da escápula)
- A. supraescapular

Tronco costocervical
- A. cervical profunda
- A. intercostal suprema

A Visão geral das artérias da cabeça e do pescoço
Vista da esquerda.
A cabeça e o pescoço recebem suprimento sanguíneo principalmente pelas duas carótidas, a A. carótida interna e a A. carótida externa. Eles se originam da divisão da A. carótida comum, que surge do arco da aorta, e são ligadas entre si por meio de anastomose (ver **D**). A A. carótida interna supre principalmente – mas não exclusivamente – estruturas intracranianas (encéfalo); a A. carótida externa supre o pescoço e a cabeça.

Na região do pescoço, a A. carótida comum e a A. carótida interna não emitem nenhum ramo. O pescoço é suprido, então, por ramos da A. carótida *externa*! Além desses ramos, regiões do pescoço próximas ao tórax são supridas por ramos da A. subclávia.
Na bifurcação da carótida está localizado o glomo carótico (não mostrado), que registra hipoxia e alterações do pH do sangue e é importante para a regulação da respiração.

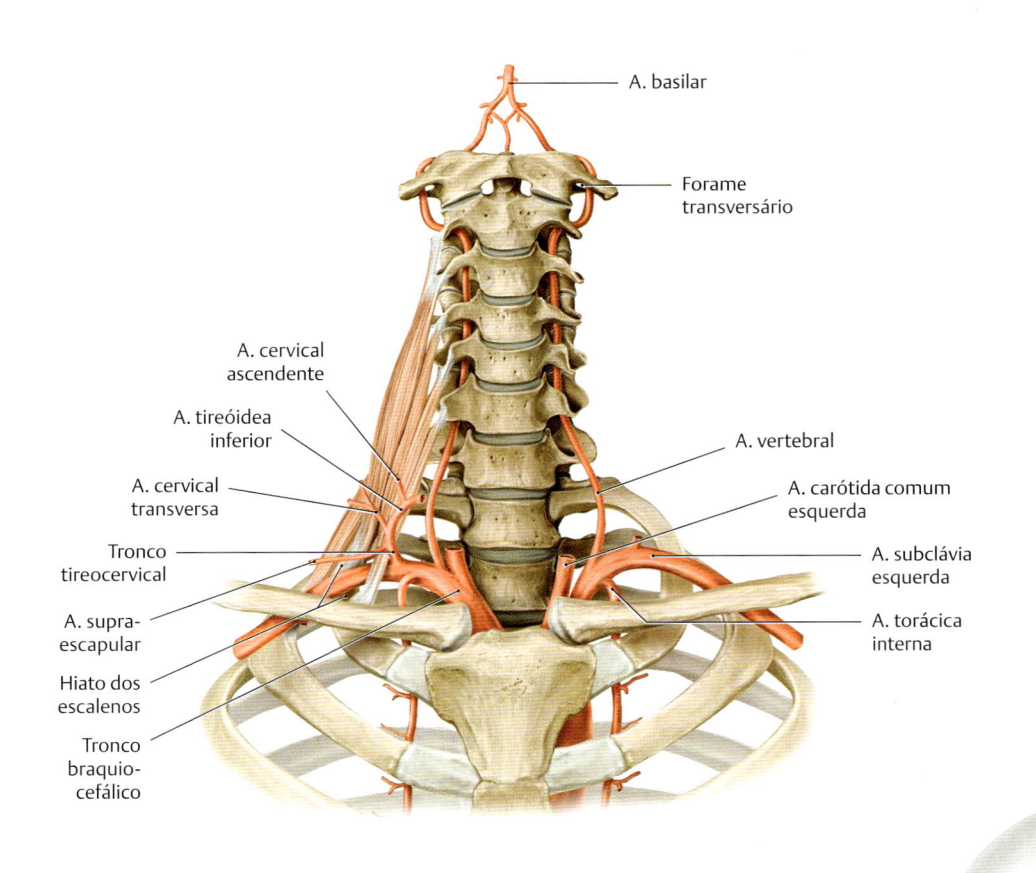

A. basilar

Forame transversário

A. cervical ascendente

A. tireóidea inferior

A. cervical transversa

Tronco tireocervical

A. supra-escapular

Hiato dos escalenos

Tronco braquio-cefálico

A. vertebral

A. carótida comum esquerda

A. subclávia esquerda

A. torácica interna

B Artéria subclávia e seus ramos

Vista anterior. A A. subclávia emite uma série de troncos arteriais, que irrigam estruturas na base do pescoço e na região da abertura superior do tórax. Entre eles, o tronco tireocervical – com sua A. cervical transversa – e o tronco costocervical (ver **C**) são particularmente importantes. *Observe* que a sequência de ramos da A. subclávia é variável.

Após atravessar a abertura superior do tórax, a A. subclávia ainda se insinua através do hiato dos escalenos – entre os Mm. escalenos anterior e médio, ver p. 93, em direção ao braço.

A *A. vertebral* se origina posteriormente na A. subclávia e atravessa os forames transversários das vértebras cervicais em direção cranial. No crânio, ambas as Aa. vertebrais formam anastomoses com ambas as Aa. carótidas internas, que são muito importantes clinicamente para a circulação do encéfalo.

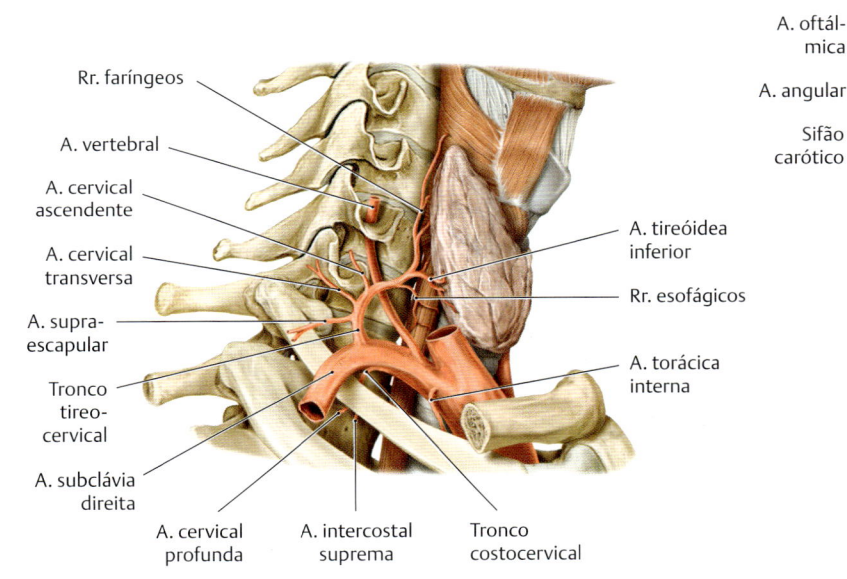

Rr. faríngeos

A. vertebral

A. cervical ascendente

A. cervical transversa

A. supra-escapular

Tronco tireo-cervical

A. subclávia direita

A. cervical profunda

A. intercostal suprema

Tronco costocervical

A. tireóidea inferior

Rr. esofágicos

A. torácica interna

A. oftál-mica

A. angular

Sifão carótico

A. facial

A. carótida comum

A. temporal superficial

Vasos meníngeos

A. occipital

A. vertebral

A. carótida interna com estenose

A. carótida externa

A. vertebral

C Tronco tireocervical e tronco costocervical e seus ramos

Vista direita. O tronco tireocervical se origina da A. subclávia e se ramifica na A. tireóidea inferior, na A. cervical transversa e na A. supraescapular. Irriga basicamente estruturas laterais na base do pescoço e apresenta variações.

O tronco costocervical se origina posteriormente na A. subclávia, na altura do M. escaleno anterior. Ele se ramifica na A. cervical profunda e na A. intercostal suprema. Os músculos da região cervical posterior (nuca) e o primeiro espaço intercostal são irrigados pelos seus ramos.

D Circulação colateral na região do pescoço em caso de estenose da A. carótida interna

Arteriosclerose na região da A. carótida interna é um problema clínico frequente. O lúmen vascular diminui (estenose), causando distúrbios circulatórios no encéfalo. Caso ocorra a oclusão repentina da artéria ocorre um acidente vascular encefálico; se a estenose da A. carótida interna evoluir lentamente, o sangue atinge o encéfalo lentamente por vasos colaterais dilatados. Com isso, a corrente sanguínea pode ser desviada pelas anastomoses para os segmentos próximos ao encéfalo (ver setas). Se esses vasos colaterais forem suficientes, a estenose não se torna importante do ponto de vista clínico.

Os principais vasos colaterais são:

- Colaterais da A. oftálmica: A. carótida externa → A. facial → A. angular → A. oftálmica → sifão carótico
- Anastomose da A. occipital: A. carótida externa → A. occipital → pequenas artérias meníngeas → A. vertebral.

4.2 Classificação dos Ramos da A. Carótida Externa

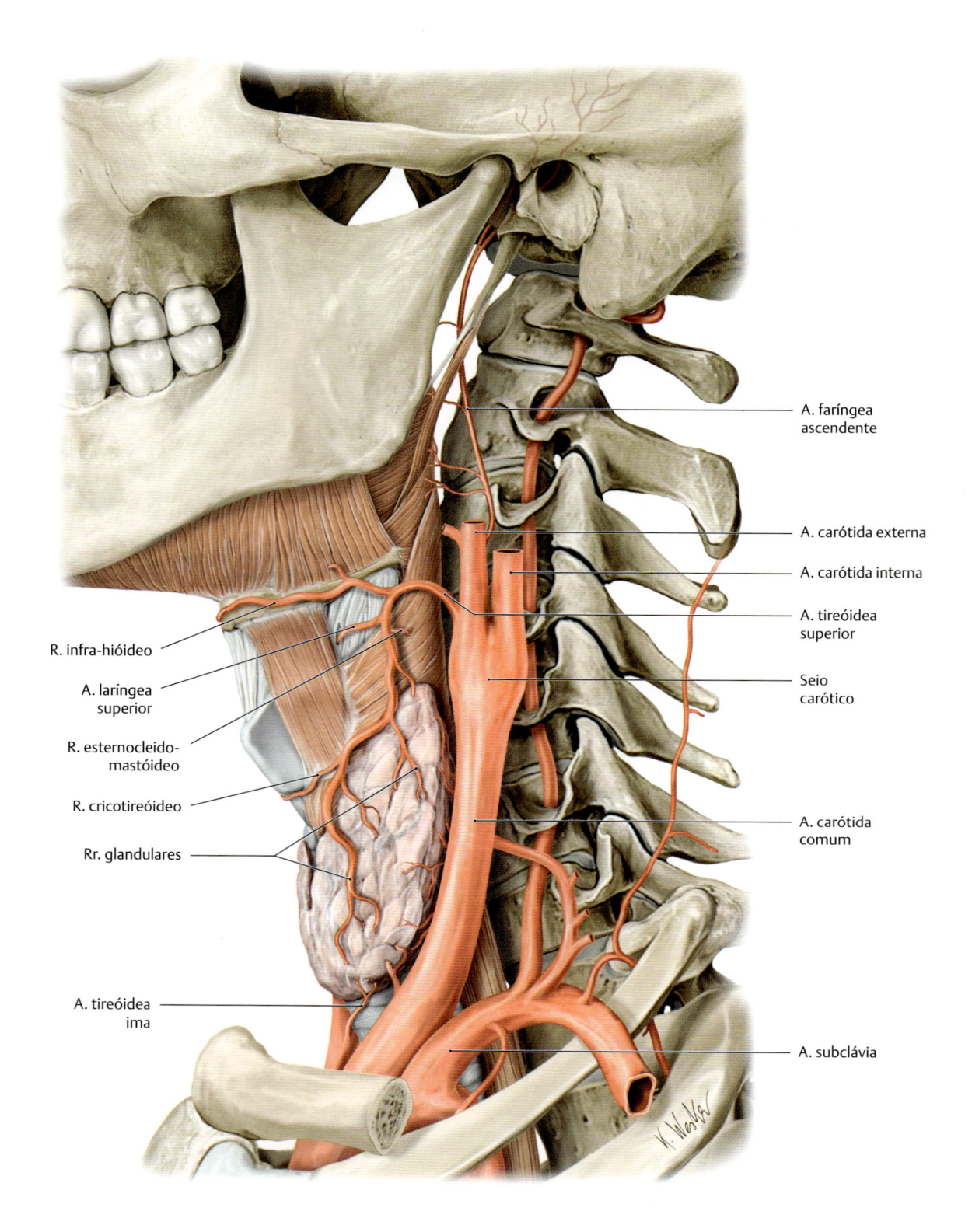

A Aa. carótidas comum e externa e seus ramos na região do pescoço

Vista da esquerda. A cabeça e o pescoço recebem seu suprimento arterial da A. carótida comum. Ela se origina do tronco braquiocefálico à direita e diretamente do arco da aorta à esquerda. Aproximadamente no nível da vértebra C IV, as Aa. carótidas comuns direita e esquerda dividem-se em Aa. carótidas interna e externa. A A. carótida interna não emite ramos na região do pescoço, mas irriga o encéfalo e a órbita (para mais informações, ver p. 102 e seguinte).

A A. carótida externa divide-se em numerosos ramos na cabeça e no pescoço (ver **B**). Na região do pescoço, supre principalmente estruturas anteriores, incluindo as vísceras do pescoço. Ambas as Aa. carótidas são envolvidas por uma lâmina fibrosa da fáscia cervical, a bainha carótica (ver **B**, p.4).

Observação: O suprimento sanguíneo para o encéfalo ocorre exclusivamente por meio das Aa. carotidas internas e Aa. vertebrais.

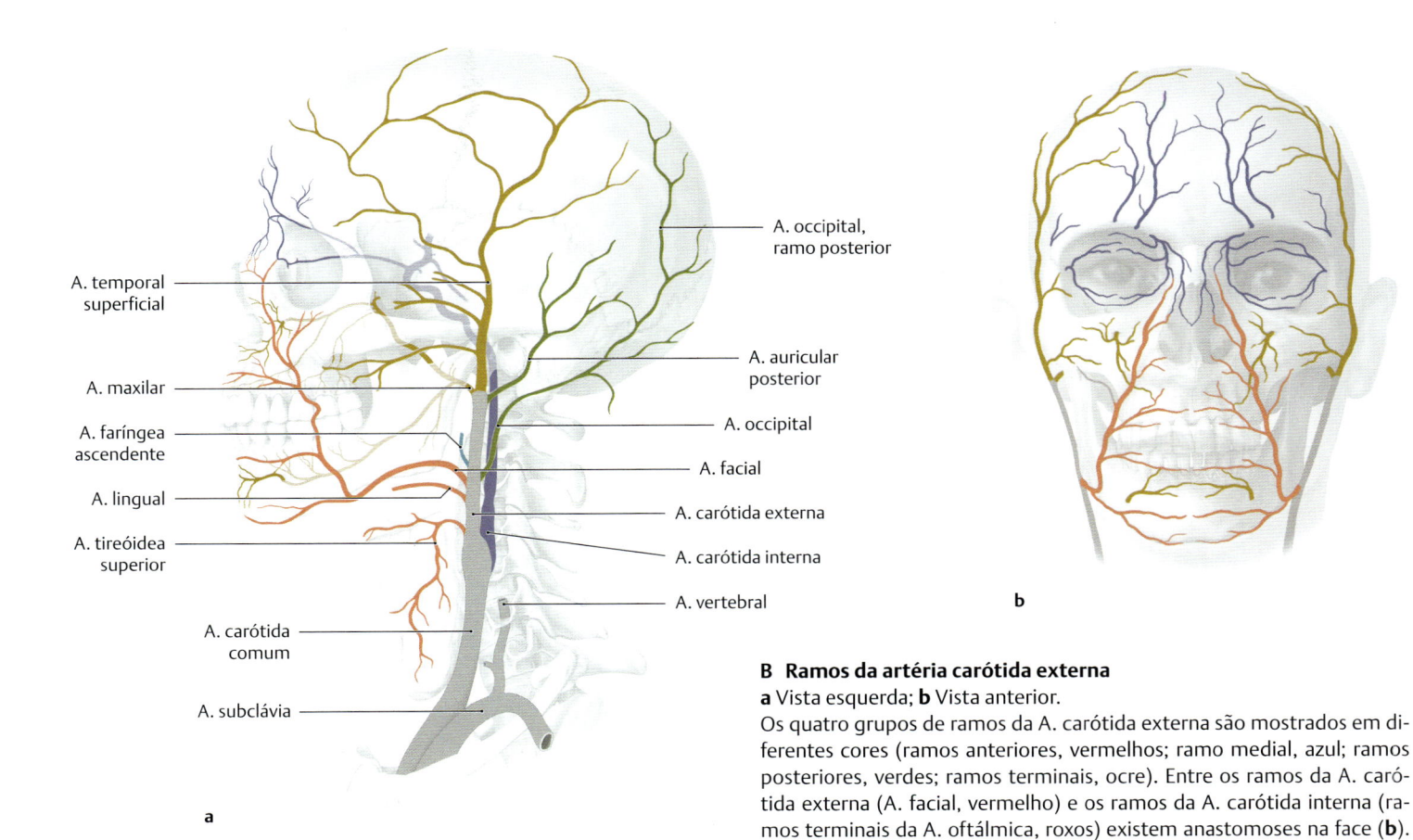

A. temporal superficial
A. maxilar
A. faríngea ascendente
A. lingual
A. tireóidea superior
A. carótida comum
A. subclávia

A. occipital, ramo posterior
A. auricular posterior
A. occipital
A. facial
A. carótida externa
A. carótida interna
A. vertebral

a

b

B Ramos da artéria carótida externa

a Vista esquerda; **b** Vista anterior.

Os quatro grupos de ramos da A. carótida externa são mostrados em diferentes cores (ramos anteriores, vermelhos; ramo medial, azul; ramos posteriores, verdes; ramos terminais, ocre). Entre os ramos da A. carótida externa (A. facial, vermelho) e os ramos da A. carótida interna (ramos terminais da A. oftálmica, roxos) existem anastomoses na face (**b**). Para os ramos extracerebrais da A. carótida interna, ver a partir da p. 102.

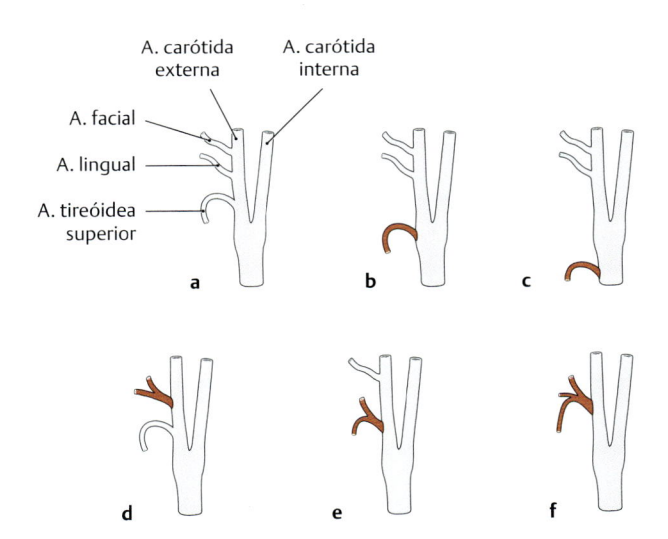

A. carótida externa
A. carótida interna
A. facial
A. lingual
A. tireóidea superior

a   b   c

d   e   f

C Ramos da A. carótida externa: padrão mais comum e variações de alguns ramos (segundo Lippert e Pabst)

a No **padrão mais comum** (50%), as Aa. facial, lingual e tireóidea superior se originam, acima da bifurcação, da A. carótida comum.

b–f **Variações:**
b e **c** Saída da A. tireóidea superior na altura da bifurcação (20%) ou da A. carótida comum (10%).
d–f Dois ou três ramos formam troncos comuns: tronco linguofacial (18%), tronco tireolingual (2%) ou tronco tireolinguofacial (1%).

D Ramos da A. carótida externa em visão geral (para ramos inferiores, ver seções seguintes)

Nas seções seguintes, as artérias da cabeça estão mencionadas de acordo com a organização desta tabela. A seguir, os ramos da A. carótida interna e as veias.

Nome do ramo	Região irrigada
Ramos anteriores:	
• A. tireóidea superior	• Laringe, glândula tireoide
• A. lingual	• Assoalho da boca, língua
• A. facial	• Região superficial da face
Ramo medial:	
• A. faríngea ascendente	• Da faringe até a base do crânio
Ramos posteriores:	
• A. occipital	• Região occipital
• A. auricular posterior	• Região auricular
Ramos terminais:	
• A. maxilar	• Musculatura da mastigação, parte interna posterior dos ossos da face (viscerocrânio), meninges
• A. temporal superficial	• Região temporal, parte da orelha

4.3 Ramos Anteriores e Posteriores e Ramo Medial da A. Carótida Externa

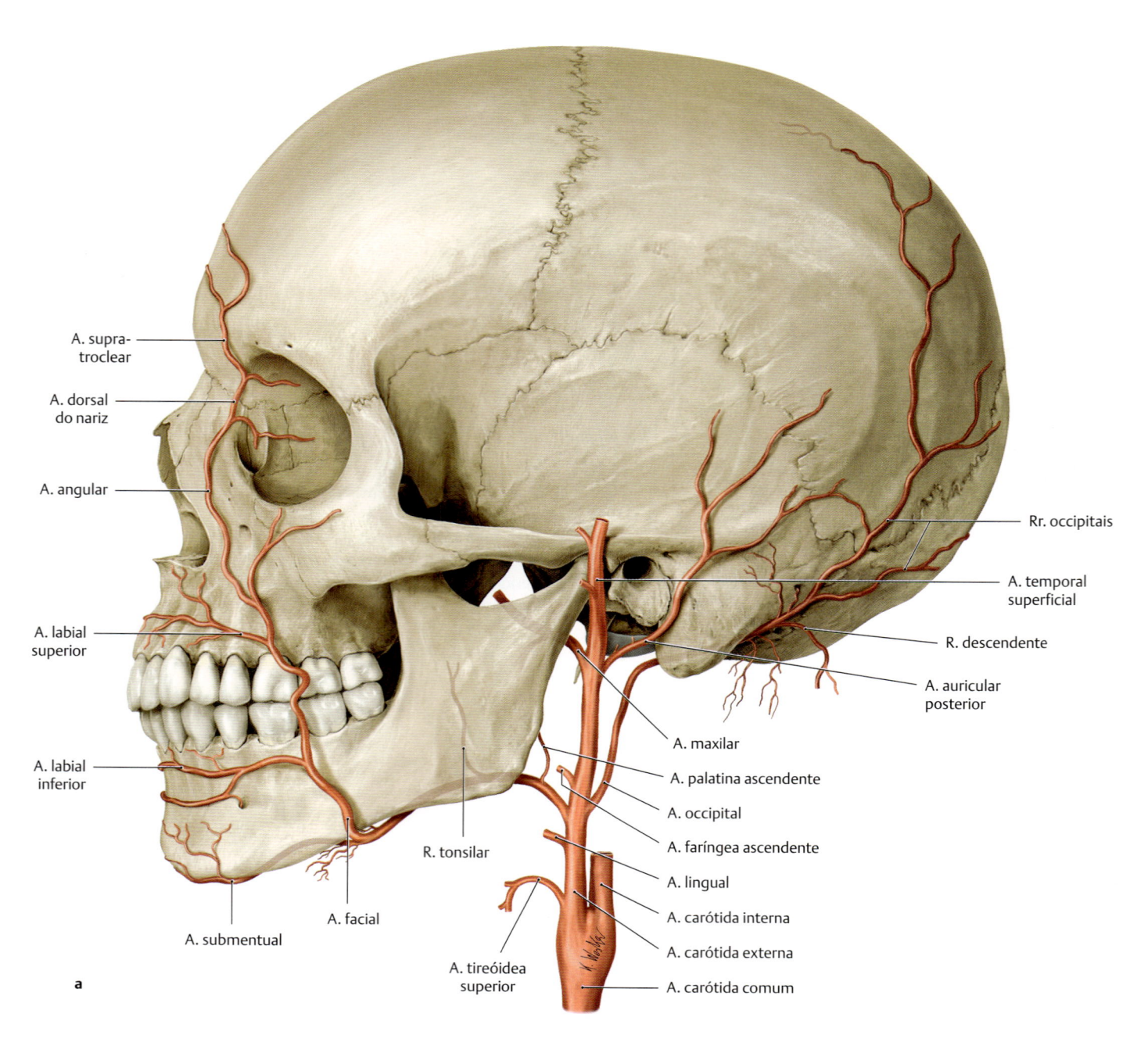

A. supra-troclear
A. dorsal do nariz
A. angular
A. labial superior
A. labial inferior
A. submentual
A. facial
R. tonsilar
A. tireóidea superior
Rr. occipitais
A. temporal superficial
R. descendente
A. auricular posterior
A. maxilar
A. palatina ascendente
A. occipital
A. faríngea ascendente
A. lingual
A. carótida interna
A. carótida externa
A. carótida comum

a

A A. facial, A. occipital e A. auricular posterior e seus ramos
Vista esquerda. No caso da **A. facial**, que faz parte dos ramos anteriores, distinguem-se os ramos cervicais e faciais. O *ramo cervical* principal é a A. palatina ascendente, cujo ramo tonsilar tem que ser ligado durante a tonsilectomia. Dos *ramos faciais*, as Aa. labiais superior e inferior formam o círculo arterial da boca. O ramo terminal da A. facial, a artéria angular, apresenta uma anastomose com a A. dorsal do nariz, que é o ramo terminal da A. oftálmica, originada da A. carótida interna. Numerosas anastomoses arteriais podem provocar sangramento maciço no caso de lesões da face. Ao mesmo tempo, essa irrigação abundante possibilita a rápida cicatrização das lesões. O pulso da A. facial pode ser palpado na extremidade anterior da inserção do M. masseter na margem inferior da mandíbula. Os ramos mais importantes da **A. auricular posterior** são a A. timpânica posterior e o R. parotídeo. No entanto, a A. timpânica posterior pode, alternativamente, ser um ramo da A. estilomastóidea, ver **A**, p. 156 e **C**, p. 157.

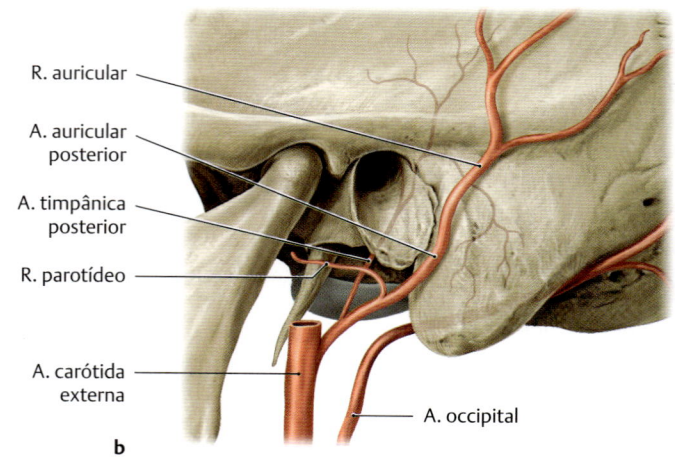

R. auricular
A. auricular posterior
A. timpânica posterior
R. parotídeo
A. carótida externa
A. occipital

b

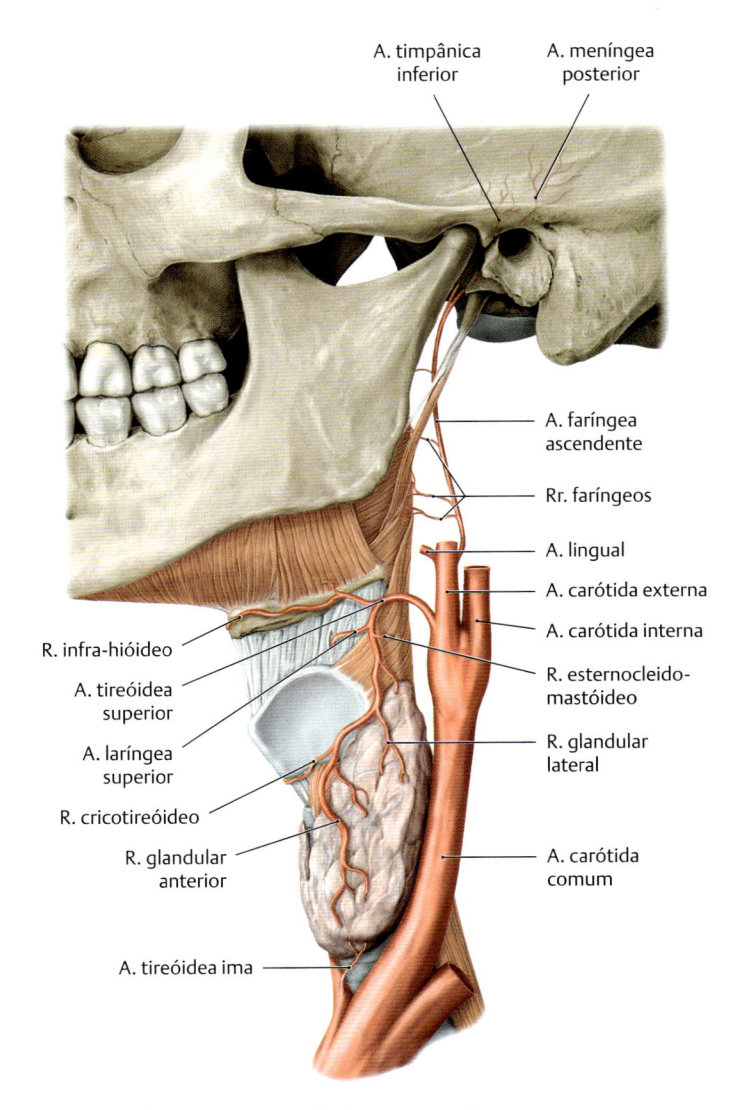

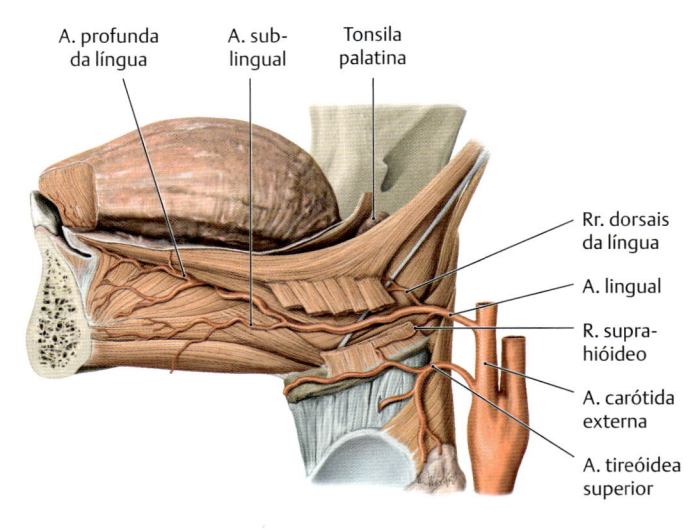

B A. tireóidea superior e A. faríngea ascendente com seus ramos

Vista esquerda. Em geral, a A. tireóidea superior é a primeira ramificação da A. carótida externa. Trata-se de um ramo anterior e irriga a laringe e a glândula tireoide, a A. faríngea ascendente, que habitualmente se origina em segundo lugar, é chamada ramo medial.

Observação: A altura da ramificação da A. carótida externa não necessariamente se correlaciona com o trajeto deste vaso.

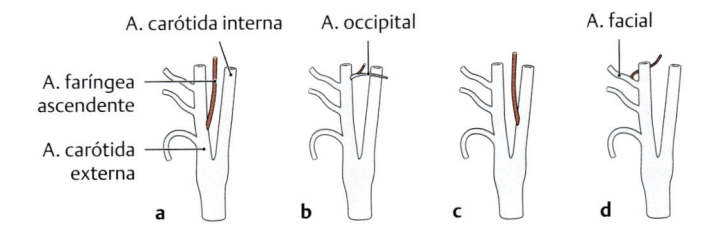

C Origem da A. faríngea ascendente: padrão normal e variações
(segundo Lippert e Pabst)

a No **padrão habitual** (70%), a A. faríngea ascendente origina-se da A. carótida externa.

b–d Variações:
b Origina-se na A. occipital (20%); **c** na A. carótida interna (8%) e **d** na A. facial (2%).

D A. lingual e seus ramos

Vista esquerda. A A. lingual é o segundo ramo anterior da A. carótida externa. Ela é relativamente calibrosa, já que a língua apresenta um grande suprimento sanguíneo. Ela supre ainda a faringe e as tonsilas.

E Ramos da A. carótida externa e seu território de irrigação: ramos anteriores e posteriores, ramo medial e suas divisões mais importantes

Ramo	Área de suprimento
Ramos anteriores:	
• A. tireóidea superior (ver **B**)	
– Rr. glandulares	• Glândula tireoide
– A. laríngea superior	• Laringe
– R. esternocleidomastóideo	• M. esternocleidomastóideo
• A. lingual (ver **D**)	
– Rr. dorsais da língua	• Base da língua, epiglote
– A. sublingual	• Glândula sublingual, língua, cavidade oral, assoalho da boca
– A. profunda da língua	• Língua
• A. facial (ver **A**)	
– A. palatina ascendente	• Parede da faringe, véu palatino, tuba auditiva
– R. tonsilar	• Tonsila palatina (R. principal!)
– A. submentual	• Assoalho da boca, glândula submandibular
– Aa. labiais	• Lábios
– A. angular	• Raiz do nariz
Ramo medial:	
• A. faríngea ascendente (ver **B**)	
– Rr. faríngeos	• Parede da faringe
– A. timpânica inferior	• Túnica mucosa da orelha média
– A. meníngea posterior	• Dura-máter, fossa posterior do crânio
Ramos posteriores:	
• A. occipital (ver **A**)	
– Rr. occipitais	• Epicrânio (couro cabeludo), região occipital
– R. descendente	• Musculatura da região cervical posterior (nuca)
• A. auricular posterior (ver **A**)	
– A. estilomastóidea	• N. facial no canal do nervo facial
– A. timpânica posterior	• Cavidade timpânica
– R. auricular	• Região posterior da concha da orelha
– R. occipital	• Região occipital
– R. parotídeo	• Glândula parótida

4.4 Ramos Terminais da A. Carótida Externa

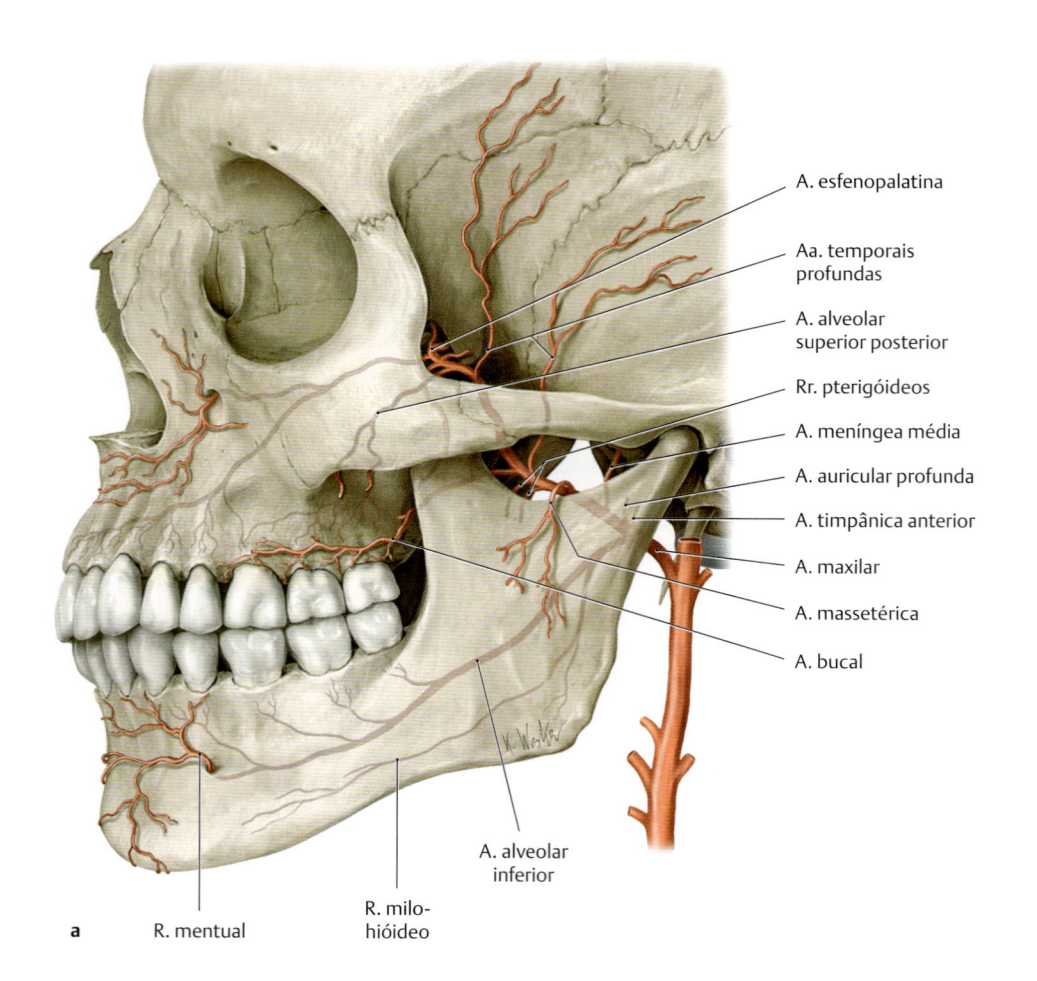
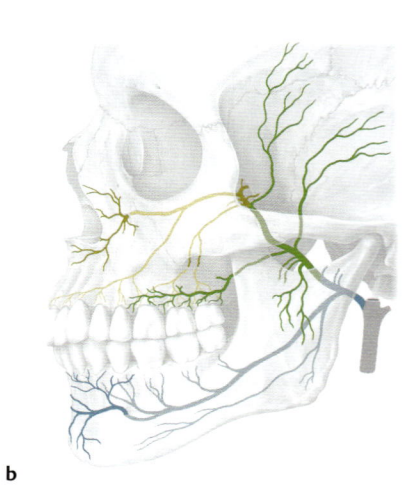

- A. esfenopalatina
- Aa. temporais profundas
- A. alveolar superior posterior
- Rr. pterigóideos
- A. meníngea média
- A. auricular profunda
- A. timpânica anterior
- A. maxilar
- A. massetérica
- A. bucal
- A. alveolar inferior
- R. milo-hióideo
- R. mentual

a

b

A A. maxilar e seus ramos
Vista esquerda. A A. maxilar é o mais importante dos dois ramos terminais da A. carótida externa. A sua origem está no plano posterior ao ramo da mandíbula (importante na busca na dissecção!). São demarcadas três rotas em seu curso:

- Parte mandibular (azul)
- Parte pterigóidea (verde)
- Parte pterigopalatina (amarelo).

B Os dois ramos terminais da A. carótida externa e seus ramos mais importantes

Ramo		Área de suprimento
A. maxilar		
Parte mandibular:	• A. alveolar inferior	• Mandíbula com os dentes, gengiva (o R. mentual representa o ramo terminal da artéria)
	• A. meníngea média (ver **C**)	• Calvária; dura-máter; fossas anterior e média do crânio
	• A. auricular profunda	• Art. temporomandibular, meato acústico externo
	• A. timpânica anterior	• Cavidade timpânica
Parte pterigóidea:	• A. massetérica	• M. masseter
	• Aa. temporais profundas	• M. temporal
	• Rr. pterigóideos	• Mm. pterigóideos
	• A. bucal	• Túnica mucosa da bochecha
Parte pterigopalatina:	• A. alveolar superior posterior	• Dentes molares da maxila, seio maxilar, gengiva
	• A. infraorbital	• Alvéolos da maxila
	• A. palatina descendente	
	– A. palatina maior	• Palato duro
	– A. palatina menor	• Palato mole, tonsila palatina, parede da faringe
	• A. esfenopalatina	
	– Aa. nasais posteriores laterais	• Parede lateral da cavidade nasal, conchas nasais
	– Rr. septais posteriores	• Septo nasal
A. temporal superficial	• A. facial transversa	• Partes moles da face inferior ao arco zigomático
	• Rr. frontal e parietal	• Epicrânio (couro cabeludo) da região frontal/sutura coronal
	• A. zigomático-orbital	• Parede lateral da órbita

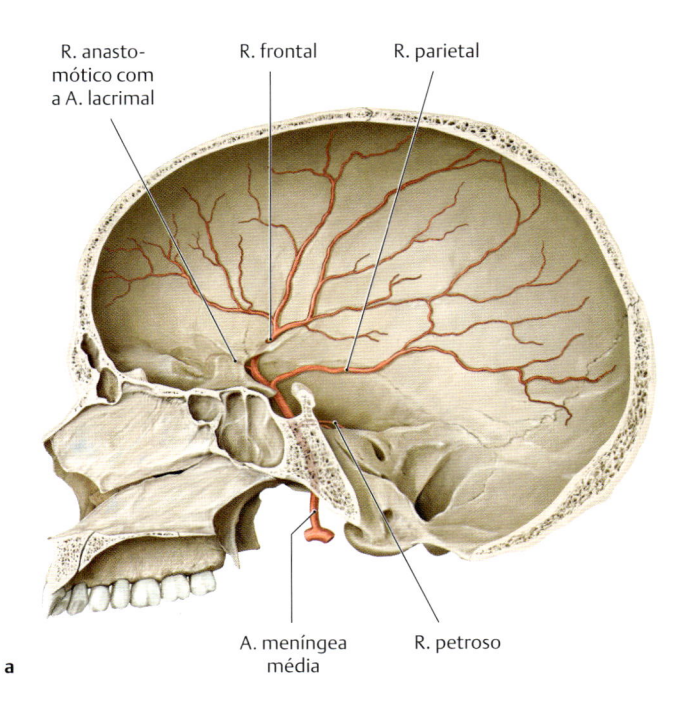

a

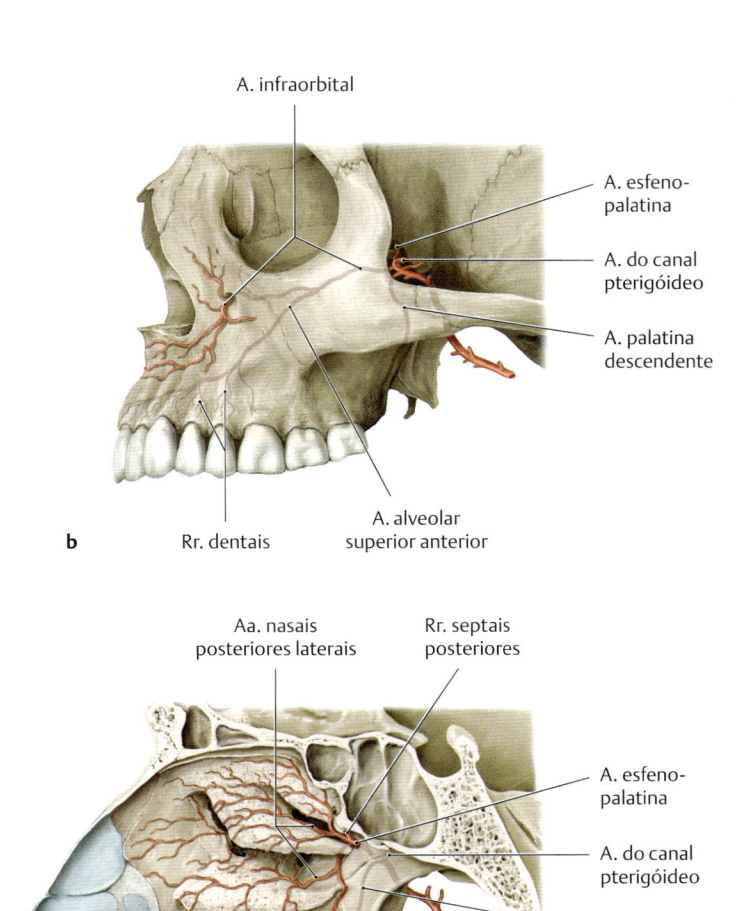

b

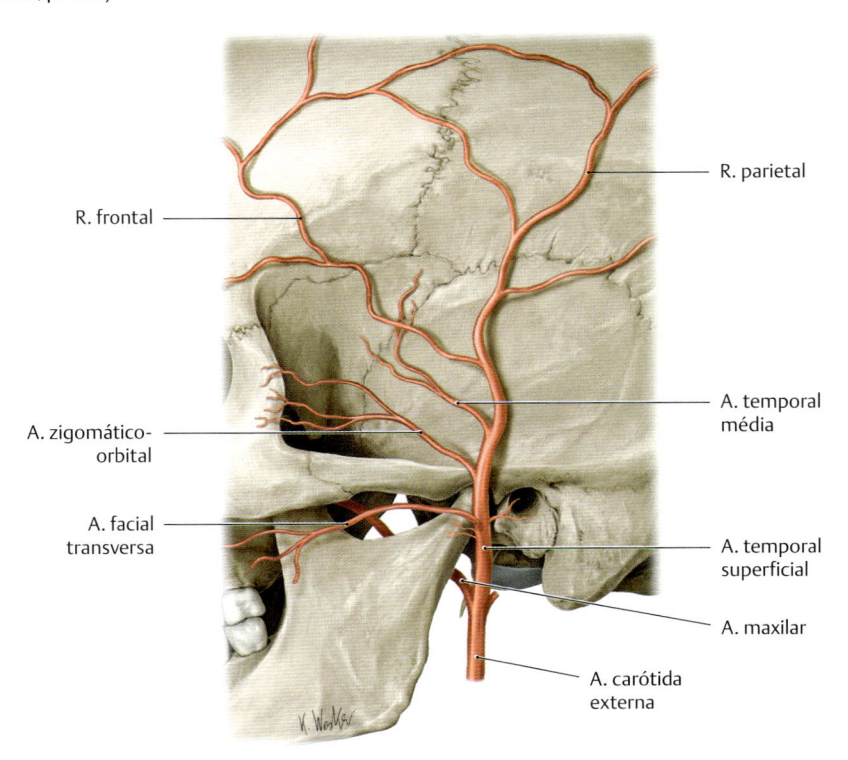

c

C Ramos da A. maxilar selecionados de acordo com a importância clínica

a A. meníngea média direita; **b** A. infraorbital esquerda; **c** A. esfenopalatina direita com seus ramos que suprem a cavidade nasal.

A **A. meníngea média** estende-se pelo forame espinhoso para a fossa média do crânio. Ela irriga não apenas as meninges (de onde vem o seu nome), mas também a lâmina interna da calvária, situada sobre as meninges. Em caso de ruptura, durante um traumatismo cranioencefálico (TCE), forma-se um hematoma extradural (ver p. 390). A **A. infraorbital** é um ramo da A. maxilar e, portanto, da A. carótida *externa*, enquanto a A. supraorbital (um ramo da A. oftálmica) é um ramo terminal da A. carótida *interna*. Consequentemente, nesta região pode se formar uma anastomose entre as áreas irrigadas pelas Aa. carótidas externa e interna. Hemorragias maciças no espaço nasofaríngeo, provenientes dos ramos da **A. esfenopalatina** (um ramo da A. maxilar), podem exigir ligadura da A. esfenopalatina, na fossa pterigopalatina (ver **A**, p. 238, **C**, p. 103 e Gb, p. 185).

D A. temporal superficial

Vista esquerda. O trajeto sinuoso do R. frontal, na região temporal, pode ser visto principalmente em homens mais velhos e muito emagrecidos. A A. temporal superficial pode ser sede de uma doença inflamatória autoimune (*arterite temporal de Horton*), que pode ser diagnosticada por biopsia. Os pacientes, geralmente homens mais velhos, queixam-se de forte cefaleia.

4.5 Ramos da A. Carótida Interna que Irrigam Estruturas Extracerebrais

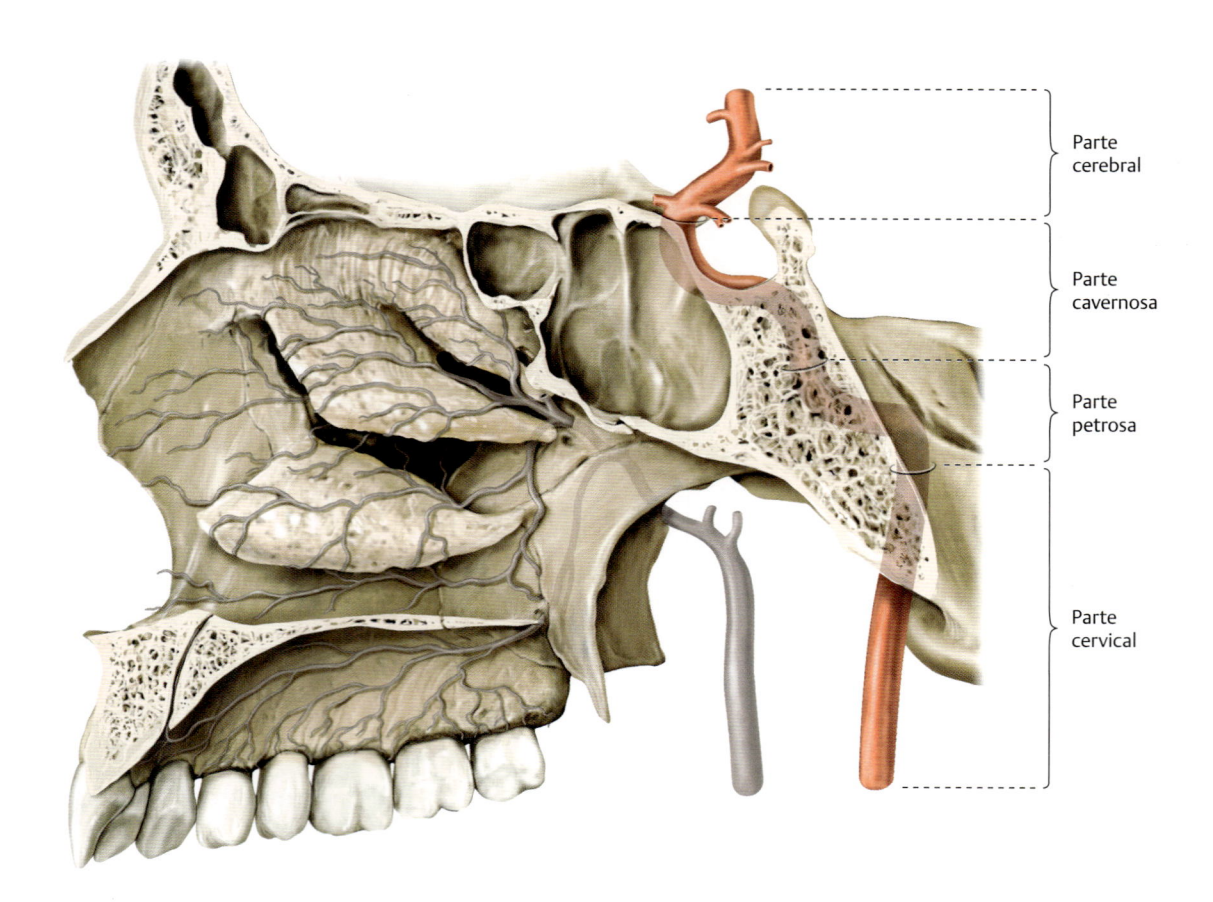

Parte cerebral

Parte cavernosa

Parte petrosa

Parte cervical

a

A Divisão da A. carótida interna e de seus ramos que suprem estruturas extracerebrais

a Vista medial da A. carótida interna direita, na sua passagem pela base do crânio; **b** Partes anatômicas da A. carótida interna e de seus ramos.

A A. carótida interna irriga principalmente o encéfalo, mas também regiões extracerebrais. É dividida em quatro partes:

- Parte cervical
- Parte petrosa
- Parte cavernosa e
- Parte cerebral.

A parte petrosa (na região da parte petrosa do temporal) e sua parte cavernosa (na região do seio cavernoso) são importantes na irrigação das estruturas extracerebrais. Essas duas partes dão origem a pequenos ramos, responsáveis pela irrigação sanguínea local e muitas vezes nomeados de acordo com as mesmas. O conhecimento desses detalhes é essencial. A *A. oftálmica*, que se ramifica a partir da parte cerebral, tem função especial (ver **B**).

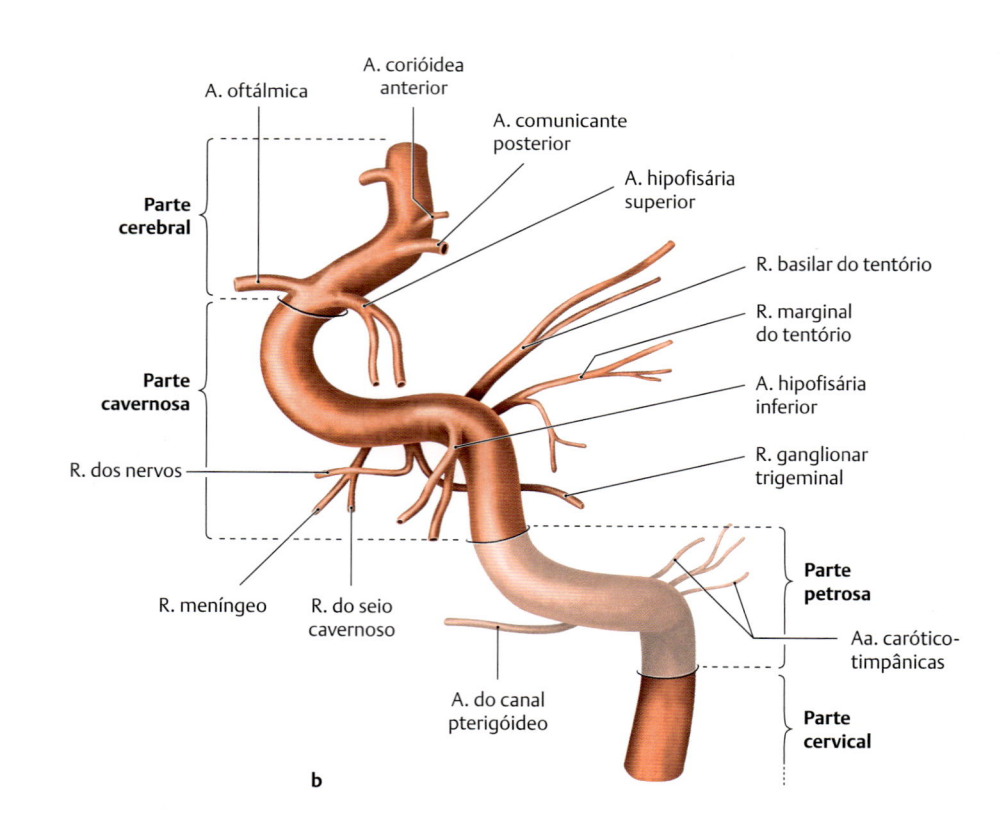

A. oftálmica

A. corióidea anterior

A. comunicante posterior

A. hipofisária superior

Parte cerebral

R. basilar do tentório

R. marginal do tentório

Parte cavernosa

A. hipofisária inferior

R. ganglionar trigeminal

R. dos nervos

Parte petrosa

Aa. carótico-timpânicas

R. meníngeo

R. do seio cavernoso

Parte cervical

A. do canal pterigóideo

b

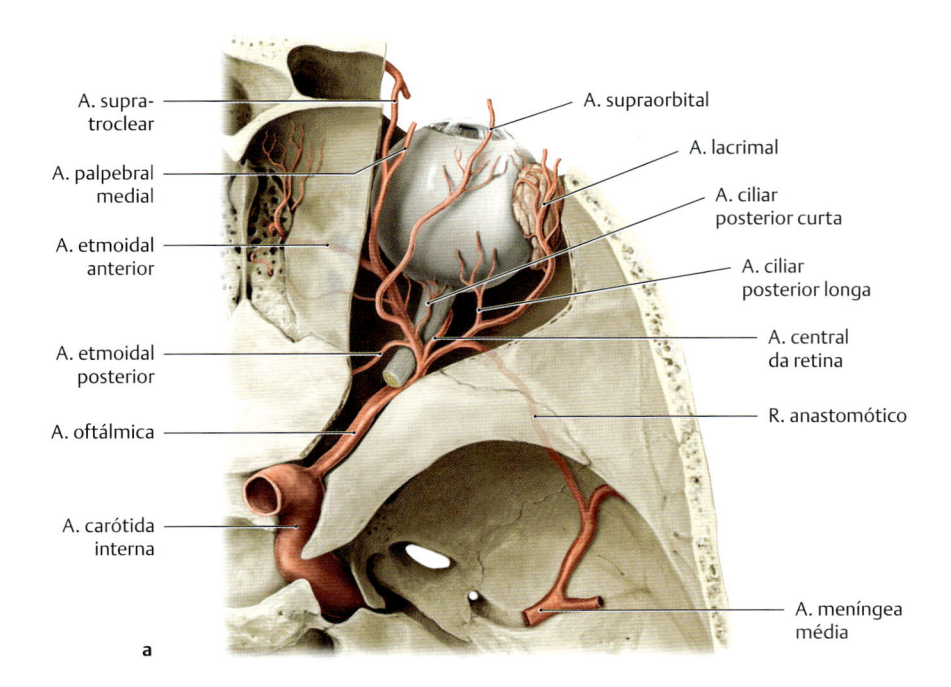

A. supra-troclear

A. palpebral medial

A. etmoidal anterior

A. etmoidal posterior

A. oftálmica

A. carótida interna

A. supraorbital

A. lacrimal

A. ciliar posterior curta

A. ciliar posterior longa

A. central da retina

R. anastomótico

A. meníngea média

a

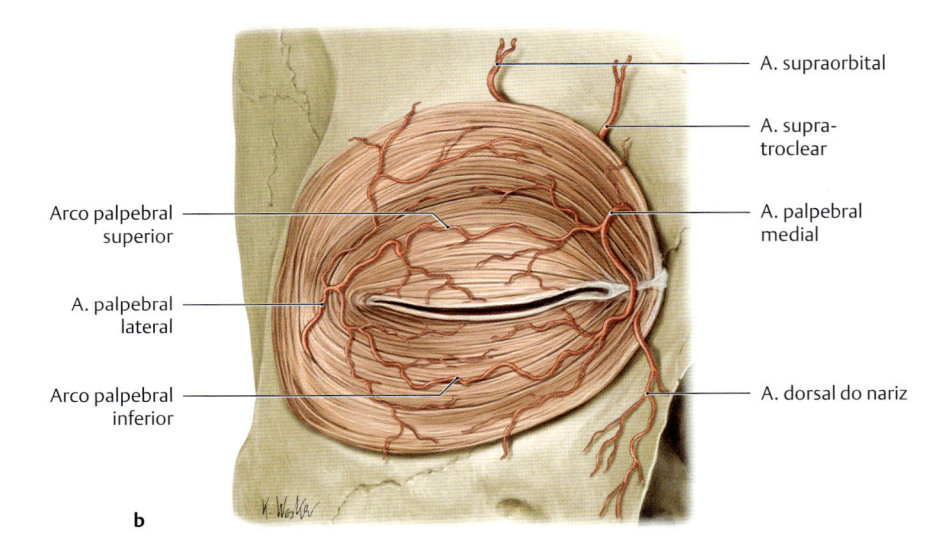

Arco palpebral superior

A. palpebral lateral

Arco palpebral inferior

A. supraorbital

A. supra-troclear

A. palpebral medial

A. dorsal do nariz

b

B A. oftálmica

a Vista superior da órbita direita; **b** Vista anterior dos ramos faciais da A. oftálmica direita.

Note a origem da A. oftálmica, a partir da A. carótida interna. A A. oftálmica supre tanto o bulbo do olho quanto as estruturas da órbita; seus ramos terminais estendem-se à pálpebra e à região frontal (**b**). Além disso, existem ramos terminais (Aa. etmoidais anterior e posterior) que contribuem para a irrigação do septo nasal (ver **C**).

Observação: Ramos provenientes da A. palpebral lateral e da A. supraorbital (**b**) podem formar uma anastomose com o R. frontal da A. temporal superficial (trombose da A. carótida externa! Ver p. 97). Essa anastomose pode irrigar o encéfalo, em caso de arteriosclerose da A. carótida interna.

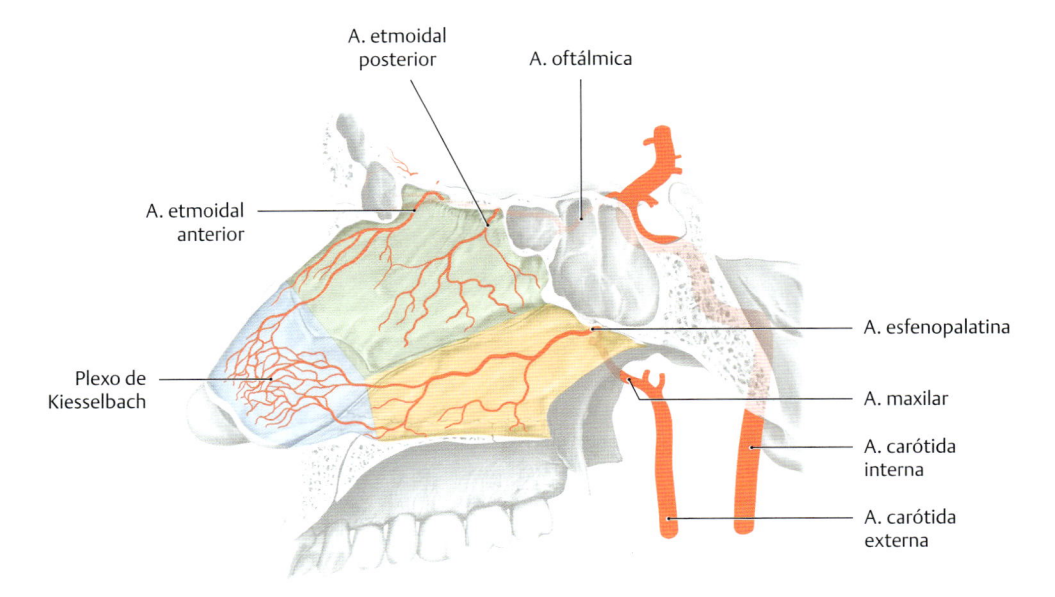

A. etmoidal posterior

A. oftálmica

A. etmoidal anterior

Plexo de Kiesselbach

A. esfenopalatina

A. maxilar

A. carótida interna

A. carótida externa

C Vascularização do septo nasal

Vista esquerda. Na região nasal, as áreas de suprimento da A. carótida interna (Aa. etmoidais anterior e posterior, verde) e da A. carótida externa (A. esfenopalatina, amarelo) também fazem fronteira uma com a outra. Na região anterior do septo está localizada a rede vascular do plexo de Kiesselbach (azul), ou área de Little, da qual se origina o sangue em casos de sangramento nasal. O plexo de Kiesselbach é alimentado pelas duas regiões vasculares, de modo que pode ser necessário em algumas circunstâncias, dependendo da fonte do sangramento, proceder à ligadura da A. esfenopalatina/maxilar e/ou das artérias etmoidais.

4.6 Veias Superficiais da Cabeça e do Pescoço

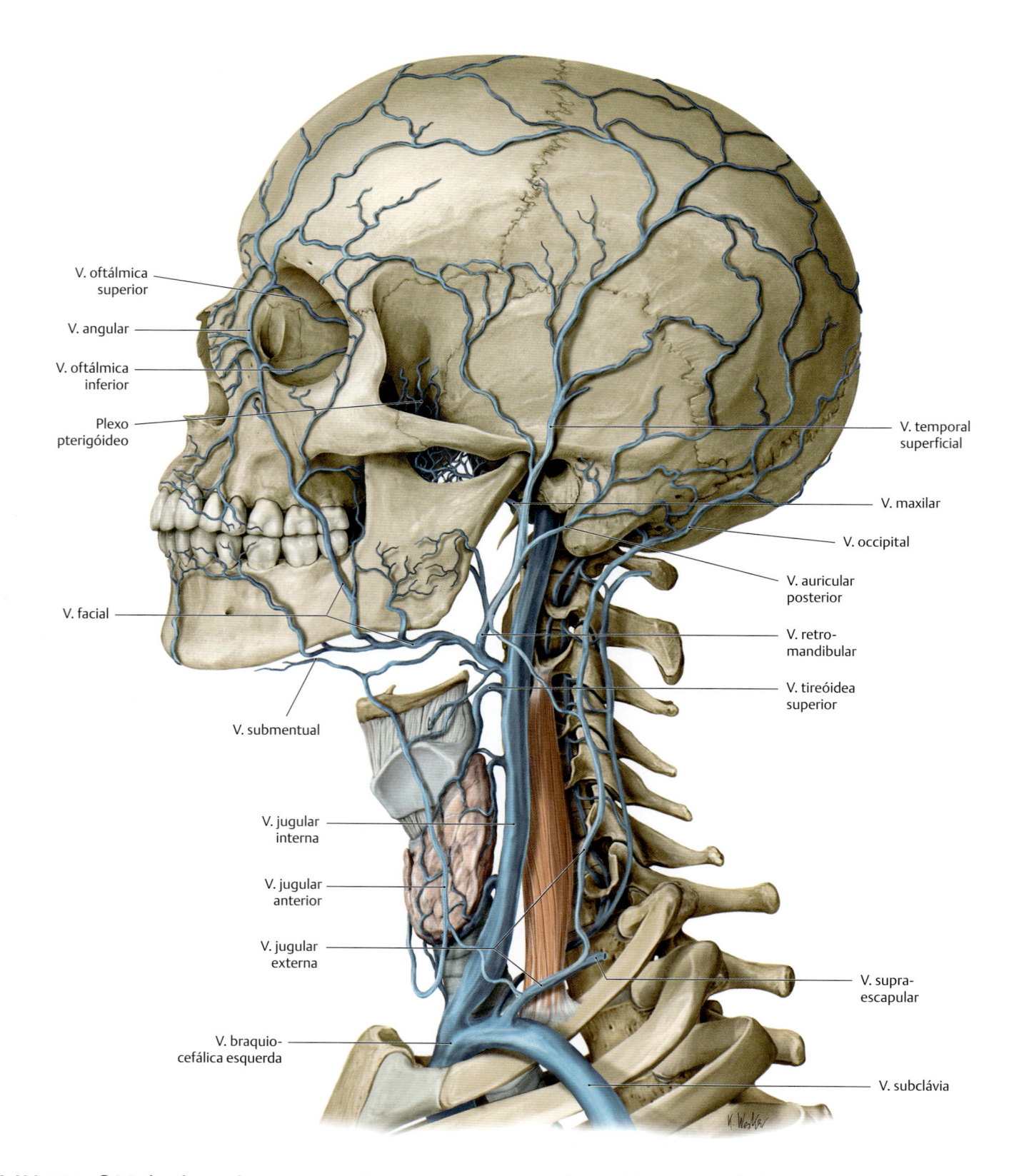

A Veias superficiais da cabeça e do pescoço e sua drenagem para a V. braquiocefálica

Vista esquerda. A veia principal do pescoço é a *V. jugular interna*, que drena o sangue proveniente do interior do crânio (incluindo o encéfalo!). Ela é envolvida pela bainha carótica e estende-se do forame jugular até o ângulo venoso, onde se une com a V. subclávia, formando a V. braquiocefálica. As grandes veias da cabeça, a V. temporal superficial e a V. facial, drenam para a V. jugular interna. A *V. jugular externa* drena o sangue para a V. subclávia, a partir do occipício (V. occipital) e da região posterior do pescoço, enquanto a *V. jugular anterior* drena o sangue da região superficial anterior do pescoço. Além dessas veias superficiais, existem outros plexos venosos mais profundos (da órbita, do plexo pterigóideo e da fossa média do crânio), que serão abordados na próxima unidade de aprendizado.

Observação: As veias superficiais drenam para as veias profundas, principalmente na região da V. angular: risco de disseminação de microrganismos (ver p. 107).

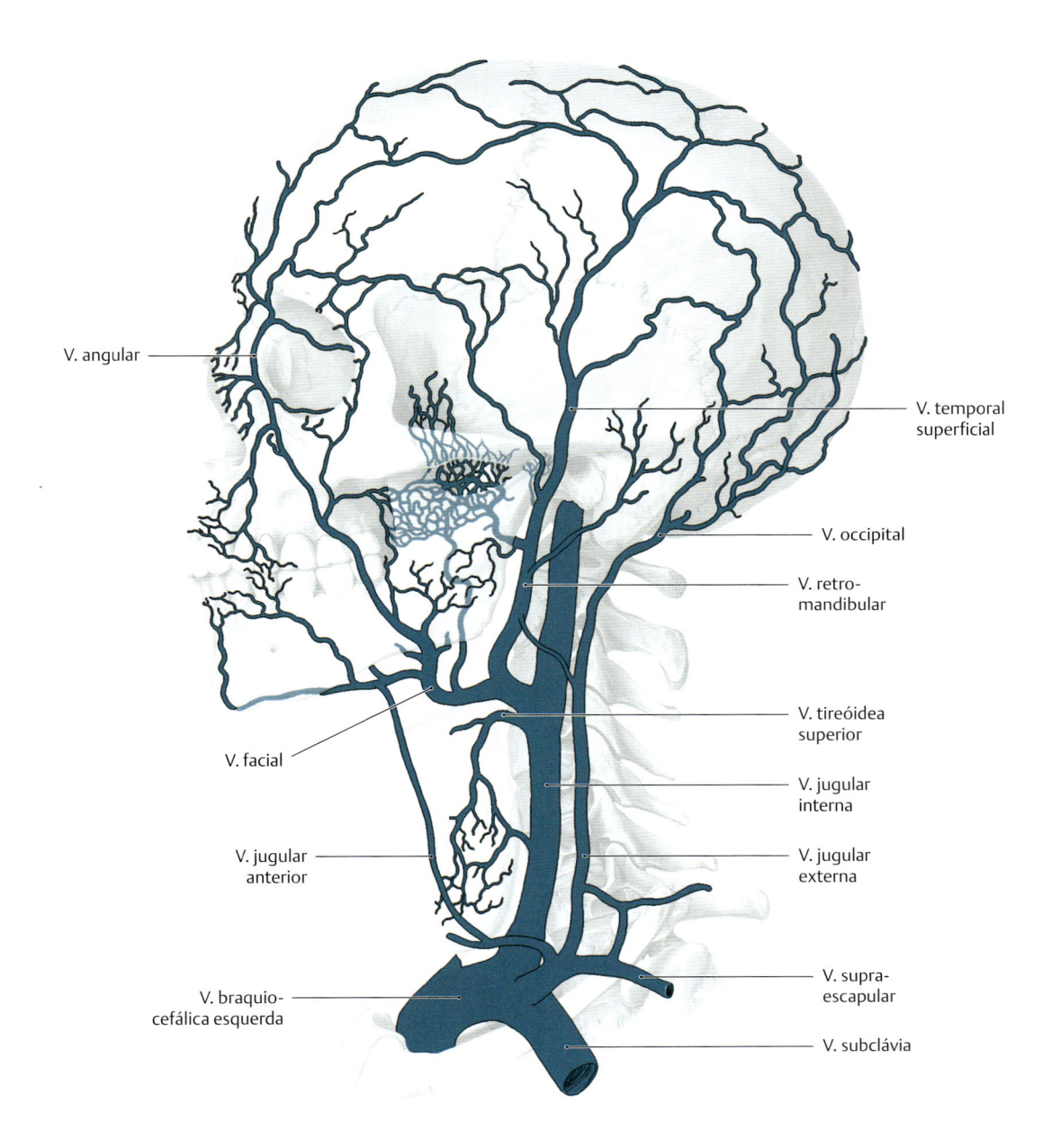

V. angular

V. temporal superficial

V. occipital

V. retro-mandibular

V. tireóidea superior

V. facial

V. jugular interna

V. jugular anterior

V. jugular externa

V. supra-escapular

V. braquio-cefálica esquerda

V. subclávia

B Visão geral das veias superficiais craniais e cervicais mais importantes

Vista esquerda. Este esquema de ramificação mostra somente as veias mais importantes. Como ocorre em muitas outras regiões do corpo, com exceção dos troncos venosos maiores, o trajeto e os diâmetros das veias da região craniocervical variam de forma significativa. As veias formam anastomoses amplas entre si, que podem se estender até as veias profundas (ver **A**, plexo pterigóideo).

C Drenagem sanguínea das regiões da cabeça e do pescoço

O sangue das regiões da cabeça e do pescoço é drenado principalmente pelas Vv. jugulares interna, externa e anterior. O calibre e o trajeto dessas veias variam, sendo a V. jugular anterior menos calibrosa. Entre as Vv. jugulares externa e interna existem anastomoses sem válvulas, permitindo, dessa maneira, o refluxo sanguíneo da V. jugular externa para a V. jugular interna. Essa inversão do fluxo é clinicamente significativa, uma vez que bactérias provenientes da pele da cabeça podem invadir as meninges (para detalhes, ver p. 107). O pescoço é subdividido em vários compartimentos, por algumas lâminas da fáscia cervical. A bainha carótica, que envolve a V. jugular interna, representa um desses espaços envoltos por fáscias. As outras duas Vv. jugulares situam-se superficialmente e não têm fáscias.

Veia	Área de drenagem	Posição em relação às fáscias cervicais (ver p. 4)
• V. jugular interna	• Interior do crânio (incluindo o encéfalo!)	• No interior da bainha carótica
• V. jugular externa	• Cabeça (superficial)	• Partes do pescoço acima da lâmina superficial
• V. jugular anterior	• Pescoço, partes da cabeça	• Atravessa a fáscia cervical distalmente, acima da lâmina superficial (epifascial), na margem posterior do M. esternocleidomastóideo, para em seguida cursar sobre o folheto médio (lâmina pré-traqueal)

4.7 Veias Profundas do Crânio e Veias do Occipício

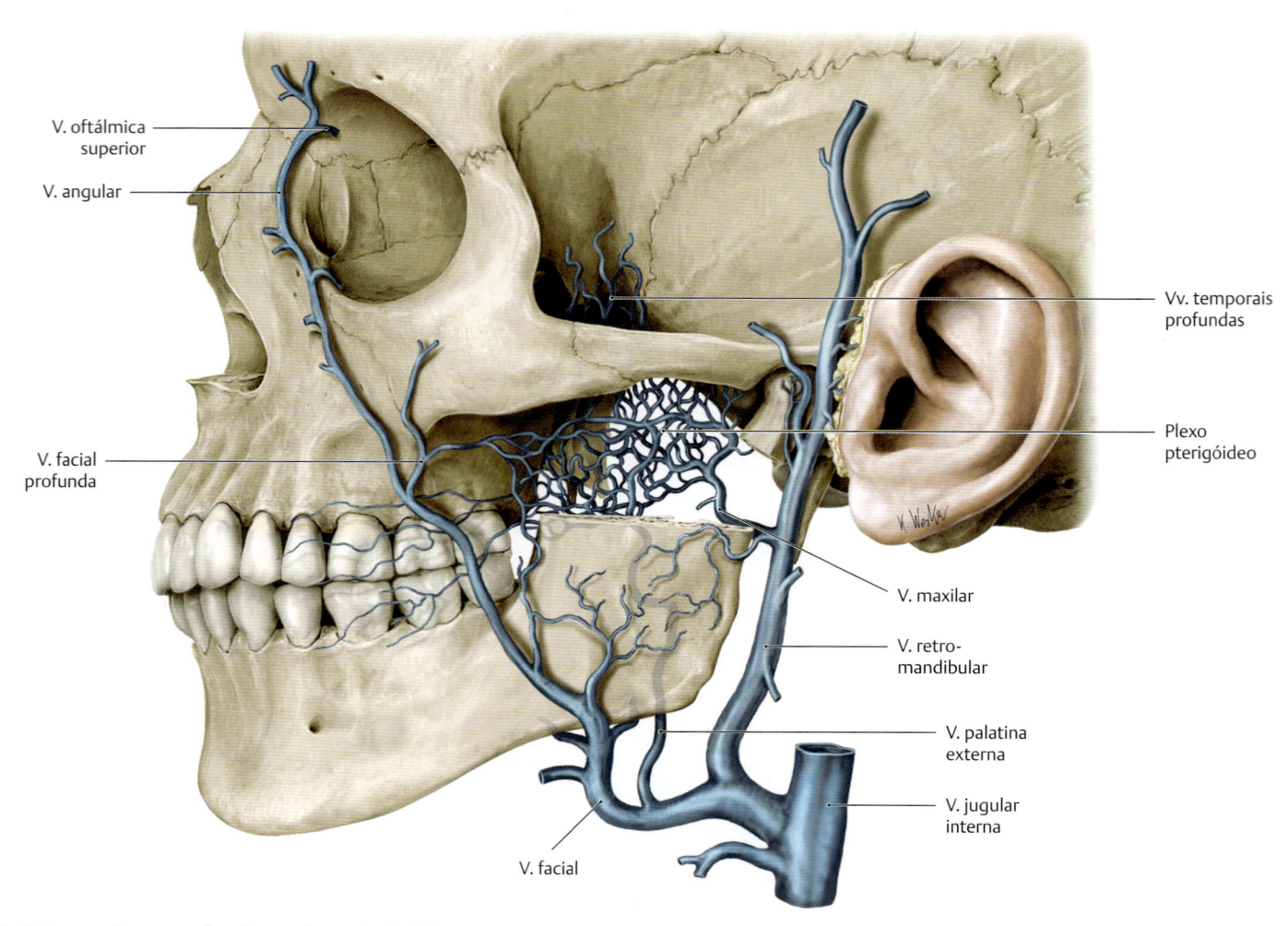

A Veias cranianas profundas: o plexo pterigóideo

Vista esquerda. O plexo pterigóideo é uma rede venosa situada profundamente ao ramo da mandíbula, entre os músculos da mastigação. Ele apresenta vastas conexões com as veias vizinhas.

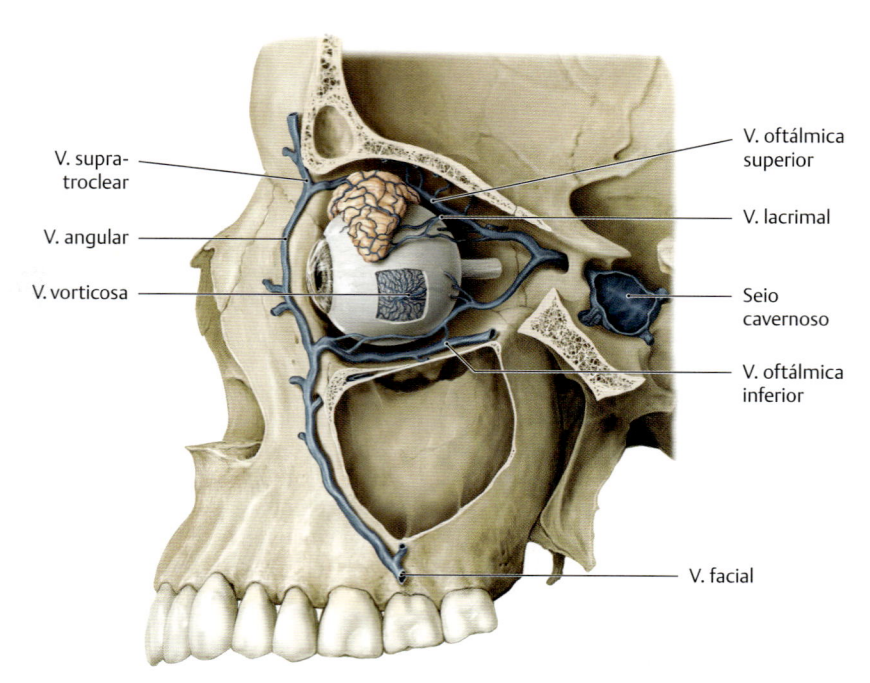

B Veias cranianas profundas: órbita e fossa média do crânio

Vista esquerda. Na órbita existem dois troncos venosos maiores, as Vv. oftálmicas superior e inferior. Estas não acompanham as artérias. A maioria das veias da órbita drena para o seio cavernoso. A V. angular e a V. facial representam também uma via de drenagem para o exterior. Como estas veias não têm válvulas, bactérias podem alcançar o seio cavernoso e causar trombose bacteriana (ver **E** e p. 227).

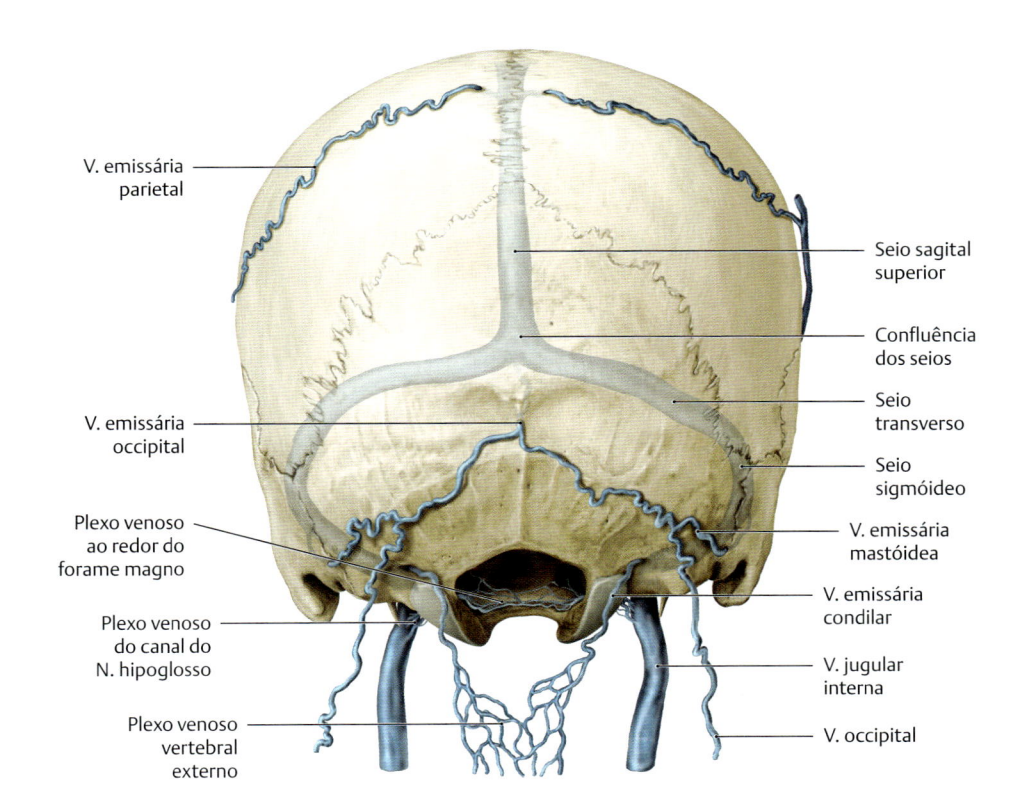

V. emissária parietal

Seio sagital superior

Confluência dos seios

Seio transverso

Seio sigmóideo

V. emissária occipital

V. emissária mastóidea

V. emissária condilar

Plexo venoso ao redor do forame magno

Plexo venoso do canal do N. hipoglosso

V. jugular interna

Plexo venoso vertebral externo

V. occipital

C Veias do occipício

Vista posterior. As veias superficiais do occipício são conectadas às veias profundas do encéfalo pelas veias diploicas. Estas veias são chamadas de Vv. emissárias, por meio das quais bactérias da pele podem atingir os seios da dura-máter.

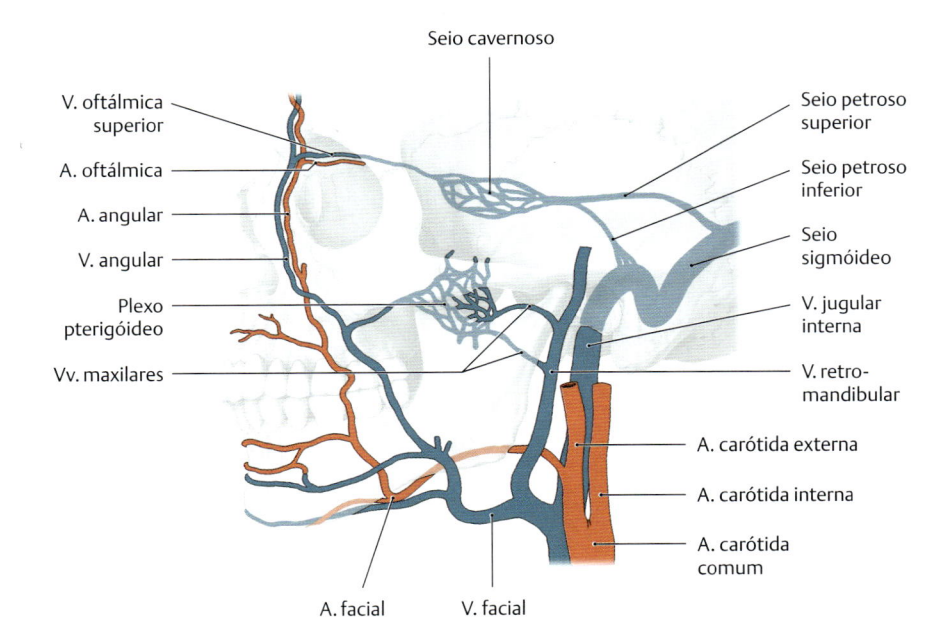

Seio cavernoso

V. oftálmica superior

A. oftálmica

A. angular

V. angular

Plexo pterigóideo

Vv. maxilares

Seio petroso superior

Seio petroso inferior

Seio sigmóideo

V. jugular interna

V. retro-mandibular

A. carótida externa

A. carótida interna

A. carótida comum

A. facial

V. facial

D Resumo das relações vasculares clinicamente mais importantes na região facial

Na região facial, a A. facial e seus ramos, e o ramo terminal da A. oftálmica, a A. dorsal do nariz, são clinicamente importantes, uma vez que, em caso de fraturas da face, pode haver sangramento maciço. Por outro lado, no caso das veias, o risco de disseminação de microrganismos para o endocrânio é clinicamente importante. Em caso de abscessos no lábio superior ou no nariz, bactérias podem alcançar o seio cavernoso através da V. angular (ver **E**).

E Anastomoses venosas que servem como porta de entrada para infecções

*Clinicamente muito importantes, visto que em caso de disseminação de uma infecção bacteriana, a partir da região facial para a profundidade, existe risco de trombose do seio cavernoso (infecção que resulta na formação de coágulo sanguíneo e, às vezes, na obstrução do seio); em outros locais raramente formam-se trombos.

Veia externa	Veia de conexão	Seio venoso
• V. angular	• V. oftálmica superior	• Seio cavernoso*
• Veias provenientes da tonsila palatina	• Plexo pterigóideo/ V. oftálmica inferior	• Seio cavernoso*
• V. temporal superficial	• V. emissária parietal	• Seio sagital superior
• V. occipital	• V. emissária occipital	• Seio transverso, confluência dos seios
• V. occipital, V. auricular posterior	• V. emissária mastóidea	• Seio sigmóideo
• Plexo venoso vertebral externo	• V. emissária condilar	• Seio sigmóideo

4.8 Veias do Pescoço

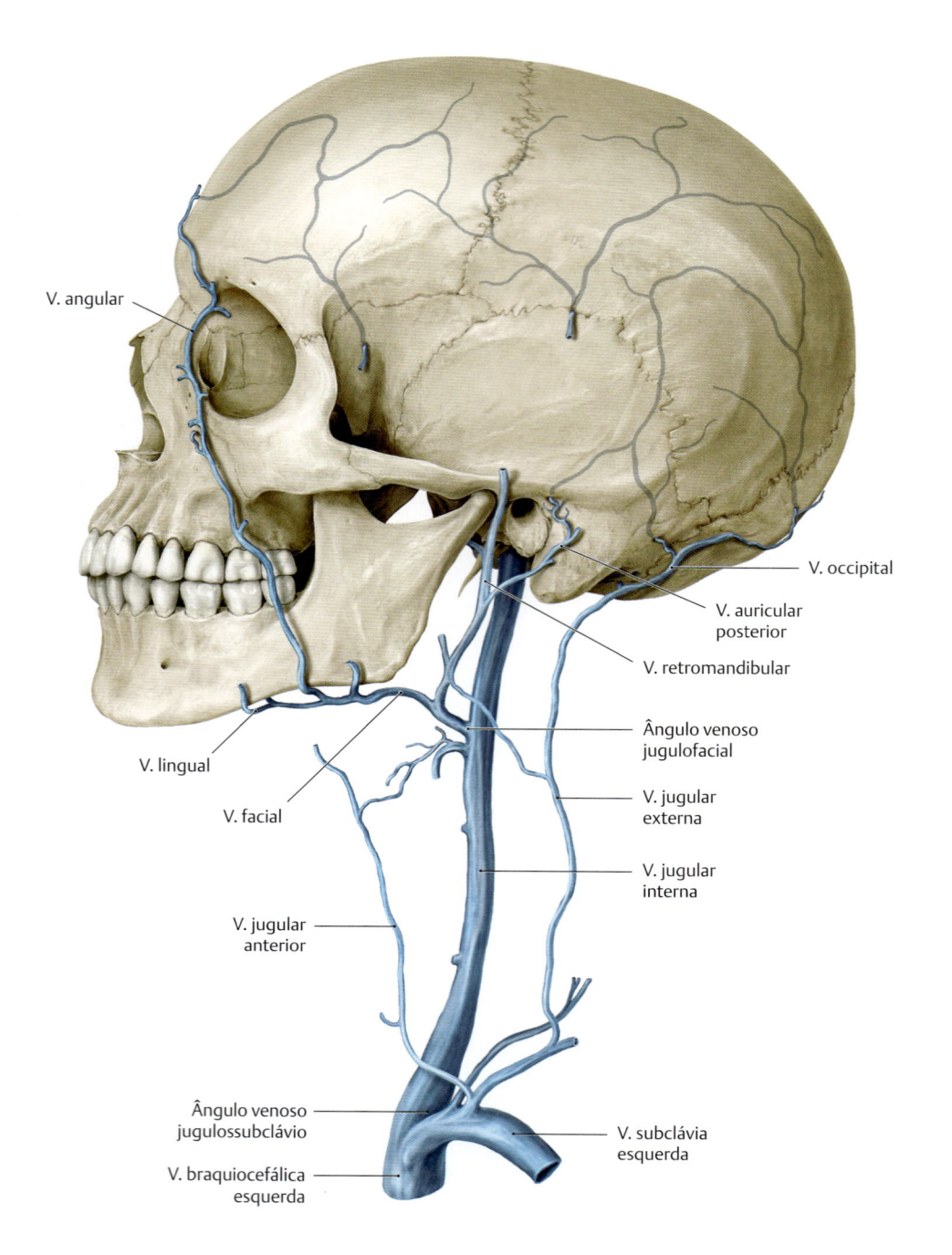

V. angular

V. occipital

V. auricular posterior

V. retromandibular

Ângulo venoso jugulofacial

V. jugular externa

V. jugular interna

V. lingual

V. facial

V. jugular anterior

Ângulo venoso jugulossubclávio

V. subclávia esquerda

V. braquiocefálica esquerda

B Principais veias do pescoço, suas tributárias e suas anastomoses

Além das veias aqui mencionadas, existem ainda várias veias menores que drenam o sangue das estruturas adjacentes. A conformação delas é muito variável e, portanto, nem sempre são encontradas.

As veias do pescoço estão unidas umas às outras por anastomoses (aqui, nem todas estão representadas; em parte, pelo fato de serem muito pequenas), de tal modo que, mesmo com a interrupção do fluxo em uma grande veia, não ocorreria a estase sanguínea. Quando as duas grandes veias se encontram em um ângulo de aproximadamente 90° forma-se o *ângulo venoso*. No pescoço, distinguem-se o ângulo venoso menor (ou ângulo jugulofacial), em posição superior, e o ângulo venoso maior (ou ângulo jugulossubclávio), em posição inferior. Neste último desemboca o ducto torácico (ver **A**, p. 242).

Tributárias da V. cava superior
- V. braquiocefálica direita
- V. braquiocefálica esquerda

Tributárias da V. braquiocefálica
- V. jugular interna
- V. subclávia
  – V. jugular externa
- Plexo tireóideo ímpar (frequentemente para a V. braquiocefálica esquerda)
- V. vertebral
- Vv. torácicas internas

Tributárias da V. jugular interna
- Seio da dura-máter
- V. tireóidea superior
- V. facial
  – V. lingual
  – V. angular (anastomose com a V. oftálmica)
  – V. retromandibular
- V. auricular posterior (sobre a V. retromandibular
  – Vv. temporais superficiais (anastomoses com o plexo pterigóideo)

Tributárias da V. jugular externa
- V. occipital

A Principais troncos venosos do pescoço

Vista esquerda. Três Vv. jugulares a cada lado levam o sangue das regiões da cabeça e do pescoço para a V. cava superior:

- A V. jugular interna (situada na bainha carótica) drena o sangue da caixa craniana (encéfalo!), da face e da glândula tireoide para a V. subclávia
- A V. jugular externa (menor do que a V. jugular interna; situada acima da lâmina superficial da fáscia cervical, portanto, epifascial, porém abaixo do platisma) desemboca – em

geral – na V. subclávia e drena superficialmente a região auricular posterior
- A V. jugular anterior (a menor das três Vv. jugulares) se inicia abaixo do hioide e desemboca habitualmente na V. jugular externa. Ela drena a parede anterior e superficial do pescoço e nem sempre é encontrada.

A partir da confluência da V. jugular interna com a V. subclávia forma-se, em ambos os lados, a V. braquiocefálica (ver **D**). As veias dos lados direito e esquerdo podem se comunicar por meio do arco venoso jugular (ver **D**).

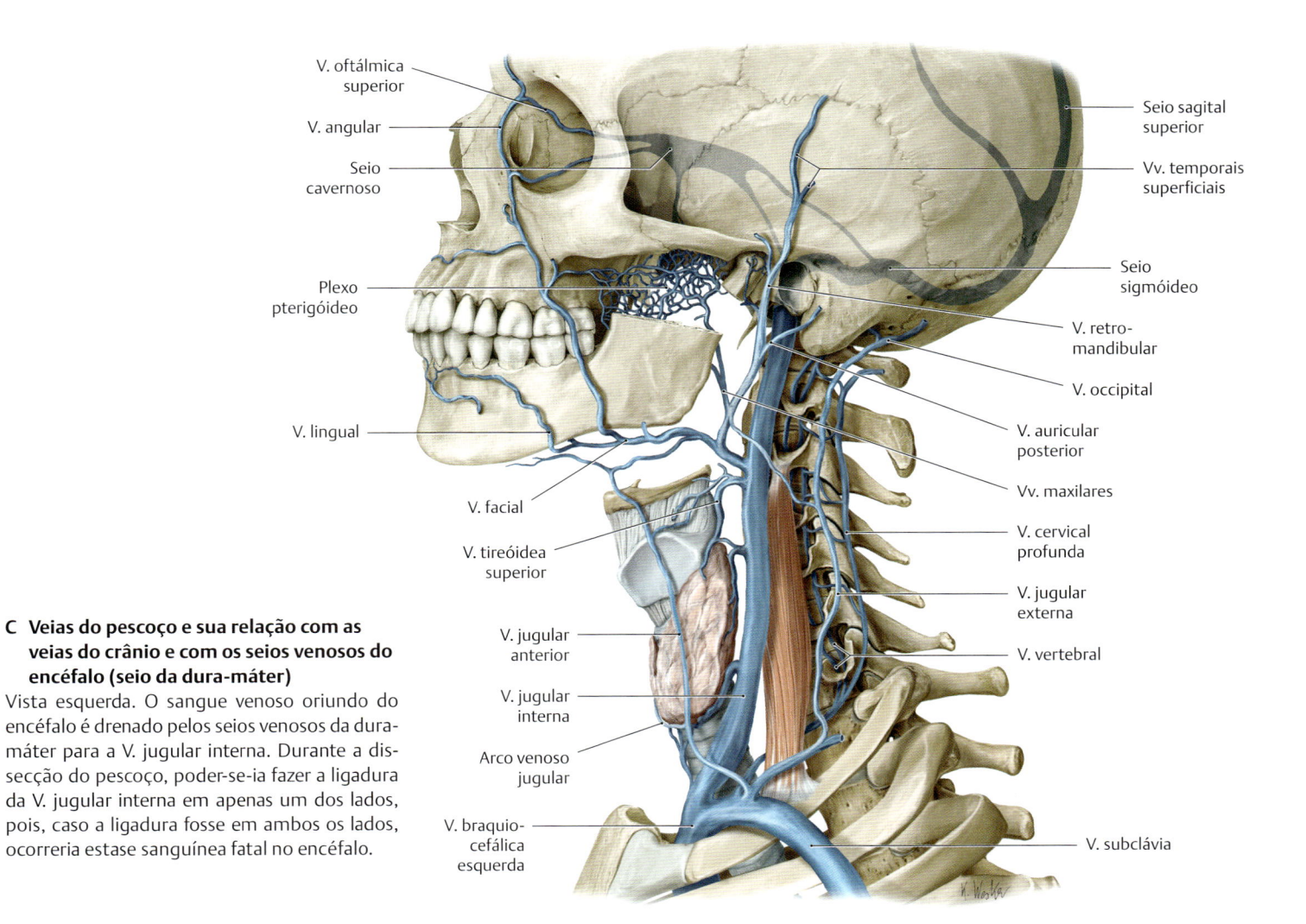

C Veias do pescoço e sua relação com as veias do crânio e com os seios venosos do encéfalo (seio da dura-máter)

Vista esquerda. O sangue venoso oriundo do encéfalo é drenado pelos seios venosos da dura-máter para a V. jugular interna. Durante a dissecção do pescoço, poder-se-ia fazer a ligadura da V. jugular interna em apenas um dos lados, pois, caso a ligadura fosse em ambos os lados, ocorreria estase sanguínea fatal no encéfalo.

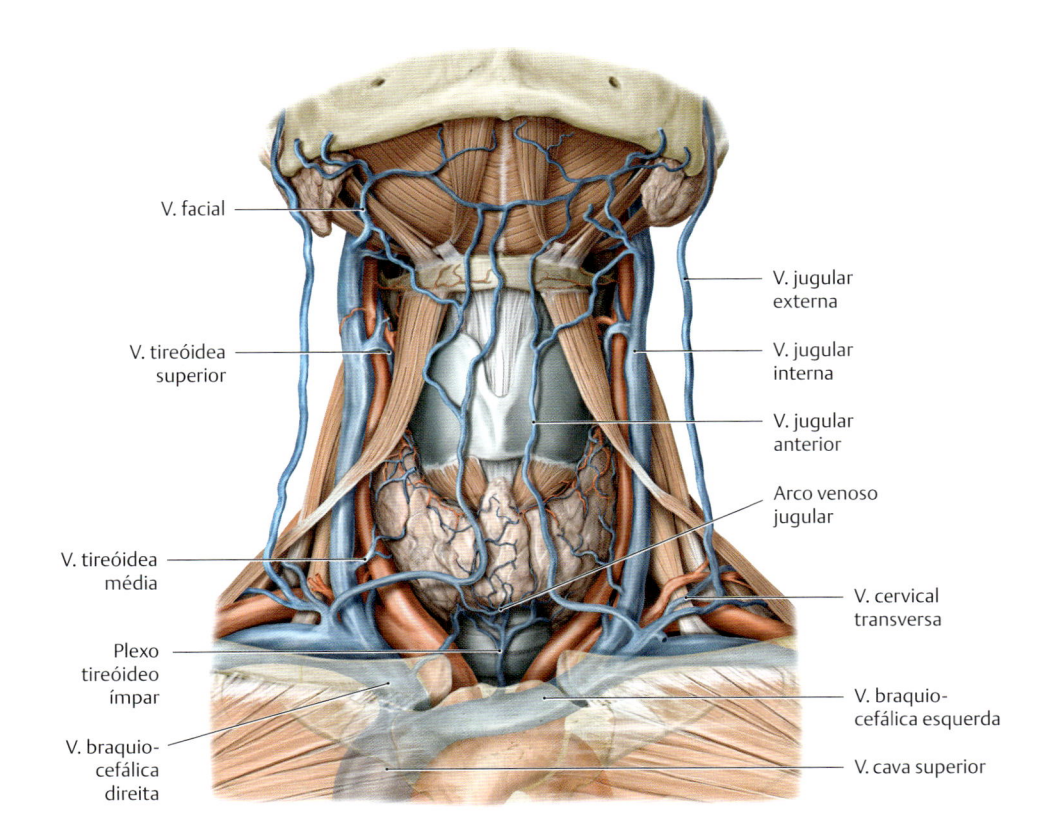

D Veias do pescoço

Vista anterior. As maiores veias do pescoço são "grandes vias de fluxo" que drenam o sangue oriundo da cabeça. Elas não apresentam válvulas e são encontradas acima do plano cardíaco nas posições ortostática e sentada. Nessas posições do corpo estão menos preenchidas com sangue e, por isso, não são visíveis. Somente em decúbito dorsal se enchem de sangue e, deste modo, podem ser visualizadas nos indivíduos sadios. Quando as veias estão visíveis em posição ortostática, isto indica insuficiência cardíaca do lado direito, na qual o sangue se acumula no átrio direito, devido a comprometimento funcional. Como as grandes veias do pescoço se encontram próximas do coração, a insuficiência cardíaca direita pode ser identificada nas Vv. jugulares congestas com o indivíduo em posição ortostática. A V. jugular interna é uma grande veia próxima do coração, e encontra-se bem próxima da pele. Por isso, é frequentemente utilizada na terapia intensiva como acesso venoso central, permitindo a infusão de grande volume de líquido – de forma mais eficiente do que por acesso periférico. O arco venoso jugular une a drenagem venosa de ambos os lados – por isso, deve-se estar atento a ele durante traqueotomias, devido ao risco de hemorragias!

109

4.9 Cadeias de Linfonodos da Cabeça e do Pescoço

Cadeias de linfonodos da cabeça e do pescoço

São distinguidos linfonodos regionais e cadeias de linfonodos coletores. Os linfonodos regionais estão relacionados a um órgão ou a uma região, e representam a primeira estação de filtração para esse órgão ou para essa região. A partir dos linfonodos regionais, a linfa flui para linfonodos coletores ou centrais, nos quais a maior parte da linfa, vinda das demais cadeias de linfonodos regionais, é coletada. A linfa derivada da área da cabeça e do pescoço flui através de seus linfonodos coletores, os linfonodos cervicais profundos, para os troncos jugulares direito e esquerdo, que representam os dois maiores troncos linfáticos ao longo da V. jugular interna. À direita, o tronco jugular desemboca no ducto linfático direito, que termina no ângulo venoso direito. À esquerda, o tronco jugular termina no ducto torácico, que desemboca no ângulo venoso esquerdo (ver **D**).

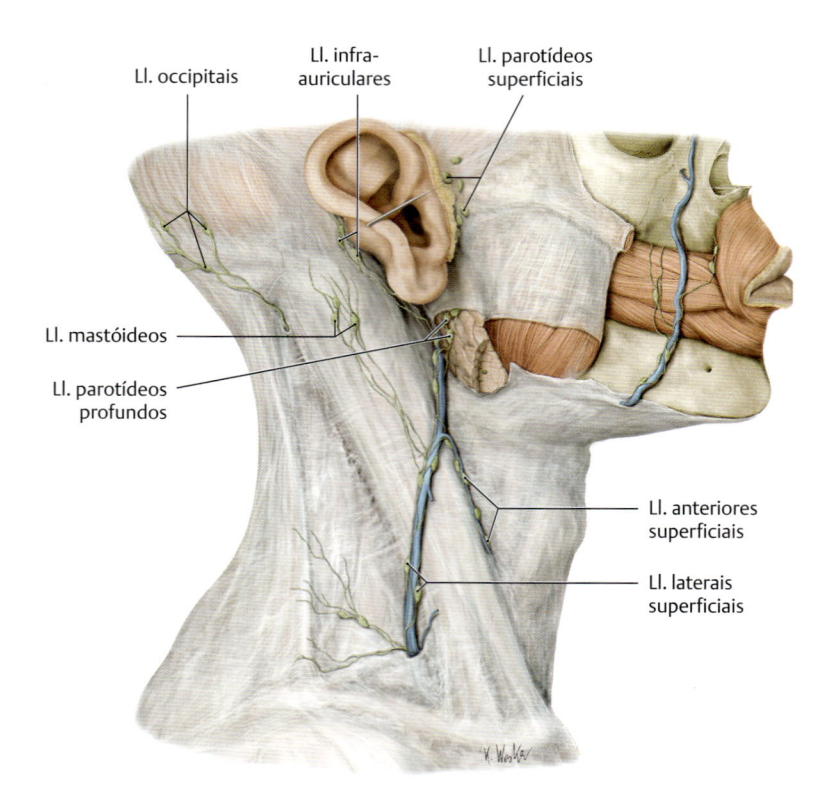

A Linfonodos superficiais do pescoço

Vista direita. O conhecimento da posição dos linfonodos no pescoço é muito importante, uma vez que linfonodos cervicais aumentados de volume representam um achado frequente no exame clínico. O aumento de volume dos linfonodos cervicais ocorre durante as inflamações (os linfonodos aumentados são habitualmente *doloridos*) ou tumorações (neste caso, os linfonodos aumentados são geralmente *indolores*) na área de drenagem dos linfonodos. Os linfonodos cervicais superficiais representam as cadeias de linfonodos regionais que drenam a linfa oriunda de determinadas regiões ou órgãos específicos. *Observação:* A linfa dos tratos linfáticos superficiais na região da cabeça é drenada para linfonodos cervicais situados próximo à cabeça.

B Linfonodos profundos do pescoço

Vista direita. Os linfonodos cervicais profundos são habitualmente linfonodos coletores. Considerando que as metástases de tumores da área da cabeça e do pescoço podem se instalar nesses linfonodos, eles são de grande interesse, do ponto de vista clínico (ver **D** e **E**). Os linfonodos delfianos (pré-laríngeos), situados no ligamento cricotireóideo, têm grande importância clínica. Neles, as metástases do câncer de tireoide e de laringe podem se estabelecer mais cedo, permitindo a sua utilização como "linfonodos sentinelas" desses órgãos. Esses linfonodos só se tornam palpáveis na vigência de metástases. No caso do acometimento por um tumor, os linfonodos profundos envolvidos são removidos por cirurgia (dissecção do pescoço) ou são submetidos à radioterapia regional. Para esse propósito, as cadeias de linfonodos profundos são divididas segundo a classificação da American Academy of Otolaryngology, Head and Neck Surgery, em seis regiões (Robbins, 1991):

I Ll. submentuais e submandibulares

II–IV Grupo dos Ll. laterais profundos ao longo da V. jugular interna (Ll. jugulares laterais):
  – **II** Ll. cervicais profundos (grupo lateral superior)
  – **III** Ll. cervicais profundos (grupo lateral médio)
  – **IV** Ll. cervicais profundos (grupo lateral inferior)

V Ll. do trígono cervical posterior

VI Ll. cervicais anteriores (grupo de linfonodos cervicais anteriores).

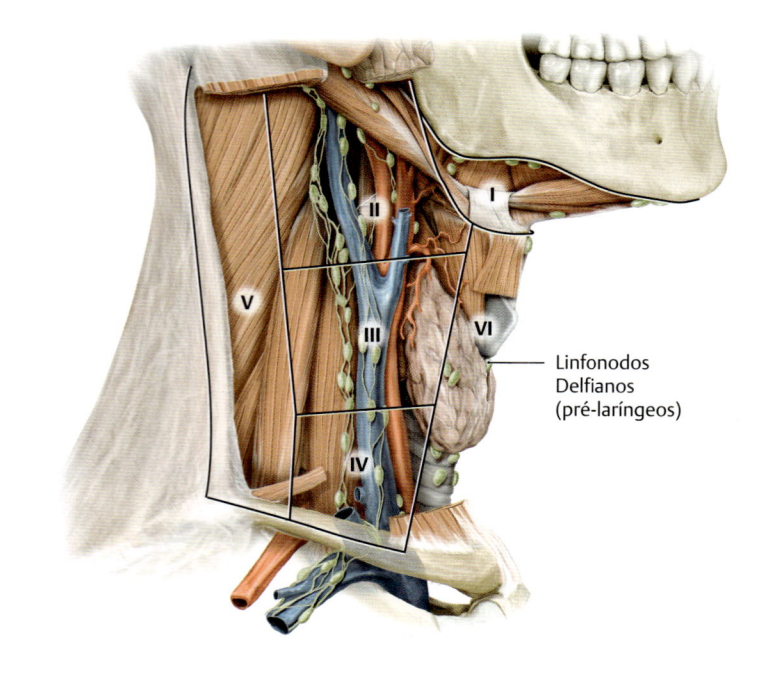

Linfonodos Delfianos (pré-laríngeos)

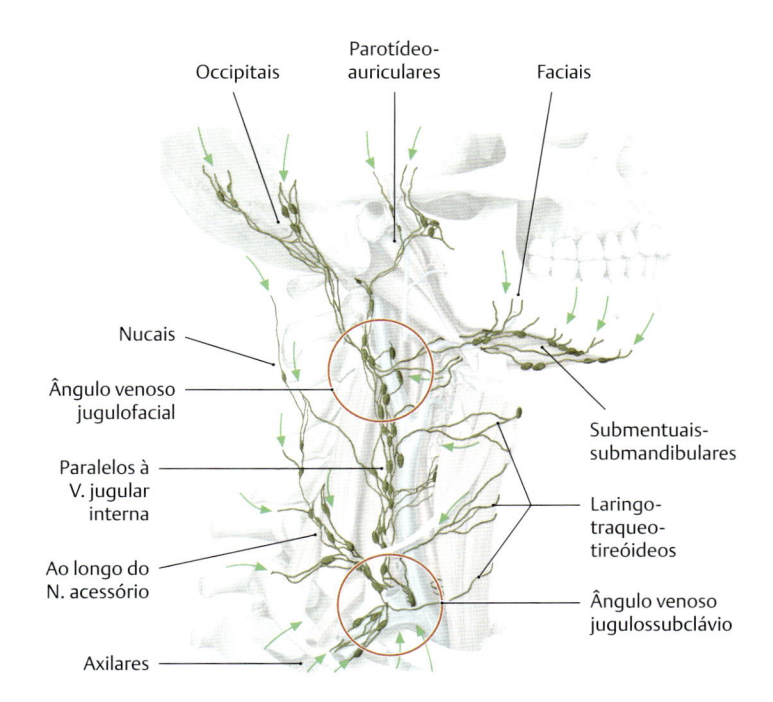

Occipitais

Parotídeo-auriculares

Faciais

Nucais

Ângulo venoso jugulofacial

Paralelos à V. jugular interna

Ao longo do N. acessório

Axilares

Submentuais-submandibulares

Laringo-traqueo-tireóideos

Ângulo venoso jugulossubclávio

C Direção do fluxo da linfa no pescoço

Vista direita. O conhecimento do fluxo linfático na região da cabeça e do pescoço é necessário para a localização de uma lesão que tenha causado linfadenopatia. Para isso, os linfonodos são avaliados a partir de sua região de drenagem. A imagem descreve os principais sentidos do fluxo de linfa.

Existem, no pescoço, dois grandes cruzamentos dos tratos linfáticos:

- Ângulo venoso jugulofacial, no qual a linfa é drenada em trajeto oblíquo da região da cabeça para o pescoço
- Espaço linfático central da região esquerda da base do pescoço (assim denominado devido ao ducto torácico, o tronco linfático principal, que termina no ângulo venoso esquerdo, ou ângulo venoso jugulossubclávio), no qual a linfa vinda das regiões da cabeça e do pescoço é coletada e reunida com a do restante do corpo.

Quando apenas grupos de linfonodos periféricos são afetados, isto indica que o processo patológico está restrito localmente. No caso de os grupos centrais (p. ex., os dos cruzamentos) serem afetados, isto é considerado um processo patológico mais difuso. Os linfonodos da área central podem ser avaliados por meio de biopsia pré-escalênica.

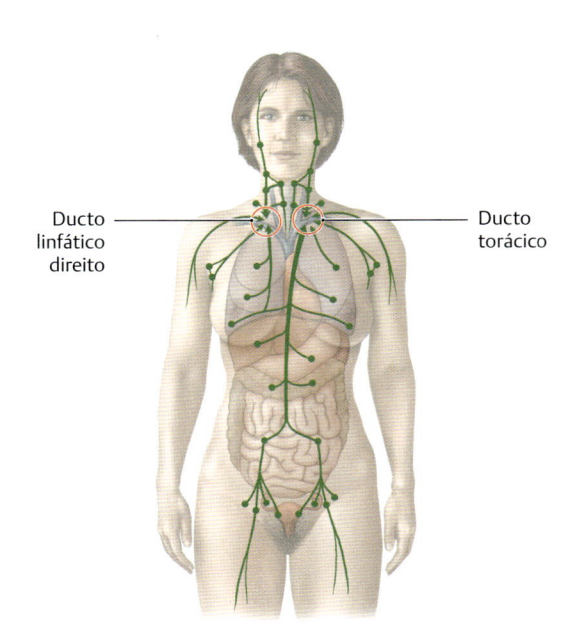

Ducto linfático direito

Ducto torácico

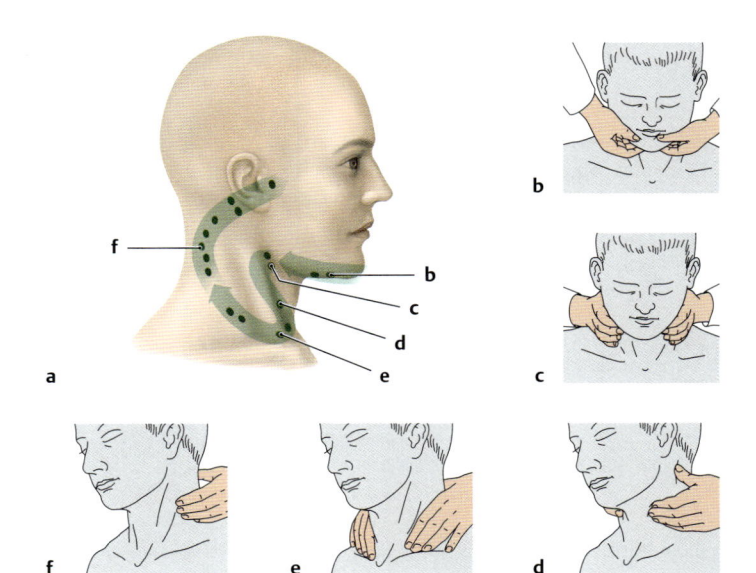

D Linfonodos cervicais como parte da circulação linfática sistêmica

Vista anterior. Os linfonodos cervicais também podem ser afetados em doenças que não estejam sediadas nas áreas da cabeça e do pescoço, uma vez que a linfa de todo o corpo é drenada em direção aos ângulos venosos esquerdo e direito (círculos vermelhos), situados na base do pescoço. Através dessa via, os linfonodos do pescoço podem ser afetados de forma retrógrada. O *ducto linfático direito* termina no ângulo venoso direito, à direita do espaço linfático central; o *ducto torácico* desemboca no ângulo venoso esquerdo, à esquerda do espaço linfático central. Além da linfa de tributárias craniais e cervicais, a linfa de linfonodos torácicos (mediastinais e traqueobronquiais), assim como dos linfonodos abdominais e caudais, pode ter acesso aos linfonodos cervicais através do ducto torácico, de modo que doenças nesses órgãos também podem causar hiperplasia dos linfonodos cervicais.

Observação: Em carcinomas metastáticos do estômago, são encontradas metástases no grupo de linfonodos supraclaviculares esquerdos e que, por isso, sofrem adenomegalia (*gânglio de Virchow*). Linfomas, sendo doenças sistêmicas, também afetam os linfonodos cervicais por essas vias.

E Palpação sistemática dos linfonodos cervicais

A palpação sistemática dos linfonodos cervicais assegura que, durante o exame clínico, nenhuma possível alteração deixe de ser percebida (ver **D** para a importância diagnóstica dos linfonodos cervicais):

a Mostra a sequência na qual cada cadeia de linfonodos deve ser sucessivamente palpada em visão geral; **b–e** Mostram a palpação de cada cadeia individualmente. Começa-se com a palpação ao longo do grupo submentual-submandibular (**b**), incluindo o ângulo da mandíbula (**c**), e, em seguida, palpa-se ao longo da margem anterior do M. esternocleidomastóideo (**d**). Finalmente, o grupo supraclavicular (**e**) e o grupo ao longo do N. acessório, juntamente com o grupo nucal (**f**), são palpados.

4.10 Visão Geral dos Nervos Cranianos

A Componentes funcionais dos nervos cranianos

Existem doze pares de nervos cranianos, enumerados com algarismos romanos de acordo com a sequência de suas saídas do tronco encefálico (ver organização topográfica).

Observação: Os primeiros dois nervos cranianos, o N. olfatório (I) e o N. óptico (II) não são nervos no sentido estrito, mas apenas projeções do encéfalo, *i.e.*, vias de condução da parte central do sistema nervoso, envoltas por meninges e contendo células encontradas exclusivamente no SNC: oligodendrócitos e células da micróglia. Por isso, ele faz parte do SNC, e não do SNP. O trato e o bulbo olfatórios (que, juntamente com o N. olfatório, formam a parte externa visível do sistema olfativo) são, de acordo com esta definição, também componentes do SNC. O N. olfatório (agrupamento dos filamentos olfatórios, que por sua vez são compostos por fibras das células olfativas) não pertence o SNC, pois as células olfativas surgem dos placódios olfatórios ectodérmicos e não da crista neural. A origem embriológica a partir do epitélio do placódio, no entanto, também estabelece uma posição especial.

De modo semelhante aos nervos espinais, os nervos cranianos podem conter tanto neurônios *aferentes* quanto *eferentes*, que como parte do sistema nervoso somático capacitam o organismo a interagir com o ambiente (*fibras somáticas*) ou como parte da divisão autônoma do sistema nervoso regulam as vísceras do corpo (*fibras viscerais*). Assim, é possível encontrar quatro possíveis combinações desses componentes *gerais* das fibras, principalmente nos nervos espinais, mas também nos nervos cranianos (ver organização funcional):

Aferências somáticas gerais (somestesia):
→ Fibras conduzem, por exemplo, os impulsos provenientes da pele e dos fusos musculares da musculatura estriada

Aferências viscerais gerais (sensibilidade visceral):
→ Fibras conduzem, por exemplo, os impulsos provenientes das vísceras e dos vasos sanguíneos

Eferências somáticas gerais (motricidade somática):
→ Fibras que inervam a musculatura estriada

Eferências viscerais gerais (motricidade visceral):
→ Fibras (nos nervos cranianos, somente fibras *parassimpáticas*!) inervam, por exemplo, a musculatura lisa das vísceras, os músculos intrínsecos do olho, o coração e as glândulas salivares

Além disso, os nervos cranianos podem adicionalmente apresentar componentes *especiais* nas fibras, associados com determinadas estruturas da região da cabeça:

Aferências somáticas especiais:
→ Fibras conduzem, por exemplo, os impulsos provenientes da retina e dos órgãos da audição e do equilíbrio

Aferências viscerais especiais:
→ Fibras conduzem, por exemplo, impulsos dos cálculos gustatórios da língua e da parte olfatória da túnica mucosa

Eferências viscerais especiais:
→ Fibras inervam os músculos estriados originados dos arcos faríngeos (*eferências branquiogênicas* e *músculos branquiogênicos*)

B Organização topográfica e funcional dos nervos cranianos

Origem topográfica	Nome	Componente funcional das fibras
Telencéfalo	• N. olfatório (I)	• Aferente visceral especial
Diencéfalo	• N. óptico (II)	• Aferente somática especial
Mesencéfalo	• N. oculomotor (III)*	• Eferente somática • Eferente visceral (parassimpática)
	• N. troclear (IV)*	• Eferente somática
Ponte	• N. trigêmeo (V)	• Eferente visceral especial (*1º arco faríngeo*) • Eferente somática
	• N. abducente (VI)*	• Eferente somática
	• N. facial (VII)	• Eferente visceral especial (*2º arco faríngeo*) • Aferente visceral especial • Eferente visceral (parassimpática) • Aferente somática
Bulbo (medula oblonga)	• N. vestibulococlear (VIII)	• Aferente somática especial
	• N. glossofaríngeo (IX)	• Eferente visceral especial (*3º arco faríngeo*) • Aferente visceral especial • Eferente visceral (parassimpática) • Aferente somática • Aferente visceral
	• N. vago (X)	• Eferente visceral especial (*4º arco faríngeo*) • Aferente visceral especial • Eferente visceral (parassimpática) • Aferente visceral • Aferente somática
	• N. acessório (XI)*	• Eferente visceral especial (*5º arco faríngeo*) • Eferente somática
	• N. hipoglosso (XII)*	• Eferente somática

Observação: Os nervos cranianos com fibras eferentes somáticas para a inervação da musculatura estriada também têm fibras aferentes somáticas que conduzem impulsos proprioceptivos provenientes, por exemplo, dos fusos musculares (por questão de simplificação, não foram listados aqui).

No caso dos nervos cranianos, as fibras motoras e sensitivas entram e saem pelo mesmo ponto do tronco encefálico. Este fato os distingue dos nervos espinais, nos quais as fibras sensitivas entram na medula espinal pela raiz posterior, e as fibras motoras saem pela raiz anterior.

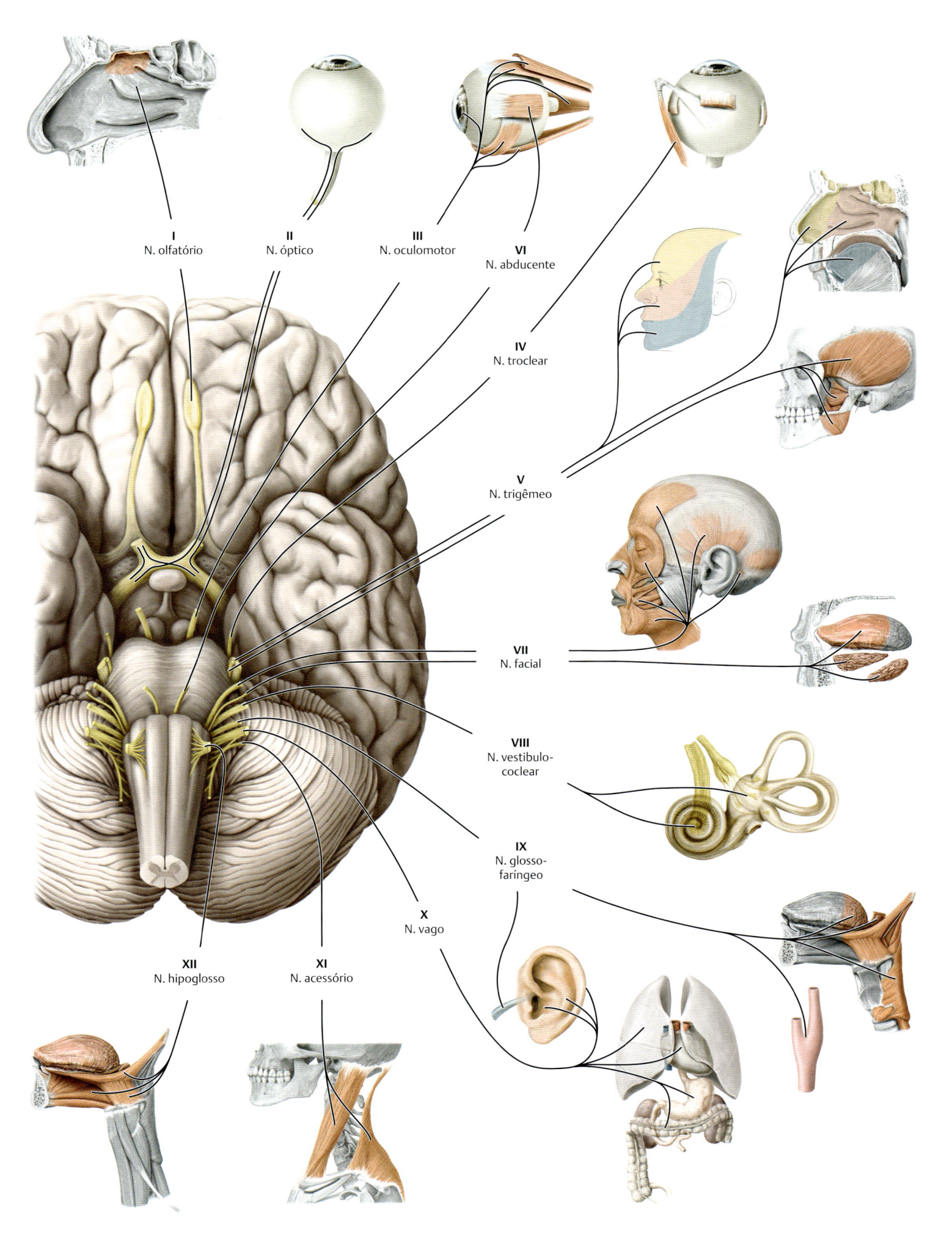

I
N. olfatório

II
N. óptico

III
N. oculomotor

VI
N. abducente

IV
N. troclear

V
N. trigêmeo

VII
N. facial

VIII
N. vestibulo-
coclear

IX
N. glosso-
faríngeo

X
N. vago

XII
N. hipoglosso

XI
N. acessório

4.11 Núcleos dos Nervos Cranianos e Gânglios Associados aos Nervos Cranianos

A Visão geral dos núcleos dos nervos cranianos III-XII

Os núcleos de origem e de terminação relativos aos nervos cranianos podem ser subdivididos de acordo com os diversos componentes das suas fibras (ver **C**, p. 112). Por exemplo, no grupo de núcleos dos nervos cranianos eferentes viscerais distinguem-se os núcleos eferentes viscerais gerais e especiais. De acordo com esta organização, os núcleos pertencentes à parte parassimpática fazem parte dos núcleos eferentes viscerais gerais, e os núcleos dos nervos relacionados aos arcos faríngeos fazem parte dos núcleos eferentes viscerais especiais. A situação dos núcleos aferentes viscerais é análoga: a parte inferior do núcleo do trato solitário pertence aos núcleos aferentes viscerais gerais, enquanto sua parte superior (fibras gustatórias!) está relacionada aos núcleos aferentes viscerais especiais. Os núcleos aferentes somáticos também podem ser classificados desta maneira: a região nuclear do N. trigêmeo é aferente somática geral e a região nuclear do N. vestibulococlear é aferente somática especial.

Núcleos de origem (com as células das fibras eferentes, *i.e.*, *motoras*; em **C**, à esquerda)

Núcleos eferentes somáticos (vermelho)
- Núcleo do N. oculomotor (III: músculos do olho)
- Núcleo do N. troclear (IV: músculos do olho)
- Núcleo do N. abducente (VI: músculos do olho)
- Núcleo do N. hipoglosso (XII: musculatura da língua)
- Núcleo espinal do N. acessório (XI, raiz espinal: musculatura do ombro)

Núcleos eferentes viscerais (azul-claro e azul-escuro)
- Núcleos pertencentes à parte parassimpática (azul-claro):
  - Núcleo acessório do N. oculomotor (III = N. oculomotor: M. esfíncter da pupila e M. ciliar)
  - Núcleo salivatório superior (VII = N. facial: Gll. submandibular e sublingual)
  - Núcleo salivatório inferior (IX = N. glossofaríngeo: Gl. parótida)
  - Núcleo dorsal do N. vago (X: vísceras)
- Núcleos dos nervos dos arcos faríngeos (azul-escuro):
  - Núcleo motor do N. trigêmeo (V: musculatura da mastigação)
  - Núcleo ambíguo (IX = N. glossofaríngeo, X = N. vago, XI = acessório [raiz cranial]: musculatura da faringe e da laringe)
  - Núcleo do N. facial (VII: musculatura da face)

Núcleos terminais (onde terminam as fibras aferentes, *i.e.*, *sensitivas*; em **B**, à direita)

Núcleos aferentes somáticos (amarelo-claro e amarelo-escuro)
- Região nuclear do N. trigêmeo (V, amarelo escuro):
  - Núcleo mesencefálico do N. trigêmeo no mesencéfalo (aferências proprioceptivas provenientes da musculatura da mastigação)
  - Núcleo principal (= pontino) do N. trigêmeo na ponte (tato, vibração, posicionamento das articulações)
  - Núcleo espinal do N. trigêmeo (até a medula espinal; sensação dolorosa e térmica da região da cabeça)
- Região nuclear do N. vestibulococlear (VIII, amarelo-claro), parte vestibular (sentido de equilíbrio):
  - Núcleo vestibular superior
  - Núcleo vestibular lateral
  - Núcleo vestibular medial
  - Núcleo vestibular inferior
- Região nuclear do N. vestibulococlear (VIII, amarelo-claro), parte coclear (audição):
  - Núcleo coclear posterior
  - Núcleo coclear anterior

Núcleos aferentes viscerais (verde-claro e verde-escuro)
- Núcleos do trato solitário, parte inferior (fibras aferentes viscerais gerais provenientes dos NC IX, X) (verde-escuro)
- Núcleo do trato solitário, parte superior (fibras aferentes viscerais especiais [fibras gustatórias] provenientes dos NC VII, IX, X) (verde-claro)

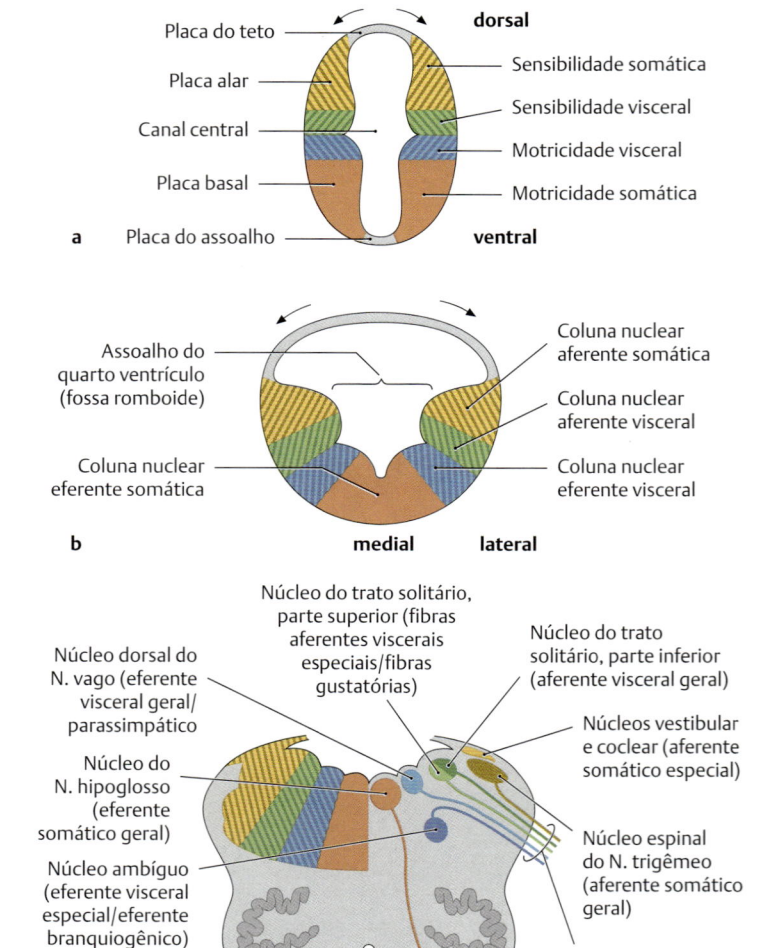

B Distribuição das colunas nucleares durante a embriogênese

Cortes transversais da medula espinal e do tronco encefálico, vista superior. A organização funcional do tronco encefálico é determinada pela posição dos núcleos dos nervos cranianos e pode ser explicada pelos movimentos de migração embrionária de populações de neurônios.

a Organização inicial na medula espinal; os neurônios motores (eferentes) situam-se ventralmente, e os neurônios sensitivos (aferentes), dorsalmente (arranjo dorsoventral).

b No estágio embrionário inicial do desenvolvimento do tronco encefálico, neurônios da placa alar (núcleos de integração das fibras aferentes, *Nuclei terminationis*) migram lateralmente; os neurônios da placa basal (núcleos de origem) deslocam-se medialmente, produzindo um arranjo mediolateral das colunas nucleares. As setas indicam os movimentos de migração.

c No tronco encefálico adulto distinguem-se, de medial para lateral, quatro colunas nucleares com arranjo longitudinal (uma coluna de cada tipo: *eferente somática*, *eferente visceral*, *aferente visceral* e *aferente somática*). Nestas colunas, os núcleos que exercem a mesma função situam-se um sobre o outro, *i.e.*, no sentido craniocaudal (ver **C**). Dentre as *colunas nucleares aferentes somáticas* e *viscerais* existem núcleos aferentes gerais e especiais. Da mesma maneira, a *coluna nuclear eferente visceral* apresenta núcleos eferentes gerais (parassimpáticos) e especiais (branquiogênicos). Somente a *coluna nuclear eferente somática* não é subdividida.

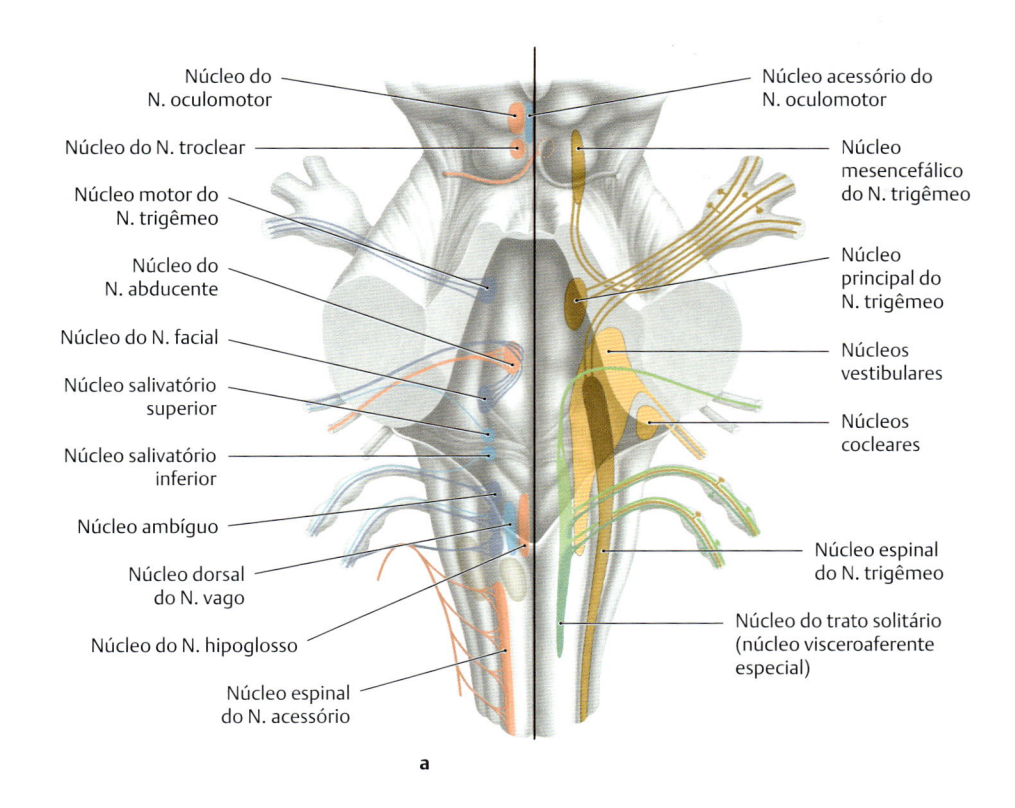

Núcleo do N. oculomotor
Núcleo do N. troclear
Núcleo motor do N. trigêmeo
Núcleo do N. abducente
Núcleo do N. facial
Núcleo salivatório superior
Núcleo salivatório inferior
Núcleo ambíguo
Núcleo dorsal do N. vago
Núcleo do N. hipoglosso
Núcleo espinal do N. acessório

Núcleo acessório do N. oculomotor
Núcleo mesencefálico do N. trigêmeo
Núcleo principal do N. trigêmeo
Núcleos vestibulares
Núcleos cocleares
Núcleo espinal do N. trigêmeo
Núcleo do trato solitário (núcleo visceroaferente especial)

a

Legenda dos núcleos

- Núcleos somatoaferentes gerais
- Núcleos visceroaferentes gerais
- Núcleos somatoeferentes gerais
- Núcleos visceroeferentes gerais
- Núcleos somatoaferentes especiais
- Núcleos visceroaferentes especiais
- Núcleos visceroeferentes especiais

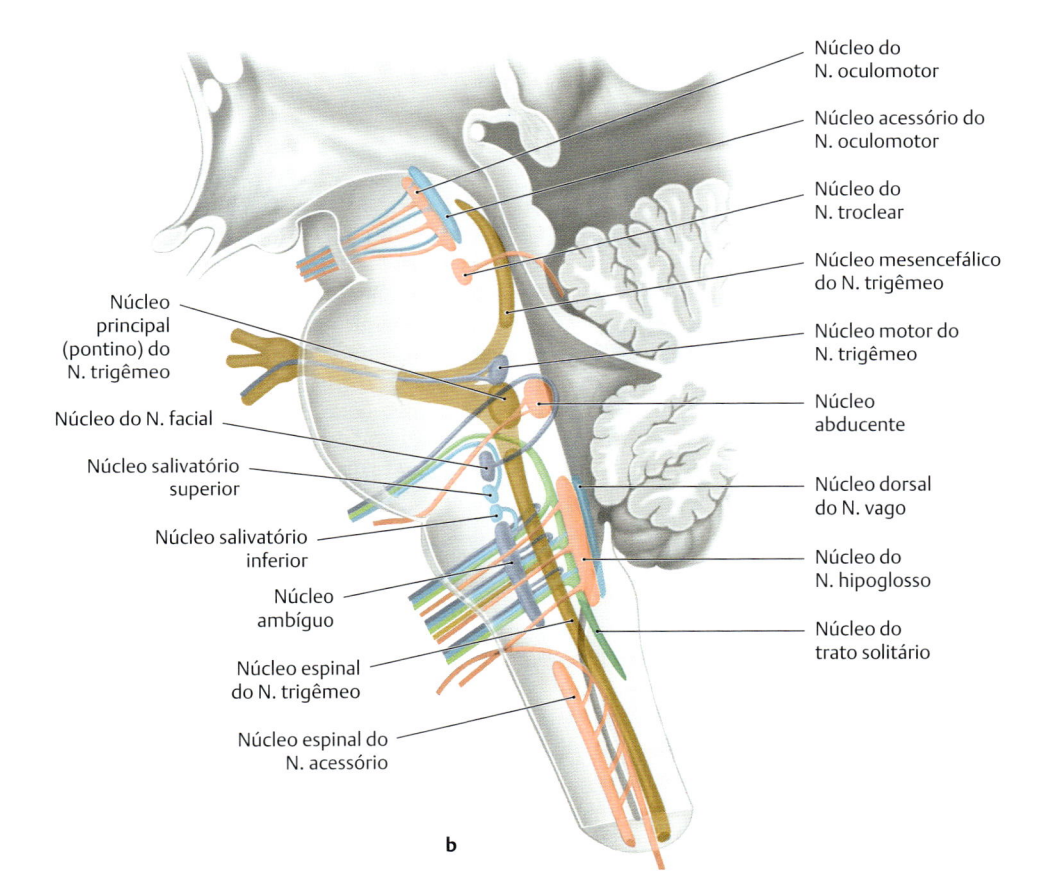

Núcleo do N. oculomotor
Núcleo acessório do N. oculomotor
Núcleo do N. troclear
Núcleo mesencefálico do N. trigêmeo
Núcleo motor do N. trigêmeo
Núcleo abducente
Núcleo dorsal do N. vago
Núcleo do N. hipoglosso
Núcleo do trato solitário

Núcleo principal (pontino) do N. trigêmeo
Núcleo do N. facial
Núcleo salivatório superior
Núcleo salivatório inferior
Núcleo ambíguo
Núcleo espinal do N. trigêmeo
Núcleo espinal do N. acessório

b

C Localização dos núcleos dos nervos cranianos III-XII no tronco encefálico

a Vista posterior (cerebelo removido).
b Corte mediano, vista esquerda.

Com exceção dos nervos cranianos I e II, que são extensões do encéfalo e, portanto, não são nervos verdadeiros, todos os pares de nervos cranianos têm regiões centrais (núcleos) no tronco encefálico. Aqui eles são mostrados com as vias de/para essas áreas nucleares. O arranjo dos núcleos dos nervos cranianos pode ser entendido mais facilmente quando se realiza a sua divisão em colunas nucleares funcionais (ver **B**). À esquerda, em **a**, são mostrados os *núcleos de origem*; neles se originam as *fibras eferentes*. À direita, observam-se os *núcleos de terminação*, onde as *fibras aferentes* terminam.

D Gânglios associados aos nervos cranianos

Existem dois tipos diferentes de gânglios: gânglios sensitivos e autônomos (parassimpáticos). Os **gânglios sensitivos** assemelham-se aos gânglios espinais da raiz posterior da medula espinal. Contêm os corpos dos neurônios *pseudounipolares* (= neurônio aferente primário). Seu prolongamento periférico está relacionado aos receptores e seu prolongamento central termina no SNC. Nos gânglios sensitivos não ocorrem sinapses. Todos os **gânglios autônomos** são parassimpáticos, sem exceção. Contêm os corpos dos neurônios *multipolares* (= 2º neurônio eferente). Ao contrário dos gânglios sensitivos, aqui ocorrem sinapses entre as fibras parassimpáticas provenientes do tronco encefálico (= 1º neurônio eferente ou neurônio *pré-ganglionar*) para os corpos do 2º neurônio eferente (ou neurônio *pós-ganglionar*), cujas fibras estendem-se até o órgão efetor.

Nervos cranianos	Gânglios sensitivos	Gânglios autônomos
N. oculomotor (III)		• Gânglio ciliar
N. trigêmeo (V)	• Gânglio trigeminal	
N. facial (VII)	• Gânglio geniculado	• Gânglio pterigopalatino • Gânglio submandibular
N. vestibulococlear (VIII)	• Gânglio espiral • Gânglio vestibular	
N. glossofaríngeo (IX)	• Gânglio superior • Gânglio inferior (petroso)	• Gânglio ótico
N. vago (X)	• Gânglio superior (jugular) • Gânglio inferior (nodoso)	• Gânglios pré-vertebrais e intramurais

4.12 Nervo Olfatório (I) e Nervo Óptico (II)

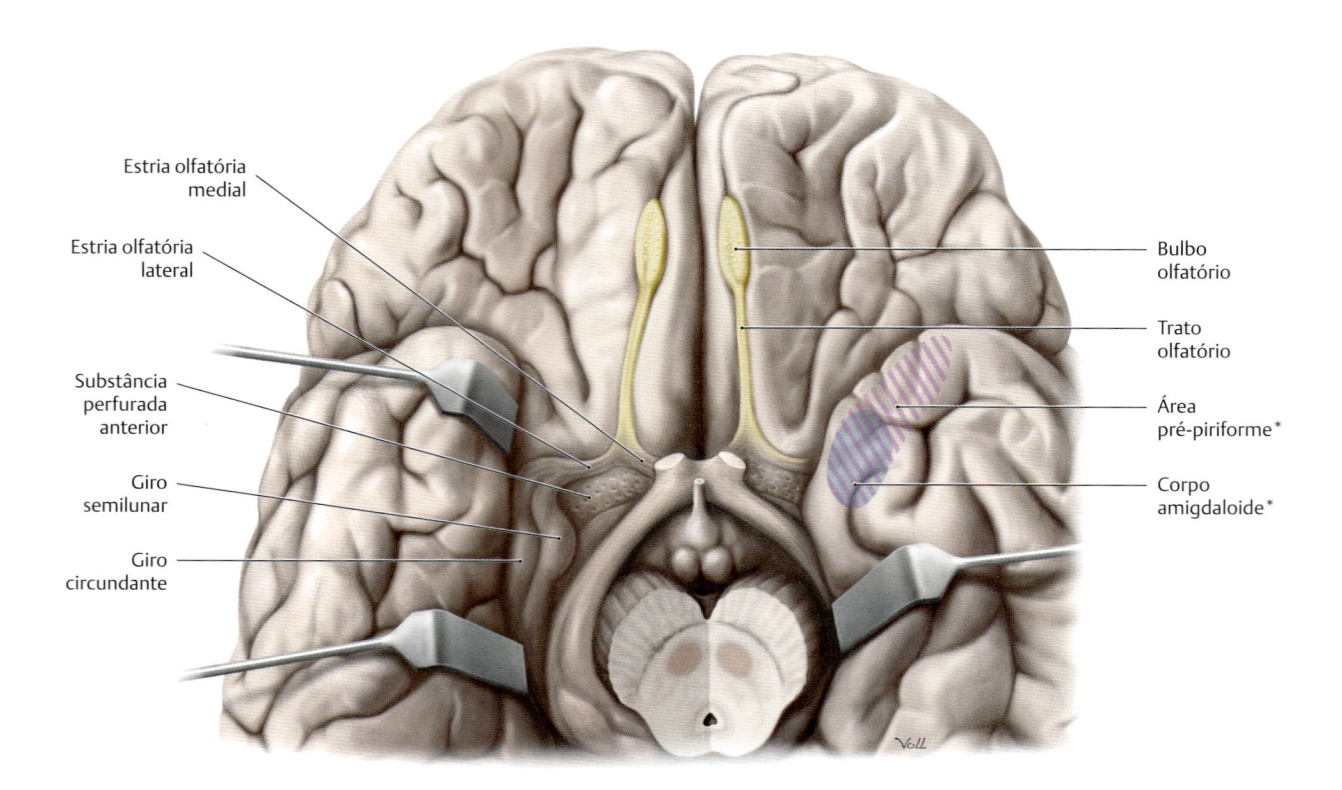

A Bulbo e trato olfatório na base do lobo frontal

Os axônios não mielinizados das células bipolares na parte olfatória da túnica mucosa fundem-se em cerca 20 filamentos (ver **B**), formando o N. olfatório. Estendem-se, a partir da cavidade nasal, pela lâmina cribriforme do etmoide para o bulbo olfatório, na fossa anterior do crânio (ver **B**). O bulbo olfatório é um alargamento do trato olfatório que, por sua vez, representa uma via que se estende posteriormente para o telencéfalo. Portanto, não é um nervo verdadeiro, mas uma projeção do telencéfalo, envolta por meninges (aqui removidas) e contendo células específicas do SNC (p. ex., oligodendrócitos e micróglia). O nervo olfatório, por outro lado, deriva da placa olfatória ectodérmica, e portanto, não pertence ao SNC. Antes da entrada no telencéfalo, o trato olfatório se divide nas duas estrias olfatórias medial e lateral. Muitos axônios provenientes do trato olfatório terminam diretamente (sem conexões nos núcleos) no córtex da área pré-piriforme ou no corpo amigdaloide. O N. olfatório conduz as informações olfatórias, provenientes da parte olfatória da túnica mucosa, de uma região de tamanho aproximado de 2 a 4 cm² no teto da cavidade nasal (concha nasal superior e septo nasal, ver **B**). O 1º neurônio da via olfatória é a célula olfatória bipolar da parte olfatória da túnica mucosa do nariz.

Observação: Lesões da lâmina cribriforme podem danificar o envoltório meníngeo e os filamentos olfatórios: distúrbios do olfato e saída de líquido cerebrospinal pelo nariz ("resfriado" após traumatismo cranioencefálico!). Existe o perigo de uma infecção bacteriana ascendente com meningite.

É muito importante saber que os neurônios da parte olfatória da túnica mucosa do nariz se dividem durante toda a vida; portanto, representam um exemplo de neurônios do SNC que mantêm a capacidade de divisão celular.

*Essas estruturas não se situam na face basilar do cérebro, porém mais profundamente.

B Extensão da parte olfatória da túnica mucosa do nariz (região olfatória)

Vista esquerda de uma parte do septo nasal e da parede lateral direita da cavidade nasal. Os filamentos olfatórios do septo e da concha nasal superior mostram a extensão da parte olfatória da túnica mucosa do nariz (2 a 4 cm²). Os filamentos olfatórios delgados e não mielinizados projetam-se pela lâmina cribriforme do etmoide (ver p. 25) para o neurocrânio até o bulbo olfatório (ver também pp. 182, 330 e 490).

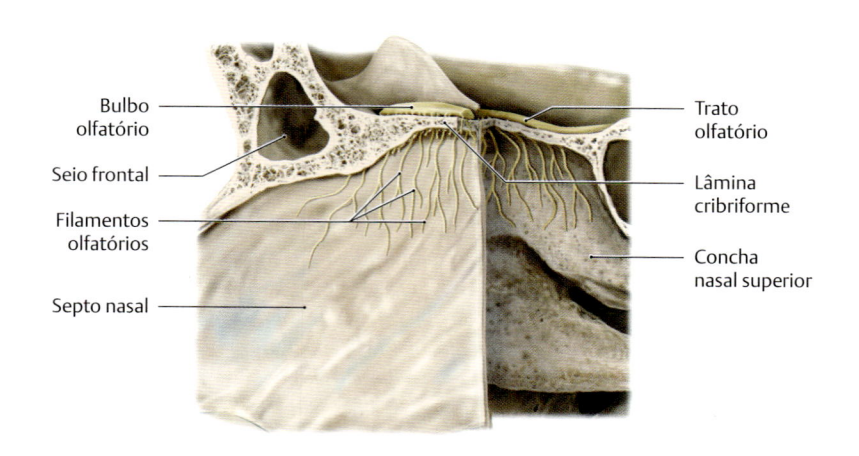

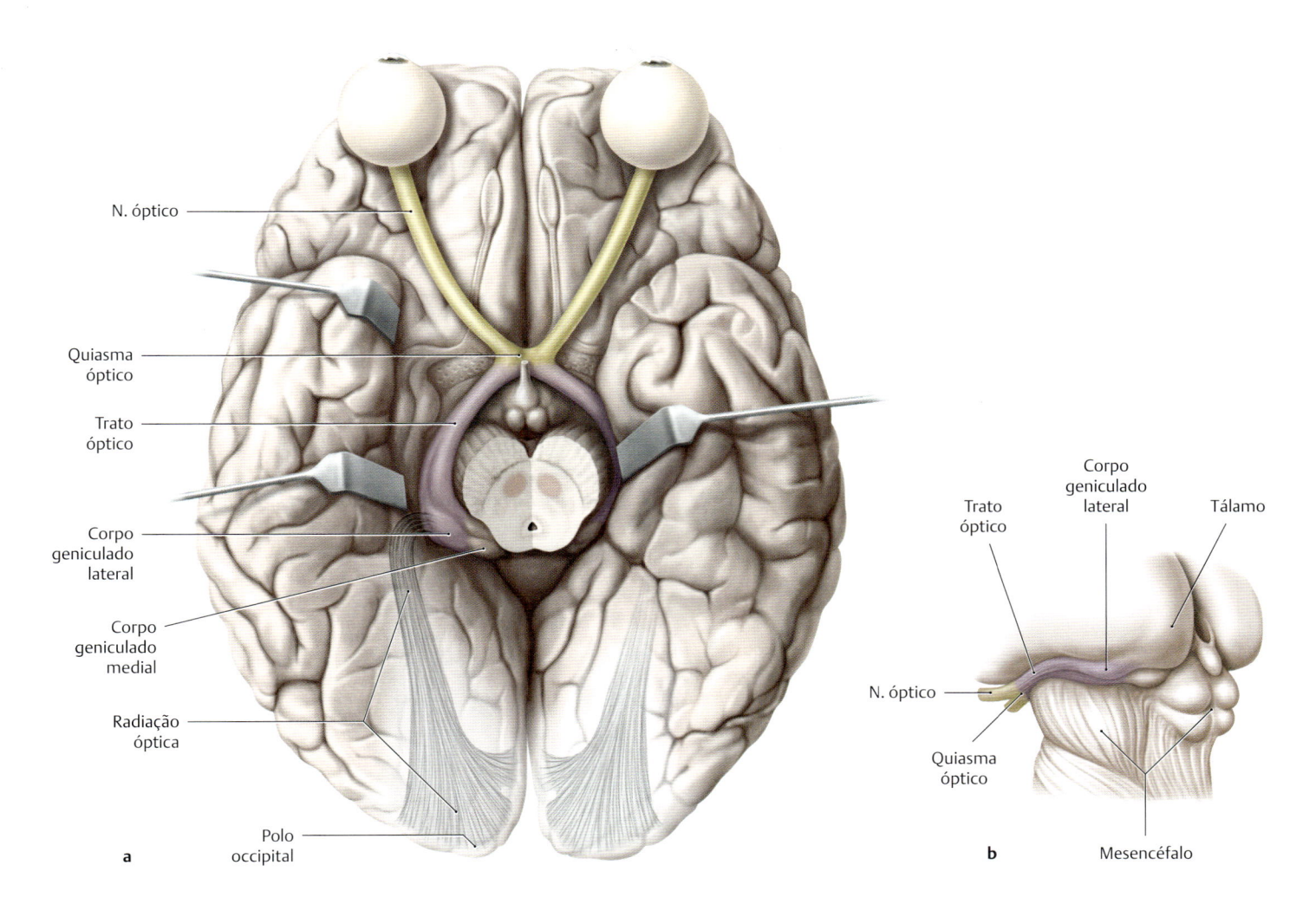

C Olho, N. óptico, quiasma óptico e trato óptico
a Vista da base do cérebro; **b** Vista posterolateral do lado esquerdo do tronco encefálico. A entrada do trato óptico no corpo geniculado não foi mostrada.
Do mesmo modo que vimos com o N. olfatório, o N. óptico também não é um nervo verdadeiro, e sim uma projeção encefálica, neste caso, do diencéfalo. Como parte do SNC, é envolvido por meninges (aqui removidas) e contém células específicas do SNC (compare com **A**); suas aferências terminam no corpo geniculado lateral do diencéfalo. Portanto, como no caso do nervo olfatório, não existe núcleo próprio de nervo craniano.

Observação: Uma vez que o N. óptico faz parte do encéfalo, a oftalmoscopia permite a inspeção direta de uma parte cerebral. Isto é muito importante para o diagnóstico de várias doenças neurológicas (para o procedimento de oftalmoscopia, ver p. 171).
O N. óptico estende-se do bulbo do olho, através do canal óptico na órbita, até a fossa média do crânio (ver **D**). É uma parte importante da via óptica, da qual são representados aqui o olho e o N. óptico, o quiasma óptico e o trato óptico. O trato óptico estende-se para o corpo geniculado lateral (ver também **b**).

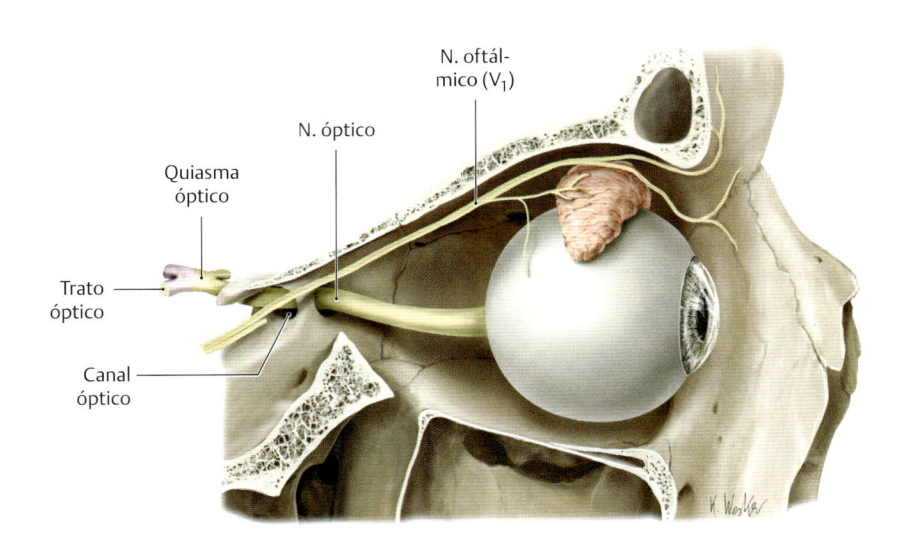

D Trajeto do N. óptico na órbita direita
Vista lateral. O N. óptico estende-se da fossa média do crânio, pelo canal óptico, para a órbita. No corpo adiposo da órbita (aqui removido), ele se situa posteriormente ao bulbo do olho. Os outros nervos cranianos que entram na órbita penetram pela fissura orbital superior (aqui somente V_1 visualizado como representante dos outros nervos cranianos).

4.13 Nervos dos Músculos do Olho: Nervo Oculomotor (III), Nervo Troclear (IV) e Nervo Abducente (VI)

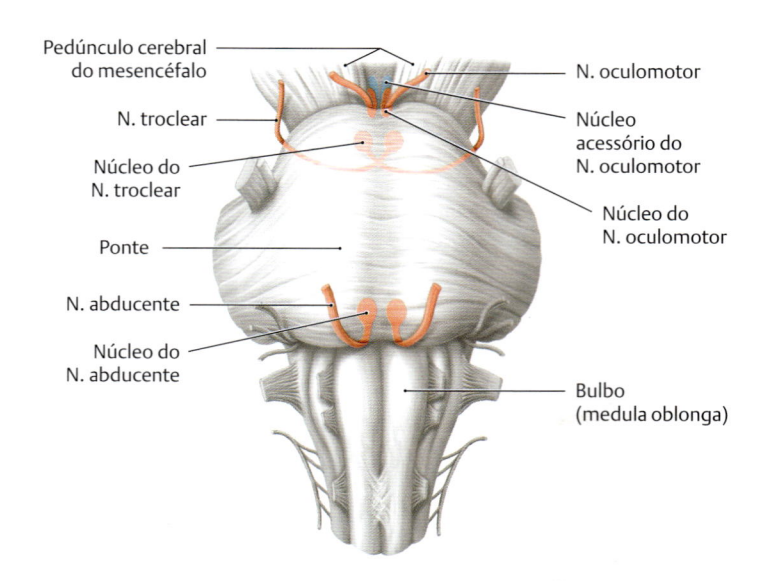

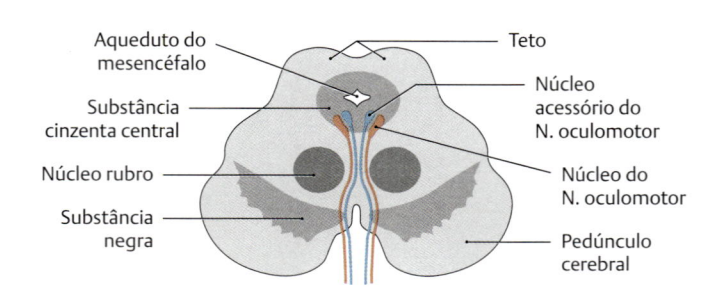

C Topografia do núcleo do N. oculomotor

Corte transversal do tronco encefálico na altura do núcleo do N. oculomotor. Vista superior.

Observação: O complexo nuclear eferente visceral parassimpático (= núcleo acessório do N. oculomotor = núcleo de Edinger-Westphal) pode ser distinguido do complexo nuclear eferente somático (núcleo do N. oculomotor).

A Saída dos nervos dos músculos do olho do tronco encefálico

Vista anterior. Os três nervos dos músculos do olho emergem do tronco encefálico. Os núcleos dos Nn. oculomotor e troclear situam-se no mesencéfalo, enquanto o núcleo do N. abducente origina-se da ponte.

Observação: O N. oculomotor (III) é o único nervo que supre os músculos do bulbo do olho que contém fibras eferentes somáticas e viscerais e que inerva vários músculos extrínsecos do bulbo do olho (ver **C**).

B Visão geral do N. oculomotor (III)

O N. oculomotor contém fibras *eferentes somáticas e viscerais.*

Aberturas: sai anteriormente do mesencéfalo (= andar superior do tronco encefálico, ver pp. 354 e 356) e estende-se, através da fissura orbital superior, para a órbita.

Regiões nucleares e áreas de suprimento, *gânglios:*
- *Eferentes somáticos:* eferências provenientes de uma região nuclear complexa (núcleo do N. oculomotor) no mesencéfalo (ver **C**) suprem:
  - M. levantador da pálpebra superior (tem efeito sobre a pálpebra superior)
  - Mm. retos superior, medial e inferior, bem como o M. oblíquo inferior (= músculos extrínsecos do bulbo do olho)
- *Eferentes viscerais:* eferências pré-ganglionares parassimpáticas, provenientes do núcleo acessório do N. oculomotor (núcleo de Edinger-Westphal) conectam-se no *gânglio ciliar* com fibras pós-ganglionares e suprem os seguintes músculos intrínsecos do olho:
  - M. esfíncter da pupila e
  - M. ciliar.

Consequências de lesão nervosa: dependendo da extensão, lesão completa ou isolada do N. oculomotor.
- Consequências da lesão completa do N. oculomotor (paralisia dos músculos extrínsecos e intrínsecos do bulbo do olho e do M. levantador da pálpebra superior):
  - Ptose palpebral
  - Olho afetado apresenta estrabismo lateroinferior
  - Diplopia (desde que a ptose não seja completa)
  - Midríase (em decorrência da paralisia do M. esfíncter da pupila)
  - Perda do reflexo de acomodação (paralisia do M. ciliar)
- Consequências da lesão isolada do N. oculomotor (paralisia dos músculos intrínsecos *ou* extrínsecos do bulbo do olho): assim pode ocorrer restrição da motricidade da pupila ou do bulbo do olho.

D Visão geral do N. troclear (IV)

O N. troclear contém exclusivamente fibras *eferentes somáticas.*

Aberturas: penetra na órbita pela fissura orbital superior.

Características:
- É o único nervo craniano cujas fibras cruzam para o lado oposto (ver **A**). Portanto, em caso de lesão do núcleo ou da fibra nervosa, na proximidade imediata do núcleo, *i.e.*, antes do seu cruzamento na linha mediana: paralisia dos músculos do olho no lado oposto da lesão (lesão contralateral); em caso de lesão nervosa após o cruzamento: paralisia dos músculos do olho no mesmo lado (lesão ipsolateral)
- Único nervo craniano com saída posterior no tronco encefálico
- Trajeto *intradural* mais longo de todos os três nervos dos músculos do olho.

Região nuclear e área de suprimento: o núcleo do N. troclear situa-se no mesencéfalo. Suas eferências fornecem a inervação motora de um *único* músculo, o M. oblíquo superior.

Consequências da lesão do nervo:
- Olho afetado desvia-se superior e medialmente, visto que o M. oblíquo inferior (responsável pela elevação e abdução) exerce predomínio sem oposição, devido à paralisia do M. oblíquo superior
- Diplopia.

E Visão geral do N. abducente (VI)

O N. abducente contém somente fibras *eferentes somáticas.*

Aberturas: após trajeto extradural, estende-se para a órbita, através da fissura orbital superior.

Região nuclear e área de suprimento:
- O núcleo do N. abducente situa-se na ponte (= andar médio do tronco encefálico) e suas fibras saem na extremidade inferior da ponte
- Sua eferência motora somática supre somente o M. reto lateral.

Consequências em caso de lesão nervosa:
- Olho afetado desviado medialmente
- Diplopia.

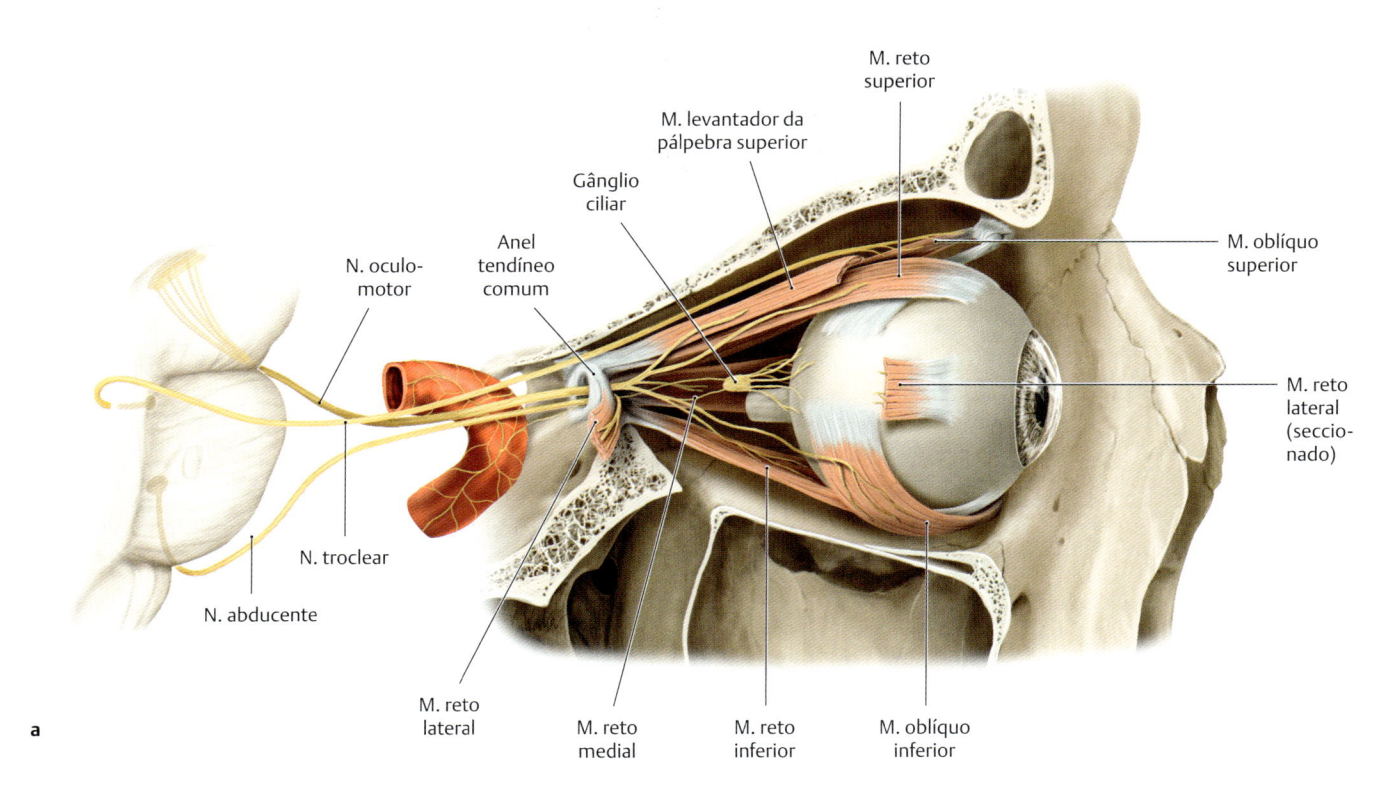

a

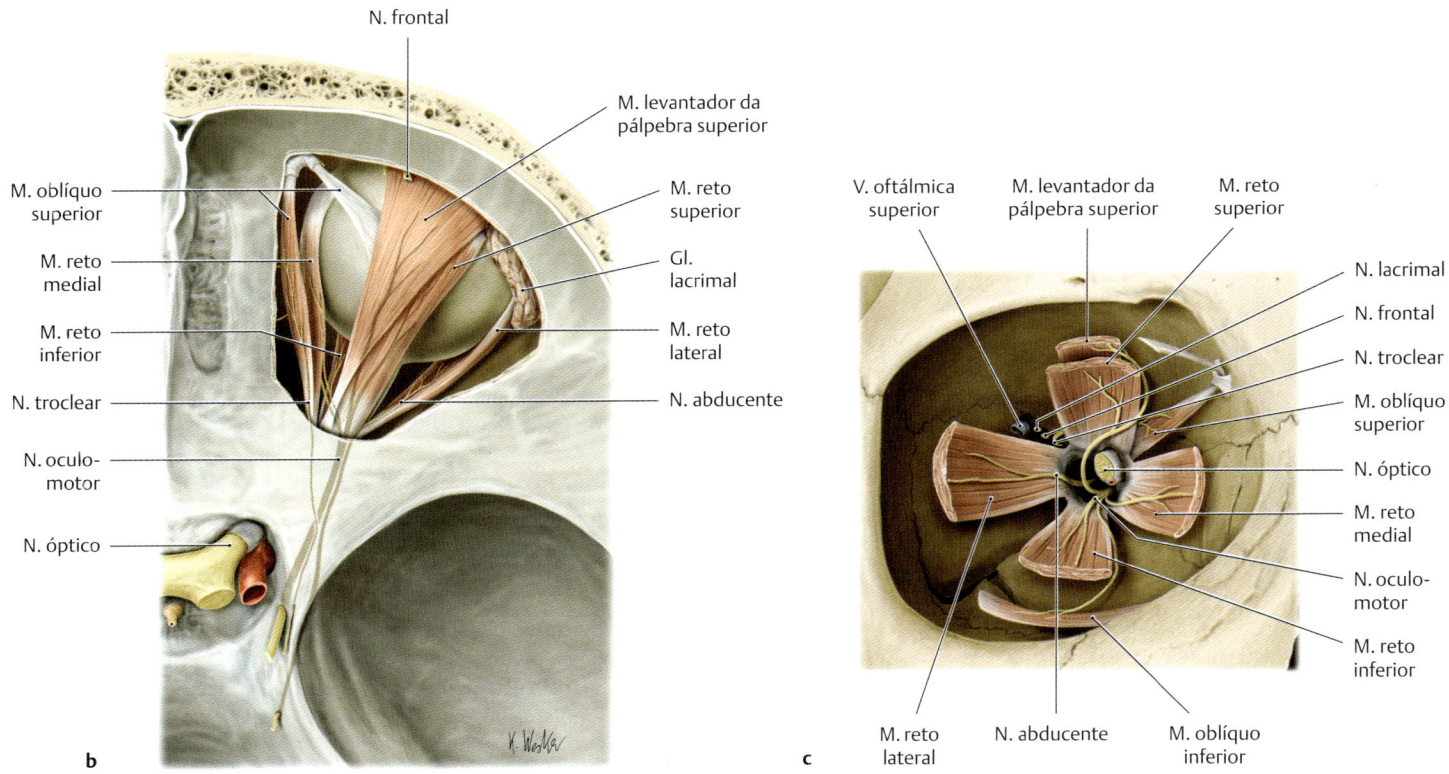

b

c

F Trajeto dos nervos dos músculos do olho

a Vista lateral da órbita direita; **b** Vista superior da órbita direita aberta; **c** Vista anterior da órbita direita. Os três nervos cranianos estendem-se a partir do tronco encefálico, pela fissura orbital superior, para a órbita e atravessam o anel tendíneo comum dos músculos extrínsecos do bulbo do olho. O *nervo abducente* apresenta o trajeto *extradural* mais longo. Portanto, as meningites e os sangramentos subaracnoides podem levar a lesões do N. abducente. Este nervo também pode ser lesado temporariamente após punção lombar, quando a pressão liquórica cai demasiadamente, levando à "tração" do nervo, em consequência da súbita descida do tronco encefálico. O *N. oculomotor* inerva, com o componente parassimpático, os músculos intrínsecos do bulbo do olho (sinapses das fibras parassimpáticas no gânglio ciliar), bem como a maioria dos músculos extrínsecos do bulbo do olho e o M. levantador da pálpebra superior. Lesões do N. oculomotor podem, portanto, ser completas ou isoladas (ver **B**). Após a emergência do tronco encefálico, as fibras parassimpáticas para a pupila situam-se inferiormente ao epineuro e, portanto, são as primeiras a serem lesadas em caso de compressão decorrente de traumatismos, de tumores ou de aneurismas.

4.14 Nervo Trigêmeo (V): Regiões Nucleares e Áreas Inervadas

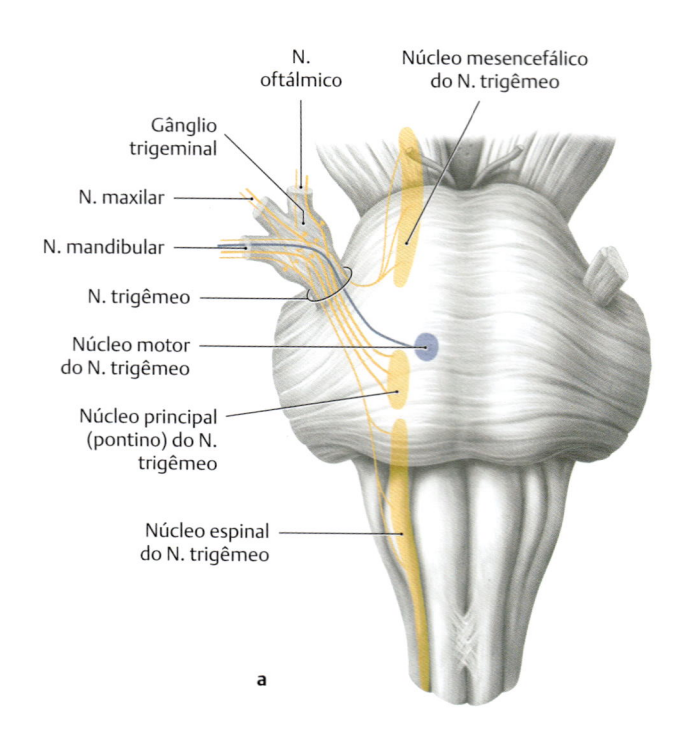

a

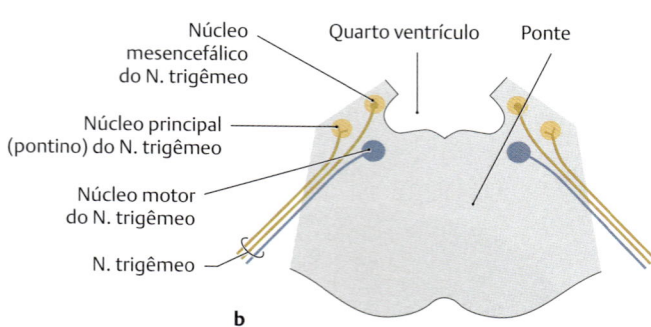

b

A Regiões nucleares e saída do N. trigêmeo da ponte

a Vista anterior. As maiores regiões nucleares sensitivas do N. trigêmeo projetam-se em toda a extensão do tronco encefálico e alcançam, caudalmente, a medula espinal. A *raiz sensitiva* (parte maior) do N. trigêmeo forma a maior parte das fibras; a *raiz motora* (parte menor) é formada por fibras provenientes da pequena região nuclear motora, situada na ponte (= núcleo motor do N. trigêmeo). As fibras motoras inervam a musculatura da mastigação (ver **B**). As seguintes regiões nucleares *aferentes somáticas* são diferenciadas:

- *Núcleo mesencefálico do N. trigêmeo:* fibras proprioceptivas provenientes da musculatura da mastigação. Particularidade: os neurônios deste núcleo são células ganglionares pseudounipolares, que migraram para o encéfalo
- *Núcleo principal (pontino) do N. trigêmeo:* responsável, principalmente, pelas sensações táteis
- *Núcleo espinal do N. trigêmeo:* sensações dolorosa e térmica, mas também sensação tátil. Uma lesão restrita na região do núcleo espinal do N. trigêmeo leva a distúrbios característicos da sensibilidade na região da face (ver **D**).

b Corte transversal da ponte na altura da saída do N. trigêmeo, vista cranial.

B Visão geral do N. trigêmeo (V)

O N. trigêmeo contém, especialmente, fibras aferentes somáticas e algumas fibras eferentes viscerais especiais. Representa o maior nervo sensitivo na região da cabeça e consiste em três grandes **ramos principais** com as seguintes **aberturas** da fossa média do crânio:
- *N. oftálmico (V₁):* pela fissura orbital superior para a órbita
- *N. maxilar (V₂):* pelo forame redondo para a fossa pterigopalatina
- *N. mandibular (V₃):* pelo forame oval na face inferior da base do crânio.

Regiões nucleares e áreas inervadas:
- *Eferentes viscerais especiais:* fibras eferentes provenientes do núcleo motor do N. trigêmeo seguem pelo N. mandibular (V₃ é o único ramo que tem fibras motoras!) para:
  - A musculatura da mastigação (Mm. temporal, masseter, pterigóideos medial e lateral)
  - A musculatura do assoalho da boca: M. milo-hióideo e ventre anterior do M. digástrico
  - A musculatura da orelha média: M. tensor do tímpano e
  - A musculatura das fauces: M. tensor do véu palatino
- *Aferentes somáticas:* no gânglio trigêmeo encontram-se células ganglionares pseudounipolares cujas fibras centrais projetam-se para os núcleos sensitivos do N. trigêmeo (ver **Aa**); suas fibras *periféricas* suprem a pele da face, grande parte da túnica mucosa da parte nasal da faringe, a superfície do bulbo do olho, a dura-máter das fossas cranianas anterior e média (ver p. 122/123) e os dois terços anteriores da língua (ver **C**)
- *"Condução de fibras aferentes somáticas":* alguns dos nervos cranianos projetam suas fibras eferentes viscerais ao longo de ramos e sub-ramos do N. trigêmeo e o utilizam, deste modo, como estrutura-guia:
  - O N. lacrimal (ramo de V₁) conduz fibras parassimpáticas do N. facial, passando pelo N. zigomático (ramo de V₂) para a glândula lacrimal
  - O N. auriculotemporal (ramo de V₃) conduz fibras parassimpáticas do N. glossofaríngeo para a glândula parótida
  - O N. lingual (ramo de V₃) conduz fibras parassimpáticas do N. facial, passando pelo corda do tímpano, para as glândulas submandibular e sublingual
- *"Condução de fibras aferentes viscerais":* o N. lingual (ramo de V₃) conduz fibras gustatórias provenientes do N. facial (corda do tímpano) para os dois terços anteriores da língua.

No ponto de vista **ontogenético**, o N. trigêmeo é um nervo do 1º arco faríngeo.

Consequências da lesão do nervo:
A área inervada pelos três grandes ramos é clinicamente importante; distúrbios ou mesmo perda da sensibilidade ocorrem, por exemplo, em caso de:

- Perda da sensibilidade, após lesões do nervo em caso de traumatismos
- Herpes-zóster oftálmico (acometimento da pele por vírus da varicela na área inervada pelo 1º ramo do nervo trigêmeo)
- Nevralgia do trigêmeo.

Além disso, como o N. facial (ver p. 124), o N. trigêmeo participa, também, do *reflexo corneopalpebral* (= fechamento das pálpebras em caso de toque na córnea, ver **C**, p. 479).

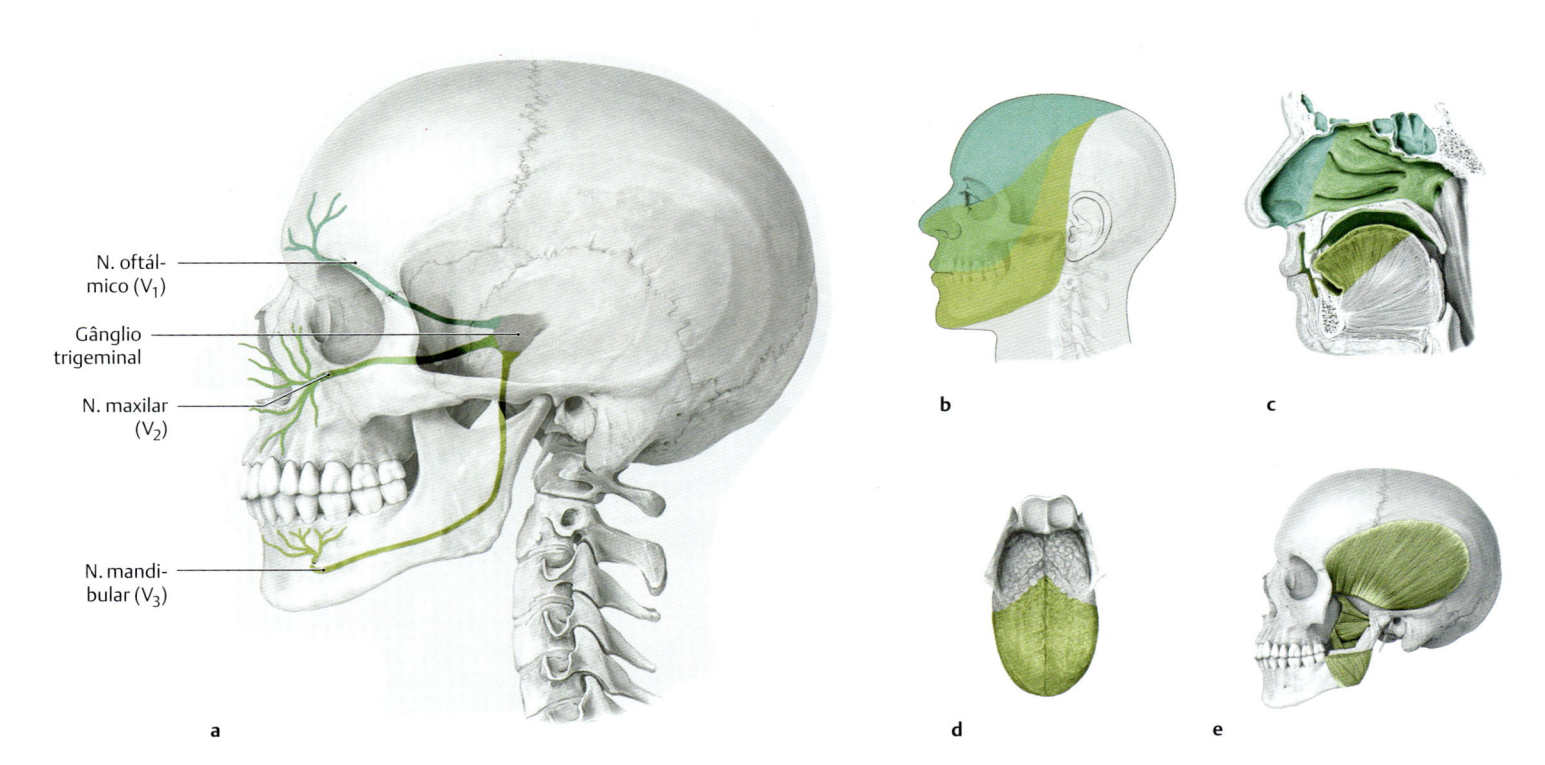

N. oftál-
mico (V₁)

Gânglio
trigeminal

N. maxilar
(V₂)

N. mandi-
bular (V₃)

a

b

c

d

e

C Trajeto e áreas inervadas pelo N. trigêmeo

a Vista da esquerda. Os três ramos principais e seus ramos terminais clinicamente importantes são mostrados.

Tanto a pele da face (**b**) quanto a túnica mucosa da parte nasal da faringe (**c**) são supridas pelos três ramos do N. trigêmeo. Os dois terços anteriores da língua (**d**) recebem inervação sensitiva (sensações de tato, de dor e de temperatura, mas não o paladar) do N. lingual, o 3º ramo do N. mandibular (V₃). As fibras gustativas do corda do tímpano fixam-se ao N. lingual (condutor). A musculatura da mastigação é inervada pela raiz motora do N. trigêmeo, representada pelo N. mandibular (**e**).

Observação: As fibras eferentes são encontradas apenas no N. mandibular. Em caso de *lesão periférica do N. trigêmeo*, *i.e.*, da lesão de um dos principais ramos do N. trigêmeo (N. oftálmico, V₁, N. maxilar, V₂ ou N. mandibular, V₃) após sua saída do núcleo, ocorrem distúrbios de sensibilidade nas respectivas áreas inervadas pelo ramo lesado (ver **b**); compare com a perda quase circular de sensibilidade em caso da *lesão central do N. trigêmeo* (ver **D**).

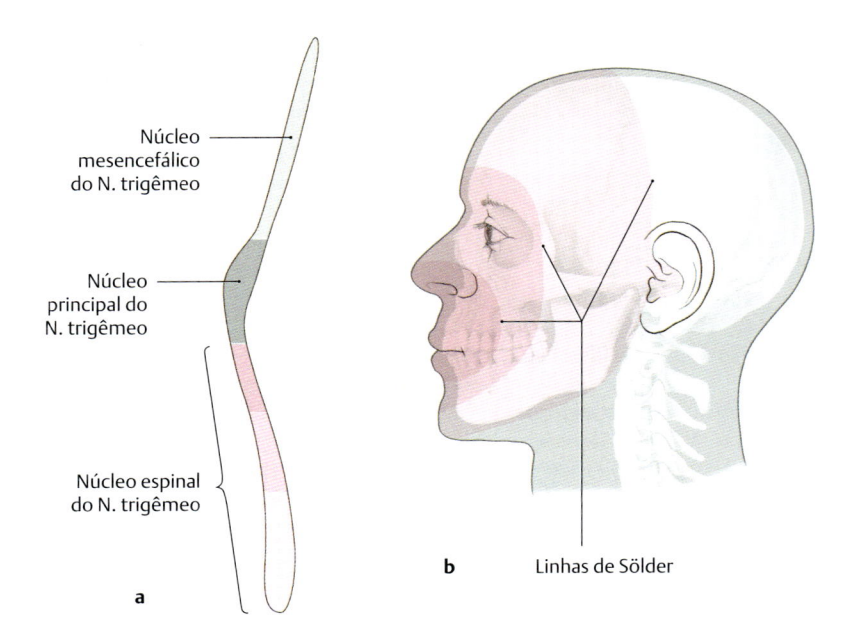

Núcleo
mesencefálico
do N. trigêmeo

Núcleo
principal do
N. trigêmeo

Núcleo espinal
do N. trigêmeo

a

b   Linhas de Sölder

D Lesão central do N. trigêmeo

a Núcleo espinal do N. trigêmeo com organização somatotópica; **b** áreas da face afetadas por distúrbios de sensibilidade (dor e temperatura), no caso de lesão de determinadas regiões do núcleo espinal do N. trigêmeo.

As áreas de perda da sensibilidade seguem as chamadas *linhas de Sölder* na face. Permitem a determinação das respectivas regiões do núcleo do N. trigêmeo onde ocorre a lesão (ver a marcação colorida correspondente).

4.15 Nervo Trigêmeo (V): Trajeto dos Três Ramos Principais

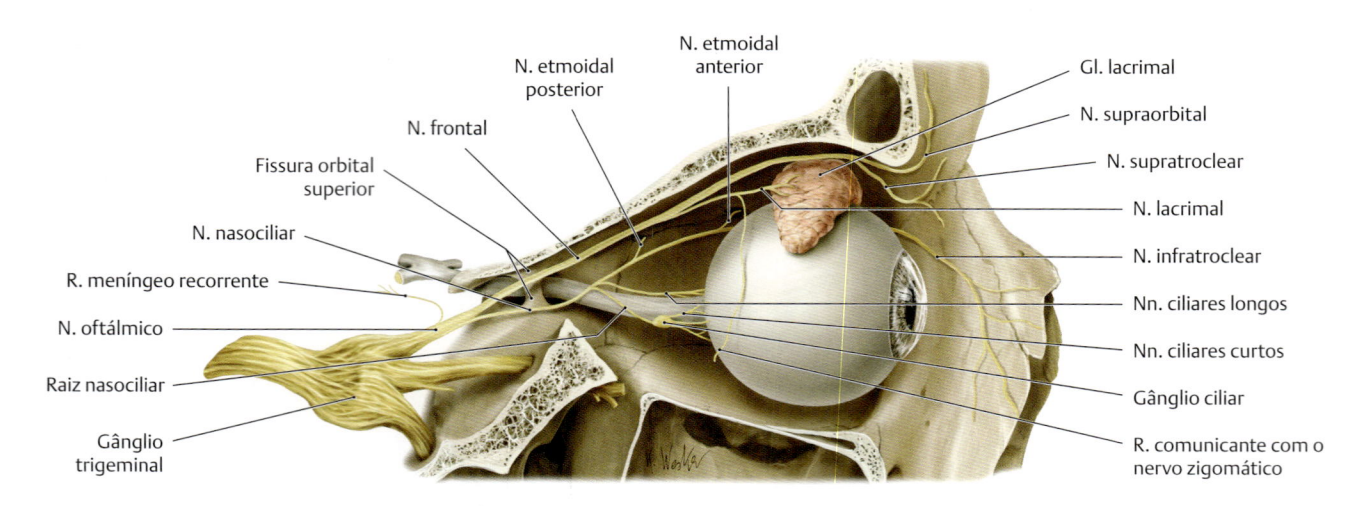

A Ramificação do N. oftálmico (1º ramo do N. trigêmeo, V₁) na região da órbita

Vista lateral da órbita direita parcialmente aberta. O 1º pequeno ramo oriundo deste nervo é o *R. meníngeo recorrente*, retrógrado, que fornece a inervação sensitiva da dura-máter. A massa de fibras do N. oftálmico segue através da *fissura orbital superior*, da fossa média do crânio para a órbita. O N. oftálmico se divide em três ramos principais, cujos nomes já mostram os respectivos locais de inervação: N. lacrimal, N. frontal e N. nasociliar.

Observação: O N. lacrimal recebe através de um *R. comunicante* fibras secretotomotoras parassimpáticas pós-ganglionares do N. zigomático (ramo do N. maxilar; V₂, ver **B**), que através dele chegam na glândula lacrimal ("provedor visceroeferente"). Os Nn. ciliares longos, que se originam do N. nasociliar, em comparação com as fibras simpáticas, são anexos ao M. dilatador da pupila. Além disso, eles contêm fibras aferentes do reflexo corneal. Na raiz nasociliar, passam fibras sensitivas oriundas do bulbo, através do gânglio ciliar, para o N. nasociliar.

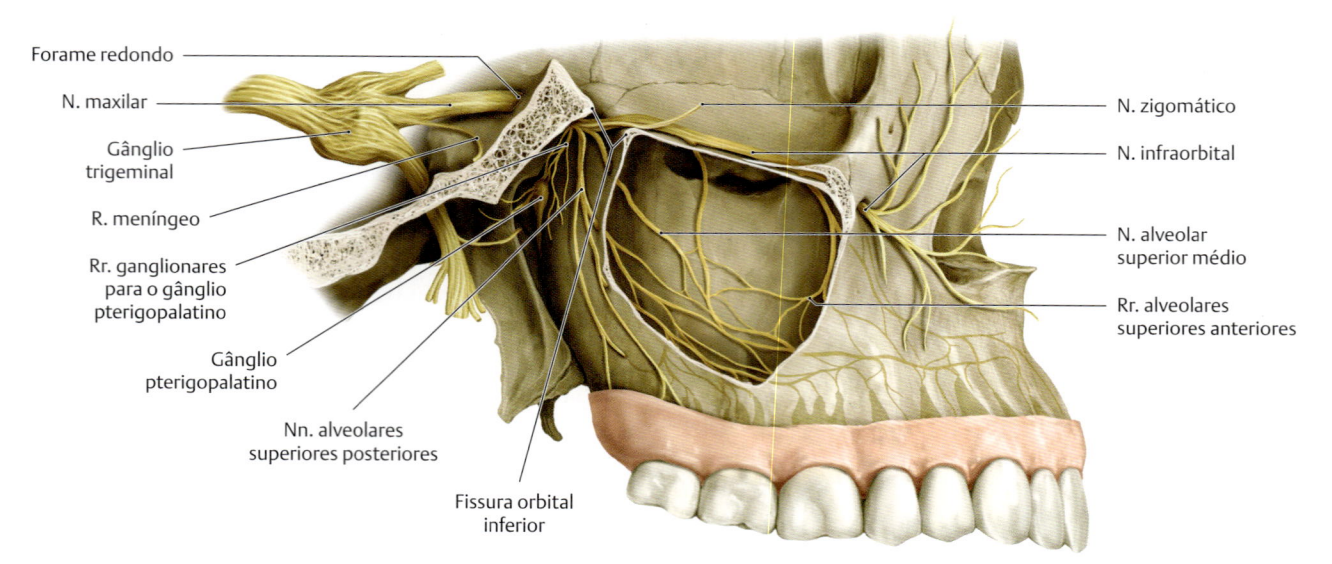

B Ramificação do N. maxilar (= 2º ramo do N. trigêmeo, V₂) na região da maxila

Vista lateral do seio maxilar direito, parcialmente aberto; o arco zigomático foi removido. Após emissão de um R. meníngeo, o N. maxilar projeta-se da fossa média do crânio, pelo forame redondo, para a fossa pterigopalatina, onde se divide em:

- N. zigomático
- Rr. ganglionares para o gânglio pterigopalatino (raiz sensitiva do gânglio pterigopalatino) e
- N. infraorbital.

O **N. zigomático** estende-se pela *fissura orbital inferior* para a órbita. Com seus dois ramos terminais, os Rr. zigomaticofacial e zigomaticotemporal

(não mostrados aqui), supre a sensibilidade da pele sobre o arco zigomático e a região temporal. Fibras parassimpáticas pós-ganglionares do gânglio pterigopalatino dispõem-se do R. comunicante para o N. lacrimal (ver p. 127). As fibras pré-ganglionares originam-se do N. facial. O **N. infraorbital** estende-se também pela fissura orbital inferior para a órbita, onde penetra no canal infraorbital. Seus delgados ramos terminais inervam a pele entre a pálpebra inferior e o lábio superior. O restante dos seus ramos terminais forma o *plexo dental superior* para a inervação sensitiva dos dentes maxilares:

- Rr. alveolares superiores anteriores para os dentes incisivos
- R. alveolar superior médio para os dentes pré-molares e
- Rr. alveolares superiores posteriores para os dentes molares.

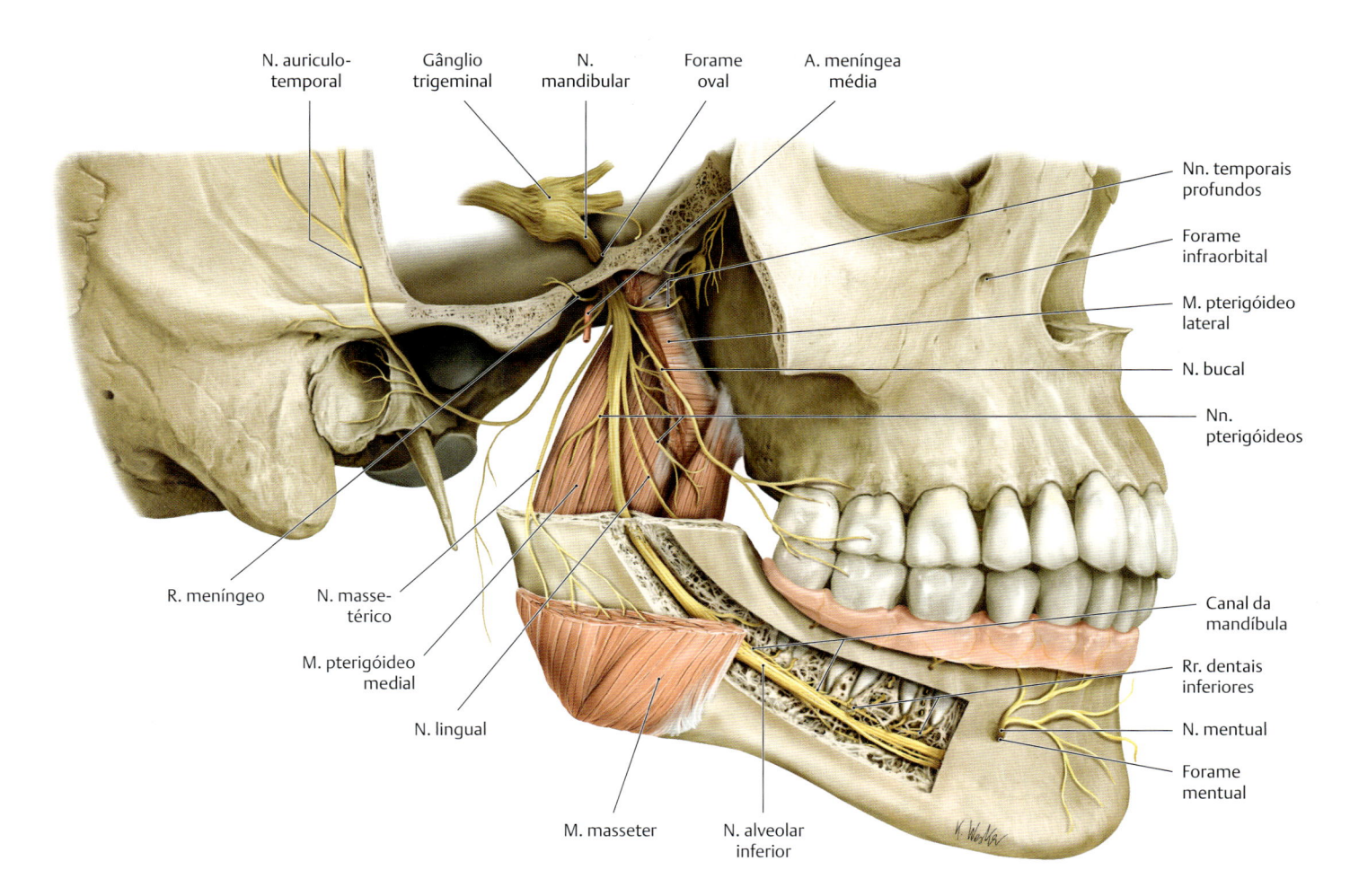

N. auriculotemporal — Gânglio trigeminal — N. mandibular — Forame oval — A. meníngea média

Nn. temporais profundos
Forame infraorbital
M. pterigóideo lateral
N. bucal
Nn. pterigóideos

R. meníngeo — N. massetérico — M. pterigóideo medial — N. lingual

Canal da mandíbula
Rr. dentais inferiores
N. mentual
Forame mentual

M. masseter — N. alveolar inferior

C Ramificação do N. mandibular (= 3º ramo do N. trigêmeo, V₃) na região da mandíbula

Vista direita da face com a mandíbula parcialmente removida e com o arco zigomático completamente ressecado. O N. mandibular misto, aferente e eferente, sai pelo forame oval da fossa média do crânio e posiciona-se na fossa infratemporal na base do crânio. Seu R. meníngeo retorna para a fossa média do crânio para promover a inervação sensitiva da dura-máter. Seus **ramos sensitivos** são:

- N. auriculotemporal
- N. lingual
- N. alveolar inferior (fibras motoras adicionais, ver adiante) e
- N. bucal.

Os ramos do N. auriculotemporal suprem a pele da região temporal, o meato acústico externo e o tímpano. O *N. lingual* é responsável pela sensibilidade dos dois terços anteriores da língua e conduz, ainda, fibras gustatórias provenientes do corda do tímpano (ramo facial) (condução de fibras não mostrada). As fibras *aferentes* do *N. alveolar inferior* entram pelo forame da mandíbula e emitem, no canal da mandíbula, os Rr. dentais inferiores para os dentes da mandíbula. O ramo terminal, N. mentual, inerva a pele do mento e do lábio inferior bem como a pele que recobre o corpo da mandíbula. As fibras *eferentes* do N. alveolar inferior suprem o M. milo-hióideo e o ventre anterior do M. digástrico (não mostrados). O *N. bucal* atravessa o M. bucinador para fornecer a inervação sensitiva da túnica mucosa da bochecha. Os **ramos puramente motores** saem do tronco principal do nervo, logo após a saída do R. meníngeo. São:

- N. massetérico (M. masseter)
- Nn. temporais profundos (M. temporal)
- Nn. pterigóideos (Mm. pterigóideos)
- N. do M. tensor do tímpano e
- N. do M. tensor do véu palatino (não mostrado aqui, ver **C**, p. 237).

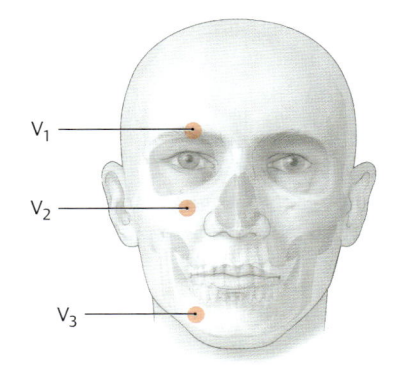

D Teste clínico da função do N. trigêmeo

No exame clínico, cada um dos três ramos principais é testado separadamente. Para isso, pressiona-se o *ponto de saída do nervo (PSN)* para examinar sua sensibilidade (o paciente sente dor?). Os pontos de referência da saída dos nervos são:

- Para V_1: o forame supraorbital ou a incisura supraorbital
- Para V_2: o forame infraorbital e
- Para V_3: o forame mentual.

123

4.16 Nervo Facial (VII): Regiões Nucleares, Áreas Inervadas e Fibras Eferentes Viscerais

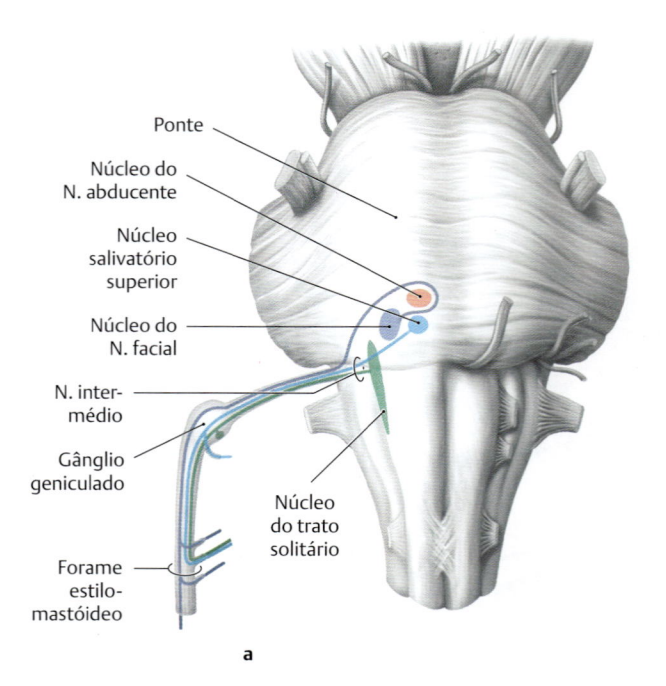

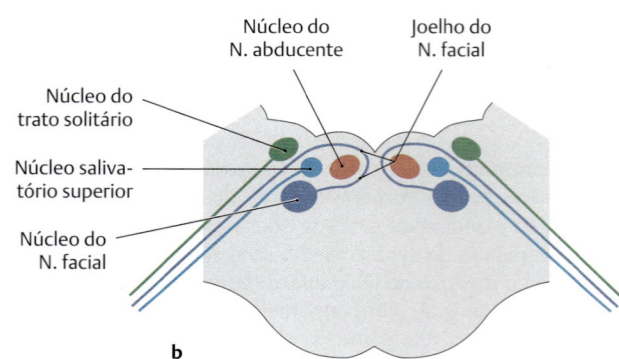

A Regiões nucleares e ramos mais importantes do N. facial

a Vista anterior do tronco encefálico. Saída do N. facial da parte inferior da ponte; **b** Corte transversal da ponte na altura do joelho do N. facial. *Observe* que os diferentes componentes funcionais correspondem a diferentes regiões nucleares.

O **núcleo do N. facial** é o principal núcleo. Ele emite seus axônios *eferentes viscerais especiais* que inervam a musculatura da mímica primeiramente para trás, ao redor do núcleo do N. abducente, onde formam o joelho do N. facial. Em seguida, seguem para a frente e saem na margem inferior da ponte. O **núcleo salivatório superior** contém os neurônios *eferentes motores viscerais* pré-ganglionares *parassimpáticos*. Em conjunto com as fibras *sensitivas viscerais* (= fibras gustatórias), provenientes do núcleo do trato solitário (parte superior), saem da ponte, como N. intermédio, e se agrupam com as fibras *motoras viscerais*, provenientes do núcleo principal.

B Visão geral do N. facial (VII)

O N. facial contém, principalmente, fibras *eferentes viscerais especiais* (branquiogênicas) provenientes do núcleo do N. facial para a inervação da musculatura da mímica. O restante das fibras são eferentes viscerais (parassimpáticas), provenientes do núcleo salivatório superior, que se unem com as fibras *aferentes viscerais* (paladar) do núcleo solitário, formando o *N. intermédio*. Este se dispõe junto com as fibras eferentes viscerais do núcleo do N. facial.

Aberturas: o N. facial emerge no ângulo pontocerebelar entre a ponte e a oliva e, através do poro acústico interno, penetra na parte petrosa do temporal onde emite:

- As fibras eferentes viscerais, através do *forame estilomastóideo*, que penetra na região da face, formando o plexo intraparotídeo (ver **C**)
- As fibras eferentes viscerais parassimpáticas e as fibras aferentes viscerais que se estendem pela *fissura petrotimpânica* para a base do crânio (ver **A**, p. 126). No trajeto pela parte petrosa do temporal, o N. facial emite o N. petroso maior, o N. estapédio e o corda do tímpano.

Regiões nucleares e áreas inervadas, *gânglios:*

- *Eferentes viscerais especiais:* emergem do núcleo do N. facial e inervam:
  - A musculatura da mímica, o M. bucinador, o M. occipital e o platisma (ver **C**)
  - O M. estilo-hióideo
  - O M. digástrico, ventre posterior e
  - O M. estapédio (N. estapédio)
- *Eferentes viscerais (parassimpáticos):* fibras parassimpáticas pré-ganglionares originam-se do núcleo salivatório superior, fazem sinapses nos *gânglios pterigopalatino* e *submandibular*, de onde se originam as fibras pós-ganglionares, e inervam:
  - A glândula lacrimal
  - Pequenas glândulas da túnica mucosa nasal e dos palatos duro e mole
  - A glândula submandibular
  - A glândula sublingual e
  - Pequenas glândulas salivares no dorso da língua
- *Aferentes viscerais especiais:* fibras centrais de células ganglionares pseudounipolares, provenientes do *gânglio geniculado* (que corresponde a um gânglio espinal), cujos prolongamentos periféricos formam o *corda do tímpano* (fibras gustatórias provenientes dos dois terços anteriores da língua), chegam ao núcleo do trato solitário
- *"Condução de fibras aferentes somáticas":* algumas fibras sensitivas, que inervam uma pequena área cutânea atrás da orelha, a concha da orelha e a pele do meato acústico, além da face externa da membrana do tímpano, acompanham o N. facial para se projetar, por meio do *gânglio geniculado,* para os grupos nucleares do N. trigêmeo; seu trajeto preciso não é conhecido.

Do ponto de vista **ontogenético**, o N. facial é o nervo do 2º arco faríngeo.

Consequências em caso de lesão do nervo: considerando o contingente de suas fibras, uma lesão periférica do N. facial causa paralisia da musculatura da mímica da metade da face (ver **D**). Como o N. facial apresenta diferentes tipos de fibras, que saem do tronco principal do nervo, em diferentes locais, a lesão do N. facial pode causar um quadro clínico mais extenso, com distúrbios adicionais do paladar e das secreções lacrimal e salivar, dentre outros (ver **B**, p. 126).

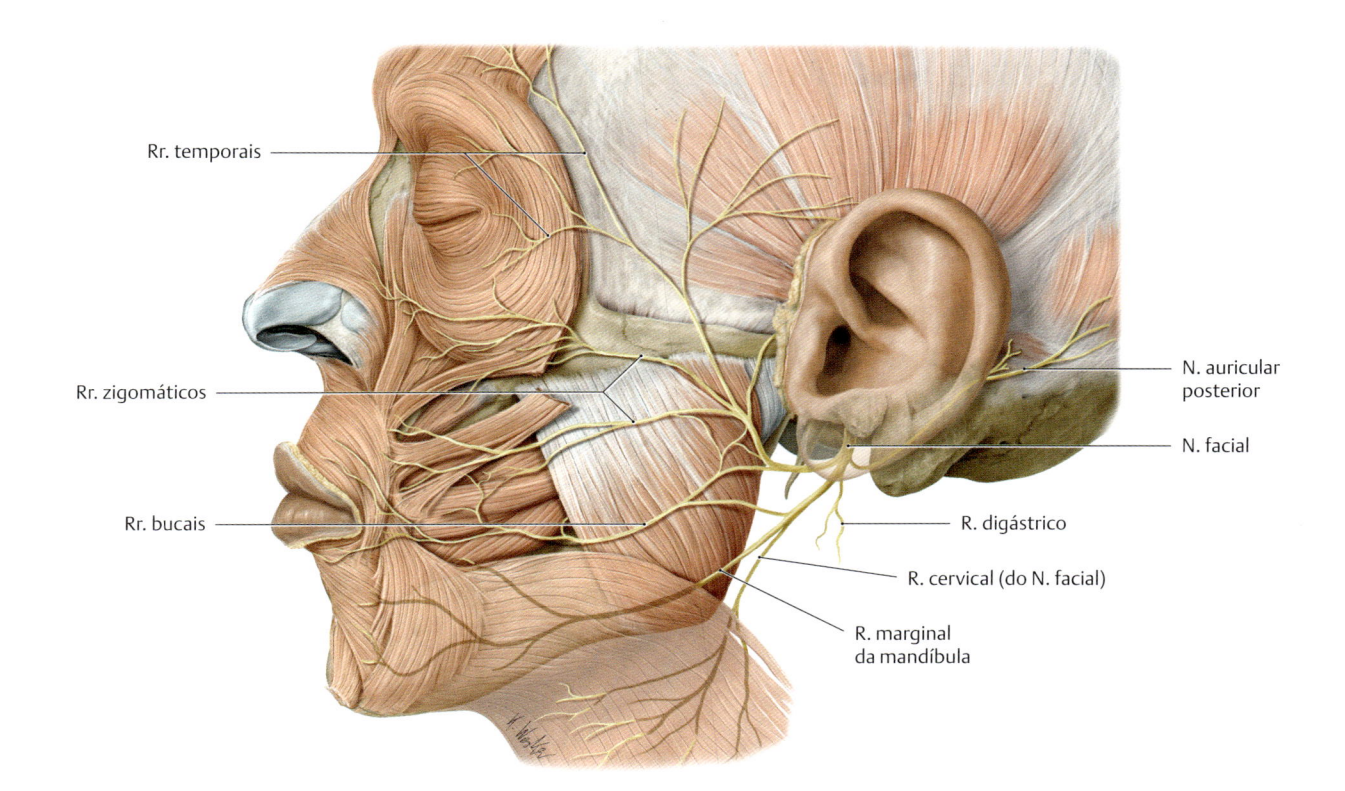

Rr. temporais

Rr. zigomáticos

Rr. bucais

N. auricular posterior

N. facial

R. digástrico

R. cervical (do N. facial)

R. marginal da mandíbula

C Subdivisão dos ramos faciais para a musculatura da mímica

Observe que, a despeito da existência de diversos componentes, abordaremos a seguir quase exclusivamente a ação das fibras eferentes viscerais (branquiogênicas) para a musculatura da mímica (para o restante, ver p. 126).

O *N. estapédio* (para o M. estapédio) é emitido, na parte petrosa do temporal, pelo N. facial e, portanto, é mencionado aqui somente porque também contém fibras eferentes viscerais (quanto ao trajeto, ver p. 126). Após a saída do N. facial da parte petrosa do temporal pelo forame estilomastóideo, origina-se, inicialmente, o **N. auricular posterior**; esse ramo é responsável pela inervação *eferente visceral* dos músculos posteriores da orelha e do ventre posterior do M. occipitofrontal. Além disso, apresenta, ainda, fibras *sensitivas somáticas* provenientes da região da orelha externa,

cujos neurônios pseudo-unipolares se situam no gânglio geniculado (ver p. 126). A maioria das demais fibras do N. facial é do tipo eferente visceral e forma, após a saída da parte petrosa, o **plexo intraparotídeo** na glândula parótida, emitindo os seguintes ramos em direção à musculatura da mímica: Rr. temporais, Rr. zigomáticos, Rr. bucais e o R. marginal da mandíbula. Esses ramos faciais têm que ser preservados durante a cirurgia de um tumor parotídeo benigno, para garantir o funcionamento da musculatura da mímica. Além disso existem ramos menores, tais como o R. estilo-hióideo para o M. estilo-hióideo (não mostrado). O ramo mais caudal, proveniente do plexo intraparotídeo, é o **R. cervical**. Ele forma uma anastomose (na nomenclatura antiga chamada de *alça cervical superficial*) com o N. cervical transverso, um ramo ventral do N. espinal C3.

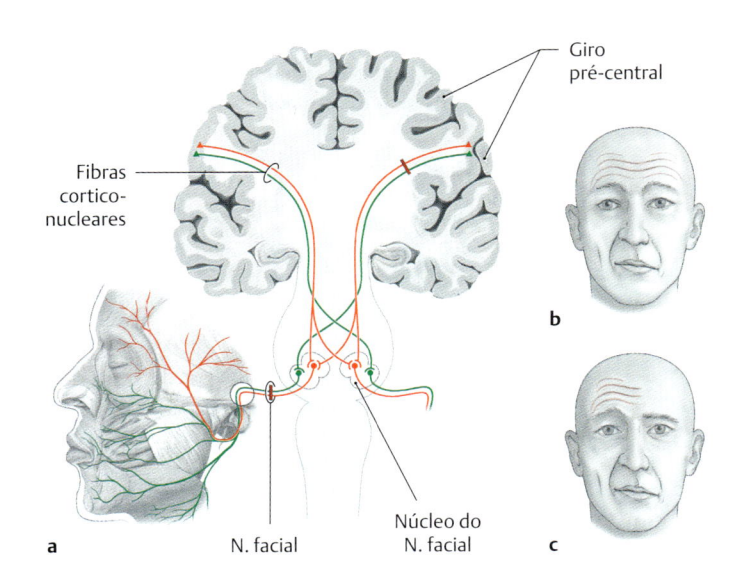

Giro pré-central

Fibras cortico-nucleares

b

a

N. facial

Núcleo do N. facial

c

D Lesões central e periférica do N. facial

Observe a localização lateral da paralisia: vista occipital do encéfalo.

a No núcleo do N. facial situam-se os corpos do 2º neurônio motor. Seus axônios eferentes viscerais especiais estendem-se, por meio do N. facial, para a musculatura da mímica do mesmo lado da face. A inervação

central do núcleo do N. facial ocorre pelo 1º neurônio motor, cujos corpos situam-se no córtex motor primário (= giro pré-central) (trajeto dos axônios para as fibras corticonucleares).

Observação: O núcleo do N. facial parece "bipartido": sua parte superior (segmento posterior, neurônio vermelho) supre a musculatura frontal e orbicular dos olhos (Rr. temporais), sua parte inferior (segmento anterior, neurônio verde) inerva a musculatura da mímica da metade inferior da face. A parte superior do núcleo do nervo facial recebe inervação bilateral e a parte inferior, inervação exclusivamente contralateral pelo 1º neurônio motor. Consequências clínicas (**b** e **c**): em caso de **lesão central (supranuclear)** (p. ex., perda do 1º neurônio motor direito; neste caso, há paralisia à esquerda, ver **b**), a musculatura da mímica contralateral da metade inferior da face é paralisada, enquanto a musculatura contralateral da região frontal e orbicular dos olhos permanece intacta: o ângulo da boca do paciente é repuxado para o lado esquerdo (contralateral!), mas ele é capaz de franzir a testa e de fechar os olhos; a articulação das palavras é comprometida. Em caso de **lesão periférica (infranuclear)** (p. ex., perda do 2º neurônio motor esquerdo; neste caso há paralisia à esquerda, ver **c**) ocorre a paralisia completa da musculatura da mímica do mesmo lado da lesão: as rugas da testa não são definidas, o ângulo da boca cai, a articulação das palavras é comprometida e o fechamento das pálpebras é incompleto, com o fenômeno de Bell positivo (= na tentativa de fechar o olho, a esclera torna-se visível — o olho é elevado neste movimento e não há fechamento palpebral). Dependendo do local da lesão podem ocorrer perdas adicionais, como, por exemplo, redução das secreções lacrimal e salivar ou perda do paladar nos dois terços anteriores da língua.

125

4.17 Nervo Facial (VII): Trajeto na Parte Petrosa do Temporal; Fibras Aferentes Viscerais e Eferentes Parassimpáticas

A Ramificação do N. facial na parte petrosa do temporal

Vista lateral da parte petrosa direita. O N. facial penetra, juntamente com o N. vestibulococlear (NC VIII, não mostrado), na parte petrosa do temporal, através do poro acústico interno (não mostrado), formando, logo após a entrada, o *joelho do canal do N. facial*, onde se situa o gânglio geniculado. A maioria das fibras eferentes viscerais para a musculatura da mímica segue um trajeto pela parte petrosa, até sair pelo forame estilomastóideo (ver p. 125). Entre o gânglio geniculado e o forame estilomastóideo estende-se o N. facial que emite, ao longo do seu trajeto, três nervos:

- Diretamente no gânglio geniculado, o **N. petroso maior** parassimpático. Este sai pela face anterior da pirâmide da parte petrosa, no hiato do canal do N. petroso maior, e segue pelo forame lacerado (não mostrado), através do canal pterigóideo (ver **C**), para o gânglio pterigopalatino
- Em seguida, emite o **N. estapédio**, que inerva o M. estapédio
- Superiormente ao forame estilomastóideo sai o **corda do tímpano**, que contém tanto fibras gustatórias quanto fibras parassimpáticas pré-ganglionares; ele entra na parte petrosa do temporal através da cavidade do tímpano e através da fissura petrotimpânica e sai na base externa do crânio através da fissura esfenopetrosa para se juntar ao N. lingual.

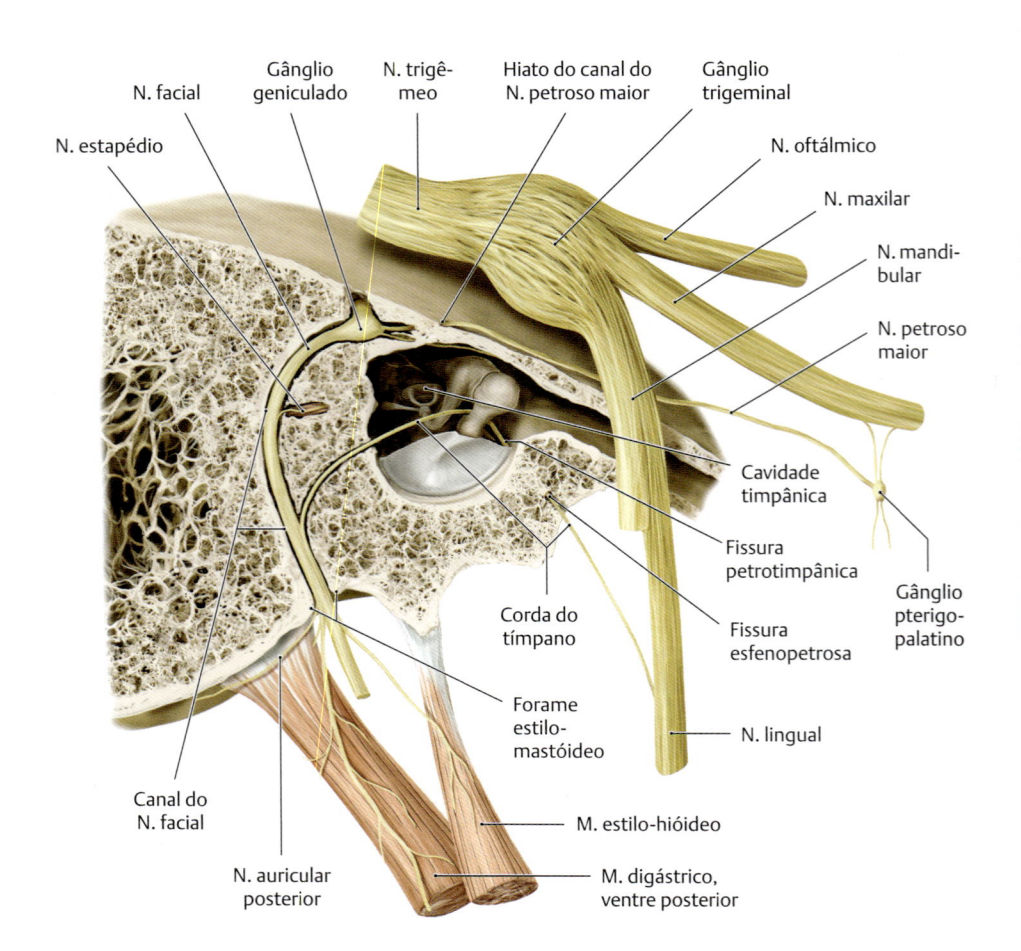

B Esquema de ramificação do N. facial na parte petrosa e seu significado diagnóstico, no caso de fraturas da parte petrosa do temporal

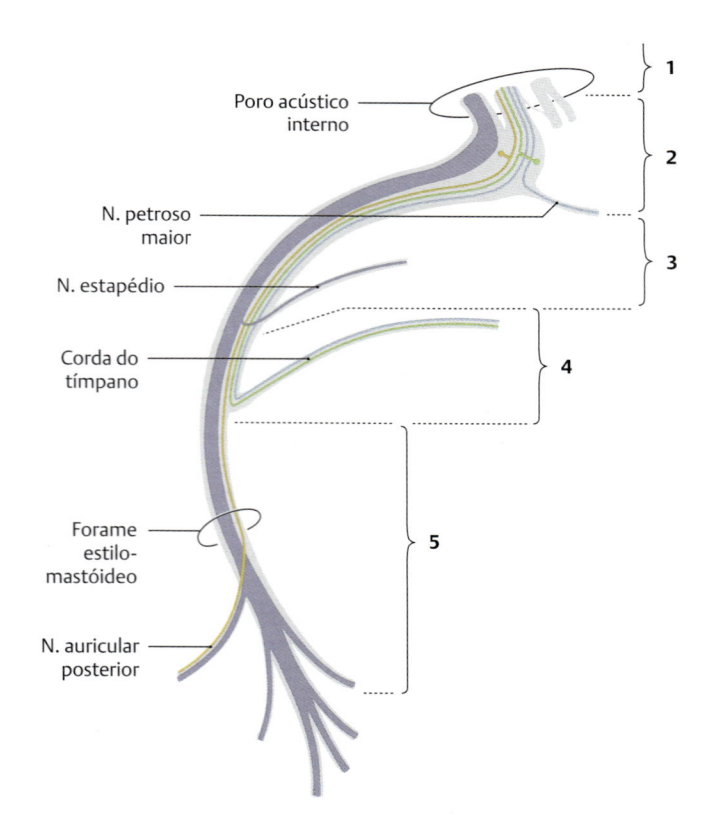

De acordo com o quadro clínico apresentado podemos identificar o local da lesão, no interior da parte petrosa.

Observe que somente os sinais e sintomas principais de cada tipo de lesão são descritos. A variedade das ramificações diminui à medida que a lesão se torna cada vez mais distal, na parte petrosa.

1. Neste local, a lesão acomete tanto o N. facial quanto os Nn. coclear e vestibular, causando, portanto, além de perda motora periférica do N. facial, surdez e perda da função do labirinto (vertigem).
2. Além da perda motora periférica do N. facial surgem distúrbios do paladar (corda do tímpano) e das secreções lacrimal e salivar.
3. Além da lesão motora aparecem distúrbios da secreção salivar e do paladar. A hiperacusia, no caso de paralisia do M. estapédio, não é importante na prática clínica.
4. Além da lesão motora periférica, encontramos distúrbios do paladar e da secreção salivar.
5. Uma lesão neste ponto provoca apenas paralisia da musculatura da face.

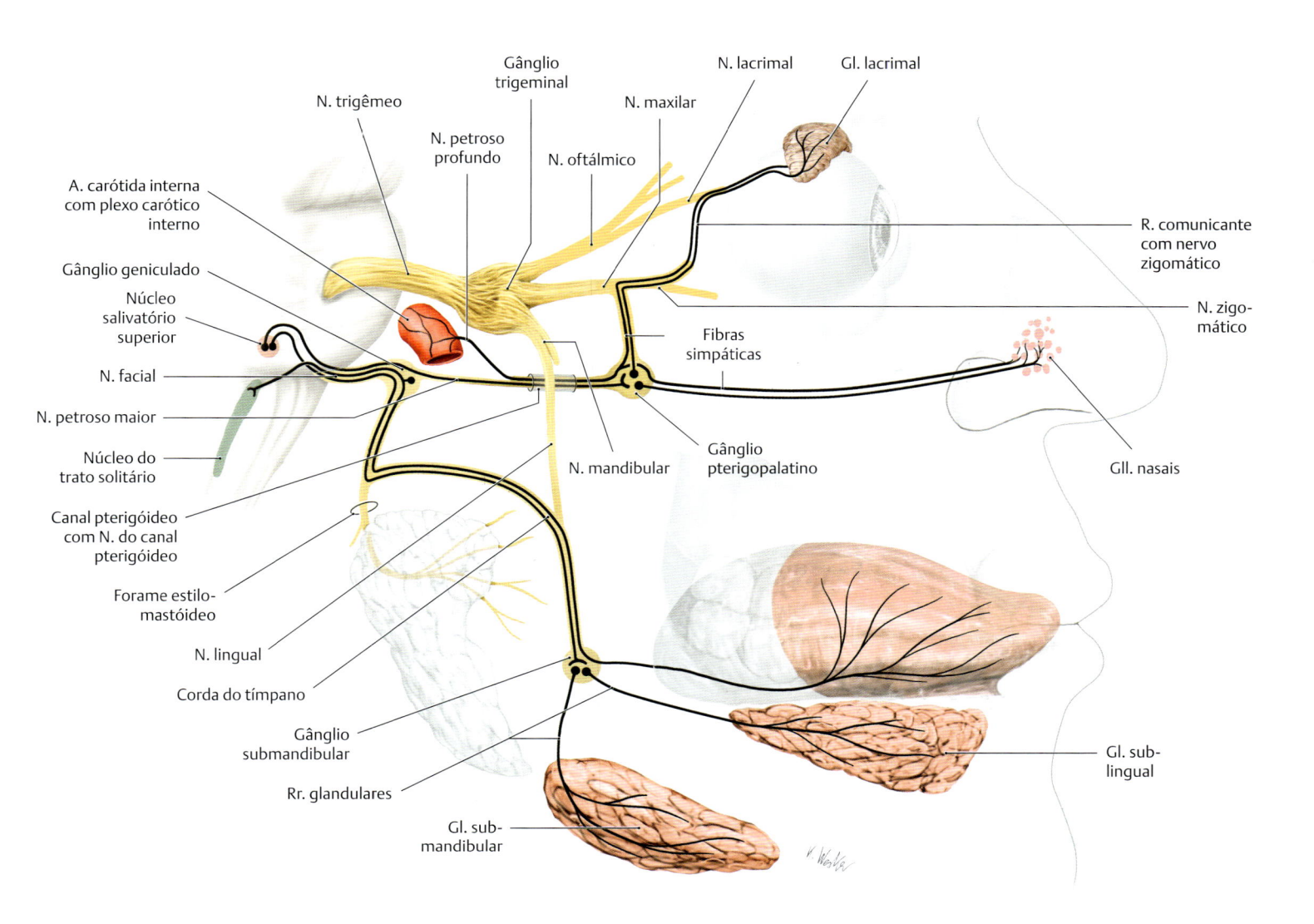

C Fibras parassimpáticas eferentes e aferentes viscerais (fibras do paladar) do N. facial

Os neurônios eferentes viscerais parassimpáticos pré-ganglionares são derivados do núcleo salivatório superior. Os seus axônios encontram-se com os axônios aferentes viscerais como N. intermédio de/para a ponte e se unem então às fibras eferentes viscerais do núcleo principal (núcleo do N. facial). Eles seguem primeiramente para o N. petroso maior, antes de se unirem no canal pterigóideo com as *fibras simpáticas pós-ganglionares* (N. petroso profundo) para o N. do canal pterigóideo. O N. do canal pterigóideo, que então contém as fibras parassimpáticas e simpáticas, segue para o **gânglio pterigopalatino**, onde, no entanto, apenas as fibras parassimpáticas para a Gl. lacrimal e a Gl. nasal fazem sinapse; as fibras simpáticas já fizeram sinapses no gânglio do tronco simpático. As fibras *pós-ganglionares* para a Gl. lacrimal ligam-se, então, ao N. maxilar e seguem (através do R. comunicante com o nervo zigomático) para a glândula lacrimal. Os axônios *aferentes viscerais* (fibras do paladar) para os dois terços anteriores da língua prosseguem para o corda do tímpano. Os corpos dos neurônios gustatórios aferentes pseudounipolares a ele pertencentes, que correspondem a um gânglio espinal, se localizam no **gânglio geniculado**. Também no corda do tímpano seguem fibras eferentes viscerais parassimpáticas pré-ganglionares para a Gl. submandibular, a Gl. sublingual e as pequenas glândulas salivares nos dois terços anteriores da língua. Essas fibras se unem ao N. nervo lingual (V_3); elas fazem sinapses no **gânglio submandibular**; os Rr. glandulares, então, seguem para as respectivas glândulas.

D Nn. petrosos

N. petroso maior	Ramo pré-ganglionar parassimpático proveniente do NC VII; segue até o gânglio pterigopalatino (glândula lacrimal, glândulas nasais)	N. petroso menor	Ramo pré-ganglionar parassimpático proveniente do NC IX: segue para o gânglio ótico (glândula parótida, glândulas da bochecha e dos lábios, não mostradas aqui, ver **E**, p. 131)
N. petroso profundo	Ramo pós-ganglionar simpático proveniente do plexo carótico interno, que se une com o N. petroso maior, formando o N. do canal pterigóideo; segue para o gânglio pterigopalatino e, mais adiante, N. petroso supre a mesma área como N. petroso maior (ver **C**)		

4.18 Nervo Vestibulococlear (VIII)

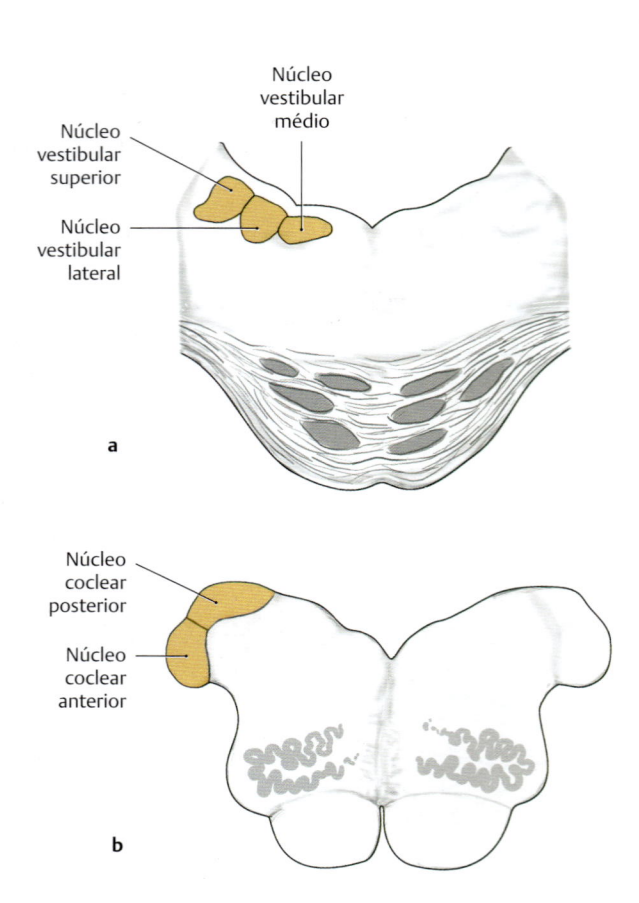

A Regiões nucleares do N. vestibulococlear (VIII)
Cortes transversais da parte superior do bulbo.

a Núcleos do N. vestibular. Distinguem-se quatro complexos nucleares:

- O núcleo vestibular superior (de Bechterew)
- O núcleo vestibular lateral (de Deiters)
- O núcleo vestibular medial (de Schwalbe) e
- O núcleo vestibular inferior (de Roller).

Observação: O núcleo vestibular inferior não é seccionado neste nível (compare com a posição dos núcleos dos nervos cranianos no tronco encefálico, p. 356).

A maioria dos axônios provenientes do gânglio vestibular termina nessas quatro regiões nucleares, mas uma pequena parte estende-se, pelo pedúnculo cerebelar inferior, diretamente para o cerebelo (ver **Ea**). Os núcleos vestibulares situam-se no assoalho do quarto ventrículo (fossa romboide) e fazem um abaulamento nesta área (ver **Eb**, p. 355). Quanto às sinapses centrais, ver **Ea**.

b Núcleos do N. coclear. Distinguem-se dois complexos nucleares:

- O núcleo coclear anterior e
- O núcleo coclear posterior.

Ambos os núcleos situam-se lateral e posteriormente aos núcleos vestibulares (ver **Aa**, p. 356); quanto às sinapses centrais, ver **Eb**.

B Visão geral do N. vestibulococlear (VIII)

O N. vestibulococlear é *aferente somático especial* (sensitivo) e consiste, anatômica e funcionalmente, em duas partes:
- A *raiz vestibular*, que transmite as informações provenientes do órgão do equilíbrio
- A *raiz coclear* proveniente do órgão da audição.

Ambas as raízes são envoltas por uma bainha fibrosa comum e, através do meato acústico interno, seguem na orelha interna até o ângulo pontocerebelar, de onde se projetam para o sistema nervoso central.

Regiões nucleares e áreas inervadas, *gânglios*:
- *Raiz vestibular:* no *gânglio vestibular* encontram-se células ganglionares bipolares cujos prolongamentos centrais se projetam até os núcleos vestibulares (quatro regiões nucleares) na fossa romboide do bulbo; os prolongamentos periféricos originam-se das células sensitivas do órgão vestibular nos canais semicirculares, no sáculo e no utrículo
- *Raiz coclear:* no *gânglio espiral* encontram-se células ganglionares bipolares cujos prolongamentos centrais seguem até os dois núcleos cocleares, situados lateralmente aos núcleos vestibulares, na fossa romboide; os prolongamentos periféricos originam-se das células ciliadas do órgão espiral (de Corti).

A função das duas partes do nervo deve ser investigada durante um rigoroso exame clínico do paciente (testes de audição e de equilíbrio!). Em caso de perda da raiz vestibular ocorre vertigem; em caso de perda da raiz coclear encontramos distúrbios de audição (chegando até a surdez).

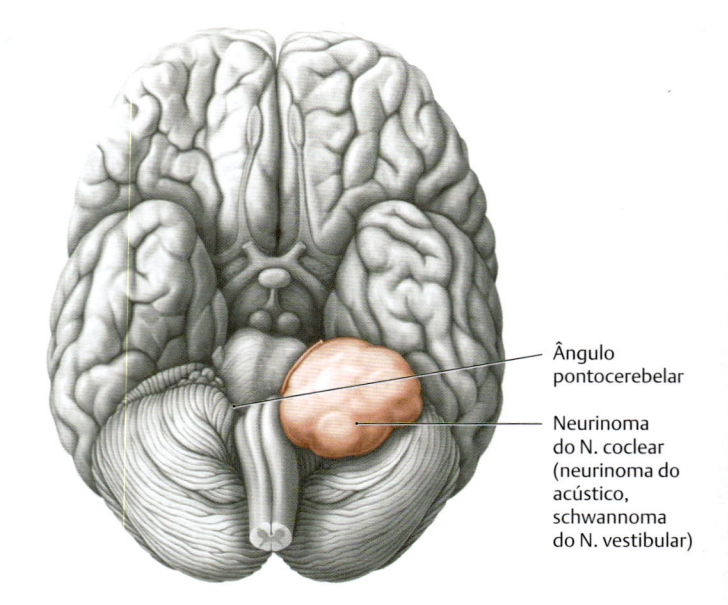

Ângulo pontocerebelar

Neurinoma do N. coclear (neurinoma do acústico, schwannoma do N. vestibular)

C Neurinoma do N. coclear no ângulo pontocerebelar
O neurinoma do N. coclear, nesta figura localizado no ângulo pontocerebelar esquerdo, origina-se no ramo vestibular do NC VIII, a partir de um tumor benigno das células de Schwann. Portanto, deveria ser chamado de schwannoma do vestibular em vez de neurinoma do nervo coclear. Neurinomas do nervo coclear crescem e deslocam células e estruturas da região, levando à surdez e à dificuldade progressiva na marcha. Tumores maiores, como o mostrado aqui, podem aumentar a pressão intracraniana (sintoma: vômito).

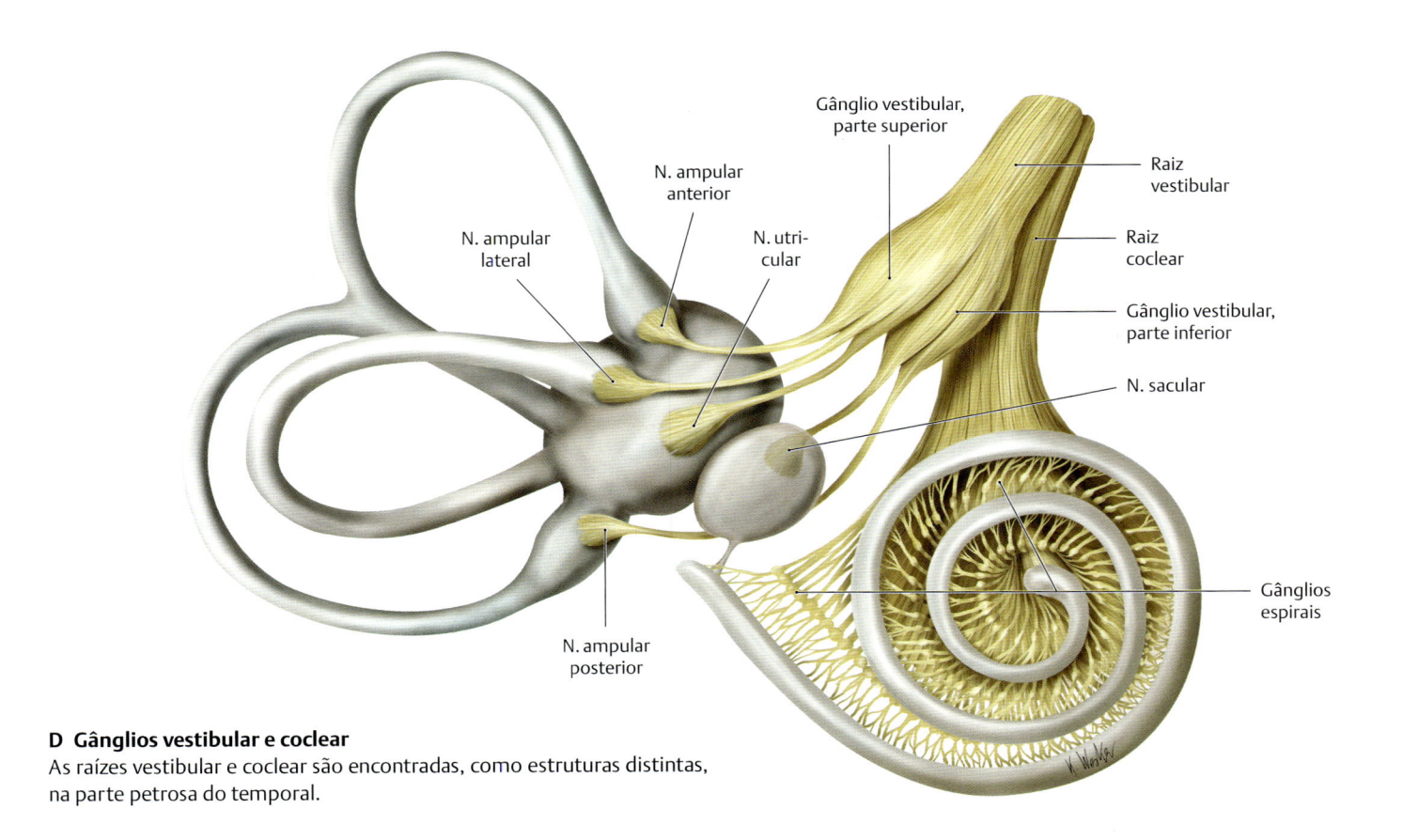

D Gânglios vestibular e coclear

As raízes vestibular e coclear são encontradas, como estruturas distintas, na parte petrosa do temporal.

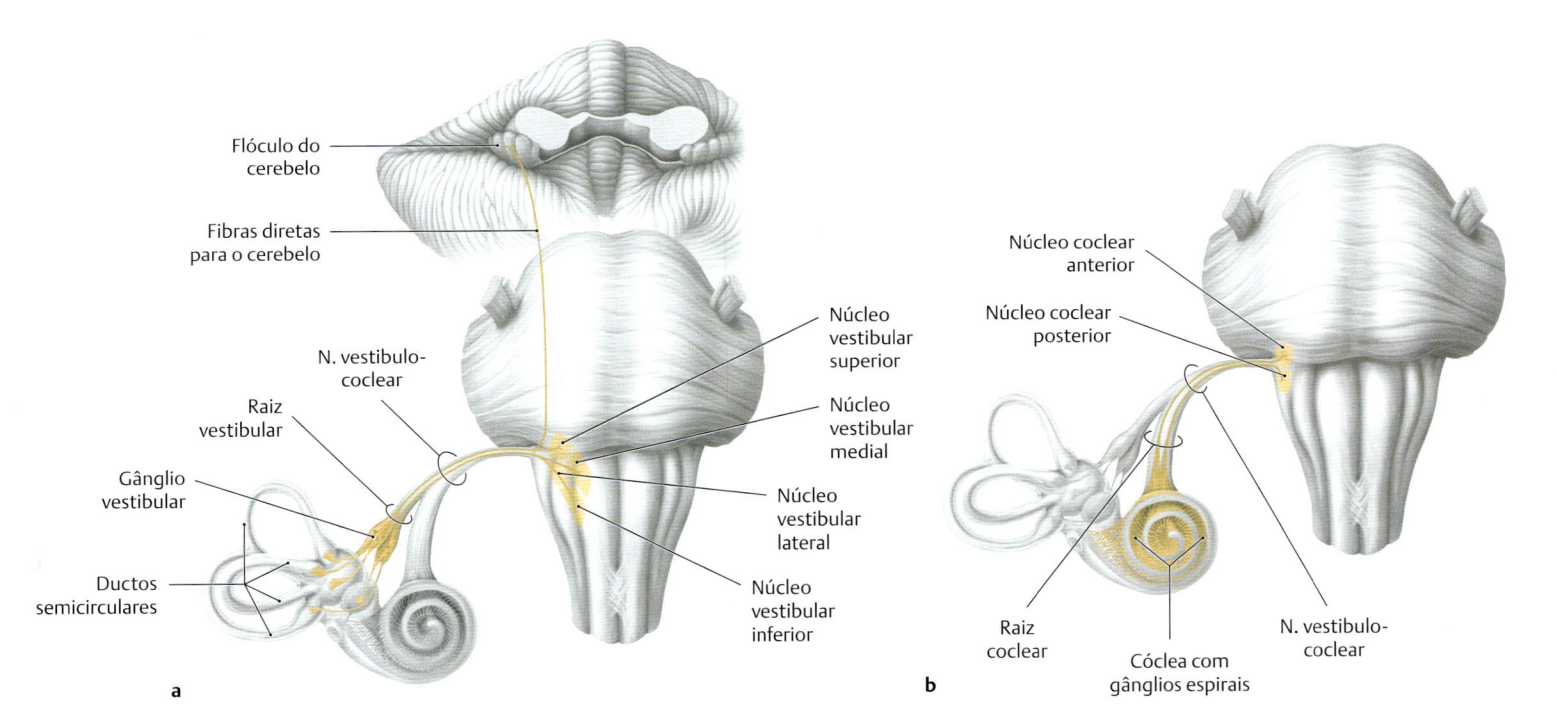

E Regiões nucleares do N. vestibulococlear no tronco encefálico

Vista anterior do bulbo e da ponte. A orelha interna e suas conexões com os núcleos foram esquematizadas:

a Parte vestibular: no gânglio vestibular encontram-se as células sensitivas bipolares, cujos prolongamentos periféricos estendem-se até os canais semicirculares, bem como para o sáculo e o utrículo. Seus axônios seguem, como raiz vestibular, para os quatro núcleos do N. vestibular, na fossa romboide (para as conexões sinápticas subsequentes, ver p. 486). O órgão vestibular serve para a orientação no espaço. A perda aguda da função do órgão vestibular manifesta-se como vertigem.

b Parte coclear: os gânglios espirais formam um feixe neuronal que acompanha o trajeto do modíolo (centro ósseo da cóclea). Aqui se localizam as células sensitivas bipolares, cujos prolongamentos periféricos se estendem até as células ciliadas do órgão de Corti. Seus prolongamentos centrais unem-se no assoalho do meato acústico interno, formando a raiz coclear, e seguem para as duas regiões nucleares, situadas dorsalmente aos núcleos vestibulares. Ver as conexões sinápticas subsequentes dos núcleos na p. 484.

129

4.19 Nervo Glossofaríngeo (IX)

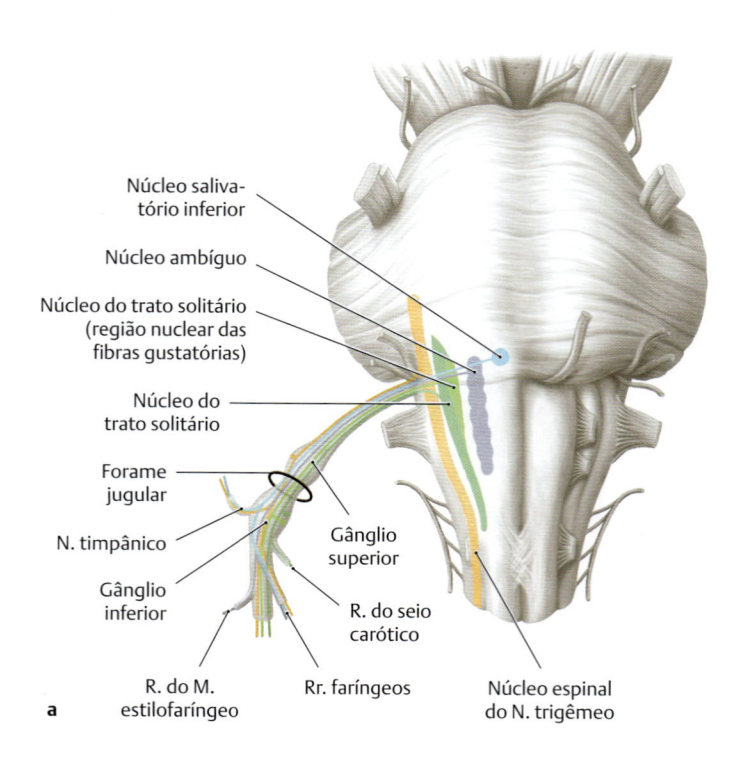

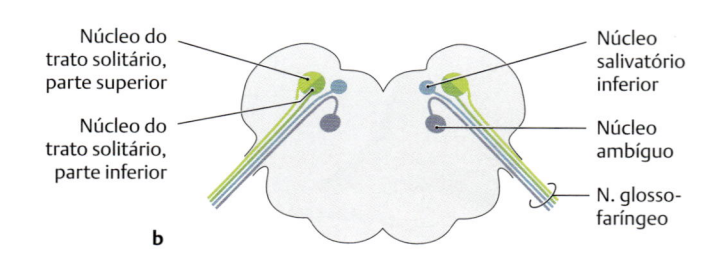

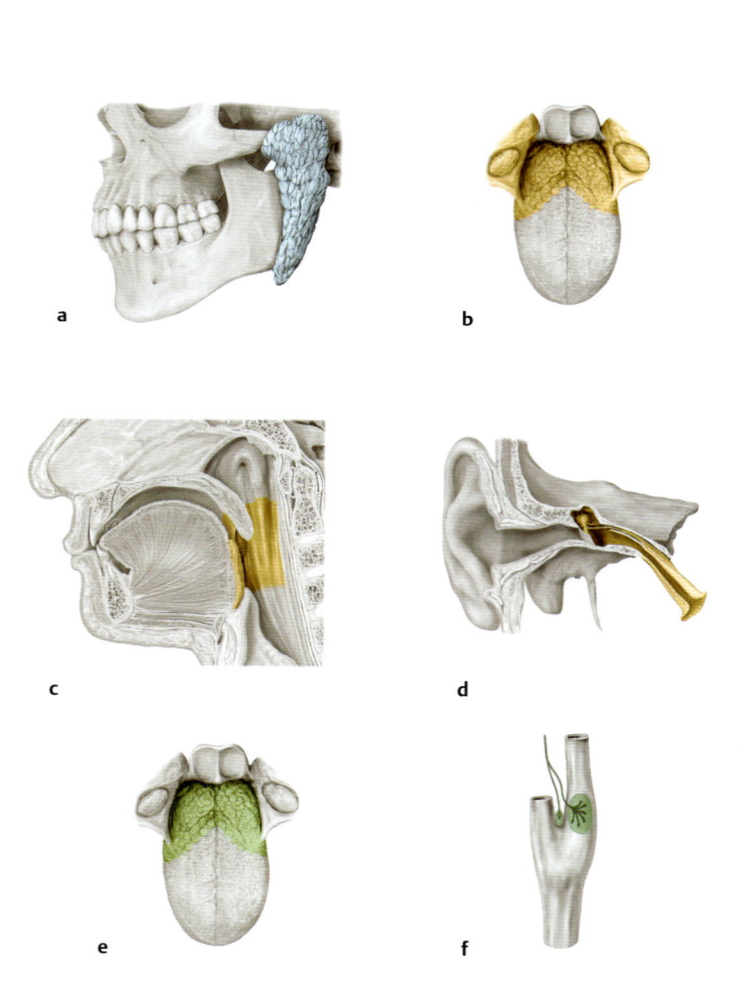

A Regiões nucleares do N. glossofaríngeo

a Bulbo (medula oblonga), vista anterior; **b** Corte transversal do bulbo, na altura da saída do N. glossofaríngeo; região nuclear do N. trigêmeo, não mostrada para facilitar a visualização das demais estruturas (para detalhes sobre as regiões nucleares, ver **B**).

B Visão geral do N. glossofaríngeo (IX)

O N. glossofaríngeo contém fibras eferentes viscerais gerais e especiais, bem como fibras aferentes viscerais e somáticas.

Aberturas: emerge do bulbo e deixa o interior do crânio pelo forame jugular.

Regiões nucleares e áreas de suprimento, *gânglios:*
- *Eferentes viscerais especiais (branquiogênicos):* o núcleo ambíguo envia suas fibras eferentes até os músculos constritores da faringe (= Rr. faríngeos, formam, junto com o N. vago, o plexo faríngeo) e os Mm. estilofaríngeo, palatofaríngeo, salpingofaríngeo e palatoglosso (ver **C**)
- *Eferentes viscerais gerais (parassimpáticos):* o núcleo salivatório inferior envia fibras eferentes pré-ganglionares parassimpáticas para o *gânglio ótico*, onde estabelecem sinapses com as fibras pós-ganglionares e, daí, seguem até a glândula parótida e as glândulas bucais e labiais (ver **a** e **E**)
- *Aferentes somáticos:* no núcleo espinal do N. trigêmeo terminam prolongamentos centrais, provenientes de células ganglionares pseudounipolares, que se localizam no *gânglio superior intracranial* ou no *gânglio inferior extracranial* do N. glossofaríngeo. Os prolongamentos periféricos destes nervos originam-se:
  - Do terço posterior da língua, do palato mole, da túnica mucosa faríngea e das tonsilas (aferências do reflexo de regurgitação), ver **b** e **c**
  - Da túnica mucosa da cavidade timpânica e da tuba auditiva (plexo timpânico), ver **d**
  - Da pele da concha da orelha e do meato acústico externo (limite da área de inervação do N. vago não claramente definido), bem como da face interna do tímpano (parte do plexo timpânico)
- *Aferentes viscerais especiais:* na parte superior do núcleo do trato solitário terminam os prolongamentos centrais de células ganglionares pseudounipolares, provenientes do *gânglio inferior,* cujas fibras periféricas originam-se do terço posterior da língua (fibras gustatórias) (ver **e**)
- *Aferentes viscerais:* na parte inferior do núcleo do trato solitário terminam as fibras sensitivas provenientes dos:
  - Quimiorreceptores do glomo carótico e
  - Dos receptores de pressão (barorreceptores) do seio carótico (ver **f**).

Do **ponto de vista ontogenético**, o N. glossofaríngeo representa o nervo do 3º arco faríngeo.

Lesões isoladas do N. glossofaríngeo são raras; ocorrem frequentemente em associação com lesões dos NC X e XI (N. vago e N. acessório, parte craniana), uma vez que os três nervos saem juntos pelo forame jugular e, assim, a lesão é simultânea, devido a fraturas do crânio.

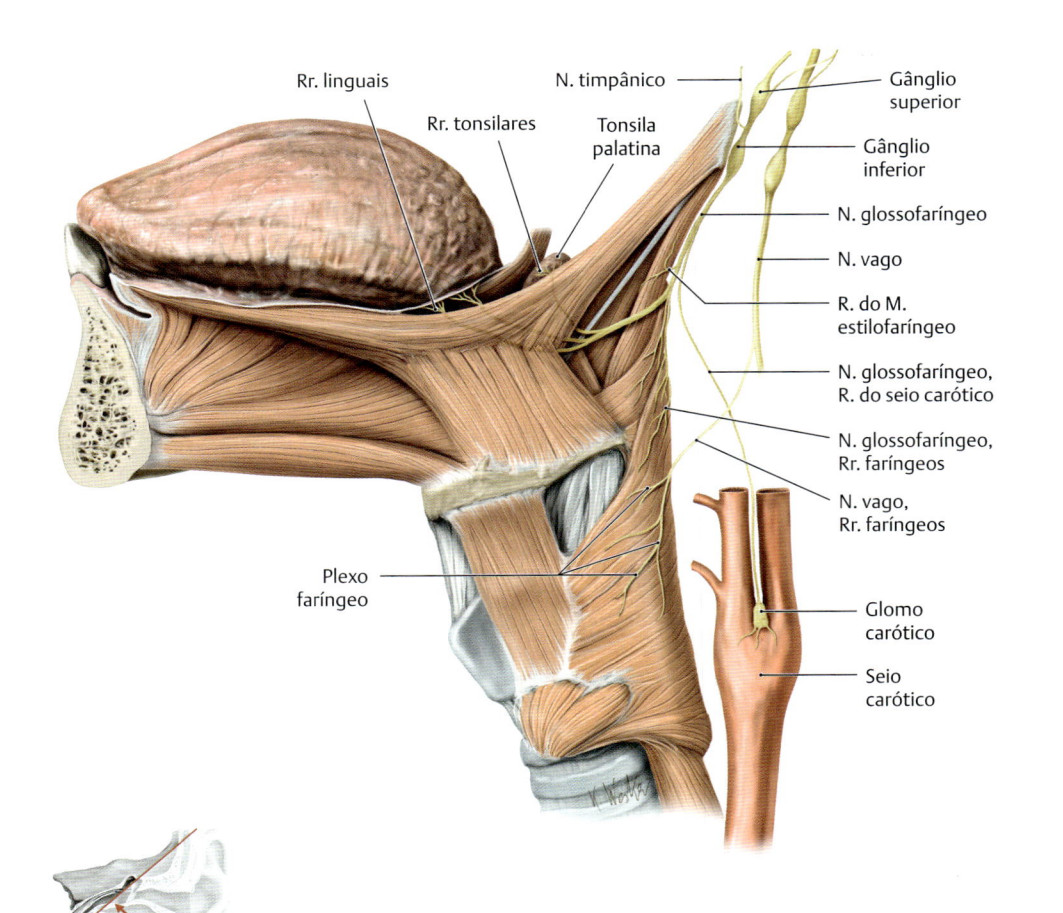

C Ramificação extracraniana do N. glossofaríngeo

Vista esquerda.

Observe a correlação próxima entre o N. glossofaríngeo e o N. vago (X): o seio carótico é inervado pelos dois nervos.

Os ramos mais importantes do NC IX, mostrados na figura, são:

- Os Rr. faríngeos: 3 a 4 ramos para o plexo faríngeo
- O R. do M. estilofaríngeo: para o músculo do mesmo nome
- Os Rr. tonsilares: ramos para a túnica mucosa da tonsila faríngea e sua vizinhança e
- Os R. linguais: fibras sensitivas somáticas e gustatórias para o terço posterior da língua.

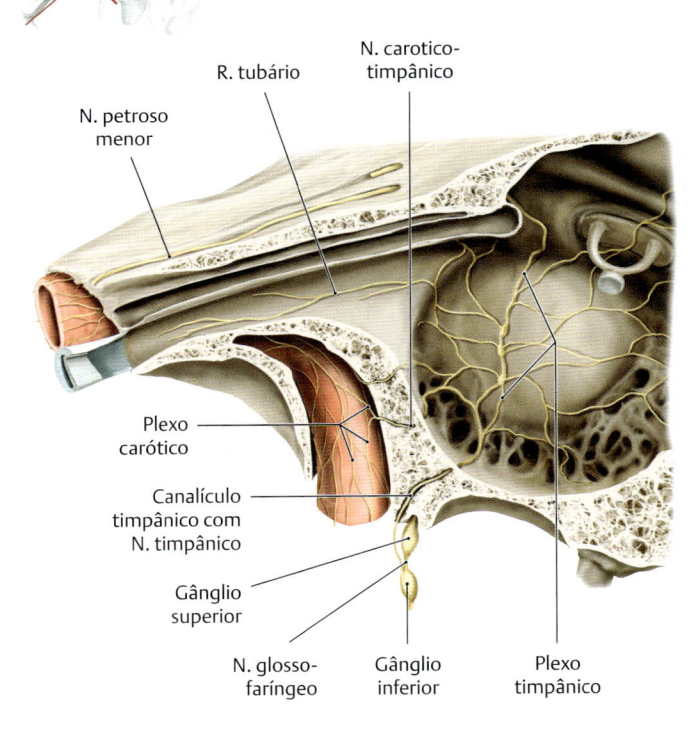

D Ramificação do N. glossofaríngeo na cavidade timpânica

Vista anterior esquerda. O N. timpânico, que se projeta através do canalículo timpânico para a cavidade timpânica, é o 1º ramo do N. glossofaríngeo e contém fibras eferentes viscerais (parassimpáticas) para a glândula parótida e fibras aferentes somáticas para a cavidade timpânica e a tuba auditiva. Junto com as fibras simpáticas provenientes do plexo carótico (através do N. caroticotimpânico), formam o plexo timpânico. As fibras parassimpáticas seguem, como N. petroso menor, até o gânglio ótico (ver p. 237), onde fazem sinapses e seguem até a glândula parótida.

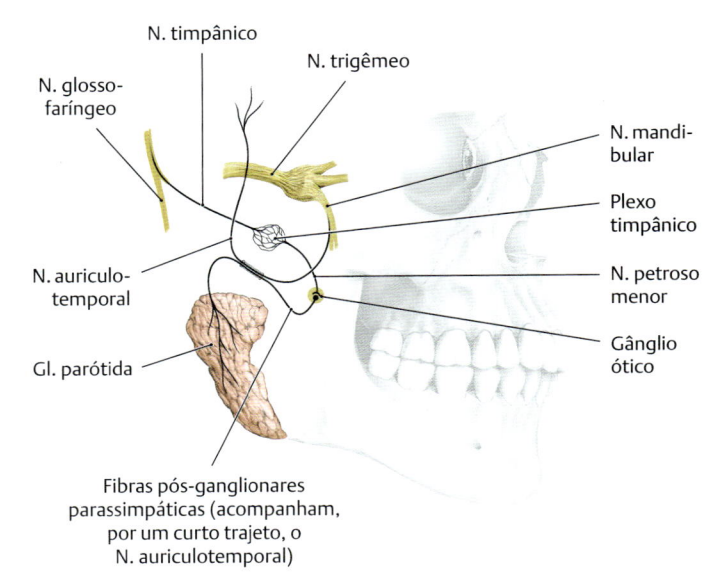

E Fibras eferentes viscerais (parassimpáticas) do N. glossofaríngeo

As fibras pré-ganglionares parassimpáticas, provenientes do núcleo salivatório inferior, seguem pelo N. glossofaríngeo a partir do bulbo (medula oblonga) e ramificam-se, como N. timpânico, imediatamente após a sua saída do crânio. Na cavidade timpânica, o N. timpânico ramifica-se no plexo timpânico (ver **B**, p. 146), recebendo, ainda, fibras pós-ganglionares simpáticas, provenientes do plexo da A. meníngea média (não mostrado). O plexo timpânico dá origem ao N. petroso menor, que se estende a partir da parte petrosa do temporal, através do hiato do canal do N. petroso menor, até a fossa média do crânio. Situado inferiormente à dura-máter, o nervo atravessa o forame lacerado até o gânglio ótico. Uma anastomose une as suas fibras com as do N. auriculotemporal, onde se projetam, por meio de mais uma anastomose, até o N. facial. O N. facial distribui as fibras autônomas para a glândula parótida.

131

4.20 Nervo Vago (X)

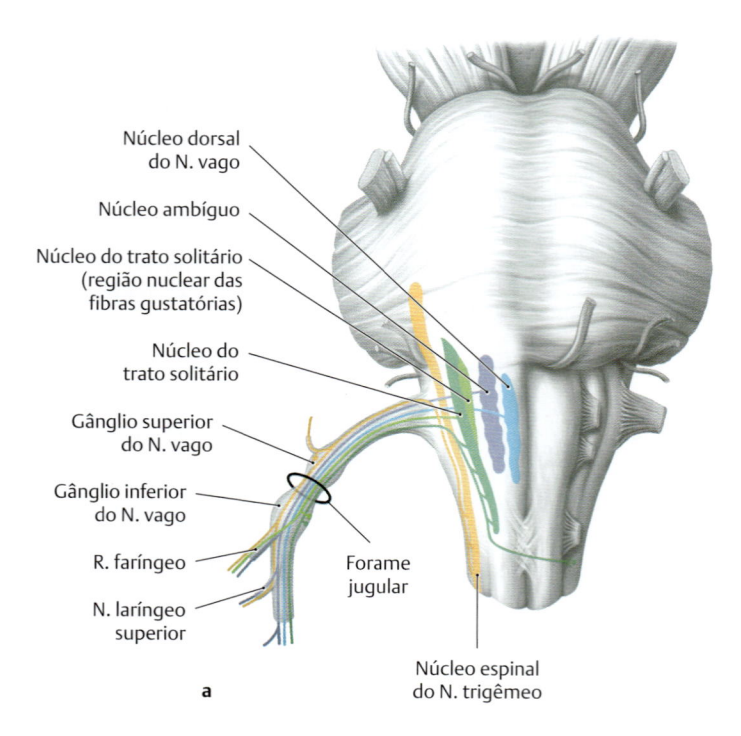

Núcleo dorsal do N. vago

Núcleo ambíguo

Núcleo do trato solitário (região nuclear das fibras gustatórias)

Núcleo do trato solitário

Gânglio superior do N. vago

Gânglio inferior do N. vago

R. faríngeo

N. laríngeo superior

Forame jugular

Núcleo espinal do N. trigêmeo

a

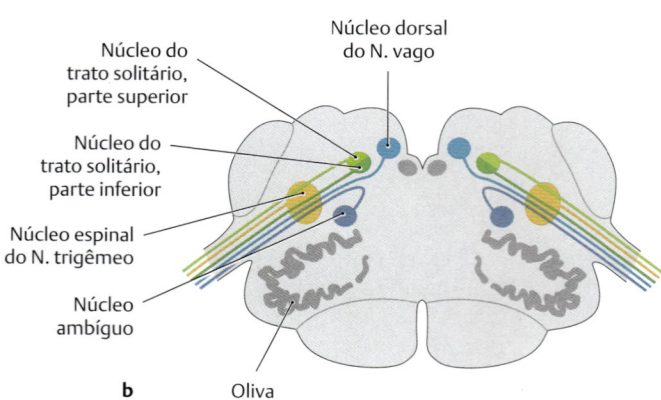

Núcleo do trato solitário, parte superior

Núcleo do trato solitário, parte inferior

Núcleo espinal do N. trigêmeo

Núcleo ambíguo

Núcleo dorsal do N. vago

b Oliva

A Regiões nucleares do nervo vago

a Bulbo (medula oblonga), vista anterior. Saída do N. vago do bulbo (medula oblonga).

b Corte transversal do bulbo, na parte superior da oliva. *Observe* as diferentes regiões nucleares do N. vago e suas funções.

O *núcleo ambíguo* contém fibras *eferentes viscerais* (branquiogênicas) para os Nn. laríngeos superior e inferior. Apresenta organização somatotópica: os neurônios para o N. laríngeo *superior* localizam-se cranialmente, enquanto os neurônios para o N. laríngeo *recorrente* posicionam-se caudalmente. O *núcleo dorsal do nervo vago* situa-se no assoalho do quarto ventrículo (na fossa romboide) e contém neurônios eferentes viscerais pré-ganglionares parassimpáticos. No *núcleo espinal do N. trigêmeo* terminam as fibras aferentes somáticas, cujas células ganglionares pseudounipolares se localizam no gânglio superior do N. vago. Usam o N. vago somente como via de passagem. No *núcleo do trato solitário* terminam os prolongamentos centrais das células ganglionares pseudounipolares provenientes do gânglio inferior: as fibras gustatórias e as fibras aferentes viscerais.

B Visão geral do N. vago (X)

O N. vago contém fibras eferentes viscerais gerais e especiais, além de fibras aferentes viscerais e somáticas. Ele inerva uma região maior do que todos os nervos cranianos. Distinguem-se as regiões cranial, cervical, torácica e abdominal. Aqui abordamos principalmente as regiões cranial e cervical. Quanto às regiões torácica e abdominal, ver Prometheus, *Órgãos Internos*.

Aberturas: o N. vago emerge do bulbo (medula oblonga) e deixa o interior do crânio pelo forame jugular.

Regiões nucleares e áreas inervadas, *gânglios:*

- *Eferentes viscerais especiais* (branquiogênicos): eferências provenientes do núcleo ambíguo suprem:
  - A musculatura faríngea (R. faríngeo; forma, junto com o N. glossofaríngeo, o plexo faríngeo), músculos do palato mole (M. levantador do véu palatino, M. da úvula)
  - Todos os músculos da laringe: o N. laríngeo superior supre o M. cricotireóideo; o N. laríngeo inferior inerva os demais músculos da laringe (para a origem das fibras, ver p. 134)
- *Eferente visceral geral* (*parassimpático,* ver **Dg**): eferências pré-ganglionares parassimpáticas, provenientes do núcleo dorsal do N. vago, fazem sinapses nos gânglios pré-vertebrais ou intramurais e, por meio das fibras pós-ganglionares, suprem a musculatura lisa e as glândulas das:
  - Vísceras torácicas e
  - Vísceras abdominais até a flexura esquerda do colo (ponto de Cannon-Böhm)
- *Aferente somático:* no núcleo espinal do N. trigêmeo terminam prolongamentos centrais de células ganglionares pseudounipolares, localizadas no *gânglio superior* (jugular) do N. vago. As fibras periféricas originam-se:
  - Da meninge da fossa posterior do crânio (R. meníngeo, ver **Df**)
  - De uma pequena área cutânea atrás da concha da orelha (ver **Db**), bem como do meato acústico externo (R. auricular, ver **Dc**). O R. auricular é o único ramo cutâneo do N. vago
- *Aferente visceral especial:* na parte superior do núcleo do trato solitário terminam os prolongamentos centrais de células ganglionares pseudounipolares provenientes do gânglio inferior, cujos prolongamentos periféricos suprem os cálculos gustatórios localizados na epiglote (ver **Dd**)
- *Aferente visceral geral:* os corpos celulares dessas fibras aferentes situam-se também no gânglio inferior; as fibras centrais terminam na parte inferior do núcleo do trato solitário, e as fibras periféricas suprem as seguintes áreas:
  - A túnica mucosa da parte inferior da faringe, na transição com o esôfago (ver **Da**)
  - A túnica mucosa das partes superior (N. laríngeo superior) e inferior da laringe (N. laríngeo inferior), em relação à rima da glote (ver **Da**)
  - Barorreceptores no arco da aorta (ver **De**)
  - Quimiorreceptores no glomo aórtico (ver **De**)
  - Vísceras torácicas e abdominais (ver **Dg**).

Do **ponto de vista ontogenético**, o N. vago é o nervo dos 4º e 5º arcos faríngeos.

Clinicamente muito importante é o *N. laríngeo recorrente* que supre, com as fibras motoras viscerais, o único músculo que abre a rima da glote (M. cricoaritenóideo posterior): a lesão unilateral leva à rouquidão, a lesão bilateral à dispneia.

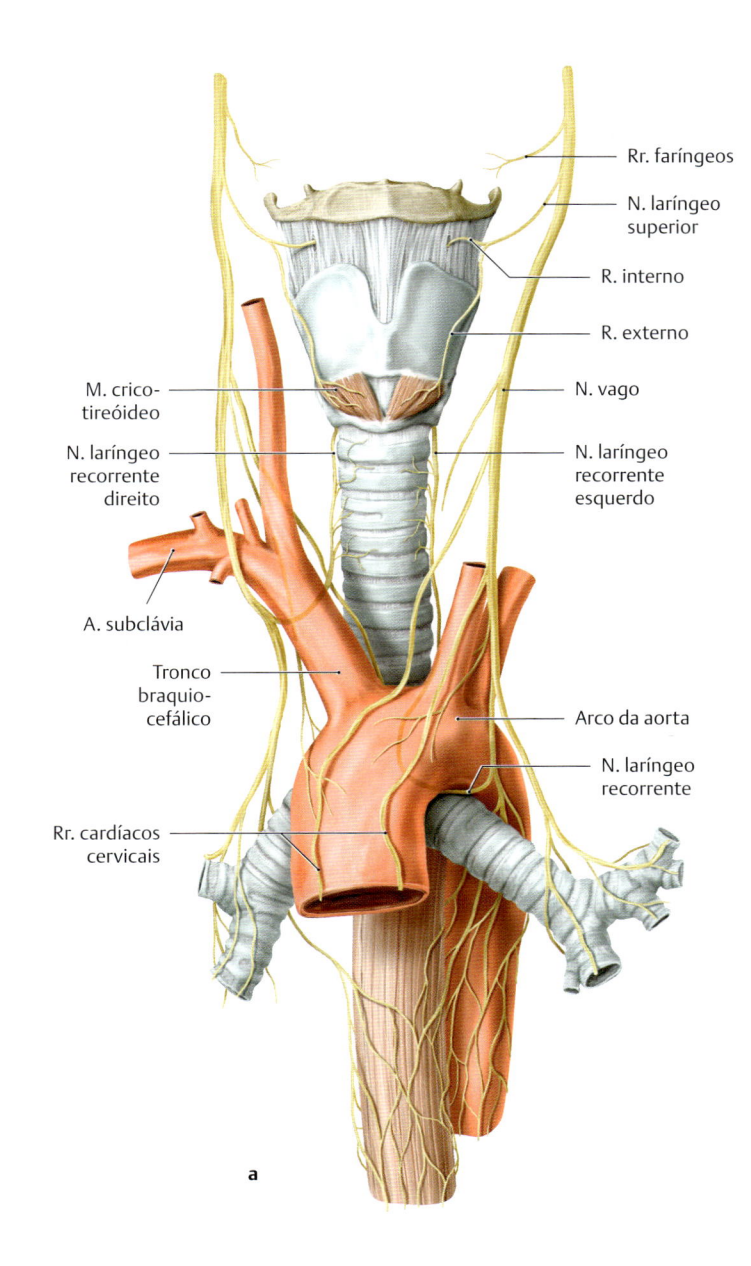

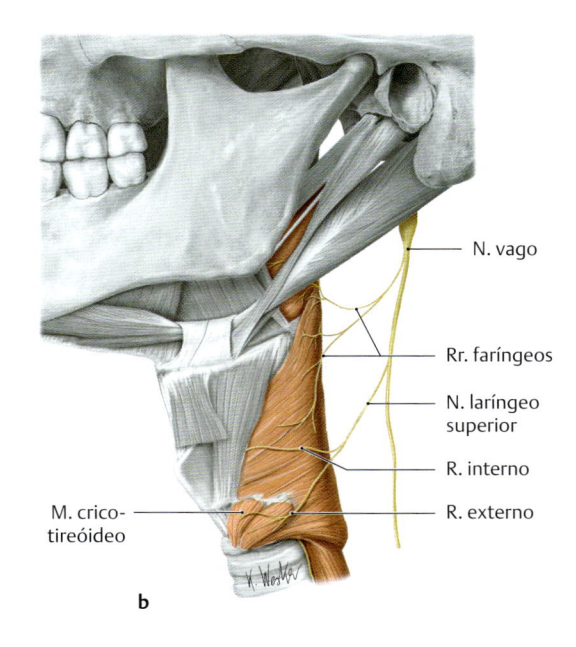

Rr. faríngeos

N. laríngeo superior

R. interno

R. externo

N. vago

N. laríngeo recorrente esquerdo

M. crico-tireóideo

N. laríngeo recorrente direito

A. subclávia

Tronco braquio-cefálico

Arco da aorta

N. laríngeo recorrente

Rr. cardíacos cervicais

a

N. vago

Rr. faríngeos

N. laríngeo superior

R. interno

R. externo

M. crico-tireóideo

b

C Ramos do N. vago (X) na região cervical

a Na região cervical, o N. vago dá origem a quatro ramos: Rr. faríngeos, N. laríngeo superior, N. laríngeo recorrente e Rr. cardíacos cervicais. Devido a seu trajeto, o N. laríngeo recorrente é importante clinicamente. Ele pode ser lesado por:

- Um aneurisma de aorta, uma vez que forma uma alça ao redor da A. subclávia à direita e ao redor do arco da aorta à esquerda
- Metástases de um carcinoma brônquico para linfonodos, uma vez que segue muito próximo ao brônquio principal esquerdo
- Cirurgias da glândula tireoide, pelo fato de ele seguir dorsolateralmente, próximo a esta glândula.

Em todos os casos, havendo tão somente uma lesão unilateral do N. laríngeo recorrente (paresia do N. recorrente), desenvolve-se rouquidão, visto que ele proporciona a inervação motora visceral do único músculo associado às pregas vocais, o M. cricoaritenóideo posterior. Se a lesão for bilateral, desenvolve-se dispneia, visto que as pregas vocais não podem mais ser abertas.

b Musculatura inervada pelo N. laríngeo superior.

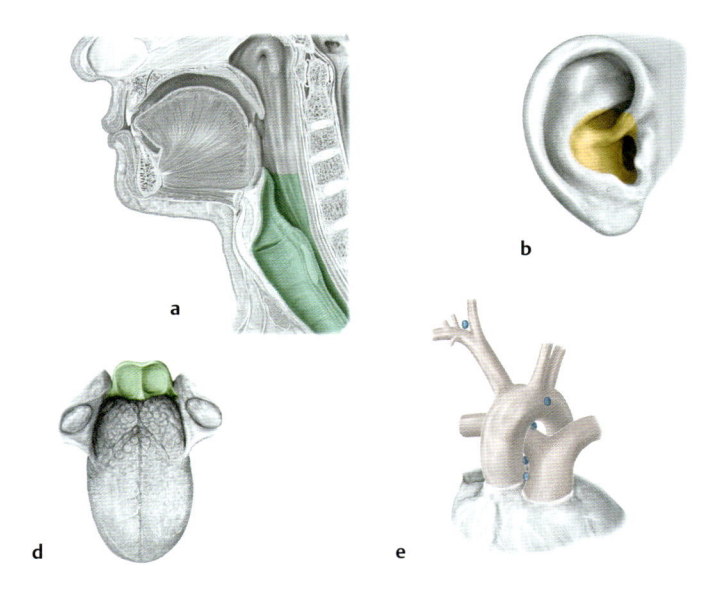

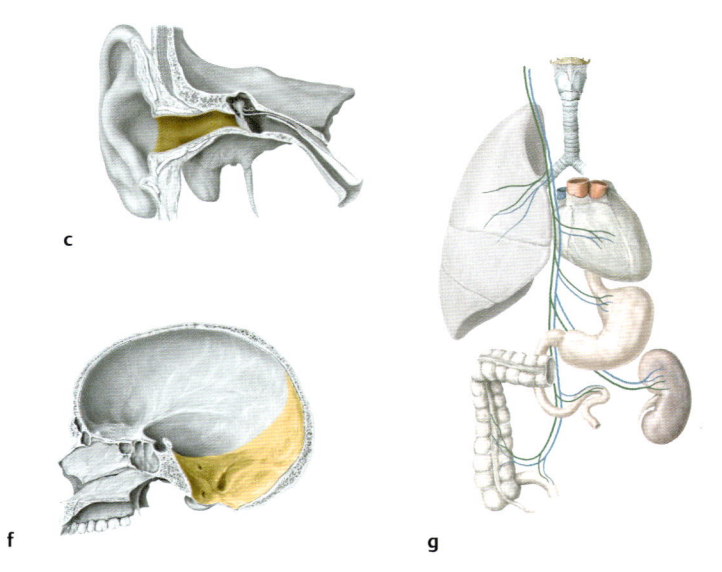

a

b

c

d

e

f

g

D Áreas de inervação motora visceral e sensitiva do N. vago (X)

4.21 Nervo Acessório (XI) e Nervo Hipoglosso (XII)

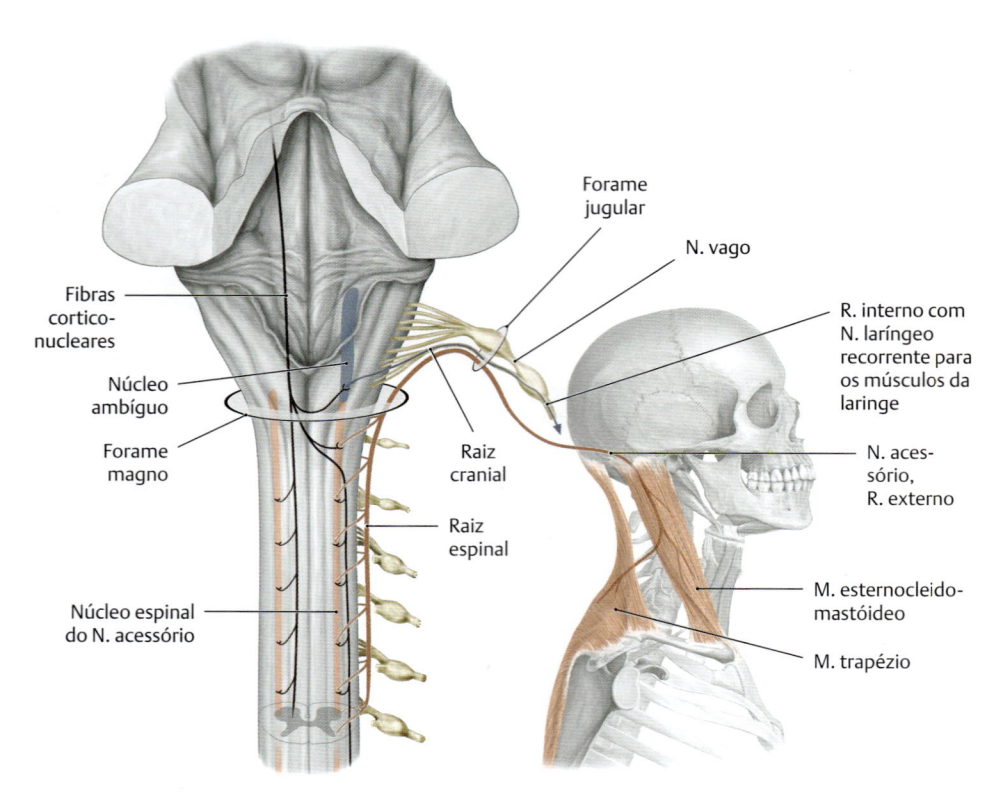

A Região nuclear e trajeto do N. acessório
Vista posterior do tronco encefálico (após remoção do cerebelo). Por motivos didáticos, a musculatura é visualizada apenas à direita; para detalhes, ver **C**.

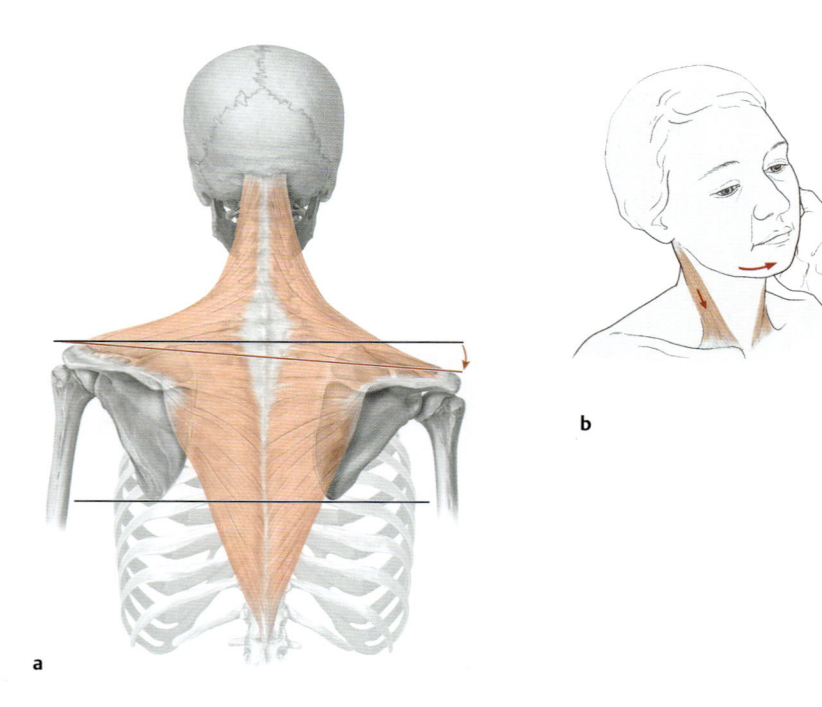

B Lesão do N. acessório (direito)
a Paralisia ou perda da ação do M. trapézio, vista posterior. O resultado é abaixamento do ombro no lado afetado (desalinhamento).

b Paralisia do M. esternocleidomastóideo, vista anterior direita. O paciente tem dificuldade de virar a cabeça para o lado oposto contra resistência.

C Visão geral do N. acessório (XI)

O N. acessório é uma *raiz* destacada *do N. vago* (X), que tem tanto fibras eferentes viscerais quanto fibras eferentes somáticas, sendo organizado em duas raízes (raiz cranial e raiz espinal).

Aberturas: a raiz espinal, proveniente da medula espinal, segue para cima e entra, pelo *forame magno*, no interior do crânio, unindo-se com a raiz cranial, proveniente do bulbo (medula oblonga). Ambas as raízes reunidas deixam o crânio pelo *forame jugular*. Já no forame jugular emite fibras da raiz cranial para o N. vago (R. interno). A parte espinal estende-se como R. externo do N. acessório até a região cervical posterior.

Regiões nucleares e áreas inervadas:
• *Raiz cranial:* as fibras eferentes viscerais especiais do N. acessório que se originam da parte caudal do *núcleo ambíguo* acompanham o N. vago, como o N. laríngeo recorrente. Inervam todos os músculos da laringe, com exceção do M. cricotireóideo
• *Raiz espinal:* o *núcleo espinal do N. acessório* forma uma estreita coluna de células no corno anterior da medula espinal, na altura de C2–5/6. Após a saída da medula espinal, suas fibras eferentes somáticas inervam, como R. externo do N. acessório, os Mm. trapézio e esternocleidomastóideo.

Consequências da lesão do nervo:
A lesão unilateral leva aos seguintes sinais de perda:
• *Paralisia do M. trapézio:* desalinhamento do ombro e dificuldades durante a elevação do braço acima da horizontal (o M. trapézio apoia o M. serrátil anterior durante a elevação do braço além de 90°). A parte do N. acessório que inerva o M. trapézio corre riscos durante cirurgias no pescoço (p. ex., durante retirada de linfonodos, nas biopsias). Uma vez que as partes inferiores do músculo são inervadas também a partir dos segmentos C2-C4, a paralisia do músculo, em caso de lesão do N. acessório, não é completa
• *M. esternocleidomastóideo:* torcicolo; como o músculo é inervado exclusivamente pelo N. acessório, a lesão deste nervo resulta em paralisia do músculo. A lesão bilateral dificulta a manutenção da posição ereta da cabeça.

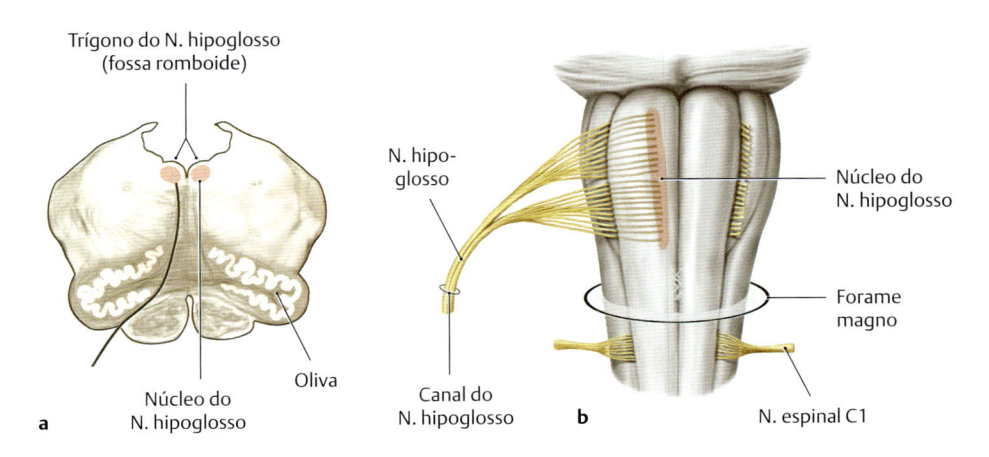

a Trígono do N. hipoglosso (fossa romboide)

Núcleo do N. hipoglosso

Oliva

N. hipoglosso

Canal do N. hipoglosso

b

Núcleo do N. hipoglosso

Forame magno

N. espinal C1

E Visão geral do N. hipoglosso (XII)

O N. hipoglosso é exclusivamente N. eferente somático para a musculatura da língua.

Região nuclear e aberturas: o *núcleo do N. hipoglosso* localiza-se na fossa romboide e estende suas fibras eferentes somáticas a partir do bulbo (medula oblonga). Essas fibras saem do crânio pelo canal do N. hipoglosso e estendem-se lateralmente ao N. vago para baixo. Superiormente ao hioide, o N. hipoglosso segue para a raiz da língua, onde suas fibras se distribuem.

Área de inervação: o N. hipoglosso supre todos os músculos extrínsecos e intrínsecos da língua (com exceção do M. palatoglosso, inervado pelo nervo IX). Não é considerado, no sentido estrito, como um nervo craniano, mas como raiz anterior nula da medula espinal. As fibras ventrais provenientes de C1 e C2 acompanham como estrutura-guia o N. hipoglosso, mas o deixam em seguida, quando formam a raiz superior da alça cervical (profunda).

Consequências da lesão do nervo:
- Lesão central do N. hipoglosso (supranuclear): a língua se desvia para o lado oposto da lesão
- Lesão nuclear ou periférica: a língua se desvia para o lado afetado devido à ação, sem resistência, da musculatura do lado sadio.

D Região nuclear do N. hipoglosso

a Corte transversal do bulbo (medula oblonga) na altura da oliva, com seção parcial do núcleo do nervo hipoglosso. Observa-se que o núcleo do N. hipoglosso situa-se próximo e inferiormente à fossa romboide, em cujo assoalho ele faz um abaulamento, formando o trígono

do N. hipoglosso. Devido a sua posição paramediana, lesões maiores em sua região nuclear afetam os núcleos de ambos os lados, produzindo uma lesão nuclear bilateral.

b Vista anterior. Os neurônios desta coluna nuclear correspondem aos neurônios motores α da medula espinal.

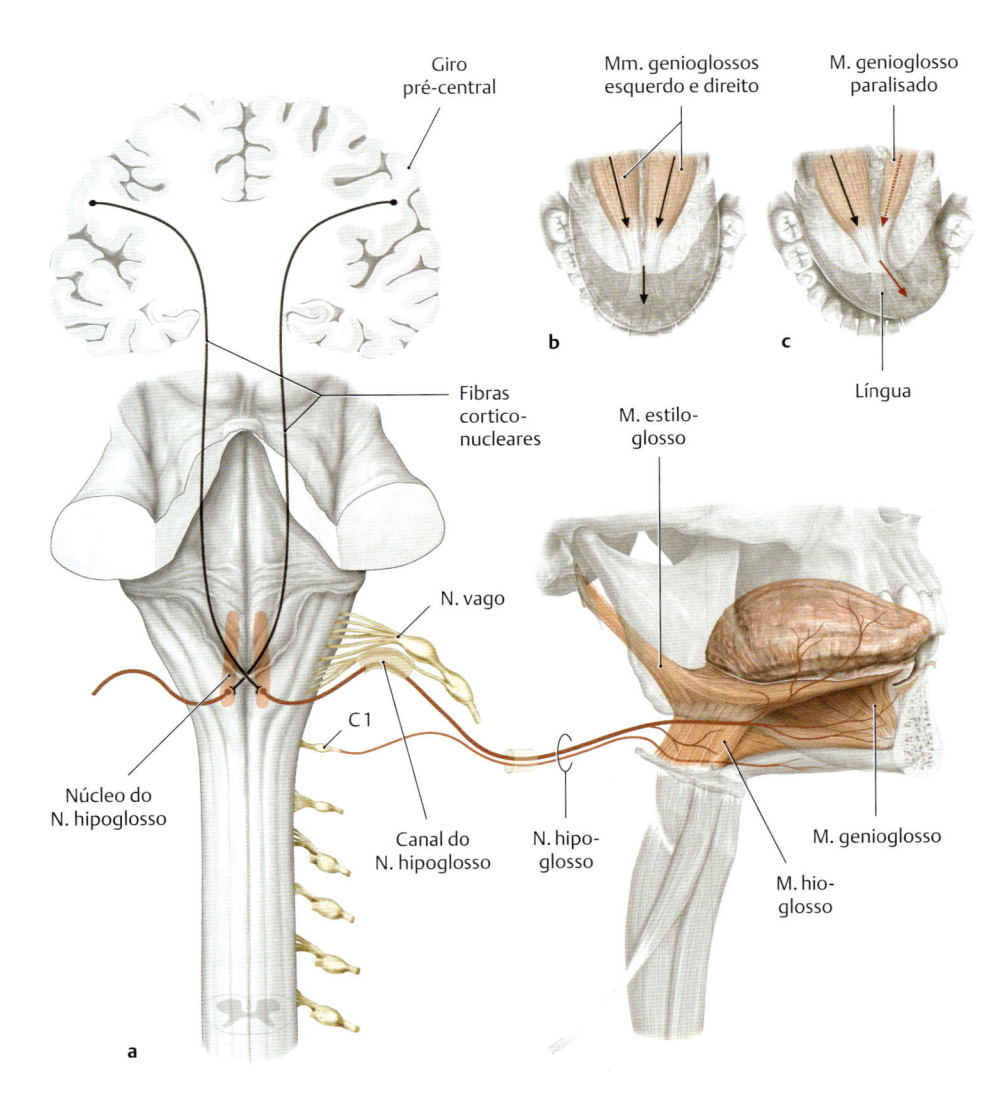

Giro pré-central

Mm. genioglossos esquerdo e direito

M. genioglosso paralisado

b

c

Língua

Fibras corticonucleares

M. estiloglosso

N. vago

C1

Núcleo do N. hipoglosso

Canal do N. hipoglosso

N. hipoglosso

M. genioglosso

M. hioglosso

a

F Área de inervação do N. hipoglosso
a Trajetos central e periférico.
b Função do M. genioglosso.
c Desvio da língua para o lado lesado.

O núcleo do N. hipoglosso recebe suas principais aferências supranucleares (= centrais) por meio das fibras corticonucleares do lado oposto. Em caso de lesão *nuclear* ou *periférica* do N. hipoglosso, a língua se desvia durante a sua protrusão para o lado lesado, devido à ação, sem resistência, do M. genioglosso sadio (**c**). Quando os dois núcleos são lesados, a língua repousa frouxamente na cavidade oral.

4.22 Sinopse das Aberturas para Estruturas Vasculonervosas na Base do Crânio

Aberturas entre a região interna da base do crânio e outros espaços:

Fossa anterior do crânio

Forame etmoidal anterior

- N., A. e V. etmoidais anteriores

→ *Órbita*

Lâmina cribriforme

- Filamentos olfatórios (I)
- N., A. e V. etmoidais anteriores

→ *Cavidade nasal*

Fossa média do crânio

Canal óptico

- N. óptico (II)
- A. oftálmica

→ *Órbita*

Fissura orbital superior

① V. oftálmica superior
② N. oftálmico (V₁)
   2a N. lacrimal
   2b N. frontal
   2c N. nasociliar
③ N. abducente (VI)
④ N. oculomotor (III)
⑤ N. troclear (IV)

→ *Órbita*

Hiato do canal do N. petroso menor

- N. petroso menor (parassimp., derivado do NC IX)
- A. timpânica superior

→ *Cavidade timpânica*

Hiato do canal do N. petroso maior

- N. petroso maior (parassimp., derivado do NC VII)
- A. e V. estilomastóideas

→ *Canal do N. facial*

Fossa posterior do crânio

Poro e meato acústicos internos

- A. e Vv. labirínticas
① N. facial (com N. intermédio) (VII)
② N. vestibulococlear (VIII)

→ *Canal do N. facial, orelha interna*

Aberturas entre as regiões interna e externa da base do crânio:

Fossa média do crânio

Forame redondo

- N. maxilar (V₂)

Forame oval

- N. mandibular (V₃)
- A. pteriogomeníngea
- Plexo venoso do forame oval

Canal carótico

- A. carótida interna
- Plexo carótico interno (simp.)
- Plexo venoso carótico interno

Forame lacerado

(ocluído pela A. carótida interna)
- N. petroso profundo (simp.)
- N. petroso maior (parassimp., derivado do NC VII)

Forame espinhoso

- A. meníngea média
- R. meníngeo do N. mandibular (V₃)

Fissura esfenopetrosa

- N. petroso menor (parassimp., derivado do NC IX)

Fossa posterior do crânio

Forame jugular

① N. glossofaríngeo (IX)
② N. vago (X)
③ Seio petroso inferior
④ N. acessório (XI)
⑤ A. meníngea posterior
⑥ V. jugular interna

Forame magno

Ver página à direita

Canal do N. hipoglosso

- N. hipoglosso (XII)
- Plexo venoso do canal do N. hipoglosso

Canal condilar

- V. emissária condilar (inconstante)

Forame mastóideo

- V. emissária mastóidea
- R. mastóideo da A. occipital

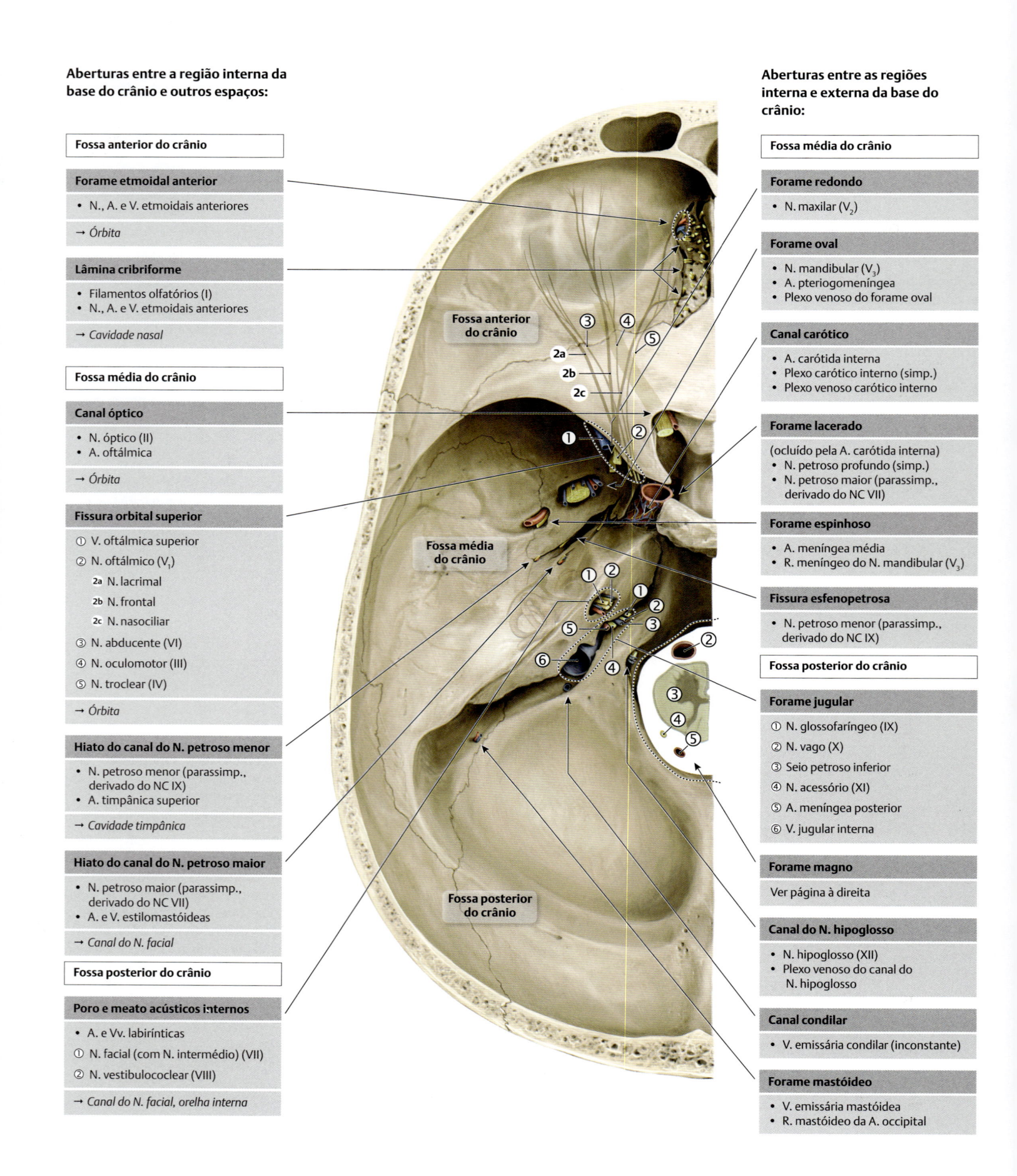

Aberturas entre as regiões externa e interna da base do crânio:

Forame redondo

(Não visível aqui, pois está localizado na fossa pterigopalatina)
- N. maxilar (V_2)

Forame oval

- N. mandibular (V_3)
- A. pterigomeníngea
- Plexo venoso do forame oval

Forame espinhoso

- A. meníngea média
- R. meníngeo do N. mandibular (V_3)

Fissura esfenopetrosa

- N. petroso menor (parassimp., do NC IX)
- Corda do tímpano (parassimp. e do paladar, do NC VII)

Forame lacerado

- N. petroso profundo (simp.)
- N. petroso maior (parassimp., do NC VII)

Canal carótico

- A. carótida interna
- Plexo carótico interno (simp.)
- Plexo venoso carótico interno

Canal do nervo hipoglosso

- N. hipoglosso (XII)
- Plexo venoso do canal do N. hipoglosso

Forame magno

① A. espinal anterior
② Aa. vertebrais
③ Medula espinal
④ Raiz espinal do N. acessório (XI)
⑤ Aa. espinais posteriores
⑥ V. espinal

Canal condilar

- V. emissária condilar (inconstante)

Forame jugular

① N. glossofaríngeo (IX)
② N. vago (X)
③ Seio petroso inferior
④ A. meníngea posterior
⑤ N. acessório (XI)
⑥ V. jugular interna

Forame mastóideo

- V. emissária mastóidea
- R. mastóideo da A. occipital

Aberturas entre a base externa do crânio e outros locais:

Fossa incisiva com forames incisivos

- N. nasopalatino (a partir de V_2)
- A. nasopalatina

→ *Cavidade nasal*

Forame palatino maior

- N. palatino maior
- A. palatina maior

→ *Fossa pterigopalatina*

Forames palatinos menores

- Nn. palatinos menores
- Aa. palatinas menores

→ *Fossa pterigopalatina*

Canal pterigóideo

- N. petroso maior (parassimp., do NC VII)
- N. petroso profundo (simp.)
- A. e V. do canal pterigóideo

→ *Fossa pterigopalatina*

Fissura petrotimpânica

- A. timpânica anterior

→ *Cavidade timpânica*

Canalículo timpânico

- N. timpânico (parassimp. e sensitivo, do NC IX)
- A. timpânica inferior

→ *Cavidade timpânica*

Forame estilomastóideo

- N. facial (VII)
- A. e V. estilomastóideas

→ *Canal do nervo facial*

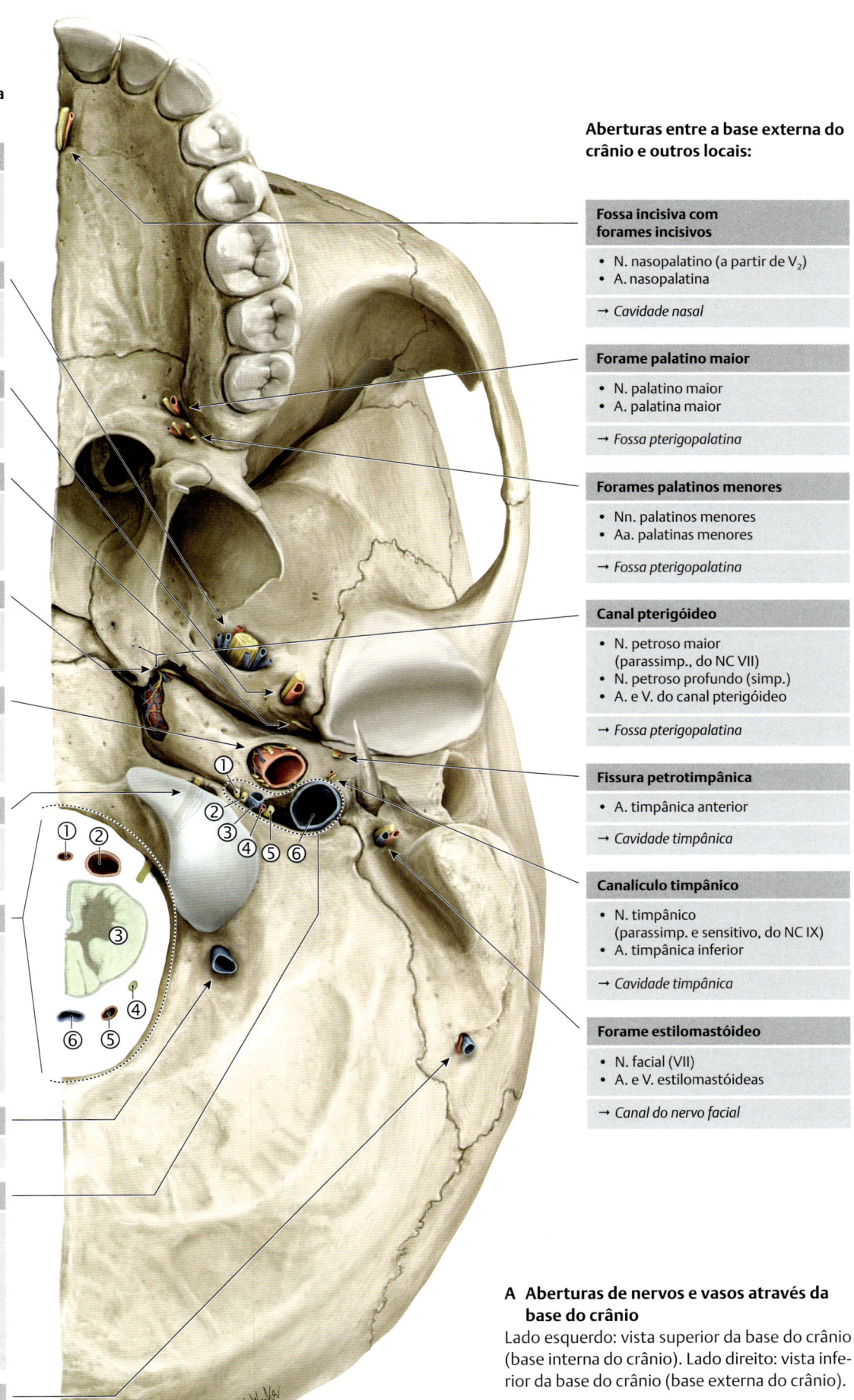

A Aberturas de nervos e vasos através da base do crânio

Lado esquerdo: vista superior da base do crânio (base interna do crânio). Lado direito: vista inferior da base do crânio (base externa do crânio).

(simp. = simpático, parassimp. = parassimpático)

4.23 Visão Geral do Sistema Nervoso no Pescoço e Inervação por Ramos de Nervos Espinais

A Visão geral do sistema nervoso no pescoço

No pescoço são encontradas as seguintes estruturas da parte periférica do sistema nervoso: nervos espinais, nervos cranianos e nervos da divisão autônoma do sistema nervoso. Esta tabela reúne as principais estruturas na sequência das próximas seções:

Os **nervos espinais** que suprem o pescoço se originam dos segmentos cervicais C1–C4 da medula espinal. Podem ser distinguidos ramos posteriores e anteriores:

- Os ramos posteriores dos nervos espinais derivados dos segmentos C1–C3 da medula espinal (N. suboccipital, N. occipital maior e N. occipital terceiro) são responsáveis pela inervação motora dos músculos intrínsecos da nuca e pela inervação sensitiva dos dermátomos C2 e C3 na região cervical posterior e no occipício (ver **B**)
- Os ramos anteriores dos nervos espinais derivados dos segmentos C1–C4 da medula espinal suprem a inervação motora dos músculos profundos do pescoço (ramos curtos diretos derivados dos ramos anteriores) e se unem no pescoço para formar o plexo cervical (ver **C**), sendo responsáveis pela inervação da pele e da musculatura das regiões cervicais anterior e laterais (exceto a região cervical posterior).

Os seguintes **nervos cranianos** presentes no pescoço se originam no tronco encefálico:

- N. glossofaríngeo (IX)
- N. vago (X)
- N. acessório (XI)
- N. hipoglosso (XII).

Eles suprem a inervação motora e sensitiva da faringe e da laringe (IX, X), a inervação motora dos Mm. trapézio e esternocleidomastóideo (XI) e da musculatura da língua (XII) e do assoalho da boca.

O **tronco simpático** é parte da divisão autônoma do sistema nervoso e segue com seus três gânglios imediatamente ao lado da parte cervical da coluna vertebral. As fibras pós-ganglionares acompanham as Aa. carótidas para as suas regiões de suprimento nas áreas da cabeça e do pescoço.

A **parte parassimpática**, como a outra parte da divisão autônoma do sistema nervoso, está representada no pescoço pelo N. vago, que também é um nervo craniano.

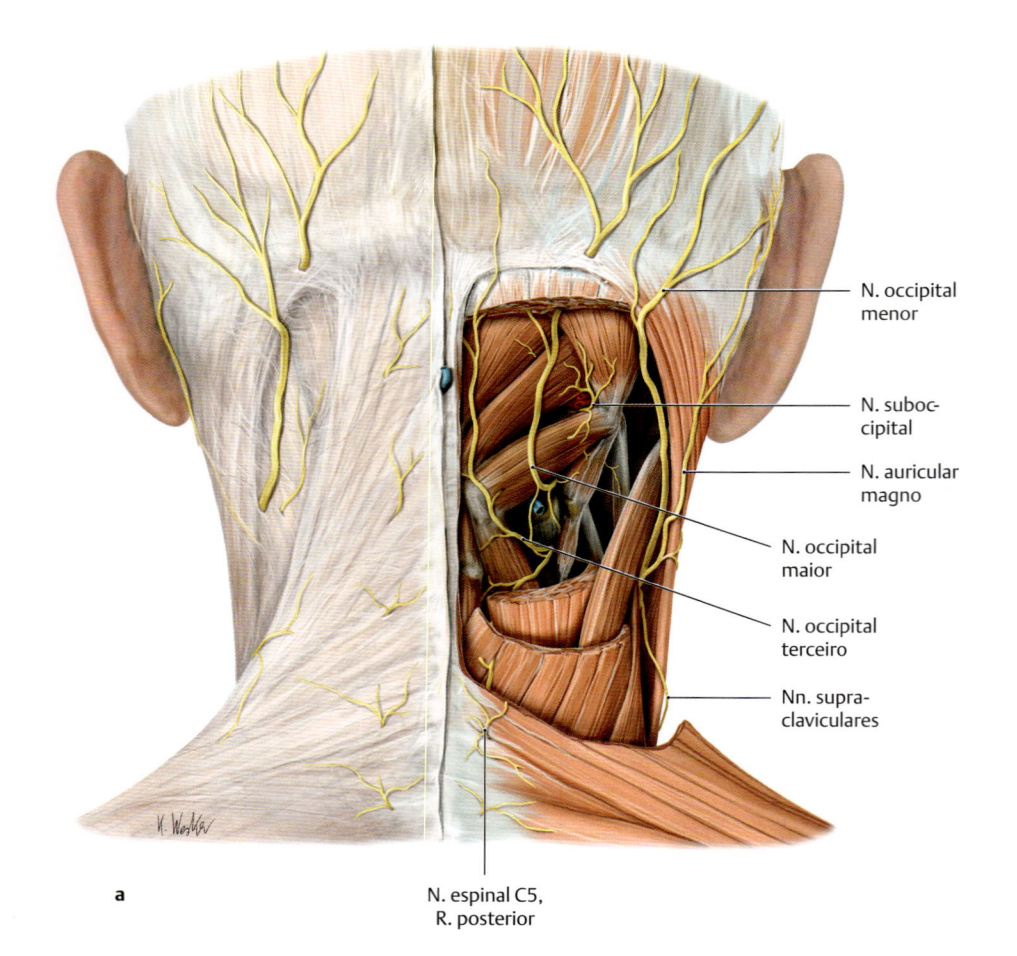

a

N. espinal C5, R. posterior

N. occipital menor

N. suboccipital

N. auricular magno

N. occipital maior

N. occipital terceiro

Nn. supraclaviculares

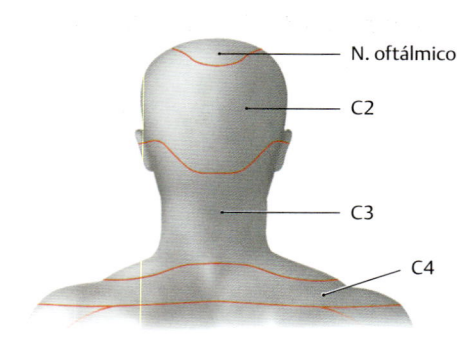

b

N. oftálmico

C2

C3

C4

B Inervação motora e sensitiva da região cervical posterior

Vista posterior; **a** Ramos dos nervos espinais na região cervical posterior; **b** Áreas de suprimento segmentares.

A região cervical posterior recebe, na maior parte, suprimento motor e sensitivo dos ramos posteriores dos nervos espinais a partir dos segmentos da medula espinal C1-C3:

- N. suboccipital (C1)
- N. occipital maior (C2) e
- N. occipital terceiro (C3).

Observe o seu curso epifascial à esquerda (**a**). Lateralmente irradiam nervos, oriundos dos ramos anteriores dos nervos espinais do plexo cervical, para a região cervical posterior:

- N. occipital menor e
- N. auricular magno.

Observação: O ramo posterior do 1º nervo espinal (N. suboccipital) é puramente motor (ver **a**), portanto não há nenhum dermátomo C1.

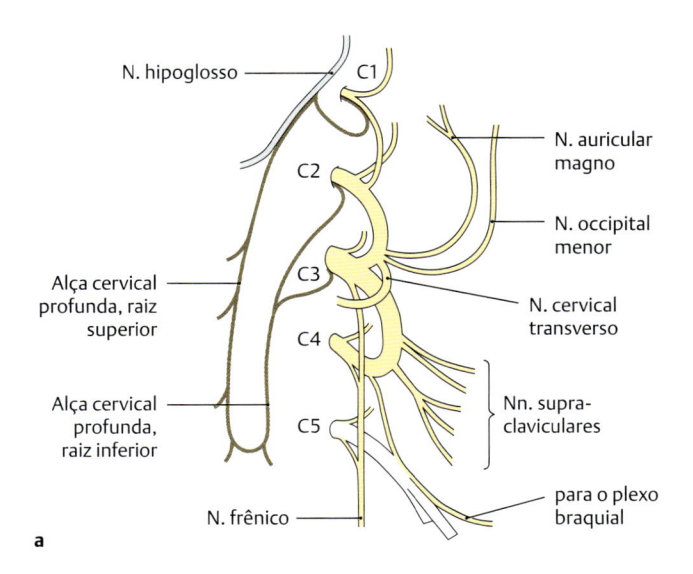

a

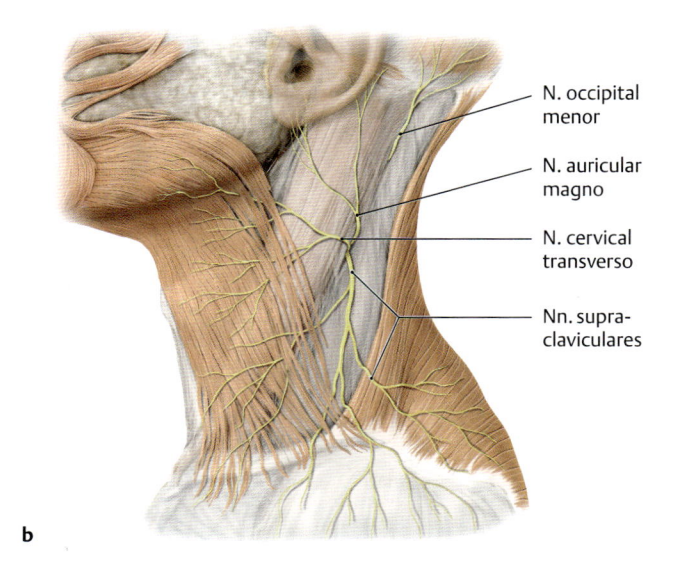

b

C Inervação motora e sensitiva das regiões cervicais anterior e laterais

Em comparação com as regiões cervical posterior e occipital, as regiões cervicais anterior e laterais são supridas exclusivamente por ramos *anteriores* dos nervos espinais C1–C4. Por um lado, enviam ramos curtos para os músculos profundos do pescoço (ver **c**); por outro lado, emitem ramos que formam um plexo nervoso, o plexo cervical. Esse plexo é composto por uma parte sensitiva e uma parte motora para inervar a pele e os músculos do pescoço.

a Esquema da ramificação do plexo cervical (vista esquerda): as fibras motoras derivadas de C1–C3 formam a alça cervical profunda.* Elas inervam a musculatura infra-hióidea (ver **c**). As fibras derivadas de C1 seguem, temporariamente, no N. hipoglosso, sem que haja permuta de fibras, antes que elas subsequentemente se separem formando a *raiz superior* da alça cervical profunda, de modo a inervar os Mm. omo-hióideo, esternotireóideo e esterno-hióideo. Apenas as fibras para os Mm. tíreo-hióideo e gênio-hióideo ainda seguem com o nervo hipoglosso. Uma outra parte das fibras derivadas de C2 forma, juntamente com as fibras derivadas de C3, a *raiz inferior* da alça cervical profunda. A massa principal das fibras derivadas de C4 se estende para baixo, no N. frênico, em direção ao diafragma (ver **D**).

b Inervação sensitiva das regiões cervicais anterior e laterais (vista pelo lado esquerdo). No *ponto de Erb* (aproximadamente no ponto médio da margem posterior do músculo esternocleidomastóideo), os seguintes nervos do plexo cervical se ramificam para prover a inervação sensitiva da pele das regiões cervicais anterior e laterais (*parte sensitiva* do plexo cervical):

- N. occipital menor
- N. auricular magno, como R. anterior e R. posterior
- N. cervical transverso e
- Nn. supraclaviculares.

Esses nervos seguem todo o percurso (incluindo a parte descendente do M. trapézio, que é mostrado aqui sem fáscia para maior clareza) epifascialmente e são os únicos músculos que perfuram o platisma livre de fáscia.

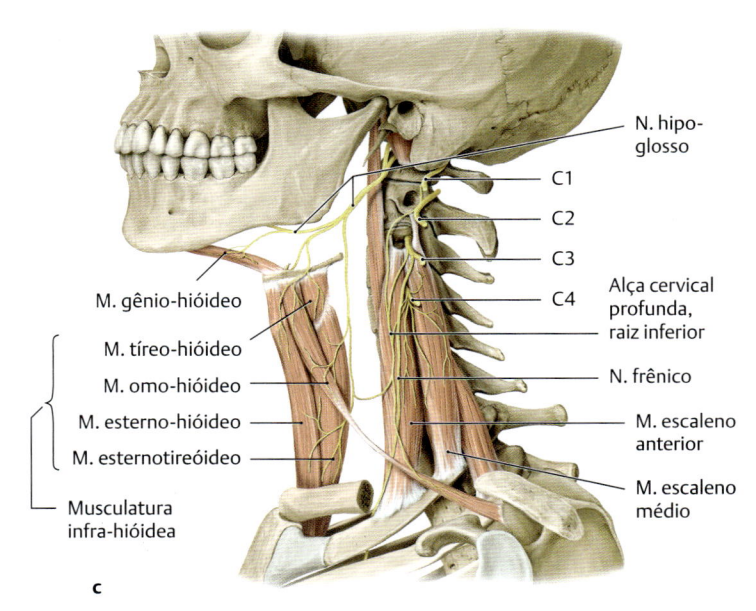

c

c Inervação motora das regiões cervicais anterior e laterais.
A maior parte da musculatura nas regiões cervicais anterior e laterais é suprida pelos ramos anteriores dos nervos espinais. Suas fibras motoras seguem diretamente como fibras curtas derivadas dos Rr. anteriores para os músculos profundos do pescoço ou formam a *raiz motora* (parte motora) do plexo cervical.

*A alça cervical profunda é a alça nervosa do plexo cervical, aqui demonstrada. Compare com a alça cervical superficial, que representa uma anastomose entre o N. cervical transverso e os ramos cervicais do N. facial (ver p. 241).
N.R.T.: A TA internacional denomina a alça cervical profunda de alça cervical, apenas, e não reconhece uma alça cervical superficial.

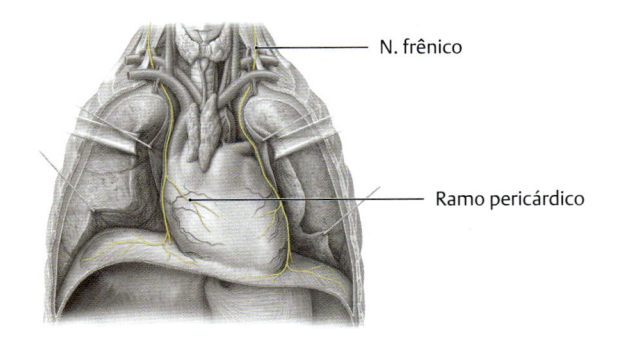

D N. frênico
Vista anterior. O N. frênico se origina, principalmente, do segmento C4 e supre a inervação motora do diafragma, um músculo oriundo do pescoço e que, portanto, carreia a sua inervação. O N. frênico segue a partir de suas raízes espinais anteriores ("C3, C4 e C5 mantêm o diafragma ativo") sobre o M. escaleno anterior, em direção caudal, através da abertura superior do tórax, até o diafragma. No caso de lesão bilateral do segmento C4 da medula espinal (raiz principal do N. frênico), o paciente apresenta insuficiência respiratória, uma vez que o principal músculo da respiração é afetado.

139

4.24 Nervos Cranianos e Divisão Autônoma do Sistema Nervoso no Pescoço

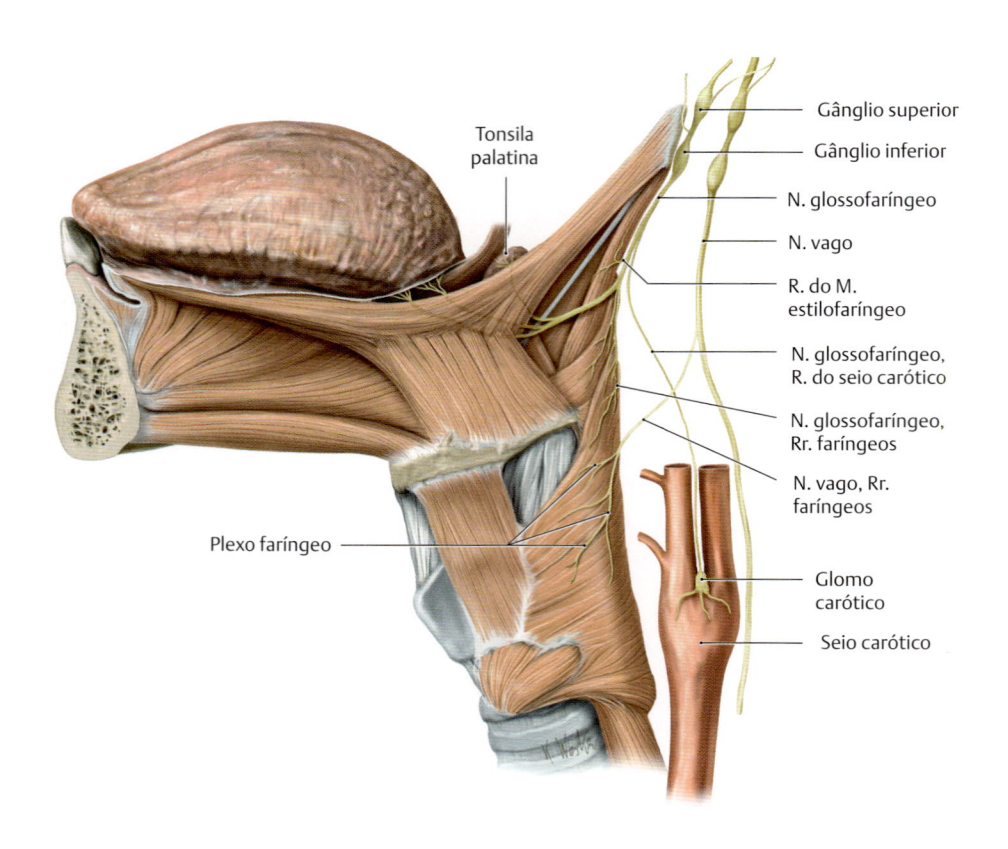

Tonsila palatina

Gânglio superior

Gânglio inferior

N. glossofaríngeo

N. vago

R. do M. estilofaríngeo

N. glossofaríngeo, R. do seio carótico

N. glossofaríngeo, Rr. faríngeos

N. vago, Rr. faríngeos

Plexo faríngeo

Glomo carótico

Seio carótico

A N. glossofaríngeo

Vista esquerda. O N. glossofaríngeo (NC IX) contém as fibras motoras para os músculos constritores da faringe e para o M. estilofaríngeo, além de fibras sensitivas para a túnica mucosa da faringe, para as tonsilas e para o terço posterior da língua, incluindo as fibras gustatórias. Ele forma anastomoses com o tronco simpático e com o N. vago para a inervação autônoma. A partir do gânglio inferior, estende-se o R. do seio carótico, em direção ao local de divisão da A. carótida comum. Os impulsos de quimiorreceptores e de mecanorreceptores no glomo carótico são transmitidos para o bulbo e para o núcleo posterior do vago (regulação da pressão sanguínea e da frequência cardíaca).

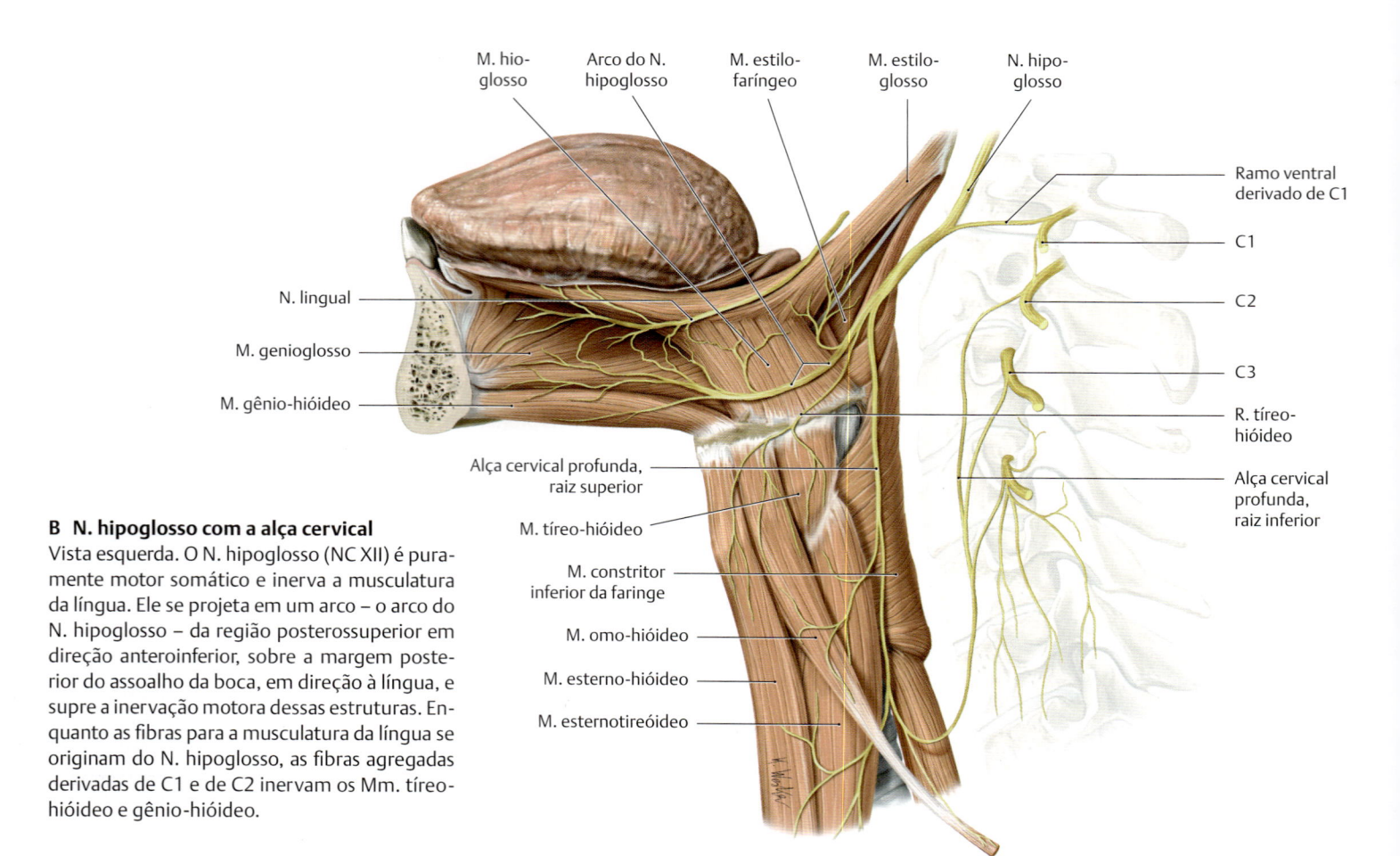

M. hioglosso

Arco do N. hipoglosso

M. estilofaríngeo

M. estiloglosso

N. hipoglosso

Ramo ventral derivado de C1

C1

C2

C3

R. tíreo-hióideo

Alça cervical profunda, raiz inferior

N. lingual

M. genioglosso

M. gênio-hióideo

Alça cervical profunda, raiz superior

M. tíreo-hióideo

M. constritor inferior da faringe

M. omo-hióideo

M. esterno-hióideo

M. esternotireóideo

B N. hipoglosso com a alça cervical

Vista esquerda. O N. hipoglosso (NC XII) é puramente motor somático e inerva a musculatura da língua. Ele se projeta em um arco – o arco do N. hipoglosso – da região posterossuperior em direção anteroinferior, sobre a margem posterior do assoalho da boca, em direção à língua, e supre a inervação motora dessas estruturas. Enquanto as fibras para a musculatura da língua se originam do N. hipoglosso, as fibras agregadas derivadas de C1 e de C2 inervam os Mm. tíreo-hióideo e gênio-hióideo.

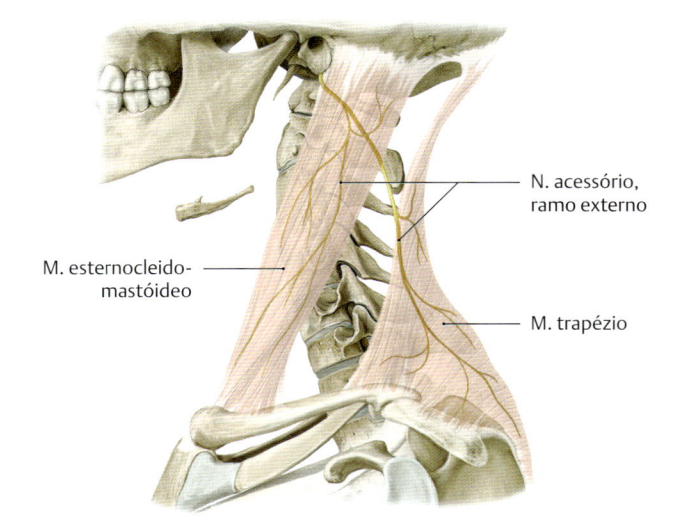

N. acessório, ramo externo

M. esternocleido-mastóideo

M. trapézio

C N. acessório no pescoço

Vista esquerda. O N. acessório (NC XI) é puramente motor. Ele segue da região posterior para o M. esternocleidomastóideo, enquanto outras fibras seguem para o M. trapézio. Em biopsias de linfonodos profundos (pré-escalênicos), o N. acessório pode ser lesado no pescoço. As consequências são escápula alada e incapacidade de elevar o braço acima de 90° (quando as fibras que seguem para o M. trapézio são afetadas) ou posicionamento inclinado da cabeça (quando as fibras que seguem para o M. esternocleidomastóideo são afetadas).

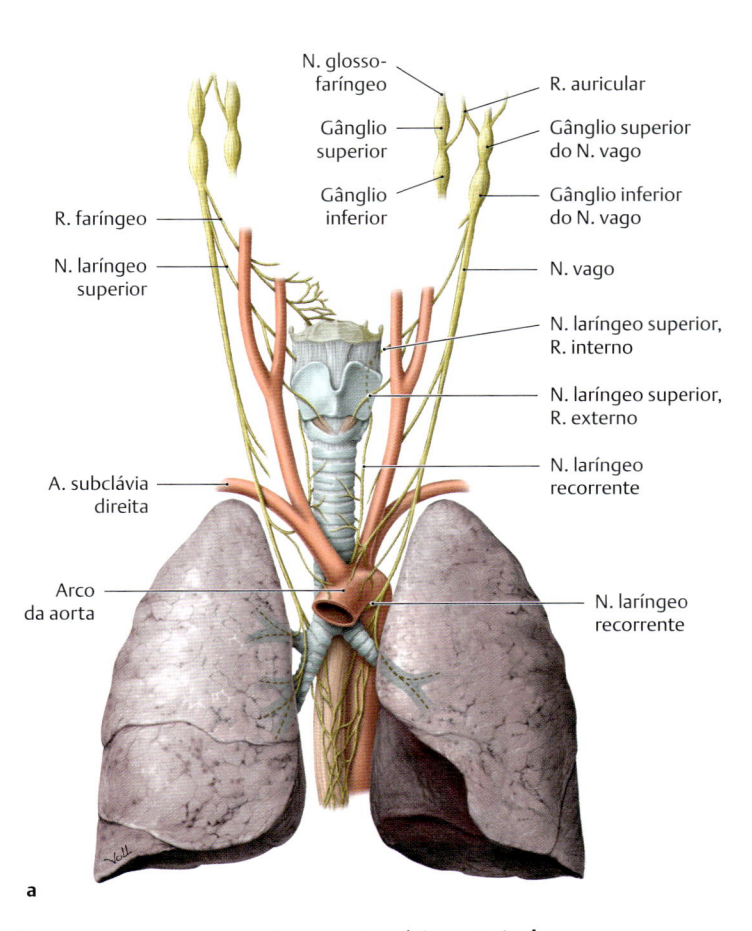

N. glosso-faríngeo
R. auricular
Gânglio superior
Gânglio superior do N. vago
Gânglio inferior
Gânglio inferior do N. vago
R. faríngeo
N. laríngeo superior
N. vago
N. laríngeo superior, R. interno
N. laríngeo superior, R. externo
A. subclávia direita
N. laríngeo recorrente
Arco da aorta
N. laríngeo recorrente

a

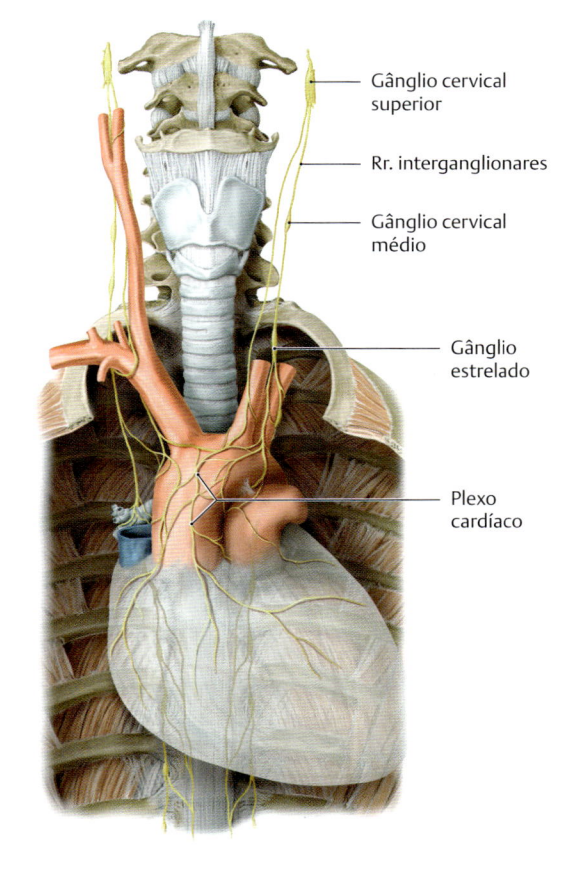

Gânglio cervical superior
Rr. interganglionares
Gânglio cervical médio
Gânglio estrelado
Plexo cardíaco

b

D Nervo vago no pescoço e tronco simpático cervical

a Vista anterior. O N. vago (NC X) contém as fibras dos segmentos cranianos da parte parassimpática da divisão autônoma do sistema nervoso para o pescoço, tórax e parte da região abdominal. Ele atravessa a bainha carótica do pescoço (para topografia, ver p. 242). Para o suprimento das regiões da cabeça e do pescoço, apenas alguns ramos são emitidos:

- R. auricular, um ramo aferente somático, que supre a face posterior da orelha e o meato acústico externo
- R. faríngeo, fibras eferentes viscerais especiais (branquiais) para o suprimento dos músculos da faringe e do palato mole
- N. laríngeo superior, um nervo misto sensitivo e eferente visceral especial (branquial) para a inervação dos músculos da laringe (M. cricotireóideo) e da túnica mucosa circundante

- N. laríngeo recorrente, que supre os músculos estriados da laringe e a túnica mucosa circundante (ver p. 218). O N. laríngeo recorrente segue à direita pela A. subclávia e à esquerda pelo arco da aorta.

b Vista anterior. O tronco simpático cervical integra a parte simpática da divisão autônoma do sistema nervoso e termina cerca de 2 cm abaixo da base do crânio. Consiste em uma cadeia de gânglios simpáticos, cujos axônios pós-ganglionares são determinados para a região da cabeça. Esses axônios formam os Rr. interganglionares, que, então, em grande parte, terminam em um feixe em torno da A. carótida externa. Apenas alguns axônios terminam em um feixe em torno da A. carótida interna, com a qual continuam para a cabeça. O gânglio cervical inferior pode se fundir com o 1º gânglio torácico para formar o gânglio cervicotorácico (estrelado).

5.1 Orelha: Visão Geral, Estrutura e Irrigação da Orelha Externa

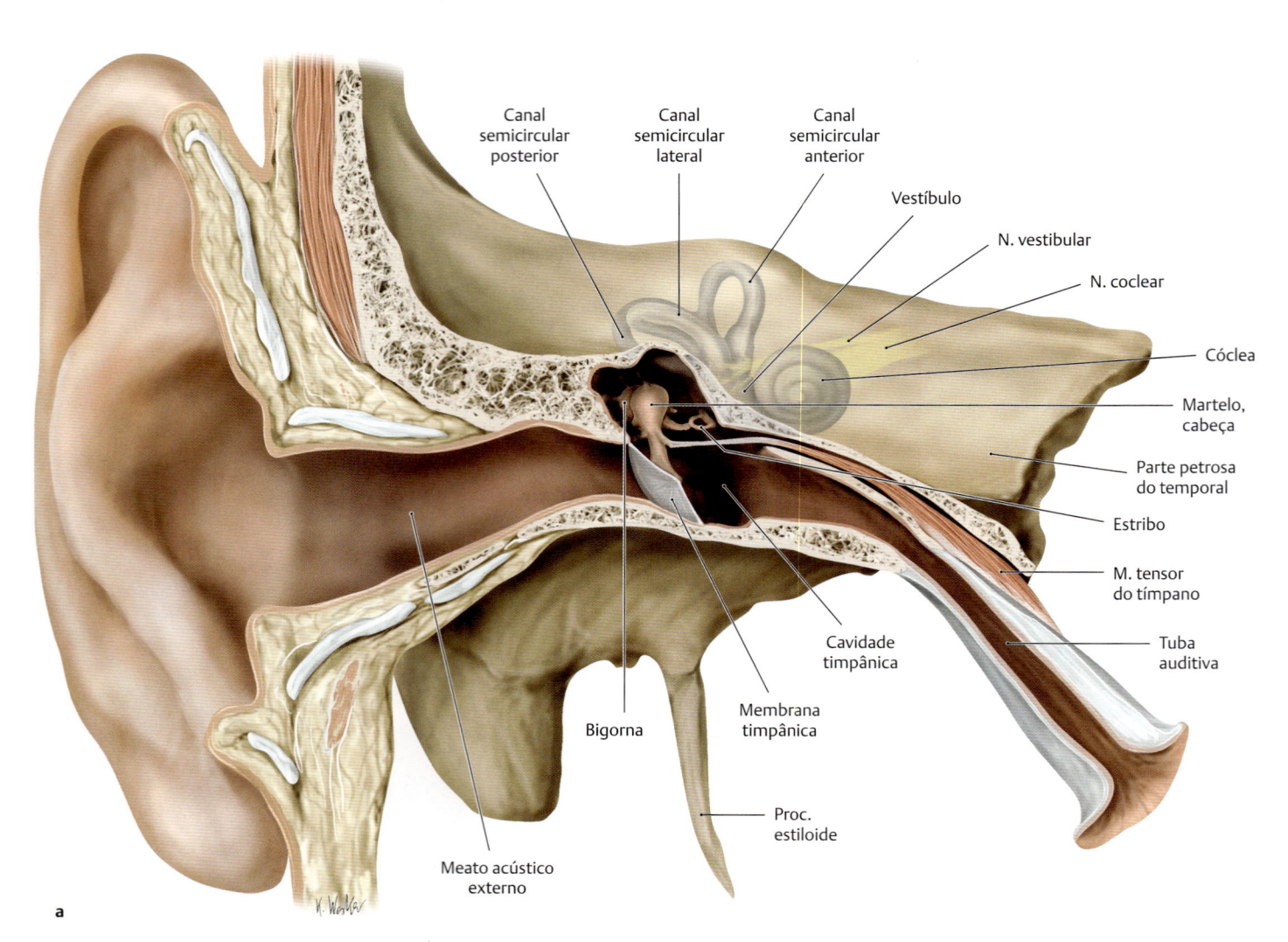

A Órgãos da audição e do equilíbrio *in situ*
a Corte frontal da orelha direita, vista anterior; **b** Diferentes partes do órgão da audição: orelha externa (amarelo), orelha média (verde-escuro) e orelha interna (verde-claro).
Profundamente na parte petrosa do temporal situam-se os órgãos da audição e do equilíbrio. No **órgão da audição** distinguem-se as orelhas externa, média e interna (ver **b**). As ondas sonoras são recebidas primeiramente pela *orelha externa* (concha da orelha, ver **B**) e são transmitidas, através do meato acústico externo, até a membrana timpânica que, por sua vez, forma o limite com a *orelha média*. A membrana timpânica passa a oscilar mecanicamente e transmite as vibrações, por meio dos ossículos da audição, localizados na orelha média, até a janela do vestíbulo (janela oval), o limite com a *orelha interna* (ver p. 146). As vibrações da membrana da janela do vestíbulo induzem a oscilação de uma coluna de líquido no interior da orelha interna que, por sua vez, movimenta as células receptoras (ver p. 153). A transformação de ondas sonoras em impulsos elétricos ocorre na orelha interna, o órgão da audição propriamente dito. As orelhas externa e média também são chamadas de *sistema de condução sonora*, ao contrário da orelha interna. A diferenciação entre as orelhas externa, média e interna é importante, uma vez que a causa de surdez pode se localizar em cada uma dessas três regiões e implica

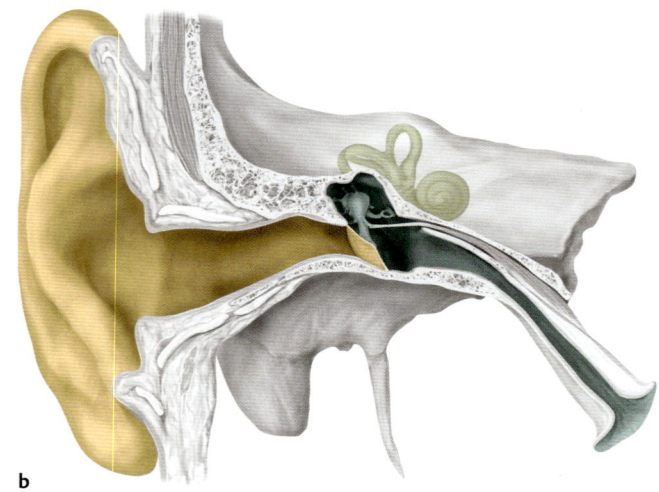

diferentes tratamentos. No **órgão do equilíbrio**, que se situa na orelha interna e será abordado em seguida, distinguem-se os *canais semicirculares* para a percepção da aceleração rotatória, bem como o *sáculo* e o *utrículo* para a percepção da aceleração linear. Doenças que afetam o órgão do equilíbrio causam vertigem.

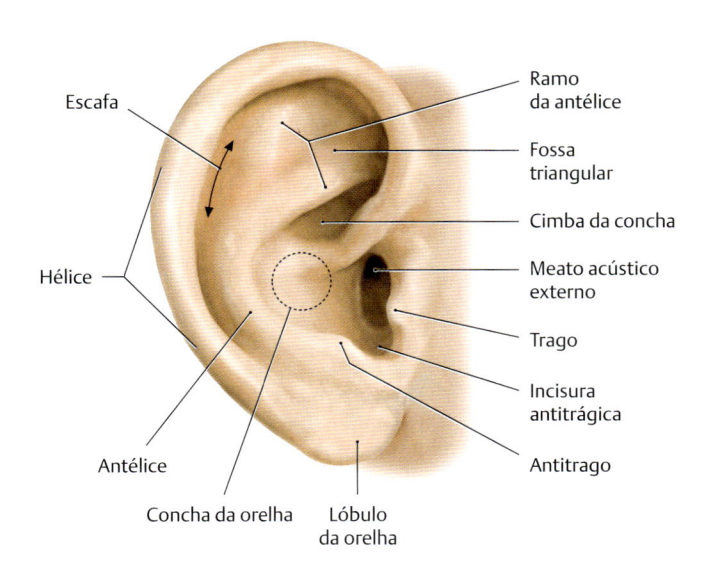

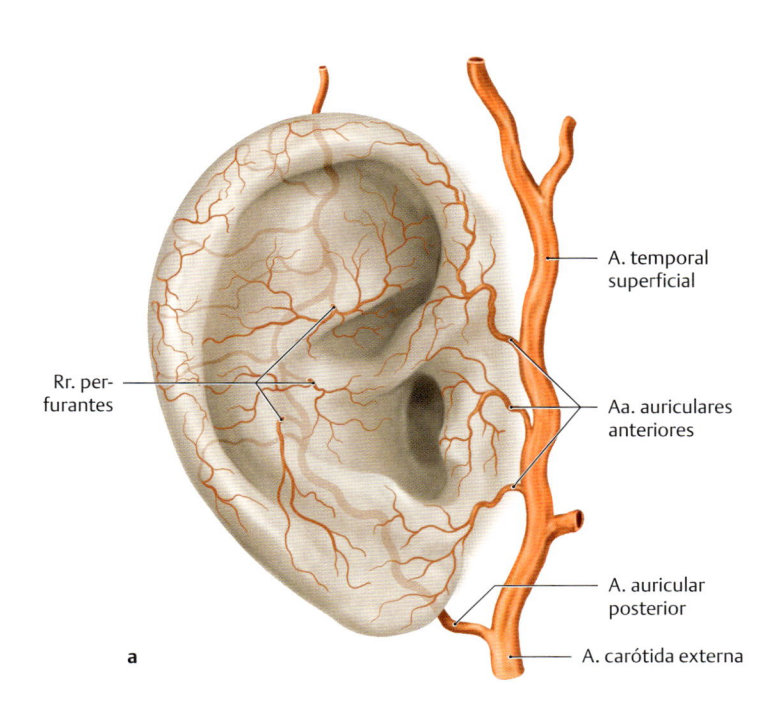

B Orelha externa direta

A orelha externa contém uma lâmina cartilagínea (cartilagem da orelha) que forma um verdadeiro funil sonoro.

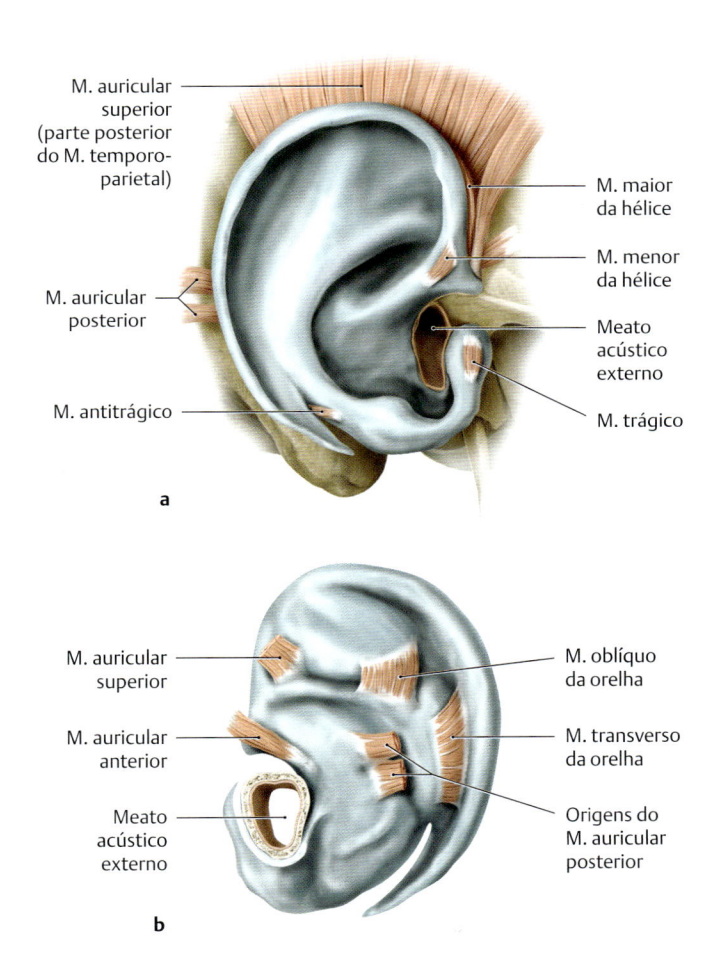

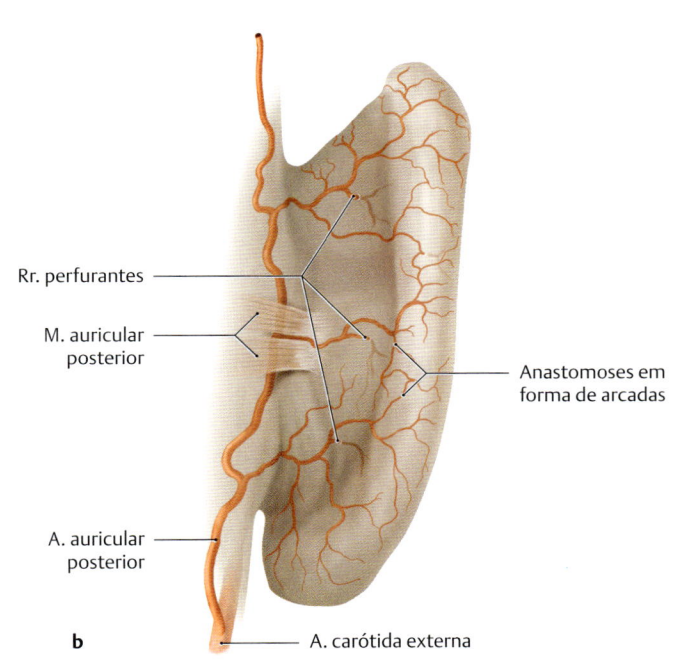

C Cartilagem e músculos da orelha

a Vista lateral da face externa; **b** Vista medial da face posterior da orelha direita.

A pele (aqui removida!) está em contato direto com a cartilagem da orelha, composta por cartilagem elástica (visualizada em coloração azulada). Os músculos da orelha fazem parte da musculatura da mímica e também são inervados pelo N. facial. No homem, sofreram regressão e não têm importância funcional.

D Suprimento arterial da orelha direita

Vistas lateral (**a**) e posterior (**b**).

As partes proximais e mediais da face anterior da orelha, situada lateralmente, são supridas pelas Aa. auriculares anteriores que se originam da A. temporal superficial (ver p. 101). As partes remanescentes da orelha são irrigadas pelos ramos da A. auricular posterior, um ramo da A. carótida externa. Os vasos formam numerosas anastomoses, facilitando, dessa maneira, o suprimento sanguíneo durante as cirurgias. Com rico suprimento sanguíneo, a orelha participa da regulação da temperatura: os vasos dilatados transmitem calor para a superfície da pele. Visto que não há tecido adiposo isolante, o terço superior da orelha, principalmente, pode sofrer congelamento. A drenagem linfática e a inervação da orelha serão abordadas na próxima seção.

5.2 Orelha Externa: Orelha, Meato Acústico Externo e Membrana Timpânica

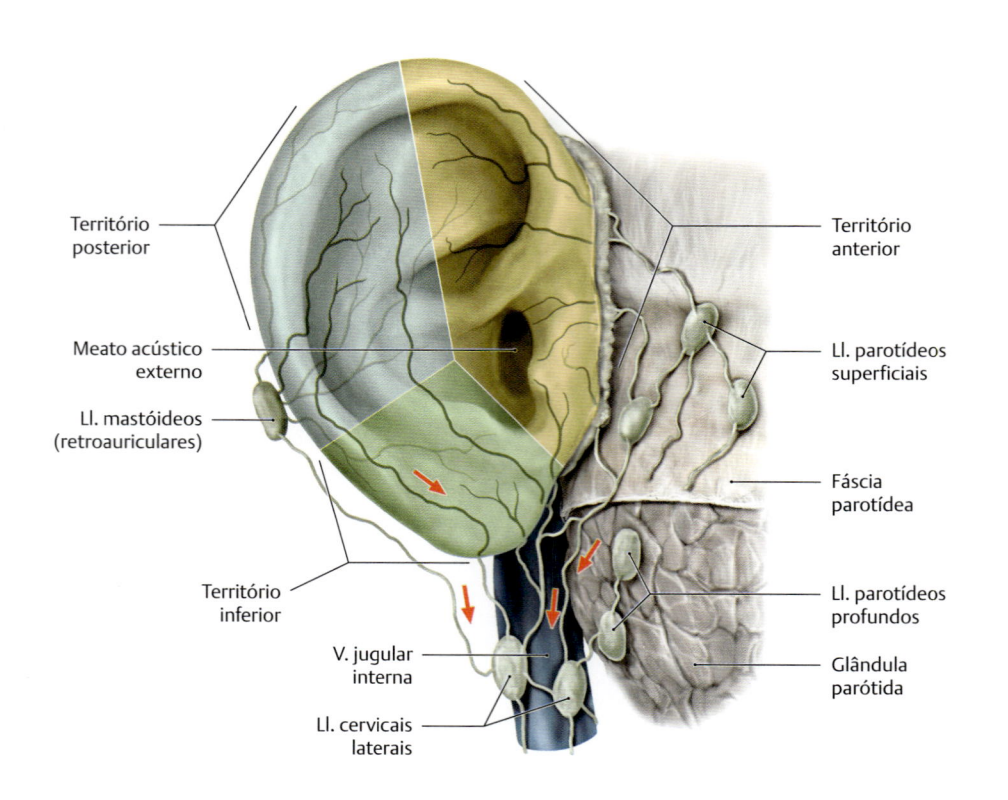

Território posterior

Meato acústico externo

Ll. mastóideos (retroauriculares)

Território inferior

V. jugular interna

Ll. cervicais laterais

Território anterior

Ll. parotídeos superficiais

Fáscia parotídea

Ll. parotídeos profundos

Glândula parótida

A Orelha e meato acústico externo: drenagem linfática e cadeias regionais de linfonodos

Orelha direita, vista lateral oblíqua. As cartilagens e a irrigação sanguínea da orelha foram descritas na seção anterior. A drenagem linfática da orelha faz-se por três territórios que, direta ou indiretamente, drenam para os linfonodos cervicais laterais, situados ao longo da V. jugular interna. O território inferior drena diretamente para os Ll. cervicais laterais, o território anterior drena primeiramente para as cadeias parotídeas e o território posterior drena especificamente para as cadeias mastóideas de linfonodos.

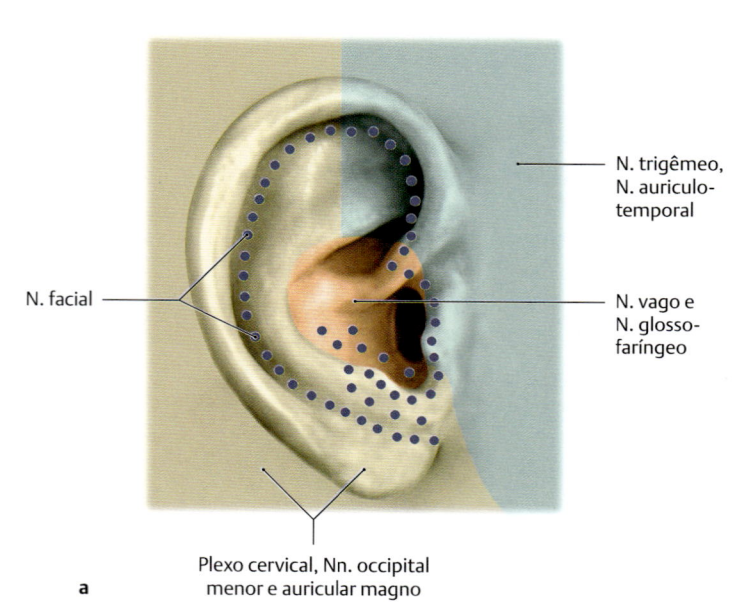

a

N. facial

N. trigêmeo, N. auriculo-temporal

N. vago e N. glosso-faríngeo

Plexo cervical, Nn. occipital menor e auricular magno

b

N. facial

N. trigêmeo, N. auriculo-temporal

N. vago e N. glosso-faríngeo

Plexo cervical, Nn. occipital menor e auricular magno

B Inervação sensitiva da orelha

Orelha direita, vistas lateral (**a**) e posterior (**b**). A inervação da orelha externa é complexa, uma vez que se situa no limite ontogenético entre os nervos de diferentes arcos faríngeos (nervos cranianos) e os ramos do plexo cervical. Dos **nervos cranianos** participam da inervação:

- N. trigêmeo (V)
- N. facial (VII; a área cutânea que recebe inervação sensitiva deste nervo não é bem definida)
- Nn. glossofaríngeo (IX) e vago (X).

Dos **ramos do plexo cervical** participam:

- N. occipital menor (C_2) e
- N. auricular magno (C_2, C_3).

Observação: Devido à participação do N. vago (R. auricular, ver adiante) na inervação do meato acústico externo, a limpeza mecânica do meato (por meio de introdução de um funil auricular ou lavagem do meato acústico) pode causar tosse e ânsia de vômito. O R. auricular do N. vago estende-se através do canalículo mastóideo e de uma fenda entre o Proc. mastoide e a parte timpânica (fissura timpanomastóidea, ver p. 29) até a orelha externa e o meato acústico externo. As fibras sensitivas do N. glossofaríngeo estendem-se pelo R. comunicante com o N. vago para o meato acústico externo.

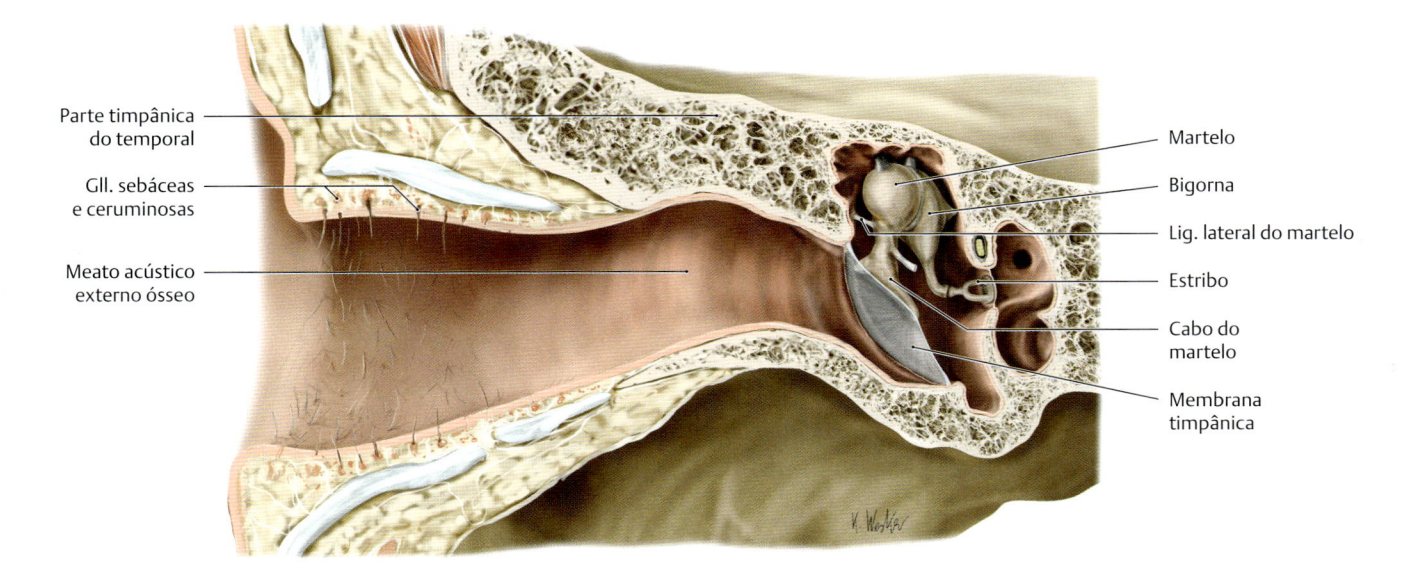

C Meato acústico externo, membrana timpânica e cavidade timpânica

Orelha direita, corte frontal; vista anterior. A membrana timpânica (ver **E**) delimita, profundamente, o meato acústico externo, separando-o da cavidade timpânica, que pertence à orelha média (ver p. 146). O meato acústico externo, em forma de "S" (ver **D**), apresenta comprimento de cerca de 3 cm e diâmetro médio de 0,6 cm. Na parte inicial, sua parede é reforçada por cartilagem elástica (meato acústico externo cartilagíneo). Na parte interna, a parede óssea é formada pela parte timpânica do temporal (meato acústico externo ósseo). Na parte cartilagínea do meato acústico externo, principalmente, existem numerosas glândulas sebáceas e ceruminosas, logo abaixo do epitélio pavimentoso estratificado queratinizado. As glândulas ceruminosas produzem uma secreção líquida que, junto com a secreção sebácea e as células epiteliais descamadas, formam o cerume. Este cerume age na proteção do meato (contra a entrada de corpos estranhos) e evita o ressecamento do epitélio. Quando hidratado (água remanescente no meato acústico após natação), o cerume pode obstruir o meato acústico (cerume obstrutivo), causando surdez transitória.

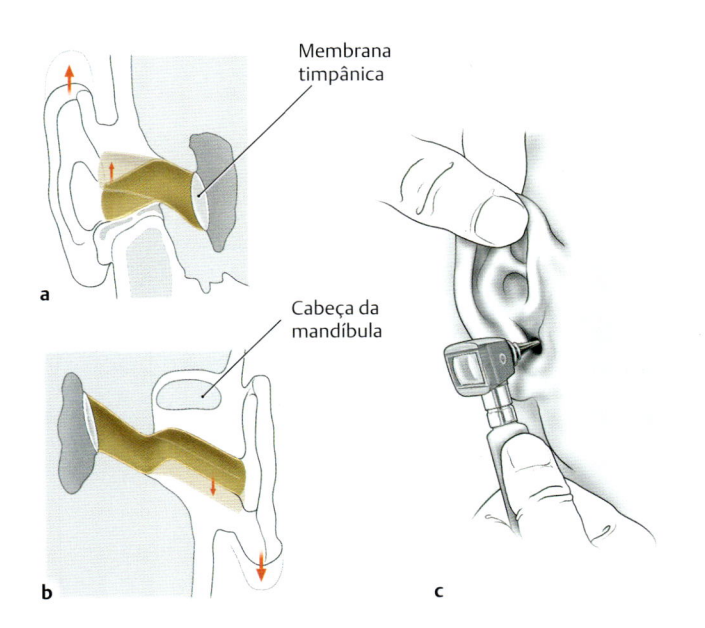

D Curvatura do meato acústico externo

Orelha direita, cortes frontal (**a**) e transversal (**b**), nas vistas anterior e superior, respectivamente.

O meato acústico externo apresenta curvaturas, principalmente na sua parte cartilagínea. O conhecimento dessas curvaturas é de extrema importância na prática clínica. Durante a inspeção da membrana timpânica (otoscopia), o médico deve tracionar a orelha para trás e para cima, retificando, dessa maneira, a parte cartilagínea do meato acústico (**c**). *Observe* a relação espacial entre a parede cartilagínea anterior do meato acústico externo com a articulação temporomandibular. Após introdução do dedo mínimo na parte externa do meato acústico pode-se sentir o movimento da cabeça da mandíbula.

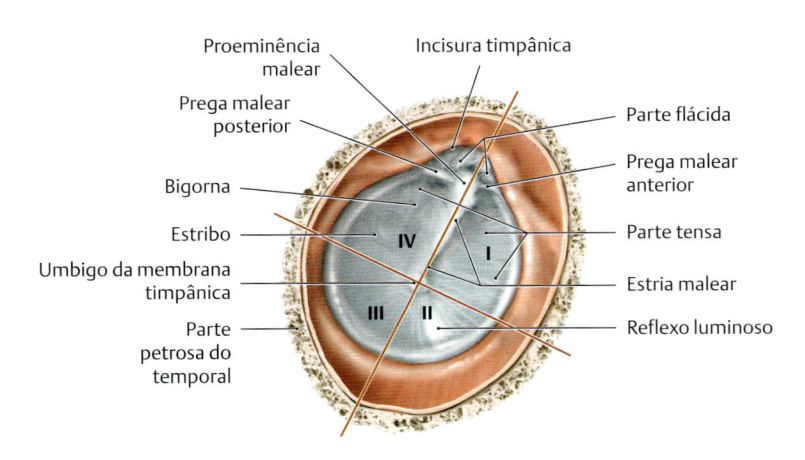

E Membrana timpânica

Membrana timpânica direita, vista externa. A membrana timpânica sadia apresenta cor cinza-perolada, formato ovoide e área média de cerca de 75 mm². Distinguem-se uma pequena *parte flácida* (membrana de Shrapnell) e a *parte tensa*, maior, que, no centro, apresenta invaginação em forma de funil, o umbigo da membrana timpânica. O umbigo forma a extremidade inferior do cabo do martelo, fixado na face interna da membrana timpânica. Ele aparece, por transparência, como um feixe luminoso (estria malear) na parte tensa. A prega malear (anterior e posterior) contém o corda do tímpano e é referida como estria da membrana timpânica (anterior e posterior) na otorrinolaringologia. A membrana timpânica é dividida em quatro quadrantes ao longo da estria malear e uma linha perpendicular a ela (com o umbigo como ponto de intersecção). Com a ajuda desta classificação, a localização de alterações patológicas pode ser descrita (clinicamente importante!). Ver nas pp. 142 e 148 a função da membrana timpânica. Na membrana timpânica normal forma-se, no quadrante anteroinferior, um reflexo triangular de luz, cuja posição permite a avaliação do grau de tensão da membrana timpânica.

5.3 Orelha Média: Cavidade Timpânica e Tuba Auditiva

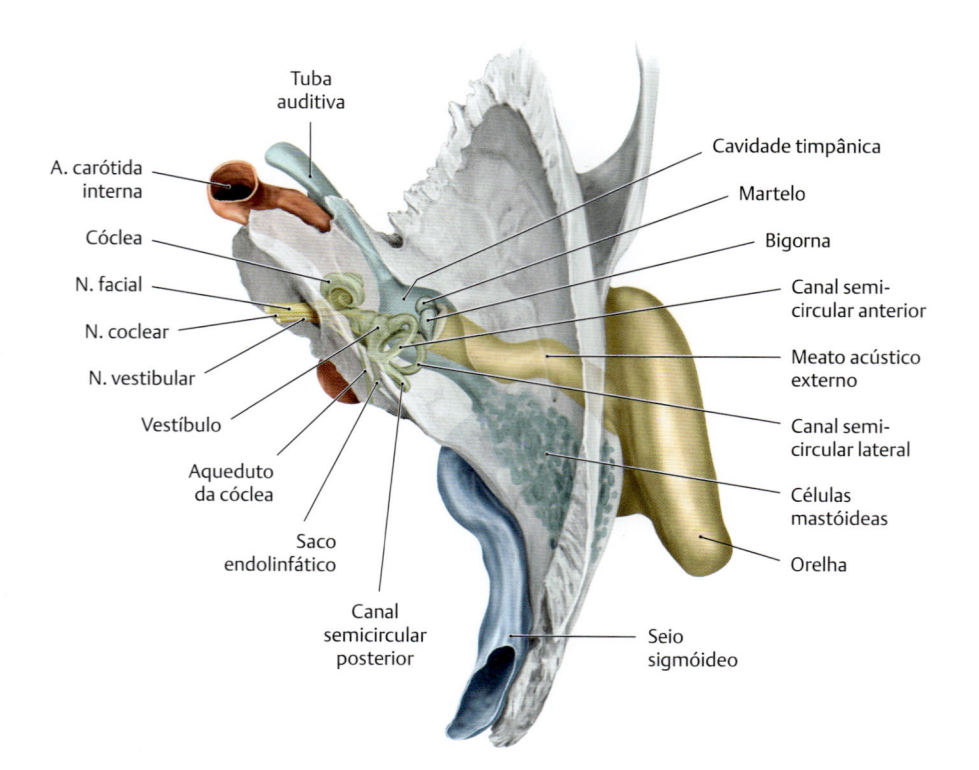

A Projeção e conexões da orelha média

Parte petrosa do temporal direito, vista superior. A orelha média (com cor azulada) situa-se na parte petrosa do temporal entre as orelhas externa (amarelo) e interna (verde). Na cavidade timpânica da orelha média situa-se a cadeia dos ossículos da audição, com o martelo e a bigorna visíveis nesta figura. A cavidade timpânica apresenta anteriormente uma conexão com a faringe, e posteriormente uma ligação com as células mastóideas. Microrganismos provenientes da faringe podem se disseminar até as células mastóideas e causar inflamações graves (ver **C**).

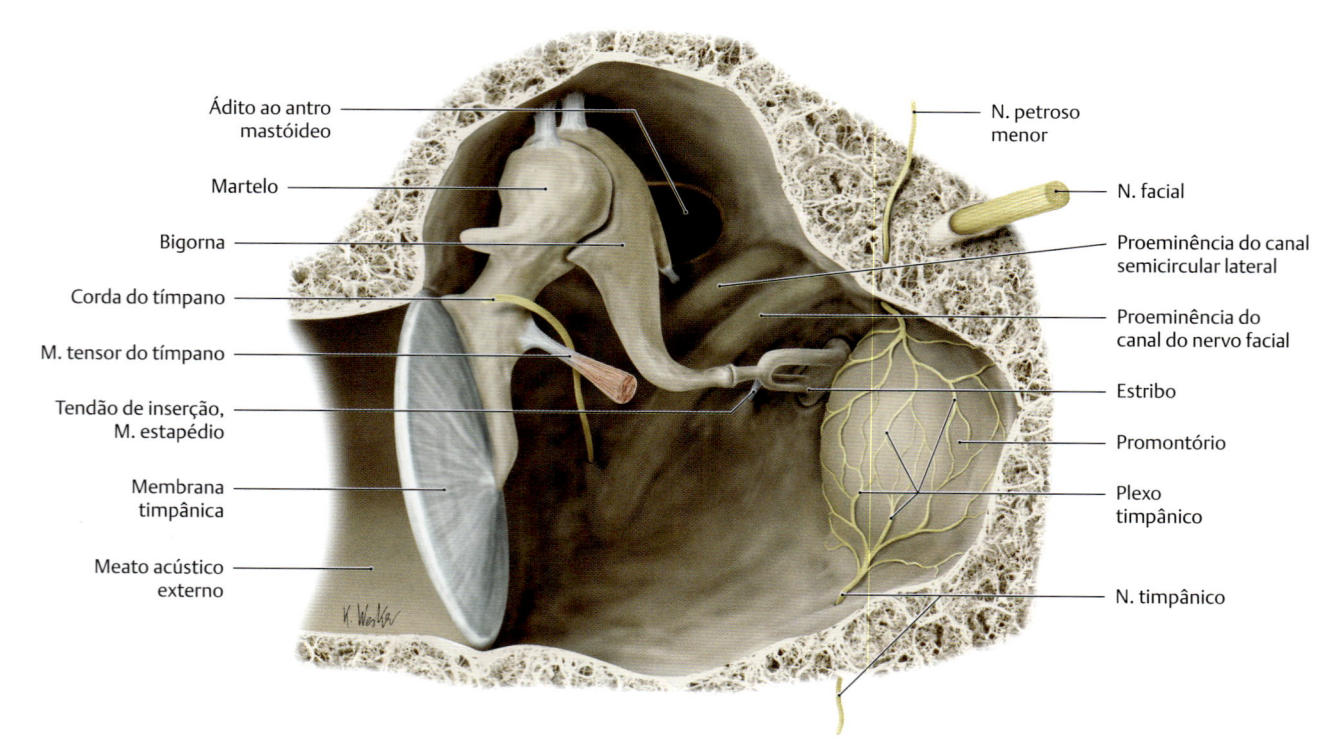

B Paredes da cavidade timpânica

Vista anterior, parede anterior removida. A cavidade timpânica representa um espaço levemente oblíquo com seis paredes:

- Parede lateral (parede membranácea): limite com a orelha externa, constituída, em sua maior parte, pela membrana timpânica
- Parede medial (parede labiríntica): limite com a orelha interna; destaca-se o abaulamento da base da cóclea (promontório)
- Parede inferior (parede jugular): forma o assoalho da cavidade timpânica e faz contato com o bulbo da V. jugular

- Parede posterior (parede mastóidea): estabelece contato com as células mastóideas do Proc. mastoide, estendendo-se do ádito ao antro mastóideo
- Parede superior (parede tegmental): forma o teto da cavidade timpânica
- Parede anterior (parede carótica, aqui removida): contém o óstio da tuba auditiva e faz relação com o canal carótico.

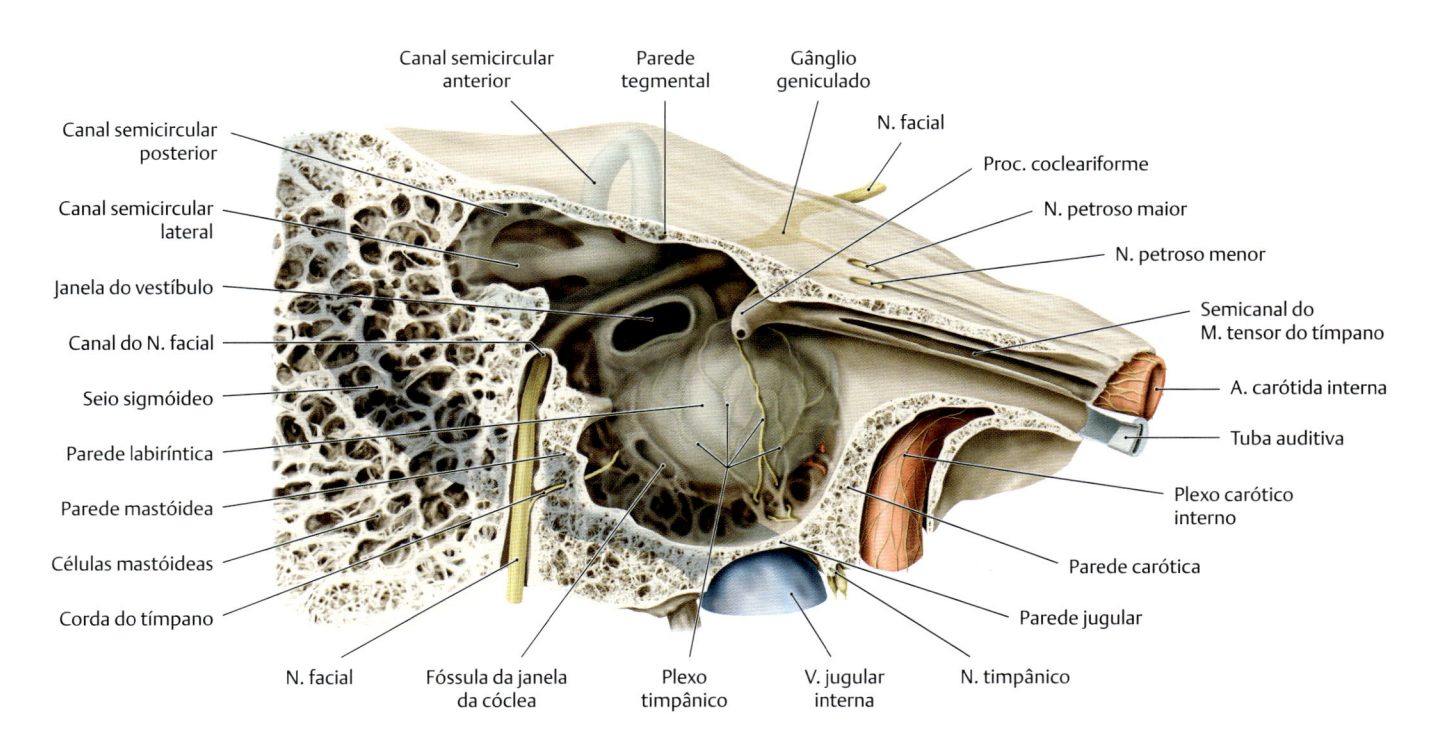

Canal semicircular anterior
Parede tegmental
Gânglio geniculado
N. facial
Proc. cocleariforme
N. petroso maior
N. petroso menor
Semicanal do M. tensor do tímpano
A. carótida interna
Tuba auditiva
Plexo carótico interno
Parede carótica
Parede jugular

Canal semicircular posterior
Canal semicircular lateral
Janela do vestíbulo
Canal do N. facial
Seio sigmóideo
Parede labiríntica
Parede mastóidea
Células mastóideas
Corda do tímpano

N. facial
Fóssula da janela da cóclea
Plexo timpânico
V. jugular interna
N. timpânico

C Cavidade timpânica: relações anatômicas clinicamente importantes

Corte sagital oblíquo da cavidade timpânica direita; vista lateral da parede labiríntica, compare com **B**. As relações anatômicas tornam-se importantes, especialmente nos casos de otite média grave purulenta, visto que os microrganismos podem se disseminar para as regiões vizinhas, por exemplo, para cima, através da parede tegmental até a fossa média do crânio (p. ex., meningite ou abscessos cerebrais, principalmente no lobo temporal); através dos espaços pneumáticos até o Proc. mastoide (mastoidite); através do seio sigmóideo (trombose do seio); através das células pneumatizadas do ápice da pirâmide para o espaço liquórico com consequente lesão do nervo abducente, irritação do N. trigêmeo e distúrbios visuais (síndrome de Gradenigo); e para o canal do nervo facial com consequente paresia do nervo facial.

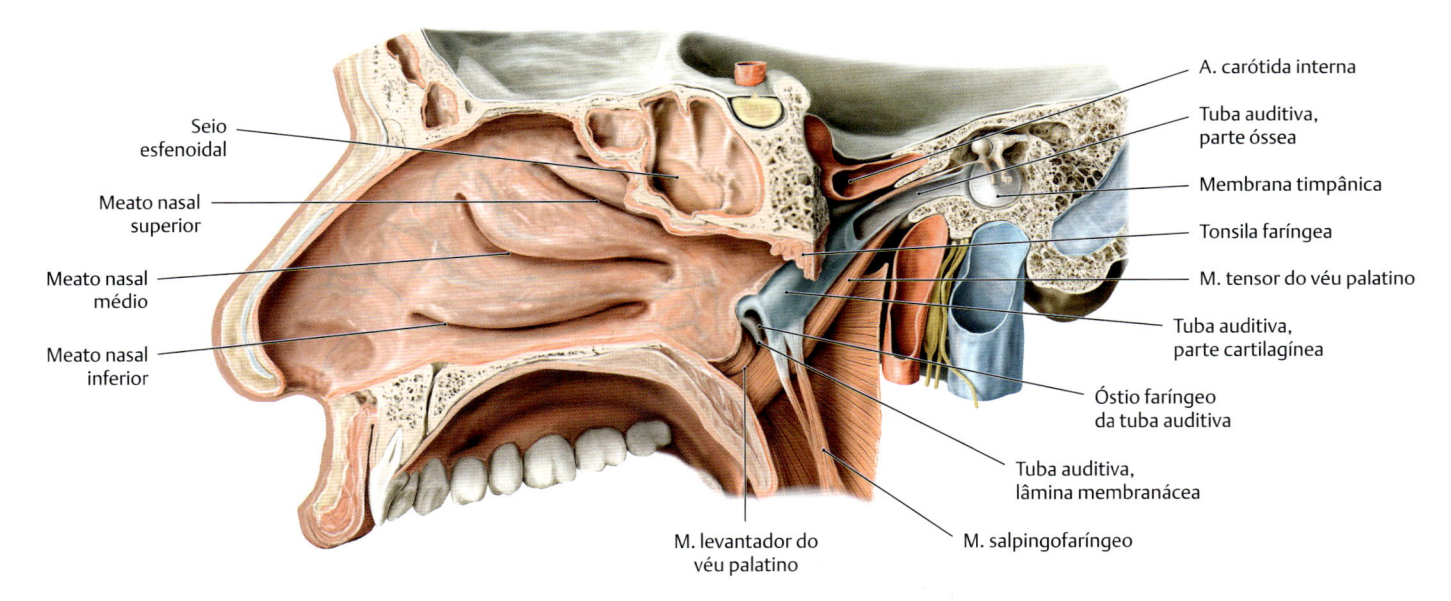

Seio esfenoidal
Meato nasal superior
Meato nasal médio
Meato nasal inferior

A. carótida interna
Tuba auditiva, parte óssea
Membrana timpânica
Tonsila faríngea
M. tensor do véu palatino
Tuba auditiva, parte cartilagínea
Óstio faríngeo da tuba auditiva
Tuba auditiva, lâmina membranácea

M. levantador do véu palatino
M. salpingofaríngeo

D Tuba auditiva

Vista medial da metade direita da cabeça. A tuba auditiva conecta a orelha média com a faringe. Consiste em uma parte óssea (1/3) e uma parte cartilagínea (2/3). A parte óssea situa-se na parte petrosa do temporal, e a parte cartilagínea se estende até a faringe, onde se abre em forma de funil. Forma uma espécie de gancho (hâmulo), onde se insere uma lâmina membranácea, que se amplia em direção à faringe. Superiormente a este hâmulo existe uma abertura que garante a aeração constante da orelha média. Além disso, a tuba auditiva se abre a cada deglutição. A aeração provoca o equilíbrio entre a pressão atmosférica na orelha média e a pressão externa, que é essencial para a mobilidade normal da membrana timpânica, cuja ausência leva à surdez. A abertura do óstio da tuba auditiva ocorre pela ação dos músculos do véu palatino (Mm. tensor e levantador do véu palatino), bem como do M. salpingofaríngeo, uma parte do M. superior da faringe. As fibras do M. tensor do véu palatino, que se originam na lâmina, são essenciais: durante a deglutição, quando o M. tensor do véu palatino tensiona o véu palatino, suas fibras tracionam, ao mesmo tempo, a lâmina membranácea e abrem, dessa maneira, o óstio da tuba auditiva. O interior da tuba é revestido por epitélio respiratório ciliado, cujos cílios se movimentam em direção à faringe, afastando microrganismos da cavidade timpânica na orelha média. Em caso da perda desse mecanismo inespecífico de proteção, microrganismos podem se disseminar cranialmente e causar otite média purulenta (compare com **C**).

5.4 Orelha Média: Ossículos da Audição

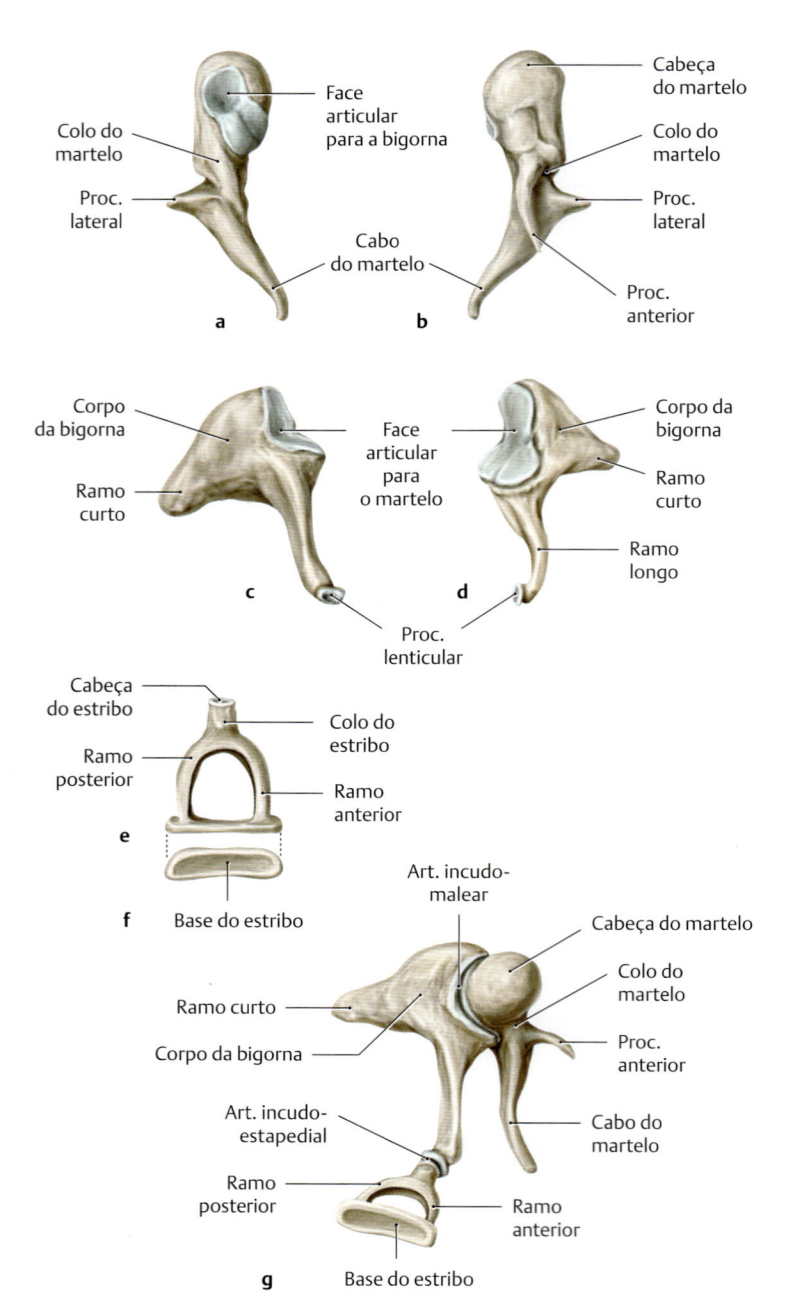

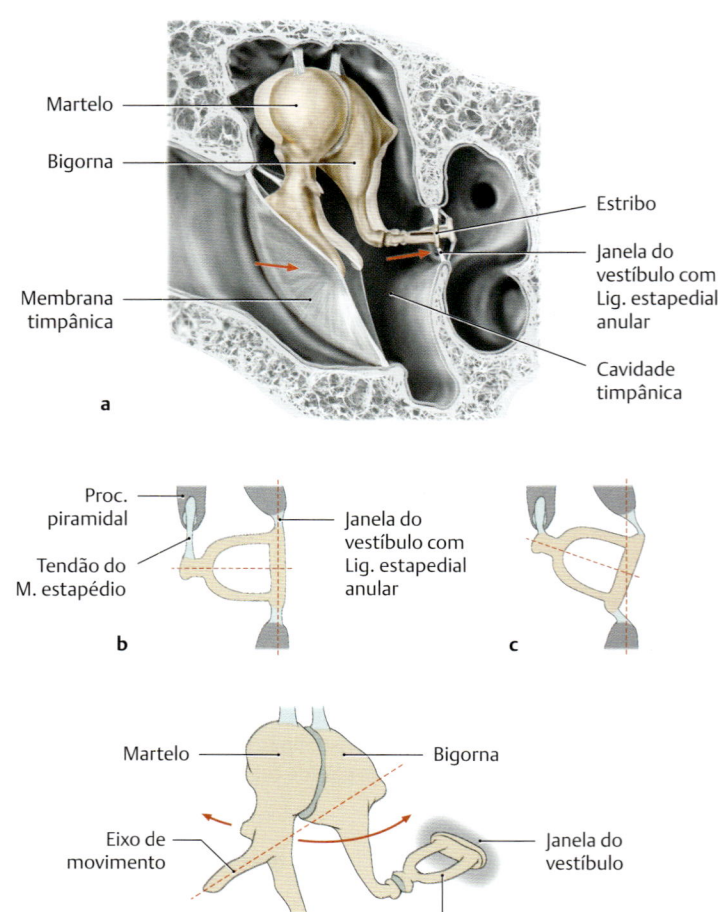

a

A Ossículos da audição

A figura mostra os ossículos da audição da orelha esquerda. Três ossículos sequenciais formam a cadeia ossicular da audição (ver **B** para a função). Ela representa uma conexão articulada entre a membrana timpânica e a janela do vestíbulo e consiste em:

- Martelo
- Bigorna e
- Estribo.

a e **b** Martelo: vistas posterior e anterior.
c e **d** Bigorna: vistas medial, ânterior e lateral.
e e **f** Estribo: vistas superior e medial.
   g Cadeia dos ossículos da audição na vista superior medial.

Observe a articulação entre martelo e bigorna (Art. incudomalear), bem como a articulação entre a bigorna e o estribo (Art. incudoestapedial).

B Função da cadeia dos ossículos da audição

Vista anterior.

a Ondas sonoras, *i.e.*, oscilações periódicas do ar, induzem a membrana timpânica a oscilar. A cadeia dos ossículos de audição transmite as oscilações da membrana timpânica e, portanto, as ondas sonoras, através da janela do vestíbulo para um meio aquoso (perilinfa). As ondas encontram pouca resistência no ar, mas resistência elevada no líquido da orelha interna (perilinfa). Portanto, é necessária a amplificação sonora (alteração de impedância). Uma amplificação de 17 vezes ocorre pela diferença das áreas (relação da área da membrana timpânica com a área da janela do vestíbulo), além da amplificação decorrente do efeito de alavanca da cadeia dos ossículos da audição (1,3 vez). Portanto, a pressão sonora é amplificada cerca de 22 vezes. A perda da transformação da pressão sonora entre a membrana timpânica e a base do estribo causa surdez devido à deficiência da condução sonora (perda de cerca de 20 dB de audição).

b e **c** A pressão sonora sobre a membrana timpânica desloca a cadeia dos ossículos da audição que, por sua vez, inclina o estribo (**b** posição normal, **c** posição inclinada). O movimento do estribo na membrana da janela do vestíbulo (membrana estapedial) inicia um movimento oscilante da coluna de líquido da orelha interna.

d A sequência dos movimentos da cadeia dos ossículos da audição corresponde a verdadeiras oscilações pendulares (o eixo do movimento é marcado por uma linha pontilhada e a direção do movimento, por setas). A mobilidade da cadeia dos ossículos da audição é influenciada por dois músculos: o M. tensor do tímpano e o M. estapédio

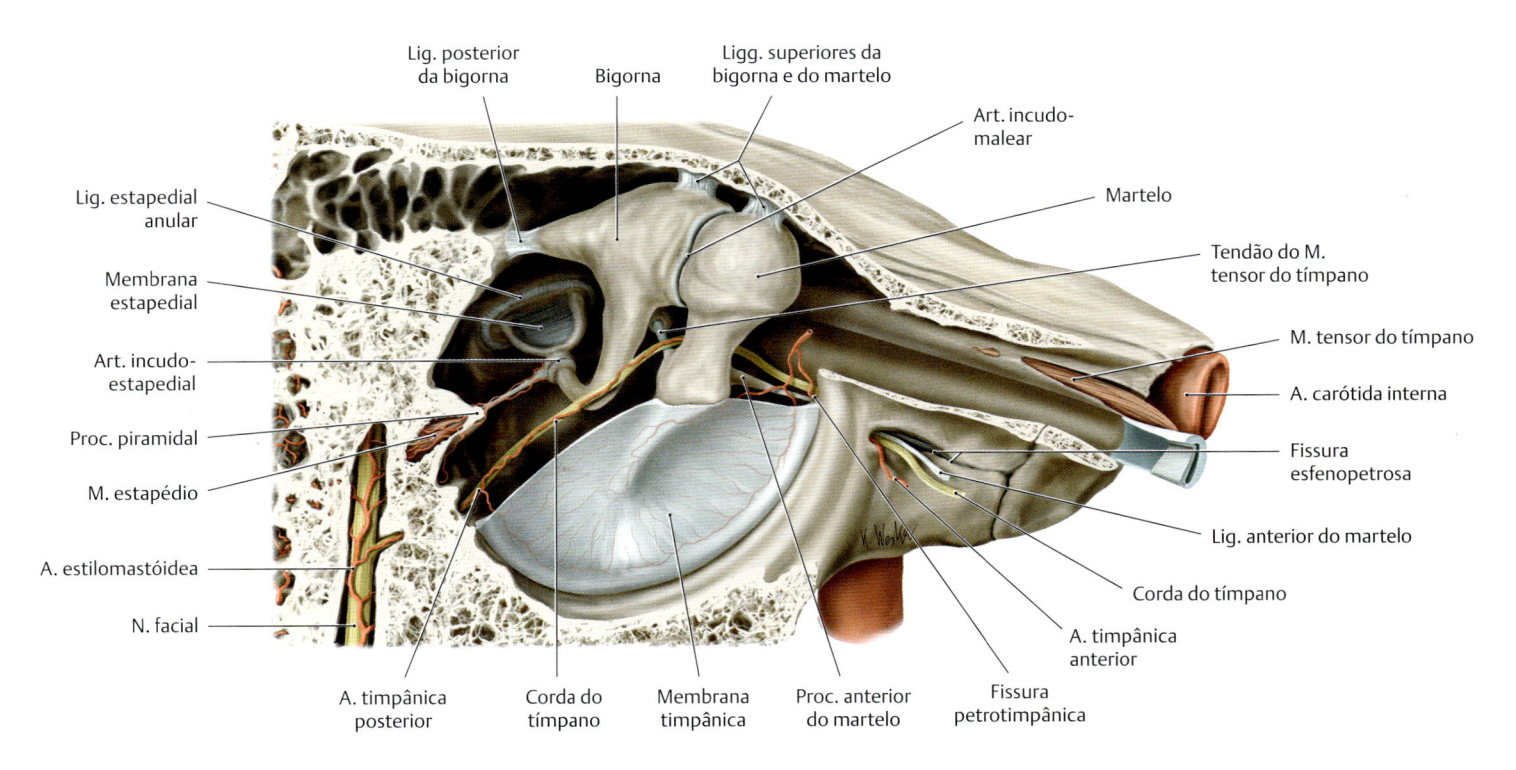

C Cadeia dos ossículos da audição na cavidade timpânica
Vista lateral da orelha direita. As articulações e seus ligamentos são visíveis. Além disso, observamos os dois músculos da orelha média, o M. estapédio e o M. tensor do tímpano. O *M. estapédio* (inervação: R. estapédio do nervo facial) insere-se no estribo. Sua contração enrijece a cadeia dos ossículos, diminuindo a transmissão sonora para a orelha interna. Esta função de filtro é importante sobretudo para sons de alta frequência. A exposição sonora da orelha média por meio de uma sonda localizada no meato acústico externo permite a análise da função do músculo estapédio por meio da alteração na impedância (amplificação das ondas sonoras) (reflexo do músculo estapédio). O *M. tensor do tímpano* (inervação: N. pterigóideo medial do nervo trigêmeo) tensiona, com a sua contração, a membrana timpânica e diminui também a transmissão sonora. Ambos os músculos contraem reflexamente sob estímulos sonoros intensos.
Observação: O corda do tímpano, que contém as fibras gustatórias para os 2/3 anteriores da língua, estende-se, sem proteção óssea, pela orelha média (perigo de lesão em caso de cirurgia).

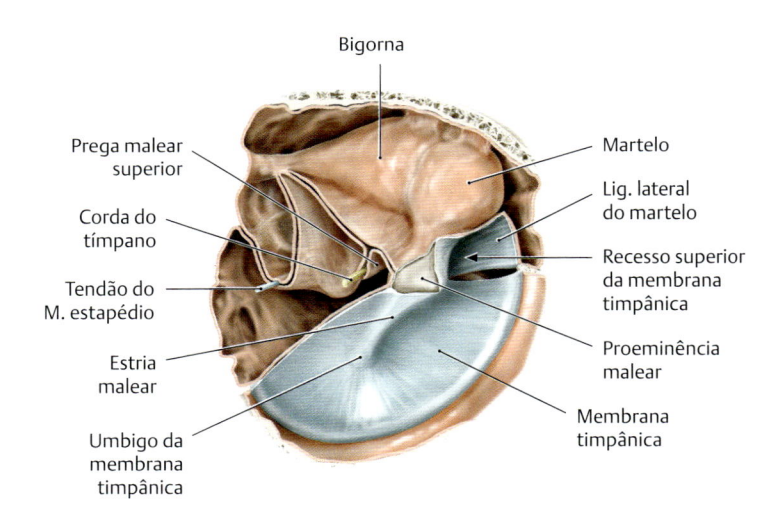

D Revestimento mucoso da cavidade timpânica
Vista posterior externa (membrana timpânica parcialmente removida). A cavidade timpânica e seu conteúdo (cadeia dos ossículos da audição, tendões e nervos) são recobertos por túnica mucosa que forma pregas e invaginações em volta dessas estruturas. O epitélio representa, em sua maior parte, monocamada isoprismática, além de áreas com epitélio ciliado e células caliciformes. A cavidade timpânica apresenta um acesso ao ar respirado através da tuba auditiva e, portanto, é considerada um seio paranasal especializado. Como no caso dos seios paranasais, podem ocorrer infecções na cavidade timpânica (otite média).

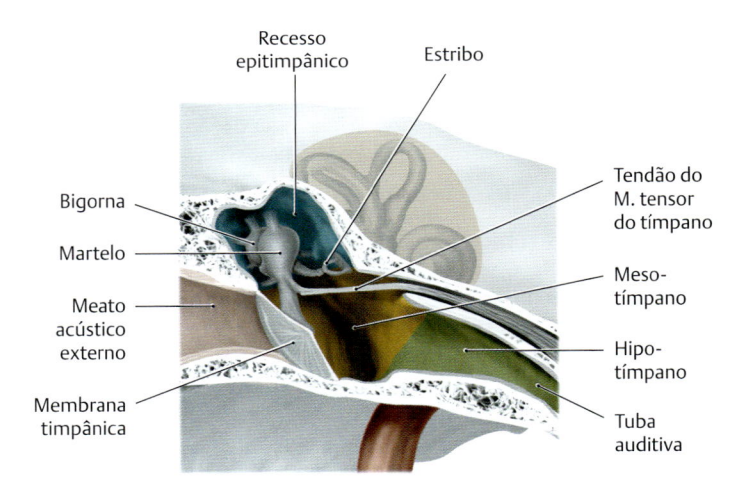

E Andares da cavidade timpânica de importância clínica
De acordo com as relações com a membrana timpânica, a cavidade timpânica é subdividida em três andares:

- Epitímpano (recesso epitimpânico, ático, abóbada), superiormente à membrana timpânica
- Mesotímpano, na altura da membrana timpânica
- Hipotímpano (recesso hipotimpânico), inferiormente à membrana timpânica.

O recesso epitimpânico é conectado às células mastóideas, e o recesso hipotimpânico, à tuba auditiva.

5.5 Orelha Interna: Visão Geral

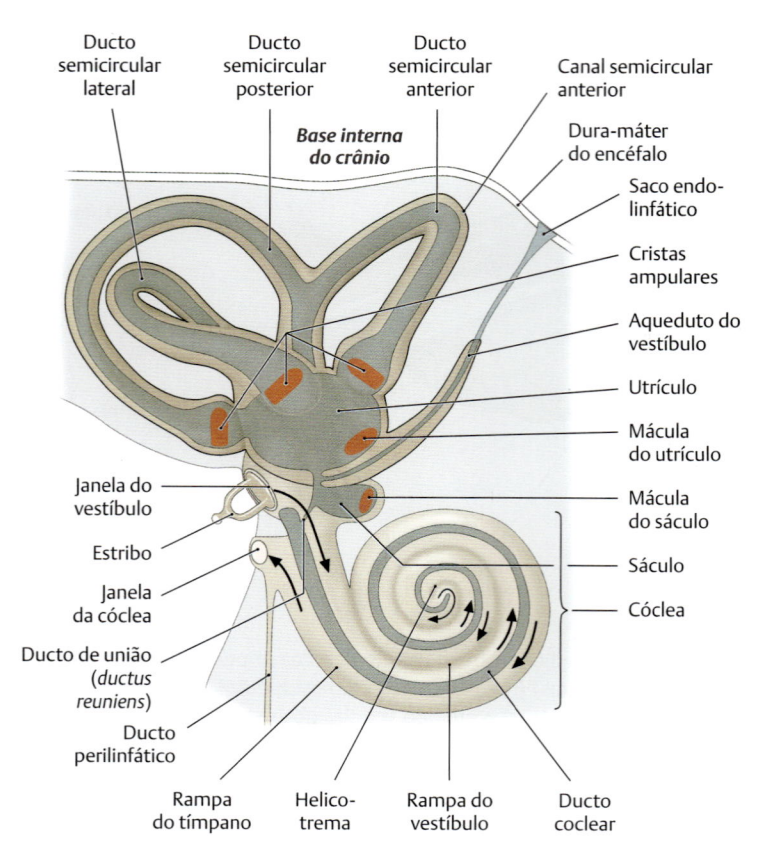

A Esquema da orelha interna

A orelha interna situa-se na parte petrosa do temporal (ver **B**) e contém os órgãos da audição e do equilíbrio (ver pp. 146 e seguintes). Consiste em um *labirinto membranáceo*, situado em um sistema de espaços ósseos, o *labirinto ósseo*. Ao **órgão da audição** pertence o labirinto coclear com o *ducto coclear*, um ducto membranáceo situado internamente ao invólucro ósseo, a *cóclea*. Contém o epitélio sensorial do órgão da audição (*órgão espiral* ou *de Corti*). O **órgão do equilíbrio** é formado pelo labirinto vestibular com os *ductos semicirculares*, o *sáculo* e o *utrículo*, que apresentam epitélio sensorial. Cada ducto semicircular é envolvido, separadamente, por um canal ósseo (*canal semicircular*), enquanto o sáculo e o utrículo situam-se no interior de uma cápsula óssea comum, o *vestíbulo*. O espaço do *labirinto ósseo* é preenchido por perilinfa (*espaço perilinfático*, bege), cuja composição corresponde a um ultrafiltrado do sangue. O espaço perilinfático é conectado ao espaço subaracnóideo pelo aqueduto da cóclea (= ducto perilinfático); termina na face posterior da parte petrosa do temporal, inferiormente ao poro acústico interno. O *labirinto membranáceo* "boia" no labirinto ósseo, com o qual mantém conexões frouxas por fibras de tecido conjuntivo. É preenchido por endolinfa (*espaço endolinfático*, azul-esverdeado), cuja composição iônica corresponde à do espaço intracelular. Os espaços endolinfáticos dos órgãos da audição e do equilíbrio comunicam-se entre si por meio do *ducto de união*, e com o saco endolinfático por meio do aqueduto do vestíbulo (*ducto endolinfático*). O saco endolinfático é formado por um abaulamento epidural situado na face posterior da parte petrosa do temporal, onde ocorre a reabsorção da endolinfa.

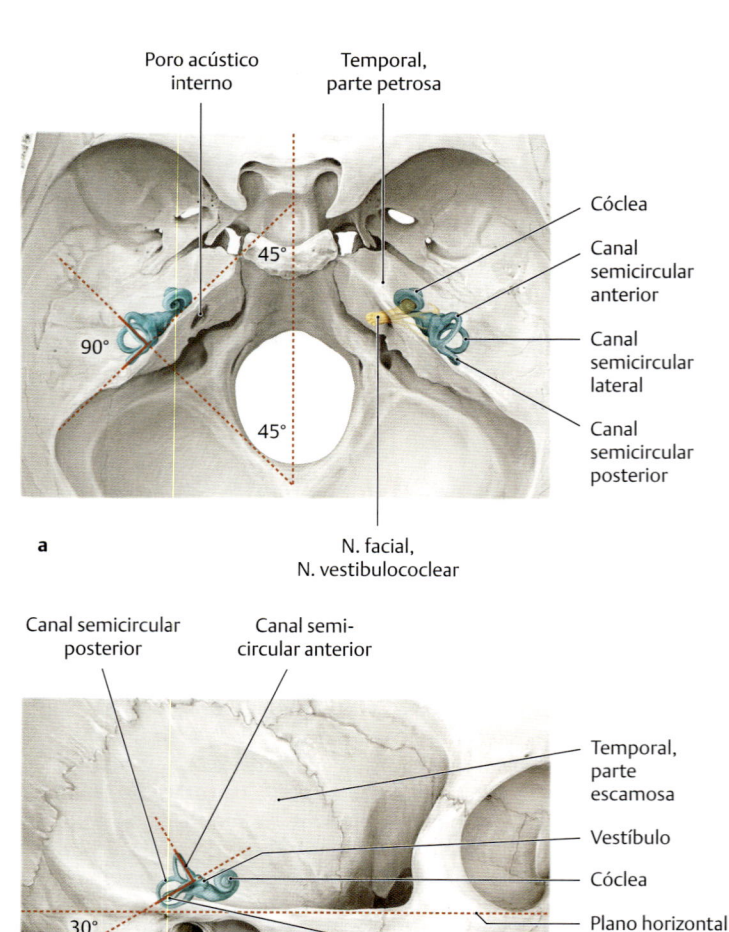

B Projeção da orelha interna no crânio

a Vista superior da parte petrosa do temporal; **b** Vista lateral direita da parte escamosa do temporal.

O ápice da cóclea aponta para a frente e lateralmente e não para cima, como poderíamos supor. Os canais semicirculares orientam-se em um ângulo de cerca de 45° em relação aos planos principais da cabeça (frontal, transversal, sagital); essa disposição é importante na avaliação de tomografias computadorizadas da parte petrosa.

Observação: O conhecimento da posição dos canais semicirculares é importante para a prova térmica, no exame da função do órgão vestibular. O canal semicircular lateral (horizontal) é inclinado cerca de 30° nas direções anterior e cranial (ver **b**). Quando a cabeça do paciente em *decúbito dorsal* (!) é elevada 30°, o canal semicircular lateral passa a ficar situado na posição vertical. Uma vez que líquidos quentes sobem, pode ser induzida uma corrente térmica na endolinfa do canal semicircular por meio de lavagem do meato acústico com água morna (44°C) ou fria (30°C); (água morna ou fria em relação à temperatura corporal normal). Essa corrente térmica se manifesta por nistagmo vestibular (movimentos rápidos dos olhos, reflexo vestibulococlear). Movimentos da cabeça sempre excitam os dois órgãos vestibulares. Portanto, a prova térmica é o único método que permite a avaliação funcional *separada* dos órgãos vestibulares (importante em caso de vertigem de causa indefinida).

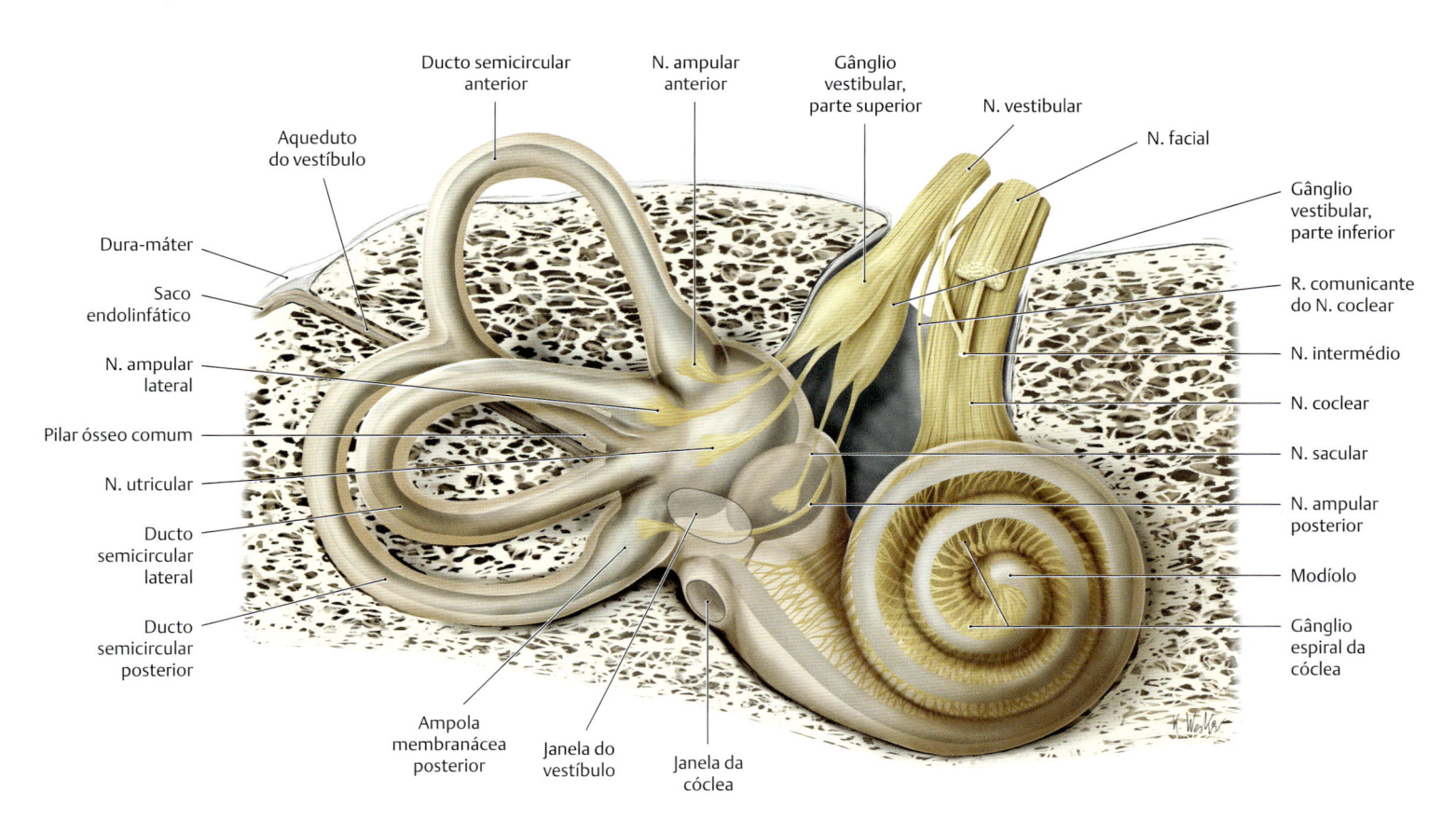

C Inervação do labirinto membranáceo
Orelha direita, vista anterior. Os **impulsos aferentes** dos órgãos receptores do utrículo, do sáculo e dos ductos semicirculares (*i.e.*, do **órgão do equilíbrio**) são primeiramente conduzidos por prolongamentos dendríticos (periféricos) até o *gânglio vestibular* bipartido (partes superior e inferior) que contém os corpos dos neurônios aferentes (células ganglionares bipolares). Suas projeções centrais formam o *N. vestibular* que, com o *N. coclear*, estende-se pelo meato acústico interno e o ângulo pontocerebelar até o tronco encefálico.

Os **impulsos aferentes** provenientes dos órgãos receptores da cóclea (*i.e.*, **do órgão da audição**) são primeiramente conduzidos por fibras dendríticas (periféricas) até os *gânglios espirais* que contêm os corpos das células ganglionares bipolares. Situam-se no núcleo central ósseo da cóclea (modíolo). Seus prolongamentos centrais formam o *N. coclear*, que se une ao *N. vestibular*, formando o *N. vestibulococlear*.
Observe o N. facial, também seccionado, com suas fibras parassimpáticas (N. intermédio) no meato acústico interno (ver **D**).

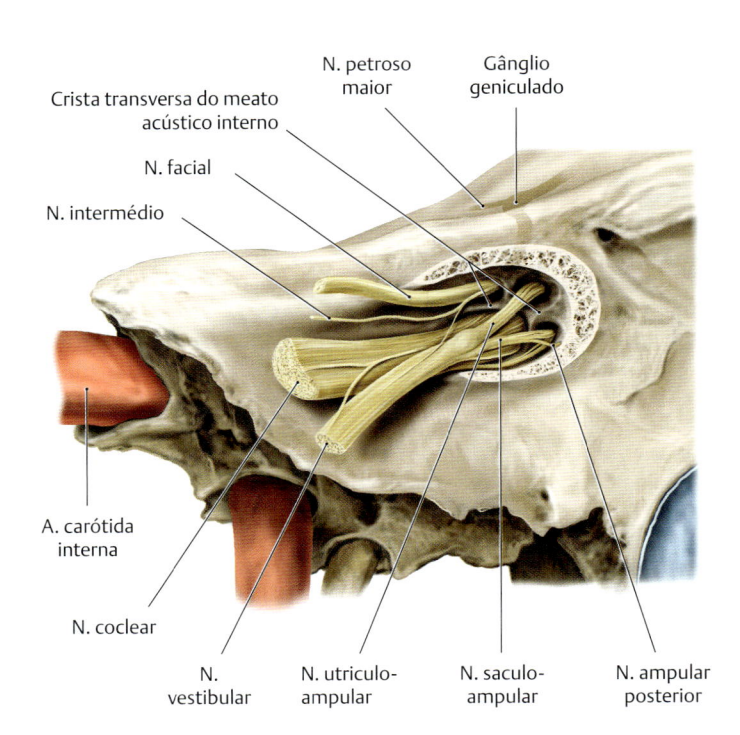

D Entrada e saída dos nervos cranianos do meato acústico interno direito
Vistas oblíqua e posterior da profundidade do meato acústico interno. O meato acústico interno apresenta cerca de 1 cm de comprimento e origina-se no poro acústico interno, na parede posterior da parte petrosa do temporal. Ele contém:

- O N. vestibulococlear com suas partes coclear e vestibular
- O N. facial, significativamente mais delgado, com suas fibras parassimpáticas (N. intermédio) e
- A A. e a V. do labirinto (não mostradas aqui).

A proximidade do N. vestibulococlear com o N. facial, no canal ósseo, pode levar a lesões periféricas do N. facial nos casos de tumores do N. vestibulococlear (o chamado *neurinoma do nervo coclear*) (ver também p. 125). Neurinomas do nervo coclear são tumores benignos oriundos das células de Schwann das fibras do N. vestibular. Portanto, também são chamados, apropriadamente, de *schwannoma do nervo vestibular* (ver também p. 128). O crescimento do tumor começa sempre no meato acústico interno e, a partir de determinado tamanho, pode se expandir em direção ao ângulo pontocerebelar; portanto, também é chamado de "*tumor do ângulo pontocerebelar*". Um distúrbio agudo unilateral da orelha interna acompanhado por surdez e, frequentemente, por zumbido é muitas vezes relacionado a uma origem vascular (espasmo da A. do labirinto, que compromete o fluxo sanguíneo).

5.6 Orelha Interna: Órgão da Audição

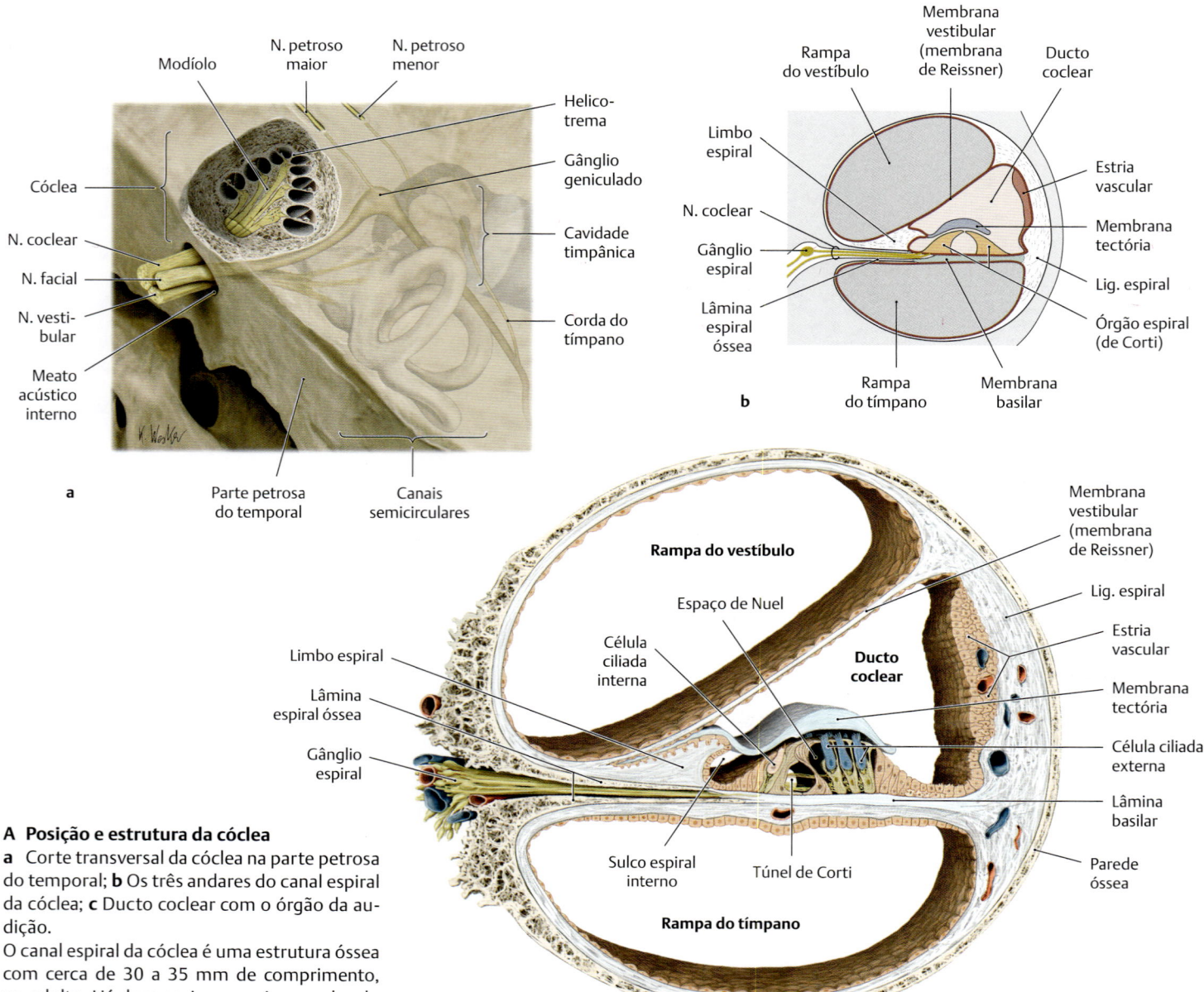

A Posição e estrutura da cóclea

a Corte transversal da cóclea na parte petrosa do temporal; **b** Os três andares do canal espiral da cóclea; **c** Ducto coclear com o órgão da audição.

O canal espiral da cóclea é uma estrutura óssea com cerca de 30 a 35 mm de comprimento, no adulto. Há duas espiras e meia ao redor do próprio eixo, o *modíolo*, que apresenta espaços ocos ramificados contendo o gânglio espiral (corpos dos neurônios aferentes). A base da cóclea é posicionada em direção ao meato acústico interno (**a**). Um corte transversal no canal espiral da cóclea revela três compartimentos membranáceos com um arranjo em andares (**b**): superior e inferior, preenchido com perilinfa, as *rampas do vestíbulo* e *do tímpano* e, no meio, o *ducto coclear*, preenchido com endolinfa. Enquanto os espaços perilinfáticos se conectam no ápice da cóclea através do *helicotrema*, o espaço endolinfático termina em fundo cego no ápice da cóclea. O ducto coclear, triangular no corte transversal, é separado da rampa do vestíbulo pela membrana vestibular (*membrana de Reissner*) e da rampa do tímpano pela *lâmina basilar*. A lâmina basilar origina-se de um processo ósseo do modíolo, a *lâmina espiral óssea*, e aumenta sua largura,

continuamente, da base até o ápice da cóclea. Frequências elevadas (até 20.000 Hz) são percebidas nas partes estreitas da lâmina basilar, e frequências baixas (até cerca 200 Hz) nas partes largas (*tonotopia*); de um modo mais simples, podemos afirmar que frequências distintas (tons) são percebidas em lugares diferentes (topia)! Portanto, a lâmina basilar e a lâmina espiral formam o assoalho do ducto coclear, sobre qual repousa o órgão da audição propriamente dito, o órgão espiral (órgão de Corti). É composto por um sistema de células sensoriais e de sustentação, recobertos pela *membrana tectória*, massa gelatinosa livre de células. As células sensoriais (células ciliadas internas e externas) são os receptores do órgão espiral (**c**). Apresentam na face apical cerca de 50 a 100 estereocílios. Na face basilar formam

sinapses com as terminações dos neurônios aferentes e eferentes. Têm a capacidade de transformar energia mecânica em potenciais eletroquímicos (ver adiante). No detalhe ampliado de um dos giros da cóclea (**c**), a *estria vascular* é visível. Esta estria representa um epitélio vascularizado, onde a endolinfa é produzida. A endolinfa preenche o labirinto membranáceo (aqui o ducto coclear, uma parte deste labirinto). O órgão espiral de Corti repousa sobre a lâmina basilar. Transforma as vibrações da onda sonora em impulsos elétricos que o N. coclear conduz para o encéfalo. A célula principal da transdução do sinal é a célula ciliada interna. Ela transforma a onda sonora, proveniente da lâmina basilar, em impulsos recebidos e transmitidos pelo gânglio coclear.

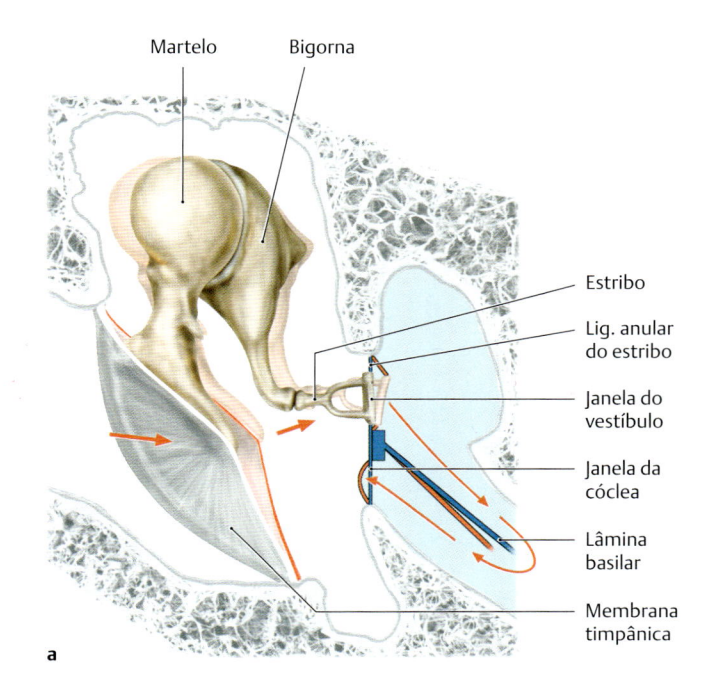

a

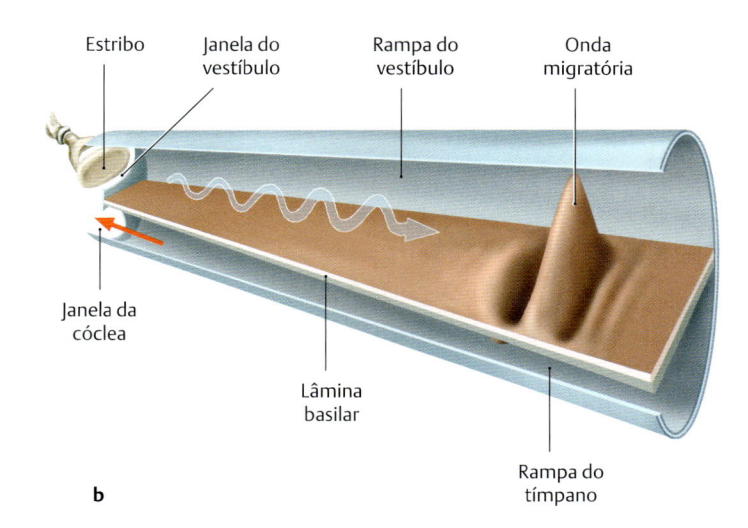

b

B Cooperação das orelhas média e interna na percepção auditiva (lado direito)

a Transmissão sonora da orelha média para a orelha interna: o som é percebido pela membrana timpânica e transmitido para a *janela do vestíbulo* (janela oval) pela cadeia dos ossículos da audição. A membrana da janela do vestíbulo oscila devido à pressão sonora. Essas oscilações são transmitidas pela perilinfa para a membrana basilar da orelha interna (ver **b**). A *janela da cóclea* (janela redonda) age no equilíbrio das pressões.

b Formação da onda sonora na cóclea: a onda sonora inicia-se na janela do vestíbulo e percorre toda a rampa do vestíbulo até o ápice da cóclea ("onda migratória"). Sua amplitude aumenta, ao longo do seu trajeto, dependendo da frequência do som e alcança, em determinados pontos, seu valor máximo (aqui mostrado de forma ampliada). Neste local, os receptores do órgão espiral de Corti são excitados e ocorre a transdução do sinal. Para compreender melhor esse processo, deve-se entender, inicialmente, a estrutura do órgão espiral de Corti (= órgão da audição no sentido estrito), detalhada na próxima figura.

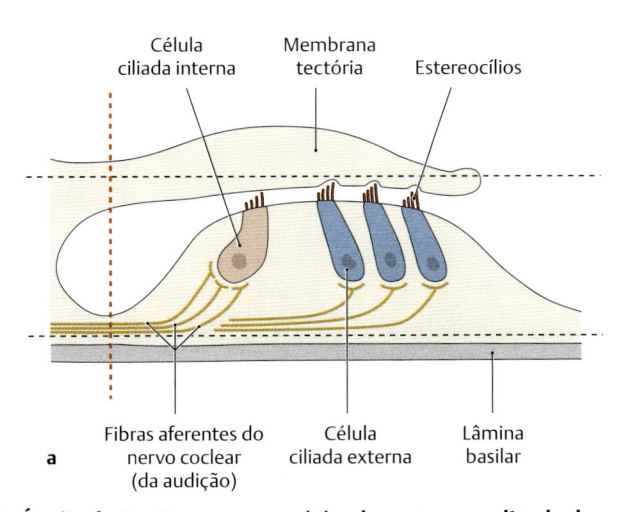

a

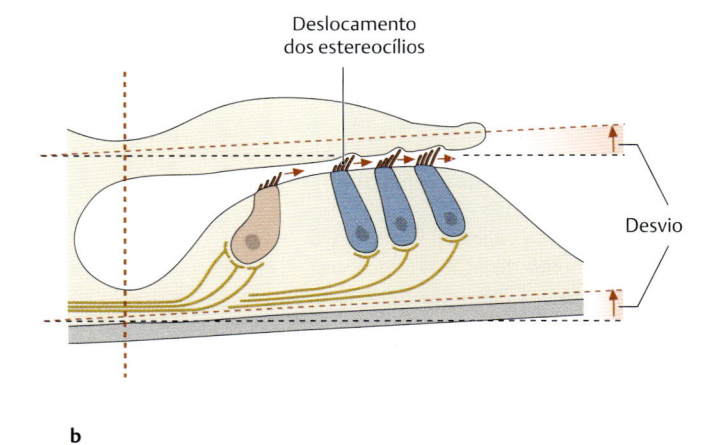

b

C Órgão de Corti em repouso (a) e durante a amplitude da uma onda sonora migratória (b)

A onda sonora migratória é iniciada por vibrações da janela do vestíbulo (ver **Bb**). Em determinado ponto, de acordo com a frequência sonora, ocorre o deslocamento máximo da lâmina basilar e da membrana tectória; aqui as duas estruturas deslizam uma contra a outra. Esse deslizamento traciona os estereocílios das células ciliadas *externas*. Isso

modifica o comprimento das células ciliadas e amplifica a onda migratória local. Consequentemente, os estereocílios das células ciliadas *internas* são deformados, liberando o glutamato no polo basilar das células ciliadas internas. A liberação do glutamato produz um potencial excitatório nos neurônios aferentes que é transmitido para o encéfalo (para detalhes, consultar livros de fisiologia).

153

5.7 Orelha Interna: Órgão do Equilíbrio

A Estrutura do órgão vestibular

O órgão vestibular consiste em três ductos semicirculares membranáceos que apresentam, em suas partes mais largas (ampolas membranáceas), cristas ampulares (células sensoriais), além do sáculo e do utrículo com suas máculas (mácula do sáculo e mácula do utrículo; quanto à posição na parte petrosa do temporal, ver **B**, p. 150). Os órgãos sensoriais nos ductos semicirculares detectam a *aceleração rotacional*; as máculas que se posicionam quase vertical e horizontalmente detectam a *aceleração linear* horizontal (mácula do utrículo) e vertical no sentido da gravidade (mácula do sáculo).

B Estrutura da ampola membranácea e da crista ampular

Corte transversal da ampola membranácea de um canal semicircular. Cada canal semicircular apresenta, em uma das suas extremidades, uma dilatação (ampola membranácea) que se estende para o interior de uma crista transversa de tecido conjuntivo e de epitélio sensorial (crista ampular). A crista ampular é recoberta por uma cúpula gelatinosa que é fixada no teto da ampola membranácea. Cada célula sensorial da crista ampular (cerca de 7.000) apresenta, no seu polo apical, um único e longo cinocílio e cerca de 80 estereocílios mais curtos, que se estendem para a cúpula. Durante movimentos de rotação da cabeça, de acordo com o plano de determinado canal semicircular, a inércia da endolinfa acentua o desvio da cúpula, levando à inclinação dos estereocílios. Dependendo da direção do desvio dos cílios, as células sensoriais são despolarizadas (estímulo) ou hiperpolarizadas (inibição) (para detalhes, ver **E**).

C Estrutura da mácula estática (= mácula do sáculo e do utrículo)

Tanto no revestimento epitelial do sáculo quanto no revestimento do utrículo encontra-se um campo oval com diâmetro de 2 mm, formado por células sensoriais e de apoio. Da mesma forma que vimos nas células sensoriais da crista ampular, as células sensoriais das máculas apresentam, nos polos apicais, numerosos cílios, que se estendem para a membrana dos estatocônios. Esta é composta por uma camada gelatinosa, semelhante à cúpula, cuja superfície contém, adicionalmente, cristais de carbonato de cálcio (*estatocônios, otólitos*). Devido a seu alto peso específico, os estatocônios tracionam a massa gelatinosa durante a aceleração linear, deslocando os cílios. Dependendo da orientação dos cílios nos diferentes campos, os movimentos levam à despolarização ou à hiperpolarização das células sensoriais.

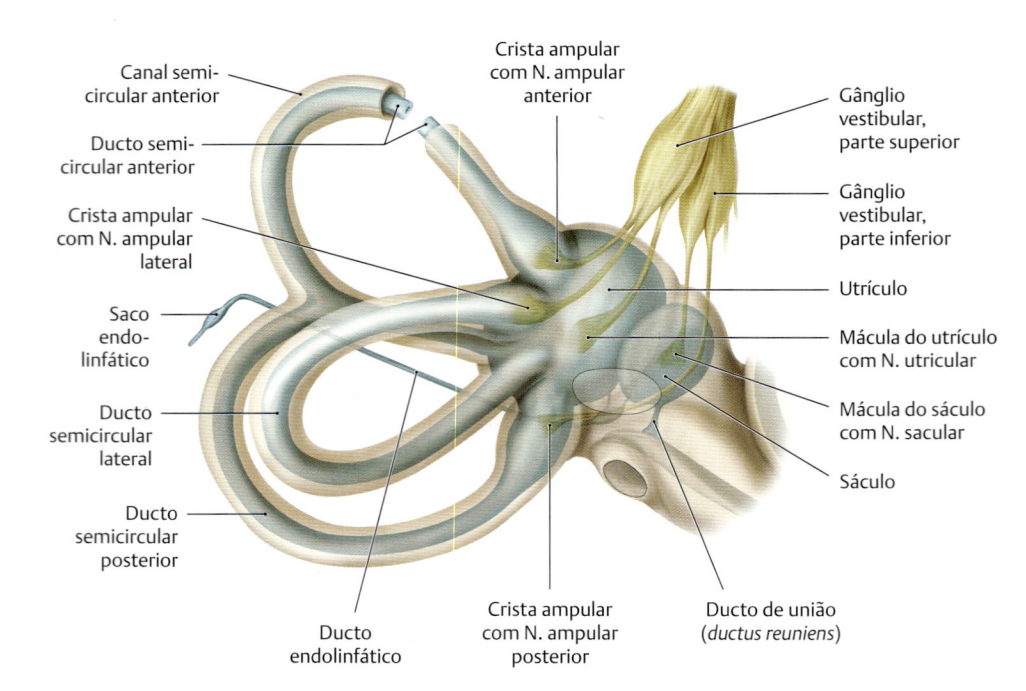

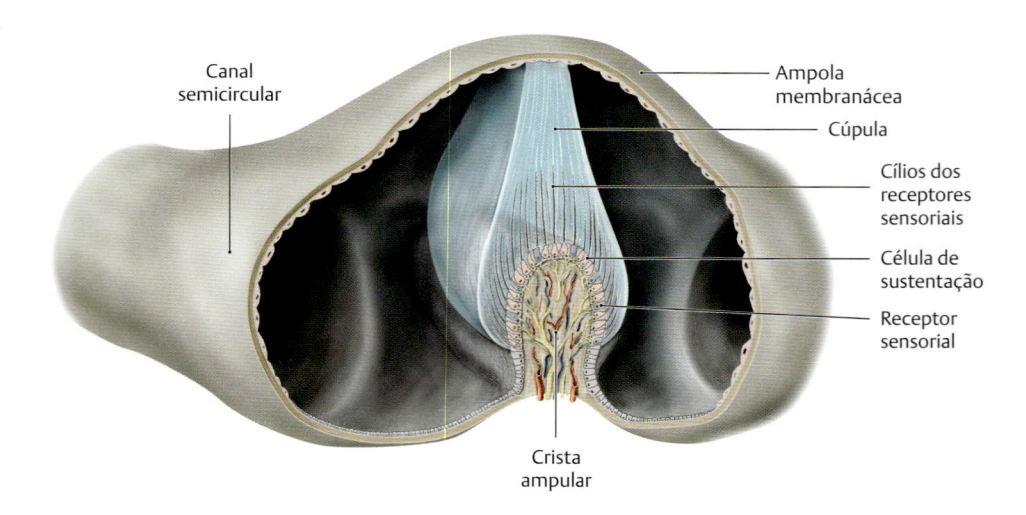

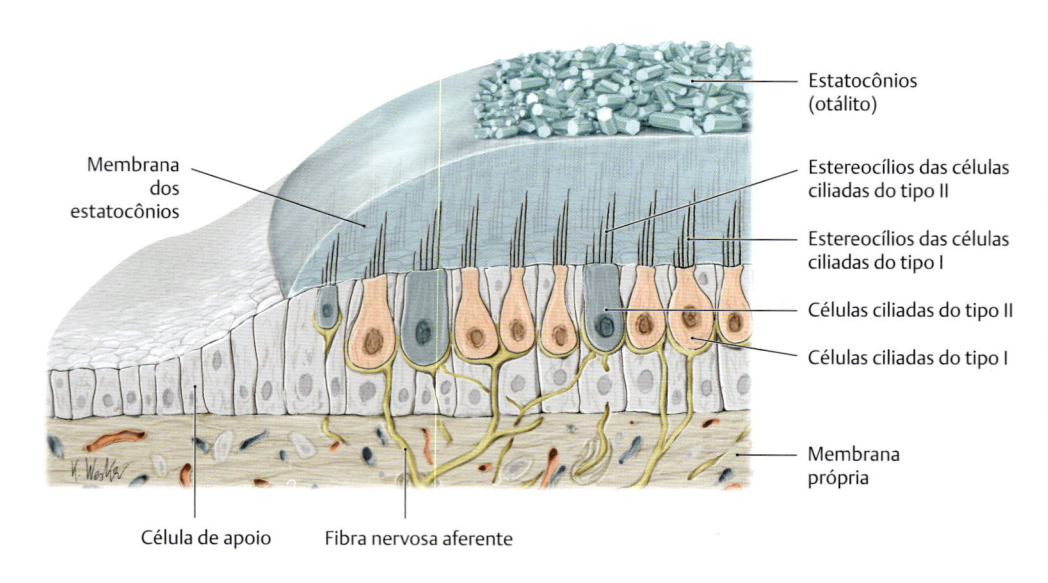

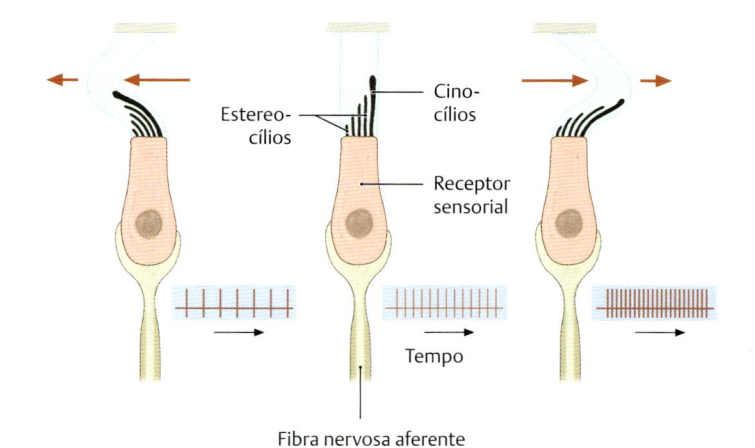

Estereo-
cílios

Cino-
cílios

Receptor
sensorial

Tempo

Fibra nervosa aferente

D Transformação dos estímulos nas células sensoriais do vestíbulo

As células da mácula e da crista ampular apresentam, na sua face apical, um longo cinocílio e cerca de 80 estereocílios de comprimento variável e com arranjo em escada. O arranjo dos cílios de tamanhos diferentes causa diferenciação polar das células sensoriais. Durante o repouso, os cílios apresentam-se retilíneos. No caso de desvio dos cílios em direção ao cinocílio, a célula sensorial despolariza e a frequência do potencial de ação (dos impulsos) aumenta (à direita); no caso de desvio na direção contrária à do cinocílio, a célula hiperpolariza e a frequência de impulsos diminui (à esquerda). Dessa maneira, o polo basilar da célula sensorial libera o neurotransmissor glutamato e regula a ativação do neurônio aferente (a despolarização é causada pela liberação de glutamato e a hiperpolarização, pela inibição da liberação). Esses processos informam à parte central do sistema nervoso sobre a direção e a amplitude do movimento ou a mudança de posição.

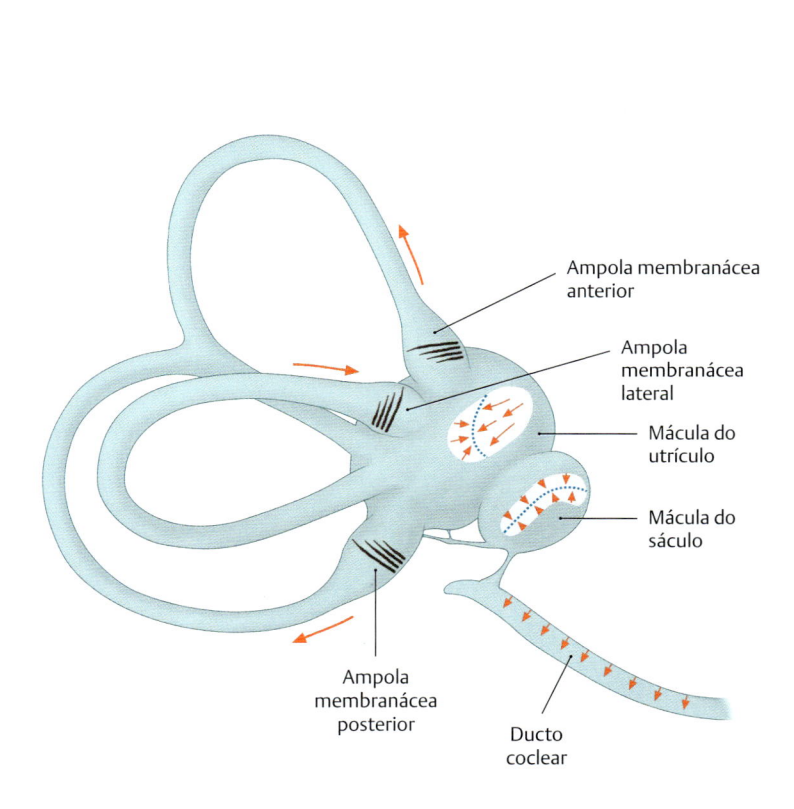

Ampola membranácea
anterior

Ampola
membranácea
lateral

Mácula do
utrículo

Mácula do
sáculo

Ampola
membranácea
posterior

Ducto
coclear

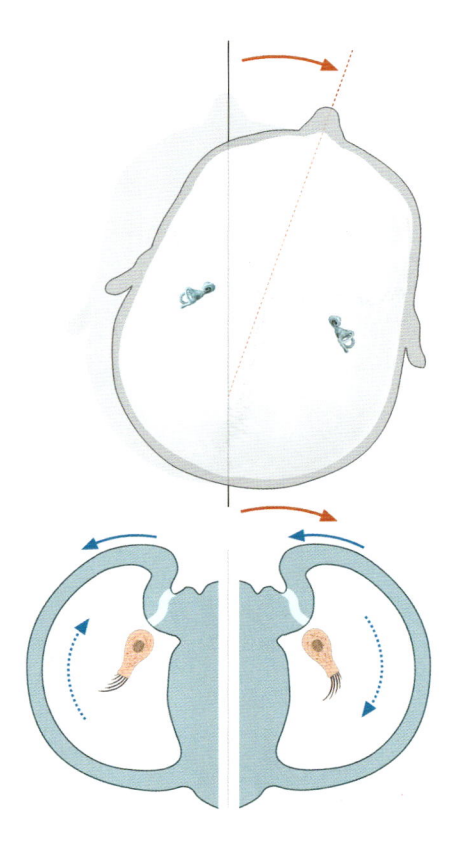

E Orientação diferenciada dos estereocílios no órgão vestibular (crista ampular e mácula estática)

O estímulo das células sensoriais decorrente do desvio dos estereocílios *em direção* ao ou *em direção contrária* ao cinocílio causa a transdução do sinal. Portanto, os cílios têm que apresentar orientações espaciais diferentes, para garantir que qualquer posição tridimensional e qualquer movimento da cabeça estimule ou iniba determinados receptores. O arranjo dos cílios, mostrado aqui, garante que diferentes direções no espaço correspondam a determinado campo de receptores com sensibilidade máxima. As setas marcam a polarização dos cílios, *i.e.*, a extremidade das setas é sempre direcionada para o cinocílio.

Observe que as células sensoriais nos campos sensoriais do utrículo e do sáculo estão dispostas em sentidos contrários.

F Coordenação dos canais semicirculares contralaterais durante a rotação da cabeça

Considerando a cabeça como ponto de referência, a sua rotação para a direita (seta vermelha) produz um fluxo de endolinfa para a esquerda, devido à inércia (seta azul contínua). O arranjo dos esterocílios permite o estímulo contrário dos órgãos vestibulares direito e esquerdo. No lado direito ocorre o desvio dos estereocílios no sentido do cinocílio (seta pontilhada; consequência: aumento da frequência dos impulsos), enquanto no lado esquerdo o desvio é no sentido oposto ao do cinocílio (seta pontilhada; consequência: diminuição da frequência de impulsos). Esse arranjo aumenta o contraste do estímulo e, portanto, a sensibilidade, *i.e.*, a diferença entre as frequências de impulso, diminuída em um lado e aumentada no outro lado, permite a melhor percepção do estímulo.

155

5.8 Irrigação da Parte Petrosa do Temporal

A Origem das principais artérias da cavidade timpânica

Com exceção das Aa. caroticotimpânicas (ramos da A. carótida interna, parte petrosa), todos os vasos que suprem a cavidade timpânica originam-se da A. carótida externa. Os vasos, com frequência, formam anastomoses e chegam através das pregas mucosas, por exemplo, aos ossículos da audição. No interior dos ossículos estendem-se vasos intraósseos.

Artéria	Origem	Área de suprimento
Aa. caroticotimpânicas	A. carótida interna	Tuba auditiva e parede anterior da cavidade timpânica
A. estilomastóidea	A. auricular posterior	Parede posterior da cavidade timpânica, células mastóideas, M. estapédio, estribo
A. timpânica inferior	A. faríngea ascendente	Assoalho da cavidade timpânica, promontório da cavidade timpânica
A. auricular profunda	A. maxilar	Membrana timpânica, assoalho da cavidade timpânica
A. timpânica posterior	A. estilomastóidea (alternativa: A. auricular posterior, ver **A,b**, p. 98)	Corda do tímpano, membrana timpânica, martelo
A. timpânica superior	A. meníngea média	M. tensor do tímpano, teto da cavidade timpânica, estribo
A. timpânica anterior	A. maxilar	Membrana timpânica, antro mastóideo, martelo, bigorna

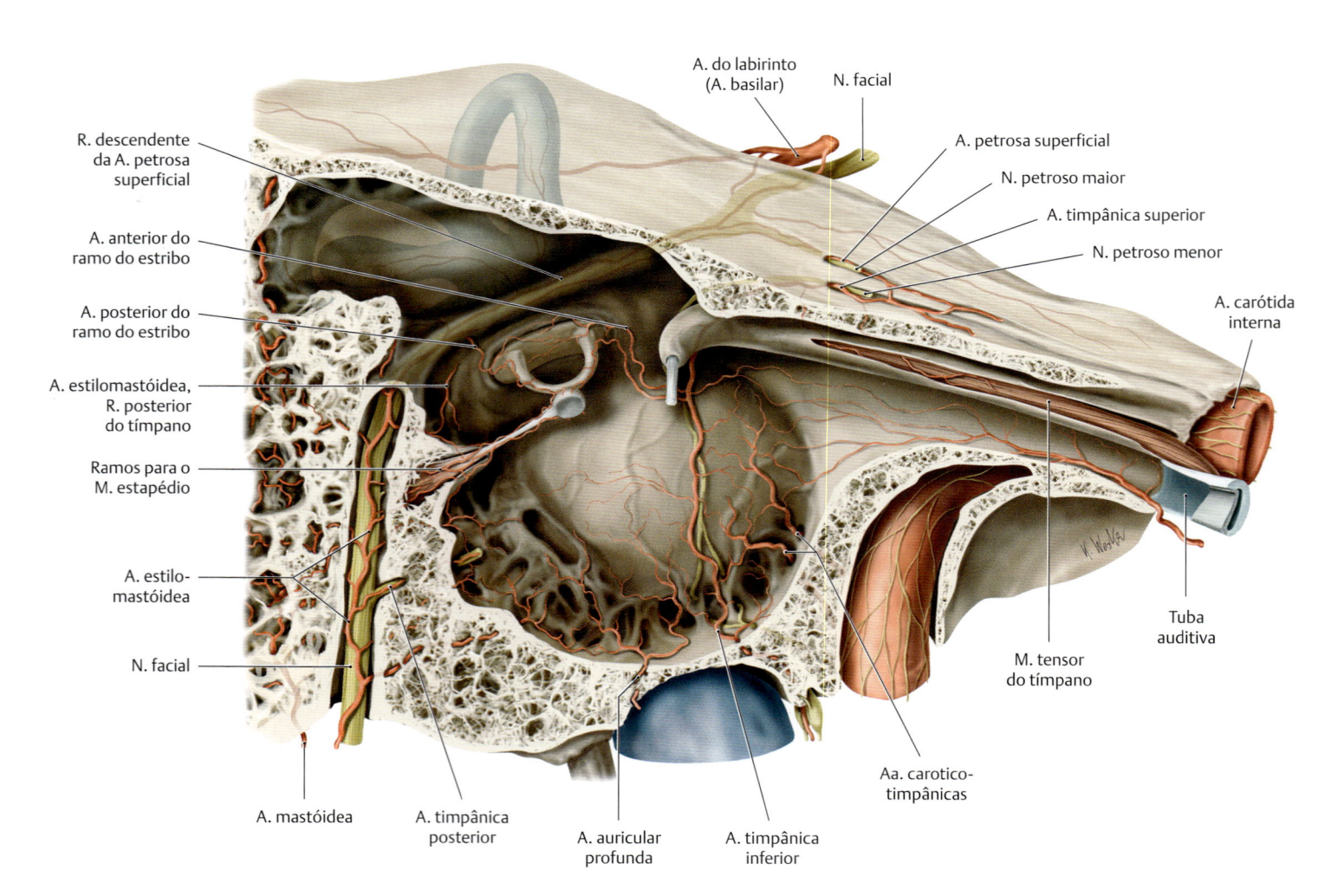

B Artérias da cavidade timpânica e das células mastóideas

Parte petrosa do temporal direito, vista anterior; o martelo, a bigorna e partes do corda do tímpano e da A. timpânica anterior foram removidos.

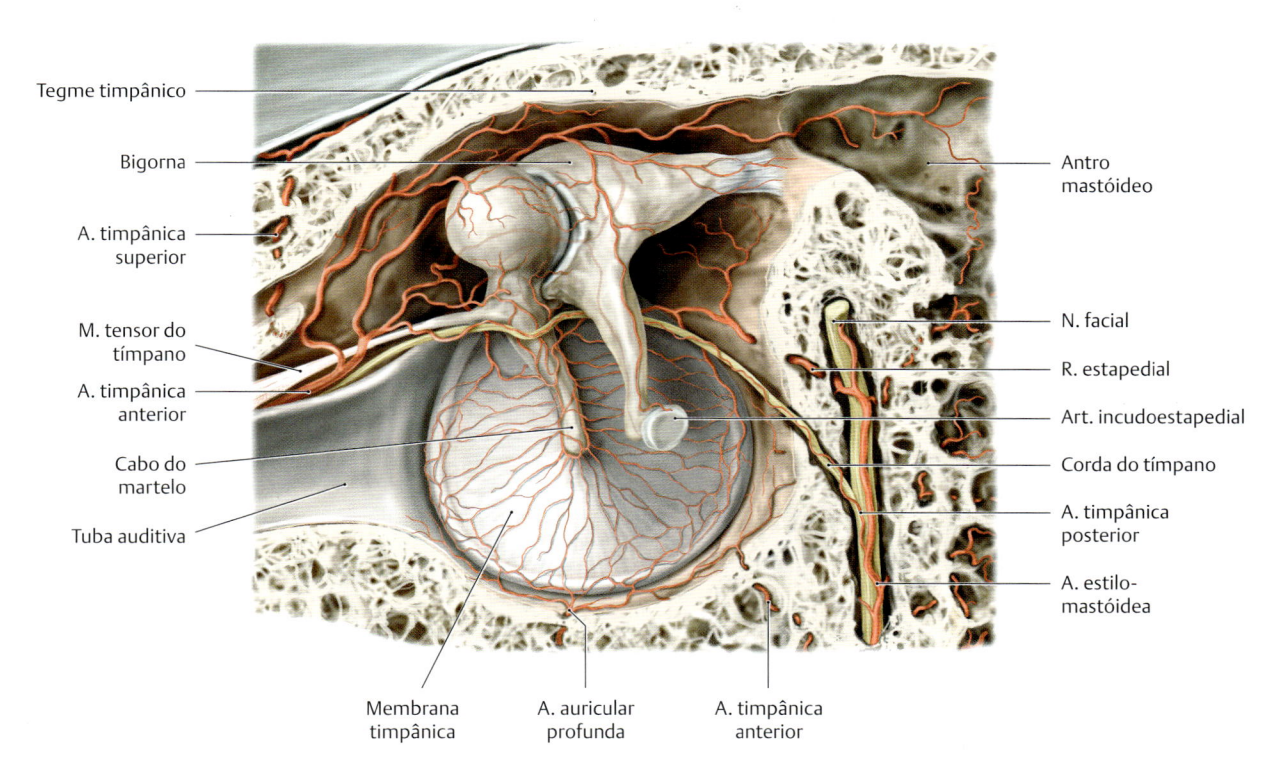

Tegme timpânico

Bigorna

A. timpânica superior

M. tensor do tímpano

A. timpânica anterior

Cabo do martelo

Tuba auditiva

Antro mastóideo

N. facial

R. estapedial

Art. incudoestapedial

Corda do tímpano

A. timpânica posterior

A. estilo-mastóidea

Membrana timpânica

A. auricular profunda

A. timpânica anterior

C Irrigação da cadeia dos ossículos da audição e da membrana timpânica

Vista interna da membrana timpânica direita. O suprimento principal desta região faz-se pela A. timpânica anterior. Em caso de inflamação da membrana timpânica, as artérias dilatam de forma significativa e seu trajeto na membrana timpânica torna-se visível, como mostrado aqui.

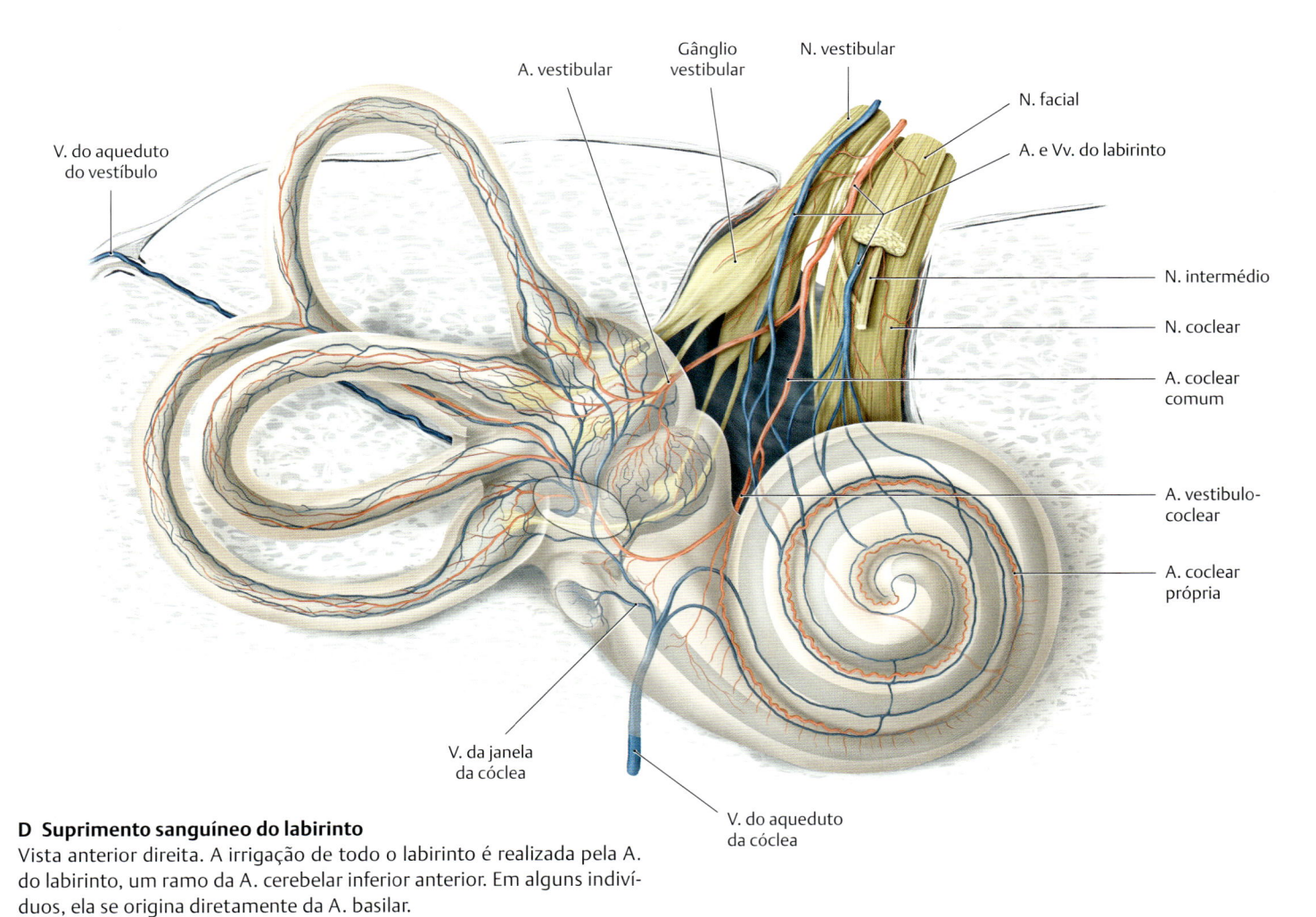

Gânglio vestibular

A. vestibular

N. vestibular

N. facial

A. e Vv. do labirinto

V. do aqueduto do vestíbulo

N. intermédio

N. coclear

A. coclear comum

A. vestibulo-coclear

A. coclear própria

V. da janela da cóclea

V. do aqueduto da cóclea

D Suprimento sanguíneo do labirinto

Vista anterior direita. A irrigação de todo o labirinto é realizada pela A. do labirinto, um ramo da A. cerebelar inferior anterior. Em alguns indivíduos, ela se origina diretamente da A. basilar.

5.9 Região Orbital, Pálpebras e Túnica Conjuntiva

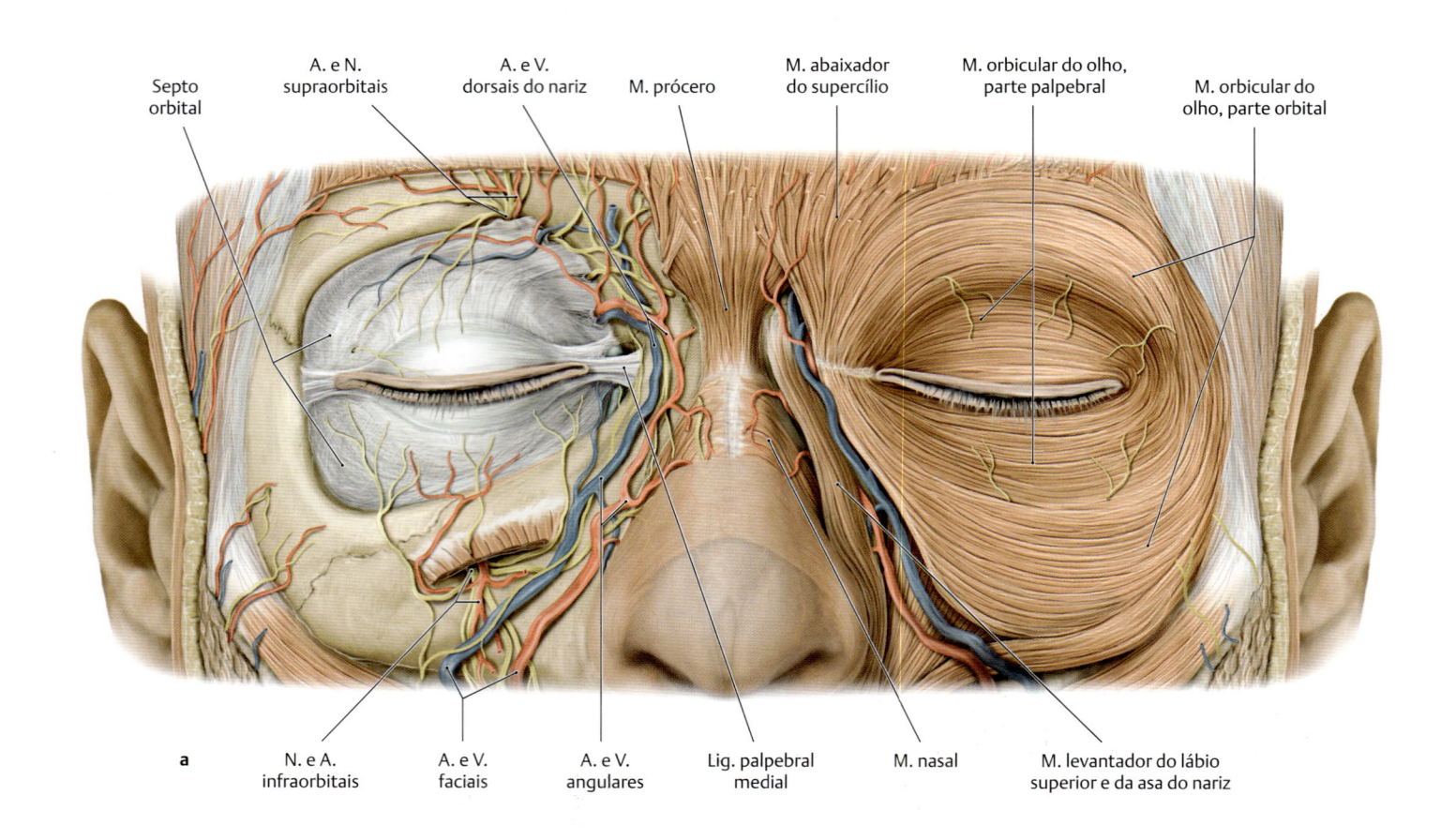

Septo orbital

A. e N. supraorbitais

A. e V. dorsais do nariz

M. prócero

M. abaixador do supercílio

M. orbicular do olho, parte palpebral

M. orbicular do olho, parte orbital

a

N. e A. infraorbitais

A. e V. faciais

A. e V. angulares

Lig. palpebral medial

M. nasal

M. levantador do lábio superior e da asa do nariz

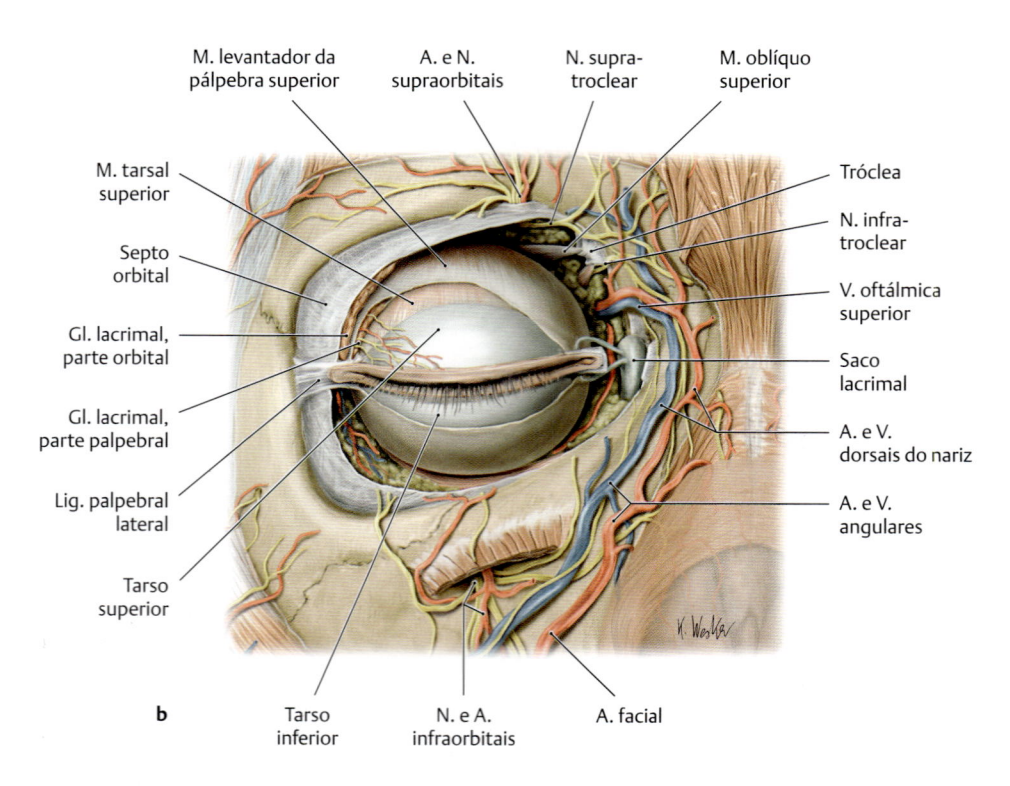

M. levantador da pálpebra superior

A. e N. supraorbitais

N. supra-troclear

M. oblíquo superior

M. tarsal superior

Septo orbital

Gl. lacrimal, parte orbital

Gl. lacrimal, parte palpebral

Lig. palpebral lateral

Tarso superior

Tróclea

N. infra-troclear

V. oftálmica superior

Saco lacrimal

A. e V. dorsais do nariz

A. e V. angulares

b

Tarso inferior

N. e A. infraorbitais

A. facial

A Vasos e nervos superficiais e profundos da região orbital

Olho direito, vista anterior.

a Camada superficial (no lado direito: visualização do septo orbital após a remoção do M. orbicular do olho); **b** Camada profunda (visualização das estruturas na região orbital anterior, após a remoção parcial do septo orbital).

Nesta região cruzam-se as áreas irrigadas pela A. carótida *interna* (vaso proveniente da órbita: A. supraorbital) e da A. carótida *externa* (A. infraorbital, A. facial). As anastomoses entre a V. angular (extracraniana) e as Vv. oftálmicas superiores (intracranianas) podem servir como porta de entrada de microrganismos para o seio cavernoso (perigo da trombose do seio, meningite). Portanto, em caso de infecções amplas na região externa da face, esta anastomose deve ser ligada na região orbital (ver **D**, p. 227).

Observe a passagem dos nervos supra e infraorbitais (V_1, V_2) através dos respectivos forames; nestes pontos de saída dos nervos examina-se a sensibilidade dos dois ramos do N. trigêmeo.

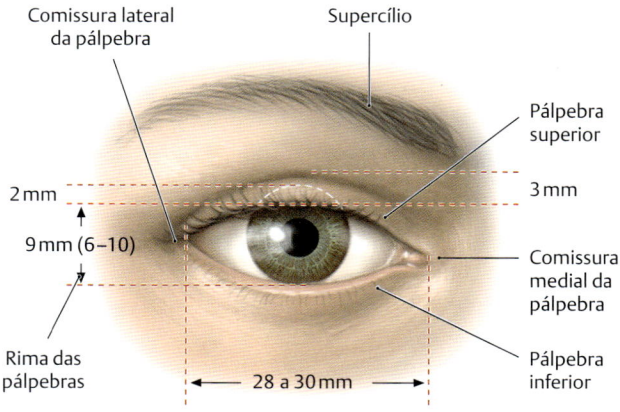

Comissura lateral da pálpebra · Supercílio · Pálpebra superior · 2 mm · 3 mm · 9 mm (6–10) · Comissura medial da pálpebra · Rima das pálpebras · 28 a 30 mm · Pálpebra inferior

B Anatomia de superfície do olho

Olho direito, vista anterior. Os valores indicam as larguras normais da rima das pálpebras. O médico tem que conhecer essas medições, visto que apresentam variações em algumas doenças, como, por exemplo, o aumento no caso de lesão periférica do nervo facial, ou a diminuição no caso de ptose palpebral, decorrente de lesão do N. oculomotor.

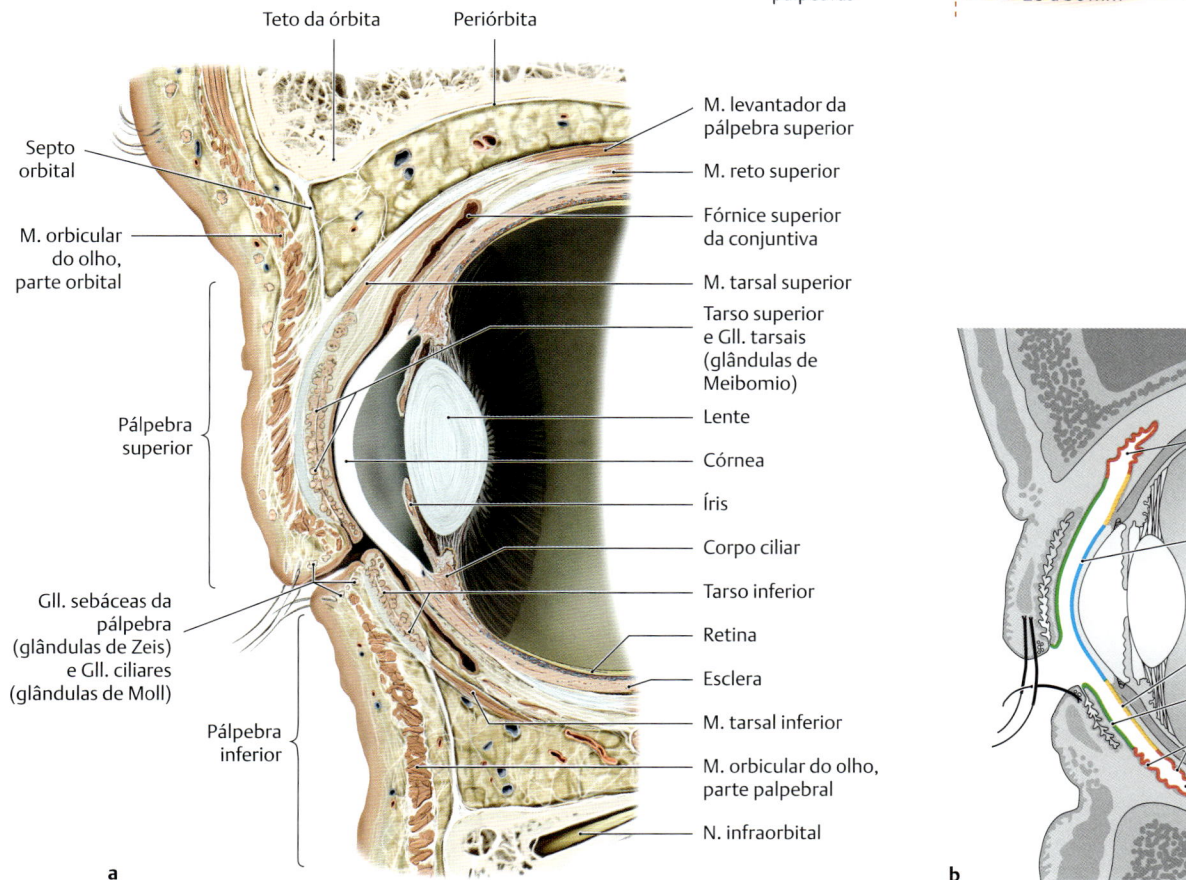

Teto da órbita · Periórbita · M. levantador da pálpebra superior · M. reto superior · Fórnice superior da conjuntiva · M. tarsal superior · Tarso superior e Gll. tarsais (glândulas de Meibomio) · Lente · Córnea · Íris · Corpo ciliar · Tarso inferior · Retina · Esclera · M. tarsal inferior · M. orbicular do olho, parte palpebral · N. infraorbital

Septo orbital · M. orbicular do olho, parte orbital · Pálpebra superior · Gll. sebáceas da pálpebra (glândulas de Zeis) e Gll. ciliares (glândulas de Moll) · Pálpebra inferior

a

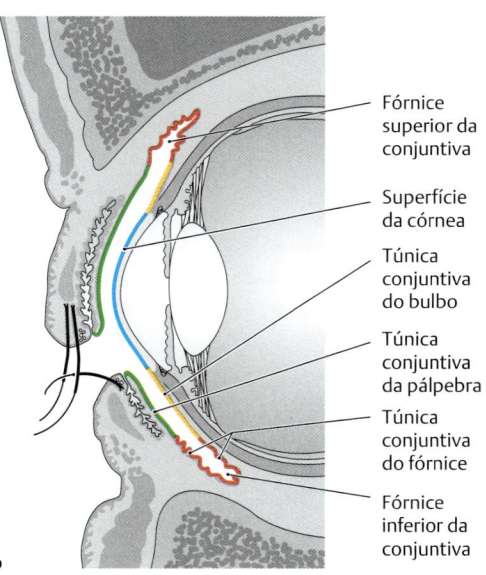

Fórnice superior da conjuntiva · Superfície da córnea · Túnica conjuntiva do bulbo · Túnica conjuntiva da pálpebra · Túnica conjuntiva do fórnice · Fórnice inferior da conjuntiva

b

C Estrutura das pálpebras e da túnica conjuntiva

a Corte sagital da cavidade anterior da órbita; **b** Localização da túnica conjuntiva.

Na **pálpebra** distinguem-se, clinicamente, uma face anterior e uma face posterior, com os seguintes componentes:

- Face anterior da pálpebra: pele da pálpebra; glândulas sudoríparas; glândulas ciliares (= glândulas da Moll ou sudoríparas modificadas); e glândulas sebáceas (= glândulas de Zeis), bem como os músculos *estriados* orbicular do olho e levantador da pálpebra (somente na pálpebra superior), inervados pelo N. facial e pelo N. oculomotor, respectivamente
- Face interna da pálpebra: tarso, Mm. tarsais superior e inferior (também chamados M. tarsal de Müller; *lisos*, inervados pela parte simpática da divisão autônoma do sistema nervoso), túnicas conjuntivas da pálpebra ou do tarso e glândulas tarsais (glândulas sebáceas de Meibomio).

O *batimento palpebral* regular (de 20 a 30 vezes por minuto) garante que o olho não resseque (distribuição homogênea do líquido lacrimal e das secreções glandulares, ver p. 161). Estímulos mecânicos (p. ex., grãos de

areia) desencadeiam o *reflexo corneopalpebral* que também serve como proteção da esclera e da túnica conjuntiva. A **túnica conjuntiva** é uma túnica mucosa delgada e brilhante, subdividida em *túnica conjuntiva da pálpebra* (ver anteriormente), *túnica conjuntiva do fórnice* e *túnica conjuntiva do bulbo*. A túnica conjuntiva do bulbo continua-se como a superfície da esclera. Juntas formam o **saco da conjuntiva** que, entre outras funções, garante:

- A mobilidade do bulbo do olho
- O deslocamento das mucosas das túnicas conjuntivas tarsal e do bulbo entre si, livre de dor e de atrito (lubrificante: líquido lacrimal) e
- A proteção contra microrganismos (aglomeração de linfócitos nas pregas palpebrais).

O saco da conjuntiva forma os dois fórnices superior e inferior da conjuntiva, onde podem ser aplicados medicamentos por instilação. *Inflamações da túnica conjuntiva* são frequentes. Neste caso, os vasos da conjuntiva se dilatam e o olho torna-se "avermelhado". Por outro lado, uma deficiência eritrocitária (anemia) reduz a visibilidade vascular na túnica conjuntiva. Portanto, a túnica conjuntiva deve ser observada com atenção em todo exame clínico.

5.10 Aparelho Lacrimal

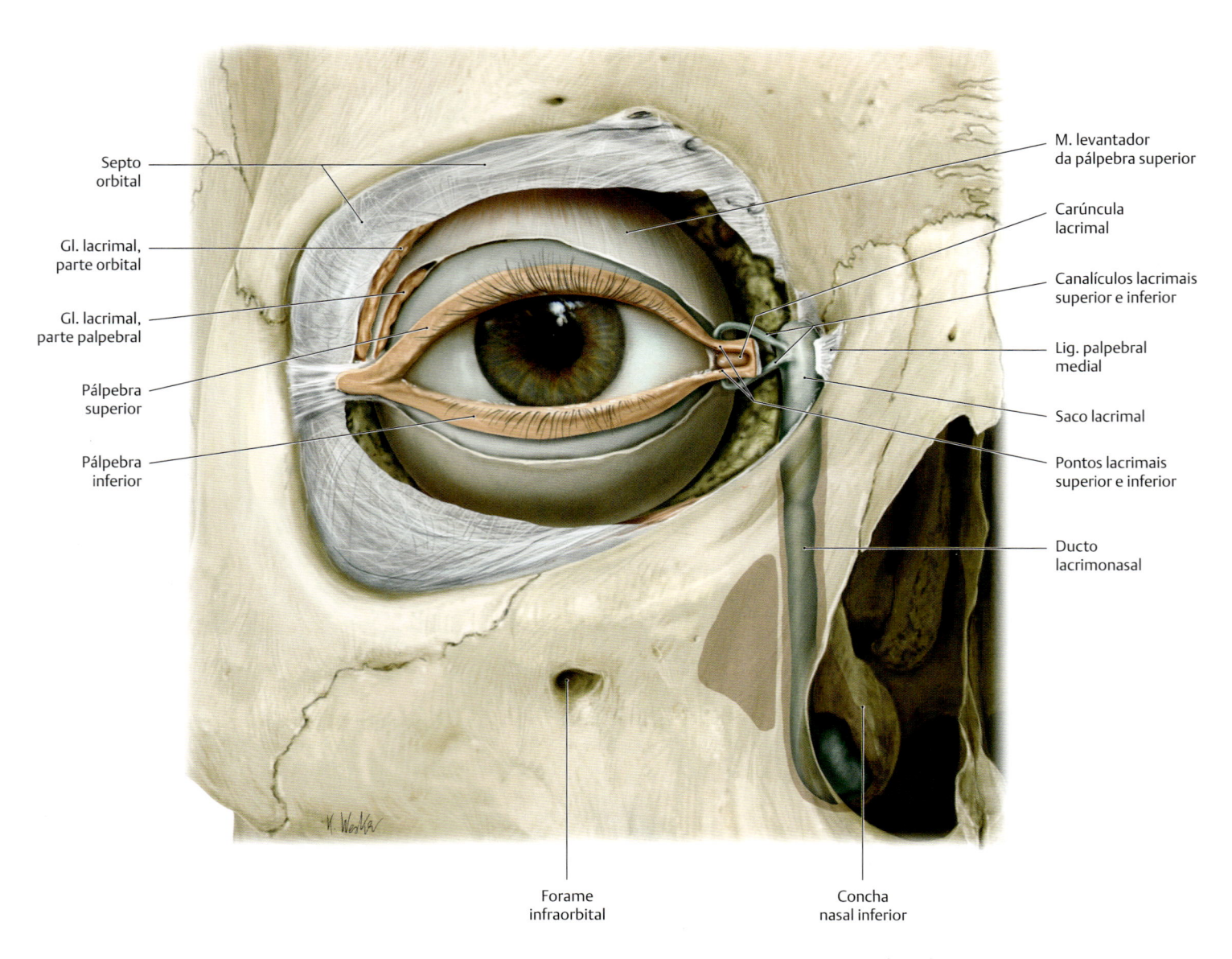

Septo orbital

Gl. lacrimal, parte orbital

Gl. lacrimal, parte palpebral

Pálpebra superior

Pálpebra inferior

M. levantador da pálpebra superior

Carúncula lacrimal

Canalículos lacrimais superior e inferior

Lig. palpebral medial

Saco lacrimal

Pontos lacrimais superior e inferior

Ducto lacrimonasal

Forame infraorbital

Concha nasal inferior

A Aparelho lacrimal

Olho direito, vista anterior; o septo orbital foi parcialmente removido, e o tendão de inserção do M. levantador da pálpebra superior foi cortado. A **glândula lacrimal**, do tamanho de uma avelã, situa-se na fossa das glândulas lacrimais do frontal e produz a maior parte do líquido lacrimal. Além disso, existem *glândulas lacrimais acessórias* menores (glândulas de Krause ou de Wolfring). O tendão do M. levantador da pálpebra divide a glândula lacrimal — que normalmente não é visível nem palpável — em uma *parte orbital* (2/3) e uma *parte palpebral* (1/3). As fibras *simpáticas* para a inervação da glândula lacrimal originam-se do gânglio cervical superior e estendem-se para a glândula acompanhando as artérias; a inervação *parassimpática* é complexa (ver p. 127). Para melhor compreensão do **aparelho lacrimal** deve-se seguir o fluxo lacrimal, obliquamente, da região superior lateral até a inferior medial: o líquido lacrimal chega por intermédio dos *pontos lacrimais superior e inferior*, respectivamente, nos *canalículos lacrimais superior* e *inferior* e, em seguida, no *saco lacrimal*. Subsequentemente, é drenado pelo *ducto lacrimonasal* até o meato, abaixo da concha nasal inferior. Quando o óstio inferior do ducto lacrimonasal está obstruído, como nos casos de resfriado comum, ocorre lacrimejamento.

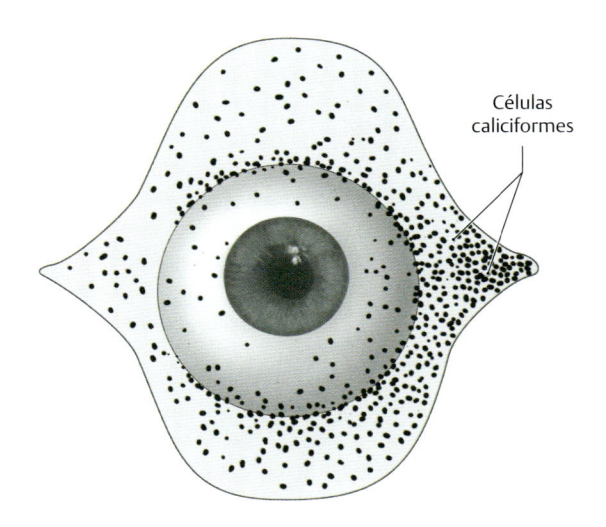

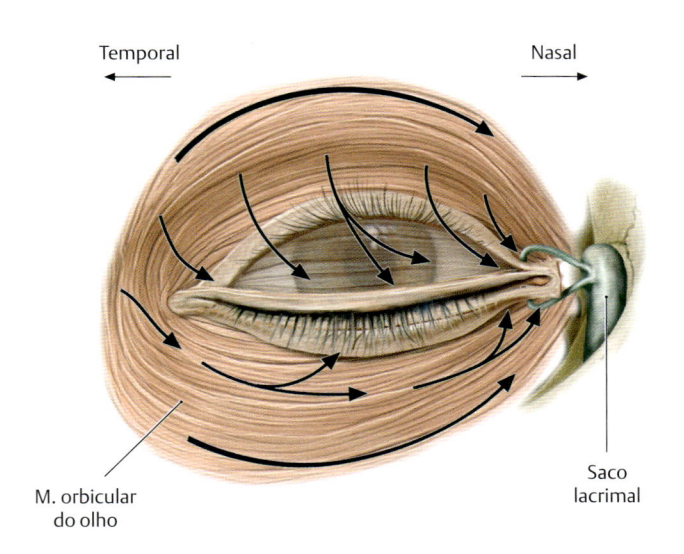

B Distribuição das células caliciformes na túnica conjuntiva

As células caliciformes, secretoras de muco, situam-se no epitélio que reveste a túnica. Suas secreções (mucinas) representam um componente importante do líquido lacrimal (ver **C**). Além das células caliciformes, a glândula lacrimal principal também secreta mucinas.

D Propulsão mecânica do líquido lacrimal

A contração do M. orbicular do olho, durante o fechamento das pálpebras, ocorre no sentido da região temporal para a região nasal e é controlada pelo N. facial. As contrações sucessivas comprimem o líquido lacrimal no sentido dos ductos excretores lacrimais.

Observação: No caso de lesão do N. facial o fechamento palpebral é comprometido e o olho resseca.

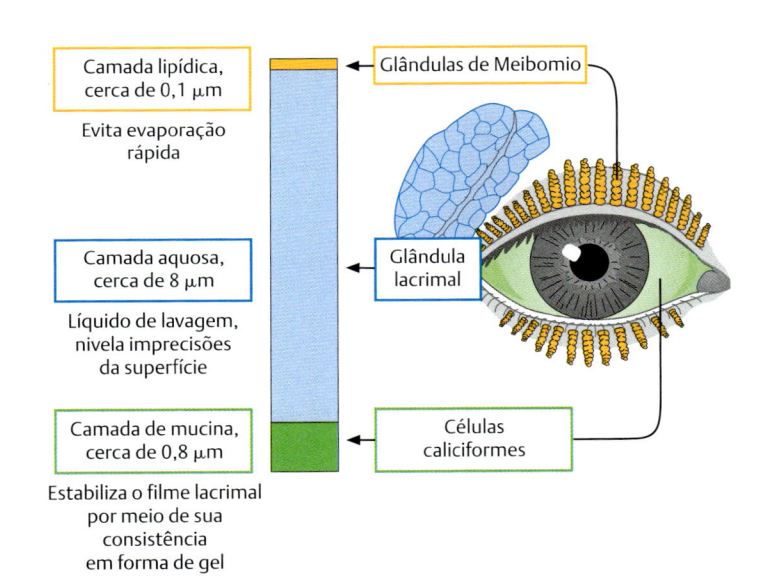

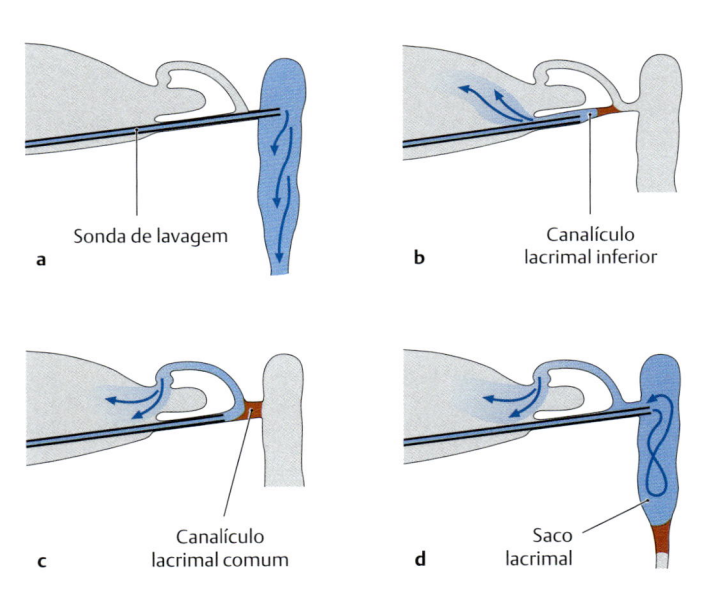

C Estrutura do filme lacrimal (segundo Lang)

O filme lacrimal representa um líquido complexo com várias camadas morfologicamente definidas. Seus respectivos componentes são formados por diferentes glândulas. A camada lipídica externa previne a evaporação rápida do filme lacrimal.

E Bloqueios de drenagem nos canalículos excretores lacrimais
(segundo Lang)

Bloqueios de drenagem no nível dos canalículos excretores lacrimais podem ser identificados por meio de um líquido especial de lavagem. Para isso, a anatomia do aparelho lacrimal e a via normal de drenagem (ver **A**) têm de ser conhecidas.

a Sem obstáculo de drenagem (compare com **A**).

b e **c** Estenose nos canalículos lacrimais inferior e comum; em decorrência da estenose há um refluxo do líquido lacrimal, a partir do ponto de bloqueio, no 1º caso pelo canalículo lacrimal inferior e no 2º caso pelo canalículo lacrimal superior.

d Estenose inferior ao saco lacrimal (= estenose infrassacal); o líquido drena somente após determinado tempo de permanência (enchimento completo do saco lacrimal), através do canalículo lacrimal superior e apresenta-se purulento e gelatinoso.

161

5.11 Bulbo do Olho

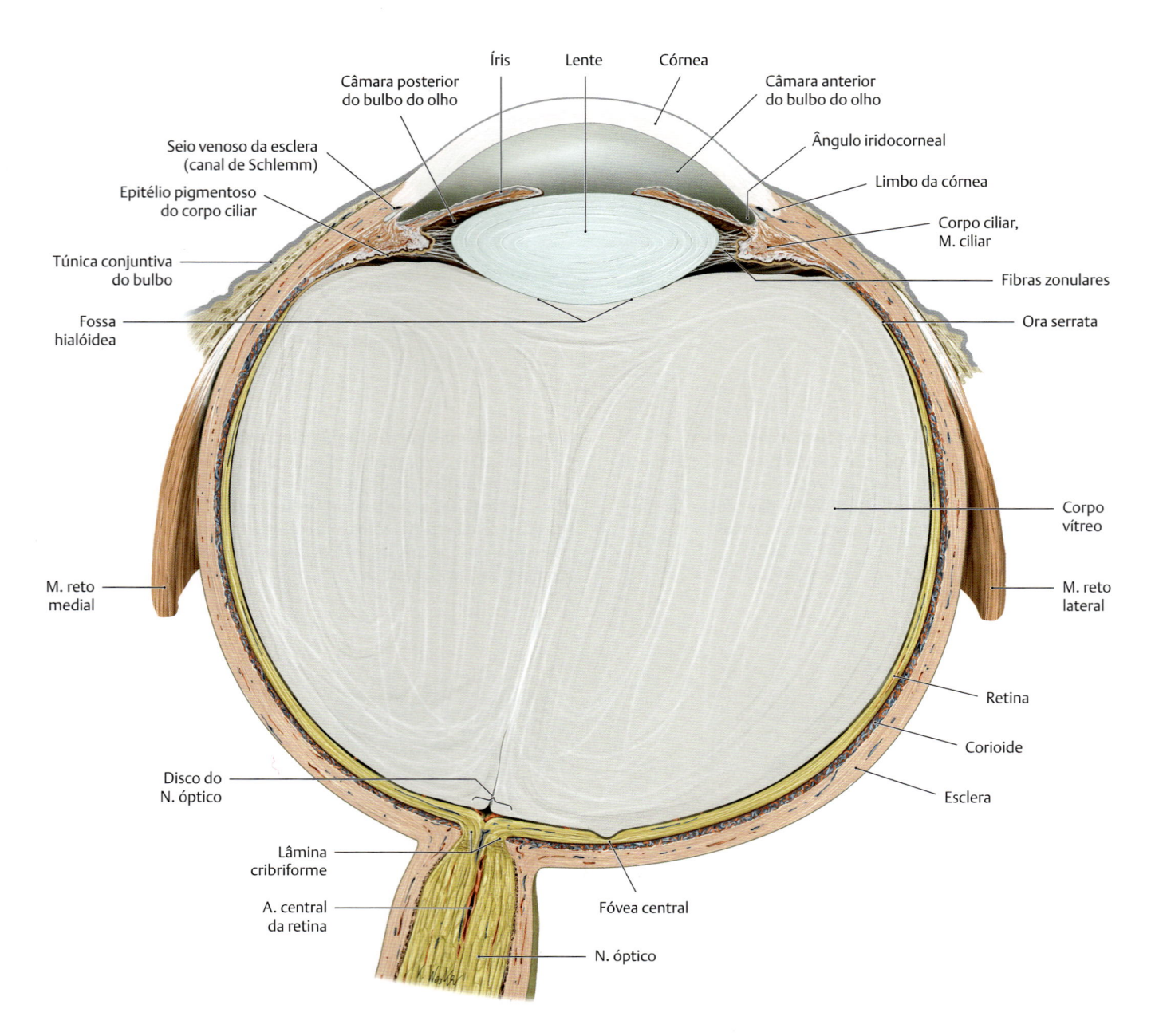

A Corte horizontal do bulbo do olho
Olho direito, vista superior. A maior parte do bulbo apresenta uma organização em três camadas (externa para internamente): a esclera, a corioide e a retina.

Entretanto, as partes *anteriores* do bulbo diferem desta estrutura básica. Aqui, a túnica externa do bulbo (**túnica fibrosa do bulbo**) é formada pela **córnea** (parte anterior da túnica fibrosa do bulbo). No limbo da córnea, a córnea se continua com a **esclera**, que apresenta curvatura menos acentuada e forma a parte posterior da túnica fibrosa do bulbo. Nesta camada resistente de tecido conjuntivo inserem-se os músculos extrínsecos do bulbo do olho. Na parte anterior do olho, no ângulo iridocorneal, a esclera forma o retículo trabecular que se continua como seio venoso da esclera (canal de Schlemm) (quanto ao retículo trabecular, ver p. 167). Na extremidade posterior encontra-se a lâmina cribriforme da esclera, perfurada pelos axônios do nervo óptico. Inferiormente à esclera situa-se a **túnica vascular do bulbo** (conhecida como **úvea**). Na parte anterior do olho, esta túnica consiste em três partes: a íris, o corpo ciliar e a corioide. A corioide (ver adiante) estende-se em volta de todo o bulbo do olho. A íris protege o olho da entrada demasiada de luz (ver p. 167) e recobre a lente. Sua raiz continua-se com o corpo ciliar, onde se localiza o M. ciliar, responsável pela acomodação visual (alteração do grau de refração da lente, ver p. 165). O epitélio sobre o corpo ciliar produz o humor aquoso. O *corpo* ciliar (ver adiante) continua-se, na ora serrata, com a **corioide**, a camada média do bulbo. Representa a região do corpo com maior irrigação e serve para a regulação térmica do bulbo e para o suprimento das camadas externas da retina. A camada interna do bulbo do olho (**túnica interna do bulbo**) é a **retina** e contém células sensoriais sensíveis à luz (estrato nervoso) e epitélio pigmentado (estrato pigmentoso). Em sua parte anterior encontram-se o estrato pigmentoso do corpo ciliar e o epitélio da retina. A *fóvea central*, situada cerca de 4 mm no sentido temporal, representa o ponto de máxima acuidade visual. Normalmente, a luz que entra no olho é focalizada neste ponto. O interior do bulbo do olho é preenchido pelo **corpo vítreo** (ver **C**).

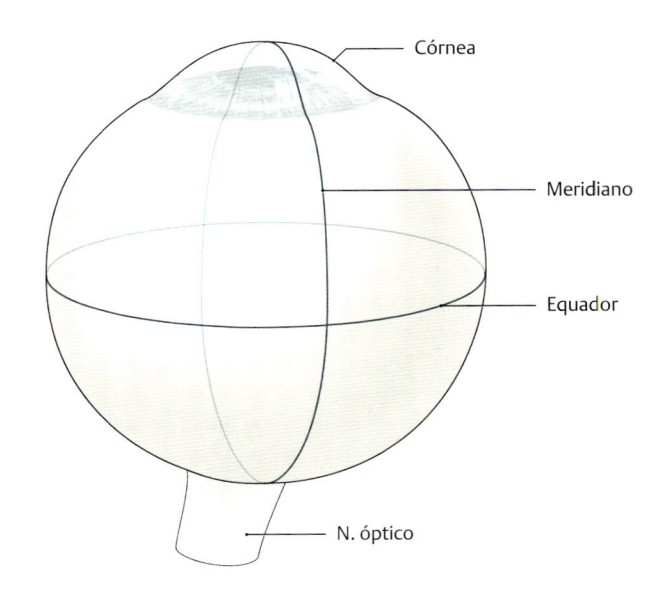

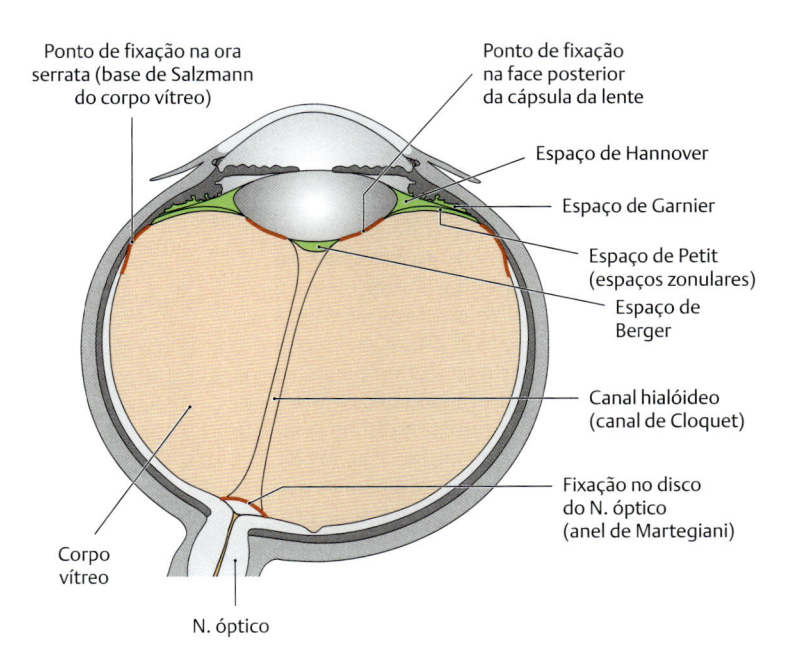

B Pontos e linhas de orientação no olho

A linha da maior circunferência do olho é chamada de *equador*, e as linhas perpendiculares a ela, de *meridianos*.

C O corpo vítreo (segundo Lang)

Olho direito, corte horizontal, vista superior, os locais onde o corpo vítreo é fixado em outras estruturas do olho são destacados em vermelho, e os espaços vizinhos, em verde. O corpo vítreo estabiliza o bulbo do olho e previne o deslocamento da retina. Consiste em 98% de água e 2% de ácido hialurônico e de colágeno. Não contém nervos ou vasos. O canal hialóideo (canal de Cloquet) representa um remanescente embrionário. Em caso de doença, o corpo vítreo pode ser removido cirurgicamente (vitrectomia); o espaço vazio formado é preenchido com solução salina.

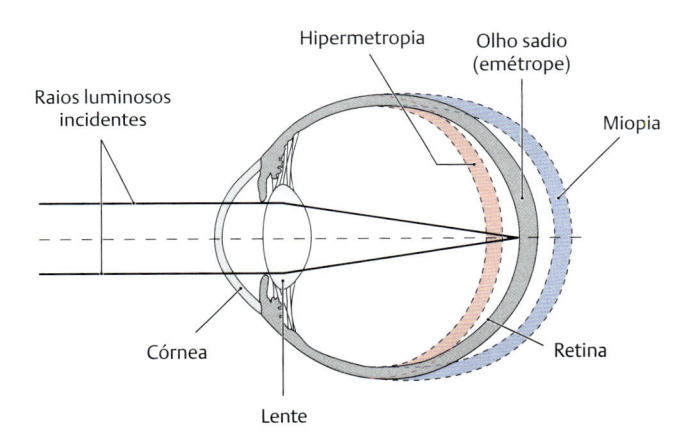

D Refração da luz no olho sadio (emétrope) e no olho afetado

Raios paralelos, provenientes do infinito, são normalmente refratados pela córnea e pela lente para que o foco se localize na retina:

- Miopia (azul): os raios convergem *posteriormente* à retina
- Hipermetropia (vermelho): os raios convergem *anteriormente* à retina.

Além das anomalias mostradas do bulbo do olho, existem outras causas raras de miopia e hipermetropia.

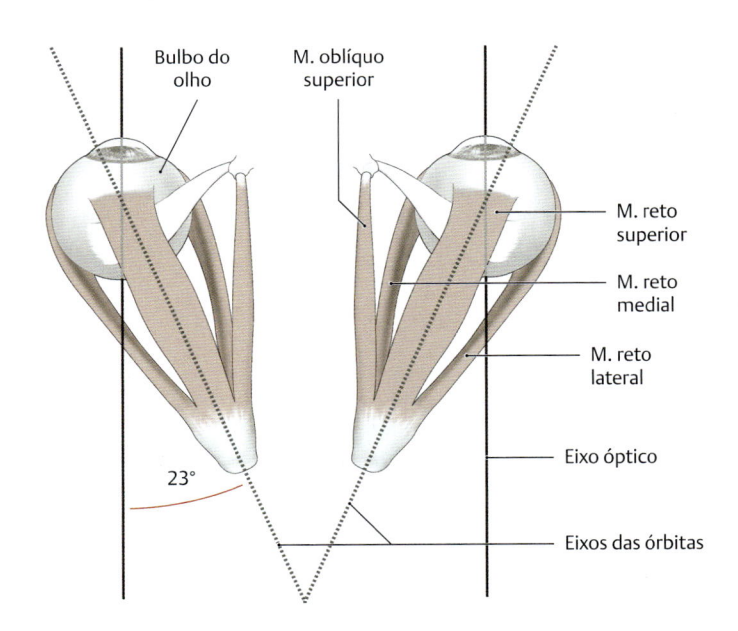

E Eixos de visão e das órbitas

Vista superior dos dois olhos; os Mm. retos medial, lateral e superior bem como o M. oblíquo superior foram indicados. O eixo de visão (eixo óptico) difere do eixo da órbita por 23°. Portanto, o ponto de máxima acuidade visual, a fóvea central, localiza-se lateralmente ao ponto cego (disco do N. óptico, ver **A**).

163

5.12 Meios de Refração do Olho: Lente e Córnea

A Visão geral: fixação da lente e da córnea no bulbo do olho

Corte histológico da córnea e da lente e seu sistema de sustentação. A lente apresenta espessura de somente 4 mm e normalmente é transparente. Localiza-se na fossa hialóidea do corpo vítreo (ver p. 162). Fibras muito delgadas (= fibras zonulares) conectam a lente ao músculo ciliar, cuja contração modifica a forma da lente e, consequentemente, a distância focal (quanto à estrutura do corpo ciliar, ver **B**). Portanto, o olho é uma estrutura dinâmica que tem a sua forma modificada durante o processo visual (ver **Cb**). Anteriormente à lente situa-se a câmara anterior do bulbo do olho, e entre a íris e o epitélio anterior da lente, a câmara posterior (ver p. 166). Da mesma forma como ocorre com o corpo vítreo, a lente também é desprovida de vasos e de nervos. É composta por células epiteliais estendidas, as fibras da lente.

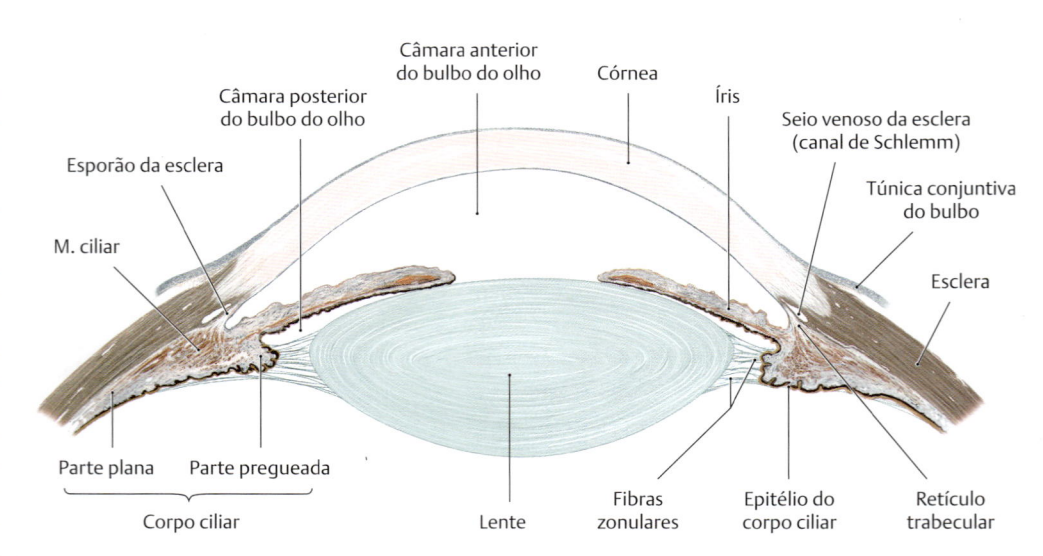

B A lente e seu sistema de sustentação, o corpo ciliar

Vista posterior. O grau de curvatura da lente é regulado pela musculatura circular do corpo ciliar (ver **Cb**). O *corpo ciliar* situa-se entre a ora serrata e a raiz da íris e consiste em uma parte plana e uma parte pregueada (pregas da íris). Na parte pregueada estendem-se, radialmente, cerca de 70 a 80 processos ciliares, em forma de protuberâncias. Na vista posterior, os processos ciliares apresentam-se como uma coroa radiada em volta da lente. Contêm capilares com a luz mais alargada, cujo epitélio secreta o humor aquoso (ver p. 167). A partir dos processos ciliares (na lâmina basilar) estendem-se numerosas *fibras zonulares*, muito delgadas, até o equador da lente, formando, com seus espaços intersticiais, o sistema de sustentação da lente (*zônula ciliar*). A maior parte do corpo ciliar é ocupada pelo M. ciliar, que consiste em músculo liso com

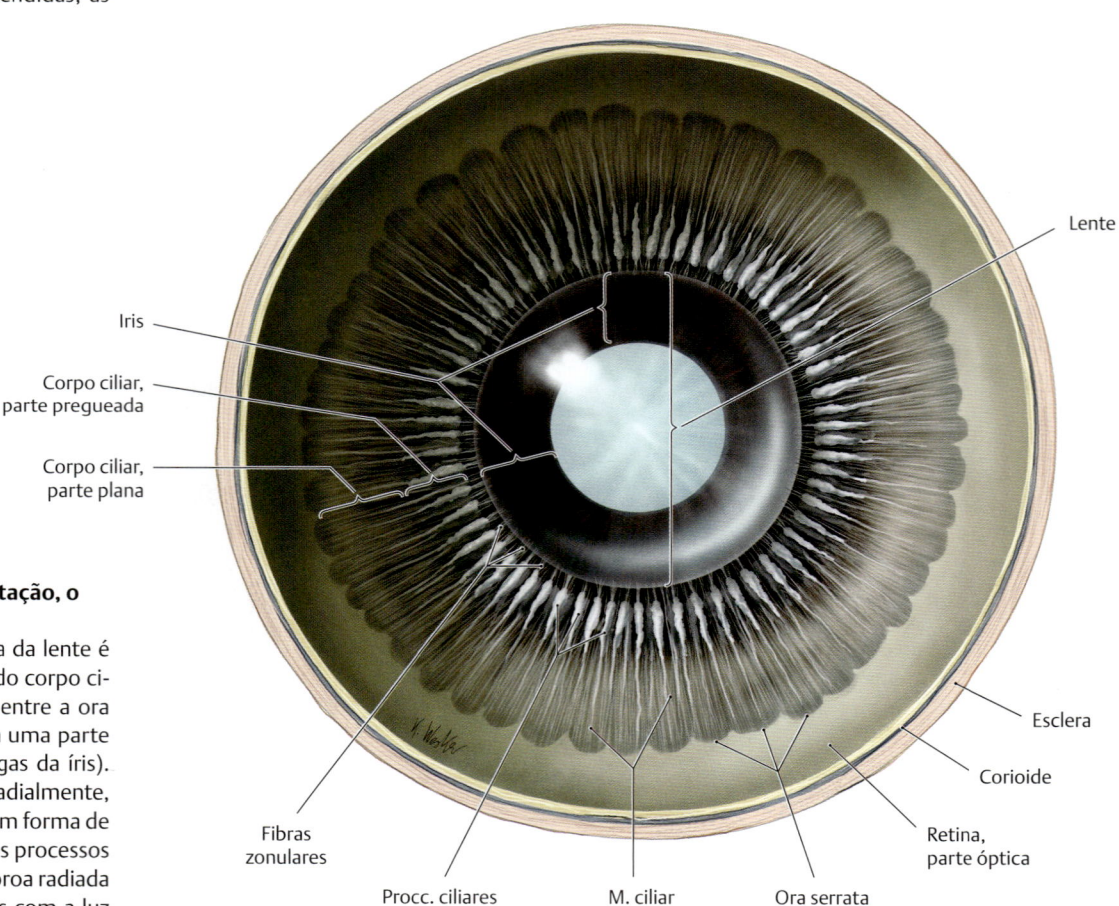

feixes de fibras meridionais, radiais e circulares. Origina-se, principalmente, do esporão da esclera (anel de apoio da esclera situado imediatamente abaixo do seio venoso da esclera [canal de Schlemm]). Estende-se também para a lâmina basilar da corioide (membrana de Bruch) e para a face interna da esclera (comparar com

livros didáticos sobre anatomia microscópica). A contração do M. ciliar traciona a corioide para a frente e relaxa as fibras zonulares. Portanto, a lente assume sua forma relaxada e mais curva, decorrente de sua própria elasticidade, essencial para a visão de perto (ver **Cb**). Este mecanismo forma a base da acomodação visual.

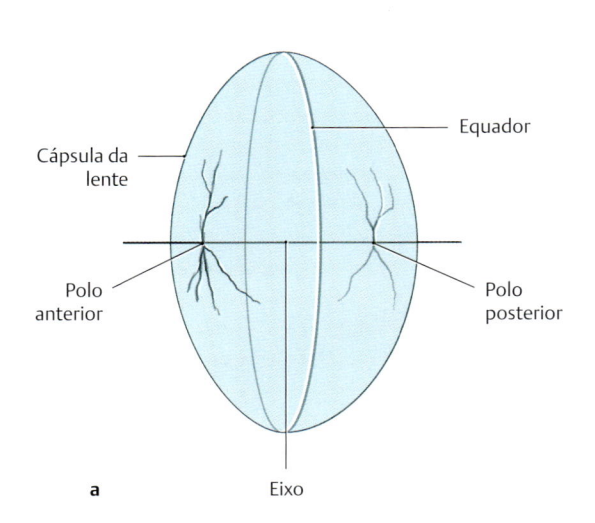

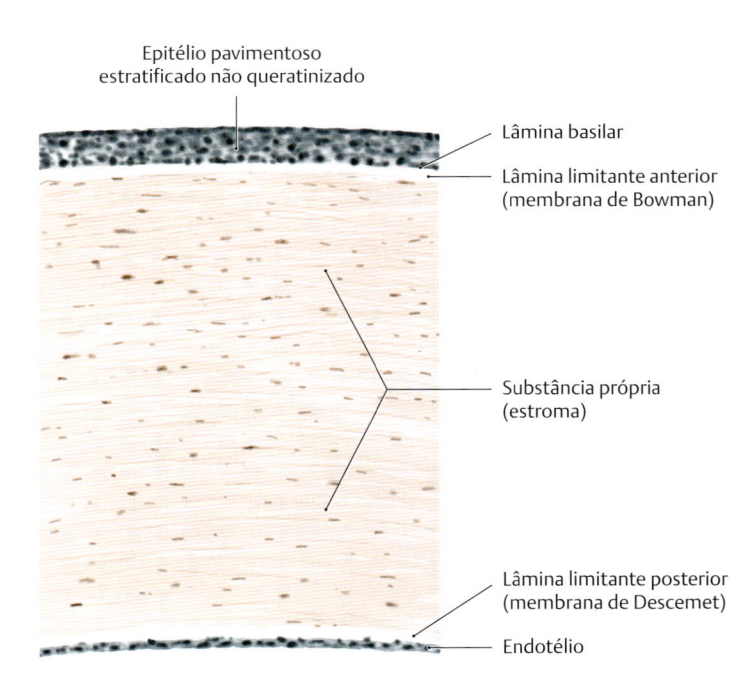

C Linhas de orientação e dinâmica da lente
a Principais linhas de orientação da lente: na lente distinguem-se os *polos anterior* e *posterior*, a linha de conexão entre eles (*eixo*) e o *equador*. A lente é biconvexa e apresenta na face posterior uma curvatura mais pronunciada (raio de curvatura de 6 mm) do que na face anterior (raio de curvatura de 10 mm). Serve para o ajuste fino da refração da luz e tem, dependendo do estado de acomodação, capacidade de refração de 10 a 20 dioptrias. A capacidade de refração da córnea é significativamente maior (43 dioptrias).

b Refração da luz e dinâmica da lente:
- Metade superior da figura: ajuste do olho para longe em caso de *visão de longe*. Raios paralelos, provenientes do infinito, chegam à lente, que se apresenta achatada
- Metade inferior da figura: em caso de *ajuste para perto* (acomodação; para objetos a uma distância de menos de 5 m do olho), a lente se arredonda um pouco mais para a fixação da imagem (ver **B**). Isto ocorre por meio da contração do músculo ciliar (inervação parassimpática proveniente do N. oculomotor), que causa relaxamento das fibras zonulares. Devido a sua própria elasticidade, a lente assume uma forma mais arredondada.

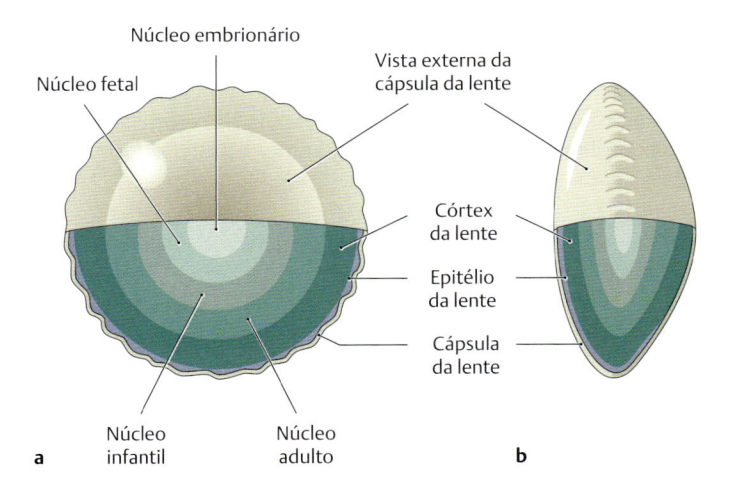

D Crescimento e divisão em zonas da lente (segundo Lang)
a Vista anterior; **b** Vista lateral.
A lente continua aumentando durante toda a vida, mas de maneira inversa às outras estruturas epiteliais, isto é, as células mais novas encontram-se sempre na superfície, e as mais antigas, no centro. Devido à constante divisão das células epiteliais, confinadas na sua cápsula, o tecido da lente aumenta constantemente sua densidade. A lâmpada de fenda permite a detecção de zonas de densidades celulares diferentes (divisão da lente em zonas). A zona mais densa, o *núcleo embrionário*, situa-se no centro. Ele é envolto, durante o crescimento, pelo *núcleo fetal*; após o nascimento forma-se o *núcleo infantil* e, por último, o *núcleo adulto* (a partir da 3ª década de vida). Essa disposição em zonas forma a base para a classificação morfológica das *cataratas*, uma deformação estrutural da lente que é decorrente do envelhecimento dos indivíduos: 10% de todos os octogenários sofrem de catarata, por exemplo, do tipo nuclear.

E Estrutura da córnea
A face externa da córnea é recoberta por epitélio pavimentoso estratificado, não queratinizado. Sua lâmina basilar estabelece contato com a lâmina limitante anterior (membrana de Bowman). A substância própria, o estroma, é responsável por 90% da espessura da córnea e é delimitada, na face interna, pela lâmina limitante posterior (membrana de Descemet). Inferiormente, situa-se uma monocamada de endotélio queratinizado. A córnea é inervada (reflexos corneais) mas não vascularizada e, portanto, imunologicamente privilegiada: um transplante de córnea pode ser realizado sem a preocupação de reação de rejeição imunológica.

165

5.13 Íris e Ângulo Iridocorneal

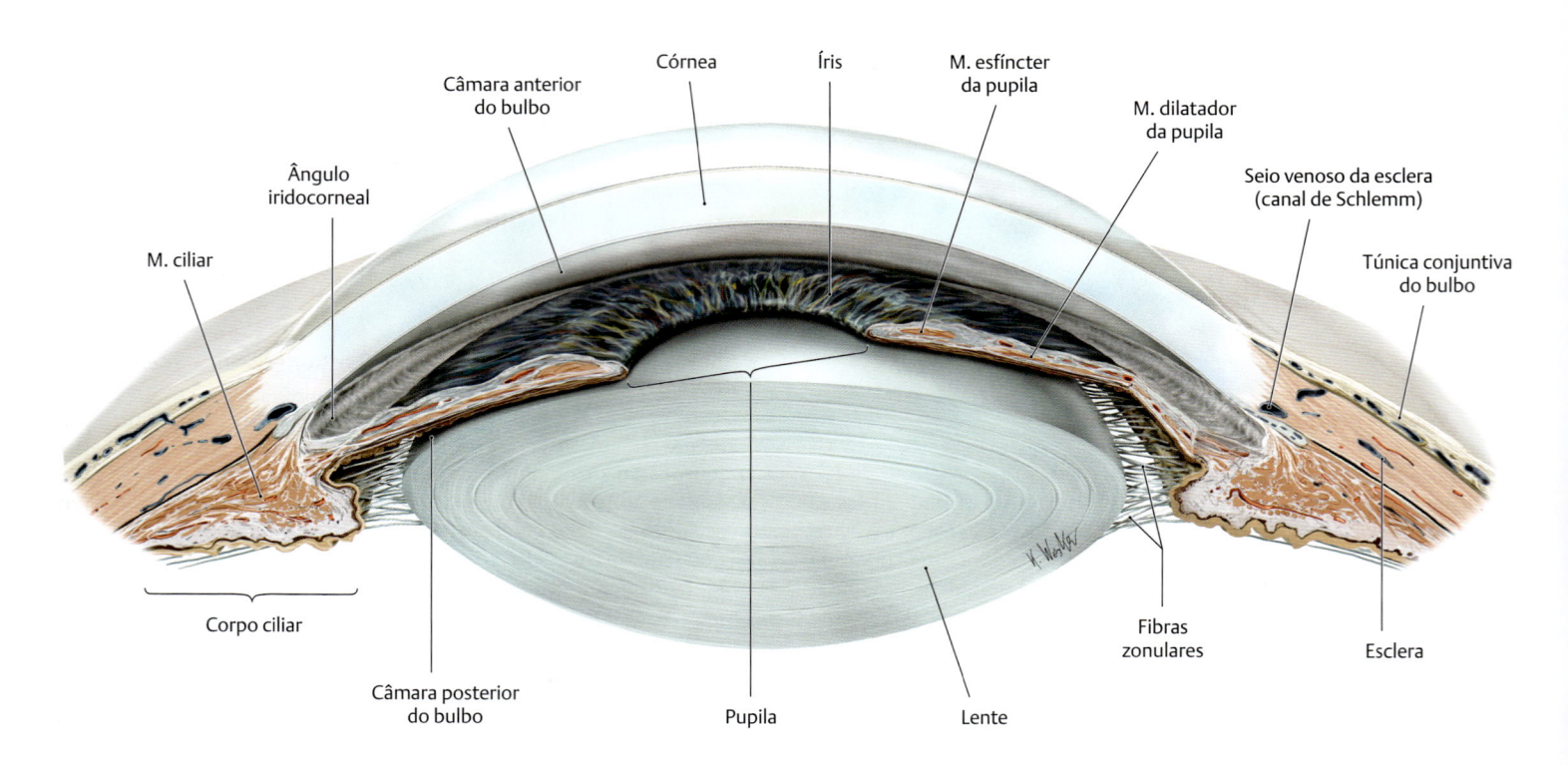

A Posição da íris e das câmaras anterior e posterior do olho
Corte horizontal da parte anterior do olho, vista superior. A íris representa, junto com a corioide e o corpo ciliar — uma continuação da sua margem externa — uma parte da túnica vascular do bulbo (conhecida como úvea). Aqui são sintetizados os pigmentos que determinam a cor dos nossos olhos (ver **D**). A íris é um diafragma perfurado e situado anteriormente à lente, com uma abertura central, a pupila. Esta abertura (diâmetro de 1 a 8 mm) estreita-se durante a contração do M. esfíncter da pupila (inervação *parassimpática* pelo N. oculomotor) e dilata-se durante a contração do M. dilatador da pupila (inervação *simpática* pelo plexo carótico interno). O conjunto da íris e da lente separa as câmaras anterior e posterior do bulbo do olho. A câmara posterior situa-se na face posterior da íris. Seu limite posterior é formado pelo corpo vítreo, seu limite médio pela lente e seu limite lateral pelo corpo ciliar. A câmara anterior é limitada anteriormente pela córnea e posteriormente pela íris e pela lente.

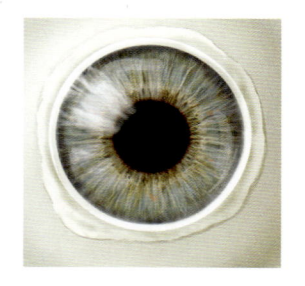
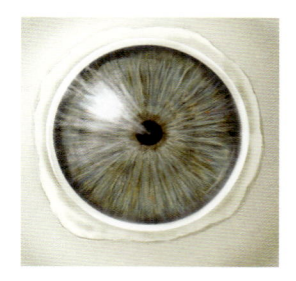
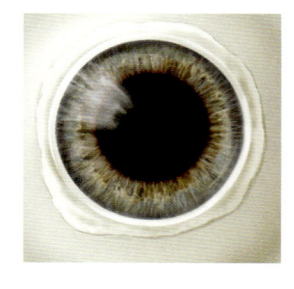

a   b   c

B Diâmetro da pupila
a Diâmetro normal da pupila; **b** Constrição máxima (miose); **c** Dilatação máxima (midríase).
O diâmetro da pupila é regulado pelos dois músculos intrínsecos do olho, os Mm. esfíncter e dilatador da pupila (ver **D**): o M. esfíncter da pupila, com sua inervação parassimpática, reduz o diâmetro da pupila, e o M. dilatador da pupila, com inervação simpática, a dilata. O diâmetro da pupila é normalmente regulado pela exposição à luz e serve principalmente ao aumento da nitidez das imagens. No indivíduo sadio, as pupilas apresentam-se como círculos perfeitos de tamanho simétrico (diâmetro normal de 3 a 5 mm). Sob determinados estímulos (ver **C**), o diâmetro pode variar entre 8 mm (= midríase) e 1,5 mm (= miose). Diferenças entre os lados acima de 1 mm são chamadas *anisocoria*. Detalhes sobre os reflexos da pupila como, por exemplo, a reação consensual à luz e o movimento de convergência, podem ser vistos na p. 480.

C Estímulos para a ocorrência de miose e de midríase

Miose	Midríase
Luz	Escuro
Sono, cansaço	Dor, excitação psicológica
Mióticos (parassimpaticomiméticos, simpatolíticos)	Midriáticos (parassimpaticolíticos, p. ex., atropina, e simpatomiméticos, p. ex., epinefrina)
Síndrome de Horner (incluindo ptose e rima da pálpebra estreita)	Lesão do N. oculomotor
Abuso de morfina	Enxaqueca, glaucoma
Lesão na ponte, meningite	Lesão no mesencéfalo
Anestesia	Cocaína

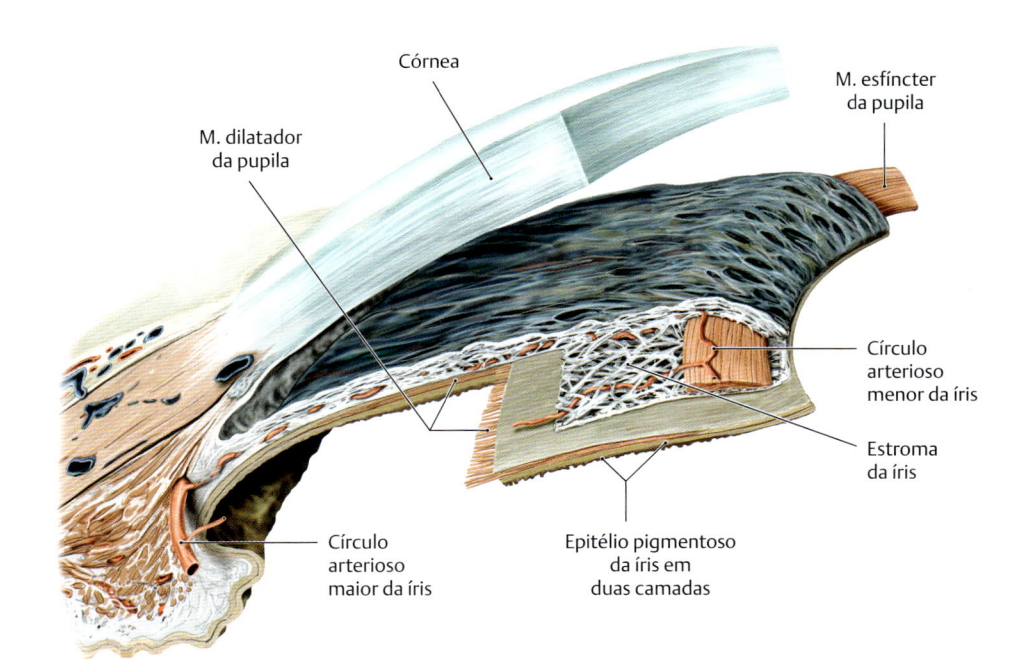

D Estrutura da íris

A estrutura da íris é formada por um estroma vascularizado, em cuja face posterior fazem contato as duas camadas do epitélio pigmentado da íris. No estroma frouxo, que contém colágeno, situam-se dois anéis vasculares, os círculos arteriosos maior e menor da íris, que apresentam anastomoses, por meio de pequenas artérias. Próximo à pupila localiza-se — também no estroma — o M. esfíncter da pupila, em forma de anel. Por outro lado, o M. dilatador da pupila é orientado radialmente e não se situa no estroma, mas é representado por numerosas miofibrilas no epitélio da íris (mioepitélio). O estroma da íris contém numerosas células pigmentadas de tecido conjuntivo (melanócitos). O número de melanócitos e seu teor de melanina determinam a cor dos nossos olhos. Uma forte pigmentação no estroma faz com que a íris apresente a cor castanha, e um conteúdo menor de melanina no epitélio da íris é responsável pela cor azul.

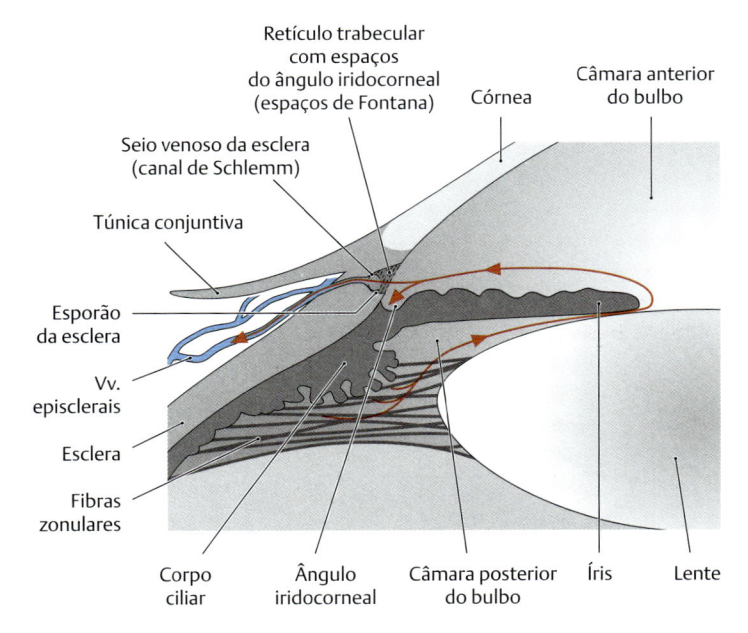

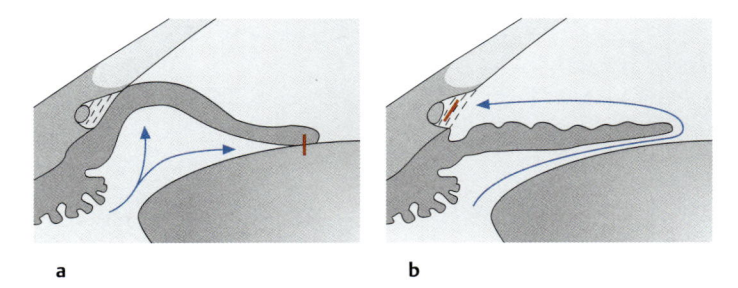

F Distúrbios da drenagem do humor aquoso e glaucoma

A pressão interna normal do bulbo de um adulto (15 mmHg) é necessária para o funcionamento do sistema óptico, uma vez que mantém uma curvatura lisa na superfície da córnea e pressiona os fotorreceptores contra o epitélio pigmentoso. Em caso de *glaucoma*, essa pressão aumenta e comprime o nervo óptico na lâmina cribriforme da esclera, isto é, no local onde o nervo sai do bulbo e atravessa a esclera. Essa compressão acaba levando à cegueira. A pressão aumenta devido a um obstáculo na drenagem normal do humor aquoso e que impede a passagem pelas resistências pupilar ou trabecular (ver **E**). Portanto, forma-se:

- Um *glaucoma de bloqueio pupilar ou angular* (**a**), em que o ângulo iridocorneal é obstruído por tecido da íris (o humor aquoso não chega na câmara anterior, devido ao bloqueio pupilar, e pressiona as partes da íris para cima, bloqueando o ângulo iridocorneal), ou
- Um *glaucoma de ângulo aberto* (**b**), em que o ângulo iridocorneal permanece aberto, mas o retículo trabecular é obstruído (a barra vermelha marca os locais de obstrução).

A forma mais frequente (cerca de 90% de todos os glaucomas) é o glaucoma de ângulo aberto crônico primário (**b**), que aparece a partir do 40º ano de vida. O tratamento visa à melhora da drenagem (p. ex., agentes parassimpaticomiméticos que causam a contração permanente dos músculos ciliar e esfíncter da pupila), ou a diminuição da produção do humor aquoso.

E Drenagem normal do humor aquoso

O humor aquoso (cerca de 0,3 mℓ em cada olho) contribui para a pressão interna do olho (ver **F**). É sintetizado na região da *câmara posterior* do bulbo pelo epitélio ciliar não pigmentado dos processos ciliares e chega (cerca de 0,15 mℓ/h), através da pupila, na *câmara anterior* do bulbo. Através das fendas do retículo trabecular (espaços de Fontana; espaços do ângulo iridocorneal) na região do ângulo iridocorneal, o humor aquoso drena para o seio venoso da esclera (canal de Schlemm) e, em seguida, para as veias episclerais. O humor aquoso drenado flui no sentido do ângulo iridocorneal, devido a um gradiente de pressão (pressão interna do bulbo: 15 mmHg; pressão nas veias episclerais: 9 mmHg). Contudo, o líquido tem de superar resistências em dois locais:

- A *resistência pupilar* (entre a íris e a lente) e
- A *resistência trabecular* (fendas estreitas no retículo trabecular).

Cerca de 85% do humor aquoso drenam através do retículo trabecular para o seio venoso da esclera, e somente 15% chegam através do sistema vascular uveoscleral para as veias vorticosas (via uveoscleral de drenagem).

5.14 Retina

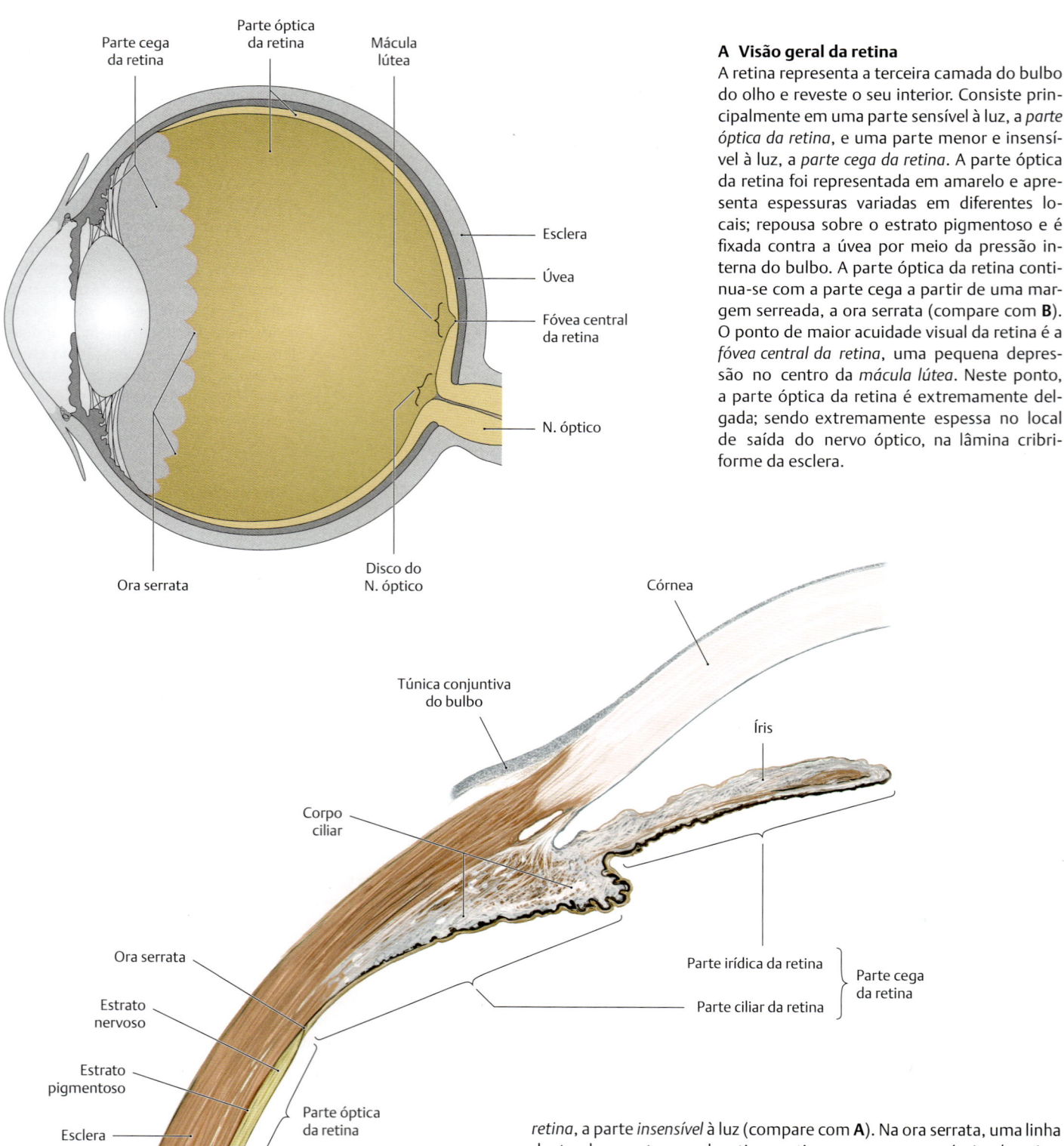

Parte cega da retina

Parte óptica da retina

Mácula lútea

Esclera

Úvea

Fóvea central da retina

N. óptico

Disco do N. óptico

Ora serrata

Córnea

Túnica conjuntiva do bulbo

Íris

Corpo ciliar

Ora serrata

Estrato nervoso

Estrato pigmentoso

Esclera

Parte óptica da retina

Parte irídica da retina

Parte ciliar da retina

Parte cega da retina

A Visão geral da retina

A retina representa a terceira camada do bulbo do olho e reveste o seu interior. Consiste principalmente em uma parte sensível à luz, a *parte óptica da retina*, e uma parte menor e insensível à luz, a *parte cega da retina*. A parte óptica da retina foi representada em amarelo e apresenta espessuras variadas em diferentes locais; repousa sobre o estrato pigmentoso e é fixada contra a úvea por meio da pressão interna do bulbo. A parte óptica da retina continua-se com a parte cega a partir de uma margem serreada, a ora serrata (compare com **B**). O ponto de maior acuidade visual da retina é a *fóvea central da retina*, uma pequena depressão no centro da *mácula lútea*. Neste ponto, a parte óptica da retina é extremamente delgada; sendo extremamente espessa no local de saída do nervo óptico, na lâmina cribriforme da esclera.

B Partes da retina

Na face posterior da íris encontra-se um epitélio com *duas* camadas que contêm pigmentos, a parte irídica da retina. Esta se continua como parte ciliar da retina, também formada por epitélio com *duas* camadas (uma delas contendo pigmentos) e que recobre a face posterior do corpo ciliar. As partes irídica e ciliar da retina reúnem-se formando a *parte cega da*

retina, a parte *insensível* à luz (compare com **A**). Na ora serrata, uma linha denteada, a parte cega da retina continua-se com a *parte óptica da retina, sensível à luz*. De acordo com o desenvolvimento a partir do cálice óptico embrionário, distinguem-se duas lâminas na parte óptica da retina:

- Uma lâmina externa, situada adjacente à esclera, o *estrato pigmentoso*, um epitélio pigmentoso retinal de camada única (compare com **Ca**) e
- Uma lâmina interna, situada adjacente ao corpo vítreo, o *estrato nervoso*, um sistema composto por células receptoras, interneurônios e células ganglionares (ver **Cb**).

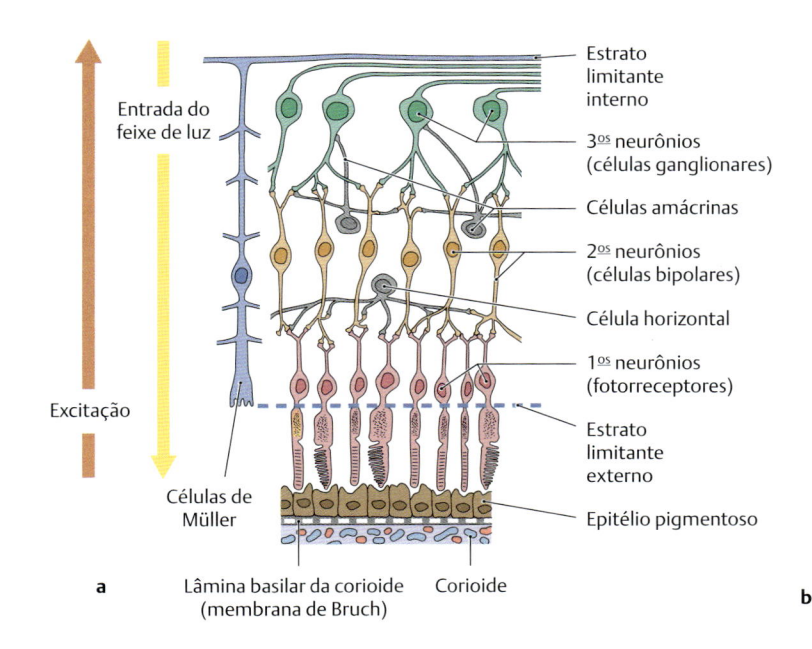

a

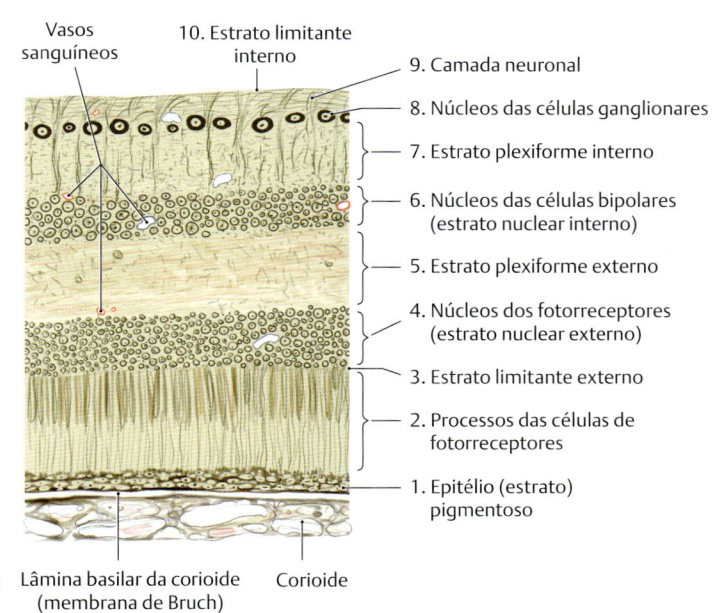

b

C Estrutura da retina

a Esquema dos primeiros três neurônios de projeção da via visual e suas conexões; **b** As dez camadas da retina.

Antes de entrar em contato com as partes fotossensíveis dos fotorreceptores, a luz tem que atravessar todas as camadas mais internas, enquanto os potenciais de ação migram no sentido contrário ao trajeto da luz, de externamente para internamente. No interior da retina localizam-se os três primeiros neurônios de projeção da via visual. Sua sequência, de externamente para internamente, é (**a**):

- 1º neurônio: células fotorreceptoras (bastonetes e cones) fotossensíveis que transformam estímulos luminosos em sinais químicos. Existem dois tipos de *fotorreceptores*, denominados de acordo com a forma de seu segmento receptor: bastonetes e cones. Existem 100 a 125 milhões de bastonetes, responsáveis pela visão noturna e na penumbra, mas somente 6 a 7 milhões de cones. Existem cones para a visão de vermelho, de verde e de azul
- 2º neurônio: células bipolares que recebem os sinais provenientes dos fotorreceptores e os transmitem para células ganglionares
- 3º neurônio: células ganglionares cujas fibras se unem no disco do nervo óptico e formam o nervo óptico que se estende em direção ao corpo geniculado (ao 4º neurônio).

Além dessas conexões verticais existem conexões laterais de *interneurônios*, formados por células horizontais e amácrinas. Portanto, já na retina, as informações provenientes das células receptoras são processadas e reunidas (convergência de sinal). As *células de Müller* são representantes das células gliais e atravessam o estrato nervoso, de forma radial, do estrato limitante interno até o estrato limitante externo. Dessa maneira, formam um arcabouço de sustentação para os neurônios. Externamente segue o *estrato pigmentoso*, cuja membrana basal é unida com a membrana de Bruch (que contém fibras elásticas e colágenas) e fornece o intercâmbio de nutrientes entre a corioide (coriocapilar) e os fotorreceptores.

Observação: Os segmentos externos dos fotorreceptores somente estabelecem contatos com o estrato pigmentoso, mas sem estruturas de ligação. Isto forma a base do descolamento da retina do estrato pigmentoso (se não tratado pode levar à cegueira). Tradicionalmente, na imagem histológica da retina (**b**) podem ser distinguidas dez diferentes camadas, que representam partes dos três neurônios (p. ex., núcleos ou processos celulares), situados na mesma camada e no mesmo nível.

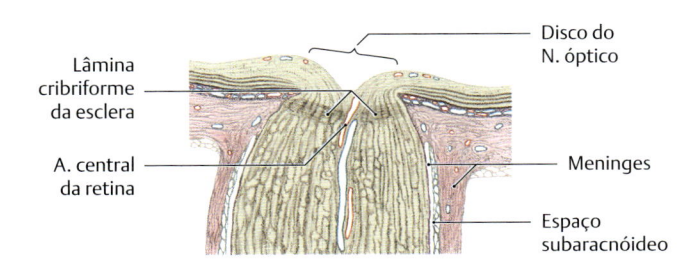

D Disco do nervo óptico ("ponto cego") e lâmina cribriforme da esclera

Os neurônios amielínicos das células ganglionares do nervo óptico (cerca de 1 milhão de axônios por olho) estendem-se até um local de convergência na região do polo posterior do bulbo (disco do nervo óptico), onde se unem no nervo óptico e deixam a retina através da esclera perfurada (lâmina cribriforme) em direção ao corpo geniculado lateral.

Observe a A. central da retina (compare com a p. 171), que entra neste local, e os envoltórios do N. óptico. Como o N. óptico representa uma projeção do diencéfalo, é envolto por todas as meninges encefálicas (dura-máter, aracnoide-máter e pia-máter) e o espaço subaracnóideo preenchido com líquido cerebrospinal. Este espaço comunica-se com o espaço subaracnóideo encefálico e espinal.

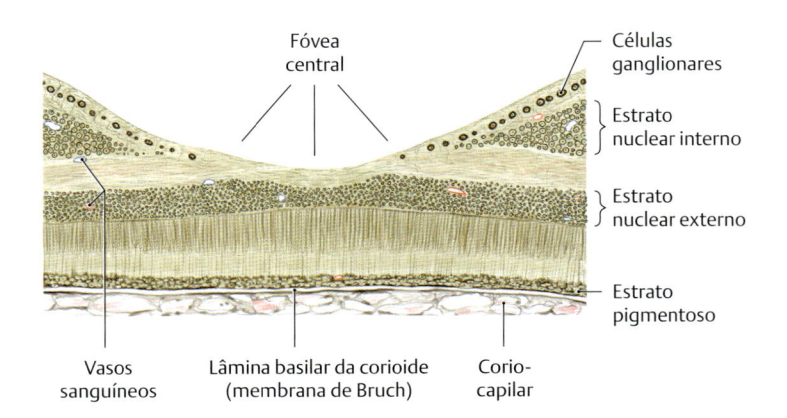

E Mácula lútea e fóvea central

A mácula lútea situa-se na direção temporal em relação ao disco do nervo óptico. Na sua parte central encontra-se uma depressão em forma de funil, a fóvea central, que constitui o ponto de máxima acuidade visual (diâmetro de cerca de 1,5 mm). Neste ponto, as camadas internas da retina são deslocadas para a borda do funil, expondo as células fotorreceptoras (somente os cones, sem bastonetes) diretamente à luz. Dessa maneira, a dispersão da luz é significativamente reduzida.

169

5.15 Irrigação do Bulbo do Olho

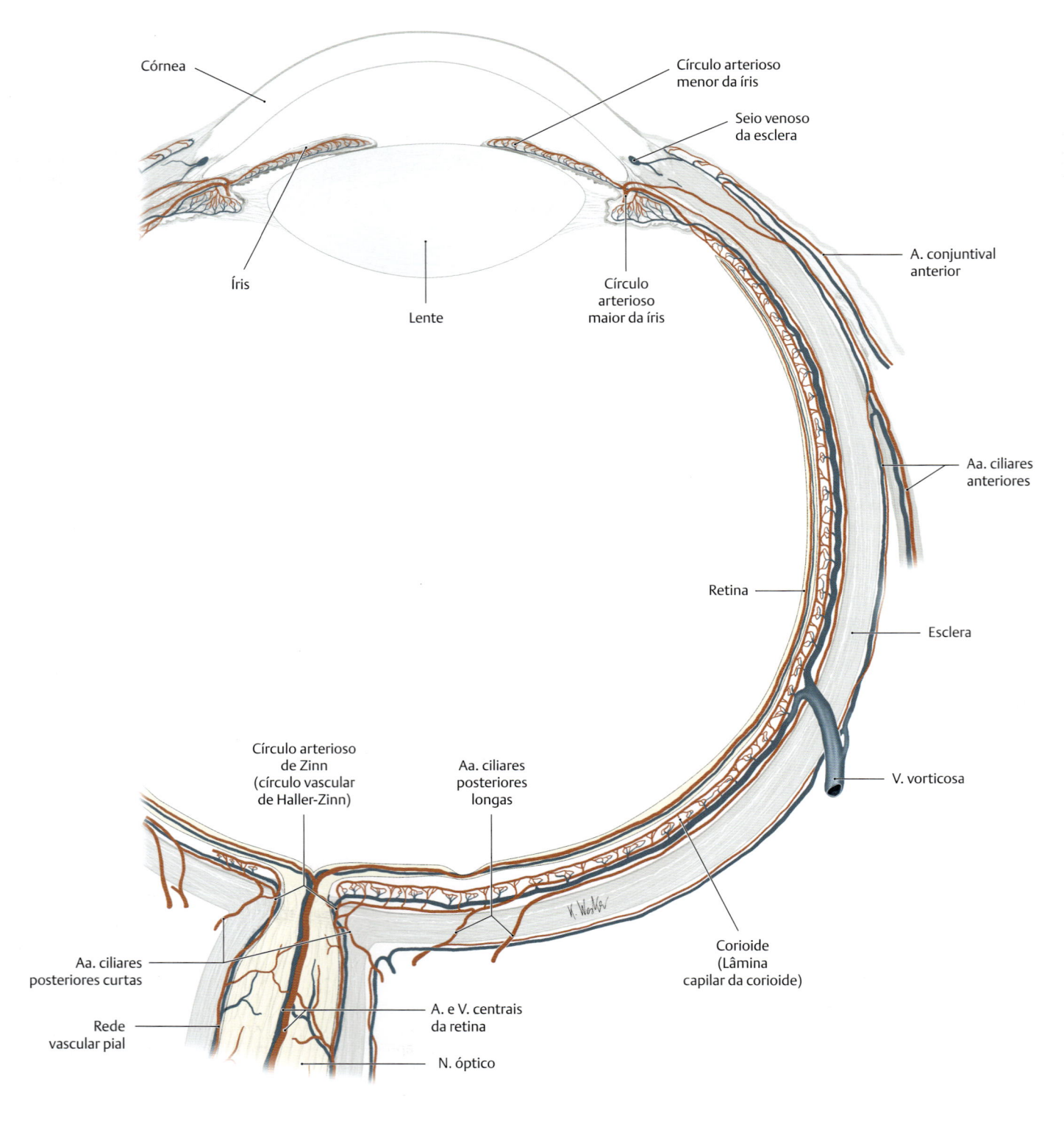

A Irrigação do bulbo do olho

Corte horizontal do olho direito no nível do nervo óptico, vista superior. Todas as artérias do bulbo do olho originam-se da *A. oftálmica*, um dos ramos terminais da A. carótida interna (ver p. 103). A A. oftálmica emite vários ramos que suprem o olho:

- A. central da retina para a retina (ver **B**)
- Aa. ciliares posteriores curtas para a corioide
- Aa. ciliares posteriores longas para o corpo ciliar e a íris, onde suprem os dois anéis vasculares (círculos arteriosos menor e maior da íris) (ver **D**, p. 167), bem como

- Aa. ciliares anteriores, que se originam dos vasos dos Mm. retos do bulbo do olho, e formam anastomoses com os vasos ciliares posteriores.

Além da V. central da retina, as Vv. vertebrais 4 a 8 (Vv. vorticosas) drenam o sangue do bulbo do olho. Perfuram a esclera, posteriormente ao equador, e desembocam nas Vv. oftálmicas superior ou inferior.

B Irrigação do nervo óptico

Vista lateral. Como primeiro ramo da A. oftálmica, a A. central da retina penetra no olho inferiormente ao N. óptico cerca de 1 cm posteriormente ao bulbo do olho e acompanha o nervo até a retina, emitindo vários ramos menores. A A. ciliar posterior também emite vários ramos menores para o suprimento do N. óptico. A origem do N. óptico é irrigada com sangue arterial pelo círculo arterioso (círculo vascular de Haller-Zinn). Este círculo vascular é formado por anastomoses dos ramos laterais das Aa. ciliares posteriores curtas e da A. central da retina.

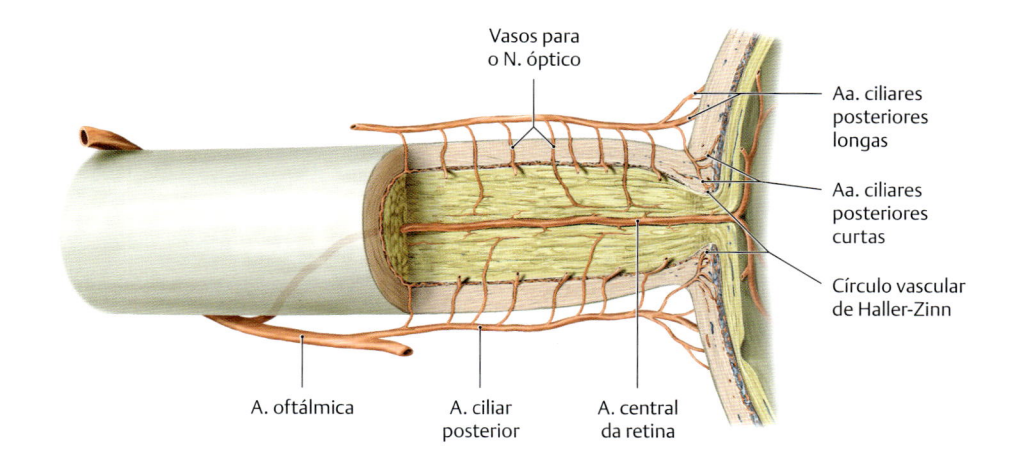

Vasos para o N. óptico

Aa. ciliares posteriores longas

Aa. ciliares posteriores curtas

Círculo vascular de Haller-Zinn

A. oftálmica

A. ciliar posterior

A. central da retina

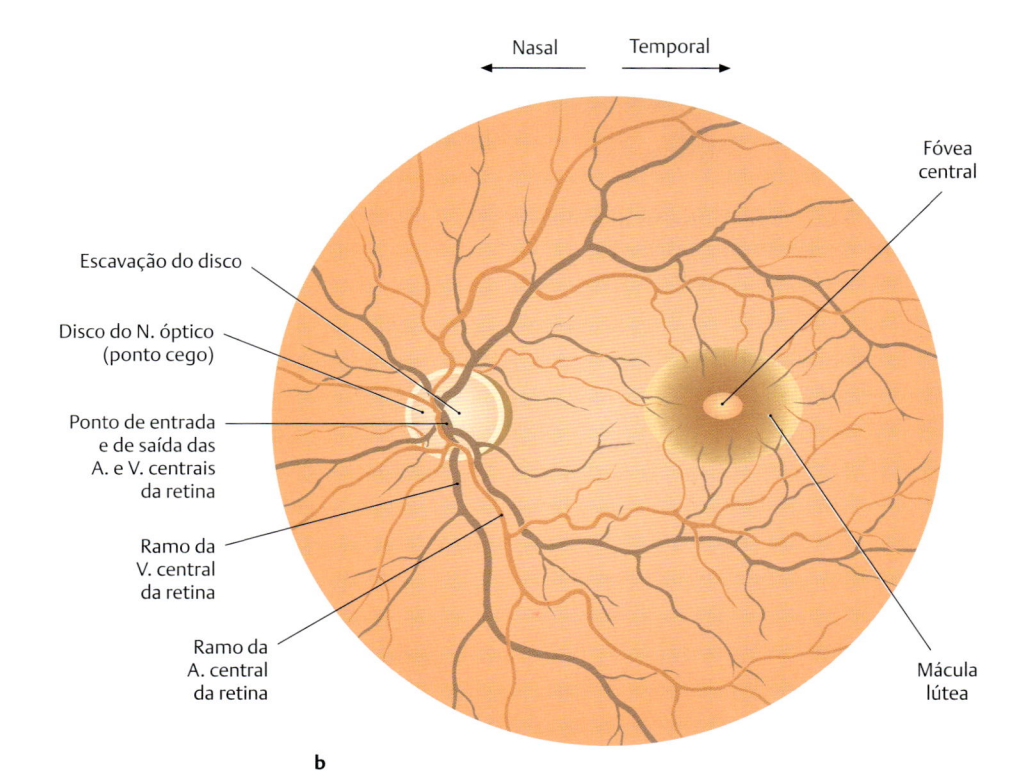

Nasal — Temporal

Fóvea central

Escavação do disco

Disco do N. óptico (ponto cego)

Ponto de entrada e de saída das A. e V. centrais da retina

Ramo da V. central da retina

Ramo da A. central da retina

Mácula lútea

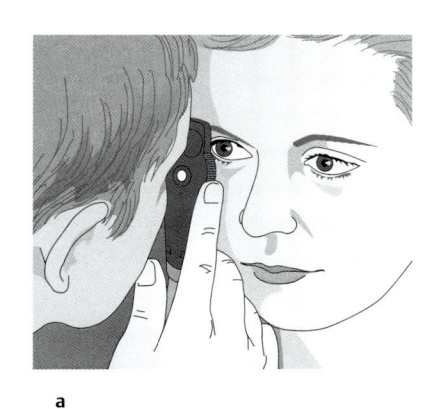

a

b

C Exame do fundo do olho

a Técnica de investigação (oftalmoscopia direta); **b** Fundo do olho normal.

A oftalmoscopia direta amplia cerca 16 vezes e permite o exame direto das seguintes estruturas no fundo do olho:

- Aspecto da retina
- Os vasos (principalmente a A. central da retina)
- O disco do N. óptico (= ponto da saída do nervo óptico do bulbo) e
- A mácula lútea com a fóvea central.

Devido à transparência da retina, a cor do fundo do olho é determinada principalmente pelo estrato pigmentoso e pelos vasos da corioide: em indivíduos de pele clara é uniformemente vermelho-claro, e em indivíduos de pele mais escura mostra-se com coloração marrom. O descolamento da retina leva muitas vezes à perda de transparência, tornando a retina esbranquiçada e amarelada. Os vasos da retina (A. e V. centrais da retina) podem ser distinguidos de acordo com sua cor e espessura:

artérias apresentam-se mais delgadas e com coloração vermelha mais clara em relação às veias. Alterações vasculares (p. ex., estenoses, espessamento da parede vascular, microaneurismas), que podem ser causadas por diabetes melito (retinopatia diabética) ou por hipertensão arterial, podem, portanto, ser diagnosticadas precocemente. O *disco do nervo óptico* apresenta, normalmente, coloração amarelo-alaranjada, margem nítida e uma depressão central (escavação do disco). O disco apresenta modificações, por exemplo, nos casos de aumento da pressão liquórica (papila de retenção com margem difusa). O exame da *mácula lútea*, localizada cerca de 3 a 4 mm na direção temporal em relação ao disco do nervo óptico, revela numerosos ramos da artéria central da retina que se estendem em direção à mácula sem alcançar a sua parte central, a fóvea central (a irrigação da fóvea ocorre a partir da corioide). Alterações patológicas da mácula lútea ocorrem como um processo degenerativo (doença frequente, decorrente da idade) que pode levar gradativamente à cegueira.

5.16   Músculos Extrínsecos do Bulbo do Olho

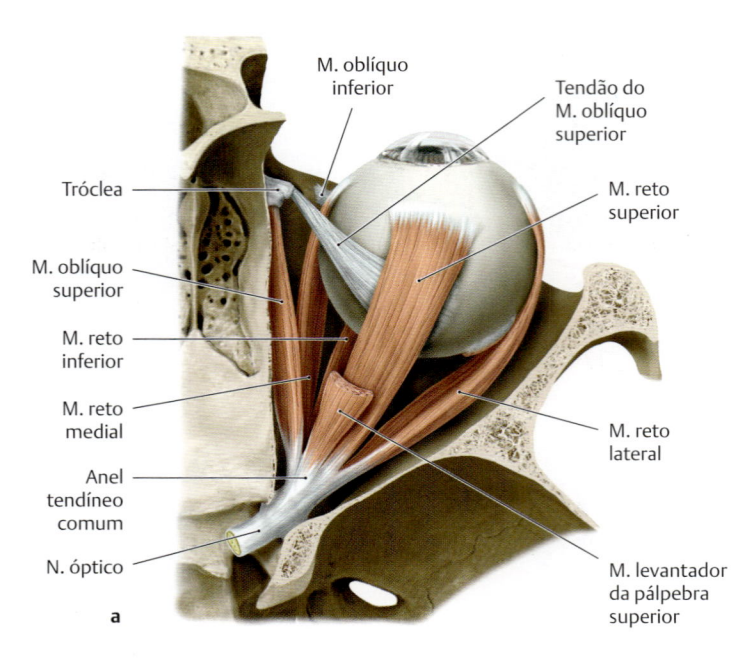

a

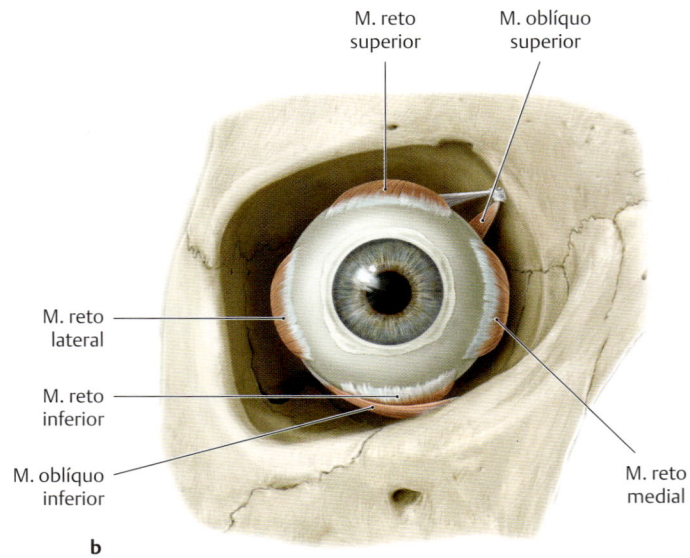

b

A   Posição dos músculos extrínsecos do bulbo do olho

Olho direito, vistas cranial (**a**) e anterior (**b**).

Os movimentos do bulbo do olho são causados pela ação de quatro músculos retos (Mm. retos superior, inferior, medial e lateral) e dois músculos oblíquos (Mm. oblíquos superior e inferior) (quanto a inervação e direção do movimento, ver **B** e **D**). Com exceção do M. oblíquo inferior (origem na margem medial da órbita), todos os músculos extrínsecos do bulbo originam-se do anel tendíneo, em volta do canal óptico (anel tendíneo comum). Todos os músculos *extrínsecos* inserem-se na esclera; o tendão de inserção do M. oblíquo superior estende-se primeiramente

pela tróclea, uma roldana tendínea fixada na margem superior interna da órbita, formando um ângulo agudo para, em seguida, voltar-se anteriormente para fixação na face temporal da face superior do bulbo. O funcionamento desses seis músculos extrínsecos e sua perfeita coordenação são necessários para direcionar ambos os olhos para o objeto visualizado. O cérebro processa as duas imagens retinianas para obter uma impressão visual binocular. Em caso de distúrbios dessas funções como, por exemplo, na paralisia de um dos músculos do bulbo (ver **E**), formam-se imagens duplas (diplopia), *i.e.*, o eixo óptico de um dos olhos é desviado de sua posição normal.

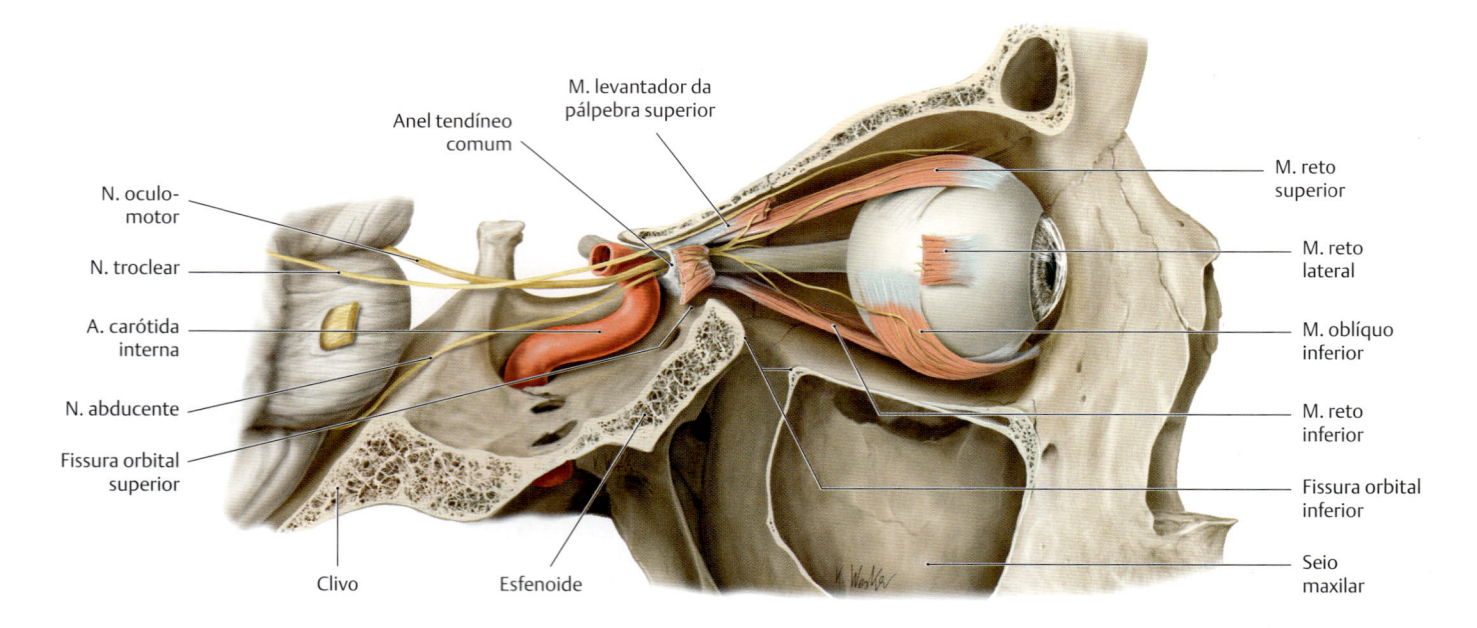

B   Inervação dos músculos extrínsecos do bulbo do olho

Olho direito, vista lateral; a parede temporal da órbita foi removida. Com exceção do M. oblíquo superior (N. troclear) e do M. reto lateral (N. abducente), todos os músculos extrínsecos são inervados pelo N. oculomotor. O seu R. superior supre o M. reto superior, bem como o M. levantador da pálpebra superior, que não pertence aos músculos

extrínsecos do bulbo do olho. O seu R. inferior supre o M. reto inferior, o M. reto medial e o M. oblíquo inferior. Após a sua saída do tronco encefálico, os três nervos cranianos estendem-se primeiramente pelo seio cavernoso (e na sua parede lateral, compare com **A**, p. 176), próximo à A. carótida interna. Seguem através da fissura orbital superior (ver **B**, p. 176) para a órbita, até os seus respectivos músculos.

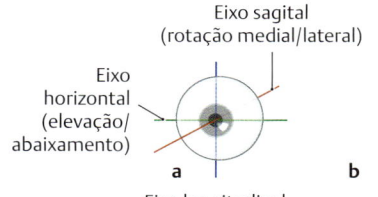 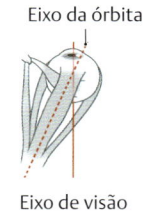 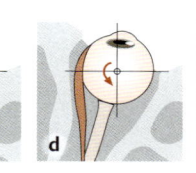 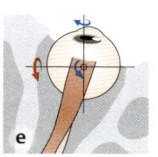 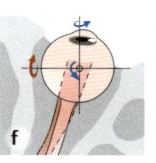 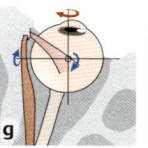 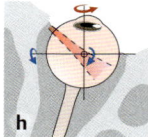

Eixo sagital (rotação medial/lateral)

Eixo horizontal (elevação/abaixamento)

Eixo da órbita

a **b** **c** **d** **e** **f** **g** **h**

Eixo longitudinal (abdução/adução)

Eixo de visão (eixo óptico)

	Músculos	Função principal	Função secundária	Inervação
Motores horizontais	• M. reto lateral • M. reto medial	• Abdução • Adução	• Nenhuma • Nenhuma	• N. abducente (VI) • N. oculomotor (III), R. inferior
Motores verticais retos	• M. reto inferior • M. reto superior	• Abaixamento • Elevação	• Rotação lateral e adução • Rotação medial e adução	• N. oculomotor (III), R. inferior • N. oculomotor (III), R. superior
Motores verticais oblíquos	• M. oblíquo inferior • M. oblíquo superior	• Rotação lateral (exciclodução) • Rotação medial (inciclodução)	• Elevação e abdução • Abaixamento e abdução	• N. oculomotor (III), R. inferior • N. troclear (IV)

C Eixos do olho, função e inervação dos músculos extrínsecos do bulbo do olho

Olho direito. Com exceção de **a**, todas as vistas são superiores; portanto, os eixos longitudinais em **b–h** são vistos apenas como pontos.

a e **b** Os movimentos oculares ocorrem em torno dos três eixos, que são perpendiculares entre si. Quando um indivíduo olha para frente, o olho é levemente virado para dentro na órbita, ou seja, o eixo da órbita não corresponde ao eixo de visão ou eixo óptico e é girado aproximadamente 23° para o exterior. Portanto, para o teste de mobilidade de cada músculo do olho individual, o olho deve ser trazido para uma direção de visão diagnóstica determinada (ver **E**).

c–h Dois dos seis músculos extrínsecos do bulbo do olho são unidos em um par, ver tabela.

Os dois **músculos motores verticais retos**, em sua região do olhar geral, são os mais importantes e mais fortes levantador e abaixador. Essas características principais são mais pronunciadas na abdução do que na adução (a direção do movimento do músculo corresponde ao eixo orbital, ver **b**). Ambos os músculos também têm funções secundárias: o *M. reto superior* gira para dentro (inciclodução), o *M. reto inferior* gira para fora (exciclodução). Além disso, ambos têm um pequeno efeito adutor. Deve-se observar que ambas as funções secundárias são mais fortes na adução máxima e diminuem através da posição primária até a abdução. **Músculos motores verticais oblíquos:** a função principal do M. oblíquo superior é a inciclodução, que é mais perceptível na abdução. A função secundária mais importante é a redução. É mais evidente na adução em contraste com a inciclodução. A principal função do M. oblíquo inferior é a exciclodução, e a função secundária mais importante, no entanto, é a elevação. Como com o M. oblíquo superior, a função principal é a mais forte na abdução, e a função secundária, na abdução. Ambos os músculos motores verticais oblíquos têm também um leve efeito secundário adutor.

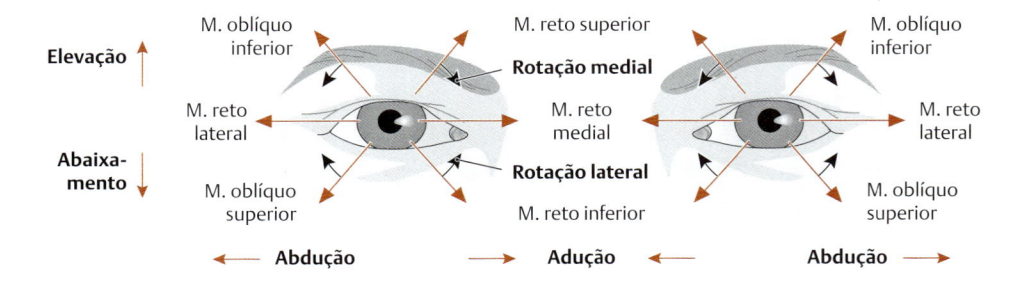

Elevação

Abaixamento

M. oblíquo inferior — M. reto superior — Rotação medial — M. oblíquo inferior — M. reto lateral — M. reto medial — M. reto lateral — Rotação lateral — M. oblíquo superior — M. reto inferior — M. oblíquo superior

Abdução — Adução — Abdução

D Ação dos músculos extrínsecos com o bulbo do olho em posição primária

Em posição primária, isto é, quando se olha para frente, ocorre uma função mista máxima de todos os músculos do olho, ou seja, todas as funções principais e secundárias são executadas; no entanto, nenhuma das funções está em plena expressão (setas vermelhas: ação linear; setas pretas: ação rotacional).

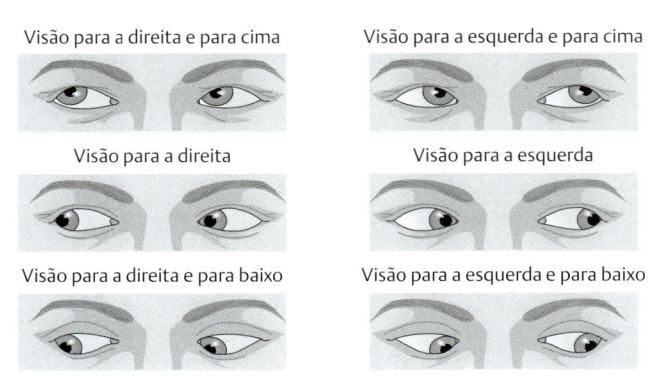

Visão para a direita e para cima Visão para a esquerda e para cima

Visão para a direita Visão para a esquerda

Visão para a direita e para baixo Visão para a esquerda e para baixo

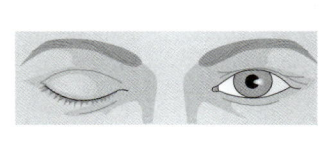 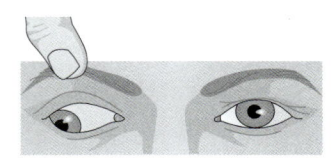

E Posições dos olhos nas 6 direções de visão diagnósticas (esquema de Hering)

São mostradas as direções de visão em que se testa a função dos músculos do olho individuais ou – no caso de paralisia – a disfunção mais claramente observada (aumento de visão dupla).

Observação: A ação rotacional não é identificada sem métodos de teste adicionais.

F Paralisia do nervo oculomotor

Em casos de paralisia completa do N. oculomotor, tanto os músculos extrínsecos do bulbo do olho, Mm. retos superior, inferior e medial e oblíquo inferior (ver **C**) quanto os músculos intrínsecos supridos pelo N. oculomotor da parte parassimpática M. ciliar e M. esfíncter da pupila, assim como o M. levantador da pálpebra, perdem a função. Como resultado, o movimento do bulbo do olho e a habilidade motora pupilar são danificados: o olho afetado dirige-se para lateral e inferiormente a pupila está dilatada (midríase: deficiência do M. esfíncter da pupila), não é possível nenhuma acomodação a um ponto próximo (deficiência do M. ciliar) e a pálpebra é parcialmente fechada (ptose), pois o M. levantador da pálpebra perde a sua função. Se a ptose for completa, como mostrado aqui, o paciente não tem visão dupla, pois vê com apenas um olho. Para a paralisia do N. oculomotor interna e externa, em que apenas os músculos intrínsecos ou extrínsecos do bulbo do olho são paralisados, ver p. 118.

5.17 Divisão, Vasos e Nervos da Órbita

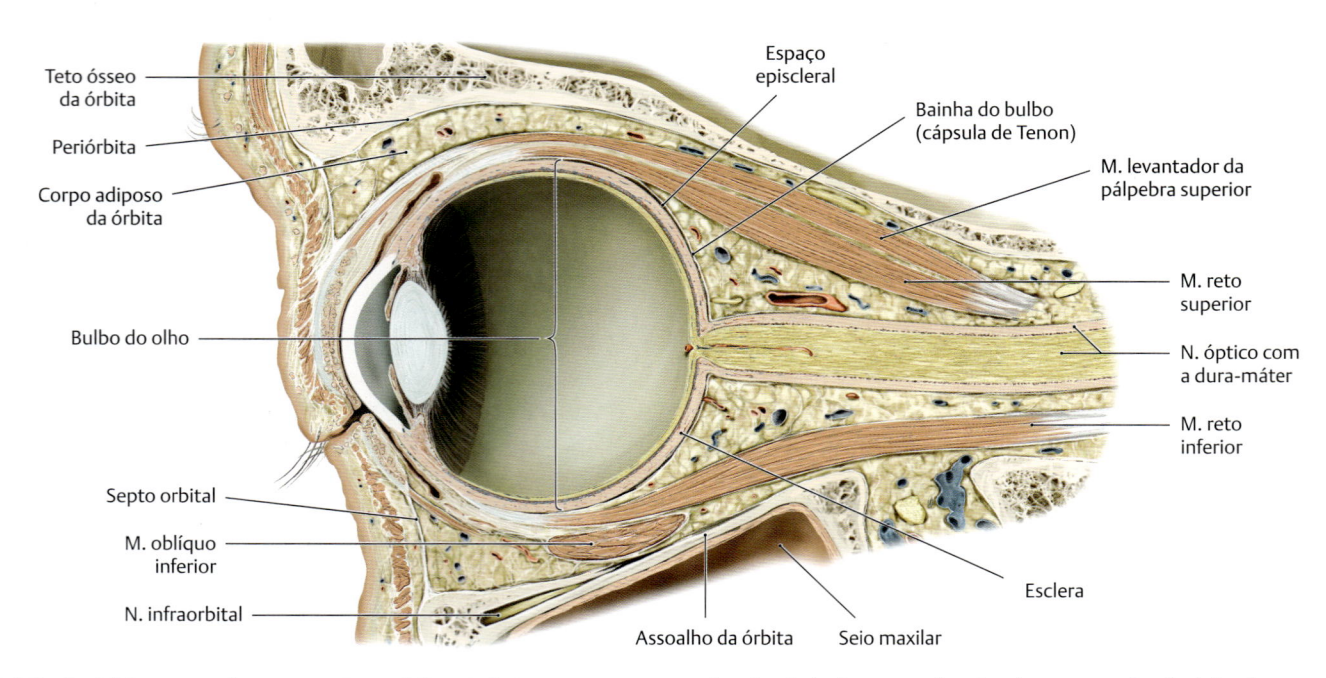

A Divisão da órbita em andares superior, médio e inferior

Corte sagital da órbita direita na vista medial. Na órbita, revestida pelo periósteo (periórbita), situam-se, protegidos pelo corpo adiposo da órbita: o bulbo do olho, o N. óptico, a glândula lacrimal, os Mm. extrínsecos do bulbo e as estruturas vasculonervosas de suprimento. O limite anterior do corpo adiposo, em relação à cavidade orbital, é formado pelo septo orbital, e o limite na face posterior do bulbo do olho é constituído por uma bainha de tecido conjuntivo (bainha do bulbo = cápsula de Tenon). Entre a bainha do bulbo e a esclera localiza-se uma fenda delgada, o espaço episcleral. Topograficamente, a órbita é dividida em três andares:

- *Andar superior:* entre o teto da órbita e o M. levantador da pálpebra superior
- *Andar médio:* entre o M. reto superior e o N. óptico e
- *Andar inferior:* entre o N. óptico e o assoalho da órbita.

Ver o conteúdo dos diferentes andares em **B**.

B Os três andares da órbita e seus conteúdos principais
(Para os pontos de entrada de vasos e de nervos para a órbita, ver p. 36.)

Andar	Conteúdo	Estrutura anteposta
Andar superior	• N. lacrimal • A. lacrimal • V. lacrimal • N. frontal • Nn. supraorbital e supratroclear • A. supraorbital • V. supraorbital • N. troclear • N. infratroclear	• Ramo do N. oftálmico (V_1) • Ramo da A. oftálmica (proveniente da A. carótida interna) • Drena para a V. oftálmica superior • Ramo do N. oftálmico (V_1) • Rr. terminais do N. frontal • R. terminal da A. oftálmica • Anastomosa-se com as Vv. supratrocleares na V. angular • Núcleo do N. troclear no mesencéfalo • Ramo do N. nasociliar (sub-ramo do N. oftálmico [V_1])
Andar médio	• A. oftálmica • A. central da retina • Aa. ciliares posteriores • N. nasociliar • N. abducente • N. oculomotor, R. superior • N. óptico • Nn. ciliares curtos • Gânglio ciliar • Raiz parassimpática • Raiz simpática • Raiz nasociliar • V. oftálmica superior	• Ramo da A. carótida interna • Ramo da A. oftálmica • Ramos da A. oftálmica • Ramo do N. oftálmico (V_1) • Núcleo do N. abducente na ponte • Núcleo do N. oculomotor no mesencéfalo • Diencéfalo • Fibras pós-ganglionares autônomas para o bulbo do olho • Gânglio parassimpático para os Mm. ciliar e esfíncter da pupila • Fibras pré-ganglionares autônomas do N. oculomotor • Fibras pós-ganglionares provenientes do gânglio cervical superior • Fibras sensitivas provenientes do bulbo do olho, atravessando o gânglio ciliar para o N. nasociliar • Estende-se no seio cavernoso
Andar inferior	• N. oculomotor, R. inferior • V. oftálmica inferior • N. infraorbital • A. infraorbital	• Núcleo do N. oculomotor no mesencéfalo • Estende-se no seio cavernoso • Ramo do N. maxilar (V_2) • R. terminal da A. maxilar (A. carótida externa)

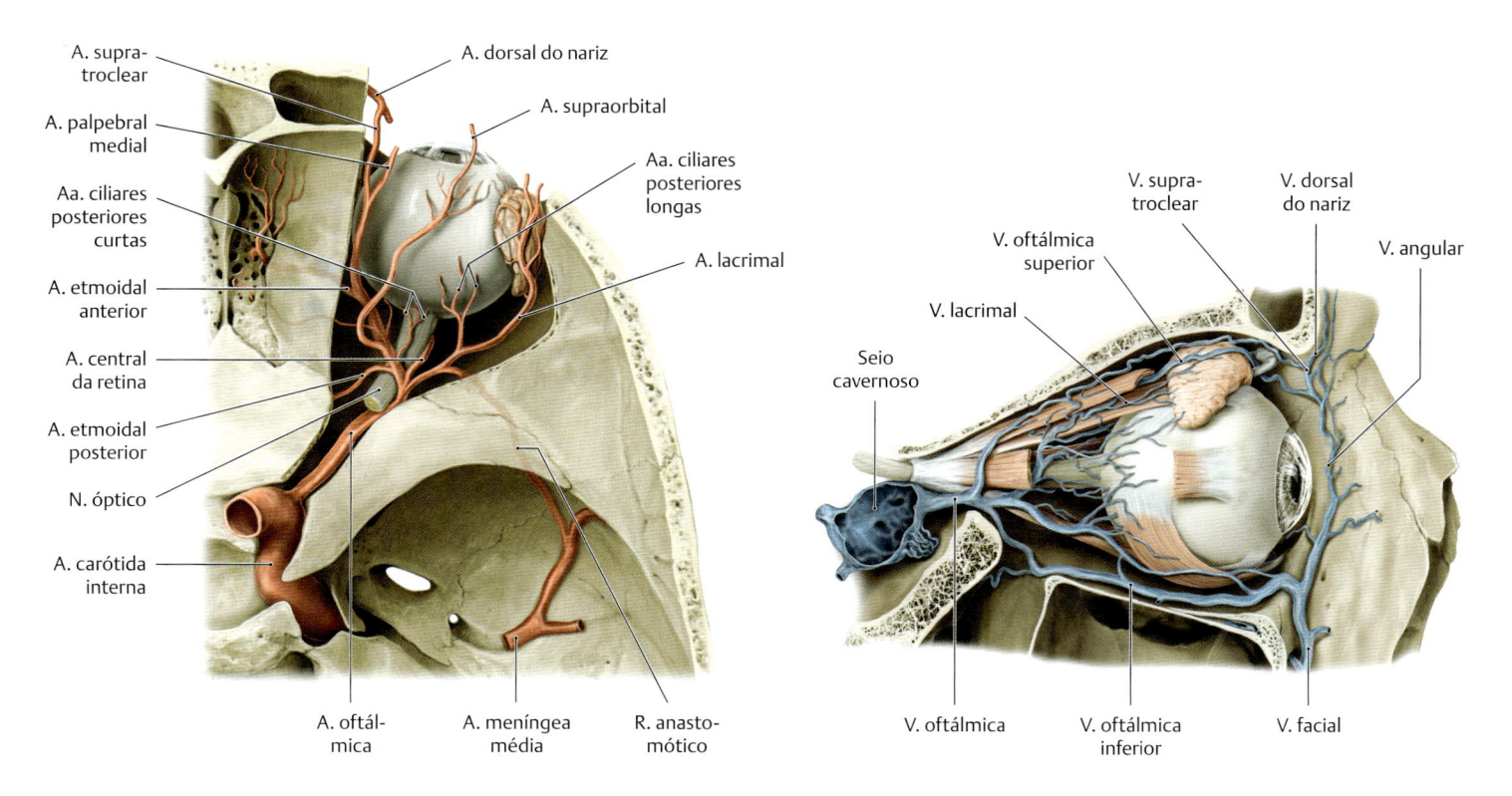

C Ramos da A. oftálmica
Órbita direita, vista superior; foi aberta uma janela no canal óptico e no teto da órbita. A A. oftálmica é um ramo da A. carótida interna; estende-se inferiormente ao N. óptico, pelo canal óptico, até a órbita, e supre as estruturas aqui localizadas, incluindo o bulbo do olho.

D Veias da órbita
Órbita direita, vista lateral; a parede lateral da órbita foi removida e o seio maxilar recortado em forma de janela. As veias da órbita apresentam conexões com as veias das regiões superficial e profunda da face, bem como com o seio cavernoso (disseminação de microrganismos).

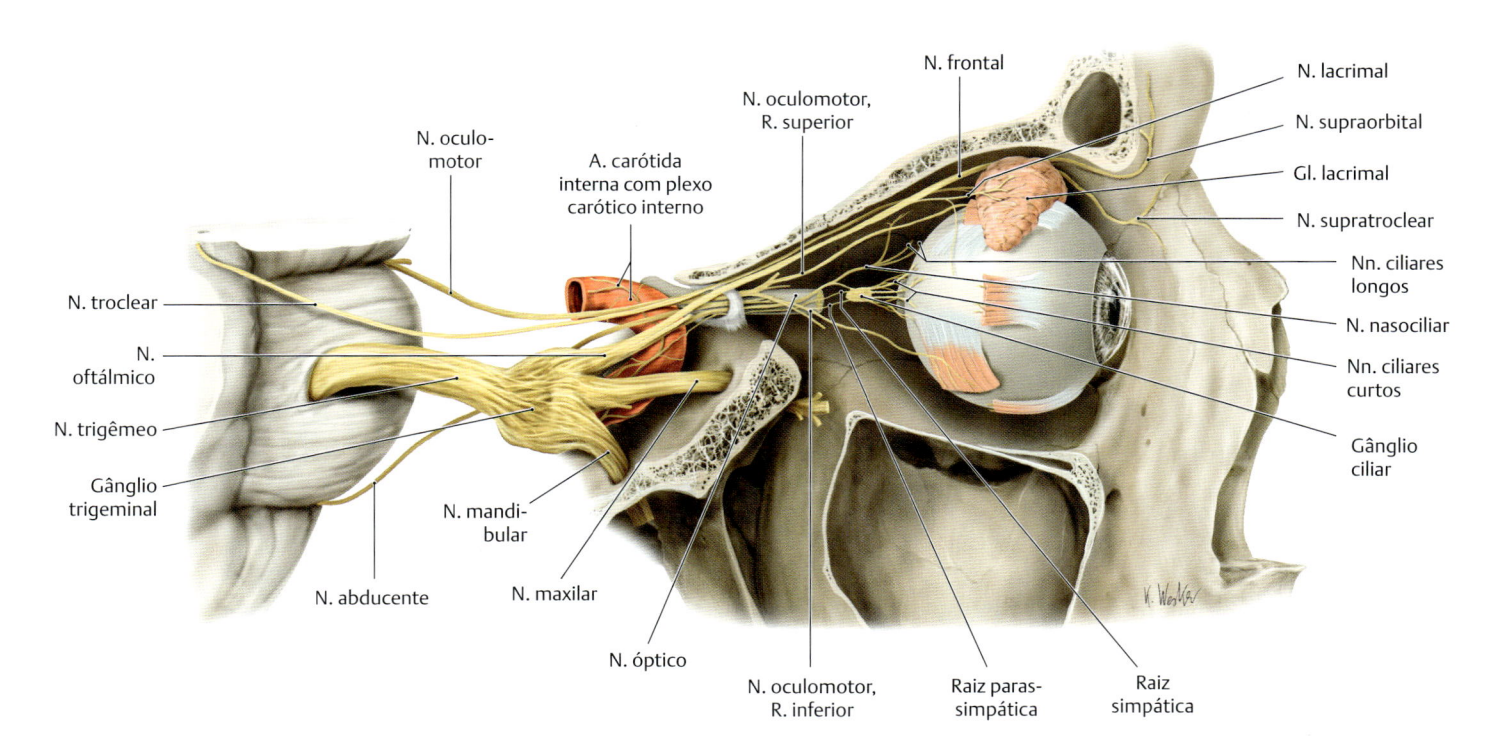

E Inervação da órbita
Órbita direita, vista lateral; parede óssea temporal removida. Quatro nervos cranianos assumem o suprimento motor, sensitivo e autônomo: N. oculomotoror (III), N. troclear (IV), N. abducente (VI) e N. oftálmico (V_1).

O N. oculomotor contém, ainda, fibras parassimpáticas pré-ganglionares para o gânglio ciliar. As fibras simpáticas pós-ganglionares seguem através do plexo carótico interno ou oftálmico para a órbita.

175

5.18 Topografia da Órbita

A Topografia da órbita direita: conteúdo do nível superior

Vista cranial.

a Assoalho ósseo da órbita removido, periórbita parcialmente fenestrada. Preparação do conteúdo orbital pela remoção cuidadosa de tecido adiposo retrobulbar.

b Periórbita de todo o assoalho orbital e tecido adiposo retrobulbar do nível superior completamente removidos.

Observe em **a** o curso do N. frontal no M. levantador da pálpebra superior. O N. frontal é o 1º nervo que se observa de cima após a abertura da periórbita.

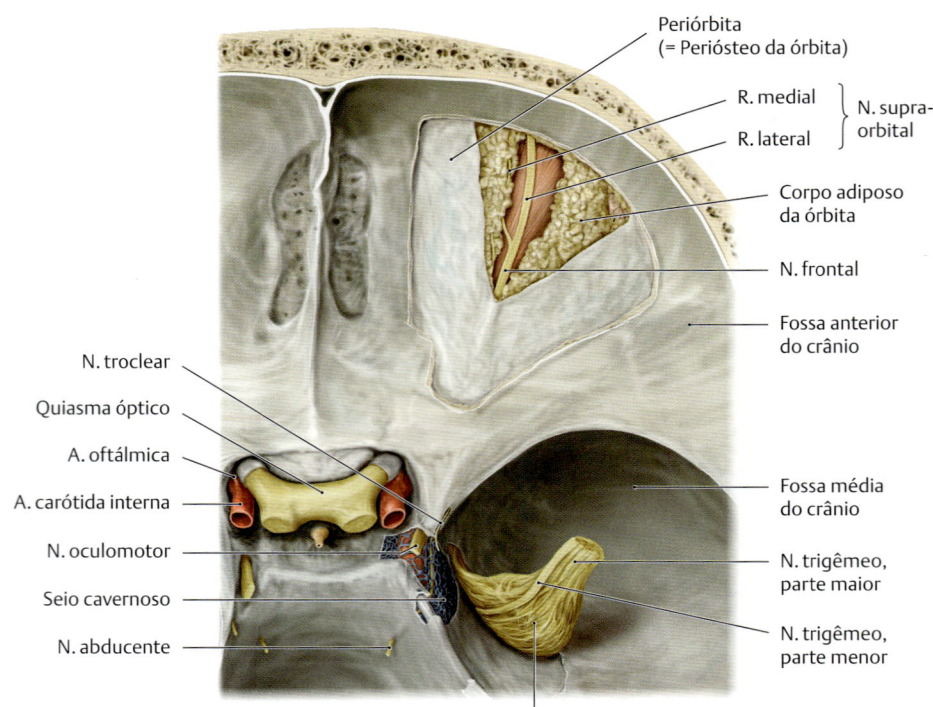

a

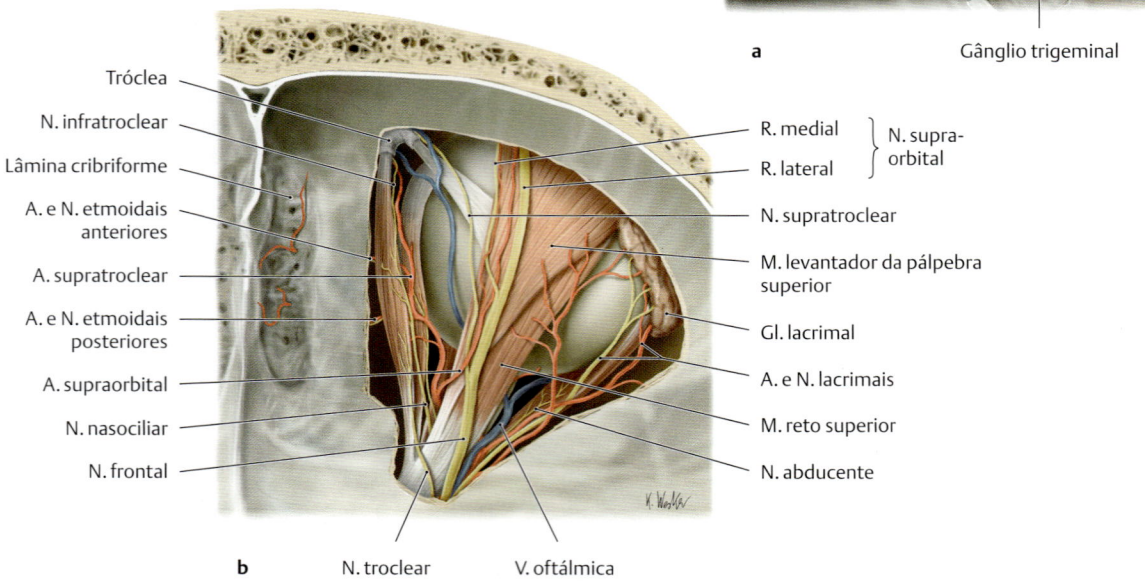

b

B Topografia da órbita direita: conteúdo do andar médio

Vista cranial. O M. levantador da pálpebra superior e o M. reto superior foram seccionados e deslocados para cima (corpo adiposo completamente removido). Observa-se o N. óptico. *Observe* o gânglio ciliar, com um tamanho aproximado de 2 mm, situado lateralmente ao N. óptico e cerca de 2 cm posteriormente ao bulbo do olho. Aqui as fibras parassimpáticas dos músculos intrínsecos do bulbo do olho (M. ciliar e M. esfíncter da pupila) fazem sinapses. As fibras pós-ganglionares simpáticas para o M. dilatador da pupila também se projetam através do gânglio.

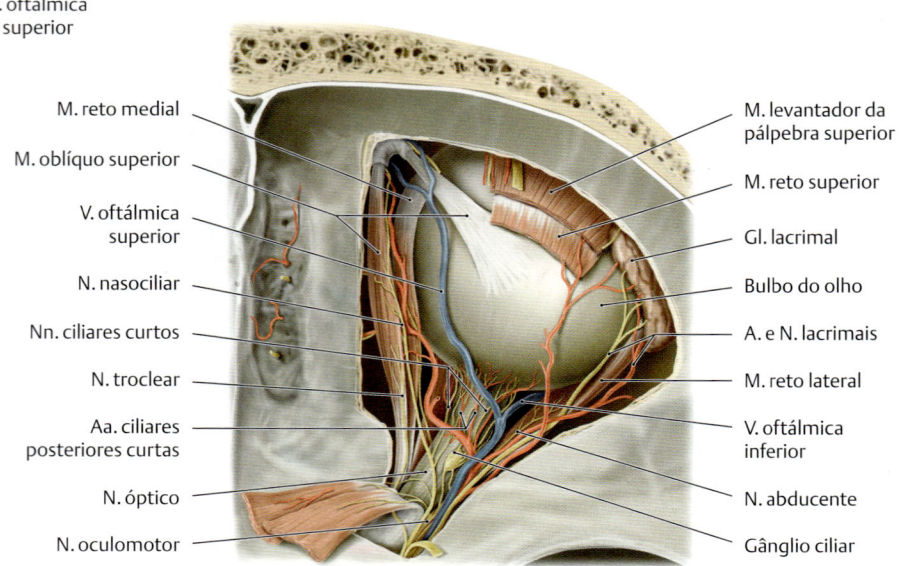

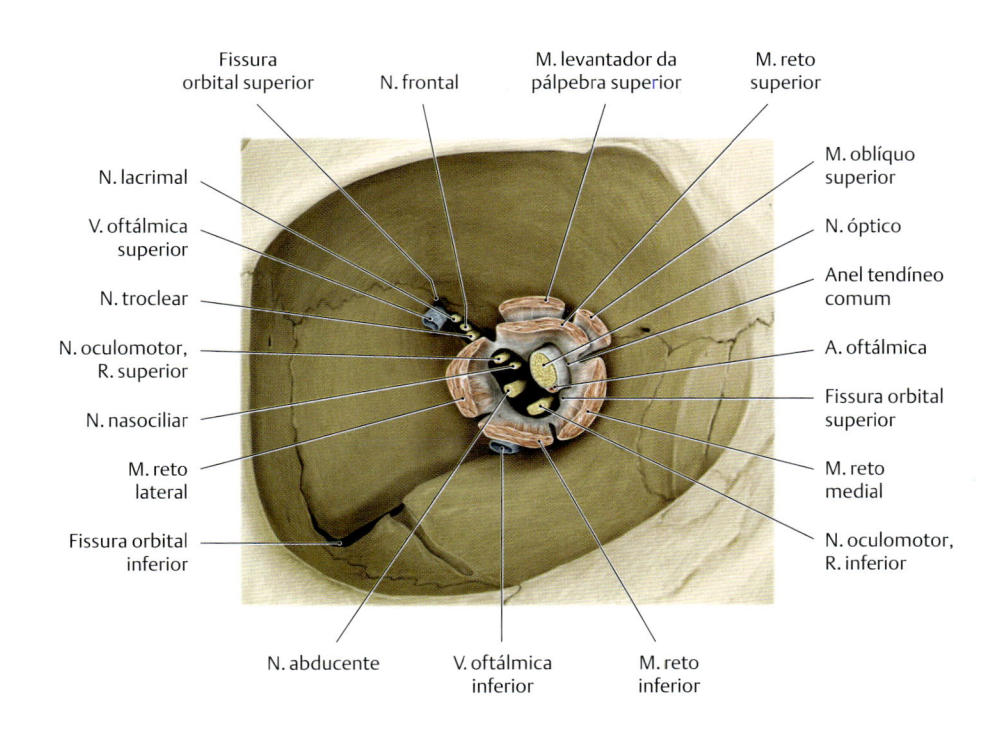

Fissura orbital superior — N. frontal — M. levantador da pálpebra superior — M. reto superior

N. lacrimal

V. oftálmica superior

N. troclear

N. oculomotor, R. superior

N. nasociliar

M. reto lateral

Fissura orbital inferior

M. oblíquo superior

N. óptico

Anel tendíneo comum

A. oftálmica

Fissura orbital superior

M. reto medial

N. oculomotor, R. inferior

N. abducente — V. oftálmica inferior — M. reto inferior

C Parede posterior da órbita: anel tendíneo comum e pontos de entrada das vias vasculonervosas no canal óptico e na fissura orbital superior

Órbita direita, vista anterior; a maior parte do conteúdo da órbita foi removida. O N. óptico e a A. oftálmica estendem-se através do canal óptico para a órbita. Algumas das vias vasculo-nervosas que chegam pela fissura orbital superior na órbita estendem-se, interna e externamente, em relação ao anel tendíneo comum:

- Internamente: os Rr. superior e inferior do N. oculomotor, o N. abducente e o N. naso-ciliar
- Externamente: as Vv. oftálmicas superior e inferior, o N. frontal, o N. lacrimal e o N. tro-clear.

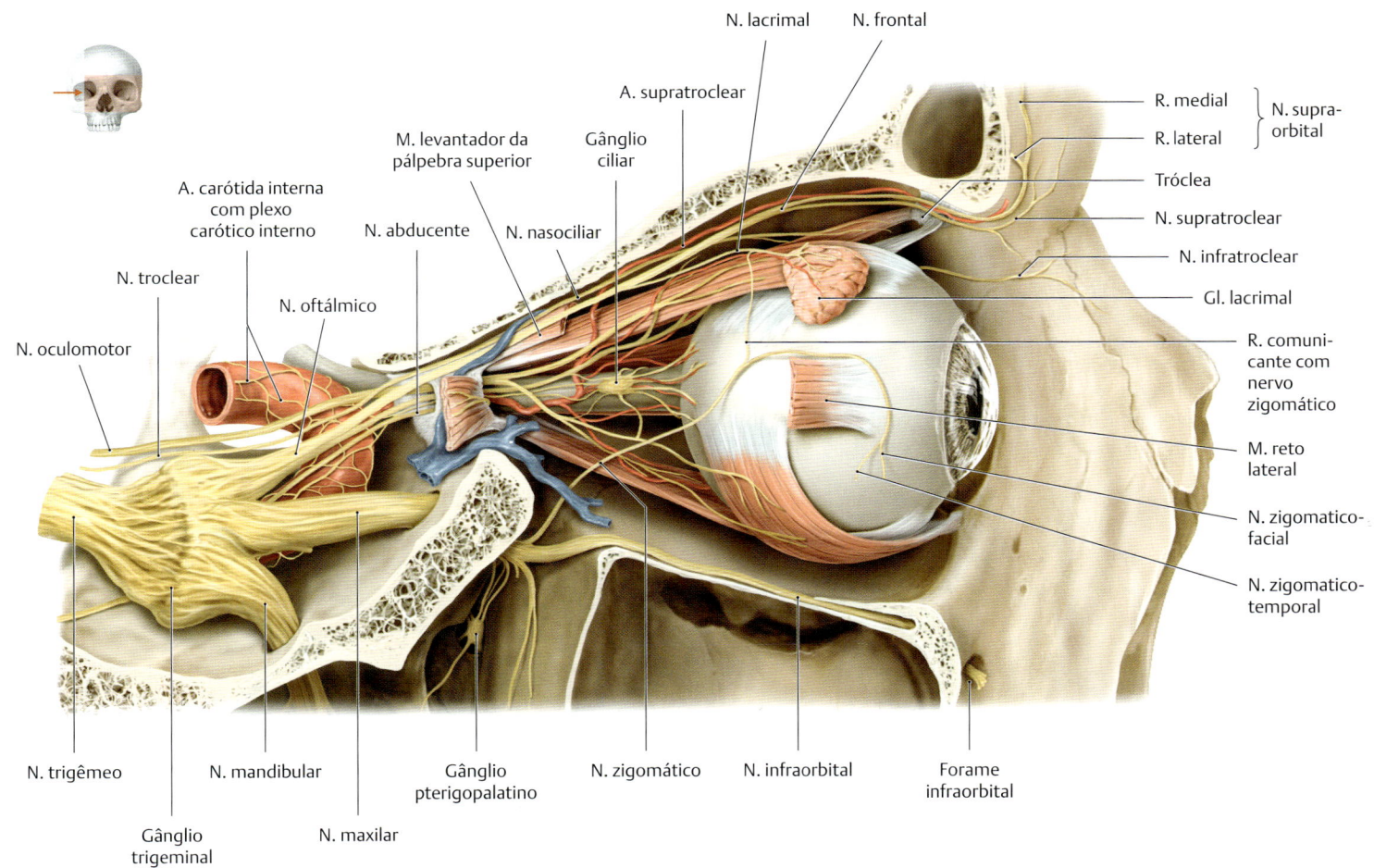

N. lacrimal — N. frontal

A. supratroclear

M. levantador da pálpebra superior — Gânglio ciliar

A. carótida interna com plexo carótico interno

N. abducente — N. nasociliar

N. troclear

N. oftálmico

N. oculomotor

R. medial — R. lateral } N. supra-orbital

Tróclea

N. supratroclear

N. infratroclear

Gl. lacrimal

R. comunicante com nervo zigomático

M. reto lateral

N. zigomatico-facial

N. zigomatico-temporal

N. trigêmeo — N. mandibular — Gânglio pterigopalatino — N. zigomático — N. infraorbital — Forame infraorbital

Gânglio trigeminal — N. maxilar

D Órbita direita

Vista lateral. Foram removidos: parede orbital lateral até a fissura orbital inferior (ver figura de orientação), parte lateral do arco orbital, assim como o tecido adiposo retrobulbar e os dois terços frontais do M. levantador da pálpebra superior; o M. reto lateral foi seccionado. Com isso, todo o conteúdo da órbita pode ser bem dissecado, especialmente o gânglio ciliar e o R. comunicante com o N. zigomático (fibras parassimpáticas a partir do gânglio pterigopalatino para a Gl. lacrimal). Com a retirada também da asa maior do esfenoide, pode-se ver o gânglio trigeminal e o seio cavernoso aberto.

Observe na face orbital removida do zigomático os locais de passagem para os Rr. zigomaticofacial e zigomaticotemporal, os ramos terminais sensitivos do N. zigomático para a pele através do arco zigomático e da têmpora.

5.19 Topografia do Seio Cavernoso

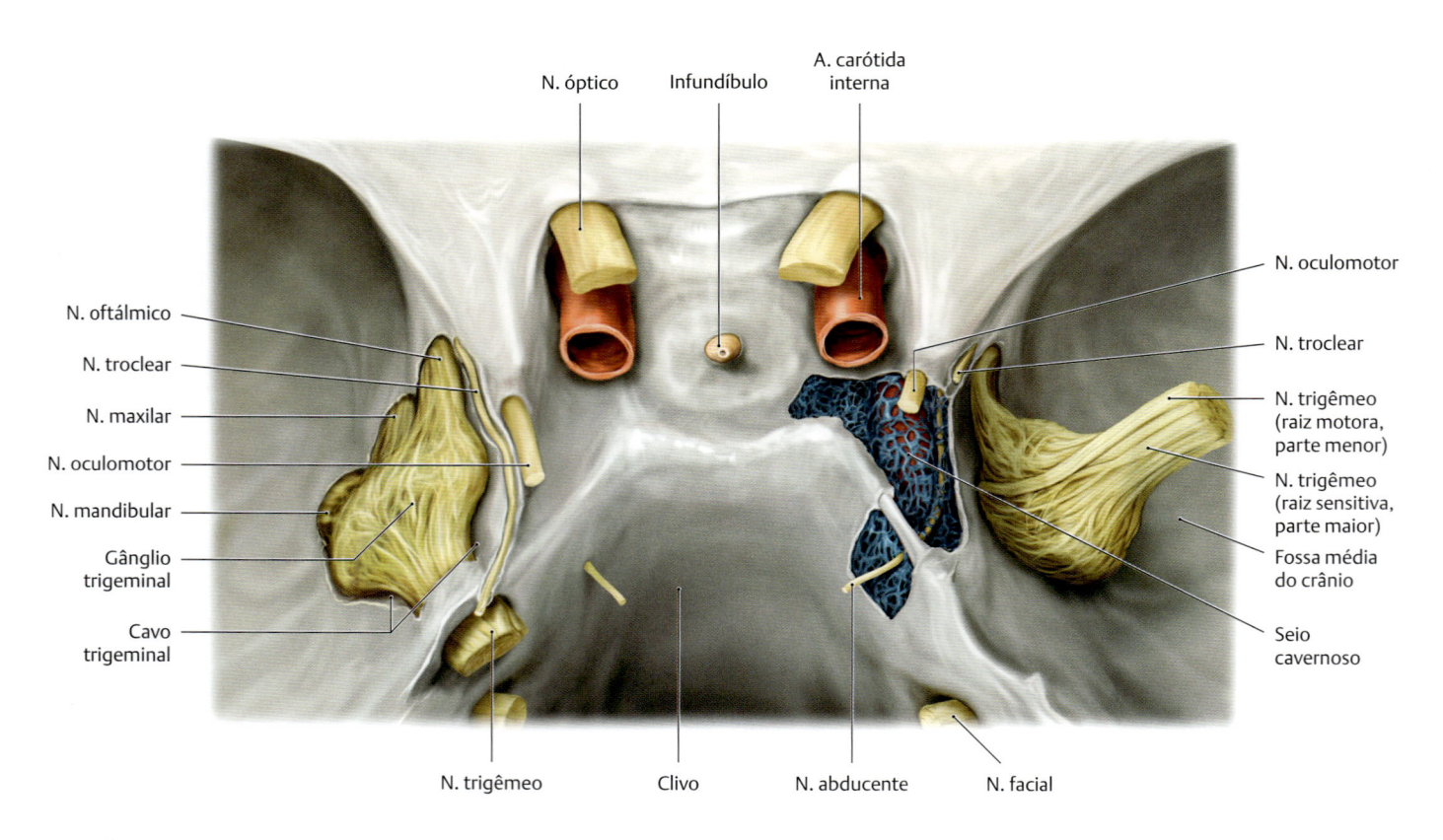

A Curso dos nervos cranianos para a órbita no seio cavernoso

Sela turca com seio cavernoso parcialmente aberto no lado direito, vista superior. Ambos os gânglios trigeminais estão expostos, o gânglio direito está adicionalmente deslocado lateralmente (por isso a abertura do cavo trigeminal = cavo de Meckel) para demonstrar o seio cavernoso aberto com a A. carótida interna que segue no seio (parte cavernosa).

Observe também o N. abducente que segue no seio cavernoso e, com isso, em contato direto com a A. carótida. Todos os outros nervos que passam aqui (N. oculomotor, N.troclear, assim como três ramos terminais do N. trigêmeo) seguem na parede dural lateral do seio mais superior ou inferiormente. Em um aneurisma carótico intracavernoso, o *N. abducente* é, portanto, mais comumente afetado, não raramente até mesmo isoladamente. O aneurisma que ocupa o espaço comprime o nervo e afeta o seu funcionamento. Portanto, em uma súbita paralisia isolada do nervo abducente, sempre se deve considerar aneurisma da A. carótida como possível causa (comparar com **D**). Uma falha isolada do *N. troclear*, no entanto, é muito rara. O N. troclear é afetado juntamente com outros nervos, como no caso de trombose do seio cavernoso, que afeta principalmente os nervos que atravessam o seio cavernoso, também comumente os dois primeiros ramos do N. trigêmeo.

B Corte frontal do seio cavernoso na altura da hipófise

Vista anterior.
Observe as estruturas na parede lateral ou intracavernosas.

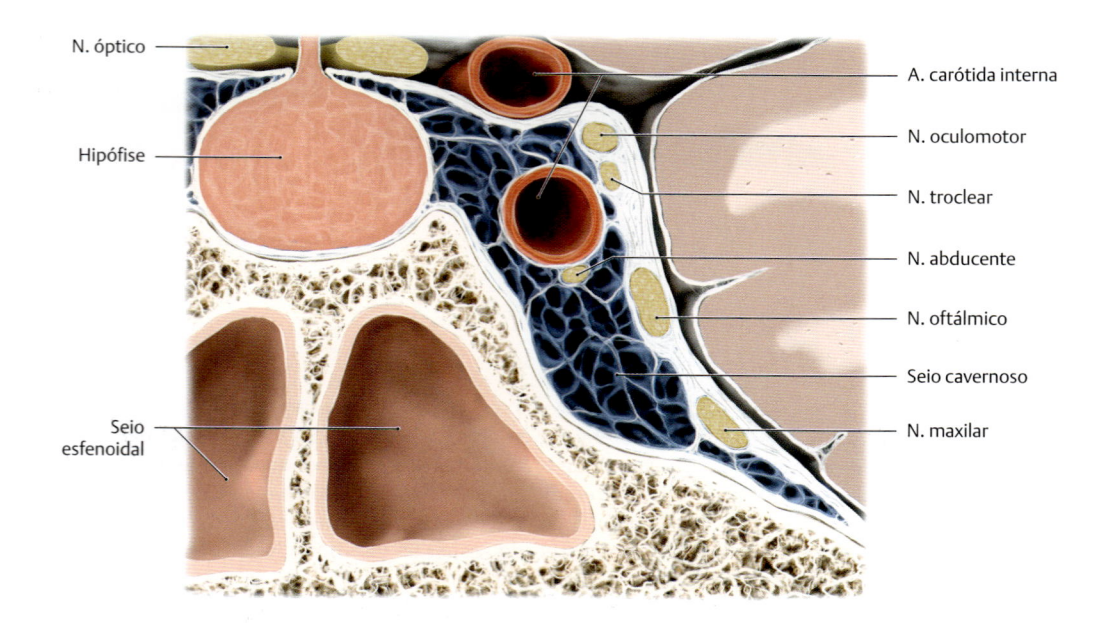

C Topografia do curso extradural do N. abducente sobre o clivo e após a retirada do seio cavernoso direito

Vista da direita; N. oculomotor e N. troclear deslocados lateralmente para melhor visão geral.

Observe o longo curso extradural do N. abducente a partir da sua passagem pela dura-máter no terço craniano do clivo (antes disso em seu segmento subaracnóideo na altura da cisterna pontocerebelar), através da chamada "ponte do abducente" (sob o ligamento suspensor [de Gruber] através do canal de Dorello) na altura do topo da pirâmide petrosa (passagem da fossa craniana posterior para a fossa craniana média) e adiante através do seio cavernoso nas imediações da A. carótida interna, para finalmente atravessar a fissura orbital superior para a órbita.

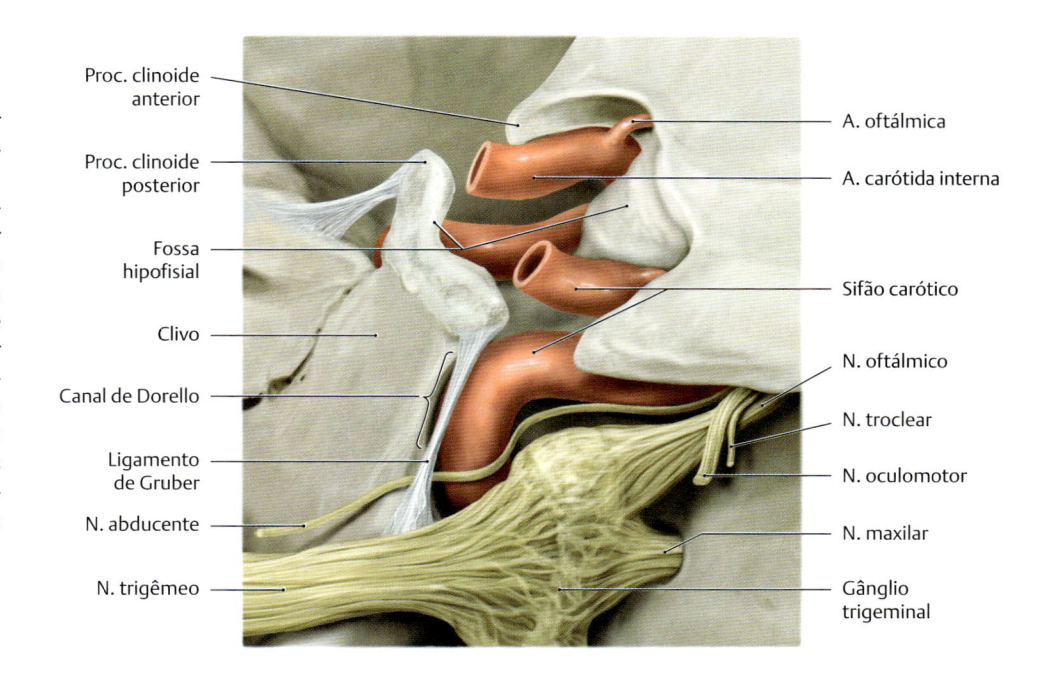

Proc. clinoide anterior · Proc. clinoide posterior · Fossa hipofisial · Clivo · Canal de Dorello · Ligamento de Gruber · N. abducente · N. trigêmeo · A. oftálmica · A. carótida interna · Sifão carótico · N. oftálmico · N. troclear · N. oculomotor · N. maxilar · Gânglio trigeminal

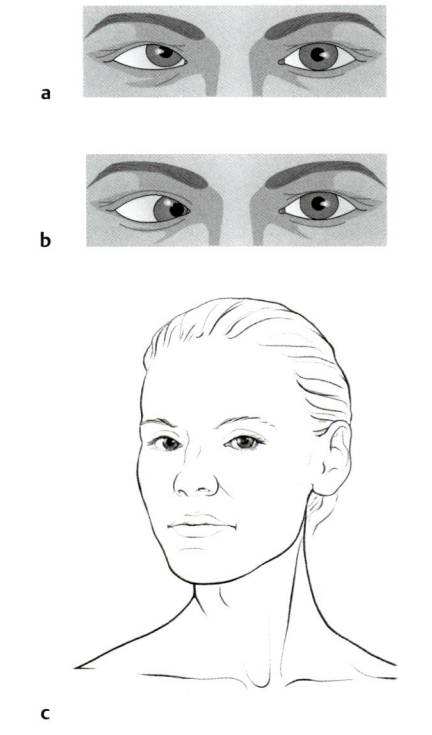

a · b · c

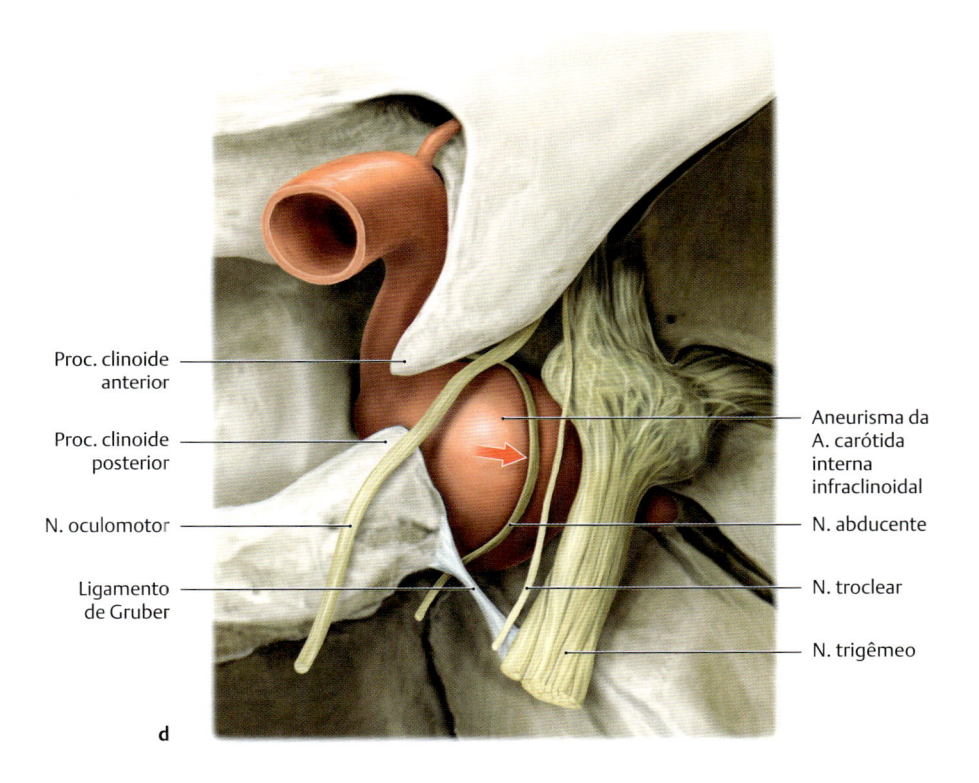

Proc. clinoide anterior · Proc. clinoide posterior · N. oculomotor · Ligamento de Gruber · Aneurisma da A. carótida interna infraclinoidal · N. abducente · N. troclear · N. trigêmeo

d

D Paralisia dos nervos troclear e abducente

a Paralisia do N. troclear direito; **b** Paralisia do N. abducente direito (direção do olhar); **c** Posição compensatória da cabeça na paralisia do N. abducente direito; **d** Aneurisma da A. carótida interna intracavernoso infraclinoidal com compressão do N. abducente. Vista posterossuperior.

As paralisias dos músculos do olho podem resultar de uma lesão na região do núcleo ou no curso do nervo craniano correspondente ou se originar no próprio músculo do olho (ver p. 173). As consequências, dependendo do músculo que sofre queda, são um típico desalinhamento do olho afetado e a ocorrência de visão dupla (diplopia), que a pessoa acometida tenta evitar mudando a posição da cabeça. Então, por exemplo, no caso do N. abducente (a paralisia do abducente é, em 47% dos casos,

o distúrbio de motilidade ocular neurogênico periférico mais comum), já na posição primária pela falha isolada do M. reto lateral, o olho afetado se desvia mais ou menos para dentro (estrabismo paralítico convergente). Aqui a percepção de dupla imagem perturbadora induz a uma posição compensatória da cabeça (**c**), uma posição em que não ocorra, ou seja rara, a imagem dupla: o paciente move a cabeça lateralmente para o lado do músculo afetado (uma posição em que o músculo parético está, em qualquer caso, sem função). Os aneurismas da A. carótida interna intracavernosos podem ser supra ou infraclinoidais; especialmente os aneurismas infraclinoidais (**d**) mostram uma dinâmica espacial lenta e, portanto, causam compressão isolada do N. abducente (seta vermelha = ponto de compressão).

5.20 Nariz: Visão Geral e Relevo Interno da Túnica Mucosa

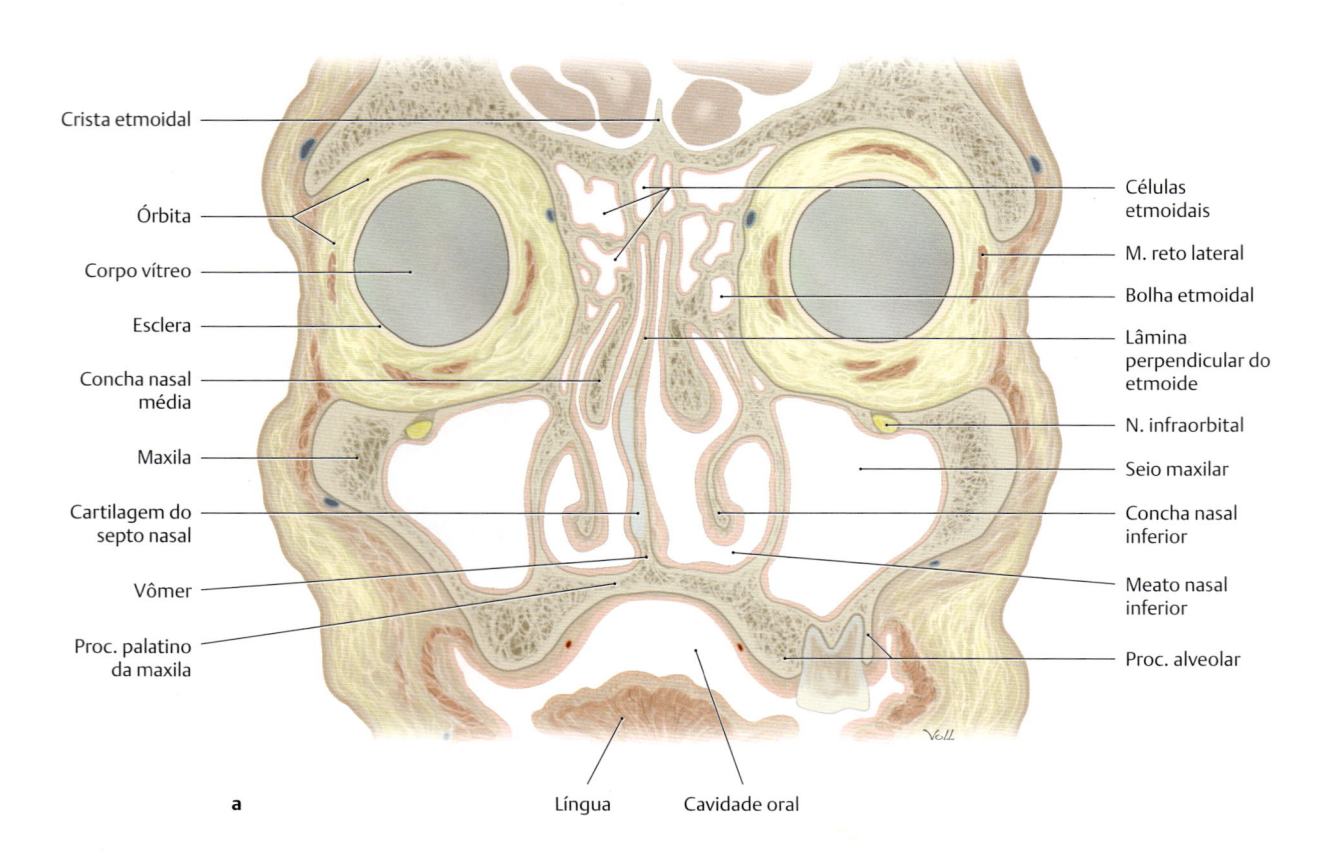

Crista etmoidal

Órbita

Corpo vítreo

Esclera

Concha nasal média

Maxila

Cartilagem do septo nasal

Vômer

Proc. palatino da maxila

Células etmoidais

M. reto lateral

Bolha etmoidal

Lâmina perpendicular do etmoide

N. infraorbital

Seio maxilar

Concha nasal inferior

Meato nasal inferior

Proc. alveolar

a

Língua   Cavidade oral

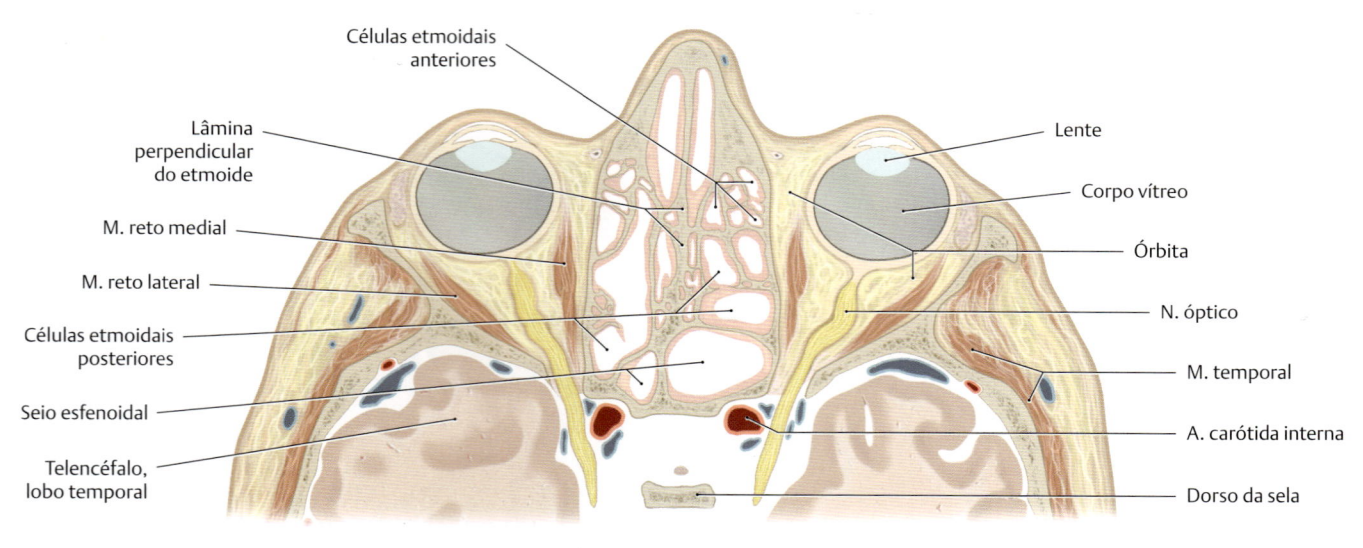

Células etmoidais anteriores

Lâmina perpendicular do etmoide

M. reto medial

M. reto lateral

Células etmoidais posteriores

Seio esfenoidal

Telencéfalo, lobo temporal

Lente

Corpo vítreo

Órbita

N. óptico

M. temporal

A. carótida interna

Dorso da sela

b

A Visão geral da cavidade nasal e dos seios paranasais

a Corte coronal, vista frontal; **b** Corte horizontal, vista superior.

A estrutura óssea da cavidade nasal já foi abordada (especialmente as aberturas das várias vias sob as conchas nasais, ver a partir da p. 42). A cavidade nasal e os seios paranasais são organizados em pares. As cavidades principais, que são separadas pelo septo nasal, têm uma estrutura mais ou menos triangular. Sob a base deste triângulo está localizada a cavidade oral. Dos seios paranasais pareados são reconhecidos:

- Células etmoidais (totalidade das células etmoidais = seio etmoidal*)
- Seio maxilar e
- Seio esfenoidal.

Internamente, essas cavidades são revestidas com epitélio ciliado respiratório (ver p. 184).

*A expressão "seio etmoidal" já não é listada na mais recente nomenclatura anatômica. No entanto, na prática, ainda é muito difundida.

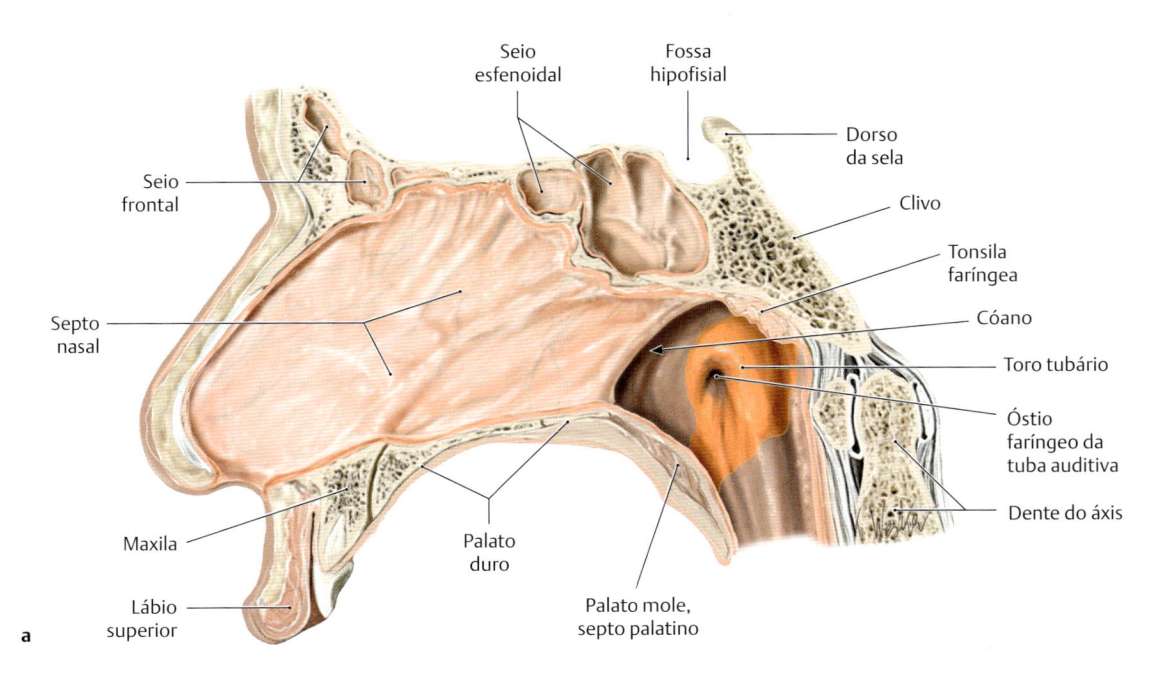

a

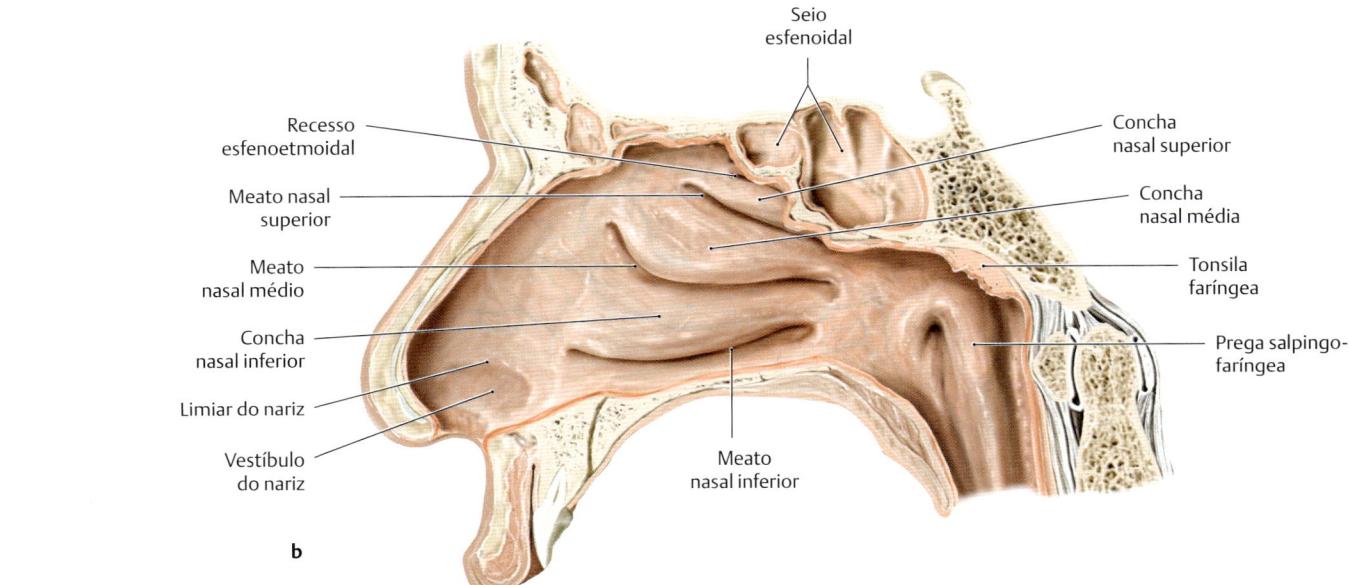

b

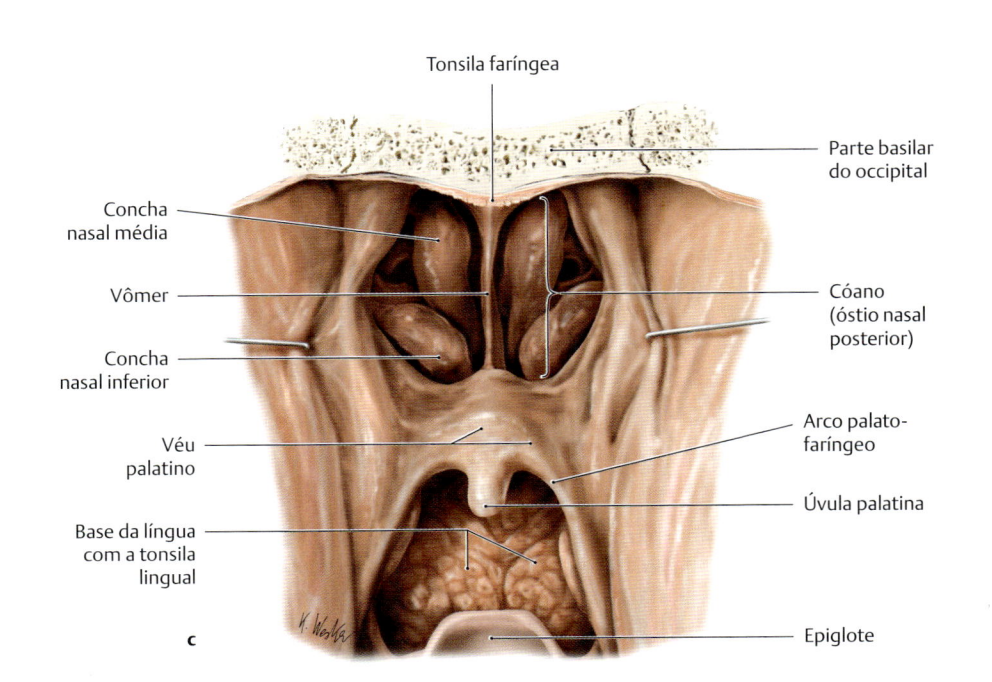

c

B Túnica mucosa da cavidade nasal

a Túnica mucosa do septo nasal, corte sagital justamediano, vista esquerda; **b** Túnica mucosa da parede lateral direita do nariz, vista esquerda; **c** Vista posterior dos cóanos em direção à cavidade nasal.

Observação: A túnica mucosa ao redor do toro tubário (região de cor laranja em **a**) é contornada pelas pequenas glândulas salivares predominantemente mucosas localizadas sob a túnica mucosa (para a importância das pequenas glândulas salivares, ver p. 211**B**).

Enquanto a parede medial da cavidade nasal é lisa, a parede lateral apresenta-se pregueada, formando três conchas (conchas nasais superior, média e inferior). Dessa maneira há aumento da superfície, que permite melhor aquecimento e umidificação do ar inspirado (compare com p. 184). Em **b** identificamos o corte do seio esfenoidal direito. Os cóanos (ver **c**) representam os óstios posteriores da cavidade nasal abertos para a parte nasal da faringe. Observe a relação topográfica entre os cóanos, a tuba auditiva e a tonsila faríngea (ver p. 197).

181

5.21 Irrigação e Inervação da Cavidade Nasal

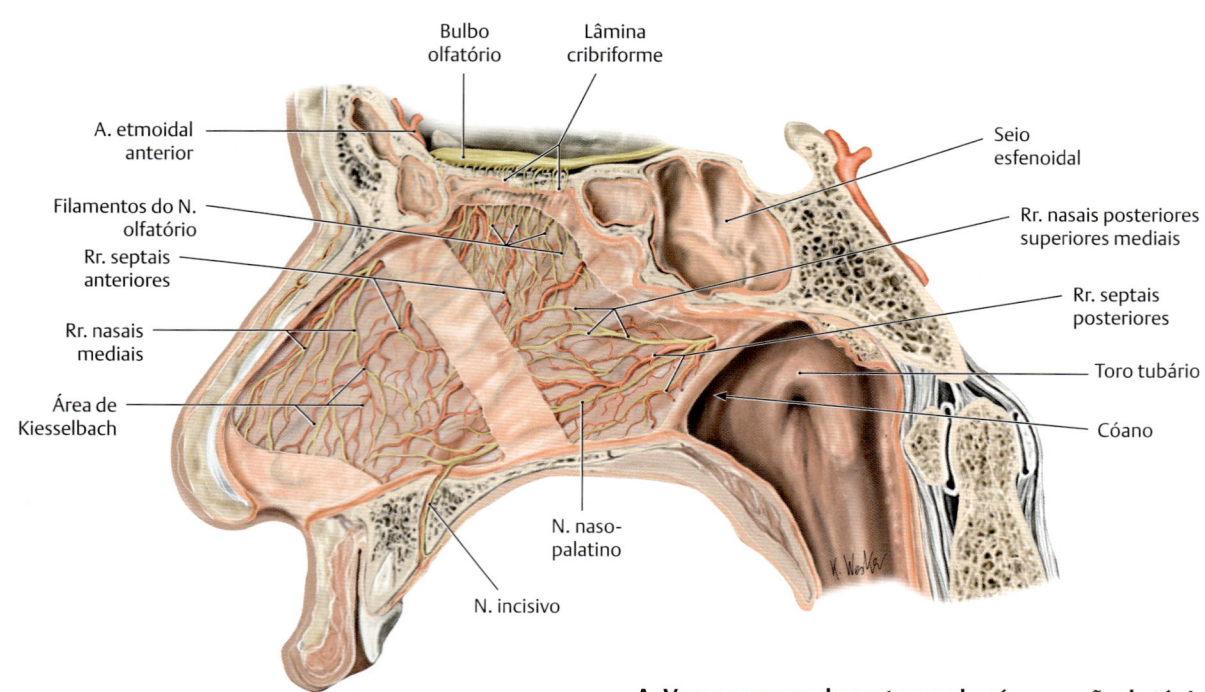

A Vasos e nervos do septo nasal após remoção da túnica mucosa
Corte sagital justamediano, vista esquerda. Devido ao sangramento nasal, a irrigação do septo nasal é de especial interesse (ver **C**).

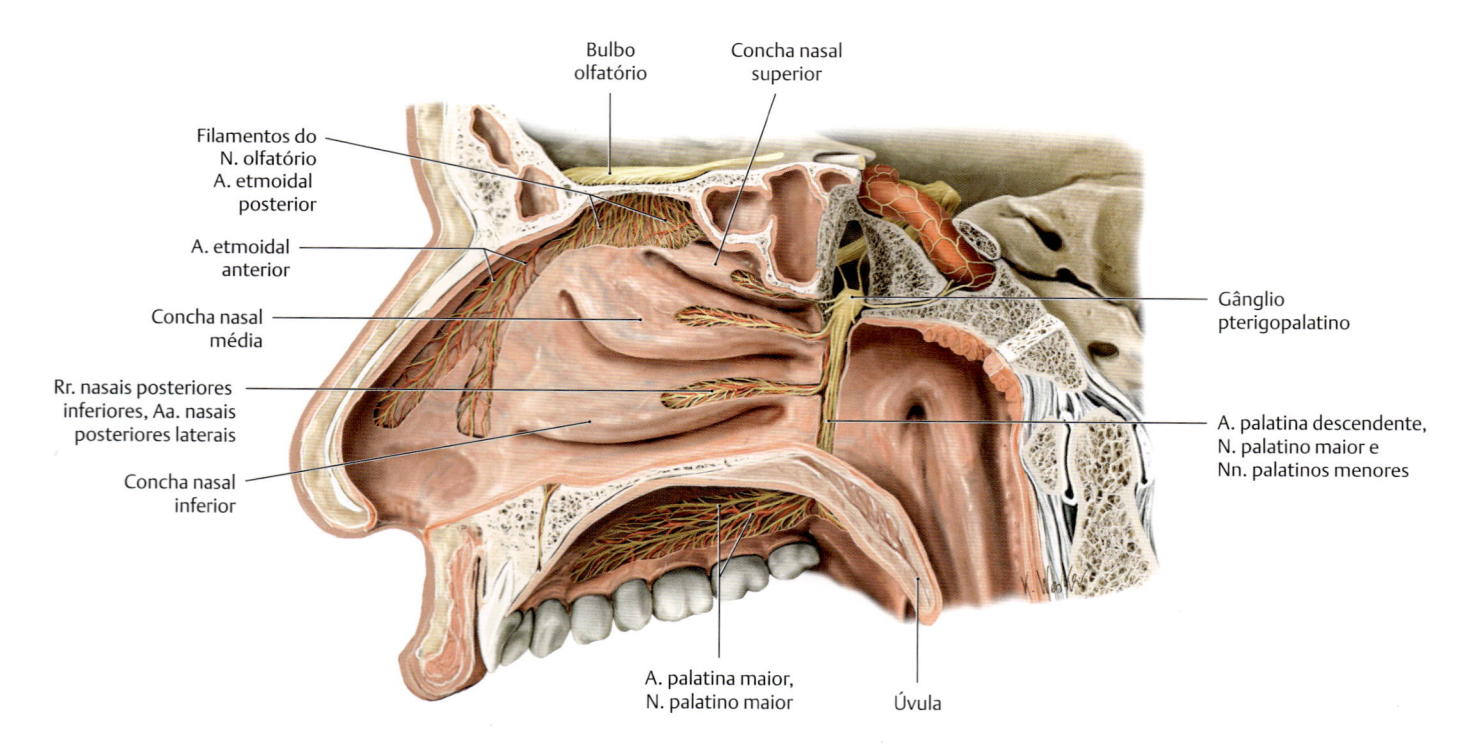

B Vasos e nervos da parede lateral direita do nariz
Vista esquerda. O gânglio pterigopalatino, uma importante estação de conexão sináptica da parte parassimpática da divisão autônoma do sistema nervoso (ver pp. 127 e 239), tornou-se visível por meio da ressecção parcial do esfenoide. As fibras nervosas dele originadas seguem para as pequenas glândulas nasais das conchas nasais. Elas são trazidas, juntamente com os vasos, em sentido posteroanterior para as conchas. Na região da concha superior, os filamentos do N. olfatório seguem através da lâmina cribriforme para a parte olfatória da túnica mucosa. O suprimento arterial ocorre superiormente a partir das duas Aa. etmoidais da A. oftálmica e posteriormente a partir das Aa. nasais posteriores laterais da A. esfenopalatina.

As figuras subsequentes mostram a sistemática da irrigação e da inervação da cavidade nasal. De acordo com a preparação são descritos primeiro o septo nasal e, em seguida, a parede lateral.

C Artérias do septo nasal

Vista esquerda. Os vasos do septo nasal originam-se das Aa. carótidas externa e interna. Na região anterior do septo encontra-se uma área muito vascularizada, a área de Kiesselbach (destacada em vermelho-escuro), suprida pelas duas artérias. Habitualmente esta é a fonte do sangramento nasal.

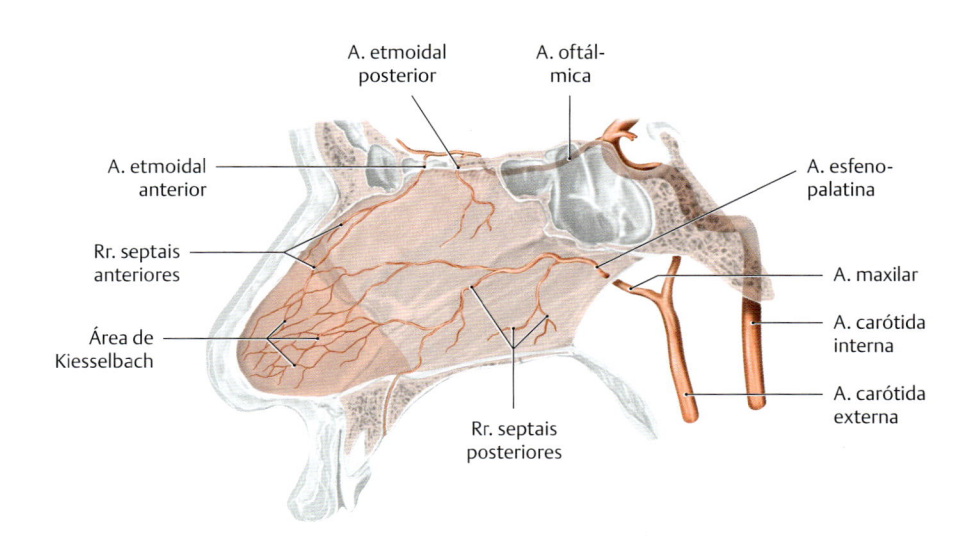

D Nervos do septo nasal

Vista esquerda. A inervação sensitiva faz-se por meio de ramos do N. trigêmeo (V); na região anterior superior do septo por meio de ramos do N. oftálmico (V₁), e nas regiões restantes, por meio de ramos do N. maxilar (V₂). A inervação sensitiva da parte olfatória da túnica mucosa é provida pelo N. olfatório (I).

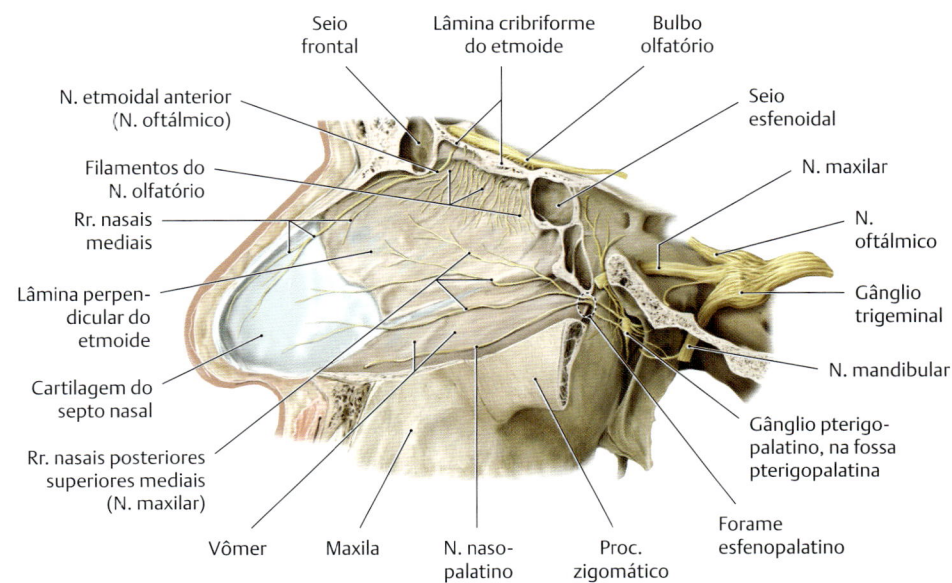

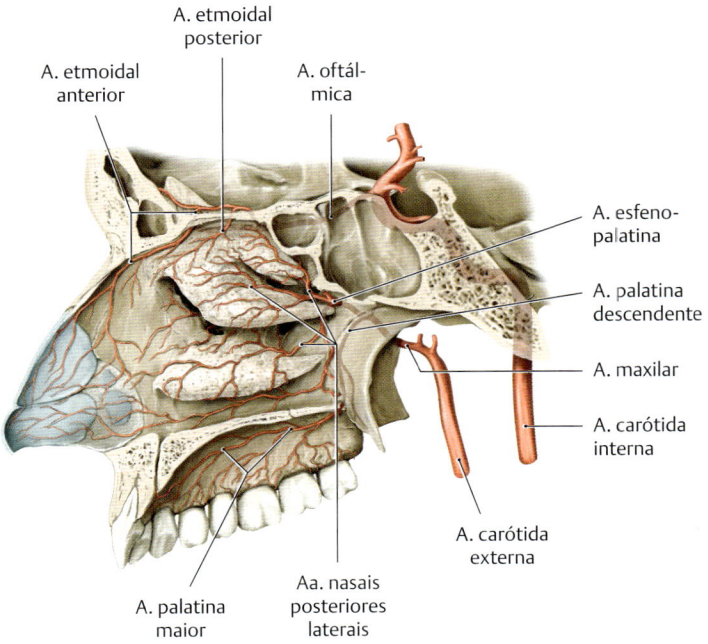

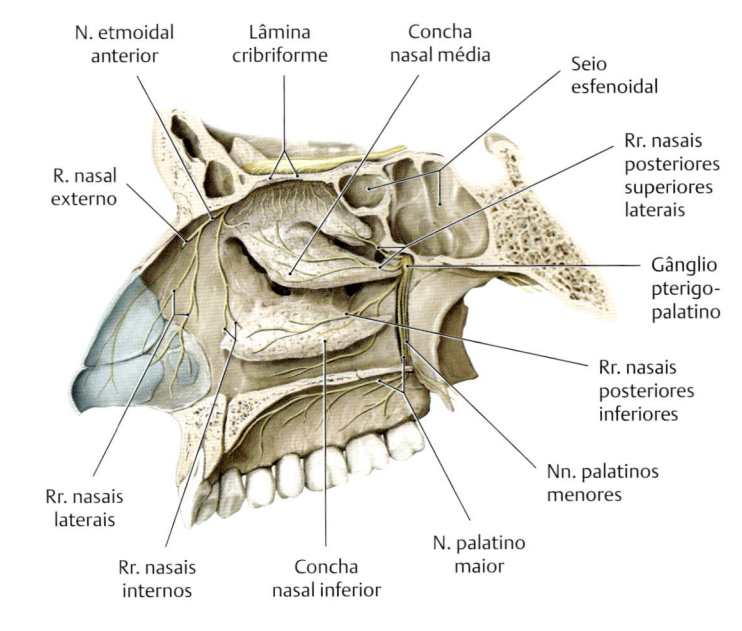

E Artérias da parede lateral direita do nariz
Vista esquerda.
Observe a distribuição vascular da A. carótida interna (superiormente) e da A. carótida externa (posteriormente).

F Nervos da parede lateral direita do nariz
Vista esquerda. A inervação sensitiva dá-se por meio de ramos do N. oftálmico (V₁) e do N. maxilar (V₂). A inervação sensitiva especial parte olfatória da túnica mucosa é provida pelo N. olfatório (I).

5.22 Histologia e Anatomia Clínica das Cavidades Nasais

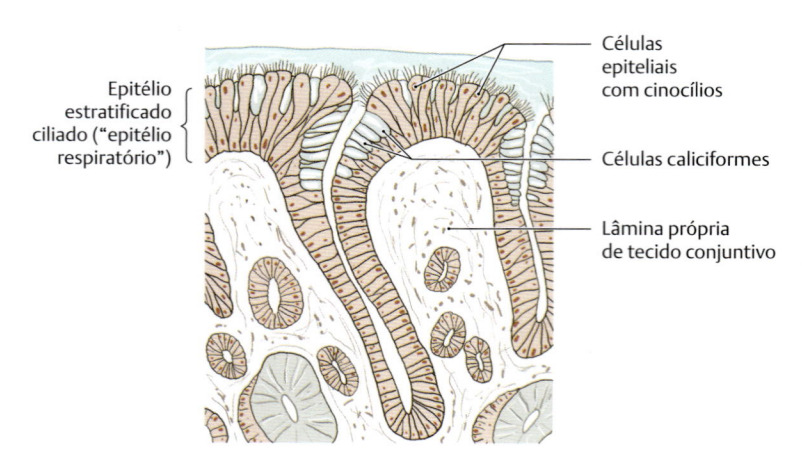

A Histologia da túnica mucosa do nariz
A superfície do epitélio respiratório estratificado contém células ciliadas e células caliciformes, que secretam muco para uma camada aquosa na superfície epitelial. Glândulas serosas e seromucosas são encontradas no tecido conjuntivo e, como as células caliciformes, secretam uma película de líquido na superfície epitelial. O sentido do fluxo causado pelo movimento dos cílios (ver **B** e **C**) é importante da defesa inespecífica. Em caso de distúrbios do movimento ciliar, os pacientes sofrem de infecções recorrentes do sistema respiratório.

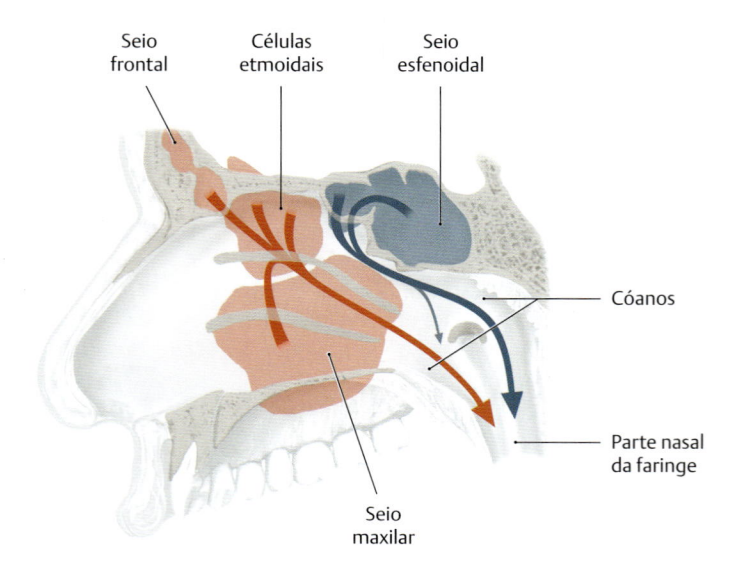

B Fluxo normal das secreções provenientes dos seios paranasais
Vista esquerda. O batimento ciliar direciona o fluxo do fluido sobre os cílios para fora dos seios (ver **C**). A maior parte das secreções alcança a parte nasal da faringe através dos cóanos, sendo deglutida.

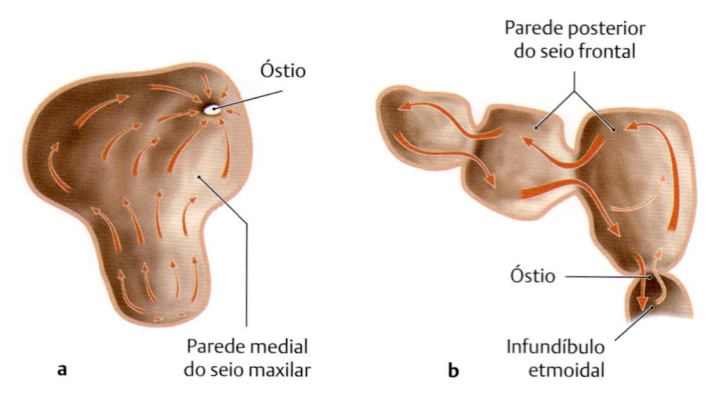

C Direção do batimento ciliar e do fluxo de líquido nos seios maxilar e frontal direitos
Esquema de um corte frontal do seio maxilar direito (**a**) e do seio frontal (**b**), vista anterior; para a localização dos seios, ver **B**.
O batimento ciliar produz uma corrente constante de muco nos seios paranasais que drena sempre em direção ao óstio. Este fluxo expulsa partículas e microrganismos retidos no muco. Edema da túnica mucosa pode obstruir o óstio e causar inflamação do seio paranasal afetado (*sinusite*). Isto ocorre principalmente na região da unidade osteomeatal do óstio etmoidal do seio maxilar (ver pp. 42 e seguinte).

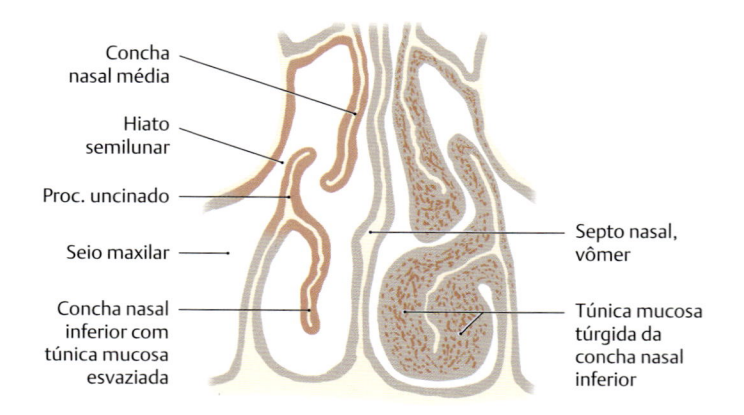

D Função da túnica mucosa na cavidade nasal
Corte frontal, vista anterior.
A túnica mucosa do nariz aquece e umidifica o ar inspirado. É muito vascularizada (ver pp. 101 e 103) e apresenta-se túrgida (à esquerda). A túnica mucosa de ambos os lados não fica túrgida ao mesmo tempo, mas apresenta um ritmo alternado de, aproximadamente, 6 horas de turgência e de esvaziamento (à direita, estado esvaziado). Para a melhor visualização durante o exame clínico, a túnica mucosa pode ser submetida a medicamentos vasoconstritores, tornando-se tão delgada quanto o padrão do lado direito.

E Preservação da parte olfatória da túnica mucosa em cirurgias no seio esfenoidal
a Imagem de endoscopia da parte olfatória da túnica mucosa (de: Simmen-Kistler D, Jones N, Hrsg. Chirurgie der Nasennebenhöhlen. Stuttgart: Thieme; 2013). O endoscópio é colocado no nariz esquerdo de modo semelhante à rinoscopia anterior na posição II (ver **G,a**). A parte olfatória da túnica mucosa (seta) é a região mais clara (pois tem menor fluxo sanguíneo) (*concha superior; # concha nasal média). Esta região é preservada em cirurgias no seio esfenoidal.
b Septo nasal, vista da esquerda. A área de mucosa abaixo da parte olfatória da túnica mucosa pode ser transplantada como retalho de túnica mucosa.

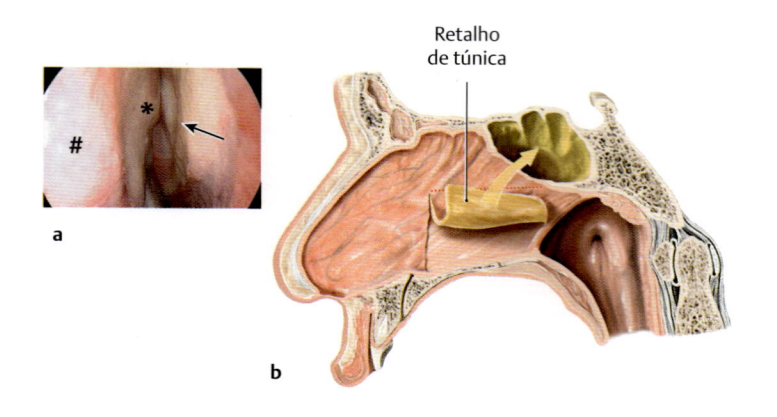

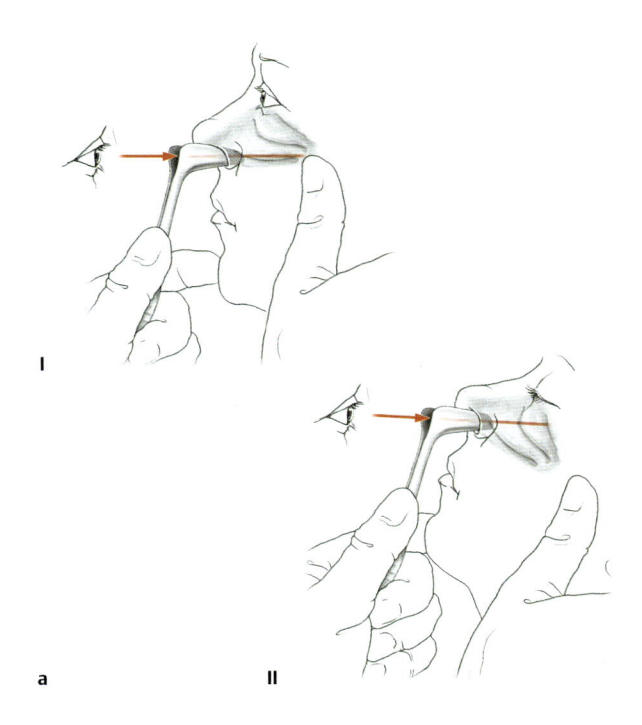

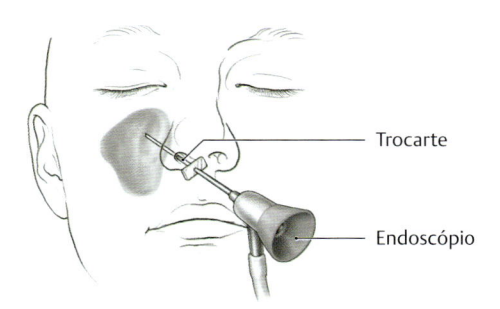

F Endoscopia do seio maxilar

Vista anterior. O seio maxilar não é acessível à inspeção direta. Portanto, usa-se um endoscópio, perfurando primeiro, com um trocarte, a fina parede óssea da concha nasal inferior para, em seguida, introduzir o endoscópio no seio maxilar. A rotação e a inclinação do endoscópio permitem a inspeção da túnica mucosa.

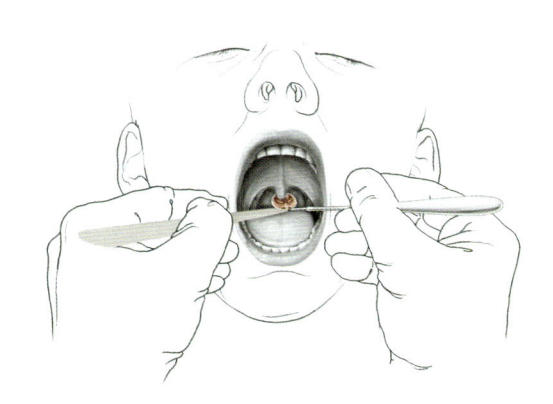

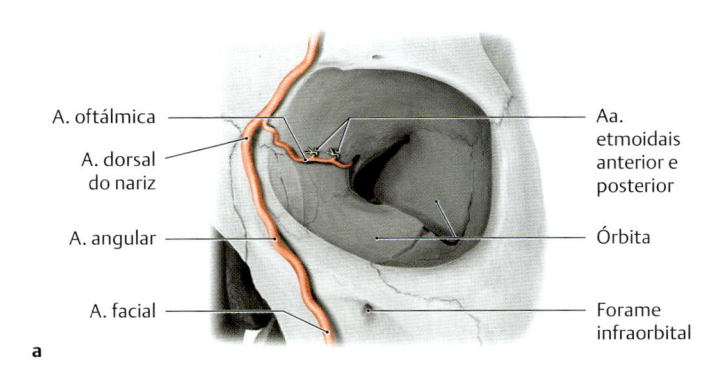

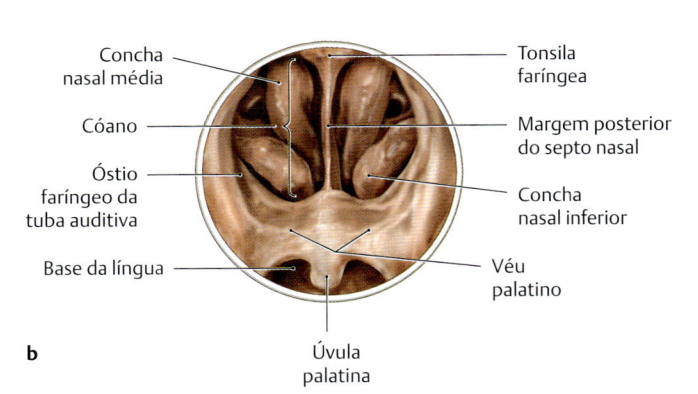

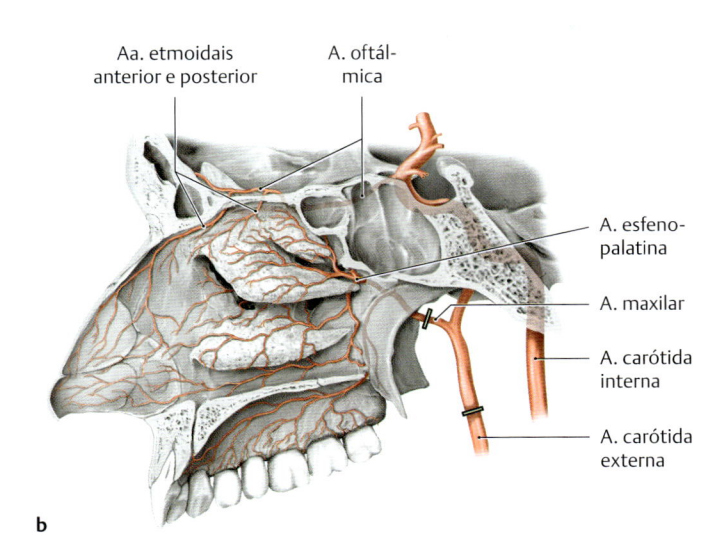

G Rinoscopia anterior e posterior

a A **rinoscopia anterior** permite a inspeção da cavidade nasal. Para poder avaliar toda a região anterior, duas posições (I, II) são adotadas.

b A **rinoscopia posterior** inspeciona os cóanos e a tonsila faríngea. A inclinação e a rotação do espelho permitem a visualização das estruturas mostradas na figura composta. Atualmente, o espelho foi substituído pelo endoscópio.

H Locais de ligadura arterial em caso de sangramento nasal intenso

Em caso de sangramento nasal intenso, quando o tamponamento tradicional não surte efeito, a ligadura de uma artéria calibrosa faz-se necessária. Possíveis locais de ligadura são:

- Em caso de hemorragias nasais anteriores, ligadura da A. etmoidal anterior ou posterior (**a**)
- Em caso de hemorragias nasais posteriores, ligadura da A. esfenopalatina ou A. maxilar (**b**)
- Em casos muito graves, ligadura da A. carótida externa (**b**).

185

5.23 Cavidade Oral: Visão Geral, Palato Duro e Palato Mole

Lábio superior

Rima da boca

Lábio inferior

Sulco nasolabial

Ângulo da boca

A Lábios e sulcos labiais
Vista anterior. Os lábios superior e inferior unem-se no ângulo da boca. Através da rima da boca temos acesso à cavidade oral. Alterações nos lábios observadas durante a inspeção podem fornecer importantes indícios diagnósticos: lábios azulados (cianose) indicam doenças cardíacas e/ou pulmonares; sulcos nasolabiais profundos podem indicar doença crônica do sistema digestório.

B Cavidade oral
Vista anterior. As duas fileiras de dentes com os processos alveolares da maxila e da mandíbula subdividem a cavidade oral em (compare com **C**):

- Vestíbulo da boca: entre os lábios e as bochechas e a fileira dos dentes
- Cavidade própria da boca: no sentido estrito (entre as fileiras dos dentes e, no limite posterior, o arco palatoglosso)
- Fauces: faringe (limite com a faringe: arco palatofaríngeo).

Após o istmo das fauces, a cavidade oral continua-se com a faringe. A cavidade oral é revestida por epitélio pavimentoso estratificado não queratinizado, umedecido pelas secreções das glândulas salivares (ver p. 211). Fumantes e etilistas frequentemente desenvolvem carcinomas do epitélio pavimentoso da cavidade oral.

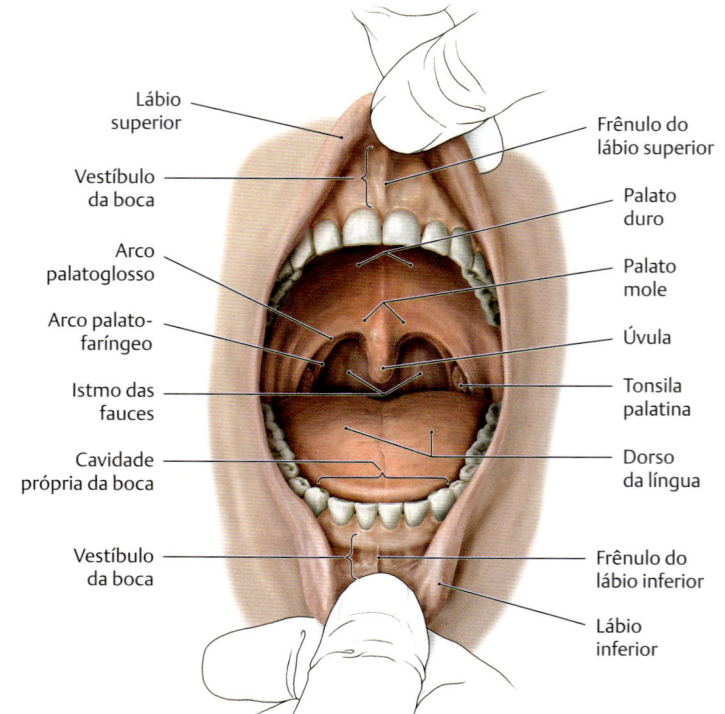

Lábio superior
Vestíbulo da boca
Arco palatoglosso
Arco palato-faríngeo
Istmo das fauces
Cavidade própria da boca
Vestíbulo da boca

Frênulo do lábio superior
Palato duro
Palato mole
Úvula
Tonsila palatina
Dorso da língua
Frênulo do lábio inferior
Lábio inferior

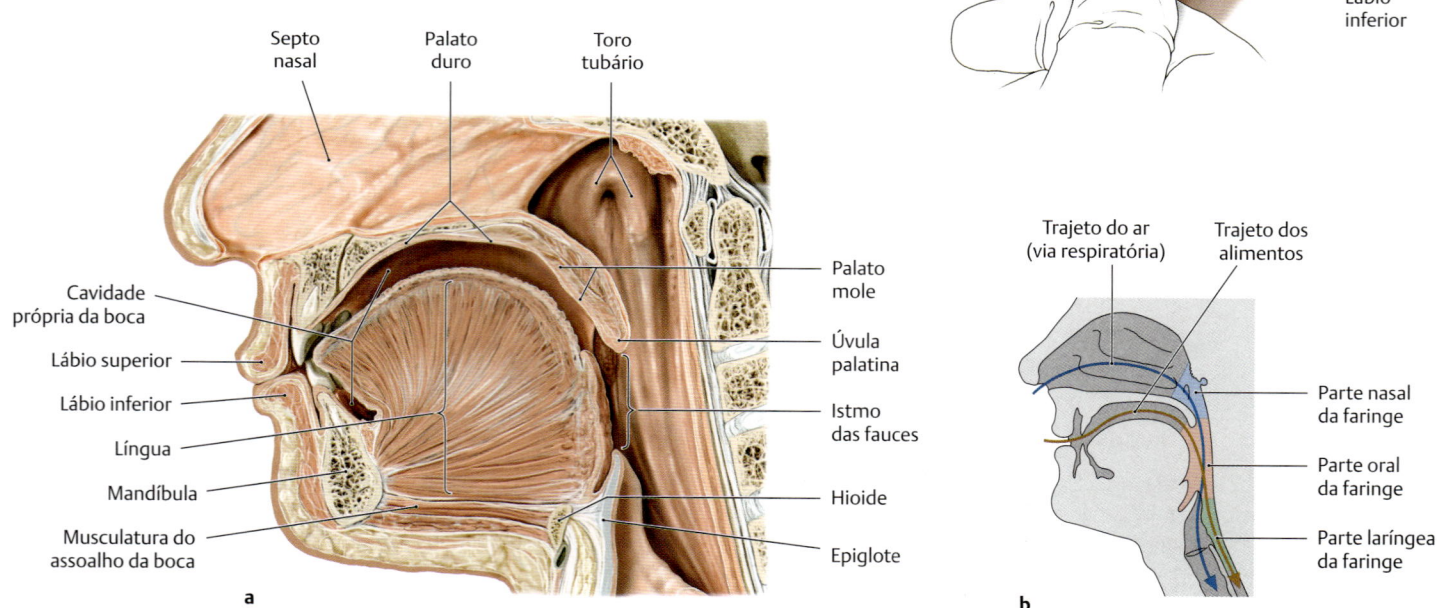

Septo nasal
Palato duro
Toro tubário

Cavidade própria da boca
Lábio superior
Lábio inferior
Língua
Mandíbula
Musculatura do assoalho da boca

Palato mole
Úvula palatina
Istmo das fauces
Hioide
Epiglote

a

Trajeto do ar (via respiratória)
Trajeto dos alimentos

Parte nasal da faringe
Parte oral da faringe
Parte laríngea da faringe

b

C Divisão e limites da cavidade oral
Corte mediano, vista esquerda. O limite inferior da cavidade própria da boca é constituído pelo conjunto da musculatura do assoalho da boca e da língua (que repousa sobre o assoalho). Os dois terços anteriores do teto são formados pelo palato duro e o terço posterior pelo palato mole ou véu palatino (ver **F**); a úvula palatina forma o limite com a faringe.

O epitélio pavimentoso estratificado queratinizado da pele continua-se, na região vermelha dos lábios, com o epitélio pavimentoso estratificado não queratinizado da cavidade oral. Superiormente à cavidade oral situa-se a cavidade nasal e posteriormente à cavidade oral localiza-se a faringe; na parte oral da faringe — a sua parte média — ocorre o cruzamento das vias digestória e respiratória (**b**).

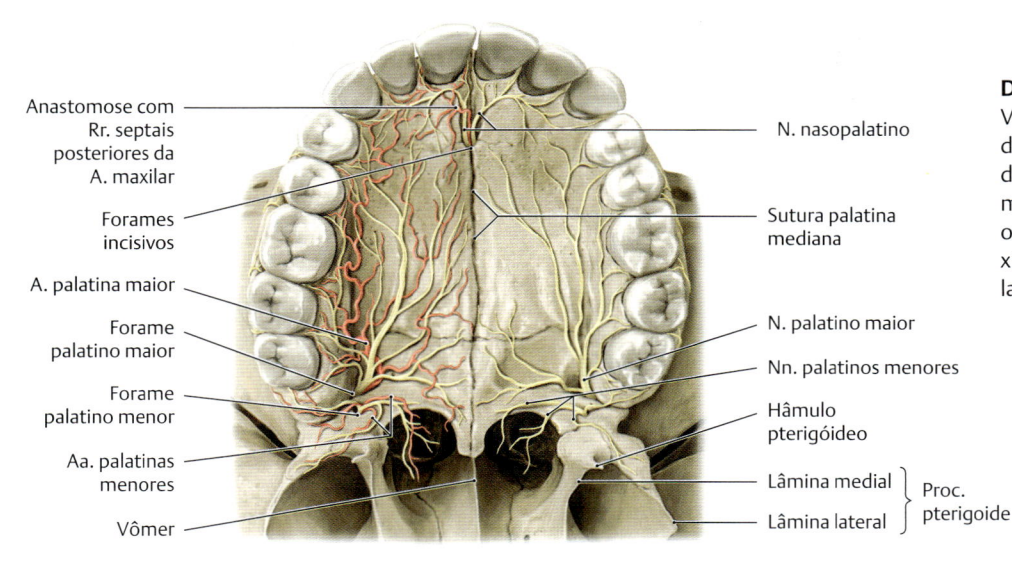

Anastomose com Rr. septais posteriores da A. maxilar
Forames incisivos
A. palatina maior
Forame palatino maior
Forame palatino menor
Aa. palatinas menores
Vômer

N. nasopalatino
Sutura palatina mediana
N. palatino maior
Nn. palatinos menores
Hâmulo pterigóideo
Lâmina medial ⎫ Proc.
Lâmina lateral ⎭ pterigoide

D Vias vasculonervosas do palato duro
Vista caudal. As vias vasculonervosas do palato duro (ver anatomia dos ossos, na p. 44) estendem-se de cima, pelo forame incisivo e os forames palatinos maior e menor, para a cavidade oral. Os nervos são ramos terminais do N. maxilar (V₃), e as artérias originam-se da A. maxilar (nervo e artéria não mostrados aqui).

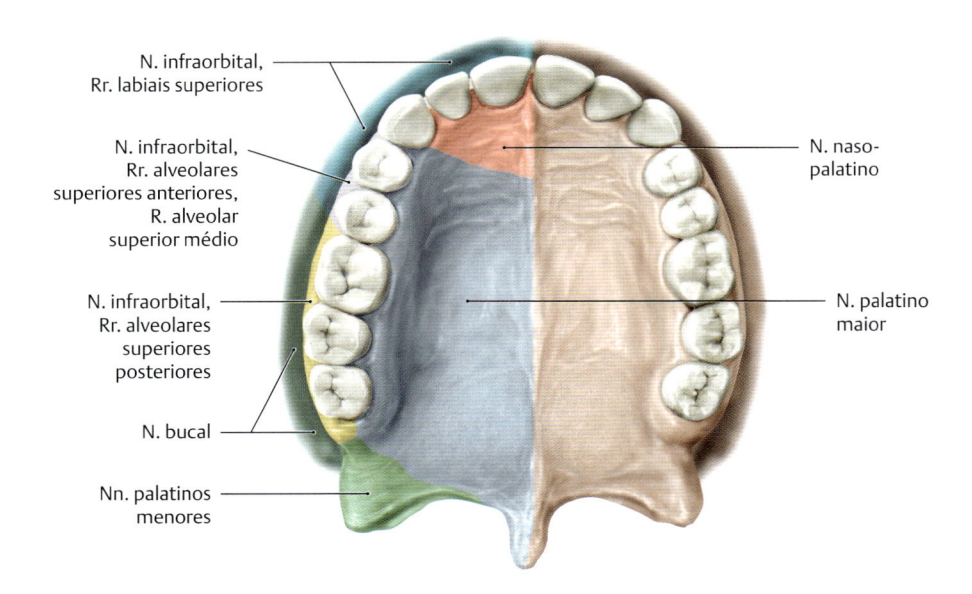

N. infraorbital, Rr. labiais superiores
N. infraorbital, Rr. alveolares superiores anteriores, R. alveolar superior médio
N. infraorbital, Rr. alveolares superiores posteriores
N. bucal
Nn. palatinos menores

N. naso-palatino
N. palatino maior

E Áreas de inervação sensitiva da túnica mucosa do palato, do lábio superior, das bochechas e da gengiva
Vista inferior.
Observe que a inervação sensitiva da região mostrada na figura faz-se por meio de diferentes ramos do N. trigêmeo (N. bucal proveniente do N. mandibular e o restante dos ramos proveniente do N. maxilar, V₂).

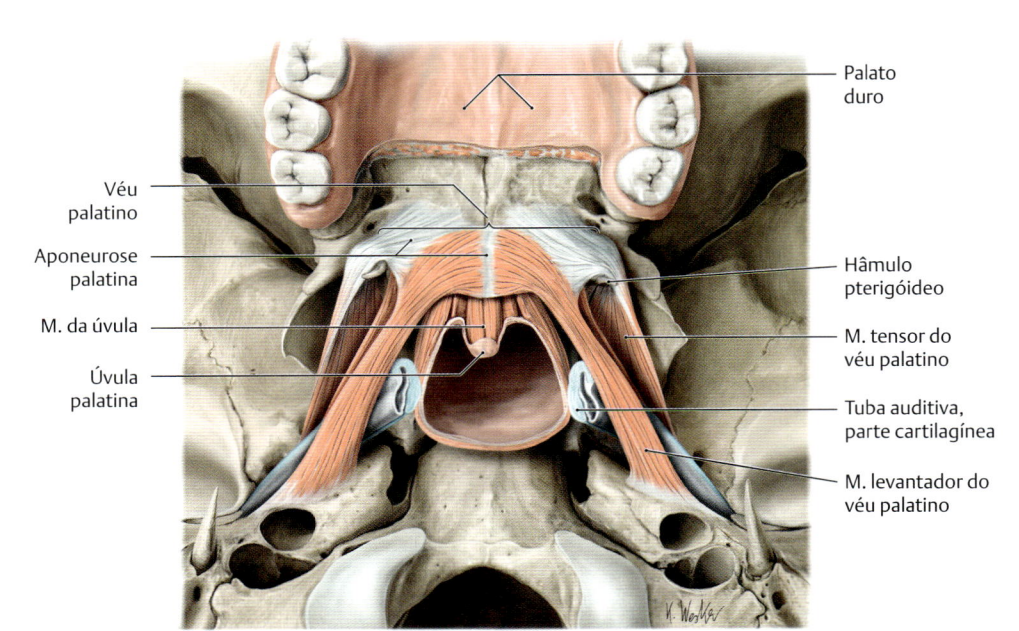

Véu palatino
Aponeurose palatina
M. da úvula
Úvula palatina

Palato duro
Hâmulo pterigóideo
M. tensor do véu palatino
Tuba auditiva, parte cartilagínea
M. levantador do véu palatino

F Músculos do palato mole
Vista inferior. O palato mole (véu palatino) forma a margem posterior da cavidade oral para a parte oral da faringe. Na linha média irradiam-se os músculos para a aponeurose palatina; eles formam a base de tecido conjuntivo do palato. Pode-se observar o M. tensor do véu palatino, o M. levantador do véu palatino e o M. da úvula. Enquanto o M. tensor do véu palatino estira o palato mole e, ao mesmo tempo, abre o óstio da tuba auditiva, o M. levantador do véu palatino levanta o palato mole até uma posição horizontal. Com exceção do M. da úvula, os outros dois músculos também estão envolvidos na estrutura da parede lateral da faringe.

5.24 Língua:
Músculos e Relevos da Túnica Mucosa

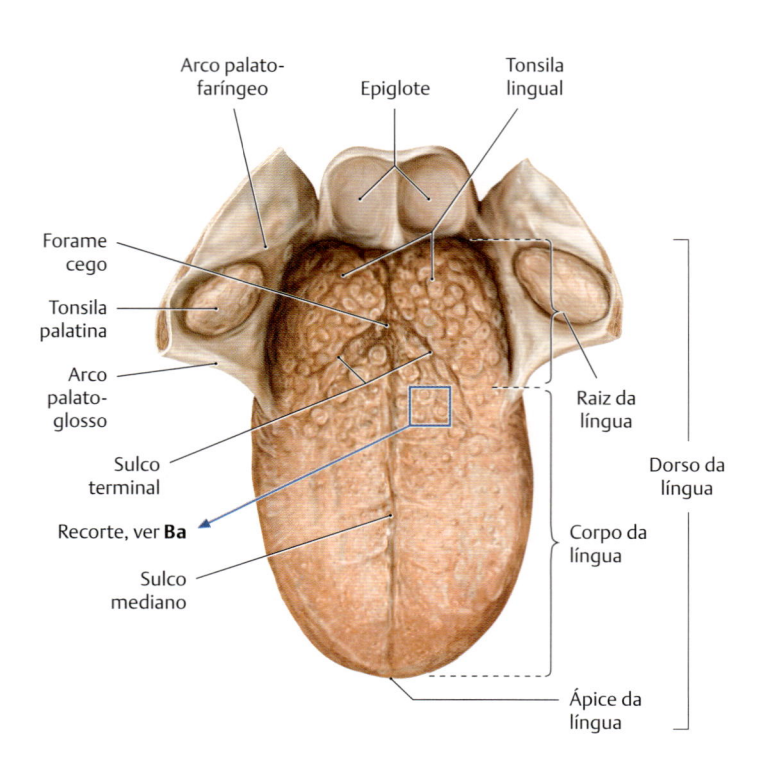

Arco palato-faríngeo
Epiglote
Tonsila lingual
Forame cego
Tonsila palatina
Arco palato-glosso
Sulco terminal
Recorte, ver **Ba**
Sulco mediano
Raiz da língua
Dorso da língua
Corpo da língua
Ápice da língua

A Relevo mucoso da língua

Vista superior. A motricidade da língua é funcionalmente importante na mastigação, na deglutição e na fala e a sua sensibilidade está relacionada ao paladar e aos estímulos sexuais. A motricidade da língua é promovida por uma musculatura bem desenvolvida (ver **Ca**). Sua superfície (o dorso da língua) é recoberta por um epitélio muito especializado, da túnica mucosa da língua. O dorso da língua (*i.e.*, a superfície da língua) é dividido, no sentido da boca para a faringe, em ápice, corpo e raiz da língua. O sulco em forma de "V", localizado no dorso da língua (sulco terminal), divide a língua (além da divisão em ápice, corpo e raiz) em uma parte anterior (parte pré-sulcal) e uma parte posterior (parte pós-sulcal), sendo que a parte anterior ocupa dois terços, e a parte posterior um terço da língua. O vértice do "V" lingual é formado pelo forame cego (brotamento da glândula tireoide!). Esta subdivisão tem origem embrionária e resulta na inervação distinta das duas partes (ver p. 191). A túnica mucosa da parte anterior invagina-se em várias papilas (ver **B**), e no tecido conjuntivo entre a túnica mucosa e a musculatura encontram-se numerosas glândulas salivares menores. Seu conhecimento é importante, uma vez que podem, ocasionalmente, desenvolver tumores (na maior parte malignos).

As glândulas serosas na região dos calículos gustatórios (botões gustatórios) (ver **Bb–e**) são também chamadas *glândulas lavadoras de von Ebner*: a secreção destas glândulas "limpa" constantemente os botões gustatórios.

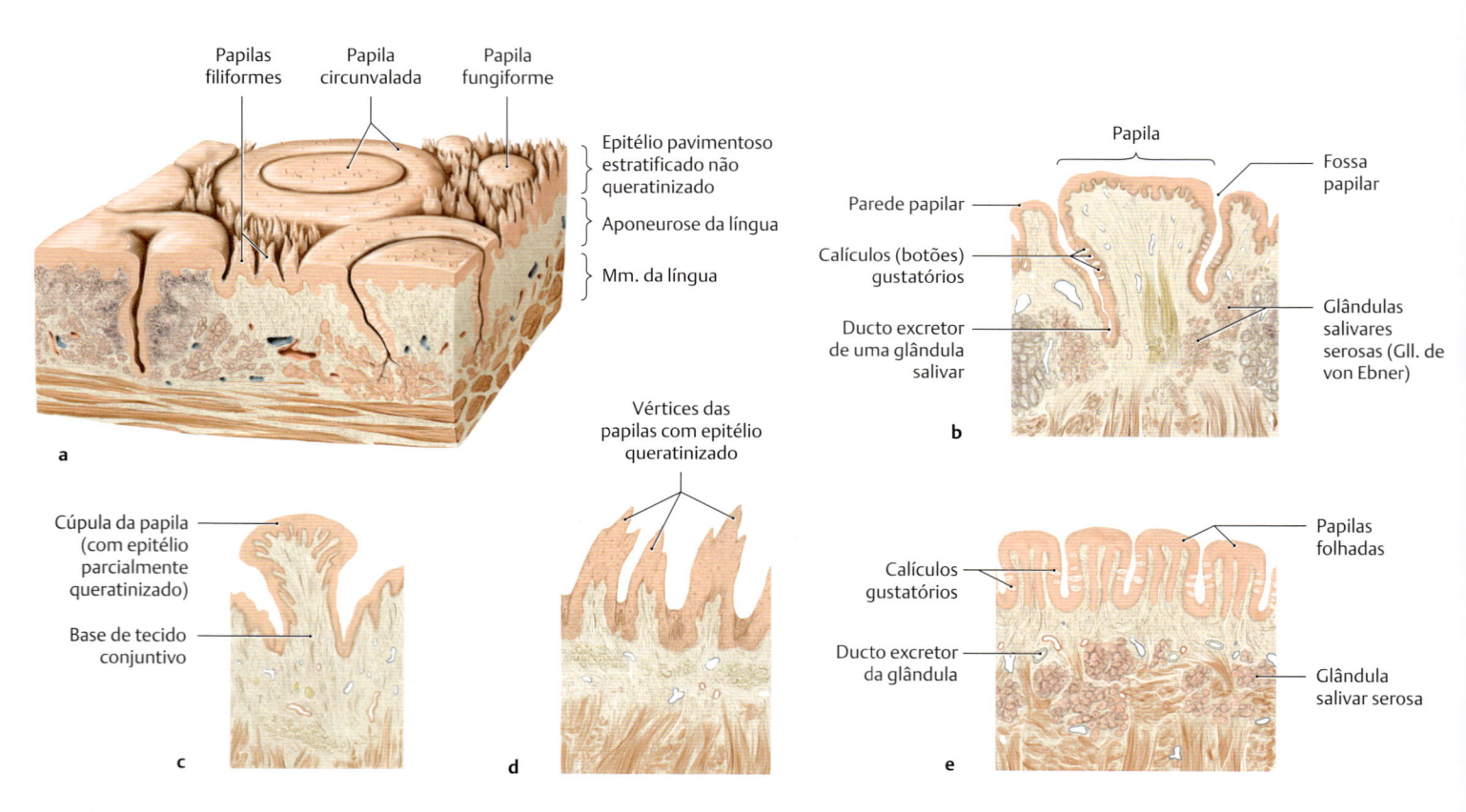

Papilas filiformes
Papila circunvalada
Papila fungiforme
Epitélio pavimentoso estratificado não queratinizado
Aponeurose da língua
Mm. da língua

Papila
Fossa papilar
Parede papilar
Calículos (botões) gustatórios
Ducto excretor de uma glândula salivar
Glândulas salivares serosas (Gll. de von Ebner)

a

b

Cúpula da papila (com epitélio parcialmente queratinizado)
Base de tecido conjuntivo

c

Vértices das papilas com epitélio queratinizado

d

Calículos gustatórios
Ducto excretor da glândula
Papilas folhadas
Glândula salivar serosa

e

B Papilas linguais

a Representação em bloco das papilas linguais; **b–e** Tipos de papilas. Morfologicamente distinguem-se quatro tipos de papilas:

b Papila circunvalada, envolta por escavação circular, contendo numerosos calículos gustatórios.

c Papila fungiforme, localizada na margem da língua (mecano e termorreceptores, além de calículos gustatórios).

d Papila filiforme, para a sensação de tato.

e Papila folhada: na margem posterior, contém numerosos calículos gustatórios.

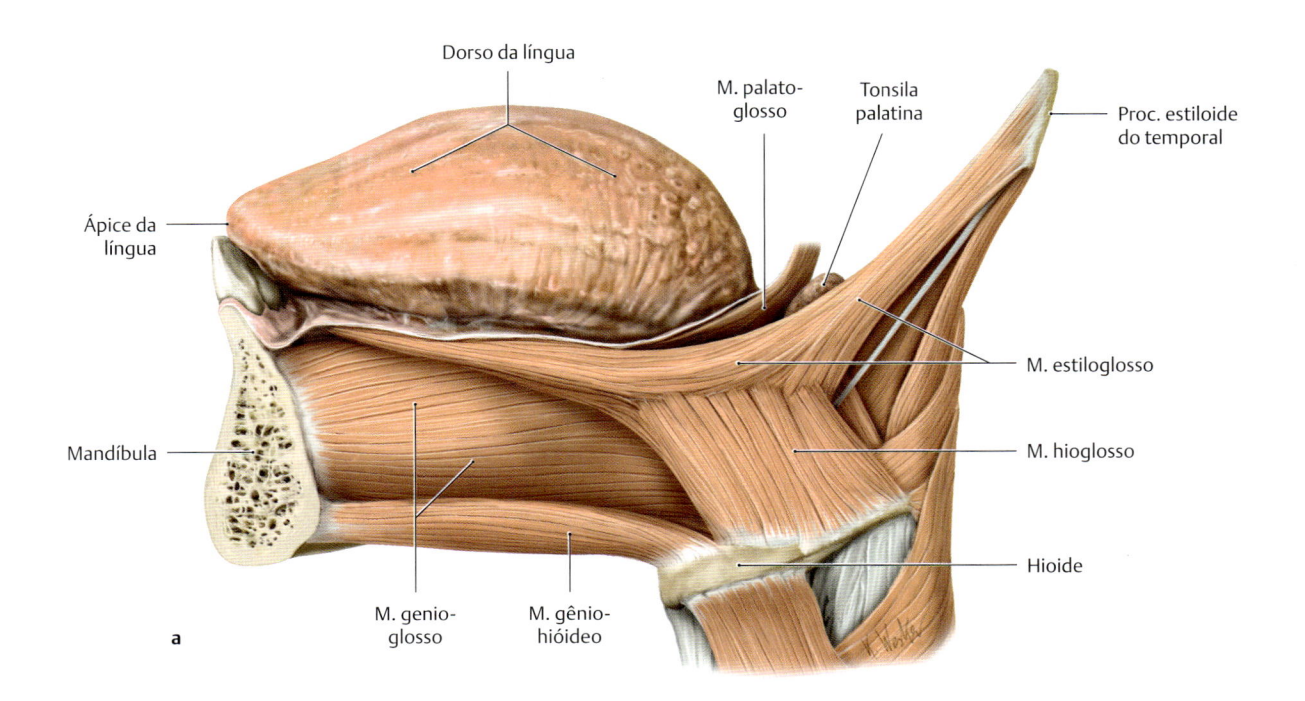

Dorso da língua

M. palatoglosso

Tonsila palatina

Proc. estiloide do temporal

Ápice da língua

M. estiloglosso

Mandíbula

M. hioglosso

Hioide

M. genioglosso

M. gêniohióideo

a

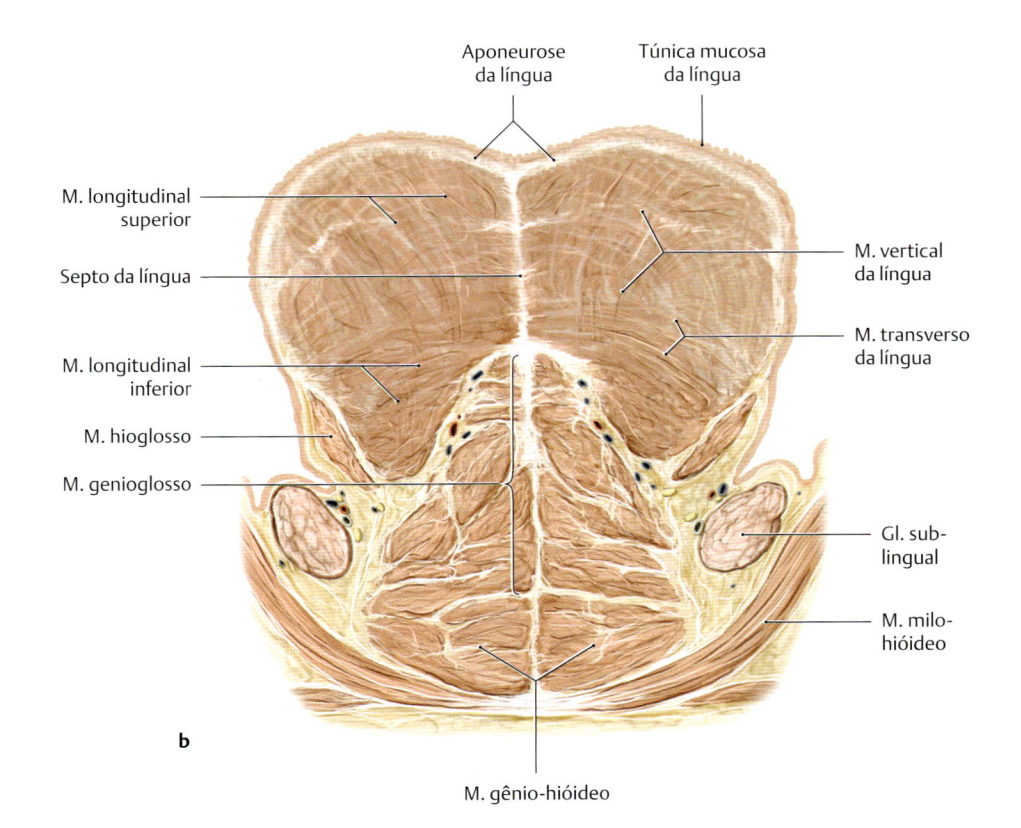

Aponeurose da língua

Túnica mucosa da língua

M. longitudinal superior

M. vertical da língua

Septo da língua

M. transverso da língua

M. longitudinal inferior

M. hioglosso

M. genioglosso

Gl. sublingual

M. milohióideo

b

M. gênio-hióideo

C Músculos da língua

Vista esquerda (**a**), corte frontal na vista anterior (**b**).

Distinguem-se os músculos extrínsecos e intrínsecos da língua. Os músculos extrínsecos da língua originam-se de determinados pontos ósseos, enquanto os músculos intrínsecos não se fixam aos elementos do esqueleto. Os músculos *extrínsecos* da língua são:

- M. genioglosso
- M. hioglosso e
- M. estiloglosso.

Os músculos *intrínsecos* da língua são:

- M. longitudinal superior
- M. longitudinal inferior
- M. transverso da língua e
- M. vertical da língua.

Os músculos extrínsecos movimentam a língua amplamente, enquanto os músculos intrínsecos modificam a sua forma. Com exceção do M. palatoglosso (ver **a**), que é inervado pelo nervo glossofaríngeo, todos os outros músculos da língua são inervados pelo N. hipoglosso (nervo craniano XII).

D Lesão unilateral do nervo hipoglosso

Movimento da língua durante a protrusão: **a** Com o N. hipoglosso íntegro; **b** Com lesão unilateral do N. hipoglosso.

A lesão do N. hipoglosso, em um dos lados, causa a paralisia do M. genioglosso do mesmo lado. O M. genioglosso sadio (inervado) do lado oposto torna-se dominante e empurra a língua para o lado afetado, durante a protrusão.

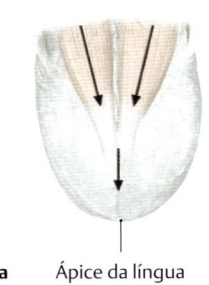

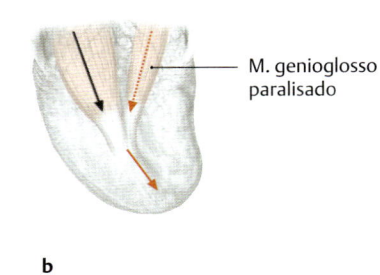

M. genioglosso paralisado

a   Ápice da língua   b

5.25 Língua:
Vias Vasculonervosas e Drenagem Linfática

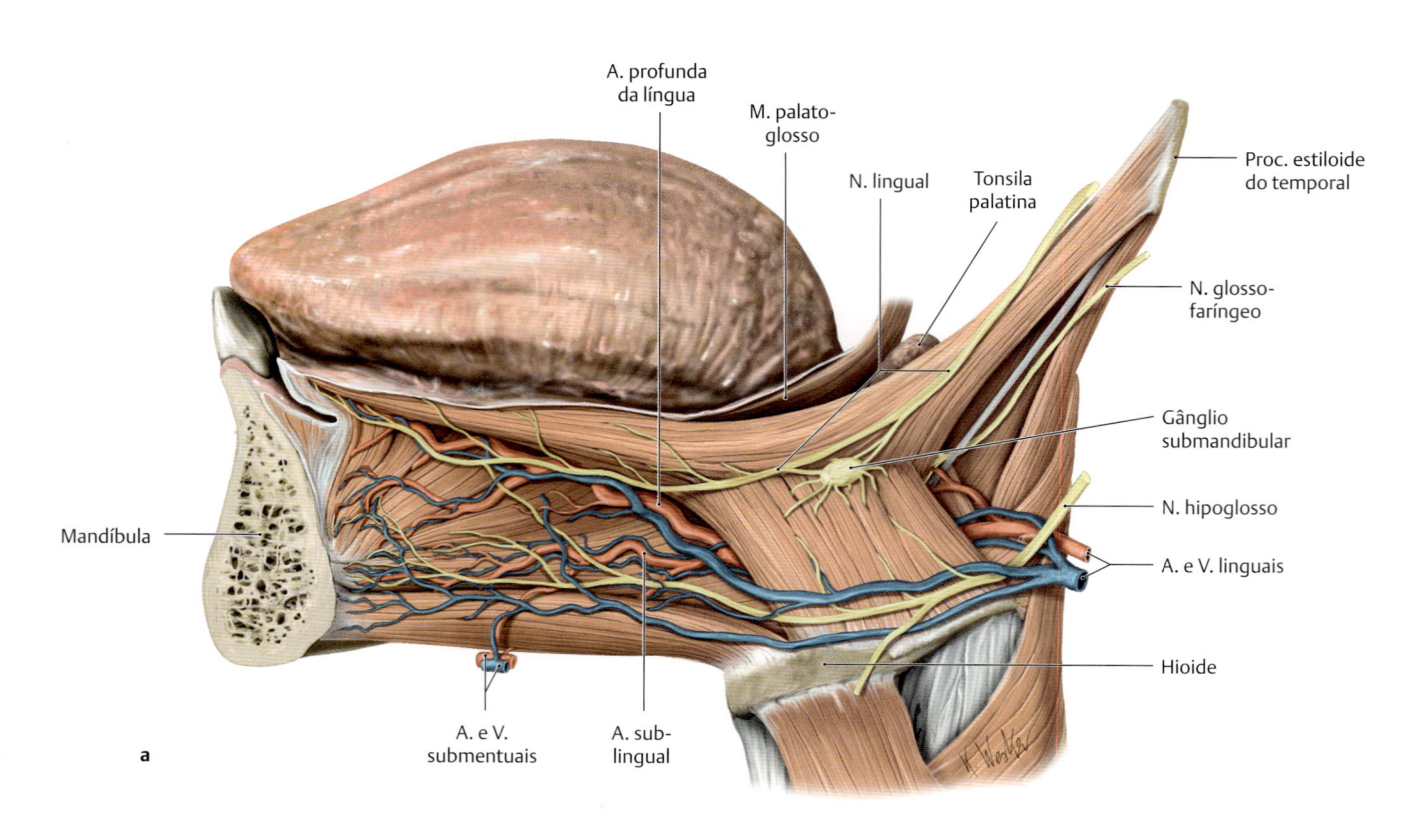

A. profunda da língua
M. palatoglosso
N. lingual
Tonsila palatina
Proc. estiloide do temporal
N. glossofaríngeo
Gânglio submandibular
N. hipoglosso
A. e V. linguais
Hioide
Mandíbula
A. e V. submentuais
A. sublingual

a

A Vias vasculonervosas da língua

a Vista esquerda; **b** Vista da face inferior da língua.

A língua é irrigada pela *A. lingual* (proveniente da artéria carótida externa), que se divide nas Aa. profunda da língua e sublingual. A V. lingual estende-se, com frequência, paralelamente à artéria lingual, e drena para a *V. jugular interna*. A inervação *sensitiva* da túnica mucosa da língua dá-se pelo *N. lingual*, um ramo do N. mandibular (V_3). É acompanhado por fibras do corda do tímpano do N. facial (N. VII), que contêm as vias aferentes do paladar dos dois terços anteriores da língua. Além disso, o corda do tímpano contém fibras motoras viscerais pré-ganglionares parassimpáticas para o gânglio submandibular, onde as fibras pré-ganglionares parassimpáticas para as glândulas submandibular e sublingual fazem sinapses com as fibras pós-ganglionares (para detalhes, ver p. 127). A inervação *motora somática* do M. palatoglosso faz-se por meio do N. glossofaríngeo (NC IX), e no restante da musculatura da língua por meio do N. hipoglosso (NC XII).

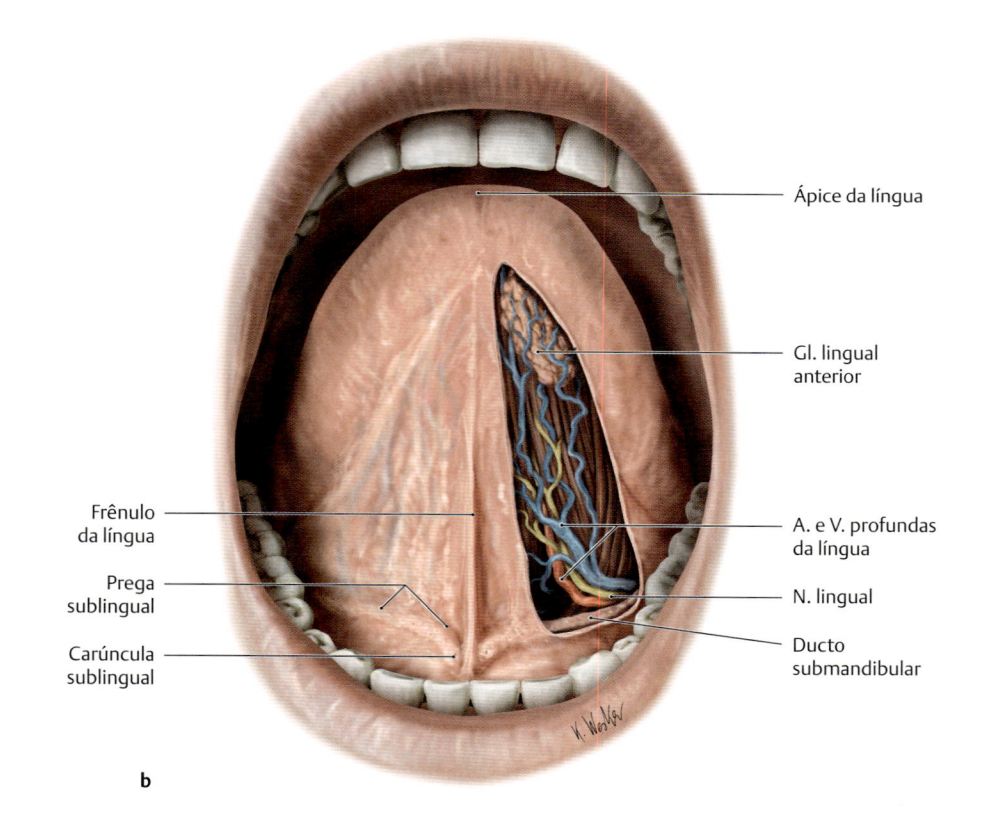

Ápice da língua
Gl. lingual anterior
Frênulo da língua
Prega sublingual
Carúncula sublingual
A. e V. profundas da língua
N. lingual
Ducto submandibular

b

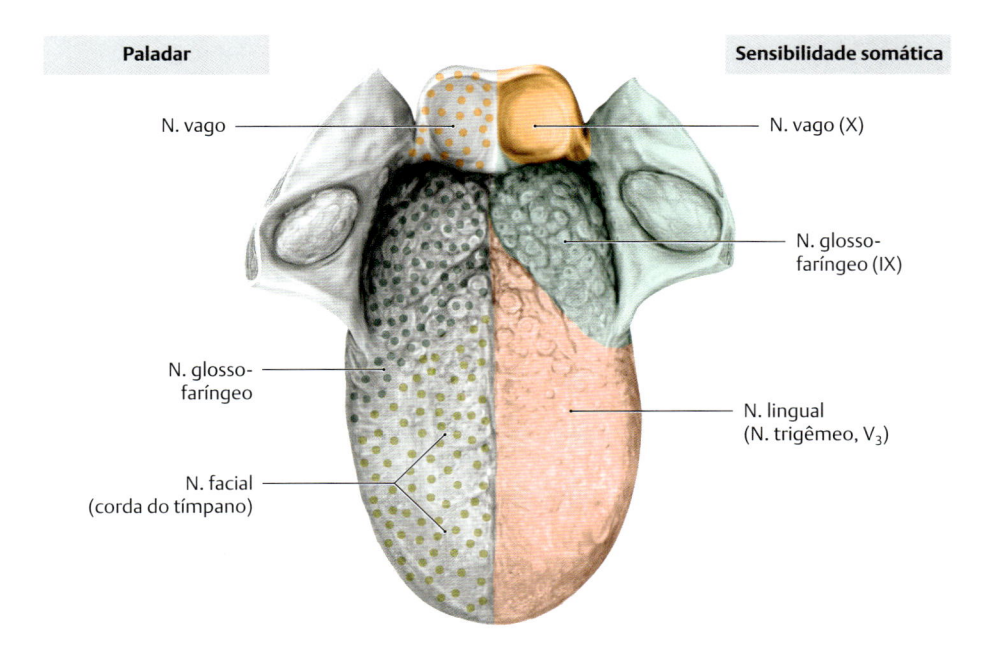

Paladar **Sensibilidade somática**

N. vago — — N. vago (X)

— N. glosso-
faríngeo (IX)

N. glosso-
faríngeo —

— N. lingual
(N. trigêmeo, V_3)

N. facial
(corda do tímpano) —

B Inervação sensitiva geral (metade esquerda) e especial (fibras gustatórias) da língua (metade direita)

Vista superior. A inervação *sensitiva somática* (p. ex., sensações de tato, dor e temperatura) é provida por três ramos de nervos cranianos, cujas áreas de inervação na língua apresentam um arranjo anteroposterior:

- N. lingual (V_3)
- N. glossofaríngeo (IX) e
- N. vago (X).

As fibras *sensitivas* gustatórias também são conduzidas por três nervos cranianos: VII (N. facial) (corda do tímpano), IX (N. glossofaríngeo) e X (N. vago). Portanto, um distúrbio gustatório nos dois terços anteriores da língua indica lesão do N. facial, e um distúrbio na sensação de tato, dor ou temperatura indica lesão do N. trigêmeo (compare com as pp. 121 e 127).

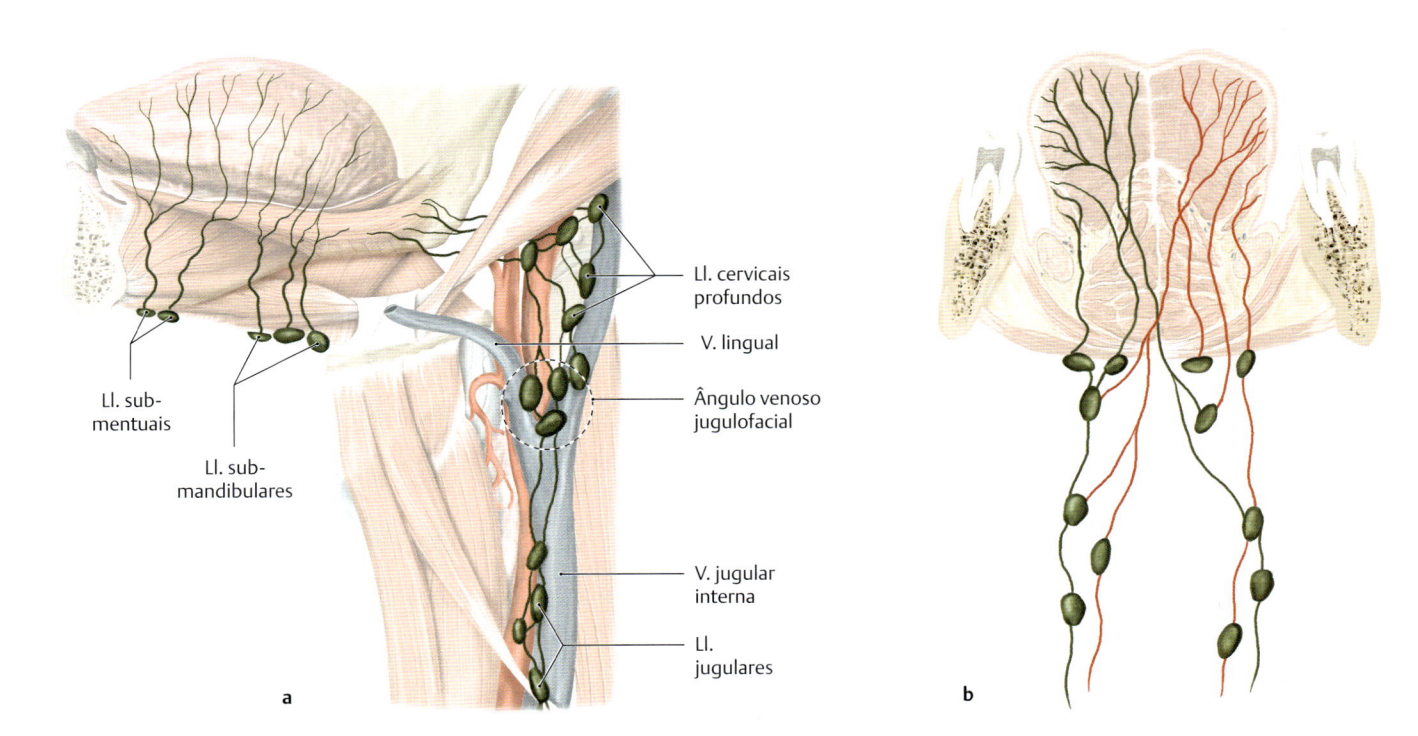

Ll. cervicais profundos

V. lingual

Ângulo venoso jugulofacial

Ll. sub-mentuais

Ll. sub-mandibulares

V. jugular interna

Ll. jugulares

a — b

C Drenagem linfática da língua e do assoalho da boca

Vistas da esquerda (**a**) e anterior (**b**).
A drenagem linfática da língua e do assoalho da boca é realizada por meio de cadeias de linfonodos submentuais e submandibulares que, em última análise, drenam para os linfonodos ao longo da V. jugular interna

(**a**, linfonodos jugulares). Como a linfa drena tanto homolateral quanto contralateralmente (**b**), células tumorais podem se disseminar amplamente (p. ex., carcinomas do epitélio pavimentoso com formação de metástases, principalmente da margem lateral da língua, frequentemente também para o lado oposto).

191

5.26 Anatomia Topográfica da Cavidade Oral

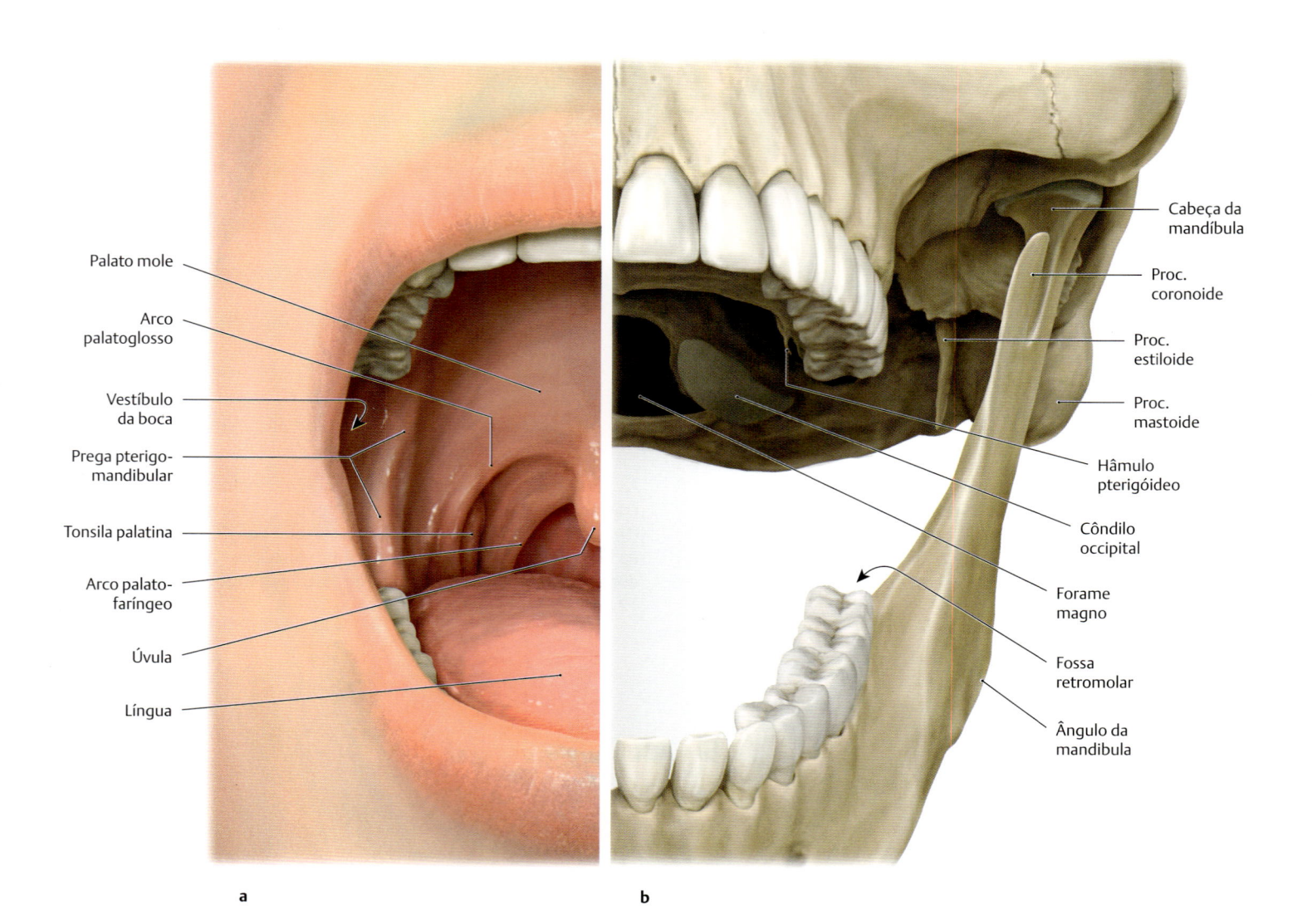

Palato mole

Arco palatoglosso

Vestíbulo da boca

Prega pterigo-mandibular

Tonsila palatina

Arco palato-faríngeo

Úvula

Língua

a

Cabeça da mandíbula

Proc. coronoide

Proc. estiloide

Proc. mastoide

Hâmulo pterigóideo

Côndilo occipital

Forame magno

Fossa retromolar

Ângulo da mandíbula

b

A Relações da túnica mucosa, da mandíbula e da maxila

Vistas anteriores na abertura máxima da boca.

A comparação mostra onde as **estruturas ósseas (b) estão localizadas sob a túnica mucosa da boca (a)**. Aqui se observa, por outro lado, o istmo das fauces na parede posterior da faringe. Anteriormente ao limite lateral do istmo faríngeo, isto é, anteriormente ao arco palatofaríngeo, arco palatoglosso e tonsila palatina intermediária, é bem visível em ambos os lados uma prega mucosa arqueada que segue medialmente, a prega pterigomandibular. Essa elevação volumosa limita o vestíbulo da boca posteriormente. Ela passa da fossa retromolar da mandíbula (atrás do último dente molar, parte do trígono retromolar, ver p. 48) na direção do palato duro até o hâmulo pterigóideo. A base da prega pterigomandibular é uma faixa tendínea bem formada (a rafe pterigomandibular) entre a fossa pterigoide e o hâmulo pterigóideo. Nela se insere também o músculo constritor superior da faringe, assim como o M. bucinador (parte bucofaríngea), o chamado músculo "do trompete" ou "do sopro". A prega pterigomandibular, portanto, é também chamada de "dobra de enchimento da faringe". Especialmente na anestesia de condução do N. alveolar inferior (ver **B, b**), ela é um importante guia. No **laboratório de anatomia**, quase nunca é possível ver a cavidade oral completamente aberta, pois o corpo doador geralmente é fixado com a boca fechada, de modo que a língua preenche quase completamente a cavidade oral.

Portanto, geralmente, há poucos ou nenhum dente presente. A cavidade oral é então preparada geralmente em um hemisfério craniano seccionado mediossagital. Não se vê, portanto, a boca completa e aberta. No entanto, na **realidade clínica**, a inspeção da cavidade oral aberta e do anel faríngeo faz parte do exame físico (lábios, túnica mucosa da boca, língua, tonsilas e faringe, bem como os dentes e gengiva). Como a cavidade oral reflete hábitos (p. ex., se um indivíduo fuma), ela fornece informações sobre a extensão do cuidado do corpo (condição dos dentes), bem como sobre doenças dos órgãos internos (p. ex., glossite atrófica com atrofia das papilas da língua em caso de anemia por deficiência de ferro ou a doença de Crohn), e da cavidade oral em si. Assim, qualquer irregularidade da túnica mucosa (leucoplasia, linfonodos, ulceração etc.) sempre deve ser investigada e esclarecida sob suspeita de ser um tumor maligno. Além da inspeção, a palpação desempenha um papel importante, por exemplo, para se obterem informações sobre a consistência e a expansão das irregularidades e as alterações de cor da túnica mucosa da boca. Achados no assoalho da boca ou região da bochecha são palpados bimanualmente, na parte interna e externa simultaneamente (ver p. 211). Por fim, o conhecimento topográfico da cavidade oral aberta é essencial, por exemplo, para a anestesia local durante tratamentos odontológicos.

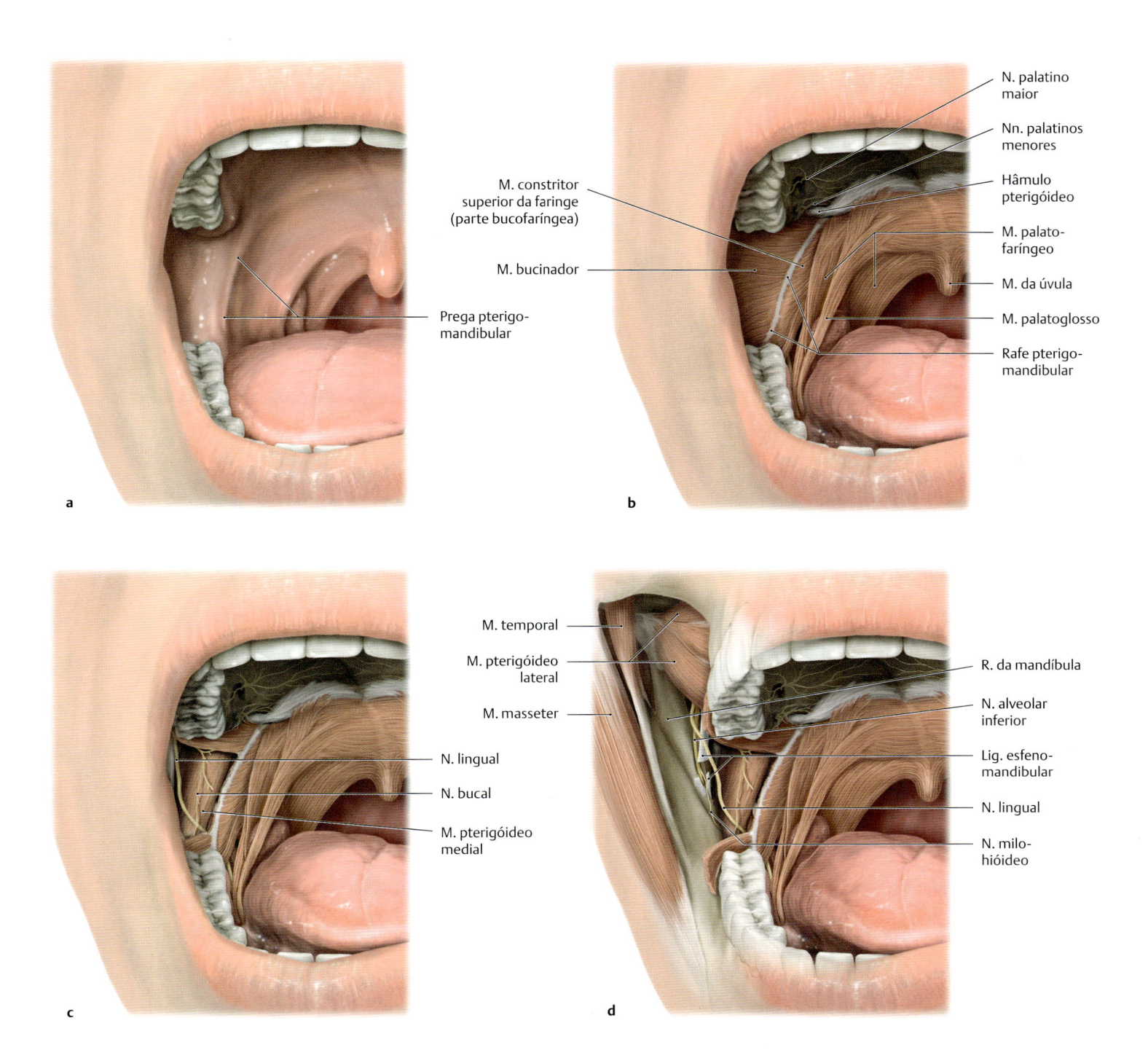

a

M. constritor
superior da faringe
(parte bucofaríngea)

M. bucinador

Prega pterigo-
mandibular

b

N. palatino
maior

Nn. palatinos
menores

Hâmulo
pterigóideo

M. palato-
faríngeo

M. da úvula

M. palatoglosso

Rafe pterigo-
mandibular

c

N. lingual

N. bucal

M. pterigóideo
medial

d

M. temporal

M. pterigóideo
lateral

M. masseter

R. da mandíbula

N. alveolar
inferior

Lig. esfeno-
mandibular

N. lingual

N. milo-
hióideo

B Curso do nervo alveolar inferior, nervo lingual e nervo milo-hióides na face medial do ramo da mandíbula (espaço pterigo-mandibular)

a–d Vistas anterolaterais das diferentes camadas da mandíbula. Nessas vistas observam-se vias de condução, músculos e a prega pterigomandibular, diferentes da vista anterior (ver **A**). Como o N. alveolar inferior mais comumente anestesiado é sempre abordado a partir da região pré-molar do lado oposto, essa vista lateral é muito importante para orientação. A mandíbula está aqui em foco, pois, além do N. alveolar inferior, também seguem os Nn. linguais e milo-hióideo, que podem ser levemente lesionados em um acesso inadequado. As diferentes camadas também transmitem uma impressão da extensão do espaço pterigomandibular.

a Vista da túnica mucosa da boca na região da prega pterigomandibular do lado direito; **b** Túnica mucosa da boca completamente removida, rafe pterigomandibular liberada; **c** M. bucinador fenestrado afastado, vista livre do M. pterigóideo medial e do espaço pterigomandibular, em que passam tanto o N. alveolar inferior quanto o N. lingual e o N. milo-hióideo; **d** A pele da bochecha foi removida e abriu-se uma janela: pode-se ver o Lig. esfenomandibular. Ele segue na face medial do ramo da mandíbula, da espinha do esfenoide para a língula do forame da mandíbula e cobre o N. alveolar inferior imediatamente antes de ingressar no forame mandibular. Após a abertura da parte distal, pode-se ver desvio do M. milo-hióideo na altura da língula.

Observação: A lesão do nervo lingual pode ser causada por lesões faciais, bem como por tratamento odontológico (p. ex., na remoção cirúrgica de dentes serotinos inferiores, anestesia de tronco do N. alveolar inferior).

5.27 Assoalho da Boca

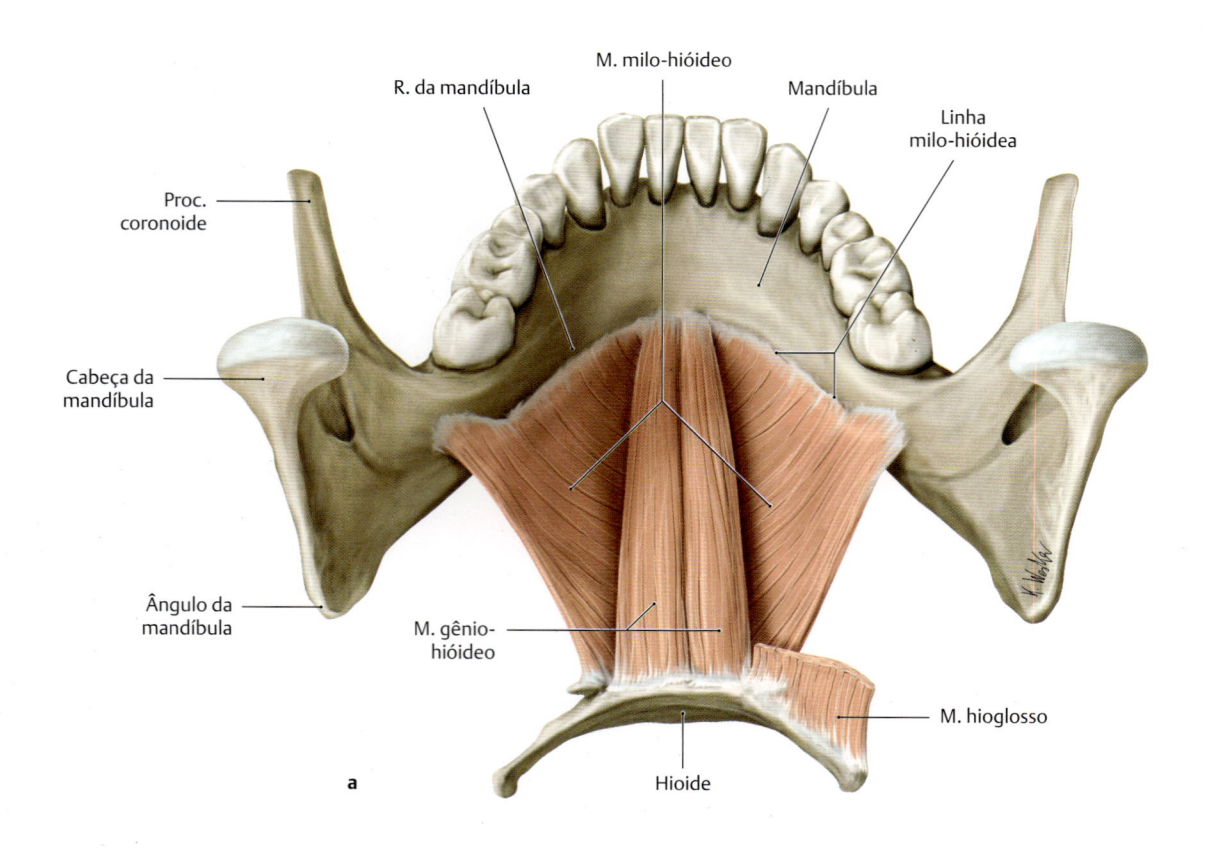

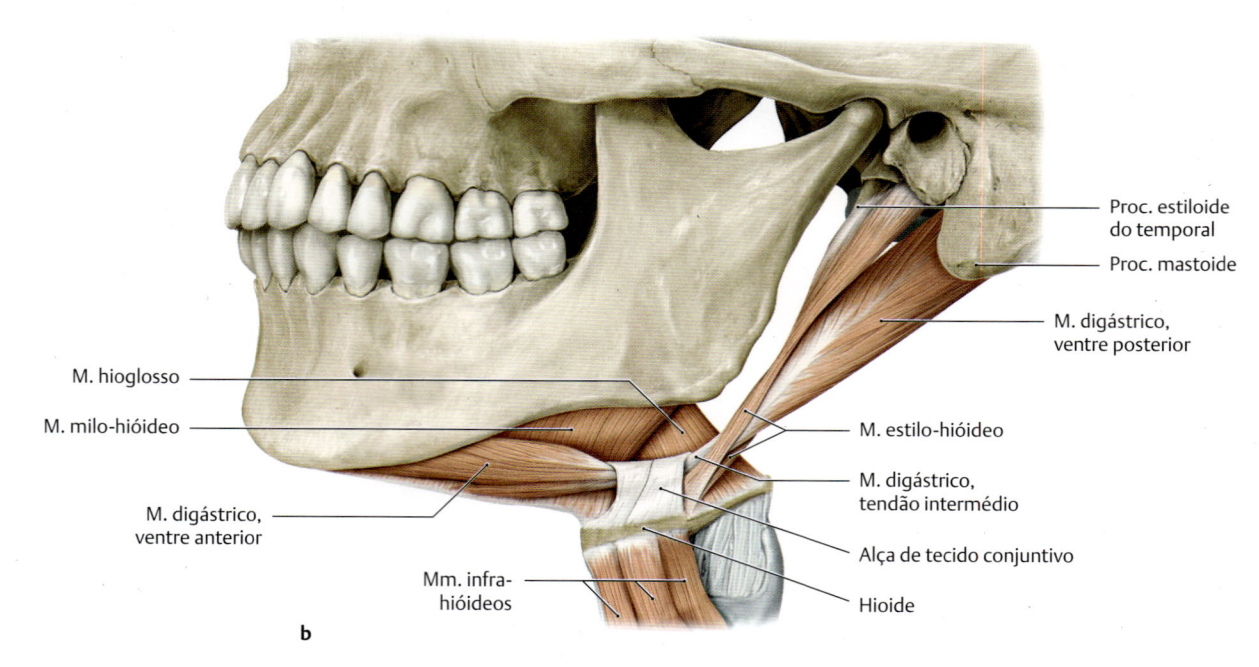

A Musculatura do assoalho da boca

Vistas superior (**a**) e esquerda (**b**).

A lâmina muscular estendida entre os dois ramos da mandíbula forma o assoalho da boca (diafragma da boca). É composta por quatro músculos, situados superiormente ao hioide e são, portanto, chamados, em conjunto, musculatura supra-hióidea (para mais detalhes, ver **A**, p. 90):

1. M. milo-hióideo: os músculos de ambos os lados se fundem em uma rafe mediana (coberta pelo M. gênio-hióideo).

2. M. gênio-hióideo: reforça o centro do assoalho da boca.
3. M. digástrico: seu ventre anterior situa-se na região do assoalho da boca, e seu ventre posterior origina-se do Proc. mastoide.
4. M. estilo-hióideo: origina-se do Proc. estiloide do temporal; seu tendão bifurcado envolve o tendão intermédio do M. digástrico.

Os quatro músculos participam da abertura ativa da boca e elevam anteriormente o hioide durante o ato de deglutição.

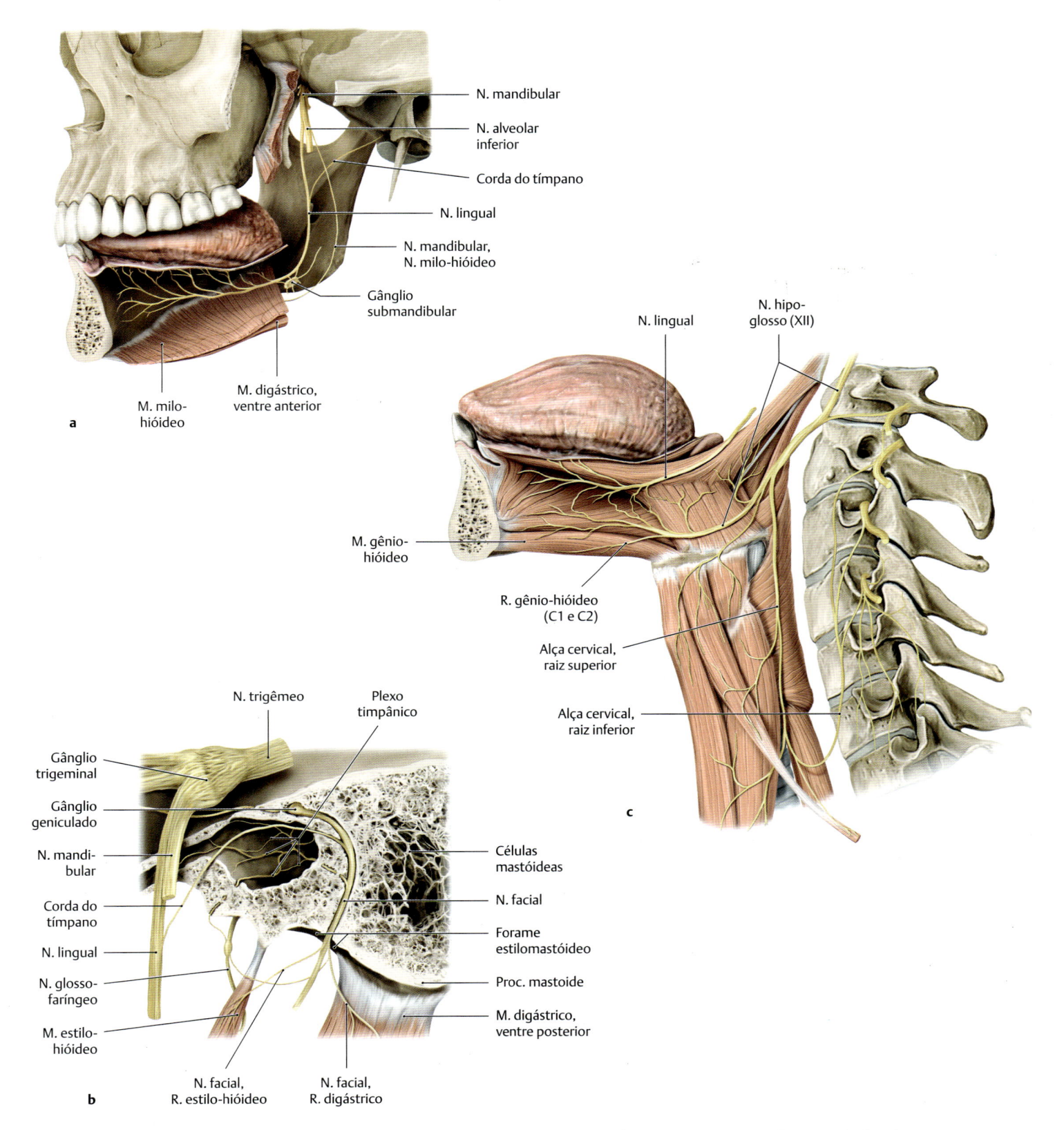

B Inervação da musculatura do assoalho da boca

a Vista esquerda (medial para a metade direita da mandíbula); **b** Corte sagital da parte petrosa do temporal direito, na altura do processo mastoide e das células mastóideas na vista medial; **c** Vista esquerda.

A inervação da musculatura do assoalho da boca é complexa (derivada de diferentes arcos faríngeos) e faz-se por meio de três nervos distintos:

a Os derivados do arco mandibular (M. milo-hióideo e ventre anterior do M. digástrico) são inervados pelo N. milo-hióideo, um ramo do N. mandibular (V_3).

b Os derivados do 2º arco faríngeo (ventre posterior do M. digástrico, M. estilo-hióideo) são inervados pelo N. facial.

c O M. gênio-hióideo somático é inervado pelos Rr. ventrais dos nervos cervicais 1º e 2º, que acompanham o N. hipoglosso.

5.28 Tecido Linfoide do Anel Faríngeo

A Anel linfático da faringe (de Waldeyer)

Vista posterior através da faringe aberta. Nesta vista, todos os componentes do anel linfático da faringe podem ser bem observados. O anel linfático da faringe (de Waldeyer) é composto por tecido linfoide imunocompetente (tonsilas e folículos linfoides). As tonsilas circundam os acessos das cavidades oral e nasal à faringe como "vigilantes imunológicos"; os folículos ou nódulos linfoides encontram-se distribuídos de forma regional diferenciada abaixo do epitélio de revestimento da túnica mucosa das regiões do anel faríngeo. Podem ser distinguidas as seguintes estruturas:

- A tonsila faríngea, única, no teto da faringe
- O par de tonsilas palatinas
- A tonsila lingual
- O par de tonsilas tubárias, que pode ser interpretado como uma continuação lateral da tonsila faríngea e
- O par de cordões linfoides laterais.

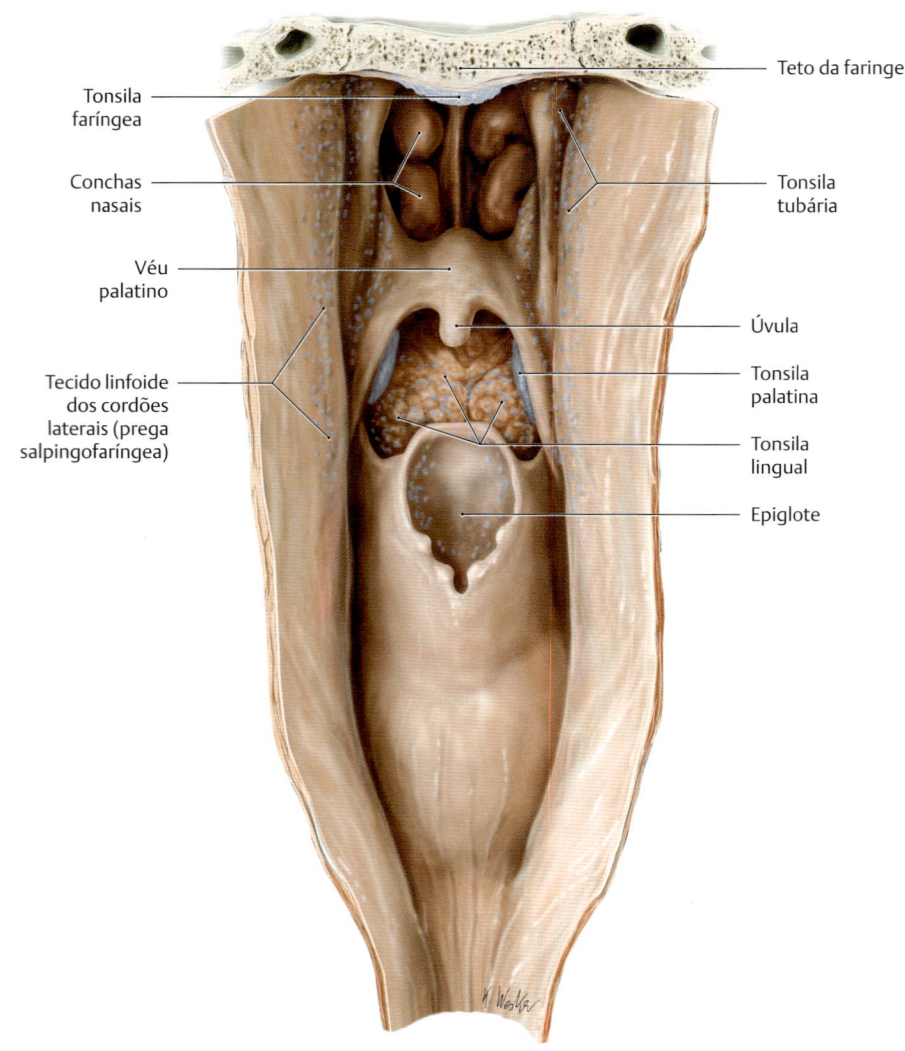

Labels: Teto da faringe; Tonsila faríngea; Conchas nasais; Véu palatino; Tecido linfoide dos cordões laterais (prega salpingofaríngea); Tonsila tubária; Úvula; Tonsila palatina; Tonsila lingual; Epiglote

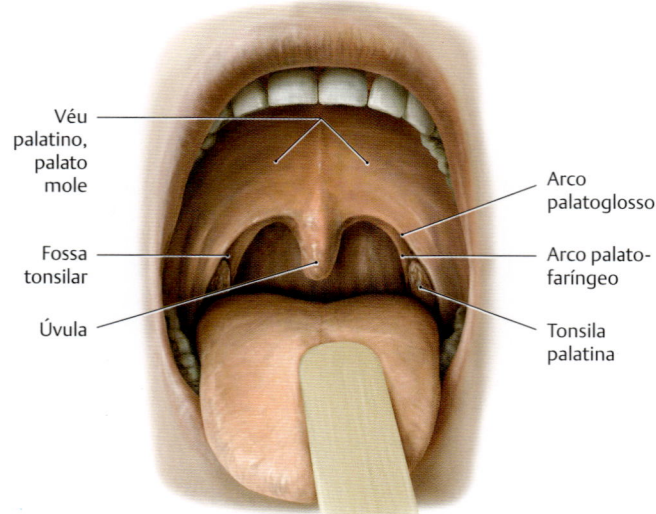

a

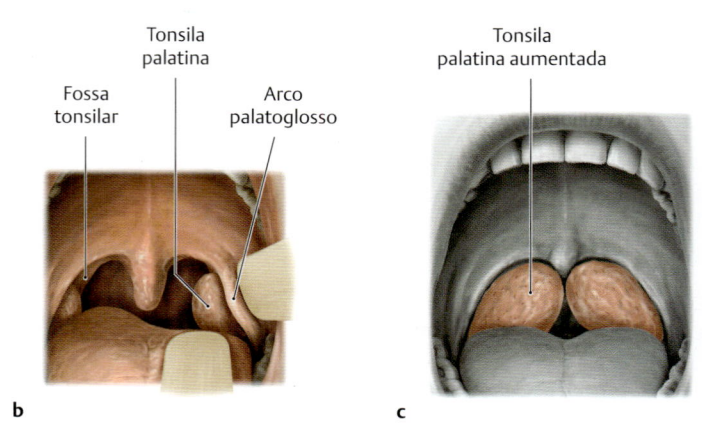

b   c

B Tonsilas palatinas: posição e aumento patológico
Vista anterior da cavidade oral.

a As tonsilas palatinas se encontram de ambos os lados em uma reentrância plana, a fossa tonsilar, entre os arcos palatinos anterior e posterior (arco palatoglosso e arco palatofaríngeo).

b e **c** Ao exame clínico, a tonsila palatina é deslocada dos arcos palatinos com o auxílio de uma espátula, enquanto uma outra espátula pressiona a língua para baixo. As tonsilas palatinas muito aumentadas (em consequência de inflamações virais ou bacterianas, por exemplo, tonsilite) podem causar estreitamento significativo à saída da cavidade oral, de modo que ocasionem distúrbios da deglutição.

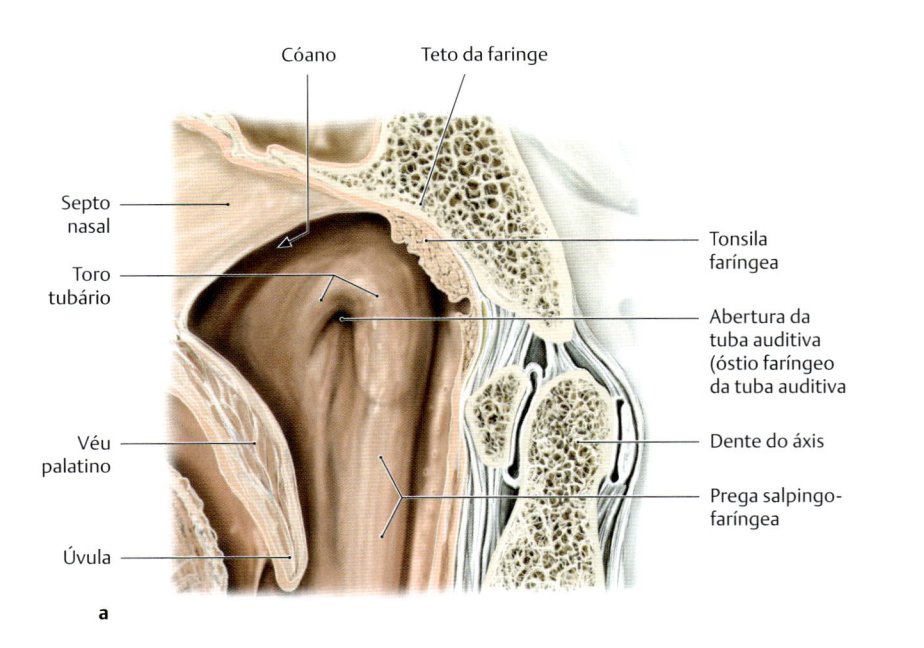

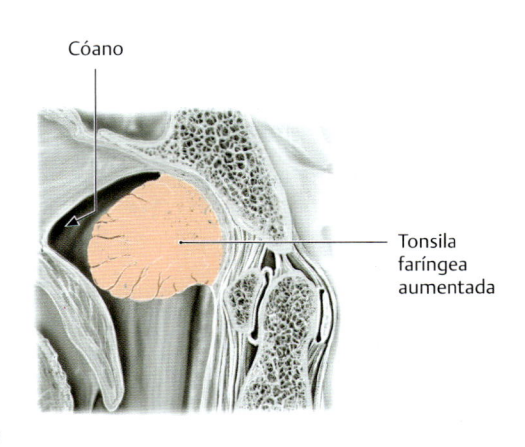

a

b

C Tonsila faríngea: posição e aumento patológico
Corte sagital através do teto da faringe.

a Esta tonsila ímpar se encontra no teto da faringe e pode ser observada na rinoscopia posterior (ver p. 185). Em crianças pequenas é particularmente bem desenvolvida; porém, ao início da idade escolar, ela começa a regredir.

b Uma tonsila faríngea aumentada pode ser encontrada nas crianças em idade pré-escolar (devido a infecções crônicas recidivantes da parte nasal da faringe nesta idade e frequentemente por uma reação imunológica de natureza alérgica no tecido linfoide: adenoide ou "pólipos"). Desta forma, a tonsila faríngea aumentada bloqueia os cóanos, de modo que a respiração nasal é impedida e a criança respira pela boca. Consequentemente, nessas crianças, a boca permanece constantemente aberta. Clínicos experientes, apenas com base no diagnóstico visual, diagnosticam aumento da tonsila faríngea.

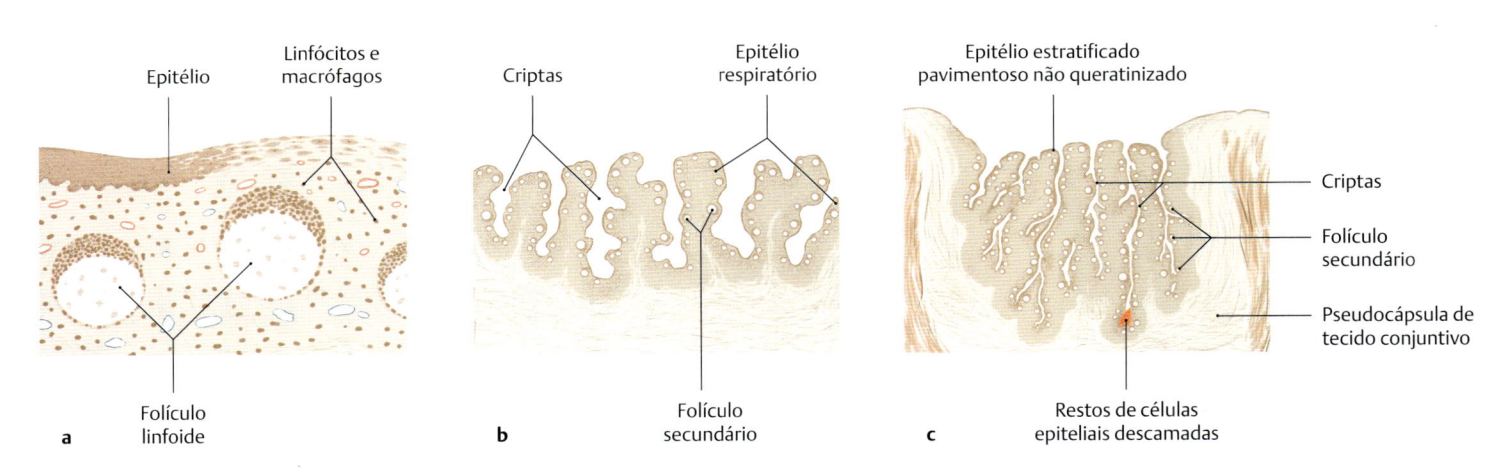

a

b

c

D Histologia do tecido linfoide da cavidade oral e da faringe
Devido à proximidade anatômica entre o epitélio e o tecido linfoide, o tecido linfoide do anel faríngeo é caracterizado como uma área de tecido linfoide associado a mucosas (MALT, *mucosa-associated lymphoid tissue*).

a **Tecido linfoide associado a mucosas.** Na lâmina própria de todas as túnicas mucosas existem áreas de tecido linfoide de forma mais organizada ou distribuídas de maneira mais difusa e que são caracterizadas como tecido linfoide associado a mucosas (MALT). O epitélio apresenta áreas de interrupções, que são frequentemente atravessadas por linfócitos e macrófagos. Além das tonsilas, que são coleções linfoides bem definidas, existem também pequenos aglomerados de folículos (ou nódulos) linfoides nos cordões laterais (pregas salpingofaríngeas). Elas se estendem de forma aproximadamente perpendicular ao longo das paredes laterais e posterior das partes oral e nasal da faringe.

b **Estrutura da tonsila faríngea.** Nesta tonsila ocorre a expansão da superfície por um progressivo abaulamento da superfície da túnica mucosa (princípio de Kammes). O epitélio de revestimento é do tipo pseudoestratificado ciliado e com células caliciformes (epitélio respiratório).

c **Estrutura da tonsila palatina.** Nesta tonsila ocorre a expansão da superfície devido à invaginação do epitélio de revestimento da túnica mucosa (princípio de Reuse; a superfície ativa chega a 300 cm²!). O epitélio de revestimento é estratificado pavimentoso não queratinizado.

197

5.29 Faringe: Músculos

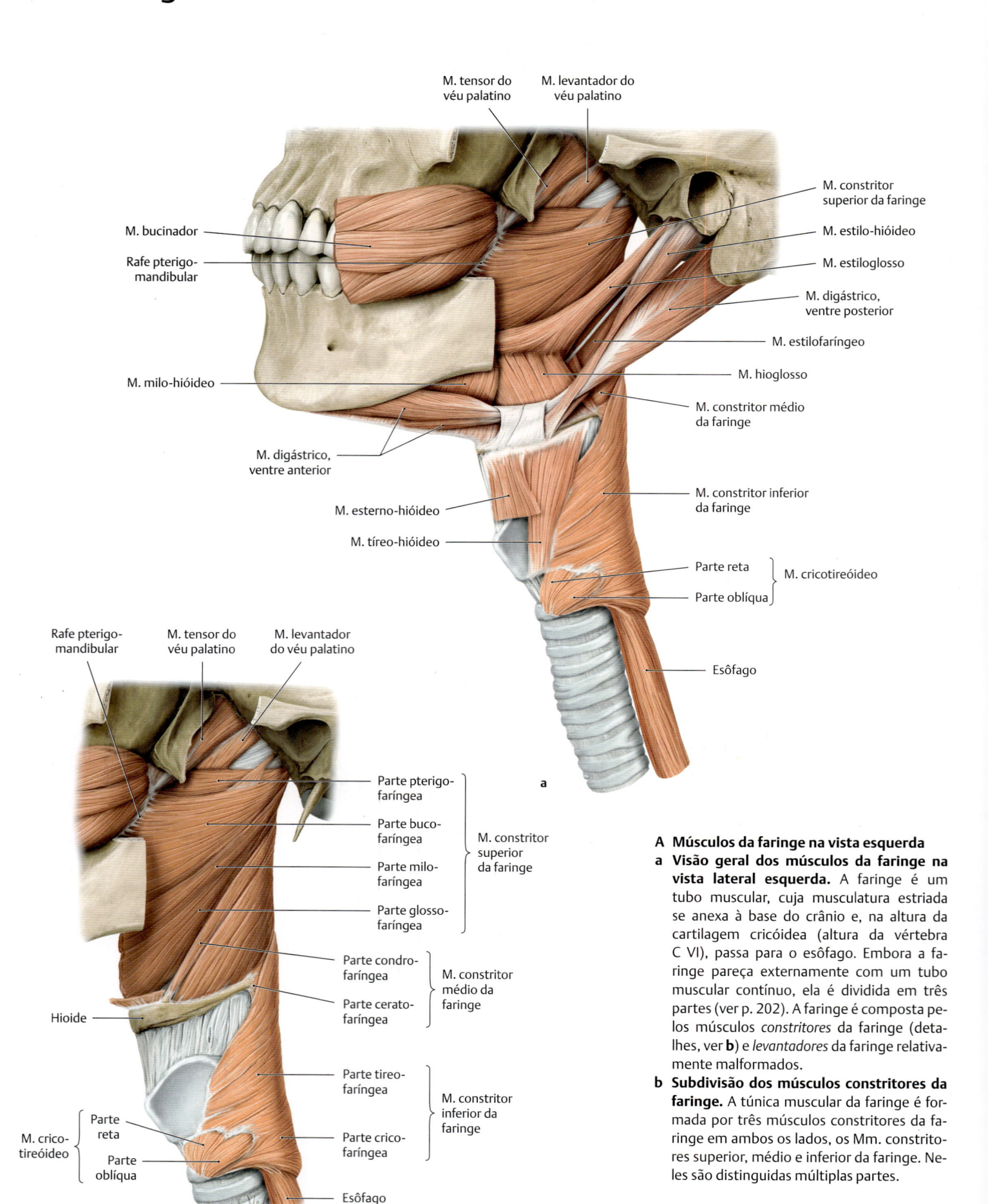

A Músculos da faringe na vista esquerda

a Visão geral dos músculos da faringe na vista lateral esquerda. A faringe é um tubo muscular, cuja musculatura estriada se anexa à base do crânio e, na altura da cartilagem cricóidea (altura da vértebra C VI), passa para o esôfago. Embora a faringe pareça externamente com um tubo muscular contínuo, ela é dividida em três partes (ver p. 202). A faringe é composta pelos músculos *constritores* da faringe (detalhes, ver **b**) e *levantadores* da faringe relativamente malformados.

b Subdivisão dos músculos constritores da faringe. A túnica muscular da faringe é formada por três músculos constritores da faringe em ambos os lados, os Mm. constritores superior, médio e inferior da faringe. Neles são distinguidas múltiplas partes.

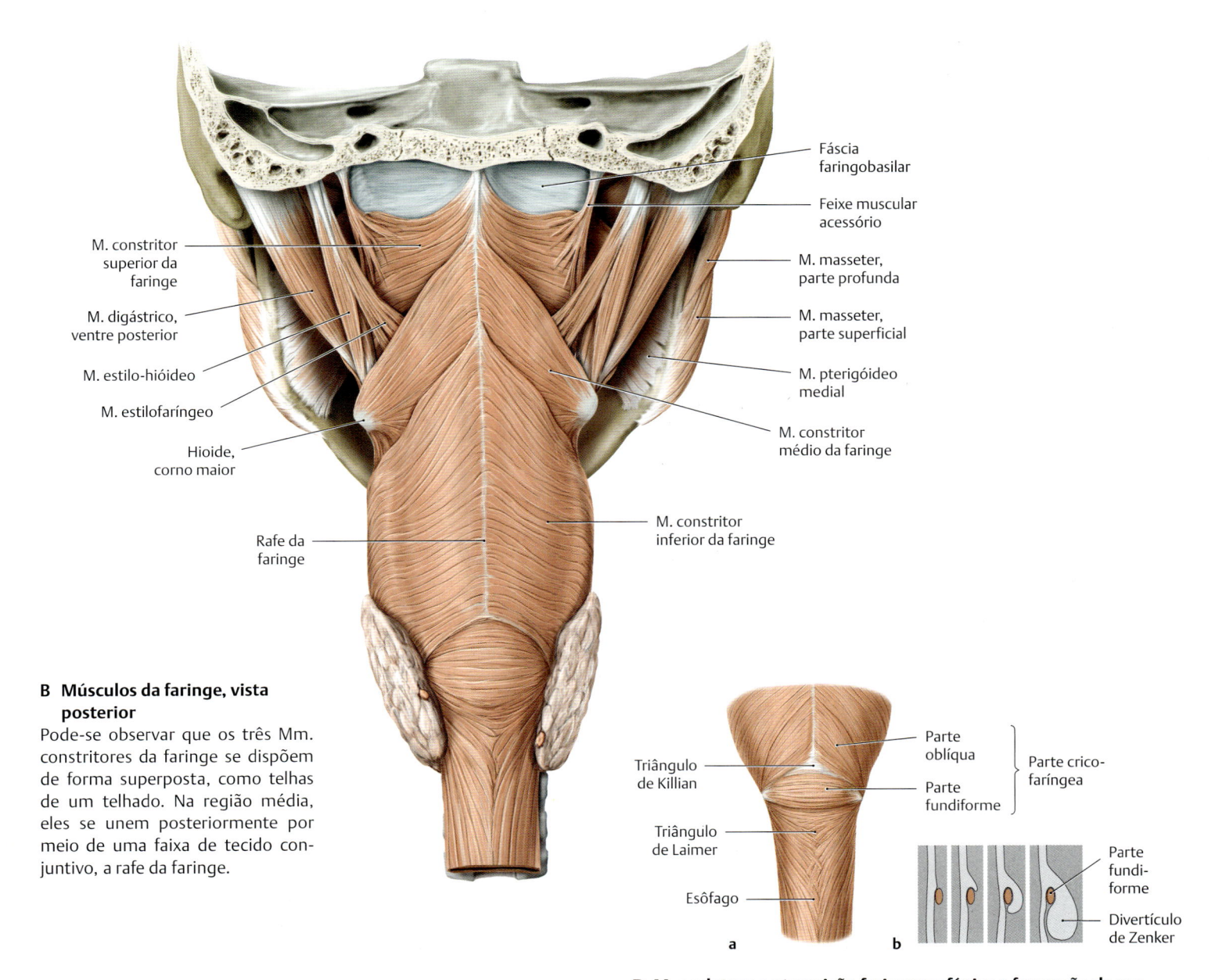

Fáscia faringobasilar

Feixe muscular acessório

M. masseter, parte profunda

M. masseter, parte superficial

M. pterigóideo medial

M. constritor médio da faringe

M. constritor inferior da faringe

M. constritor superior da faringe

M. digástrico, ventre posterior

M. estilo-hióideo

M. estilofaríngeo

Hioide, corno maior

Rafe da faringe

B Músculos da faringe, vista posterior

Pode-se observar que os três Mm. constritores da faringe se dispõem de forma superposta, como telhas de um telhado. Na região média, eles se unem posteriormente por meio de uma faixa de tecido conjuntivo, a rafe da faringe.

Triângulo de Killian

Triângulo de Laimer

Esôfago

Parte oblíqua

Parte fundiforme

Parte cricofaríngea

Parte fundiforme

Divertículo de Zenker

a   b

D Musculatura na transição faringoesofágica e formação de um divertículo de Zenker

a Vista posterior; **b** Vista pelo lado esquerdo.

A parte cricofaríngea do M. constritor inferior da faringe é ainda subdividida em uma parte oblíqua e uma parte fundiforme (músculo em alça de Killian). Entre estas duas partes musculares se encontra o *triângulo de Killian*, pobre em tecido muscular. Na margem inferior da parte fundiforme, as fibras musculares se dobram em "formato de V", em sentido caudal, e formam o chamado *triângulo de Laimer*. Devido à fragilidade muscular do triângulo de Killian, a túnica mucosa da parte laríngea da faringe pode se projetar para fora sobre a parte fundiforme do M. cricofaríngeo (**b**). *Observação:* Alguns autores consideram os triângulos de Killian e de Laimer como a mesma estrutura.

A consequência é a formação de um *divertículo de Zenker*, uma dilatação na qual alimentos se acumulam, fazendo com que esta dilatação cresça continuamente (ocorre o perigo de obstrução do lúmen esofágico devido à compressão extrínseca do divertículo!). Como uma indicação diagnóstica, observa-se o vômito de restos alimentares acumulados (regurgitação). O divertículo de Zenker aparece em torno da meia-idade até a velhice. Nos pacientes idosos, que podem ser operados apenas sob determinadas circunstâncias, a parte fundiforme do M. constritor inferior da faringe pode ser perfurada por um endoscópio.

Observação: Como o divertículo de Zenker se encontra na transição da parte laríngea da faringe para o esôfago, ele é caracterizado como um *divertículo limitante* (o conceito frequentemente usado de divertículo esofágico é errôneo).

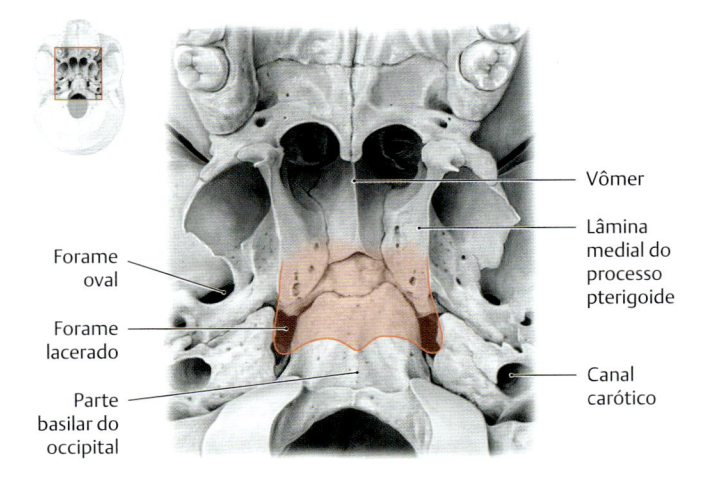

Vômer

Lâmina medial do processo pterigoide

Forame oval

Forame lacerado

Parte basilar do occipital

Canal carótico

C Fáscia faringobasilar na base do crânio

Vista inferior. A musculatura da faringe se origina na base do crânio a partir de uma camada espessa de tecido conjuntivo, a fáscia faringobasilar. Aqui o seu local de inserção está projetado sobre a base do crânio e representado como uma linha cheia vermelha. A superfície "em formato de U" envolvida pela fáscia e pela musculatura é parte do teto ósseo da faringe (em vermelho-claro).

5.30 Faringe: Relevo da Túnica Mucosa e Conexões com a Base do Crânio

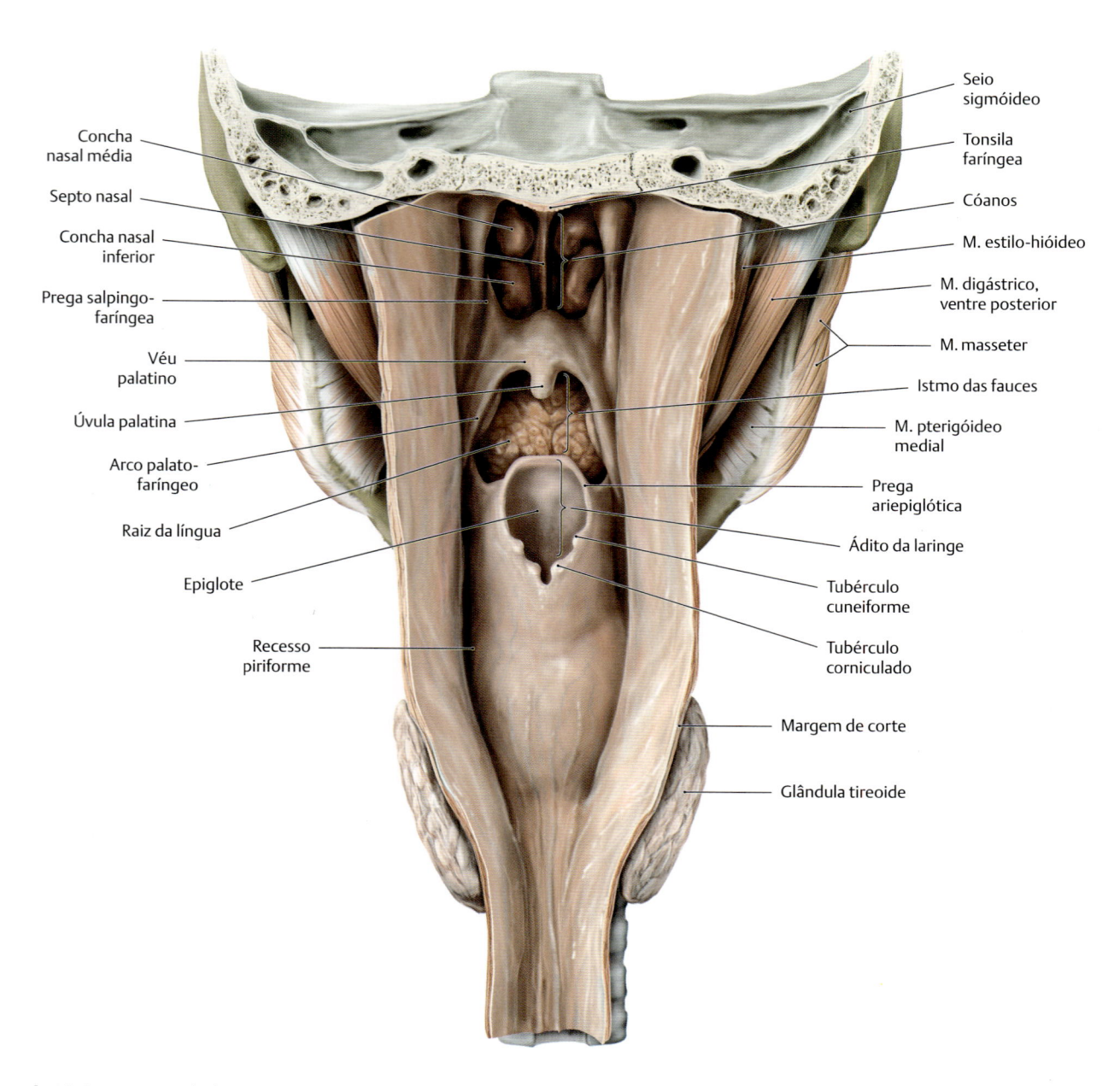

Concha nasal média
Septo nasal
Concha nasal inferior
Prega salpingo-faríngea
Véu palatino
Úvula palatina
Arco palato-faríngeo
Raiz da língua
Epiglote
Recesso piriforme

Seio sigmóideo
Tonsila faríngea
Cóanos
M. estilo-hióideo
M. digástrico, ventre posterior
M. masseter
Istmo das fauces
M. pterigóideo medial
Prega ariepiglótica
Ádito da laringe
Tubérculo cuneiforme
Tubérculo corniculado
Margem de corte
Glândula tireoide

A Relevo da túnica mucosa da faringe
Vista posterior. A parede posterior muscular da faringe é fechada. Para a representação do relevo de sua túnica mucosa, ela aqui foi aberta no plano mediano e rebatida lateralmente. Anteriormente, encontram-se três aberturas do tubo muscular:

- Para a cavidade nasal (cóanos)
- Para a cavidade oral (istmo das fauces) e
- Para a entrada da laringe (ádito da laringe).

De forma correspondente, a faringe se organiza em uma parte nasal, uma parte oral e uma parte laríngea (ver p. 202).

B Rinoscopia posterior
Com o auxílio da rinoscopia posterior, a parte nasal da faringe pode ser observada.

a Posicionamento da espátula oral e do espelho. Para que a parte nasal da faringe possa ser completamente avaliada (ver **b**), o espelho deve ser inclinado múltiplas vezes.

b Imagem composta a partir de vários reflexos obtidos com a rinoscopia posterior. Pode-se observar a abertura das tubas auditivas e a tonsila faríngea (ver p. 196).

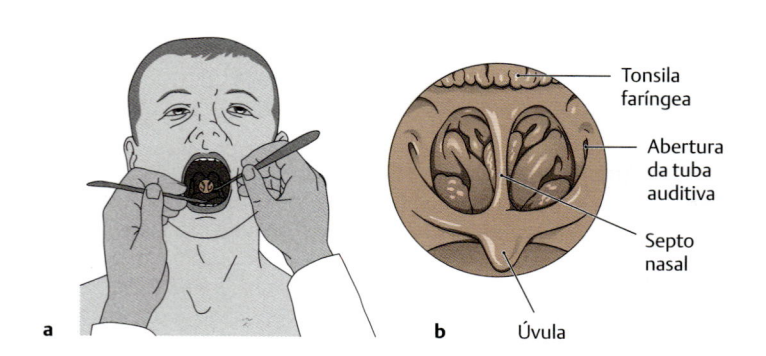

Tonsila faríngea
Abertura da tuba auditiva
Septo nasal
Úvula

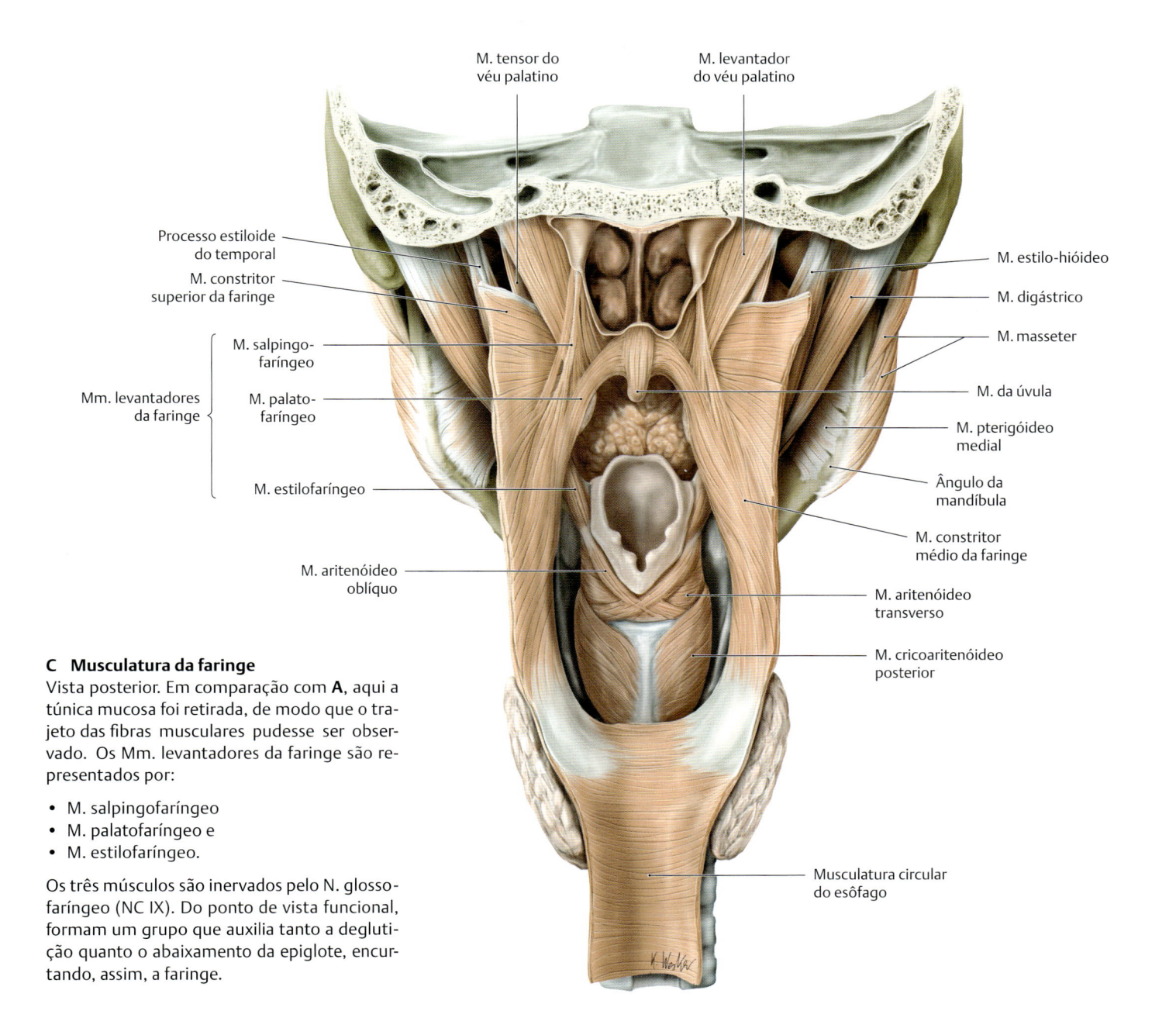

M. tensor do véu palatino

M. levantador do véu palatino

Processo estiloide do temporal

M. constritor superior da faringe

Mm. levantadores da faringe
- M. salpingo-faríngeo
- M. palato-faríngeo
- M. estilofaríngeo

M. aritenóideo oblíquo

M. estilo-hióideo

M. digástrico

M. masseter

M. da úvula

M. pterigóideo medial

Ângulo da mandíbula

M. constritor médio da faringe

M. aritenóideo transverso

M. cricoaritenóideo posterior

Musculatura circular do esôfago

C Musculatura da faringe

Vista posterior. Em comparação com **A**, aqui a túnica mucosa foi retirada, de modo que o trajeto das fibras musculares pudesse ser observado. Os Mm. levantadores da faringe são representados por:

- M. salpingofaríngeo
- M. palatofaríngeo e
- M. estilofaríngeo.

Os três músculos são inervados pelo N. glossofaríngeo (NC IX). Do ponto de vista funcional, formam um grupo que auxilia tanto a deglutição quanto o abaixamento da epiglote, encurtando, assim, a faringe.

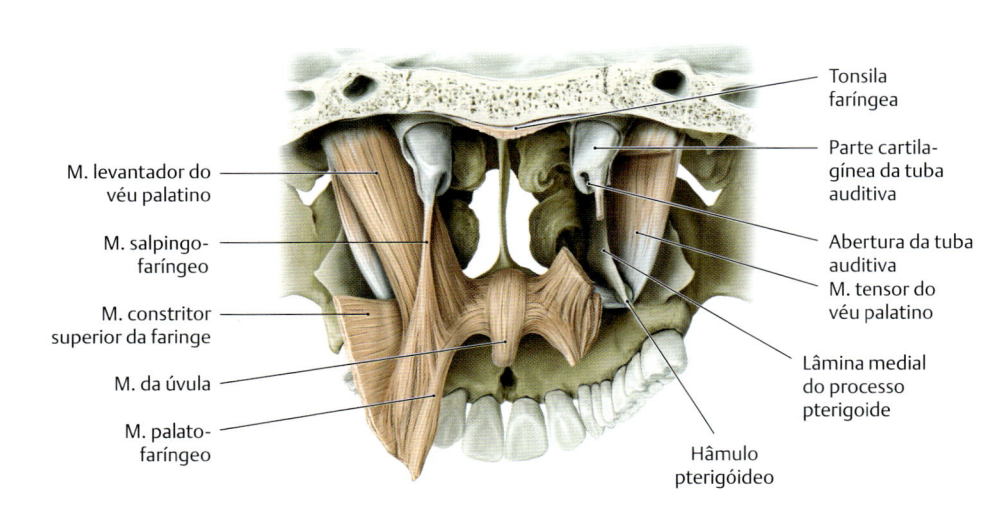

M. levantador do véu palatino

M. salpingo-faríngeo

M. constritor superior da faringe

M. da úvula

M. palato-faríngeo

Tonsila faríngea

Parte cartila-gínea da tuba auditiva

Abertura da tuba auditiva

M. tensor do véu palatino

Lâmina medial do processo pterigoide

Hâmulo pterigóideo

D Músculos do véu palatino e da tuba auditiva

Vista posterior; o esfenoide foi seccionado posteriormente à abertura dos cóanos no plano frontal; do lado direito, foram seccionados os Mm. levantador do véu palatino, salpingofaríngeo, palatofaríngeo e constritor superior da faringe. Aqui, eles estão representados de modo que se entenda a base muscular da túnica mucosa observada à rinoscopia posterior (ver **B**).

201

5.31 Faringe: Topografia e Inervação

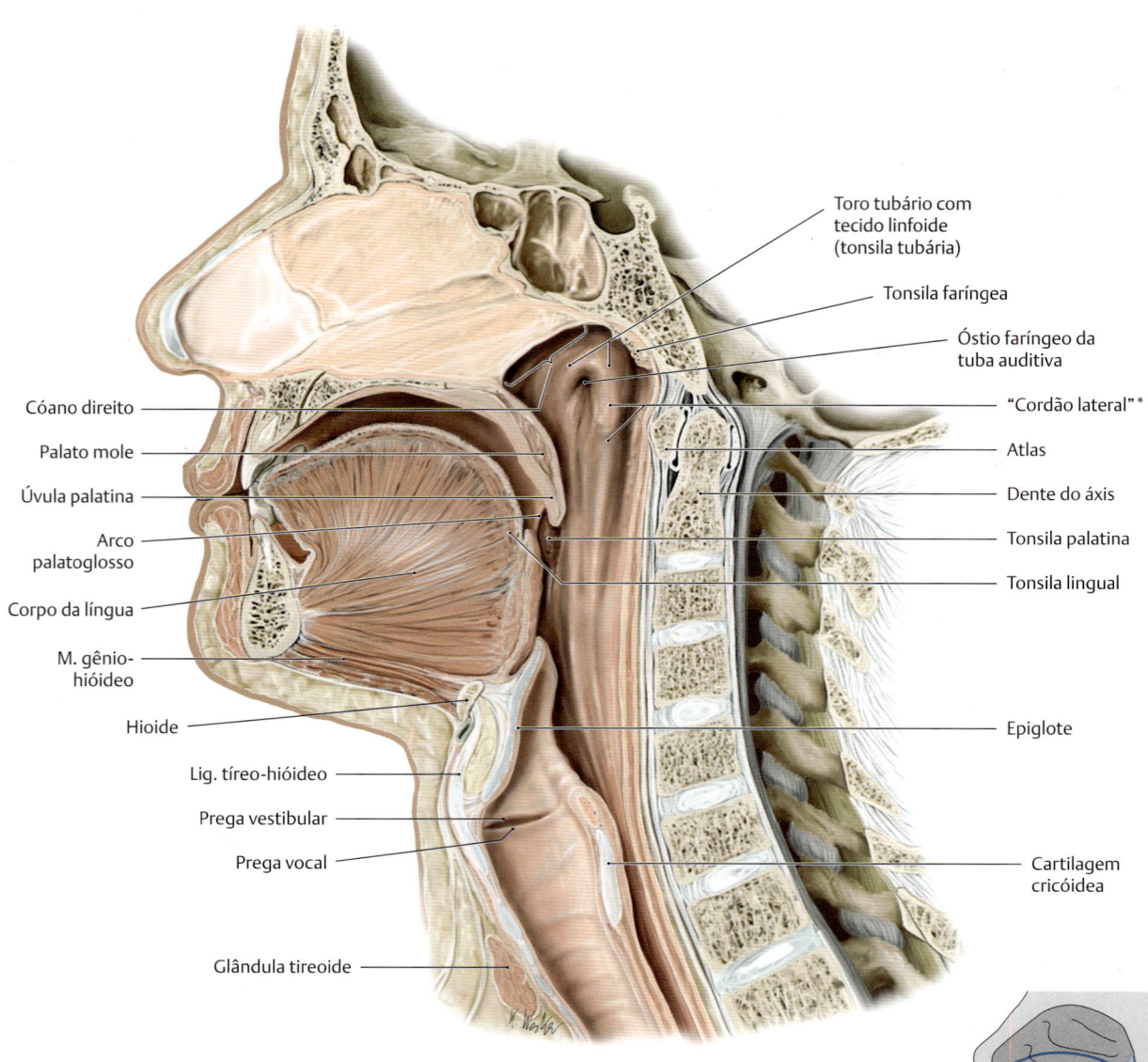

Toro tubário com tecido linfoide (tonsila tubária)

Tonsila faríngea

Óstio faríngeo da tuba auditiva

"Cordão lateral"*

Atlas

Dente do áxis

Tonsila palatina

Tonsila lingual

Epiglote

Cartilagem cricóidea

Cóano direito

Palato mole

Úvula palatina

Arco palatoglosso

Corpo da língua

M. gênio-hióideo

Hioide

Lig. tíreo-hióideo

Prega vestibular

Prega vocal

Glândula tireoide

A Corte sagital mediano
Vista pelo lado esquerdo. Podem ser observados o septo nasal, a cavidade oral, a faringe, a traqueia e o esôfago. Na transição entre as cavidades nasal e oral na faringe, encontram-se as tonsilas do anel linfático da faringe, que desempenha um importante papel na identificação e defesa precoces contra patógenos (possibilidade de disseminação no espaço perifaríngeo durante inflamações maiores, ver p. 204). O anel linfático da faringe (de Waldeyer) é constituído pela *tonsila faríngea* (ímpar, no teto da faringe), pelas *tonsilas palatinas* (um par localizado entre os dois arcos palatinos) e pelas *tonsilas linguais* (um par localizado na base da língua). Além disso, ainda existe o tecido linfoide ao redor da abertura das tubas auditivas (tonsilas tubárias), que se continua caudalmente no chamado cordão lateral.
A tuba auditiva representa a ligação da faringe com a orelha média e proporciona o equilíbrio da pressão do ar na orelha média. Um edema na região da abertura da tuba (tonsila tubária), que já pode aparecer durante uma simples inflamação, oclui o óstio faríngeo da tuba auditiva, com a consequência de não ocorrer mais o equilíbrio da pressão na orelha média (o chamado distúrbio de ventilação das tubas auditivas). Desta maneira, a membrana do tímpano perde sua mobilidade: o paciente sofre discreta perda de audição. Uma outra causa para a oclusão da tuba auditiva pode ser o aumento de volume da tonsila faríngea que também pode provocar o fechamento das tubas (no caso de pólipos em crianças).

Parte nasal da faringe

Parte oral da faringe

Parte laríngea da faringe

B Organização dos níveis da cavidade faríngea
Vista pelo lado esquerdo. A cavidade da faringe é subdividida em partes *nasal*, *oral* e *laríngea*. As vias respiratórias superiores e a via digestória, em posição mais inferior, se entrecruzam na parte oral. Os seguintes sinônimos para os três níveis da faringe são comumente utilizados:

Nível superior:	Parte nasal da faringe	Nasofaringe	Epifaringe
Nível médio:	Parte oral da faringe	Orofaringe	Mesofaringe
Nível inferior:	Parte laríngea da faringe	Laringofaringe	Hipofaringe

*N.R.T.: Refere-se ao tecido linfoide.

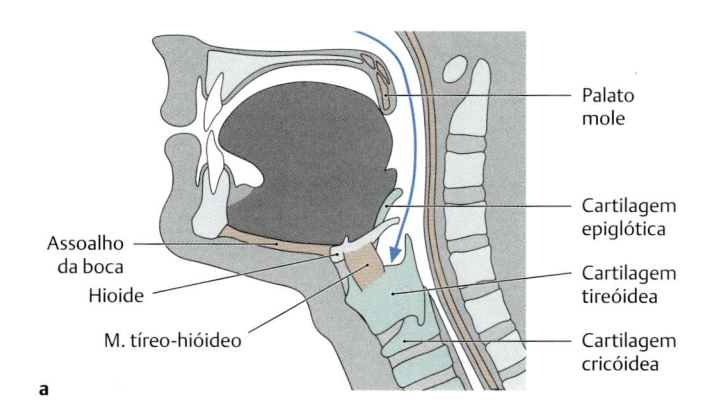

a

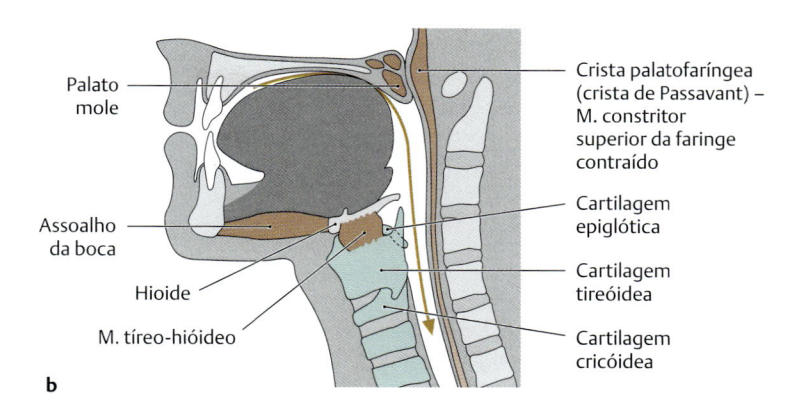

b

C Anatomia da deglutição

Em adultos, a laringe – um componente das vias respiratórias – se encontra em posição anterior à via digestória (**a**). Durante a deglutição (**b**), a via respiratória se torna temporariamente ocluída; deste modo, nenhum alimento pode alcançar a traqueia. A deglutição é iniciada de forma voluntária. Podem ser distinguidas três fases:

1. Início voluntário da deglutição
2. Fechamento reflexo das vias respiratórias e

3. Transporte reflexo do alimento através da faringe e do tubo digestório.

Na 2ª fase, a laringe é levantada pela contração da musculatura do assoalho da boca (Mm. milo-hióideos e Mm. digástricos) e pelos Mm. tíreo-hióideos, a epiglote fecha a entrada da laringe e, com isso, a via respiratória inferior é ocluída. Simultaneamente, o palato mole é tensionado e empurrado contra a parede posterior da faringe (fechamento das vias respiratórias superiores).

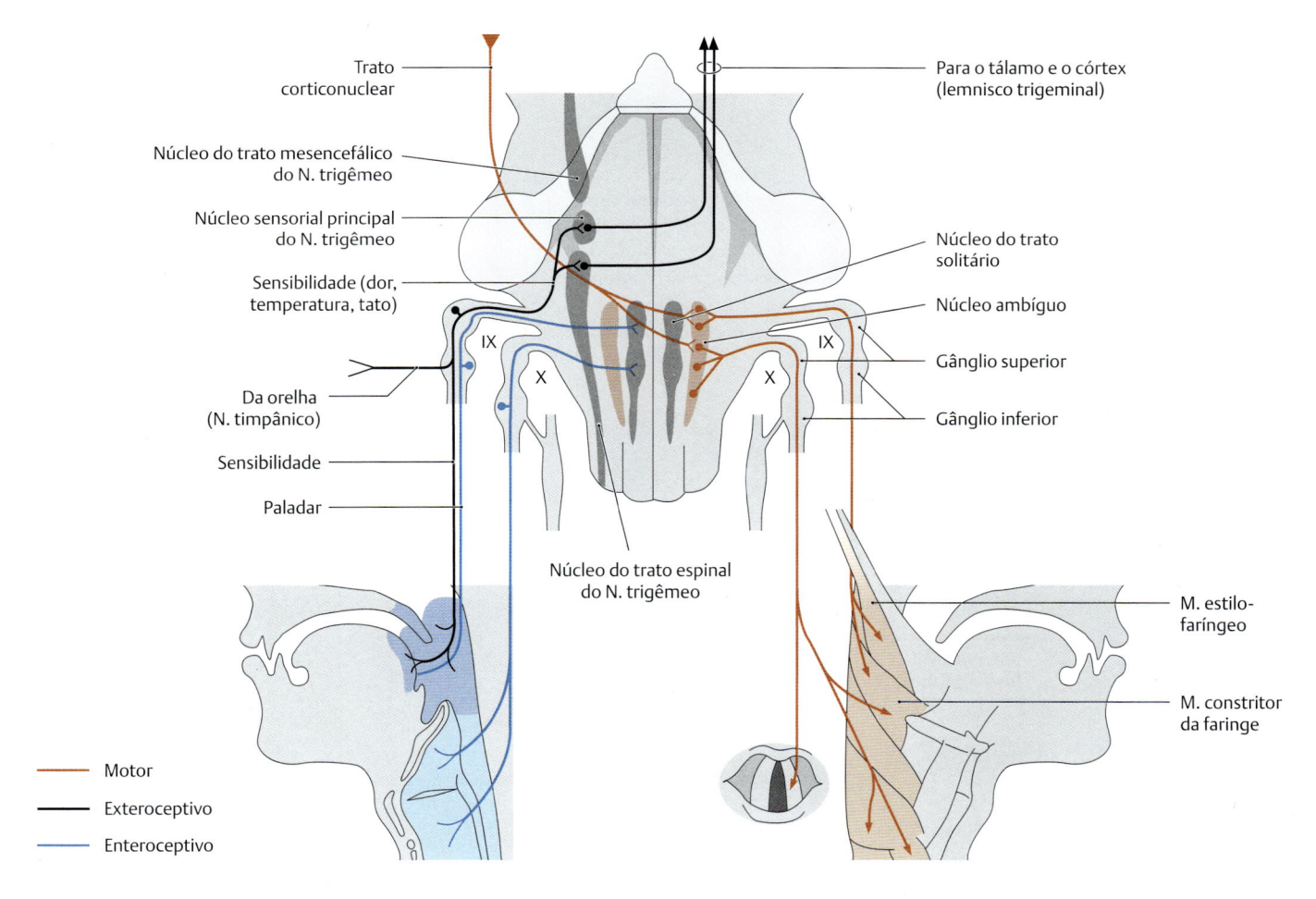

D N. vago e N. glossofaríngeo: área de inervação periférica e dos núcleos no tronco encefálico (de Duus)

Vista posterior. O N. glossofaríngeo (IX) e o N. vago (X) têm a sua área nuclear no tronco encefálico. No lado esquerdo do tronco encefálico estão mostradas as vias sensitivas, e no lado direito, as vias motoras.

Observe que ambos os nervos do suprimento sensitivo e motor da faringe estão envolvidos; juntos eles formam o plexo faríngeo.

5.32 Faringe: Espaço Perifaríngeo e sua Importância Clínica

A Espaço perifaríngeo

Corte horizontal, na altura do dente do áxis e compartimento tonsilar.

O espaço perifaríngeo é um espaço de tecido conjuntivo que se estende da base do crânio até o mediastino e é topograficamente dividido em um *espaço laterofaríngeo* (① + ②), em ambos os lados da faringe, e um *espaço retrofaríngeo* (③), por trás da faringe. A fronteira entre os dois espaços é o *septo sagital* de tecido conjuntivo, que se estende entre a lâmina pré-vertebral da fáscia cervical e a margem posterior externa da faringe.

- O **espaço retrofaríngeo** não pareado é apenas uma fina abertura entre a parede posterior da faringe e a lâmina pré-vertebral da fáscia cervical, que cobre os músculos pré-vertebrais do pescoço e contém ramos da A. faríngea ascendente e as veias do plexo venoso faríngeo

- O **espaço laterofaríngeo** pareado é preenchido com tecido conjuntivo frouxo e é separado em parte anterior (parte pré-*estilóidea*) e parte posterior (parte retro*estilóidea*) pela aponeurose estilofaríngea (bainha de tecido conjuntivo comum dos músculos emergentes do Proc. *estiloide*)

  – ① *Parte anterior*: comunica-se com o compartimento da Gl. parótida e inclui todas as estruturas que seguem da fossa infratemporal para a face (p. ex., M. pterigóideo medial, N. alveolar inferior, N. lingual, N. auriculotemporal, gânglio ótico, assim como artéria maxilar com ramos)

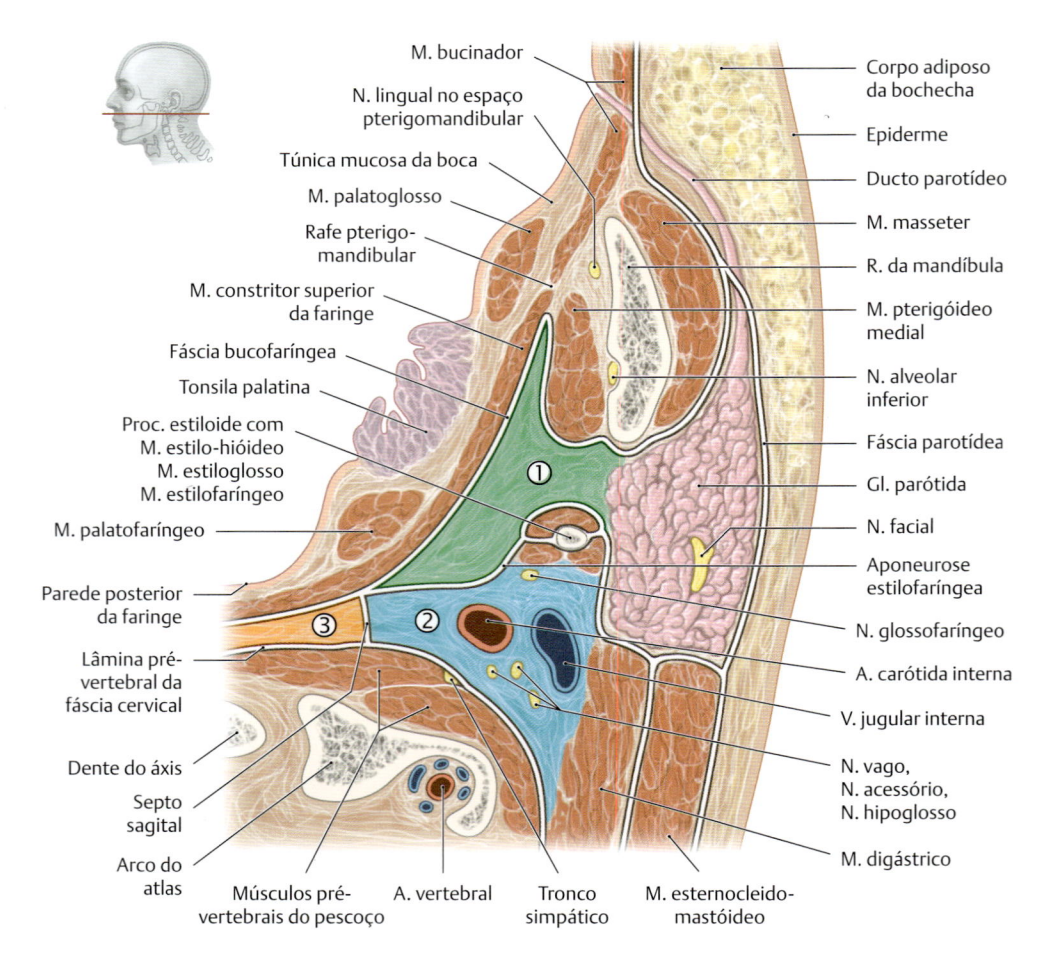

– ② *Parte posterior*: contém a A. carótida interna, a V. jugular interna, os nervos cranianos IX-XII e o tronco simpático, que, no entanto, seguem sob e na lâmina pré-vertebral da fáscia cervical.

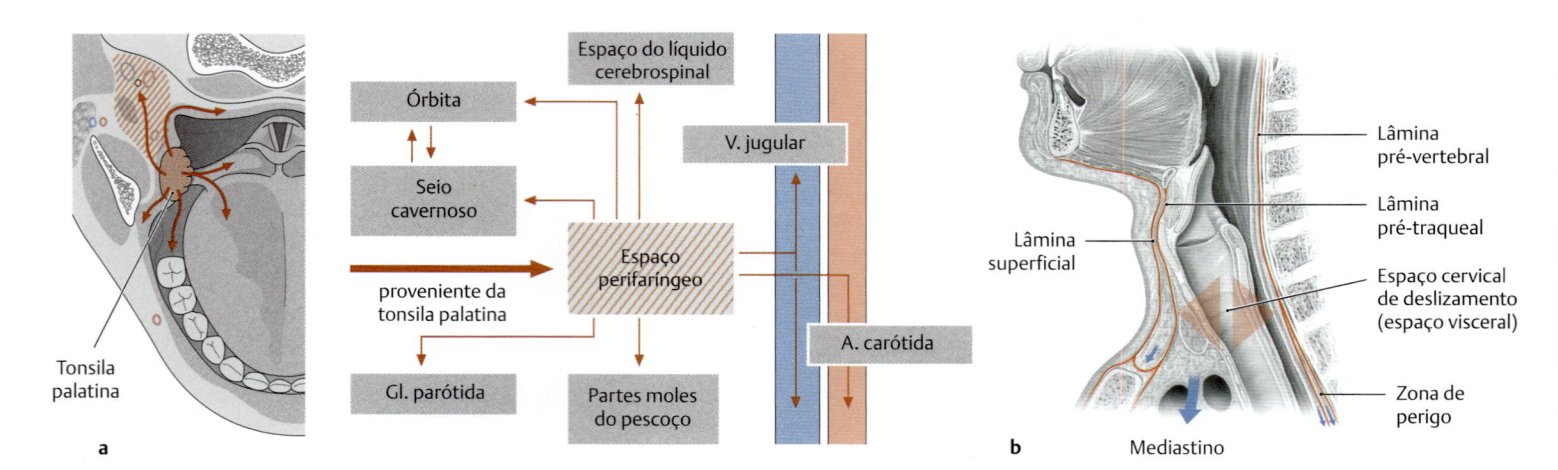

B Importância clínica do espaço perifaríngeo (segundo Becker, Naumann e Pfaltz)

a Bactérias e células inflamatórias podem atingir o espaço perifaríngeo a partir da tonsila palatina e daí podem se propagar:

- Para a V. jugular: perigo de septicemia!
- Para o espaço do líquido cerebrospinal: risco de meningite!

b Outras complicações são os abscessos migratórios ou hipostáticos (a inflamação se propaga entre os folhetos anterior e médio da fáscia cervical ou ao longo da bainha carótica até o mediastino = mediastinite). A partir da chamada "zona de perigo" (espaço da fáscia pré-vertebral subdividida, em formato de fenda), infecções podem atingir diretamente a região do mediastino posterior. Devido à oportuna e ampla aplicação de modernos antibióticos essas complicações não são comuns atualmente.

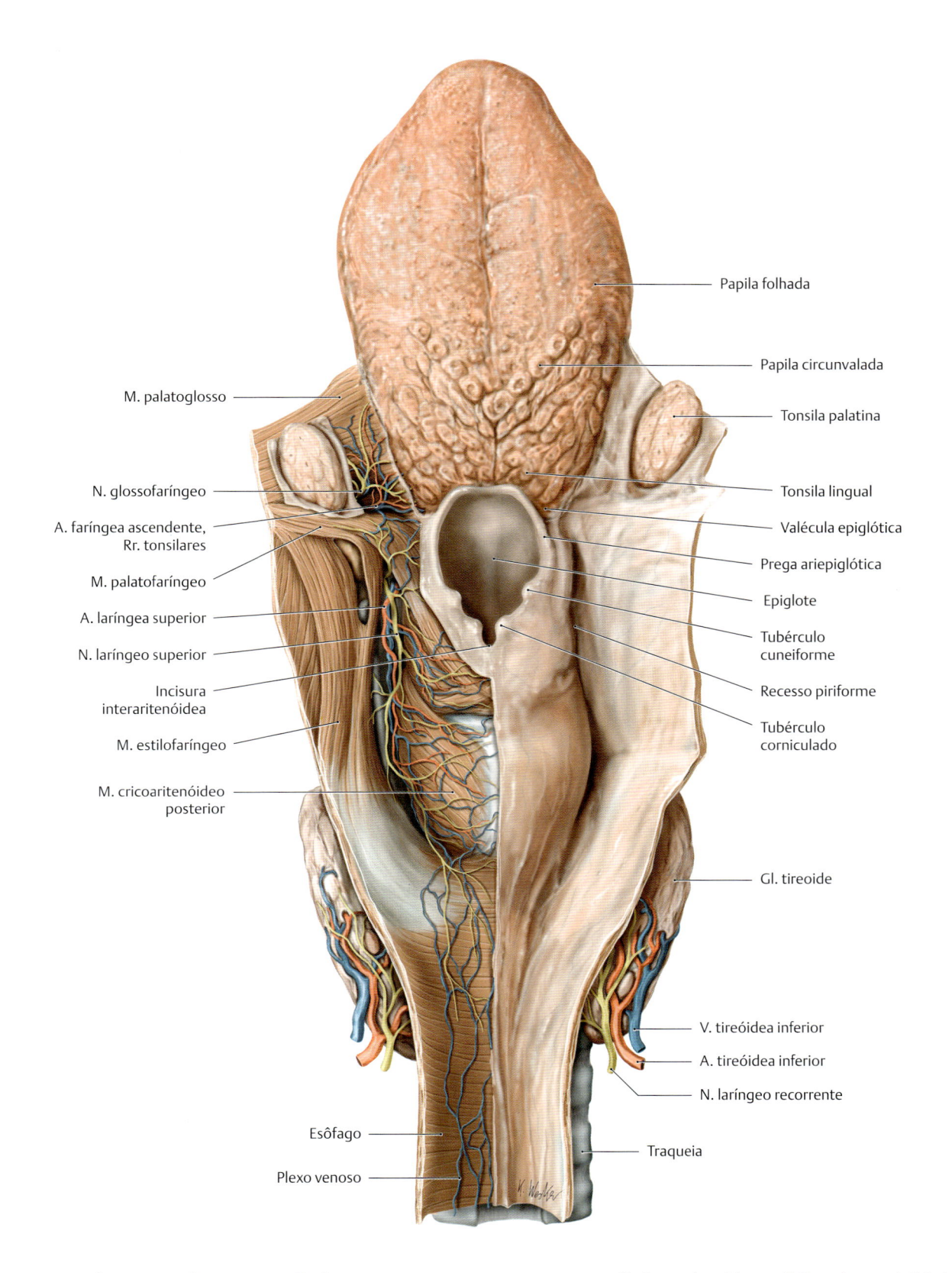

Papila folhada

Papila circunvalada

Tonsila palatina

M. palatoglosso

N. glossofaríngeo

A. faríngea ascendente,
Rr. tonsilares

M. palatofaríngeo

A. laríngea superior

N. laríngeo superior

Incisura
interaritenóidea

M. estilofaríngeo

M. cricoaritenóideo
posterior

Tonsila lingual

Valécula epiglótica

Prega ariepiglótica

Epiglote

Tubérculo
cuneiforme

Recesso piriforme

Tubérculo
corniculado

Gl. tireoide

V. tireóidea inferior

A. tireóidea inferior

N. laríngeo recorrente

Esôfago

Traqueia

Plexo venoso

C Estruturas vasculonervosas do espaço perifaríngeo

Vista posterior; a língua, a laringe, o esôfago e a glândula tireoide foram retirados como um bloco único de órgãos. Esta representação corresponde ao "bloco cervical" que é obtido nos departamentos de patologia. Os grandes leitos vasculares e troncos nervosos do pescoço (ver pp. 230 e seguinte) se encontram incluídos em um espaço de tecido conjuntivo, o espaço perifaríngeo (ver **A**), possibilitando a mobilidade dessas estruturas vasculonervosas durante movimentos do pescoço. Observa-se bem a ramificação dos vasos sanguíneos e dos nervos na camada de movimentação entre os músculos da faringe.

Observe a vascularização da tonsila palatina e a sua proximidade aos feixes vasculonervosos (risco de hemorragia durante uma tonsilectomia).

5.33 Faringe: Estruturas Vasculonervosas no Espaço Perifaríngeo (Camada Superficial)

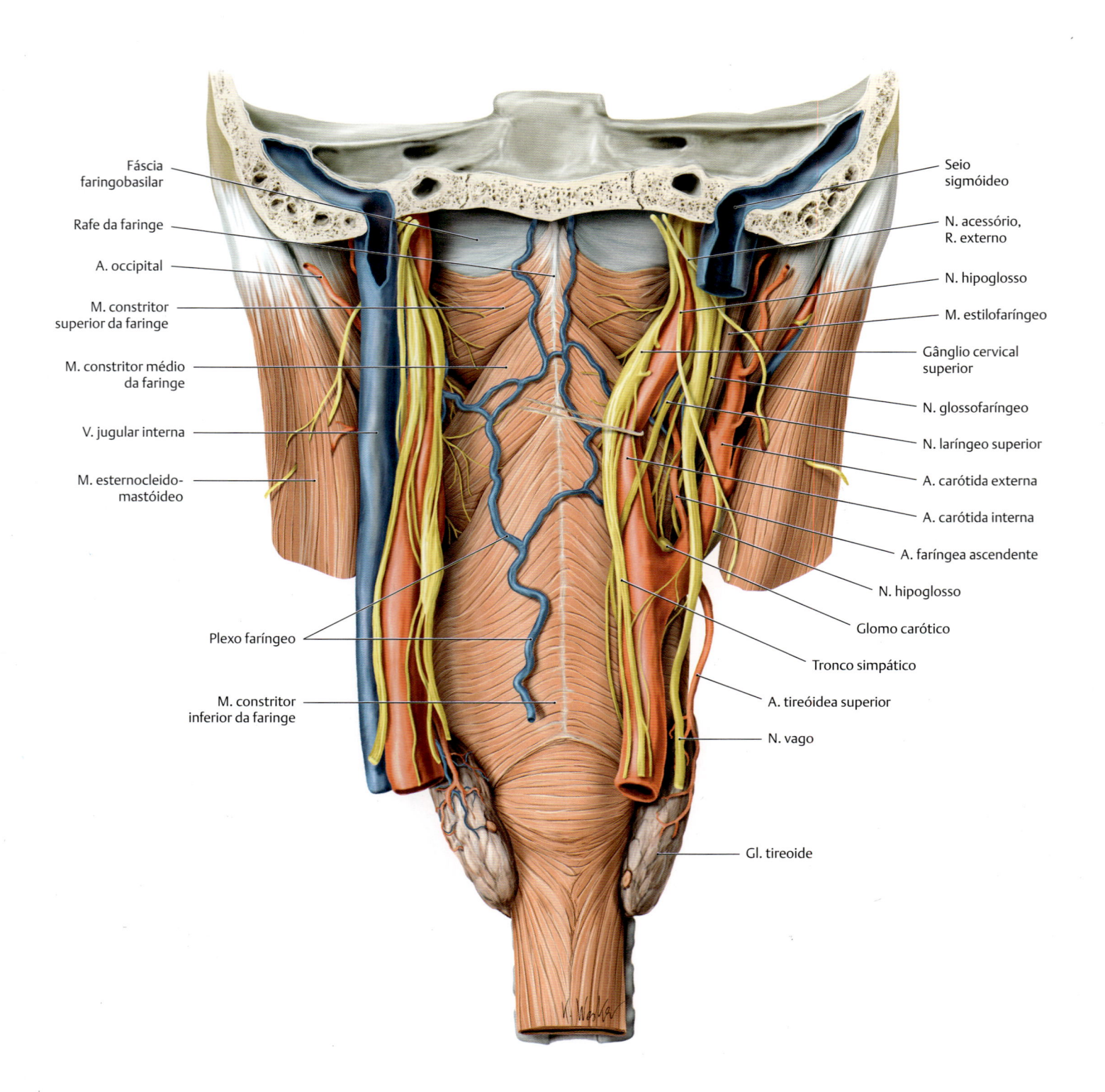

Labels (esquerda):
- Fáscia faringobasilar
- Rafe da faringe
- A. occipital
- M. constritor superior da faringe
- M. constritor médio da faringe
- V. jugular interna
- M. esternocleido-mastóideo
- Plexo faríngeo
- M. constritor inferior da faringe

Labels (direita):
- Seio sigmóideo
- N. acessório, R. externo
- N. hipoglosso
- M. estilofaríngeo
- Gânglio cervical superior
- N. glossofaríngeo
- N. laríngeo superior
- A. carótida externa
- A. carótida interna
- A. faríngea ascendente
- N. hipoglosso
- Glomo carótico
- Tronco simpático
- A. tireóidea superior
- N. vago
- Gl. tireoide

A Espaço perifaríngeo, vista posterior
A coluna vertebral e todas as estruturas situadas posteriormente foram totalmente retiradas, de modo que se possa observar a parte externa da parede posterior da faringe. No lado esquerdo, as estruturas vasculo-nervosas foram mantidas intactas, enquanto, no lado direito, a V. jugular interna foi retirada, e pode-se observar a parte dos vasos sanguíneos e nervos situados anteriormente à V. jugular.

A A. carótida interna, o N. vago e o tronco simpático estão deslocados em direção medial nos espaços perifaríngeo e laterofaríngeo após a seção da base do crânio.
Observe o glomo carótico aqui representado, o qual é inervado pelo N. vago e pelo tronco simpático.

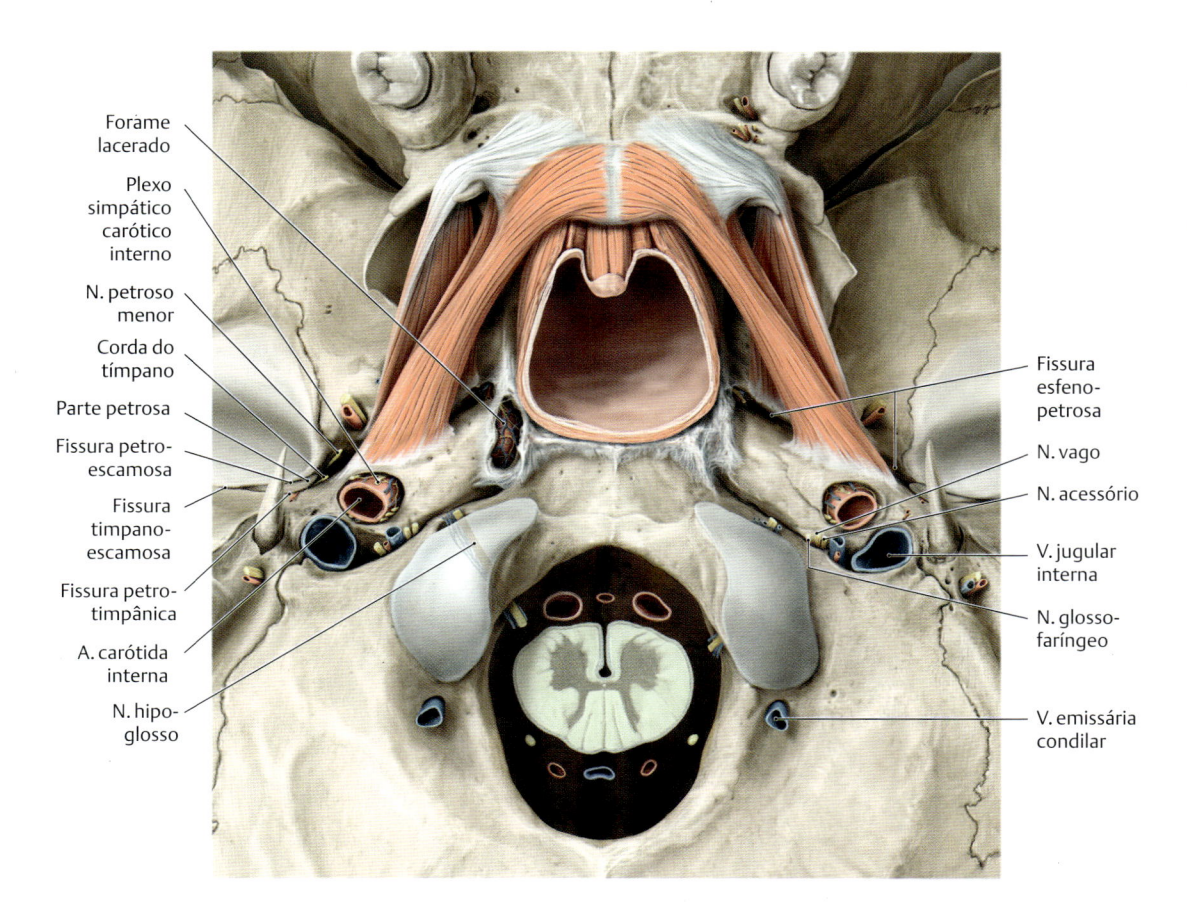

Forame
lacerado

Plexo
simpático
carótico
interno

N. petroso
menor

Corda do
tímpano

Parte petrosa

Fissura petro-
escamosa

Fissura
timpano-
escamosa

Fissura petro-
timpânica

A. carótida
interna

N. hipo-
glosso

Fissura
esfeno-
petrosa

N. vago

N. acessório

V. jugular
interna

N. glosso-
faríngeo

V. emissária
condilar

B Locais de passagem das estruturas vasculonervosas no espaço perifaríngeo na base do crânio

As estruturas usam as seguintes aberturas:

- **Fissura petrotimpânica (Glaser-Spalte)**
  – A. timpânica anterior
- **Fissura timpanoescamosa**
- **Fissura esfenopetrosa;** sua extensão forma o forame lacerado
  – N. petroso menor
  – Corda do tímpano
- **Forame lacerado**
  – N. petroso maior
- **Forame jugular**
  – V. jugular interna
  – N. glossofaríngeo (N. IX)
  – N. vago (N. X)
  – N. acessório (N. XI)
- **Canal do nervo hipoglosso**
  – N. hipoglosso (N. XII)
- **Canal condilar**
  – V. emissária condilar
- **Canal carótico**
  – A. carótida interna, Plexo carótico interno

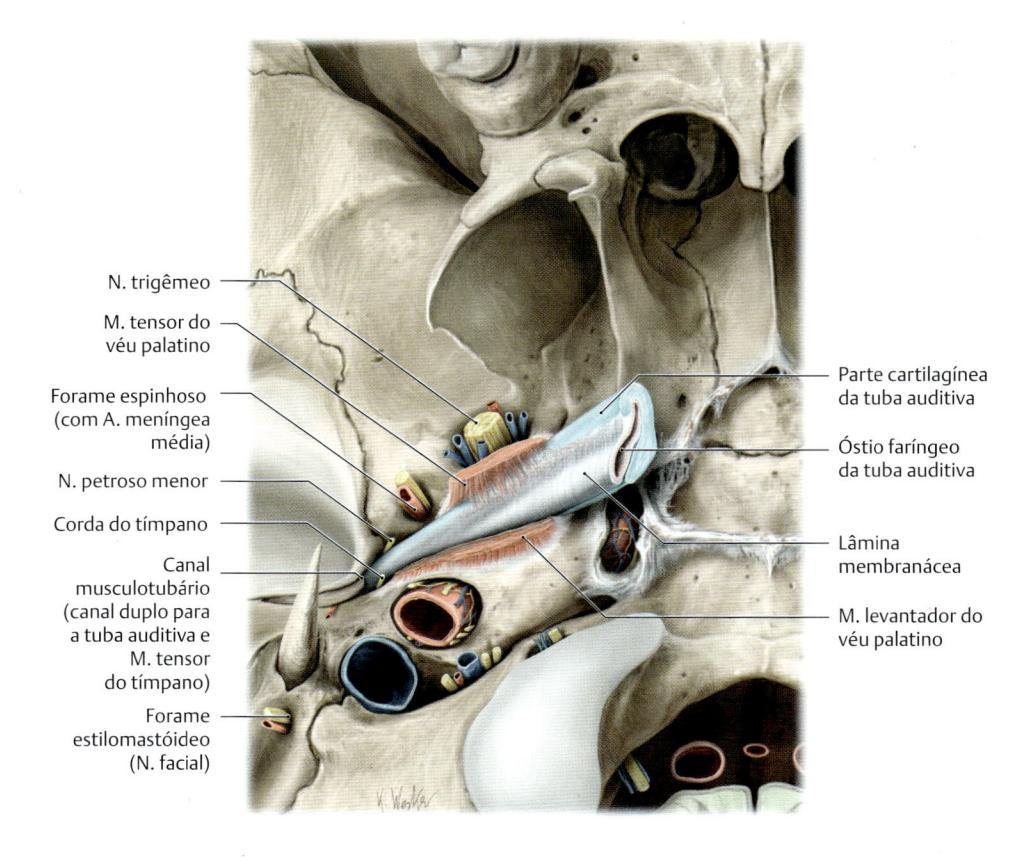

N. trigêmeo

M. tensor do
véu palatino

Forame espinhoso
(com A. meníngea
média)

N. petroso menor

Corda do tímpano

Canal
musculotubário
(canal duplo para
a tuba auditiva e
M. tensor
do tímpano)

Forame
estilomastóideo
(N. facial)

Parte cartilagínea
da tuba auditiva

Óstio faríngeo
da tuba auditiva

Lâmina
membranácea

M. levantador do
véu palatino

C Curso da tuba auditiva na base do crânio

Extrato de **B**. Diretamente abaixo base do crânio, na secção craniana do espaço laterofaríngeo, está localizada a **parte cartilagínea** da tuba auditiva. Projetada na base do crânio, ela está situada na *fissura esfonopetrosa*, uma continuação da fissura petroescamosa (ponto de passagem do N. petroso *menor*, ver **B**).

Medialmente, a fissura esfenopetrosa se expande para o *forame lacerado* fibrocartilagíneo fechado (ponto de passagem do N. petroso *maior*). A parte cartilagínea da tuba começa com uma abertura em forma de funil (óstio faríngeo da tuba auditiva) lateralmente na parede superior da faringe, próximo dos cóanos, e continua obliquamente lateroposteriormente (em um ângulo de 45° ao plano sagital). A cartilagem da tuba auditiva forma um canal aberto lateroinferiormente, no qual está localizado o tubo de túnica mucosa. No corte transversal, tem a forma de gancho. A parede lateral é composta de tecido conjuntivo e forma a lâmina membranácea.

A **parte óssea** da tuba auditiva ocupa cerca de 1/3 do comprimento total da tuba e segue junto com o semicanal do M. tensor do tímpano no canal musculotubário para a orelha média. Sua entrada situa-se entre o canal carótico e o forame espinhoso (na altura da fissura petroescamosa) no istmo da tuba auditiva, o estreito da tuba entre as partes cartilagínea e óssea. Para a função dos Mm. levantador e tensor do véu palatino, ver p. 147.

5.34 Faringe: Estruturas Vasculonervosas no Espaço Perifaríngeo (Camada Profunda)

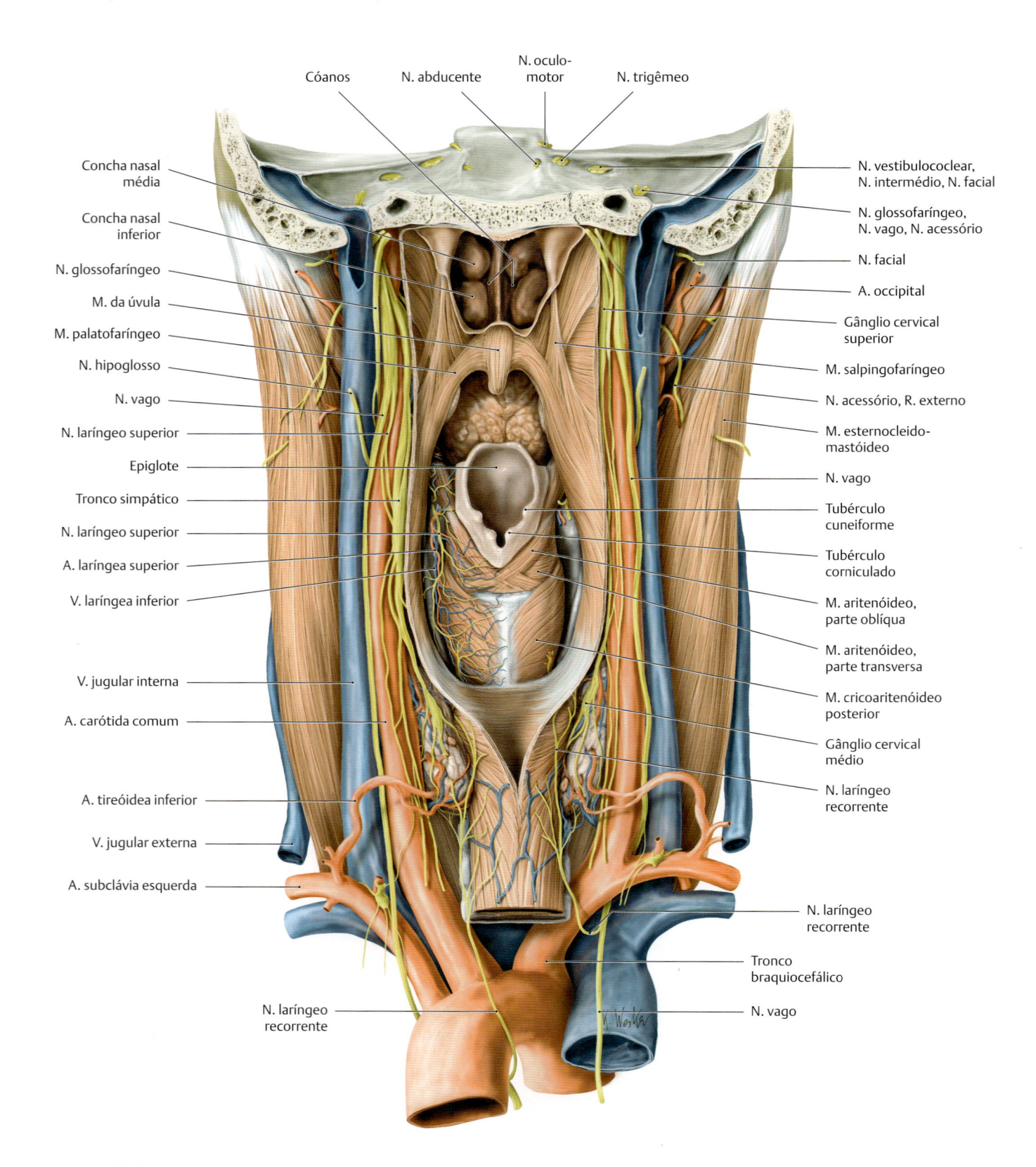

A Espaço perifaríngeo

Vista posterior; as estruturas vasculonervosas do espaço perifaríngeo estão representadas de forma contínua desde a fossa posterior do crânio até a abertura superior do tórax. Além disso, a parede posterior da faringe está aberta em toda a sua extensão e rebatida para os lados, de modo que a cavidade da faringe possa ser visualizada desde os cóanos até o esôfago.

Observação: As grandes estruturas vasculonervosas do pescoço se estendem ao longo de toda a faringe. Lesões perfurocortantes através da cavidade (p. ex., ossos de galinha!) podem causar inflamações do espaço perifaríngeo e graves complicações (ver p. 204). Mesmo pequenas lesões podem ocasionar inflamações bacterianas purulentas (fleimões!) e que podem se propagar rapidamente neste espaço de tecido conjuntivo.

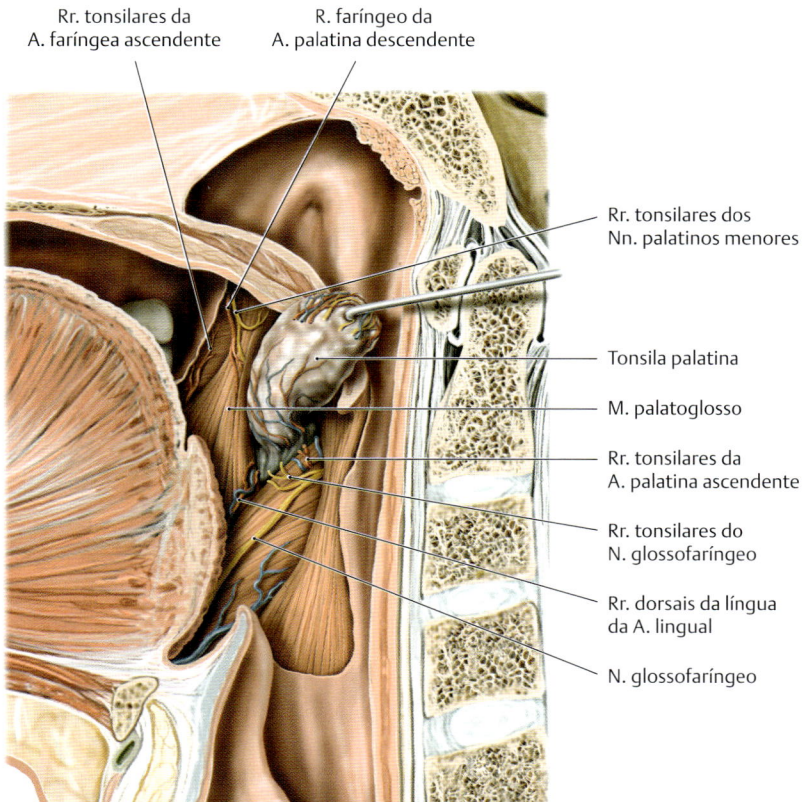

Rr. tonsilares da
A. faríngea ascendente

R. faríngeo da
A. palatina descendente

Rr. tonsilares dos
Nn. palatinos menores

Tonsila palatina

M. palatoglosso

Rr. tonsilares da
A. palatina ascendente

Rr. tonsilares do
N. glossofaríngeo

Rr. dorsais da língua
da A. lingual

N. glossofaríngeo

B Irrigação e inervação da tonsila palatina
Vista medial em um corte mediano. A tonsila palatina se encontra entre o arco palatoglosso e o arco palatofaríngeo. Para a melhor visualização de seus vasos e nervos, ela foi descolada inferiormente a partir do leito tonsilar e rebatida em sentido superior. As estruturas vasculonervosas se originam do espaço perifaríngeo e se estendem para este espaço.

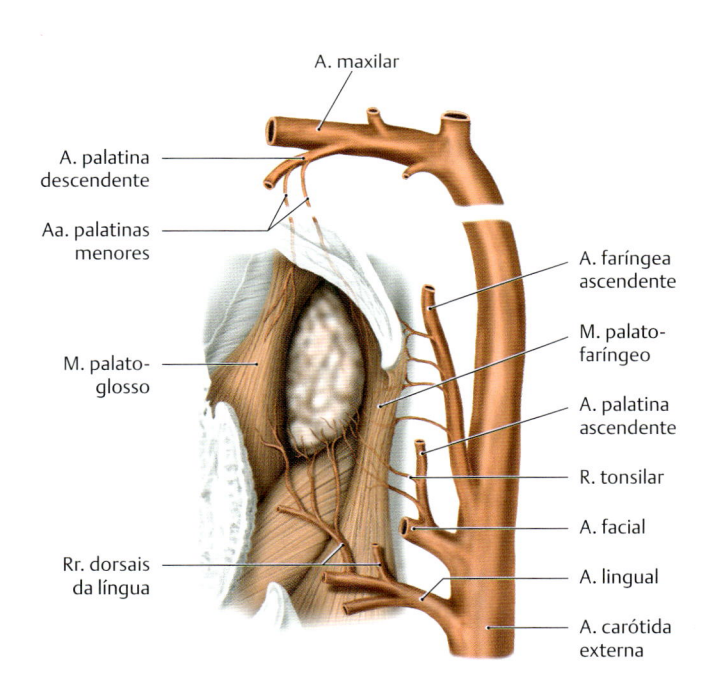

A. maxilar

A. palatina
descendente

Aa. palatinas
menores

M. palato-
glosso

Rr. dorsais
da língua

A. faríngea
ascendente

M. palato-
faríngeo

A. palatina
ascendente

R. tonsilar

A. facial

A. lingual

A. carótida
externa

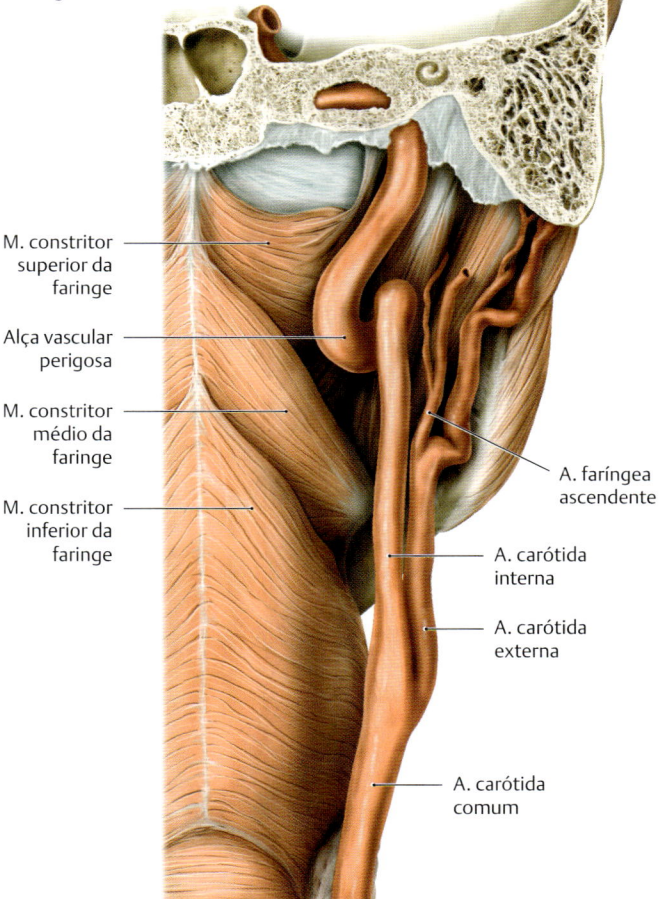

M. constritor
superior da
faringe

Alça vascular
perigosa

M. constritor
médio da
faringe

M. constritor
inferior da
faringe

A. faríngea
ascendente

A. carótida
interna

A. carótida
externa

A. carótida
comum

C Irrigação da tonsila palatina
Durante uma tonsilectomia, os ramos destas artérias têm de ser ligados, de modo que não ocorra hemorragia.

D Alça perigosa da A. carótida interna (segundo uma peça de dissecção da coleção anatômica da Universität Kiel)
Vista posterior. Em aproximadamente 5% dos humanos, encontra-se uma alça da A. carótida interna, em formato de sifão, na região do leito tonsilar, sobre o M. constritor superior da faringe. A lesão desta alça vascular durante uma tonsilectomia é perigosa, e pode causar hemorragias arteriais substanciais.

5.35 Glândulas Salivares Maiores

A Glândulas salivares maiores

Vistas lateral (**A**) e cranial (**B**). São distinguidos três pares de glândulas salivares maiores:

1. Gll. parótidas
2. Gll. submandibulares e
3. Gll. sublinguais.

A Gl. parótida é uma glândula puramente serosa, a Gl. submandibular é seromucosa mista e a Gl. sublingual é mucosserosa. As glândulas produzem cerca de 0,5 a 2 ℓ de saliva por dia. Seus ductos excretores terminam na cavidade oral: o ducto excretor da Gl. parótida (ducto parotídeo) atravessa o M. masseter, perfura o M. bucinador e entra no vestíbulo da boca oposto ao 2º dente molar superior. Juntamente com o ducto excretor da Gl. submandibular (ducto submandibular), desemboca o maior ducto excretor da Gl. sublingual posteriormente aos dentes incisivos inferiores. Além disso, numerosos pequenos ductos da Gl. sublingual desembocam na prega sublingual. A saliva umedece a túnica mucosa da boca e contém a enzima amilase com grande força de quebra, assim como lisozima bactericida. As fibras *parassimpáticas* (não mostradas aqui) para o controle autônomo das glândulas originam-se do núcleo salivatório superior e inferior, as fibras passam por diferentes nervos para as glândulas (ver pp. 124, 127 e 130). A inervação *simpática* ocorre junto aos vasos para as glândulas. O ducto da Gl. submandibular sinuoso em volta do assoalho da boca está sujeito a sofrer obstrução por cálculos salivares.

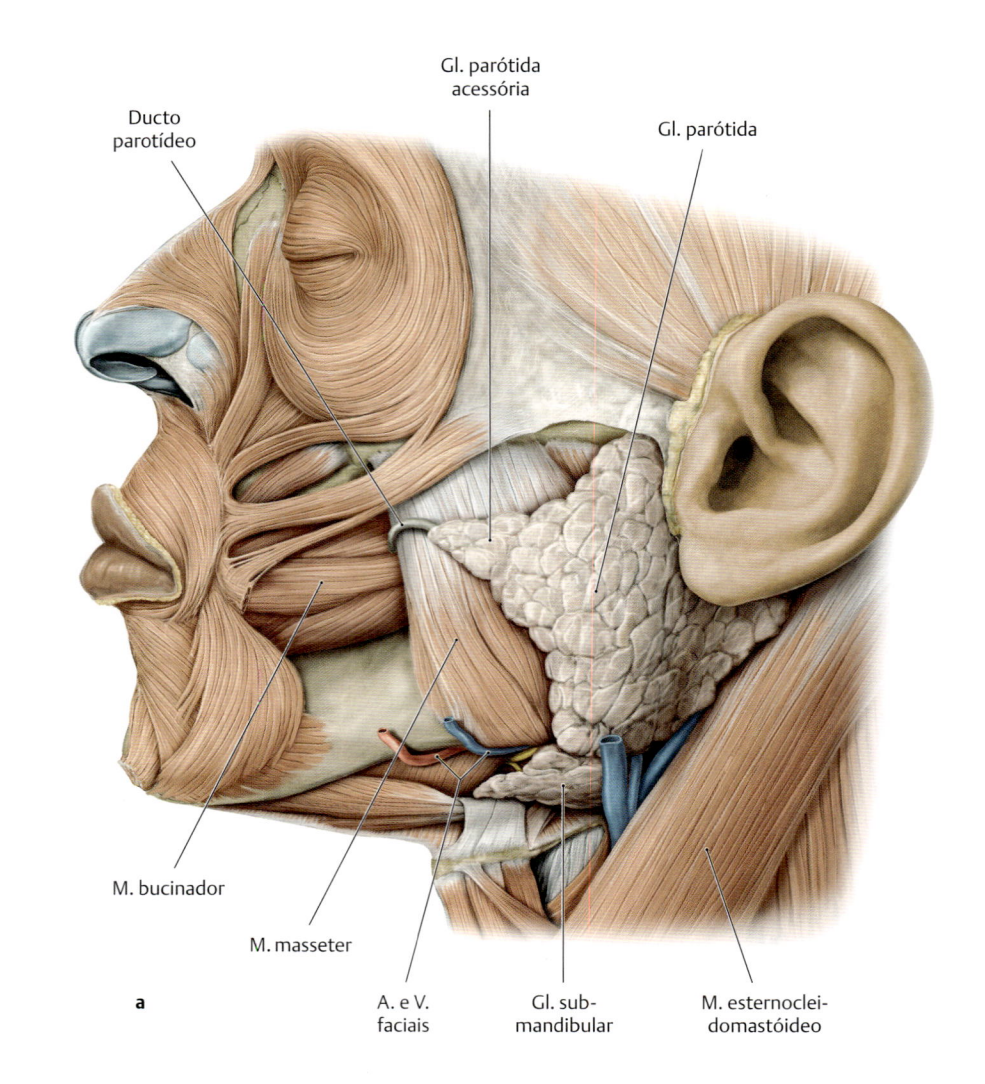

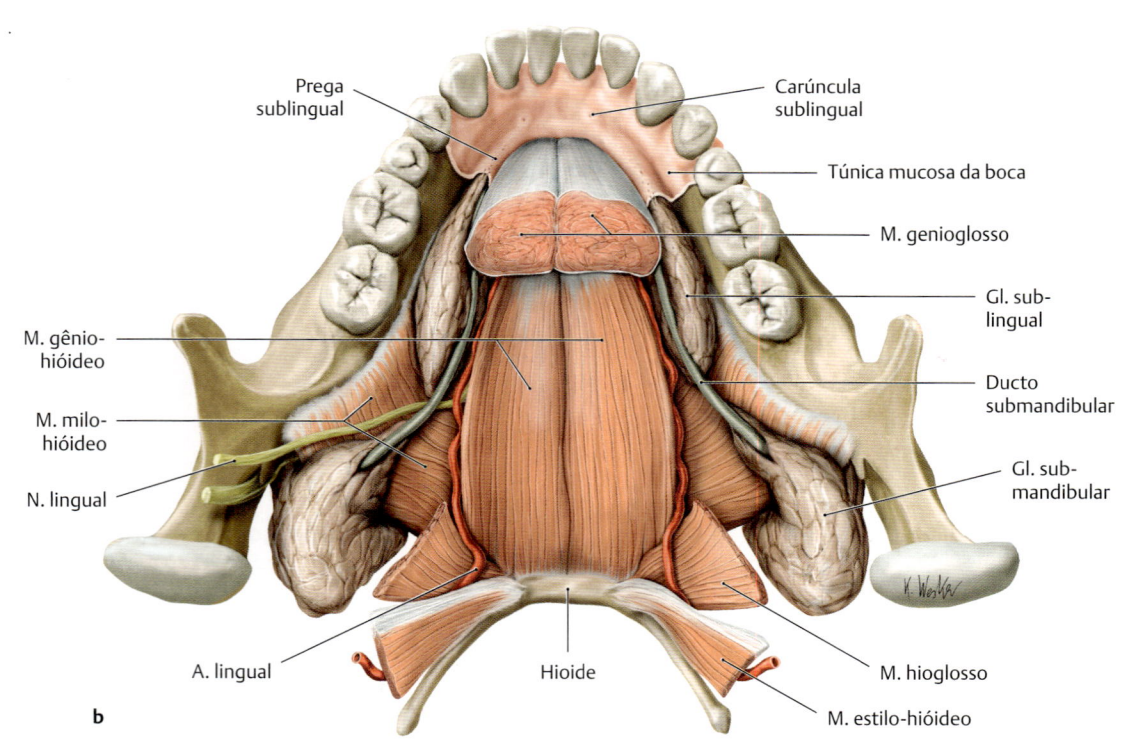

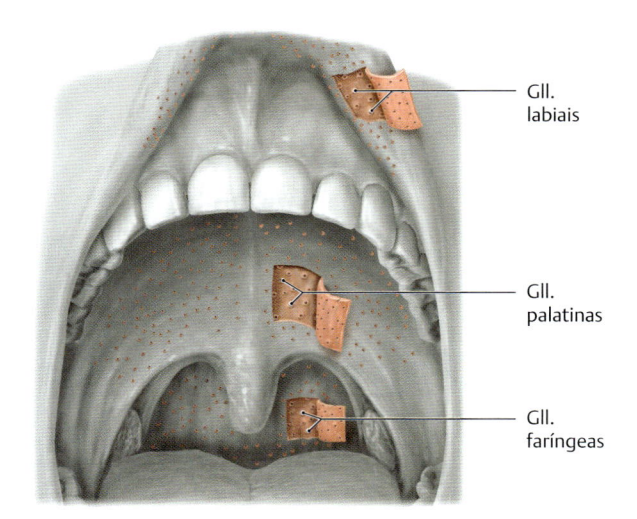

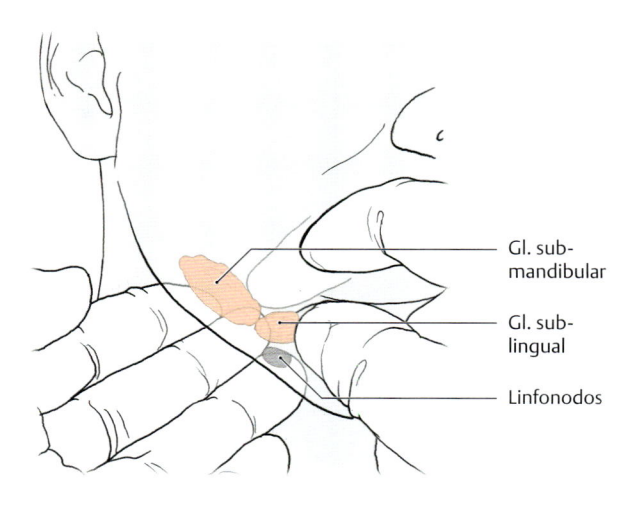

B Glândulas salivares menores

Além dos três pares de glândulas salivares maiores, cerca de 700 a 1.000 glândulas salivares menores umedecem e lubrificam a cavidade oral. Elas produzem apenas 5 a 8% da saliva total; no entanto, esta quantidade é suficiente para manter a lubrificação da cavidade oral no caso de haver alguma suspensão no funcionamento das glândulas salivares maiores.

Observação: Tumores que se originam das glândulas salivares menores são mais frequentemente malignos do que tumores derivados das glândulas salivares maiores. Por isso, tais glândulas são importantes do ponto de vista clínico.

C Exame bimanual das glândulas salivares

As duas glândulas salivares situadas próximo à mandíbula – as glândulas submandibular e sublingual –, além de linfonodos próximos às glândulas, encontram-se agrupados ao redor do assoalho da boca, normalmente móveis, e, por isso, podem ser palpados contra resistência. Isto é possível por um exame realizado com as duas mãos.

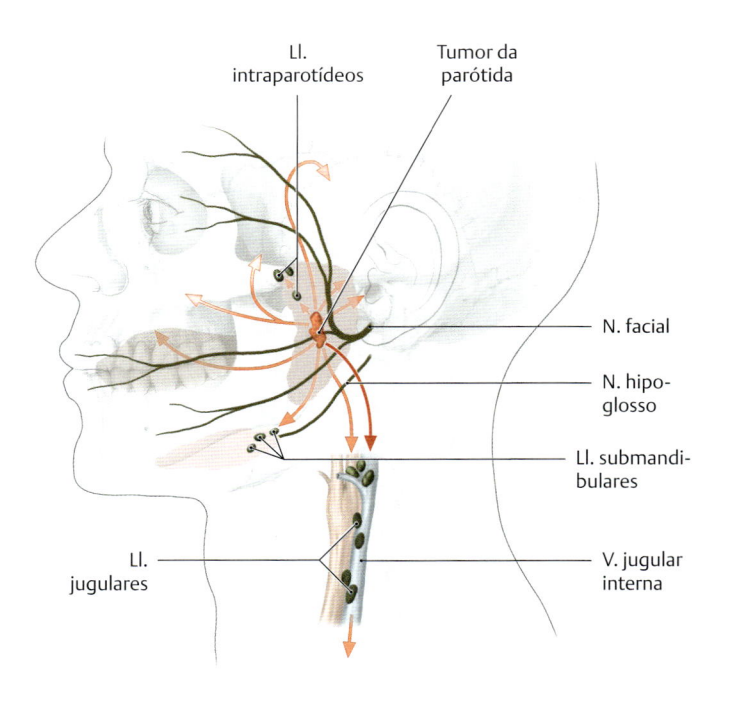

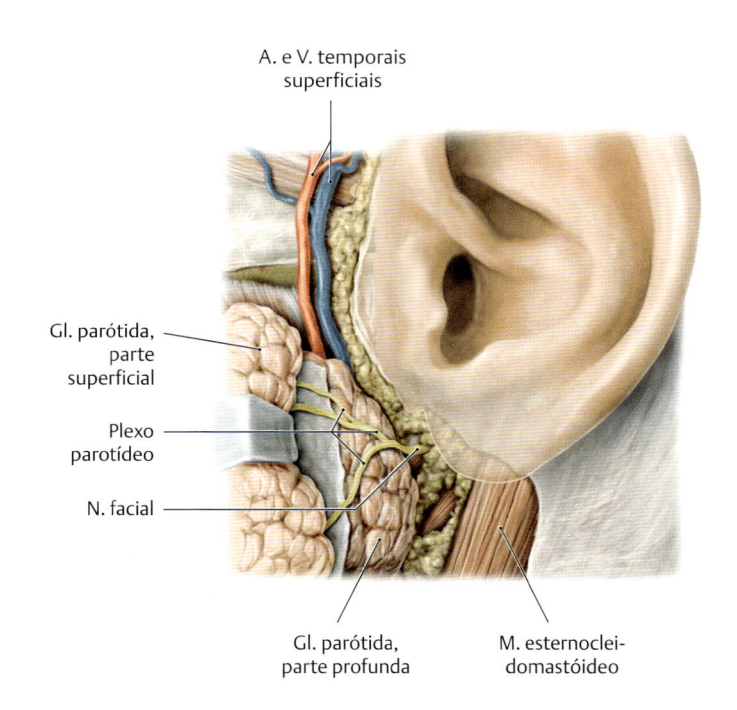

D Disseminação de tumores malignos da glândula parótida ao longo de estruturas anatômicas

Tumores malignos da glândula parótida podem crescer nas imediações (setas vazadas), podem se propagar através de linfonodos regionais (setas cheias) ou se disseminar de forma sistêmica pelo corpo pelo sistema sanguíneo (ou seja, metastatizar).

E Trajeto intraglandular do N. facial na glândula parótida

O N. facial se divide na glândula salivar parótida (o plexo parotídeo divide a glândula em uma parte superficial e uma parte profunda) e, frequentemente, é lesionado durante a remoção cirúrgica de tumores da parótida. Consequentemente, durante uma parotidectomia – conservando a fáscia – deve-se procurar inicialmente o tronco do N. facial. Um bom guia para a identificação do tronco do nervo é a extremidade da cartilagem do meato acústico externo.

5.36 Laringe: Localização, Forma e Cartilagens

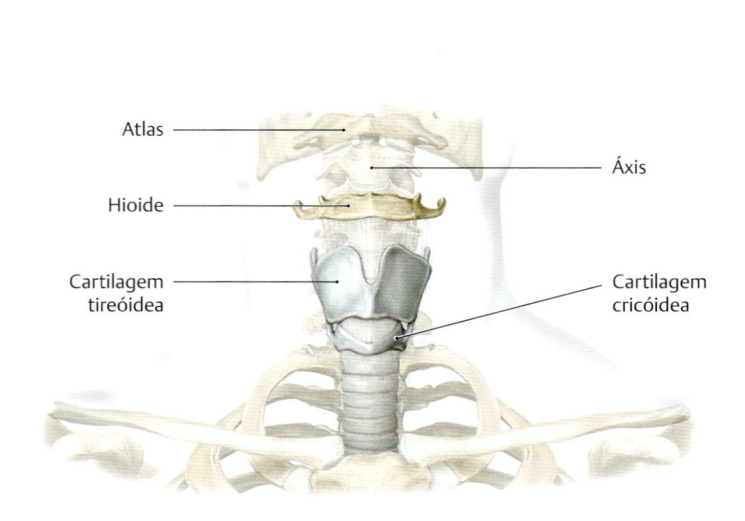

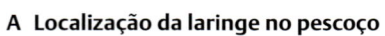

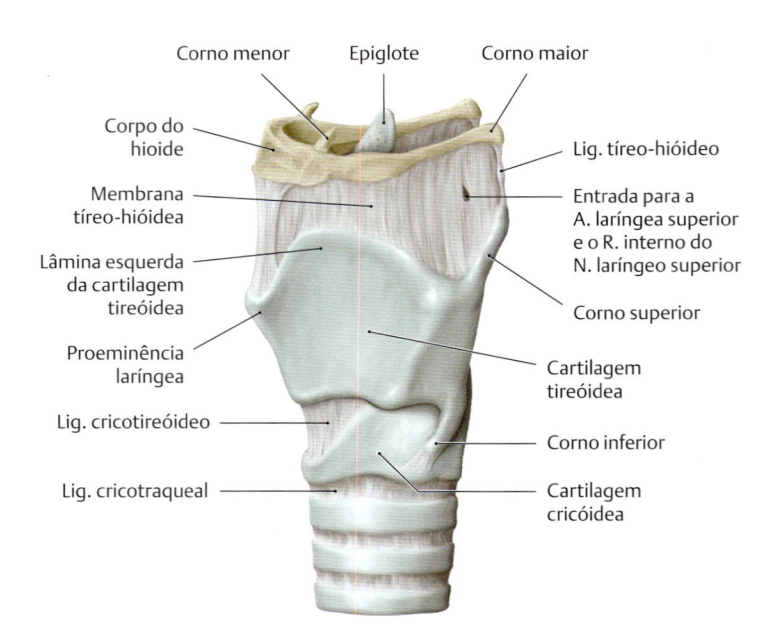

A Localização da laringe no pescoço

Vista anterior. Nos casos de posicionamento mais frequente da laringe e com a cabeça na posição anatômica:

- O hioide situa-se na altura de C III-C IV
- A margem superior da laringe situa-se na altura de C V
- O limite com a traqueia situa-se na altura de C VI-C VII.

Em mulheres e crianças, estas estruturas localizam-se sempre em relação à metade de uma vértebra imediatamente acima. No homem, a parte superior da laringe (cartilagem tireóidea, ver **B**) destaca-se como o "pomo de Adão" (proeminência laríngea).

B Laringe

Vista oblíqua esquerda. As seguintes cartilagens da laringe estão visíveis nesta figura:

- A cartilagem epiglótica (ver **D**)
- A cartilagem tireóidea (ver **E**) e
- A cartilagem cricóidea (ver **F**).

Estas cartilagens são ligadas entre si, com a traqueia e com o hioide, por meio de ligamentos elásticos que permitem o deslocamento da laringe durante o ato da deglutição (ver p. 203). Nesta visão, as cartilagens aritenóideas e corniculada (ver **G**) não foram mostradas.

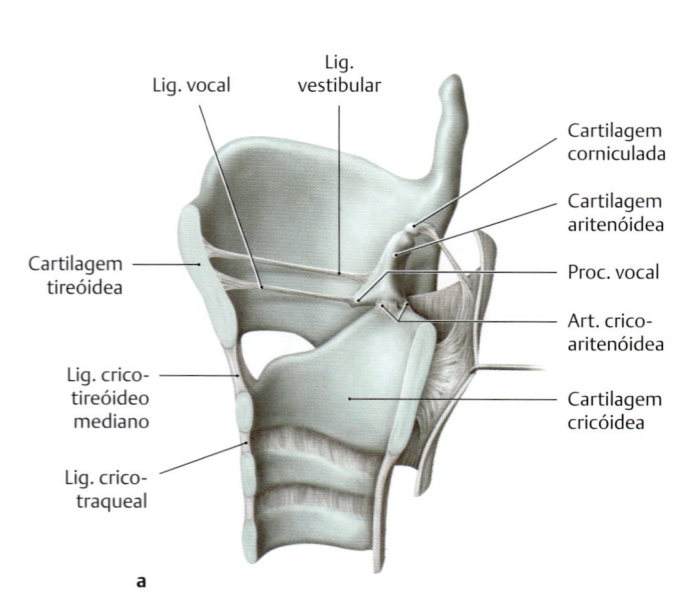

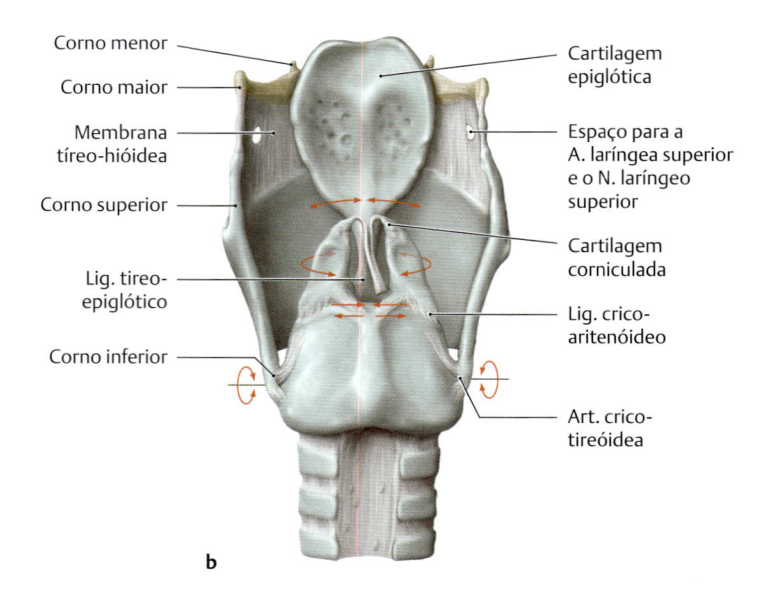

C Cartilagens e ligamentos da laringe

a Corte sagital, vista interna a partir da esquerda. A cartilagem tireóidea é a maior das cartilagens da laringe, e sua parte caudal articula-se com a cartilagem cricóidea (Art. cricotireóidea).

b Vista posterior. Os sentidos dos movimentos nas diferentes articulações são indicados pelas setas. A cartilagem tireóidea pode ser inclinada em relação à cartilagem cricóidea, na Art. cricotireóidea. As bases das cartilagens aritenóideas, em ambos os lados, podem girar e deslizar em relação à cartilagem cricóidea, por intermédio da sua margem superior, na Art. cricotireóidea. Durante a produção dos sons, as cartilagens aritenóideas se movimentam.

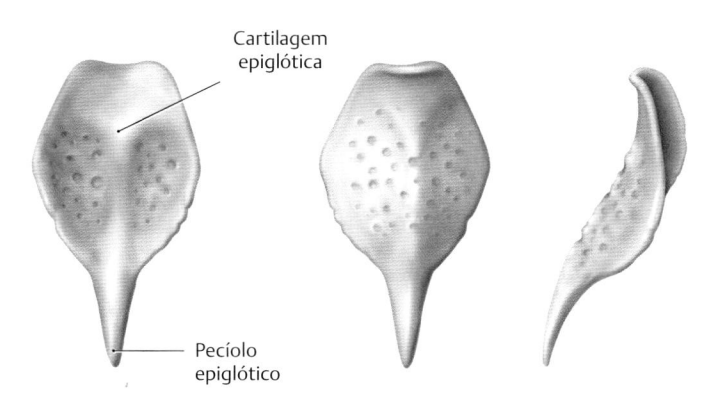

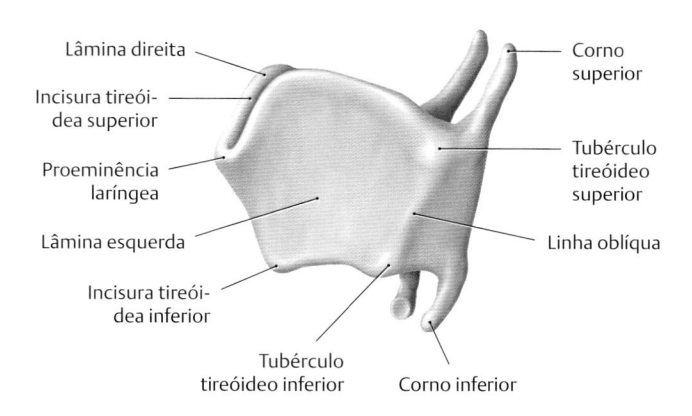

D Cartilagem epiglótica

Vista a partir da laringe, da língua e do lado esquerdo. A epiglote contém, em seu interior, um esqueleto que consiste em uma cartilagem elástica aqui mostrada (cartilagem epiglótica). Esta cartilagem garante que a epiglote, no fim do ato de deglutição (após a atividade muscular), retorne, automaticamente, para sua posição inicial. Quando a epiglote é removida, durante a extirpação de um tumor, o paciente tem que aprender, com muito esforço, a deglutir corretamente sem a epiglote (perigo de aspiração).

E Cartilagem tireóidea

Vista oblíqua esquerda. Esta cartilagem hialina consiste em duas placas com quatro faces, as lâminas direita e esquerda, que se encontram, na linha média, formando uma quilha. Na extremidade superior desta união encontra-se a proeminência laríngea, mais proeminente no homem, e por isso conhecida popularmente como o "pomo de Adão". Na extremidade posterior encontram-se os cornos superior e inferior que servem como pontos de fixação de ligamentos (ver **B**).

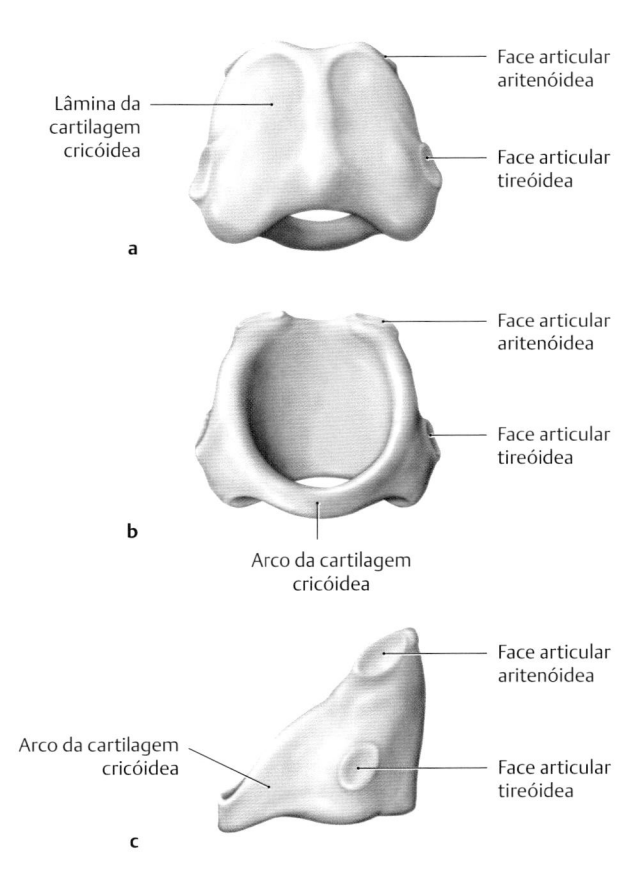

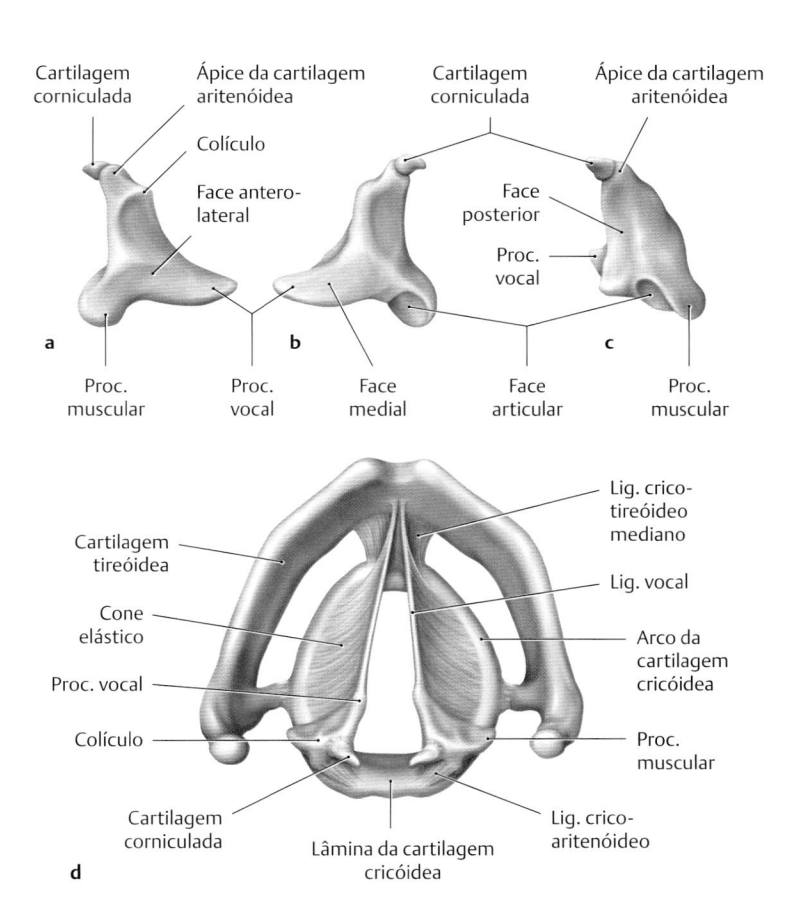

F Cartilagem cricóidea

Vistas posterior (**a**), anterior (**b**) e esquerda (**c**). Esta cartilagem hialina tem a forma de um anel de sinete. Na face posterior, há uma lâmina da cartilagem cricóidea. Na extremidade superior desta lâmina encontra-se uma face articular para as cartilagens aritenóideas, e na extremidade inferior uma face articular para a cartilagem tireóidea. A margem inferior da cartilagem cricóidea conecta-se por meio de um ligamento com a traqueia (ver **B** e **C**).

G Cartilagens aritenóidea e corniculada

Em todas as imagens essas duas cartilagens são mostradas do lado direito, vistas lateral (**a**), medial (**b**), posterior (**c**) e superior (**d**). A cartilagem aritenóidea — hialina e piramidal — tem três faces (faces anterolateral, medial e posterior), uma base com dois processos (Proc. vocal e Proc. muscular), bem como um ápice. Em cima do ápice situa-se a cartilagem corniculada composta de cartilagem elástica.

213

5.37 Laringe: Morfologia Interna e Estruturas Vasculonervosas

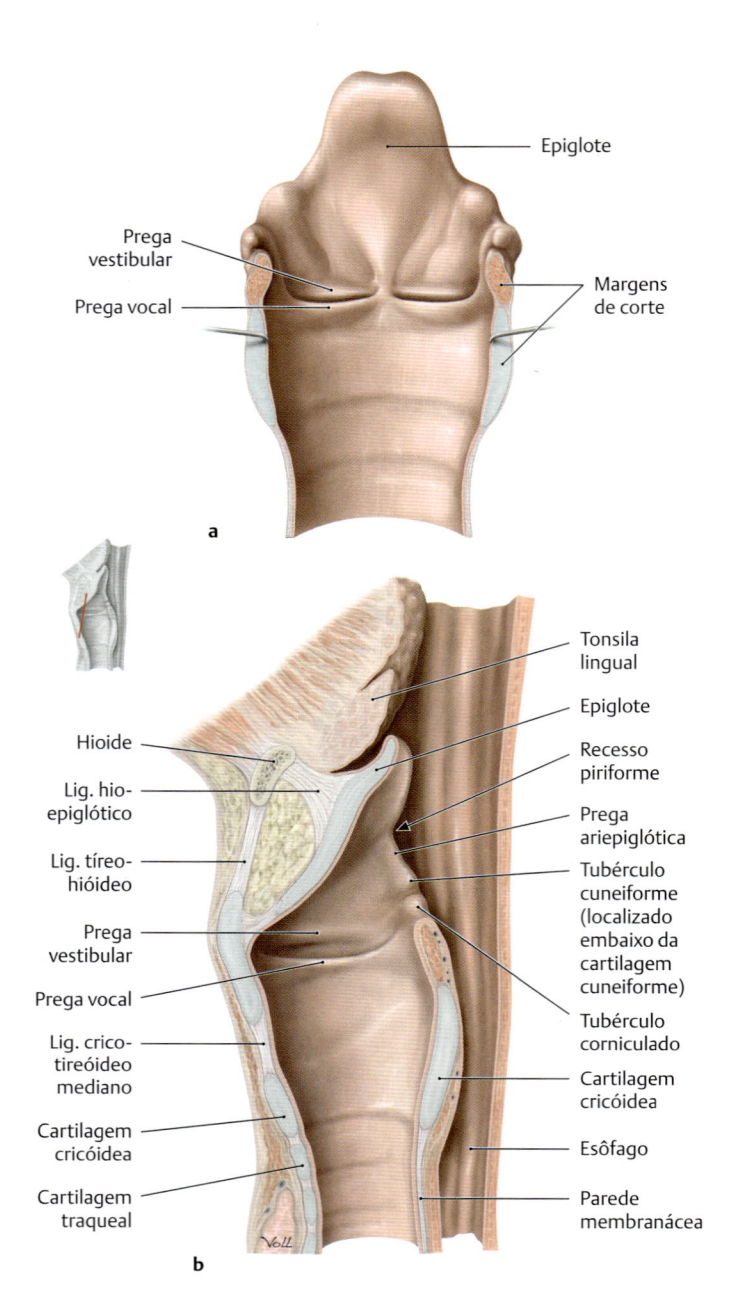

- Epiglote
- Prega vestibular
- Prega vocal
- Margens de corte

a

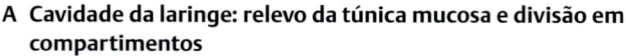

- Tonsila lingual
- Epiglote
- Recesso piriforme
- Prega ariepiglótica
- Tubérculo cuneiforme (localizado embaixo da cartilagem cuneiforme)
- Tubérculo corniculado
- Cartilagem cricóidea
- Esôfago
- Parede membranácea
- Hioide
- Lig. hio-epiglótico
- Lig. tíreo-hióideo
- Prega vestibular
- Prega vocal
- Lig. crico-tireóideo mediano
- Cartilagem cricóidea
- Cartilagem traqueal

b

A Cavidade da laringe: relevo da túnica mucosa e divisão em compartimentos

a Vista posterior. A faringe e o esôfago foram abertos posteriormente e amplamente afastados (margens de corte). Todo o interior da laringe é recoberto por túnica mucosa que — com exceção das pregas vocais — é fixada, de uma forma mais frouxa, nas diferentes superfícies (perigo de edema laríngeo, ver **B**). Entre as cartilagens aritenóideas e a epiglote situam-se, em ambos os lados, as pregas ariepiglóticas, e mais lateralmente encontramos os recessos piriformes.

Observação: Estes recessos mucosos exercem uma função importante durante a passagem de alimentos. Uma vez que a traqueia e o esôfago se cruzam nesta região, o alimento desliza, nestes recessos, para o esôfago, evitando a laringe, que é fechada pela epiglote, no ato da deglutição (ver p. 203).

b Corte mediano, vista esquerda. Para fins de descrição da localização exata de uma lesão, a cavidade da laringe é dividida em três compartimentos ou espaços (compare com **C**).

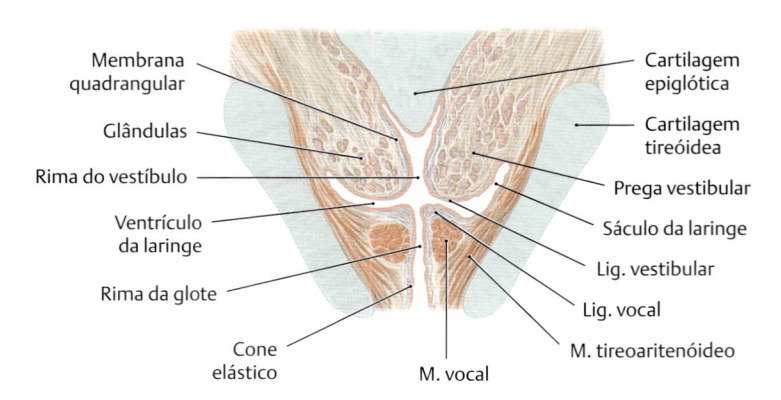

- Membrana quadrangular
- Glândulas
- Rima do vestíbulo
- Ventrículo da laringe
- Rima da glote
- Cone elástico
- M. vocal
- Cartilagem epiglótica
- Cartilagem tireóidea
- Prega vestibular
- Sáculo da laringe
- Lig. vestibular
- Lig. vocal
- M. tireoaritenóideo

B Pregas vestibulares e pregas vocais

Corte frontal. Nesta figura, as pregas vestibulares (ou "cordas vocais falsas") são claramente mostradas. Elas contêm o Lig. vestibular e a extremidade inferior livre da membrana quadrangular. Entre as pregas vestibulares, a rima do vestíbulo fica livre. Inferiormente às pregas vestibulares situam-se as pregas vocais. Estas contêm o Lig. vocal e o M. vocal. Entre as duas pregas vocais (direita e esquerda) encontra-se a rima da glote que é parte mais estreita da cavidade da laringe.

Observação: O tecido conjuntivo frouxo da entrada da laringe pode inchar significativamente, como nas reações às picadas de insetos ou reações inflamatórias de outra natureza, levando ao fechamento da rima da glote. Este tipo de edema da laringe (erroneamente chamado de edema da glote) manifesta-se como dispneia (perigo de sufocação!).

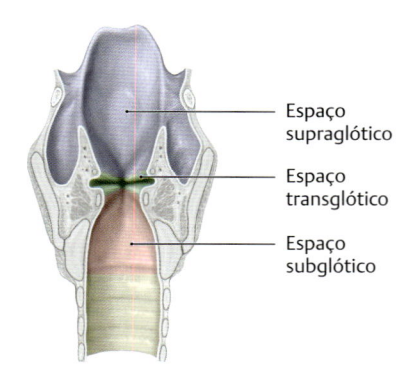

- Espaço supraglótico
- Espaço transglótico
- Espaço subglótico

C Compartimentos da laringe e seus limites

Vista posterior. Para a descrição exata da localização de uma lesão, a laringe é dividida em três compartimentos, de cima para baixo. O conhecimento destes três compartimentos é importante, ainda, em relação à drenagem linfática.

Compartimento da laringe	Extensão
Espaço supraglótico (vestíbulo da laringe I)	Da entrada da laringe (ádito da laringe) até as pregas vestibulares
Espaço transglótico (cavidade laríngea intermédia II)	Das pregas vestibulares através do ventrículo da laringe (uma invaginação da túnica mucosa) até as pregas vocais
Espaço subglótico (cavidade infraglótica III)	Das pregas vocais até a margem inferior da cartilagem cricóidea

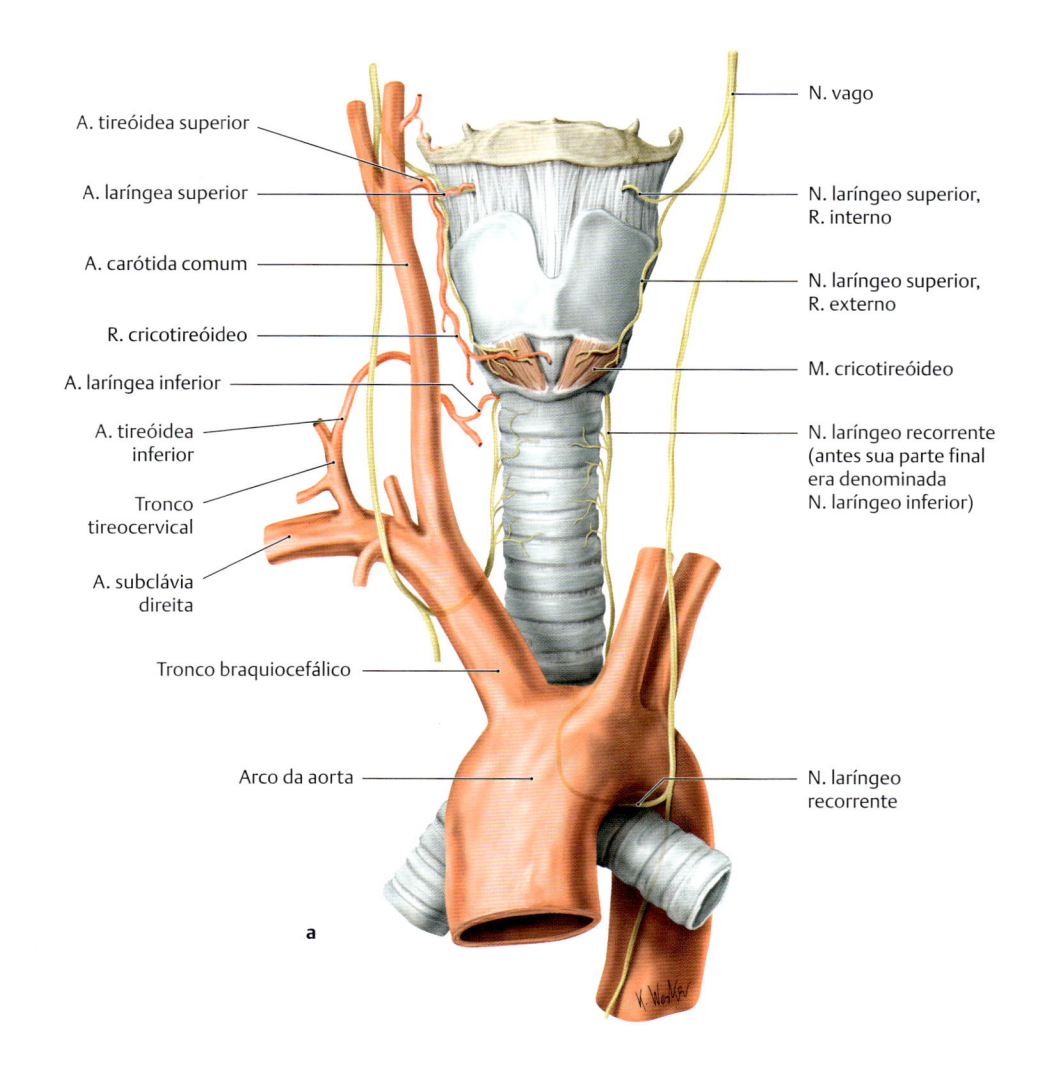

A. tireóidea superior

A. laríngea superior

A. carótida comum

R. cricotireóideo

A. laríngea inferior

A. tireóidea inferior

Tronco tireocervical

A. subclávia direita

Tronco braquiocefálico

Arco da aorta

N. vago

N. laríngeo superior, R. interno

N. laríngeo superior, R. externo

M. cricotireóideo

N. laríngeo recorrente (antes sua parte final era denominada N. laríngeo inferior)

N. laríngeo recorrente

a

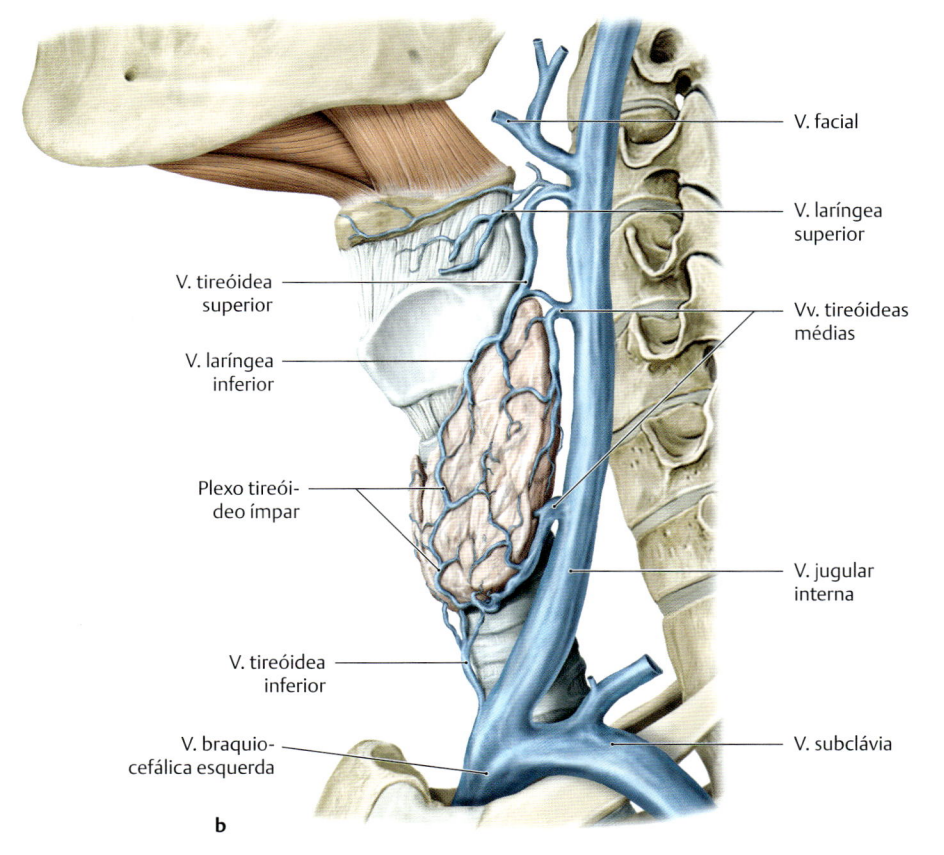

V. tireóidea superior

V. laríngea inferior

Plexo tireóideo ímpar

V. tireóidea inferior

V. braquio-cefálica esquerda

b

V. facial

V. laríngea superior

Vv. tireóideas médias

V. jugular interna

V. subclávia

D Inervação e suprimento sanguíneo

a Suprimento arterial e nervoso: vista anterior. O *suprimento sanguíneo* da laringe ocorre a partir de duas grandes artérias, a A. laríngea superior, oriunda secundariamente da A. carótida externa, e a A. laríngea inferior, originada secundariamente da A. subclávia (via tronco tireocervical). Assim, há um suprimento análogo ao da glândula tireoide. A *inervação* ocorre através dos Nn. laríngeos superior e recorrente (ambos do N. vago, ver p. 141).

Observe a estreita relação entre os nervos e as artérias: em um aneurisma da aorta do lado esquerdo, pode ocorrer paralisia recorrente (constrição do nervo pelo aneurisma), que se evidencia com rouquidão (mais explicações da causa na p. 219).

b Drenagem venosa: vista esquerda. A V. laríngea superior desemboca na V. tireóidea superior, que drena para a V. jugular interna. A V. laríngea inferior desemboca no plexo tireóideo ímpar que, normalmente, drena para a V. tireóidea inferior e desta para a V. braquiocefálica esquerda.

215

5.38 Laringe: Músculos

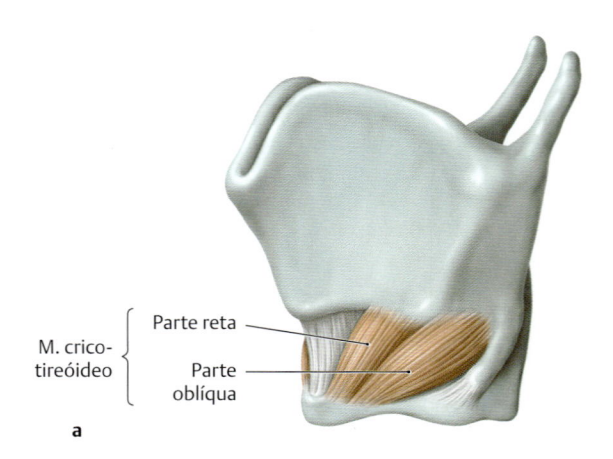

a Vista oblíqua pelo lado esquerdo

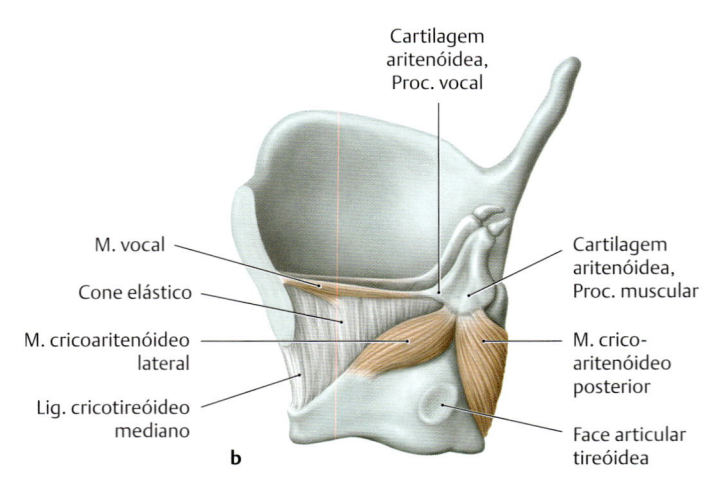

b Vista lateral esquerda, com a metade da cartilagem tireóidea retirada

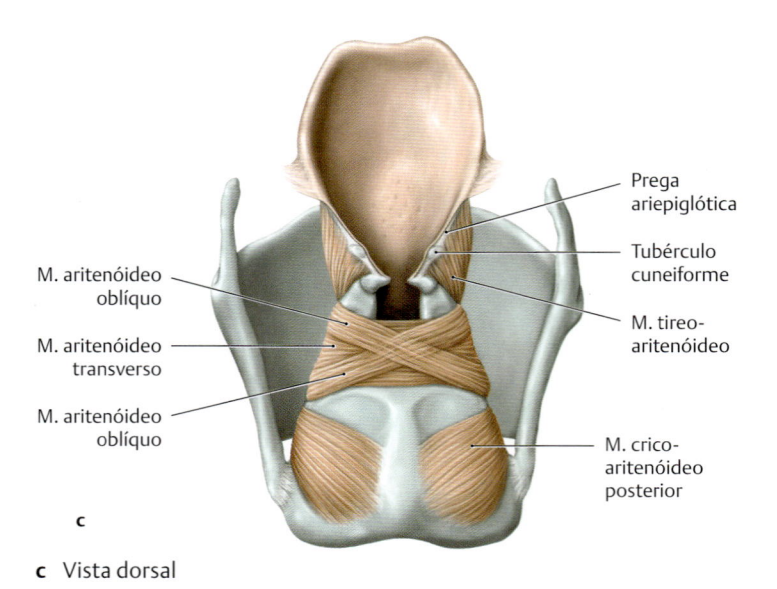

c Vista dorsal

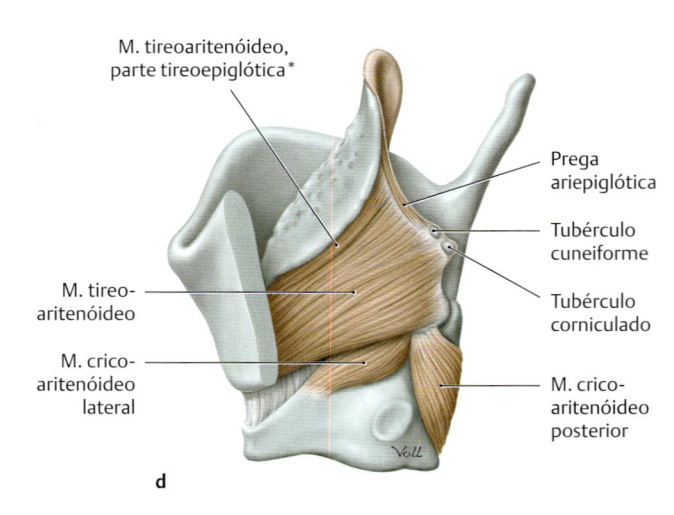

d Vista pelo lado esquerdo; a metade esquerda da cartilagem tireóidea foi quase inteiramente retirada para a visualização da epiglote e da parte externa* do M. tireoaritenóideo.

A Músculos da laringe

a **Músculo extrínseco da laringe:** o *M. cricotireóideo* é o único músculo da laringe considerado M. extrínseco. A sua contração faz com que a cartilagem cricóidea se incline para trás, de modo que as pregas vocais sejam tensionadas. Devido a esse tipo de ação, ele se inclui – juntamente com o *M. vocal* (ver **b**) – nos chamados *músculos tensores das pregas vocais*. O M. cricotireóideo é o único músculo inervado pelo N. laríngeo superior (R. externo).

b–d **Músculos intrínsecos da laringe** (Mm. cricoaritenóideos posterior e lateral e M. tireoaritenóideo). Todos esses músculos se inserem nas cartilagens aritenóideas e podem modificar o posicionamento das pregas vocais. Por isso, são caracterizados, em conjunto, como *músculos posturais da laringe*. A contração do *M. cricoaritenóideo posterior* promove a rotação da cartilagem aritenóidea para fora e ligeiramente para o lado; consequentemente, é o único músculo da laringe que abre a rima da glote. O *M. cricoaritenóideo lateral* fecha e abre, de cada vez, *uma parte* da rima da glote. Ele abre a parte intercartilagínea (segmento da rima da glote entre as cartilagens aritenóideas) e fecha a parte intermembranácea (segmento da rima da glote entre a cartilagem tireóidea e a ponta do processo vocal, ver **B**). Deste modo, as extremidades dos Procc. vocais se aproximam (ver **B**). Como este mecanismo inicia a fonação, esses músculos intrínsecos também são

denominados *músculos da fonação*. O *completo* fechamento da rima da glote ativa não somente o *M. vocal*, mas também os *Mm. aritenóideo transverso* e *tireoaritenóideo* (ver **c**).
Observação: Todos os músculos *intrínsecos* da laringe apresentam inervação motora suprida pelo N. laríngeo recorrente. Caso o N. laríngeo recorrente apresente algum impedimento unilateral (p. ex., do lado esquerdo, devido a metástases em linfonodos decorrentes de um carcinoma brônquico no hilo do pulmão), ocorre paresia do M. cricoaritenóideo posterior do mesmo lado. Neste caso, a abertura completa da rima da glote não é mais possível, e a consequência é rouquidão. Caso a deficiência do N. laríngeo recorrente seja bilateral (p. ex., em cirurgias da glândula tireoide), a rima da glote é estreitada devido ao predomínio dos músculos adutores: há o risco de asfixia (ver p. 132).

Os músculos aqui mencionados movimentam as cartilagens da laringe umas contra as outras e promovem a tensão e/ou o posicionamento das pregas vocais. Para os músculos que movimentam a laringe *como um todo* (musculatura infra-hióidea e supra-hióidea, além do M. constritor inferior da faringe), ver p. 90.

*A parte tireoepiglótica do M. tireoaritenóideo era denominada, na antiga nomenclatura, M. tireoepiglótico e o feixe de fibras musculares abaixo da prega ariepiglótica era denominado M. ariepiglótico.

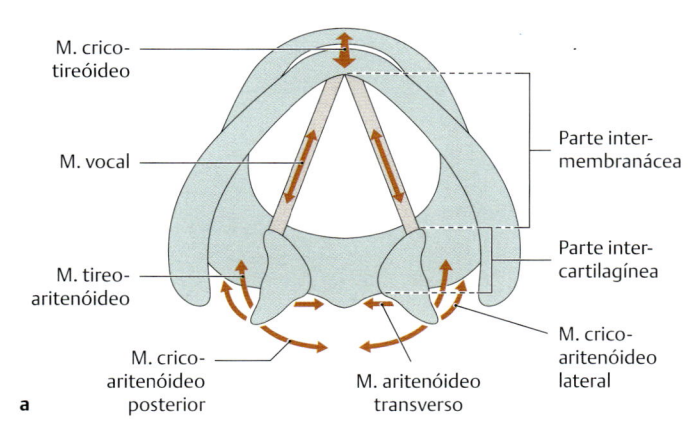

a

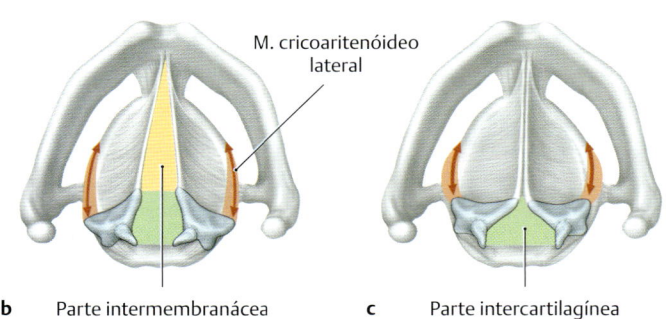

b Parte intermembranácea   c Parte intercartilagínea

B Direções dos movimentos e funções dos músculos da laringe

Abertura da glote (abdução das pregas vocais)	M. cricoaritenóideo posterior (M. posterior)
Abertura e fechamento da glote (abdução e adução das pregas vocais) (ver **b** e **c**)	M. cricoaritenóideo lateral (M. lateral)
Fechamento da glote (adução das pregas vocais)	M. aritenóideo transverso (M. transverso) M. tiroaritenóideo
Tensão das pregas vocais	M. cricotireóideo (M. anterior) M. vocal

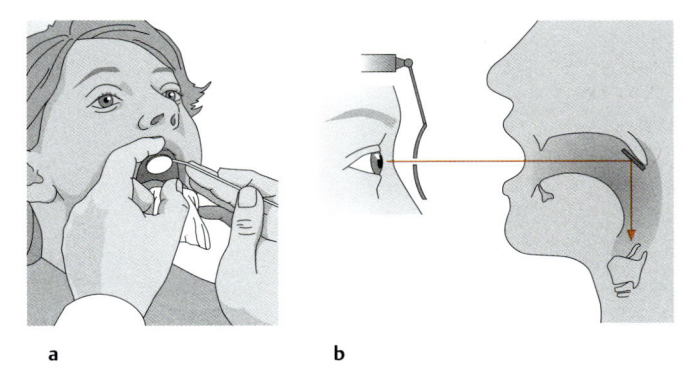

a   b

C Laringoscopia indireta

a Da perspectiva do médico: a laringe é visível – sem anestesia – apenas indiretamente através de um espelho (laringoscópio, endoscópio como alternativa) (comparar com **Da**). Para isso, o examinador segura a língua do paciente enquanto introduz o espelho com a outra mão.

b Projeção dos feixes na laringoscopia: o espelho direciona os feixes – a partir da úvula – inferiormente na direção da laringe (ver achados em **D**).

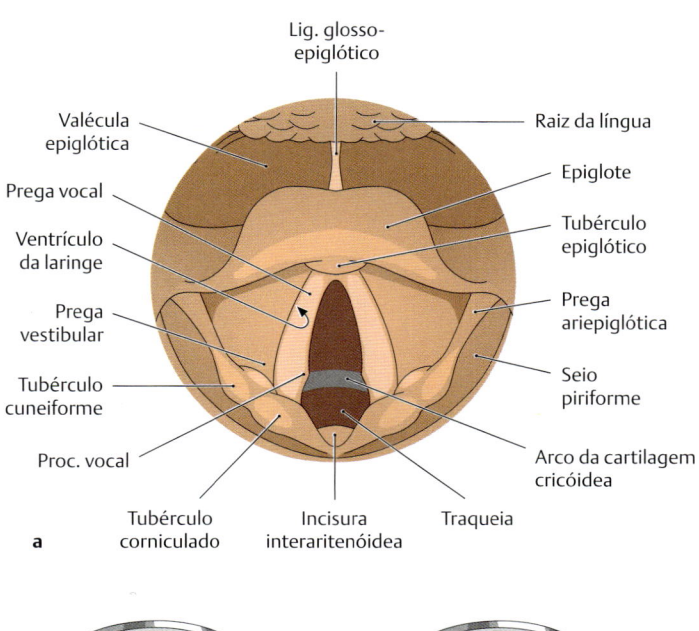

a

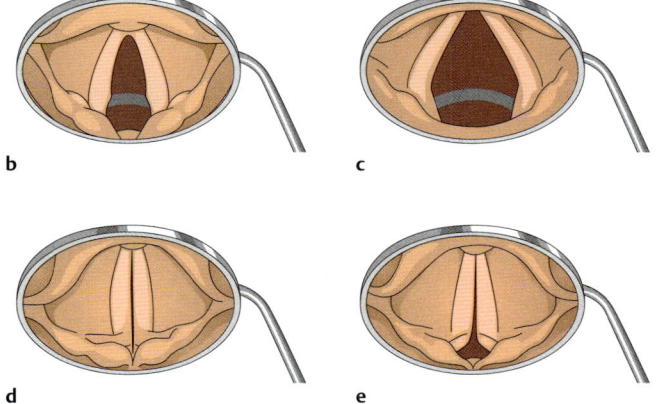

b   c

d   e

D A laringe à imagem laringoscópica

a Na **laringoscopia indireta**, a imagem do espelho aparece como uma imagem virtual, na qual os lados direito e esquerdo estão representados corretamente do ponto de vista anatômico, isto é, a prega vocal direita aparece do lado direito na imagem. Por outro lado, as estruturas situadas anatomicamente em posição anterior (p. ex., a base da língua, as valéculas, a epiglote) aparecem na parte de cima da imagem, e as estruturas posteriores (p. ex., incisura interaritenóidea) aparecem na parte de baixo. As chamadas pregas vocais (= aparelho vocal = glote) aparecem como faixas de contorno liso, que contrastam nitidamente das demais áreas de túnica mucosa da laringe devido à sua tonalidade mais clara. A razão para isto é que abaixo do epitélio estratificado pavimentoso não queratinizado de cada prega vocal não existe uma tela submucosa ou vasos sanguíneos, enquanto o restante da túnica mucosa da laringe é bastante vascularizado. A glote é avaliada nas posições de respiração (aberta) e de fonação (fechada), enquanto o paciente respira de modo alternado e pode cantar um som, tal como "hiii". A avaliação ocorre de acordo com alterações anatomopatológicas (p. ex., vermelhidão, edema, ulceração) e funcionais (p. ex., posição das pregas vocais).

b–e Achados fisiológicos: posições de respiração: rima da glote aberta durante respiração normal (**b**) e respiração intensificada (**c**); *posição de fonação* com a rima da glote completamente fechada (**d**); pequena abertura da glote no terço posterior das pregas vocais durante a fala sussurrada (**e**).

217

5.39 Laringe: Topografia e Anatomia Clínica

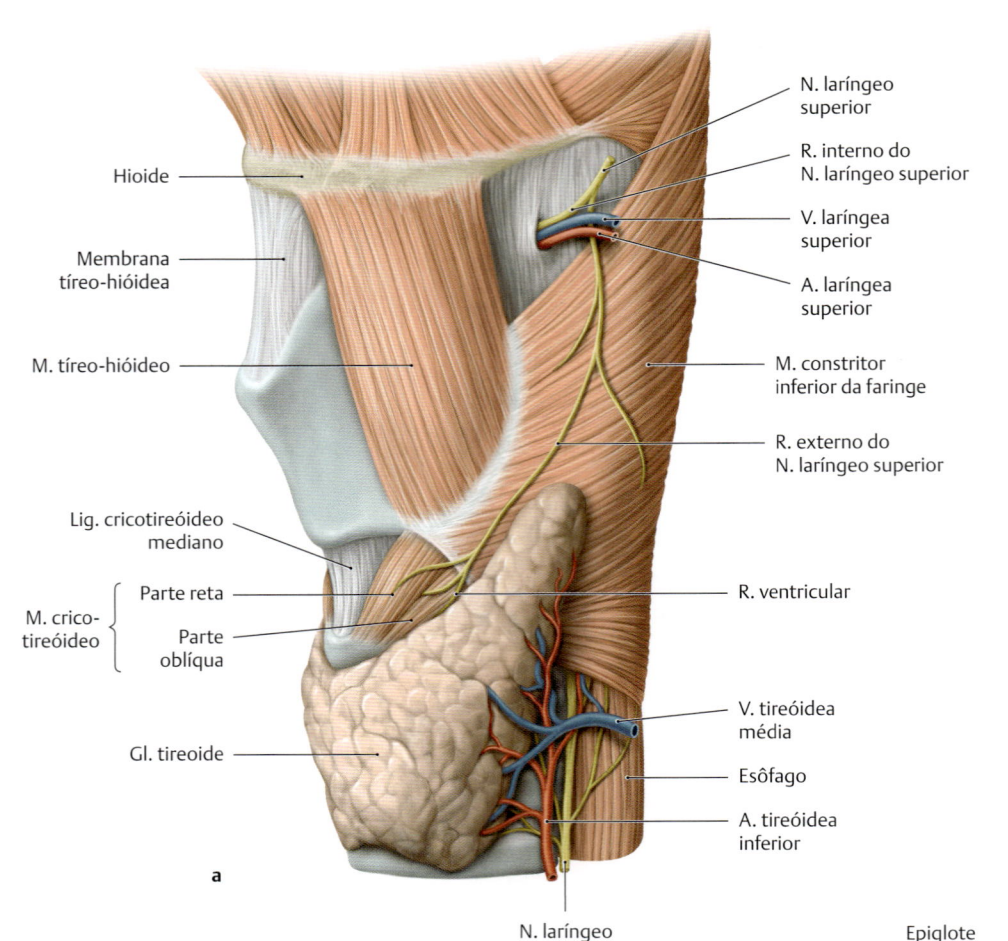

Labels (figure a):
- Hioide
- Membrana tíreo-hióidea
- M. tíreo-hióideo
- Lig. cricotireóideo mediano
- M. crico-tireóideo { Parte reta / Parte oblíqua }
- Gl. tireoide
- a
- N. laríngeo superior
- R. interno do N. laríngeo superior
- V. laríngea superior
- A. laríngea superior
- M. constritor inferior da faringe
- R. externo do N. laríngeo superior
- R. ventricular
- V. tireóidea média
- Esôfago
- A. tireóidea inferior
- N. laríngeo recorrente

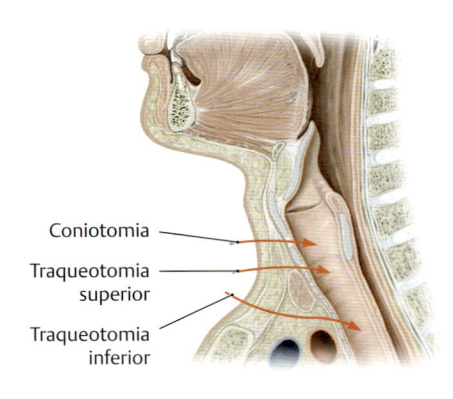

Labels (figure B):
- Coniotomia
- Traqueotomia superior
- Traqueotomia inferior

B Vias de acesso para a laringe e para a traqueia

Corte mediano, vista pelo lado esquerdo. Na obstrução aguda da laringe devido a um edema (p. ex., durante um processo alérgico) e o resultante risco de asfixia, são possíveis as seguintes vias de acesso cirúrgico à traqueia:

- Seção do Lig. cricotireóideo mediano (a chamada coniotomia)
- Incisão (corte) na traqueia diretamente através da glândula tireoide (= traqueotomia superior) ou um pouco abaixo da glândula tireoide (traqueotomia inferior).

A Topografia da laringe: irrigação e inervação

Vista esquerda; **a** Camada superficial; **b** Camada profunda; o M. cricotireóideo e a metade esquerda da cartilagem tireóidea foram retirados, a túnica mucosa da faringe foi destacada e rebatida para o lado. As artérias e as veias penetram na laringe principalmente pela região posterior.

Observação: O N. laríngeo superior inerva o M. cricotireóideo com seu ramo motor (R. externo) e a túnica mucosa da laringe com seu ramo sensitivo (R. interno) até as pregas vocais. Por outro lado, o N. laríngeo recorrente proporciona inervação motora para *todos* os outros músculos da laringe (músculos intrínsecos), além de inervação sensitiva para a túnica mucosa da laringe abaixo das pregas vocais.

O R. externo do N. laríngeo superior origina um ramo endolaríngeo, o R. ventricular. Este se estende para a face interna da laringe em sentido superior e termina na altura das pregas vestibulares (falsas cordas vocais); provavelmente, inerva o M. ventricular. Ele não é incluído na Terminologia Anatômica.

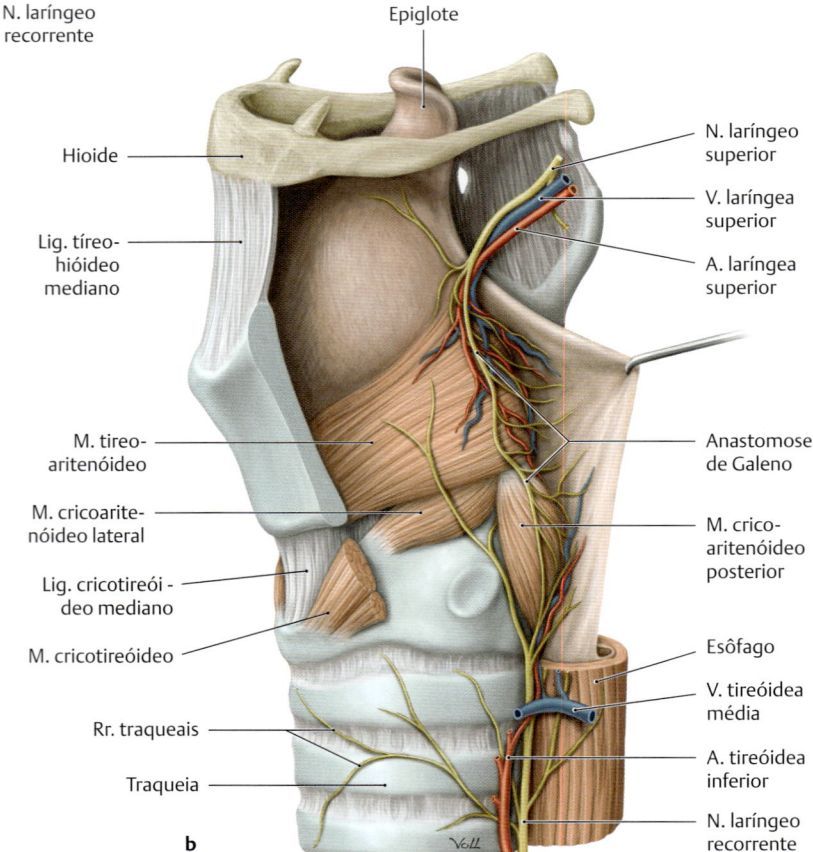

Labels (figure b):
- Epiglote
- Hioide
- Lig. tíreo-hióideo mediano
- M. tireo-aritenóideo
- M. cricoaritenóideo lateral
- Lig. cricotireói-deo mediano
- M. cricotireóideo
- Rr. traqueais
- Traqueia
- b
- N. laríngeo superior
- V. laríngea superior
- A. laríngea superior
- Anastomose de Galeno
- M. crico-aritenóideo posterior
- Esôfago
- V. tireóidea média
- A. tireóidea inferior
- N. laríngeo recorrente

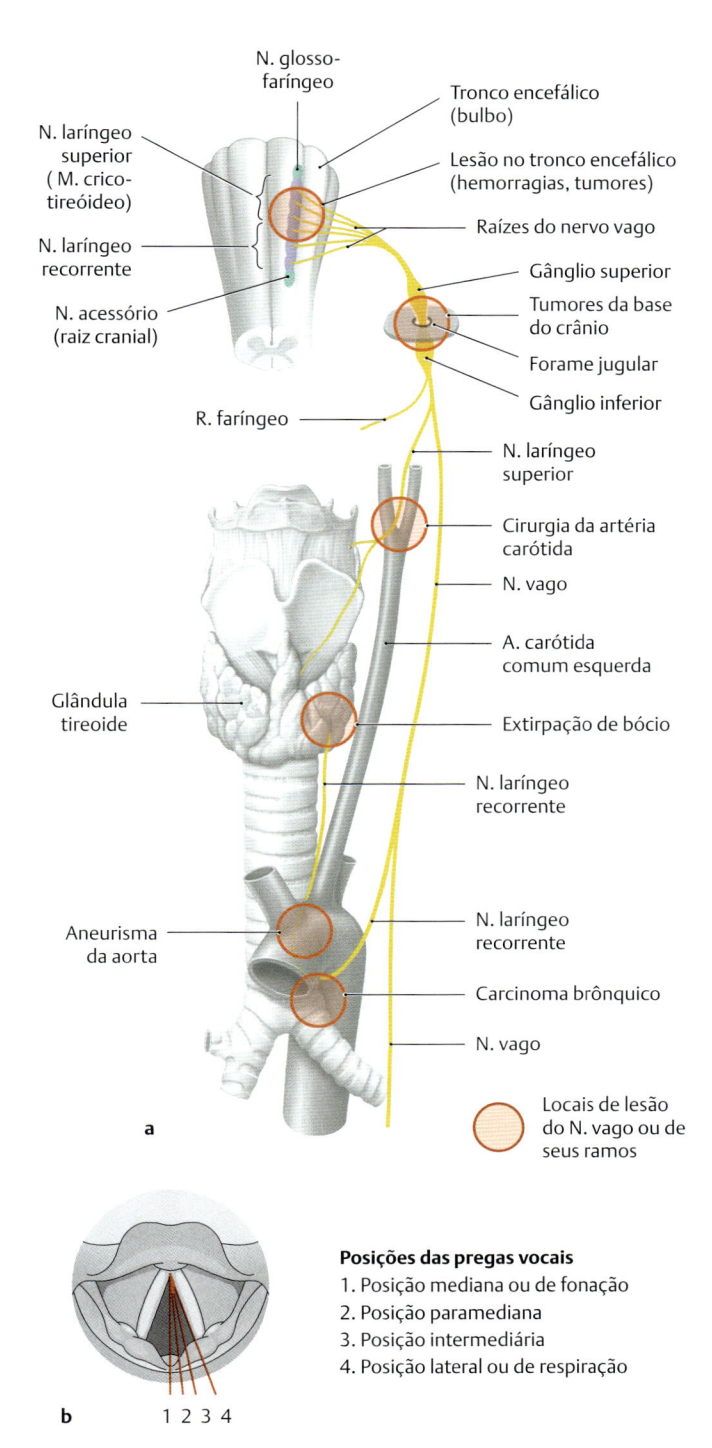

a

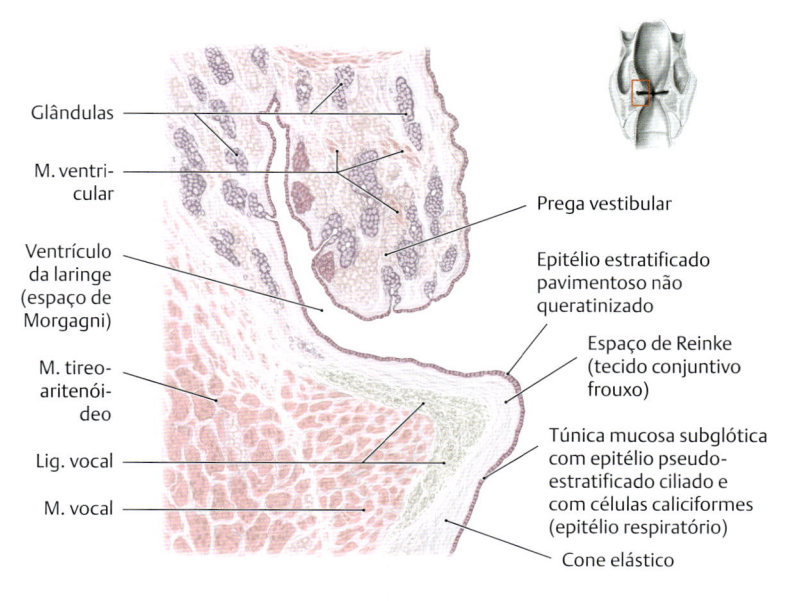

Posições das pregas vocais
1. Posição mediana ou de fonação
2. Posição paramediana
3. Posição intermediária
4. Posição lateral ou de respiração

b   1 2 3 4

C Nervo vago e posicionamento das pregas vocais

As fibras motoras (eferentes e de derivação branquial) do N. vago inervam a musculatura da faringe e da laringe. Elas se originam a partir do tronco encefálico, no núcleo ambíguo, cujos grupos celulares estão organizados de forma somática: entre as fibras do N. glossofaríngeo (origem cranial) e do N. acessório (origem caudal) encontram-se os neurônios de origem dos Nn. laríngeos superior e recorrente, além das fibras motoras para os músculos do palato mole e da faringe. Em especial, lesões centrais ou periféricas altas do N. vago levam à paralisia da musculatura faringe e da laringe, afetando, deste modo, a posição das pregas vocais:

- *Lesões centrais* na área do núcleo ambíguo (p. ex., em consequência de tumores, hemorragias ou paralisias bulbares na região do tronco encefálico) que afetam o nervo vago → posicionamento intermediário a paramediano das pregas vocais (ver **b**)
- *Lesões periféricas altas* do nervo vago, dependendo do local de interrupção do nervo:
  - Na região da base do crânio, na altura do forame jugular (p. ex., devido a tumores da parte nasal da faringe) → posição intermediária

D Estrutura da prega vocal

Esquema de um corte histológico frontal, vista posterior.

A prega vocal, dotada de intensa atividade mecânica, apresenta túnica mucosa revestida por epitélio estratificado pavimentoso não queratinizado (por isso é frequente o aparecimento de carcinoma de células pavimentosas durante um processo degenerativo). A partir do subsequente espaço subglótico, a túnica mucosa é revestida por um típico epitélio pseudoestratificado ciliado e com células caliciformes (epitélio respiratório). Abaixo do epitélio, a túnica mucosa ainda apresenta uma lâmina própria de tecido conjuntivo frouxo, clinicamente conhecida como espaço de Reinke. A prática do tabagismo pode levar a edema crônico nesse espaço, devido ao estímulo permanente, o que pode se manifestar por voz rouca. Existem feixes de fibras musculares estriadas esqueléticas especialmente na base da prega vestibular, porém também de forma isolada em meio à própria prega e que são caracterizados como formadores do músculo vocal ventricular. Do ponto de vista funcional, é conhecido por todos os otorrinolaringologistas, uma vez que as pregas vestibulares podem se mover com o auxílio deste músculo.

ou paramediana da prega vocal afetada (ver **b**), devido à deficiência de todos os músculos intrínsecos e extrínsecos da laringe; consequentemente, não ocorre o fechamento da glote, mas desenvolve-se forte rouquidão

- N. laríngeo superior, na região intermediária do pescoço (p. ex., como complicação de cirurgia na A. carótida) → rouquidão de pequena intensidade com enfraquecimento da voz, particularmente em faixa de altas frequências, devido à perda do tônus do músculo cricotireóideo
- N. laríngeo recorrente, na região cervical inferior (p. ex., devido a cirurgias da glândula tireoide, como a extirpação de bócio, ou devido a um carcinoma brônquico ou, ainda, um aneurisma da aorta) → posição mediana a paramediana da prega vocal do lado afetado, devido à deficiência de todos os músculos intrínsecos da laringe; desenvolvem-se rouquidão de pequena intensidade, deterioração das pregas vocais e fadiga rápida da voz; no entanto, não há dispneia.

Observação: Em lesões bilaterais, normalmente a sintomatologia é agravada; por exemplo, ocorre paresia bilateral dos nervos laríngeos recorrentes, causando paralisia das pregas vocais em posição paramediana, até dispneia acentuada e intenso estridor inspiratório (em ocorrências agudas, frequentemente é necessário traqueotomia, ver **B**). Além da deficiência motora, podem ocorrer – dependendo do local de lesão – perda de sensibilidade de localização variada na túnica mucosa da laringe (ver **Ab**). Ademais, lesões do nervo vago causam, entre outras coisas, desde diminuição do reflexo do vômito até fala anasalada ("voz metálica", devido ao fechamento reduzido das cavidades nasal e oral); geralmente, o véu palatino fica pendente no lado afetado (deficiência do M. levantador do véu palatino) e ocorre o deslocamento da úvula para o lado não afetado.

5.40 Intubação Endotraqueal

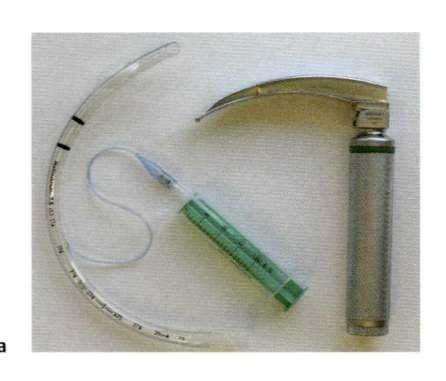

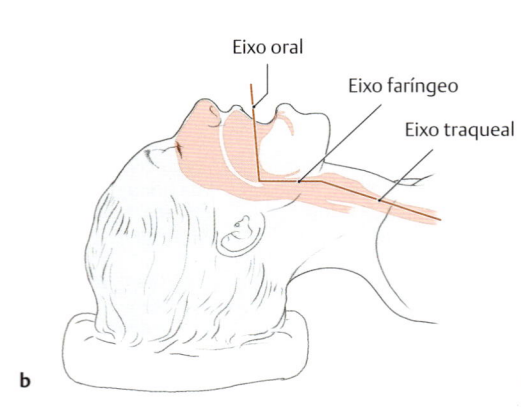

Eixo oral
Eixo faríngeo
Eixo traqueal

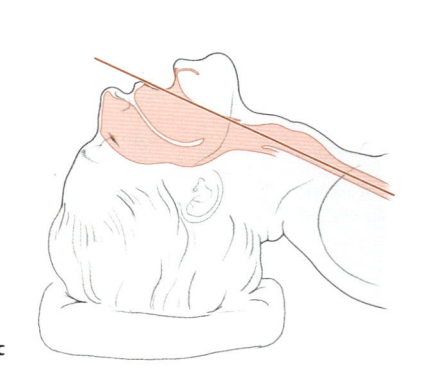

a b c

A Equipamento técnico e posicionamento da cabeça

a Tubo endotraqueal (tubo de Magill) com manguito inflável e laringoscópio Macintosh com cabo e lâmina curva; **b** e **c** Posições desfavorável e ideal da cabeça na intubação. A inserção de um tubo na traqueia do paciente é conhecida como *intubação endotraqueal*. Ela é, tanto clínica quanto pré-clinicamente, o método *mais seguro* para manter as vias respiratórias livres e a forma *mais efetiva* de ventilação. Dependendo da via de acesso, distinguem-se:

- Intubação orotraqueal = por via oral (padrão-ouro)
- Intubação nasotraqueal = através do nariz (se não for possível a intubação orotraqueal) e
- Intubação traqueal = por traqueotomia (incisão traqueal por exemplo, para ventilação a longo prazo) ou coniotomia (acesso à laringe pela incisão do Lig. cricotireóideo; somente em caso de emergência quando sufocação for iminente).

Os instrumentos mais importantes incluem o laringoscópio e o tubo endotraqueal (**a**). Os tubos têm diferentes tamanhos (10 a 22 cm) e diâmetros (2,5 a 8 mm). Eles apresentam uma secção circular com um conector proximal (conexão à traqueia), a extremidade distal é inclinada. O manguito inflável acima dela assegura que a traqueia esteja fechada hermeticamente pelo tubo (ver **Cb**). Na intubação orotraqueal, os eixos oral, faríngeo e traqueal devem estar em uma linha reta (a chamada posição olfativa, ver **c**). Para isso, a cabeça do paciente é elevada 10 cm e hiperestendida na articulação atlantoccipital. Isto facilita a laringoscopia direta na entrada da laringe (ver **B**) e encurta a distância entre a linha dos dentes e a glote em adultos em 13 a 16 cm.
Observação: Em pacientes com suspeita de lesão da medula espinal cervical deve-se evitar a reclinação em todas as circunstâncias!

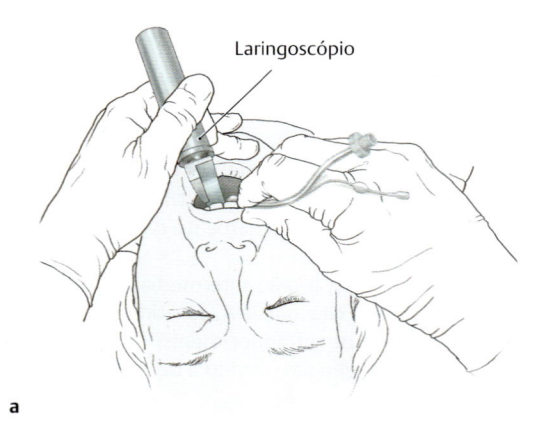

Laringoscópio

a

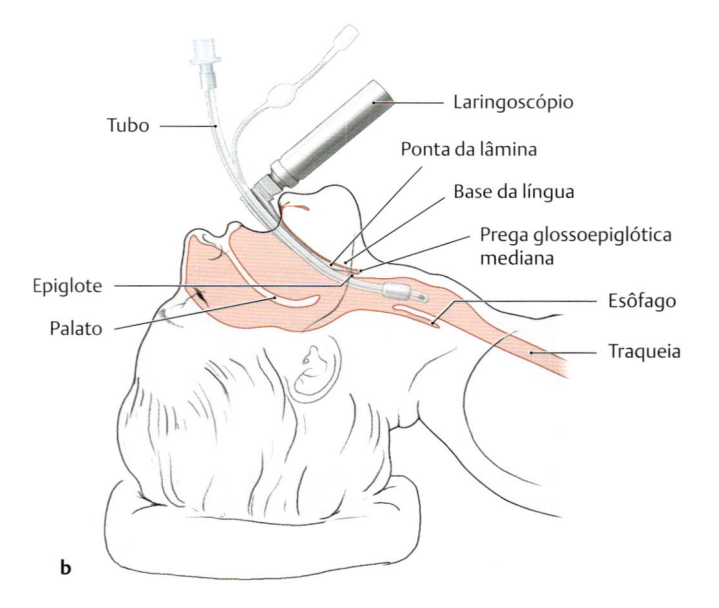

Laringoscópio
Tubo
Ponta da lâmina
Base da língua
Prega glossoepiglótica mediana
Epiglote
Palato
Esôfago
Traqueia

b

B Colocação do laringoscópio e do tubo

a Manuseio e colocação do laringoscópio do ponto de vista do médico.
b Colocação do tubo.

Para a colocação do tubo, o médico se posiciona próximo da extremidade da cabeça do paciente e primeiro introduz o laringoscópio, que consiste em um cabo e uma lâmina iluminada. Com essa espátula, o médico empurra a língua do paciente para a esquerda para obter a visão livre da laringe. Sob visão, ele continua a empurrar a lâmina até chegar com a ponta *entre* a base da língua e a epiglote na altura da prega glossoepiglótica mediana.
Observação: Se a lâmina Macintosh for introduzida muito profundamente, a sua ponta atinge a parte *posterior* da epiglote, e a orientação torna-se mais difícil.

O médico move então a lâmina na direção do assoalho da boca sem erguer sobre os dentes da maxila. Desta forma a epiglote está posicionada, isto é, se aproxima da base da língua e a vista para a entrada da laringe

posterior a ela (ádito da laringe) torna-se livre. Para as vistas da entrada da laringe do ponto de vista médico, ver **Ca**. Então o médico introduz o tubo da direita pela glote (rima da glote) para a traqueia (ver **b**). A colocação sob controle laringoscópico assegura que o tubo esteja no lugar correto na traqueia, e não acidentalmente no esôfago.
Observação: Para evitar que o tubo seja colocado muito profundamente na traqueia e, portanto, acidentalmente na sua extensão, isto é, no brônquio principal direito, na maioria dos tubos são encontradas marcas de centímetros, em que o médico pode se orientar. A distância entre a linha dos dentes até a metade da traqueia é de 22 cm em adultos e de cerca de 11 cm em recém-nascidos.

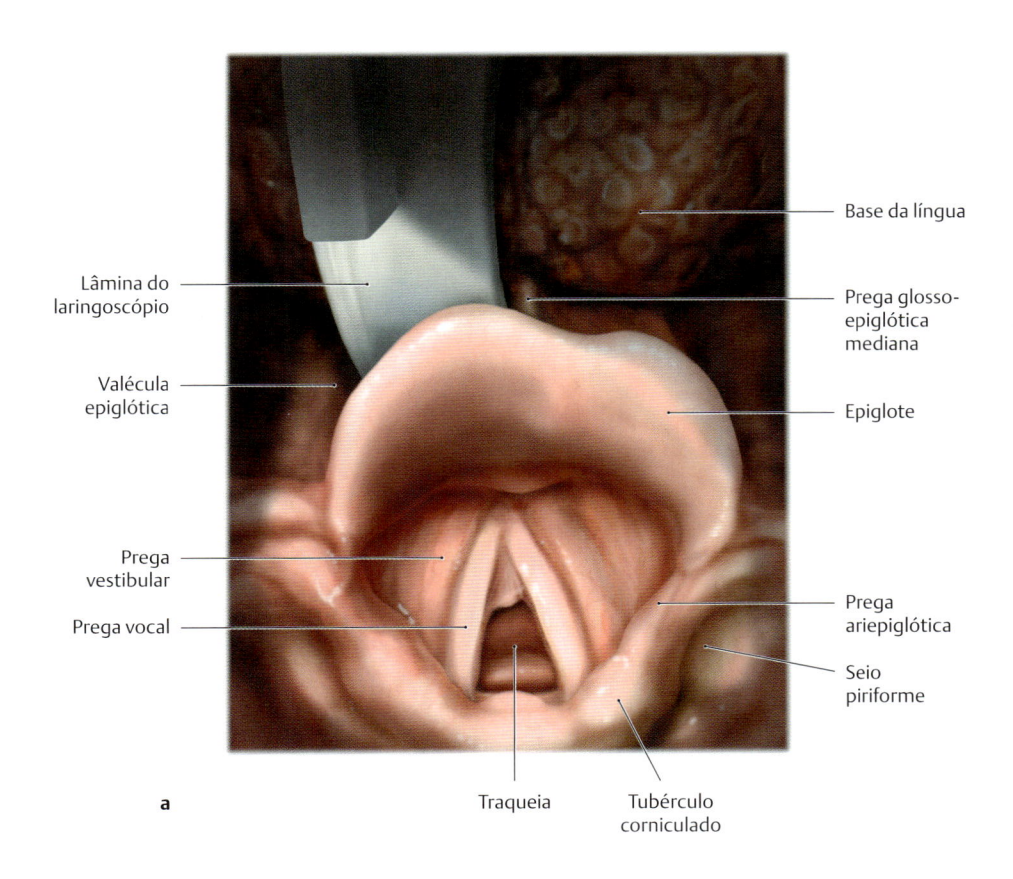

Base da língua

Lâmina do laringoscópio

Prega glosso-epiglótica mediana

Valécula epiglótica

Epiglote

Prega vestibular

Prega vocal

Prega ariepiglótica

Seio piriforme

a

Traqueia

Tubérculo corniculado

C Vista do ádito da laringe e localização do tubo após intubação completa

a Vista laringoscópica do ádito da laringe, epiglote e prega glossoepiglótica mediana; **b** Preparação da cabeça-pescoço, corte mediano, com manguito inserido e bloqueado, vista direita.

A Figura **a** mostra como se apresenta o acesso à traqueia para o médico após a colocação do laringoscópio (ver **Ba**). Na preparação da cabeça-pescoço em **b** pode-se ver como o tubo se localiza finalmente na traqueia. O manguito inflável sela a traqueia em todos os lados e elimina, com isso, um escapamento na ventilação, bem como a aspiração de corpos estranhos, muco ou suco gástrico. A "pressão de manguito" ideal (aproximadamente 15 a 20 mmHg) sela a traqueia, mas preserva a túnica mucosa capilar. *Observação*: Para verificar se o tubo está corretamente posicionado, deve-se observar o seguinte:

- O ar entra no estômago? – Exame por ausculta do epigástrio
- A ventilação é equilibrada? – Exame por ausculta dos pulmões
- Quão extensa é a ventilação do espaço morto? – Avaliação, entre outros, pela determinação do conteúdo de CO_2 no fim da expiração (capnometria).

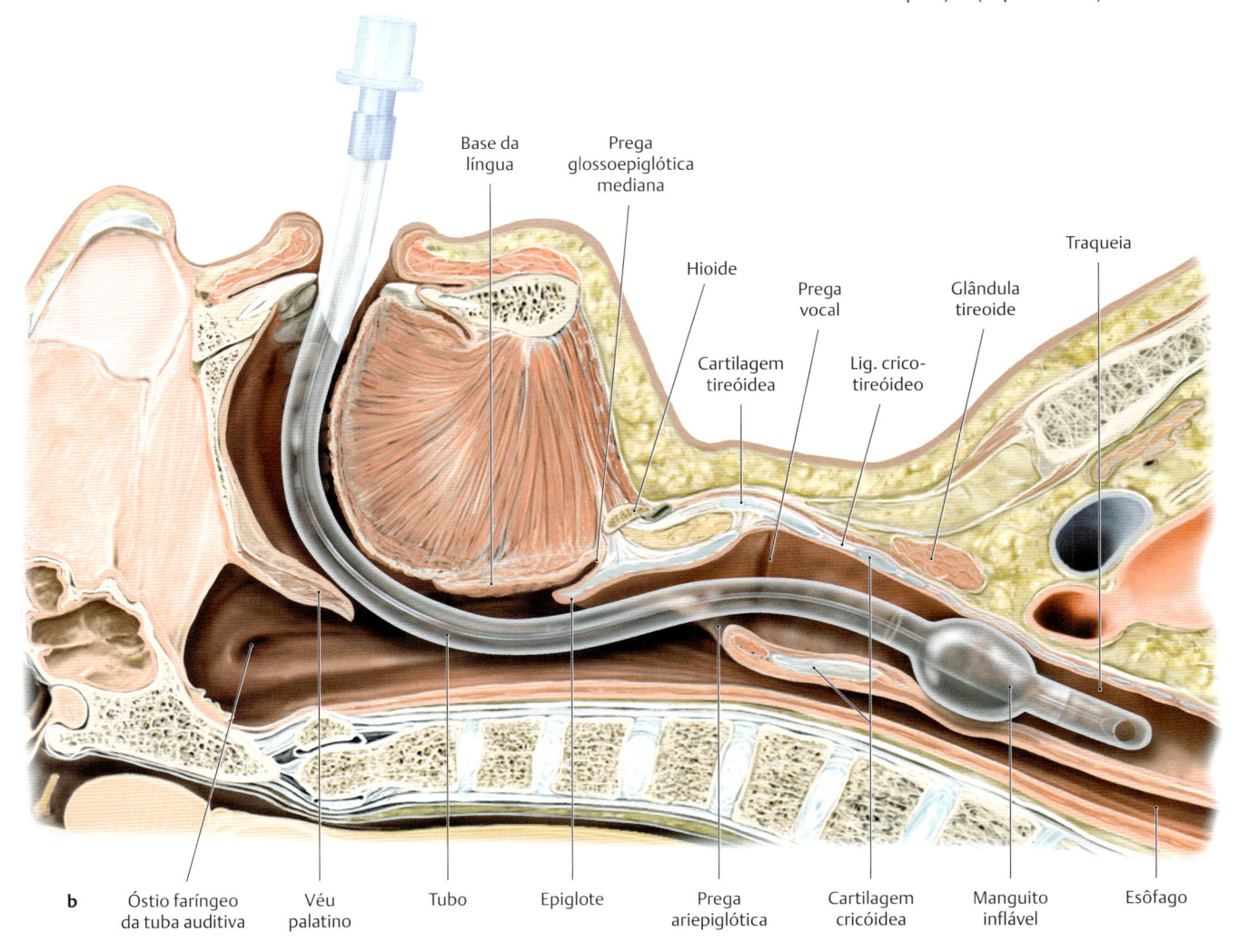

Base da língua

Prega glossoepiglótica mediana

Traqueia

Hioide

Prega vocal

Glândula tireoide

Cartilagem tireóidea

Lig. crico-tireóideo

b

Óstio faríngeo da tuba auditiva

Véu palatino

Tubo

Epiglote

Prega ariepiglótica

Cartilagem cricóidea

Manguito inflável

Esôfago

221

5.41 Glândula Tireoide e Glândulas Paratireoides

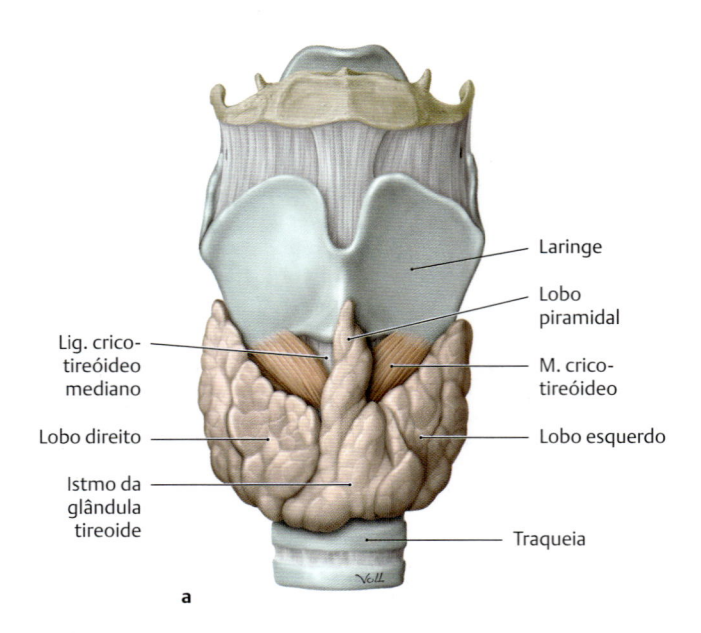

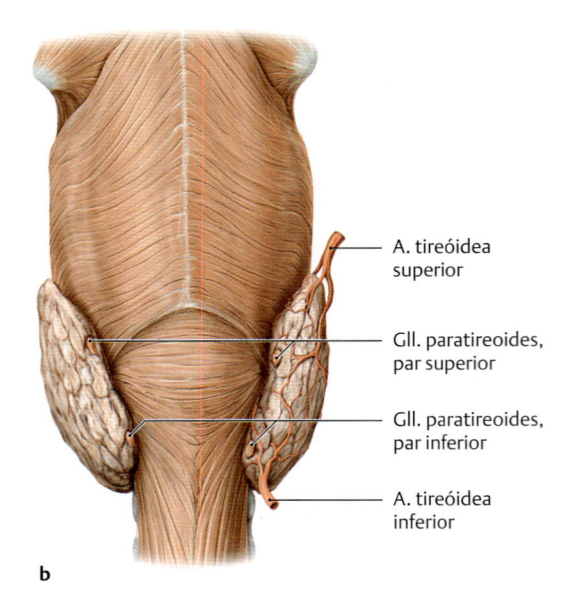

A Glândula tireoide e glândulas paratireoides

a Glândula tireoide, vista anterior. A glândula tireoide é composta por dois lobos situados lateralmente e um istmo situado na região intermediária, de cuja parte superior pode se originar um lobo piramidal. A extremidade do lobo piramidal se encontra voltada superiormente e esta estrutura representa um remanescente da migração da glândula a partir da base da língua (ver p. 11).

b Glândula tireoide e glândulas paratireoides, vista posterior. A posição e o número de glândulas paratireoides (geralmente quatro) podem variar bastante.

Observação: Como as glândulas paratireoides normalmente estão contidas na cápsula da glândula tireoide, existe um risco elevado de serem inadvertidamente removidas durante cirurgias da glândula tireoide (ver **B**).

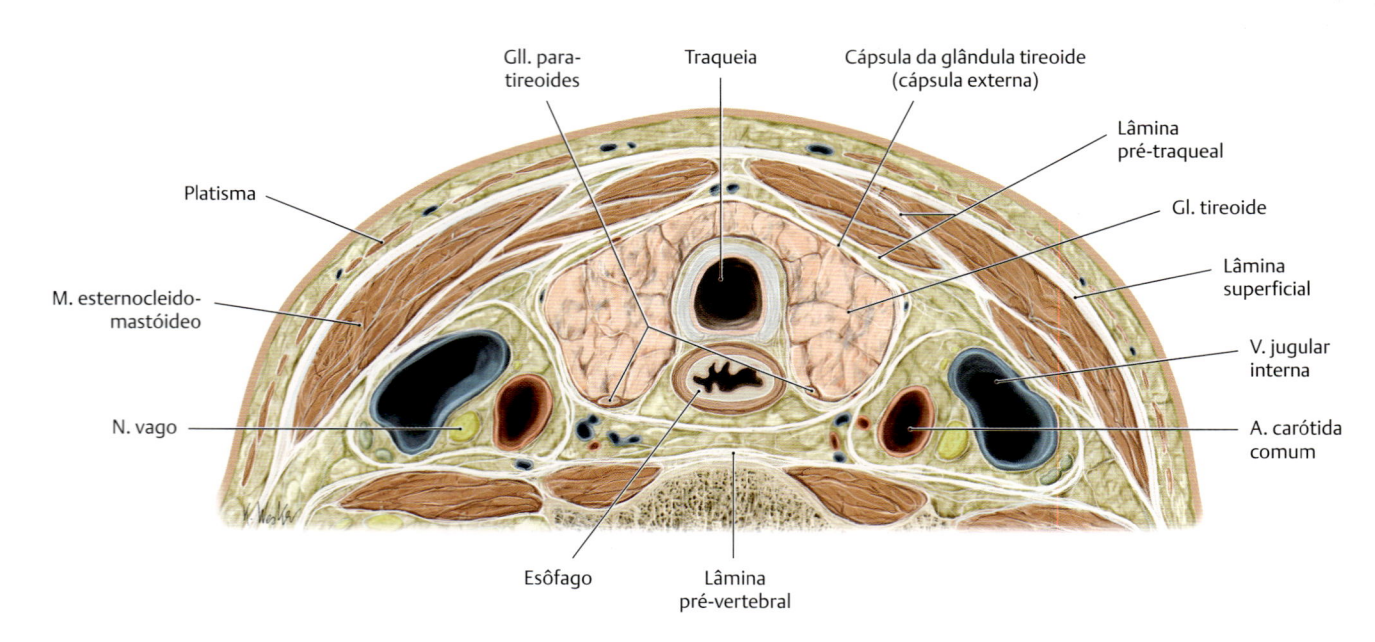

B Posição da glândula tireoide em relação à traqueia e às estruturas vasculonervosas

Corte horizontal através do pescoço, na altura de T I, vista superior. A glândula tireoide se dispõe ao redor da traqueia e se limita posteriormente com o feixe vasculonervoso da bainha carótica. No caso de significativo aumento de volume da glândula tireoide (bócio, por exemplo, em consequência da deficiência de iodo), pode ocorrer estreitamento generalizado do lúmen da traqueia e, consequentemente, dispneia.

Observe as relações com as fáscias: a glândula tireoide é envolvida por uma cápsula de tecido conjuntivo, composta por uma lâmina interna e outra externa. A delicada lâmina interna (*cápsula interna*, não visualizada aqui) se encontra

diretamente sobre a glândula tireoide e está fundida ao seu parênquima glandular. Feixes de tecido conjuntivo derivados da cápsula interna, nos quais também seguem vasos sanguíneos, se estendem para o interior da glândula e a subdividem em lóbulos pouco distintos. Sobre a cápsula interna encontra-se a resistente *cápsula externa*, representada por uma parte da lâmina pré-traqueal da fáscia cervical. Esta cápsula própria do órgão, que envolve tanto a glândula tireoide quanto as glândulas paratireoides, é também caracterizada como a "cápsula cirúrgica", uma vez que durante cirurgias da glândula tireoide ela é aberta. Entre as cápsulas externa e interna encontra-se um espaço de tecido conjuntivo, no qual seguem os ramos maiores dos vasos sanguíneos. Além disso, nesse espaço encontram-se as glândulas paratireoides.

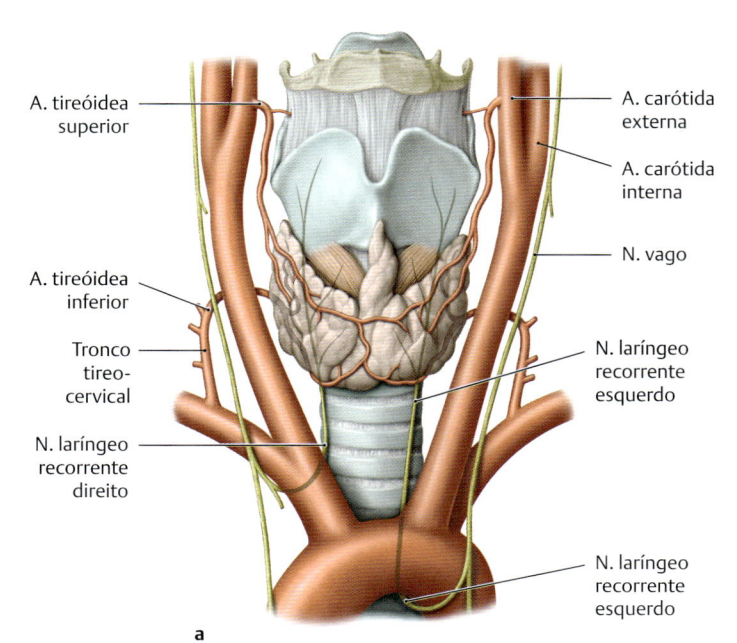

a

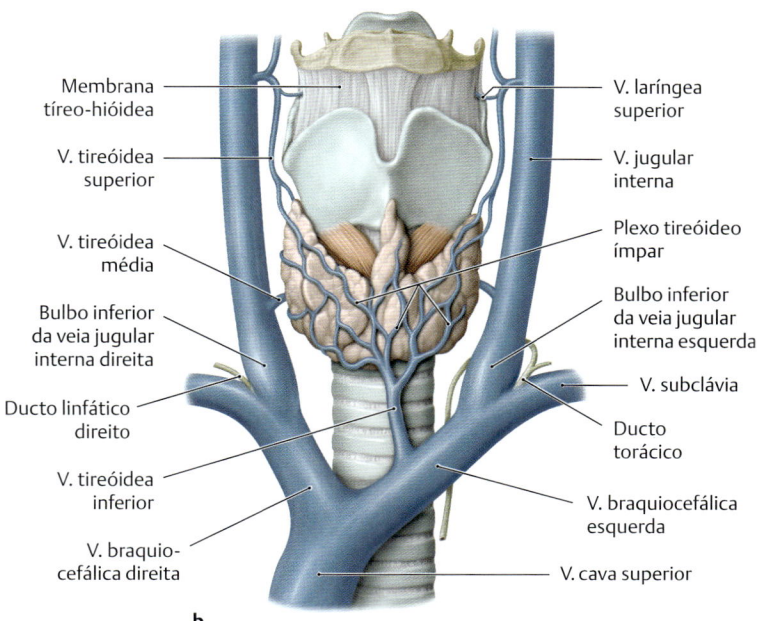

b

C Irrigação e inervação da região da glândula tireoide
Vista anterior.

a Suprimento arterial: a irrigação, em sua maior parte, ocorre pela A. tireóidea superior (o 1º ramo da A. carótida externa), que se estende para a glândula a partir da região posterossuperior. Além disso, a A. tireóidea inferior, ramo do tronco tireocervical (ver p. 224), supre a glândula a partir da região inferior. Com a retirada da glândula tireoide, essas artérias nutrícias devem ser totalmente ligadas em ambos os lados.

Observação: Em cirurgias da glândula tireoide, existe o risco de lesão do N. laríngeo recorrente, que segue posteriormente à glândula.

Ele supre importantes músculos na laringe, de modo que, no caso de uma lesão unilateral deste nervo, ocorre rouquidão pós-operatória; contudo, se houver uma lesão bilateral, o quadro é de dispneia. Portanto, antes de uma cirurgia na glândula tireoide, um otorrinolaringologista deve examinar a integridade da inervação dos músculos da laringe, para identificação de possível lesão prévia no nervo.

b Drenagem venosa: ela é realizada principalmente na região anteroinferior por um plexo venoso bem desenvolvido, o *plexo tireóideo ímpar* que, em sua maior parte, é drenado pela V. tireóidea inferior para a V. braquiocefálica esquerda. Além disso, as Vv. tireóideas superiores e médias drenam para a V. jugular interna.

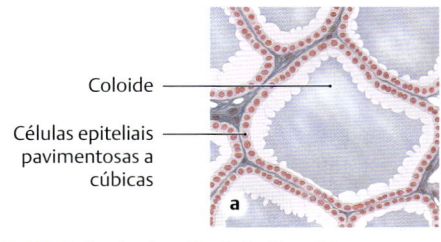

a

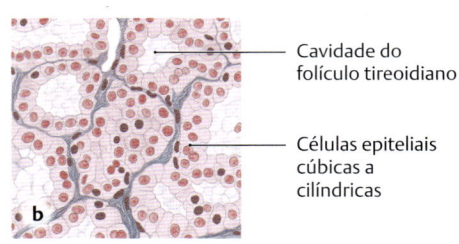

b

D Histologia da glândula tireoide
A glândula tireoide captura o iodeto da corrente sanguínea e o inclui em seus hormônios, a tetraiodotironina (T4 ou tiroxina) e a tri-iodotironina (T3). Os hormônios são armazenados na glândula nas cavidades de folículos (ou seja, no meio extracelular) e obtidos a partir da clivagem de uma proteína precursora (tireoglobulina, que constitui o coloide do interior dos folículos), que é captada e processada pelas células foliculares, sendo secretados na corrente sanguínea quando necessário. Uma particularidade da glândula tireoide é que, dependendo do caso, seu epitélio se apresenta de formas diferentes, conforme esteja promovendo o armazenamento de hormônio ou lançando-o na corrente sanguínea, o que indica diferentes graus de atividade das células foliculares. Quando a glândula tireoide está armazenando altas quantidades de tireoglobulina nos folículos (**a**), o epitélio se apresenta baixo (às vezes, até pavimentoso), enquanto em alta atividade de secreção hormonal (**b**), o epitélio se apresenta de formato cúbico a cilíndrico. Portanto, a partir da morfologia pode-se concluir sobre o estado funcional momentâneo da glândula. Em uma hipofunção da glândula tireoide em consequência da deficiência de iodo, a glândula aumenta de volume (bócio), todo o metabolismo torna-se lento e os pacientes se apresentam cansados, desanimados e frequentemente deprimidos. Devido a uma doença autoimune (doença de Graves), ocorre hiperfunção da glândula tireoide, por meio da qual o metabolismo é acelerado: os pacientes se apresentam nervosos, excitados e sofrem perda de peso. Entre os folículos são encontradas as células parafoliculares (ou células C), que secretam calcitonina. Este hormônio reduz os níveis sanguíneos de cálcio e promove a deposição de cálcio nos ossos.

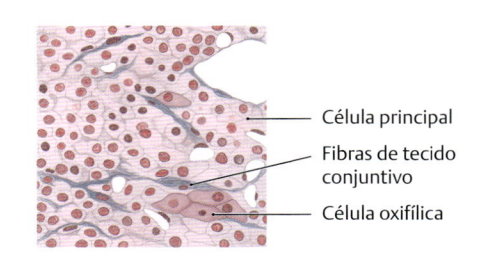

E Histologia das glândulas paratireoides
As células principais das glândulas paratireoides secretam o paratormônio (PTH), estimulam indiretamente os osteoclastos (pela redução da atividade dos osteoblastos), de modo a promover a reabsorção óssea. Devido à reabsorção da matriz óssea, os níveis de cálcio aumentam na corrente sanguínea. Quando as glândulas paratireoides são inadvertidamente removidas durante uma cirurgia da glândula tireoide, ocorre *hipoparatireoidismo*. O corpo produz pequenas quantidades de PTH, os níveis sanguíneos de cálcio diminuem, e isto resulta em *hipo*calcemia, o que pode causar contrações tetânicas da musculatura esquelética. Por sua vez, em tumores benignos das glândulas paratireoides (adenomas), há produção excessiva de PTH, os níveis sanguíneos de cálcio aumentam (*hipercalcemia*), e ocorre aumento da excreção de cálcio na urina (*hipercalciúria*). Ao mesmo tempo, o metabolismo do fosfato é afetado, uma vez que o paratormônio estimula a eliminação de fosfato pelos rins. Com isso, ocorre a queda dos níveis de fosfato na corrente sanguínea (*hipofosfatemia*) e, em contrapartida, excesso de fosfato na urina (*hiperfosfatúria*). Do ponto de vista clínico, o hiperparatireoidismo se manifesta como fraqueza muscular, letargia, úlceras no intestino delgado e pancreatite.

223

5.42 Glândula Tireoide: Topografia e Técnicas de Imagem

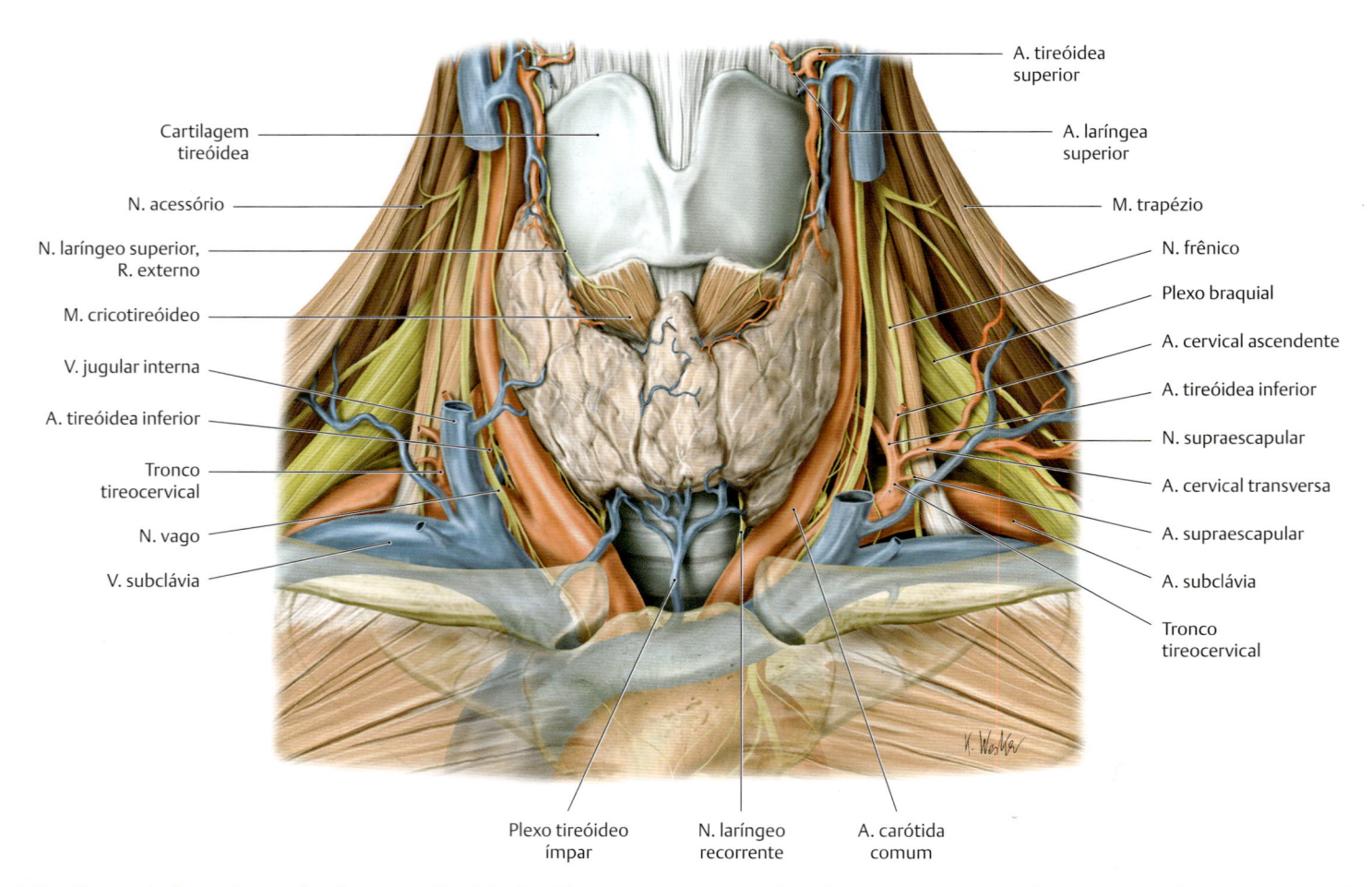

A. tireóidea superior
A. laríngea superior
M. trapézio
N. frênico
Plexo braquial
A. cervical ascendente
A. tireóidea inferior
N. supraescapular
A. cervical transversa
A. supraescapular
A. subclávia
Tronco tireocervical

Cartilagem tireóidea
N. acessório
N. laríngeo superior, R. externo
M. cricotireóideo
V. jugular interna
A. tireóidea inferior
Tronco tireocervical
N. vago
V. subclávia

Plexo tireóideo ímpar
N. laríngeo recorrente
A. carótida comum

A Região cervical anterior profunda com a glândula tireoide
Vista anterior. O trajeto das estruturas vasculonervosas, através da abertura superior do tórax, é claramente visível: A. carótida comum, A. subclávia, V. subclávia, V. jugular interna, plexo tireóideo ímpar, N. vago, N. frênico, N. laríngeo recorrente. Em caso de bócio retroesternal, há aumento do polo inferior da glândula tireoide e, evidentemente, aumenta a pressão sobre as estruturas vasculonervosas, na abertura superior do tórax (ver Fig. **E**, p. 7).

Observação: Cirurgias da glândula tireoide são as que ocupam aproximadamente o quinto lugar em termos de frequência na Alemanha; por isso, é importante estar familiarizado com as relações topográficas desta glândula no pescoço.

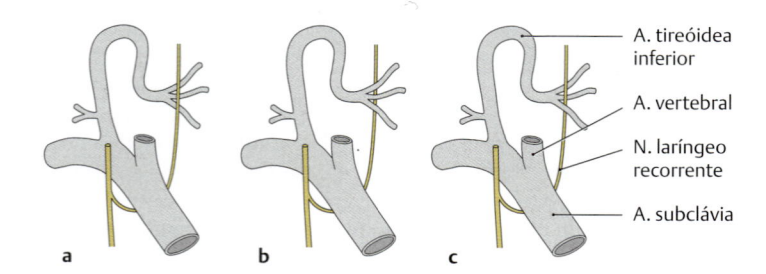

a   b   c

A. tireóidea inferior
A. vertebral
N. laríngeo recorrente
A. subclávia

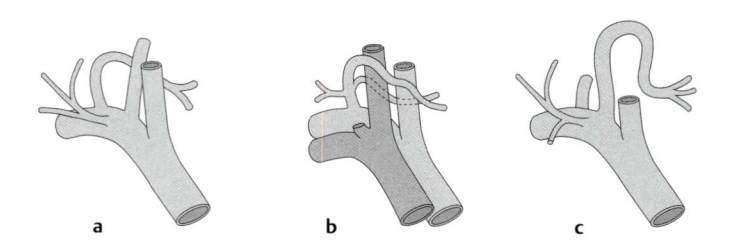

a   b   c

B Trajeto do N. laríngeo recorrente (segundo Lanz e Wachsmuth)
Vista anterior. O N. laríngeo recorrente é um ramo motor e sensitivo somático do N. vago que, dentre outros, inerva o M. cricoaritenóideo posterior. Este músculo é o único que abre completamente a rima da glote (ver p. 217). O comprometimento unilateral de sua inervação resulta em rouquidão. Em caso de lesão bilateral ocorre dispneia, devido ao fechamento da rima da glote. O nervo pode se estender anteriormente (**a**), posteriormente (**b**) ou entre (**c**) os ramos da A. tireóidea inferior. Durante cirurgias da glândula tireoide, é preciso cuidado com o trajeto deste nervo.

C Variações dos ramos da A. tireóidea inferior direita (segundo Platzer)
O trajeto da A. tireóidea inferior é muito variável. Ela pode se projetar posteriormente à A. vertebral em direção medial (**a**), ou se dividir, imediatamente após sua saída do tronco tireocervical (ocasionalmente, **b**), ou se originar como o 1º ramo da A. subclávia (**c**).

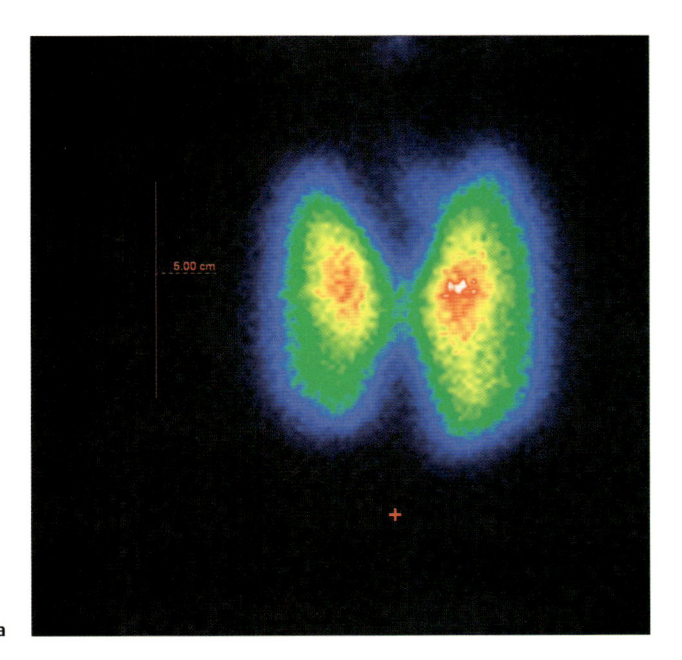

a

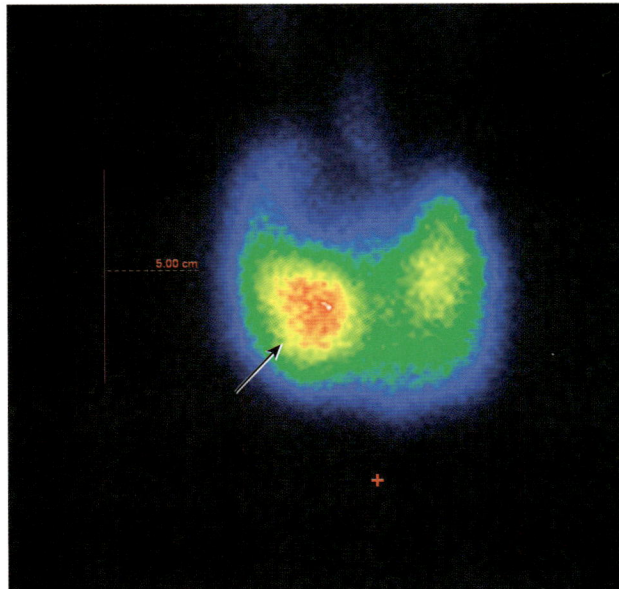

b

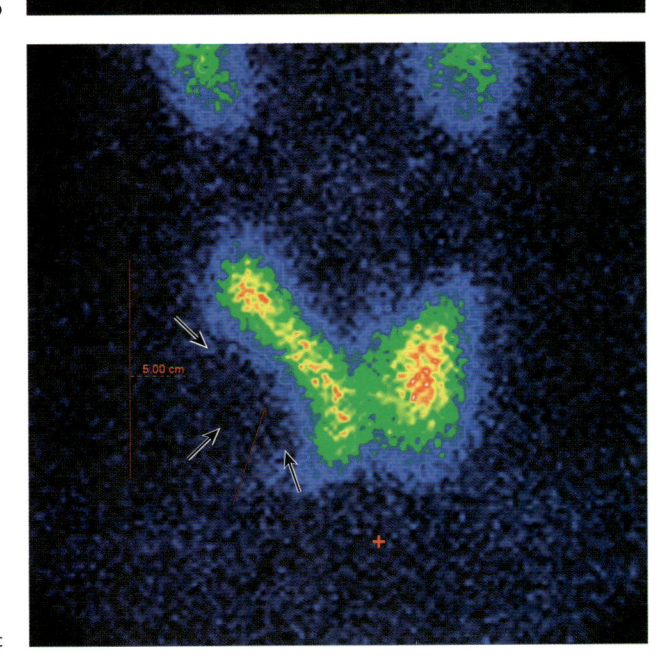

c

D Cintigrafia da glândula tireoide

Vista anterior.

Na cintigrafia da glândula tireoide, o ^{99m}Tc-pertecnetato (TcO$_4$) é injetado por via intravenosa. Ele marca especificamente o transportador de sódio e iodeto das células foliculares da glândula tireoide. A progressiva concentração deste material é documentada e impressa com uma câmera especial para a glândula tireoide (cintigrafia da glândula tireoide). Desta maneira, podem ser avaliados a posição, o formato, o volume e o comportamento de armazenamento da glândula tireoide.

a Deposição de ^{99m}TcO$_4$ na glândula tireoide normal.

b Nódulo hipercaptante ("quente") no lobo direito da glândula tireoide. Em um nódulo "quente", observa-se captação aumentada de ^{99m}TcO$_4$ em determinada região da glândula tireoide, que é representada pela coloração vermelha à direita. Este resultado pode aparecer, por exemplo, em hiperfunção da glândula tireoide.

c Nódulo hipocaptante ("frio") no lobo direito da glândula tireoide. Em um nódulo "frio", observa-se radioatividade bem menor, identificada pela ausência de coloração vermelha à direita. Este resultado pode aparecer, por exemplo, no caso de um nódulo benigno ou de um carcinoma da glândula tireoide.

(Fotografias de cortesia do Prof. Dr. S. Klutmann, Klinik für Nuklearmedizin, Universitätskrankenhaus Hamburg-Eppendorf)

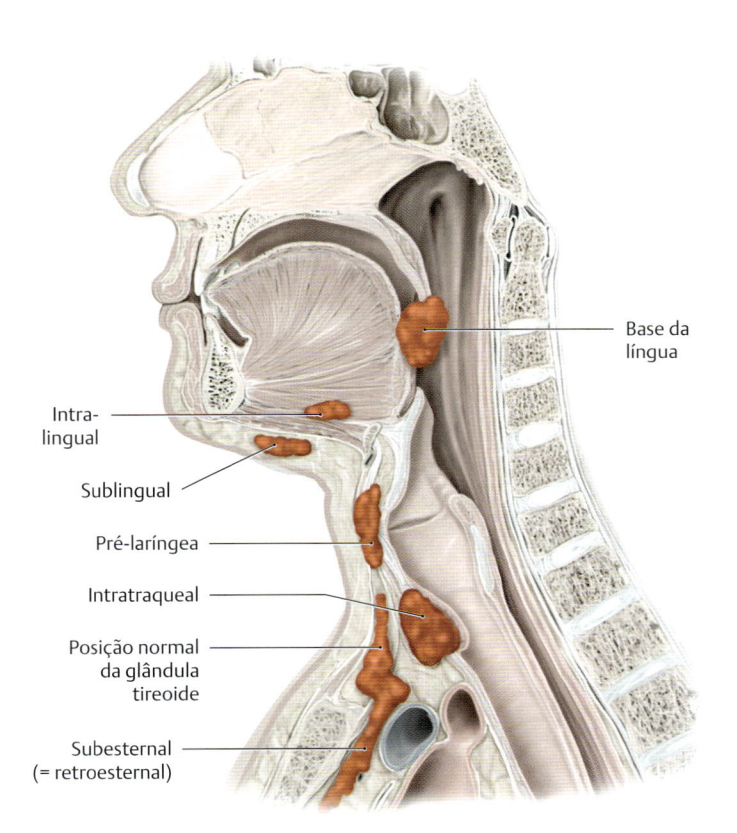

Base da língua

Intra-lingual

Sublingual

Pré-laríngea

Intratraqueal

Posição normal da glândula tireoide

Subesternal (= retroesternal)

E Localizações ectópicas da glândula tireoide

Corte mediano, vista pelo lado esquerdo.

A ectopia da glândula tireoide é representada pela posição desta glândula em um local incomum sob o ponto de vista anatômico. Ela é consequente à alteração na migração da glândula tireoide durante o desenvolvimento (ver p. 11). Estas anomalias posicionais podem ser representadas com o auxílio da cintigrafia da glândula tireoide, de modo que possam ser cirurgicamente retiradas, em caso de necessidade.

6.1 Região Anterior da Face

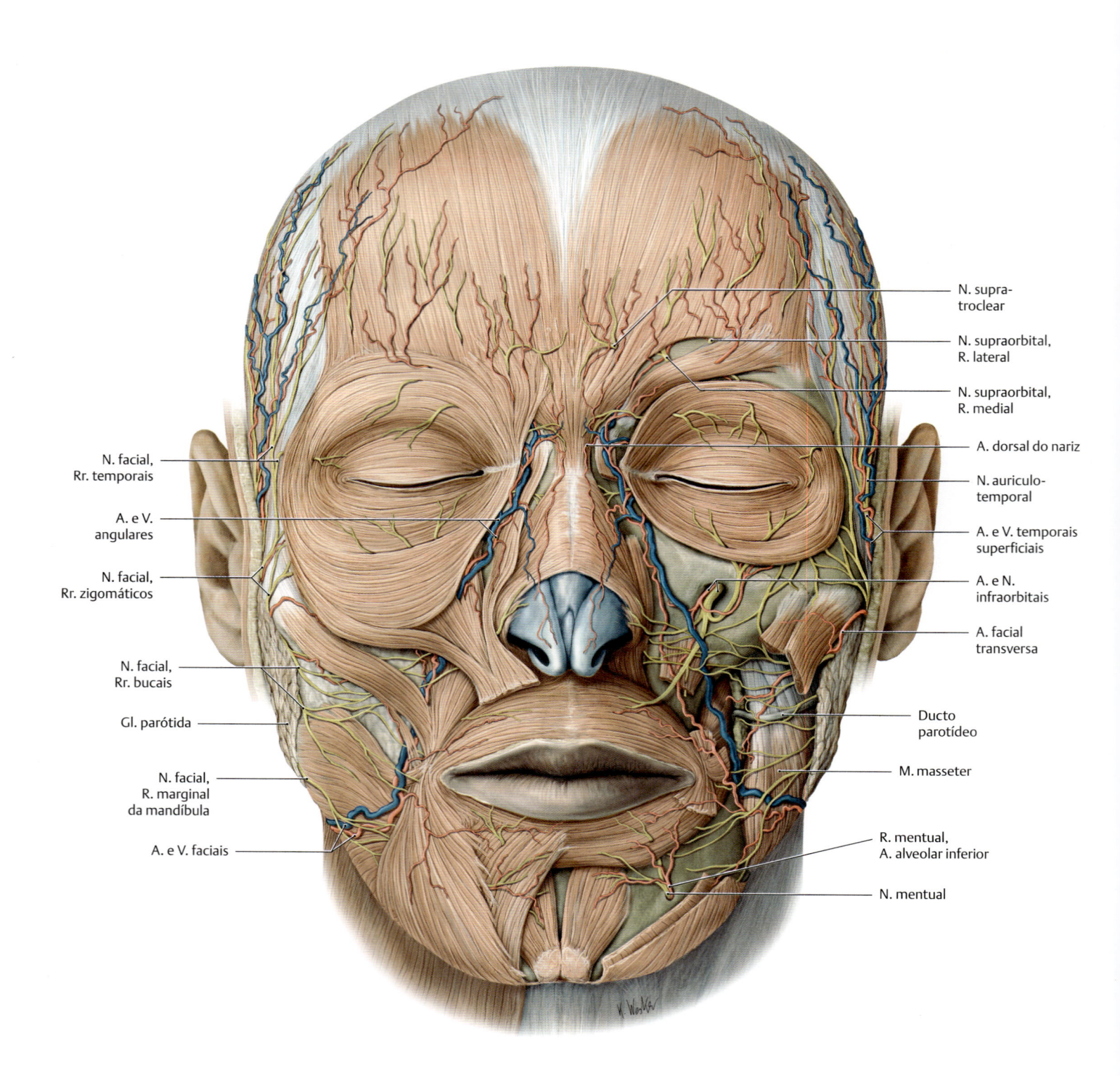

A Nervos e vasos superficiais da região anterior da face

A camada superficial, a musculatura da mímica, torna-se visível após remoção da pele e da tela subcutânea. Do lado esquerdo, foram removidas as camadas superficiais até que apareçam, mais profundamente, partes da musculatura da mastigação. A inervação motora da musculatura da mímica é provida pelo *N. facial*, que emerge, lateralmente, da glândula parótida; por outro lado, a inervação sensitiva da face faz-se pelo *N. trigêmeo*, cujos três ramos terminais são mostrados aqui (ver **E**); fibras do 3º ramo do N. trigêmeo também são responsáveis pela inervação motora da musculatura da mastigação. A maior parte da face é irrigada pela *A. carótida externa*, e somente uma pequena área, ao redor dos ângulos medial e lateral do olho, e a região frontal são irrigadas pela *A. carótida interna* (ver **B**).

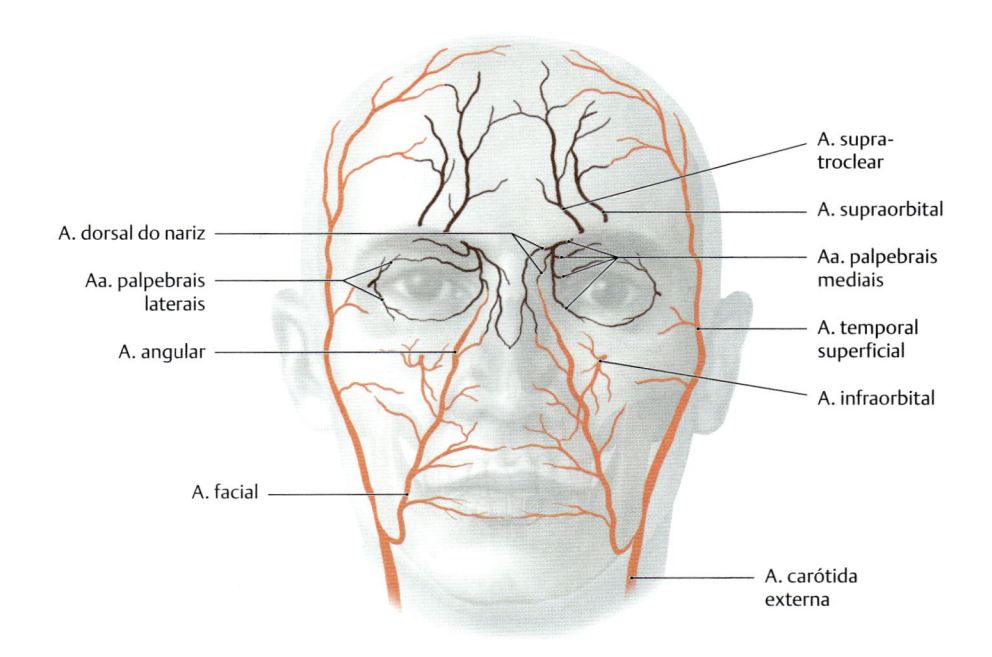

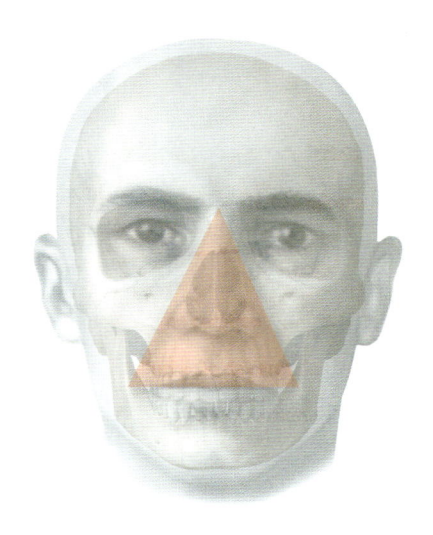

B Área da face irrigada pelas Aa. carótidas externa (vermelho) e interna (preto)

Entre as duas áreas podem se formar anastomoses hemodinamicamente importantes. Em caso de obstrução da A. carótida interna por arteriosclerose, a redução da irrigação sanguínea do encéfalo pode ser compensada pela A. temporal superficial. Por essa razão, não se deve fazer uma ligadura da A. temporal superficial como, por exemplo, ocorre nas biopsias, em casos de suspeita de arterite temporal (ver p. 101).

C Zona (triângulo) de perigo da face

Na denominada "zona de perigo da face" existem conexões venosas faciais com os seios venosos da dura-máter. Uma vez que as veias, nesta região, não têm válvulas, existe um grande perigo de disseminação de microrganismos para o crânio (um furúnculo pode levar à meningite! — ver p. 107).

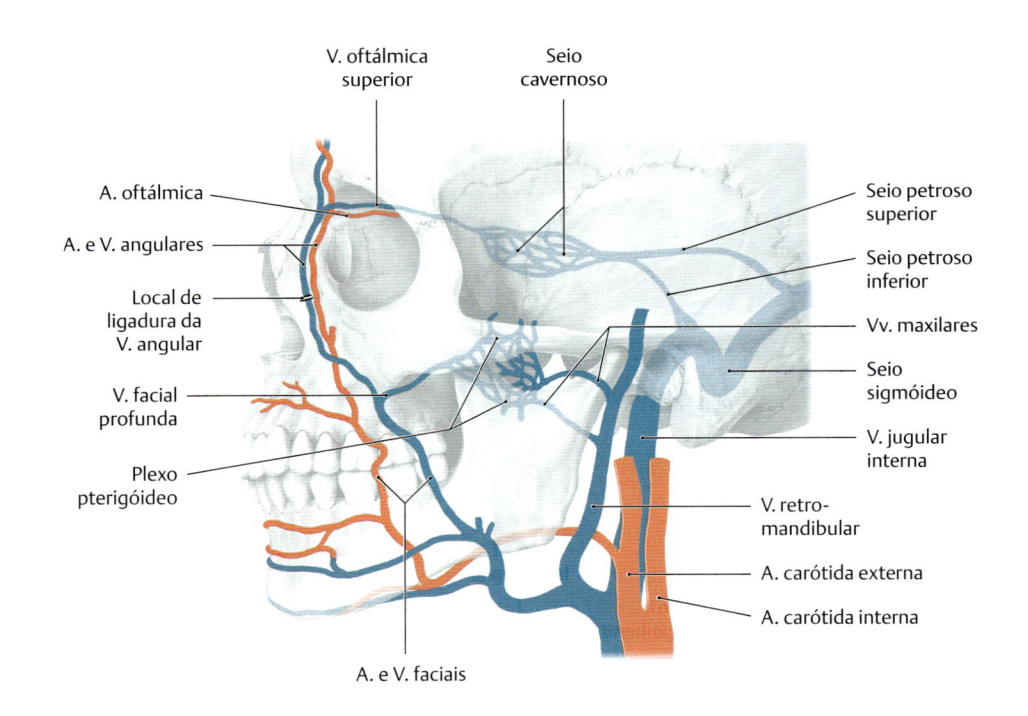

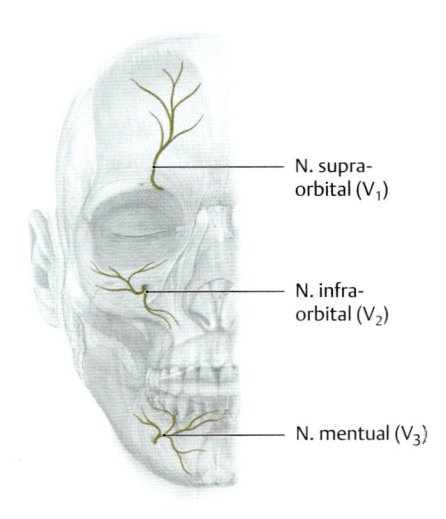

D Relações vasculares na face com importância clínica

Observe as conexões externas da face com os seios da dura-máter. Em caso de inflamação purulenta da área de perigo da face (ver **C**), o médico poder fazer uma ligadura da V. angular em um local específico para evitar a disseminação de microrganismos para o seio cavernoso.

E Pontos de saída clinicamente importantes dos três ramos do trigêmeo

O N. trigêmeo (= NC V) é o maior nervo sensitivo da cabeça. Observamos os pontos de saída de terminações de seus três grandes ramos:

- V_1, N. supraorbital (forame supraorbital)
- V_2, N. infraorbital (forame infraorbital)
- V_3, N. mentual (forame mentual); compare com a p. 123.

6.2 Região Cervical Anterior: Camadas Superficiais

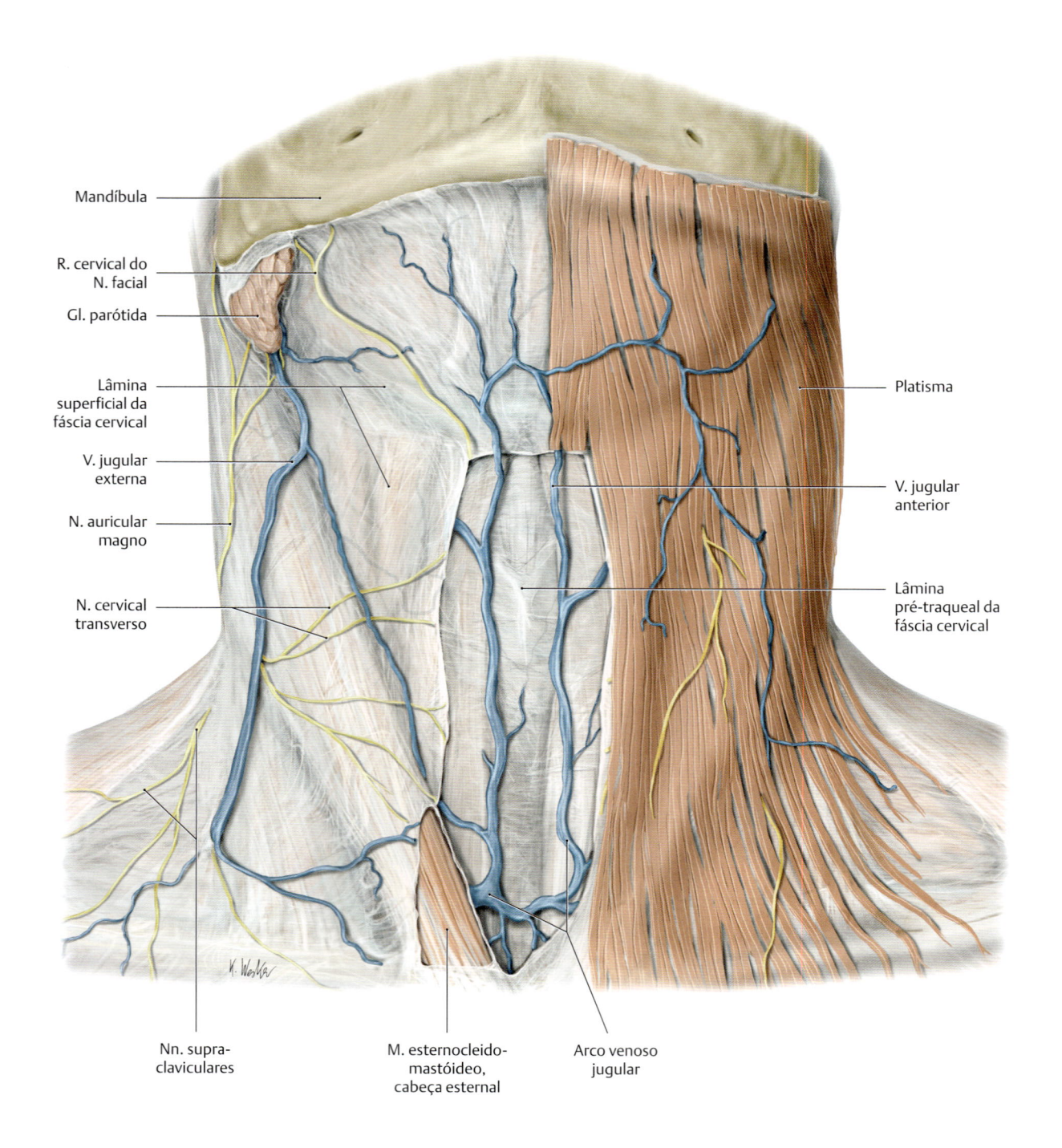

Mandíbula

R. cervical do N. facial

Gl. parótida

Lâmina superficial da fáscia cervical

V. jugular externa

N. auricular magno

N. cervical transverso

Platisma

V. jugular anterior

Lâmina pré-traqueal da fáscia cervical

Nn. supra-claviculares

M. esternocleido-mastóideo, cabeça esternal

Arco venoso jugular

A Pescoço, camada superficial

Vista anterior; o platisma (músculo epifascial) foi retirado à direita; a lâmina superficial da fáscia cervical (ver a estrutura da fáscia cervical, na p. 4) foi aberta no plano mediano e recortada. Deste modo, a cabeça esternal direita do M. esternocleidomastóideo se encontra liberada da fáscia. A região cervical anterior é delimitada posteriormente pelo M. esternocleidomastóideo e superiormente pela margem inferior da mandíbula, encontrando-se particularmente bem definida à direita. A V. jugular anterior é observada com seu arco venoso jugular. O polo inferior da glândula parótida se projeta abaixo da mandíbula. Quando a glândula parótida está inflamada (por caxumba ou parotidite), torna-se muito espessada nesta região e deforma a face ("bochecha de *hamster*", com o lóbulo da orelha distendido).

Observe ainda os nervos cutâneos do plexo cervical (Nn. auricular magno, cervical transverso e supraclaviculares), que se irradiam a partir do ponto de Erb (ver p. 240).

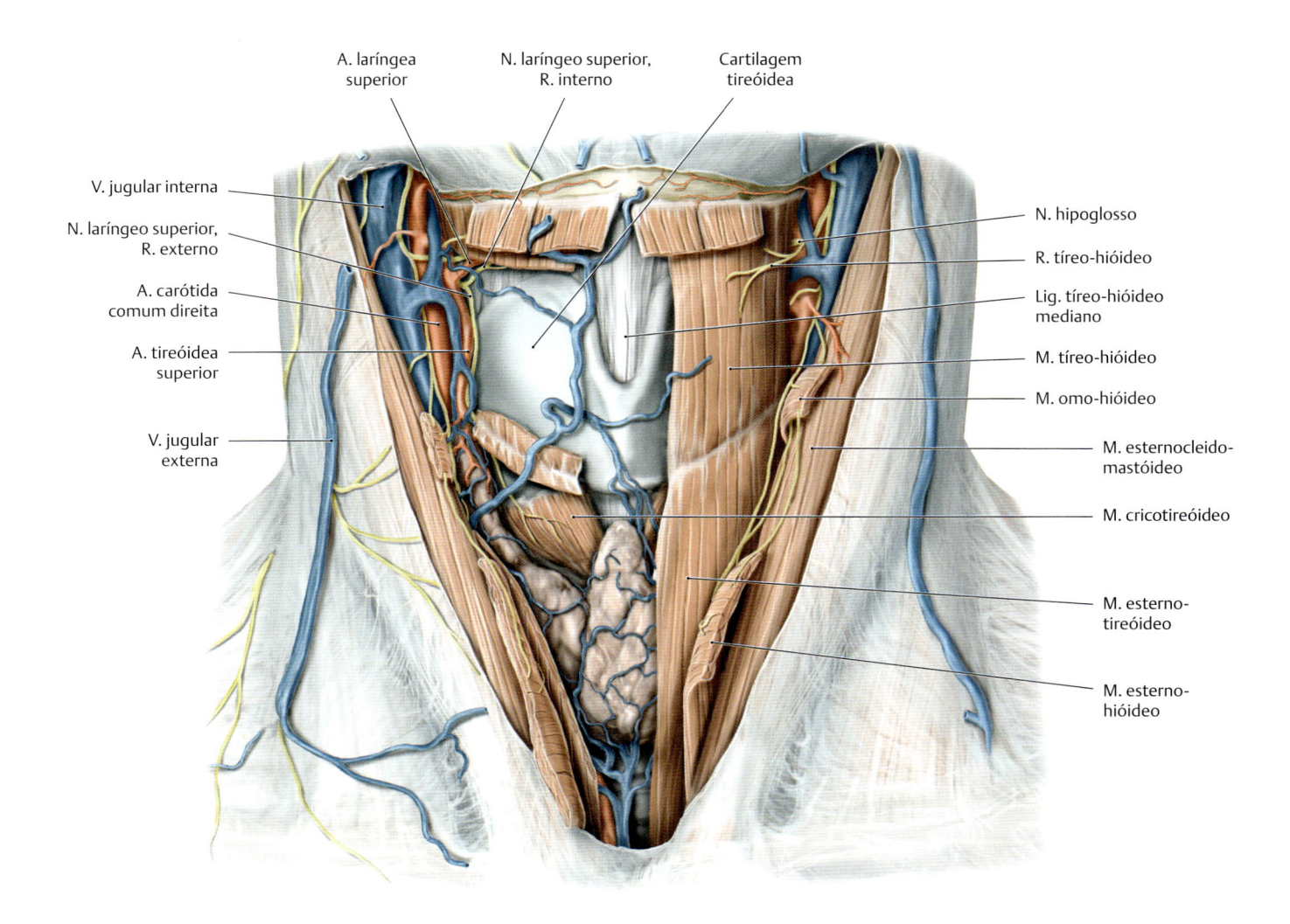

A. laríngea superior
N. laríngeo superior, R. interno
Cartilagem tireóidea
V. jugular interna
N. laríngeo superior, R. externo
A. carótida comum direita
A. tireóidea superior
V. jugular externa
N. hipoglosso
R. tíreo-hióideo
Lig. tíreo-hióideo mediano
M. tíreo-hióideo
M. omo-hióideo
M. esternocleido-mastóideo
M. cricotireóideo
M. esterno-tireóideo
M. esterno-hióideo

B Pescoço, camada média

Vista anterior. A lâmina pré-traqueal (parte intermediária da fáscia cervical) foi retirada; a musculatura infra-hióidea, aí localizada, foi ressecada, de modo que a glândula tireoide, localizada posteriormente à musculatura infra-hióidea, ficasse livre após a remoção da fáscia visceral. A A. tireóidea superior, o primeiro ramo da A. carótida externa, está visível. Com ela, segue o R. externo do N. laríngeo superior, um ramo do N. vago, em direção ao M. cricotireóideo. O R. interno do N. laríngeo superior segue para a laringe através da membrana tíreo-hióidea, juntamente com a A. laríngea superior.

6.3 Região Cervical Anterior: Camadas Profundas

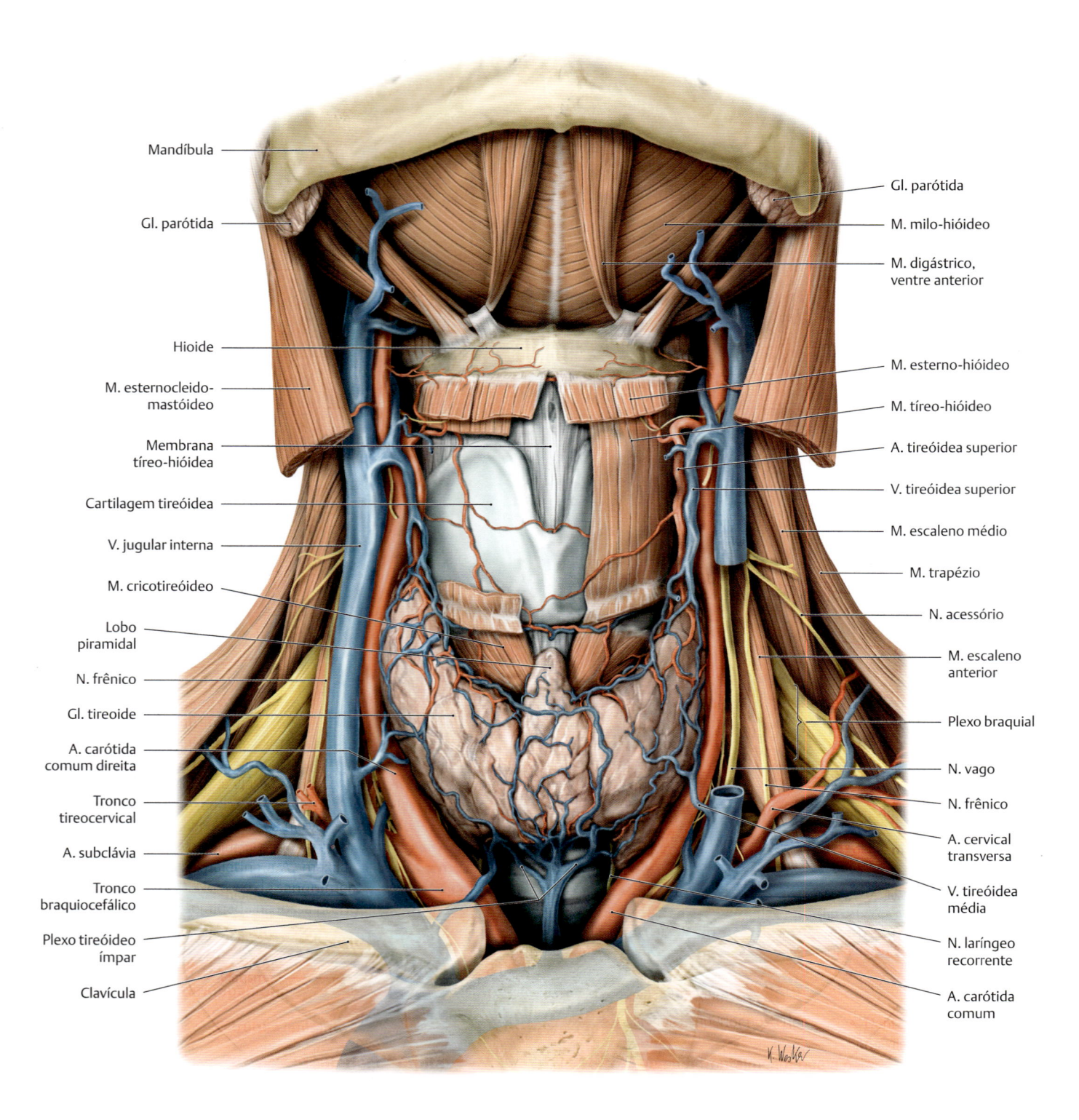

Mandíbula

Gl. parótida

Gl. parótida

M. milo-hióideo

M. digástrico, ventre anterior

Hioide

M. esternocleido-mastóideo

Membrana tíreo-hióidea

Cartilagem tireóidea

V. jugular interna

M. cricotireóideo

Lobo piramidal

N. frênico

Gl. tireoide

A. carótida comum direita

Tronco tireocervical

A. subclávia

Tronco braquiocefálico

Plexo tireóideo ímpar

Clavícula

M. esterno-hióideo

M. tíreo-hióideo

A. tireóidea superior

V. tireóidea superior

M. escaleno médio

M. trapézio

N. acessório

M. escaleno anterior

Plexo braquial

N. vago

N. frênico

A. cervical transversa

V. tireóidea média

N. laríngeo recorrente

A. carótida comum

A Camada profunda do pescoço, vista anterior
Pode-se observar a laringe, a glândula tireoide e as demais vísceras do pescoço situadas na linha média e mais lateralmente. Lateralmente a ambas as vísceras, estão as estruturas vasculonervosas que seguem do pescoço e em direção à cabeça. A glândula tireoide é irrigada principalmente pela A. tireóidea superior, situada superior e posteriormente; sua drenagem venosa faz-se principalmente pelo plexo tireóideo ímpar, localizado inferior e anteriormente. Dentre os elementos nervosos, observam-se o N. vago (NC X) e o N. frênico (ramo do plexo cervical). O N. laríngeo recorrente, ramo do N. vago, se estende da abertura superior do tórax, seguindo lateralmente à traqueia e por trás da glândula tireoide, até a laringe, cujos músculos ele inerva.

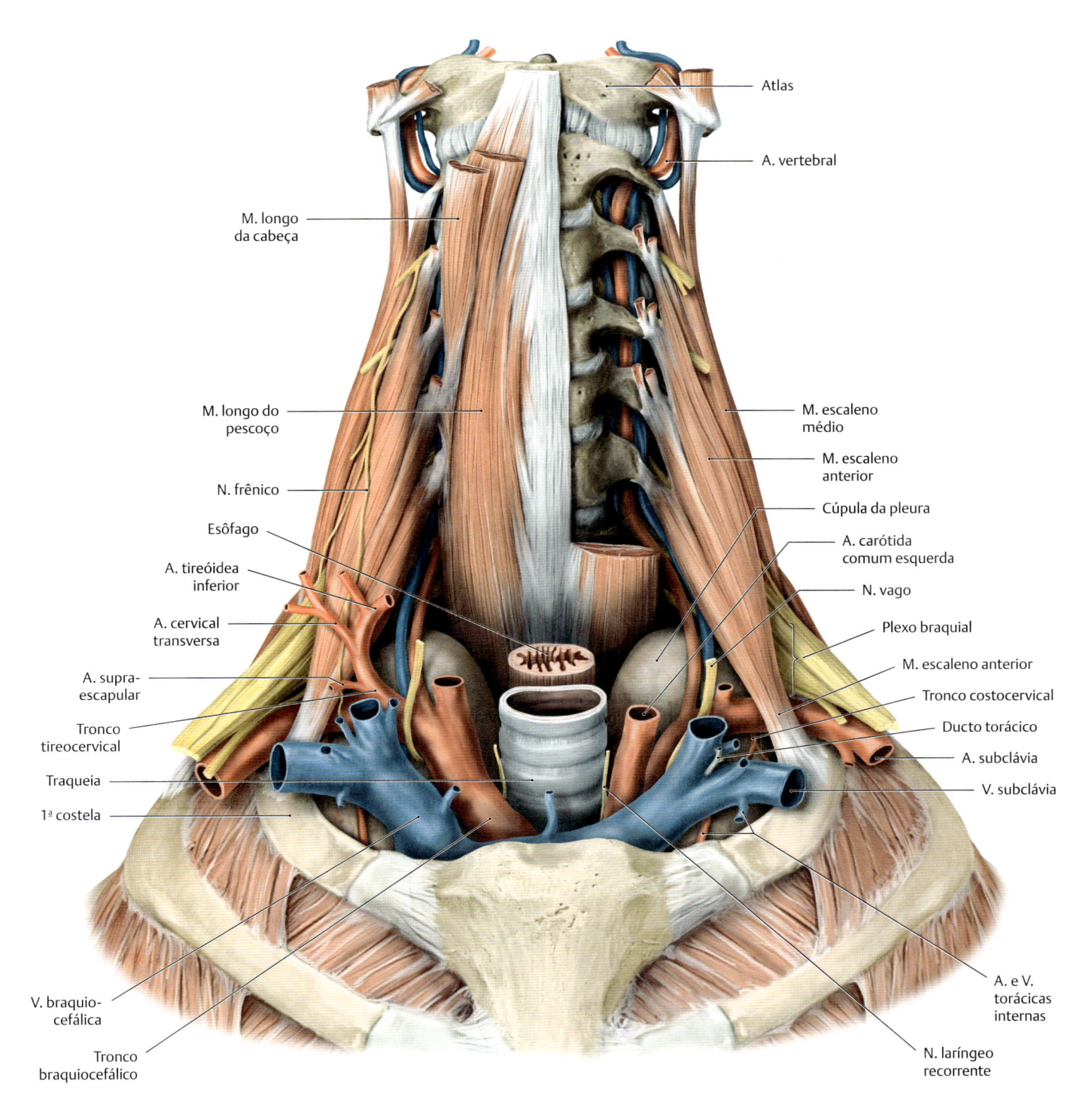

Atlas

A. vertebral

M. longo
da cabeça

M. longo do
pescoço

N. frênico

Esôfago

A. tireóidea
inferior

A. cervical
transversa

A. supra-
escapular

Tronco
tireocervical

Traqueia

1ª costela

V. braquio-
cefálica

Tronco
braquiocefálico

M. escaleno
médio

M. escaleno
anterior

Cúpula da pleura

A. carótida
comum esquerda

N. vago

Plexo braquial

M. escaleno anterior

Tronco costocervical

Ducto torácico

A. subclávia

V. subclávia

A. e V.
torácicas
internas

N. laríngeo
recorrente

B Camada mais profunda do pescoço na vista anterior

As vísceras do pescoço laringe e glândula tireoide foram removidas, assim como a traqueia e o esôfago. Os dois vasos principais do pescoço (A. carótida e V. jugular interna) foram seccionados em ambos os lados, de modo que a A. vertebral localizada mais profundamente está visível à direita; à esquerda, ela ainda está coberta pelos músculos pré-vertebrais. A A. vertebral atravessa o forame transversário das vértebras cervicais e passa pelo arco do atlas para o interior do crânio, onde ela supre especialmente o tronco encefálico. Pode-se ver o plexo cervical com o seu ramo, o N. frênico, que passa pelo M. escaleno anterior inferiormente (músculo de condução) para o diafragma e recebe inervação motora. Nesta camada, são observados dois troncos arteriais com seus ramos:

- Tronco tireocervical direito com:
  - A. tireóidea inferior

- A. cervical transversa com R. profundo e R. superficial e
- A. supraescapular
- Tronco costocervical esquerdo com:
  - A. cervical profunda e
  - A. intercostal suprema.

No hiato escaleno entre os Mm. escalenos anterior e médio, seguem o plexo braquial e a A. subclávia, enquanto a V. subclávia anterior ao hiato escaleno segue ao longo do M. escaleno anterior. No ângulo venoso, na confluência entre a V. subclávia e a V. jugular interna, desemboca à esquerda o ducto torácico, através do qual a linfa de 3/4 do corpo é drenada.

6.4 Camada Superficial da Face Lateral da Cabeça

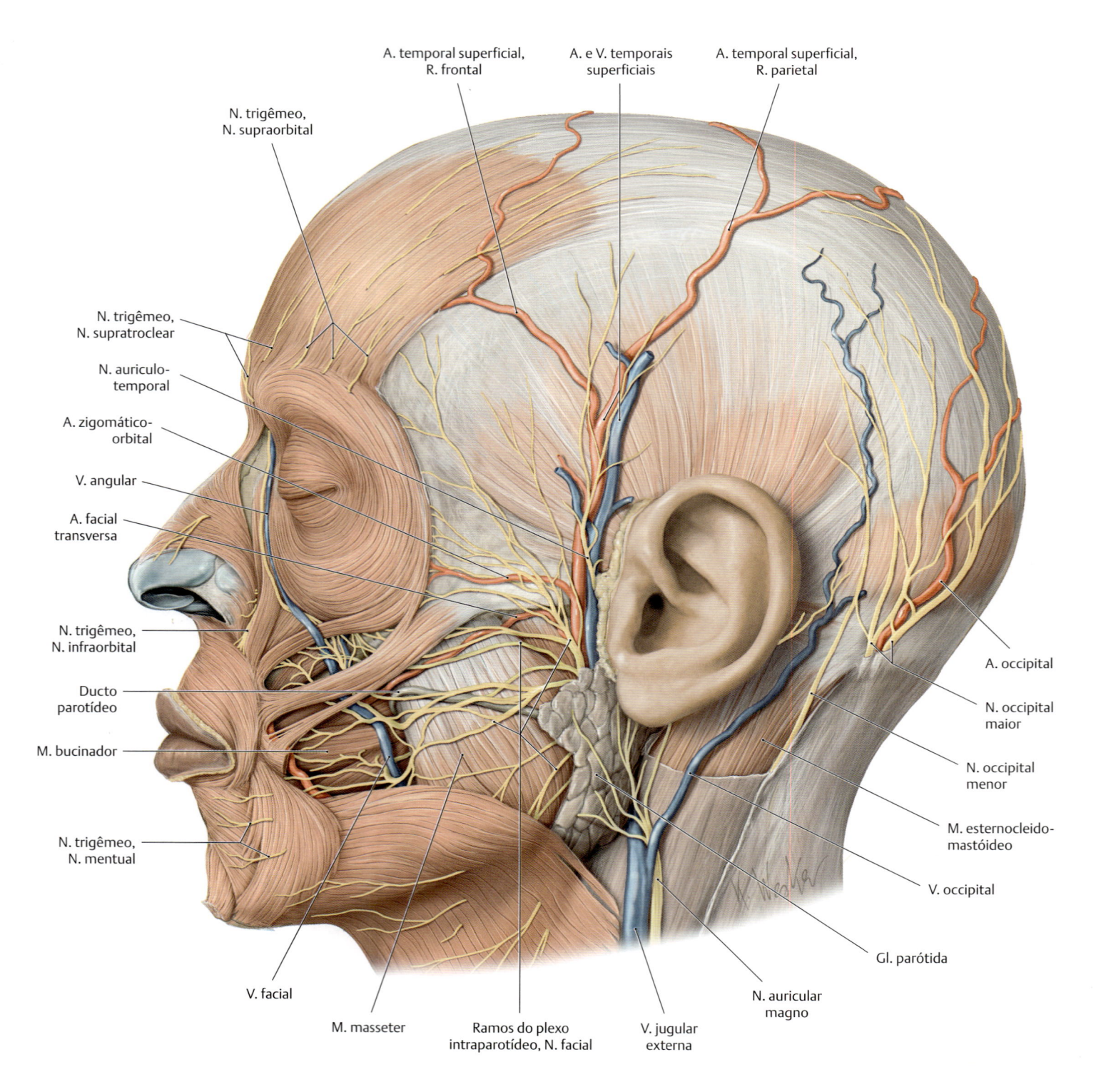

A Vasos e nervos superficiais da face lateral da cabeça
Vista esquerda. Todas as artérias visíveis aqui originam-se da *A. carótida externa* que, devido a sua localização profunda, não foi mostrada nesta camada. A região lateral da cabeça é drenada pela *V. jugular externa*. Por outro lado, a V. facial, assinalada aqui, desemboca, mais profundamente, na V. jugular interna (não mostrada). O *N. facial*, que sofreu ramificação na glândula parótida, formando o plexo intraparotídeo, emite ramos que saem da glândula, na sua margem anterior, e se projetam até

a musculatura da mímica (ver **C**). A inervação sensitiva da região lateral da cabeça é realizada, também, por ramos do *N. trigêmeo* (ver **D**), enquanto partes da região occipital são supridas pelos *Nn. occipitais maior* e *menor*. Ao contrário do N. trigêmeo, estes nervos originam-se dos nervos espinais (ver **E**). O ducto excretor da glândula parótida (ducto parotídeo) é facilmente encontrado na preparação e projeta-se superficialmente ao M. masseter, em cuja margem anterior perfura o M. bucinador e desemboca no vestíbulo da boca no nível do 2º dente molar da maxila (não mostrado).

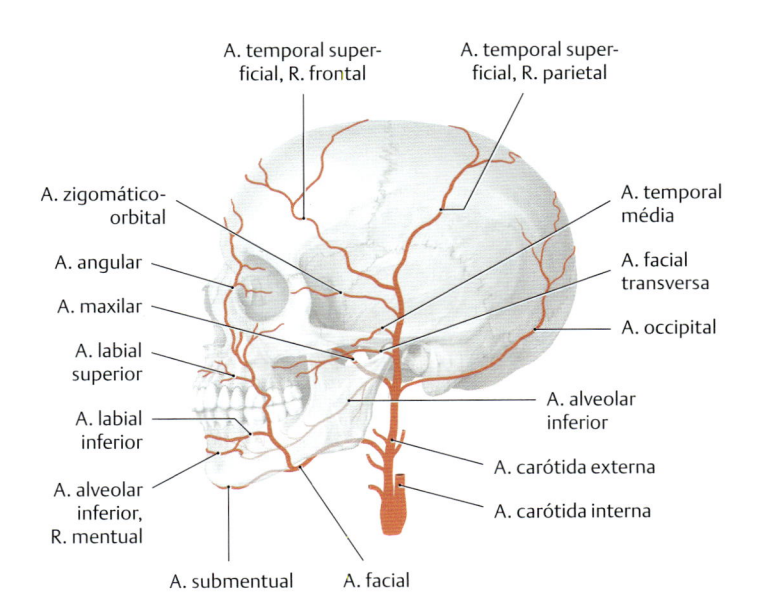

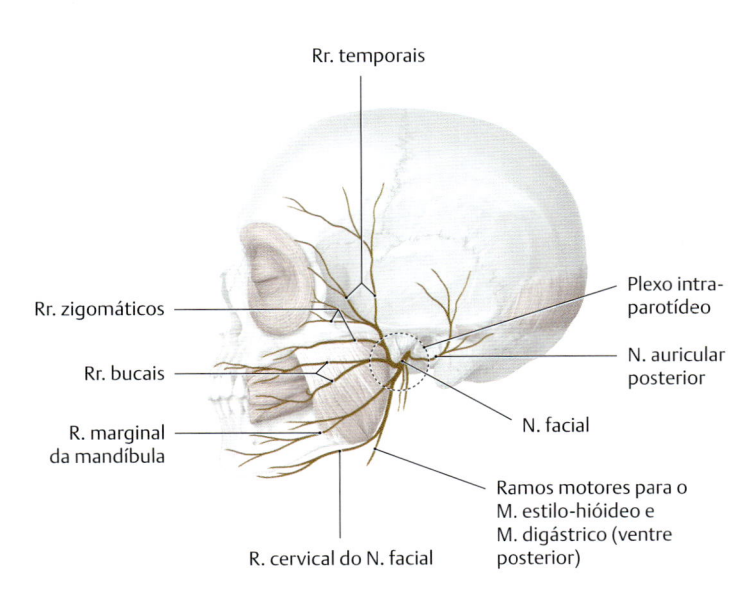

B Ramos superficiais da A. carótida externa

Vista esquerda. Este esquema mostra as artérias isoladas para definir melhor as suas ramificações e as relações entre si (compare com **A**; para detalhes, ver p. 94).

C N. facial (VII nervo craniano)

Vista esquerda. A inervação motora dos músculos da expressão facial é realizada exclusivamente pelo VII nervo craniano (ver p. 119).

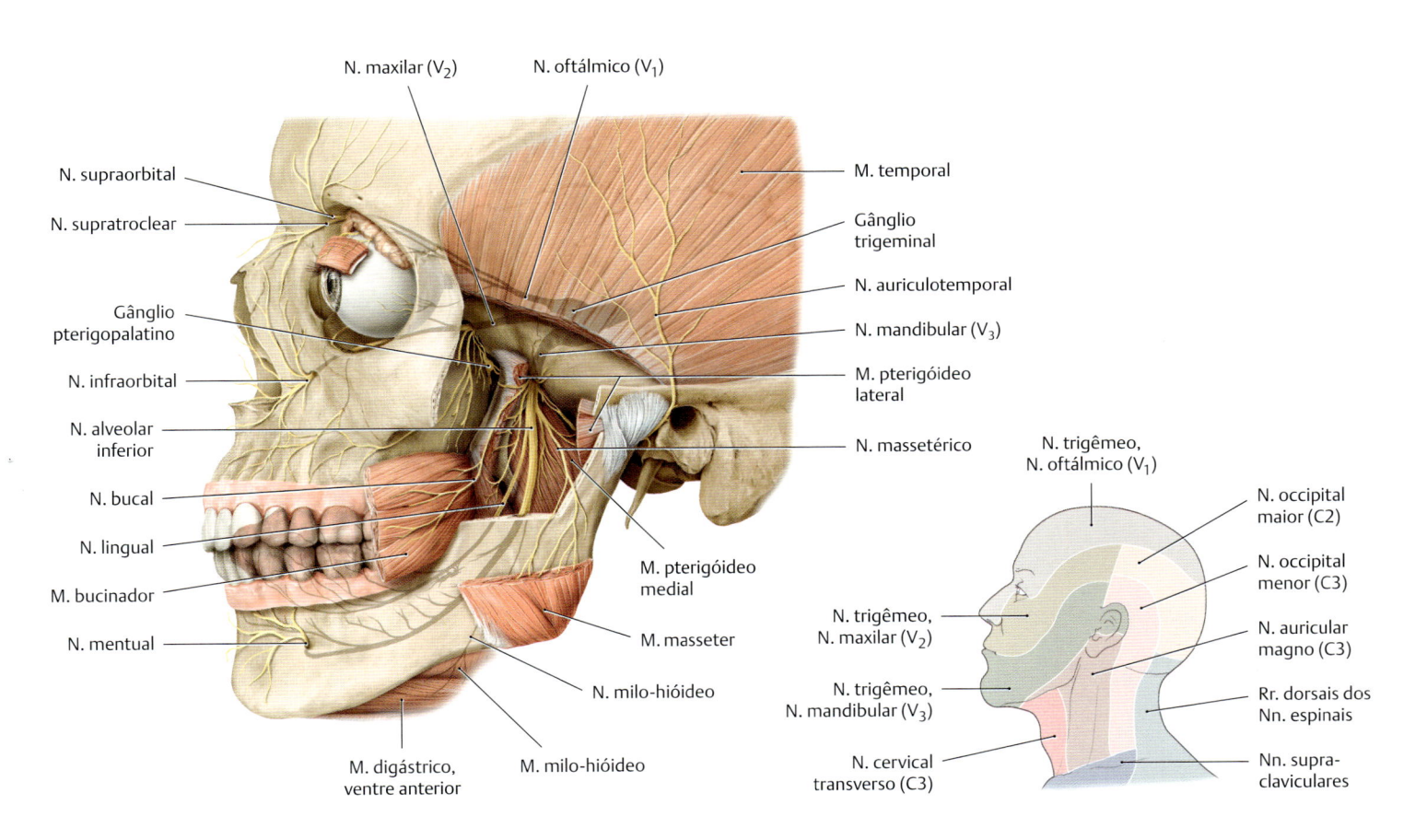

D N. trigêmeo (V nervo craniano)

Vista esquerda. O suprimento sensitivo da cabeça ocorre na região aqui representada por três grandes ramos derivados do N. trigêmeo (Nn. supraorbital, infraorbital e mentual). O seu curso é reconhecido no crânio e seus pontos de saída, na região frontal da face (para a vista frontal, ver p. 226). O N. trigêmeo é um nervo misto, pois as fibras motoras que são armazenadas no N. mandibular (3º ramo do N. trigêmeo), suprem os músculos da mastigação.

E Áreas de inervação nas regiões laterais da cabeça e do pescoço

Vista esquerda.

Observação: A inervação sensitiva nas regiões laterais da cabeça e do pescoço é realizada tanto por um nervo craniano (N. trigêmeo com seus ramos) quanto por ramos posteriores (N. occipital maior) e anteriores (Nn. occipital menor, auricular magno, cervical transverso) de nervos espinais. O segmento C1 da medula espinal tem apenas neurônios motores; portanto, não há área cutânea sensitiva (dermátomo).

6.5 Camadas Média e Profunda da Face Lateral da Cabeça

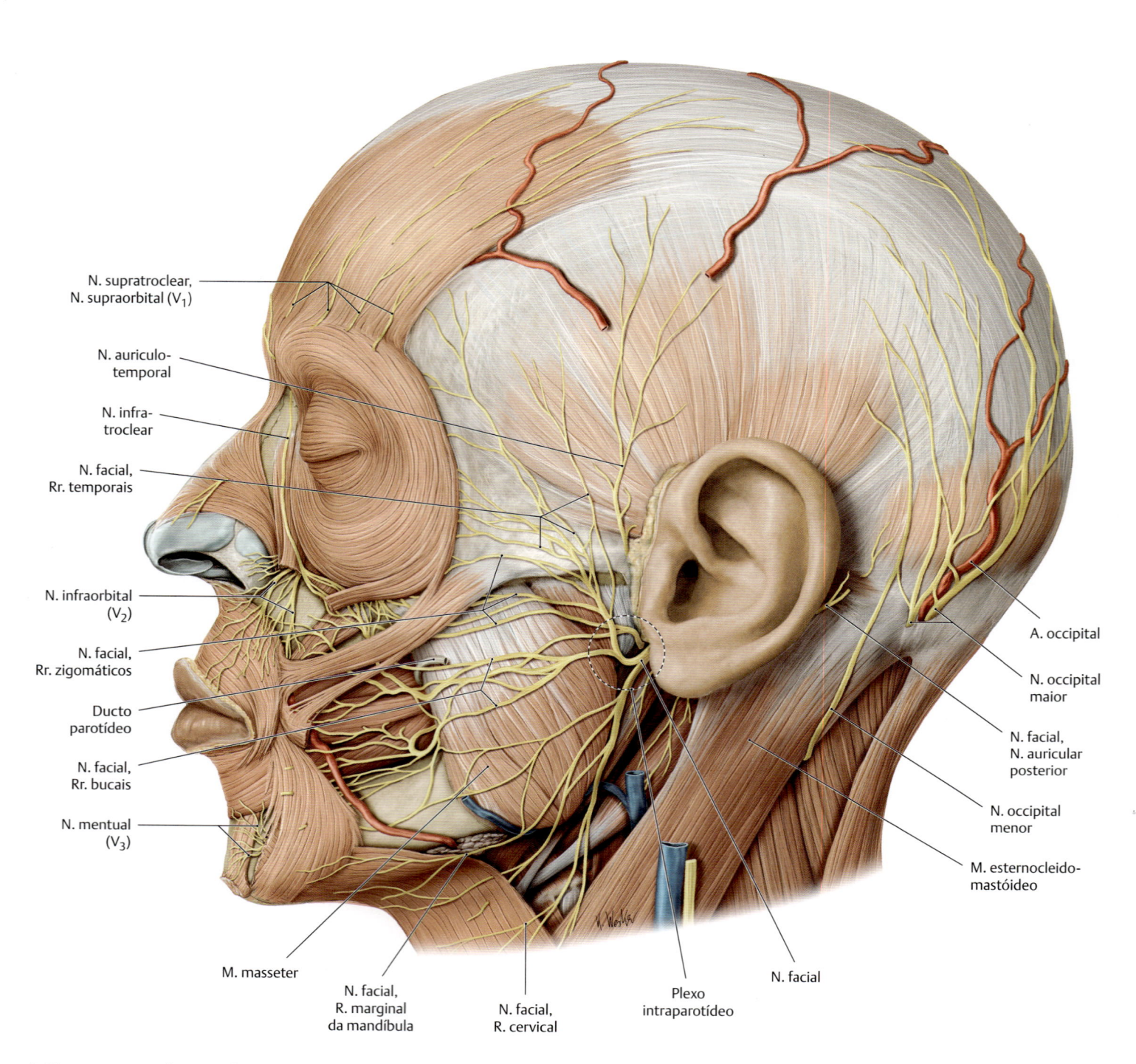

N. supratroclear,
N. supraorbital (V$_1$)

N. auriculo-
temporal

N. infra-
troclear

N. facial,
Rr. temporais

N. infraorbital
(V$_2$)

N. facial,
Rr. zigomáticos

Ducto
parotídeo

N. facial,
Rr. bucais

N. mentual
(V$_3$)

M. masseter

N. facial,
R. marginal
da mandíbula

N. facial,
R. cervical

Plexo
intraparotídeo

N. facial

A. occipital

N. occipital
maior

N. facial,
N. auricular
posterior

N. occipital
menor

M. esternocleido-
mastóideo

A Vasos e nervos da camada média
Vista esquerda. A glândula parótida foi removida, mostrando a estrutura do plexo intraparotídeo do N. facial.
Observe, ainda, os nervos já mencionados anteriormente. Para maior clareza, as veias foram removidas.

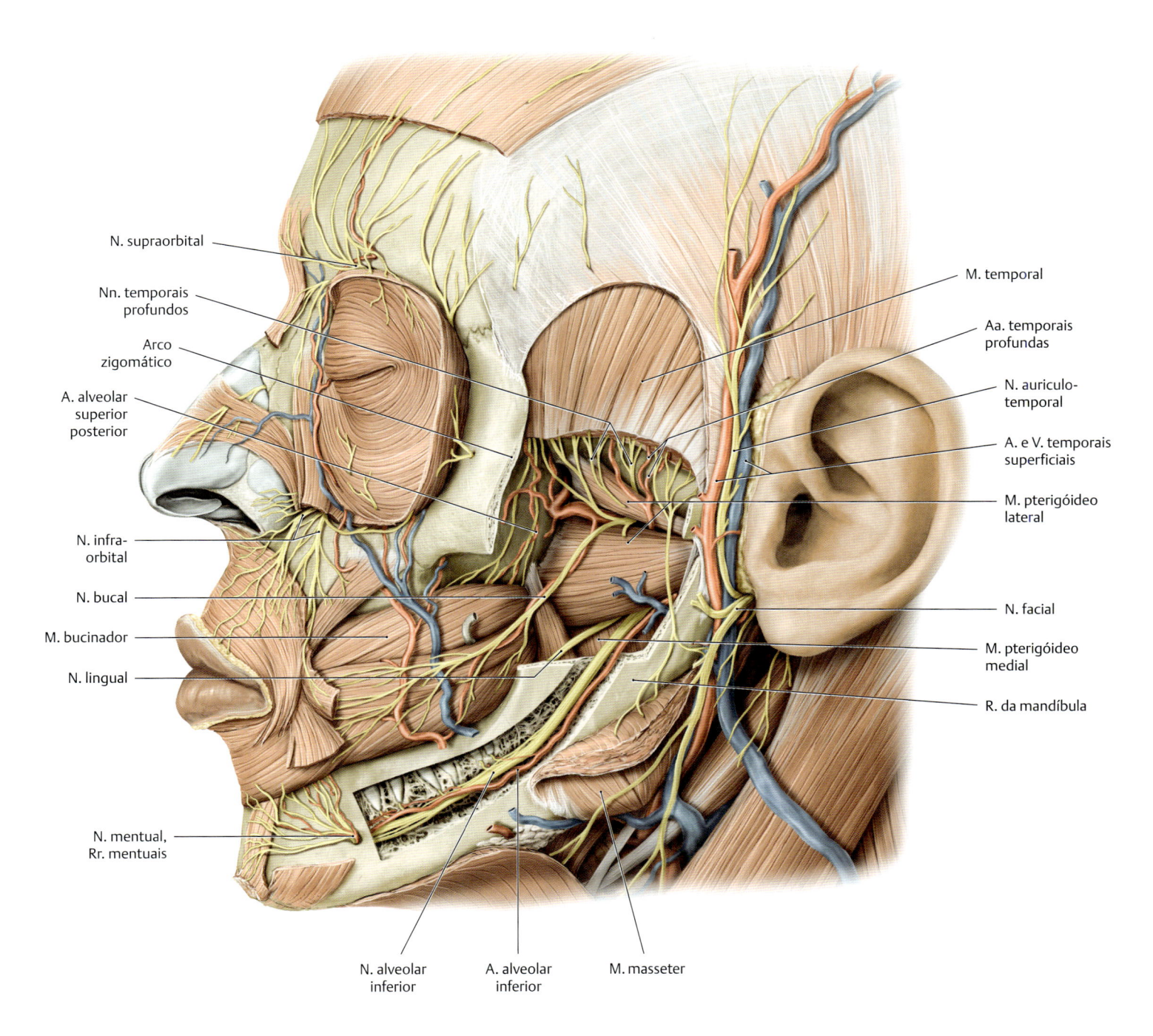

B Vasos e nervos da camada profunda
Vista esquerda. Para melhor visualização das estruturas profundas, o M. masseter e o arco zigomático foram cortados. Além disso, o ramo da mandíbula foi aberto para visualizar as vias vasculonervosas aqui situadas. As veias foram inteiramente removidas.

235

6.6 Fossa Infratemporal

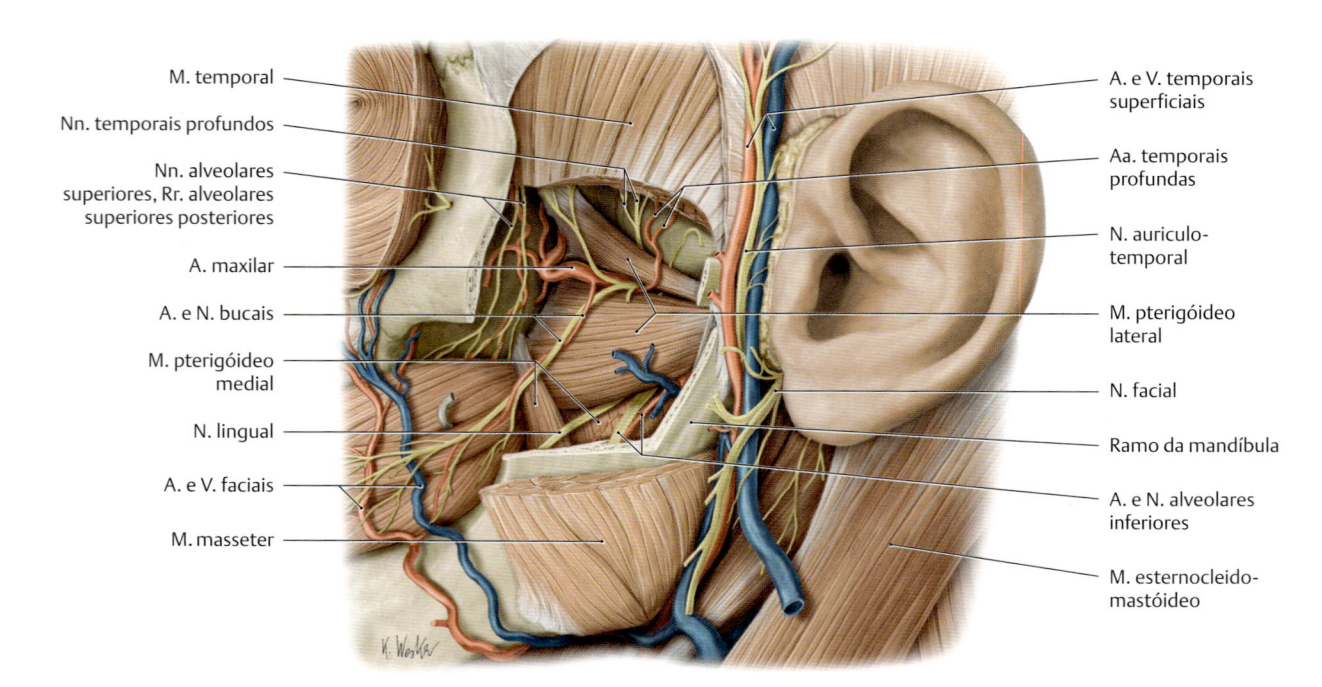

A Fossa infratemporal esquerda, camada superficial
Vista lateral. A fossa infratemporal contém numerosas estruturas e, portanto, é descrita separadamente. O arco zigomático e a metade anterior do ramo da mandíbula foram removidos para permitir a visualização da fossa infratemporal. O canal da mandíbula foi aberto. Observe a A. e os Nn. alveolares inferiores que se estendem no canal. A veia acompanhante foi removida. A A. maxilar divide-se em seus ramos terminais, na profundidade da fossa infratemporal (ver **B**).

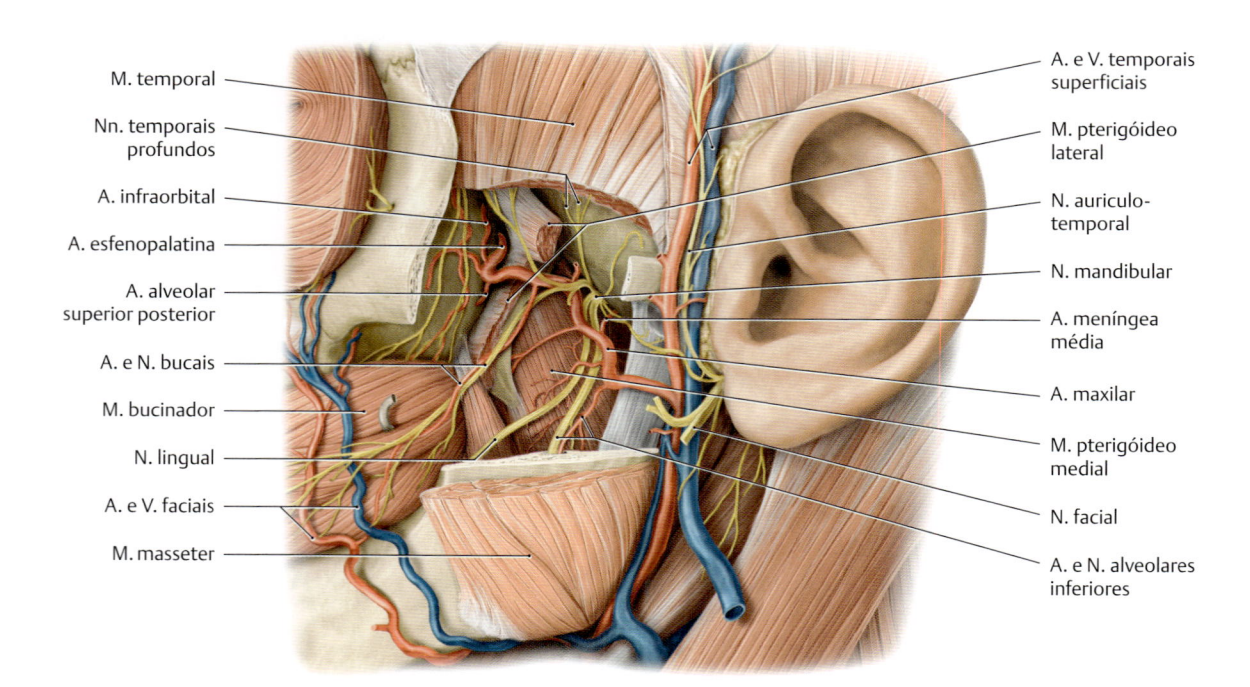

B Fossa infratemporal esquerda, camada profunda
Vista lateral. Em contraste com a figura anterior, ambas as cabeças do M. pterigóideo lateral foram também parcialmente removidas, de modo que ele é visto apenas parcialmente. A distribuição da A. maxilar e do N. mandibular é visível. Na preparação cuidadosa, é visível a alça do N. auriculotemporal (um ramo do N. mandibular) em volta da A. meníngea média, que se afasta da A. maxilar para seguir através do forame espinhoso para a fossa média do crânio (ver p. 123).

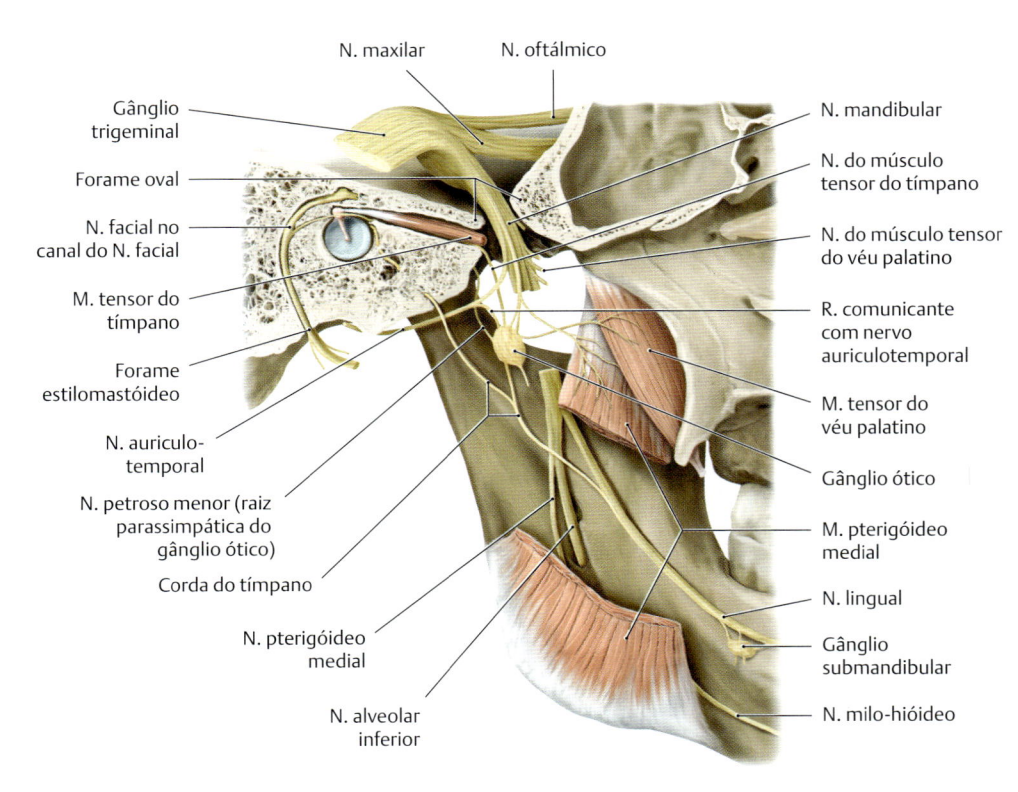

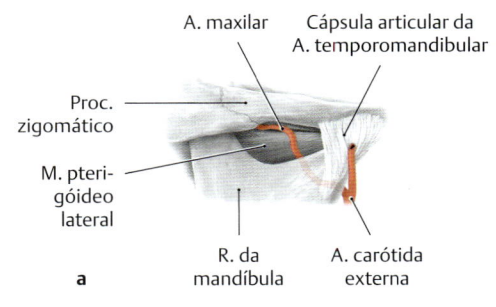

A. maxilar — Cápsula articular da A. temporomandibular

Proc. zigomático

M. pterigóideo lateral

R. da mandíbula — A. carótida externa

a

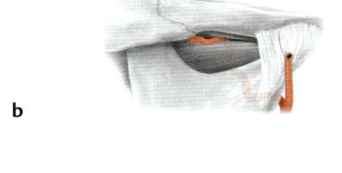

b

A. maxilar

N. bucal

c — N. alveolar inferior — N. lingual

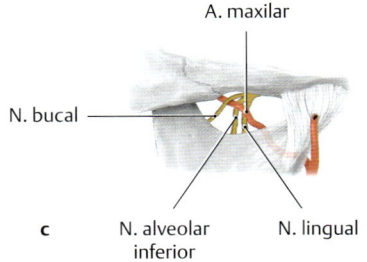

N. bucal

d — N. alveolar inferior — N. lingual

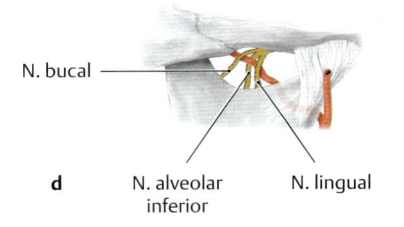

N. bucal

e — N. alveolar inferior — N. lingual

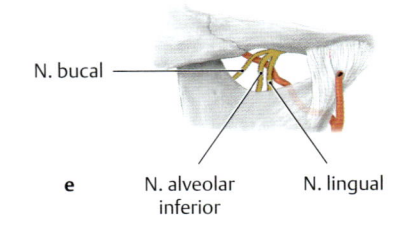

C Gânglio ótico esquerdo com suas raízes no fundo da fossa infratemporal

Vista medial. O pequeno e plano gânglio ótico localiza-se medial ao N. mandibular abaixo do forame oval. Nele fazem sinapses as fibras parassimpáticas para a Gl. parótida.

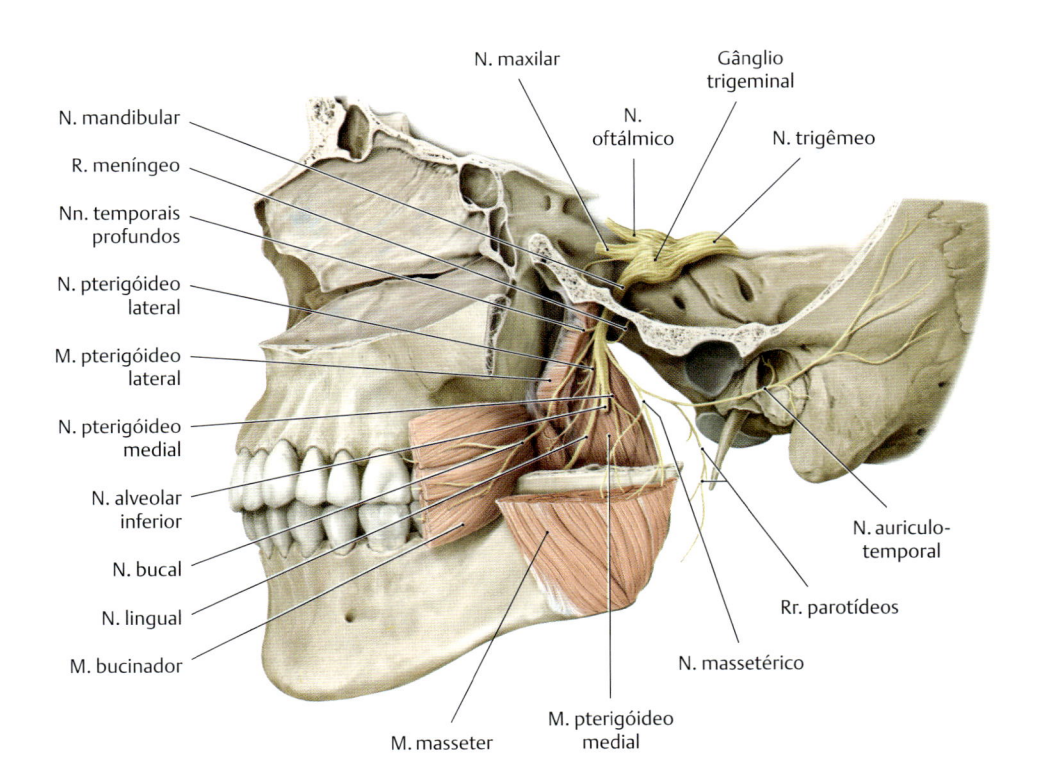

D Ramificação do N. mandibular na fossa infratemporal

Vista esquerda com o M. pterigóideo medial situado mais profundamente. O 3º ramo principal sensitivo do NC V estende-se pelo forame oval, a partir da fossa média do crânio, até a fossa infratemporal. Ele é acompanhado por fibras motoras (raiz motora) para a musculatura da mastigação; estas fibras são mostradas aqui.

E Variações da A. maxilar esquerda

Vista lateral. A A. maxilar apresenta trajetos muito variáveis. As variações mais frequentes são mostradas a seguir:

a Trajeto lateral ao M. pterigóideo lateral (frequente).
b Trajeto medial ao M. pterigóideo lateral.
c Trajeto medial ao N. bucal, mas lateralmente aos Nn. lingual e alveolar inferior.
d Trajeto lateral ao N. alveolar inferior e medial ao N. bucal e ao N. lingual.
e Trajeto medial ao tronco do N. mandibular.

237

6.7 Fossa Pterigopalatina

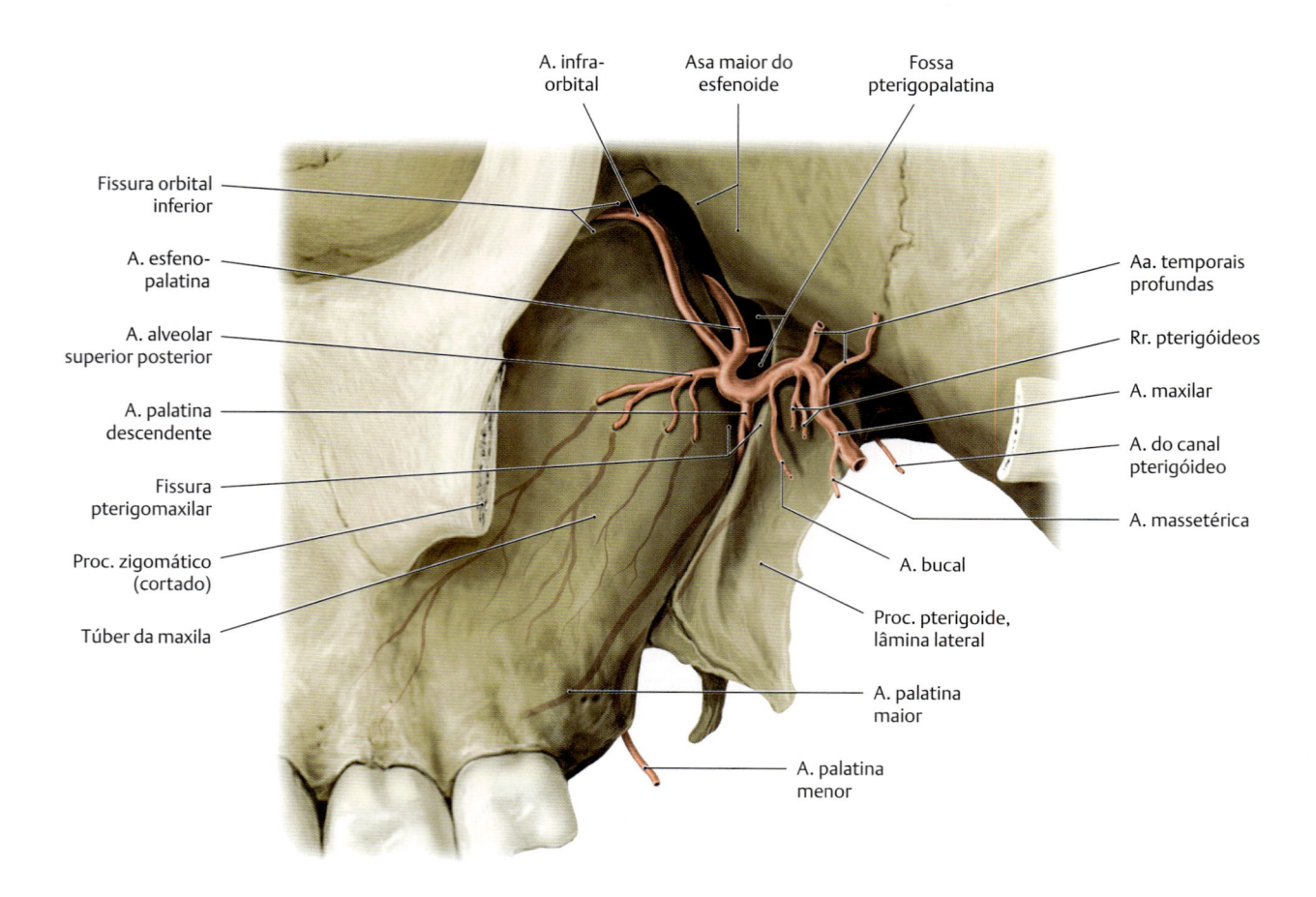

A. infra-orbital · Asa maior do esfenoide · Fossa pterigopalatina

Fissura orbital inferior · A. esfeno-palatina · A. alveolar superior posterior · A. palatina descendente · Fissura pterigomaxilar · Proc. zigomático (cortado) · Túber da maxila

Aa. temporais profundas · Rr. pterigóideos · A. maxilar · A. do canal pterigóideo · A. massetérica · A. bucal · Proc. pterigoide, lâmina lateral · A. palatina maior · A. palatina menor

A Trajeto das artérias da fossa pterigopalatina esquerda

Vista lateral. A fossa infratemporal (ver anteriormente, p. 236) continua-se com a fossa pterigopalatina, sem um limite anatômico bem definido. Os limites da fossa pterigopalatina são listados em **B** (ver também p. 39). Ela é sede da distribuição de vias vasculonervosas entre a fossa média do crânio, a órbita e as cavidades nasal e oral (para as vias de acesso, ver **E**). Para maior clareza, as artérias e os nervos foram visualizados de forma separada, uma vez que o número de pequenas ramificações arteriais é grande. Na fossa pterigopalatina a A. maxilar se divide em seus ramos terminais (ver p. 100). No caso de sangramento maciço da cavidade nasal, a A. maxilar pode ser ligada na fossa pterigopalatina (ver p. 185).

B Limites da fossa pterigopalatina

Faces	Estrutura limitante
Anterior	Túber da maxila
Posterior	Proc. pterigoide
Medial	Lâmina perpendicular do palatino
Lateral	Aberta para a fossa infratemporal, através da fissura pterigomaxilar
Superior	Asa maior do esfenoide, transição com a fissura orbital inferior
Inferior	Aberta para o espaço retrofaríngeo

C Ramos mais calibrosos da A. maxilar

Na A. maxilar distinguem-se uma parte mandibular, uma parte pterigóidea e uma parte pterigopalatina. Os vasos da parte mandibular situam-se anteriormente à área dissecada e, portanto, não foram mostrados aqui (compare com a p. 100).

Ramo	Área irrigada
Parte pterigóidea:	
• A. massetérica	• M. masseter
• Aa. temporais profundas	• M. temporal
• Rr. pterigóideos	• Mm. pterigóideos
• A. bucal	• Túnica mucosa da bochecha
Parte pterigopalatina:	
• A. alveolar superior posterior	• Dentes molares da maxila, seio maxilar, gengiva
• A. infraorbital	• Alvéolos da maxila
• A. palatina descendente	
– A. palatina maior	• Palato duro
– A. palatina menor	• Palato mole, tonsila palatina, parede da faringe
• A. esfenopalatina	
– Aa. nasais posteriores laterais	• Parede lateral da cavidade nasal, conchas nasais
– Rr. septais posteriores	• Septo nasal

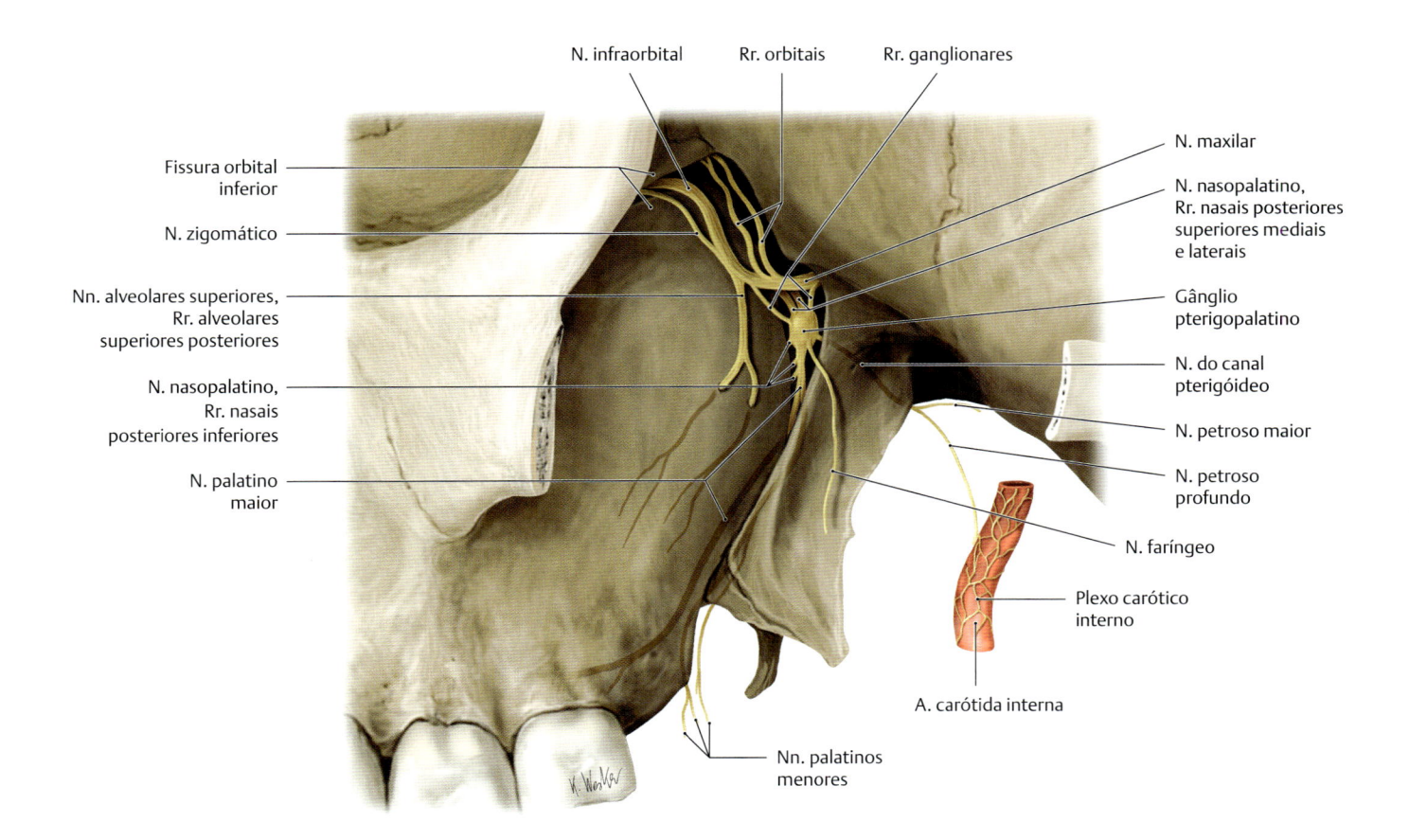

N. infraorbital   Rr. orbitais   Rr. ganglionares

Fissura orbital inferior

N. zigomático

Nn. alveolares superiores, Rr. alveolares superiores posteriores

N. nasopalatino, Rr. nasais posteriores inferiores

N. palatino maior

N. maxilar

N. nasopalatino, Rr. nasais posteriores superiores mediais e laterais

Gânglio pterigopalatino

N. do canal pterigóideo

N. petroso maior

N. petroso profundo

N. faríngeo

Plexo carótico interno

A. carótida interna

Nn. palatinos menores

D Trajeto dos nervos na fossa pterigopalatina esquerda
Vista lateral. O N. maxilar — o 2º ramo do NC V — estende-se através do forame redondo, a partir da fossa média do crânio, para a fossa pterigopalatina, onde se ramifica. Conecta-se com o gânglio parassimpático pterigopalatino, onde ocorre a sinapse do 1º neurônio (pré-ganglionar) com o 2º neurônio (pós-ganglionar) para as glândulas lacrimais e as pequenas glândulas palatinas e nasais. As fibras pré-ganglionares do gânglio pterigopalatino provêm do N. petroso maior. Este nervo é a raiz parassimpática do N. intermédio, proveniente do N. facial. As fibras simpáticas do N. petroso profundo (raiz simpática), bem como as fibras sensitivas do N. maxilar (raiz sensitiva), somente atravessam o gânglio, mas não fazem sinapses.

E Vias de acesso à fossa pterigopalatina e vasos e nervos que a atravessam

Espaço de acesso	Origem	Estrutura que atravessa
Forame redondo	Fossa média do crânio	• N. maxilar (N. V$_2$)
Canal pterigóideo	Base do crânio (face inferior)	• A. do canal pterigóideo com Vv. acompanhantes • N. petroso maior (ramo parassimpático do N. facial) • N. petroso profundo (fibras simpáticas provenientes do plexo carótico) • N. do canal pterigóideo (com N. petroso maior, ramo parassimpático no N. facial, e N. petroso profundo, simpático, cuja origem é no canal
Canal palatino maior	Palato	• A. palatina maior (com A. palatina descendente) • N. palatino maior
Canais palatinos menores	Palato	• Aa. palatinas menores (Rr. terminais da A. palatina descendente) • Nn. palatinos menores
Forame esfenopalatino	Cavidade nasal	• A. esfenopalatina (mais as Vv. acompanhantes) • Rr. nasais posteriores superiores mediais, laterais e inferiores (provenientes do N. nasopalatino, N. V$_2$)
Fissura orbital inferior	Órbita	• A. infraorbital (mais as Vv. acompanhantes) • V. oftálmica inferior • N. infraorbital (proveniente de V$_2$) • N. zigomático (proveniente de V$_2$) • Rr. orbitais (provenientes de V$_2$)
Fissura pterigomaxilar	Fossa infratemporal	• A. maxilar

6.8 Região Lateral do Pescoço (Cervical Lateral)

A Camada epifascial do pescoço, vista direita

Esta região topograficamente importante representa a região cervical lateral, delimitada pela clavícula, pela margem anterior do M. trapézio e pela margem posterior do M. esternocleidomastóideo.

Nesta região, as ilustrações a seguir mostram uma dissecção em sequência de profundidade. As regiões esternocleidomastóidea e cervical anterior – limítrofes – também se encontram expostas. A pele e a tela subcutânea foram retiradas, de modo que os nervos cutâneos – puramente sensitivos – derivados do plexo cervical e de localização epifascial pudessem ser observados na região cervical lateral. Eles atravessam a lâmina superficial da fáscia cervical no ponto de Erb e suprem as regiões cervicais anterior e laterais. São os Nn. occipital menor, auricular magno, cervical transverso e supraclaviculares (mediais, intermédios e laterais).

Observação: O N. cervical transverso cruza por baixo da V. jugular externa e forma uma anastomose com o R. cervical do N. facial. Esta alça mista contém fibras motoras derivadas do N. facial e fibras sensitivas para a pele derivadas do N. cervical transverso.

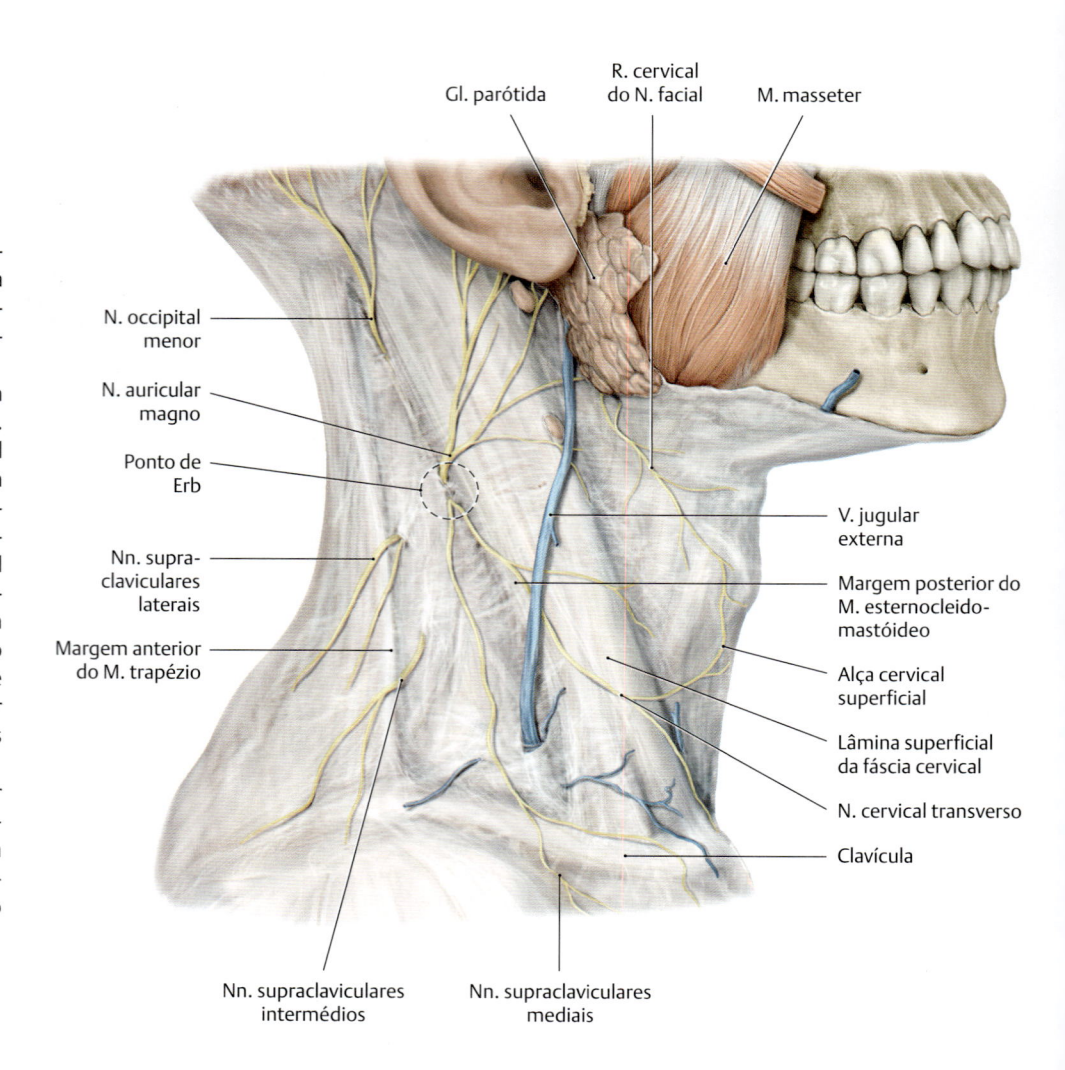

B Região cervical lateral, camada subfascial superficial

Vista pelo lado direito. A lâmina superficial da fáscia cervical foi removida sobre a região cervical lateral, de modo que se possa observar a lâmina pré-vertebral da fáscia cervical, que está fundida com a lâmina pré-traqueal na altura do M. omo-hióideo (ver p. 5). Aproximadamente no ponto médio da margem posterior do M. esternocleidomastóideo, os nervos cutâneos derivados do plexo cervical se projetam para a superfície, ao redor do ponto de Erb, através da lâmina superficial da fáscia cervical, até atingir as suas regiões de inervação, situadas em posição epifascial.

Observe o R. externo do N. acessório, que se estende para o M. trapézio. Ele pode ser seccionado durante a realização de uma biopsia de linfonodos estendida em direção posterior. Se este músculo for comprometido, o paciente não consegue mais elevar o braço acima de 90°, devido à mobilidade restrita da escápula.

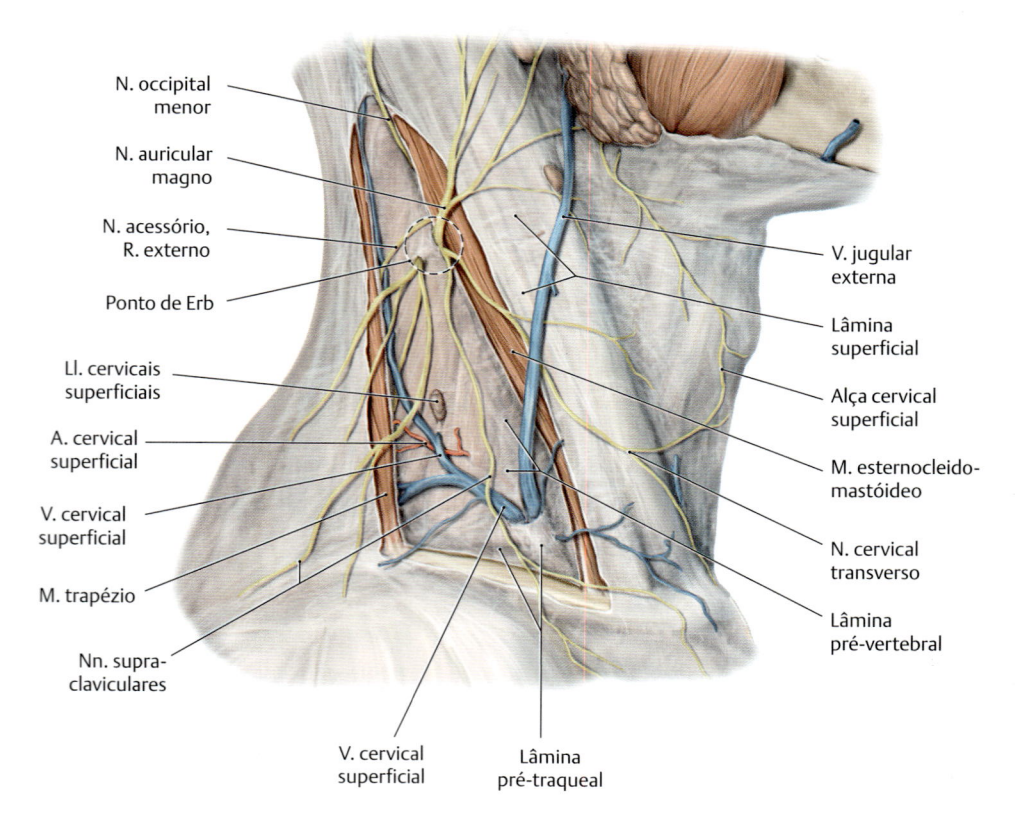

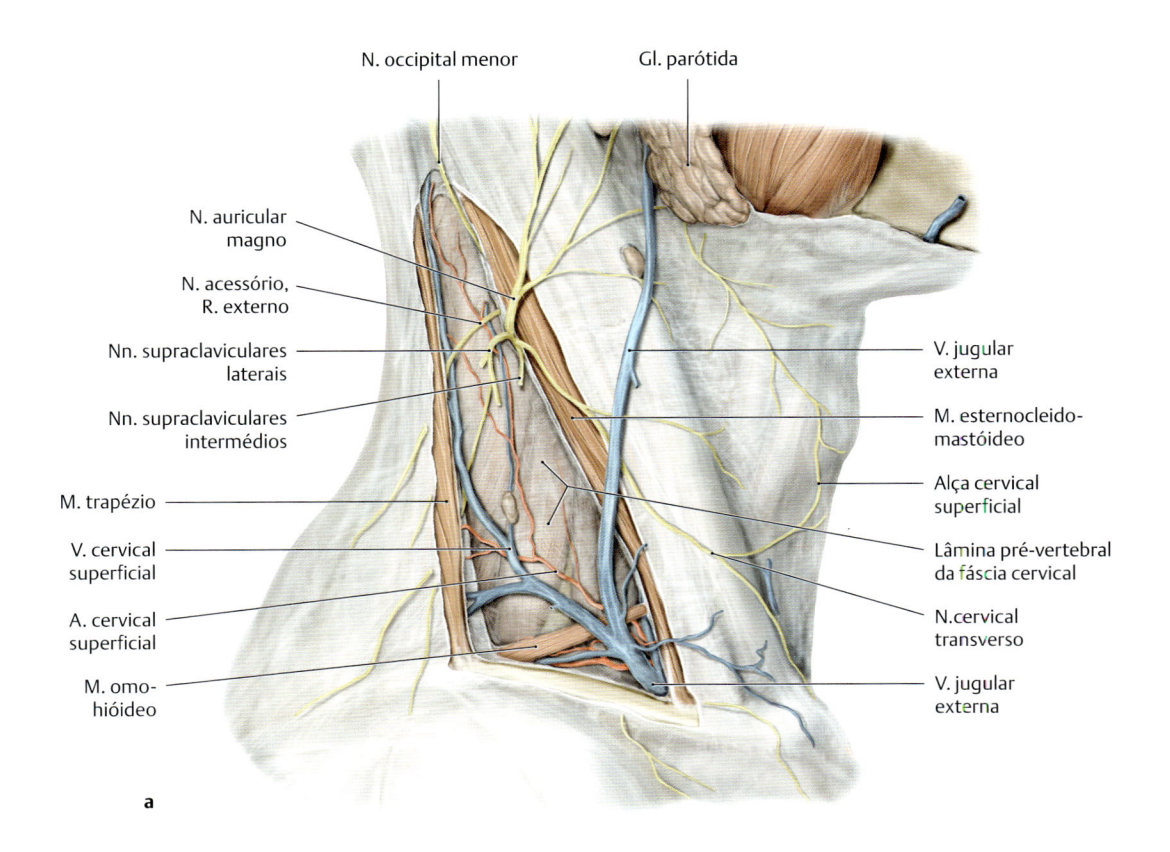

N. occipital menor

Gl. parótida

N. auricular magno

N. acessório, R. externo

Nn. supraclaviculares laterais

Nn. supraclaviculares intermédios

M. trapézio

V. cervical superficial

A. cervical superficial

M. omo-hióideo

V. jugular externa

M. esternocleido-mastóideo

Alça cervical superficial

Lâmina pré-vertebral da fáscia cervical

N.cervical transverso

V. jugular externa

a

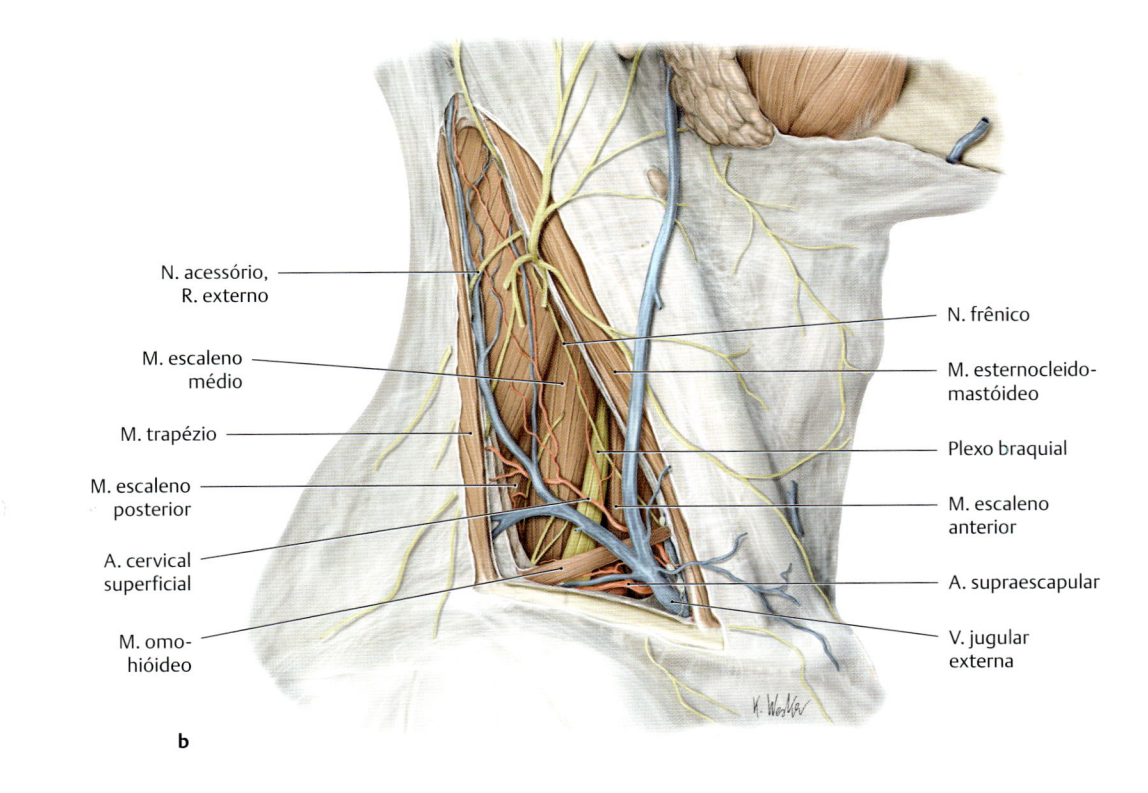

N. acessório, R. externo

M. escaleno médio

M. trapézio

M. escaleno posterior

A. cervical superficial

M. omo-hióideo

N. frênico

M. esternocleido-mastóideo

Plexo braquial

M. escaleno anterior

A. supraescapular

V. jugular externa

b

C Região cervical lateral

a Camada subfascial um pouco mais profunda, vista pelo lado direito. Nesta ilustração, em comparação às anteriores, a lâmina pré-traqueal da fáscia cervical foi também retirada, de modo a expor o M. omo-hióideo – que é envolvido por esta fáscia.

b Camada mais profunda, com exposição do plexo braquial, vista pelo lado direito. A remoção da lâmina pré-vertebral expõe os Mm. escalenos. *Observe* o N. frênico, que segue obliquamente sobre o M. escaleno anterior em direção à abertura superior do tórax.

6.9 Transição na Abertura Superior do Tórax, Trígono Carótico e Região Cervical Lateral Profunda

A Base do pescoço e abertura superior do tórax no lado esquerdo

Vista anterior; a extremidade esternal da clavícula, a extremidade anterior da costela I com o manúbrio do esterno e a glândula tireoide foram retiradas; por isso, a abertura superior do tórax está exposta. Pode-se observar a A. subclávia e o tronco tireocervical.

Observe o trajeto das seguintes estruturas: a A. torácica interna segue em sentido inferior, paralelamente ao esterno. Ela é de particular interesse clínico. No caso de estenose coronariana, pode ser mobilizada e ligada a uma A. coronária após o local da estenose. O tronco simpático, os Nn. vago e frênico e partes do plexo braquial estão visíveis, sendo que este último atravessa todo o hiato dos escalenos (ver **C**). *Observe* ainda a desembocadura do ducto torácico no ângulo venoso esquerdo, além do N. laríngeo recorrente esquerdo. Este ramo do N. vago segue para cima, após a curvatura do arco da aorta, em direção à laringe.

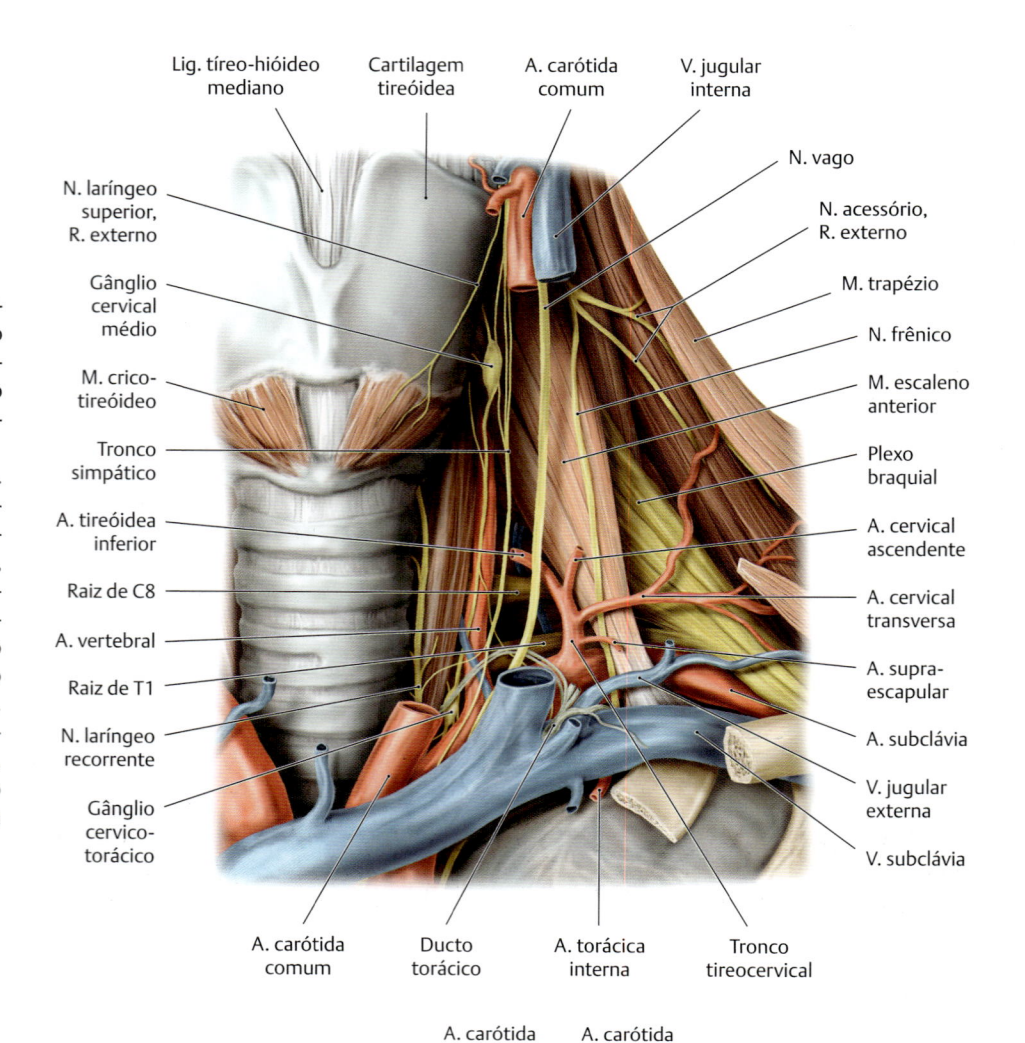

B Trígono carótico

Vista pelo lado direito. O trígono carótico é uma sub-região da região cervical anterior. Ele é formado pelo M. esternocleidomastóideo, pelo ventre posterior do M. digástrico e pelo ventre superior do M. omo-hióideo. Na margem inferior da mandíbula, observa-se a glândula submandibular, com o M. esternocleidomastóideo deslocado em direção posterolateral. As seguintes estruturas são encontradas no trígono carótico:

- Aa. carótidas interna e externa (esta última com suas ramificações, as Aa. tireóidea superior e lingual)
- N. hipoglosso
- N. vago
- N. acessório e
- Tronco simpático com os gânglios.

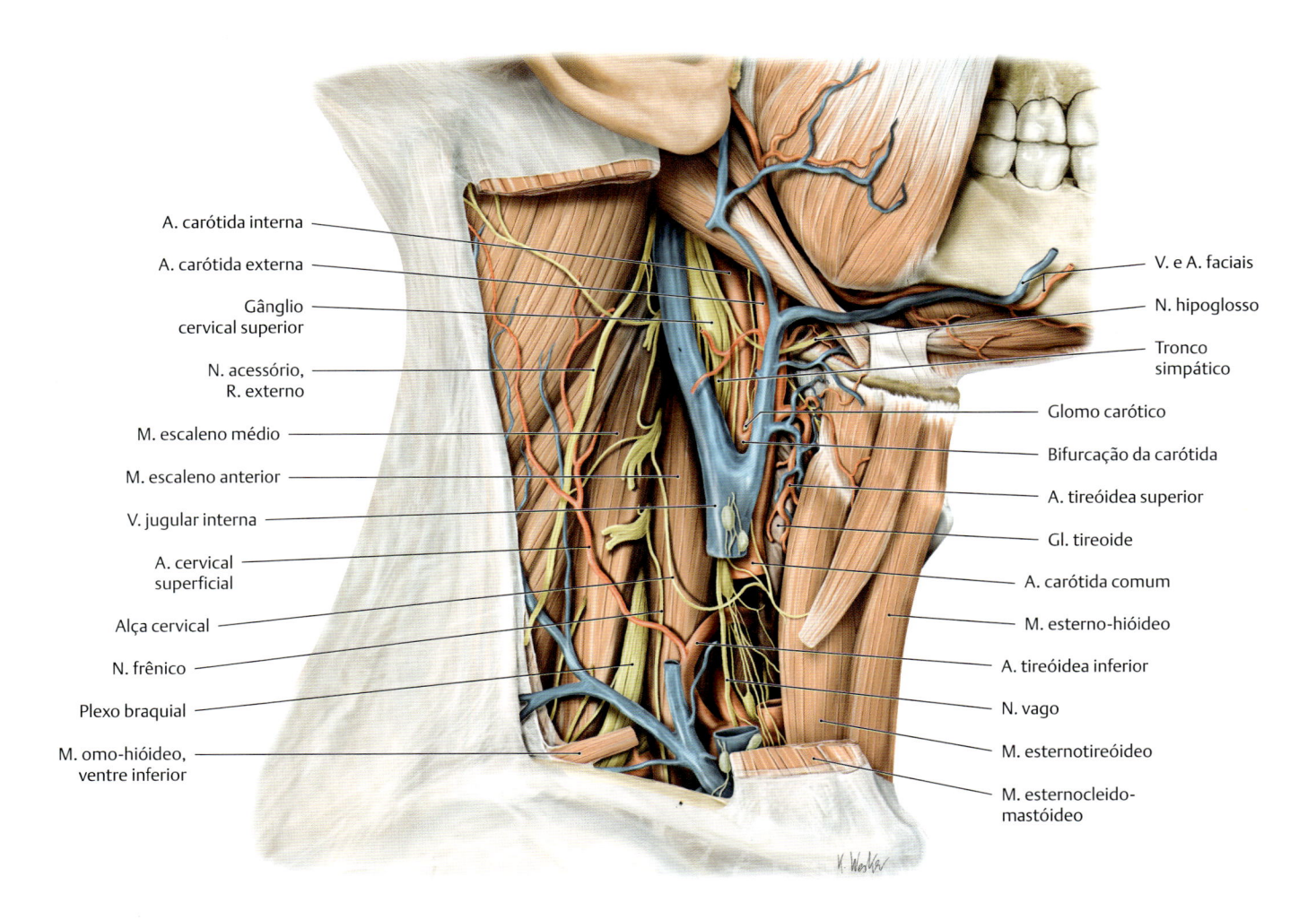

A. carótida interna

A. carótida externa

Gânglio cervical superior

N. acessório, R. externo

M. escaleno médio

M. escaleno anterior

V. jugular interna

A. cervical superficial

Alça cervical

N. frênico

Plexo braquial

M. omo-hióideo, ventre inferior

V. e A. faciais

N. hipoglosso

Tronco simpático

Glomo carótico

Bifurcação da carótida

A. tireóidea superior

Gl. tireoide

A. carótida comum

M. esterno-hióideo

A. tireóidea inferior

N. vago

M. esternotireóideo

M. esternocleido-mastóideo

C Região cervical lateral profunda

Vista pelo lado direito; a região esternocleidomastóidea e o trígono carótico foram dissecados, assim como os segmentos limítrofes das regiões cervicais lateral e anterior. Além da fáscia cervical, o M. esternocleidomastóideo e o M. omo-hióideo foram removidos da bainha carótica nesta dissecção, de modo a permitir a visualização de todas as estruturas vasculonervosas importantes do pescoço:

- A. carótida comum, com sua bifurcação em Aa. carótida interna e carótida externa
- Aa. tireóideas superior e inferior
- V. jugular interna
- Linfonodos cervicais profundos ao longo da V. jugular interna
- Tronco simpático, incluindo seus gânglios

- N. vago
- N. hipoglosso
- N. acessório
- Plexo braquial e
- N. frênico.

O N. frênico se origina do segmento C4 e, deste modo, pertence ao plexo cervical. Seu músculo de referência no pescoço é o M. escaleno anterior, sobre o qual ele passa. Entre os Mm. escalenos anterior e médio e a costela I se encontra o hiato dos escalenos, através do qual passam o plexo braquial e a A. subclávia. No espaço entre os Mm. escaleno anterior e esternocleidomastóideo (ressecado) e a costela I encontra-se a V. subclávia em posição profunda.

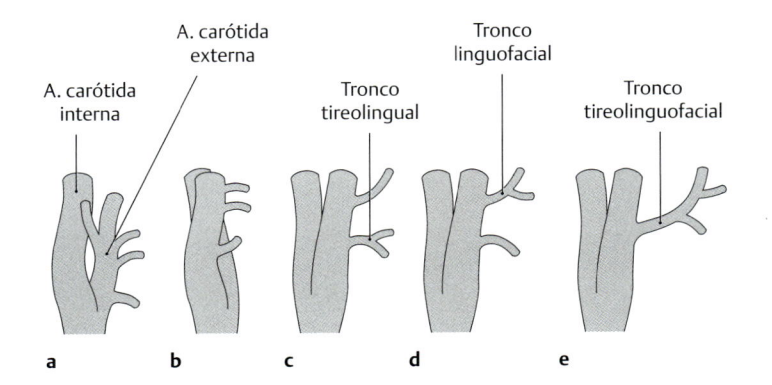

A. carótida interna

A. carótida externa

Tronco tireolingual

Tronco linguofacial

Tronco tireolinguofacial

a   b   c   d   e

D Variações de posição das Aa. carótidas externa e interna e variações dos ramos anteriores da A. carótida externa (segundo Faller e Poisel-Golth)

a e b A A. carótida interna pode se originar da A. carótida comum posterolateralmente (49%) ou anteromedialmente (9%) à A. carótida externa; outras posições intermediárias são possíveis.

c–e A partir da A. carótida externa pode se originar um tronco tireolingual (4%), um tronco linguofacial (23%) ou um tronco tireolinguofacial (0,6%).

243

6.10 Regiões Cervical Posterior e Occipital

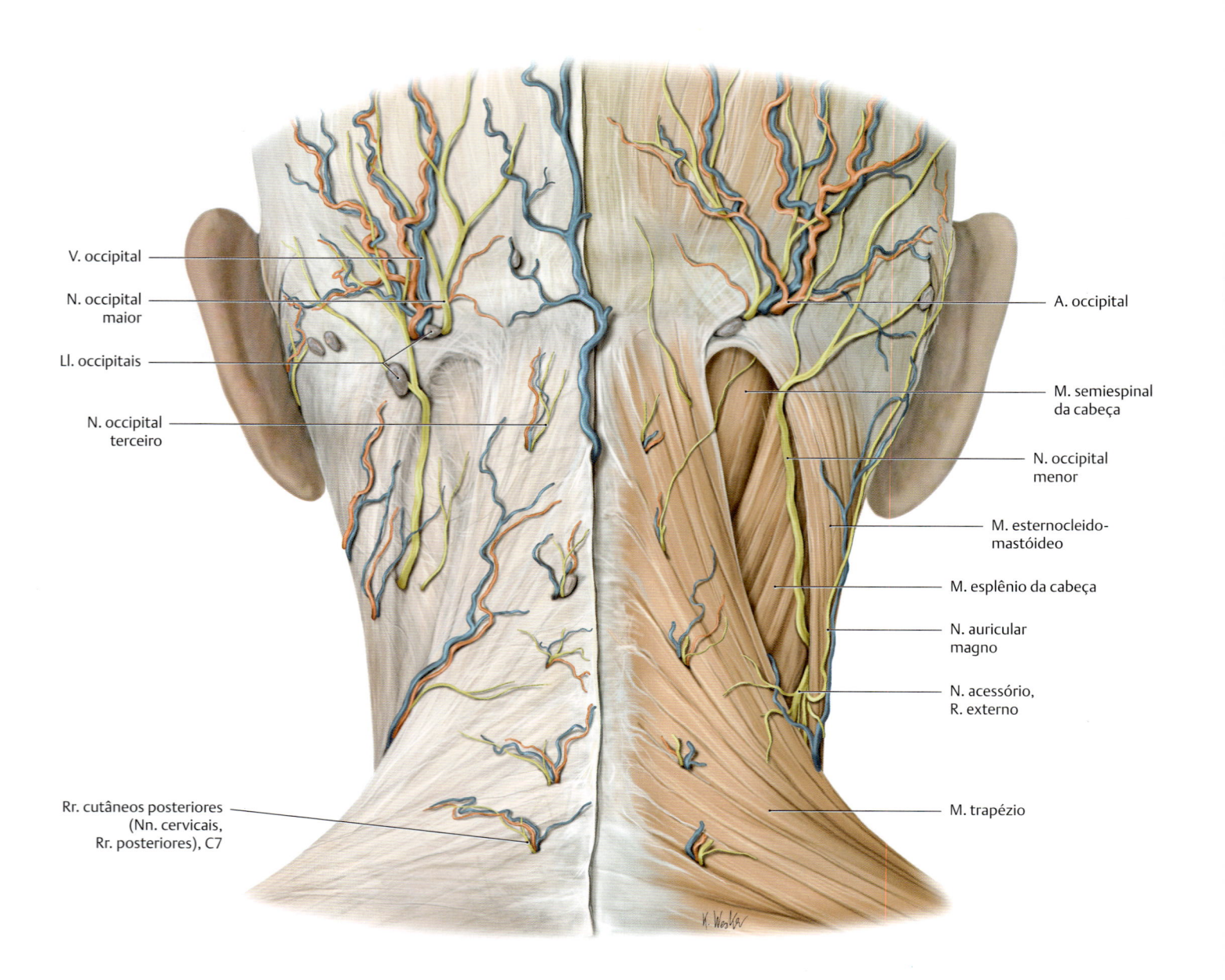

A Região cervical posterior e região occipital
Vista posterior; tela subcutânea (epifascial) à esquerda e tela subfascial
à direita. A região occipital faz parte da cabeça dos pontos de vista topográfico e anatômico. Entretanto, como se limita com a região cervical
posterior, ela será aqui mencionada. A principal artéria desta região é a
A. occipital, o 2º ramo de origem posterior da A. carótida externa. O N.
occipital maior, situado medialmente, é um ramo *mais posterior* da raiz
nervosa espinal de C2, enquanto o N. occipital menor é um ramo *mais
anterior* desta raiz, originado do plexo cervical. Da mesma maneira, o
N. auricular magno se origina do plexo cervical (ver p. 139). Nos locais
de passagem dos nervos e vasos através da fáscia da nuca, são encontrados os linfonodos.
Observe o R. externo do N. acessório, que atravessa a região cervical lateral em posição relativamente superficial.

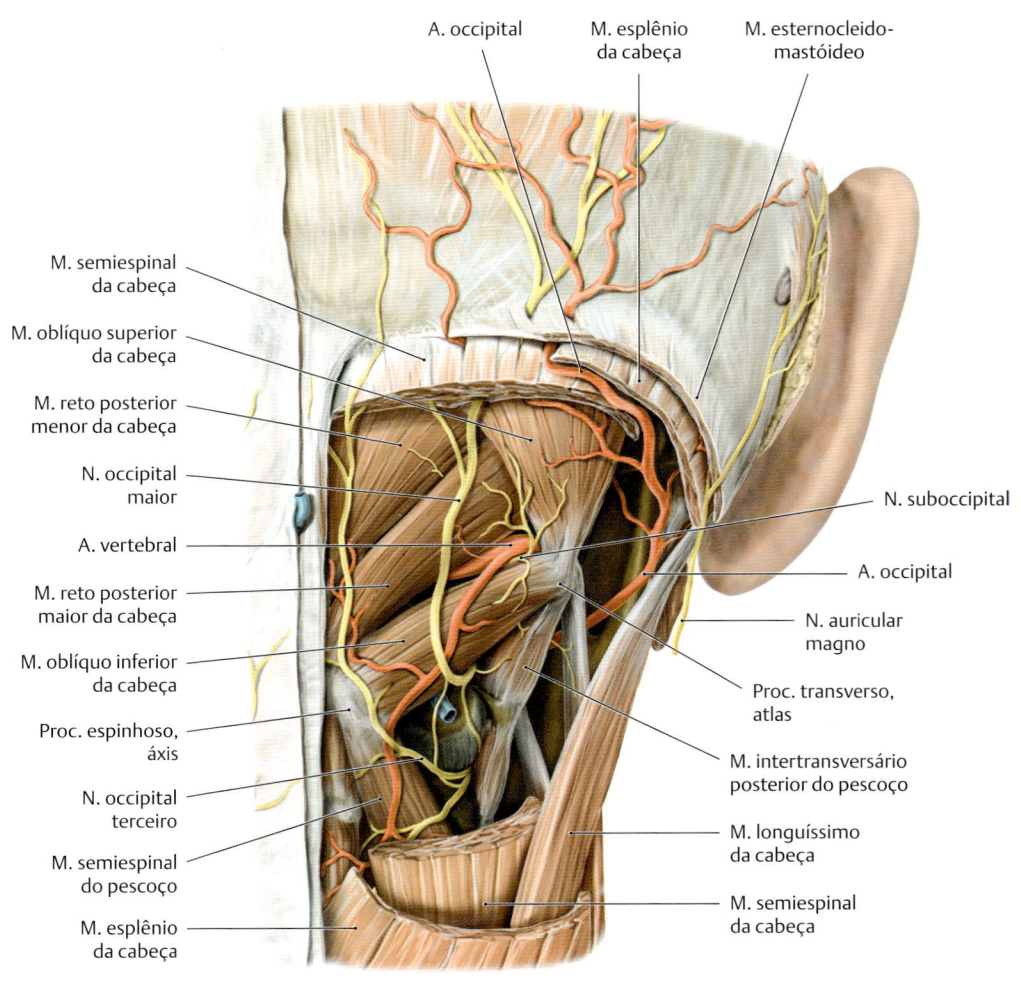

A. occipital   M. esplênio da cabeça   M. esternocleido-mastóideo

M. semiespinal da cabeça

M. oblíquo superior da cabeça

M. reto posterior menor da cabeça

N. occipital maior

A. vertebral

M. reto posterior maior da cabeça

M. oblíquo inferior da cabeça

Proc. espinhoso, áxis

N. occipital terceiro

M. semiespinal do pescoço

M. esplênio da cabeça

N. suboccipital

A. occipital

N. auricular magno

Proc. transverso, atlas

M. intertransversário posterior do pescoço

M. longuíssimo da cabeça

M. semiespinal da cabeça

B Trígono da artéria vertebral, lado direito
Vista posterior. O trígono da artéria vertebral é limitado cranialmente pelo M. reto posterior maior da cabeça, lateralmente pelo M. oblíquo superior da cabeça e caudalmente pelo M. oblíquo inferior da cabeça. Este trígono muscular será visível apenas se forem removidos os Mm. esternocleidomastóideo, trapézio, esplênio da cabeça e semiespinal da cabeça. No fundo do trígono, por uma curta seção, segue a A. vertebral livre, após ter deixado o forame transversário e antes de ter atravessado a membrana atlantoccipital (não visualizada aqui), para novamente desaparecer do trígono. Nesta região, ela emite ramos musculares para os músculos curtos do pescoço circundantes. Ambas as Aa. vertebrais se fundem intracranialmente para formar a A. basilar, que é de particular importância para a circulação encefálica.

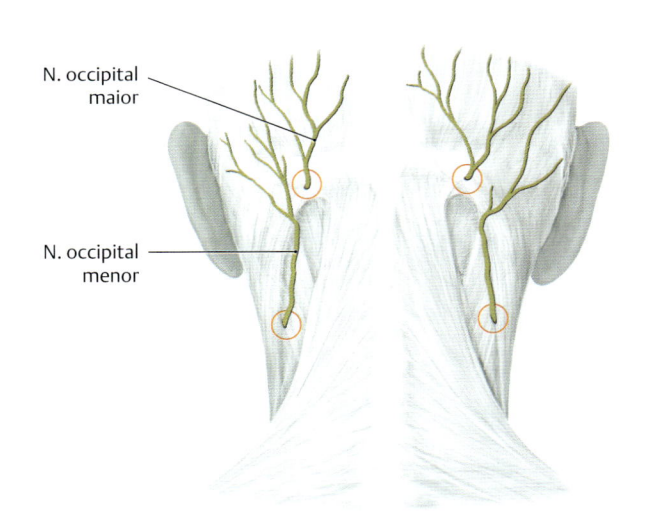

N. occipital maior

N. occipital menor

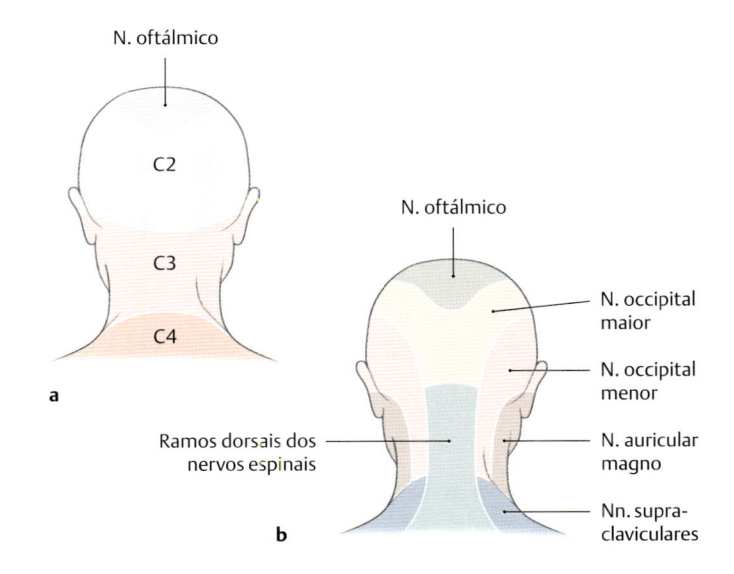

N. oftálmico

C2

C3

C4

a

N. oftálmico

N. occipital maior

N. occipital menor

N. auricular magno

Nn. supra-claviculares

Ramos dorsais dos nervos espinais

b

C Pontos de emergência de nervos clinicamente importantes na região occipital
Vista posterior. Os pontos de emergência dos Nn. occipital menor e maior a partir da fáscia para o espaço epifascial de tecido conjuntivo são importantes do ponto de vista clínico, uma vez que a sua palpação em determinadas doenças (p. ex., meningite) está associada a dor. A sensibilidade desses nervos é comprovada por pressão leve com o polegar dos pontos indicados. Entretanto, quando esses pontos mostram-se doloridos – mas não nas suas imediações – fala-se em dor dos pontos de emergência dos nervos.

D Inervação cutânea no pescoço
Vista posterior. À esquerda está representada a inervação radicular (segmentar), enquanto à direita está representada a inervação periférica. A inervação segmentar das regiões occipital e cervical faz-se, em sua maior parte, pelos segmentos cervicais C2 e C3. O N. oftálmico, em posição superior subsequente, é o 1º ramo do N. trigêmeo (NC V).
Observe que, na inervação periférica, o N. occipital maior é um ramo mais posterior de um nervo espinal, enquanto o N. occipital menor é um ramo mais anterior (ver p. 22).

7.1 Cortes Frontais: Planos da Margem Anterior da Órbita e do Espaço Retrobulbar

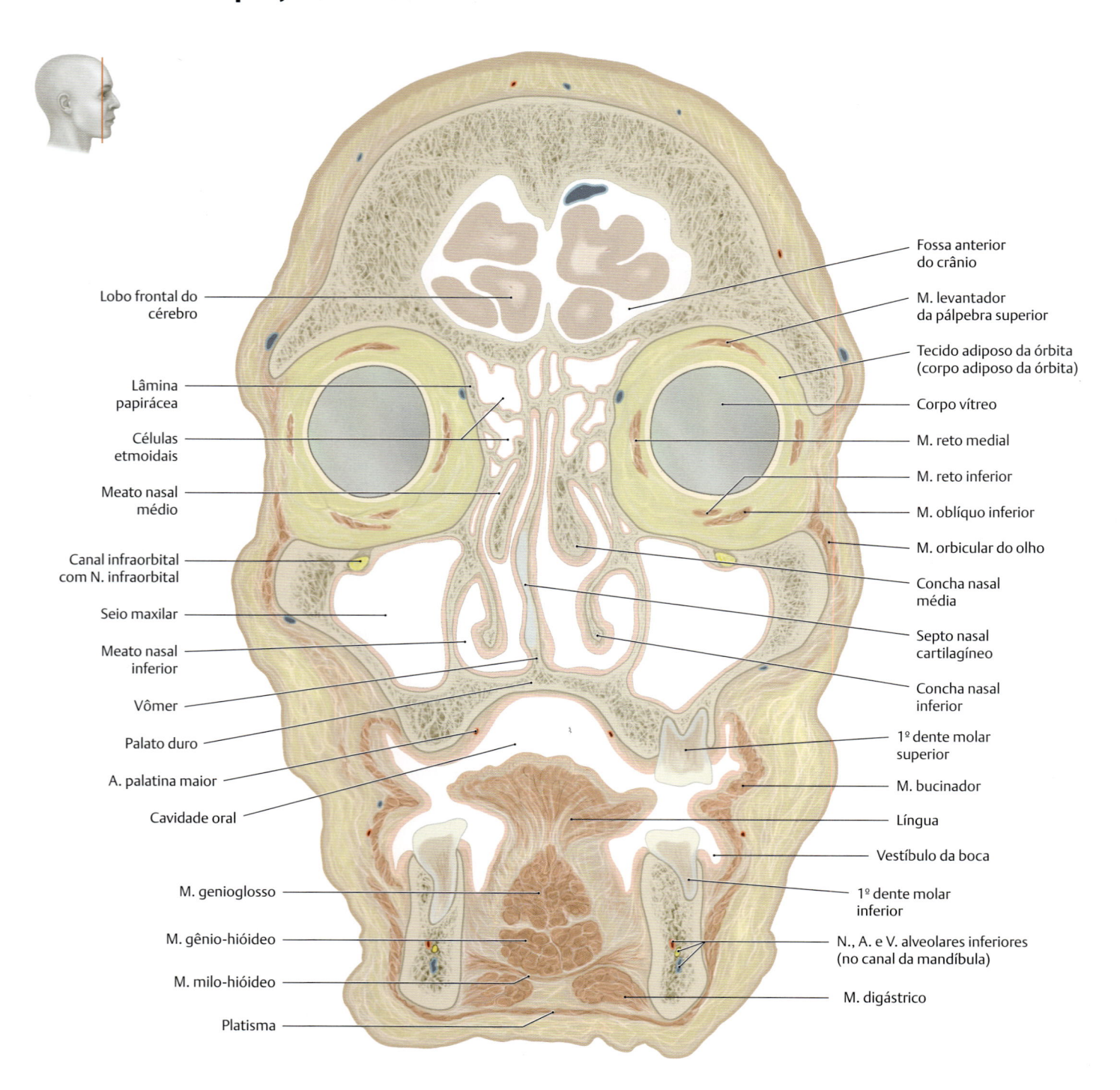

Lobo frontal do cérebro

Lâmina papirácea

Células etmoidais

Meato nasal médio

Canal infraorbital com N. infraorbital

Seio maxilar

Meato nasal inferior

Vômer

Palato duro

A. palatina maior

Cavidade oral

M. genioglosso

M. gênio-hióideo

M. milo-hióideo

Platisma

Fossa anterior do crânio

M. levantador da pálpebra superior

Tecido adiposo da órbita (corpo adiposo da órbita)

Corpo vítreo

M. reto medial

M. reto inferior

M. oblíquo inferior

M. orbicular do olho

Concha nasal média

Septo nasal cartilagíneo

Concha nasal inferior

1º dente molar superior

M. bucinador

Língua

Vestíbulo da boca

1º dente molar inferior

N., A. e V. alveolares inferiores (no canal da mandíbula)

M. digástrico

A Corte frontal na altura da margem anterior da órbita
Vista anterior. De forma simplificada, pode-se dividir o crânio nesta vista em quatro regiões: cavidade oral, cavidade nasal com seios paranasais, órbita e fossa anterior do crânio.

Dentro e em torno da **cavidade oral**, pode-se ver os músculos do assoalho da boca, o ápice da língua, as vias de condução para o canal da mandíbula e o 1º dente molar. O palato duro separa a cavidade oral da **cavidade nasal**, que é dividida em duas partes pelo septo nasal. Pode-se ver as conchas nasais inferior e média, assim como o seio maxilar lateralmente. Em seu teto curva-se caudalmente o canal infraorbital, que contém o nervo de mesmo nome (2º ramo do N. trigêmeo). O plano de

corte segue tão frontalmente que a parede óssea lateral da **órbita** não é alcançada, devido à curvatura lateral do crânio. A partir dos olhos, o corpo vítreo translucente é seccionado; no corpo adiposo da órbita, pode-se ver três dos seis músculos extrínsecos do bulbo do olho, os outros seguem no próximo nível profundo de corte (ver **B**). O espaço entre as órbitas é preenchido pelas células etmoidais.

Observação: A parede óssea da órbita é muito fina (lâmina papirácea): risco de ruptura óssea em casos de inflamações, traumatismo e tumores. Na **fossa anterior do crânio** foram seccionados ambos os lobos frontais do cérebro na região anterior da substância cinzenta, por isso observa-se pouca substância branca.

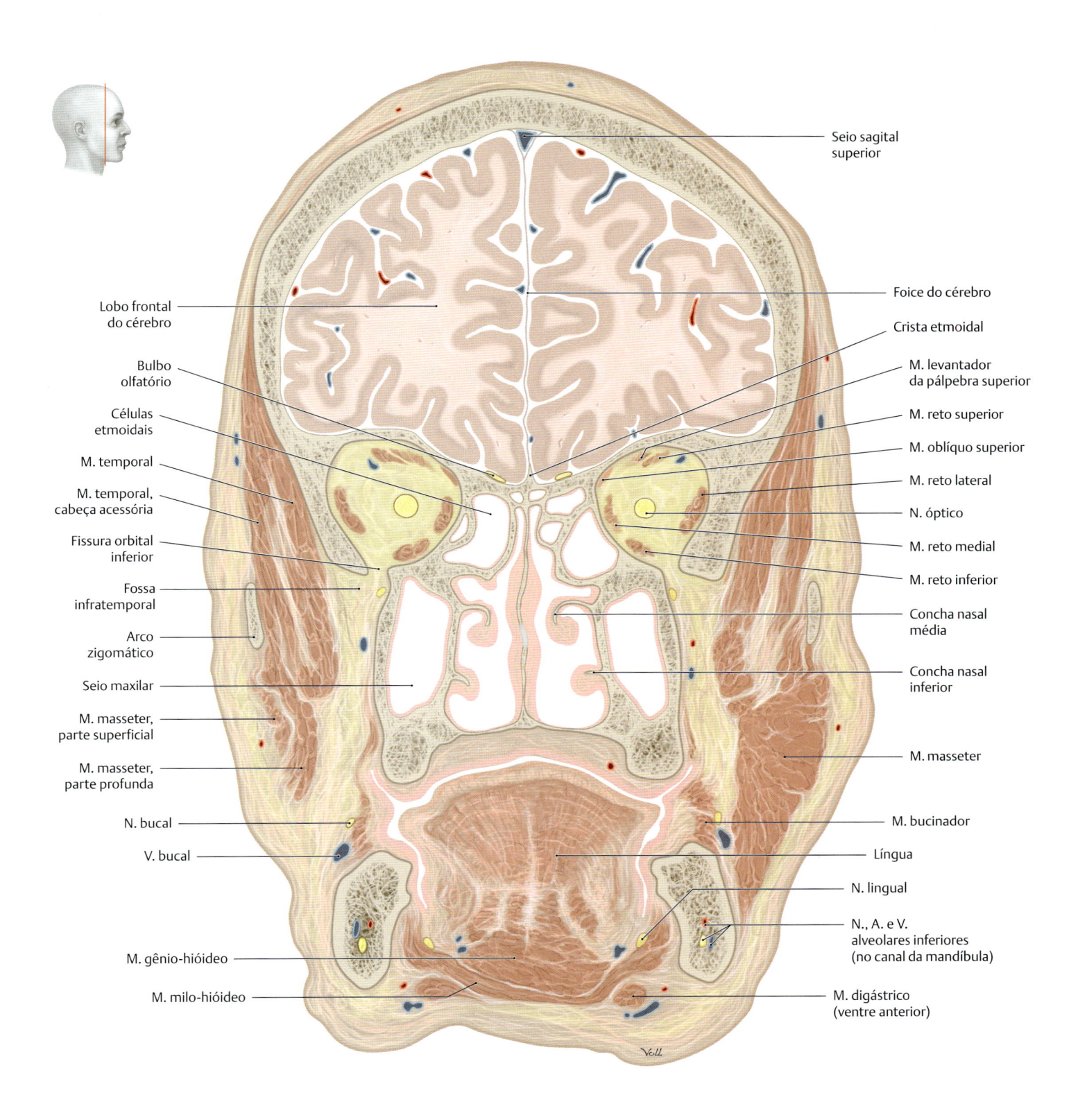

Seio sagital superior

Foice do cérebro

Crista etmoidal

M. levantador da pálpebra superior

M. reto superior

M. oblíquo superior

M. reto lateral

N. óptico

M. reto medial

M. reto inferior

Concha nasal média

Concha nasal inferior

M. masseter

M. bucinador

Língua

N. lingual

N., A. e V. alveolares inferiores (no canal da mandíbula)

M. digástrico (ventre anterior)

Lobo frontal do cérebro

Bulbo olfatório

Células etmoidais

M. temporal

M. temporal, cabeça acessória

Fissura orbital inferior

Fossa infratemporal

Arco zigomático

Seio maxilar

M. masseter, parte superficial

M. masseter, parte profunda

N. bucal

V. bucal

M. gênio-hióideo

M. milo-hióideo

B Corte frontal na altura do espaço retrobulbar

Vista anterior. A língua foi seccionada mais posteriormente do que em **A** e, portanto, aparece mais larga. Além da musculatura do assoalho da boca, ainda presente, identificamos a musculatura da mastigação, situada lateralmente no crânio. Na região da órbita, o espaço retrobulbar e o seu corpo adiposo foram seccionados. Os músculos extrínsecos do bulbo do olho e o N. óptico são visíveis. A órbita mostra uma abertura lateral, em direção à fossa infratemporal, através da fissura orbital inferior. O bulbo olfatório foi seccionado em ambos os lados da fossa anterior do crânio e o seio sagital superior é visível como uma estrutura da linha média.

7.2 Cortes Frontais: Planos do Ápice da Pirâmide da Órbita e da Hipófise

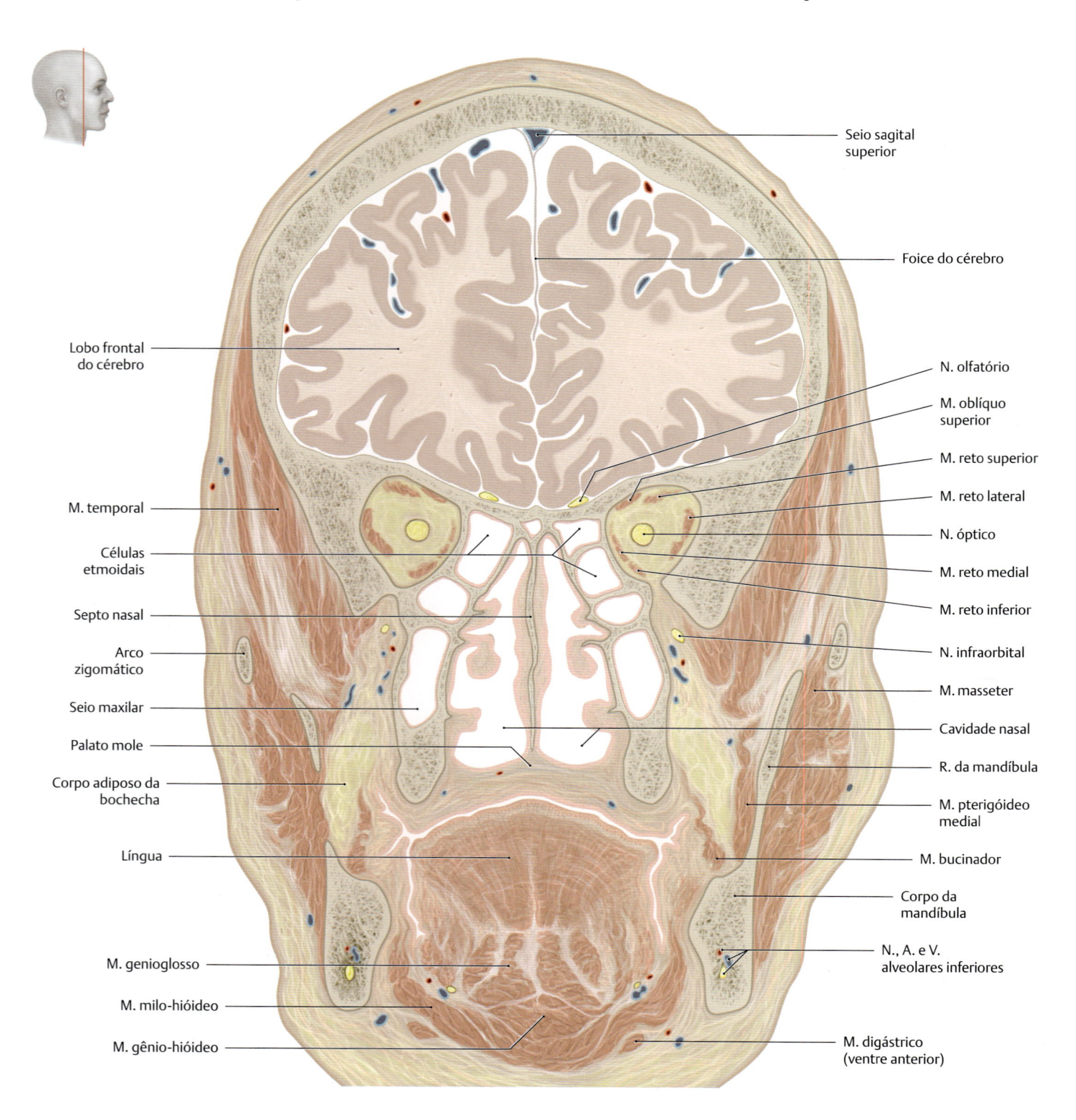

Seio sagital superior

Foice do cérebro

Lobo frontal do cérebro

N. olfatório

M. oblíquo superior

M. reto superior

M. temporal

M. reto lateral

Células etmoidais

N. óptico

M. reto medial

Septo nasal

M. reto inferior

Arco zigomático

N. infraorbital

Seio maxilar

M. masseter

Palato mole

Cavidade nasal

Corpo adiposo da bochecha

R. da mandíbula

M. pterigóideo medial

Língua

M. bucinador

Corpo da mandíbula

M. genioglosso

N., A. e V. alveolares inferiores

M. milo-hióideo

M. gênio-hióideo

M. digástrico (ventre anterior)

A Corte frontal no plano do ápice da pirâmide da órbita
Vista anterior. Neste plano de corte, o palato mole substitui o palato duro, e o septo nasal neste plano é ósseo. O corpo adiposo da bochecha também foi seccionado. Ele faz parte da reserva de gordura do corpo. Quando é desgastado, nas doenças consumptivas (p. ex., fase terminal de câncer), torna-se claro neste plano de corte por que os pacientes apresentam as bochechas retraídas. O corte do ramo da mandíbula no lado esquerdo da figura (ao contrário do lado direito, onde o ramo é contínuo) é o resultado da leve inclinação do plano de corte.

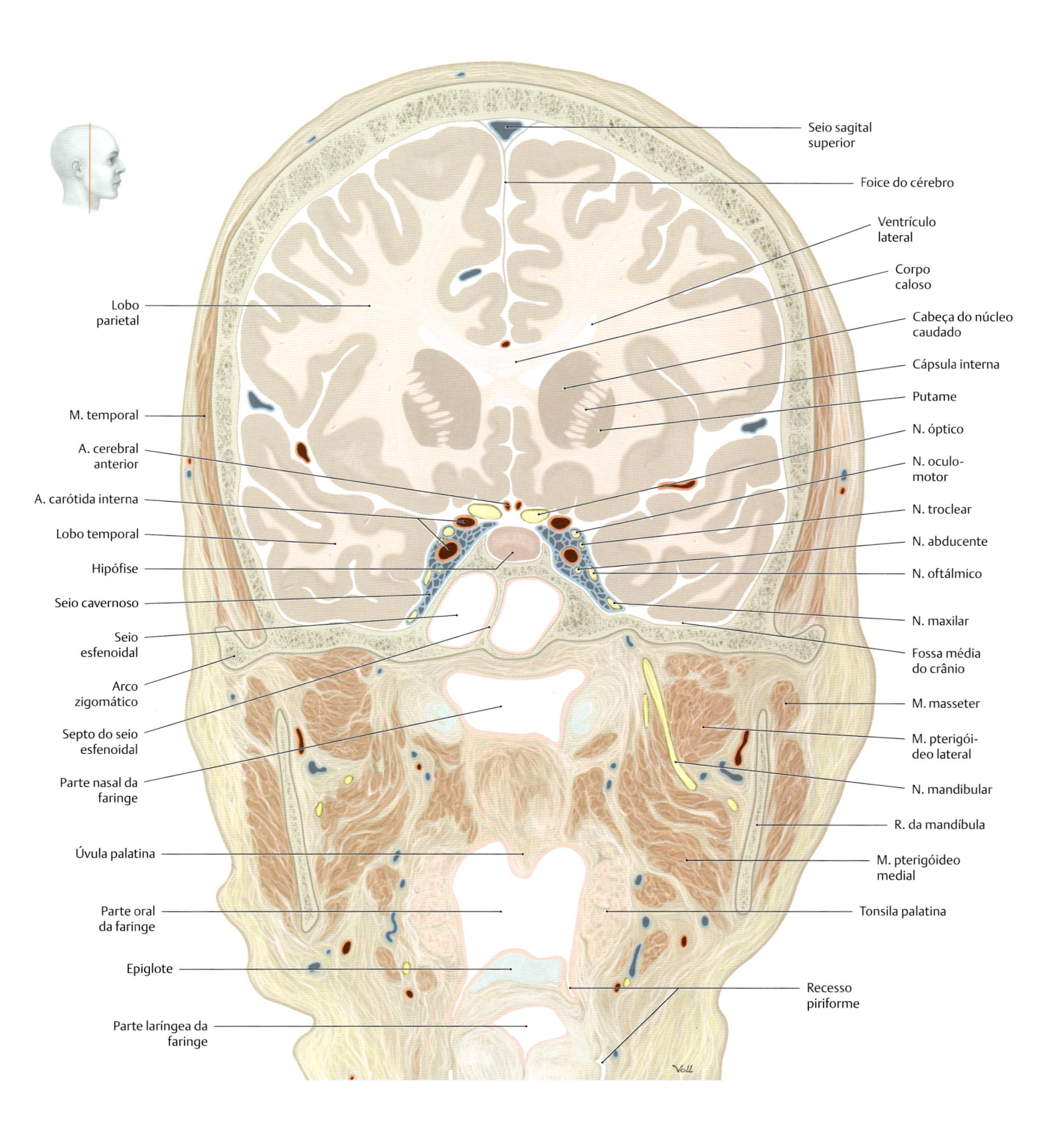

Labels (left, top to bottom):
- Lobo parietal
- M. temporal
- A. cerebral anterior
- A. carótida interna
- Lobo temporal
- Hipófise
- Seio cavernoso
- Seio esfenoidal
- Arco zigomático
- Septo do seio esfenoidal
- Parte nasal da faringe
- Úvula palatina
- Parte oral da faringe
- Epiglote
- Parte laríngea da faringe

Labels (right, top to bottom):
- Seio sagital superior
- Foice do cérebro
- Ventrículo lateral
- Corpo caloso
- Cabeça do núcleo caudado
- Cápsula interna
- Putame
- N. óptico
- N. oculo-motor
- N. troclear
- N. abducente
- N. oftálmico
- N. maxilar
- Fossa média do crânio
- M. masseter
- M. pterigóideo lateral
- N. mandibular
- R. da mandíbula
- M. pterigóideo medial
- Tonsila palatina
- Recesso piriforme

B Corte frontal no nível da hipófise

Vista anterior. Na região do viscerocrânio identificamos, neste corte, as partes nasal, oral e laríngea da faringe. A epiglote foi cortada e mais inferiormente situa-se o espaço supraglótico. O ramo da mandíbula foi cortado em ambos os lados; à esquerda vemos o N. mandibular (V₃), seccionado ao longo de uma parte do seu trajeto. Os seios esfenoidais estão divididos por um septo. Superiormente ao teto do seio esfenoidal situa-se a hipófise, na fossa hipofisial. Das cavidades do crânio, a fossa média do crânio foi cortada. Devido à formação do sifão da artéria carótida interna (= um arco de 180º ao longo do trajeto da parte cavernosa da A. carótida interna), esta artéria foi seccionada duas vezes, em ambos os lados. Os nervos cranianos, que se estendem a partir da fossa média do crânio para a órbita, são visíveis na região do seio cavernoso. Na base da foice do cérebro, o seio sagital superior foi cortado transversalmente ao seu eixo. Do encéfalo, os lobos parietais e temporais foram cortados; em relação às estruturas internas do encéfalo, foram seccionados o núcleo caudado, o putame e a cápsula interna, bem como o corno anterior dos dois ventrículos laterais.

7.3 Cortes Horizontais: Plano das Órbitas, "Andares" Superior e Médio

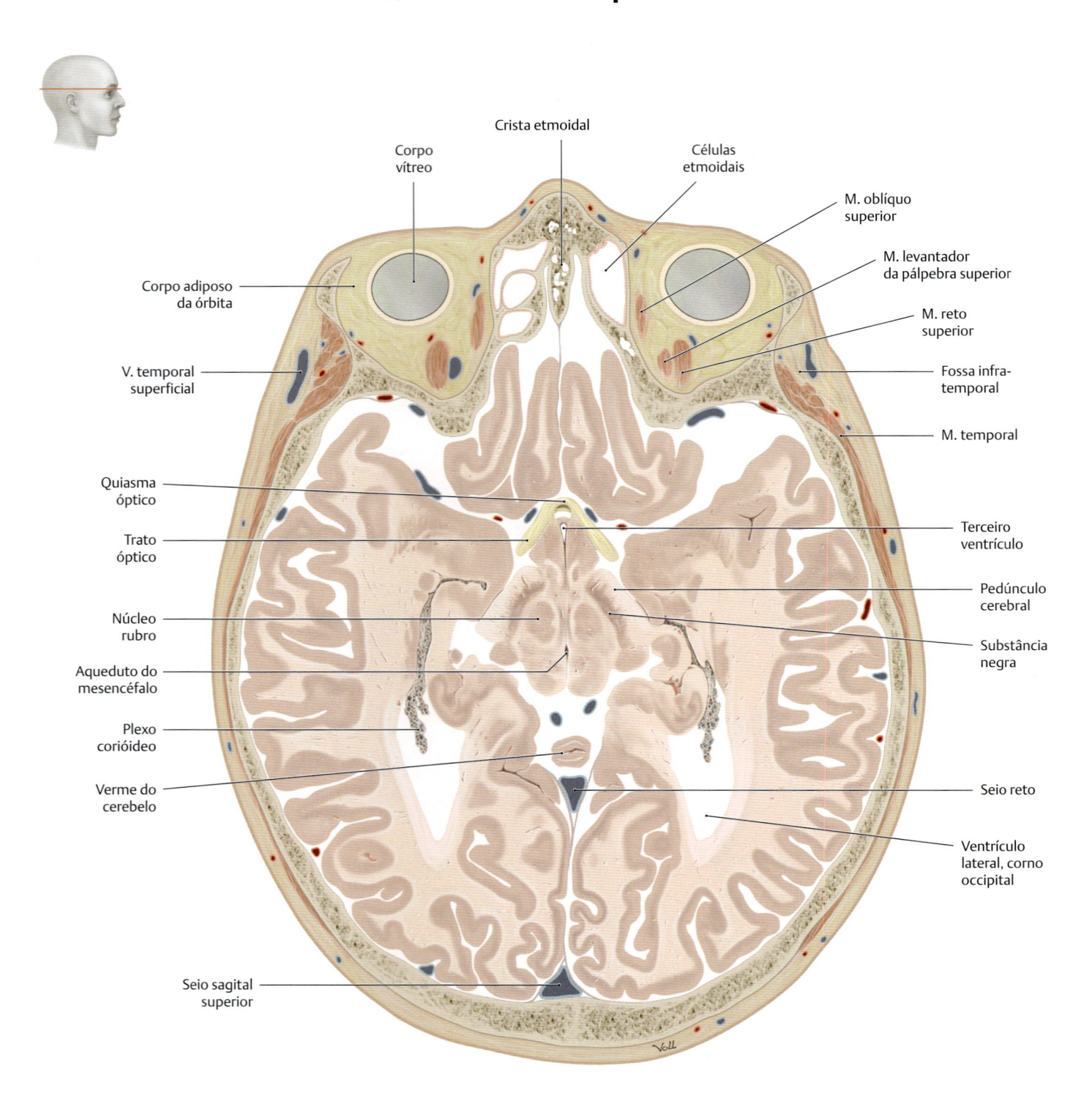

A Corte horizontal no plano do andar superior da órbita
Vista inferior. No corte mais superior desta série, os músculos no andar superior da órbita são visíveis (ver pp. 176 e seguintes sobre detalhes dos andares da órbita). A crista etmoidal é mostrada como uma estrutura óssea da fossa anterior do crânio; lateralmente à crista etmoidal situam-se as células etmoidais. O quiasma óptico seccionado e o trato óptico, em seguida, representam partes do diencéfalo, que circunda o terceiro ventrículo, também seccionado. No mesencéfalo identificamos o núcleo rubro e a substância negra. Nos pedúnculos cerebrais, o trato piramidal projeta-se para baixo. O corno posterior dos ventrículos laterais (corno occipital) foi cortado e, na linha média, identificamos o verme do cerebelo.

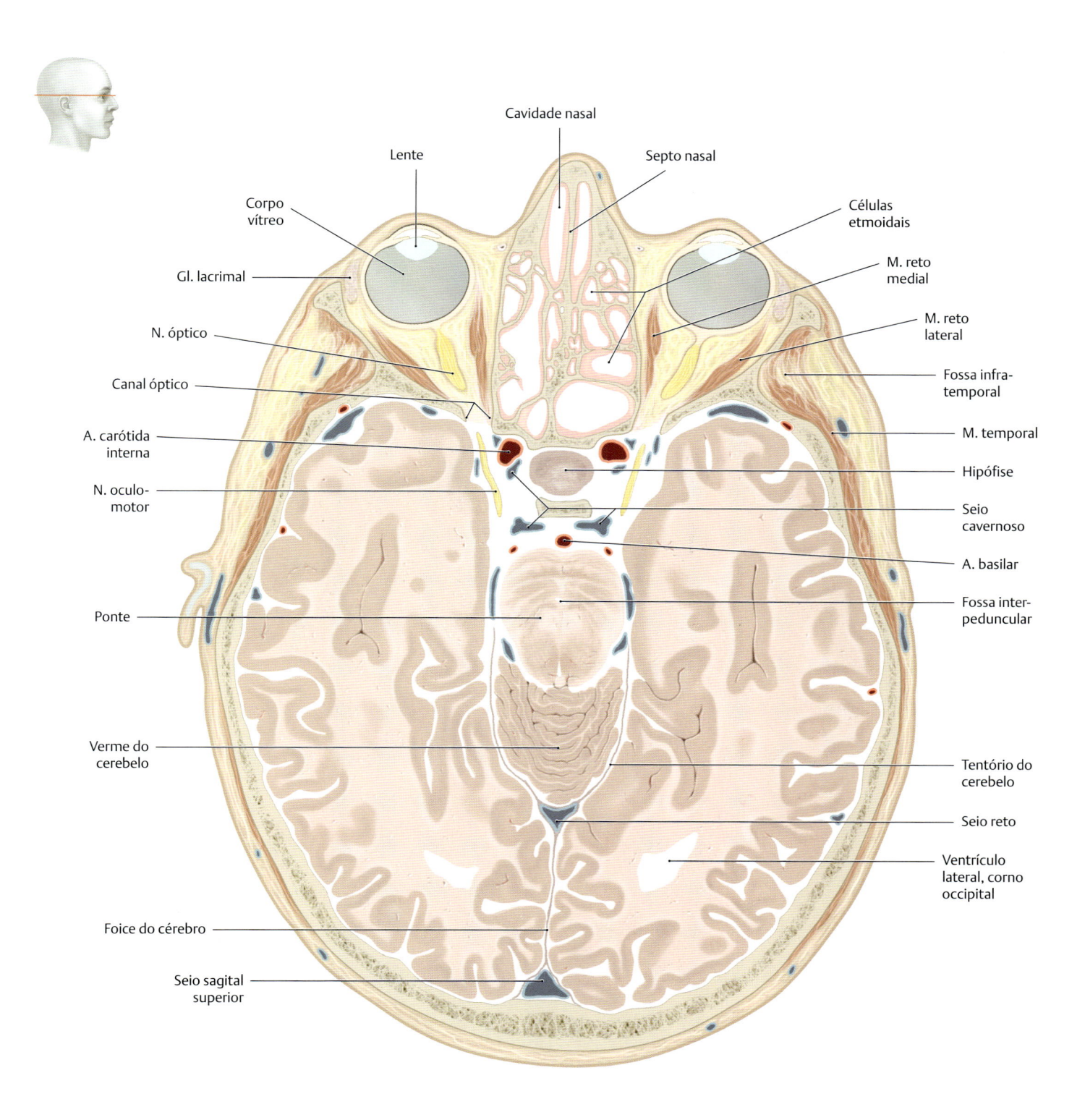

Cavidade nasal
Lente
Septo nasal
Corpo vítreo
Células etmoidais
Gl. lacrimal
M. reto medial
N. óptico
M. reto lateral
Canal óptico
Fossa infra-temporal
A. carótida interna
M. temporal
N. oculo-motor
Hipófise
Seio cavernoso
A. basilar
Ponte
Fossa inter-peduncular
Verme do cerebelo
Tentório do cerebelo
Seio reto
Ventrículo lateral, corno occipital
Foice do cérebro
Seio sagital superior

B Corte horizontal no nível do nervo óptico e da hipófise
Vista inferior. Podemos identificar o N. óptico, imediatamente antes de sua entrada no canal óptico; o andar médio da órbita foi cortado. Uma vez que o nervo preenche o canal óptico, pode ser lesionado neste local, por compressão, em caso de distúrbios do crescimento ósseo. Na região do olho, a lente foi cortada. Identificamos o labirinto das células etmoidais. Na fossa média do crânio, a A. carótida interna no seio cavernoso foi cortada. O N. oculomotor foi seccionado nos dois lados, na parede lateral do seio cavernoso. A ponte e o verme do cerebelo também foram cortados; a foice do cérebro e o tentório do cerebelo podem ser vistos como linhas delgadas. O seio reto da dura-máter torna-se visível no ponto de encontro dessas linhas.

7.4 Cortes Horizontais: Planos do Seio Esfenoidal e das Conchas Nasais Médias

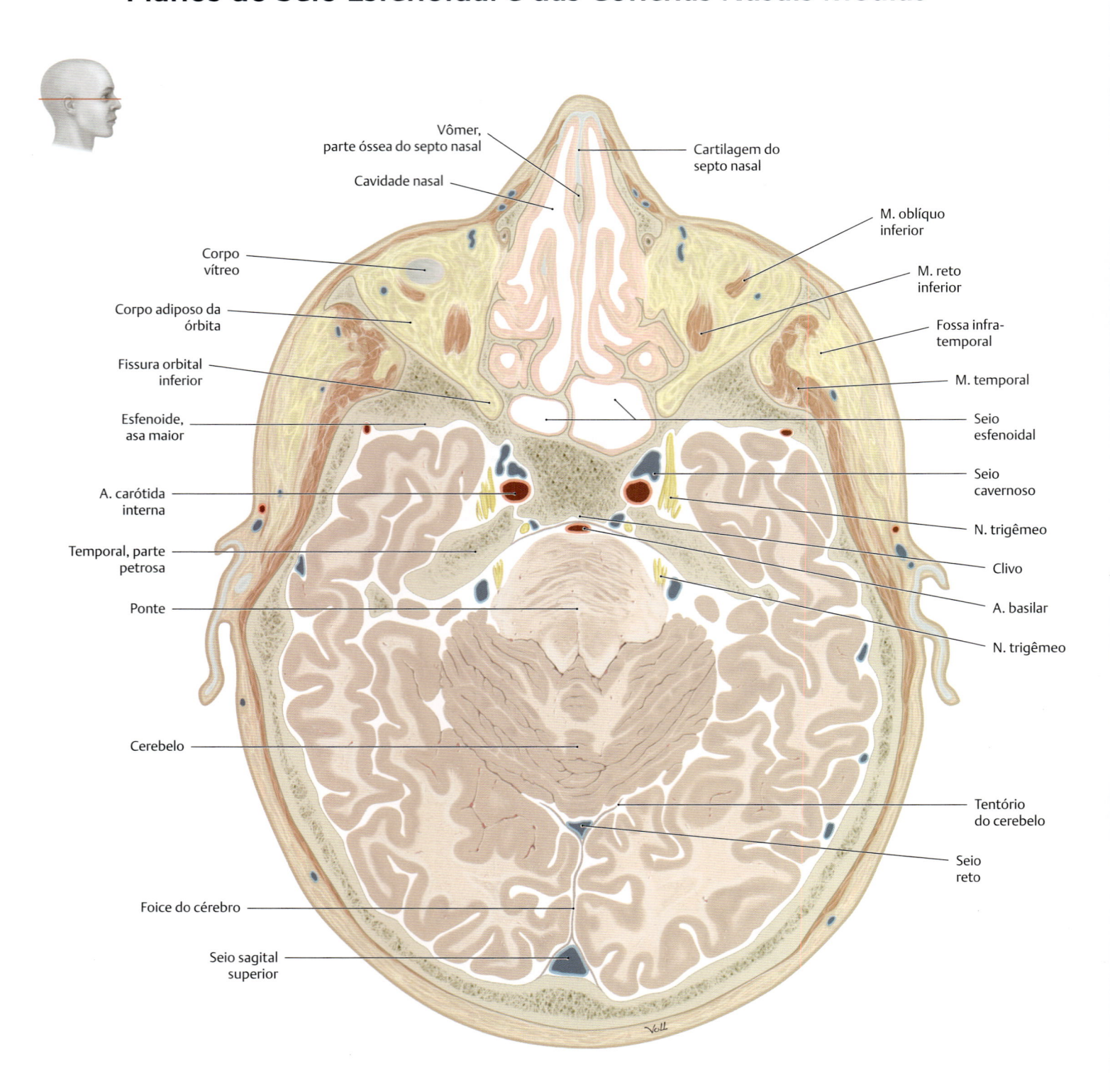

A Corte horizontal no plano do seio esfenoidal
Vista inferior. Na face lateral do crânio foram seccionados a fossa infra-temporal e o M. temporal aí presente. O andar inferior da órbita é visível, mas o bulbo do olho foi seccionado somente no lado direito. A órbita estende-se para trás na fissura orbital inferior. Observa-se que as duas asas maiores do esfenoide se estendem para a frente, e a parte petrosa do temporal para trás, em ambos os lados. Correspondem aos limites entre as fossas média e posterior do crânio (ver pp. 22 e seguintes). O clivo pertence à fossa posterior do crânio; a A. basilar repousa sobre ele. A origem pontina do N. trigêmeo e seu trajeto intracraniano podem ser observados.

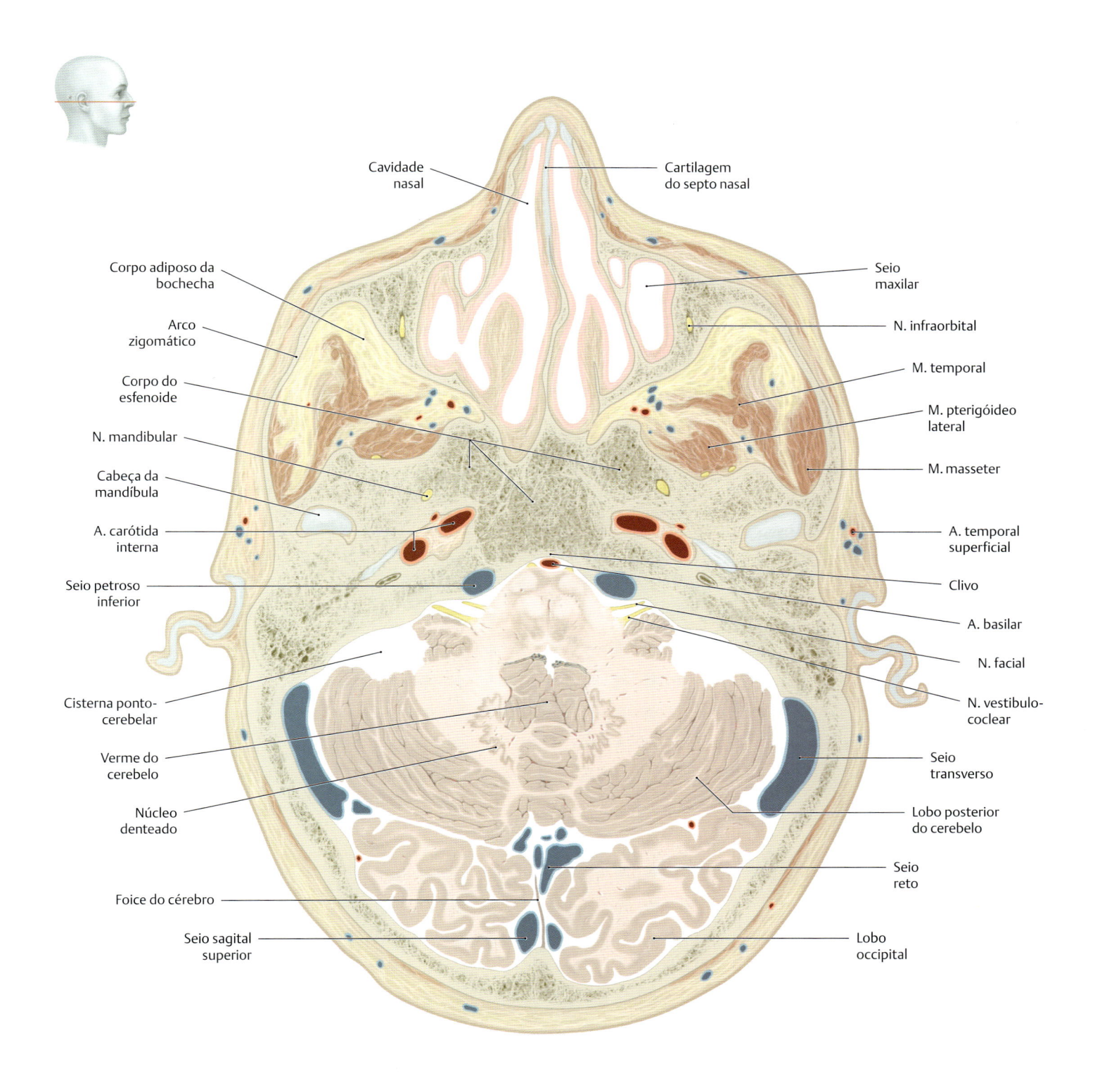

Cavidade nasal

Cartilagem do septo nasal

Corpo adiposo da bochecha

Seio maxilar

Arco zigomático

N. infraorbital

Corpo do esfenoide

M. temporal

N. mandibular

M. pterigóideo lateral

Cabeça da mandíbula

M. masseter

A. carótida interna

A. temporal superficial

Seio petroso inferior

Clivo

A. basilar

N. facial

Cisterna ponto-cerebelar

N. vestibulo-coclear

Verme do cerebelo

Seio transverso

Núcleo denteado

Lobo posterior do cerebelo

Foice do cérebro

Seio reto

Seio sagital superior

Lobo occipital

B Corte horizontal no nível da concha nasal média
Vista inferior. Inferiormente à órbita, o N. infraorbital foi seccionado no canal infraorbital. Medialmente a este nervo situa-se o teto do seio maxilar. O arco zigomático foi cortado completamente, a musculatura da mastigação (medialmente ao arco zigomático; Mm. masseter, temporal e pterigóideo lateral) foi parcialmente cortada e a cabeça da mandíbula foi seccionada na sua parte superior. O N. mandibular foi seccionado transversalmente no seu canal ósseo, o forame oval. É possível

identificar claramente que o corpo do esfenoide representa o centro ósseo do crânio. Vemos, ainda, a emergência dos Nn. facial e vestibulo-coclear do tronco encefálico. O núcleo denteado situa-se na substância branca do cerebelo; o espaço que aparece vazio em volta da parte anterior do cerebelo é, na verdade, preenchido com líquido cerebrospinal no indivíduo vivo: a cisterna pontocerebelar. Entre os vasos sanguíneos venosos do encéfalo, o seio transverso da dura-máter é o mais evidente.

7.5 Cortes Horizontais: Planos da Parte Nasal da Faringe e da Articulação Atlantoaxial Mediana

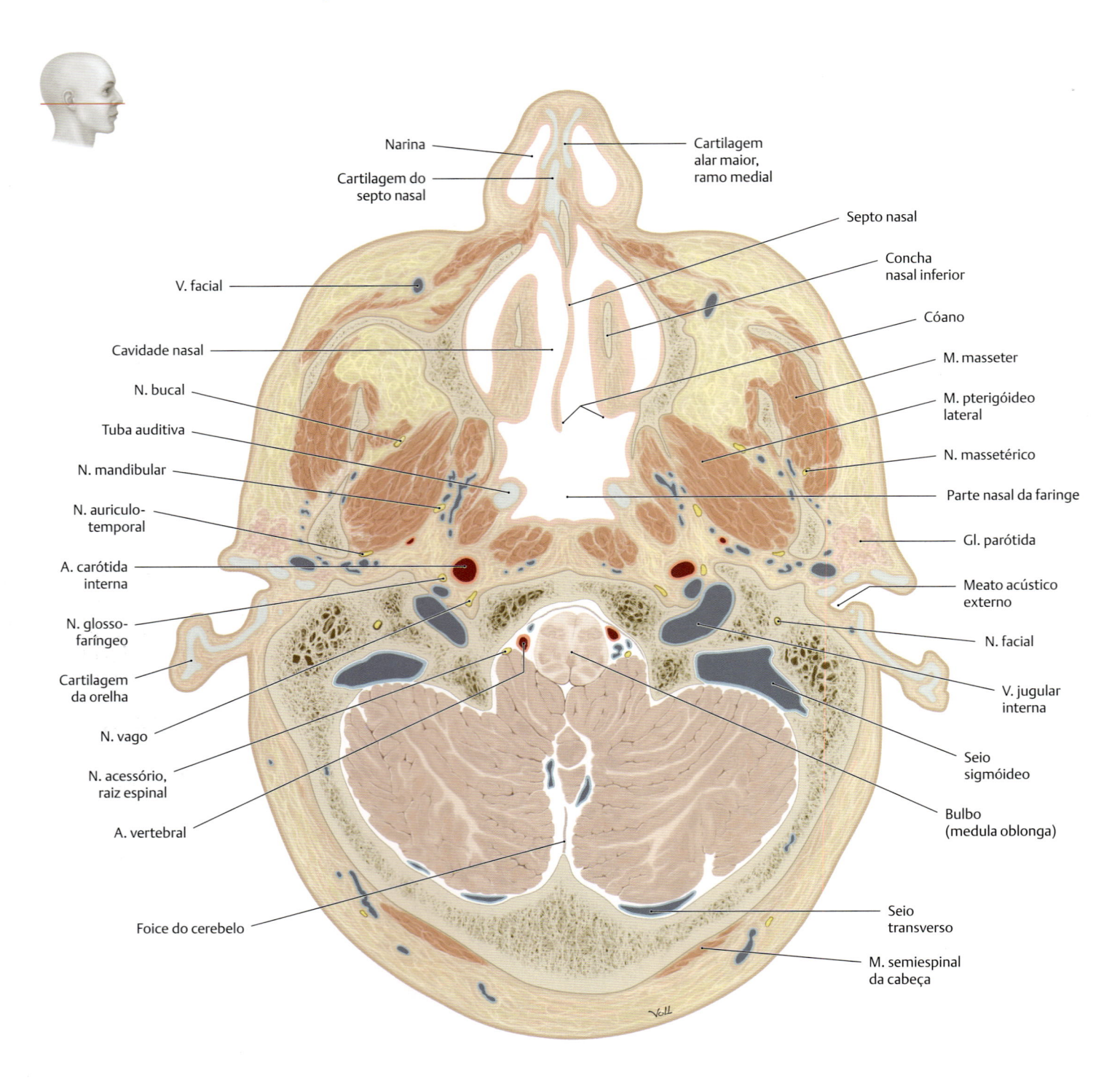

A Corte horizontal no nível da parte nasal da faringe
Vista inferior. O nariz e partes do seu esqueleto cartilagíneo foram cortados. Os cóanos representam as conexões entre as cavidades nasais e a parte nasal da faringe. As partes cartilagíneas da tuba auditiva projetam-se na parte nasal da faringe. Os vasos sanguíneos arteriais, que suprem o encéfalo, também podem ser observados: a A. carótida interna e a A. vertebral.

Observe a V. jugular interna, que se dispõe ao lado da A. carótida interna na bainha carótica, bem como o N. vago.
Vários nervos cranianos que atravessam a base do crânio foram cortados transversalmente, por exemplo, o nervo facial, que se projeta pelo canal do N. facial. A cartilagem da concha da orelha e partes do meato acústico externo também foram cortadas.

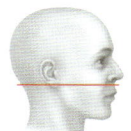

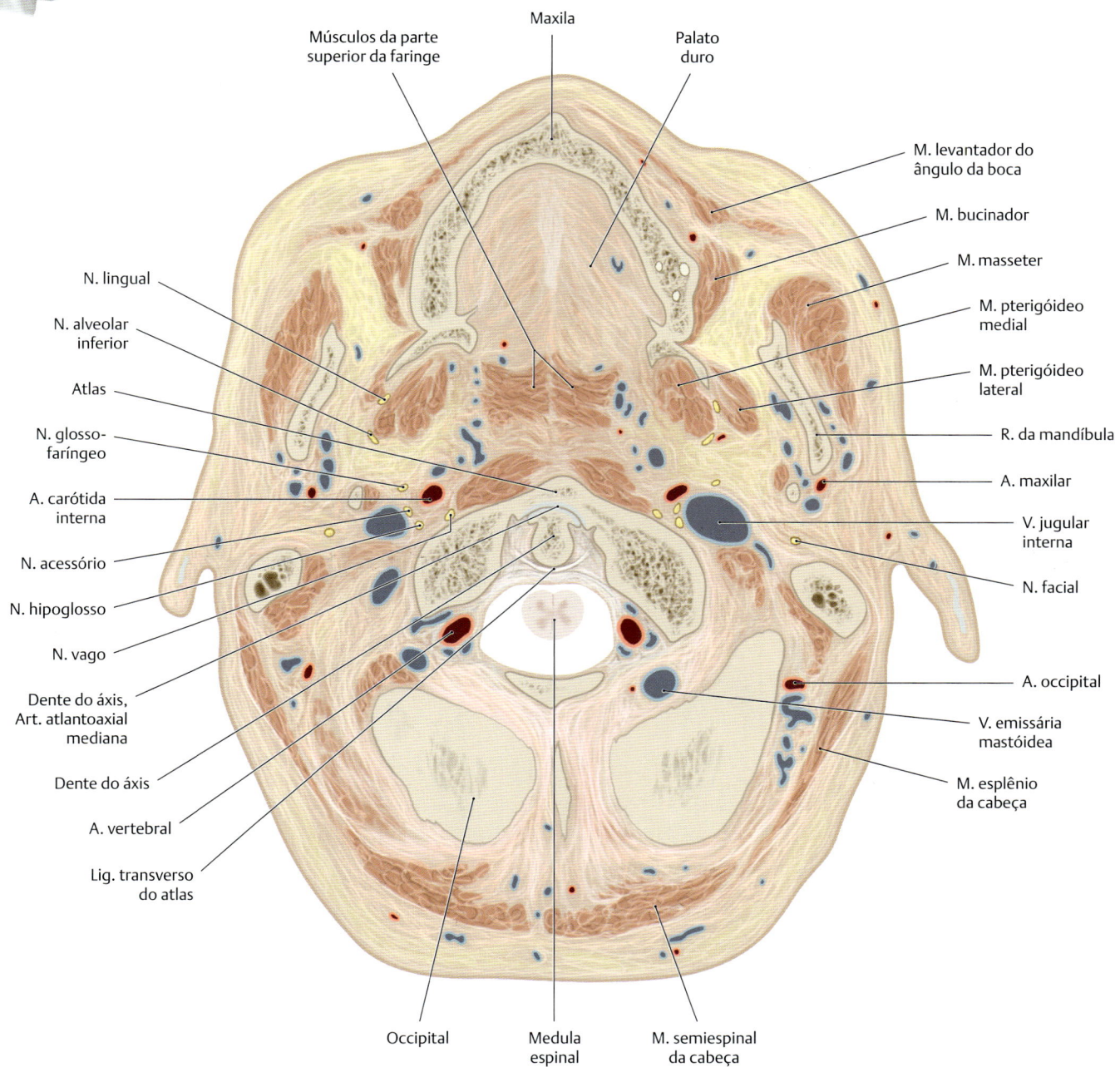

Maxila

Músculos da parte
superior da faringe

Palato
duro

M. levantador do
ângulo da boca

M. bucinador

M. masseter

M. pterigóideo
medial

M. pterigóideo
lateral

R. da mandíbula

A. maxilar

V. jugular
interna

N. facial

A. occipital

V. emissária
mastóidea

M. esplênio
da cabeça

N. lingual

N. alveolar
inferior

Atlas

N. glosso-
faríngeo

A. carótida
interna

N. acessório

N. hipoglosso

N. vago

Dente do áxis,
Art. atlantoaxial
mediana

Dente do áxis

A. vertebral

Lig. transverso
do atlas

Occipital

Medula
espinal

M. semiespinal
da cabeça

B Corte horizontal no plano da articulação atlantoaxial mediana
Vista caudal. O corte neste plano mostra a lâmina de tecido conjuntivo que se fixa fortemente ao palato duro. Partes da musculatura da parte superior da faringe foram cortadas próximo às suas origens. Vasos e nervos na bainha carótida também são claramente visíveis. O dente do áxis articula-se com a fóvea do dente, na face posterior do arco anterior do atlas, na Art. atlantoaxial mediana. O Lig. transverso que estabiliza esta articulação também foi seccionado. A A. vertebral e as veias que a acompanham, bem como a medula espinal, foram cortadas transversalmente. A parte cranial da musculatura da região cervical posterior pode ser identificada no corte.

7.6 Cortes Horizontais:
Nível dos Corpos Vertebrais de C V–C VI

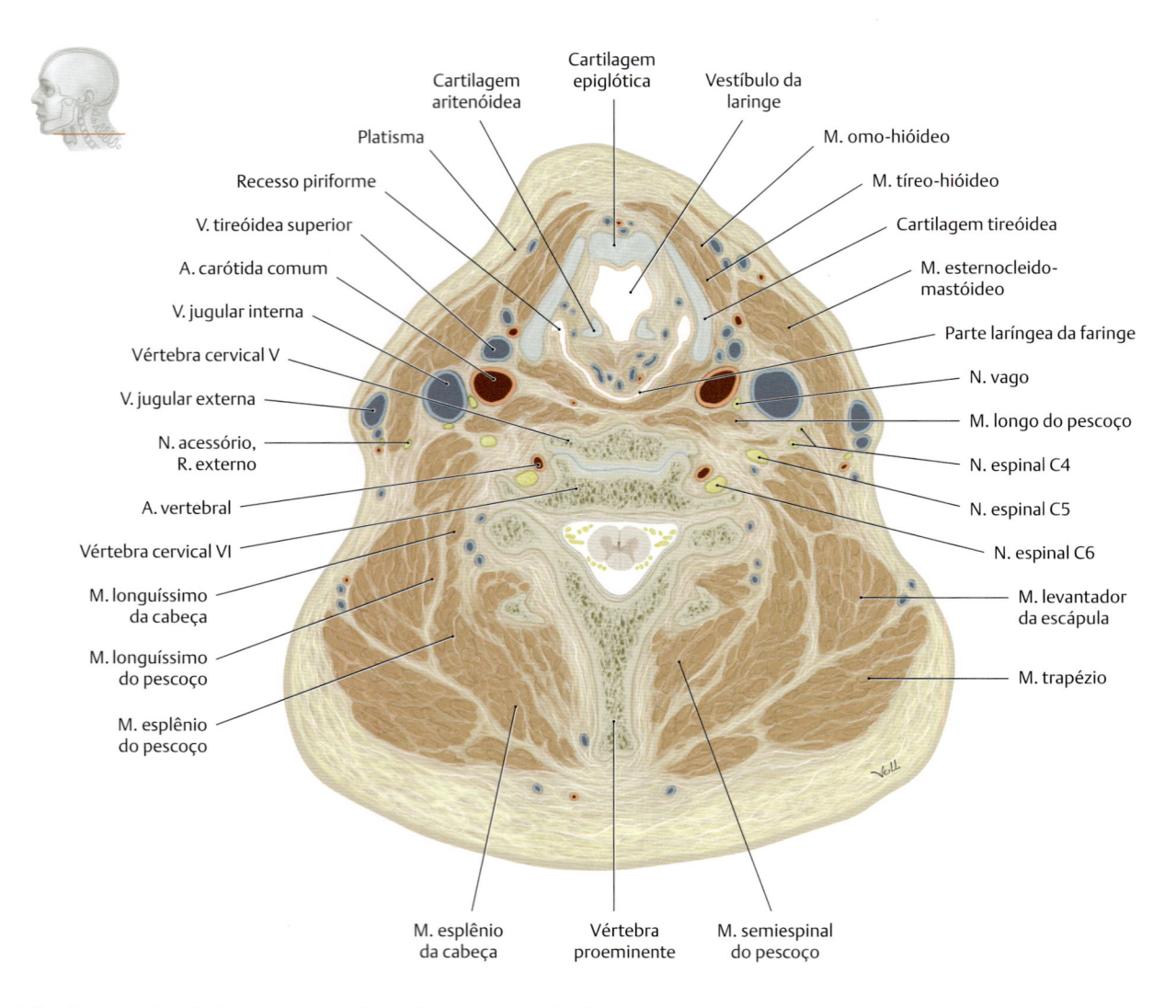

A Corte horizontal através do pescoço na altura do corpo vertebral de C V

Vista inferior. Devido à curvatura do pescoço (lordose cervical), o processo espinhoso de C VII (vértebra proeminente) que se estende posteriormente também é visualizado. Aqui, o formato triangular das cartilagens aritenóideas da laringe em corte transversal e o vestíbulo da laringe são facilmente identificados. Medialmente ao M. esternocleidomastóideo, encontra-se um segmento do N. acessório (R. externo).

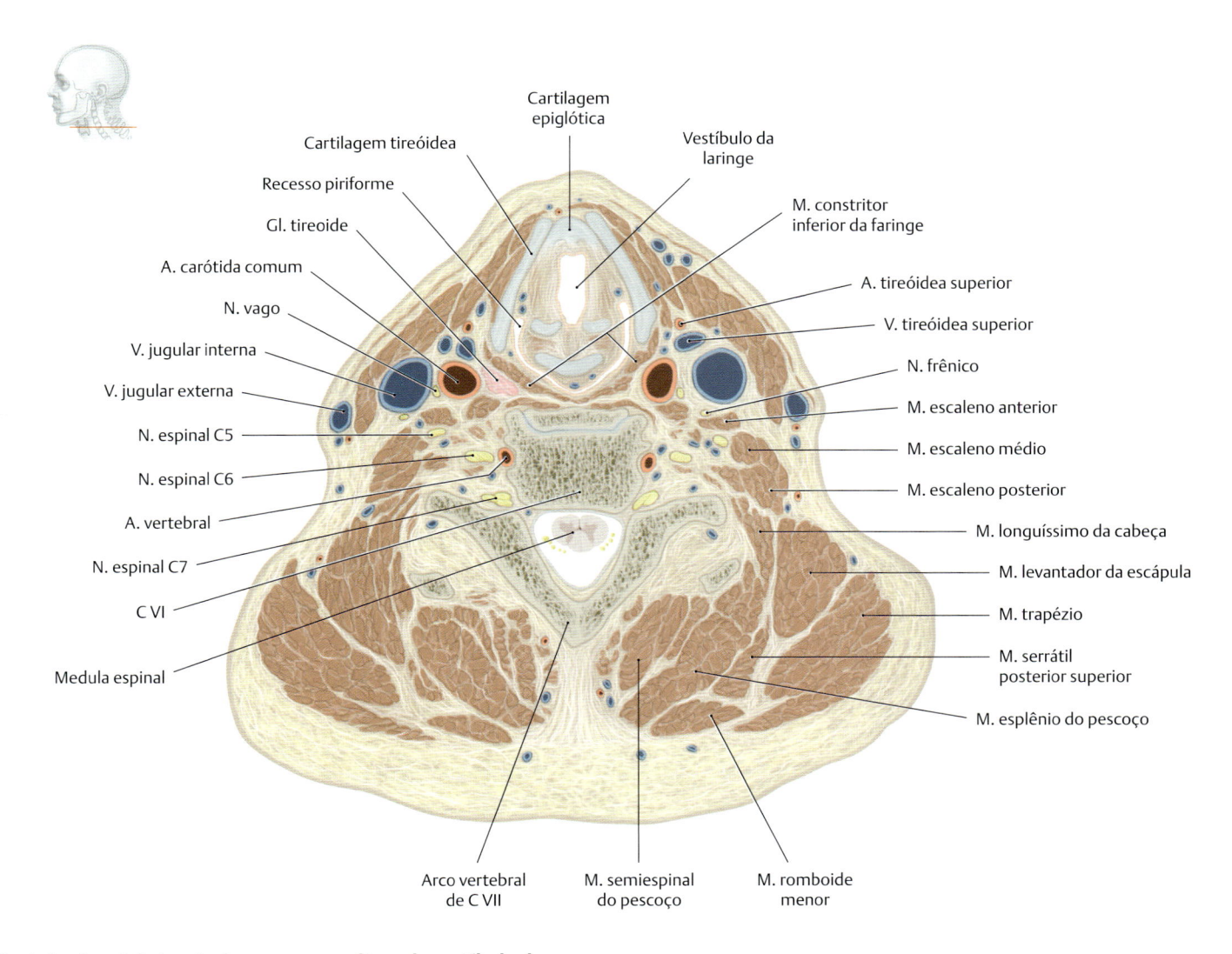

B Corte horizontal através do pescoço na altura do vestíbulo da laringe, com a epiglote visível (nível do corpo vertebral de C VI)
Vista inferior. Ao lado da laringe, observa-se o recesso piriforme, e ao lado do corpo vertebral, observa-se a A. vertebral, que segue lateralmente. O N. vago se encontra em um ângulo posterior entre a A. carótida comum e a V. jugular interna. Sobre o M. escaleno anterior, encontra-se um segmento do N. frênico.

7.7 Cortes Horizontais: Nível da Transição de C VI/C VII–T II/T I

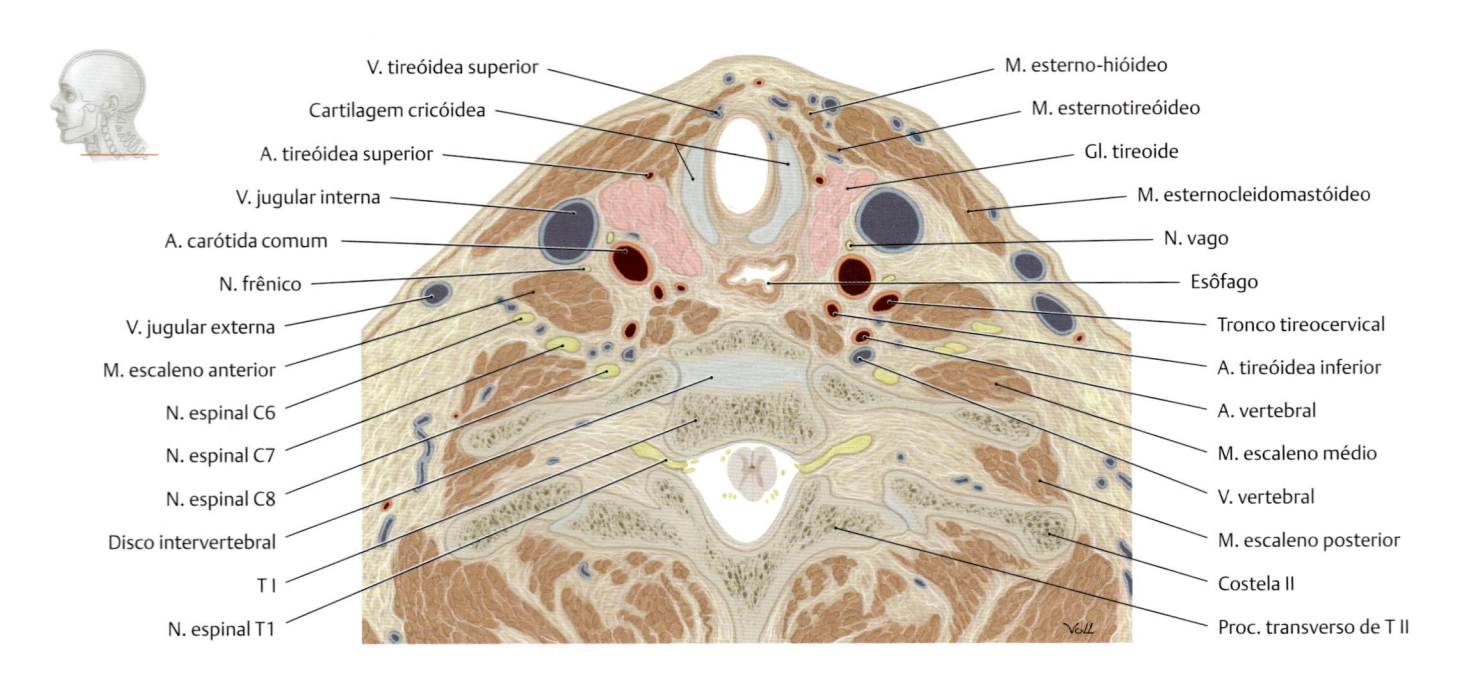

A Corte horizontal através do pescoço na altura do terço inferior da cartilagem tireóidea (altura da transição entre os corpos vertebrais de T I e C VII

Vista caudal (segundo Tiedemann). Neste plano de corte, os Mm. escalenos anterior e médio e o hiato dos escalenos (no qual penetram as raízes de C6–C8 do plexo braquial) localizado entre eles estão bem visualizados. *Observe* as estruturas vasculonervosas na bainha carótica (A. carótida comum, V. jugular interna e N. vago).

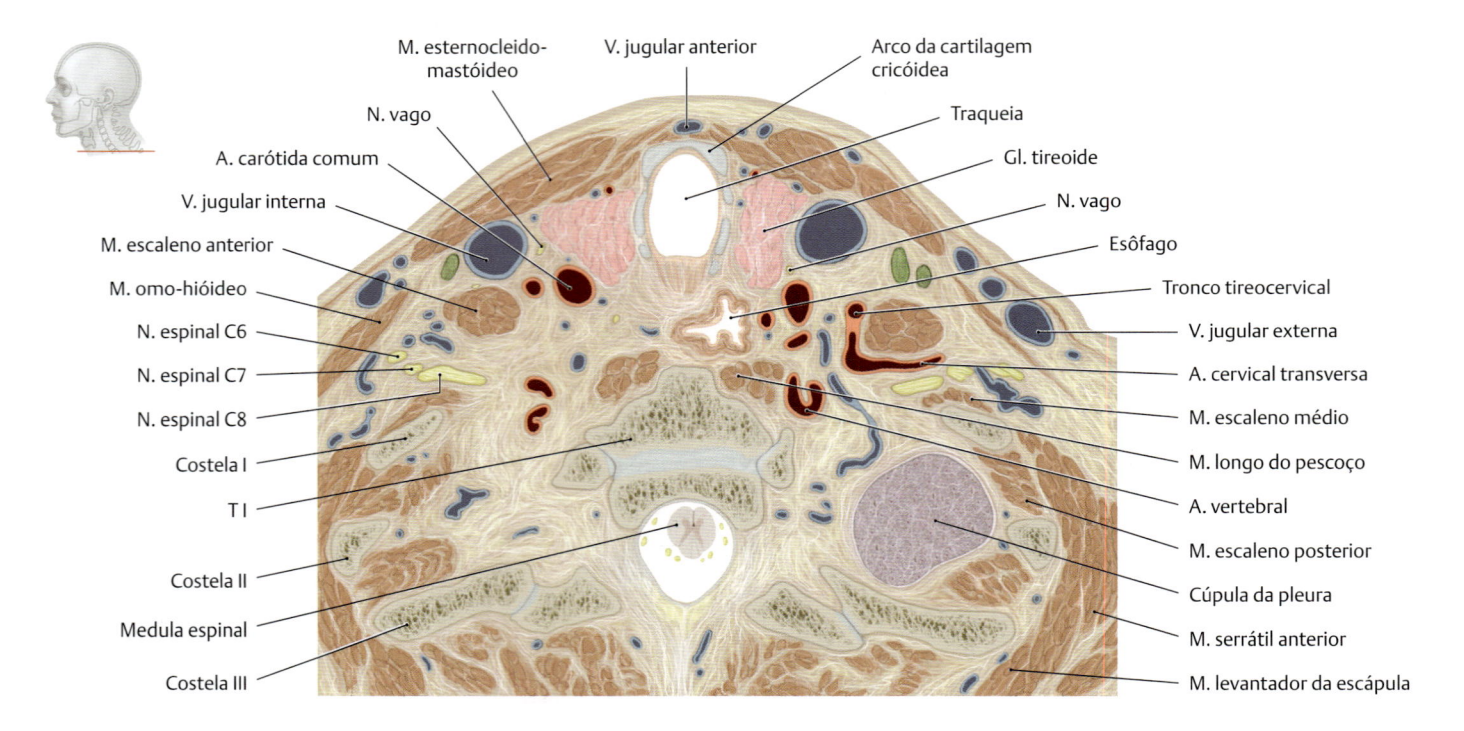

B Corte horizontal através do pescoço na altura da cúpula da pleura esquerda cortada tangencialmente (nível dos corpos vertebrais de T I/T II)

Vista inferior. Devido à curvatura do pescoço na peça anatômica dissecada, observa-se o disco intervertebral entre T I e T II, com alguns segmentos. Podem ser observados as secções das raízes nervosas de C6–C8 do plexo braquial e o corte da cúpula da pleura à direita. Esta proximidade topográfica entre os ápices dos pulmões e o plexo braquial, aqui visualizada, permite entender por que o crescimento de um tumor do ápice do pulmão pode afetar as raízes do plexo braquial.
Observe ainda a glândula tireoide e sua relação topográfica com a traqueia e com o feixe vasculonervoso na bainha carótica (que, pelo fato de ser uma delgada lâmina de tecido conjuntivo, não está representado).

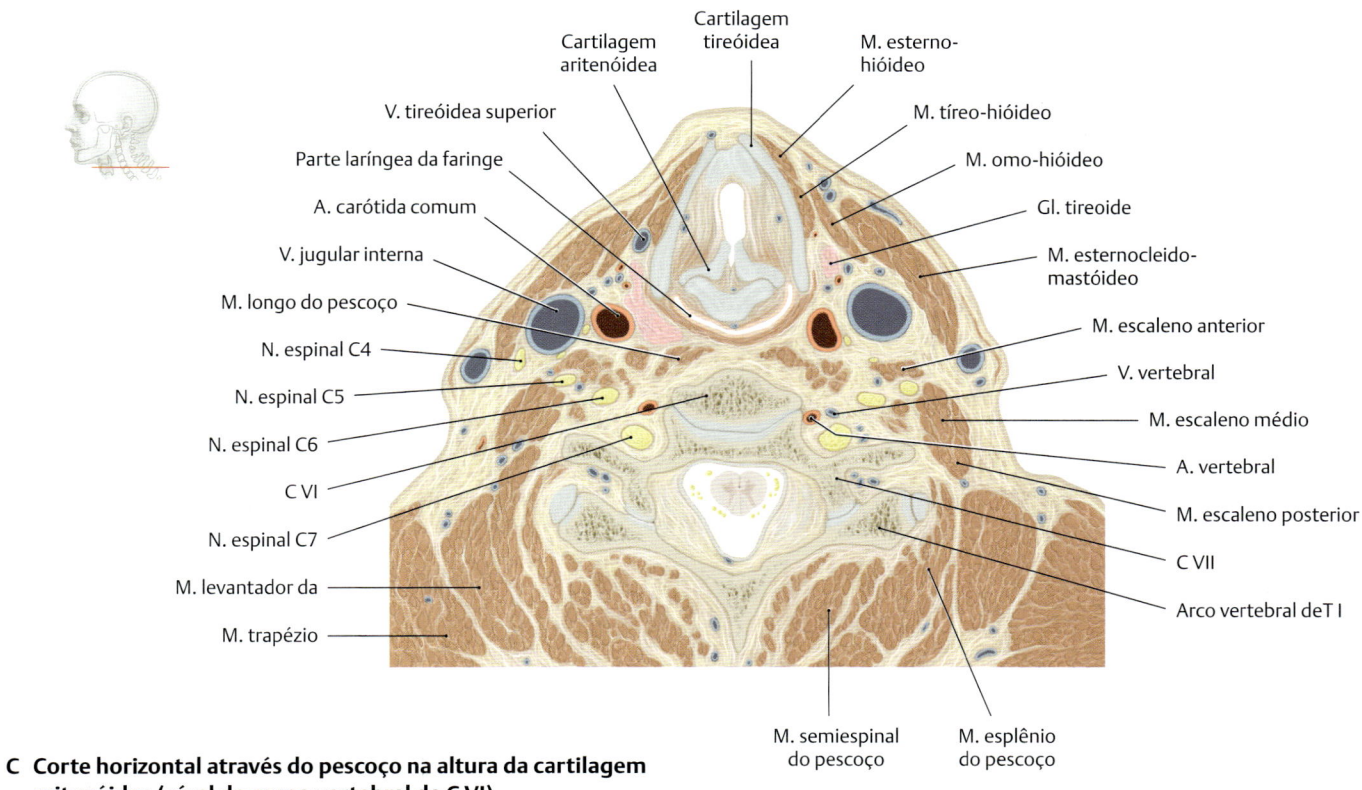

C Corte horizontal através do pescoço na altura da cartilagem aritenóidea (nível do corpo vertebral de C VI)

Vista inferior. Neste nível de corte, observa-se a base das cartilagens aritenóideas da laringe; posteriormente à laringe encontra-se a parte laríngea da faringe, como uma fenda estreita transversal.

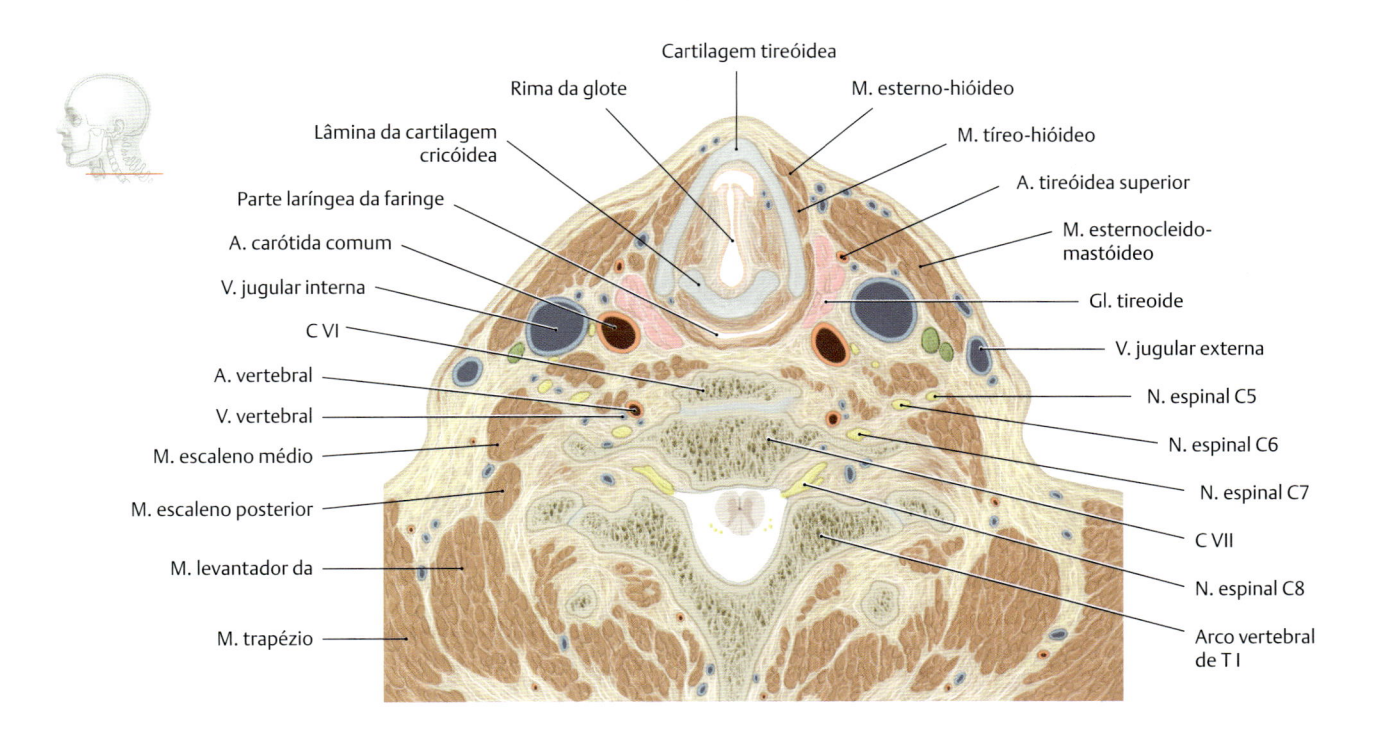

D Corte horizontal através do pescoço na altura do músculo vocal da laringe (nível da transição entre os corpos vertebrais de C VI/C VII)

Vista inferior. Nesta imagem, a laringe foi seccionada na altura das pregas vocais, e a glândula tireoide é observada apenas parcialmente, em comparação aos cortes anteriores.

7.8 Cortes Sagitais: Corte Mediano com o Septo Nasal e no Plano da Parede Medial da Órbita

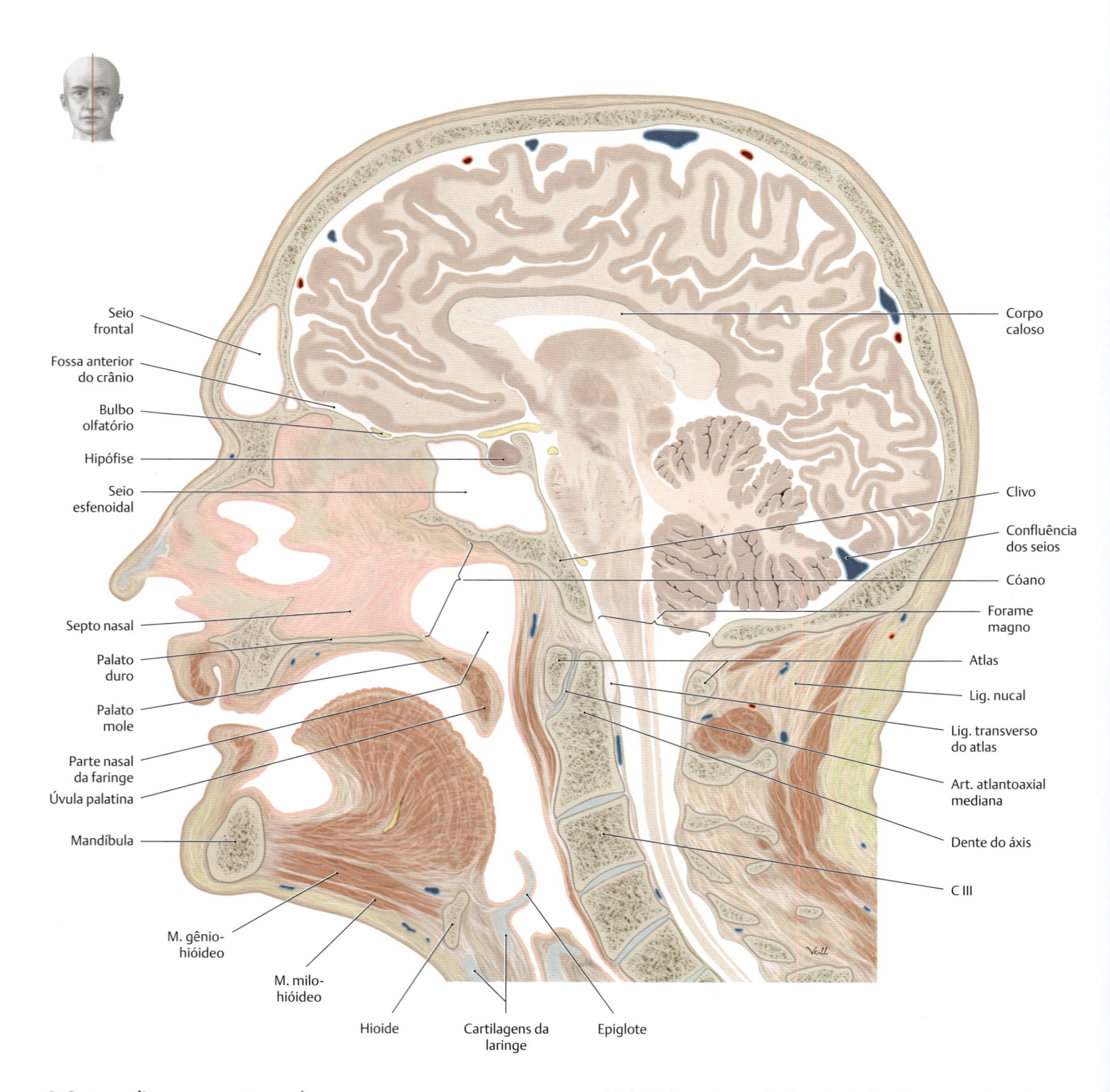

Estruturas indicadas à esquerda (de cima para baixo): Seio frontal; Fossa anterior do crânio; Bulbo olfatório; Hipófise; Seio esfenoidal; Septo nasal; Palato duro; Palato mole; Parte nasal da faringe; Úvula palatina; Mandíbula; M. gênio-hióideo; M. milo-hióideo; Hioide; Cartilagens da laringe; Epiglote.

Estruturas indicadas à direita (de cima para baixo): Corpo caloso; Clivo; Confluência dos seios; Cóano; Forame magno; Atlas; Lig. nucal; Lig. transverso do atlas; Art. atlantoaxial mediana; Dente do áxis; C III.

A Corte mediano com o septo nasal

Vista esquerda. Nesta figura, as estruturas da linha média são claramente visíveis. Os elementos cortados podem ser relacionados com o viscerocrânio e o neurocrânio. O andar inferior do **viscerocrânio** é formado pela musculatura do assoalho da boca, entre o hioide e a mandíbula, junto com a pele que a recobre. A epiglote (também cortada) e a laringe — situada inferiormente a ela — fazem parte das vísceras cervicais. Os palatos duro e mole e a úvula formam o limite entre as cavidades oral e nasal. Atrás da úvula situa-se a parte oral da faringe. A cavidade nasal é dividida em duas cavidades principais pelo septo nasal, aqui mostrado no centro. Essas cavidades principais se continuam, na região dos cóanos, como a parte nasal da faringe (corte superior ao septo). Posterior ao seio frontal localiza-se a fossa anterior do crânio, que representa uma parte do **neurocrânio**. A face medial do encéfalo foi cortada e a foice do cérebro foi removida. Nota-se a margem de corte do corpo caloso, o bulbo olfatório e a hipófise.

Observe a articulação atlantoaxial mediana (importante no exame da estabilidade articular após traumatismo da coluna cervical).

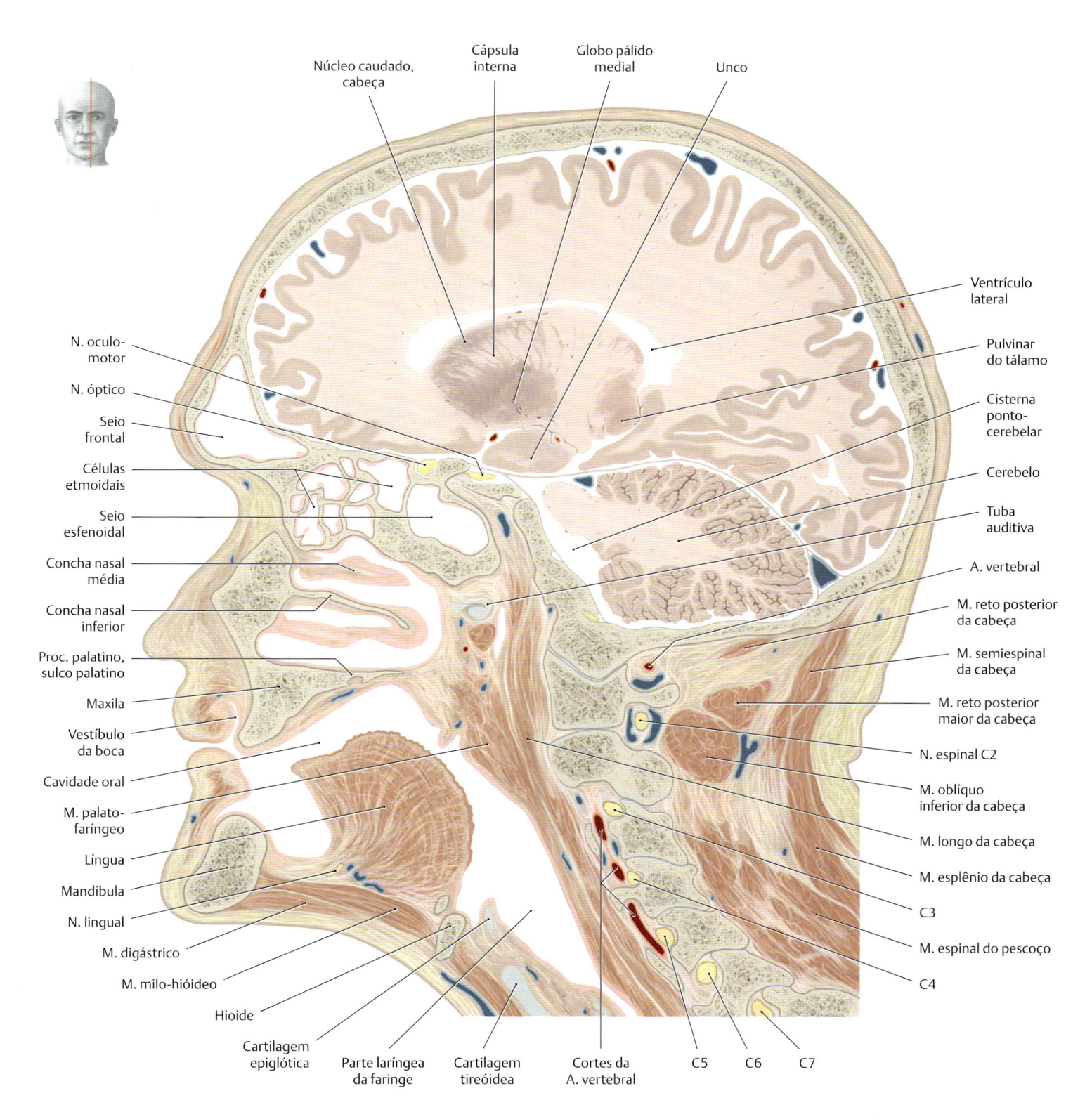

Labels (clockwise from top):
Núcleo caudado, cabeça · Cápsula interna · Globo pálido medial · Unco · Ventrículo lateral · Pulvinar do tálamo · Cisterna ponto-cerebelar · Cerebelo · Tuba auditiva · A. vertebral · M. reto posterior da cabeça · M. semiespinal da cabeça · M. reto posterior maior da cabeça · N. espinal C2 · M. oblíquo inferior da cabeça · M. longo da cabeça · M. esplênio da cabeça · C3 · M. espinal do pescoço · C4 · C5 · C6 · C7 · Cortes da A. vertebral · Cartilagem tireóidea · Parte laríngea da faringe · Cartilagem epiglótica · Hioide · M. milo-hióideo · M. digástrico · N. lingual · Mandíbula · Língua · M. palato-faríngeo · Cavidade oral · Vestíbulo da boca · Maxila · Proc. palatino, sulco palatino · Concha nasal inferior · Concha nasal média · Seio esfenoidal · Células etmoidais · Seio frontal · N. óptico · N. oculo-motor

B Corte sagital no nível da parede medial da órbita

Vista esquerda. Na região da cavidade nasal foram cortadas as conchas nasais inferior e média. Superiormente à concha nasal média situam-se as células etmoidais. Com exceção de uma pequena parte da cavidade, somente a parede lateral da parte nasal da faringe foi cortada, junto com a parte cartilagínea da tuba auditiva. O seio esfenoidal também é visível. Na região da coluna cervical, a A. vertebral foi cortada várias vezes, e a saída lateral dos nervos espinais, através dos forames intervertebrais, é claramente visível.

7.9 Cortes Sagitais: Plano do Terço Medial e do Centro da Órbita

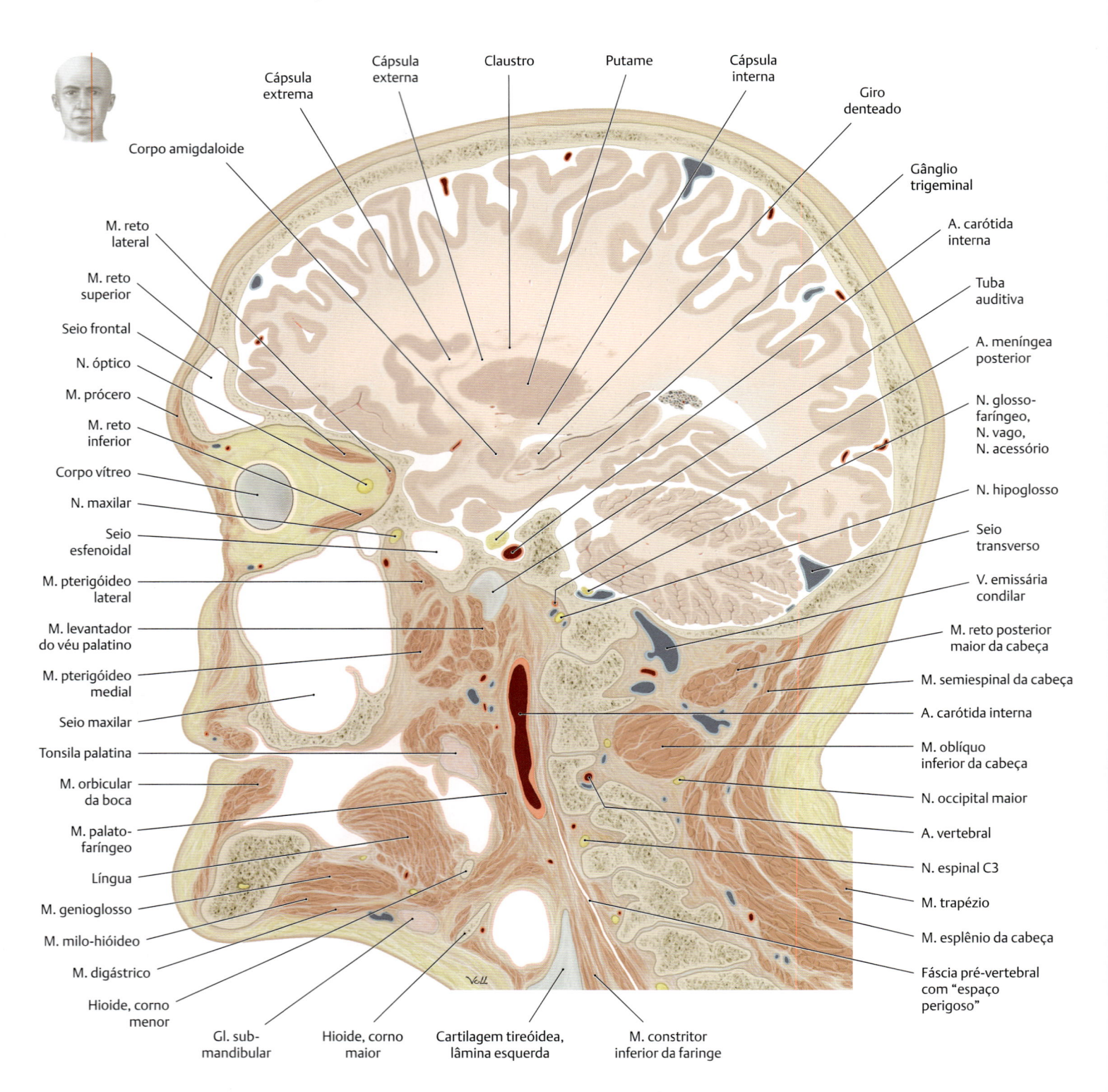

Cápsula extrema
Cápsula externa
Claustro
Putame
Cápsula interna
Giro denteado
Gânglio trigeminal
Corpo amigdaloide
A. carótida interna
M. reto lateral
Tuba auditiva
M. reto superior
A. meníngea posterior
Seio frontal
N. glosso-faríngeo, N. vago, N. acessório
N. óptico
M. prócero
M. reto inferior
N. hipoglosso
Corpo vítreo
Seio transverso
N. maxilar
V. emissária condilar
Seio esfenoidal
M. pterigóideo lateral
M. reto posterior maior da cabeça
M. levantador do véu palatino
M. semiespinal da cabeça
M. pterigóideo medial
A. carótida interna
Seio maxilar
M. oblíquo inferior da cabeça
Tonsila palatina
N. occipital maior
M. orbicular da boca
A. vertebral
M. palato-faríngeo
N. espinal C3
Língua
M. trapézio
M. genioglosso
M. esplênio da cabeça
M. milo-hióideo
Fáscia pré-vertebral com "espaço perigoso"
M. digástrico
Hioide, corno menor
Gl. sub-mandibular
Hioide, corno maior
Cartilagem tireóidea, lâmina esquerda
M. constritor inferior da faringe

A Corte sagital do terço medial da órbita

Vista esquerda. Dos seios paranasais destacam-se os seios maxilar e frontal; uma célula etmoidal e o seio esfenoidal foram cortados na periferia. A A. carótida interna e a glândula submandibular foram cortadas medialmente. Em torno da parte cartilagínea da tuba auditiva agrupam-se os músculos da faringe e da mastigação. Na órbita, o bulbo do olho e o N. óptico foram cortados na periferia, enquanto os Mm. retos superior e inferior foram seccionados longitudinalmente. No encéfalo, foram cortadas as cápsulas externa e interna e o putame, situado entre elas. Além disso, o corpo amigdaloide e o hipocampo foram cortados próximo à base do cérebro. Inferiormente ao telencéfalo observa-se o gânglio trigeminal.

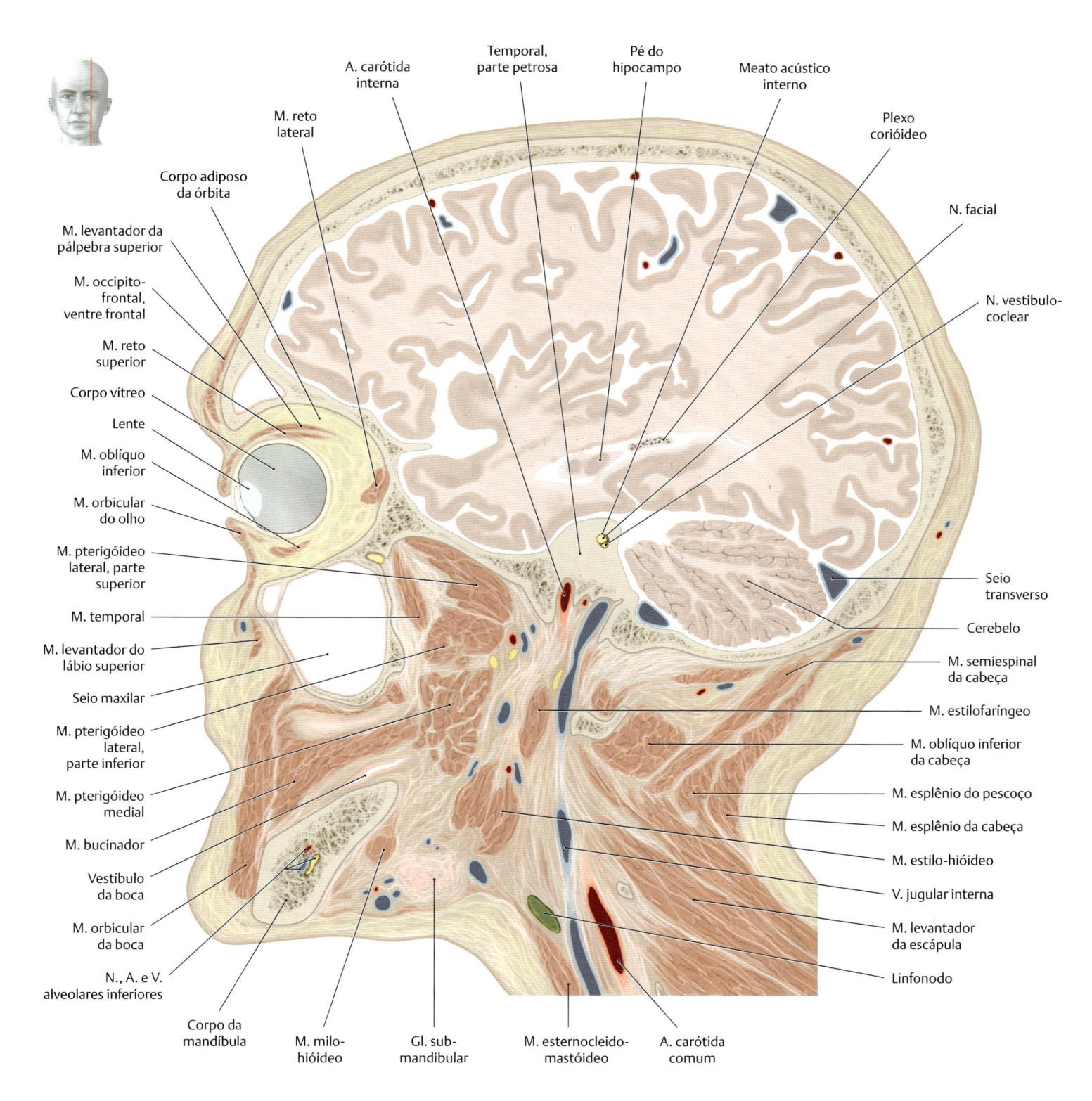

B Corte sagital aproximadamente no centro da órbita

Vista esquerda. Em função da obliquidade do corte, a mandíbula domina na região do assoalho da boca e o vestíbulo da boca foi mostrado apenas como uma pequena fenda. As musculaturas da bochecha e da mastigação podem ser identificadas neste plano de corte. Uma grande parte da órbita é ocupada pelo bulbo do olho, cortado transversalmente, além de alguns cortes da musculatura extrínseca do bulbo do olho. O restante da órbita é preenchido pelo corpo adiposo. Além da A. carótida interna, a V. jugular interna também é visível. Com exceção do pé do hipocampo, a medula e o córtex só podem ser vistos na região do telencéfalo. O N. facial e o N. vestibulococlear tornam-se nítidos no meato acústico interno.

263

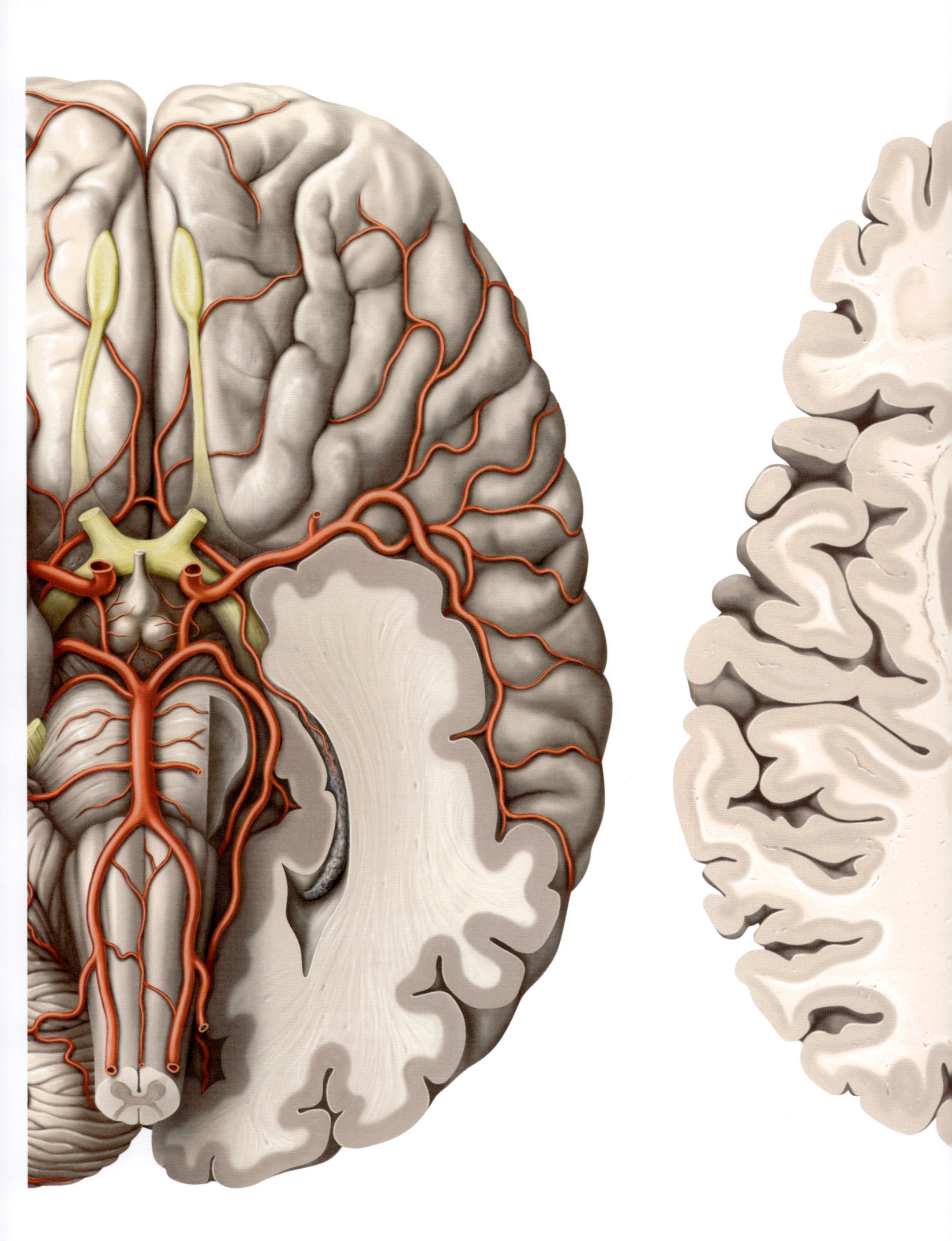

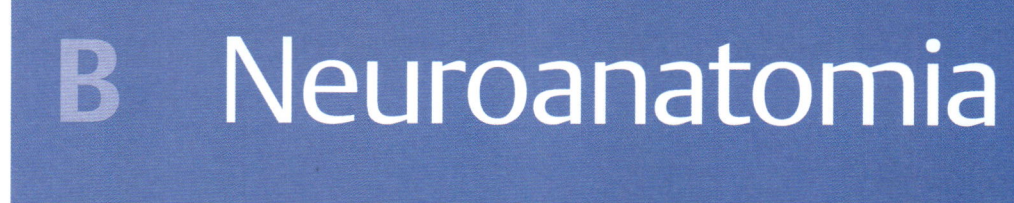

B Neuroanatomia

1.1 Divisão e Funções Básicas do Sistema Nervoso

Introdução

O sistema nervoso humano é o sistema de órgãos mais complexo que já se conheceu até agora na evolução da vida na Terra. A sua função é registrar o estado do seu meio ambiente, reconhecer as suas modificações e, com a ajuda de outros sistemas de órgãos, responder a elas de forma significativa. "Significativa" aqui significa assegurar a sobrevivência desse sistema nervoso, incluindo o seu "organismo transportador". O sistema nervoso é também o único sistema de órgãos conhecido que reflete sobre si mesmo e pode, conscientemente, entrar em contato com a "sua própria espécie". Esta complexidade e o aspecto do autoconhecimento tornam o sistema nervoso um objeto particularmente difícil de contemplação, mas também justificam o seu fascínio. Isso significa que o sistema nervoso de um ser humano – especialmente o seu encéfalo – procura encontrar o conhecimento sobre si mesmo.

O sistema nervoso do ser humano tem, em comparação com o dos animais, um grau particularmente elevado de habilidades, como aprendizagem, memória, projeção mental para o futuro e (auto)conhecimento, assim como, por meio de uma linguagem complexa, a comunicação com o sistema nervoso de um outro indivíduo. As doenças do sistema nervoso podem afetar gravemente a vida dos pacientes acometidos. O conhecimento profundo da estrutura e da função do sistema nervoso é, portanto, a base para evitar ou tratar as doenças que o acometem e, com isso, uma parte fundamental da prática médica.

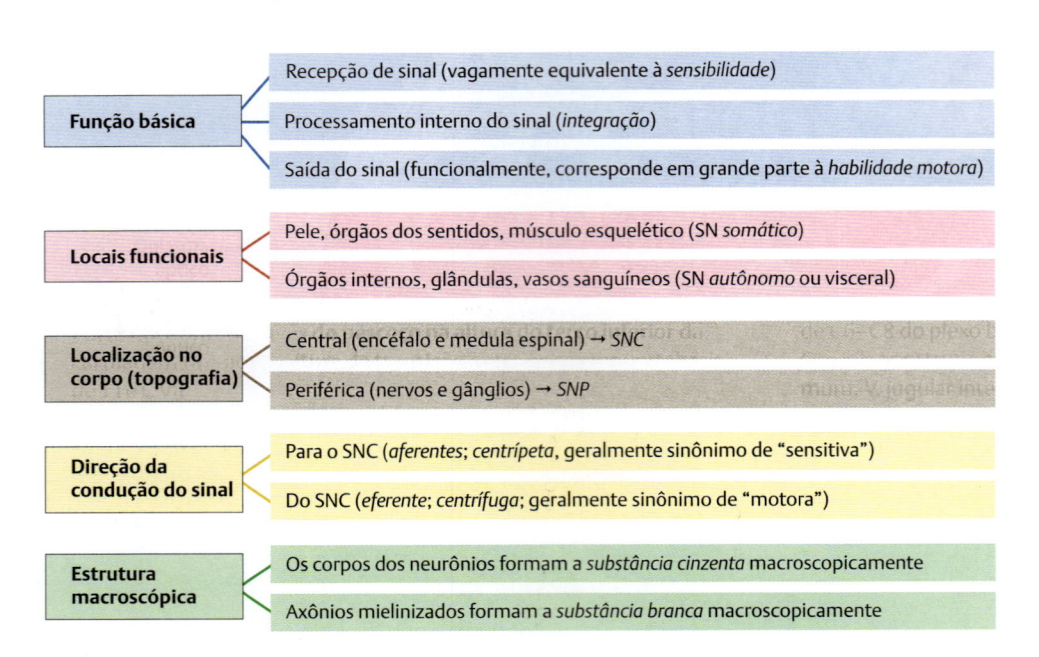

A Divisão do sistema nervoso: visão geral

O sistema nervoso pode ser dividido segundo critérios totalmente diferentes. Inicialmente, essa variedade de possibilidades de divisão faz parecer difícil a compreensão geral do sistema nervoso. Além disso, cada classificação é artificial e considera apenas aspectos específicos. Muitas inter-relações no sistema nervoso, no entanto, podem ser muito mais bem compreendidas e deduzidas por meio do entendimento dessa divisão sem que se precise memorizá-las isoladamente. Portanto, neste ponto, a divisão do sistema nervoso é apresentada sob cinco aspectos diferentes; cada aspecto individual será elucidado nas figuras subsequentes.

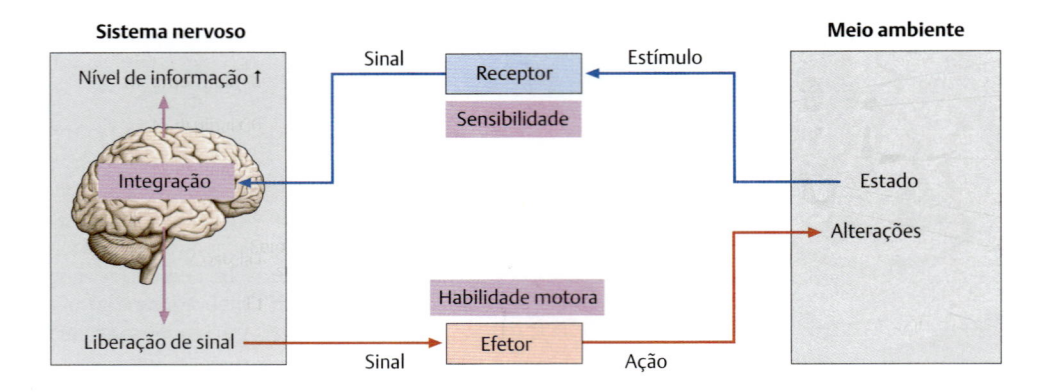

B Funções básicas do sistema nervoso

O sistema nervoso é – simplificadamente – um *sistema de processamento de informações*. Ele se comunica constantemente com o seu meio ambiente. Os termos-chave são:

- **Sensibilidade** (ou *percepção sensorial* ou *sensitiva*): o sistema nervoso recebe constantemente informações sobre o estado de seu meio ambiente, geralmente por meio de estímulos físicos ou químicos. Essas informações
  - são capturadas por receptores de estímulos (receptores)
  - são convertidas em um sinal (geralmente elétrico) e
  - são encaminhadas como tal no sistema nervoso
- **Integração:** as informações codificadas em sinal elétrico
  - são processadas pelo sistema nervoso, dentro de estruturas especiais extremamente complexas, de forma muito

diferenciada, também geralmente por meios elétricos e
  - são encaminhadas aos chamados efetores
- **Habilidade motora:** os efetores podem agora exercer um *efeito* no meio ambiente.

Observação: Os termos sensibilidade, integração e habilidade motora são associados para descrever as funções básicas da parte central do sistema nervoso ou sistema nervoso central (SNC) em essência. Isso não significa que qualquer efeito originado do SNC seja necessariamente atribuível à habilidade motora e integração tenha sempre o mesmo sentido de "entrega de sinal a um efetor". O aumento do nível de informação no sistema nervoso (p. ex., a formação "interna" do conteúdo da memória, as "formas de pensamento") também é um processo de integração, e a liberação de hormônios também é um efeito que pode ser provocado pelo SNC.

A variedade e a complexidade dos estímulos específicos do meio ambiente fizeram com que os receptores, que são especializados na detecção de determinados estímulos, se agregassem em grupos funcionais, os *órgãos sensoriais*.

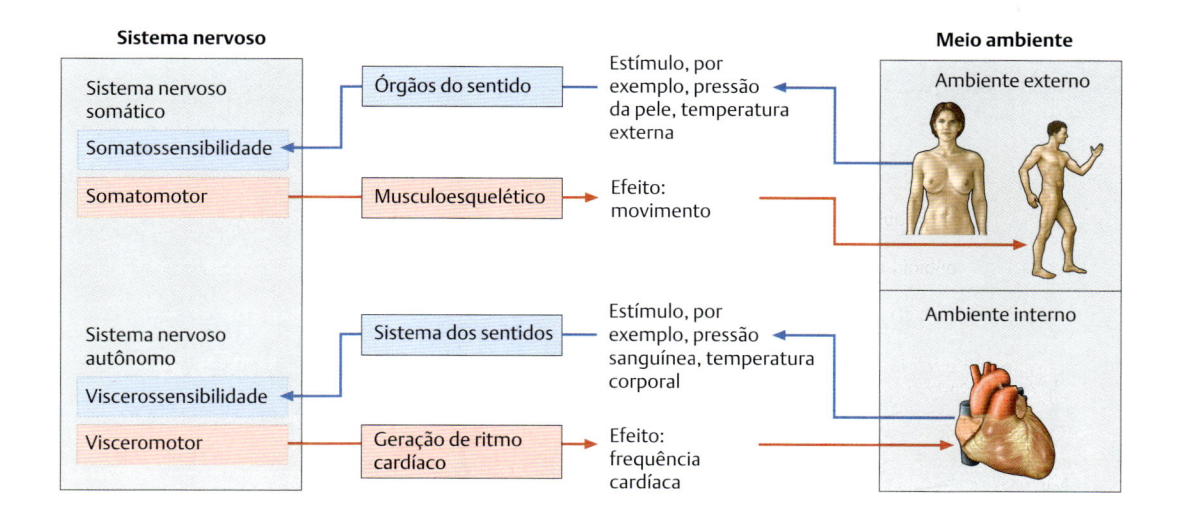

C Divisão funcional do sistema nervoso

Para muitos aspectos médicos, a classificação foi estabelecida de acordo com a função (*divisão funcional*) ou de acordo com a posição (*divisão topográfica*, ver **D**) de estruturas específicas do sistema nervoso. Ambas as divisões consideram apenas aspectos específicos: sobreposições das divisões são, portanto, a regra, não a exceção. Assim, a divisão é artificial até certo ponto. Retomando os termos definidos em **B**, *sensibilidade e habilidade motora*, é oportuno esclarecer também o termo "meio ambiente":

- O "meio ambiente externo", isto é, o ambiente circundante de todo o organismo
- O "meio ambiente interno", o interior do corpo, com o qual o sistema nervoso também se comunica e cujo estado em limites estritos deve estar permanentemente em equilíbrio biológico.

O contato físico com o *meio ambiente externo* é realizado para a percepção dos sentidos (sensibilidade) através da pele ou dos órgãos dos sentidos, o efeito físico no meio ambiente ocorre normalmente por meio dos músculos do sistema musculoesquelético do corpo (corpo = soma). Todo esse aspecto funcional é representado pelo chamado sistema nervoso *somático*. A regulação do "*meio ambiente interno*" é feita por órgãos (vísceras), com os quais o sistema nervoso realiza a troca de informações. A parte do sistema nervoso que está em contato direto com os órgãos é chamada de divisão autônoma do sistema nervoso ou sistema nervoso *autônomo*. Então, a função (sensibilidade, habilidade motora) e o "local de ação" (somático, visceral) combinam-se e dão origem aos termos:

- **Somatomotor** (ver p. 286) e **somatossensibilidade** (ver p. 284), para a interação com o meio ambiente externo
- **Visceromotor** e **viscerossensibilidade**, para a interação com o meio ambiente interno.

Observação: Para a viscerossensibilidade, obviamente também existem receptores; no entanto, esses normalmente não são agrupados nos próprios órgãos dos sentidos. Para a divisão autônoma do sistema nervoso, também são usados os termos sistema nervoso "visceral" ou "vegetativo" (ver p. 296).

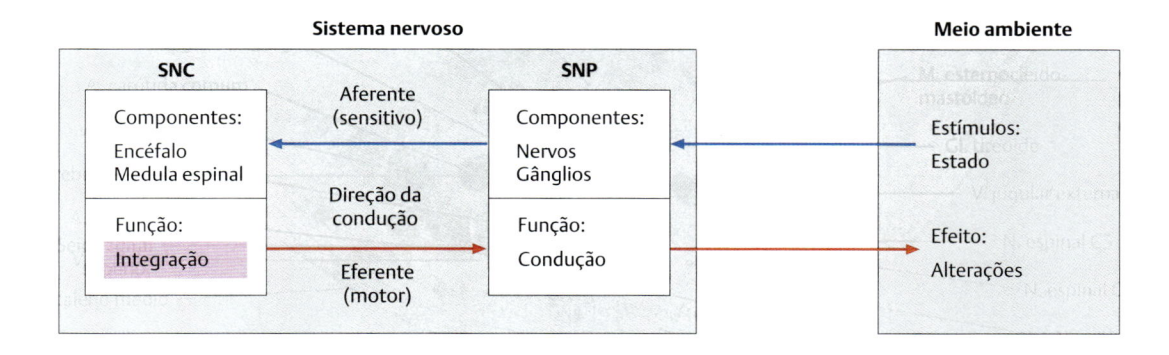

D Divisão topográfica e condução de sinal

Completamente independente das funções, todo o sistema nervoso pode ser dividido, segundo a posição no corpo, em

- Parte central do sistema nervoso (SNC) e
- Parte periférica do sistema nervoso (SNP).

Observação: Tanto o SNC quanto o SNP têm, respectivamente, partes do sistema nervoso somático e do sistema nervoso autônomo. O SNC abrange o encéfalo e a medula espinal; ambos estão localizados em espaços envolvidos por osso. O SNP inclui os nervos e os gânglios (p. 269), que estão fora do SNC e são revestidos por uma bainha de tecido conjuntivo. Considerando os poucos limites, pode-se dizer que o SNP é responsável pela *condução* dos sinais e, portanto, funciona como um "mediador" entre o SNC e o meio ambiente externo (ou o meio ambiente interno) e entre o SNC e os efetores. No SNC, no entanto, a *integração* está em primeiro plano. Em tal função mediadora do SNP, a *direção da condução* do sinal desempenha um papel especial: a condução do sinal para o SNC (*centrípeta*), a função sensitiva, é referida como condução aferente; a condução do sinal a partir do SNC (*centrífuga*), a função motora, é a condução eferente.

1.2 Células, Transferência de Sinal e Estrutura Morfológica do Sistema Nervoso

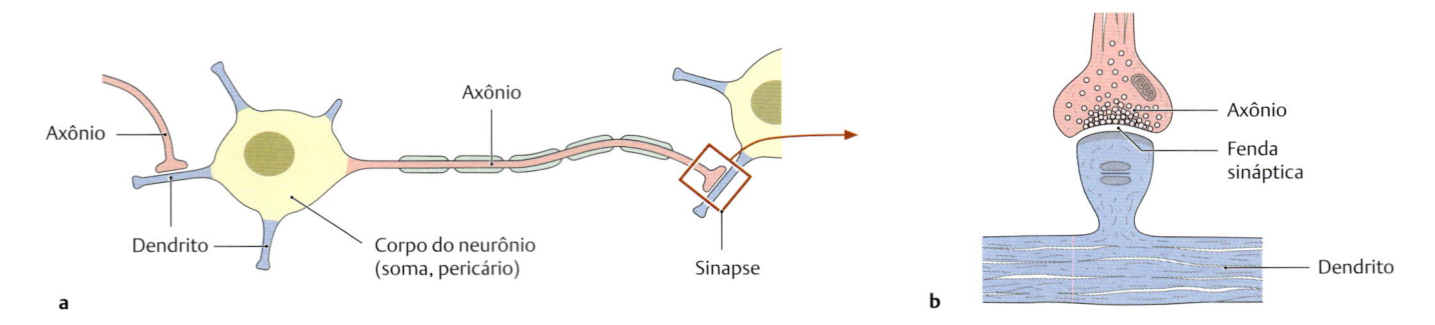

a

b

A Neurônio e sinapse

a Neurônio: o componente básico do sistema nervoso é, morfológica e funcionalmente, o neurônio. Como os neurônios são encontrados tanto no SNC quanto no SNP, eles são diferenciados entre neurônios *centrais* e neurônios *periféricos*. Os neurônios geram sinais elétricos, os chamados *potenciais de ação*, e os transmitem para outras células, por exemplo, para outras células nervosas, mas também para células musculares. De acordo com a forma e a função, há diferentes tipos de neurônios; a sua estrutura, no entanto, é basicamente a mesma: no corpo do neurônio, o soma (pericário), há pelo menos duas extensões de comprimentos diferentes:

- O dendrito, que é geralmente curto e ramificado; um neurônio pode ter um ou mais dendritos
- O axônio (neurito), que é geralmente mais longo do que os dendritos; um neurônio tem apenas um axônio (que, no entanto, pode ser ramificado).

O dendrito e o axônio estão normalmente localizados na extremidade oposta do corpo do neurônio. O resultado é uma "polarização" estrutural, que corresponde a uma polarização *funcional do neurônio* (ver **A**, p. 292): a condução de um sinal elétrico ocorre no dendrito sempre em direção ao corpo do neurônio, e no axônio sempre a partir do corpo do neurônio. De forma simplificada, pode-se falar de *entrada* e *saída* de sinal. Isso não muda quando um neurônio contém múltiplos dendritos; alguns desses, vistos de forma puramente morfológica, não se posicionam mais "opostos" ao axônio: a condução ocorre também do dendrito, através do corpo do neurônio, para o axônio.

b Sinapse: os neurônios nunca estão funcionalmente "isolados": eles estão sempre interligados em grupos e conduzem sinais elétricos. A troca de sinal ocorre através de pontos de contato especiais, as *sinapses*. Em uma sinapse, o axônio de um neurônio entra em contato com outro neurônio. É surpreendente que este contato é, na maioria dos casos, descontínuo: entre o axônio e o neurônio subsequente há uma lacuna (*fenda sináptica*) em que ocorre a transferência do sinal elétrico por meio de uma conversão em sinal químico (uma substância transportadora = transmissor). Esse transmissor produz, geralmente no neurônio "a jusante", um novo sinal elétrico. A sequência da condução de sinal é, portanto, elétrica → química → elétrica.

Observação: Funcionalmente, diferenciam-se sinapses *excitatórias*, que promovem a transmissão de um sinal, e sinapses *inibitórias*, que dificultam ou impedem o encaminhamento de um sinal. O sistema nervoso produz, assim, não só excitação, mas também inibição (ver **A**, p. 292).

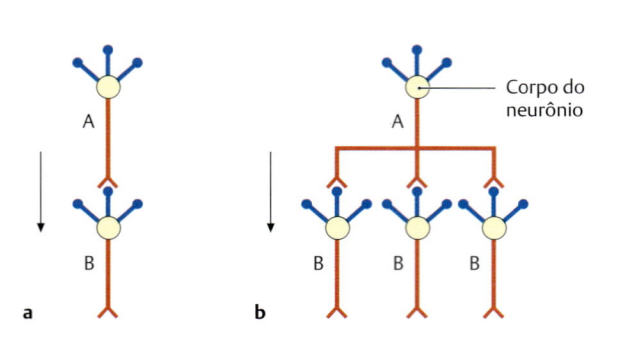

a   b

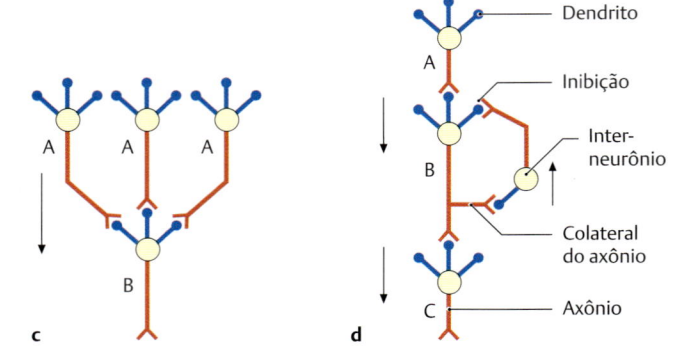

c   d

B Transmissão de sinal no sistema nervoso: comutação neuronal

Os neurônios são comutados em "redes neuronais" de maneiras diferentes:

a O neurônio A envia o seu sinal (projeta-se sobre) para o neurônio B: a transmissão é de 1:1.

b O neurônio A envia o seu sinal (por meio da ramificação do axônio) para múltiplos neurônios B (neste caso, 3); a transmissão é de 1:3. Ocorre uma *divergência*. Desta maneira, os sinais são disseminados ("*efeito difusor*").

c Múltiplos neurônios A (neste caso, 3) projetam-se sobre um neurônio B, a transmissão é de 3:1. Ocorre uma *convergência*. Eles podem ser usados para a formação de um filtro de informação; por exemplo, o neurônio B passa adiante a informação recebida apenas se pelo menos dois neurônios A enviarem simultaneamente um sinal para B (*efeito de limiar* ou *efeito de filtragem*).

d Um neurônio também pode se comutar "com ele mesmo" por meio de um neurônio intermediário (interneurônio). Esse é o caso típico da chamada "*inibição recorrente*". O neurônio B é estimulado por um sinal de A e encaminha adiante uma parte desse sinal para C. No entanto, por meio do chamado colateral do axônio, B agora inibe a sinapse A → B. Com isso, B torna-se "insensível", por um período de tempo, para mais sinais do neurônio A, é incorporado um "filtro temporal": apenas após um certo tempo, B passa adiante o sinal recebido de A. Assim pode-se evitar que os "estímulos permanentes" de entrada contínua desgastem o sistema nervoso.

Sinapse e comutação, excitação e inibição são, portanto, termos funcionais importantes no sistema nervoso.

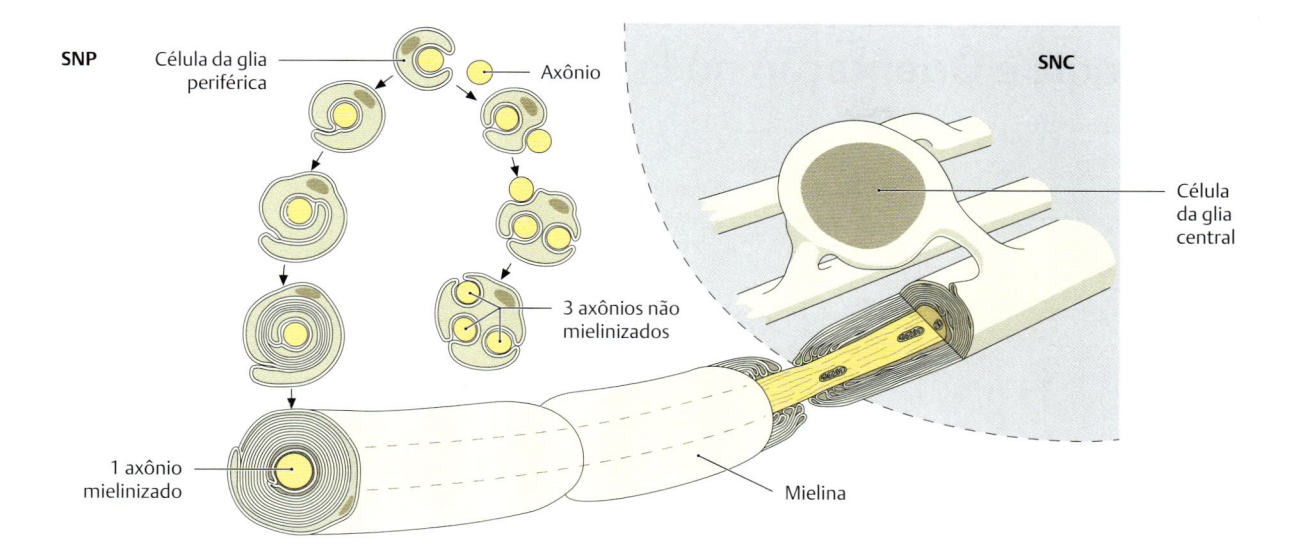

C Células da glia (neuróglia)

O segundo tipo de célula do sistema nervoso são as células da glia (neuróglia), que também estão localizadas no SNC e no SNP (*glia central* e *periférica*). As células da glia não geram sinais, mas influenciam a velocidade com a qual os sinais são conduzidos no sistema nervoso, determinando a formação da *bainha* que reveste os axônios das células nervosas. Os axônios têm, portanto, diferentes designações de acordo com a sua forma e extensão:

- **Axônios mielinizados:** uma célula da glia "envolve" em múltiplas camadas como lamelas um único axônio e forma uma estrutura especial nessa estratificação, chamada de *mielina*

- **Axônios não mielinizados:** uma célula da glia encobre vários axônios sem a formação estrutural da membrana.

Os axônios mielinizados são a maioria. Como o tipo de formação da membrana influencia a velocidade de condução do sinal elétrico (axônios mielinizados conduzem rapidamente), esta bainha é da maior importância funcional para o neurônio. As células da glia suportam a função dos neurônios de outras maneiras. Elas desempenham, entre outros, um papel na regulação do meio ambiente do sistema nervoso (p. ex., barreira hematencefálica) e na defesa contra as influências nocivas.
Observação: axônio + membrana glial (não mielinizada ou mielinizada) = fibra (*fibra neuronal*). Este termo é muito importante na observação macroscópica subsequente do sistema nervoso.

D Classificação estrutural do sistema nervoso: substâncias cinzenta e branca

Tanto no SNP quanto no SNC existem corpos neuronais e axônios revestidos por neuróglia. Ambos são – observados isoladamente – visíveis apenas *microscopicamente*. Mas como eles se aglomeram em grupos ou feixes, eles também são reconhecíveis *macroscopicamente*. Observados à luz, os grupos dos corpos neuronais parecem *cinzentos*, e o feixe de fibras mielinizadas parece *branco*. Fala-se, portanto, em *substância cinzenta* e *substância branca*. Os *dendritos*, que geralmente são muito curtos, e as poucas fibras *não* mielinizadas são perdidos na massa de corpos neuronais e fibras mielinizadas e não são, portanto, nomeados nesta observação macroscópica. Dependendo de se estar observando substância cinzenta ou branca, são empregados diferentes termos técnicos (comparar também com o glossário, ver pp. 502 e seguintes):

- Relativamente simples é a situação terminológica do **SNP**. A substância branca é referida como *nervo*, e a substância cinzenta, como *gânglio*
- No **SNC**, a substância branca é dividida em *vias*, que recebem diferentes nomes; a substância cinzenta é dividida em *córtex* e *núcleos*.

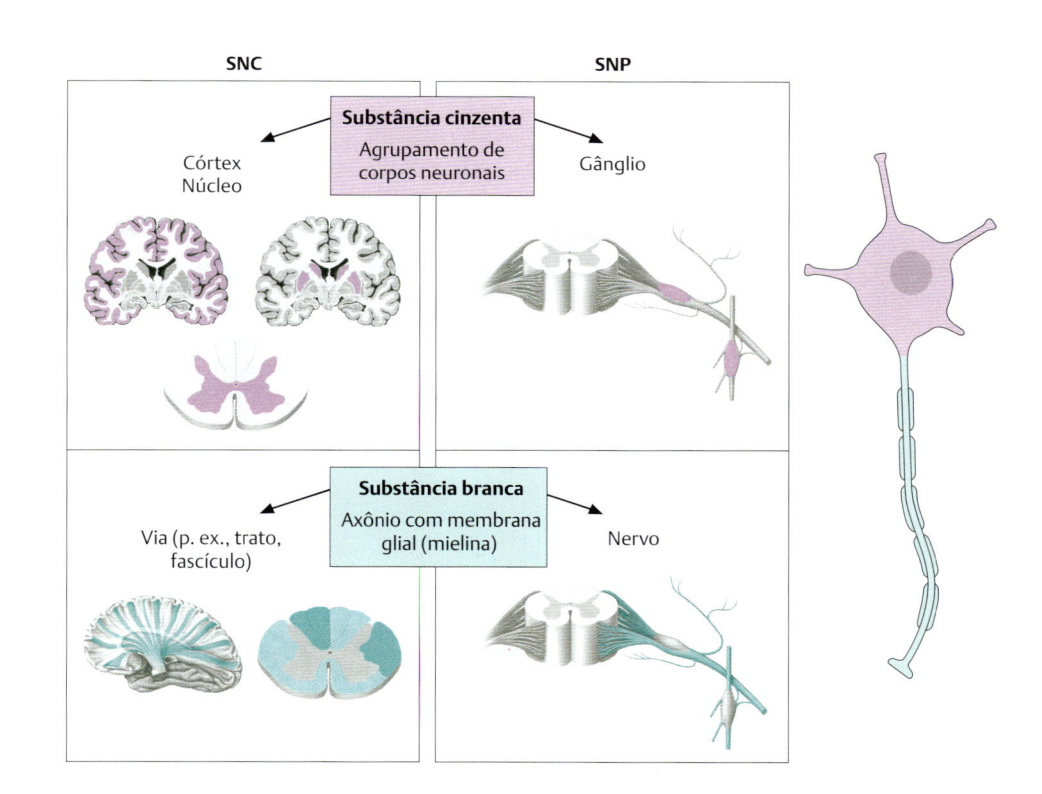

Observação: Morfologicamente a substância cinzenta e a substância branca no SNC e no SNP, respectivamente, são construídas analogamente.

Considerando a descrição e a distinção precisas das estruturas individuais (nervo, gânglio, via etc.), isso pode passar despercebido.

1.3 Visão Geral do Sistema Nervoso: Morfologia e Orientação no Espaço

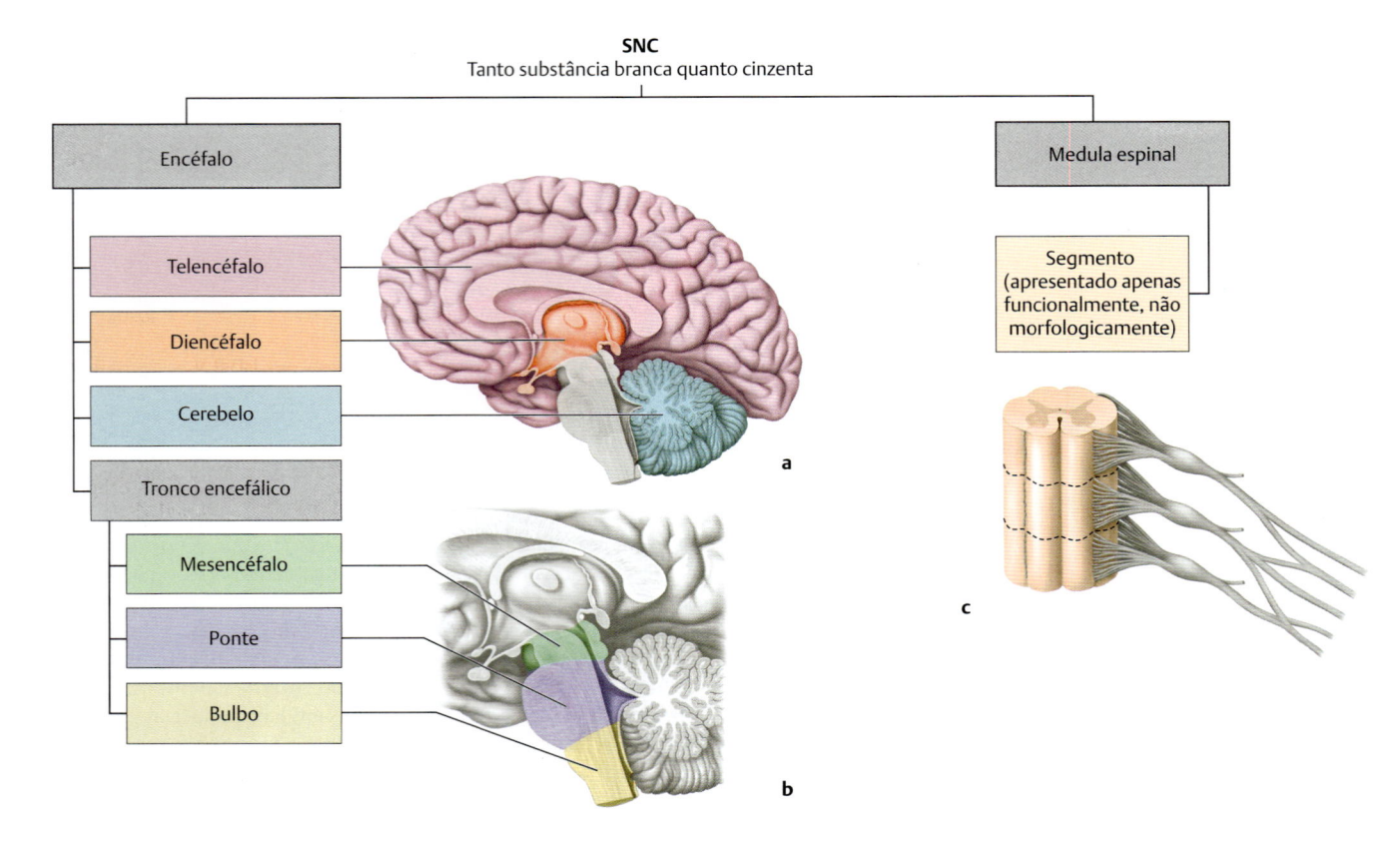

A Morfologia da parte central do sistema nervoso (SNC)

a e **b** Metade direita do encéfalo, vista medial. **c** Vista anterior de uma parte da medula espinal.

Para a compreensão das seguintes unidades de aprendizagem, é necessária uma visão geral da morfologia macroscópica do sistema nervoso. O SNC é dividido em encéfalo e medula espinal. O **encéfalo** divide-se nas seguintes estruturas:

- *Telencéfalo*
- *Diencéfalo*
- *Cerebelo* e
- *Tronco encefálico*, com *mesencéfalo*, *ponte* e *bulbo*.

Em contraste, a segunda parte do SNC, a **medula espinal**, se apresenta, morfologicamente e, portanto, apenas externamente, como uma estrutura unitária. No entanto, funcionalmente, a medula espinal também pode ser dividida nos chamados segmentos. A divisão em substância cinzenta e substância branca já é claramente visível nesta figura de visão geral simples da medula espinal:

- Cinzenta: a estrutura central em forma de "borboleta" e
- Branca: a substância que circunda esta "borboleta".

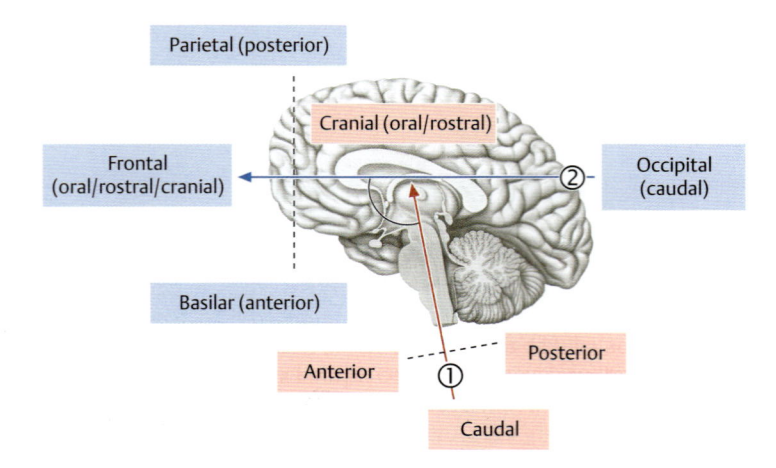

B Orientação espacial do sistema nervoso

Para o *SNP* são aplicados os mesmos planos, eixos e denominações de direção que para todo o corpo. Por outro lado, no *SNC* são distinguidos *dois eixos*:

- Eixo nº 1 = eixo de Meynert: corresponde também às designações de eixo do corpo e aplica-se ao tronco encefálico e ao cerebelo
- Eixo nº 2 = eixo de Forel: aplica-se ao diencéfalo e ao telencéfalo e é inclinado em relação ao eixo nº 1 cerca de 80°, de modo que o diencéfalo e o telencéfalo se encontram, por assim dizer, "em posição prona".

Observação: Para que se evitem mal-entendidos topográficos, também são estabelecidos para o eixo nº 2 (eixo de Forel) as seguintes designações de localização:

- Basilar (em direção à base craniana), em vez de anterior (ventral)
- Parietal (em direção ao vértice), em vez de posterior (dorsal)
- Frontal (em direção à fronte), ou oral ou rostral (em direção à boca ou maxilar), em vez de cranial
- Occipital (em direção ao occipício), em vez caudal.

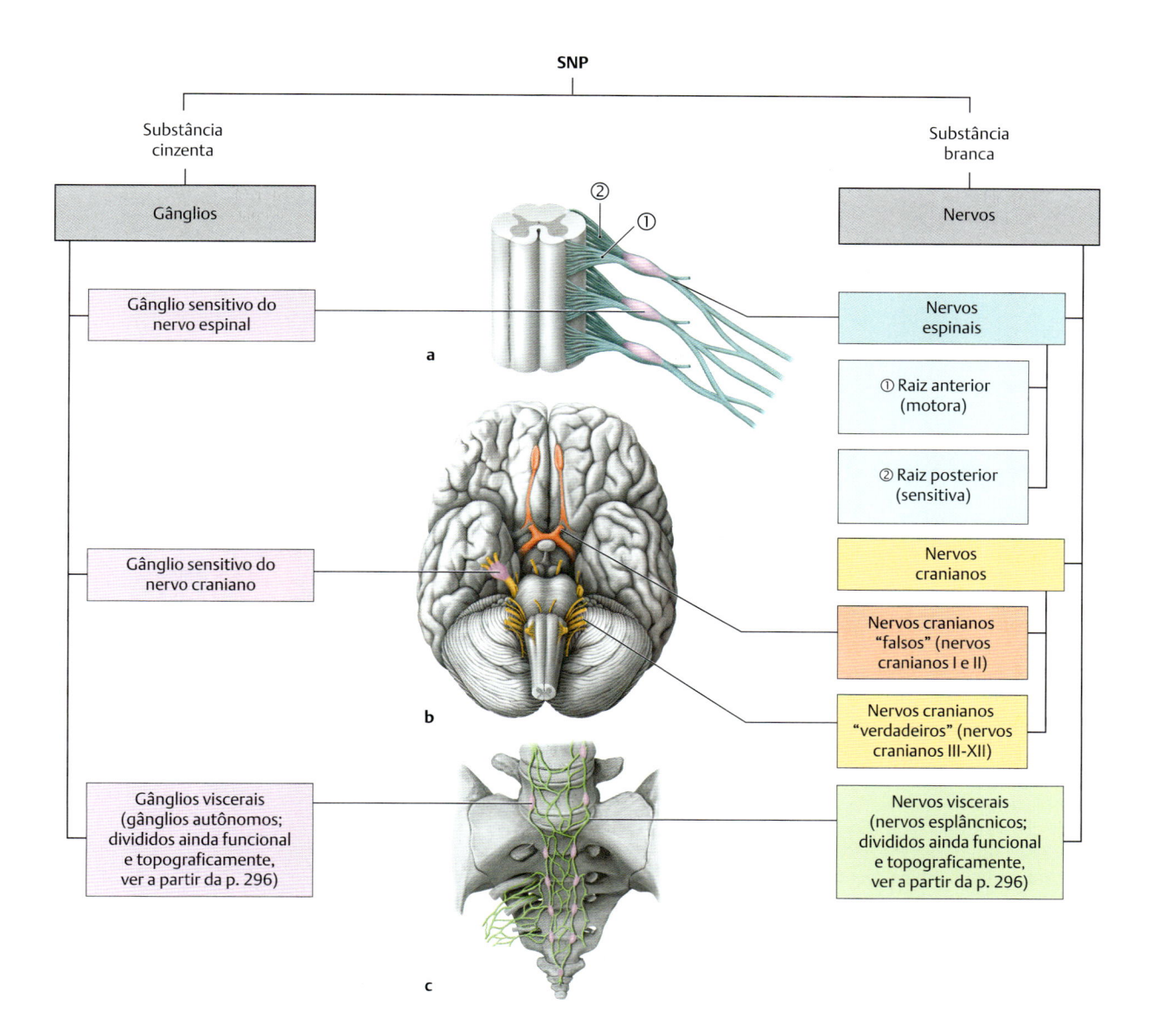

SNP

Substância cinzenta → Gânglios

- Gânglio sensitivo do nervo espinal
- Gânglio sensitivo do nervo craniano
- Gânglios viscerais (gânglios autônomos; divididos ainda funcional e topograficamente, ver a partir da p. 296)

a

b

c

Substância branca → Nervos

- Nervos espinais
  - ① Raiz anterior (motora)
  - ② Raiz posterior (sensitiva)
- Nervos cranianos
  - Nervos cranianos "falsos" (nervos cranianos I e II)
  - Nervos cranianos "verdadeiros" (nervos cranianos III-XII)
- Nervos viscerais (nervos esplâncnicos; divididos ainda funcional e topograficamente, ver a partir da p. 296)

C Morfologia da parte periférica do sistema nervoso

a Vista anterior de uma parte da medula espinal; **b** Vista da base do encéfalo; **c** Vista de gânglios e nervos autônomos anteriores ao sacro. Os nervos e gânglios que formam a parte periférica do sistema nervoso são divididos e nomeados como a seguir. Quanto aos nervos, é essencial determinar a parte do SNC com a qual eles estão conectados:

- *Nervos espinais* ou da medula espinal (conexão com a medula *espinal*): Normalmente, 31 ou 32 pares. Por motivos funcionais (ver **A**, p. 398), os nervos espinais conectam-se em grande extensão entre si, formando feixes nervosos, os chamados plexos
- *Nervos cranianos* (conexão com o encéfalo, ver a partir da p. 112): 12 pares.

Os **gânglios**, por sua vez, podem se separar após a sua afiliação a um sistema de função:

- Gânglios na parte sensitiva de um nervo espinal ou nervo craniano: os gânglios sensitivos são denominados, de acordo com a posição, como *gânglios espinais* (gânglios do nervo espinal) ou gânglios dos nervos cranianos
- Gânglios da divisão autônoma do sistema nervoso (sistema nervoso visceral, autônomo): *gânglios autônomos* (ver **B**, p. 297), que, em seguida, se subdividem funcionalmente para o controle dos órgãos

(ver **C**, p. 297). Os gânglios autônomos são associados aos nervos autônomos (*nervos viscerais* [vísceras = órgãos], historicamente, no entanto, *nervos esplâncnicos!*). Também na região dos nervos autônomos, observa-se marcada formação de plexo.

Observação: A divisão mostrada não se aplica em alguns poucos casos específicos. Isso está relacionado:

- Ao *N. óptico*, que não é um nervo verdadeiro, e sim uma parte do diencéfalo. A sua histórica denominação como "nervo" é, portanto, sistematicamente considerada errada
- Por outro lado, ao *sistema olfatório*: bulbo e trato olfatório fazem parte do SNC (e não do SNP!), pois eles são envolvidos pelas meninges. O N. olfatório (agrupamento dos filamentos olfatórios, que, por sua vez, são compostos por fibras das células olfatórias), no entanto, *não* faz parte do SNC, já que as células olfatórias se originam do placódio olfatório ectodérmico. A origem embriológica no epitélio do placódio também estabelece aqui uma posição excepcional.

Devido a essas características específicas, o N. óptico e o N. olfatório são muitas vezes referidos como "nervos cranianos falsos" (aqui em vermelho), em comparação com os 10 nervos cranianos verdadeiros (aqui em amarelo), que são claramente associados ao SNP. Para se ter uma visão geral mais clara, os detalhes não foram mostrados (ver p. 116).

271

1.4 Desenvolvimento Embrionário do Sistema Nervoso

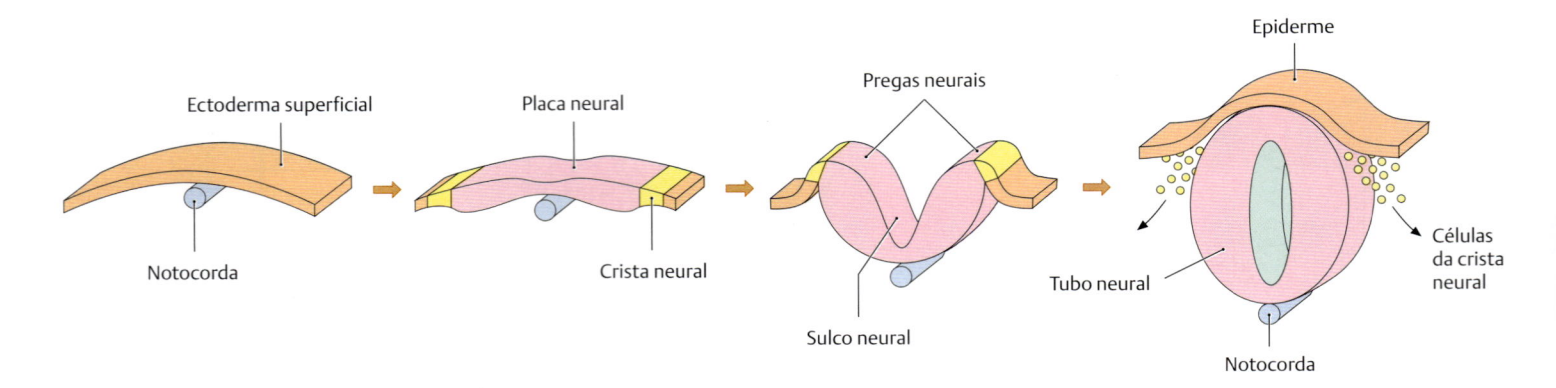

A Desenvolvimento do tubo neural e da crista neural e seus derivados

O sistema nervoso inteiro desenvolve-se a partir do *ectoderma*. Este é, na terceira semana de vida embrionária, diferenciado na *placa neural* e nas *cristas neurais* localizadas nos dois lados da placa neural. A placa neural é dobrada, forma um *sulco neural* entre as duas *pregas neurais*, separa-se do restante da ectoderme e se fecha em um tubo, o *tubo neural*. As células das duas cristas neurais também deixam o ectoderma neural e migram isoladamente na região de cada lado do tubo neural. A partir do **tubo neural** são formados:

- Na *parte central do sistema nervoso* (SNC):
  - Após a formação das chamadas vesículas encefálicas, o encéfalo com os seus segmentos
  - A medula espinal
  - As células da glia central
- Na *parte periférica do sistema nervoso* (SNP):
  - a parte motora do nervo espinal (ver **C**).

A partir das **cristas neurais**, originam-se *apenas* partes do *SNP*:

- A parte sensitiva do nervo espinal com o gânglio espinal
- Todo o sistema nervoso periférico autônomo
- A *medula* da glândula suprarrenal e
- Toda a glia periférica.

Além disso, ainda se originam outras partes das células da crista neural, como os melanoblastos (formadores de pigmento), que não fazem parte do sistema nervoso.

Observação: O *tubo* neural fornece substâncias para o *SNC* e o *SNP*; a *crista* neural fornece substâncias apenas para o SNP. A *medula* suprarrenal (e não o *córtex* suprarrenal, que também é uma glândula endócrina e não tem nenhuma ligação com a parte periférica do sistema nervoso!) é, do ponto de vista da evolução, considerada integrante da parte periférica do do sistema nervoso.

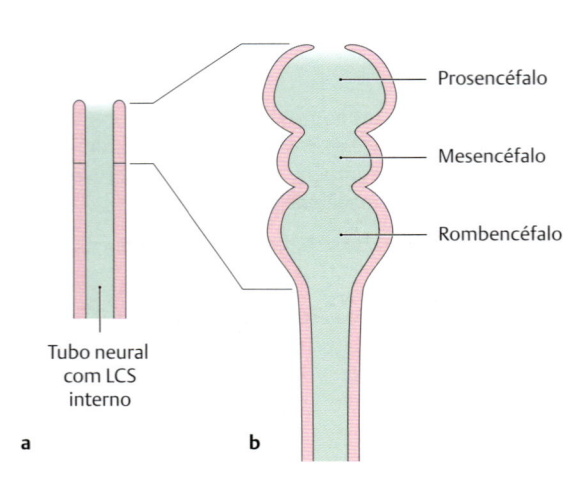
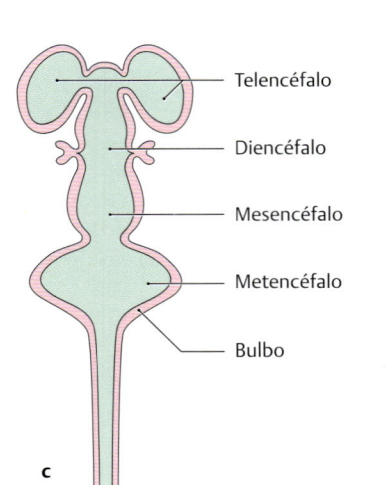
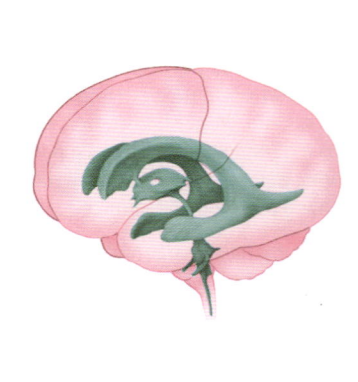

B Desenvolvimento do encéfalo e dos espaços de líquido cerebrospinal a partir do tubo neural

Tubo neural e seus derivados; vista posterior, em **a-c** o tubo neural é seccionado; **d** Encéfalo maduro com espaços de líquido cerebrospinal (LCS). A partir do primeiro tubo neural não diferenciado e aberto em ambas as extremidades (**a**) desenvolvem-se as três chamadas *vesículas encefálicas primordiais* (**b**). Destas se originam cinco *vesículas encefálicas secundárias* (**c**) a partir das quais se diferenciam as partes encefálicas finais. A partir da parte inferior do tubo neural, que não está envolvido na formação das

vesículas encefálicas, desenvolve-se a medula espinal. Na região da medula espinal, a forma do tubo neural ainda é bem mantida (ver **a**); na região do encéfalo ela se perde pela pronunciada formação de vesículas.

Observação: A cavidade no tubo neural também se diferencia simultaneamente com as vesículas encefálicas e a medula espinal de modo específico: ela se torna o chamado *espaço subaracnóideo interno* com *quatro ventrículos* (I-IV) e o *aqueduto* (no encéfalo), assim como o *canal central* (na medula espinal), ver p. 312.

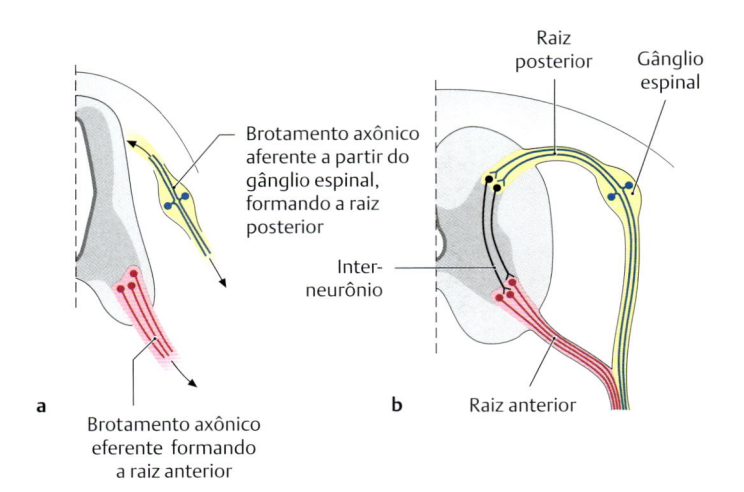

a Brotamento axônico eferente formando a raiz anterior

Brotamento axônico aferente a partir do gânglio espinal, formando a raiz posterior

Inter-neurônio

b Raiz anterior

Raiz posterior

Gânglio espinal

C Desenvolvimento de um nervo periférico

Os axônios aferente (azul) e eferente (vermelho) propagam-se na fase inicial do desenvolvimento separadamente dos corpos dos neurônios.

a Os neurônios aferentes primários desenvolvem-se no gânglio espinal, e os neurônios motores α (células motoras do corno anterior), na placa basal da medula espinal.

b Os interneurônios (preto), que conectam funcionalmente ambos os tipos de neurônios, desenvolvem-se mais tarde.

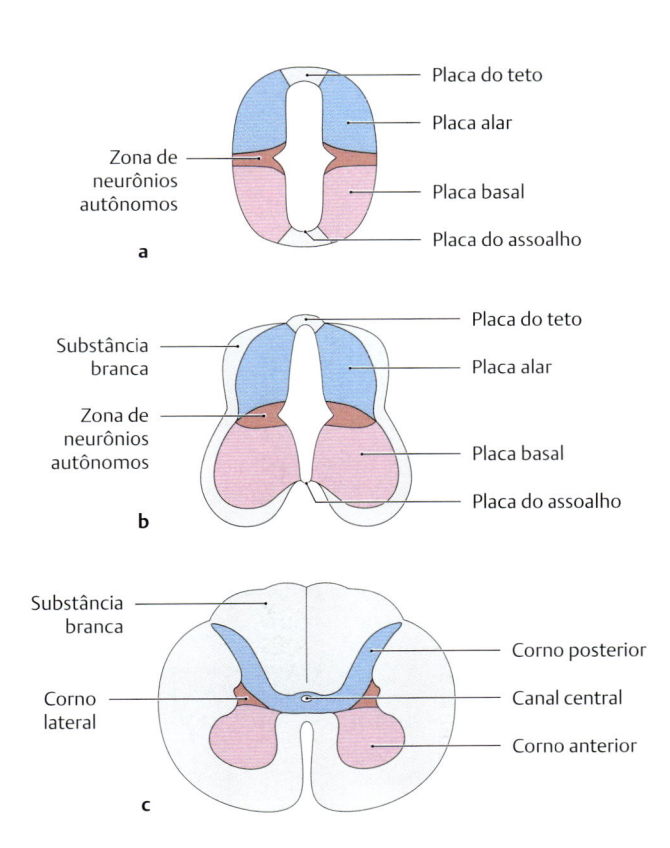

Placa do teto

Placa alar

Zona de neurônios autônomos

Placa basal

Placa do assoalho

a

Substância branca

Placa do teto

Placa alar

Zona de neurônios autônomos

Placa basal

Placa do assoalho

b

Substância branca

Corno lateral

Corno posterior

Canal central

Corno anterior

c

D Diferenciação do tubo neural na região da medula espinal durante o desenvolvimento

Corte transversal, vista superior.

a Tubo neural inicial; **b** Estágio intermediário; **c** Medula espinal adulta.

Os neurônios que são formados na placa basal da medula espinal são eferentes (*neurônios motores*); os neurônios que são formados na placa alar são aferentes (*neurônios sensitivos*). No meio – nas medulas torácica, lombar e sacral posteriores – há uma outra zona, onde se originam neurônios eferentes simpáticos (autônomos). As placas do teto e do assoalho não formam neurônios.

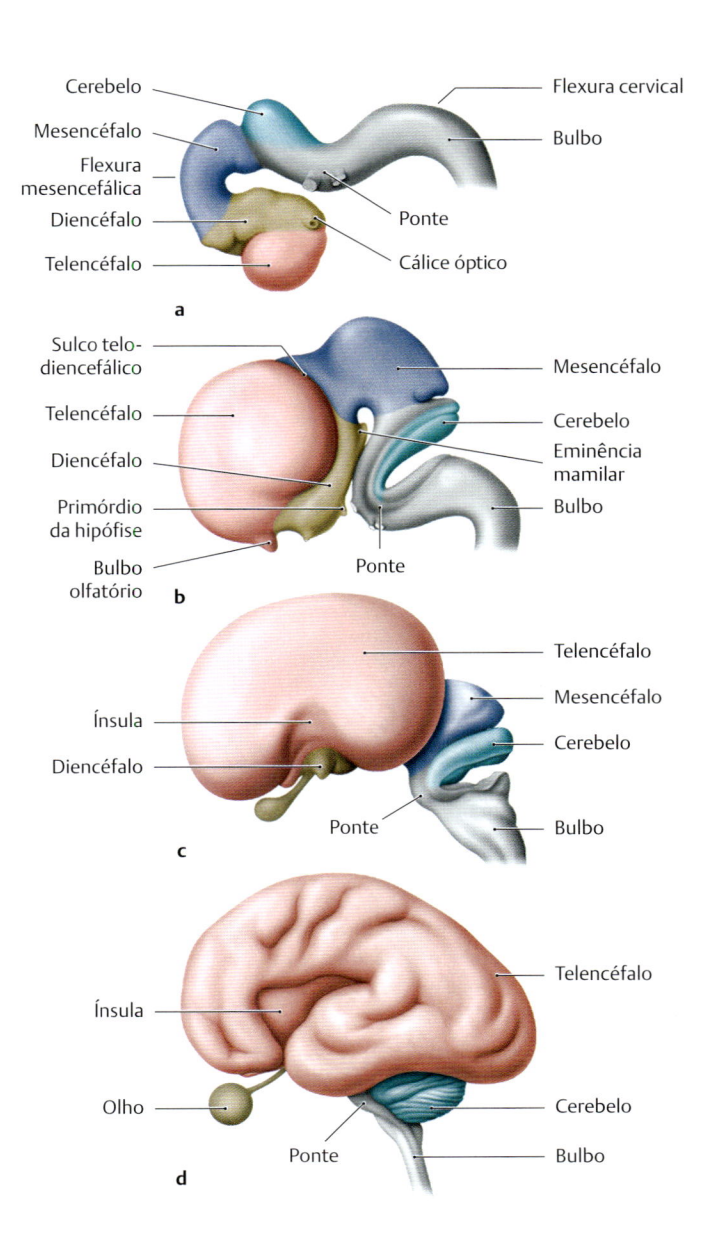

Cerebelo

Mesencéfalo

Flexura mesencefálica

Diencéfalo

Telencéfalo

Flexura cervical

Bulbo

Ponte

Cálice óptico

a

Sulco telo-diencefálico

Telencéfalo

Diencéfalo

Primórdio da hipófise

Bulbo olfatório

Mesencéfalo

Cerebelo

Eminência mamilar

Bulbo

Ponte

b

Telencéfalo

Mesencéfalo

Cerebelo

Bulbo

Ínsula

Diencéfalo

Ponte

c

Telencéfalo

Ínsula

Olho

Cerebelo

Ponte

Bulbo

d

E Desenvolvimento do encéfalo a partir do tubo neural

a Embrião de comprimento vértice-cóccix (CVC) de 10 mm, cerca do 2º mês de desenvolvimento. A estrutura final do encéfalo já é visível:

- Vermelho: telencéfalo
- Marrom: diencéfalo
- Azul-escuro: mesencéfalo
- Azul-claro: cerebelo
- Cinza: ponte e bulbo.

Observação: Durante o desenvolvimento do encéfalo, o telencéfalo controla todos os outros segmentos cranianos.

b Feto de CVC de 27 mm, em torno do 3º mês de desenvolvimento. O telencéfalo e o diencéfalo aumentam, o bulbo olfatório desenvolve-se a partir do telencéfalo, e o primórdio da hipófise, a partir do diencéfalo.

c Feto de CVC de 53 mm, em torno do 4º mês de desenvolvimento. Nesse momento, o telencéfalo começa a cobrir os segmentos cranianos restantes (a interrupção da gestação a partir de indicação social não é permitida nesse momento). A ínsula que posteriormente cresce das partes do hemisfério encontra-se ainda na superfície craniana (ver **d**).

d Feto de 33 cm de comprimento, em torno do 6º mês de desenvolvimento. Sulcos e giros começam a se desenvolver.

273

1.5 Sistema Nervoso *in situ*

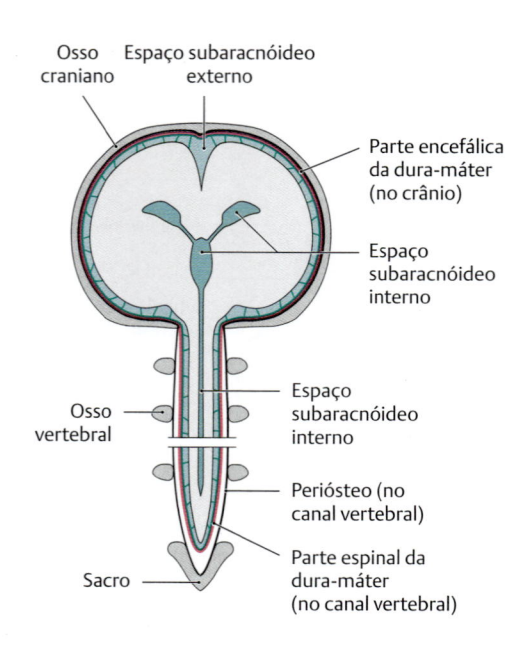

Osso craniano — Espaço subaracnóideo externo

Parte encefálica da dura-máter (no crânio)

Espaço subaracnóideo interno

Osso vertebral — Espaço subaracnóideo interno

Periósteo (no canal vertebral)

Sacro — Parte espinal da dura-máter (no canal vertebral)

A Sistema nervoso *in situ*
Representação altamente esquemática do SNC e seu entorno em corte coronal. Como qualquer tecido ou órgão, o sistema nervoso também é integrado à estrutura geral do corpo. Esta integração é mediada por tecido conjuntivo especial, que, entre outros, é responsável pela proteção mecânica do sistema nervoso (durante a flexão e a extensão). O SNP e o SNC têm diferenças importantes:

- **SNC:** o encéfalo e a medula espinal estão localizados em uma bainha óssea, a cavidade craniana e o canal vertebral. O tecido conjuntivo, que envolve a sua estrutura no corpo, constitui as chamadas *meninges*. As meninges envolvem completamente o encéfalo e a medula espinal e são divididas em camadas (ver **B**). As meninges do encéfalo e da medula espinal revestem um espaço preenchido com um líquido (líquido cerebrospinal, LCS), o chamado espaço subaracnóideo externo, que topograficamente pode ser posicionado oposto ao espaço subaracnóideo interno (dentro do SNC). As cavidades ósseas, as meninges e o espaço subaracnóideo externo caracterizam, assim, a estrutura de inserção do SNC no corpo (ver detalhes em **B** e **C**)

- **SNP** (não mostrado aqui, ver **D**): é integrado, com os seus nervos e gânglios envoltos por tecido conjuntivo, diretamente ao espaço de tecido conjuntivo do corpo. O revestimento de tecido conjuntivo, o chamado *epineuro*, medeia o contato com as estruturas de tecido conjuntivo do ambiente.

B O SNC e seu entorno: as meninges
Crânio aberto com vista superior das meninges; **a** e **b** Encéfalo *in situ*; **c** Vista da dura-máter após a remoção do encéfalo; **d** As meninges no encéfalo e na medula espinal – do exterior para o interior – são subdivididas em:

- **Paquimeninge (dura-máter)**, a camada mais externa de tecido conjuntivo denso que cobre o *encéfalo* e a *medula espinal*. Na entrada e na saída dos nervos, ela atravessa o epineuro. A dura-máter está envolvida na formação de espaços para a condução de sangue específicos (*seios da dura-máter*) no interior do crânio. Além disso, apresenta reflexões posicionadas verticalmente como a *foice do cérebro* horizontalmente ou como o *tentório do cerebelo* entre seções cerebrais individuais e subdividindo a cavidade craniana incompletamente no espaço inferior (ver Figura **B**, p. 308). A dura-máter não tem tais "reflexões" na *medula espinal*: nesta ela é apenas a camada mais externa
- **Leptomeninge (aracnoide-máter e pia-máter)**, que contém *células epitelioides* além de delicadas fibras de colágeno. Ela não tem correspondência no nervo periférico. A leptomeninge é subdividida em duas camadas:
  - A *aracnoide-máter* externa (do encéfalo ou medula espinal): está diretamente aplicada à dura-máter a partir da parte interna e
  - A *pia-máter* interna (do encéfalo ou medula espinal): está localizada próximo do SNC e é separada da aracnoide-máter por um espaço, o espaço subaracnóideo.

Observação: Em princípio, o revestimento do encéfalo e da medula espinal através das

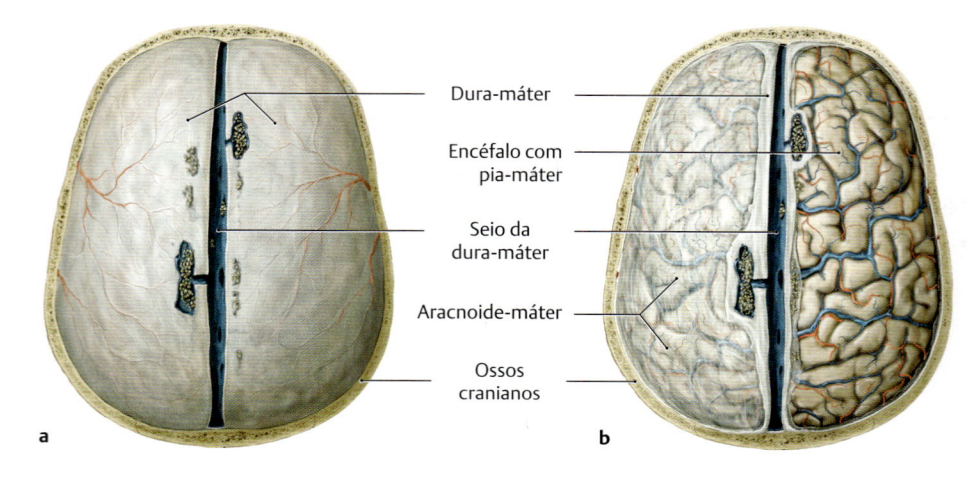

Dura-máter

Encéfalo com pia-máter

Seio da dura-máter

Aracnoide-máter

Ossos cranianos

a   b

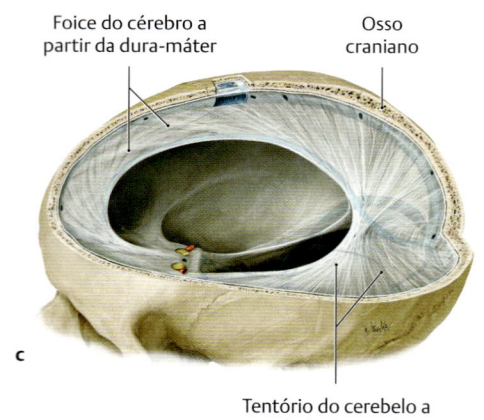

Foice do cérebro a partir da dura-máter

Osso craniano

Tentório do cerebelo a partir da dura-máter

c

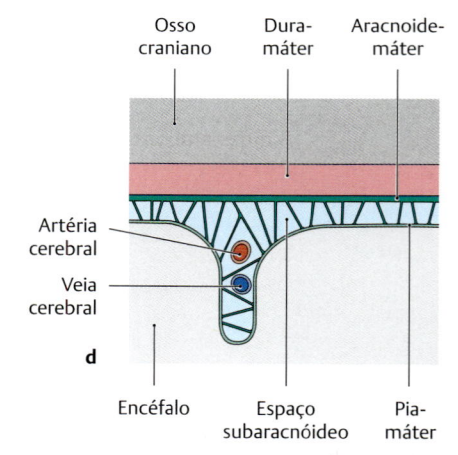

Osso craniano   Dura-máter   Aracnoide-máter

Artéria cerebral

Veia cerebral

Encéfalo   Espaço subaracnóideo   Pia-máter

d

meninges é análogo. O contato da dura-máter (camada meníngea mais externa) com o tecido circundante no entanto, é anatomicamente diferente na cavidade craniana e no canal espinal, com repercussão clínica significativa: na *cavidade craniana*, a dura-máter do *encéfalo* forma, ao mesmo tempo, o periósteo interno do osso do crânio. No *canal vertebral*, entre a dura-máter *espinal* e o periósteo interno do osso, há um espaço verdadeiro – o chamado *espaço epidural*, *extradural* ou *peridural*, ver detalhes em **D**, p. 311.

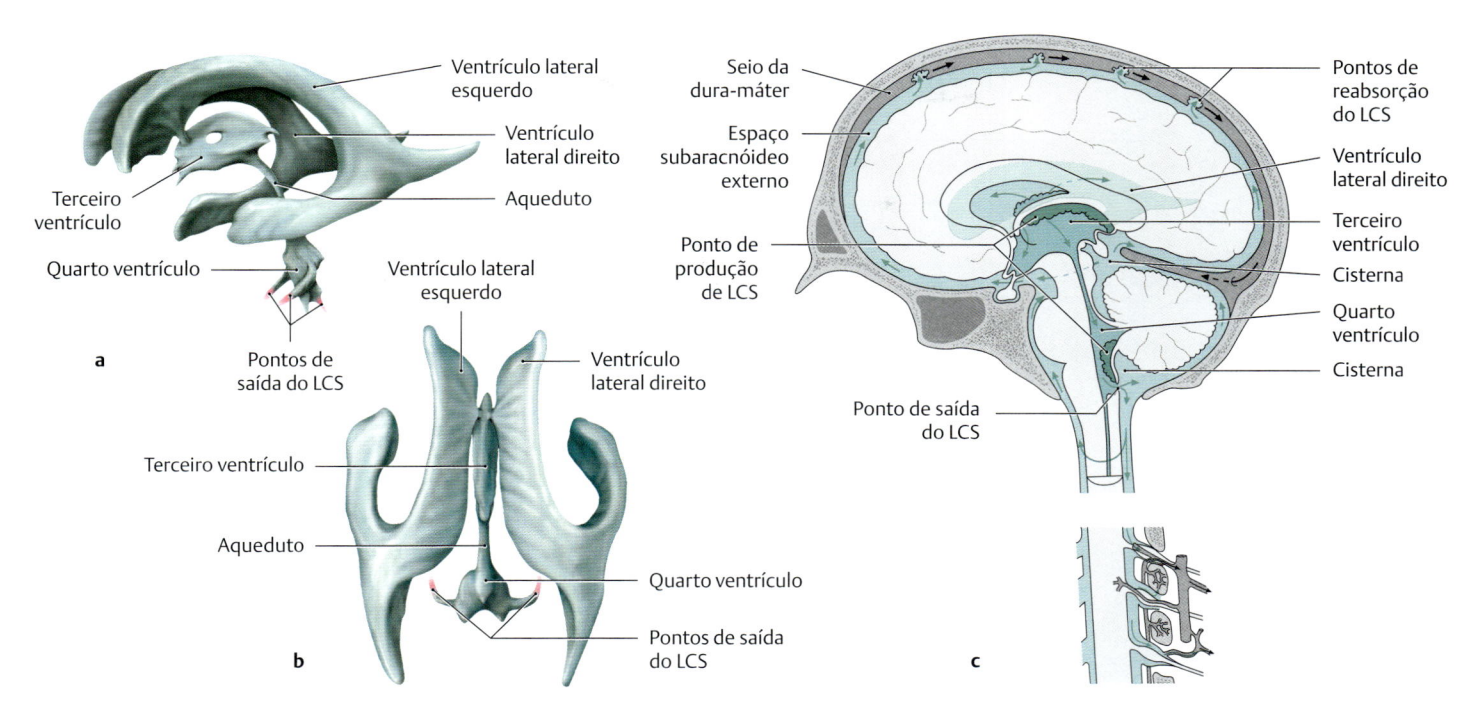

C O SNC e seu entorno: espaço subaracnóideo

Espaço subaracnóideo interno do encéfalo (sistema ventricular), vistas oblíqua frontal esquerda (**a**) e superior (**b**); corte esquemático do crânio com o espaço subaracnóideo externo (**c**).

Entre a aracnoide-máter e a pia-máter encontra-se um espaço, que envolve completamente o SNC, o *espaço subaracnóideo*. Topograficamente, ele representa o espaço subaracnóideo externo, que se comunica com o espaço subaracnóideo interno – o sistema de quatro ventrículos com aqueduto (no encéfalo) e canal central (na medula espinal).

- Nos quatro ventrículos do **espaço subaracnóideo interno**, o líquido cerebrospinal (LCS) é produzido continuamente por estruturas de vasos sanguíneos funcionalmente especializadas. Ele passa – seguindo o gradiente de pressão – por aberturas especiais dos 4º ventrículo no tronco encefálico para o espaço subaracnóideo. Aqui (**b**) a transição é, então espaço subaracnóideo interno → espaço subaracnóideo externo

- No espaço **subaracnóideo externo**, o LCS é continuamente reabsorvido em estruturas funcionalmente especializadas do espaço subaracnóideo em torno do encéfalo e da medula espinal, para que se renove continuamente.

O espaço subaracnóideo interno surge da "cavidade" no tubo neural e tem a sua forma especial pelos dobramentos do tubo neural (ver **A**, p. 272). O espaço subaracnóideo externo origina-se da integração do SNC em suas cavidades meníngeas; a sua forma especial é assim obtida pela forma do encéfalo e da medula espinal e sua integração na meninge. Como os lados convexo do encéfalo e côncavo do crânio não se "ajustam em todos os pontos planamente", surgem "extensões topograficamente características do espaço subaracnóideo, as *cisternas*. Estas não têm nenhuma função específica, e sim surgem inevitavelmente da forma de duas estruturas não inteiramente congruentes.

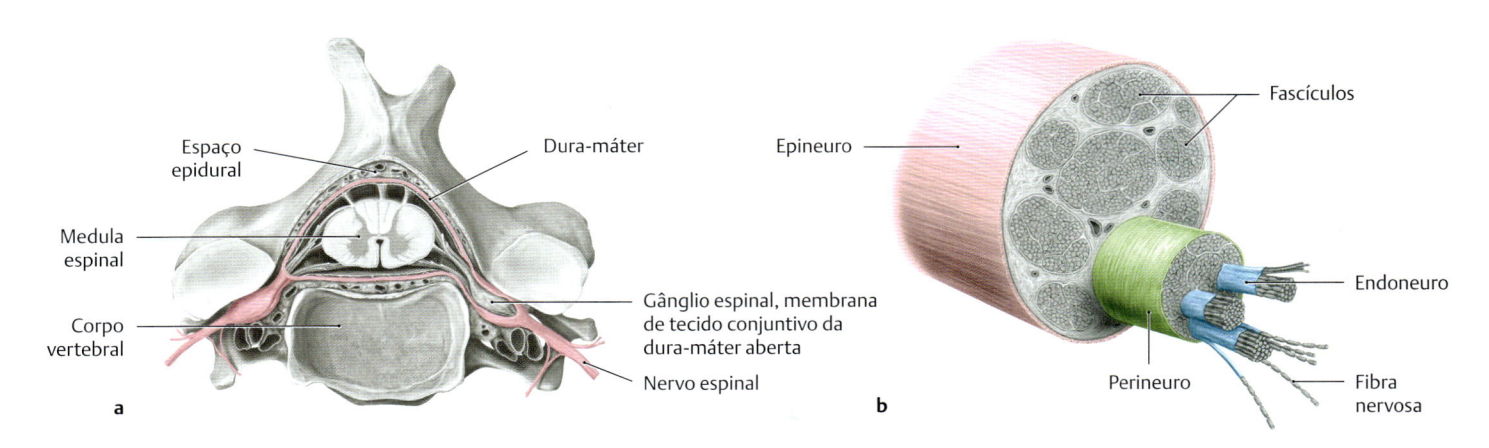

D O nervo periférico e seu entorno: epineuro

a Corte do canal vertebral com medula espinal; **b** O nervo periférico foi removido "telescopicamente". A medula espinal em (**a**) é envolta pelas meninges da mesma forma como no encéfalo (ver **B**). Aqui se pode observar claramente que

- A dura-máter (vermelho em **a**) acompanha o nervo periférico
- A dura-máter espinal (em oposição à do interior do crânio) não está localizada no osso ou seu periósteo: há aqui um espaço verdadeiro localizado na dura-máter (epidural).

O nervo periférico tem uma estrutura típica semelhante a um cabo e está completamente revestido externamente por tecido conjuntivo, o *epineuro*. O nervo é composto pelos chamados *fascículos*, que, por sua vez, são revestidos por uma membrana própria, o *perineuro*. No interior de cada fascículo são encontradas fibras nervosas, que podem ainda ser aglomeradas em pequenos grupos por meio do endoneuro. O epineuro é uma continuação da dura-máter do encéfalo em nervos cranianos e da dura-máter espinal nos nervos espinais. A membrana de tecido conjuntivo em torno dos gânglios periféricos corresponde basicamente ao epineuro.

1.6 Visão Geral do Encéfalo: Telencéfalo e Diencéfalo

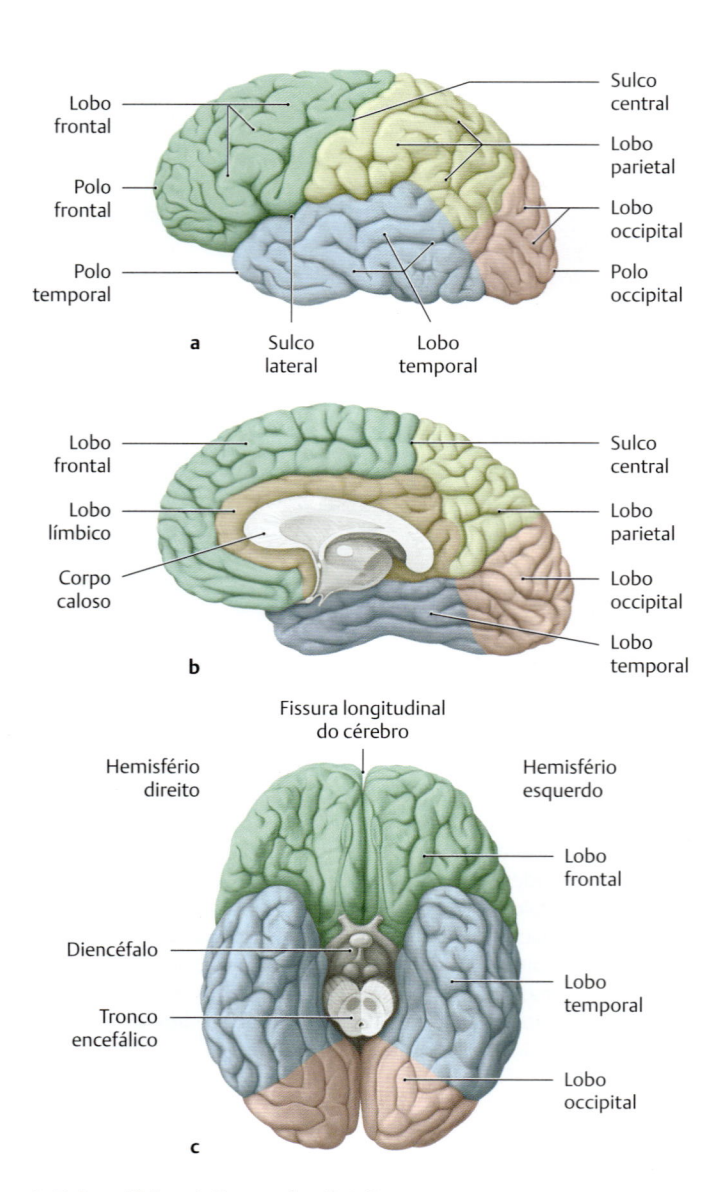

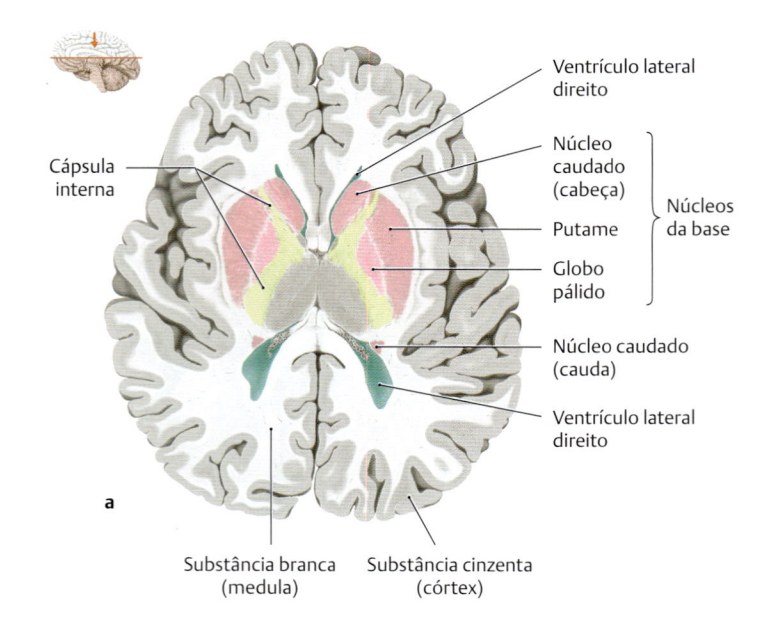

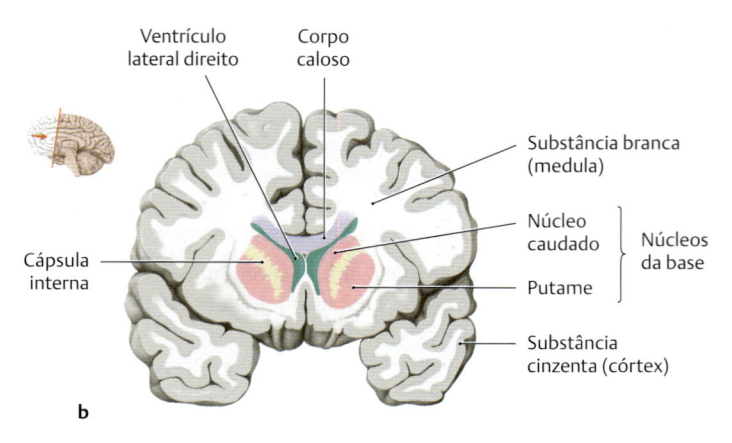

A Telencéfalo: visão geral e divisão externa

a Telencéfalo, vista esquerda; **b** Hemisfério cerebral direito, vista esquerda; **c** Telencéfalo, vista inferior.

O telencéfalo é a maior e mais complexa divisão da parte central do sistema nervoso e o local da maior integração em relação ao processamento de informações. Todas as funções motoras complexas, todas as percepções, assim como a formação da consciência estão relacionadas com a integridade funcional do cérebro. Morfologicamente, o telencéfalo é dividido em dois hemisférios quase simétricos, que são parcialmente separados pela *fissura longitudinal do cérebro*. Cada hemisfério consiste em seis *lobos*, lobos frontal, temporal, occipital, parietal, límbico e insular. Os três primeiros lobos terminam em um polo. Os limites entre os lobos individuais são frequentemente definidos por sulcos profundos característicos. Cada lobo apresenta convoluções (*giros*) em sua superfície, que, em parte, são denominadas de acordo com o lobo em que se encontram. Na profundidade de cada hemisfério, encontra-se uma parte "oculta" do córtex, a chamada *ínsula* (também muitas vezes chamada de lobo insular), que, exteriormente, é visível apenas quando se retiram as partes circundantes do cérebro (ver p. 321). Quando se observa um hemisfério em vista medial (**b**), podem ser reconhecidas circunvoluções, que, por motivos históricos, são resumidas como *lobo límbico*. No "interior" do lóbulo temporal, encontra-se uma parte do córtex chamada de *hipocampo*, que se torna visível apenas com a ressecção de partes circundantes do cérebro (ver **D**, p. 331).

B Telencéfalo: estrutura interna

a Corte horizontal, vista superior; **b** Corte frontal, vista anterior.
O telencéfalo é composto – como todo o SNC – pelas substâncias cinzenta e branca:

- A substância cinzenta forma toda a superfície externa como *córtex*
- Sob o córtex, encontra-se a substância branca, a *medula*
- Na medula é novamente incorporada a substância cinzenta "isolada" em forma *núcleos*, por exemplo, os chamados *núcleos da base*: *núcleo caudado*, *putame*, *globo pálido*).

Além disso, partes do espaço subaracnóideo interno – os dois *ventrículos laterais* – podem ser vistas nessa seção. A substância *branca*, que, macroscopicamente, aparece, em grande parte, homogênea, pode ser dividida funcionalmente em *tratos*, que ainda podem ser subdivididos dependendo do curso. A *cápsula interna* é uma região da substância branca, em que múltiplas vias motoras e sensitivas estão particularmente próximas umas das outras. Em termos evolutivos, o córtex pode ser dividido em *paleocórtex* (na evolução, o córtex mais antigo), *arquicórtex* e *neocórtex* (o córtex mais novo). Este último compõe, de longe, a maior parte do córtex. Todas as partes do córtex consistem em neurônios dispostos em múltiplas camadas, em que, microscopicamente, se diferem em paleo, arqui e neocórtex.

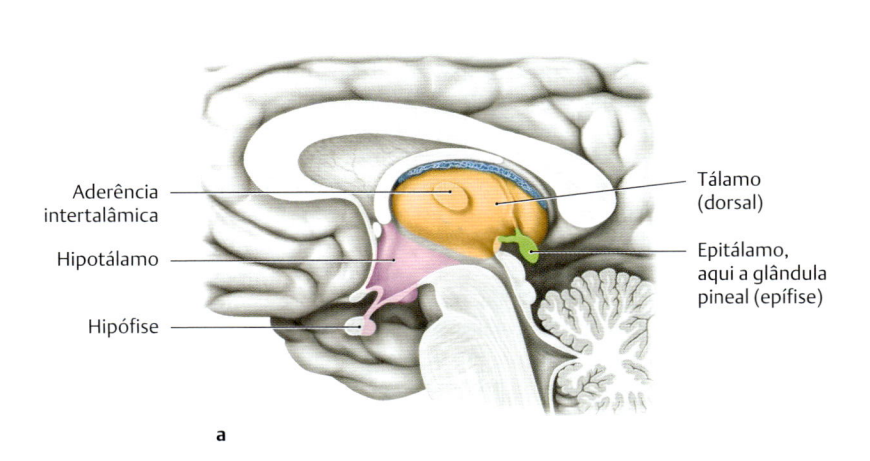

a

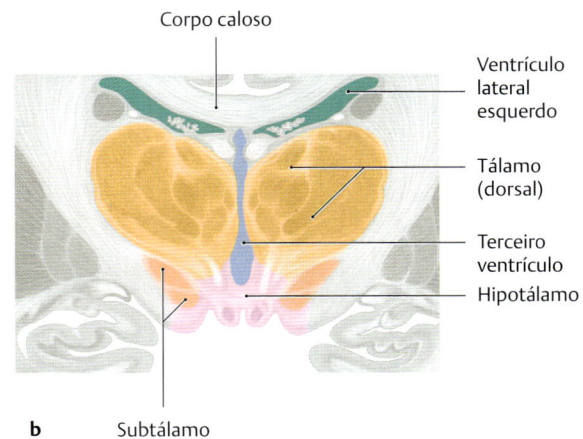

b

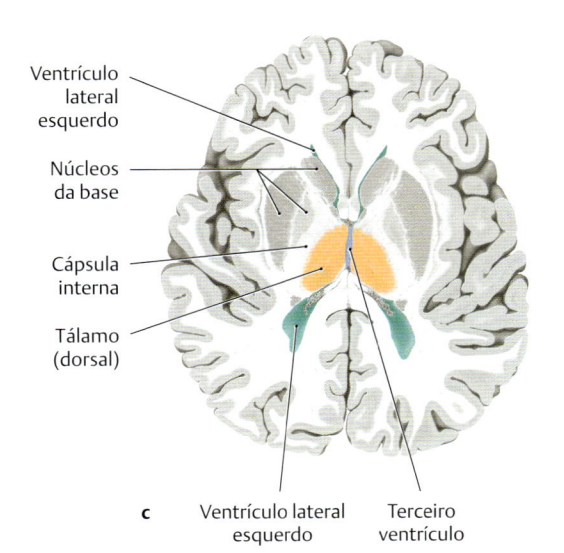

c

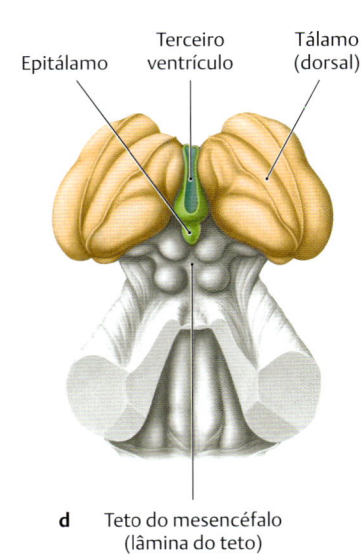

d

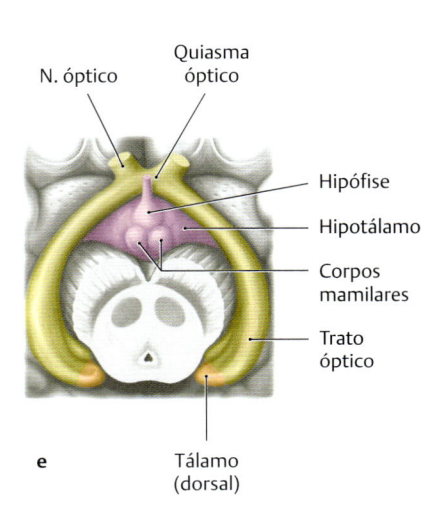

e

C Diencéfalo: posição e classificação

a Corte mediano, vista esquerda do hemisfério cerebral direito; **b** Corte frontal do encéfalo, vista anterior; **c** Corte horizontal do cérebro, vista superior; **d** Vista posterior e superior do diencéfalo; **e** Vista do assoalho do diencéfalo.

O diencéfalo é topograficamente formado por estruturas que circundam o *terceiro ventrículo*. Durante o desenvolvimento embrionário, são formados hemisférios cerebrais bem definidos, entre os quais e em cuja base ele está localizado no fim da fase de desenvolvimento. Ao mesmo tempo, situa-se superiormente ao tronco encefálico subsequente. No encéfalo intacto, em vista inferior, pode-se ver apenas a parte mais basilar do diencéfalo. Pode-se obter uma boa visão geral do diencéfalo com um corte mediano ou em cortes frontal ou horizontal do encéfalo, nos quais o terceiro ventrículo serve como um ponto de orientação. Em virtude da relação posicional entre os componentes individuais do diencéfalo e o terceiro ventrículo, não é possível ver simultaneamente, em nenhuma vista do diencéfalo, todas as suas porções, que estão listadas a seguir:

- A parede lateral do terceiro ventrículo é formada em uma parte *superior* de um grande grupo de núcleos pareados, o **tálamo (a-d)**. Ambos os tálamos estão muito próximos uns dos outros e contactam-se pela chamada *aderência intertalâmica* (**a**). Os tálamos são variados, com funções sensoriais e motoras conectadas com o córtex cerebral

- A parede lateral do ventrículo em uma parte *inferior* e o assoalho do ventrículo são formados pelo chamado **hipotálamo** (também uma região de núcleos) juntamente com a *hipófise*. O hipotálamo pode funcionar como centro de controle autônomo superior para numerosas funções do corpo (pressão arterial, balanço hídrico, temperatura, transporte de alimentos, secreção de hormônios)
- Lateralmente ao hipotálamo – com isso, também sob o tálamo, mas *não mais de formação parietal* no ventrículo – localiza-se o **subtálamo** (**b**), um grupo nuclear, responsável pela atividade motora
- Um pequeno grupo de núcleos – o **epitálamo** – tem localização posterior ao tálamo (**d**). Ao epitálamo pertence a *glândula pineal*. Ambos são usados para detectar os ritmos circadianos
- Considerando o diencéfalo intacto, em vista inferior, pode ser identificada no assoalho do hipotálamo a hipófise, assim como um grupo nuclear pareado, os **corpos mamilares**. Também em vista inferior pode-se ver o N. óptico, o quiasma óptico e o chamado trato óptico (todas as três estruturas fazem parte do diencéfalo!) como partes da via visual
- O teto do terceiro ventrículo forma o *fórnice* pareado, uma via de projeção que se irradia do hipocampo – isto é, a partir de uma parte do córtex cerebral temporal – para o hipotálamo. Nessa imagem, apenas o fórnice direito é visível.

Observação: A *cápsula interna* topograficamente forma a fronteira com o telencéfalo.

1.7 Visão Geral do Encéfalo: Tronco Encefálico e Cerebelo

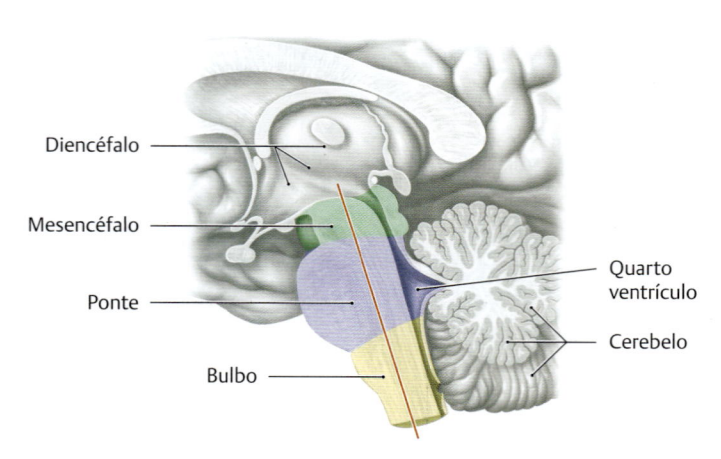

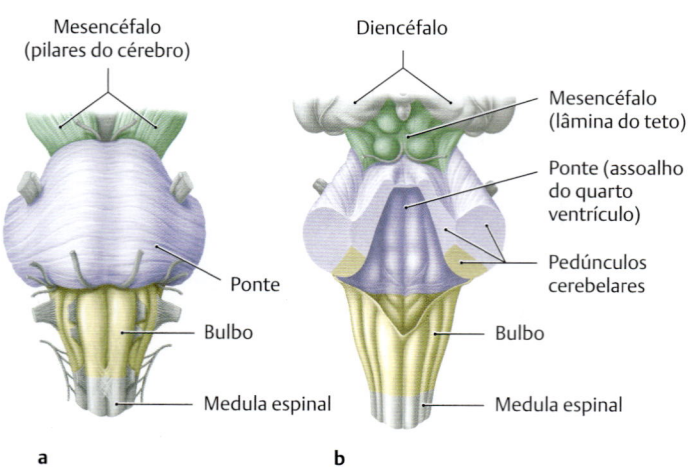

a   b

B Tronco encefálico: forma externa

A forma externa do tronco encefálico é caracterizada por núcleos e vias, localizadas no seu interior. Na **vista anterior (a)** são visíveis superficialmente:

- Os pilares do cérebro, formados por tratos que seguem para a medula espinal e para a ponte
- A ponte, originada por uma forte conexão de fibras (vias) no cerebelo
- A pirâmide (também originada por um trato, o trato piramidal)
- A oliva (um grupo nuclear).

Na **vista posterior (b**, visível apenas após a remoção do cerebelo):

- A lâmina quadrigêmea (lâmina do teto) com dois grupos de núcleos pareados para as funções de audição e visão, que formam o teto do mesencéfalo
- O bulbo com dois tubérculos pareados, que são originados pelos chamados núcleos do funículo posterior
- As interfaces dos três pedúnculos cerebelares pareados, que são adjacentes ao tronco encefálico, e o assoalho do quarto ventrículo em forma de losango, localizado entre elas, que forma a parte posterior da ponte.

Observação: O tronco encefálico é um local de entrada e saída de todos os nervos cranianos verdadeiros (nervos cranianos que mostram todas as propriedades do SNP, para o esquema, ver a partir da p. 112). Dos 12 pares de nervos cranianos, estruturalmente, dois nervos cranianos (I: N. olfatório; II: N. óptico) não são nervos, e sim integram a parte central do sistema nervoso (não mostrados aqui, pois eles não saem no tronco encefálico).

A Tronco encefálico: localização e estrutura

Corte mediano do encéfalo, vista esquerda.

No encéfalo intacto, o tronco encefálico é visível apenas na vista inferior, pois ele é coberto posterior e lateralmente pelo cerebelo e pelo lobo temporal. Ele tem uma forma alongada e, no encéfalo *in situ*, orientação craniocaudal, com uma inclinação para anterior. O eixo do tronco encefálico apresenta as mesmas classificações de localização e direção que o eixo longitudinal do corpo. O tronco encefálico é composto por três partes encefálicas, referidas, de cranial para caudal, como *mesencéfalo*, *ponte* e *bulbo*. O tronco encefálico está localizado com o cerebelo em posição dorsal – e conectados entre si pelos pedúnculos cerebrais –, que, no entanto, não pertencem ao tronco encefálico. O tronco encefálico está localizado no crânio, profundamente ao *clivo*, uma parte do occipital.

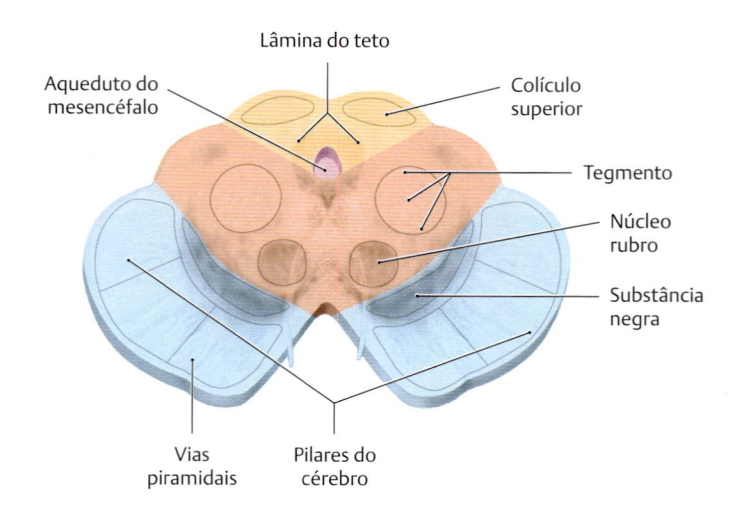

C Tronco encefálico: Divisão e estrutura interna

Tronco encefálico em corte transversal, vista superior.

O tronco encefálico pode ser dividido em quatro partes estruturais em direção anteroposterior. Embora elas estejam em todas as partes do tronco encefálico, são mais distintas no mesencéfalo. Na ponte e no bulbo essas partes estruturais têm classificações *terminológicas* diferentes do mesencéfalo.

- Anteriormente está localizada a **base**, que é visível na forma de ambos os *pilares do cérebro*. A base do tronco encefálico contém geralmente um grande sistema de vias descendentes para o tronco encefálico e o cerebelo e para a medula espinal (por isso, na maior parte *motora*), tal como o *trato piramidal*. Um grande acúmulo de substância cinzenta, a *substância negra*, situa-se diretamente sobre a margem posterior da base
- Posteriormente, após a base, está o **tegmento**, que, no mesencéfalo, é chamado de *tegmento do mesencéfalo*. Ali são encontrados grandes grupos nucleares para diferentes funções (especialmente proeminente é o núcleo rubro), assim como outros descendentes para a medula espinal, mas especialmente numerosos ascendentes para o telencéfalo (através do tálamo no diencéfalo) ou para o cerebelo (por isso, na maior parte *sensitivos*)
- O tegmento localiza-se posteriormente ao **teto do mesencéfalo** e é chamado, devido à localização, de *lâmina do teto*, ou, devido à forma especial (ver **Bb**), de *lâmina quadrigêmea*. Esta região do teto contém, como grupos principais, os dois colículos superiores e os dois inferiores, que têm importantes funções nas vias auditiva e visual
- Em cada parte do tronco encefálico, encontra-se também uma parte do espaço subaracnóideo interno, no mesencéfalo, chamado de **aqueduto do mesencéfalo**.

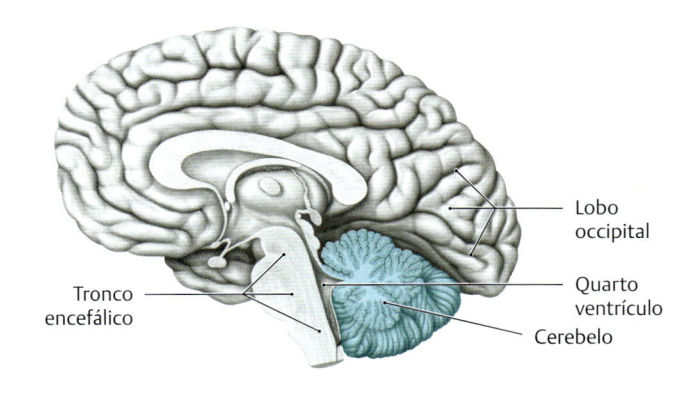

Lobo occipital

Tronco encefálico

Quarto ventrículo

Cerebelo

a

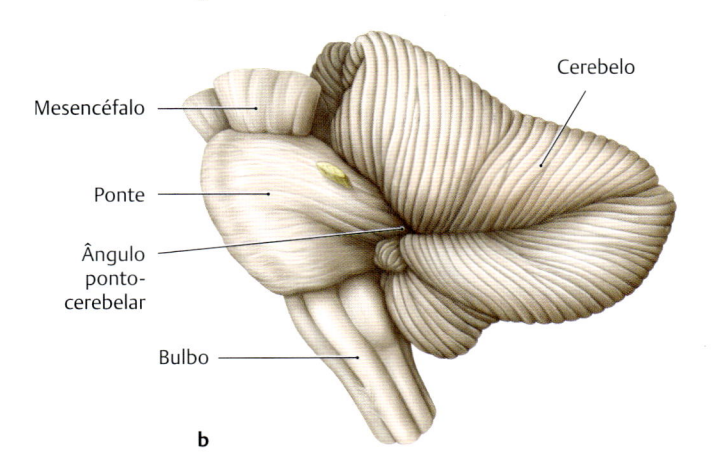

Mesencéfalo

Cerebelo

Ponte

Ângulo ponto-cerebelar

Bulbo

b

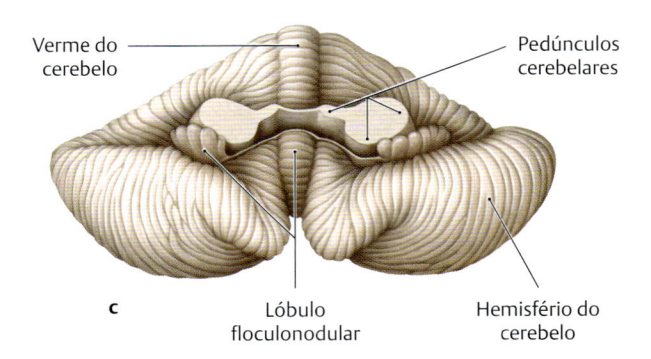

Verme do cerebelo

Pedúnculos cerebelares

c

Lóbulo floculonodular

Hemisfério do cerebelo

D Cerebelo: relação posicional e estrutura externa

a Corte mediano do tronco encefálico e cerebelo. Vista esquerda do hemisfério direito; **b** Vista esquerda do tronco encefálico e cerebelo; **c** Cerebelo em vista anterior após a separação do tronco encefálico.

O cerebelo está localizado posteriormente ao tronco encefálico e forma, ao mesmo tempo, o teto do quarto ventrículo (**a**). Está completamente posicionado sob o lobo occipital do telencéfalo e é separado deste por uma *lâmina da dura-máter* – o *tentório do cerebelo* (não mostrado aqui, ver p. 274). No interior do crânio, o cerebelo está localizado na chamada *fossa posterior do crânio*. Entre o tronco encefálico e o cerebelo forma-se, em ambos os lados, uma "concavidade", o *ângulo pontocerebelar* (**b**) que é clinicamente muito importante.

O cerebelo, como o cérebro, é composto por dois *hemisférios*, que são ligados um *verme* não pareado (**c**). A superfície dos hemisférios e do verme mostra depressões como sulcos, as *fissuras*, que delimitam as finas lâminas (*folhas*) não circulares. As fissuras e as folhas no cerebelo correspondem aos sulcos e giros no cérebro. As fissuras dividem o cerebelo também em lobos. Na parte frontal do cerebelo é especialmente notável um lobo de forma característica (*lóbulo floculonodular*) (**c**). Através dos três *pedúnculos cerebelares* pareados seguem todos os tratos do e para o cerebelo.

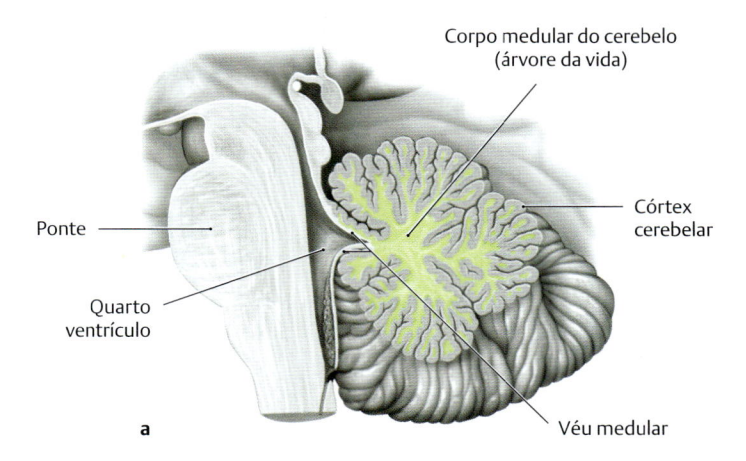

Corpo medular do cerebelo (árvore da vida)

Ponte

Córtex cerebelar

Quarto ventrículo

Véu medular

a

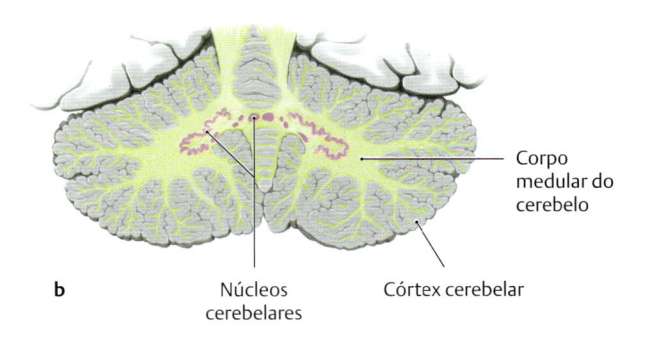

Corpo medular do cerebelo

b

Núcleos cerebelares

Córtex cerebelar

E Cerebelo: estrutura interna

a Corte mediano do cerebelo; vista da esquerda do hemisfério cerebelar direito; **b** Corte oblíquo do cerebelo; vista posterior e superior (plano de corte mostrado em **a**).

Como no cérebro, também no cerebelo, no verme e hemisférios, encontra-se substância branca (tratos!), um campo de medula (*corpo medular do cerebelo*) cercado por substância cinzenta, como córtex do cerebelo. O aspecto morfológico da medula e do córtex em um corte mediano é chamado de *árvore da vida*. O corpo medular irradia para o chamado *véu medular do cerebelo* (visível apenas em **a**). No corpo medular ainda está incluída substância cinzenta na forma de quatro núcleos pareados (*núcleos do cerebelo*) no total. O cerebelo é responsável pelo controle inconsciente do equilíbrio e de habilidades motoras finas.

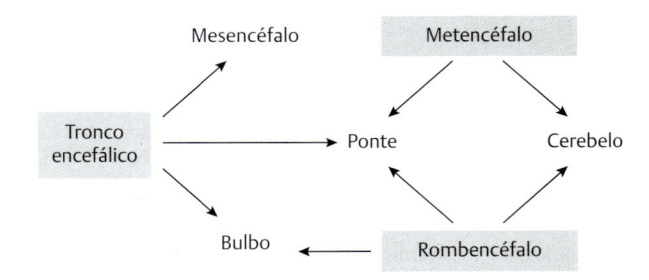

Mesencéfalo

Metencéfalo

Tronco encefálico

Ponte

Cerebelo

Bulbo

Rombencéfalo

F Cerebelo e tronco encefálico: particularidades terminológicas

Topograficamente, o cerebelo não faz parte do tronco encefálico, mas na evolução se origina dele. A ponte e o cerebelo são coletivamente chamados de *metencéfalo*. A combinação da ponte, cerebelo e bulbo – as estruturas que circundam o quarto ventrículo em forma de losango – é chamada de *rombencéfalo*.

279

1.8 Visão Geral da Medula Espinal

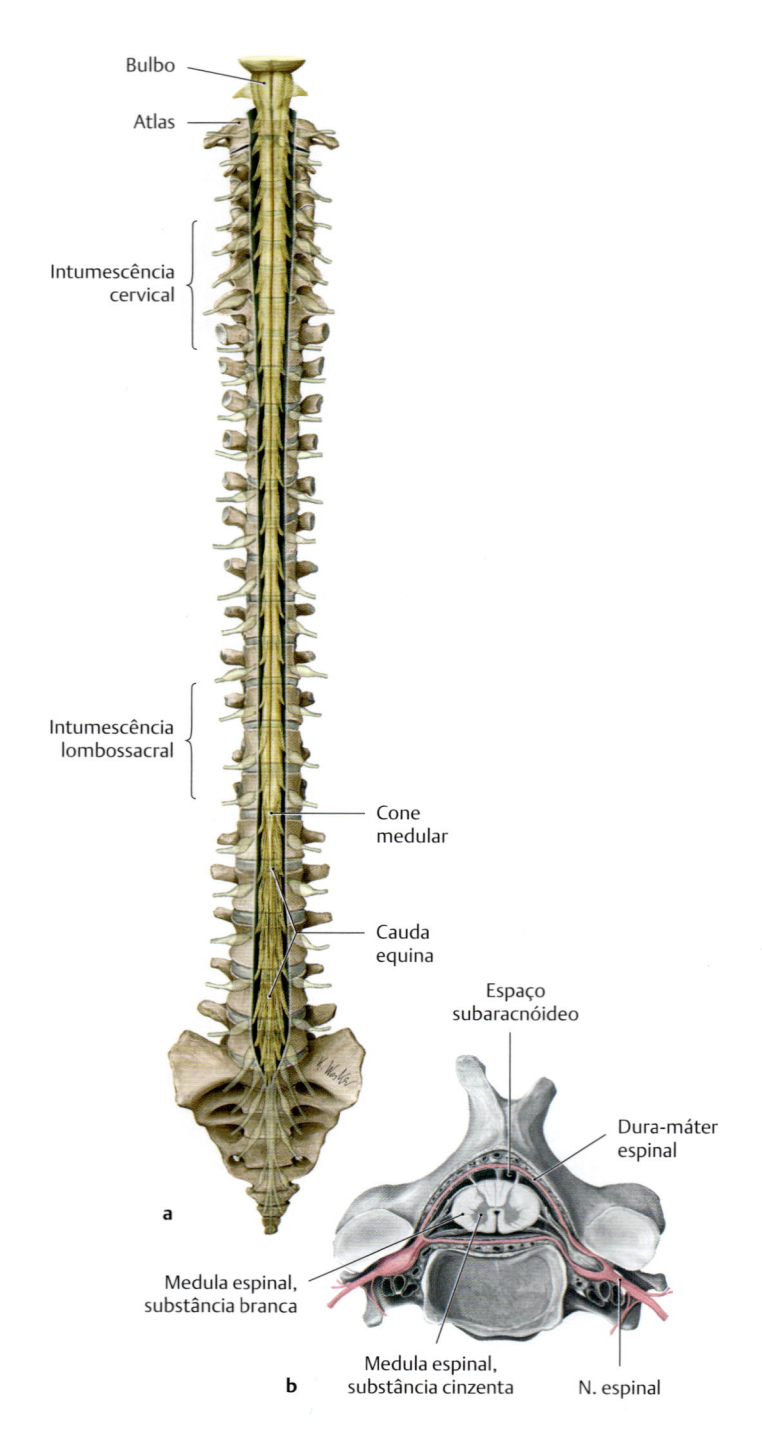

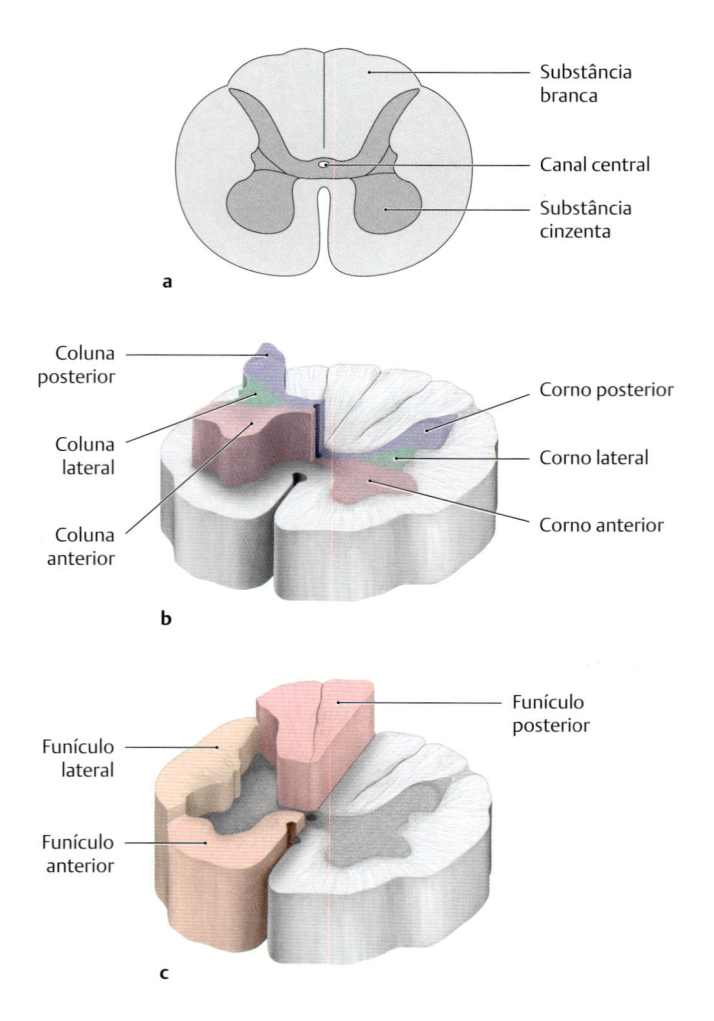

A Medula espinal: posição na coluna vertebral

a Vista anterior da coluna vertebral aberta; **b** Corte transversal de uma vértebra e da medula espinal.

A *medula espinal* está localizada em um canal (*canal vertebral*) que se origina dos *forames vertebrais* de todas as vértebras sucessivas e dos ligamentos da coluna vertebral que seguem entre as vértebras. A medula espinal, como a parte mais caudal do SNC, estende-se totalmente da primeira vértebra cervical, o *atlas*, inferiormente até a primeira vértebra lombar. A partir daí, seguem mais caudalmente ainda determinadas partes da medula espinal, as chamadas *raízes*, que correspondem às partes de entrada e saída dos nervos (ver **D**); portanto, estão também associadas ao SNP. Dentro do canal vertebral, a medula espinal como um componente do SNC, assim como o encéfalo, também é envolvida por *meninges* e *espaço subaracnóideo* externo (ver p. 311).

B Medula espinal: estrutura interna

a Corte transversal da medula espinal, vista superior; **b** e **c** Representação espacial esquemática da medula espinal, com destaque para a substância cinzenta (**b**) e a substância branca (**c**); vista oblíqua anterior, esquerda e superior. A medula espinal tem todas as estruturas características do SNC:

- **Substância cinzenta**, que no corte transversal tem a forma de uma borboleta e é dividida em
  - *Corno anterior*
  - *Corno posterior* e
  - *Corno lateral.*

  Observação: O corno lateral não é encontrado nos segmentos cervicais e lombares inferiores da medula espinal.
  Todos os cornos são pareados; a medula espinal também é, portanto, como as outras seções do SNC, simétrica bilateralmente. A substância cinzenta contém os neurônios. A representação espacial (**b**) mostra que o termo "*corno*" é uma designação no corte transversal da medula espinal: considerando o aspecto *tridimensional*, observam-se as *colunas anterior, posterior* e *lateral*. No centro da substância cinzenta encontra-se uma parte do espaço subaracnóideo interno, o *canal central*, ocasionalmente (parcialmente) atrofiado. Em volta da substância cinzenta está localizada a
- **Substância branca**, que consiste em tratos e pode ser dividida em funículos – particularmente bem visível na representação espacial (**c**) – que são referidos como análogos dos *funículos anterior, posterior e lateral*. Ocasionalmente, os tratos anterior e lateral são conceitualmente resumidos a um trato anterolateral (*funículo anterolateral*).

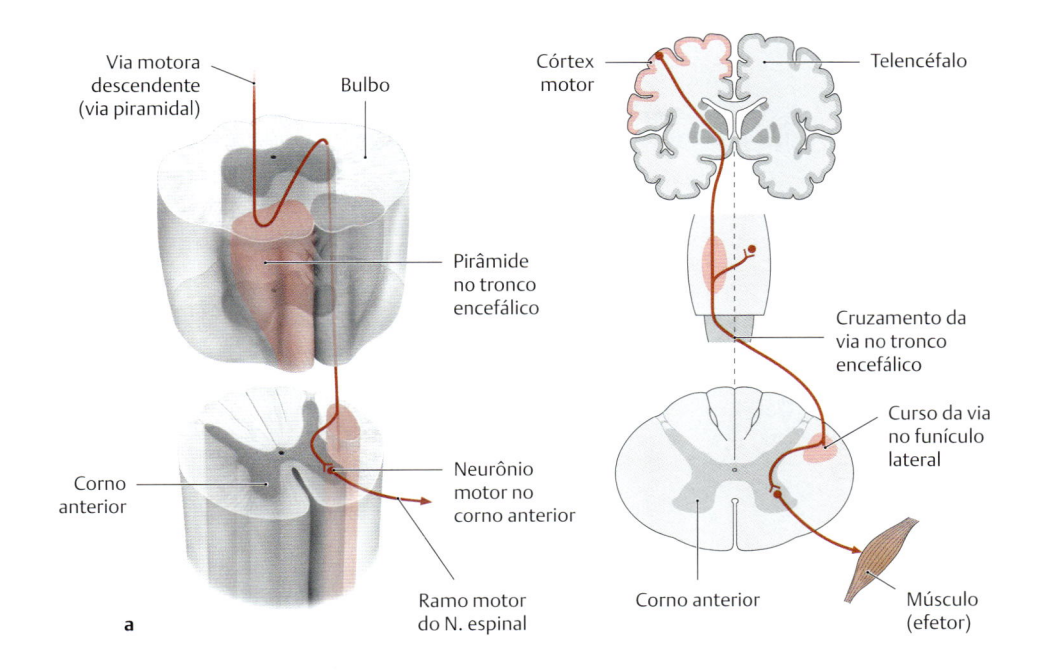

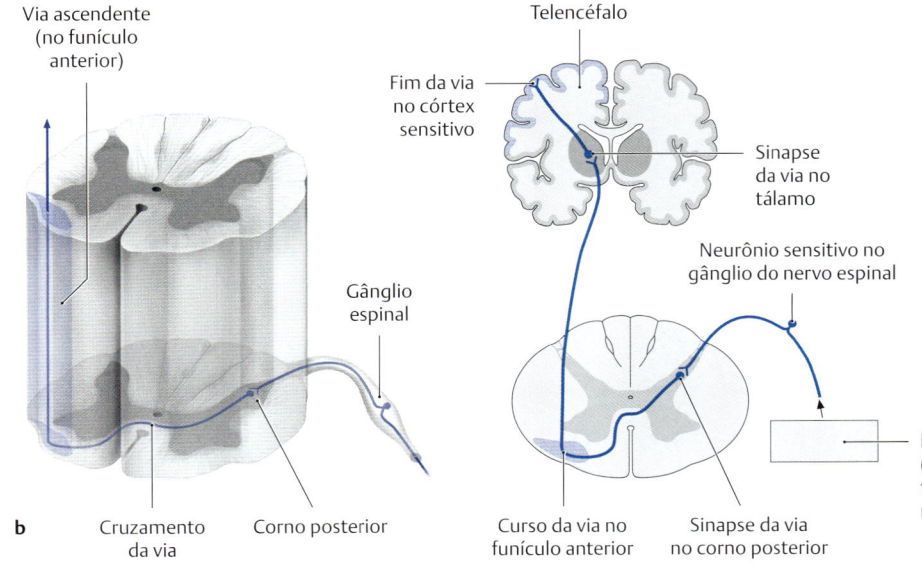

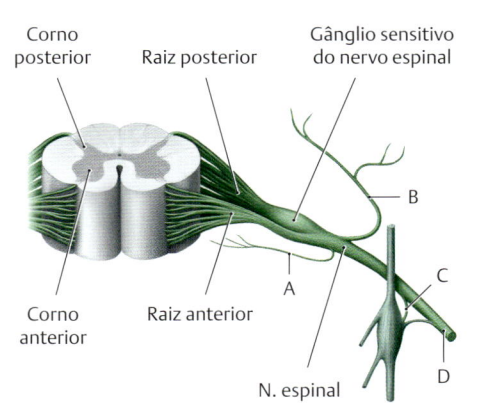

D Conexão entre o SNC e o SNP na medula espinal

Corte transversal da medula espinal, vista oblíqua anterior e superior. São mostradas todas as partes do SNP (verde).

- A partir da parte anterior da medula espinal, são emitidos, na forma da chamada *raiz anterior*, axônios dos neurônios *motores*, que estão localizados no corno anterior
- Na *raiz posterior*, entram na medula espinal os axônios dos neurônios *sensitivos*, que estão localizados no gânglio sensitivo do nervo espinal.

As raízes anterior e posterior se unem no chamado *nervo espinal (N. espinal)*, que é, portanto, em geral, funcionalmente misto. O nervo espinal divide-se em quatro ramos distintos sistematicamente A–D.

C Tratos na medula espinal

Os tratos na medula espinal se estendem para os funículos (ver **Bc**). Segundo o seu curso, eles são ou *descendentes* (**a**) ou *ascendentes* (**b**). A maior parte dos tratos descendentes tem *funções motoras* e eles geralmente são oriundos de centros superiores no SNC, aproximadamente do córtex motor cerebral. Os tratos ascendentes têm, normalmente, *funções sensitivas* e conduzem as informações de um receptor sensorial para centros sensitivos superiores no SNC.

a Como exemplo de um trato motor, aqui é mostrado o trato piramidal ou o trato anterolateral motor, um trato da atividade motora limitada, que se estende do córtex cerebral (motor), em direção ao trato anterior e ao trato lateral da medula espinal, até o corno anterior e nele faz sinapse com um neurônio motor da medula espinal. A partir deste neurônio motor, origina-se, então, a raiz motora de um nervo, que segue para um músculo esquelético.

b Mostra um trato sensitivo, que também segue no trato anterior e lateral da medula espinal e se estende da pele, através de estações intermediárias (principalmente através do tálamo no diencéfalo) até, finalmente, o córtex cerebral (sensitivo), o *trato anterolateral*. O primeiro neurônio desse trato se encontra no gânglio sensitivo do nervo espinal, sendo, portanto, um neurônio periférico.

Com base nesses dois cursos dos tratos, são distinguidos os principais papéis da **medula espinal como "intermediador de informações"** entre o SNC e o SNP:

- O primeiro neurônio sensitivo (no gânglio sensitivo do nervo espinal) é um neurônio do SNP, cujo axônio entra no SNC
- O neurônio motor no corno anterior é um neurônio do SNC, cujo axônio emerge no SNP.

A medula espinal como parte do SNC tem a grande capacidade de **função integradora "própria"**, o que, por exemplo, nos chamados *reflexos* desempenha um papel especial. Para essa integração, a medula espinal regula, dentro da substância branca, por meio dos denominados *fascículos próprios* ("*feixes intrínsecos*" [!] ou *feixes básicos*, não mostrados aqui separadamente), que são responsáveis pela condução de informações internas da medula espinal e não saem da medula espinal. Quanto à função, os tratos que atravessam a medula espinal são chamados muitas vezes de *sistema extrínseco*, e o feixe básico, de *sistema intrínseco*. O conhecimento da localização, do curso e da função dos tratos da medula espinal é essencial para a compreensão dos sintomas clínicos em lesões ou doenças da medula espinal.

281

1.9 Suprimento Sanguíneo do Encéfalo e da Medula Espinal

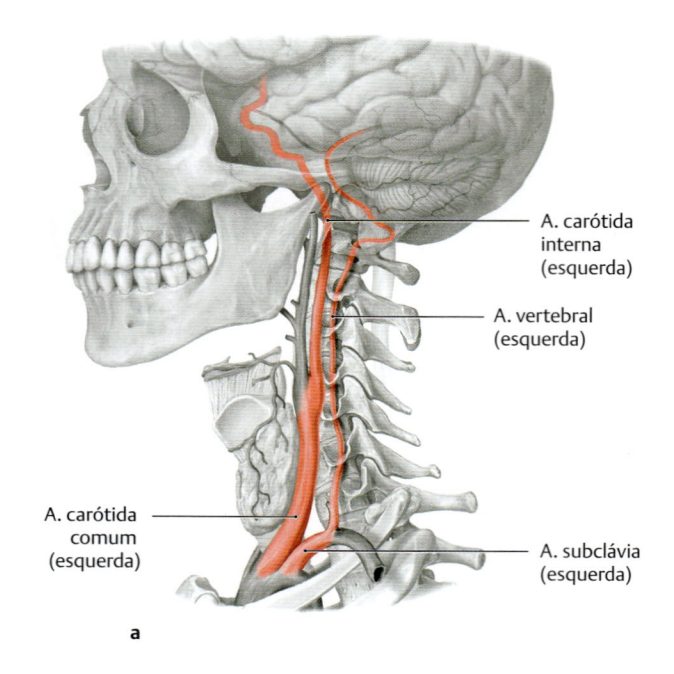

a

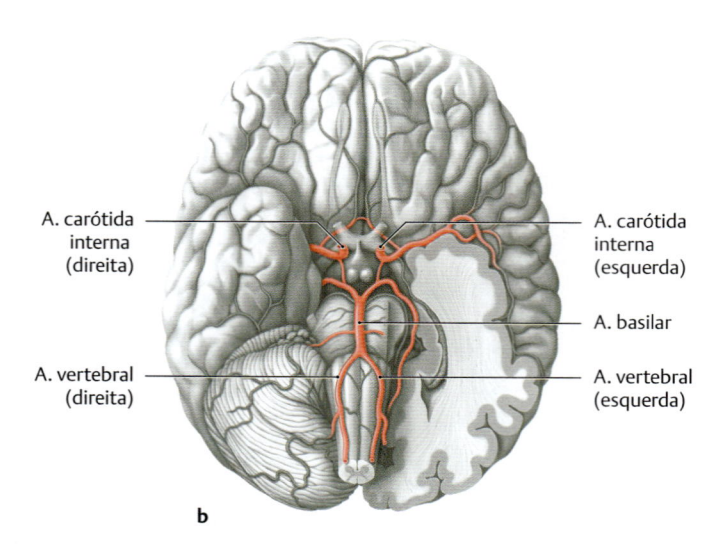

b

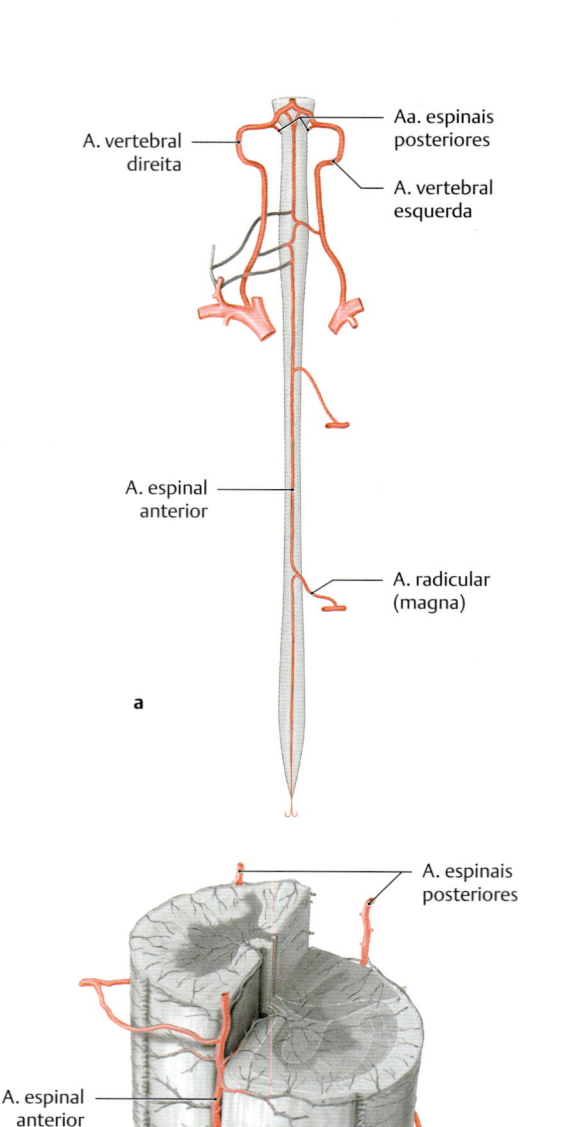

a

b

A Suprimento de sangue arterial do encéfalo

a Vista da esquerda em um crânio transparente; **b** Vista inferior de um encéfalo.

As demandas de oxigênio do encéfalo são muito grandes. Com uma proporção de 2% do peso corporal total, o encéfalo tem uma proporção na circulação de 15% do volume cardíaco-minuto. O fluxo sanguíneo necessário é garantido por duas artérias pareadas (**a**): a grande *A. carótida interna* e a *A. vertebral* de menor calibre, que, através do *canal carótico* e do *forame magno*, alcançam a cavidade craniana. Na base do encéfalo – no interior do espaço subaracnóideo, os ramos dessas quatro artérias se unem em um anel vascular, o *círculo arterial do cérebro* (**b**). Das quatro artérias, e do círculo arterial, originam-se todas as artérias que suprem o encéfalo, por exemplo, como *Aa. cerebrais* ou como *Aa. cerebelares*. A incorporação das quatro artérias em um anel vascular possibilita, em distúrbios vasculares, em certos limites, uma compensação do fluxo reduzido através de um outro vaso.

B Suprimento de sangue arterial da medula espinal

a Representação esquemática do suprimento sanguíneo para a medula espinal; **b** Corte transversal da medula espinal, vista esquerda, anterior e superior.

O grande comprimento da medula espinal, que se encontra em um canal estreito, apresenta para o organismo problemas "logísticos" substanciais no suprimento sanguíneo. Por conseguinte, o suprimento sanguíneo ocorre em múltiplas partes de suprimento (**a**): partindo de uma posição superior, os ramos da *A. vertebral* (*A. espinal anterior* e duas *Aa. espinais posteriores*) seguem na medula espinal em direção inferior. No entanto, a pressão de enchimento desses vasos transmitida pela A. vertebral não é suficiente para suprir toda a medula espinal até sua parte mais inferior. Através de "estações intermediárias", chegam, portanto, pequenas artérias dispostas em segmentos, que surgem como *Rr. espinais* das artérias intercostais, e preenchem novamente as Aa. espinais através das chamadas *Aa. radiculares* (*anterior* e *posterior*, ao longo das raízes anterior e posterior). De superior para inferior, essas pequenas artérias segmentais tornam-se cada vez mais importantes (devido à diminuição da pressão de enchimento nessa direção através da A. vertebral). Assim, o objetivo é o enchimento suficiente garantido das Aa. espinais por toda a extensão da medula espinal; essas emitem, então, os seus ramos para a medula espinal (**b**).

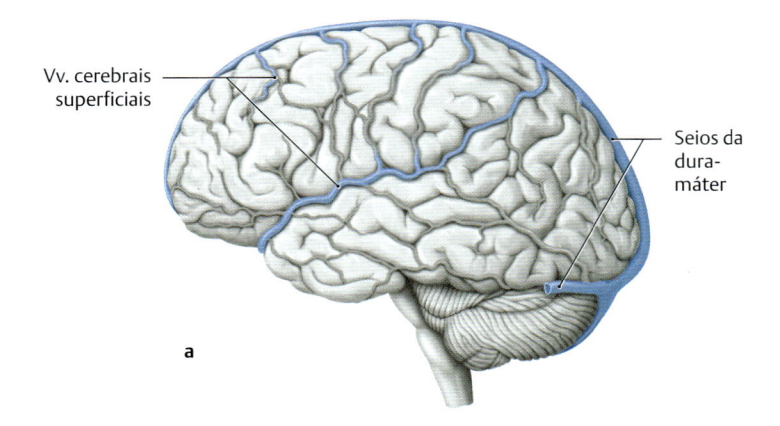

a

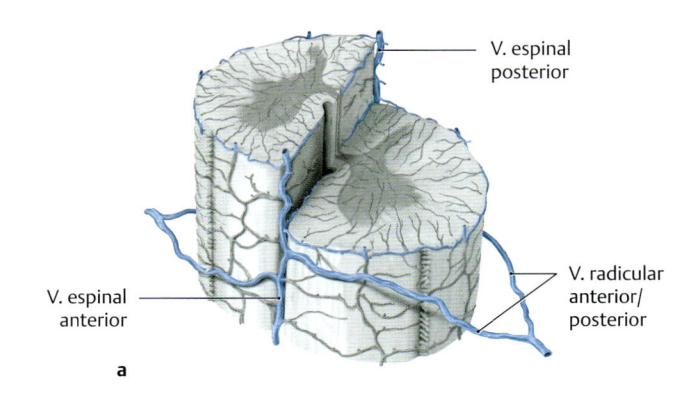

a

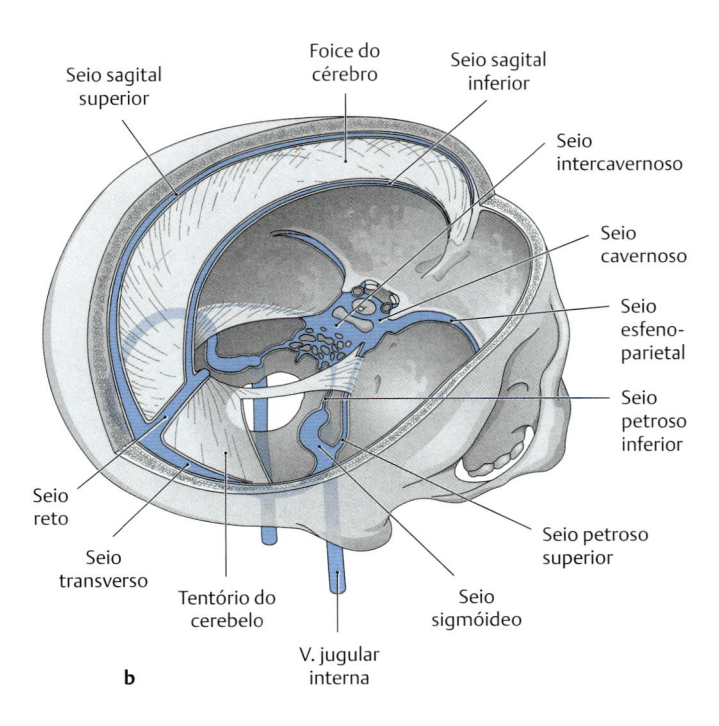

b

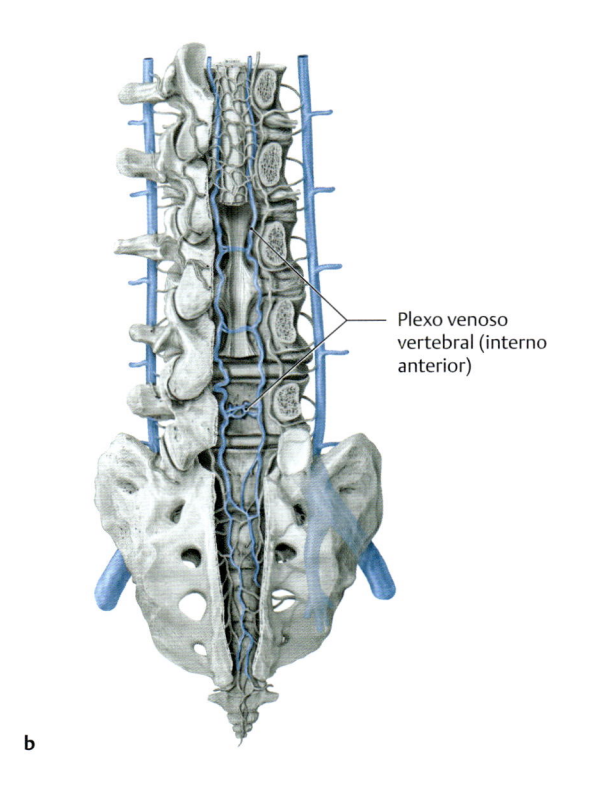

b

C Drenagem venosa do encéfalo

a Representação esquemática das veias superficiais no encéfalo, vista esquerda; **b** Vista dos *seios da dura-máter*, direita, posterior e superior no crânio aberto.

O sangue do encéfalo é coletado nas *Vv. cerebrais profundas* (não visíveis aqui) e entregue, através das *Vv. cerebrais superficiais*, nas cavidades (chamadas de *seios*) da dura-máter. Esses chamados *seios da dura-máter* são condutores de sangue venoso no interior da dura-máter, que, ao contrário das veias verdadeiras, não têm parede muscular: a parede do seio consiste apenas em dura-máter e um invólucro celular de uma única camada, o endotélio. Os seios, que estão todos conectados uns aos outros, derivam o seu sangue, por fim, nas veias verdadeiras, e representam, assim, principalmente através da *V. jugular interna* de grande calibre, pareada, a drenagem principal do encéfalo. Os seios em si não contêm nenhuma válvula interna, assim como as veias verdadeiras da cabeça: o sangue pode escoar nos seios (e, por exemplo, na V. jugular interna) em ambas as direções, a direção do fluxo é controlada exclusivamente pelo diferencial de pressão prevalente.

Observação: Os seios da dura-máter existem apenas no crânio, e não no canal vertebral, embora aí naturalmente também haja dura-máter. Através da conexão dos seios da dura-máter com as veias verdadeiras fora do crânio, bactérias do exterior podem chegar, mesmo sem lesão do osso ou das meninges, ao interior do crânio (ver p. 385).

D Drenagem venosa da medula espinal

a Corte transversal da medula espinal, vista esquerda, anterior e superior; **b** Vista posterior do canal vertebral aberto e da medula espinal.

O sangue venoso da medula espinal é coletado nas *Vv. espinais* (*anterior* e *posterior*) e, de forma segmentada, é derivado nos *plexos venosos vertebrais* localizados no canal vertebral ou diretamente nas *Vv. intercostais*. Em torno da medula espinal não existe um sistema sinusal como no crânio!

Observação: O sistema venoso extenso no plexo venoso vertebral contém muito mais veias do que seria necessário para a drenagem do sangue essencial para o metabolismo da medula espinal. Ou seja, o sistema de plexo tem outra tarefa: ele também é responsável pelo equilíbrio da pressão no canal vertebral. Pelo movimento de grandes volumes de sangue entre os plexos venosos intra e extravertebrais (ambos sem válvulas venosas), as flutuações de pressão podem ser compensadas no canal vertebral (ver **B** e **C**, p. 417).

283

1.10 Somatossensibilidade

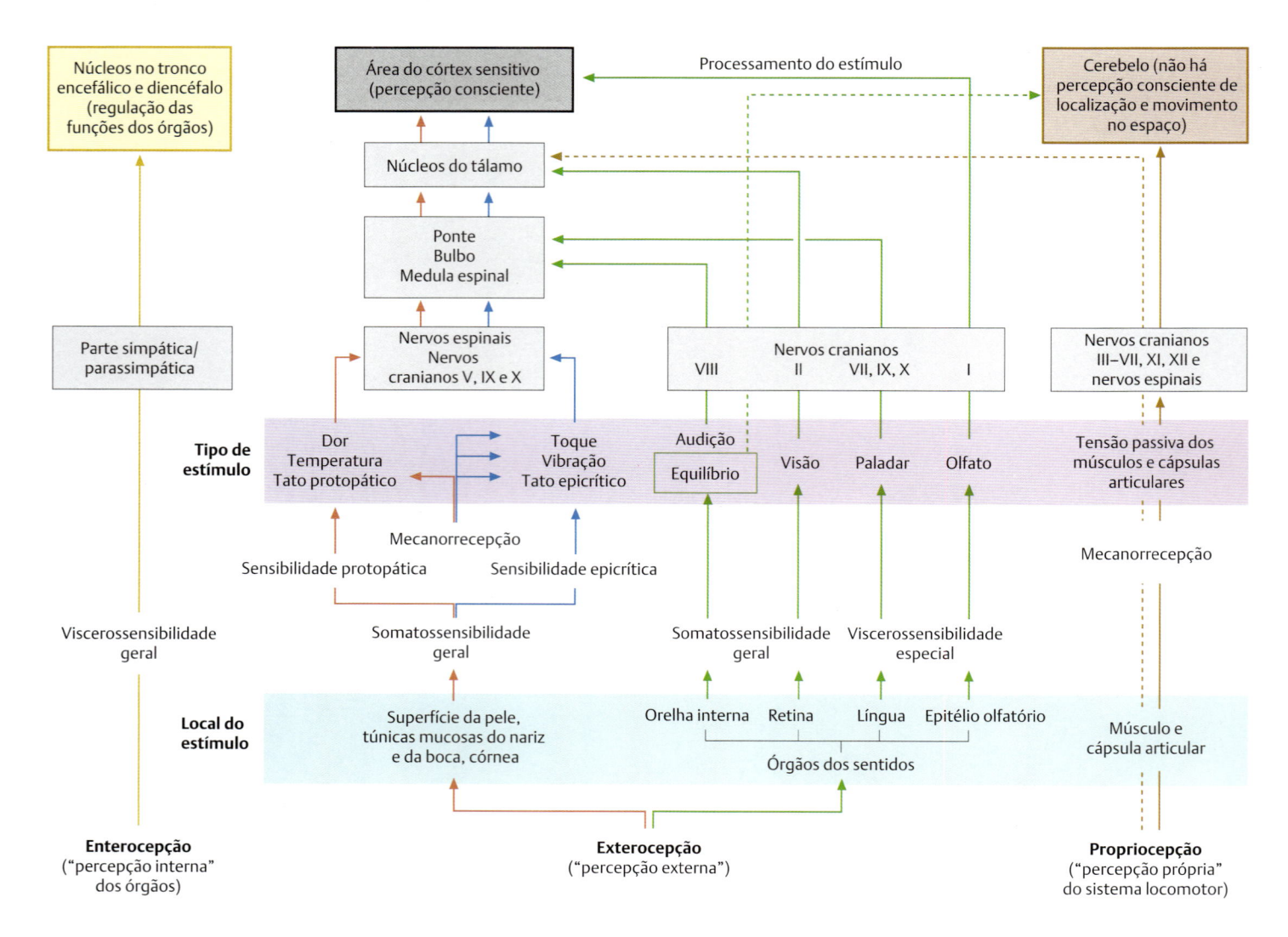

A Somatossensibilidade: classificação e visão geral

Na sensibilidade, são distinguidas a somato- e a viscerossensibilidade. A chamada *viscerossensibilidade* – o processamento de estímulos sensitivos dos órgãos internos (*enterocepção*) – é apresentada, como a *habilidade motora visceral*, na p. 297 e é aqui mencionada somente para a visão geral. A somatossensibilidade pode ser dividida entre local do estímulo e tipo de estímulo. Esta distinção é importante porque tanto depende do local de estímulo quanto do tipo de estímulo, além do trato através do qual um sinal sensitivo é conduzido. Divisão segundo o **local de estímulo**:

- Se o local de estímulo é a pele, as túnicas mucosas da boca e do nariz ou a *superfície* dos olhos (não o *sentido* da visão!), diz-se de *percepção externa* (*exterocepção*, sensibilidade superficial)
- Se o local de estímulo é um receptor de tensão em um músculo, um tendão ou uma cápsula articular (medida da tensão!), diz-se de *percepção interna* (*propriocepção*, sensibilidade profunda do sistema locomotor; ele é responsável pelo controle de localização no meio ambiente).

Divisão segundo o **tipo de estímulo**: aqui é dividida apenas a percepção externa, isto é a *exterocepção*:

- A chamada percepção *epicrítica* (tato, vibração, toque leve, pressão leve, ou seja, mecanorrecepção bem definida) opõe-se à
- Chamada percepção *protopática* (dor, temperatura, estímulos mecânicos que não são bem definidos, ou seja, mecanorrecepção não discriminativa).

Embora a propriocepção também seja uma mecanorrecepção, ela não é subdividida.

Tanto a exterocepção quanto a propriocepção ocorrem através dos nervos espinais (informação do tronco, do pescoço e dos membros) ou dos nervos cranianos. Os nervos cranianos V_1–V_3, IX e X medeiam a exterocepção, e os nervos cranianos III, IV, V_3, VI, VII, XI e XII, a propriocepção. Também a **percepção através dos órgãos dos sentidos** é, finalmente, uma forma de *exterocepção*. Ela é transmitida exclusivamente através dos nervos cranianos. Na região dos órgãos dos sentidos, além dos estímulos *mecânicos* (acústicos), os estímulos *químicos* (paladar, olfato) e as ondas *eletromagnéticas* (ópticas) também desempenham um papel. Pelo desenvolvimento evolutivo e para fins de terminologia, a percepção de *estímulos físicos* (ópticos e acústicos) é chamada de "somatossensibilidade especial", e a percepção de *estímulos químicos*, de "viscerossensibilidade especial".
Observação: A viscerossensibilidade especial em estímulos químicos em dois órgãos dos sentidos não deve ser confundida com a "viscerossensibilidade geral" dos órgãos internos (seta amarela na extrema esquerda). Também o diferente **processamento de estímulos no SNC** – conscientes ou inconscientes – responde pela divisão da sensibilidade. Para que uma sensação entre na consciência (sensibilidade *consciente*), ela deve atingir o córtex sensitivo do telencéfalo. Com isso, tais sensações são geralmente conduzidas através do tálamo. As sensações que não são direcionadas ao córtex do telencéfalo, mas apenas a outras seções "subjacentes" do SNC, não são percebidas conscientemente (sensibilidade *inconsciente*). Portanto, para um *estímulo sensorial*, além do local do estímulo e do tipo do estímulo, também pode ser distinguida a *"estação final" da condução do sinal*. Também na *somatossensibilidade* existem, de modo semelhante à habilidade motora, terminações especiais para percepções sensoriais específicas.

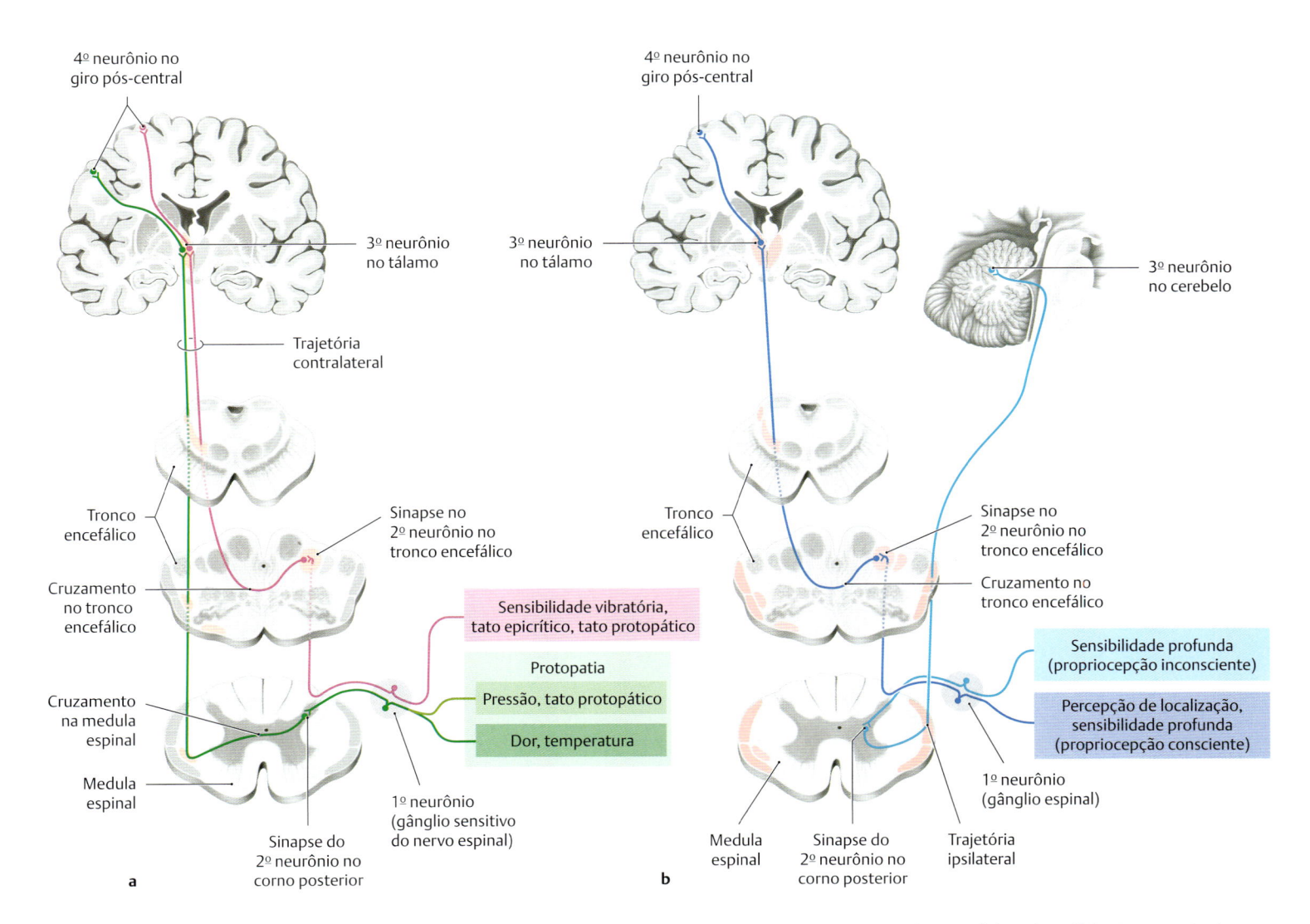

4º neurônio no giro pós-central

3º neurônio no tálamo

Trajetória contralateral

Tronco encefálico

Cruzamento no tronco encefálico

Sinapse no 2º neurônio no tronco encefálico

Sensibilidade vibratória, tato epicrítico, tato protopático

Protopatia

Pressão, tato protopático

Dor, temperatura

Cruzamento na medula espinal

Medula espinal

1º neurônio (gânglio sensitivo do nervo espinal)

Sinapse do 2º neurônio no corno posterior

a

4º neurônio no giro pós-central

3º neurônio no tálamo

3º neurônio no cerebelo

Tronco encefálico

Sinapse no 2º neurônio no tronco encefálico

Cruzamento no tronco encefálico

Sensibilidade profunda (propriocepção inconsciente)

Percepção de localização, sensibilidade profunda (propriocepção consciente)

1º neurônio (gânglio espinal)

Medula espinal

Sinapse do 2º neurônio no corno posterior

Trajetória ipsilateral

b

B Somatossensibilidade: interligação e estruturas envolvidas

Na somatossensibilidade, estão envolvidos o *SNC* e o *SNP*, assim como um *receptor*.

a Condução de um estímulo sensitivo da pele ao telencéfalo (cérebro) = percepção consciente epicrítica e protopática).

b Condução de um sinal dos músculos esqueléticos (estado de tensão dos músculos, que é detectado por receptores de tensão especiais = proprioceptivo) ao cerebelo (inconsciente) e ao cérebro (consciente).

A condução de sinal a partir do respectivo receptor sensitivo ocorre através de um nervo espinal ou um nervo craniano. A *direção* da condução é *aferente*, isto é para o SNC. Tal como na habilidade motora, também na somatossensibilidade é definida uma "cronologia do sinal" com a **numeração dos neurônios**:

- Sinais para o *telencéfalo* (conscientes) são conduzidos através de *quatro* neurônios
- Sinais para o *cerebelo* (inconscientes) são conduzidos através de *três* neurônios.

Em qualquer caso, o *1º neurônio está localizado no SNP* em um gânglio sensitivo do nervo espinal ou em um gânglio sensitivo de nervo craniano (não mostrado aqui), e o *2º neurônio está localizado imediatamente no SNC* (medula espinal ou núcleos do tronco encefálico). Nesse momento o número de neurônios difere. Uma razão pela qual existe um neurônio adicional no caminho de um sinal até telencéfalo é que todos os neurônios para o telencéfalo atravessam um grupo nuclear específico no diencéfalo, o *tálamo*. Ele é a estação de comutação central para a sensibilidade consciente, que tem, entre outras coisas, uma "função de filtro" para a condução de sinal ("o que tem prioridade?"). No tálamo está localizado o 3º neurônio ("neurônio de filtro"). O *4º neurônio* é também a estação

terminal sensitiva no *giro pós-central* do telencéfalo. Para os sinais que são conduzidos para o cerebelo, isto é, através de apenas três neurônios, o 3º neurônio está localizado no córtex cerebelar.

Observação: O sistema somatos*sensitivo* tem, em todos os casos, neurônios *periféricos* e *centrais*. Os sinais para o cerebelo não são conduzidos através do tálamo e, por conseguinte, por apenas três neurônios.

Dor, temperatura e *mecanorrecepção não discriminativa* (*tato protopático*) *da pele e túnicas mucosas* são conduzidas, na medula espinal, no *trato anterolateral* (*trato espinotalâmico*). A mecanorrecepção fina (vibrações, tato epicrítico) é conduzida, na medula espinal, nos *tratos posteriores* (*fascículos grácil e cuneiforme*).

Observação:

- Todos os tratos que conduzem *exterocepção cruzam* o SNC para o lado oposto. É sempre o axônio do 2º neurônio que cruza. Assim, um estímulo no braço esquerdo através do tálamo direito é conduzido para o córtex cerebral direito e é nele percebido
- A *propriocepção* é conduzida, principalmente, para a medula espinal, através dos *tratos espinocerebelares*. O 1º e o 2º neurônios estão localizados no gânglio sensitivo do nervo espinal e na medula espinal; o axônio do 2º neurônio alcança *ao mesmo tempo* (!) um 3º neurônio no córtex *cerebelar*. O processamento da informação não ocorre de forma consciente.

Na região do crânio todos os componentes da sensibilidade funcionam através do N. trigêmeo e do trato trigeminal central.

Observação: Em menor extensão, a propriocepção também pode alcançar o córtex cerebral com o *trato posterior para a percepção de posição consciente*: a sensibilidade epicrítica (pertence à exterocepção) e a propriocepção seguem então paralelamente no mesmo trato, mas fazem sinapses em diferentes núcleos. Para mais detalhes, ver a partir da p. 402.

1.11 Atividade Somatomotora

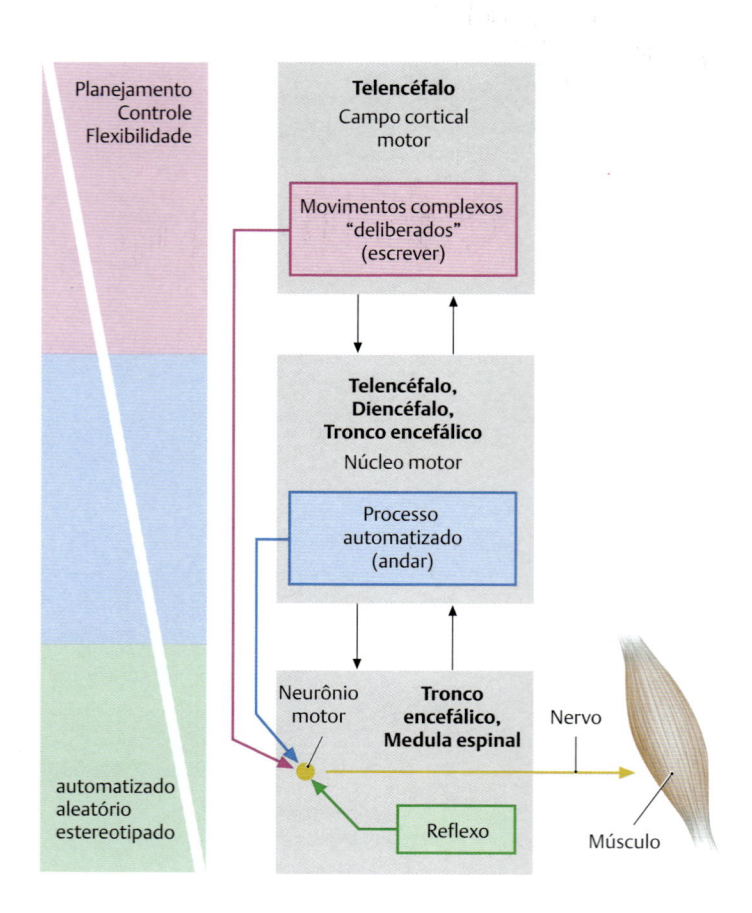

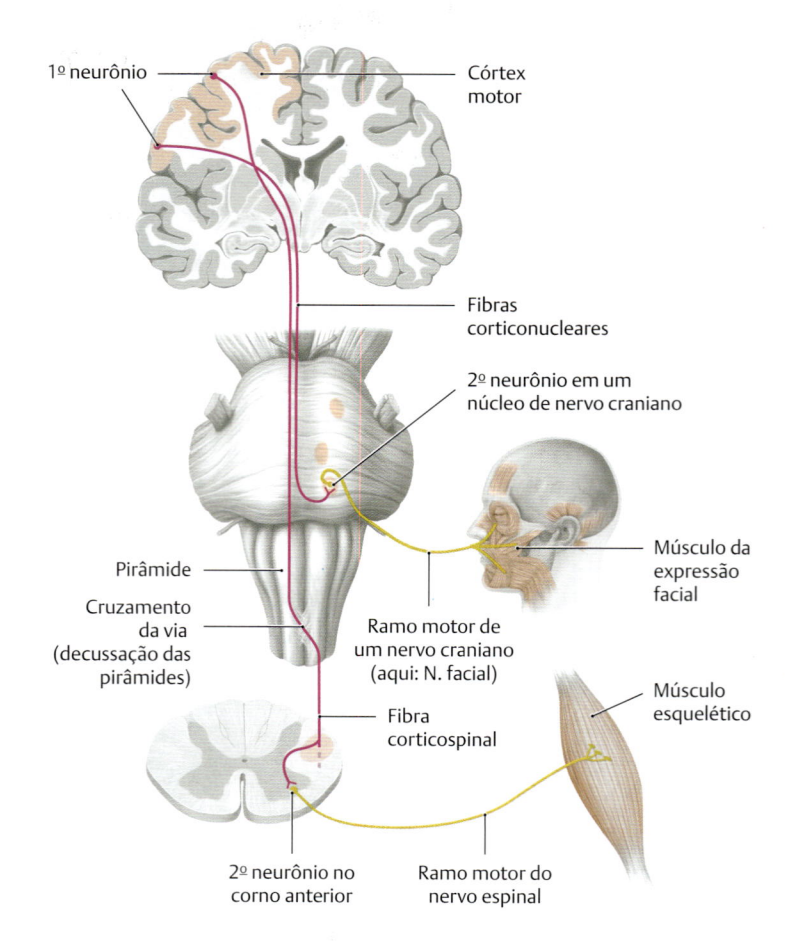

A Atividade somatomotora: visão geral

A divisão da atividade somatomotora é menos complexa do que a da somatossensibilidade. A atividade *somatomotora* é a ativação dos músculos esqueléticos estriados. Ela está mais frequentemente associada ao termo "sistema locomotor". No entanto, também músculos com funções como de expressões faciais, mastigação ou movimento dos bulbos do olho são vistos histologicamente como musculatura esquelética estriada, mas, em sentido estrito, não pertencem ao sistema locomotor mesmo se eles movimentam algo, como a mandíbula. Para tais funções somatomotoras "especiais", por conseguinte, são empregados ocasionalmente termos específicos (ver p. 112). Aqui é apresentada apenas a atividade somatomotora; para a atividade visceromotora, isto é "organomotora", ver p. 296.

As ações somatomotoras podem ser caracterizadas dependendo de ocorrerem *completamente automatizadas* (e então agir de forma estereotipada) ou, em grande medida, exercendo um *controle voluntário*, associado a uma grande flexibilidade do padrão de movimento. Normalmente, os movimentos são combinações de movimentos automatizados e ações voluntárias controladas. Para tais funções motoras, as etapas essenciais no SNC têm uma "via final" comum: elas terminam em um neurônio motor, que se encontra na medula espinal (para os nervos espinais) ou em núcleos motores do tronco encefálico (para os nervos cranianos). Esse neurônio motor é um provedor de sinal para o músculo. Do ponto de vista fisiológico, os neurônios motores α e γ são diferentes. De modo simplificado, pode-se dizer que o neurônio motor α dispara o movimento do músculo, enquanto o neurônio motor γ regula uma "tensão básica" do músculo também independente de um movimento específico. A diferente complexidade de movimentos corresponde a uma participação distinta de diferentes partes complexas do sistema nervoso na cadeia sináptica. Embora ocorram sovimentos reflexos simples, por exemplo, apenas no nível da medula espinal, para a atividade motora voluntária complexa, a "participação do córtex cerebral" e, possivelmente, do cerebelo é essencial.

B Atividade somatomotora: circuitos neuronais

Na atividade somatomotora, estão envolvidos o *SNC* e o *SNP*, e um *efetor*. Aqui é mostrada a ativação voluntária de um músculo – o efetor – através do cérebro.

Um neurônio no SNC transmite o seu sinal através do seu axônio para outro neurônio em outra parte do SNC. Este 2º neurônio recebe o sinal e o conduz pelo seu próprio axônio através do SNP adiante para o efetor. Devido à direção da condução do sinal (a partir do SNC), trata-se de uma condução *eferente* (ver p. 266), e já se pode numerar os neurônios envolvidos "cronologicamente de sinal": 1º e 2º (centrais) neurônios. Os axônios de muitos 1ºˢ neurônios, por definição, formam, como substância branca, um trato no SNC (p. ex., um trato no encéfalo ou na medula espinal), os axônios de muitos 2ºˢ neurônios formam, por definição – porque eles deixam o SNC – um nervo no SNP (ver C, p. 295). O axônio do 2º neurônio termina no músculo em uma estrutura especial, a chamada *junção neuromuscular*, que transfere o sinal para o músculo.

O 1º neurônio está localizado em uma parte motora do *telencéfalo* no chamado *córtex motor primário*. O 2º neurônio está localizado na substância cinzenta da medula espinal: o axônio desses neurônios da medula espinal alcança os músculos do sistema locomotor clássico como *nervo espinal* ou medula espinal. Ou o 2º neurônio está localizado em certos centros do tronco encefálico: o axônio desse neurônio do tronco encefálico alcança músculos do crânio e pescoço, como os músculos da expressão facial, mastigação, ou do movimento do bulbo do olho e da língua, como um *nervo craniano*. Portanto, os nervos cranianos não controlam – com uma única exceção – o sistema locomotor "clássico".

Observação: O sistema somatomotor tem *apenas neurônios localizados no SNC*. Apenas o axônio do 2º neurônio se movimenta para o SNP.

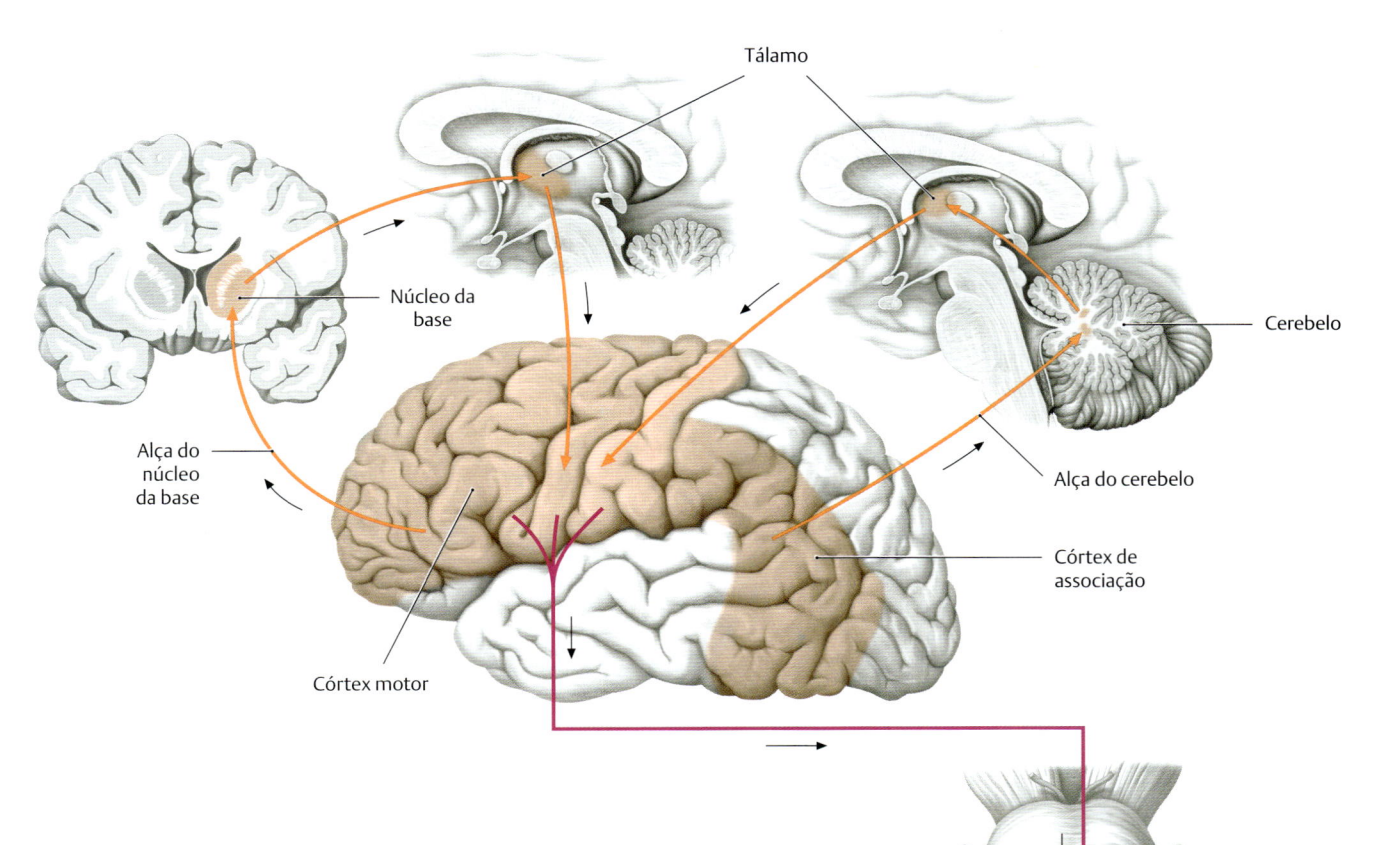

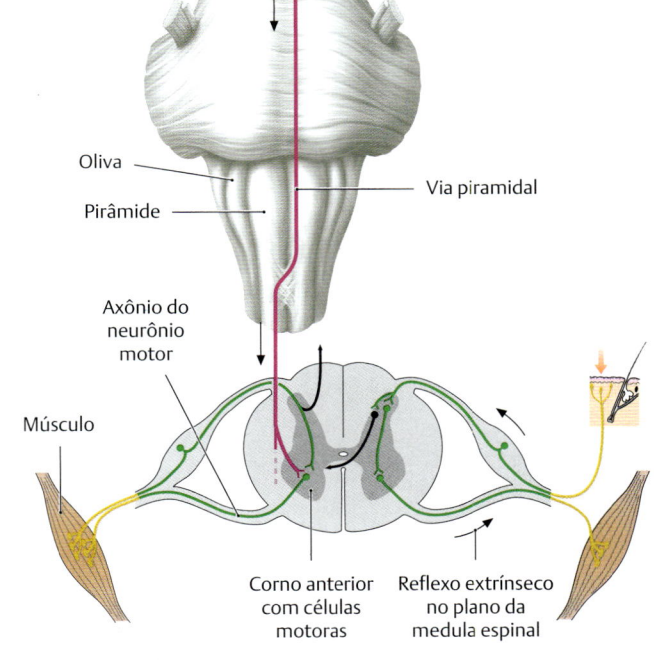

C Atividade somatomotora: estruturas envolvidas

O *planejamento básico* e o início de um movimento ocorrem em diferentes áreas do córtex cerebral, por exemplo, no córtex motor e no córtex associativo. A *execução concreta* do movimento exige, no entanto, a inclusão de outros centros neuronais. Esses incluem o *cerebelo* (controle do equilíbrio!) e núcleos em diferentes partes do encéfalo, que – por estarem todos topograficamente "abaixo" do córtex cerebral motor – são chamados de *centros motores subcorticais*. Eles incluem:

- No telencéfalo, os *núcleos da base*
- No diencéfalo, partes motoras do *tálamo* e
- No tronco encefálico, entre outros, o *núcleo rubro*, a *substância negra* (não mostrada aqui) e a *oliva*.

Esses centros motores subcorticais levam a um balanço e um controle fino do movimento. O córtex cerebral é interconectado com o cerebelo e com os núcleos da base através da chamada *alça* (de *feedback*). A via do córtex motor para a medula espinal mostrada na Figura **B** segue para o tronco encefálico através de uma estrutura, que em virtude da sua forma, é referida como *pirâmide*; e a via é chamada de *trato piramidal*. No entanto, os tratos dos centros subcorticais do tronco encefálico não atravessam por si, topograficamente, a pirâmide e, por isso, são chamados de *tratos extrapiramidais*. Ambos os tipos de tratos chegam à medula espinal, onde seguem em sentido descendente e terminam, finalmente, no corno anterior da medula espinal, no neurônio cujos axônios, em seguida, se dirigem ao músculo. O trato piramidal (*trato corticospinal*) é o trato que, por fim, *provoca* um movimento. Os tratos extrapiramidais dos centros subcorticais do tronco encefálico são responsáveis pelo balanço fino e pela preparação desse movimento.

Observação: O trato corticonuclear termina – como o trato corticospinal, também oriundo do córtex motor – nos núcleos motores no tronco encefálico, que correspondem funcionalmente aos cornos anteriores da medula espinal. Ele fornece o mesmo tipo de habilidades motoras que o trato corticospinal, mas não atravessa a pirâmide, e sim termina acima dela (a pirâmide está localizada na parte inferior do tronco encefálico). No entanto, por causa da função motora análoga, o trato corticonuclear geralmente também é incluído no trato piramidal. Os axônios do 1º neurônio cruzam para o lado oposto: os impulsos motores do hemisfério cerebral direito chegam à metade esquerda da medula espinal e, com isso, através de um nervo espinal esquerdo, a um efetor localizado à esquerda. Sequências motoras muito simples, como os reflexos, podem ocorrer diretamente, sem o envolvimento de centros mais altos do SNC, apenas no plano da medula espinal (reflexos da medula espinal) ou do tronco encefálico (reflexos do tronco encefálico).

1.12 Órgãos dos Sentidos

Visão geral

Os órgãos dos sentidos são especializados na detecção de estímulos. Receptores específicos são reunidos em um órgão – uma unidade morfologicamente definida –, e não distribuídos ao longo de toda a pele. Normalmente, os órgãos dos sentidos são capazes de capturar padrões de estímulo muito complexos. Portanto, popularmente também se fala dos "sentidos superiores", que – novamente apenas em uso popular – se opõem à sensação cutânea simples (aparente). Do ponto de vista da detecção do estímulo, não há, no entanto, nenhuma diferença fundamental entre os órgãos dos sentidos e a sensibilidade cutânea. No entanto, a detecção dos órgãos dos sentidos de estímulos especialmente

complexos demanda um processamento do SNC também especialmente complexo: o nível de integração (ver p. 266) para tais estímulos é particularmente elevado. Os "sentidos superiores" geralmente são entendidos como os sentidos do olfato, da visão, do paladar, da audição e o sentido de equilíbrio, os cinco sentidos.

Observação: A sequência de funções anteriormente mencionada, que também está de acordo com a seguinte representação, orienta-se pela sequência de estruturas neuronais envolvidas, aqui os nervos cranianos envolvidos. Portanto, o olfato e o paladar, que, comumente, são mencionados juntos, são aqui separados: eles são processados por estruturas completamente diferentes do sistema nervoso.

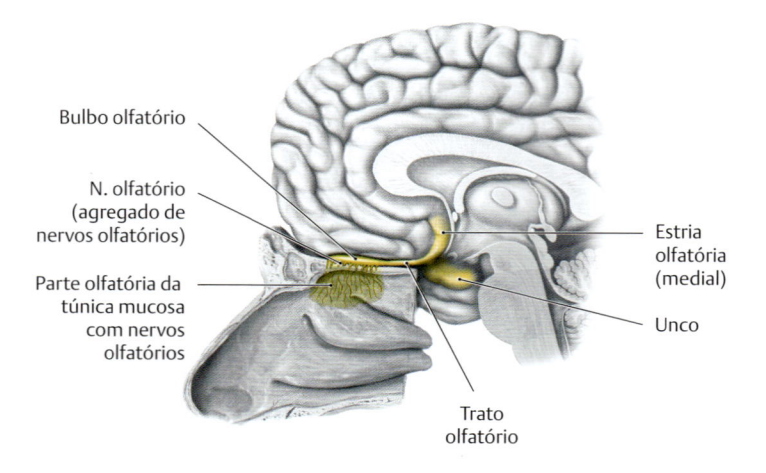

A Sentido do olfato

Os estímulos de odores (estímulos olfatórios) são detectados por receptores específicos de células olfatórias na túnica mucosa nasal. As projeções axonais dessas células olfatórias se congregam em filamentos olfatórios. As células receptoras conduzem a sua informação para o SNC sem a interposição de um gânglio. Os outros dois componentes visíveis exteriormente do sistema olfatório, o *bulbo* e o *trato olfatório*, são, como saliências a montante do encéfalo, componentes do SNC (não do SNP!).

A partir do N. olfatório a informação olfatória é conduzida através de várias estações sinápticas (*bulbo olfatório, estria olfatória*) finalmente para uma parte muito alta do córtex cerebral (o chamado paleocórtex, em grande parte localizado no lobo temporal próximo do chamado *unco*) em ambos os hemisférios (ou seja, cruzados e não cruzados), onde é processada de forma consciente. O sentido do olfato é chamado de "viscerossensitivo especial". Pela "técnica da percepção", o sentido do olfato é provocado por um estímulo químico: um composto químico (um odorante) liga-se a um receptor na túnica mucosa nasal.

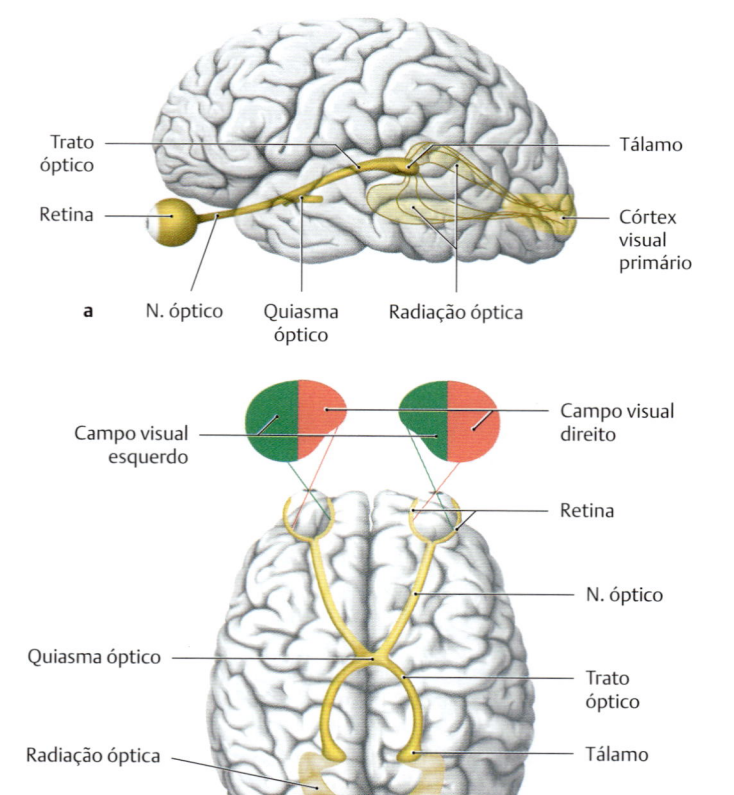

B Sentido da visão

Estímulos luminosos (*fótons*) são também capturados exclusivamente através do SNC: a *retina* do olho sensível à luz é uma parte (coberta exteriormente) do diencéfalo, e o II nervo craniano (*N. óptico*) *não é um nervo verdadeiro*, e sim um trato estrutural. Portanto, também não há gânglios. A partir da retina (1º a 3º neurônios), na qual já ocorre um processamento neuronal dos estímulos luminosos, os axônios (do 3º neurônio) seguem através do N. óptico e do *trato óptico* para o *tálamo* (4º neurônio) no diencéfalo, a partir de lá, como *radiação óptica*, para o chamado *córtex visual primário* (5º neurônio) no polo occipital (**a**). A informação visual atravessa de maneira específica o chamado *quiasma óptico*: impressões visuais do "mundo visual" esquerdo (campo visual esquerdo) chegam ao hemisfério cerebral direito, e vice-versa (**b**).

Observação: No olho, a retina tem a forma côncava. Ela tem a estrutura de um espelho côncavo, ou seja, a retina representa, puramente por motivos físicos, "a cabeça do mundo visual": as partes superior e inferior são invertidas. Por um processo neuronal, as partes superior e inferior são novamente colocadas "na posição certa". O sentido da visão é chamado de "*somatossensorial especial*". Pela "técnica da percepção", o sentido da visão é provocado por um *estímulo físico*, por ondas eletromagnéticas em uma faixa de frequência específica.

Além disso, a percepção de calor na pele é um estímulo físico, causado por ondas eletromagnéticas. A luz na chamada região infravermelha (não visível para os receptores do olho) excita os receptores de temperatura. Alguns seres vivos – por exemplo, algumas espécies de cobra – têm receptores infravermelhos e podem ver o calor irradiado de uma presa.

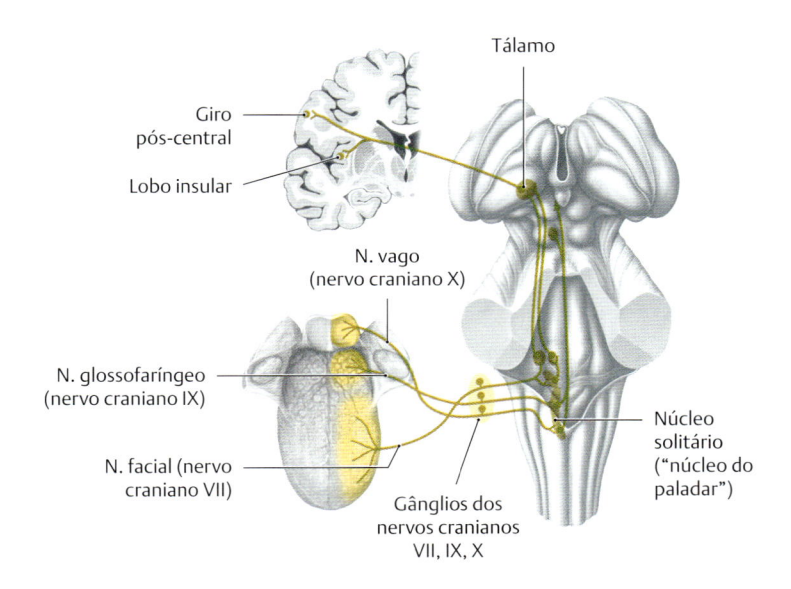

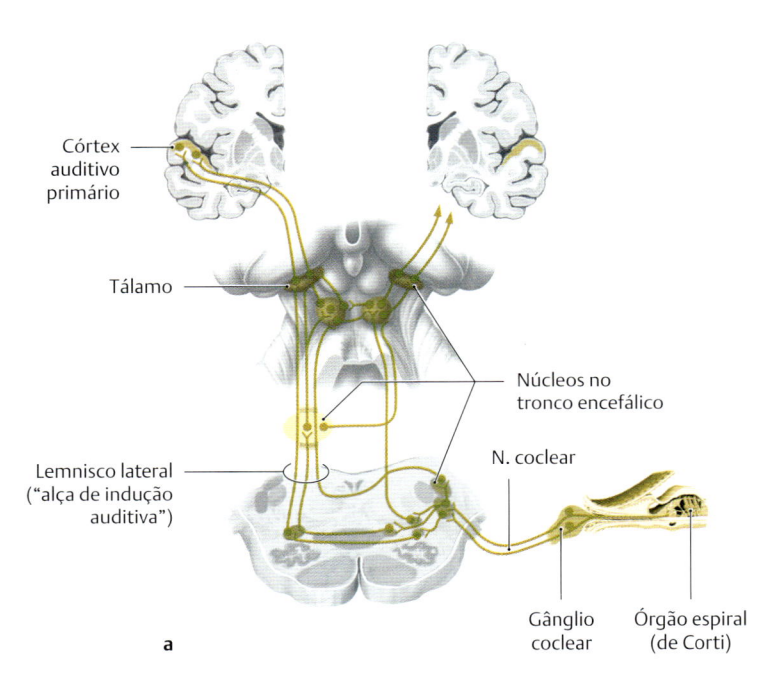

a

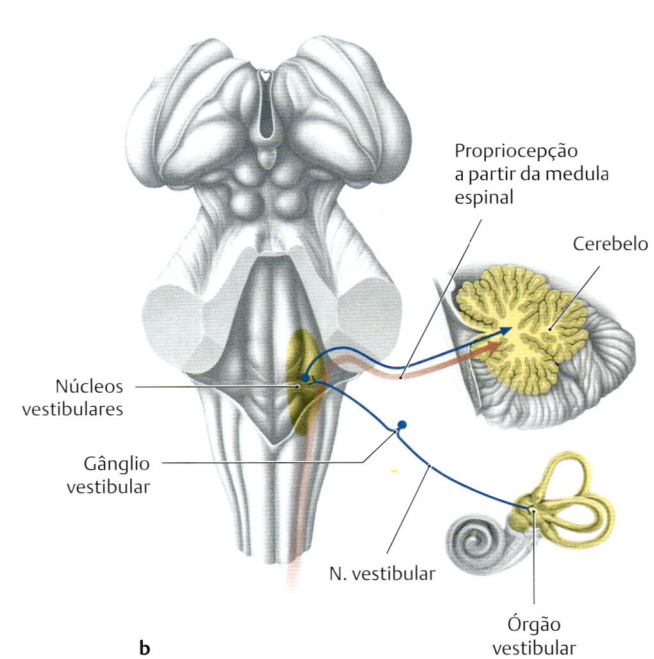

b

C Sentido do paladar

A percepção de sabor ocorre a partir da língua, o local de estímulo (papilas gustativas), através de três nervos verdadeiros, os nervos cranianos VII (*N. facial*, a maior parte), IX (*N. glossofaríngeo*) e X (*N. vago*, a menor parte). Todos os três nervos detectam a informação de sabor de diferentes áreas da língua. Como nervos verdadeiros, em todos os casos, o 1º neurônio está situado em um gânglio sentitivo e o 2º neurônio, em um núcleo comum para os três nervos (*núcleo solitário*) no tronco encefálico. Através do tálamo (3º neurônio), o trato do paladar chega ao córtex do telencéfalo de ambos os hemisférios (4º neurônio). Como característica especial é aqui enfatizada a extremidade em ambos os lados das duas regiões do córtex (*giro pós-central* e *córtex insular*). O trato central tem parte cruzadas e não cruzadas. O paladar é chamado de "viscerossensibilidade especial". Pela "técnica da percepção", o sentido do paladar é provocado por um estímulo químico: um composto *químico* (um agente aromático) liga-se a um receptor na superfície da língua. Entre os sentidos superiores, o sentido do paladar é, comparativamente, o mais simples.

D Sentidos de audição e equilíbrio

Ambas as informações são provenientes de órgãos da orelha interna, e ambas são conduzidas através do N. vestibulococlear. Portanto, elas são discutidas juntamente.

a **Sentido de audição:** a audição é uma forma especial de *mecanorrecepção*: variações de pressões de ar são percebidas e analisadas. A música alta na faixa de tônus baixo pode ser sentida até mesmo como vibração ("no abdome"). No entanto, o sentido da audição não é geralmente atribuído à mecanorrecepção. A percepção de estímulos acústicos, que são conduzidos à orelha interna como flutuações de pressão através da orelha média, é produzida por células sensoriais da orelha interna (*células ciliadas* no chamado *órgão de Corti*) e é conduzida, a partir do *N. coclear*, para SNC. O N. coclear é um nervo periférico, o 1º neurônio está localizado no *gânglio coclear*, o seu axônio entra no tronco encefálico no SNC. Através de estações neuronais nos núcleos do córtex encefálico (especialmente na ponte e mesencéfalo) a informação chega, pelo tálamo, ao *córtex auditivo primário* no lobo temporal nos dois hemisférios. Nele, ocorre a percepção auditiva consciente. Toda a via auditiva, que é chamada, no tronco encefálico, de "alça

lateral" (*lemnisco lateral*) ou "alça auditiva", cruza os componentes múltiplas vezes: a informação de uma orelha chega a ambos os hemisférios cerebrais, um pré-requisito para a audição direcional.

b **Sentido do equilíbrio:** o termo "*sentido* de equilíbrio" não é preciso porque o equilíbrio não é uma percepção sensorial desencadeada por um único estímulo, e sim a "representação interna" de um estado (de movimento ou repouso) do corpo. Isso se deve ao processamento de diferentes sensações. A entidade central para a representação do equilíbrio é o *cerebelo*. A partir da orelha interna, a informação é conduzida do chamado *órgão vestibular*, por movimento circular ou movimento transversal (p. ex., pela força da gravidade), por meio do *N. vestibular* (1º neurônio no gânglio vestibular), e entregue pelos núcleos vestibulares ao cerebelo. Por intermédio da propriocepção o cerebelo recebe dos músculos esqueléticos informações sobre a posição da cabeça e dos membros em relação ao tronco. A partir dessa "postura" do corpo e do seu movimento no espaço, o cerebelo calcula o "equilíbrio". O N. coclear (audição) e o N. vestibular (movimento) juntos formam o *N. vestibulococlear*. O sentido da audição e a percepção no aparelho vestibular são chamados de "*somatossensibilidade especial*".

289

1.13 Princípios do Exame Neurológico

Para a realização de um exame neurológico e a interpretação dos resultados, o avaliador deve ter os conhecimentos fundamentais da neuroanatomia. Esta seção apresenta aspectos selecionados do exame neurológico e explica por que correlações neuroanatômicas consideradas prematuras ou muito detalhadas são, na realidade, "essenciais" e indispensáveis mais tarde para a clínica. O exame neurológico ilustrado aqui já é parte do exame físico geral de um paciente.

A Teste de sensibilidade

A sensibilidade é a percepção de estímulos diferentes na pele e túnicas mucosas, músculos e articulações, assimo como em órgãos internos. No teste de sensibilidade, várias qualidades de sensibilidade são testadas. A avaliação dessas diferentes *qualidades* de estímulos é necessária porque vários receptores são parcialmente responsáveis por esses estímulos, que chegam em diferentes tratos ao encéfalo. Os receptores e as suas vias serão posteriormente discutidos em detalhe; aqui é suficiente o conhecimento inicial de vários tipos de qualidades sensitivas e sua avaliação. Em todos os testes de sensibilidade mostrados aqui, o paciente deve permanecer com os olhos fechados para evitar a correção do resultado pela visão. Além disso, os testes devem ser realizados em comparação bilateral para detectar qualquer dano unilateral.

Observação: Todos os testes aqui apresentados requerem a cooperação do paciente, de modo que só podem ser realizados com a consciência clara do paciente.

a A **sensação tátil** é testada com uma escova, um cotonete ou com as pontas dos dedos. Aqui, o examinador toca a pele, e o paciente deve indicar se sente o toque. Se a sensação estiver diminuída, isso é chamado de *hipoestesia*; se estiver completamente ausente, trata-se de *anestesia*.

b A **sensação de dor** é testada com a extremidade pontiaguda de uma agulha de injeção. Se estiver reduzida, trata-se de *hipoalgesia*; se ausente, de *analgesia*.

c A **sensação de temperatura** é testada com um objeto metálico quente ou frio ou com um tubo de ensaio com água fria/quente. É importante que a água não esteja muito quente, para que não haja resposta, além da temperatura, à sensação de dor. Se a percepção de temperatura estiver perturbada, trata-se de *termo-hipoestesia*; se ausente, de *termoanestesia*. As sensações de dor e de temperatura são chamas de "*sensibilidade protopática*" (ver p. 284).

d A **sensação de vibração** é testada com um diapasão (64 ou 128 Hz). Para isso, o diapasão iniciado é colocado em um maléolo ou acima da tíbia do paciente, que então afirma se sente uma vibração no osso. Se a sensação de vibração estiver diminuída, isso é chamado de *palipoestesia*; se ausente, de *palanestesia*. As sensações de toque e de vibração pertencem à *sensibilidade epicrítica*.

Uma outra qualidade de sentido não mostrada é o **sentido de posição** (propriocepção). Ele fornece informações sobre a localização dos membros no espaço. O examinador move um membro, e pergunta ao paciente sobre a sua localização (como a posição de flexão ou extensão). O estímulo relevante é o alongamento (tensão) dos músculos e das cápsulas articulares. O estímulo não surge da superfície do corpo, e sim, por assim dizer, da sua profundidade (sensibilidade profunda).

As qualidades sensoriais listadas aqui podem ser encontradas em todo o corpo. Na Neuroanatomia *clássica*, elas são reunidas sob o termo "sensibilidade". Os sentidos originados em órgãos de sentido especiais (os "cinco sentidos" clássicos: olfato, visão, paladar, audição e sentido de equilíbrio, ver p. 288) foram referidos anteriormente como "atividades sensitivas". Como a percepção e a transmissão de impulsos são, em princípio, iguais na sensibilidade e na atividade sensitiva, atualmente ambas são reunidas sob o termo "atividade sensitiva".

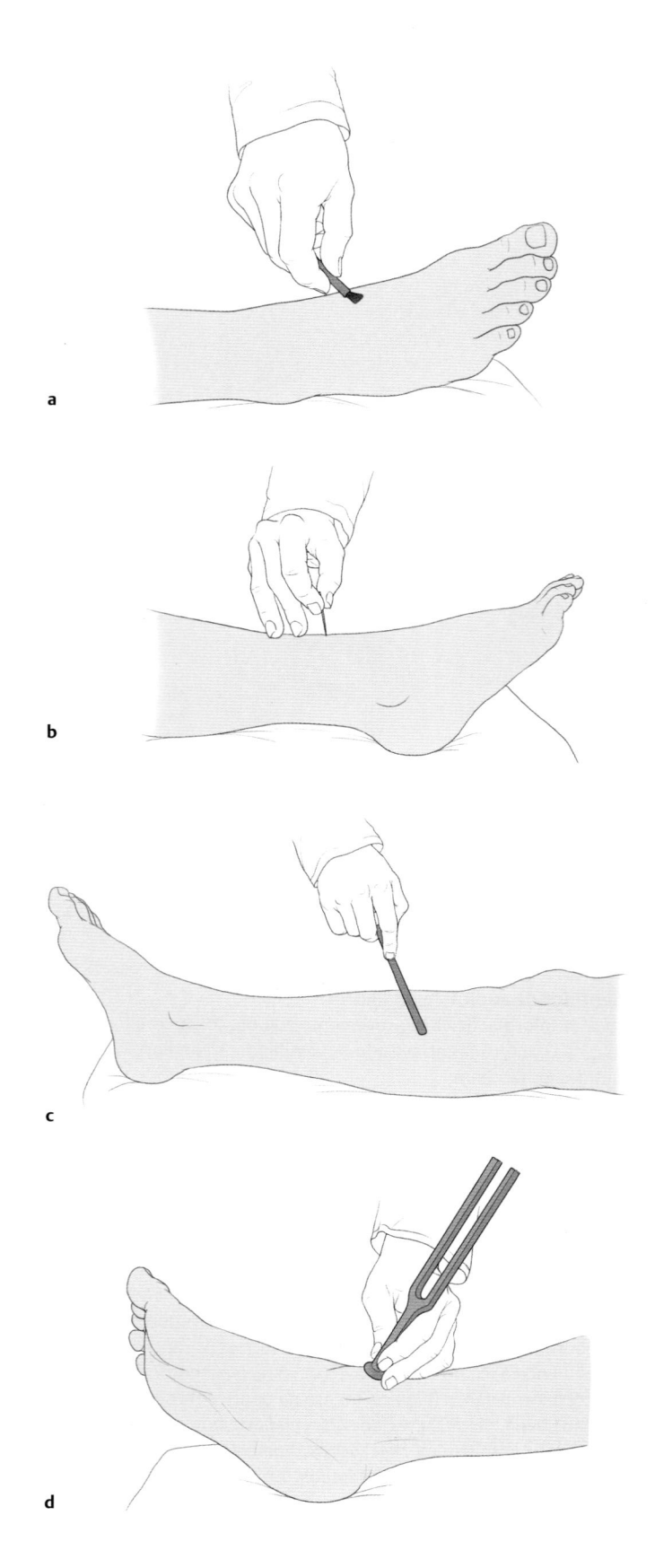

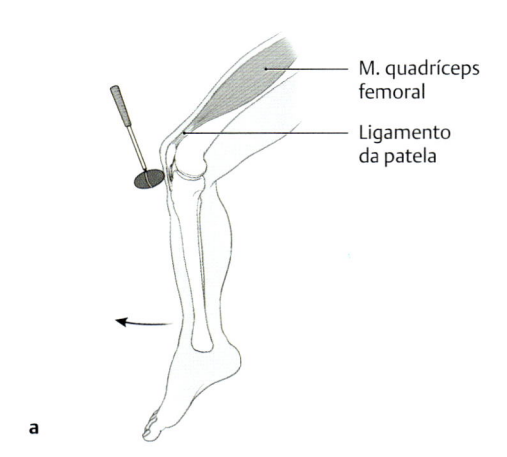

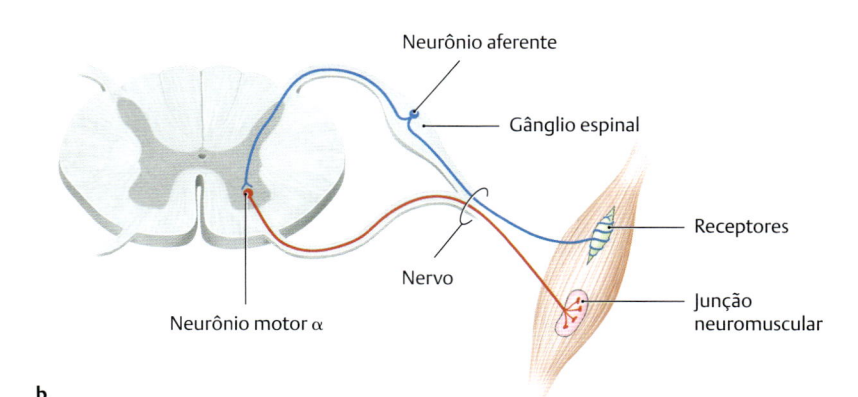

B Teste da atividade motora

Os sistemas eferentes que transmitem os movimentos dos músculos esqueléticos são resumidos sob o termo "sistema motor" ou "atividades motoras". A sua avaliação é feita classicamente por meio da análise dos reflexos. Como exemplo é mostrado o reflexo do tendão patelar (**a**). Com a batida de um martelo de reflexo no tendão patelar, o M. quadríceps femoral é encurtado, de modo que a perna realiza um movimento de extensão do joelho. Se este for o caso, o arco reflexo está (**b**) intacto. O que ocorreu? Com o impacto no tendão ocorrido no músculo, ele é estendido. Essa extensão do músculo é percebida pelos receptores no músculo e registrada na medula espinal. O pericário do neurônio aferente estimulado está localizado no gânglio sensitivo do nervo espinal,

o seu axônio libera um transmissor no neurônio motor α na medula espinal. Este transmissor estimula o neurônio motor α, que, por sua vez, libera o seu transmissor na junção neuromuscular motora. Este transmissor excita a célula muscular, ocorrendo uma contração do músculo e, consequentemente, a extensão do joelho: a tíbia move-se para frente. *Observação*: Para que o neurônio motor α possa ser estimulado, é necessário haver uma entrada pela sensibilidade intacta. No plano do reflexo, as atividades sensitivas e motoras estão intimamente ligadas, por isso, em fisiologia, fala-se geralmente em atividades sensitivomotoras. Como uma habilidade sensitiva intacta é um pré-requisito para uma habilidade motora intacta, elas são apresentadas neste livro.

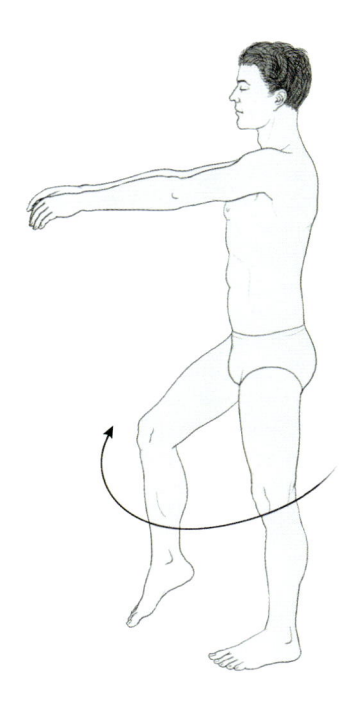

C Teste da coordenação

Além dos testes simples de sensibilidade e de reflexo também são utilizados processos mais complexos de processamento de informações no exame neurológico. Um exemplo é o *teste de Unterberger* mostrado aqui. O paciente se posiciona com os olhos fechados e os braços esticados para a frente. Para essa tarefa complexa, é necessária a coordenação de múltiplos sistemas de sentido, especialmente o sentido de posição da cabeça mediado pela orelha interna (ver p. 289). Se as partes vestibulares da orelha interna (órgãos semicirculares) falharem, ocorre um giro mais forte para o lado afetado, como mostrado aqui com a rotação (indicada pela seta) para a direita em caso de falha da orelha interna direita.

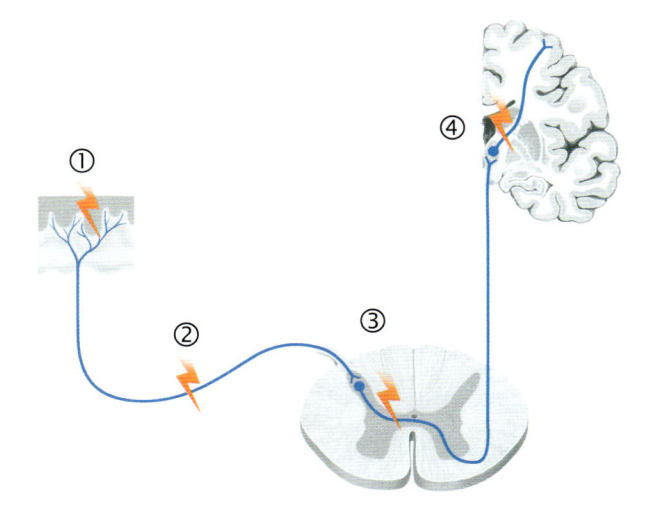

D Problema de diagnóstico neurológico-topográfico

Como exemplo, é apresentada a via da dor, que se estende da superfície corporal até o córtex cerebral sensitivo. Se houver uma interrupção dessa via, a informação de "dor" não alcança o córtex cerebral sensitivo. Com isso, é irrelevante para o córtex cerebral sensitivo a localização desse dano, se no campo receptivo (1), no nervo periférico (2), na medula espinal (3) ou no próprio encéfalo (4), no efeito final, em qualquer um desses locais de dano, a dor não é percebida no córtex cerebral sensitivo. Portanto, o encéfalo localiza os danos sempre como uma falha da sensação de dor no campo receptivo (1), embora o local lesado também possa estar, por exemplo, na medula espinal (3). O médico é, portanto, confrontado com o problema que "engana" o encéfalo e deve identificar o local dessa interrupção, uma vez que, dependendo do local do dano, a terapia pode ser bastante diferente.

Portanto, ele deve identificar o local (do grego *topos*) do dano. O processo de identificação do local dos danos é chamado de diagnóstico neurológico-topográfico. Portanto, é necessário o conhecimento sutil das vias importantes para o exame neurológico do paciente.

291

2.1 Neurônio e suas Conexões

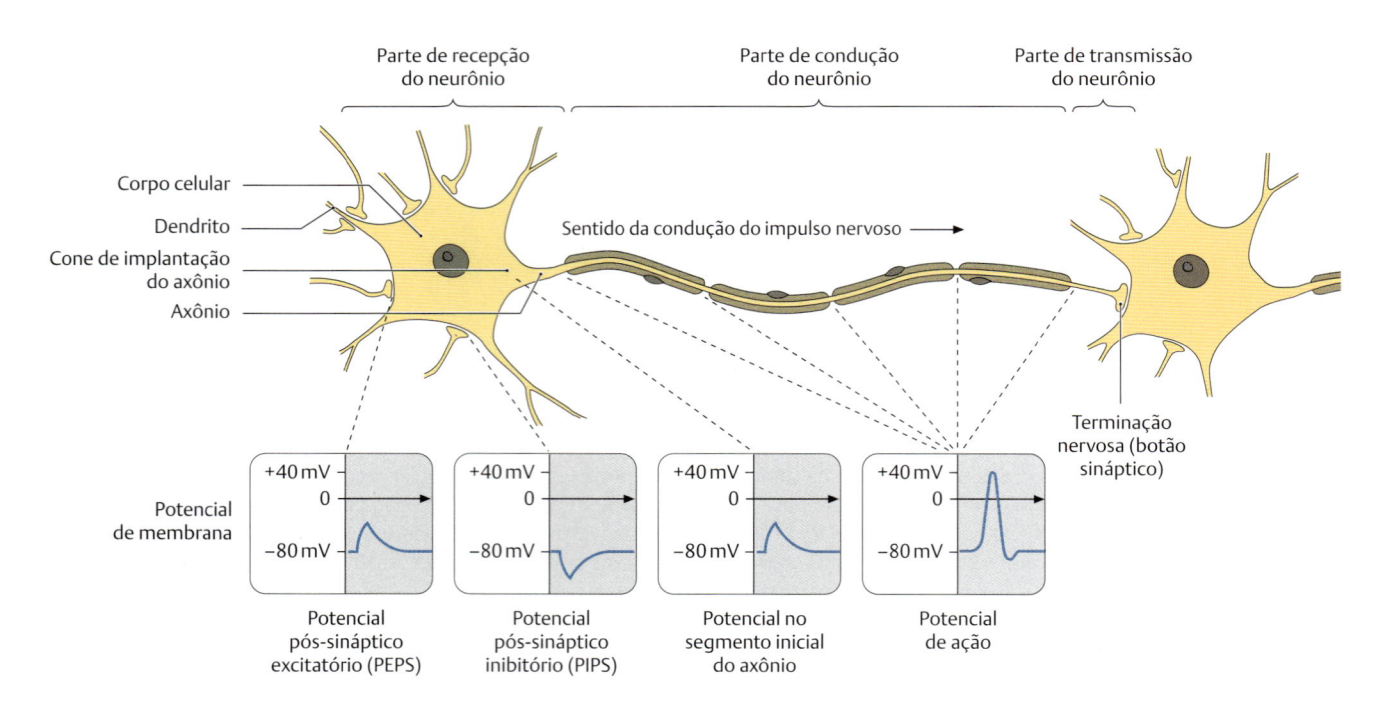

Parte de recepção do neurônio · Parte de condução do neurônio · Parte de transmissão do neurônio

Corpo celular
Dendrito
Cone de implantação do axônio
Axônio

Sentido da condução do impulso nervoso →

Terminação nervosa (botão sináptico)

Potencial de membrana

+40 mV / 0 / −80 mV — Potencial pós-sináptico excitatório (PEPS)

+40 mV / 0 / −80 mV — Potencial pós-sináptico inibitório (PIPS)

+40 mV / 0 / −80 mV — Potencial no segmento inicial do axônio

+40 mV / 0 / −80 mV — Potencial de ação

A O neurônio como transmissor de informações

A estrutura básica de um neurônio já foi explicada na Figura **A** da página 268. Quando se aplicam os termos "entrada", "saída" e "troca" de sinal à "estrutura anatômica funcional" de um neurônio, **três segmentos** podem ser distinguidos:

- O *segmento receptor* corresponde ao corpo celular e aos dendritos.
- O *segmento de transição* encaminha a informação para a célula-alvo. Sob o ponto de vista fisiológico e morfológico, este segmento é chamado de axônio. Nos locais em que é necessária a transferência rápida de informações, o axônio apresenta uma bainha de mielina (para a estrutura, ver **C**, p. 295). A transferência rápida de informações é geralmente necessária no SNC.
- O *segmento de transmissão* é responsável pela transmissão de informações para a célula-alvo. Ele é idêntico às estruturas que formam uma sinapse.

No segmento receptor do neurônio-alvo (esquerda), terminam os axônios de outros neurônios, que formam sinapses com o neurônio-alvo (ver **D**). Nelas são liberados neurotransmissores excitatórios ou inibitórios. Esses trasmissores liberados no terminal axonal estão ligados por receptores na membrana celular do neurônio-alvo, que, em seguida, elevam (potencial pós-sináptico excitatório, PPSE) ou reduzem (potencial pós-sináptico inibitório, PPSI) o potencial de membrana local. Um neurônio recebe constantemente sinais inibitórios e excitatórios. Esses potenciais locais se compensam (integram-se) no cone axônico. Se os potenciais excitatórios prevalecerem, é gerado um potencial de ação no cone axônico, que é encaminhado ao botão terminal de acordo com a lei do tudo ou nada e leva a uma liberação do transmissor no terminal axônico. Os transmissores liberados são reconhecidos pelos receptores no neurônio-alvo; então, o potencial de membrana local do neurônio-alvo é reduzido (PPSI) ou aumentado (PPSE), dependendo do transmissor e do seu receptor. Este último trecho representa o segmento de transmissão, a sinapse. *Observação*: A transmissão entre dois neurônios ocorre quimicamente por meio de um mensageiro (transmissor). O transmissor é liberado do neurônio pré-sináptico e reconhecido por um receptor na membrana pós-sináptica. Em seguida, o potencial de membrana local no neurônio aumenta (PPSE) ou diminui (PPSI). Essas mudanças de tensão locais ocorrem apenas nos dendritos e no soma. No axônio, durante a transmissão, ocorrem mudanças de potencial constantes de acordo com a lei do tudo ou nada. Em um axônio mielinizado, a mudança de potencial só pode ser medida em seções especiais, livres de mielina (nós de Ranvier, ver **B**, p. 294).

B Ultraestrutura do neurônio (microscopia eletrônica)

As organelas de um neurônio podem ser visualizadas à microscopia eletrônica. Os neurônios têm um retículo endoplasmático granuloso (REG) bem desenvolvido, pois apresentam intenso metabolismo e alta atividade de síntese de proteínas. Esse retículo endoplasmático granuloso é caracterizado, à microscopia óptica, como *corpúsculos de Nissl*, apresentando-se como manchas intensamente basófilas, portanto coradas com corantes catiônicos (ou seja, corantes ácidos que se unem aos RNA mensageiro e ribossômico dos polirribossomos associados ao REG). O padrão de distribuição dos corpúsculos de Nissl é utilizado na neuropatologia para avaliação da integridade funcional dos neurônios. Componentes do citoesqueleto do neurônio, observados à microscopia eletrônica, tais como os microtúbulos e neurofilamentos, eram caracterizados antigamente, à *microscopia óptica*, como "neurofibrilas", de acordo com a utilização de determinados métodos de coloração, uma vez que, devido ao seu pequeno diâmetro, não podiam ser individualizados. A aglutinação desses componentes do citoesqueleto é uma característica histológica da doença de Alzheimer.

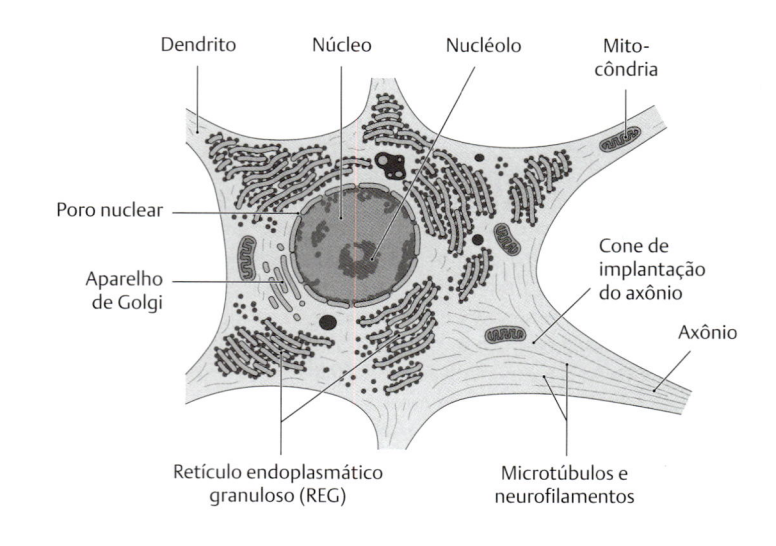

Dendrito · Núcleo · Nucléolo · Mitocôndria
Poro nuclear
Aparelho de Golgi
Cone de implantação do axônio
Axônio
Retículo endoplasmático granuloso (REG)
Microtúbulos e neurofilamentos

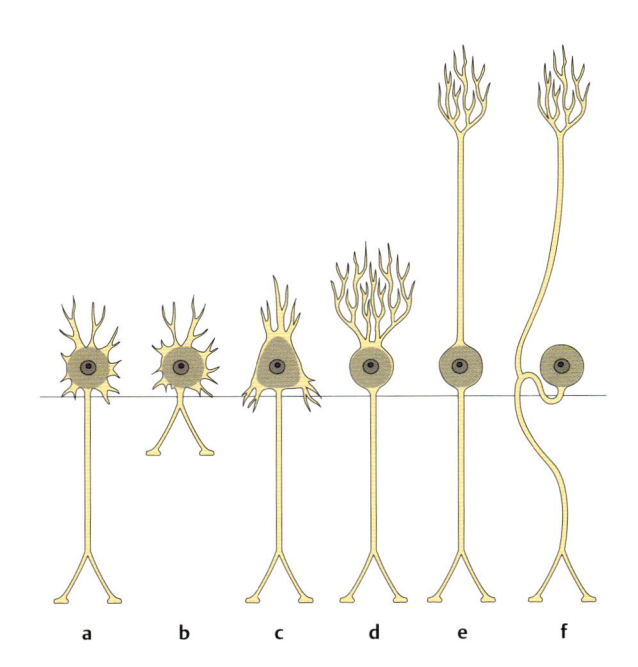

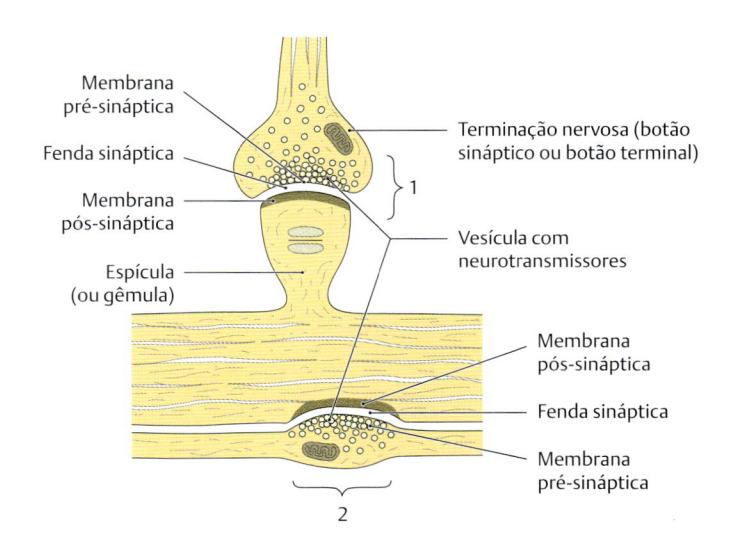

C Formatos básicos dos neurônios e variações funcionais adaptativas

A linha horizontal indica a região limítrofe entre o cone de implantação do axônio, região do corpo celular de onde partem o segmento inicial do axônio, e o corpo celular. (Para o conhecimento da estrutura de um nervo periférico, constituído por axônios e suas bainhas envoltórias, ver **D**, p. 275.)

a Neurônio multipolar (com múltiplos dendritos) com um único e longo axônio (longa via de transmissão); são neurônios eferentes, tais como os motoneurônios alfa (neurônio motor α) da medula espinal.

b Neurônio multipolar com axônio curto (via curta de transmissão); representado pelos interneurônios, tais como os neurônios da substância cinzenta do encéfalo e da medula espinal.

c Neurônio piramidal: os dendritos partem apenas do polo apical e dos vértices laterais do corpo celular de formato triangular (ou piramidal), e seu axônio – que parte da base do corpo celular – é longo; são representados, por exemplo, pelos neurônios eferentes da área motora do córtex cerebral (ver pp. 327 e 457).

d Neurônio de Purkinje: apresenta uma árvore dendrítica muito ramificada, a partir de um único local circunscrito no polo apical do corpo celular; os neurônios de Purkinje do córtex cerebelar têm inúmeros contatos sinápticos provenientes de outros neurônios (ver p. 369).

e Neurônio bipolar: apresenta apenas dois prolongamentos (um atua como dendrito e o outro como axônio). O dendrito se ramifica em posição periférica; por exemplo, neurônios bipolares da retina (ver **Ab**, p. 476).

f Neurônio pseudounipolar: o dendrito e o axônio não são separados pelo corpo celular que emite um prolongamento único e que, subsequentemente, divide-se em dois, um periférico e um central; é representado pelos neurônios dos gânglios sensitivos do nervo espinal, que são neurônios aferentes primários (1º neurônio sensitivo) (ver pp. 444 e **C**, 273).

Observação: Em uma célula pseudounipolar, geralmente o dendrito também tem uma bainha de mielina (condução de sinal rápido!) e, diferentemente dos dendritos normalmente curtos, o dendrito dos neurônios pseudounipolares é geralmente longo (p. ex., 1 m de um receptor na planta do pé até o neurônio no gânglio espinal!). O axônio e o dendrito não podem ser, com isso, estruturalmente separados, mas podem ser separados com base na direção da condução da excitação (dendrito: para o corpo do neurônio; axônio: em direção oposta ao corpo do neurônio). Em virtude da sua "morfologia axonal", o dendrito é frequentemente referido como "axônio dendrítico"; por analogia, o axônio "verdadeiro" é definido conceitualmente como "axônio axônico".

D Esquema da ultraestrutura dos dois mais frequentes tipos de sinapses no SNC

As sinapses estabelecem uma conexão funcional entre dois neurônios. Elas são compostas por uma membrana pré-sináptica, uma fenda sináptica e uma membrana pós-sináptica. Em sinapses axodendríticas (1), a terminação sináptica (botão sináptico) estabelece um contato com uma projeção especializada da superfície de um dendrito (espícula ou gêmula) de um neurônio-alvo. Uma vez que o axônio tenha estabelecido contato com um neurônio-alvo, considera-se esta aproximação como uma conexão em paralelo (2). As vesículas no citoplasma dos botões sinápticos ou das varicosidades sinápticas contêm as substâncias neurotransmissoras, que são liberadas por meio de exocitose na fenda sináptica mediante a chegada de um estímulo. Daí, os neurotransmissores se difundem até a membrana pós-sináptica, onde estão localizados os seus receptores. Inúmeros medicamentos e toxinas atuam na transmissão sináptica (antidepressivos, relaxantes musculares, gases tóxicos, toxina botulínica).

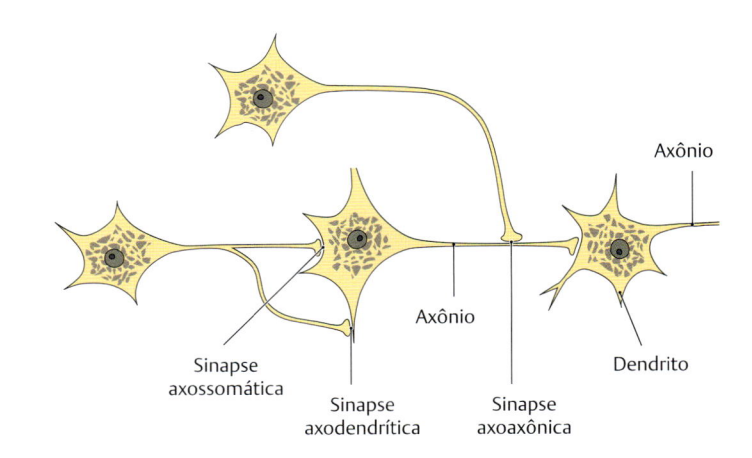

E Conexões em uma pequena associação de neurônios

Os axônios podem terminar em diferentes locais nos neurônios-alvo, e aí formar as suas sinapses. As sinapses são classificadas em axodendríticas, axossomáticas e axoaxônicas. As mais frequentes são as sinapses axodendríticas (ver também **A**). O córtex cerebral é constituído por inúmeras associações neuronais curtas, que estão agregadas em unidades funcionais, as colunas (ver p. 327).

2.2 Neuróglia e Mielina

A Células da neuróglia no SNC

As células da neuróglia (ou glia) envolvem e sustentam os neurônios em suas funções (ver **D**). Pelo uso de variados métodos de coloração, em microscopia óptica, diferentes porções das células da neuróglia são seletivamente demonstradas, em maior ou menor grau:

a Demonstração do núcleo das células pelo uso de um corante básico.
b Demonstração do corpo celular pela impregnação com sais de prata.

Segundo pesquisas recentes, os neurônios e as células da neuróglia ocorrem em uma proporção de aproximadamente 1:1 (até quase 1,6). As células da neuróglia proporcionam um suporte bastante importante às funções desempenhadas pelos neurônios. Deste modo, por exemplo, os astrócitos captam quantidades excessivas de neurotransmissores a partir do meio extracelular e as eliminam, de modo a manter a constância do meio interno. Os astrócitos ainda degradam sinapses antigas e não mais utilizáveis; como a remodelação dos contatos sinápticos é um importante processo descrito em variados estudos, os astrócitos encontram-se indiretamente envolvidos nos processos de aprendizagem. Enquanto os neurônios são capazes de se dividir apenas em determinadas regiões do encéfalo (bulbo olfatório, hipocampo), algumas células da glia conservam a capacidade de divisão ao longo de toda a vida. Isto é importante, do ponto de vista clínico, uma vez que a maioria dos tumores específicos do encéfalo se origina de células da neuróglia e são classificados de acordo com a semelhança de sua morfologia em comparação com células normais da neuróglia, como, por exemplo, astrocitomas, oligodendrogliomas e glioblastomas. A maioria das células da neuróglia tem sua origem embriológica a partir das mesmas células que originam os neurônios; as células da micróglia constituem uma exceção. Elas se originam de células precursoras na medula óssea, que atingem a parte central do sistema nervoso graças à corrente sanguínea e pertencem ao sistema mononuclear fagocitário.

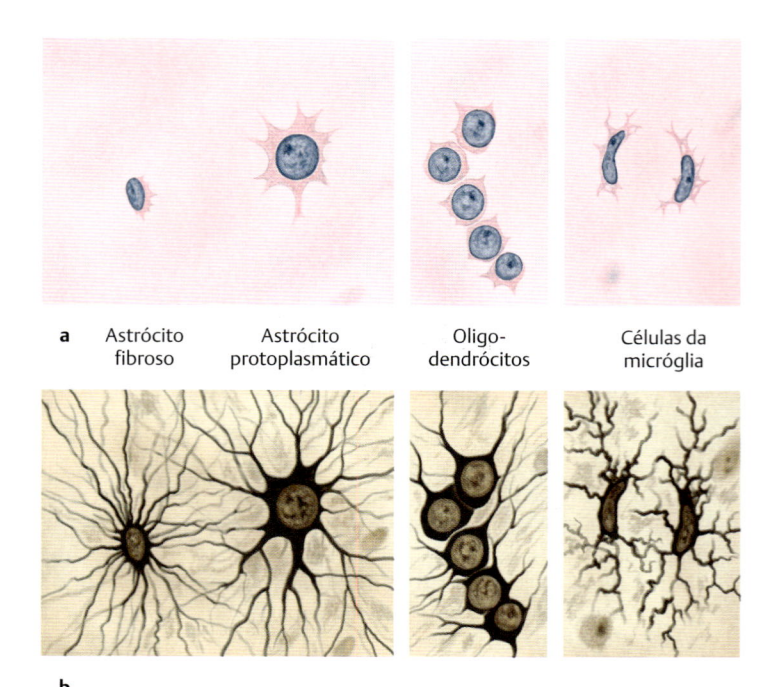

a Astrócito fibroso · Astrócito protoplasmático · Oligo-dendrócitos · Células da micróglia

b

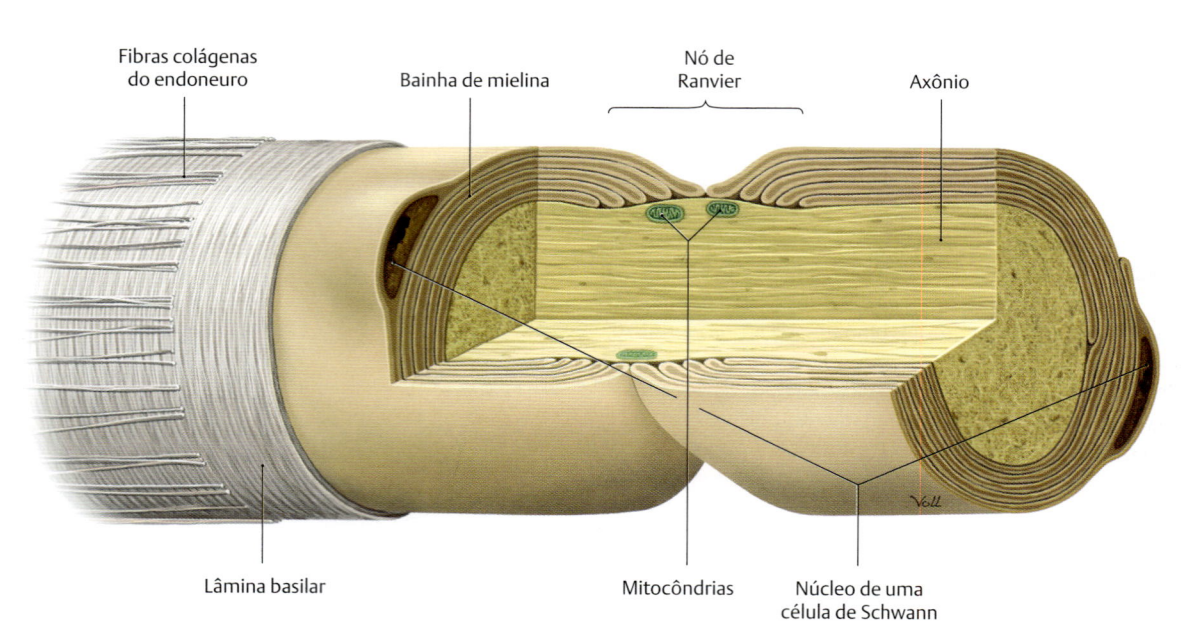

Fibras colágenas do endoneuro · Bainha de mielina · Nó de Ranvier · Axônio

Lâmina basilar · Mitocôndrias · Núcleo de uma célula de Schwann

B Axônio mielínico do SNP

Os axônios mielínicos (ou seja, envolvidos por uma bainha de mielina) são encontrados no SNC. No SNP, além de axônios mielínicos, existem também axônios amielínicos (ver **C**). A bainha de mielina faz com que o estímulo nervoso seja conduzido de forma mais rápida no axônio, uma vez que ao longo dessas bainhas existem áreas sem mielina – os *nós de Ranvier* – onde ocorre a despolarização do axônio aos "saltos" (condução saltatória), ou seja, de um nó de Ranvier ao outro. A condução do impulso nervoso nos axônios amielínicos ocorre ao longo de toda a sua extensão, visto que não existem nós de Ranvier em sua estrutura. Nos nós de Ranvier estão concentradas as mitocôndrias, para garantir o fornecimento de energia da Na/K-ATPase.

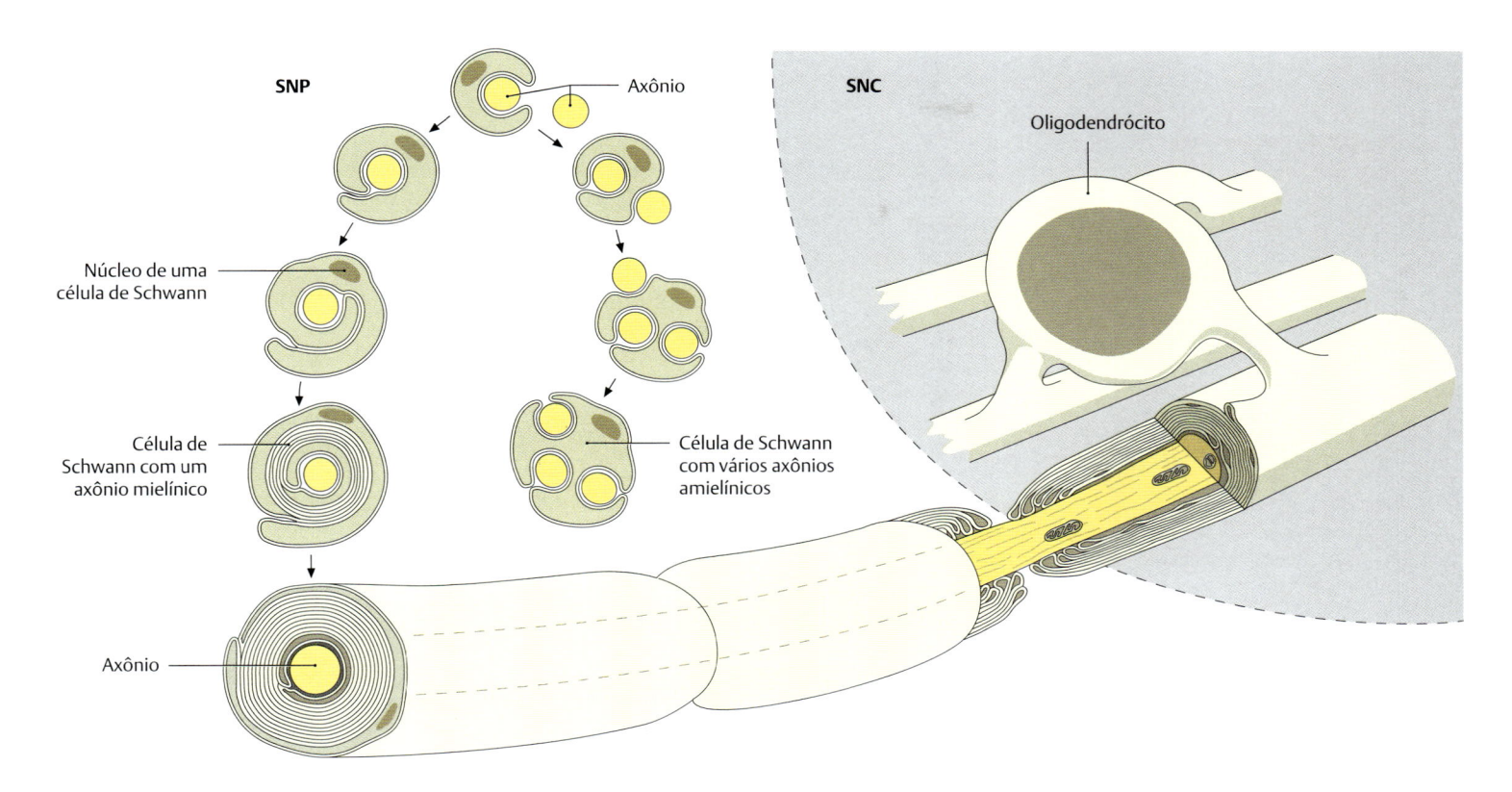

SNP

Axônio

SNC

Oligodendrócito

Núcleo de uma
célula de Schwann

Célula de
Schwann com um
axônio mielínico

Célula de Schwann
com vários axônios
amielínicos

Axônio

C Diferenças entre os processos de mielinização no SNP e no SNC

O objetivo da mielinização é o isolamento elétrico dos axônios. Graças à condução saltatória dos estímulos nervosos, a mielinização aumenta a velocidade de condução dos impulsos (ver livros-texto de fisiologia). Enquanto no SNC quase todos os axônios são mielinizados (fibras nervosas mielínicas), este não é o caso no SNP. Deste modo, os axônios mielínicos no SNP proporcionam inervação onde são necessárias reações rápidas (p. ex., contração da musculatura esquelética), e axônios amielínicos inervam locais onde não há a necessidade de estímulos nervosos rápidos (p. ex., na transmissão de dor visceral). Para o isolamento dos axônios, a membrana plasmática de células mielinizantes se enovela ao redor de segmentos dos axônios. As células mielinizantes são diferentes no SNC e no SNP; no SNP as células de Schwann formam a bainha de mielina, enquanto no SNC ela é formada pelos oligodendrócitos (à direita).

Observação: No SNC, um oligodendrócito sempre forma a bainha de mielina em vários axônios, enquanto no SNP uma célula de Schwann envolve apenas um segmento axônico. Apenas no caso de fibras nervosas amielínicas, uma célula de Schwann envolve vários delgados axônios simultaneamente.

Essa diferença na mielinização é clinicamente importante, uma vez que, na esclerose múltipla, os oligodendrócitos são lesados, mas não as células de Schwann. Portanto, a bainha de mielina das fibras nervosas periféricas permanece intacta, enquanto nos axônios do SNC ela é lesada.

D Resumo: Células da parte central do sistema nervoso (SNC) e da parte periférica do sistema nervoso (SNP) e sua importância funcional

Tipo celular	Função
Neurônio (SNC e SNP)	1. Produção de estímulos 2. Condução e transmissão de estímulos 3. Processamento de informações
Células da neuróglia	
Astrócitos (apenas no SNC) (também conhecidos como *macróglia*)	1. Manutenção da constância do meio interno no SNC 2. Participação na formação da barreira hematencefálica 3. Fagocitose de sinapses inativadas 4. Formação de cicatrizes gliais no SNC, por exemplo, após um acidente vascular encefálico (AVE) ou, ainda, na esclerose múltipla
Células da micróglia (apenas no SNC)	Células especializadas na fagocitose e no processamento de antígenos (macrófagos do SNC, portanto, são componentes do sistema mononuclear fagocitário); secretam citocinas e fatores de crescimento
Oligodendrócitos (apenas no SNC)	Formação da bainha de mielina no SNC
Células ependimárias (apenas no SNC)	Revestimento das cavidades do SNC
Células do plexo corióideo (apenas no SNC)	Secretam o líquido cerebrospinal
Células de Schwann (apenas no SNP)	Formação da bainha de mielina no SNP
Células satélites (apenas no SNP) (também denominadas *células capsulares*)	Células de Schwann modificadas; envolvem o corpo celular de neurônios nos gânglios do SNP

3.1 Organização das Partes Simpática e Parassimpática

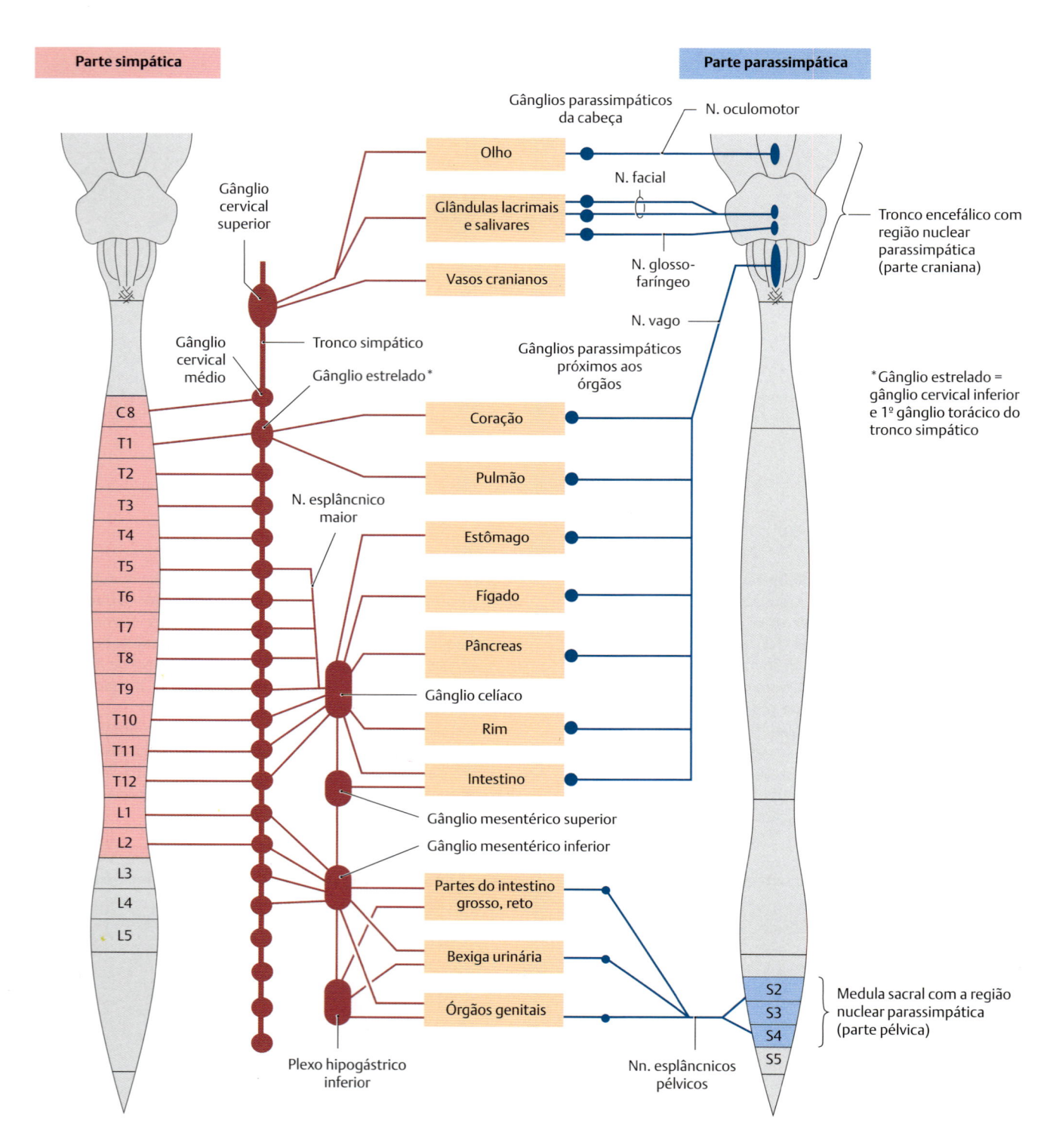

Parte simpática

Parte parassimpática

Gânglios parassimpáticos da cabeça — N. oculomotor

Olho

Gânglio cervical superior

N. facial

Glândulas lacrimais e salivares

Vasos cranianos

N. glosso-faríngeo

Tronco encefálico com região nuclear parassimpática (parte craniana)

N. vago

Gânglio cervical médio — Tronco simpático

Gânglio estrelado*

Gânglios parassimpáticos próximos aos órgãos

*Gânglio estrelado = gânglio cervical inferior e 1º gânglio torácico do tronco simpático

C8

T1

Coração

T2

Pulmão

T3

N. esplâncnico maior

T4

Estômago

T5

T6

Fígado

T7

Pâncreas

T8

T9

Gânglio celíaco

T10

Rim

T11

T12

Intestino

L1

L2

Gânglio mesentérico superior

Gânglio mesentérico inferior

L3

L4

Partes do intestino grosso, reto

L5

Bexiga urinária

S2

Medula sacral com a região nuclear parassimpática (parte pélvica)

Órgãos genitais

S3

S4

S5

Plexo hipogástrico inferior

Nn. esplâncnicos pélvicos

A Estrutura da divisão autônoma do sistema nervoso

O sistema nervoso motor somático, que inerva a musculatura esquelética, contrasta com a divisão autônoma do sistema nervoso (vegetativa), que inerva as vísceras. Na divisão autônoma do sistema nervoso distinguimos as partes *simpática* (mostrada em vermelho) e *parassimpática* (mostrada em azul, ver **C** sobre a função). Os neurônios da parte simpática localizam-se no corno lateral da medula cervical, torácica e lombar, enquanto os neurônios da parte parassimpática estão localizados uma parte nos núcleos dos nervos cranianos e outra parte na medula sacral. Na parte simpática, as sinapses entre os 1º e 2º neurônios ocorrem nos gânglios do tronco

simpático, em gânglios pré-vertebrais, em gânglios situados próximo aos órgãos ou nos próprios órgãos. As sinapses na parte parassimpática ocorrem nos gânglios da cabeça ou nos gânglios próximos aos órgãos. Os termos simpático e parassimpático inicialmente referiam-se (Langley, 1905) somente aos neurônios eferentes e seus axônios (fibras eferentes viscerais; somente estas são mostradas). Hoje sabe-se que as aferências também se estendem pelas partes simpática e parassimpática (aferências viscerais, receptores de dor e de distensão; não mostradas aqui, ver p. 302). O *sistema nervoso entérico* (sistema nervoso visceral) é hoje considerado uma parte da divisão autônoma do sistema nervoso (ver p. 304).

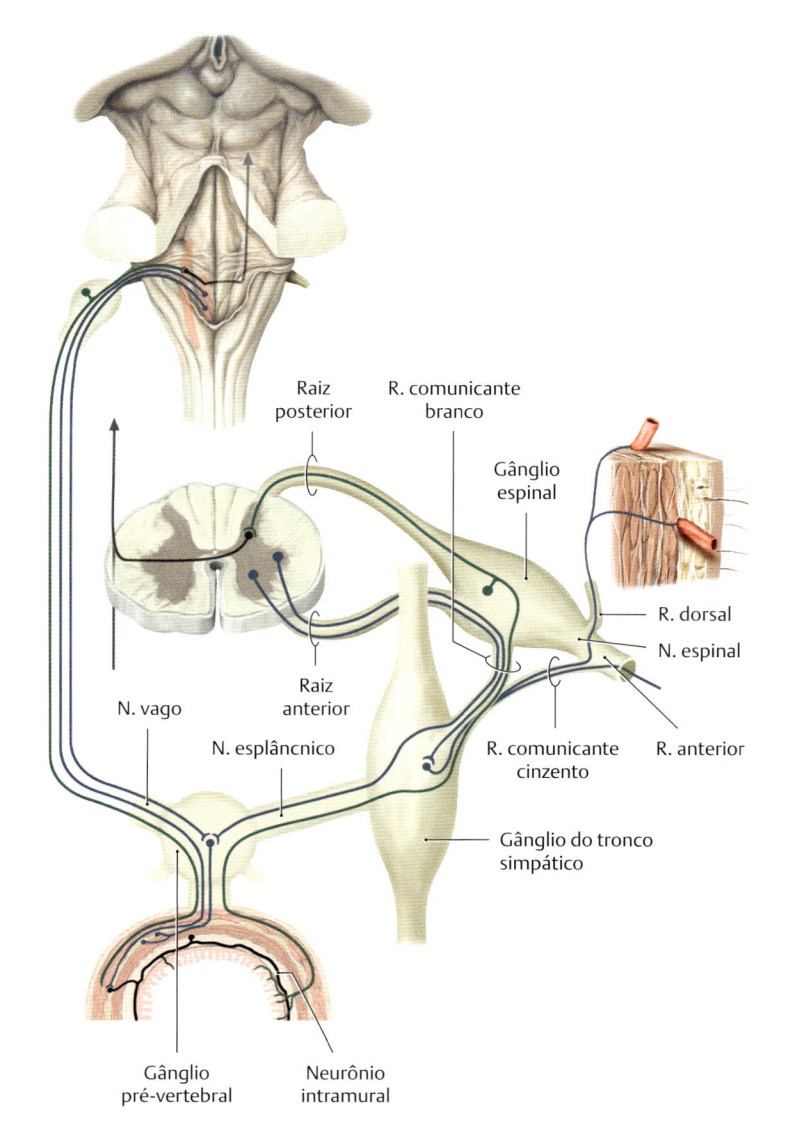

Raiz posterior

R. comunicante branco

Gânglio espinal

R. dorsal

N. espinal

Raiz anterior

N. vago

N. esplâncnico

R. comunicante cinzento

R. anterior

Gânglio do tronco simpático

Gânglio pré-vertebral

Neurônio intramural

B Nervos e gânglios na divisão autônoma do sistema nervoso

Nos órgãos, as partes simpática e parassimpática formam um conjunto estrutural e funcional. Entretanto, emergem da parte central do sistema nervoso em diferentes regiões (ver **A**). Os corpos dos 1ᵒˢ neurônios pré--ganglionares da parte **simpática** situam-se no corno lateral da medula espinal. Seus axônios deixam a medula pela raiz anterior e seguem, pelo ramo comunicante branco (branco porque é mielinizado), para o gânglio do tronco simpático. A formação de sinapses com o 2º neurônio ocorre em três locais:

1. As fibras simpáticas que suprem os vasos sanguíneos dos membros, da parede do tronco e da pele fazem sinapses nos gânglios do tronco simpático, de onde saem, pelo ramo comunicante cinzento (cinzento porque não é mielinizado), e retornam ao nervo espinal. Com as fibras somáticas do nervo espinal, os axônios simpáticos projetam-se para a região de inervação periférica (p. ex., por meio do ramo posterior para a pele e para os vasos sanguíneos do dorso).
2. As fibras simpáticas para as vísceras atravessam o gânglio do tronco simpático e fazem sinapses em gânglios pré-vertebrais ou próximos aos órgãos. No exemplo do intestino mostrado aqui (neurônio intramural), a parte simpática influencia o sistema nervoso entérico, que é considerado uma terceira parte da divisão autônoma do sistema nervoso (ver p. 304).
3. As fibras simpáticas para a medula das glândulas suprarrenais fazem sinapses no próprio órgão (não mostrado aqui).

Os neurônios pré-ganglionares da parte **parassimpática** originam-se de núcleos dos nervos cranianos (nervo vago como exemplo mostrado aqui), ou da medula sacral (não mostrada). Fazem sinapses com o 2º neurônio ou nos gânglios próximos aos órgãos, nos órgãos (intramural) ou nos gânglios da cabeça.

As fibras que conduzem a dor visceral acompanham os axônios simpáticos e parassimpáticos, em seu trajeto periférico (aqui representadas em verde). Os axônios destas fibras originam-se de neurônios pseudounipolares localizados no gânglio sensitivo do nervo espinal ou em gânglios dos núcleos parassimpáticos dos nervos cranianos.

C Sinopse das partes simpática e parassimpática

As partes simpática e parassimpática provocam, com frequência, efeitos opostos nos órgãos, resumidos neste quadro.

1. A parte *simpática* é a parte excitatória da divisão autônoma do sistema nervoso: *reação de luta ou fuga*!
2. A parte *parassimpática* faz retornar ao repouso e controla as fases de digestão: *repouse e digira*!
3. Embora se originem de regiões nucleares diferentes, na periferia são anatômica e funcionalmente interligadas.
4. No órgão efetor, o neurotransmissor da parte parassimpática é a acetilcolina e o da parte simpática, a norepinefrina (exceção: a medula das glândulas suprarrenais).
5. A estimulação das partes simpática e parassimpática induz os seguintes efeitos nos órgãos listados a seguir:

Órgão	Parte simpática	Parte parassimpática
Olho	Dilatação da pupila	Constrição da pupila e aumento da curvatura da lente
Glândulas salivares	Diminuição da secreção mucosa (pouca quantidade, mais viscosa)	Aumento da secreção mucosa (grande quantidade, mais fluida)
Coração	Aumento da frequência cardíaca	Diminuição da frequência cardíaca
Pulmões	Diminuição da secreção brônquica e dilatação dos brônquios	Aumento da secreção brônquica e constrição dos brônquios
Tubo digestório	Diminuição da secreção/ motricidade	Aumento da secreção/motricidade
Pâncreas	Diminuição da secreção da parte exócrina	Aumento da secreção da parte exócrina
Órgãos sexuais masculinos	Ejaculação	Ereção
Pele	Vasoconstrição, aumento da sudorese, ereção dos pelos	Sem efeito

3.2 Efeito da Divisão Autônoma do Sistema Nervoso sobre os Órgãos e Conexões Centrais da Parte Simpática

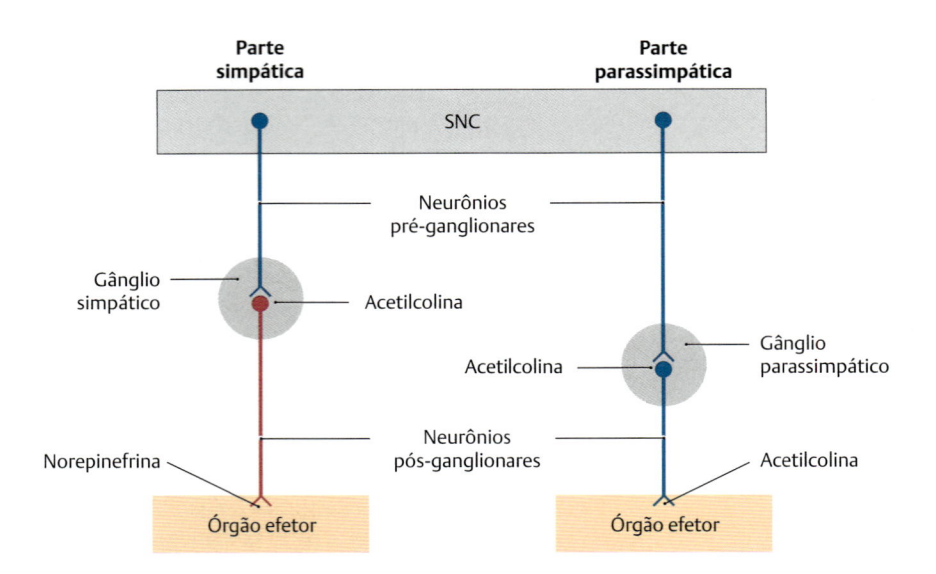

A Esquema de conexões da divisão autônoma do sistema nervoso
Nas partes simpática e parassimpática, o 1º neurônio central (neurônio pré-ganglionar) apresenta como neurotransmissor a acetilcolina (neurônios colinérgicos, em azul); na parte simpática, este neurônio faz sinapse nos gânglios com um neurônio noradrenérgico (em vermelho), enquanto na parte parassimpática, o 2º neurônio também apresenta a acetilcolina como neurotransmissor (neurônio pós-ganglionar).

Observação: Acetilcolina e norepinefrina têm tipos de receptores diferentes (= sensores para neurotransmissores), localizados nas membranas das células-alvo. Dependendo do tipo de receptor, os dois neurotransmissores podem causar efeitos completamente diferentes.

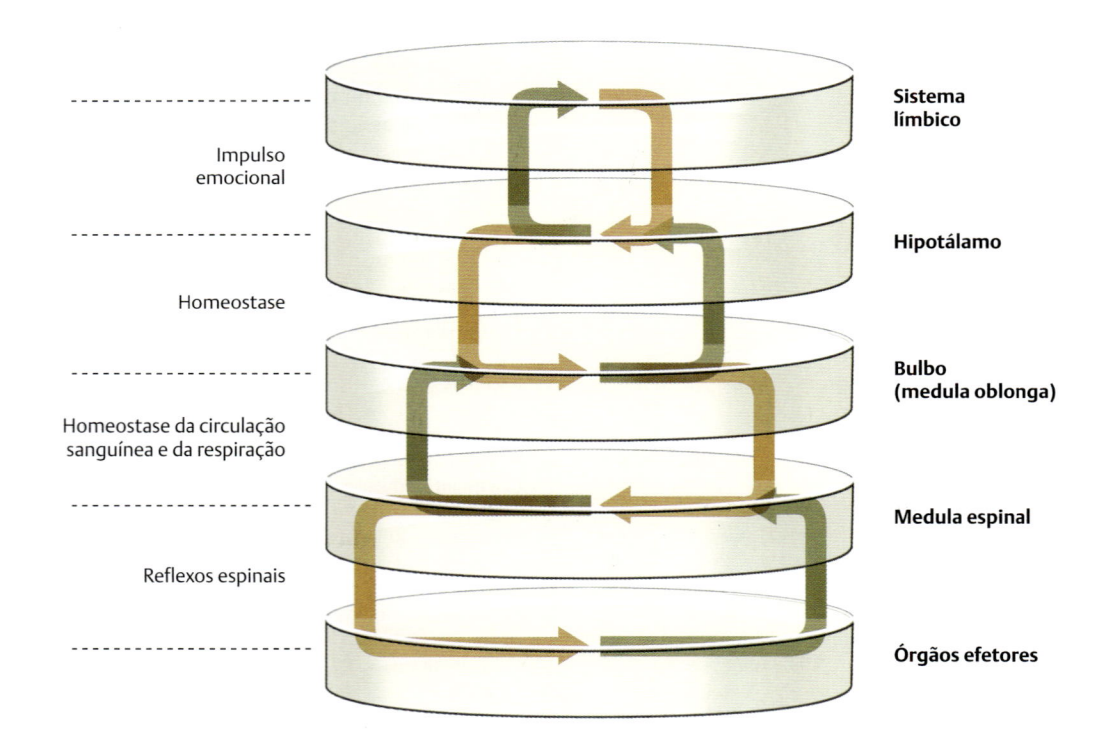

B Ação da divisão autônoma do sistema nervoso periférico influenciada por centros superiores (segundo Klinke e Silbernagl)
As ações da divisão autônoma do sistema nervoso, na periferia, são influenciadas por diferentes níveis. O sistema límbico representa o nível mais alto désta influência; por meio dos centros localizados no hipotálamo, no bulbo (medula oblonga) e na medula espinal influencia os órgãos efetores periféricos (entre outros, o coração, os pulmões, o intestino, o tônus simpático para a regulação do suprimento sanguíneo da pele). Quanto mais superior for o centro de regulação, menor e mais complexa sua influência sobre o órgão efetor. De modo inverso, existem mecanismos de retroalimentação aferentes dos órgãos efetores para o sistema límbico.

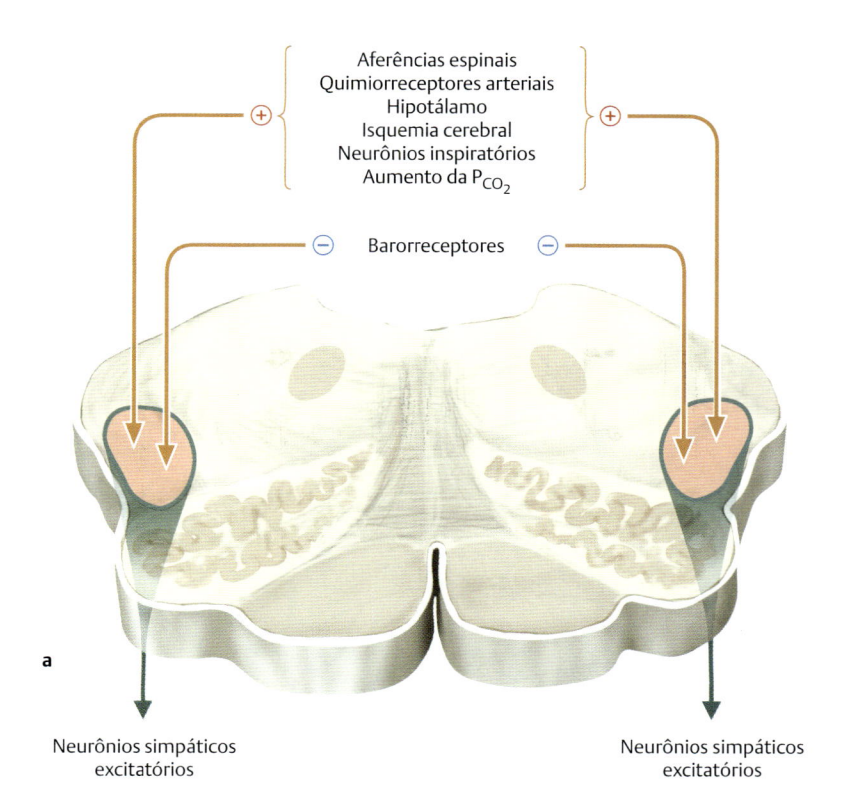

Aferências espinais
Quimiorreceptores arteriais
Hipotálamo
Isquemia cerebral
Neurônios inspiratórios
Aumento da P_{CO_2}

⊕ ⊕

⊖ Barorreceptores ⊖

a

Neurônios simpáticos
excitatórios

Neurônios simpáticos
excitatórios

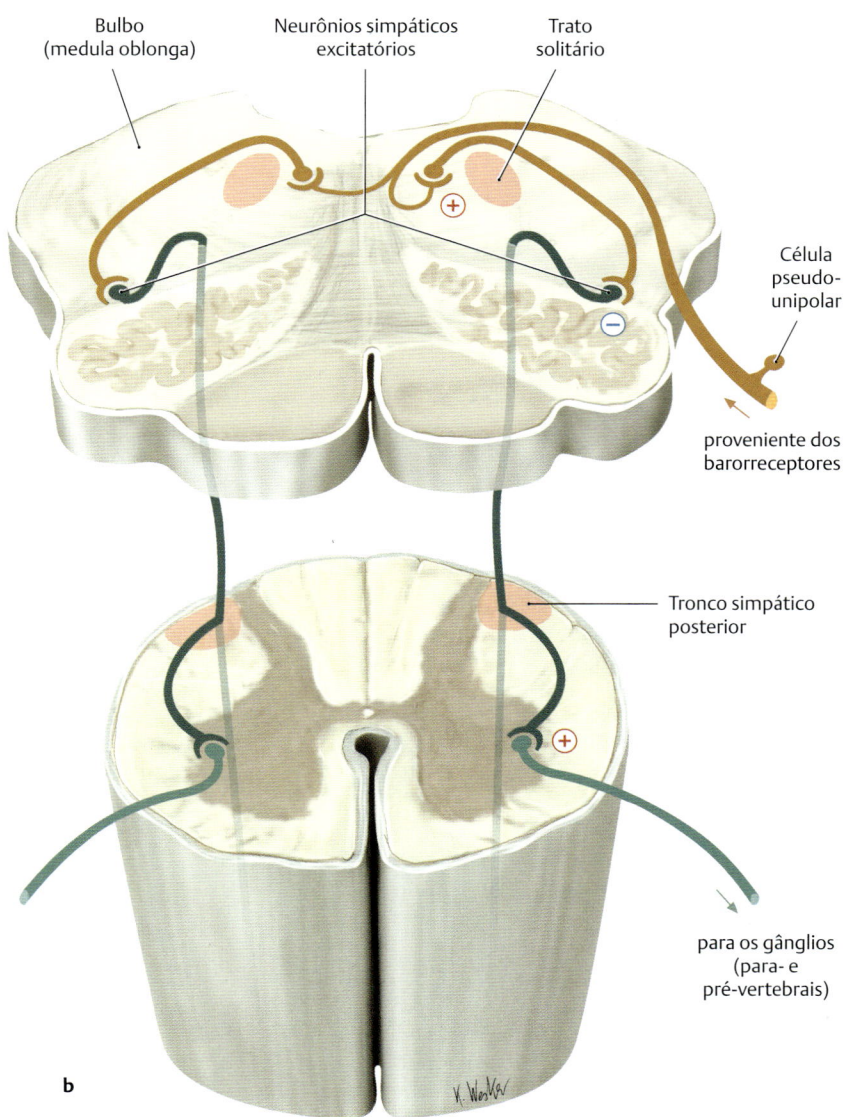

Bulbo
(medula oblonga)

Neurônios simpáticos
excitatórios

Trato
solitário

⊕

⊖

Célula
pseudo-
unipolar

proveniente dos
barorreceptores

Tronco simpático
posterior

⊕

para os gânglios
(para- e
pré-vertebrais)

b

C Influências excitatórias e inibitórias sobre neurônios excitatórios simpáticos no bulbo (medula oblonga)

Corte transversal do tronco encefálico na altura do bulbo (medula oblonga). Para gerar a atividade básica da parte simpática, os neurônios pré-ganglionares eferentes viscerais na medula espinal (núcleos intermediolateral e intermediomedial) têm que ser excitados por neurônios simpáticos excitatórios localizados no bulbo (**a**). Estes neurônios situam-se, em ambos os lados, na região ventrolateral do bulbo; sua atividade é inibida ou potencializada por numerosos fatores. Tais neurônios exercem um papel-chave na regulação da pressão sanguínea, dentre outros. Em caso de aumento excessivo da pressão sanguínea, a parte simpática é "freada" por aferências provenientes dos receptores de pressão (barorreceptores). Estas aferências fazem sinapses com neurônios secundários nas regiões mediais do núcleo do trato solitário. Os neurônios secundários enviam seus axônios para os neurônios excitatórios simpáticos. Quando estes neurônios são "freados", o calibre dos vasos periféricos de resistência aumenta e a pressão sanguínea diminui.

Estes neurônios excitatórios simpáticos enviam seus axônios ipsilateralmente, por meio do trato lateral cerebral, em direção aos neurônios simpáticos pré-ganglionares localizados no corno lateral da medula espinal (**b**).

3.3 Parte Parassimpática: Visão Geral e Interconexões

A Visão geral: parte craniana da parte parassimpática

No tronco encefálico, há quatro regiões nucleares parassimpáticas:

- Núcleo acessório do N. oculomotor (núcleo de Edinger-Westphal)
- Núcleo salivatório superior
- Núcleo salivatório inferior e
- Núcleo dorsal do N. vago.

As fibras visceroeferentes oriundas dessas regiões nucleares cursam com os seguintes nervos cranianos:

- N. oculomotor (III)
- N. facial (VII)
- N. glossofaríngeo (IX) e
- N. vago (X).

As fibras parassimpáticas pré-ganglionares na região da cabeça geralmente se ligam a vários nervos cranianos para, assim, alcançar o órgão-alvo (ver detalhes nas p. 528 **E** e p. 130). A parte craniana da parte parassimpática (N. vago) supre todos os órgãos torácicos e abdominais até o ponto de Cannon-Böhm na flexura esquerda do colo.

Observação: As fibras simpáticas para a cabeça alcançam seus órgãos-alvo através das artérias.

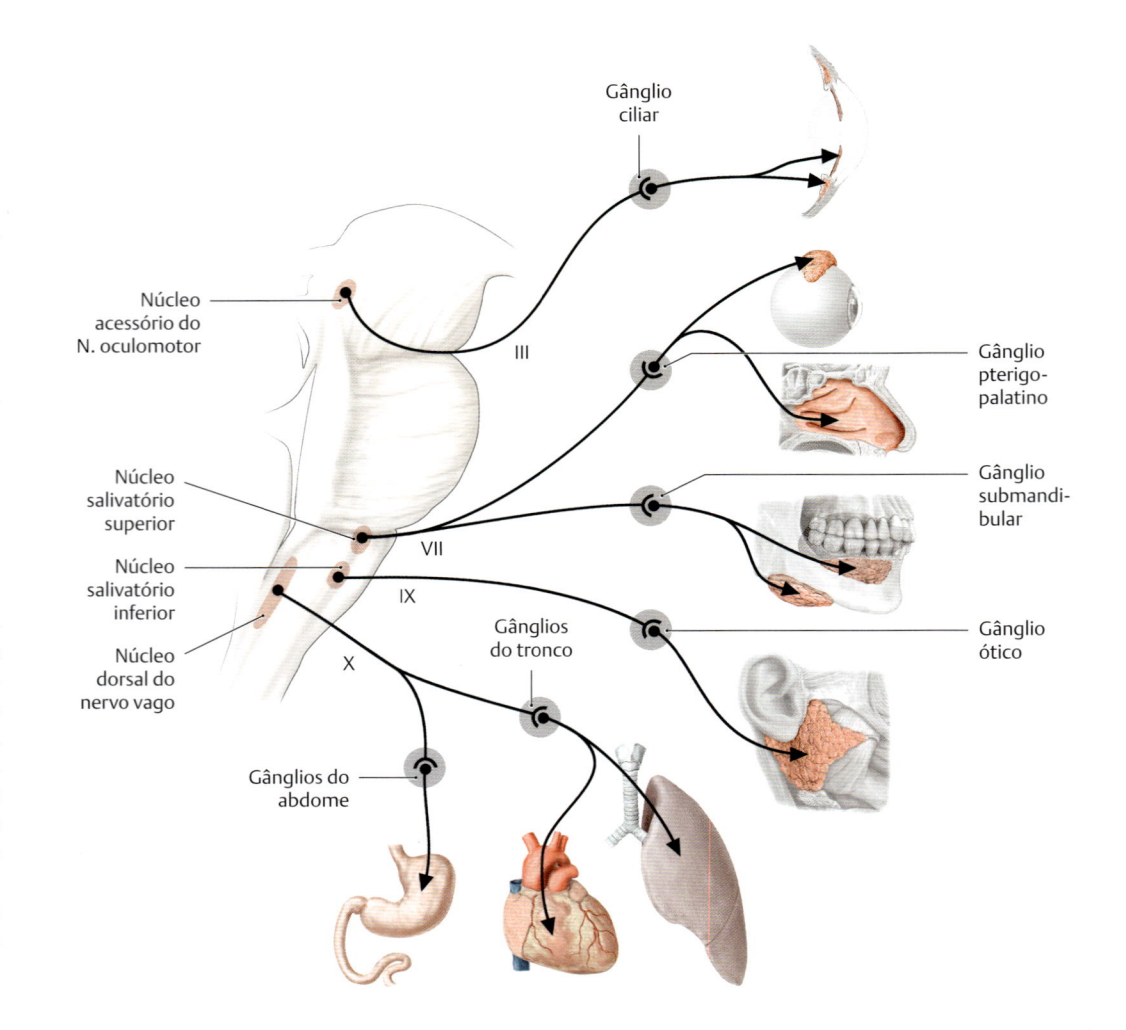

B Gânglios parassimpáticos da cabeça

Região nuclear	Fibras pré-ganglionares	Gânglio	Fibras pós-ganglionares	Área de suprimento
• Núcleo acessório do N. oculomotor (núcleo de Edinger-Westphal)	• N. oculomotor	• Gânglio ciliar	• Nn. ciliares curtos	• M. ciliar (acomodação) • M. esfíncter da pupila (miose)
• Núcleo salivatório superior	• N. intermédio (parte do facial), divide-se em:		• N. maxilar → N. zigomático → Anastomose → N. lacrimal	• Glândula lacrimal
	1. N. petroso maior → N. do canal pterigóideo	• Gânglio pterigopalatino	• Rr. orbitais • Rr. nasais posteriores laterais • N. nasopalatino • Nn. palatinos	• Glândulas localizadas: – nas células etmoidais posteriores – nas conchas nasais – no palato anterior – nos palatos duro e mole
	2. Corda do tímpano → N. lingual	• Gânglio submandibular	• Rr. glandulares	• Gl. submandibular • Gl. sublingual
• Núcleo salivatório inferior	• N. glossofaríngeo → N. timpânico → N. petroso menor	• Gânglio ótico	• N. auriculotemporal (V_3)	• Gl. parótida
• Núcleo dorsal do N. vago	• N. vago	• Gânglios próximos aos órgãos	• Fibras delgadas que se dirigem para o órgão e que não são discriminadas em detalhe	• Vísceras torácicas e abdominais

→ = continua como

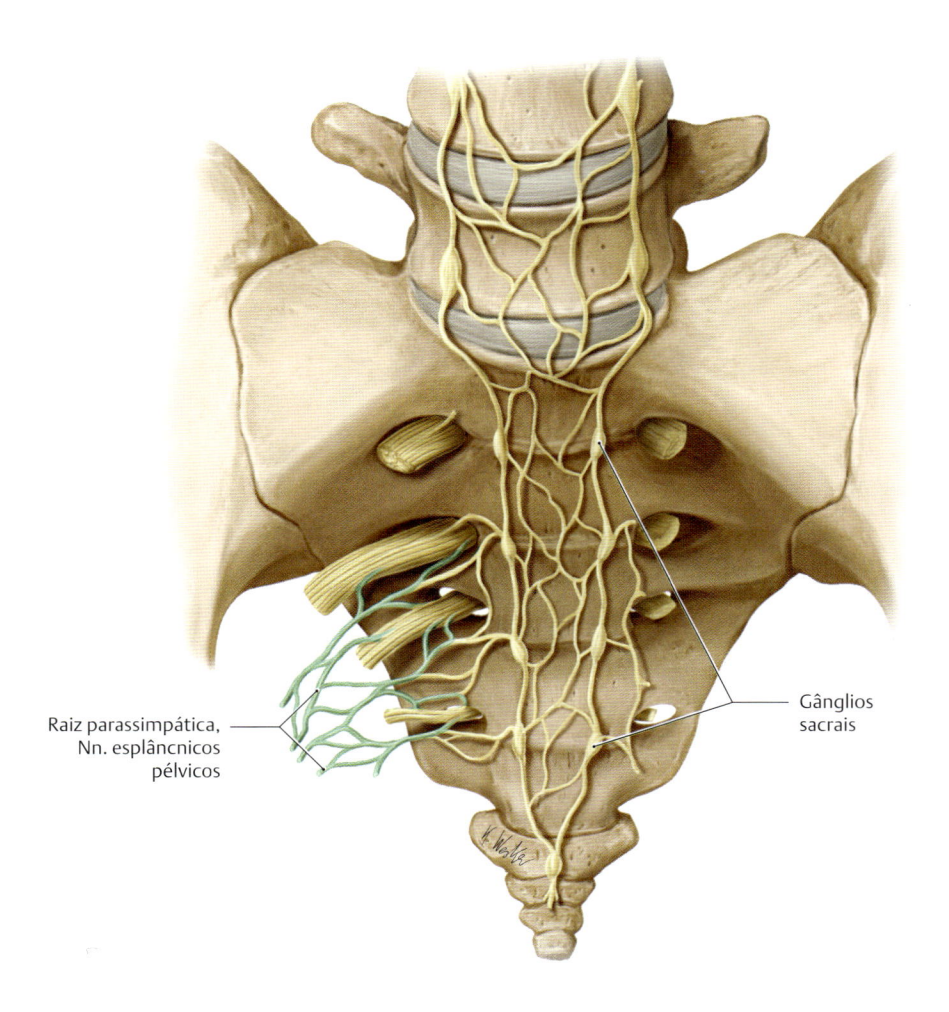

Gânglios
sacrais

Raiz parassimpática,
Nn. esplâncnicos
pélvicos

C Parte pélvica da parte parassimpática

A parte pélvica da parte parassimpática supre as partes do tubo intestinal que se localizam distalmente ao ponto de Cannon-Böhm, bem como as vísceras pélvicas. Suas eferências seguem pelas raízes anteriores dos segmentos S2–S4 a partir dos forames sacrais anteriores. As fibras reúnem-se em feixes formando os Nn. esplâncnicos e se misturam com as fibras da parte simpática. Formam sinapses em gânglios próximos aos órgãos.

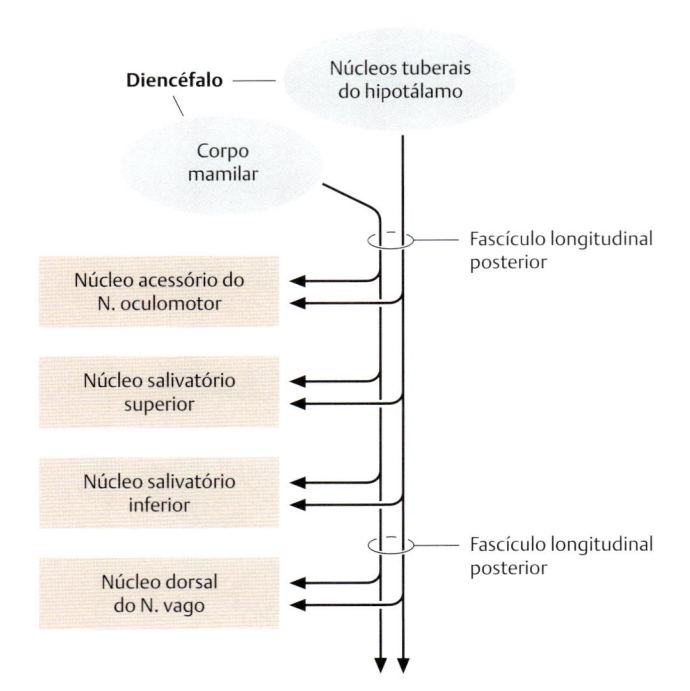

D Esquema de condução do fascículo longitudinal posterior

O aumento da secreção salivar durante a mastigação é o resultado do estímulo das glândulas salivares pela parte parassimpática. Para este estímulo coordenado de variadas glândulas, as regiões nucleares parassimpáticas cranianas necessitam de impulsos excitatórios provenientes de centros superiores (núcleos tuberais, corpo mamilar), que ativam os núcleos parassimpáticos, aumentando a secreção de saliva. A conexão com estes centros superiores é feita pelo fascículo longitudinal posterior. Além das fibras, mostradas nesta figura, que coordenam as regiões nucleares parassimpáticas, o fascículo longitudinal posterior contém outros sistemas de fibras que não foram mostrados aqui.

3.4 Dor Visceral

A Condução de aferências nociceptivas a partir das vísceras pelas partes simpática e parassimpática

a Fibras nociceptivas da parte simpática; **b** Fibras nociceptivas da parte parassimpática. Antigamente, acreditava-se que as partes simpática e parassimpática conduzissem apenas eferências para as vísceras. Entretanto, pesquisas recentes mostraram que em ambas as partes – em grande proporção paralelamente aos axônios das eferências viscerais – também se estendem axônios de aferências nociceptivas, muito embora estes constituam, no total, apenas 5% de todas as fibras aferentes nociceptivas. Portanto, do ponto de vista quantitativo, desempenham um papel secundário. Muitas destas fibras não apresentam atividade durante o funcionamento normal dos órgãos, sendo ativadas, por exemplo, apenas durante as lesões.

a Os axônios que transmitem sensações de dor (aferências nociceptivas) a partir das vísceras seguem com os Nn. esplâncnicos para os gânglios do tronco simpático e se estendem através do R. comunicante branco para os nervos espinais; o corpo celular desses neurônios se encontra nos gânglios sensitivos dos nervos espinais. Pelos nervos espinais, os axônios se projetam através das raízes posteriores em direção aos cornos posteriores da medula espinal. Aí fazem conexões sinápticas com neurônios sensitivos, que estabelecem novas conexões com a via nociceptiva ascendente. De forma alternativa, pode ocorrer um arco reflexo por intermédio de interneurônios (ver **Bb**).
Observação: Em contraste com o sistema eferente, não há conexões sinápticas das fibras aferentes nociceptivas das partes simpática e parassimpática nos gânglios periféricos.

b Na parte *craniana* da parte parassimpática, os corpos celulares de neurônios pseudounipolares de fibras nociceptivas encontram-se nos gânglios inferior e superior do N. vago, enquanto na parte *pélvica* da parte parassimpática esses corpos celulares estão situados nos gânglios sensitivos dos nervos espinais sacrais de S2–S4. Suas fibras seguem paralelamente às fibras eferentes do nervo vago. Em seguida, estabelecem conexões centrais com os sistemas que processam a dor.

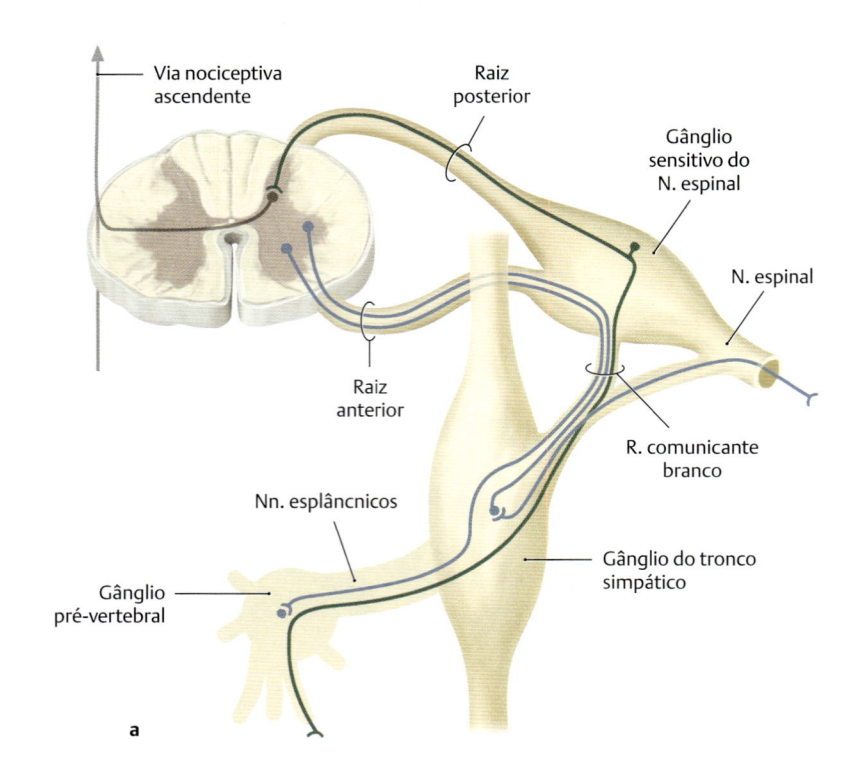

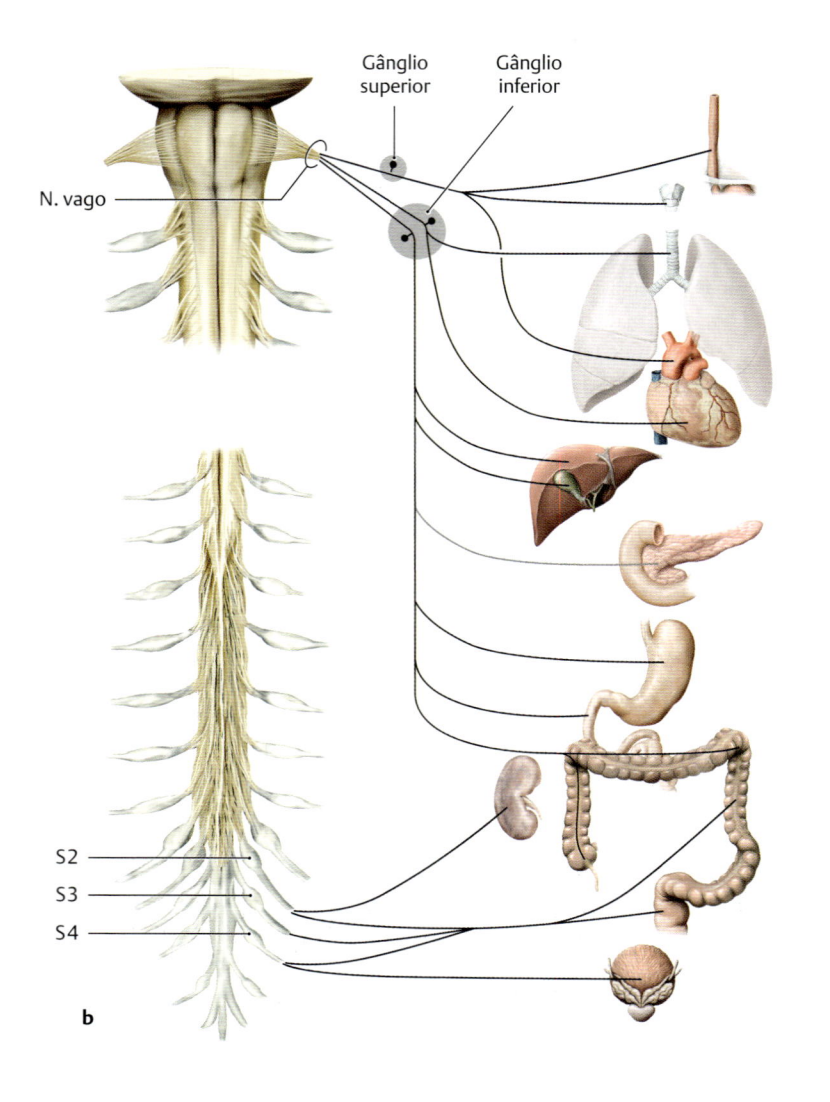

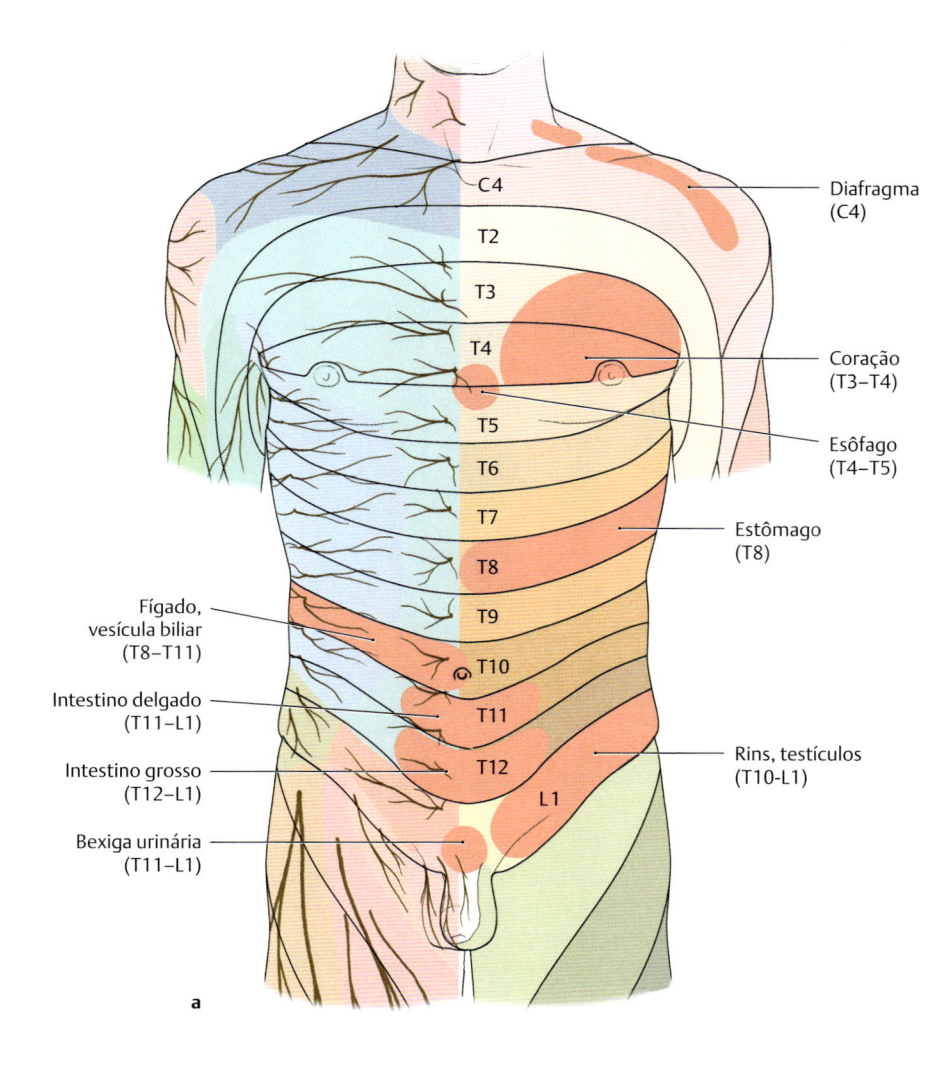

Diafragma
(C4)

C4

T2

T3

T4

Coração
(T3–T4)

T5

Esôfago
(T4–T5)

T6

T7

Estômago
(T8)

T8

T9

Fígado,
vesícula biliar
(T8–T11)

T10

Intestino delgado
(T11–L1)

T11

Intestino grosso
(T12–L1)

T12

Rins, testículos
(T10-L1)

L1

Bexiga urinária
(T11–L1)

a

B Arco reflexo viscerocutâneo e zonas de Head

Considera-se que os aferentes de dor de órgãos internos (dor visceral) e de dermátomos (dor somática) terminem nos mesmos neurônios de processamento no corno posterior da medula espinal. A convergência das fibras viscerais e aferentes somáticas (ver **b**), elimina a discriminação da dor. O córtex associa, então, por exemplo, impulsos de dor a partir do estômago à parede abdominal. Este fenômeno é chamado de dor referida. No entanto, como os impulsos de dor de um órgão interno específico são sempre projetados nas mesmas áreas bem definidas de pele, essa projeção da dor oferece uma pista essencial sobre qual órgão está doente. As áreas da pele nas quais determinados órgãos projetam os seus impulsos de dor são chamadas de *zonas de Head*, em homenagem ao seu primeiro descritor, o neurologista inglês *Sir Henry Head*. Na figura são mostradas as regiões nucleares das zonas de Head, que, devido à natureza difusa da dor, às vezes também podem se sobrepor em dermátomos adjacentes (ver dísticos numéricos). Esse modelo de explicação leva em conta apenas o processamento periférico de pulsos que no córtex são percebidos como dor. Não se sabe, por exemplo, como a dor somática não é percebida como dor visceral, e vice-versa. Em geral, o problema da dor é mais complexo e requer também o processamento central, além do periférico (ver **A**, p. 450).

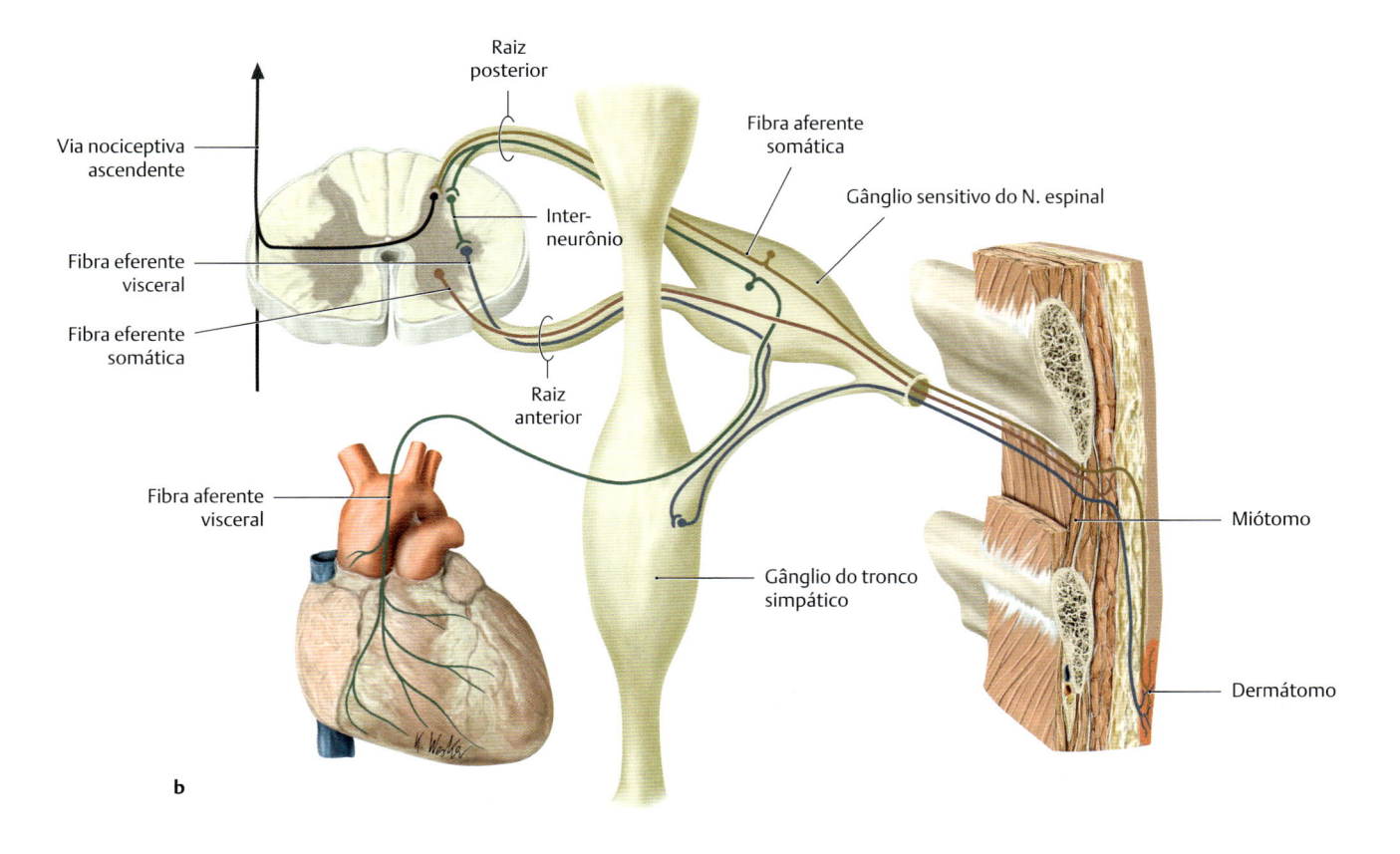

Raiz
posterior

Fibra aferente
somática

Via nociceptiva
ascendente

Gânglio sensitivo do N. espinal

Inter-
neurônio

Fibra eferente
visceral

Fibra eferente
somática

Raiz
anterior

Fibra aferente
visceral

Miótomo

Gânglio do tronco
simpático

Dermátomo

b

3.5   Divisão Autônoma do Sistema Nervoso

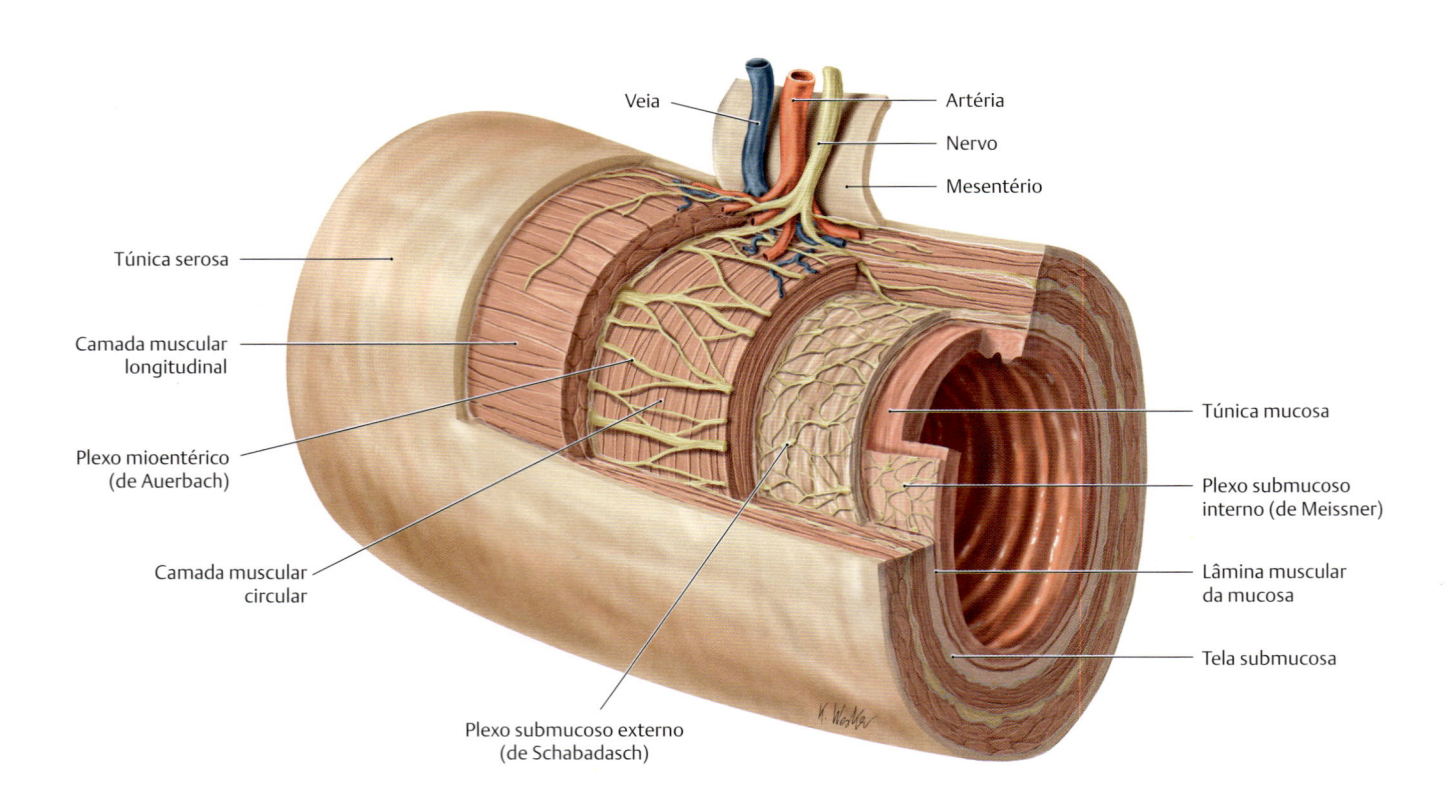

Veia

Artéria

Nervo

Mesentério

Túnica serosa

Camada muscular longitudinal

Plexo mioentérico (de Auerbach)

Camada muscular circular

Túnica mucosa

Plexo submucoso interno (de Meissner)

Lâmina muscular da mucosa

Tela submucosa

Plexo submucoso externo (de Schabadasch)

A   Sistema nervoso entérico no intestino delgado

O sistema nervoso entérico é visto como protótipo da divisão autônoma do sistema nervoso. Consiste em pequenos conjuntos neuronais que formam gânglios na parede do tubo intestinal, visíveis ao microscópio e conectados entre si. De modo geral, distinguimos o *plexo mioentérico* (*plexo de Auerbach*), situado entre as camadas musculares longitudinal e circular, e o *plexo submucoso* (situado na tela submucosa), dividido em um plexo submucoso externo (plexo de Schabadasch) e um interno (plexo de Meissner).

Ver livros de histologia para maiores detalhes sobre o sistema nervoso entérico. Esses conjuntos neuronais formam a base das vias autônomas dos reflexos. De modo geral, este sistema pode funcionar sem inervação extrínseca. Entretanto, sua atividade é influenciada pelas partes simpática e parassimpática. Exemplos de atividades influenciadas pelo sistema nervoso entérico são: motilidade intestinal, secreção intestinal e suprimento sanguíneo local do tubo digestório.

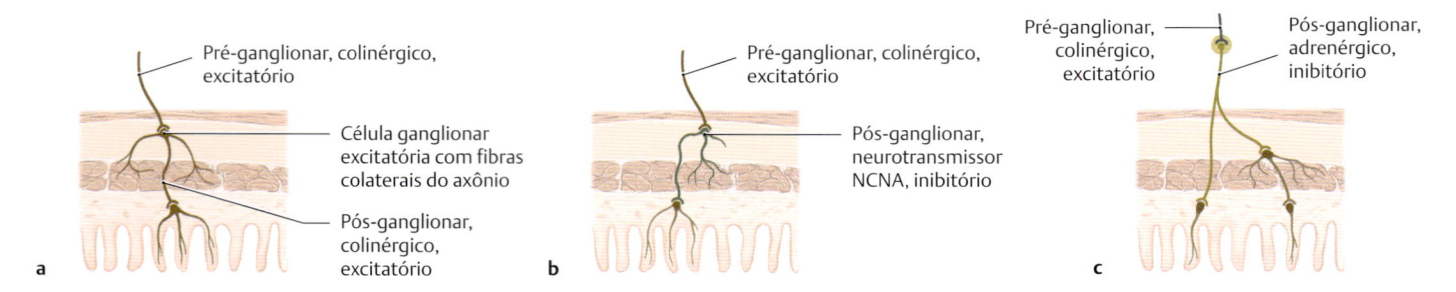

Pré-ganglionar, colinérgico, excitatório

Célula ganglionar excitatória com fibras colaterais do axônio

Pós-ganglionar, colinérgico, excitatório

a

Pré-ganglionar, colinérgico, excitatório

Pós-ganglionar, neurotransmissor NCNA, inibitório

b

Pré-ganglionar, colinérgico, excitatório

Pós-ganglionar, adrenérgico, inibitório

c

B   Modulação da inervação intestinal pelo sistema nervoso

Além do estímulo geral das atividades do tubo intestinal (secreção, motilidade) pela parte parassimpática (repouso e digestão), este sistema também pode exercer funções inibitórias.

a   Fibras pré-ganglionares colinérgicas excitatórias da parte parassimpática terminam em neurônios colinérgicos excitatórios que estimulam a motricidade intestinal (mistura do conteúdo intestinal para melhor absorção).

b   Uma fibra inibitória da parte parassimpática faz sinapses com uma célula ganglionar inibitória que utiliza neurotransmissores não colinérgicos e não adrenérgicos (NCNA). Estes NCNA muitas vezes secretam neuropeptídios que inibem a motricidade intestinal.

c   Fibras simpáticas são raras nas túnicas musculares do intestino. As fibras pós-ganglionares adrenérgicas inibem os neurônios motores e secretórios nos plexos.

A inervação autônoma do intestino tem grande importância clínica:

* Em caso de choque hipovolêmico, o calibre dos vasos intestinais diminui, reduzindo o suprimento de oxigênio da túnica mucosa intestinal, comprometendo a barreira epitelial e facilitando a entrada de bactérias provenientes do lúmen intestinal. Este processo é importante e pode levar à falência múltipla de órgãos, em caso de choque hipovolêmico
* Após uma cirurgia abdominal, a motilidade intestinal pode ser paralisada (atonia intestinal) devido à manipulação do intestino
* Medicamentos (principalmente opiáceos) podem desacelerar a motilidade do sistema nervoso entérico, levando à constipação intestinal.

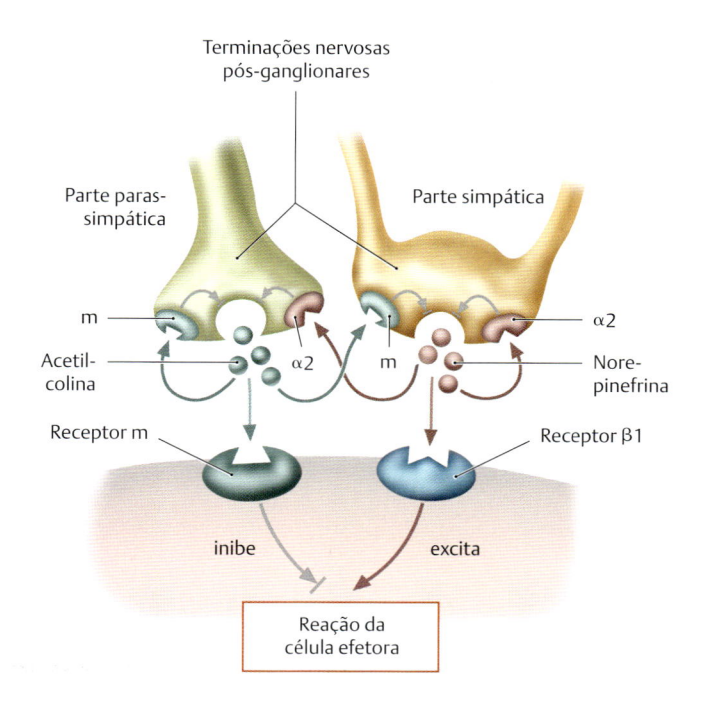

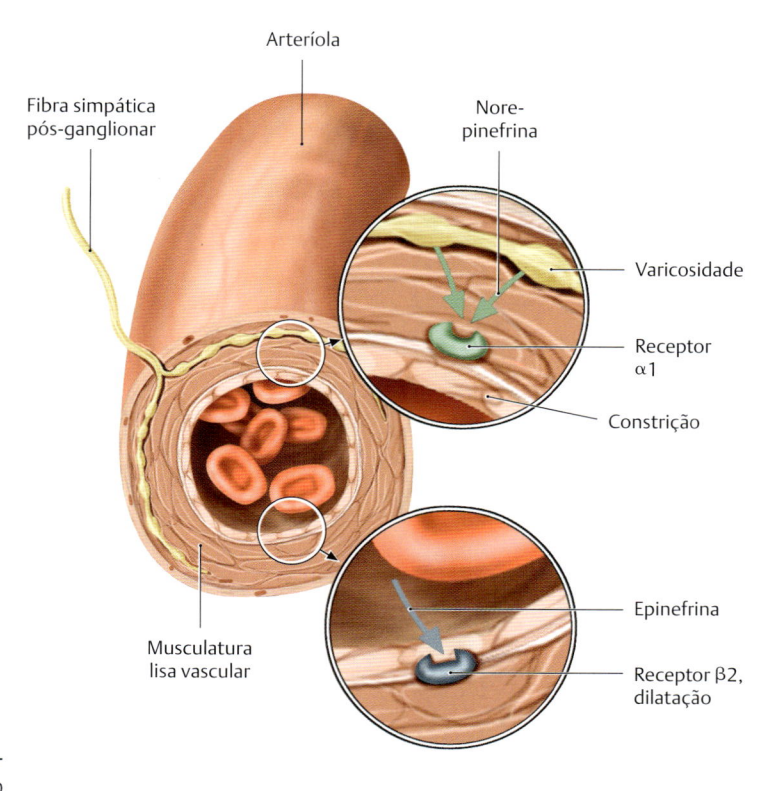

C Relação funcional entre as partes simpática e parassimpática no órgão efetor

Os neurotransmissores das partes simpática (norepinefrina) e parassimpática (acetilcolina) podem se influenciar mutuamente, após a liberação dos botões terminais sinápticos – interação pré-sináptica.

Na célula-alvo existem diferentes receptores para a acetilcolina (receptores muscarínicos) e para a norepinefrina (receptores β1). Desse modo, dependendo da maneira de liberação do neurotransmissor podem ocorrer efeitos diferentes e até opostos na célula-alvo. O efeito dos neurotransmissores simpáticos e parassimpáticos sobre a célula-alvo pode ser influenciado em dois níveis. Estes níveis participam da complexidade dos efeitos dos neurotransmissores da divisão autônoma do sistema nervoso no órgão efetor.

D Influência da parte simpática sobre as artérias

Uma importante função da parte simpática é a regulação do calibre das arteríolas (regulação da pressão sanguínea!). Quando a parte simpática libera a norepinefrina na túnica média das arteríolas, por meio dos seus axônios, a ligação com o receptor α1 desencadeia contração da musculatura lisa: a pressão sanguínea aumenta. A epinefrina, proveniente do sangue, por outro lado, atua sobre os receptores β2 no sarcolema das mesmas células e desencadeia vasodilatação: a pressão sanguínea cai.
Observação: As fibras parassimpáticas não inervam os vasos.

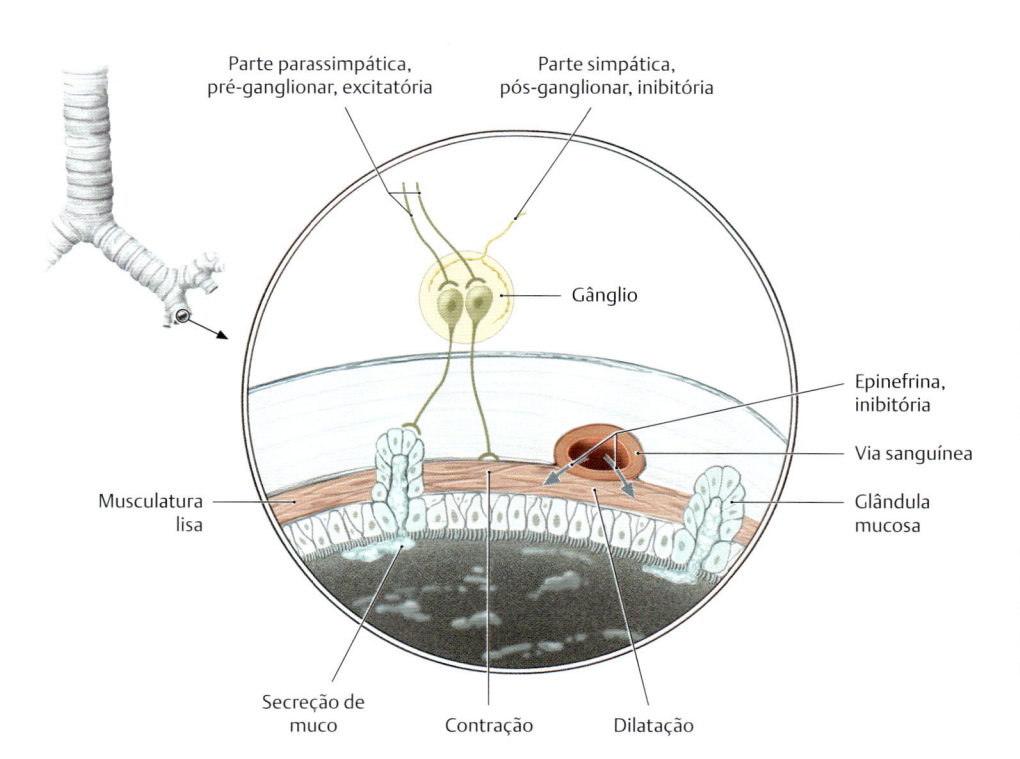

E Inervação da traqueia e dos brônquios pela divisão autônoma do sistema nervoso

O estímulo *parassimpático* dos gânglios locais aumenta a secreção das glândulas bronquiais, resultando na redução do calibre dos brônquios. Portanto, antes da realização de broncoscopia, a parte parassimpática deve ser inibida por meio de medicamentos (atropina), para evitar que a túnica mucosa seja recoberta por muco. De forma inversa, o estímulo *simpático* pode diminuir a secreção. A epinefrina, proveniente do sangue, causa dilatação dos brônquios por meio dos receptores β2 adrenérgicos. Este efeito é utilizado no tratamento da crise asmática (broncospasmo).

305

4.1 Meninges

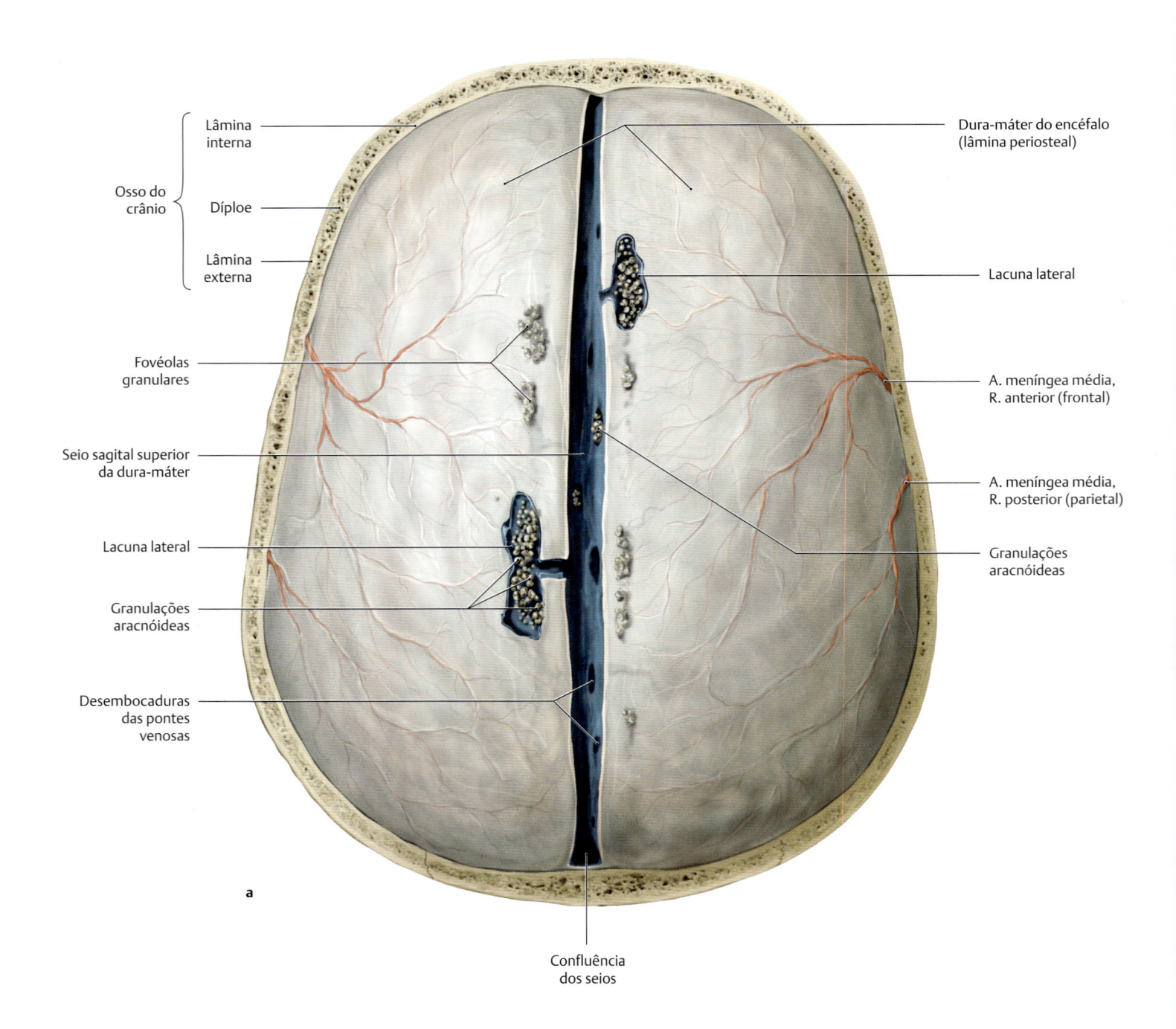

Lâmina interna

Osso do crânio

Díploe

Lâmina externa

Fovéolas granulares

Seio sagital superior da dura-máter

Lacuna lateral

Granulações aracnóideas

Desembocaduras das pontes venosas

Dura-máter do encéfalo (lâmina periosteal)

Lacuna lateral

A. meníngea média, R. anterior (frontal)

A. meníngea média, R. posterior (parietal)

Granulações aracnóideas

a

Confluência dos seios

A Meninges *in situ*

Vista superior do crânio ósseo aberto. **a** Após a remoção da calvária e a abertura do seio sagital superior e das suas lacunas laterais; **b** Após a remoção da dura-máter (hemisfério esquerdo do cérebro) e da dura-máter e da aracnoide-máter (hemisfério direito do cérebro).

a Após a remoção da calvária, oberva-se diretamente a camada mais externa das meninges, a dura-máter encefálica. Devido ao seu alto teor de tecido colágeno denso, o que lhe confere resistência mecânica, ela é quase opaca. Em sua superfície, podem-se observar os ramos das Aa. meníngeas, de localização epidural, que deixam ranhuras correspondentes – sulcos arteriais – no relevo do osso craniano (ver Figura **A**, p. 18).

Elas se situam, portanto, diretamente entre a dura-máter e o osso, o que é significativo para a localização e a propagação de hemorragias das artérias meníngeas relacionadas com lesões – as chamadas hemorragias epidurais (ver **Aa**, p. 390). Como a dura-máter e o periósteo do crânio interior formam uma unidade inseparável, estrutural e funcionalmente, fala-se ocasionalmente de uma lâmina periosteal (não visível) e de uma lâmina meníngea subjacente (não visível aqui, ver **C**, p. 311) da dura-máter encefálica. No plano mediano, observa-se um seio, o seio sagital superior, como um dos principais condutores de sangue venoso no encéfalo (ver a partir da p. 382), do qual saem as lacunas laterais. O seio é aberto aqui em toda a extensão.

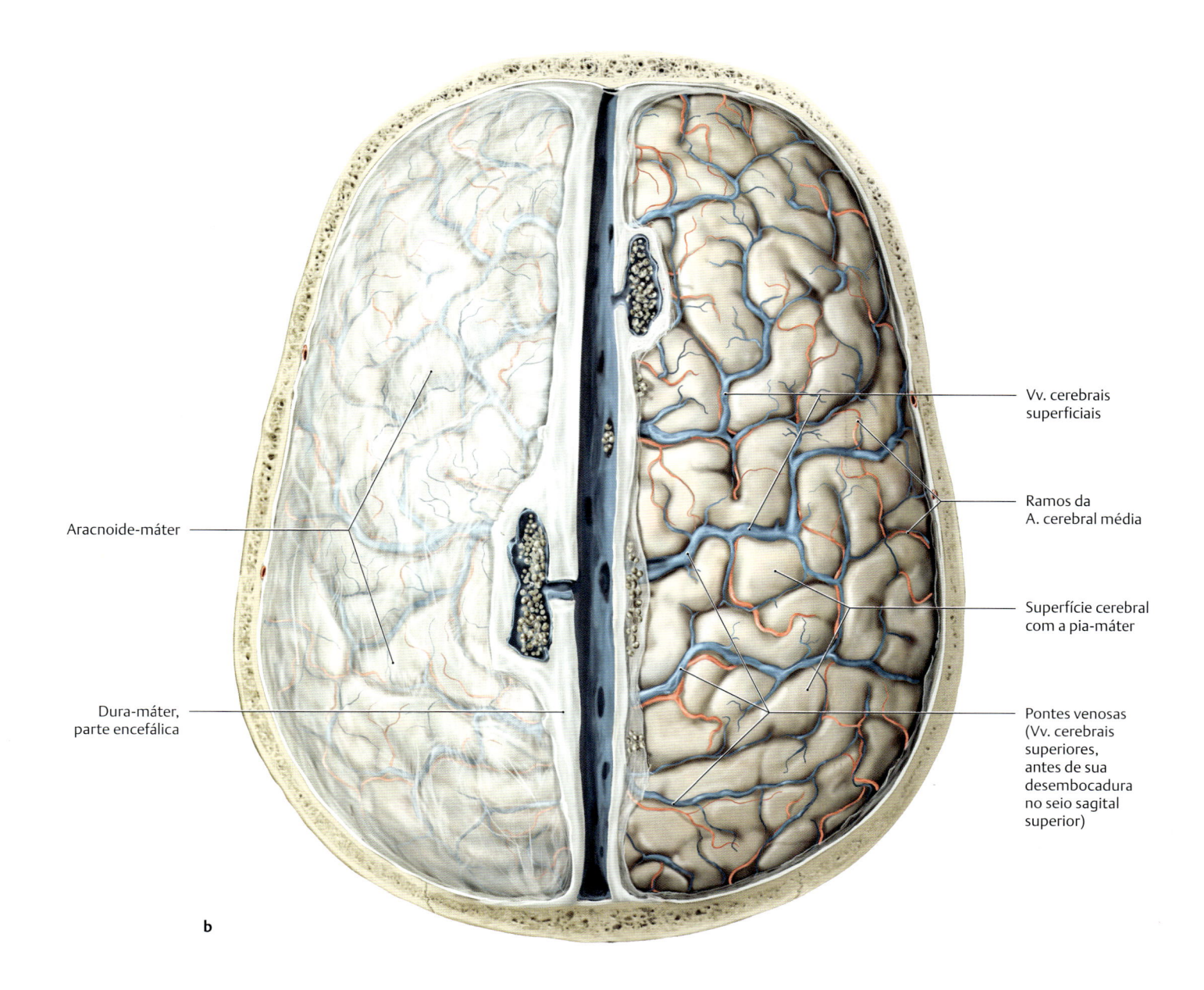

Aracnoide-máter

Dura-máter,
parte encefálica

b

Vv. cerebrais
superficiais

Ramos da
A. cerebral média

Superfície cerebral
com a pia-máter

Pontes venosas
(Vv. cerebrais
superiores,
antes de sua
desembocadura
no seio sagital
superior)

Na Figura **b**, observa-se, após a remoção da dura-máter encefálica, a parte delgada das meninges (leptomeninge). A aracnoide-máter, camada externa da leptomeninge, é deixada *in situ* no hemisfério esquerdo do cérebro; no hemisfério direito, ela é removida, de modo que se pode observar o cérebro coberto pela pia-máter encefálica (camada interna da leptomeninge). Em contraste com a aracnoide-máter, a pia-máter também penetra na profundidade dos sulcos. O espaço subaracnóideo, localizado abaixo da aracnoide-mater e preenchido com líquido cerebrospinal (ver **C**, p. 311), permanece fechado à esquerda e é aberto à direita. No espaço subaracnóideo, seguem, juntamente com as principais artérias cerebrais, as Vv. cerebrais superficiais, que desembocam, através de pontes venosas, no seio sagital superior principalmente. No seio sagital

superior e nas suas lacunas, são reconhecidas as granulações aracnóideas (granulações de Pacchioni, vilosidades aracnóideas), que são importantes para a reabsorção de líquido cerebrospinal (ver detalhes em **A**, p. 314).

Observação: Ao contrário do SNC, que se origina do tubo neural, as meninges se desenvolvem a partir do tecido conjuntivo embrionário (mesênquima) em torno do tubo neural. Assim, as meninges não são oriundas do tecido cerebral. Pelo contrário, o SNC – neste caso, a superfície do cérebro – pode ser distinguido da pia-máter, graças às células gliais (astrócitos) originadas do tubo neural. Isso é visível apenas microscopicamente.

4.2 Meninges Encefálicas e Septos da Dura-máter

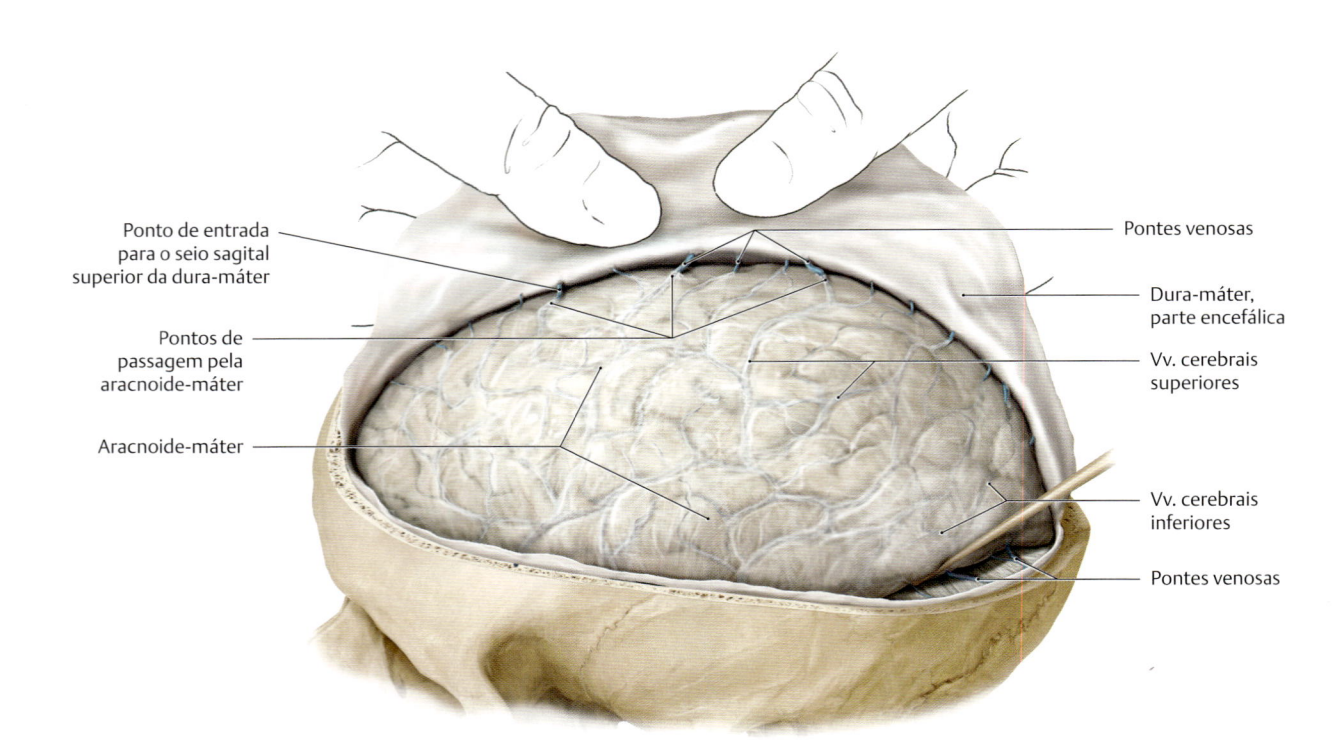

A Encéfalo *in situ* com a dura-máter parcialmente removida

Vista superior esquerda. A dura-máter foi aberta e rebatida para cima; contudo, a aracnoide-máter e a pia-máter permaneceram em contato com o encéfalo. A aracnoide-mater é muito delgada, permitindo a visualização do espaço subaracnóideo e, por transparência, dos vasos que aqui se localizam (ver **C**). Nesta preparação, o espaço subaracnóideo não contém mais líquido cerebrospinal e, portanto, colabou. Antes de as veias cerebrais superficiais desembocarem no seio, emergem,

por uma curta distância, do espaço subaracnóideo e projetam-se entre o neurotélio, a aracnoide-máter e a lâmina meníngea da dura-máter para o seio sagital superior da dura-máter. Este segmento das veias cerebrais é chamado ponte venosa (comparar com **C**). Algumas das pontes venosas, principalmente as Vv. cerebrais inferiores, desembocam no seio transverso da dura-máter. Em caso de lesão dessas pontes venosas ocorrem hematomas subdurais (ver pp. 311 e **A**, 390).

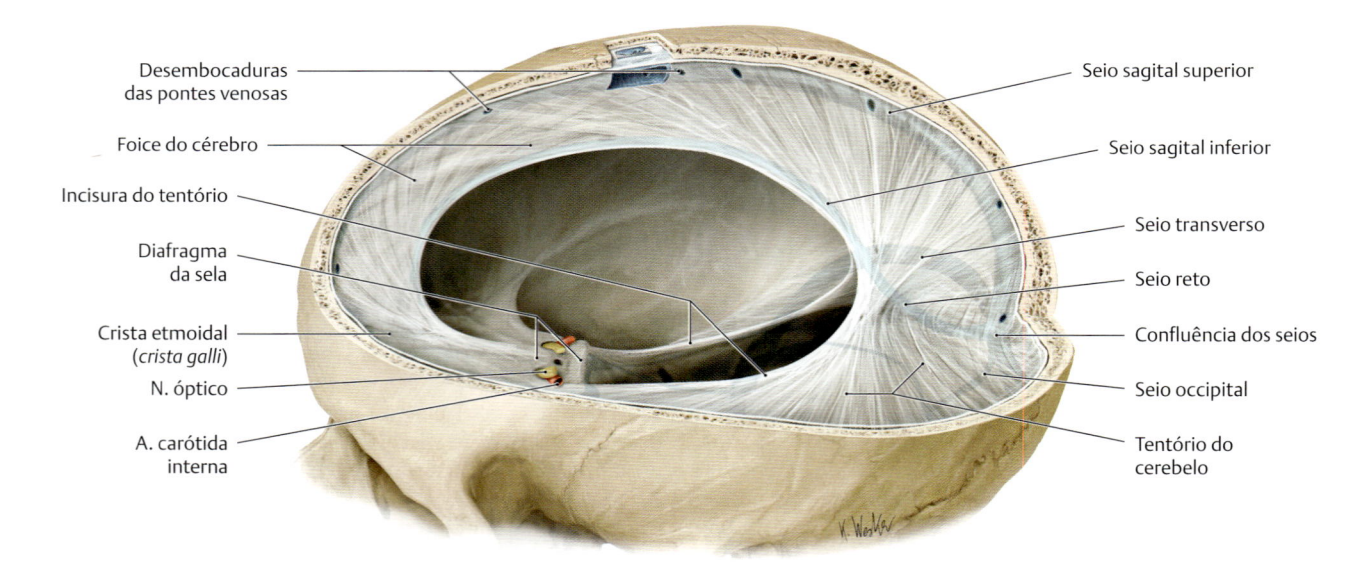

B Septos da dura-máter

Vista oblíqua anterior esquerda. Para a visualização dos septos da dura-máter, o encéfalo foi removido. Nota-se, por um lado, a foice do cérebro que se origina na crista etmoidal e separa os dois hemisférios cerebrais. No ponto de conexão com a calvária, a foice alarga-se para formar o seio sagital superior. Outros septos são: o tentório do cerebelo e a foice

do cerebelo (não mostrados aqui). O tentório do cerebelo estende-se na fossa posterior, entre o telencéfalo e cerebelo; a foice do cerebelo separa os dois hemisférios do cerebelo e, em sua raiz, situa-se o seio occipital. Como os septos são estruturas rígidas, suas margens livres podem comprimir áreas encefálicas (ver **D**). A abertura no tentório do cerebelo, que permite a passagem do tronco encefálico, é chamada incisura do tentório.

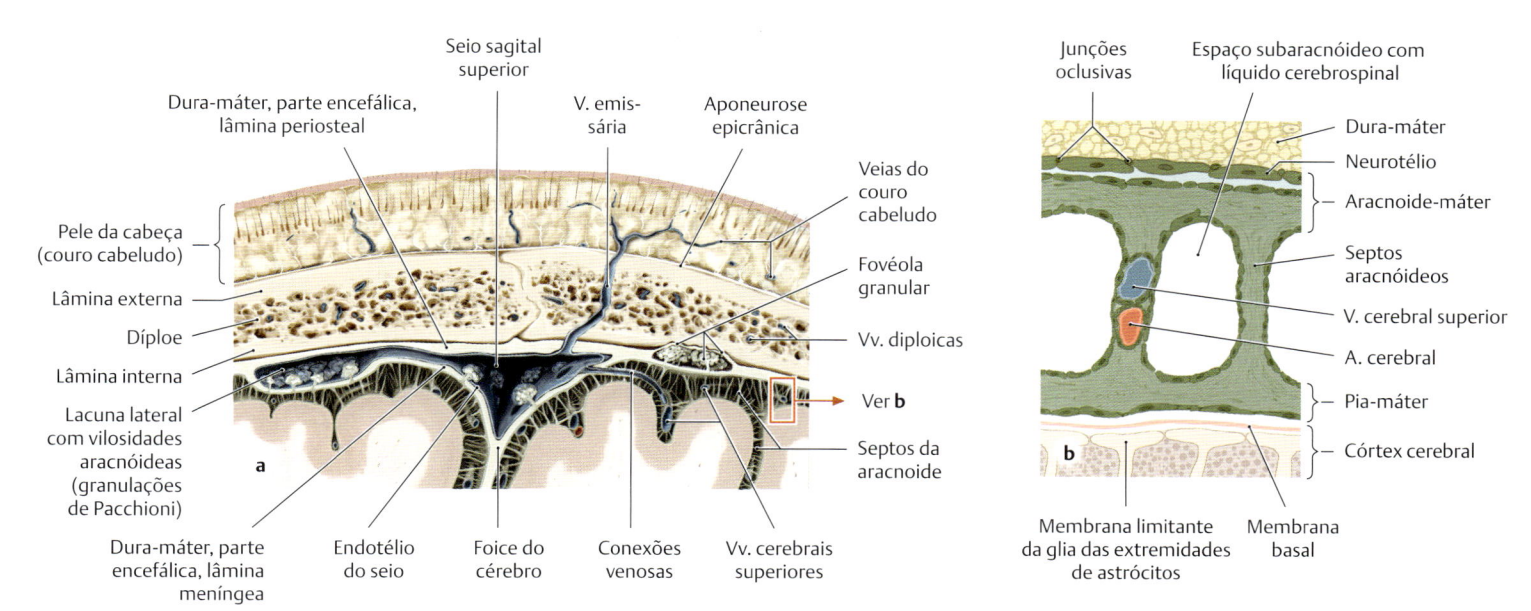

C Estrutura das meninges na calvária

a Corte coronal, vista anterior. A dura-máter do encéfalo e o seu periósteo craniano interno representam uma unidade estrutural. Eles consistem em tecido conjuntivo denso plexiforme. A parte da dura-máter voltada para o osso assume as tarefas do periósteo (lâmina dural periosteal). A lâmina dural meníngea voltada para o cérebro forma, em alguns pontos, septos que se irradiam para as lacunas entre as regiões do cérebro. Na região da linha média do cérebro mostrada aqui, está a foice do cérebro (ver **B** para mais septos). No interior da dura-máter, entre as lâminas periosteal e meníngea, encontram-se os condutores de sangue venoso do cérebro, os seios da dura-máter (p. ex., o seio sagital superior). As suas paredes consistem em dura-máter e endotélio. Granulações de Pacchioni, que se protraem do espaço subaracnóideo para o seio do arco, são responsáveis pela reabsorção de líquido cerebrospinal (ver detalhes a partir da p. 314). As saliências das granulações podem até mesmo criar impressões na calvária (fovéolas granulares) (ver p. 18). A ampliação (**b**) mostra esquematicamente as condições na região da leptomeninge, que contém o espaço subaracnóideo (ESA) como espaço vazio. O espaço subaracnóideo é dividido por septos aracnóideos, que seguem da lâmina externa (aracnoide-máter) para a lâmina interna (pia-máter). No limite com a dura-máter, a aracnoide-máter exibe células planas, que, ao contrário das células meníngeas restantes, são ligadas umas às outras pelas *tight junctions* (junções oclusivas) (neurotélio) e representam as reais barreiras de difusão (barreira sangue-líquido cerebrospinal, ver p. 317).

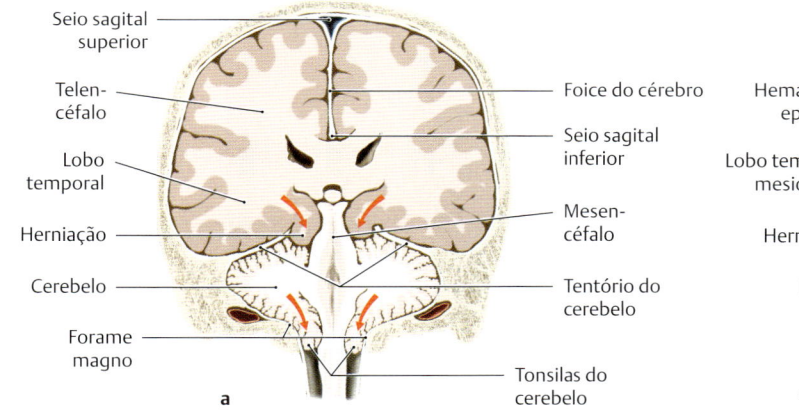

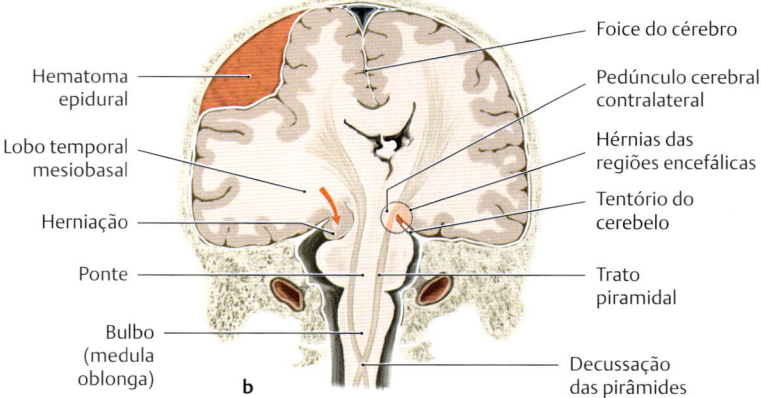

D Hérnias nas margens livres das meninges

Cortes frontais, vista anterior. O tentório do cerebelo divide a cavidade do crânio em um espaço supratentorial e um espaço infratentorial: o telencéfalo situa-se no espaço supratentorial, enquanto o cerebelo localiza-se no espaço infratentorial (**a**). A dura-máter consiste em tecido conjuntivo rígido, rico em colágeno, e representa um arcabouço intracranial espesso. Portanto, qualquer processo expansivo no crânio provoca deslocamentos das partes do encéfalo, levando a compressões (hérnias), inferiormente aos septos rígidos da dura-máter (= duplicação da lâmina meníngea da dura-máter).

a Hérnia axial. A hérnia axial é, na maioria dos casos, causada por edema cerebral. Esta hérnia simétrica pressiona as partes média e inferior de ambos os lobos temporais, na fenda do tentório do cerebelo, comprimindo, primeiro, a região superior do mesencéfalo: hérnia superior. Quando a pressão persiste, as tonsilas do cerebelo são projetadas para o forame magno e comprimem o tronco encefálico, também na sua região inferior: hérnia inferior. Uma vez que o tronco encefálico abriga os centros respiratório e circulatório, esta hérnia é potencialmente fatal. A compressão simultânea dos vasos sanguíneos leva a infarto no tronco encefálico.

b Hérnia lateral. A hérnia lateral ocorre durante processos expansivos unilaterais (sangramento, tumor cerebral), como mostrado no lado direito da figura. As partes mesobasais dos lobos temporais pressionam os pedúnculos cerebrais, do lado oposto, contra a margem afiada do tentório, lesando o trato piramidal, acima da sua decussação: a musculatura do corpo é paralisada no mesmo lado da lesão.

4.3 Meninges Encefálicas e Espinais e seus Espaços

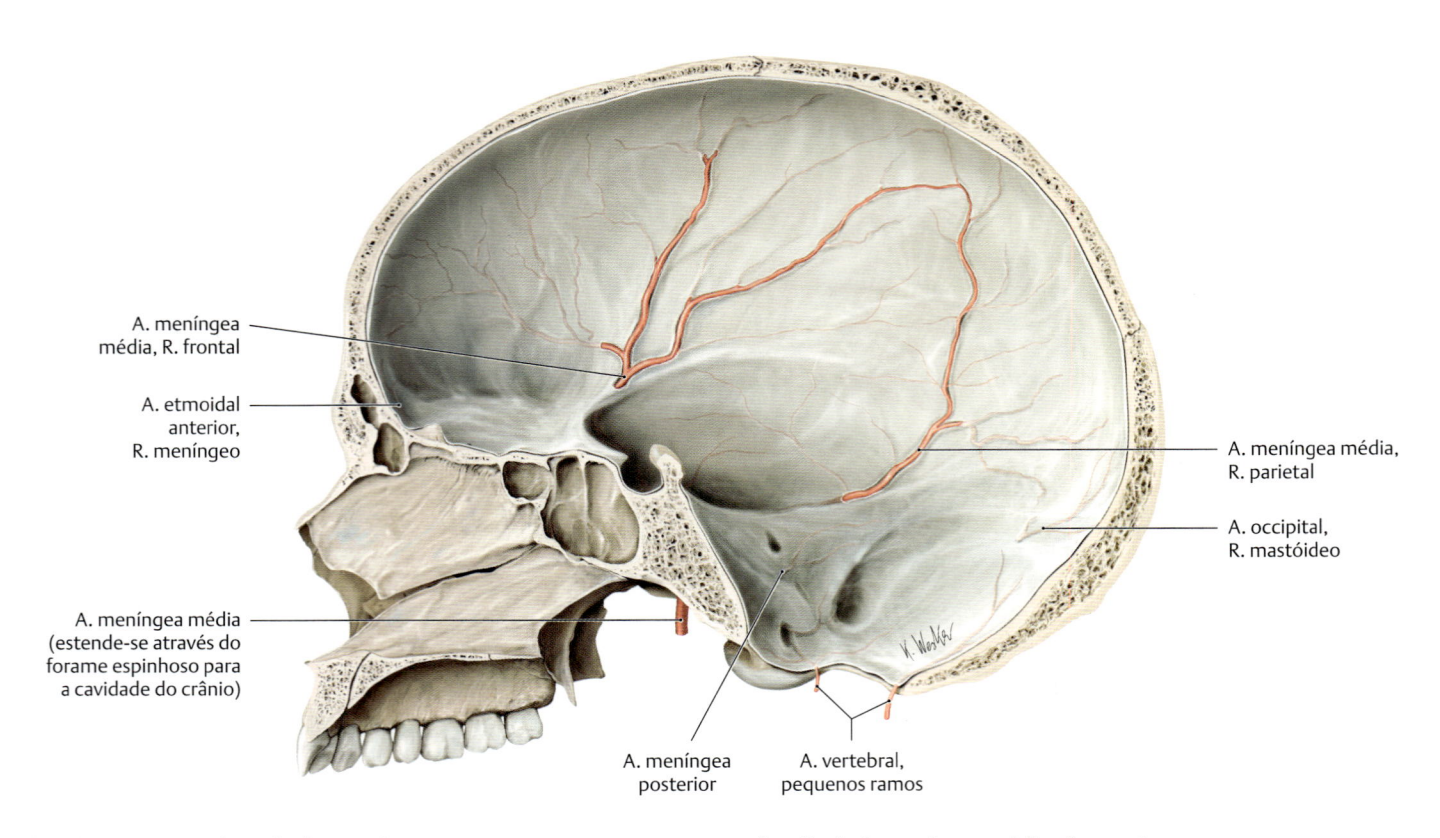

A Suprimento sanguíneo da dura-máter

Corte mediano, vista esquerda; ramos da A. meníngea média mostrados em alguns locais. A maior parte da dura-máter, na cavidade craniana, é irrigada pela A. meníngea média, que é um ramo terminal da A. maxilar. Os outros vasos mostrados aqui têm menor importância clínica. A principal função da A. meníngea média não consiste — como o nome sugere — no suprimento da meninge, mas na irrigação da calvária. Em caso de traumatismo cranioencefálico (TCE), a A. meníngea média pode se romper e causar complicações potencialmente fatais (sangramentos epidurais, ver **C** e pp. 309 e 390).

B Inervação da dura-máter na região da cavidade do crânio

Vista superior; o tentório do cerebelo foi removido no lado direito. A inervação das meninges, na cavidade do crânio, é provida por ramos dos três ramos do N. trigêmeo e por ramos do N. vago e do N. glossofaríngeo, bem como ramos dos dois primeiros nervos cervicais. Quando estas fibras sensitivas são estimuladas na meningite, por exemplo, o resultado é cefaleia e rigidez da nuca, de origem reflexa. A cabeça é hiperestendida para aliviar as meninges inflamadas. O encéfalo, por sua vez, é insensível à dor.

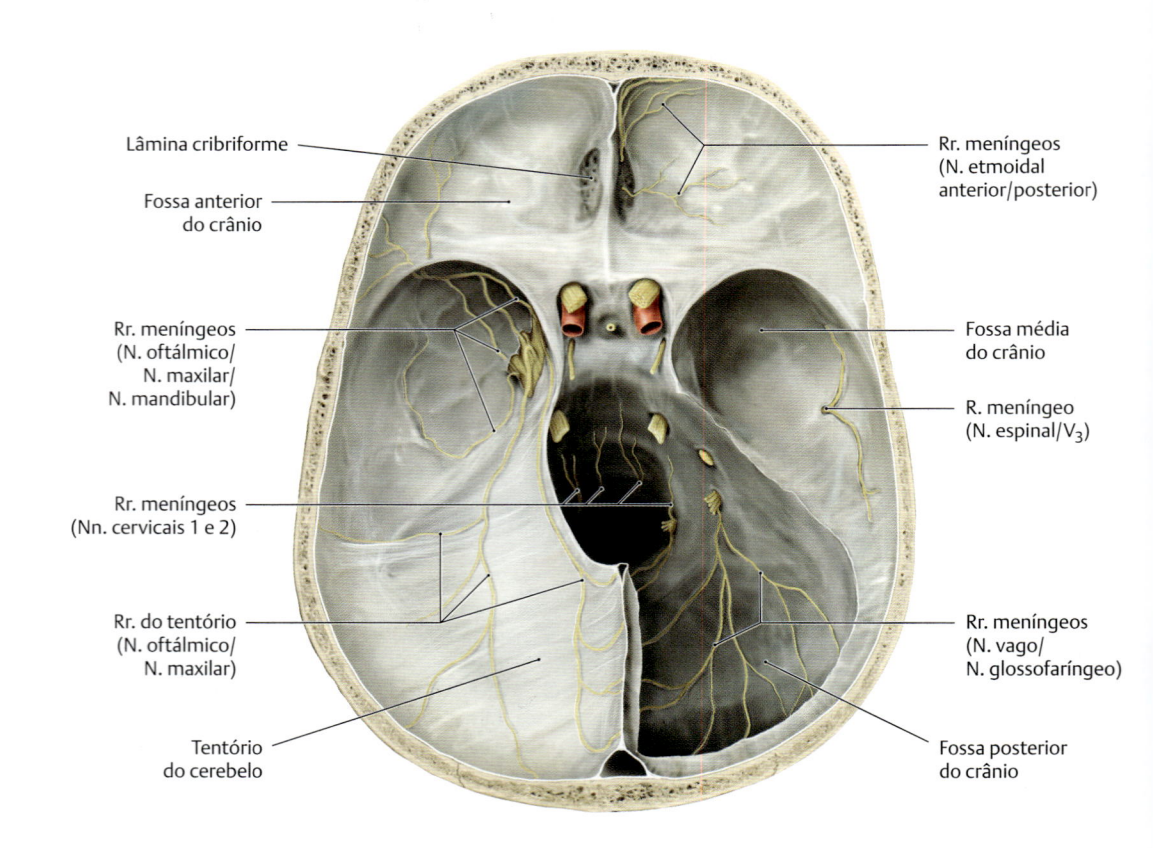

C Meninges e seus espaços

Corte horizontal da calvária (esquematizada). São distinguidos dois espaços disponíveis apenas sob condições patológicas, bem como um espaço fisiológico:

- Espaço epidural: um espaço que não existe normalmente no crânio, que surge artificialmente por meio um sangramento da A. meníngea média ou um dos seus ramos (hemorragia arterial). O sangramento faz com que a dura-máter se separe do osso, criando o espaço epidural entre a lâmina interna da calvária e a dura-máter (hematoma epidural, ver p. 390)
- Espaço subdural: um sangramento das veias intermediárias abre artificialmente o espaço subdural entre a lâmina meníngea da dura-máter e a camada superior da aracnoide-máter (hematoma subdural, ver p. 390). As células da camada celular superior da aracnoide-máter (neurotélio) estão ligadas por uma densa rede de "junções oclusivas", criando então uma barreira tecidual (barreira hematoliquórica)

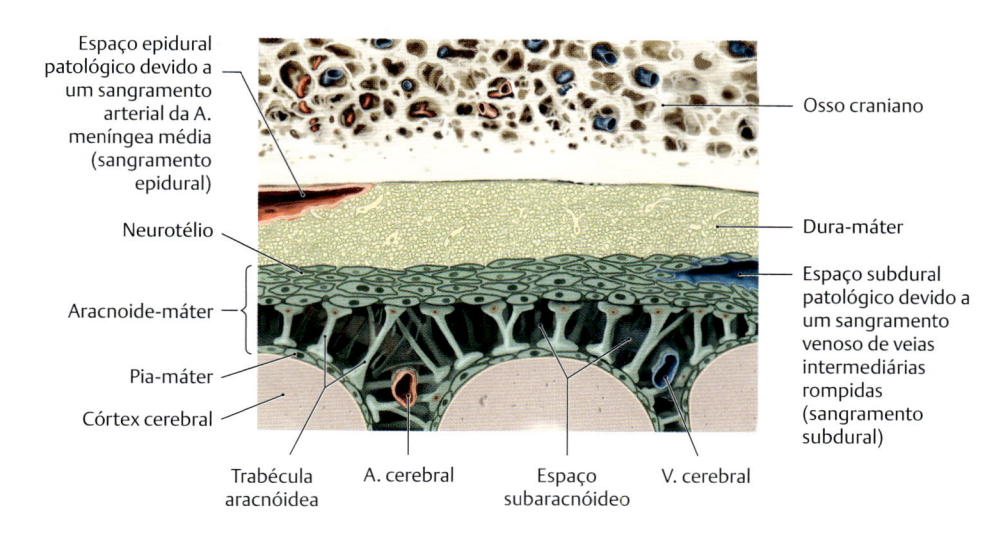

- Espaço subaracnóideo: abaixo da aracnoide-máter encontra-se o espaço subaracnóideo fisiológico preenchido com líquido cerebrospinal, no qual seguem os vasos sanguíneos. Um sangramento neste espaço (hemorragia subaracnoide) geralmente se trata de sangramento arterial de aneurismas (dilatações vasculares patológicas) das artérias da base do crânio (ver p. 390).

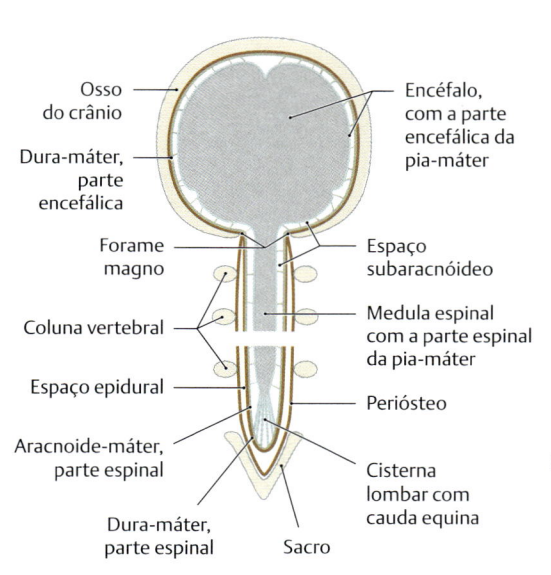

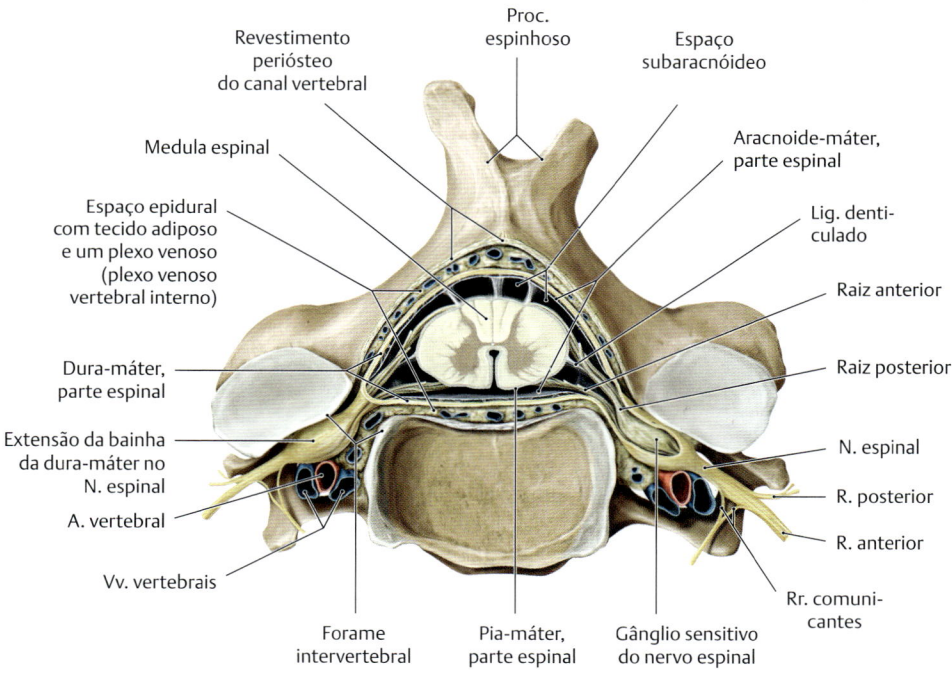

D Meninges da cavidade do crânio e do canal vertebral

Enquanto a parte *encefálica* da dura-máter e o periósteo formam uma unidade estrutural indivisível na cavidade do crânio, a parte *espinal* da dura-máter e o periósteo das vértebras no canal vertebral – começando no forame magno – são separados um do outro por razões funcionais. Devido à mobilidade da coluna vertebral, o periósteo das vértebras e o saco da dura-máter têm que deslizar entre si. O espaço epidural (peridural), fisiologicamente existente somente na região do canal vertebral, funciona como uma fenda de deslizamento nesta região. Este espaço contém tecido adiposo e plexos venosos (ver **E**). Do ponto de vista clínico, o espaço epidural espinal é muito importante, uma vez que aqui são introduzidas substâncias para a anestesia peridural.

E Meninges espinais em corte transversal

Vértebra cervical em vista superior. Logo abaixo do forame magno, a dura-máter se separa do periósteo, isto é, as lâminas meníngea e periosteal da dura-máter se afastam, formando um espaço fisiológico (espaço epidural). É preenchido com tecido adiposo e um plexo venoso. No saco da dura-máter da medula espinal projetam-se as raízes anteriores e posteriores dos nervos espinais, formando, na região inferior do saco, a cauda equina (não mostrada aqui). Em uma outra extensão da bainha da dura-máter, na região dos forames intervertebrais, unem-se as raízes posterior e anterior, formando o nervo espinal. Após a união das suas raízes e após o gânglio sensitivo do nervo espinal, o nervo espinal emerge do saco da dura-máter. A *pia-máter* recobre igualmente as superfícies do encéfalo e da medula espinal. Os ligamentos denticulados são lâminas de tecido conjuntivo provenientes da pia-máter que se estendem da medula espinal até a dura-máter com uma orientação anterior.

5.1 Visão Geral

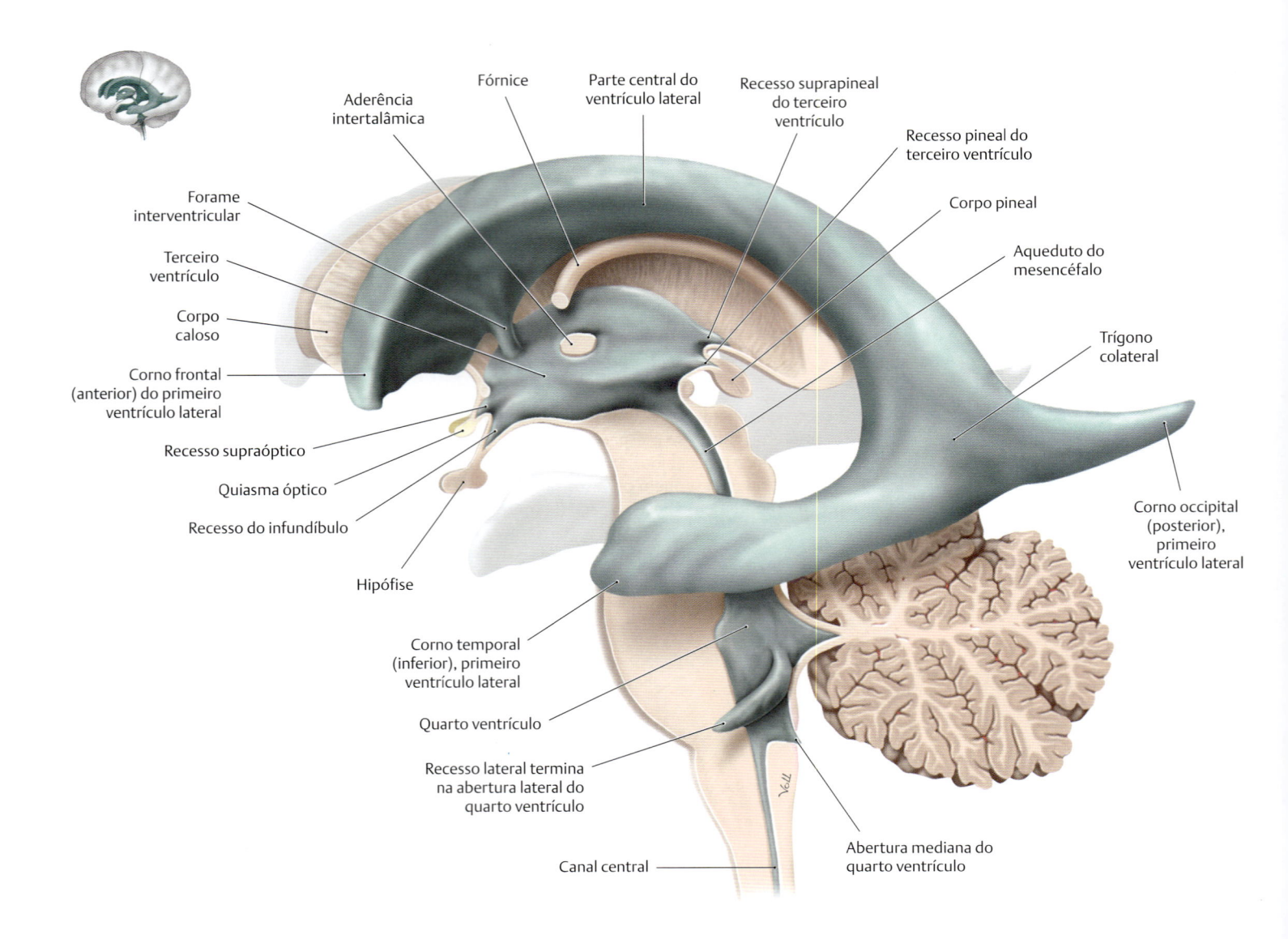

A Visão geral do sistema ventricular e de algumas estruturas vizinhas mais importantes

Vista esquerda. O sistema ventricular (espaços liquóricos internos) representa um alargamento do tubo neural e a continuação do canal da medula espinal (canal central) no encéfalo. O canal central amplia-se aqui em quatro câmaras *encefálicas* preenchidas por líquido cerebrospinal e revestidas internamente por um epitélio especializado, o epêndima (ver **D**, p. 317). Distinguem-se:

- Ventrículos laterais (*pareados*), conectados pelos forames interventriculares com o
- Terceiro ventrículo (ímpar) que, por sua vez, é conectado pelo aqueduto do mesencéfalo (cerebral) com o
- Quarto ventrículo, também ímpar, que apresenta uma conexão com o espaço subaracnóideo (comparar com **B**).

A maior cavidade é formada pelos ventrículos laterais, subdivididos em cornos anterior, inferior e posterior e parte central. Determinadas partes do sistema ventricular estão relacionadas com partes encefálicas definidas: o corno anterior (corno frontal) com o lobo frontal, o corno

inferior (temporal) com o lobo temporal, o corno posterior (occipital) com o lobo occipital, o terceiro ventrículo com o diencéfalo, o aqueduto com o mesencéfalo, e o quarto ventrículo com o rombencéfalo. As relações de vizinhança do sistema ventricular também ficam claras em cortes frontais e horizontais (ver pp. 420 e 432).

O líquido cerebrospinal é formado, principalmente, pelo plexo corióideo, uma rede arterial que se estende parcialmente pelos quatro ventrículos (ver p. 315), mas também pelo epêndima. Em determinadas doenças (p. ex., em caso de diminuição da substância encefálica na demência de Alzheimer, ou, ainda, na hidrocefalia), o sistema ventricular torna-se dilatado. O diagnóstico dessa condição é feito pela medida do volume do sistema ventricular em técnicas de imagem.

Esta seção estuda o sistema ventricular e suas estruturas vizinhas. Em seguida, percorre-se o caminho do líquido cerebrospinal desde a produção até a drenagem. A última seção sobre os espaços liquóricos apresenta a especialização do epêndima, os órgãos circunventriculares e as barreiras existentes no encéfalo.

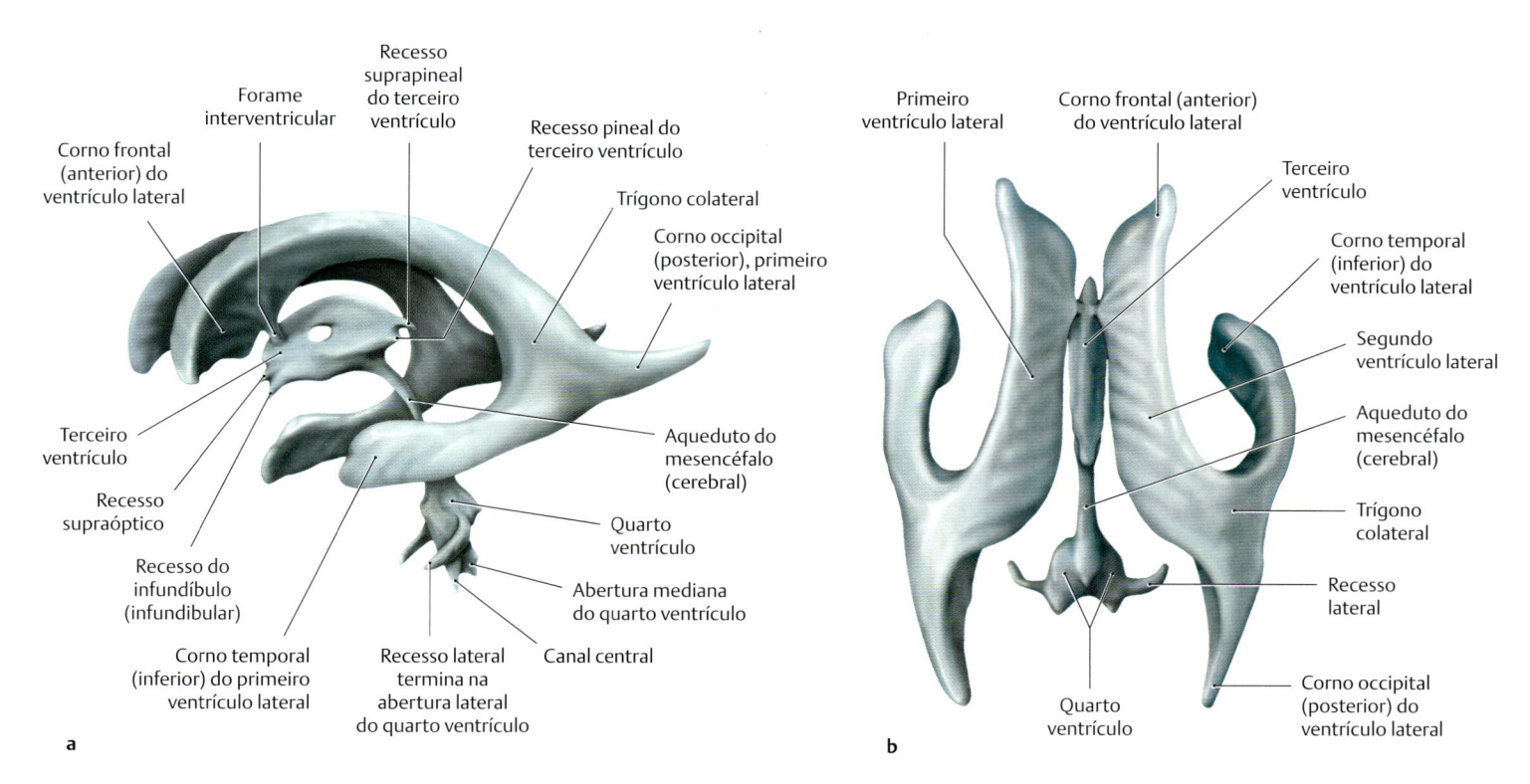

a

b

B Preparação do sistema ventricular por meio de moldes plásticos
Vistas esquerda (**a**) e superior (**b**). Preparações em moldes plásticos esclarecem muito bem a comunicação dos ventrículos entre si: os dois ventrículos laterais (I esquerdo e II direito) comunicam-se através de dois forames interventriculares com o terceiro ventrículo. Este se comunica, por meio do aqueduto do mesencéfalo, com o quarto ventrículo, no

rombencéfalo. O sistema ventricular contém cerca de 30 m*ℓ* de líquido cerebrospinal, diferenciado do espaço subaracnóideo (cerca de 120 m*ℓ*). *Observe* as três aberturas (um par de aberturas laterais e uma abertura mediana ímpar) que permitem a drenagem do líquido cerebrospinal para o espaço subaracnóideo.

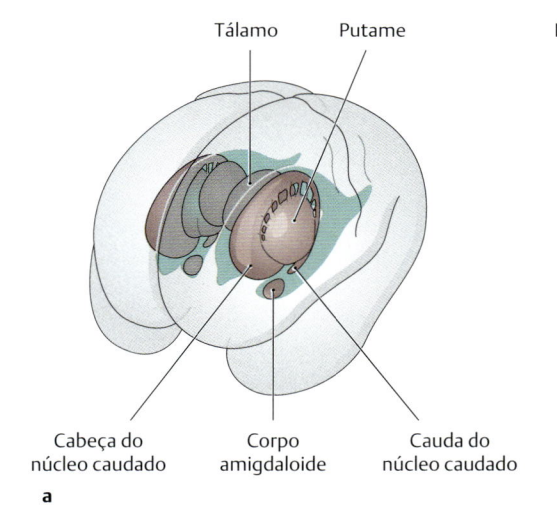

a

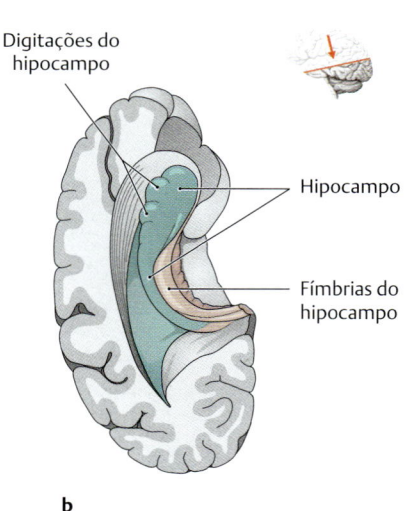

b

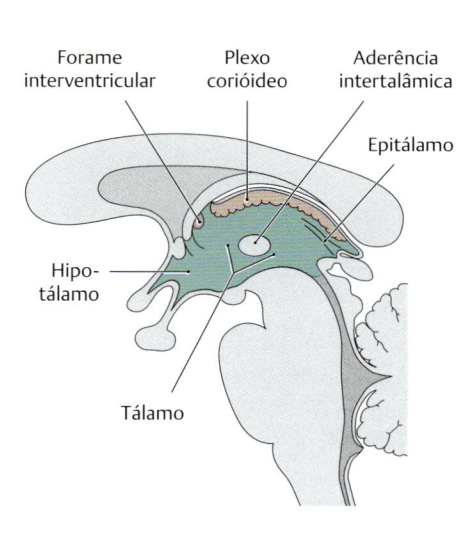

C Estruturas encefálicas mais importantes na vizinhança dos ventrículos laterais
a Vista superior esquerda do encéfalo.
b Vista do corno temporal do ventrículo lateral esquerdo no lobo temporal (aberto).

a As seguintes estruturas encefálicas relacionam-se diretamente com os ventrículos laterais:
  • O núcleo caudado (a parede lateral anterior do corno frontal)

• O tálamo (a parede posterior lateral do corno frontal) e
• O putame, que se situa lateralmente ao ventrículo lateral e, portanto, não estabelece relação direta.

b Na região anterior do assoalho do corno temporal visualiza-se o hipocampo (ver p. 333) que se projeta, com suas partes anteriores, com as digitações do hipocampo no espaço liquórico.

D Parede lateral do terceiro ventrículo
Corte sagital mediano, vista esquerda. A parede lateral do terceiro ventrículo é formada por estruturas pertencentes ao diencéfalo (epitálamo, tálamo e hipotálamo). Expansões bilaterais dos tálamos (aderências intertalâmicas) podem se tocar, mas não são conectadas anatômica ou funcionalmente e, portanto, não representam uma comissura.

5.2 Circulação do Líquido Cerebrospinal e Cisternas

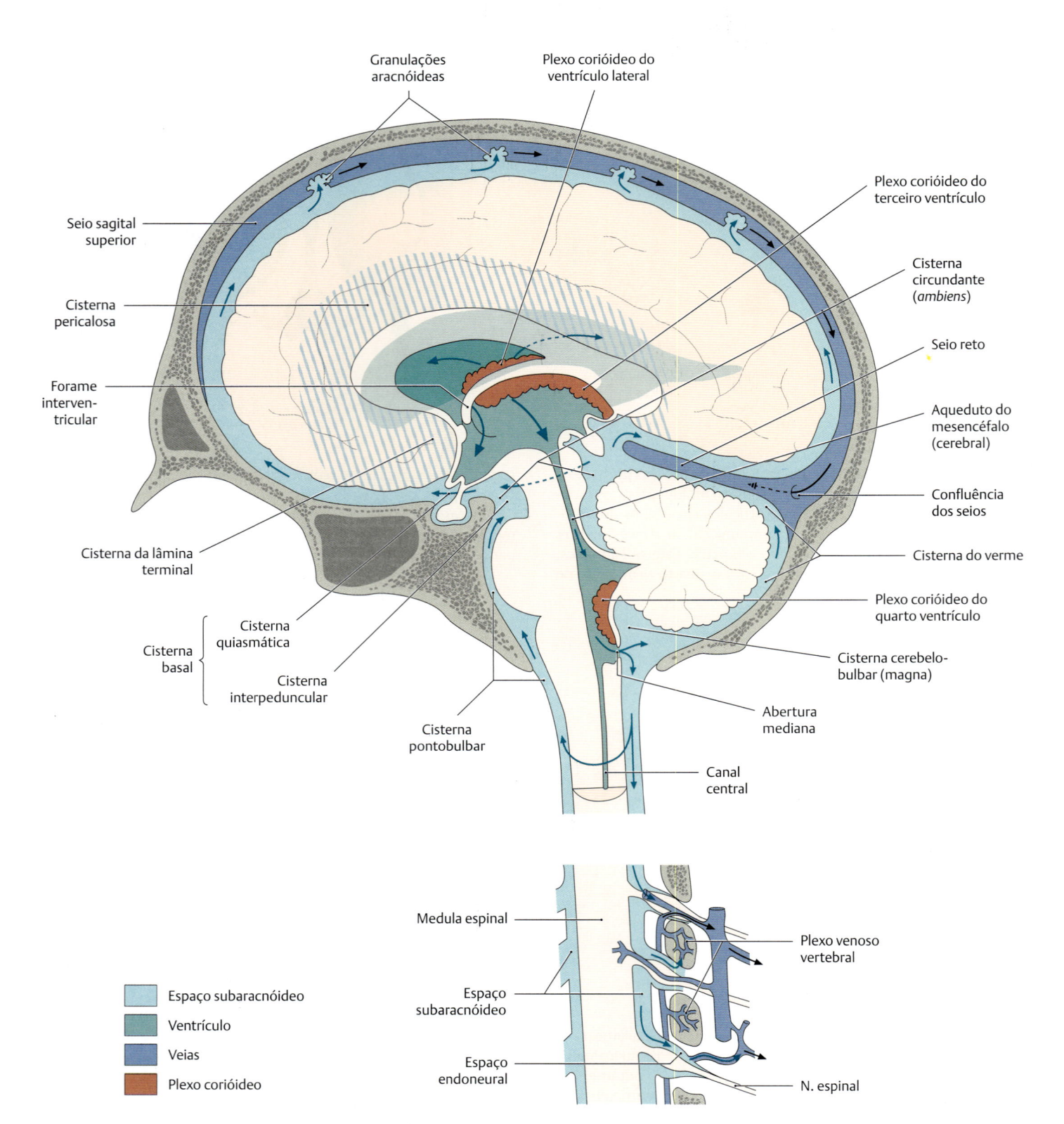

A Circulação do líquido cerebrospinal e cisternas

O líquido cerebrospinal (LCS) é produzido no plexo corióideo, cujas unidades estão localizadas em cada um dos quatro ventrículos encefálicos (espaço interno do LCS). Ele segue pela abertura mediana e as aberturas laterais pareadas (não mostradas, ver p. 312) para o espaço subaracnóideo (espaço externo do LCS), que, por sua vez, tem extensões, chamadas cisternas. Do espaço subaracnóideo, o LCS é drenado através das granulações aracnóideas (granulações de Pacchioni, via secundária) ou ao longo das saídas dos nervos espinais para o plexo venoso ou vasos linfáticos (via de drenagem principal). Em estudos mais recentes, discute-se uma drenagem adicional do LCS através de capilares e veias cerebrais superficiais. O ventrículo cerebral e o espaço subaracnóideo abrangem aproximadamente 150 ml de LCS (20% nos ventrículos e 80% no espaço subaracnóideo). Esse volume é substituído completamente 2 a 4 vezes/dia, então são produzidos por dia aproximadamente 500 ml de LCS. Em caso de aumento da produção ou distúrbios de drenagem do LCS, a pressão intracraniana aumenta (para determinação da pressão, ver Figura **E**, p. 317).

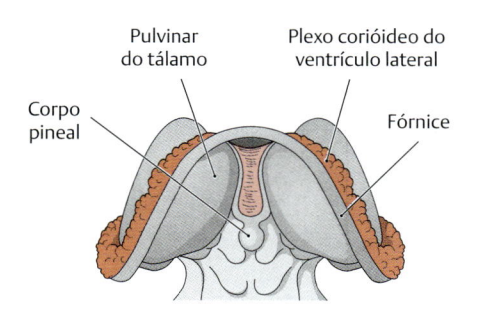

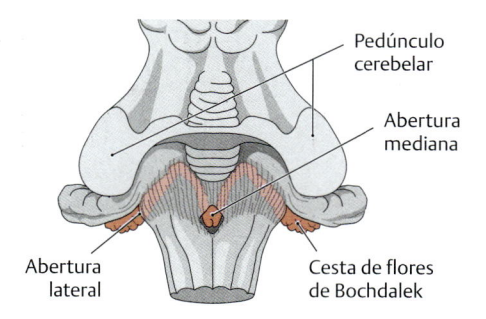

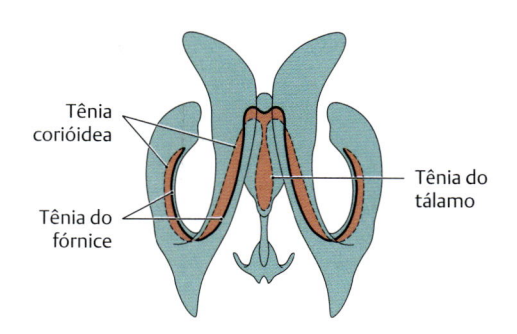

B Plexo corióideo nos ventrículos laterais
Vista occipital do tálamo. A substância encefálica foi removida até o assoalho dos dois ventrículos laterais, onde se origina o plexo corióideo. O plexo flutua livremente no sistema ventricular, visto que é conectado com a parede do ventrículo somente em um único ponto (ver **D**).

C Plexo corióideo no quarto ventrículo
Vista posterior da fossa romboide, parcialmente aberta (cerebelo removido). Partes do plexo corióideo são conectadas no teto do quarto ventrículo e estendem-se ao longo das aberturas laterais. Em ambos os lados, terminações livres podem se estender para o espaço subaracnóideo através das aberturas laterais.

D Tênias do plexo corióideo
Vista superior do sistema ventricular. O plexo corióideo forma-se pela projeção de alças vasculares no epêndima. Portanto, é fixado na parede do respectivo ventrículo (ver **F**). Quando o plexo é removido, com a ajuda de pinças, formam-se linhas de ruptura, as chamadas tênias.

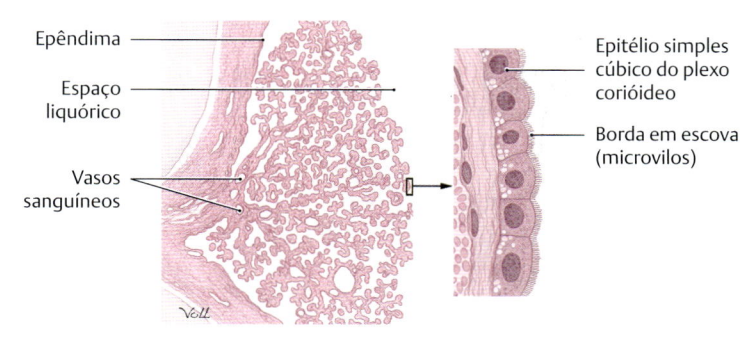

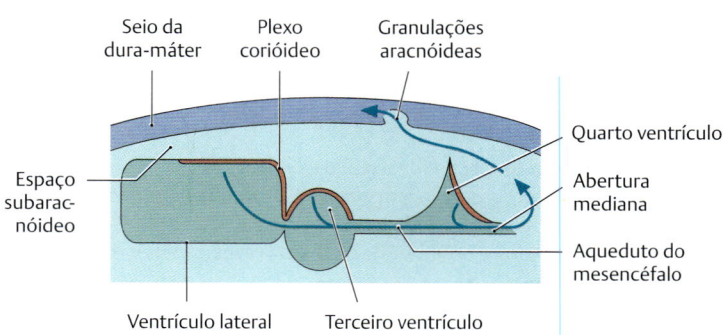

E Corte histológico pelo plexo corióideo, imagem ampliada: estrutura do epitélio do plexo (segundo Kahle)
O plexo corióideo representa um abaulamento da respectiva parede do ventrículo. É frequentemente comparado a uma couve-flor, visto que apresenta, em sua superfície, numerosas projeções. O epitélio do plexo é cúbico com uma única camada e apresenta, na sua face apical, uma margem vilosa (aumento adicional da superfície!).

F Esquema da circulação do líquido cerebrospinal
Como já mencionado, em cada um dos quatro ventrículos cerebrais encontram-se partes do plexo corióideo. Todas as partes produzem líquido cerebrospinal, que drena através das duas aberturas laterais (não visíveis) e da abertura mediana para o espaço subaracnóideo. A partir daqui, a maior parte do líquido cerebrospinal drena através das granulações aracnóideas (de Pacchioni) para o seio venoso da dura-máter.

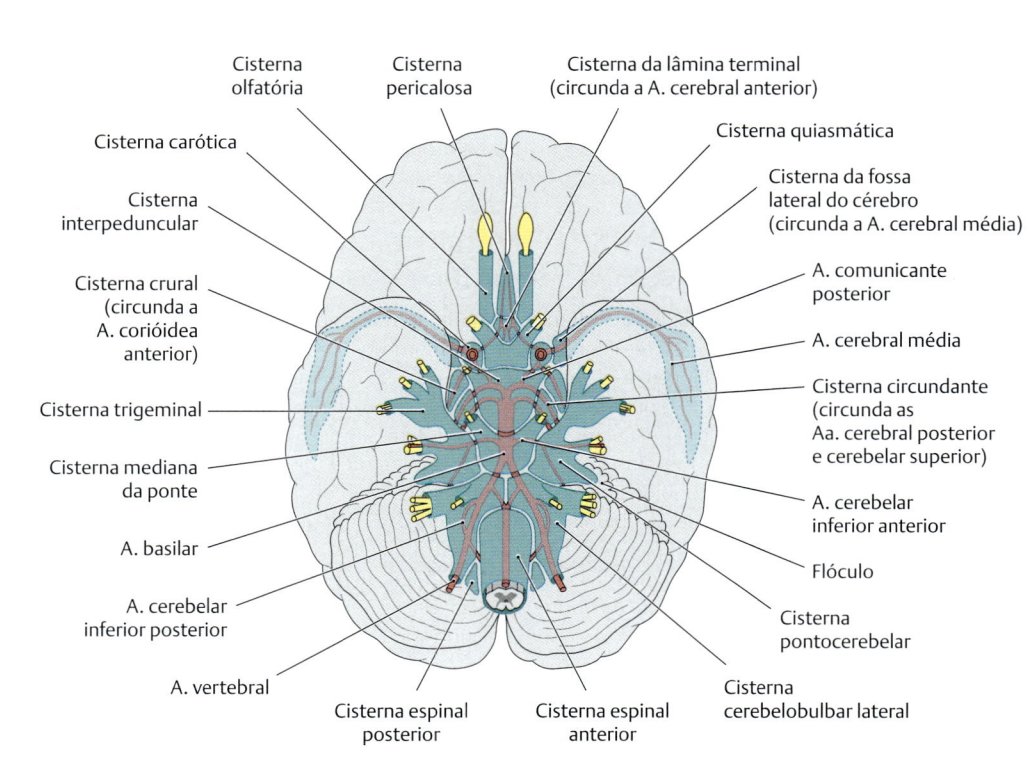

G Cisternas subaracnóideas
Vista inferior. As cisternas representam dilatações do espaço subaracnóideo, preenchidas com LCS. Podem circundar as partes iniciais dos nervos cranianos e das artérias da base do encéfalo (as veias não são mostradas). Em caso de sangramento arterial, por exemplo, após a ruptura de aneurismas, o sangue entra no espaço subaracnóideo e mistura-se com o LCS. Essa ruptura de aneurisma é uma causa frequente de LCS sanguinolento (para coleta de LCS, ver p. 317).

5.3 Órgãos Circunventriculares e Barreiras Teciduais no Encéfalo

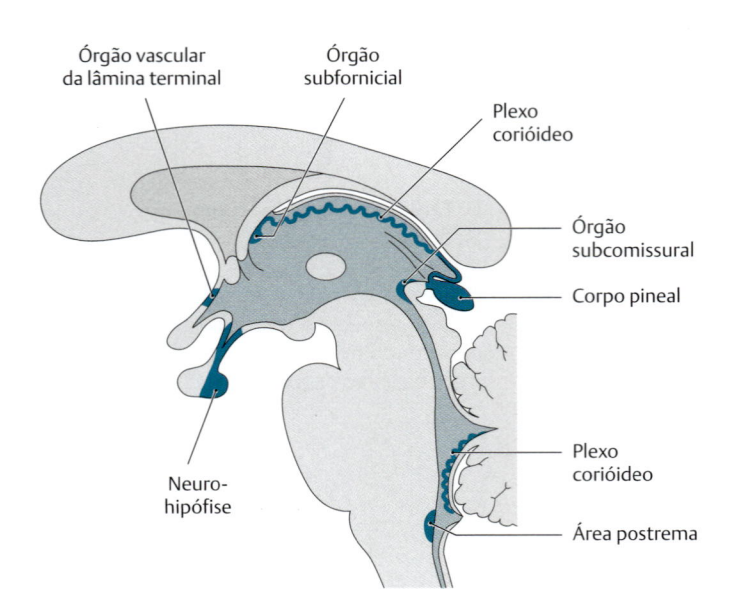

Órgão vascular da lâmina terminal — Órgão subfornicial — Plexo corióideo — Órgão subcomissural — Corpo pineal — Neuro-hipófise — Plexo corióideo — Área postrema

B Resumo dos órgãos circunventriculares menores

Além dessas quatro regiões, fazem parte dos órgãos circunventriculares: neuro-hipófise, plexo corióideo e corpo pineal. Os achados relativos à função dessas estruturas são obtidos, muitas vezes, a partir de experimentos em animais.

Órgão	Localização	Função
Órgão vascular da lâmina terminal (OVLT)	Alças vasculares na parede rostral do terceiro ventrículo (lâmina terminal); rudimentar no homem	Secreta os hormônios somatostatina, hormônio liberador de hormônio luteinizante (LHRH), motilina; contém células sensíveis à angiotensina II; é um mediador neuroendócrino
Órgão subfornicial (OSF)	Capilares com fenestrações entre os forames interventriculares e inferiormente aos fórnices	Secreta somatostatina e LHRH nas terminações nervosas; contém células sensíveis à angiotensina II; é essencial na regulação do equilíbrio hídrico ("centro da sede")
Órgão subcomissural (OSC)	Continuação do corpo pineal; recobre a comissura epitalâmica na transição do terceiro ventrículo para o aqueduto do mesencéfalo	Estende uma fibra não modelada contendo glicoproteínas para o aqueduto, que pode seguir até o canal central da medula espinal (fibra de Reissner); manutenção da barreira hematencefálica; a função do órgão não está totalmente clara
Área postrema (AP)	Órgão pareado no assoalho da extremidade caudal da fossa romboide, amplamente vascularizado	Zona de desencadeamento do reflexo de vômito (ausência da barreira hematencefálica!); atrofia no homem na segunda metade da vida

A Posição dos órgãos circunventriculares

Corte mediano, vista esquerda. Os órgãos circunventriculares são:

- Neuro-hipófise com região neuro-hemal (ver p. 350)
- Plexo corióideo (ver p. 315)
- Corpo pineal (ver Figura **D**, p. 353), bem como
- Órgão vascular da lâmina terminal, órgão subfornicial, órgão subcomissural e área postrema (ver **B**).

Os órgãos circunventriculares (ependimais) apresentam características estruturais em comum. São formados por um epêndima modificado, têm relações anatômicas com os ventrículos encefálicos (LCS ventricular) e espaço subaracnóideo (LCS subaracnóideo) e situam-se no plano mediano (exceção: plexo corióideo, mas este se *desenvolve* a partir de um brotamento ímpar, do plano mediano). A barreira hematencefálica neste órgão normalmente não existe (ver **C** e **D**; exceção: órgão subcomissural).

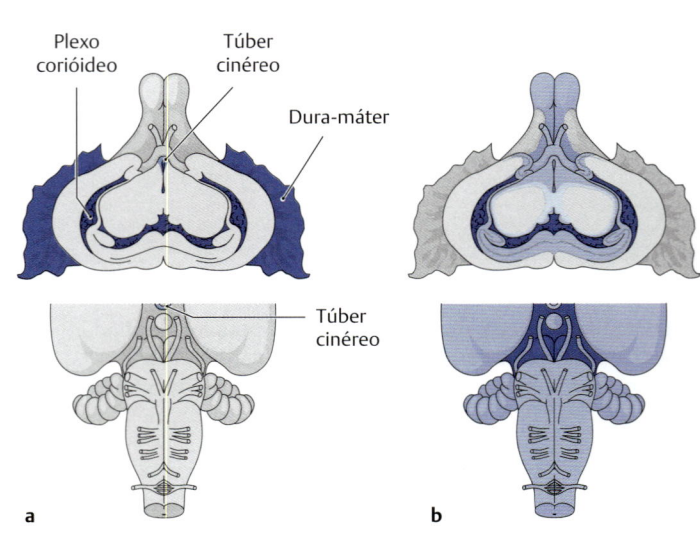

Plexo corióideo — Túber cinéreo — Dura-máter — Túber cinéreo

a   b

C Detecção das barreiras teciduais no encéfalo (segundo Kahle)

a Barreira hematencefálica; **b** Barreira hematoliquórica. A porção superior da figura mostra a vista caudal de um corte transversal do encéfalo de um coelho, e a parte inferior uma vista do tronco encefálico. A função dessas barreiras consiste na proteção do encéfalo contra a penetração de substâncias nocivas, provenientes da corrente sanguínea. Além de macromoléculas, essas substâncias também podem ser pequenas (fármacos!), o que enfatiza a sua importância na farmacoterapia.

a Detecção da barreira hematencefálica: após *injeção intravenosa* do corante azul de tripano (1ª prova de Goldmann), quase todos os órgãos, com exceção do encéfalo e da medula espinal, coram-se em azul; a dura-máter e o plexo corióideo também apresentam um azul intenso. Uma coloração azul fraca é observada no túber cinéreo (região neuro-hemal da neuro-hipófise), na área postrema e nos gânglios espinais (interrupção da barreira hematencefálica nessas áreas). Em caso de *icterícia* essa distribuição de corante ocorre de forma natural: o pigmento biliar impregna — de forma análoga à 1ª prova de Goldmann — todos os órgãos, com exceção do encéfalo e da medula espinal.

b Detecção da barreira hematoliquórica: quando o contraste é *injetado no LCS* (2ª prova de Goldmann), o encéfalo e a medula espinal são realçados de forma difusa, a partir das suas superfícies, enquanto o restante do corpo não o é. Isso mostra a existência de uma barreira entre o LCS e o sangue, mas não entre o LCS e o SNC.

D Barreira hematencefálica e barreira hematoliquórica
a Tecido encefálico normal com barreira hematencefálica; **b** Barreira hematoliquórica no plexo corióideo.

a No tecido encefálico normal, a barreira hematencefálica é formada essencialmente por zônulas de oclusão impermeáveis entre as células endoteliais dos capilares. Por esta razão, no SNC, o transporte paracelular de substâncias hidrofílicas, a partir dos capilares para o tecido subjacente e também no sentido contrário, não é possível. Importantes substâncias hidrofílicas, de cujo influxo o SNC é dependente, são transportadas através da barreira com o auxílio de mecanismos específicos (p. ex., a glicose é levada por transportadores GLUT1, dependentes de insulina).

b No plexo corióideo e em outros órgãos circunventriculares (ver **A**), o endotélio fenestrado dos capilares permite a passagem livre de substâncias da corrente sanguínea para o tecido encefálico e vice-versa; portanto, não existe barreira hematencefálica. A barreira entre o tecido encefálico e o líquido cerebrospinal dos ventrículos encefálicos é formada, nesta região, por zônulas de oclusão entre as células do epitélio simples cúbico do plexo corióideo (células ependimárias modificadas) ou entre as células ependimárias do revestimento ventricular; ou seja, em vez de a barreira de difusão ser no endotélio capilar, ela está situada nas células ependimárias ou nas células cúbicas do revestimento dos plexos corióideos.

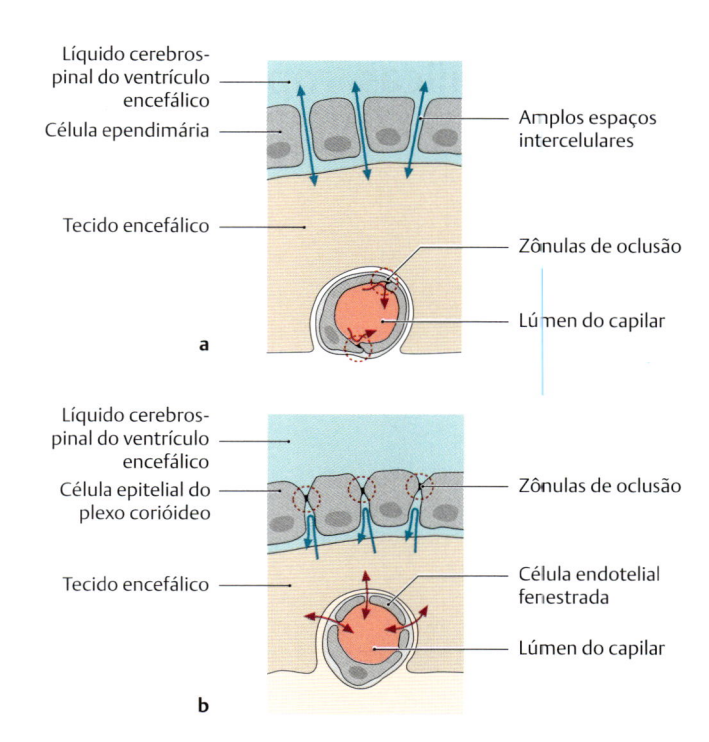

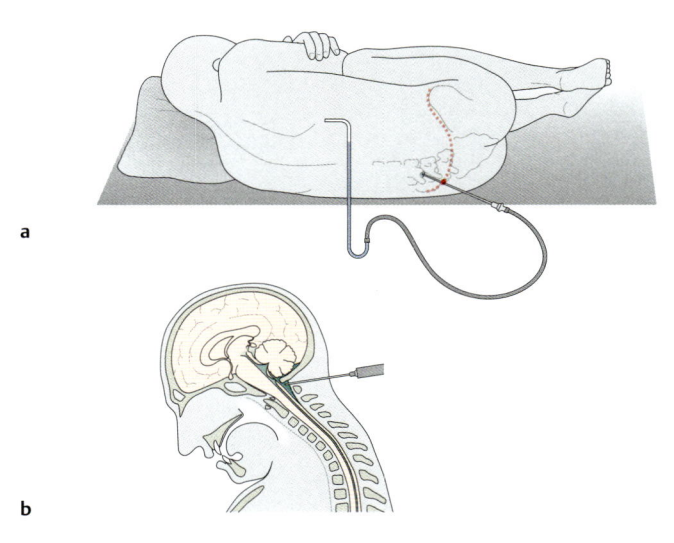

E Obtenção de líquido cerebrospinal
a Punção lombar: é o *método de escolha* para a coleta de LCS. Uma agulha é inserida na linha mediana entre os processos espinhosos de L III/ L IV e o saco da dura-máter (cisterna lombar) é puncionado. Quando se conecta um manômetro, como mostrado aqui, a pressão liquórica pode ser medida, ao mesmo tempo, para fins diagnósticos. Em caso de aumento da pressão intracraniana, este método não deve ser usado, porque pode causar descompressão repentina, levando à compressão do tronco encefálico no forame magno. Esta compressão age também sobre centros vitais no bulbo (medula oblonga), podendo levar o paciente à morte. Portanto, antes de realizar a punção lombar, o médico deve procurar indícios de aumento da pressão intracraniana (entre outros, papiledema, ver p. 171).
b Punção suboccipital: deve ser feita somente em *casos excepcionais*, quando a punção lombar não for possível (tumor na região da medula espinal), visto que apresenta grande risco de morte para o paciente. O risco letal ocorre pela punção ser feita através da cisterna magna (cisterna cerebelobulbar), possibilitando a lesão de centros vitais no bulbo (medula oblonga).

F Comparação entre o líquido cerebrospinal e o soro do sangue
O LCS é obtido para fins diagnósticos: inflamação do encéfalo e de suas meninges, bem como sangramentos no espaço liquórico e metástases tumorais podem ser diagnosticados por meio do exame do LCS. Como pode ser visto no quadro, o LCS é mais do que um produto puro de ultrafiltração do soro sanguíneo; sua função principal é conferir ao encéfalo uma proteção mecânica. Devido a essa proteção do SNC imerso no LCS, o encéfalo pesa somente 50 g (em vez de cerca de 1.300 g).

	LCS	Soro
Pressão	5–18 cm H_2O	
Volume	100–160 mℓ	
Osmolaridade	292–297 mosm/ℓ	285–295 mosm/ℓ
Eletrólitos		
Sódio	137–145 mmol/ℓ	136–145 mmol/ℓ
Potássio	2,7–3,9 mmol/ℓ	3,5–5,0 mmol/ℓ
Cálcio	1–1,5 mmol/ℓ	2,2–2,6 mmol/ℓ
Cloreto	116–122 mmol/ℓ	98–106 mmol/ℓ
pH	7,31–7,34	7,38–7,44
Glicose	2,2–3,9 mmol/ℓ	4,2–6,4 mmol/ℓ
Quociente glicose liquórica/sérica	>0,5–0,6	
Lactato	1–2 mmol/ℓ	0,6–1,7 mmol/ℓ
Proteína total	0,2–0,5 g/ℓ	55–80 g/ℓ
Albumina	56–75%	50–60%
IgG	0,01–0,014 g/ℓ	8–15 g/ℓ
Leucócitos	<4/µℓ	
Linfócitos	60–70%	

317

5.4 Projeção dos Espaços Liquóricos e de Outras Estruturas Encefálicas Importantes no Crânio

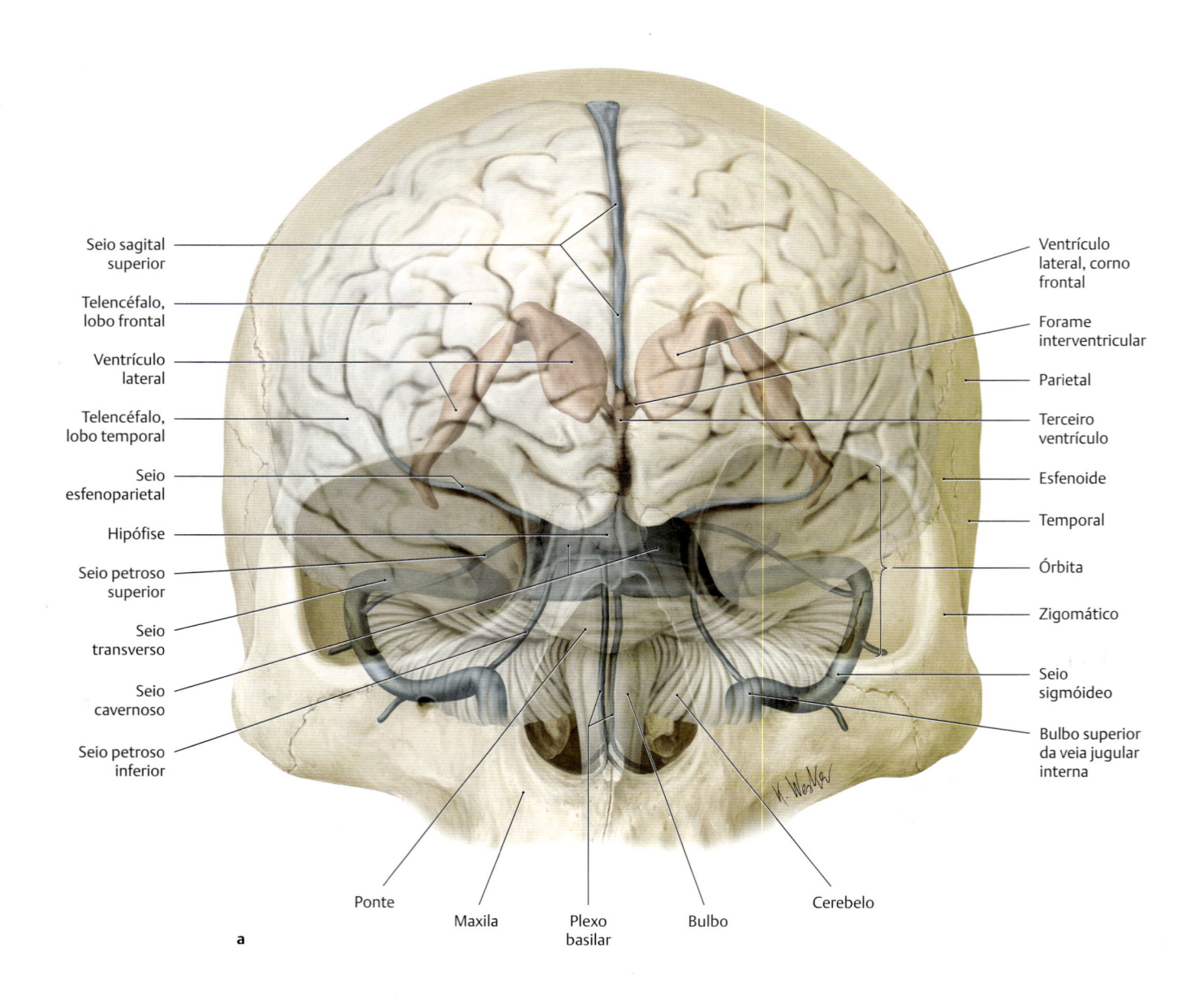

Seio sagital superior
Telencéfalo, lobo frontal
Ventrículo lateral
Telencéfalo, lobo temporal
Seio esfenoparietal
Hipófise
Seio petroso superior
Seio transverso
Seio cavernoso
Seio petroso inferior

Ventrículo lateral, corno frontal
Forame interventricular
Parietal
Terceiro ventrículo
Esfenoide
Temporal
Órbita
Zigomático
Seio sigmóideo
Bulbo superior da veia jugular interna

Ponte
Maxila
Plexo basilar
Bulbo
Cerebelo

a

A Projeção de estruturas encefálicas importantes no crânio
a Vista frontal; **b** Vista esquerda.
No telencéfalo sobressaem os lobos frontal e temporal. Na linha média, a foice do cérebro (não visível na figura) separa os dois hemisférios do telencéfalo. Do tronco encefálico, observamos a ponte e o bulbo em ambos os lados da linha média abaixo do telencéfalo. A partir da circulação venosa do cérebro (seios da dura-máter), pode-se observar, em ambos os lados, o seio sigmóideo. Dos espaços liquóricos, os cornos frontais de ambos os ventrículos laterais projetam-se anteriormente.

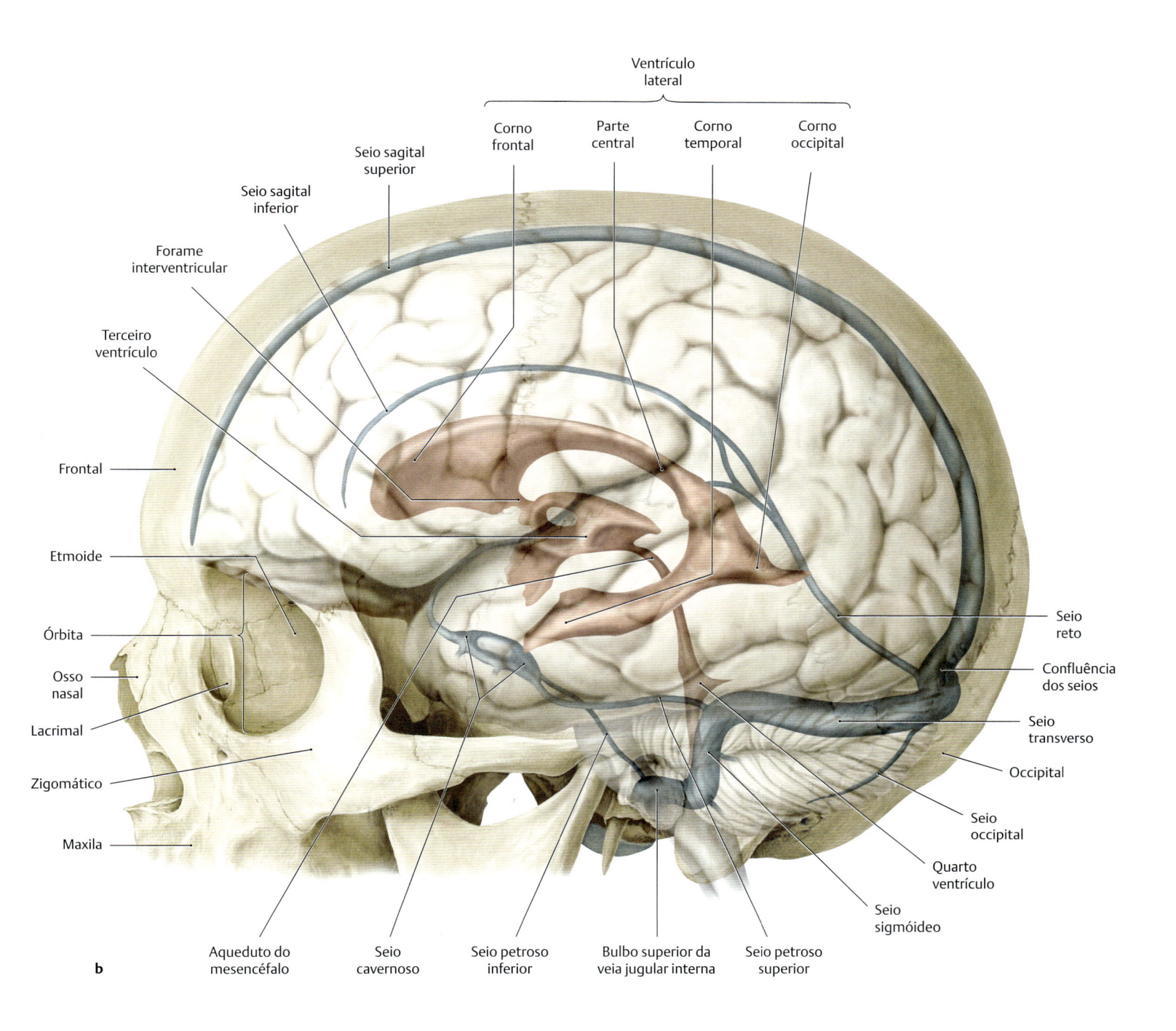

Ventrículo lateral
Corno frontal
Parte central
Corno temporal
Corno occipital
Seio sagital superior
Seio sagital inferior
Forame interventricular
Terceiro ventrículo
Frontal
Etmoide
Órbita
Osso nasal
Lacrimal
Zigomático
Maxila
Seio reto
Confluência dos seios
Seio transverso
Occipital
Seio occipital
Quarto ventrículo
Seio sigmóideo

b
Aqueduto do mesencéfalo
Seio cavernoso
Seio petroso inferior
Bulbo superior da veia jugular interna
Seio petroso superior

Na vista esquerda (**b**), evidencia-se a relação entre os lobos do cérebro e as fossas do crânio. O lobo frontal está localizado na fossa anterior do crânio; o lobo temporal, na fossa média do crânio; e o cerebelo, na fossa posterior do crânio. Os seios da dura-máter mais importantes a serem mencionados são: seios sagitais superior e inferior, seio reto, seio transverso, seio sigmóideo e seio cavernoso.

6.1 Desenvolvimento e Estrutura Externa

A Organização dos hemisférios cerebrais
a Vista do hemisfério esquerdo a partir da esquerda; **b** Vista do hemisfério direito a partir da esquerda; **c** Vista basilar no cérebro intacto. O nervo óptico foi removido em ambos os lados, o tronco encefálico foi seccionado na altura do mesencéfalo.

Embora ambos os hemisférios sejam *morfologicamente* quase simétricos, neste livro, o hemisfério esquerdo é mais comumente mostrado. A razão para isso é a assimetria *funcional* do cérebro: algumas funções – como a produção e a compreensão da linguagem – estão localizadas apenas em um hemisfério, e muito mais comumente no esquerdo do que no direito. O hemisfério esquerdo é, então, referido como "dominante" porque ele tem a aptidão da linguagem. Os sulcos e giros visíveis nos hemisférios fornecem ao cérebro uma área de superfície para o córtex de aproximadamente 2.200 cm². Algumas **estruturas-"guia"** podem ser usadas para orientação:

- Os giros pré-central e pós-central contêm entre eles o sulco central
- Acima (parietal) do giro temporal superior está localizado o sulco lateral, que termina diretamente no sulco supramarginal (ver p. 322)
- Inferiormente no cérebro – geralmente melhor visível na face medial –, está localizado o sulco parietoccipital
- Na face medial observa-se o corpo caloso (via comissural) e, parietal a ele, o giro cingulado.

Com a ajuda dessas estruturas, podem ser distinguidos os **6 lobos do telencéfalo** – parcialmente do ponto de vista evolutivo, parcialmente, de forma voluntária, do ponto de vista topográfico:

- Topograficamente: o sulco central separa o *lobo frontal* e o *lobo parietal* (**a**); o sulco lateral delimita o *lobo temporal* superiormente (**a**); no fundo do sulco lateral está localizado o *lobo insular* (ínsula, **Ba**); o sulco parietoccipital (como o nome indica) separa o *lobo occipital* do *lobo parietal* (**b**)
- Do ponto de vista evolutivo: o *lobo límbico* – especialmente visível na face medial através do giro do cíngulo (**b**) – é, do ponto de vista evolutivo, mais antigo do que os lobos referidos anteriormente.

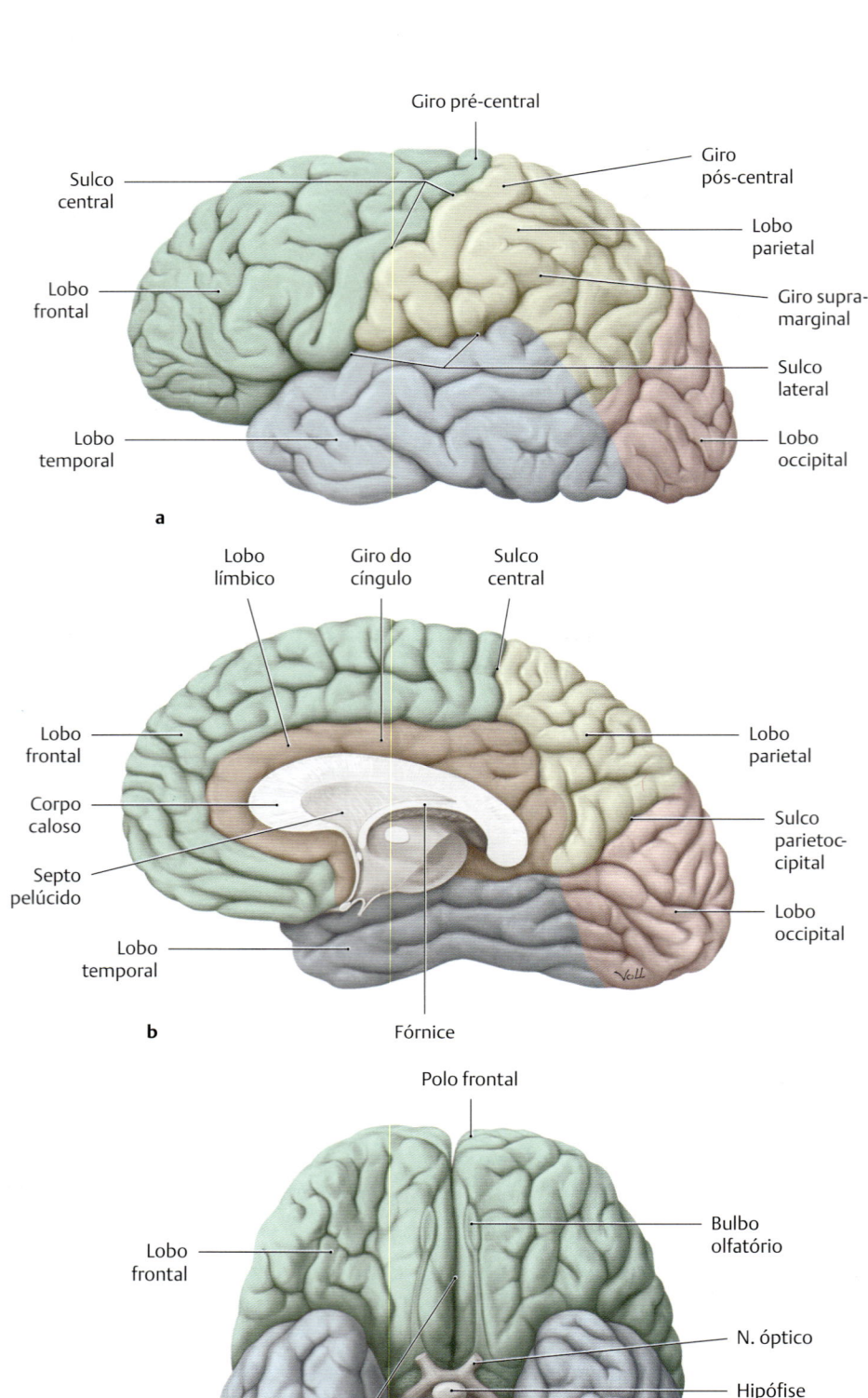

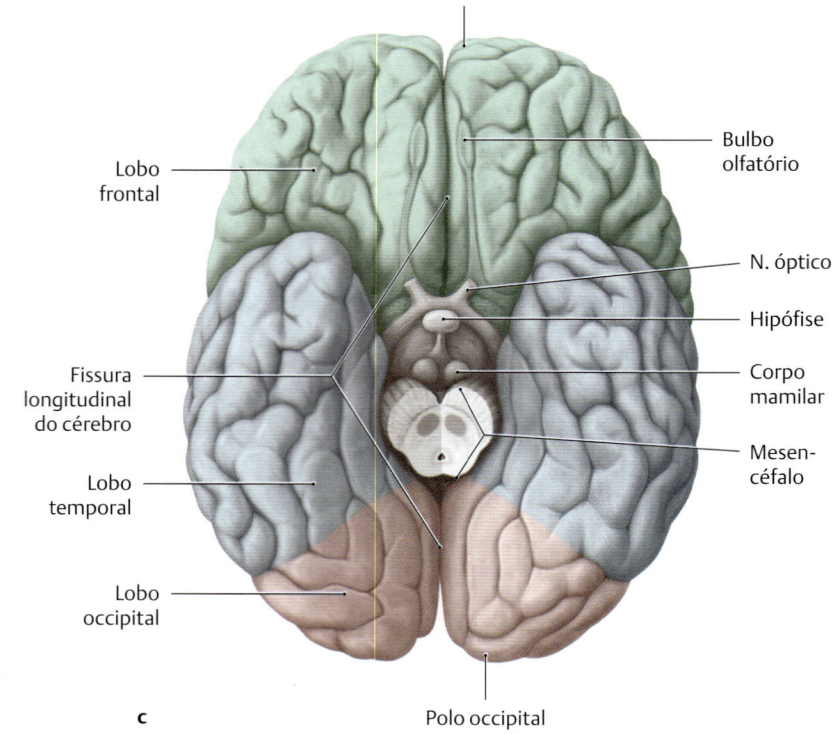

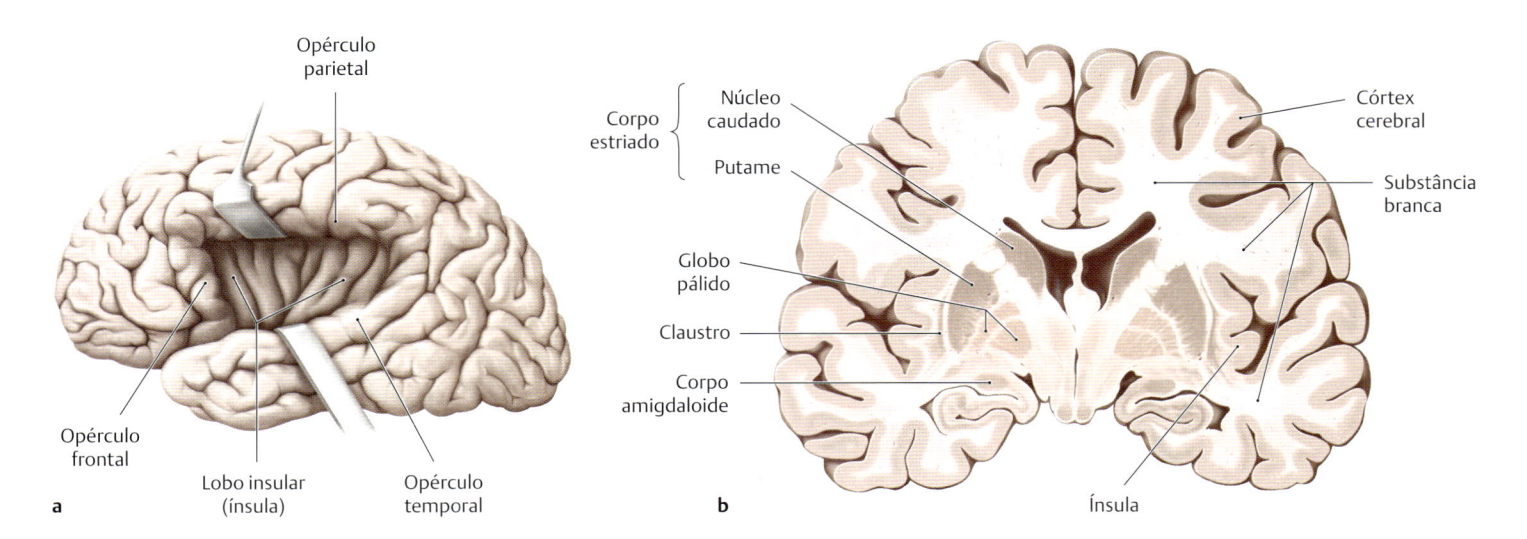

B Substâncias cinzenta e branca no telencéfalo

a Hemisfério cerebral esquerdo, vista esquerda, o sulco lateral foi expandido; **b** Corte frontal do cérebro.

a A ínsula, que está localizada profundamente, torna-se visível apenas após a expansão do sulco lateral; no cérebro intacto, ela é externamente coberta por partes do lobo adjacente. Essas seções são chamadas de opérculos.

b No corte frontal, observa-se a divisão entre as substâncias branca e cinzenta. Em relação à subdivisão do pálio (córtex cerebral), pode-se subdividir o córtex em neo, arqui e paleocórtex. Ao passo que o neocórtex atual (também chamado isocórtex) é microscopicamente composto por 6 camadas, o arquicórtex e o paleocórtex (também

chamados conjuntamente de alocórtex) apresentam um número menor de camadas. Para detalhes, ver pp. 326 e 330. Na substância branca – *subcortical* – estão localizados grupos de neurônios sob a forma de núcleos. O núcleo caudado, o putame (em conjunto, chamados de corpo estriado em razão das listras) e o globo pálido, devido à sua localização na base do telencéfalo, são também denominados núcleos da base (também, *erroneamente*, *gânglios* da base). Além disso, há os núcleos anatomicamente não incluídos entre os núcleos *da base*, como o corpo amigdaloide no lobo temporal e o claustro diretamente subcortical ao lobo insular. A ínsula, os referidos núcleos e as seções de ambos os ventrículos laterais caracterizam, assim, a imagem seccional.

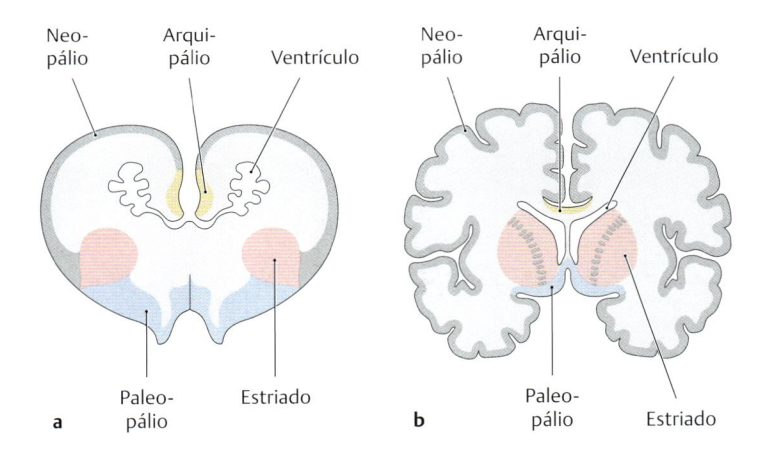

C Desenvolvimento do córtex e dos núcleos da base

a Cérebro embrionário; **b** Cérebro adulto; ambos em corte frontal.

Do ponto de vista evolutivo, o cérebro inteiro pode ser dividido macroscopicamente em 3 diferentes seções antigas. A substância branca (medula) e a substância cinzenta, localizada na sua parte externa (córtex), são denominadas, em conjunto, pálio. Cronologicamente, podem ser distinguidos, então, o *paleopálio*, o *arquipálio* e *neopálio* (para detalhes, ver **D**). Quanto mais recente é a camada do pálio, maior é a sua proporção no cérebro. Durante o desenvolvimento embrionário, o cérebro forma uma invaginação de uma parte do neopálio, a chamada ínsula (ver **Ba**). Além disso, os neurônios da região cortical do neopálio são deslocados para dentro da medula e nela formam uma parte dos chamados núcleos da base (o estriado, ver p. 336). A ínsula e os núcleos da base são, por conseguinte, estruturas-guia marcantes de um corte frontal.

D Denominação ontogenética das principais partes do telencéfalo

Denominação ontogenética	Estrutura do cérebro embrionário	Estrutura(s) do cérebro adulto	Estrutura cortical
Paleopálio (parte mais antiga)	Parte inferior dos hemisférios	• Rinencéfalo (bulbo olfatório mais a região vizinha)	Alocórtex, ver p. 330
Arquipálio (parte antiga)	Parte medial da parede do hemisfério	• Corno de Ammon (maior parte, não visível aqui) • Indúsio cinzento • Fórnice (todas as três estruturas, ver a partir da p. 332)	Alocórtex
Neopálio (parte mais recente)	A maior parte da superfície cerebral mais o corpo estriado deslocado para dentro	• Neocórtex (córtex), a maior parte do córtex cerebral • Ínsula • Corpo estriado	Isocórtex, ver p. 326

6.2 Sulcos e Giros do Telencéfalo: Face Convexa do Cérebro e Base do Telencéfalo

Introdução

A superfície do cérebro é morfologicamente caracterizada por numerosas circunvoluções (*giros*) que se distinguem umas das outras pelas depressões (*sulcos*) localizadas entre elas. Em seres humanos, a forma dos giros e sulcos segue um padrão básico que, entretanto, varia grandemente: pode-se observar ainda no mesmo cérebro diferenças entre esquerda e direita. Isso explica por que a "morfologia de superfície" concreta dos cérebros varia em livros didáticos: os livros didáticos podem mostrar apenas uma foto "média" do aspecto de muitos cérebros. As figuras a seguir mostram os giros e sulcos oficialmente nomeados na Terminologia Anatômica.

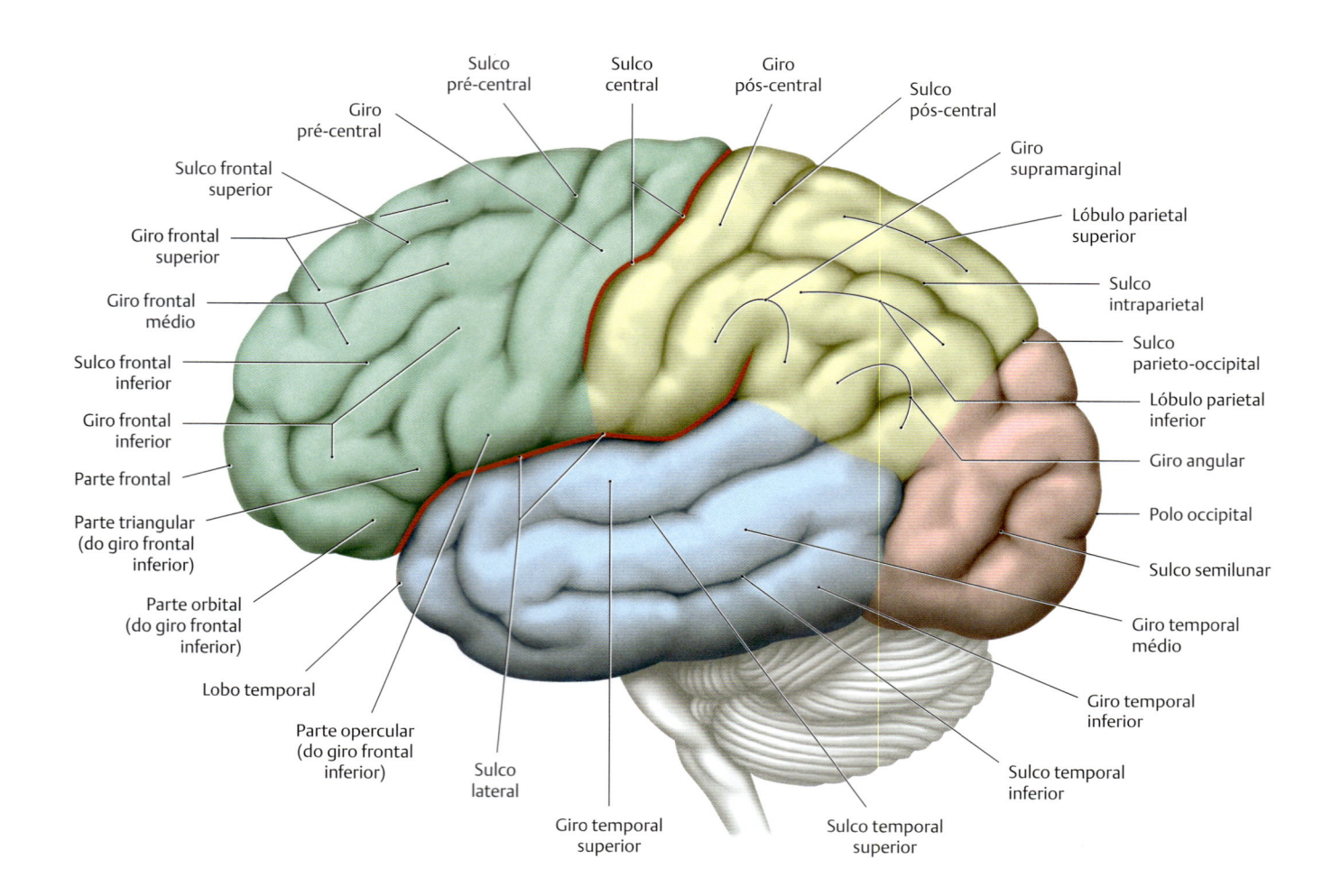

A Giros e sulcos da face convexa do cérebro

Hemisfério cerebral esquerdo, vista lateral.

O ponto de orientação mais importante no cérebro é o *sulco central*, que aqui está especialmente bem visível. Ele não deve ser confundido com os sulcos adjacentes, os *sulcos pré- e pós-central*!

Três características morfológicas são frequentemente atribuídas ao sulco central:

- O maior sulco no cérebro
- Percorre a zona cortical parassagital na face medial do cérebro (ver **A**, p. 324)
- "Desemboca" no sulco lateral, que também é especialmente bem visível aqui.

Na verdade, o sulco central raramente apresenta todas as três características, e não raramente ele não apresenta nenhuma dessas características.

Pode-se, então, com ajuda da "*regra dos dois dedos*", encontrar este sulco na superfície do cérebro: colocam-se o dedo indicador e o dedo médio (então adjacentes) de uma das mãos na parte superior e sobre o mesmo hemisfério cerebral, de modo que os dedos se posicionem sobre as convoluções, que, mais aproximadamente, correspondem ao curso longitudinal dos dois dedos e estão, portanto, mais ou menos paralelas (e apenas não são muito sinuosas). O dedo indicador se posiciona, então, no giro pré-central, o dedo médio, no giro pós-central, e o espaço entre os dedos corresponde ao sulco central.

Observação: As numerosas denominações podem ser muito melhor memorizadas quando se considera que muitos giros são nomeados de acordo com sua posição no respectivo lobo (p. ex., *giro frontal superior*, com a sua localização superior no lobo frontal, ou *giro temporal médio*, com a sua localização como intermediário de três giros no lobo temporal).

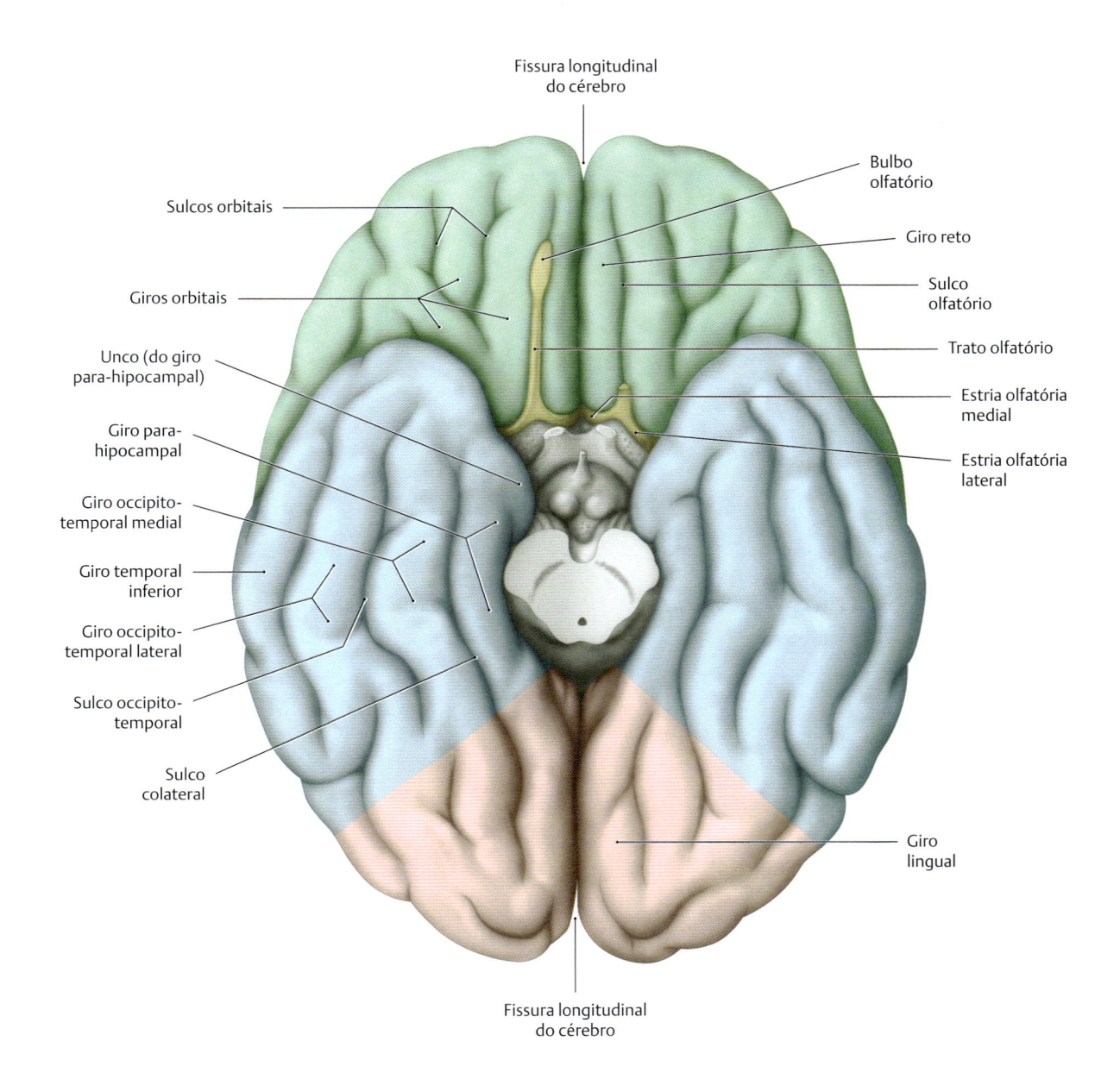

Fissura longitudinal
do cérebro

Sulcos orbitais

Giros orbitais

Unco (do giro
para-hipocampal)

Giro para-
hipocampal

Giro occipito-
temporal medial

Giro temporal
inferior

Giro occipito-
temporal lateral

Sulco occipito-
temporal

Sulco
colateral

Bulbo
olfatório

Giro reto

Sulco
olfatório

Trato olfatório

Estria olfatória
medial

Estria olfatória
lateral

Giro
lingual

Fissura longitudinal
do cérebro

B Giros e sulcos da base do telencéfalo

Vista basilar do cérebro (de baixo).

Em particular, as convoluções na base dos lobos temporais às vezes são topograficamente difíceis de delimitar. Isso se aplica, por exemplo, aos dois *giros occipitotemporais*. As representações nos livros didáticos variam como apropriado. Proeminentes são, no entanto, os *giros retos* (convoluções *retas*, em si uma contradição) localizados no lobo central, e os *giros orbitais*, que se encontram no crânio diretamente sobre o teto da *órbita*. A comparação com a Figura **A** mostra a "*posição marginal*" do *giro temporal inferior*: ele está visível tanto na vista lateral (como o limite inferior do lobo temporal) quanto na vista inferior (como limite lateral do lobo temporal). Na base do cérebro também é aparente uma parte muito antiga – paleocortical – do cérebro, que morfologicamente lembra mais um nervo do que uma seção do córtex, porque ela não tem nenhuma convolução: o *bulbo* e o *trato olfatório*. Histologicamente, esta parte do paleocórtex apresenta, no entanto, estrutura cortical.

Observação: No lobo occipital, muito próximo da fissura longitudinal do cérebro, está localizado o giro lingual. No entanto, a sua forma de "língua" não é reconhecida pela vista basilar, apenas pela medial (ver **A**, p. 324). Embora morfologicamente ele aparentemente siga, por assim dizer, o giro para-hipocampal – a convolução totalmente medial no lobo temporal – para trás, as duas convoluções não têm, funcionalmente, nada em comum: enquanto o *giro para-hipocampal* pertence ao sistema límbico, na margem superior do *giro lingual* encontra-se uma parte do córtex visual. A "separação" dos dois giros é esclarecida na Figura **A**, p. 324.

6.3 Sulcos e Giros do Telencéfalo: Face Medial do Cérebro e Ínsula

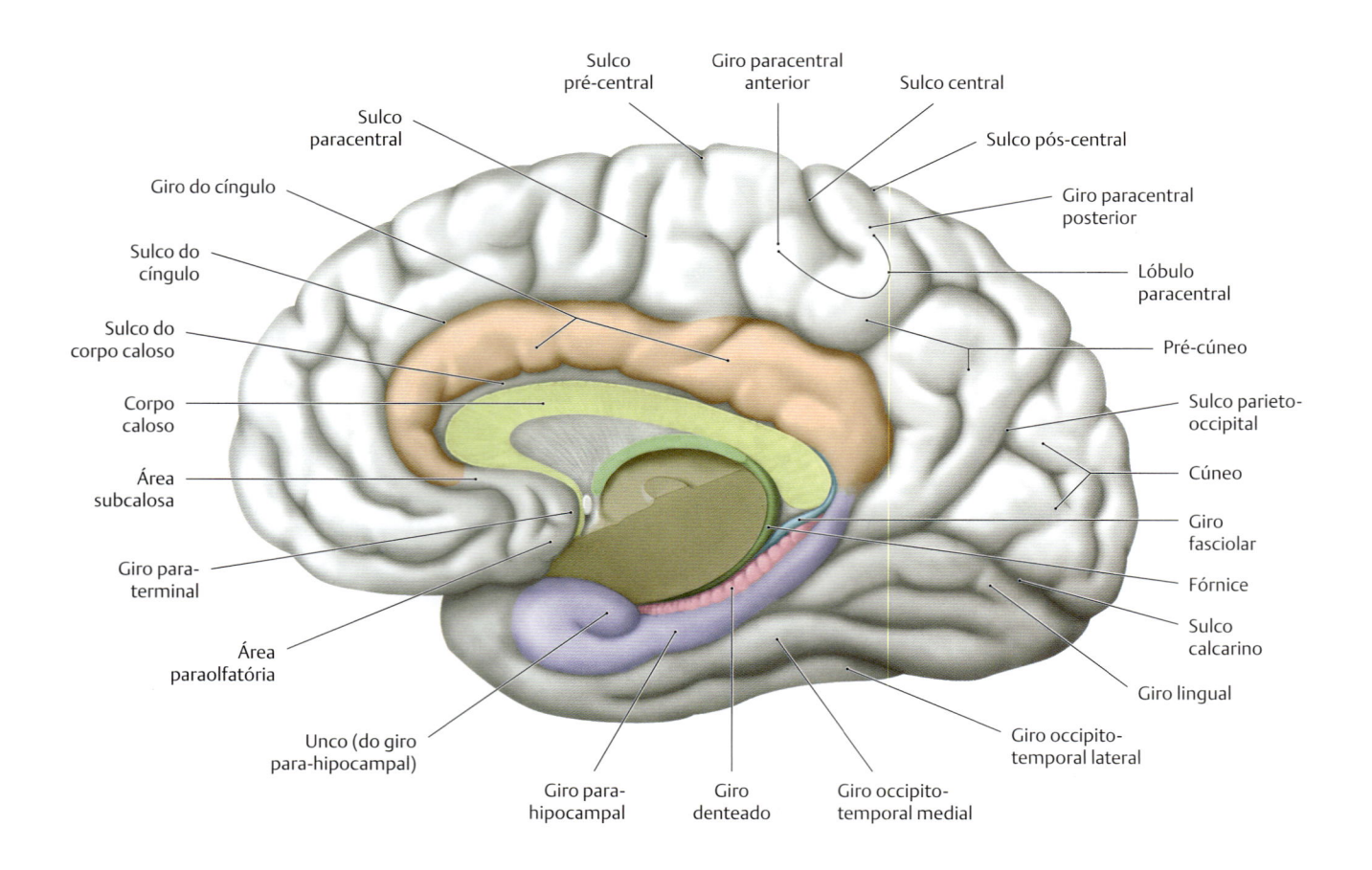

A Giros e sulcos da face medial do cérebro

Hemisfério cerebral direito, vista esquerda; o tronco encefálico e partes basais do diencéfalo (superfície de corte!) foram separados.

O corte mediano permite a vista da face medial do cérebro. Como um ponto de orientação marcante é apresentado o corpo caloso (sem convoluções, e sim uma via para a ligação dos hemisférios direito e esquerdo. As seguintes estruturas são bem observadas:

- Diretamente acima do corpo caloso, está localizado o *giro do cíngulo*, que o circunda como um cinto. Ele pertence ao sistema límbico
- Basilar ao corpo caloso estão localizadas estruturas que são muitas vezes referidas como "formação hipocampal". As partes da formação hipocampal "não são tão facilmente visíveis de fora". Trata-se do chamado *hipocampo propriamente dito* (em seu nome não há a palavra "giro") e do giro denteado com a sua superfície denteada. Para se obter vista do giro denteado, normalmente, as convoluções adjacentes devem ser parcialmente removidas ou separadas na preparação. O giro denteado está localizado na parte superior e um pouco medialmente no hipocampo propriamente dito; este, portanto, "ainda não" é visível nesta vista. O giro denteado e especialmente o hipocampo propriamente dito encontram-se, assim, quase no cérebro "enrolados" no lobo temporal; ambas as estruturas são incluídas no sistema límbico e são responsáveis pelo processamento de funções no

contexto da aprendizagem, memória e emoção (para a representação do hipocampo propriamente dito, ver pp. 330 a 333). O fórnice, também altamente visível, é uma via (do sistema límbico) do hipocampo para o diencéfalo.

No corte mediano, pode-se ver também algumas características morfológicas que não são tão claras quando se observa a face convexa ou basilar do cérebro:

- O giro lingual tem a forma de uma língua, ele é limitado superiormente pelo sulco calcarino. A ele se liga uma região do cérebro em forma de cunha, o cúneo, que por sua vez é delimitado pelo sulco parieto-occipital. Adjacente ao cúneo está a região do pré-cúneo. Na margem superior do giro lingual e na margem inferior do cúneo – limitado marginalmente pelo sulco calcarino – encontra-se o córtex visual primário (ver p. 329)
- A separação do giro lingual e do giro para-hipocampal é agora visível
- O giro para-hipocampal continua para trás e acima no giro do cíngulo. Ambas as convoluções estão ligadas por uma longa via de associação, localizada na substância branca do giro e, portanto, não visível aqui – o cíngulo
- A extremidade frontal do giro para-hipocampal é "dobrada" em forma de gancho.

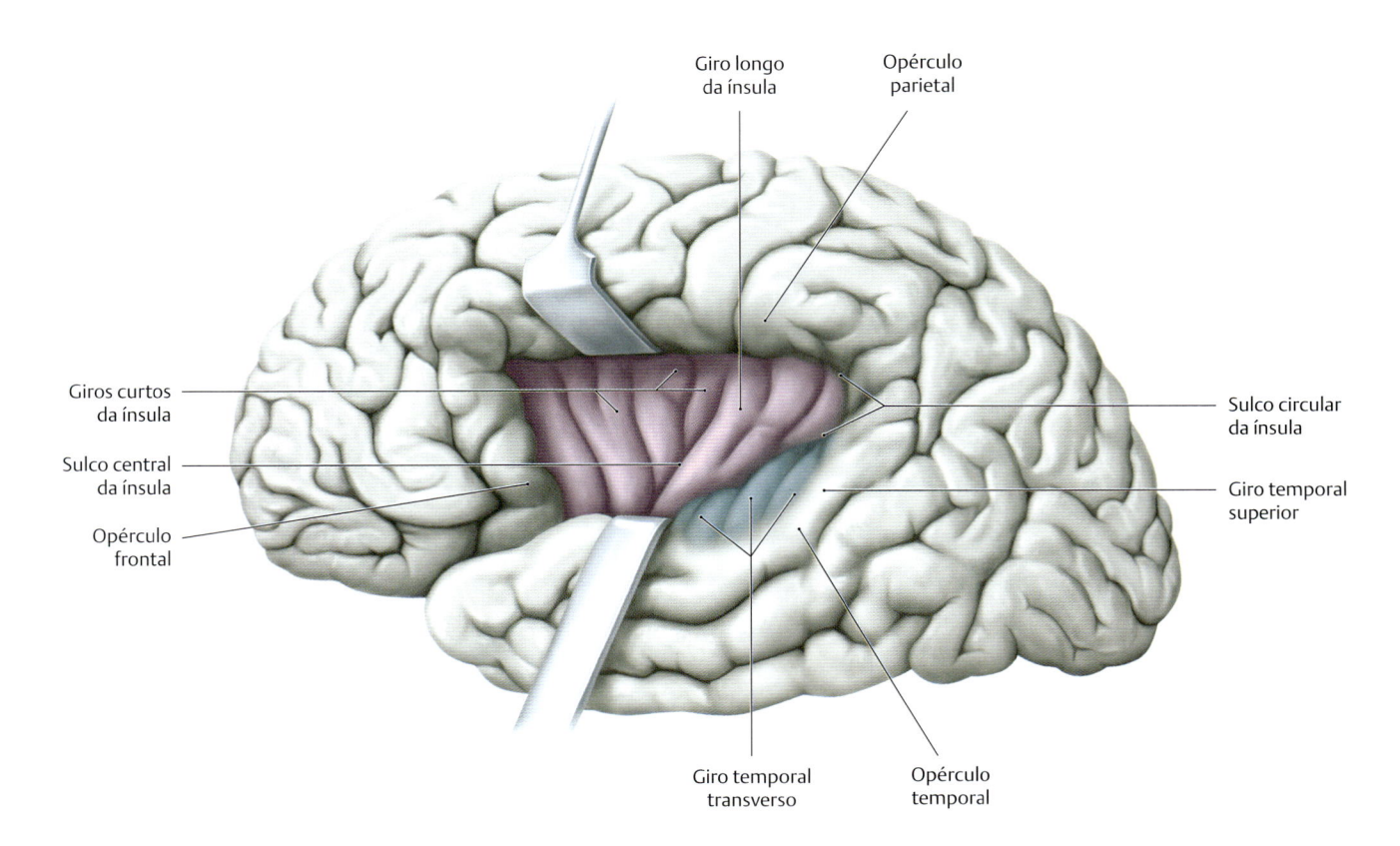

Giro longo da ínsula
Opérculo parietal
Giros curtos da ínsula
Sulco central da ínsula
Opérculo frontal
Sulco circular da ínsula
Giro temporal superior
Giro temporal transverso
Opérculo temporal

B Giros e sulcos da ínsula e do centro de Heschl

Hemisfério cerebral esquerdo, vista do lado esquerdo; sulco lateral com ganchos abertos para possibilitar uma "vista profunda". São visíveis:

- A *ínsula* (não visível no cérebro intacto) com os seus giros insulares
- Os *giros temporais transversos* (giros de Heschl, centro de Heschl, centro de inserção cortical do sistema auditivo!) na superfície do giro temporal superior na sua terminação occipital.

Os giros temporais transversos e os giros insulares não se tocam; eles são separados entre si pelo sulco circular da ínsula. A ínsula, no entanto, não está isolada como uma ilha, ela é ligada pelo seu córtex ao córtex dos lobos circundantes. As partes desses lobos que cobrem a ínsula no cérebro intacto, superior e inferiormente, como pequenas capas (opérculos), foram aqui afastadas pelos ganchos:

- O *opérculo parietal* (parte do lobo parietal que cobre a ínsula superiormente) e
- O *opérculo temporal* (parte do lobo temporal que cobre a ínsula inferiormente).
- Uma pequena seção do lobo frontal que cobre a ínsula anteriormente, o *opérculo frontal*, é mantido em sua posição. Ele é importante, já que no opérculo frontal – na maioria das pessoas, no lado esquerdo – está localizado o centro motor de linguagem de Broca.

C Giros e sulcos: variantes

As figuras anteriores dos giros e sulcos (ver também a partir da p. 322) representam um padrão básico praticamente normalizado da sua disposição. Na verdade, existem variações individuais reais tanto no que diz respeito à forma dos giros quanto à expressão dos sulcos localizados entre eles. Os sulcos podem variar significativamente, especialmente no que se refere a sua profundidade; no entanto, os giros adjacentes na parte inferior dos sulcos são sempre conectados entre si. Em lugares onde os sulcos são normalmente muito superficiais, eles podem, na gama de variação, estar tão "estendidos", que os giros aparentemente separados deles não são mais percebidos como duas unidades separadas: a conexão dos dois giros é visível na superfície. Em tal cérebro, giros individuais – ausência de definição na proximidade – podem, eventualmente, não ser mais identificados de forma simples. Isso é especialmente comum na base do crânio em casos em que geralmente não há uma distinção entre os dois giros occipitotemporais. Portanto, para o propósito de uma terminologia rigorosa, uma classificação de giros individuais pode não ser possível.

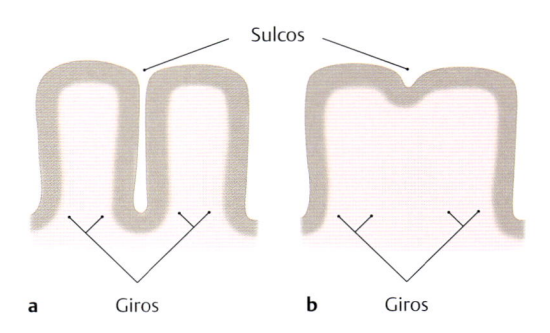

Sulcos
a Giros
b Giros

Esta figura mostra um corte transversal de dois giros adjacentes com o sulco entre eles: na parte **a** da figura, o sulco é muito profundo, e ambos os giros são bem distintos entre si; na parte **b** da figura, o sulco é tão superficial que ele pode não ser percebido em uma vista externa da superfície; então, uma distinção morfológica dos giros não seria possível.

6.4 Estrutura Histológica e Organização Funcional do Córtex Cerebral

A Estrutura histológica do córtex cerebral

Do ponto de vista microscópico, o neocórtex (ou isocórtex) pode ser evidenciado por um método de impregnação por sais de prata (**a**) ou pelo método de Nissl (**b**), em que se observa – de fora para dentro – sua organização em seis camadas. Essa estrutura laminar em seis camadas é típica para a ampla maioria das áreas do isocórtex. As camadas são denominadas de acordo com seus respectivos componentes predominantes (ver **D**) e numeradas em algarismos romanos:

I Lâmina molecular: poucas células.
II/IV Lâminas granulares externa e interna: contêm neurônios estrelados e pequenos neurônios piramidais.
III/V Lâminas piramidais externa e interna: contêm neurônios piramidais – menores na camada externa, maiores na camada interna.
VII Lâmina multiforme: contém neurônios com núcleos polimórficos.

As áreas do córtex que atuam primariamente no processamento de informações são ricas em neurônios estrelados de aspecto granuloso (*córtex granular*); por isso, as lâminas granulares nessas regiões são particularmente espessas (tipicamente, por exemplo, no córtex somestésico primário, ver **Ba**). Áreas do córtex a partir das quais as informações são enviadas se apresentam com proeminentes camadas de neurônios piramidais (p. ex., o córtex motor como local de origem do trato piramidal, ver **Bb** – o chamado *córtex agranular*). A análise da distribuição dos neurônios do córtex constitui o fundamento para a subdivisão do cérebro em diferentes regiões, o que configura a chamada citoarquitetura (ver **A**, p. 328).

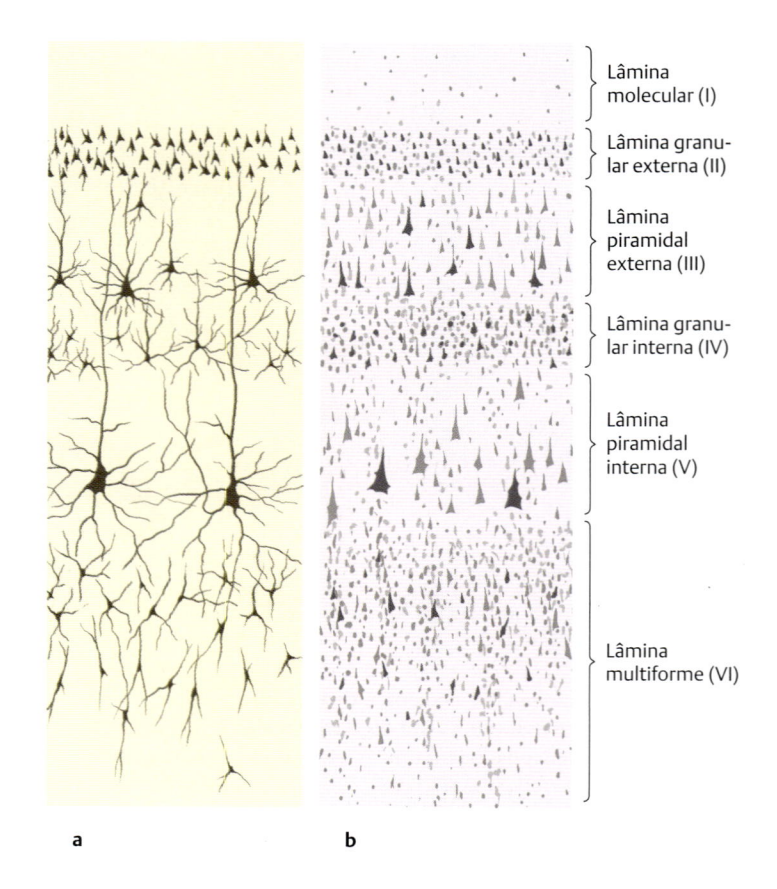

Lâmina molecular (I)
Lâmina granular externa (II)
Lâmina piramidal externa (III)
Lâmina granular interna (IV)
Lâmina piramidal interna (V)
Lâmina multiforme (VI)

a   b

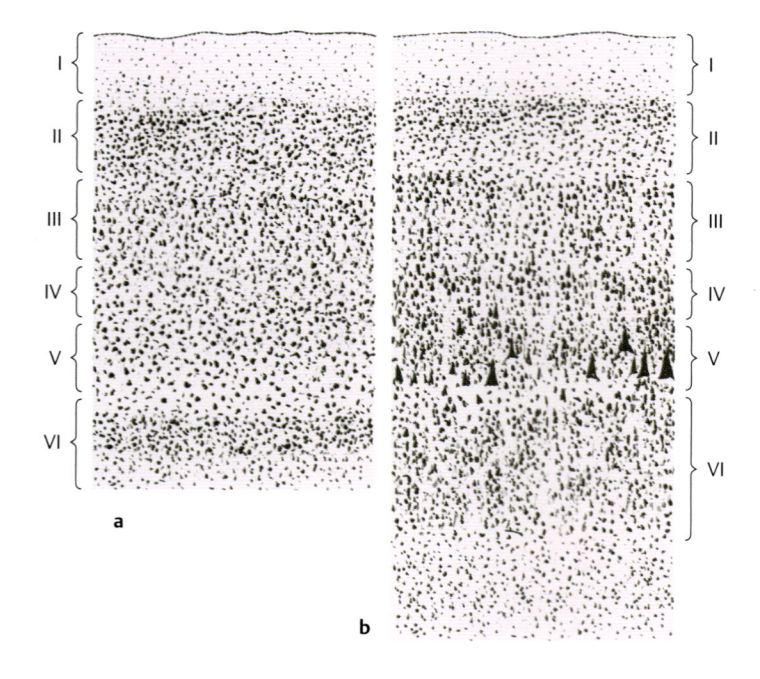

a

b

B Exemplos de córtices granular e agranular

a Córtex granular: o córtex *somestésico* primário, onde terminam as aferências advindas do tálamo, encontra-se no giro *pós*-central; em geral, é mais estreito do que o córtex *motor* primário (ver **b**). No córtex somestésico primário, observa-se que as lâminas granulares II e IV (nesta última terminam as aferências advindas do tálamo) são bastante largas (córtex *granular*, ou também chamado de coniocórtex; do grego *konio*, areia). Nesse tipo de áreas corticais terminam os grandes tratos sensoriais. Por outro lado, as lâminas piramidais III e V são pouco desenvolvidas.

b Córtex agranular: as eferências para os núcleos motores dos nervos cranianos e para a medula espinal partem do córtex *motor* primário. Ele se encontra no giro *pré*-central, e nele as lâminas de neurônios piramidais III e V estão bastante aumentadas (córtex *agranular*). Principalmente grandes neurônios piramidais são encontrados em muitas regiões da lâmina V (também denominadas neurônios piramidais de Betz, em homenagem a quem primeiro as descreveu). Seus longos axônios atingem até a região sacral da medula espinal.

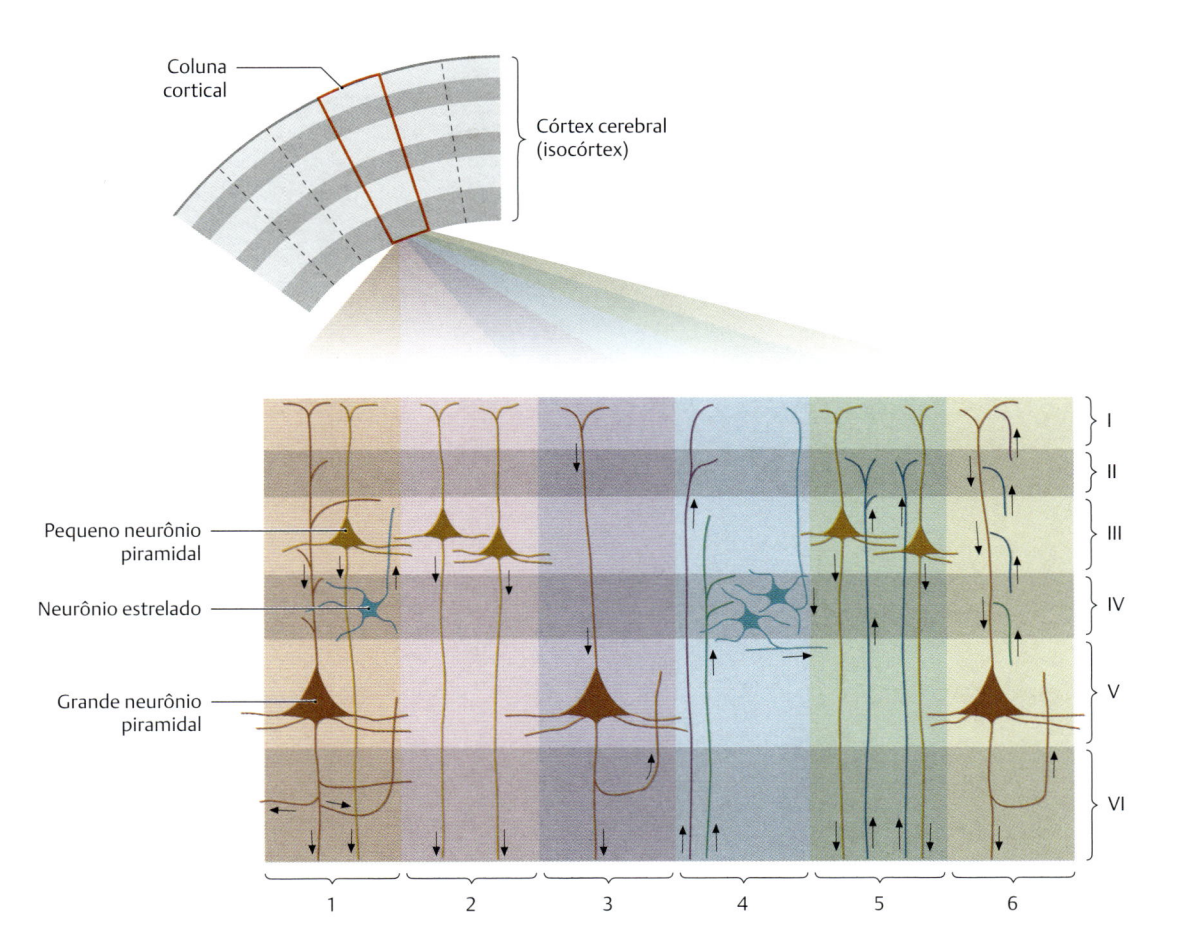

Coluna cortical

Córtex cerebral (isocórtex)

Pequeno neurônio piramidal

Neurônio estrelado

Grande neurônio piramidal

C Organização em colunas do córtex (segundo Klinke e Silbernagl)

A organização morfológica do córtex em camadas *horizontais* (ou lâminas, ver **A**) não é análoga às unidades funcionais (módulos) do córtex, que incluem todas as seis lâminas. Esses módulos são as colunas corticais, não claramente delimitadas do ponto de vista histológico, e orientadas de forma *vertical*. O córtex contém aproximadamente quatro milhões desses módulos, um dos quais está destacado aqui, de modo que os neurônios individuais, assim como seus axônios e eferências ou aferências, estejam visíveis separadamente um do outro. A *1ª coluna* reúne os neurônios que se encontram no córtex; *neurônios estrelados* (aproximadamente 2.400/módulo) e *neurônios piramidais grandes* e *pequenos* (ao todo, aproximadamente 100/módulo); ver **D**. A *2ª coluna* representa separadamente os pequenos neurônios piramidais, cujos axônios terminam no interior do próprio córtex cerebral e que representam eferências corticocorticais. Em contraste, os axônios das grandes células piramidais (*3ª coluna*) terminam nos núcleos subcorticais ou na medula espinal; essas células também formam eferências corticobulbares e corticospinais. Além disso, esses neurônios podem formar colaterais axônicos no sentido retrógrado. As aferências, que se protejam no córtex (*4ª coluna*) como fibras específicas advindas do tálamo terminam nos neurônios estrelados da lâmina IV. As fibras de associação e comissurais de outros módulos terminam, frequentemente, nos dendritos dos pequenos neurônios piramidais; consequentemente, não apresentam, em geral, especificidade com relação às lâminas (*5ª coluna*). Entretanto, os centros superiores de integração de uma coluna cortical são formados pelos grandes neurônios piramidais na lâmina V, cujo dendrito apical atinge até a camada mais superior do córtex (*6ª coluna*). Aqui terminam as fibras aferentes oriundas de diversas áreas cerebrais.

D Tipos de neurônios do córtex cerebral (simplificado)

Denominação	Definição	Qualidade
Neurônios estrelados (situados nas lâminas II e IV)	Células com axônio curto para o processamento local de informações; diferentes tipos celulares: neurônios em "cesto", células em "candelabro", células em "duplo buquê"; para detalhes, consulte livros-texto de histologia	Interneurônios inibitórios na maioria das áreas corticais, ou – principalmente nos campos sensitivos primários – o primeiro neurônio para o processamento de informações (situado na lâmina II)
Pequenos neurônios piramidais (situados na lâmina III)	Células com longo axônio, que termina no interior do próprio córtex; esses axônios são caracterizados das seguintes formas: • Fibras de associação: o axônio termina no mesmo hemisfério cerebral, porém em outra região do córtex, ou • Fibras comissurais: o axônio termina no hemisfério cerebral do lado oposto, porém em uma área semelhante do córtex, sob o ponto de vista funcional	Neurônios de projeção excitatórios, cujos axônios terminam no próprio córtex
Grandes neurônios piramidais (situados na lâmina V)	Células com axônio muito longo, que termina fora do córtex – geralmente bem distante das imediações das células de origem	Neurônios de projeção excitatórios, cujos axônios terminam fora do córtex
Neurônios granulares	Não há um tipo de neurônio específico – este grupo inclui os pequenos neurônios piramidais e os neurônios estrelados	Depende do tipo celular (ver anteriormente)

6.5 Áreas Corticais no Neocórtex

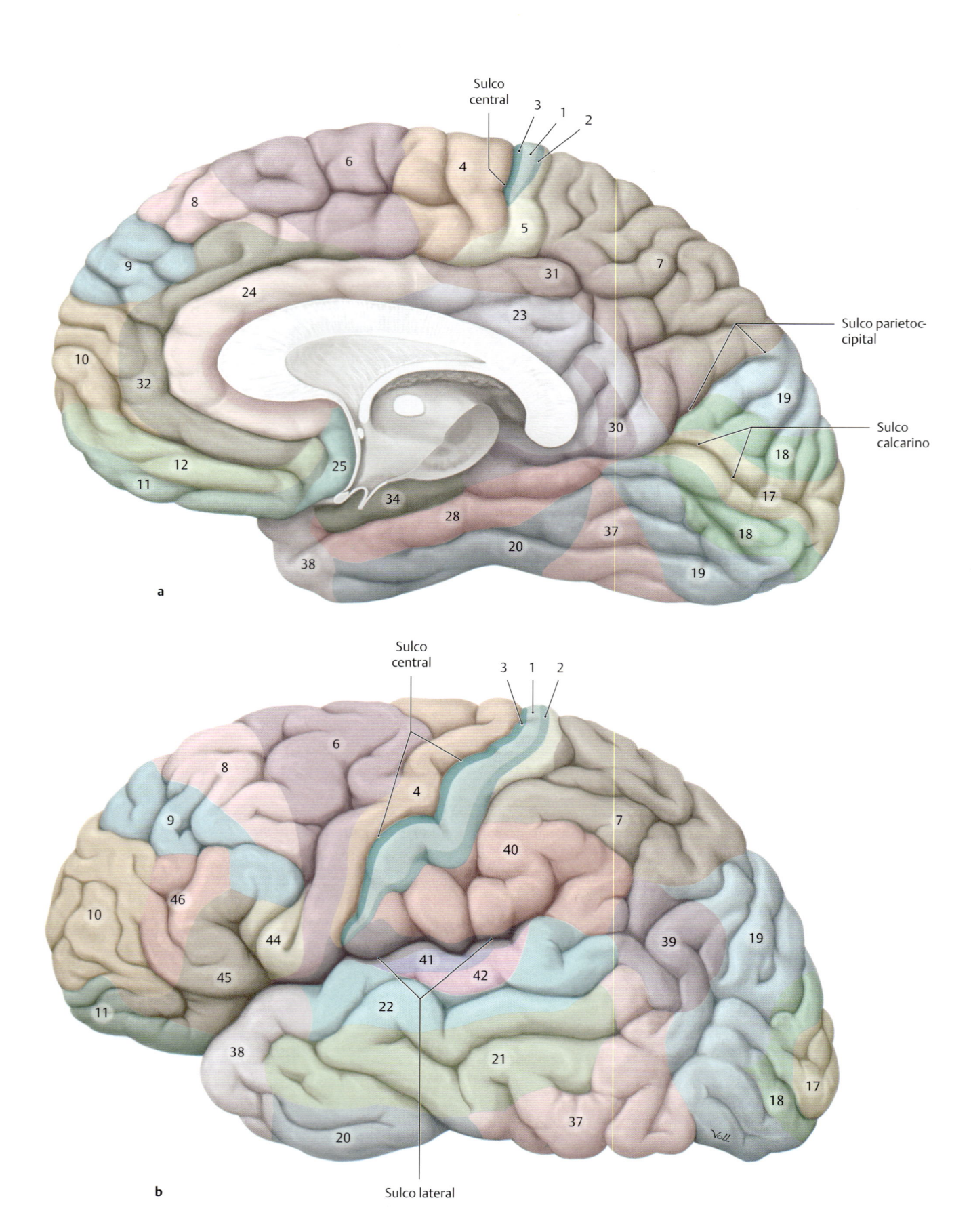

A Áreas de Brodmann no neocórtex

a Vista medial do hemisfério direito do telencéfalo (corte mediano); **b** Vista lateral do hemisfério esquerdo do telencéfalo.

Macroscopicamente, a superfície do encéfalo é dividida em lobos, giros e sulcos, como já foi mencionado. No nível microscópico, entretanto, existem pequenas diferenças na distribuição dos neurônios que, de forma geral, não acompanham as estruturas macroscópicas. Regiões do córtex cerebral com estruturas microscopicamente semelhantes são chamadas *áreas corticais*. A divisão em áreas se baseia na distribuição dos neurônios presentes nas diferentes camadas do córtex (isto é, na citoarquitetura; ver **A**, p. 326). Durante muito tempo acreditava-se que as áreas corticais representassem a organização funcional do córtex; métodos modernos de imagem confirmaram que muitas áreas

corticais estão relacionadas a determinadas funções. No mapa cerebral mostrado aqui, estas áreas foram delimitadas por diferentes cores. Embora o tamanho das áreas mostradas varie individualmente, o mapeamento cerebral, mostrado nesta figura, manteve-se até hoje. Utilizando somente um único encéfalo, Korbinian Brodmann produziu o mapa no início do século XX, após muitos anos de estudo detalhado e laborioso. Obviamente, não faz sentido decorar a localização de todas as áreas corticais. Entretanto, algumas referências mais importantes são:

- Áreas 1, 2 e 3: córtex somestésico primário
- Área 4: córtex motor primário
- Área 17: córtex visual (área estriada, mais extensa na face medial!)
- Áreas 41 e 42: córtex auditivo primário.

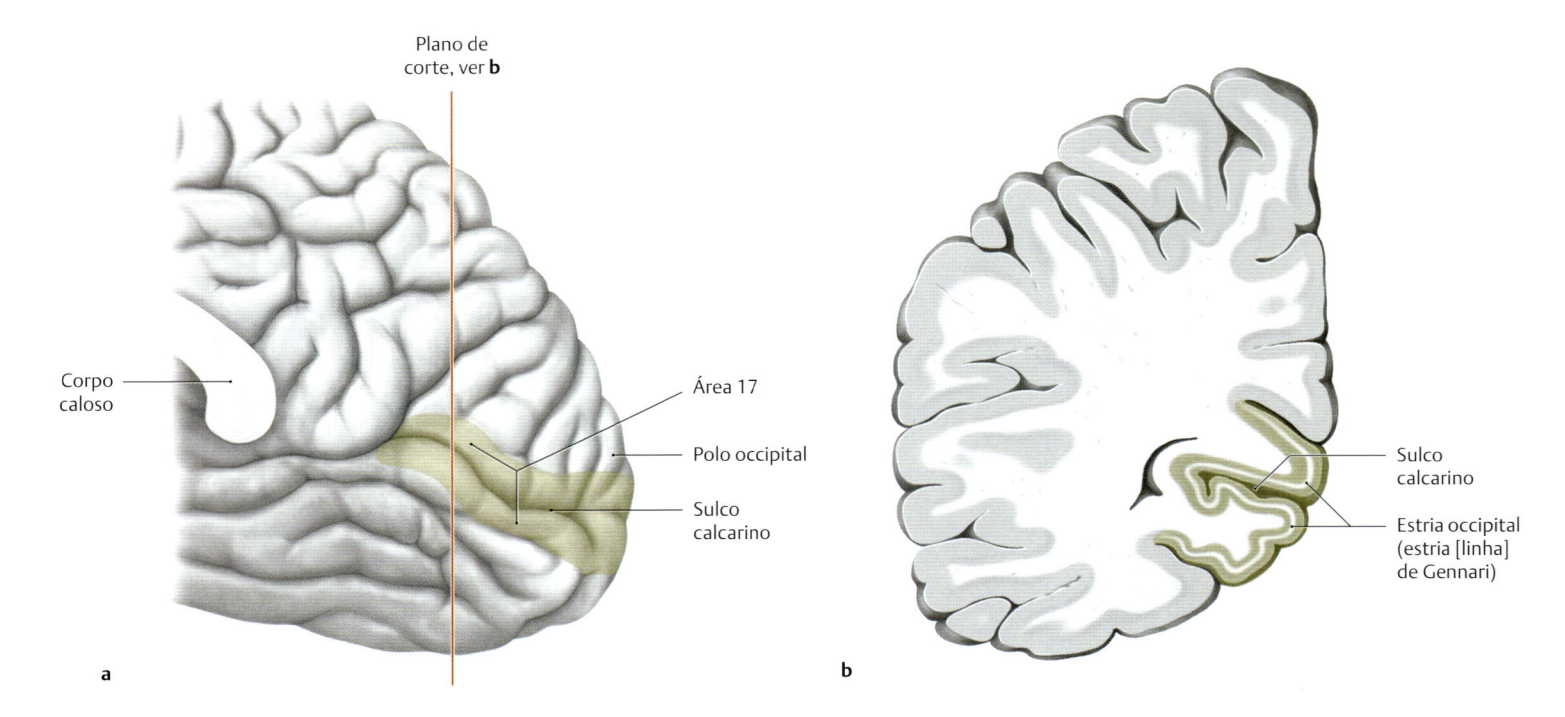

Plano de corte, ver **b**

Corpo caloso

Área 17

Polo occipital

Sulco calcarino

a

Sulco calcarino

Estria occipital (estria [linha] de Gennari)

b

B Córtex visual (área estriada)

a Vista medial do hemisfério direito; **b** Vista anterior de um corte frontal (plano de corte, ver **a**).

O córtex visual primário (área estriada) é a única área cortical com limites macroscopicamente definidos (ver coloração amarela). Situa-se, em ambos os lados, ao longo do sulco calcarino, no polo occipital. No corte frontal (**b**) identificamos, nesta área, a *estria occipital* (*linha de*

Gennari), uma zona clara ou estria branca na área cortical (colorida em amarelo). No encéfalo não corado, apresenta-se como linha branca fina na substância cinzenta. Nesta estria estendem-se os axônios da radiação óptica que terminam nos neurônios da lâmina granular interna (lâmina IV). As lâminas piramidais (eferências!) diminuem drasticamente no córtex visual, enquanto as lâminas granulares, onde terminam as aferências, mostram-se muito aumentadas.

329

6.6 Alocórtex: Visão Geral

A Visão geral do alocórtex

Vista inferior do encéfalo (**a**) e de um corte, no plano mediano, com uma vista medial do hemisfério direito (**b**); estruturas pertencentes ao alocórtex foram destacadas em cores.

O alocórtex compreende as partes filogeneticamente mais antigas do córtex. Sua representação no córtex cerebral, como um todo, é pequena. Diferentemente da estrutura já descrita em seis camadas do isocórtex, o alocórtex é constituído pelo paleocórtex e pelo arquicórtex. O paleocórtex tem apenas três camadas celulares e o arquicórtex tem apenas uma camada celular. Além disso, existem áreas com *quatro* camadas, na transição para o isocórtex, o *peri*paleocórtex (não assinalado na figura) e o *peri*arquicórtex (assinalado em vermelho-claro). O conjunto das duas áreas de transição também é chamado *mesocórtex*. Uma parte importante do alocórtex é o *cérebro olfatório (rinencéfalo)*. Os impulsos olfatórios, conduzidos pelo bulbo olfatório, representam as únicas aferências sensitivas que não alcançam o córtex cerebral por meio do tálamo dorsal. Uma outra parte importante do alocórtex é o hipocampo e suas regiões nucleares (ver p. 332). Como no caso do isocórtex, a distribuição dos giros no alocórtex também não corresponde à sua divisão histológica.

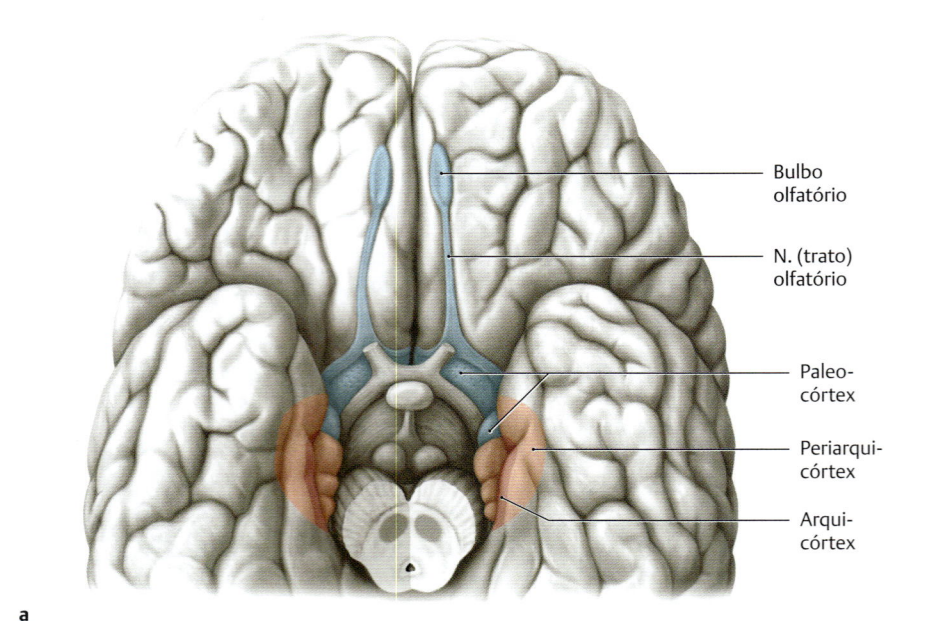

Bulbo olfatório

N. (trato) olfatório

Paleo-córtex

Periarqui-córtex

Arqui-córtex

a

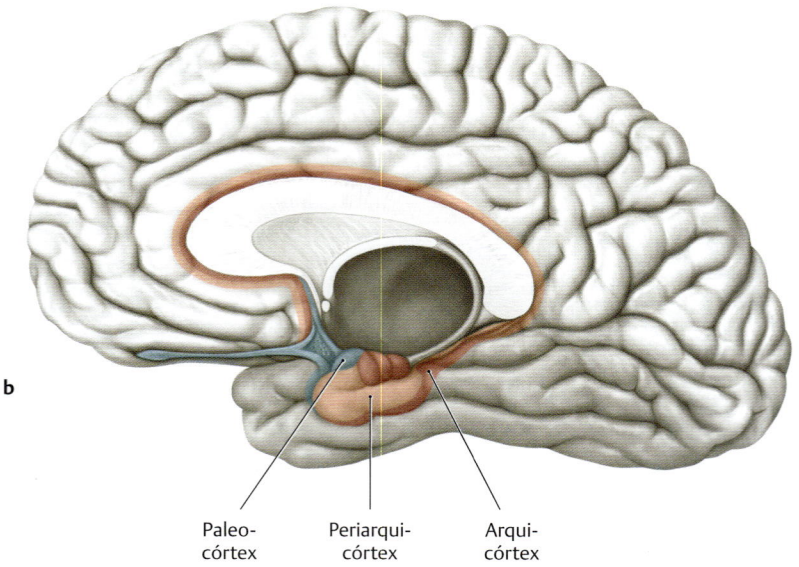

b

Paleo-córtex   Periarqui-córtex   Arqui-córtex

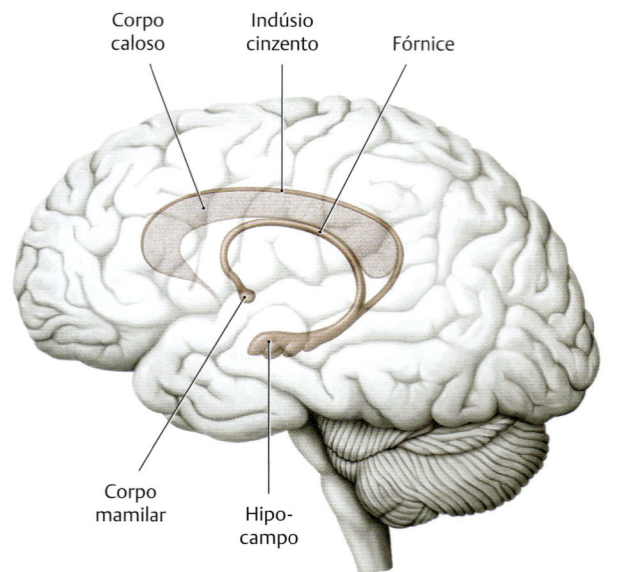

Corpo caloso   Indúsio cinzento   Fórnice

Corpo mamilar   Hipo-campo

B Organização do arquipálio: partes mais profundas

Vista lateral do hemisfério esquerdo. Em **A** foi descrito o arquicórtex, a parte do arquipálio que se localiza na superfície do encéfalo. Os componentes do arquipálio, que se situam na profundidade da substância branca, são: o hipocampo, o indúsio cinzento e o fórnice. Essas três estruturas são partes do *sistema límbico* (ver p. 492): como resultado de seus movimentos migratórios, durante o desenvolvimento, elas envolvem o corpo caloso como uma margem (= limbo).

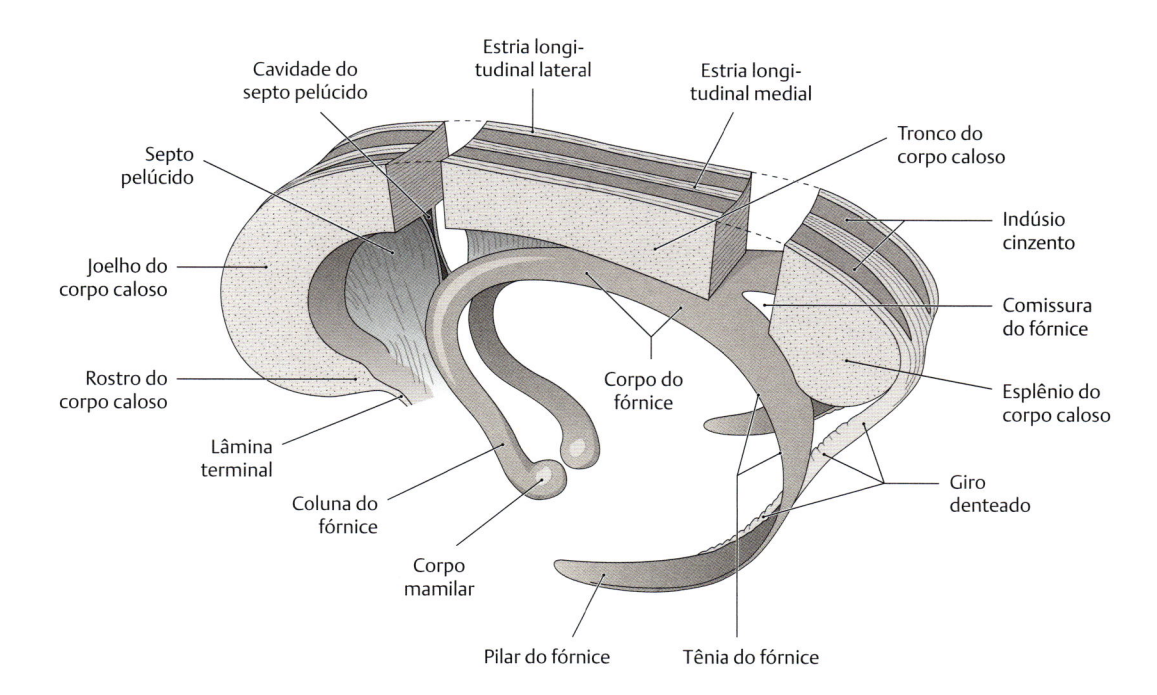

C Topografia do fórnice, do corpo caloso e do septo pelúcido
(segundo Feneis)

Vista esquerda, superior e posterior. O fórnice é um trato do arquipálio que faz contato com o corpo caloso. O corpo caloso representa a via comissural neocortical mais importante entre os dois hemisférios: conecta áreas corticais semelhantes dos dois hemisférios (ver **D**, p. 335).

Entre o corpo caloso e o fórnice estende-se uma estrutura delgada, o septo pelúcido. Este septo duplo constitui o limite medial dos ventrículos laterais. Entre as duas lâminas do septo duplo existe uma cavidade de tamanho variado, a *cavidade do septo pelúcido*. Os núcleos colinérgicos no septo que participam da organização da memória são conectados ao hipocampo por intermédio do fórnice (ver p. 332).

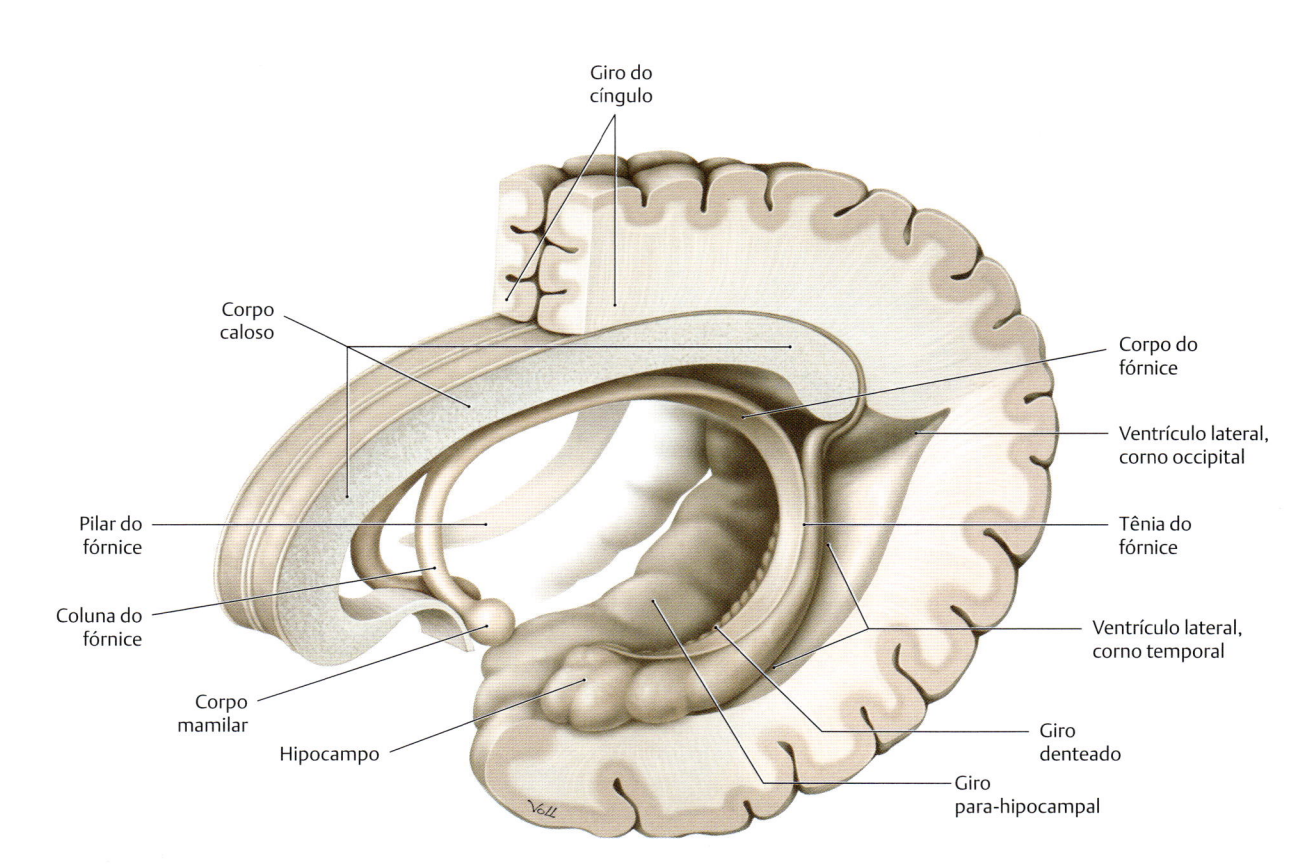

D Topografia do hipocampo, fórnice e corpo caloso
Vista superior, esquerda e anterior. Nesta figura, o hipocampo é mostrado na parte inferior do corno inferior do ventrículo lateral. Os pilares do fórnice dos hemisférios esquerdo e direito se unem na *comissura do fórnice*

(ver **C**) e formam o *corpo do fórnice*, que é subdividido anteriormente em duas *colunas do fórnice*. A via do fórnice conecta o hipocampo aos corpos mamilares diencefálicos. Nela passam vias eferentes entre o hipocampo e o hipotálamo. Essa importante via é parte do sistema límbico.

6.7   Alocórtex: Hipocampo e Corpo Amigdaloide

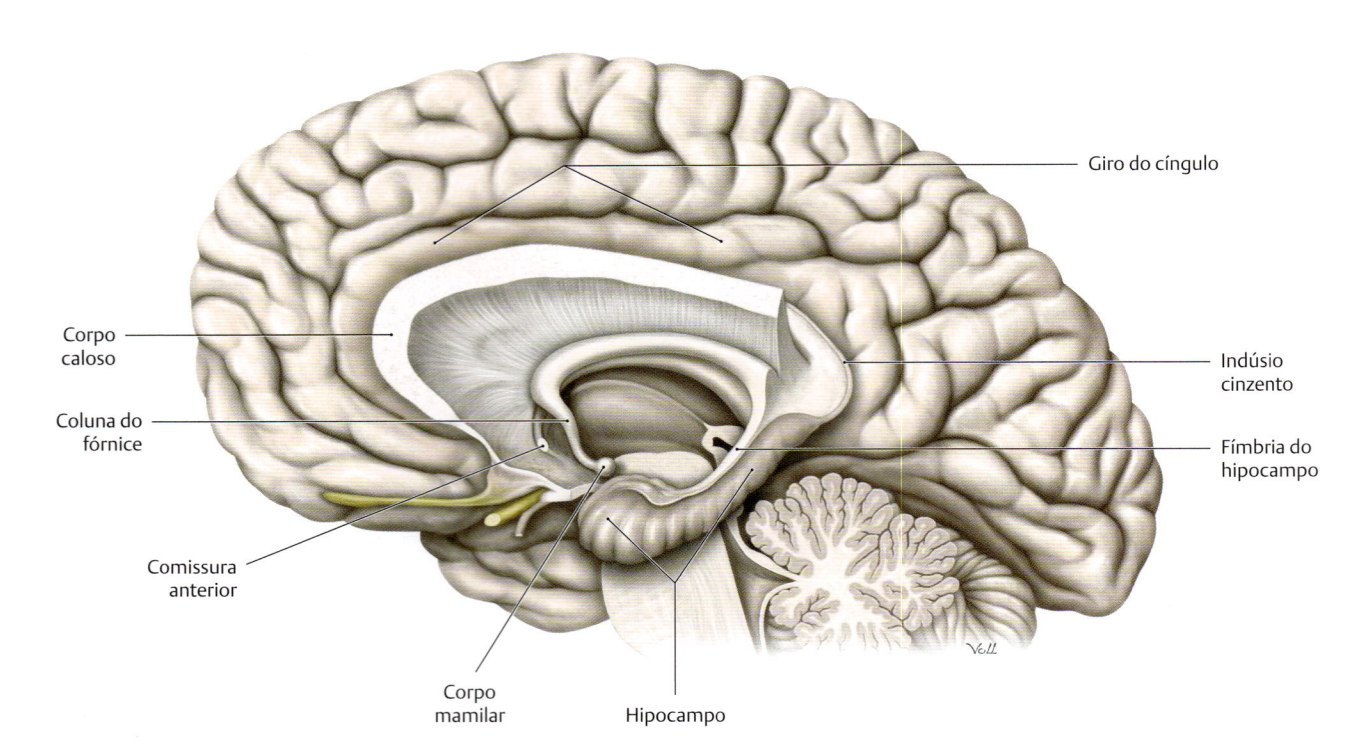

Giro do cíngulo

Corpo
caloso

Coluna do
fórnice

Comissura
anterior

Corpo
mamilar

Hipocampo

Indúsio
cinzento

Fímbria do
hipocampo

A Formação medial do hipocampo
Vista lateral do hipocampo esquerdo. Nesta perspectiva, a maior parte do hemisfério esquerdo foi removida. Somente o corpo caloso, o fórnice e o hipocampo esquerdo foram mantidos. No fundo visualiza-se o hemisfério direito, totalmente conservado.
A formação do hipocampo é um componente importante do sistema límbico (ver p. 492). Consiste em três partes:

- Subículo (ver **Cb**)
- Corno de Amon (hipocampo propriamente dito) e
- Giro denteado (fáscia denteada).

O hipocampo é conectado ao corpo mamilar por intermédio do trato comissural do fórnice. Além do hipocampo, que representa a maior parte do arquicórtex, identificamos o indúsio cinzento (outra parte do arquipálio). O hipocampo é o órgão de integração superior do telencéfalo, cujas eferências modelam processos endócrinos, viscerais e emocionais. Uma vez que o hipocampo organiza principalmente a memória, sua degeneração, na doença de Alzheimer, resulta em perda da memória de curta duração (ver **B**, p. 498).

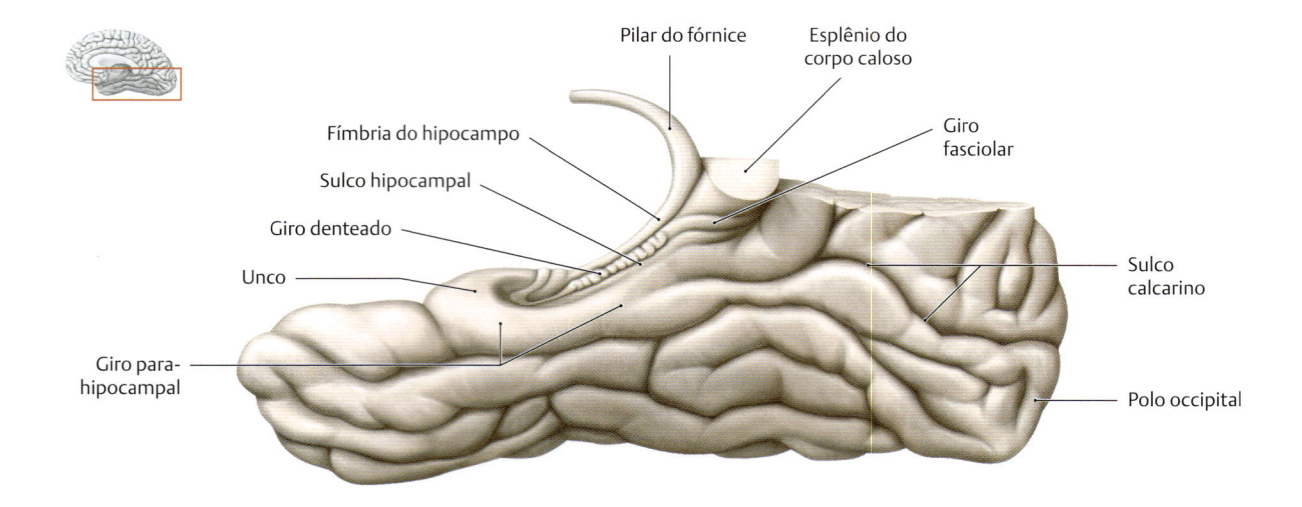

Pilar do fórnice

Esplênio do
corpo caloso

Fímbria do hipocampo

Sulco hipocampal

Giro denteado

Unco

Giro para-
hipocampal

Giro
fasciolar

Sulco
calcarino

Polo occipital

B Formação direita do hipocampo e parte caudal do fórnice
Vista medial do hemisfério direito. Em comparação com a vista lateral em **A** a imagem é de uma vista medial da formação do hipocampo do lado direito. Como ponto de referência identificamos o sulco calcarino, que se estende para o polo occipital. Esta imagem permite uma boa visualização das áreas corticais vizinhas ao hipocampo (p. ex., o giro parahipocampal).

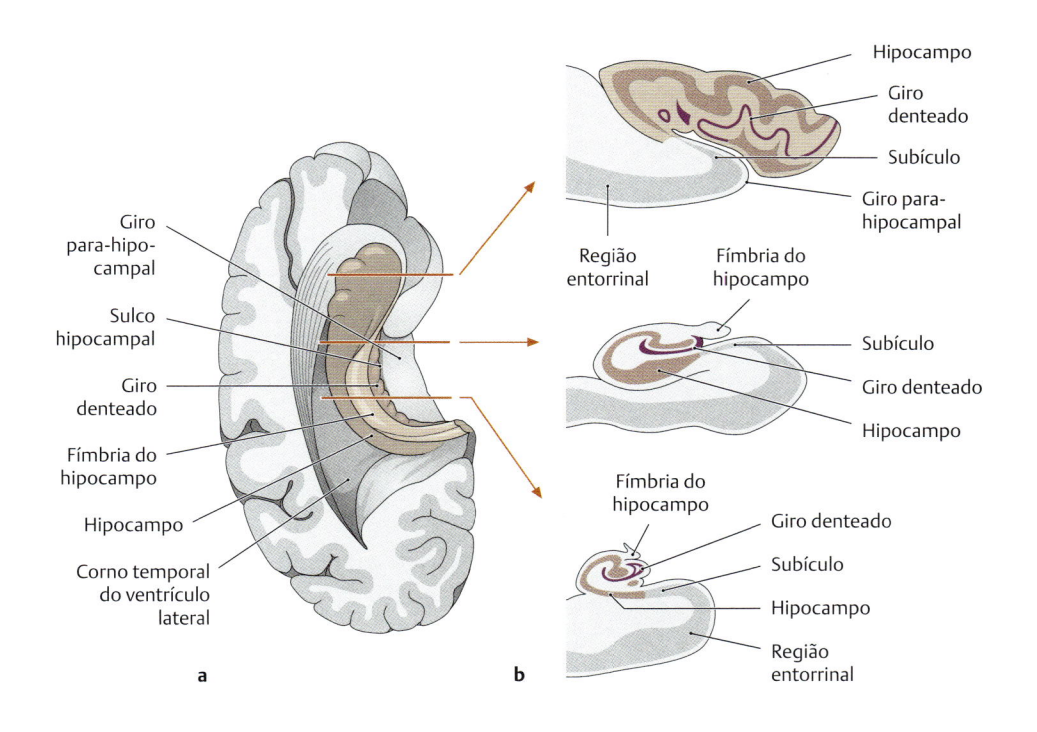

C Lobo temporal esquerdo com corno temporal (inferior) do ventrículo lateral dissecado

a Corte horizontal, vista posterior do hipocampo no assoalho do corno temporal. Distinguem-se, de lateral para medial, o hipocampo, a fímbria do hipocampo, o giro denteado, o sulco hipocampal e o giro para-hipocampal.

b Cortes frontais do hipocampo esquerdo. O hipocampo apresenta-se aqui como uma faixa enrolada (corno de Amon = hipocampo propriamente dito). Apresenta variações significativas na estrutura, nas suas diferentes partes. A transição entre a região entorrinal no giro para-hipocampal e o corno de Amon é formada por uma região transitória, o subículo. A região entorrinal representa a porta de entrada para o hipocampo, por onde passa a maioria das fibras aferentes.

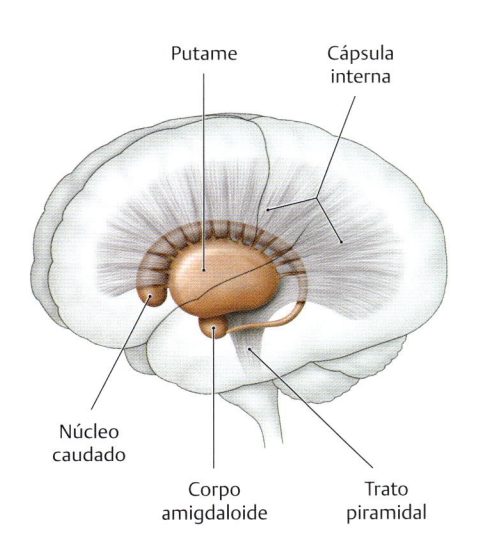
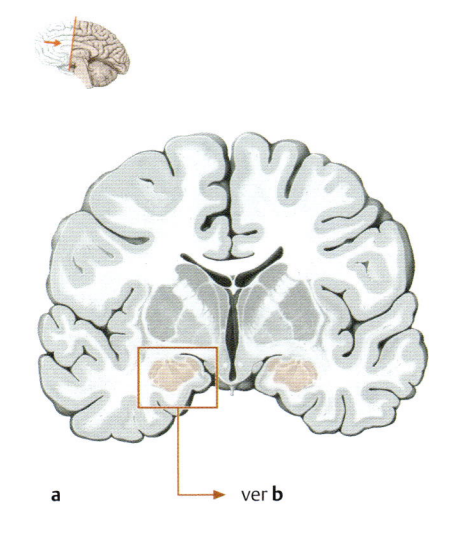
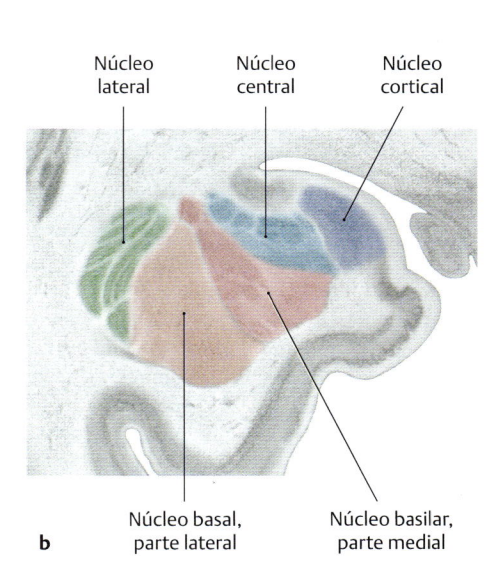

D Posição do corpo amigdaloide em relação às estruturas profundas do encéfalo
Vista lateral da metade esquerda do encéfalo. O corpo amigdaloide situa-se inferiormente ao putame e anteriormente à cauda do núcleo caudado. Posterior e medialmente ao corpo amigdaloide projetam-se as fibras do trato piramidal.

E Corpo amigdaloide
a Corte frontal no nível do forame interventricular. O corpo amigdaloide estende-se, na sua face medial, até a parte inferior do córtex do lobo temporal. Portanto, é visto parcialmente como parte do córtex, e parcialmente como uma região nuclear na substância branca. O córtex periamigdaloide que o envolve e a metade corticomedial do corpo amigdaloide pertencem ao córtex olfatório primário. Portanto, considerando-se o seu componente cortical, essas partes do corpo amigdaloide fazem parte do paleocórtex, enquanto as partes mais profundas são vistas como núcleos.
b Detalhe de **a**; grupos nucleares do corpo amigdaloide. Quando se considera o caráter nuclear do corpo amigdaloide (comparar com **a**), distinguem-se quatro grupos principais de núcleos:

- Grupo corticomedial (filogeneticamente antigo):
  - Núcleo cortical e
  - Núcleo central
- Grupo basolateral (filogeneticamente recente):
  - Núcleo basilar e
  - Núcleo lateral.

No núcleo basilar distinguem-se, ainda, uma parte medial, com células pequenas, e uma parte lateral, com células grandes. O estímulo do corpo amigdaloide causa, nos humanos, mudança de humor: raiva e medo ou tranquilidade e relaxamento podem ser desencadeados. A reação depende principalmente do humor básico do paciente no início do estímulo (função de amplificação emocional do corpo amigdaloide).

6.8 Substância Branca

A Substância branca do telencéfalo

a Vista do hemisfério direito a partir da esquerda; **b** Vista do hemisfério esquerdo a partir da esquerda, chamada de *preparação por separação das fibras*. A divisão em forma de leque da cápsula interna, com fibras ascendentes e descendentes, é chamada de corona radiada.

No sistema nervoso central intacto, a substância branca parece estruturalmente homogênea. Por meio de técnicas especiais de preparação que aproveitam os vários conteúdos de água das estruturas do sistema nervoso central, pode ser demonstrado que a substância branca consiste em *vias* (ver **D**, p. 269), assim como nos axônios mielinizados dos neurônios. A função do axônio é a transmissão de sinal: as vias são, portanto, a "autoestrada de informações" para a transferência rápida de sinal no SNC. Apesar de existirem vias na substância branca de todo o SNC, elas podem ser tecnicamente demonstradas especialmente bem na substância branca do telencéfalo – sua medula. De acordo com a direção da transmissão de sinal, ou com a localização das porções no SNC ligadas por uma via, todas as vias são divididas em três grupos:

- Vias de projeção
- Vias comissurais (ver **D**) e
- Vias de associação (ver **C**).

Em caso de dano das vias, como na esclerose múltipla, as funções associadas à via lesada são interrompidas. Como resultado da diversidade funcional das vias, podem ocorrer diferentes sintomas, como paralisia, distúrbios da sensibilidade da pele, distúrbios visuais e perda de memória. Como as vias sempre conectam duas estruturas no SNC, no aprendizado dessas vias, é muito importante conhecer as estruturas envolvidas, assim como o transmissor e o receptor de sinal. Para detalhes, ver **B**.

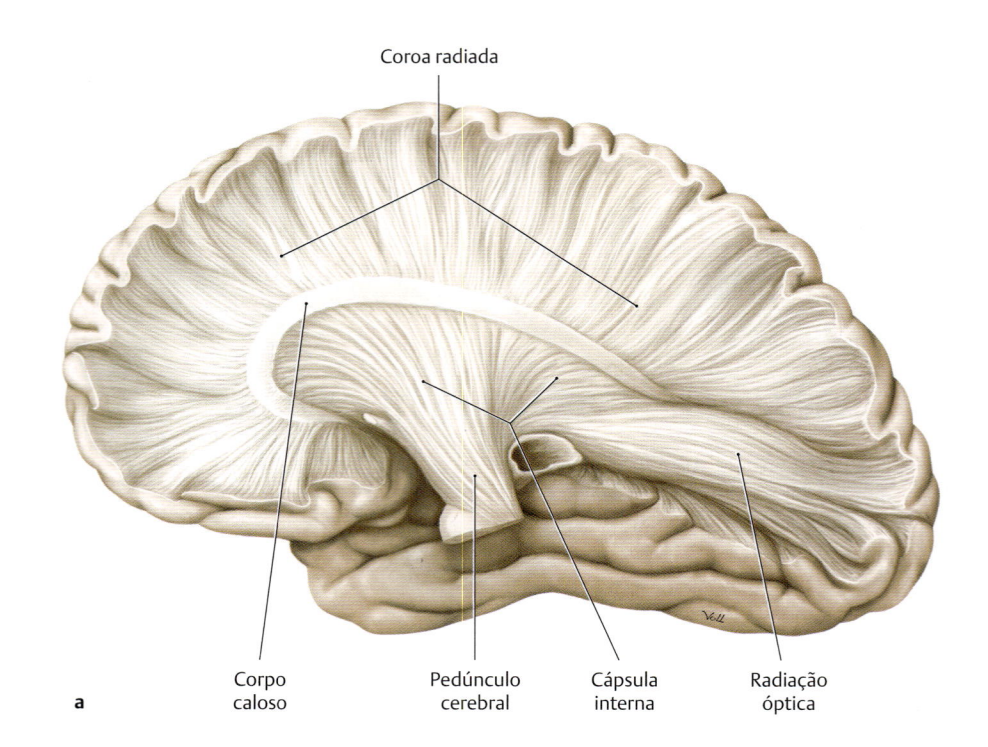

Coroa radiada

a Corpo caloso | Pedúnculo cerebral | Cápsula interna | Radiação óptica

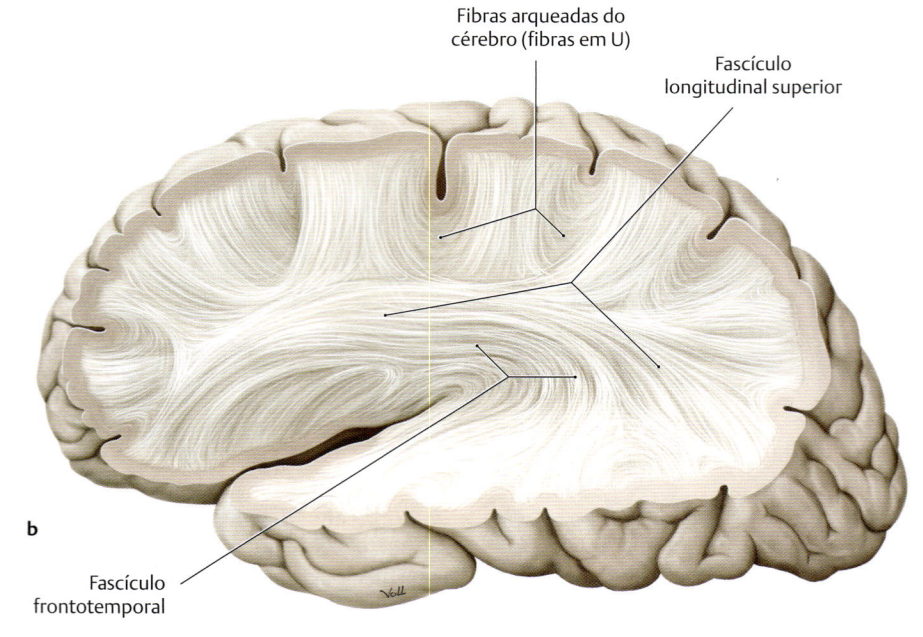

Fibras arqueadas do cérebro (fibras em U)

Fascículo longitudinal superior

b Fascículo frontotemporal

B Vias no sistema nervoso

Classificação das vias. Duas vias são normalmente visíveis macroscopicamente no cérebro sem preparação especial (e, portanto, macroscopicamente denominados!): fórnice e corpo caloso.

Fibras de projeção	Conectam áreas de diferentes níveis organizacionais no SNC. São, portanto, ascendentes ou descendentes (descendente) (Fórnice = via de projeção especial do sistema límbico)
• **Fibras corticopetais**	Fibras ascendentes, especialmente para o córtex cerebral
• **Fibras corticofugais**	Fibras descendentes, especialmente do córtex cerebral
Fibras de associação	Conectam diferentes regiões corticais dentro de um hemisfério cerebral (ver **C**)
Fibras comissurais	Conectam regiões corticais semelhantes de ambos os hemisférios (ver **D**) (fibras de associação inter-hemisféricas); Corpo caloso = maior via comissural dos hemisférios

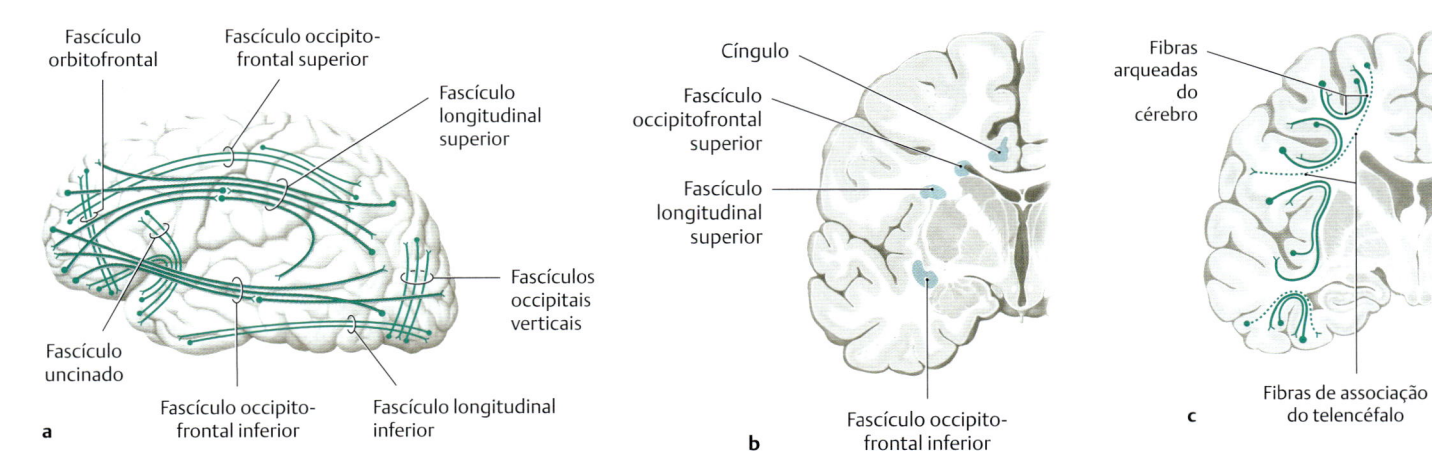

C **Fibras de associação**

Fibras de associação longa: **a** Vista lateral do hemisfério esquerdo; **b** Hemisfério direito, vista frontal; **c** Fibras de associação curtas, vista frontal. As fibras de associação longas conectam diversas áreas de um mesmo hemisfério cerebral, que se encontram principalmente em diferentes lobos. As fibras de associação curtas conectam as áreas corticais dentro de um lobo cerebral. Áreas corticais adjacentes são interligadas por fibras em U curtas (fibras arqueadas do cérebro), que seguem logo abaixo do córtex.

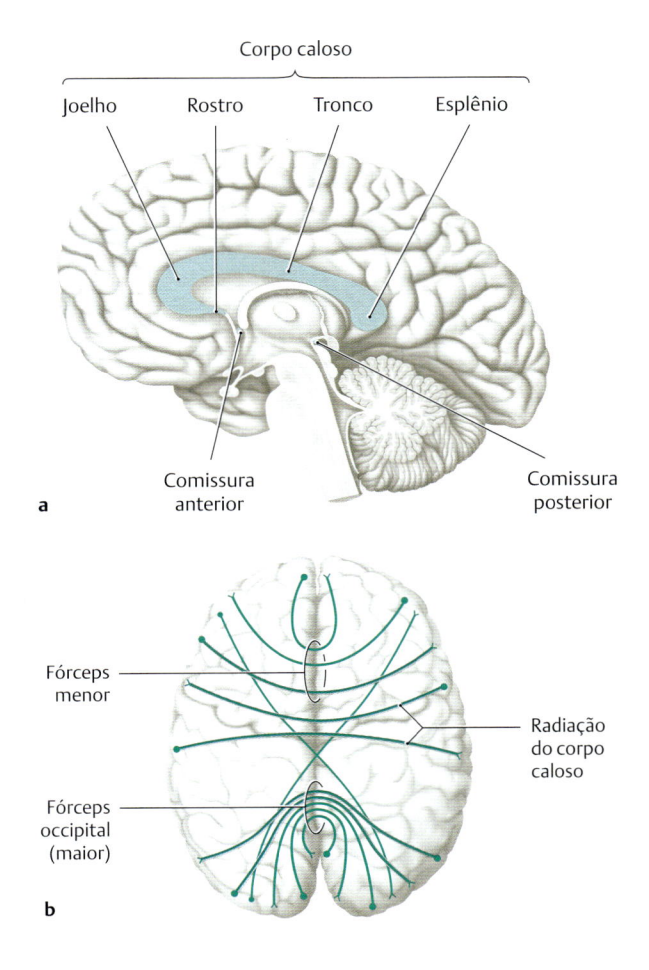

D **Fibras comissurais**

a Hemisfério direito, vista medial; **b** Cérebro apresentado translúcido. Vista dorsal.

As fibras comissurais conectam os dois hemisférios cerebrais. O corpo caloso representa a conexão de fibras mais importante entre os hemisférios. Se durante uma cirurgia ele for seccionado, os dois hemisférios cerebrais podem não mais se comunicar (pacientes *com cérebro dividido*, ver p. 496). Além do corpo caloso, existem ainda outras pequenas vias comissurais (comissura anterior, comissura do fórnice).

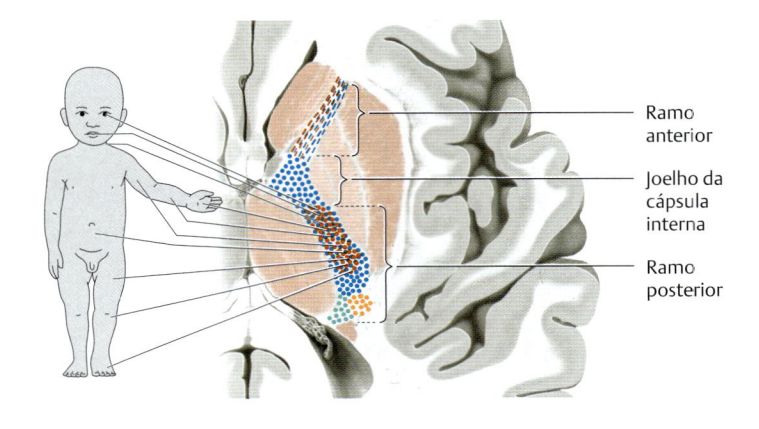

E **Vias de projeção**

Corte horizontal do hemisfério direito. Vista superior da cápsula interna. Através da cápsula interna seguem fibras de projeção ascendentes e descendentes. Em caso de interrupção da circulação na região da cápsula interna, como em um acidente vascular encefálico, essas vias ascendentes e descendentes são danificadas irreversivelmente. Com base no modelo da criança apresentado, pode-se associar a localização das fibras do trato piramidal na cápsula interna à periferia do corpo. Com isso, em caso de pequenas lesões na cápsula interna, apenas determinadas partes do corpo perdem a função em sua inervação central (paralisia espástica). Isso explica a grande importância clínica dessa estrutura.

Medialmente, a cápsula interna é limitada pelo tálamo e pela cabeça do núcleo caudado e, lateralmente, pelo globo pálido e pelo putame. Na cápsula interna, distinguem-se o ramo anterior, o joelho da cápsula interna e o ramo posterior, através dos quais seguem vias específicas (comparar com Holodny et al. 2005 e Kim et al. 2008):

Ramo anterior	• Trato frontopontino (linhas vermelhas)
	• Radiação talâmica anterior (linhas azuis)
Joelho da cápsula interna	• Radiação dorsal do tálamo (pontos azuis)
Ramo posterior	• Fibras corticonucleares (pontos vermelhos)
	• Fibras corticospinais (pontos vermelhos)
	• Radiação dorsal do tálamo (pontos azuis)
	• Fibras temporopontinas (pontos laranja)
	• Fibras occipitopontinas (pontos verdes)

6.9 Núcleos da Base

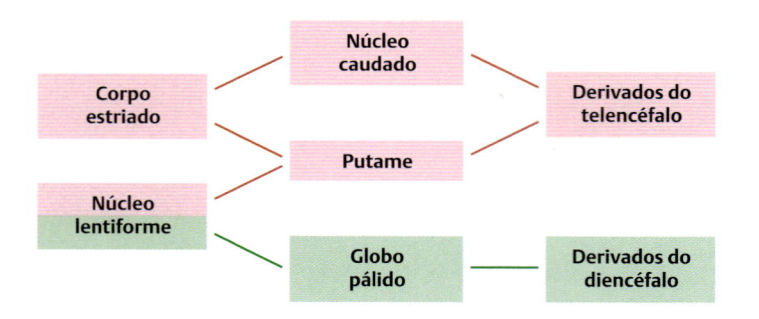

A Definição e classificação dos núcleos da base
A expressão "núcleos da base" engloba três grandes regiões nucleares pareadas, que, topograficamente, estão localizadas na base do telencéfalo na fronteira com o diencéfalo. "Oficialmente", eles são chamados de "núcleos da base do *telencéfalo*" para serem diferenciados, de forma inequívoca, dos núcleos do *tálamo*, localizados no diencéfalo. *Anatomicamente*, o núcleo caudado, o putame e o globo pálido compõem os núcleos da base. Sob aspectos morfológicos puramente descritivos, historicamente condicionados, dois núcleos da base são agrupados sob um nome comum: o putame e o núcleo caudado formam o corpo estriado e o putame e o globo pálido formam o núcleo lentiforme. Do ponto de vista evolutivo, é importante observar que o núcleo caudado e o putame são derivados do córtex do telencéfalo (ver **D**, p. 333), enquanto o globo pálido, evolutivamente mais antigo, é derivado do diencéfalo (a partir de uma região chamada "subtálamo"), ver **D**, p. 339. Não raramente, especialmente na literatura clínica, encontra-se a denominação "gânglio da base". Esta denominação é, anatomicamente, incorreta: os gânglios são, por definição, conjuntos de corpos de neurônios no SNP. No SNC, são denominados núcleos.
Observação: Os núcleos da base estão envolvidos, muito significativamente, no controle da habilidade motora. Eles compartilham esta função com outras regiões nucleares, como a substância negra e o núcleo rubro no tronco encefálico. Em fisiologia, estes dois núcleos do tronco encefálico são, portanto, ocasionalmente considerados, unicamente em virtude da função comum – núcleos da base. Isso se justifica pelo ponto de vista funcional. No entanto, aqui, consideraremos a definição anatômica de núcleos da base.

B Localização e projeção dos núcleos da base
Telencéfalo. **a** Vista esquerda do cérebro: localização anterior dos núcleos da base; **b** Vista oblíqua anterior e esquerda.
A localização dos núcleos da base leva a contextos topograficamente complexos, que são mais bem compreendidos a partir de uma combinação "conceitual" da representação e da interface espacial (ver **C**). O núcleo caudado com suas porções cabeça, corpo e cauda "se aninha", por assim dizer, na curvatura côncava do ventrículo lateral e o segue em toda a sua extensão até o lobo temporal (**a**). Na parte côncava do núcleo caudado situa-se o putame. O comparativamente pequeno globo pálido está localizado "oculto" medialmente ao putame e, portanto, não está visível aqui. A vista oblíqua (**b**) agora mostra também o tálamo no diencéfalo. Na vista lateral (**a**), ele também está coberto pelo putame. O tálamo *não é um núcleo da base!* mas está localizado em proximidade espacial aos núcleos da base, pois estes se situam na base do telencéfalo, na fronteira com o diencéfalo. O tálamo é mencionado neste ponto porque ele é importante como um "marco" para a delimitação de uma via do telencéfalo no corte da cápsula interna (ver **D**, p. 339).
Observação: Tanto no corte horizontal quanto no corte frontal pode-se obter duas secções (seta verde em **a**) na localização apropriada do plano de corte do núcleo caudado devido à sua forte curvatura.

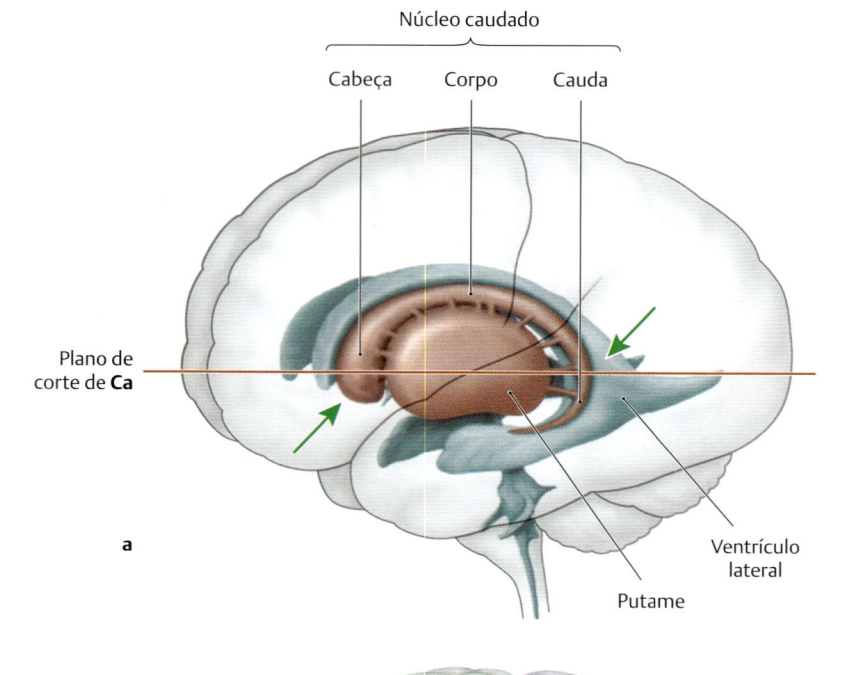

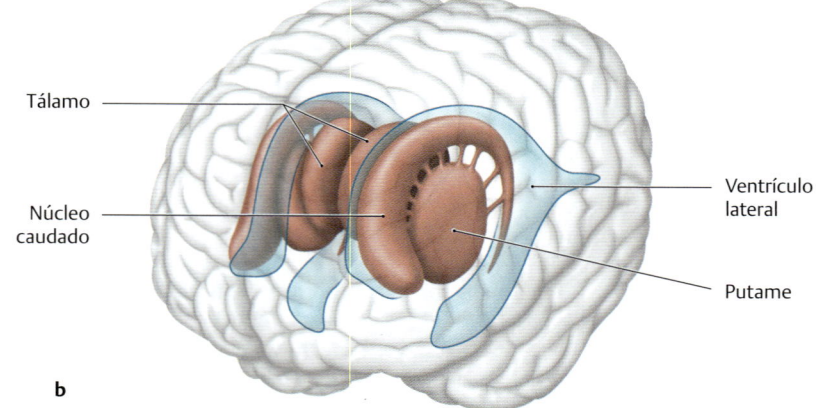

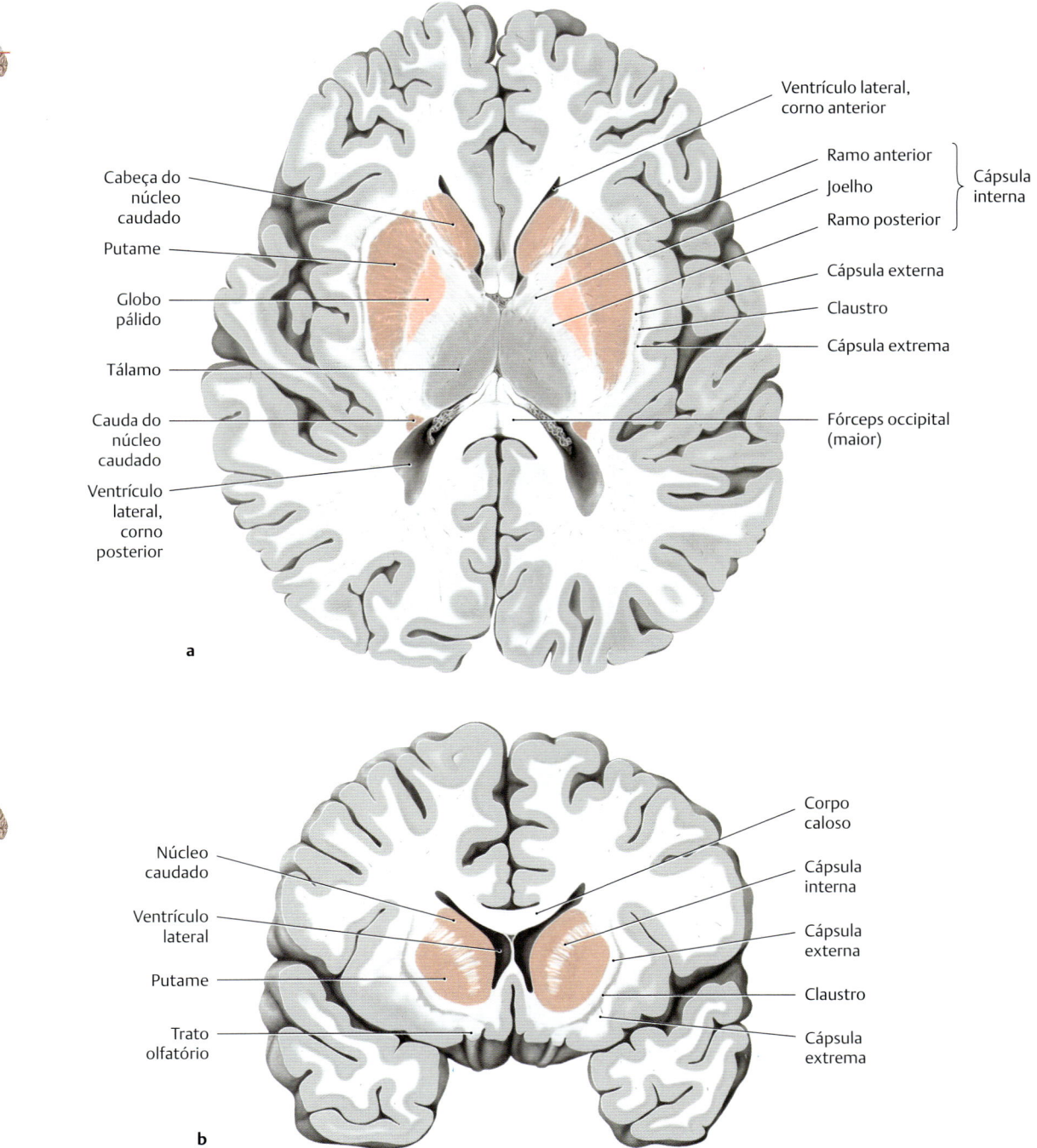

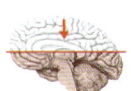

a

Ventrículo lateral, corno anterior

Ramo anterior ⎫
Joelho   ⎬ Cápsula interna
Ramo posterior ⎭

Cápsula externa

Claustro

Cápsula extrema

Fórceps occipital (maior)

Cabeça do núcleo caudado

Putame

Globo pálido

Tálamo

Cauda do núcleo caudado

Ventrículo lateral, corno posterior

b

Corpo caloso

Cápsula interna

Cápsula externa

Claustro

Cápsula extrema

Núcleo caudado

Ventrículo lateral

Putame

Trato olfatório

C Núcleos da base no cérebro: relações anatômicas

a Corte horizontal do cérebro na transição telencéfalo-diencéfalo, vista superior; **b** Corte frontal do telencéfalo, vista anterior.

No corte horizontal no cérebro, na transição telencéfalo-diencéfalo, quase todos os núcleos da base podem ser vistos. O núcleo caudado é observado duas vezes (cabeça e cauda) e está associado topograficamente ao ventrículo lateral (cornos anterior e posterior). O pequeno globo pálido está localizado medialmente ao grande putame (portanto, na vista lateral, ver **B**, não visível). O tálamo do diencéfalo situa-se em ambos os lados do terceiro ventrículo, que é muito estreito. Núcleos da base de um lado e tálamo de outro estão agrupados em torno de uma massa em forma de bumerangue de substância branca, a cápsula interna, que contém vias de projeção ascendente e descendente (ver **A**, p. 334). O ramo anterior da cápsula segue entre os núcleos da base, portanto, em uma região do telencéfalo; o joelho e o ramo posterior seguem entre o tálamo, de um lado, e o núcleo lentiforme, do outro lado. Aqui eles formam a transição telencéfalo-diencéfalo.

Observação: Lateral ao putame, e, portanto, próximo ao lobo insular, está localizado um núcleo chamado claustro, rodeado por substância branca das cápsulas externa e extrema. O claustro não é um núcleo da base (embora tenha sido assim considerado); a sua função ainda é desconhecida e é provável o seu envolvimento na função sexual.

O corte frontal (coronal) aqui escolhido atravessa a cabeça do núcleo caudado, que está localizado em proximidade ao corno anterior do ventrículo lateral. Mais anteriormente, não é visível nenhuma outra parte do diencéfalo: o terceiro ventrículo e o tálamo estão ausentes na imagem, assim como uma parte do globo pálido. O ramo anterior da cápsula interna segue aqui entre os núcleos da base intimamente adjacentes e dá à substância cinzenta dos núcleos uma aparência listrada (corpo estriado) com os seus "salpicados" de vias brancas. No corte frontal (**b**), observa-se a íntima relação topográfica do núcleo caudado com o corpo caloso, que aqui está localizado superiormente ao núcleo caudado e forma o "teto do ventrículo lateral".

7.1 Visão Geral e Desenvolvimento

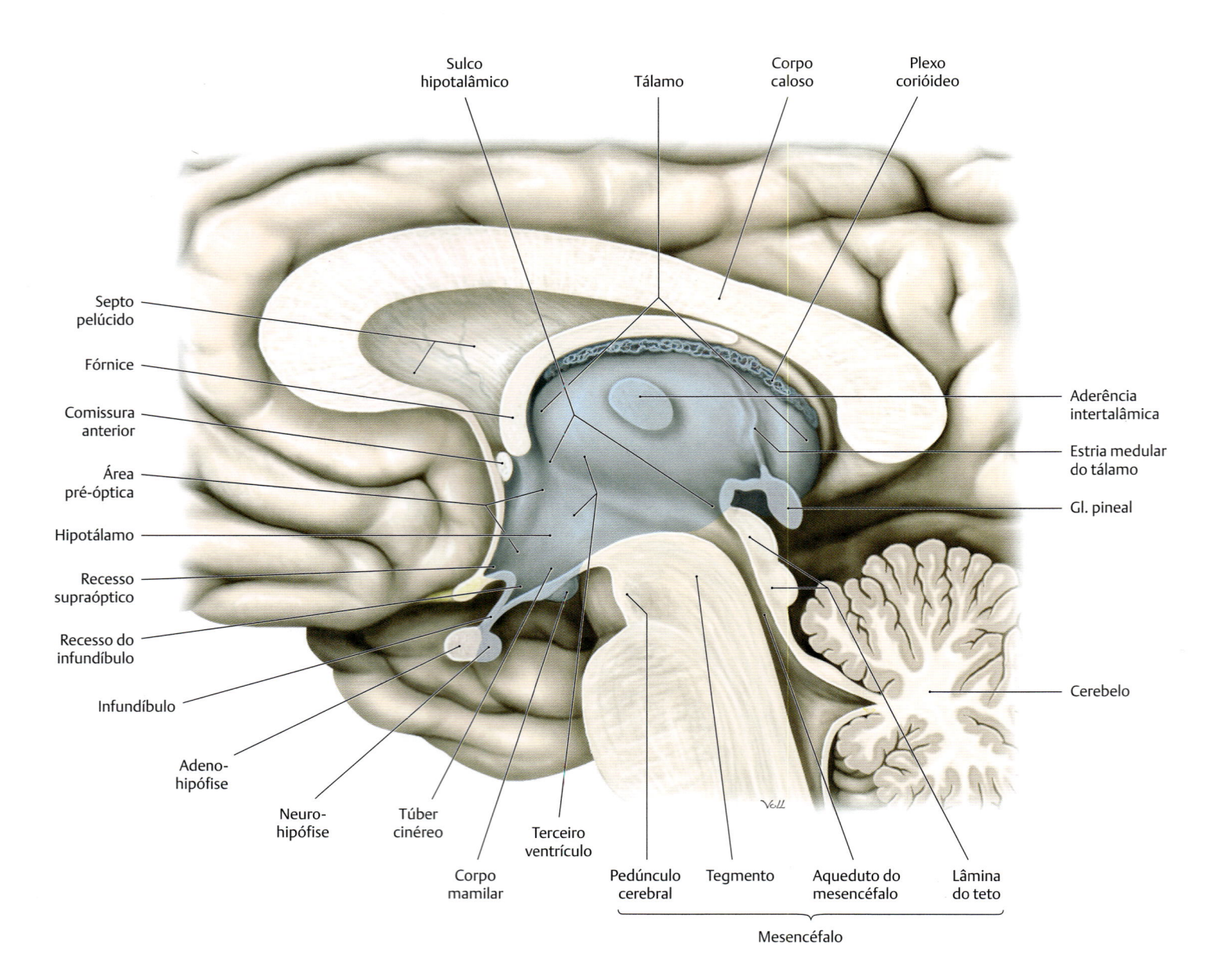

A Diencéfalo in situ

Corte mediano; vista do hemisfério direito a partir da esquerda. O diencéfalo está localizado abaixo dos dois hemisférios cerebrais (telencefálicos) e acima do tronco encefálico. Anterior, superior e lateralmente, o diencéfalo se delimita diretamente com o telencéfalo. Posteriormente, há uma pequena porção na região da glândula pineal, por assim dizer, livre (ver **B**, p. 352).

O assoalho é dividido em duas partes: a porção posterior do assoalho está relacionada, sem limites definidos, ao mesencéfalo; a porção anterior do assoalho – caracterizada pelo hipotálamo – também é livre. O terceiro ventrículo, localizado no plano mediano, divide o diencéfalo em duas metades simétricas, que contêm estruturas pareadas (essas se localizam nas paredes laterais do terceiro ventrículo, p. ex., tálamo, e não são observadas no corte mediano), ou estruturas não pareadas (localizadas na região central, sendo sempre observadas em tal corte). Devido à posição dos cortes individuais do diencéfalo, o terceiro ventrículo apresenta várias projeções agudas, chamadas de recessos. O corpo caloso e o septo pelúcido (parede divisória entre os dois ventrículos laterais) são

estruturas bem visíveis do telencéfalo que servem de orientação. Abaixo do corpo caloso, o tálamo ocupa a maior parte da parede lateral do terceiro ventrículo. Em virtude da sua protrusão no lúmen ventricular, ele é "separado" por um sulco – o sulco hipotalâmico – contra a parede plana do hipotálamo. Acima do tálamo, abrangendo esta região topográfica, segue um trato em forma de arco, o fórnice (abóbada). O fórnice segue do telencéfalo (do hipocampo) até o assoalho do diencéfalo (corpo mamilar). Portanto, ele pertence, topográfica e funcionalmente, como via de projeção, tanto ao telencéfalo quanto ao diencéfalo. Topograficamente, às vezes ele é chamado de "teto do terceiro ventrículo". Funcionalmente, o diencéfalo é extremamente multifacetado: serve como uma estação de sinapses para as funções óptica e acústica, coordena a função motora, determina o ritmo circadiano, regula as glândulas endócrinas e é a "autoridade suprema" para as importantes funções autônomas no corpo.

Observação: Em virtude da sua posição "mais lateral", uma parte do diencéfalo, o subtálamo, que é muito importante especialmente para a função motora, nunca é vista no corte mediano, apenas nos cortes frontal (ver **B**, p. 343; **E**, p. 353, e pp. 420 e 433) ou horizontal.

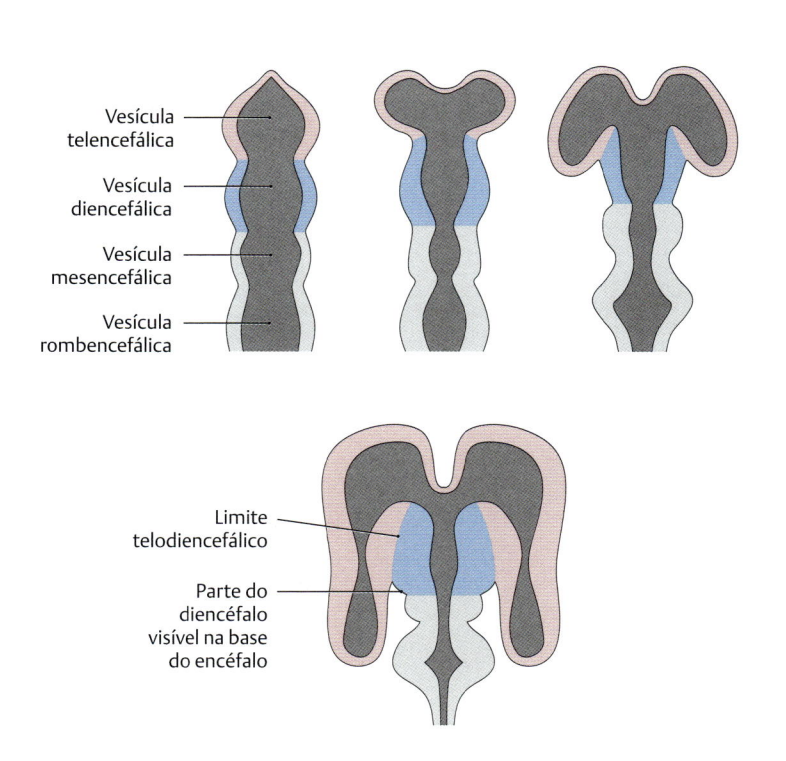

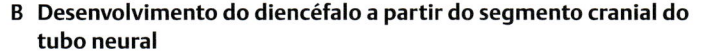

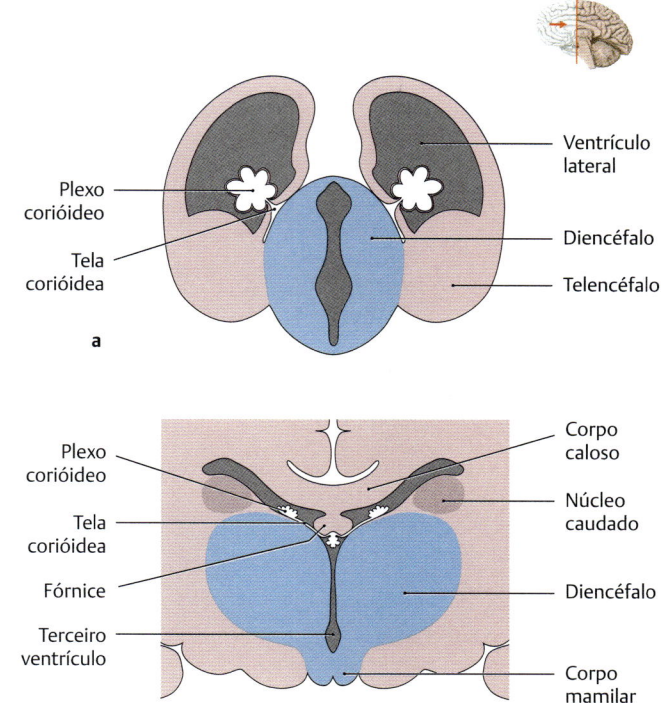

B Desenvolvimento do diencéfalo a partir do segmento cranial do tubo neural

Vista anterior. Para compreender a posição e a extensão do diencéfalo no encéfalo adulto, temos que conhecer o seu desenvolvimento a partir do tubo neural. O diencéfalo forma-se, junto com o telencéfalo, a partir do prosencéfalo (vesícula primitiva do cérebro anterior, ver p. 273). Ao longo do desenvolvimento, a vesícula diencefálica (azul) é sobreposta pelo crescimento dos dois hemisférios do telencéfalo (vermelho). Esses deslocamentos em decorrência do crescimento movem o limite entre telencéfalo e diencéfalo de tal maneira que, no adulto, somente uma pequena parte do diencéfalo pode ser identificada na face inferior do encéfalo (ver **A**).

C Limite telodiencefálico dorsal
Corte frontal.

a Encéfalo embrionário: em comparação com as fases em **B**, o desenvolvimento do telencéfalo (vermelho) está muito mais adiantado. Os ventrículos laterais e o plexo corióideo já cresceram e se projetaram inteiramente sobre o diencéfalo (azul). A parede medial do ventrículo lateral é muito fina e ainda não está unida ao diencéfalo. Entre o telencéfalo e o diencéfalo estende-se uma placa vascularizada de tecido conjuntivo, a *tela corióidea*.

b Encéfalo adulto: a tela corióidea e a parede medial do ventrículo lateral fundiram-se com o diencéfalo. A remoção do plexo corióideo e da delgada tela corióidea mostra o limite medial dorsal do diencéfalo (ver **B**, p. 340).

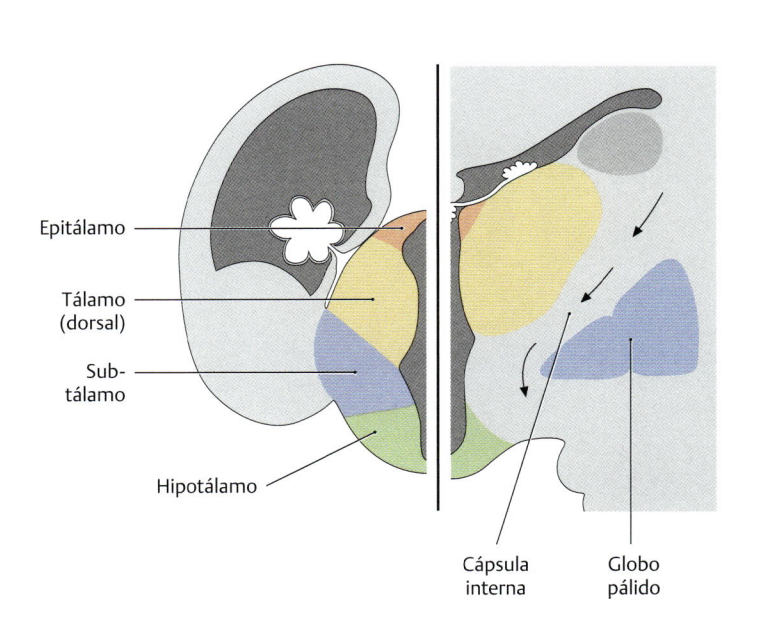

D Divisão filogenética do diencéfalo

Corte frontal; metade esquerda da figura: encéfalo embrionário com as regiões do diencéfalo; metade direita da figura: encéfalo adulto.

Como o diencéfalo, no encéfalo adulto, se situa entre o telencéfalo e o mesencéfalo, os axônios ascendentes e descendentes apresentam um trajeto através desta região encefálica; esses tratos formam a cápsula interna. Os feixes de axônios que formam a cápsula interna migram através do subtálamo (setas pretas) e, dessa maneira, deslocam lateralmente uma parte do subtálamo. Esta parte do subtálamo deslocada é chamada *globo pálido*. Anatomicamente, o globo pálido é desviado para o telencéfalo e faz parte de sua topografia, mas, funcionalmente, permanece intimamente ligado ao subtálamo, uma vez que ambos fazem parte do controle motor extrapiramidal. *A parte medial do subtálamo permanece como subtálamo propriamente dito no diencéfalo* (não seccionado neste plano). Portanto, a cápsula interna telencefálica forma o limite lateral do diencéfalo.

Durante o desenvolvimento, uma parte do subtálamo, o globo pálido, foi deslocado, pelos axônios da cápsula interna, para o telencéfalo. As diferentes partes do diencéfalo crescem desigualmente, com predomínio do crescimento do tálamo em relação às demais regiões, ocupando quatro quintos do diencéfalo maduro.

7.2 Estrutura Externa

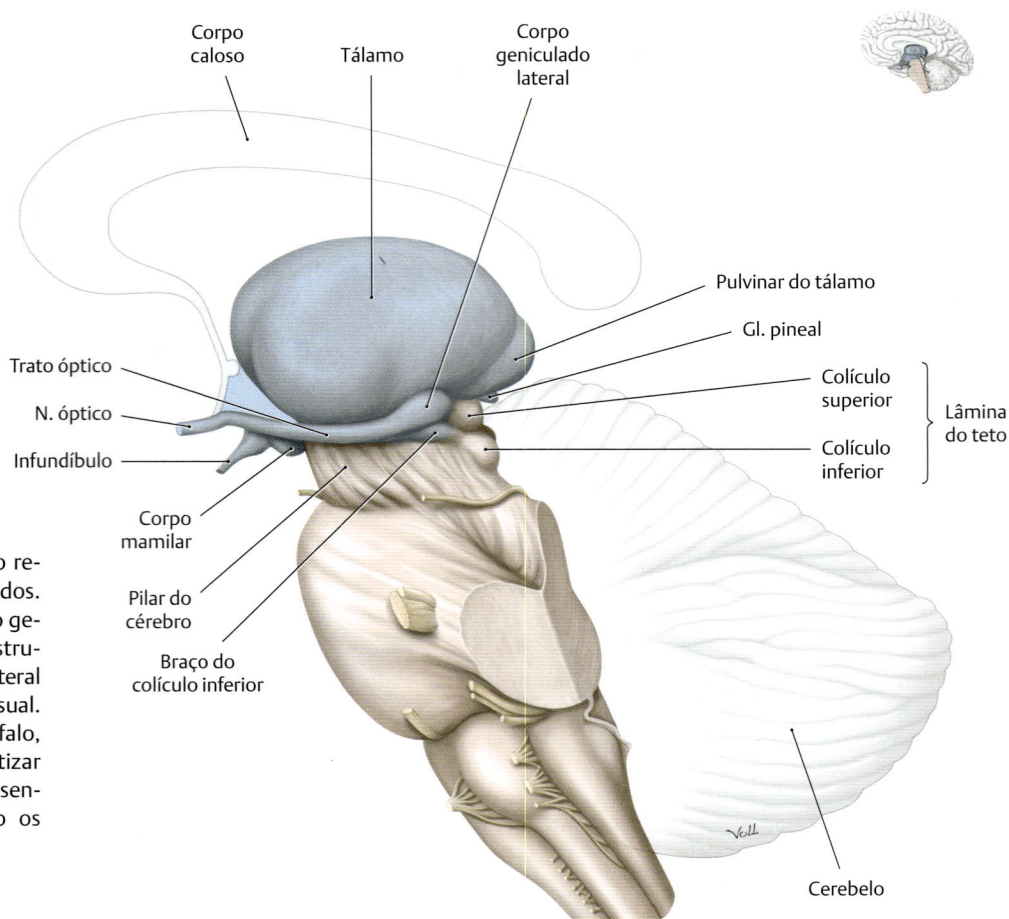

A Diencéfalo e tronco encefálico

Vista pelo lado esquerdo; o telencéfalo (ao redor do tálamo) e o cerebelo foram retirados. Nesta vista, observam-se o tálamo, o corpo geniculado lateral e o trato óptico – que são estruturas do diencéfalo. O corpo geniculado lateral e o trato óptico são componentes da via visual. O N. óptico é uma evaginação do diencéfalo, como se pode observar aqui. Para enfatizar esta origem, o N. óptico aqui está representado em azul, e não em amarelo como os demais nervos.

B Configuração do diencéfalo ao redor do terceiro ventrículo

Vista posterior; corte coronal oblíquo através do telencéfalo; o corpo caloso, o fórnice e o plexo corióideo foram retirados. Com a remoção do plexo corióideo, permanece um sulco, a *tênia corióidea*. Juntamente com o plexo corióideo, foi retirada a delgada parede do terceiro ventrículo, de modo que medialmente à tênia corióidea – que atua como linha limitante – o tálamo se dispõe como um núcleo do diencéfalo. Lateralmente à tênia corióidea, a delgada parede ventricular permanece como a *lâmina afixa*, disposta sobre o tálamo, de modo que esta delgada camada do telencéfalo, representada em marrom, recobre o tálamo, representado em azul. Como a V. talamoestriada forma o limite entre o diencéfalo e o telencéfalo, ela foi mantida na figura. Lateralmente a ela encontra-se o núcleo caudado, que pertence ao telencéfalo (ver **D**, p. 339).

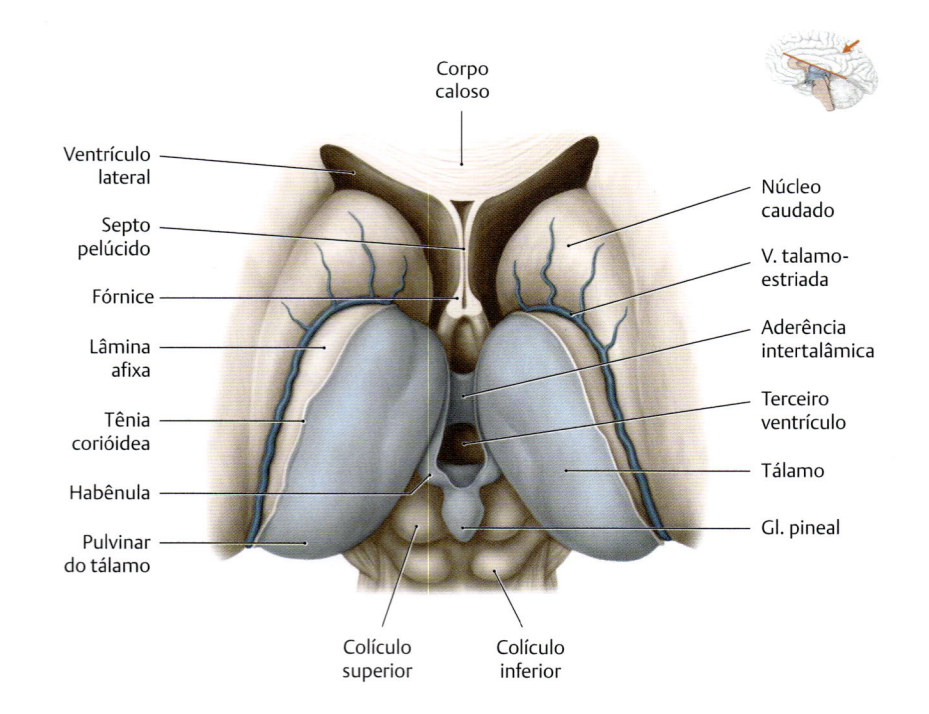

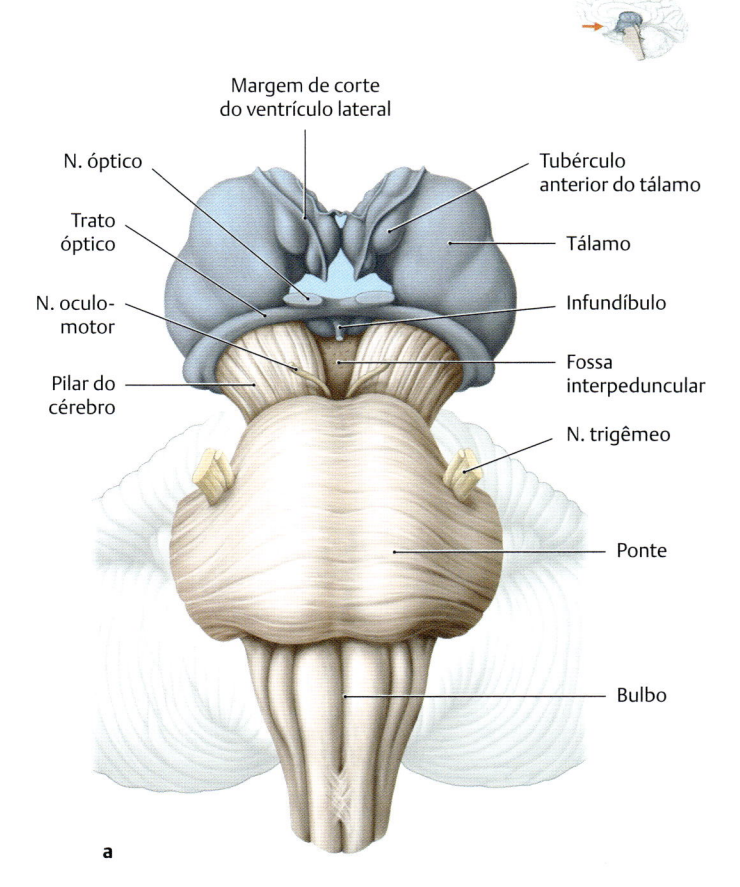

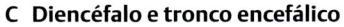

a

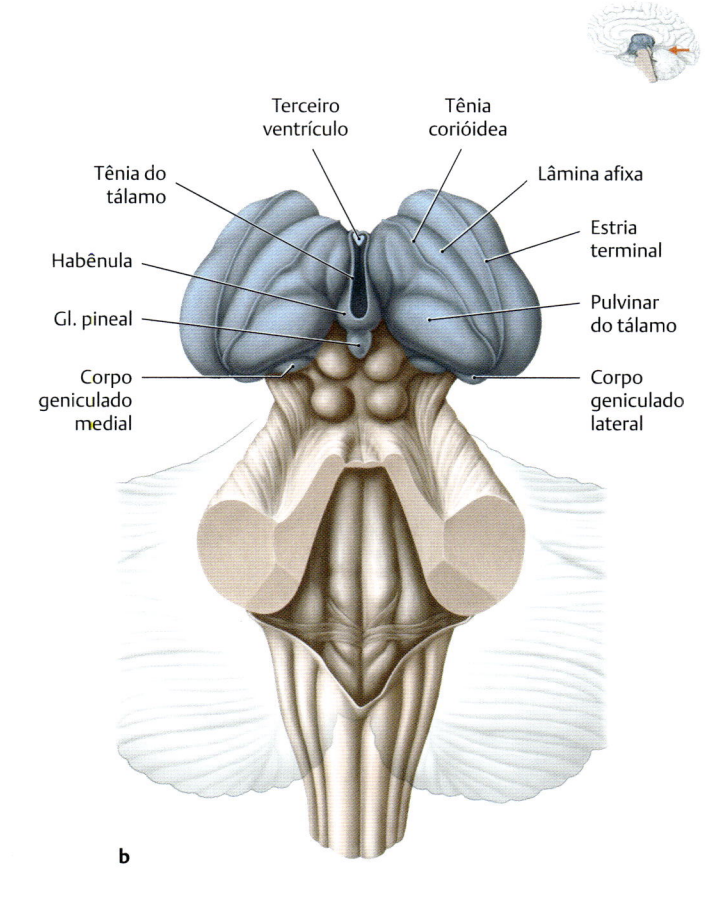

b

C Diencéfalo e tronco encefálico

a Vista anterior; **b** Vista posterior, o cerebelo e o telencéfalo foram retirados.

a O trato óptico representa o limite lateral do diencéfalo. Ele circunda os pilares do cérebro, os quais fazem parte do mesencéfalo, situado logo abaixo.

b Na vista posterior, observa-se nitidamente o epitálamo, que é formado pela glândula pineal e as duas habênulas. O corpo geniculado lateral é um importante local de conexões sinápticas da via visual,

enquanto o corpo geniculado medial é um importante local de conexões sinápticas para a via auditiva; ambos fazem parte das áreas de núcleos do tálamo. Eles também são chamados conjuntamente de *metatálamo* e representam um deslocamento de núcleos próprios do tálamo. Especialmente entre o corpo geniculado medial e o colículo inferior do mesencéfalo, existem, no contexto da audição, estreitas conexões funcionais. Nesta vista, observa-se especialmente a região nuclear do pulvinar do tálamo. A ele também são atribuídas funções no contexto da conexão óptica e acústica.

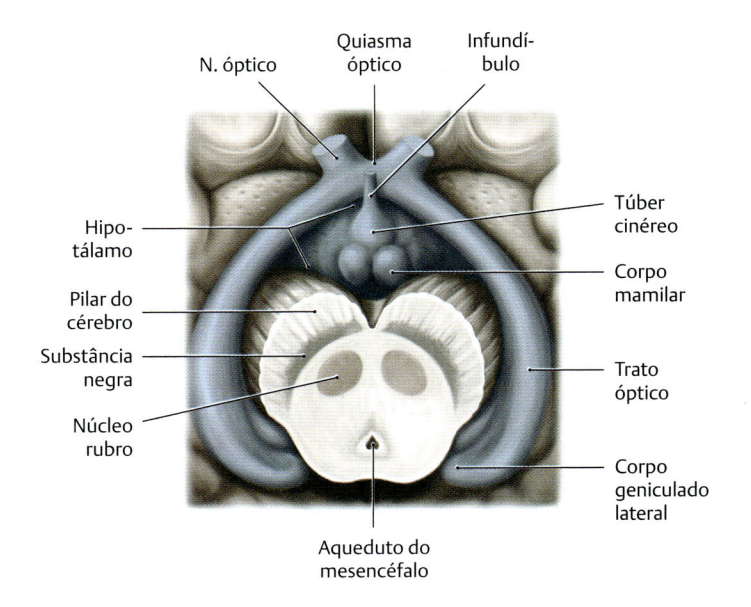

D Posição do diencéfalo no encéfalo adulto

Base do encéfalo, vista inferior (o tronco encefálico foi seccionado na altura do mesencéfalo). As estruturas do diencéfalo observadas nesta imagem representam as partes do diencéfalo localizadas na face inferior do encéfalo. Devido à expansão do telencéfalo, apenas poucas estruturas permanecem na face inferior do encéfalo:

- Nervo óptico
- Quiasma óptico
- Trato óptico
- Túber cinéreo com o infundíbulo
- Corpos mamilares
- Corpo geniculado medial (ver **Cb**)
- Corpo geniculado lateral e
- Neuro-hipófise (ver p. 350).

Também nesta imagem observa-se nitidamente como os tratos ópticos – pertencentes ao diencéfalo – envolvem os pilares do cérebro, pertencentes ao mesencéfalo.

341

7.3 Estrutura Interna do Diencéfalo: Organização em Níveis e Cortes Seriados

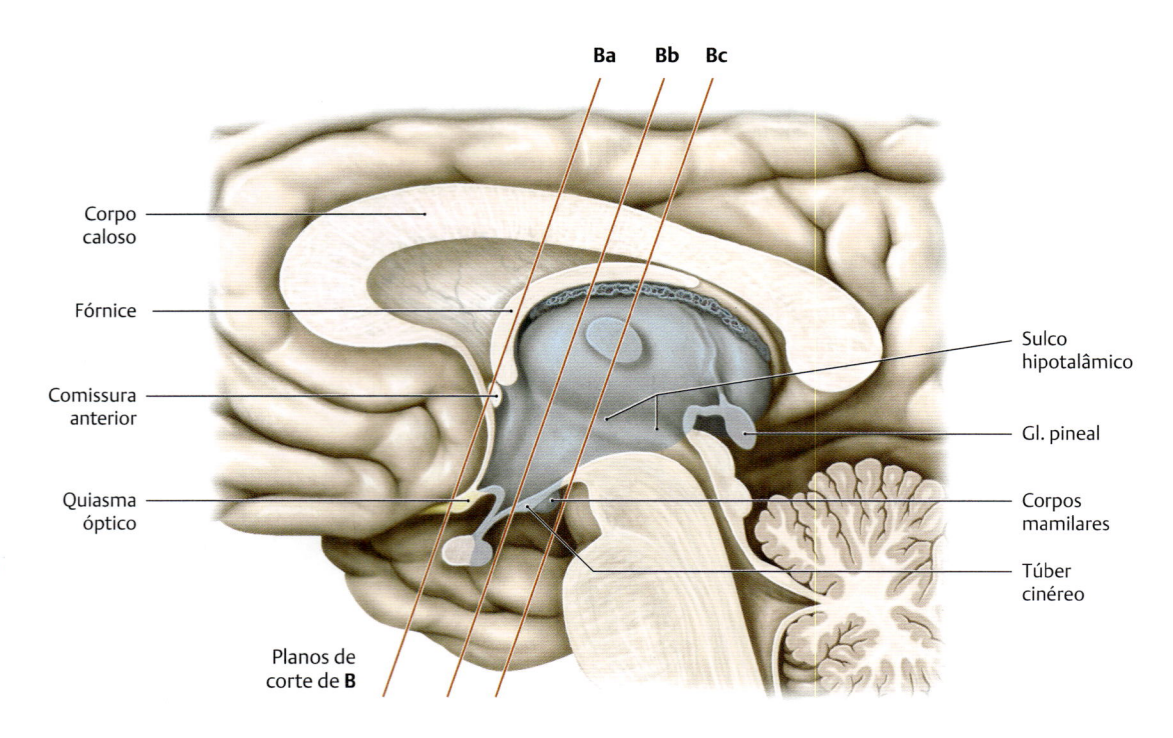

A Os quatro níveis do diencéfalo

Linha de separação	Parte	Estrutura no encéfalo adulto	Função
"Sulco diencefálico dorsal"	Epitálamo	• Gl. pineal, epífise • Habênulas	• Regulação do ritmo circadiano • Conexão do sistema olfatório com o tronco encefálico
	Tálamo (= tálamo dorsal)	• Tálamo	• Tratos sensitivos, sinapses e projeção no córtex (exceção: trato olfatório, já parte do telencéfalo); além disso, o tálamo envia eferências para os diversos núcleos motores e participa, dessa maneira, da regulação da motricidade
"Sulco diencefálico médio"	Subtálamo (= tálamo ventral)	• Núcleo subtalâmico, zona incerta (mais o globo pálido, deslocado para o telencéfalo, ver **E**, p. 353)	• Zona motora somática do diencéfalo
Sulco hipotalâmico ("sulco diencefálico ventral")*	Hipotálamo	• Quiasma óptico, trato óptico • Túber cinéreo, neuro-hipófise • Corpos mamilares	• Parte da via visual • Coordena a divisão autônoma do sistema nervoso com o sistema endócrino • Coordenação da divisão autônoma do sistema nervoso

*somente este sulco é visível em **A**.

B Cortes frontais seriados do diencéfalo de anterior para posterior

a Nível do quiasma óptico: este corte envolve partes do diencéfalo e do telencéfalo; a posição do diencéfalo, em ambos os lados do terceiro ventrículo, fica bem evidente. Um abaulamento do terceiro ventrículo, o recesso pré-óptico, situa-se superiormente ao quiasma óptico. Sua conexão com o terceiro ventrículo localiza-se fora do plano de corte.

b Nível do túber cinéreo, nas proximidades do forame interventricular: o limite entre o diencéfalo e o telencéfalo só pode ser claramente identificado na região dos ventrículos, e as regiões nucleares, situadas inferiormente, continuam-se sem limite definido. Na região dos ventrículos laterais, a lâmina afixa forma o limite telodiencefálico, uma camada delgada telencefálica de células ependimárias, sobreposta ao tálamo diencefálico (ver **Bc**). Camadas de substância cinzenta estendem-se pela parte dorsal da cápsula interna.

c Nível dos corpos mamilares: as regiões nucleares do tálamo se destacam neste corte. Segundo a Terminologia Anatômica, observam-se até 120 núcleos distintos. Entretanto, a maioria desses núcleos não pode ser identificada macroscopicamente. Para sua subdivisão, ver p. 344 (segundo Kahle e Frotscher; nesta referência, segundo Villinger e Ludwig).

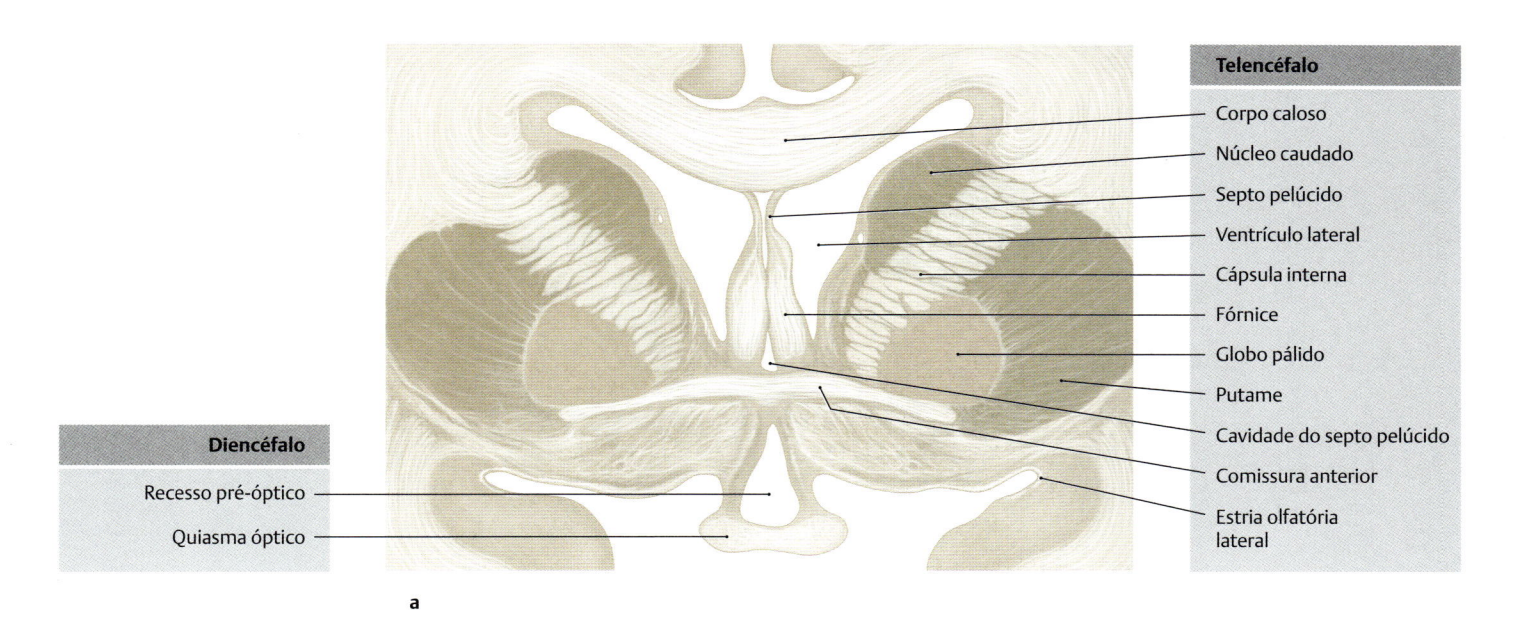

Telencéfalo
- Corpo caloso
- Núcleo caudado
- Septo pelúcido
- Ventrículo lateral
- Cápsula interna
- Fórnice
- Globo pálido
- Putame
- Cavidade do septo pelúcido
- Comissura anterior
- Estria olfatória lateral

Diencéfalo
- Recesso pré-óptico
- Quiasma óptico

a

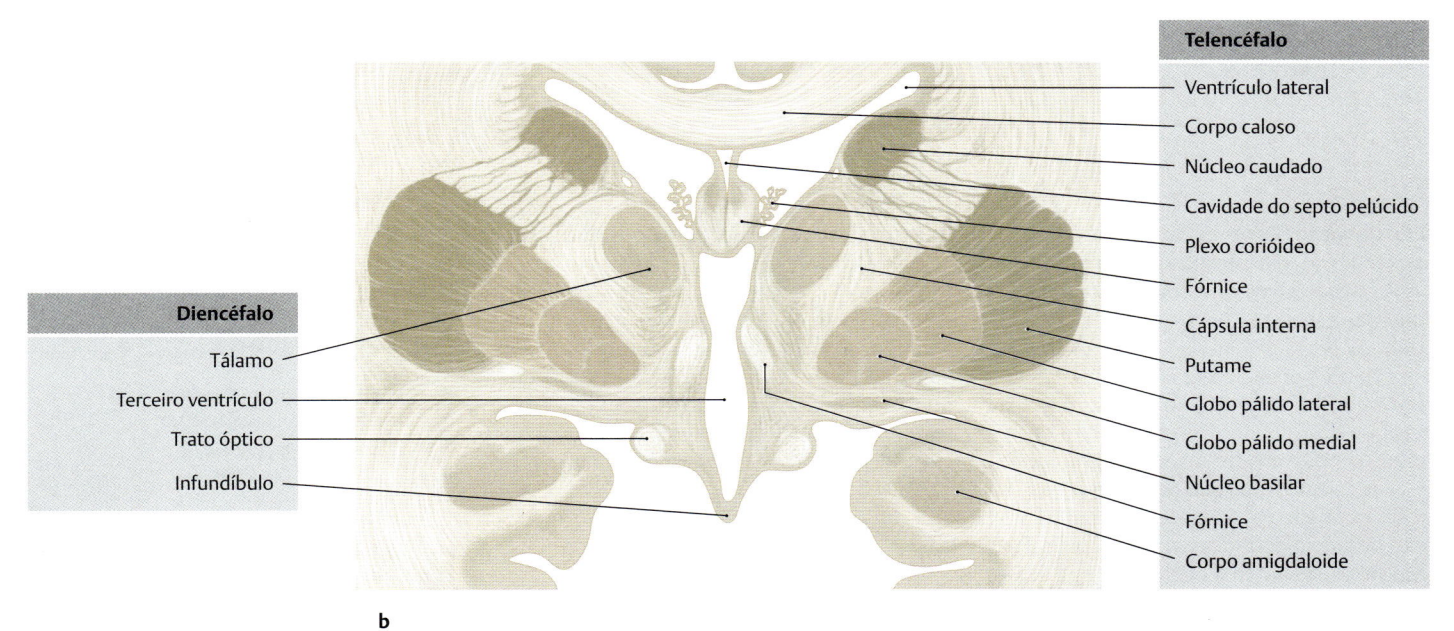

Telencéfalo
- Ventrículo lateral
- Corpo caloso
- Núcleo caudado
- Cavidade do septo pelúcido
- Plexo corióideo
- Fórnice
- Cápsula interna
- Putame
- Globo pálido lateral
- Globo pálido medial
- Núcleo basilar
- Fórnice
- Corpo amigdaloide

Diencéfalo
- Tálamo
- Terceiro ventrículo
- Trato óptico
- Infundíbulo

b

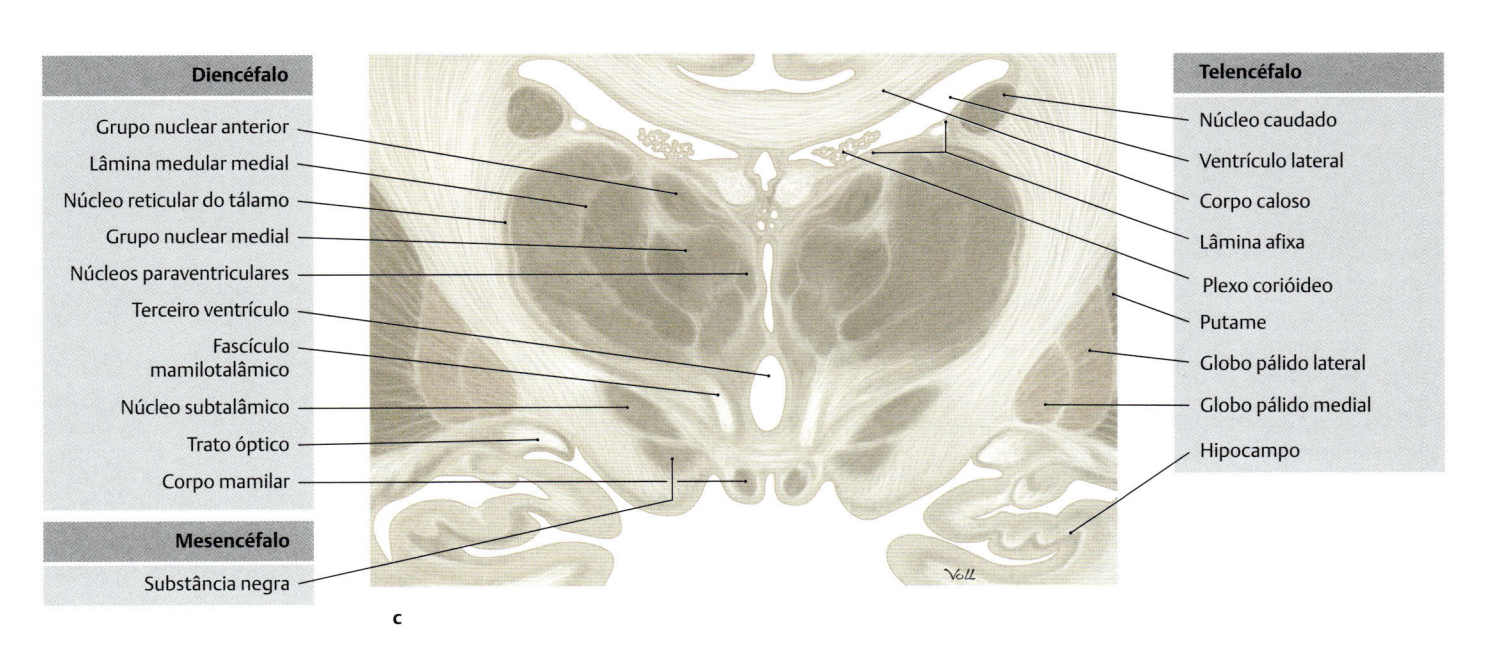

Diencéfalo
- Grupo nuclear anterior
- Lâmina medular medial
- Núcleo reticular do tálamo
- Grupo nuclear medial
- Núcleos paraventriculares
- Terceiro ventrículo
- Fascículo mamilotalâmico
- Núcleo subtalâmico
- Trato óptico
- Corpo mamilar

Mesencéfalo
- Substância negra

Telencéfalo
- Núcleo caudado
- Ventrículo lateral
- Corpo caloso
- Lâmina afixa
- Plexo corióideo
- Putame
- Globo pálido lateral
- Globo pálido medial
- Hipocampo

c

343

7.4 Tálamo: Regiões Nucleares

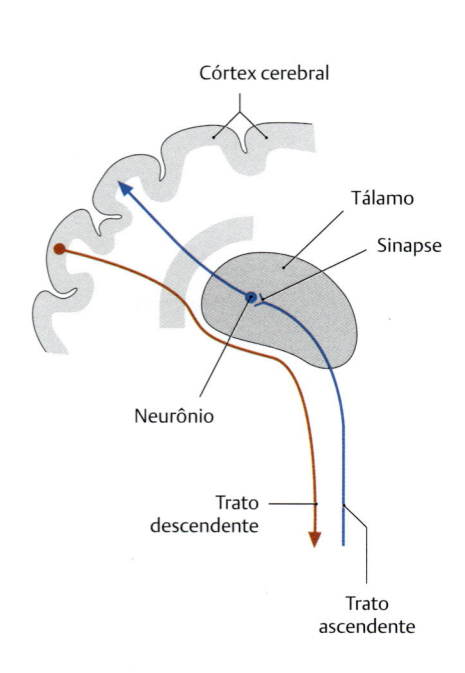

Córtex cerebral

Tálamo

Sinapse

Neurônio

Trato descendente

Trato ascendente

Núcleos anteriores do tálamo

Núcleo medial dorsal

Núcleos medianos

Núcleo dorsal lateral

Núcleo ventral anterior

Núcleo ventral lateral

Núcleo ventral intermédio

Núcleo reticular

Núcleo lateral posterior

Núcleo ventral posteromedial

Núcleo ventral posterolateral

Núcleos intra-laminares

Núcleo centro-mediano

Pulvinar do tálamo

Corpo geniculado medial

Corpo geniculado lateral

A Classificação funcional do tálamo

Quase todas as vias sensitivas fazem sinapses no tálamo e terminam no córtex cerebral (ver **G**, radiação talâmica). Portanto, nas lesões do tálamo ou de suas fibras de projeção para o córtex como, por exemplo, no caso de um infarto cerebral, ocorrem também distúrbios na percepção dos sentidos. Apesar do fato de os sentidos já poderem ser percebidos, de forma difusa, no tálamo (principalmente a dor), a percepção inconsciente torna-se consciente somente por meio do processamento cortical (= telencefálico). O sistema olfatório é uma exceção: o bulbo olfatório corresponde a um abaulamento do telencéfalo.
Observação: Tratos descendentes, provenientes do córtex, não passam pelo tálamo.

B Disposição espacial dos grupos nucleares do tálamo

Vistas lateral e posterior do tálamo esquerdo, discretamente rodado em comparação às figuras da p. 340. O tálamo representa um conjunto de cerca de 120 regiões nucleares que processam muitas informações (sensitivas, motoras, límbicas). Distinguem-se os seguintes núcleos talâmicos específicos e inespecíficos:

- Os núcleos *específicos* e as fibras que eles emitem (radiação talâmica, ver **G**) apresentam conexão direta com as regiões específicas do *córtex cerebral* (= pálio) e, portanto, também são chamados paliotálamo
- Os núcleos *inespecíficos* não apresentam conexão direta com o córtex cerebral, mas sim com o *tronco encefálico* e, portanto, também são chamados troncotálamo.

Dos núcleos inespecíficos, somente o núcleo centromediano (laranja) e alguns núcleos intralaminares foram mostrados aqui como exemplo (para detalhes, ver **F**). Os núcleos *específicos* do tálamo são subdivididos em quatro grupos:

- Núcleos ventrais (amarelo)
- Núcleos mediais (vermelho)
- Núcleos laterais (verde) e
- Núcleos dorsais (azul).

Estes últimos têm relação direta com os dois corpos geniculados medial e lateral. Aqui encontram-se os *núcleos dos corpos geniculados medial e lateral*, respectivamente. Essas duas regiões nucleares, situadas inferiormente ao pulvinar do tálamo, formam o *metatálamo*; da mesma maneira que ocorre com o pulvinar, fazem parte dos núcleos específicos do tálamo.

C Nomenclatura dos núcleos do tálamo

Nome	Nome alternativo	Função
Núcleos específicos do tálamo (núcleos dependentes do córtex)	Paliotálamo	Projeção no córtex cerebral
Núcleos inespecíficos do tálamo (núcleos independentes do córtex)	Troncotálamo	Projeção no tronco encefálico, no diencéfalo e no estriado
Núcleos de integração		Projeção nos outros núcleos do tálamo — portanto, são núcleos inespecíficos
Núcleos intralaminares		Núcleos situados na substância branca da lâmina medular interna; são núcleos inespecíficos do tálamo

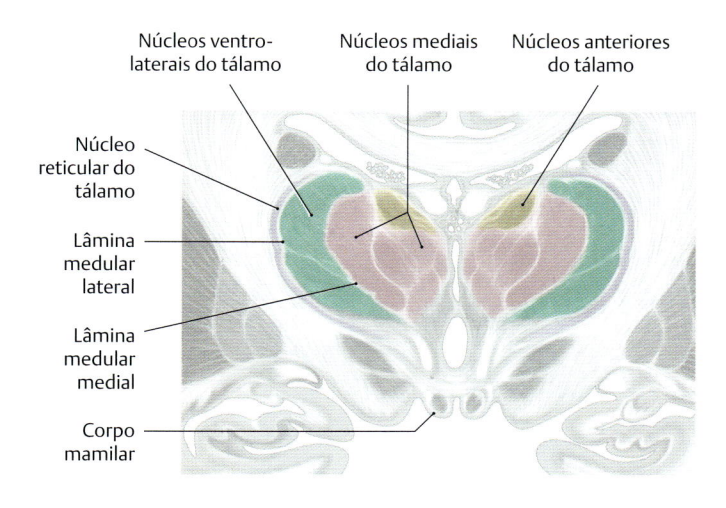

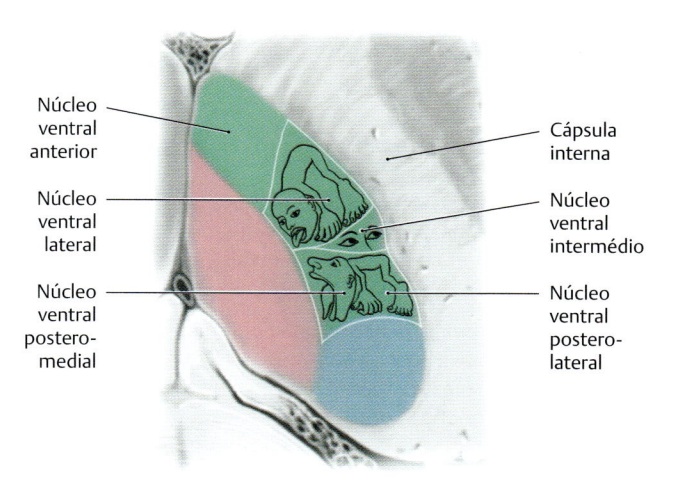

D Divisão dos núcleos do tálamo pela lâmina medular do tálamo

Corte frontal no nível dos corpos mamilares. Algumas regiões nucleares do tálamo são separadas pelas lâminas medulares do tálamo e divididas em complexos nucleares maiores. As seguintes lâminas são visíveis aqui:

- Lâmina medular medial, entre os núcleos mediais e ventrolaterais do tálamo
- Lâmina medular lateral, entre a região nuclear lateral e o núcleo reticular do tálamo.

E Somatotopia dos núcleos específicos do tálamo

Corte horizontal. O princípio da somatotopia dos núcleos específicos do tálamo (ver **C** para a sua definição) é explicado com o exemplo do grupo nuclear ventrolateral. As aferências para o tálamo, provenientes da medula espinal, do tronco encefálico e do cerebelo, apresentam um agrupamento somatotópico. Esta somatotopia se mantém até o córtex cerebral. No núcleo ventral lateral terminam axônios provenientes do pedúnculo cerebelar superior cruzado. Informações sobre o posicionamento corporal, a coordenação e o tônus muscular são conduzidas, por esta via, até o córtex motor que, por sua vez, também apresenta organização somatotópica (homúnculo motor, ver **B**, p. 457). No núcleo ventral lateral situam-se, *lateralmente*, os neurônios eferentes para a condução dos impulsos provenientes dos membros e, *medialmente*, os neurônios para a condução dos impulsos provenientes da cabeça. Este núcleo tem relação direta com o núcleo ventral intermédio, que recebe suas aferências dos núcleos vestibulares. Essas aferências agem na coordenação do movimento conjugado do olhar para o mesmo lado. As grandes vias sensitivas, provenientes da medula espinal (vias do funículo posterior) terminam no núcleo ventral postero*lateral*. No núcleo ventral postero*medial* termina o sistema sensitivo da cabeça proveniente do nervo trigêmeo (lemnisco trigeminal, ver p. 545). Aqui também prevalece a somatotopia como princípio de organização.

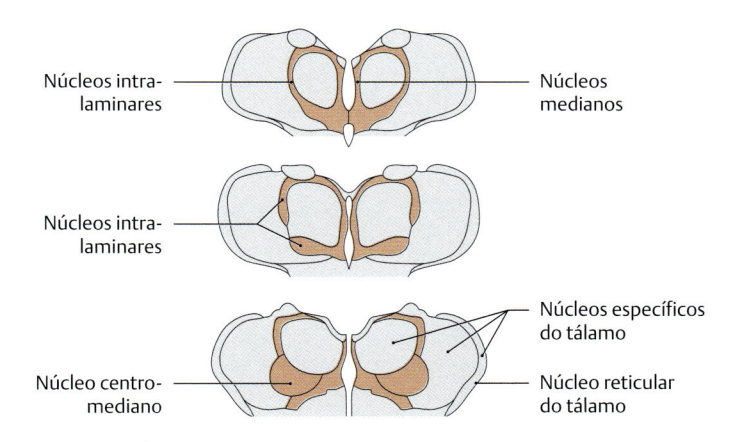

F Núcleos inespecíficos do tálamo

Cortes frontais de anterior para posterior. Os núcleos inespecíficos do tálamo projetam-se em direção ao tronco encefálico, aos demais núcleos do diencéfalo (incluindo para outras regiões nucleares do próprio tálamo) e ao corpo estriado. Portanto, não apresentam conexões diretas com o córtex cerebral (= núcleos independentes do córtex que têm apenas efeito cortical indireto). Os núcleos *inespecíficos* do tálamo situam-se medialmente e são divididos em dois grupos:

- Núcleos da substância cinzenta central do tálamo (núcleos medianos): pequenos grupos celulares ao longo da parede do terceiro ventrículo e
- Núcleos intralaminares: na lâmina medular medial; o maior deles é o núcleo centromediano.

O núcleo *específico* do tálamo aqui mostrado é o núcleo reticular do tálamo; ele se posiciona sobre os demais núcleos do tálamo e envia impulsos que podem ser captados no eletroencefalograma (EEG).

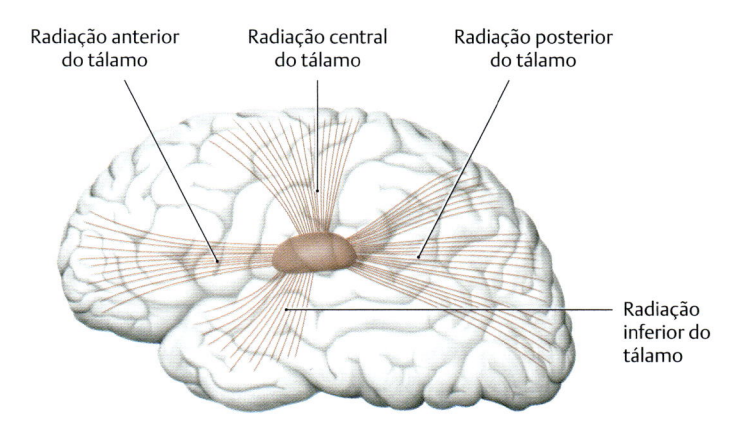

G Radiação talâmica

Vista lateral do hemisfério esquerdo. Os axônios do paliotálamo (= núcleos específicos do tálamo, uma vez que suas fibras são conectadas com regiões específicas do córtex cerebral) são agrupados em tratos que formam a radiação talâmica. O trajeto das fibras mostra que o paliotálamo é conectado com todas as áreas do córtex cerebral. A radiação talâmica anterior projeta-se para o lobo frontal, a radiação talâmica central para o lobo parietal, a radiação talâmica posterior para o lobo occipital e a radiação talâmica inferior para o lobo temporal.

7.5 Tálamo: Projeções dos Núcleos Talâmicos

A Núcleos ventrolaterais do tálamo: conexões aferentes e eferentes

Os terceiros neurônios das vias sensitivas da periferia do corpo fazem sinapses no **núcleo ventral posterolateral** (VPL) e no **núcleo ventral posteromedial** (VPM):

- No VPL termina o *lemnisco medial*, que contém as fibras sensitivas para a sensação de posição, vibração, pressão, discriminação e sentido de toque oriundos dos núcleos grácil e cuneiforme
- Fibras de dor e temperatura do tronco e dos membros seguem pelo *trato espinotalâmico lateral* para as seções laterais do VPL. Após a sinapse, os axônios projetam os 3º neurônios localizados neste núcleo para o córtex somatossensitivo
- Aferentes dos 2º neurônios da região da cabeça são conduzidos com as mesmas qualidades pelo *sistema trigeminal* (trato trigeminotalâmico) para o VPM. Aqui ocorre analogamente uma sinapse a partir do 3º neurônio, que é, então, projetado para o giro pós-central.

Em casos de *dano ao VPL* ocorrem distúrbios contralaterais da sensibilidade superficial e profunda com parestesia e sensação de peso anormal nos membros (lesão do lemnisco medial). Como nas partes basais da região nuclear terminam as fibras de dor do trato espinotalâmico lateral, em caso de lesões nessas regiões, podem ocorrer sintomas de dor grave adicionais ("dor talâmica"). O **núcleo ventral lateral** (VL) se projeta no campo cortical somatomotor (áreas 6). Essas regiões nucleares formam uma alça de *feedback* com os campos corticais motores de modo que possam ser identificadas as suas falhas causadas por lesões no sistema motor.

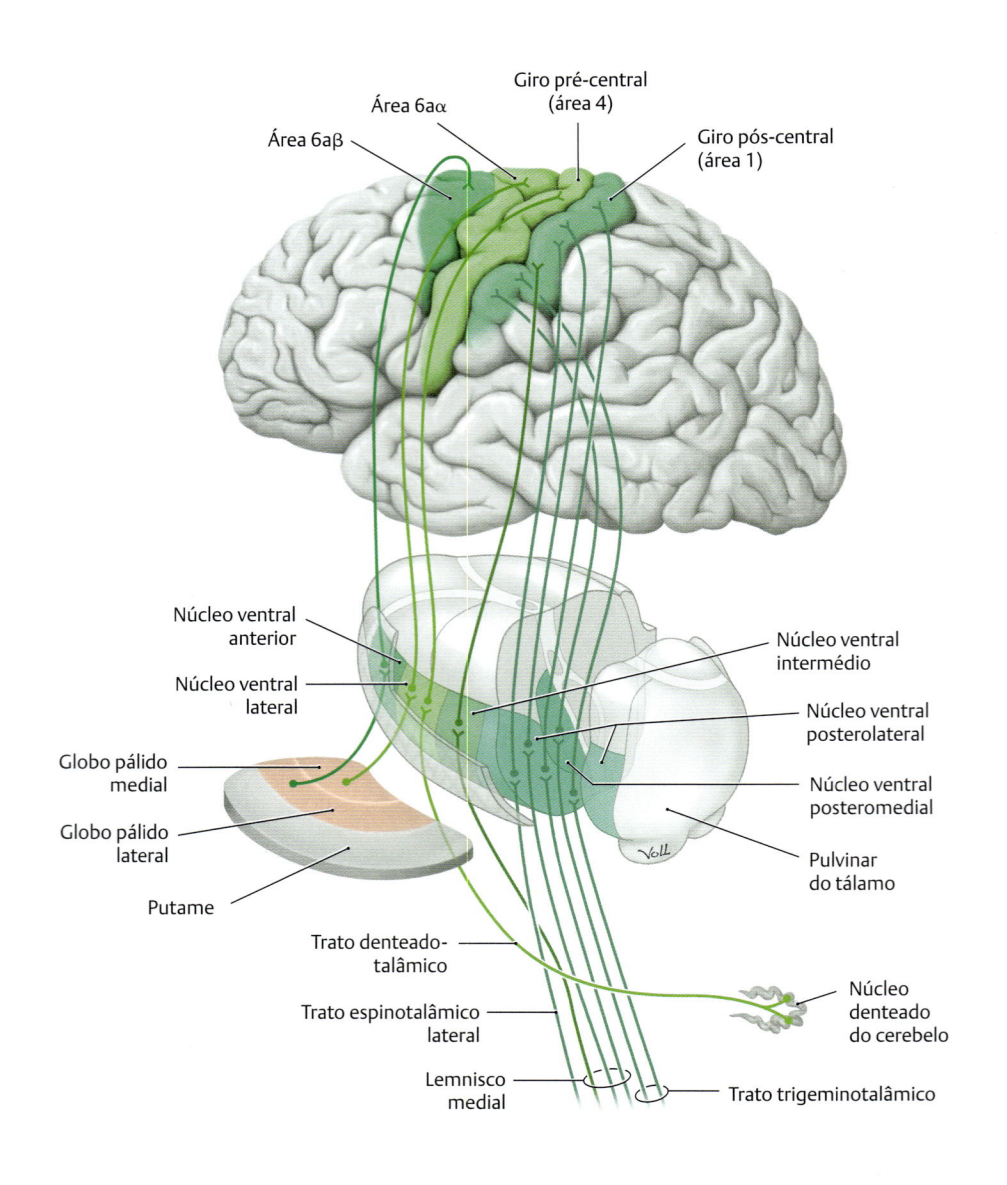

B Núcleo anterior e núcleo centromediano: conexões aferentes e eferentes

O núcleo anterior recebe *aferências* por meio do fascículo mamilotalâmico (feixe de Vicq-d'Azyr), proveniente do corpo mamilar. O núcleo anterior estabelece tanto conexões aferentes quanto eferentes com o giro do cíngulo do telencéfalo. O maior núcleo talâmico inespecífico é o núcleo centromediano, que faz parte dos núcleos intralaminares. Recebe *aferências* do cerebelo, da formação reticular e do globo pálido medial. Suas *eferências* estendem-se para a cabeça do núcleo caudado e para o putame. O núcleo centromediano é um componente importante do sistema ativador reticular ascendente (SARA). O SARA é indispensável para o estado de vigília e origina-se na formação reticular do tronco encefálico, fazendo sinapses neste núcleo.

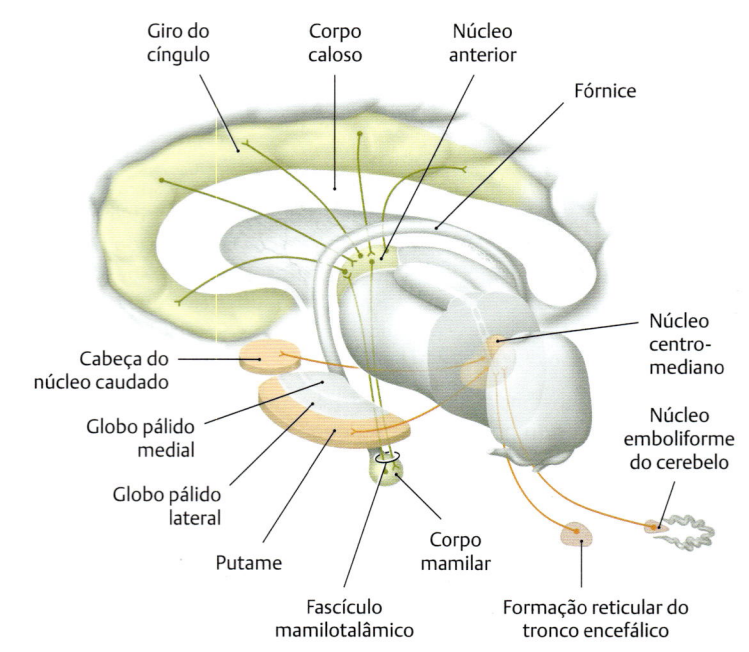

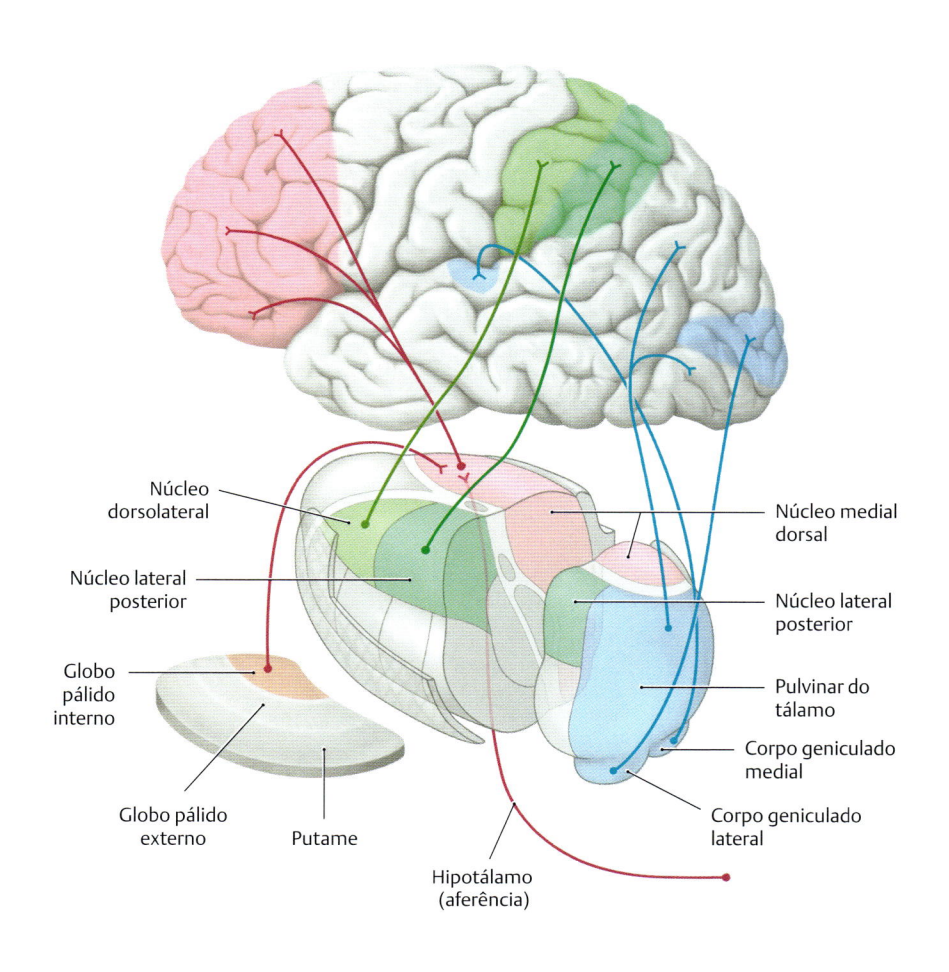

Núcleo dorsolateral

Núcleo lateral posterior

Globo pálido interno

Globo pálido externo

Putame

Hipotálamo (aferência)

Núcleo medial dorsal

Núcleo lateral posterior

Pulvinar do tálamo

Corpo geniculado medial

Corpo geniculado lateral

C Núcleos mediais, dorsais e laterais do tálamo: conexões aferentes e eferentes

Os **núcleos mediais do tálamo** recebem suas aferências dos núcleos ventrais e intralaminares do tálamo (não mostrados), bem como do hipotálamo, do globo pálido e do mesencéfalo (não mostrado). Suas eferências estendem-se para o lobo frontal e para o córtex pré-motor. A partir dessas regiões estendem-se aferências de volta para o núcleo. A destruição dessas conexões causa a *síndrome do lobo frontal*, caracterizada pela perda da autorrepresentação (o paciente começa a contar piadas infantis, mas, em outros momentos, mostra-se desconfiado e mal-humorado). O **grupo dos núcleos dorsais** é formado pelo pulvinar do tálamo, que representa o maior complexo talâmico nuclear. O pulvinar do tálamo recebe aferências provenientes de outras regiões talâmicas, principalmente dos núcleos intralaminares (não mostrados). Suas eferências terminam nas regiões de associação dos lobos parietal e occipital, com as quais mantém conexões recíprocas. O corpo geniculado lateral, como parte da via visual, projeta-se para o córtex visual, e o corpo geniculado medial, como parte da via auditiva, no córtex auditivo. O **grupo dos núcleos laterais** é formado pelos núcleos dorsolateral e lateroposterior. Representa a parte dorsal do grupo de núcleos ventrolaterais e recebe suas aferências de outros núcleos talâmicos (portanto, são chamados núcleos de integração, ver p. 344). Suas eferências terminam no lobo parietal.

D Sinopse de algumas conexões clinicamente importantes dos núcleos talâmicos

Os núcleos específicos do tálamo projetam-se para o córtex cerebral. A origem dessas vias, suas regiões nucleares e seus locais de projeção foram resumidos aqui.

Aferência talâmica	Região nuclear no tálamo (Abreviatura)	Eferência talâmica
Corpo mamilar (fascículo mamilotalâmico)	Núcleo anterior (NA)	Giro do cíngulo (sistema límbico)
Cerebelo, núcleo rubro	Núcleo ventral lateral (VL)	Córtex (pré-)motor (pré: área 6aα, motor: área 4)
Tratos do funículo posterior (somestesia, membros e tronco)	Núcleo ventral posterolateral (VPL)	Giro pós-central (córtex sensitivo) = córtex somestésico (ver **A**)
Trato trigeminotalâmico (somestesia, cabeça)	Núcleo ventral posteromedial (VPM)	Giro pós-central (córtex sensitivo) = córtex somestésico (ver **A**)
Braço do colículo inferior (parte da via auditiva)	Núcleo (corpo) geniculado medial (CGM)	Giros temporais transversos (córtex auditivo)
Trato óptico (parte da via visual)	Núcleo (corpo) geniculado lateral (CGL)	Área estriada (córtex visual)

7.6 Hipotálamo

A Posição do hipotálamo

Corte frontal. O hipotálamo representa o nível inferior do diencéfalo, situado logo abaixo do tálamo e constitui a parte do diencéfalo que é visível na face externa do encéfalo (ver **D**, p. 341). Situa-se em ambos os lados do terceiro ventrículo. Portanto, sua extensão pode ser mais bem compreendida em um corte mediano que divide, simetricamente, o terceiro ventrículo (ver **Ba**).

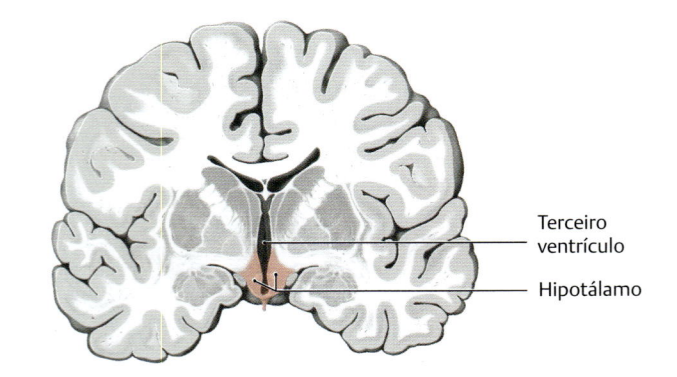

Terceiro ventrículo

Hipotálamo

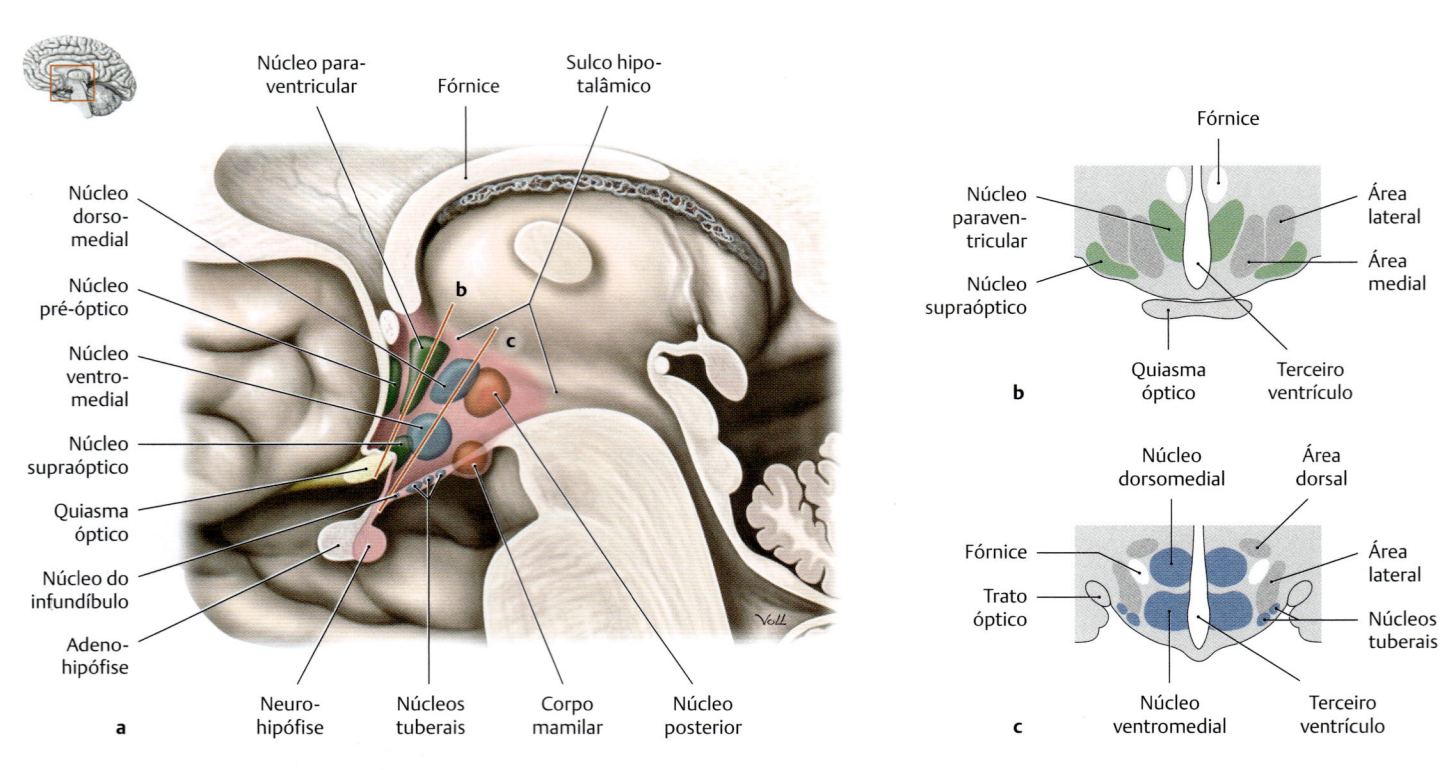

Núcleo paraventricular — Fórnice — Sulco hipotalâmico

Núcleo dorsomedial

Núcleo pré-óptico

Núcleo ventromedial

Núcleo supraóptico

Quiasma óptico

Núcleo do infundíbulo

Adeno-hipófise

a

Neuro-hipófise — Núcleos tuberais — Corpo mamilar — Núcleo posterior

Fórnice

Núcleo paraventricular — Área lateral

Núcleo supraóptico — Área medial

Quiasma óptico — Terceiro ventrículo

b

Núcleo dorsomedial — Área dorsal

Fórnice — Área lateral

Trato óptico — Núcleos tuberais

Núcleo ventromedial — Terceiro ventrículo

c

B Regiões nucleares do hipotálamo direito

a Corte mediano; vista medial do hemisfério direito. **b** e **c** Cortes frontais. O hipotálamo é uma pequena região nuclear, localizada inferior e anteriormente ao tálamo, sendo separados pelo sulco hipotalâmico. Apesar do seu pequeno tamanho, o hipotálamo representa o centro superior de todas as funções viscerais do corpo. Na Terminologia Anatômica são mencionadas mais de 30 regiões nucleares localizadas na parede lateral e no assoalho do terceiro ventrículo. Dessas regiões, somente alguns grupos, com maior importância clínica, serão detalhados aqui. De anterossuperior para posteroinferior, distinguimos três grupos nucleares com as seguintes funções (simplificadamente):

- O grupo nuclear anterior (rostral; em verde) produz os hormônios liberados pela neuro-hipófise e consiste em:
  - Núcleo pré-óptico
  - Núcleo paraventricular e
  - Núcleo supraóptico
- O grupo nuclear médio (tuberal; em azul) controla a liberação de hormônios na adeno-hipófise e consiste em:
  - Núcleo dorsomedial

- Núcleo ventromedial e
- Núcleos tuberais
- O grupo nuclear posterior (mamilar; em vermelho) ativa a parte simpática; portanto, é chamado zona dinamogênica e consiste em:
  - Núcleo posterior e
  - Núcleos mamilares, localizados nos corpos mamilares.

No corte frontal (**c**) identificamos a subdivisão do hipotálamo pelo trato do fórnice. Este trato divide o hipotálamo em uma parte lateral e outra medial. Os três grupos nucleares, descritos anteriormente, integram a parte *medial*, enquanto na parte *lateral* não existe subdivisão dos grupos nucleares definidos (p. ex., a área lateral funcionando como um único núcleo; ver p. 331 sobre o trajeto do trato do fórnice). Lesão bilateral dos corpos mamilares e de seus núcleos ocorre na *síndrome de Korsakow*, frequentemente associada ao alcoolismo crônico (motivo: deficiência de vitamina B_1). O distúrbio de memória afeta principalmente a memória recente, e as lacunas de memória podem ser preenchidas com acontecimentos irreais. O achado neuropatológico é hemorragia nos corpos mamilares.

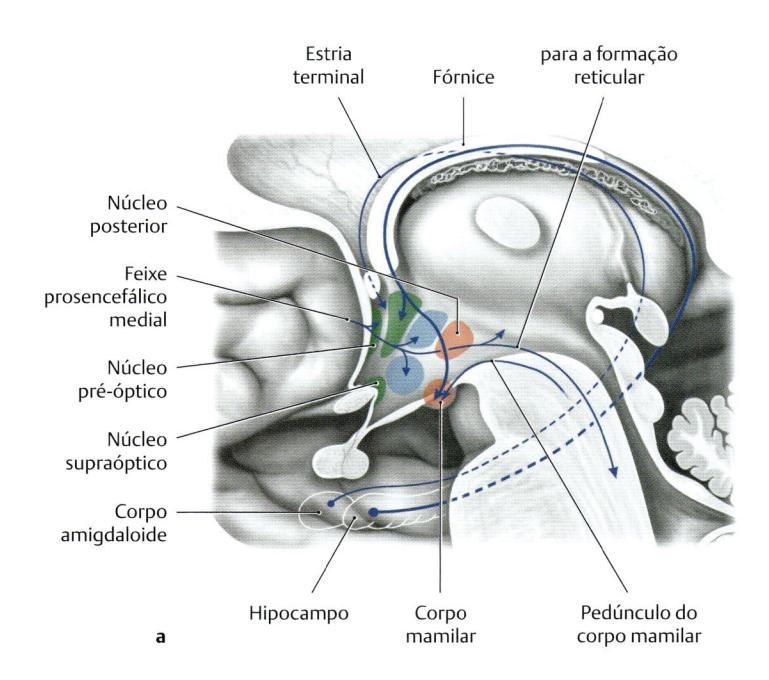

Estria terminal — Fórnice — para a formação reticular

Núcleo posterior

Feixe prosencefálico medial

Núcleo pré-óptico

Núcleo supraóptico

Corpo amigdaloide

a Hipocampo — Corpo mamilar — Pedúnculo do corpo mamilar

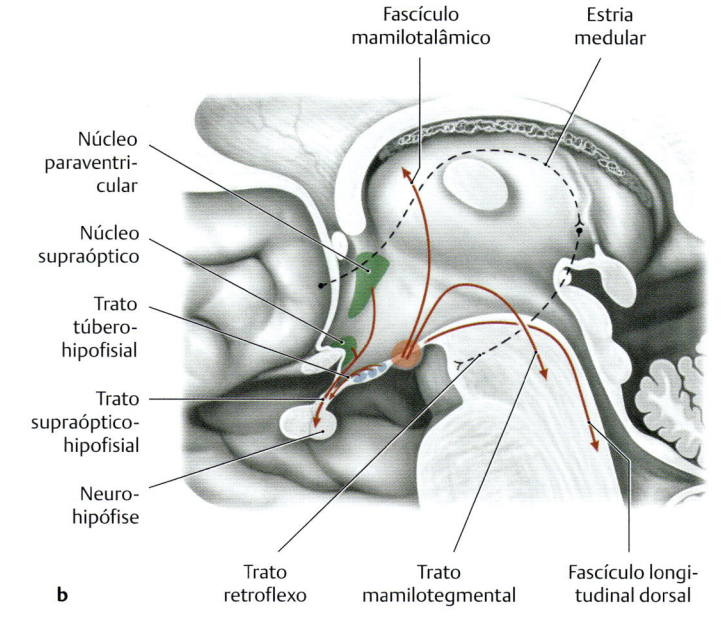

Fascículo mamilotalâmico — Estria medular

Núcleo paraventricular

Núcleo supraóptico

Trato túbero-hipofisial

Trato supraóptico-hipofisial

Neuro-hipófise

b Trato retroflexo — Trato mamilotegmental — Fascículo longitudinal dorsal

C Conexões aferentes e eferentes importantes do hipotálamo

Corte mediano; vista medial do hemisfério direito. O hipotálamo coordena todas as funções viscerais e apresenta aferências e eferências com numerosas regiões encefálicas.

As seguintes **conexões aferentes** (**a**) são importantes:

- Por meio do trato do fórnice estendem-se as aferências provenientes do hipocampo para o hipotálamo (importante trato do sistema límbico!)
- Aferências das áreas olfatórias estendem-se por meio do trato prosencefálico medial para os núcleos pré-ópticos
- Aferências provenientes dos corpos amigdaloides projetam-se, por intermédio das estrias terminais, para o hipotálamo (impulsos relacionados à afetividade)
- Aferências viscerais e aferências provenientes das zonas erógenas (papilas mamárias, órgãos genitais) projetam-se, através do pedúnculo do corpo mamilar, até o hipotálamo.

As seguintes **conexões eferentes** (**b**) são importantes:

- O fascículo longitudinal dorsal estende-se até o tronco encefálico e alcança, após várias sinapses, as regiões dos núcleos parassimpáticos no tronco encefálico
- O trato mamilotegmental envia eferências até o tegmento do mesencéfalo, que se continuam até a formação reticular. Servem como uma distribuição da informação visceral entre hipotálamo, núcleos dos nervos cranianos e medula espinal
- O fascículo mamilotalâmico (feixe de Vicq-d'Azyr) conecta o hipotálamo com o núcleo anterior do tálamo que, por sua vez, apresenta uma ligação com o giro do cíngulo. São partes do sistema límbico (ver p. 492)
- O trato supraóptico hipofisial e o trato túbero-hipofisial são tratos eferentes para a hipófise (ver pp. 350 e seguinte).

D Funções do hipotálamo

O hipotálamo é um centro superior que controla a divisão autônoma do sistema nervoso. Determinadas funções podem ser relacionadas a áreas ou regiões nucleares específicas do hipotálamo. Tais relações são exemplificadas neste quadro. Nem todas as áreas e regiões nucleares mencionadas são mostradas nas figuras.

Região ou área nuclear	Função
Região pré-óptica anterior	Manutenção da constância da temperatura corporal (em caso de lesão: hipertermia central)
Região posterior	Reação a mudanças de temperatura (p. ex., suor; em caso de lesão: hipotermia)
Regiões anteromedial e anterior	Em caso de estímulo: ativação da parte simpática (zona dinamogênica)
Regiões paraventricular e anterior	Em caso de estímulo: ativação da parte parassimpática
Núcleos supraópticos e paraventriculares	Regulação hídrica (em caso de lesão: diabetes insípido; mas pode ocorrer também desaparecimento da sede com consequente hipernatremia)
Núcleos anteriores • Parte medial • Parte lateral	Regulação da alimentação • Em caso de lesão: obesidade • Em caso de lesão: anorexia e perda de peso

349

7.7 Hipófise

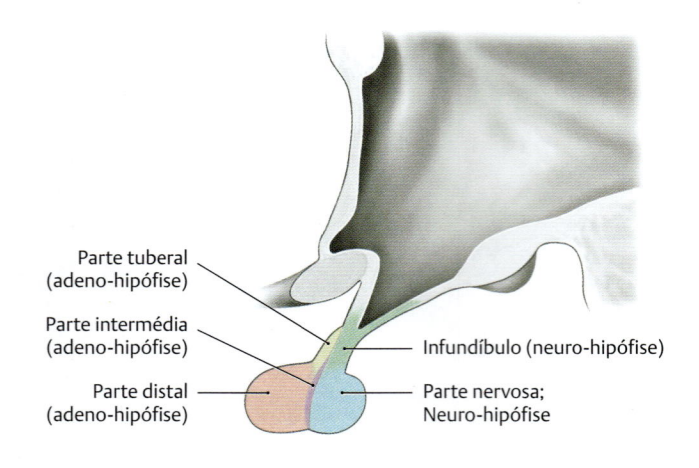

a

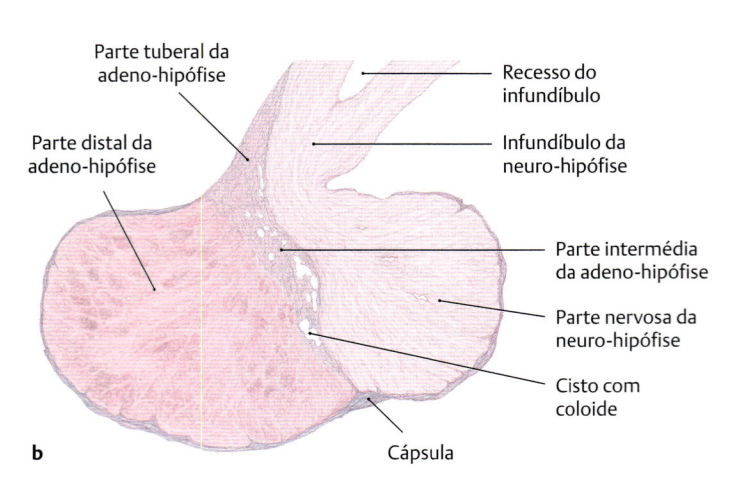

b

A Organização da hipófise

Corte mediano: **a** Representação esquemática; **b** Representação histológica. A hipófise é do tamanho de uma ervilha, está situada na sela turca, acima do seio esfenoidal (via de acesso cirúrgico em tumores) e é envolvida por uma cápsula de tecido conjuntivo. De forma simplificada, ela está dividida nas seguintes partes:

- A adeno-hipófise (ou lobo anterior, região *secretora* de hormônios hipofisários; ver também **D** e **E**) e
- A neuro-hipófise (ou lobo posterior, região que apenas *libera* hormônios produzidos pelo hipotálamo).

Enquanto a neuro-hipófise é uma evaginação do diencéfalo, a adeno-hipófise é originada do epitélio do teto da faringe primitiva. Durante o desenvolvimento, a adeno-hipófise desloca-se em direção à neuro-hipófise e, finalmente, unem-se. Por meio do pedículo hipofisário (formado pelo infundíbulo da neuro-hipófise e pela parte tuberal da adeno-hipófise) ambas as partes da hipófise estão diretamente associadas ao hipotálamo, onde estão localizados os corpos celulares dos neurônios neurossecretores.

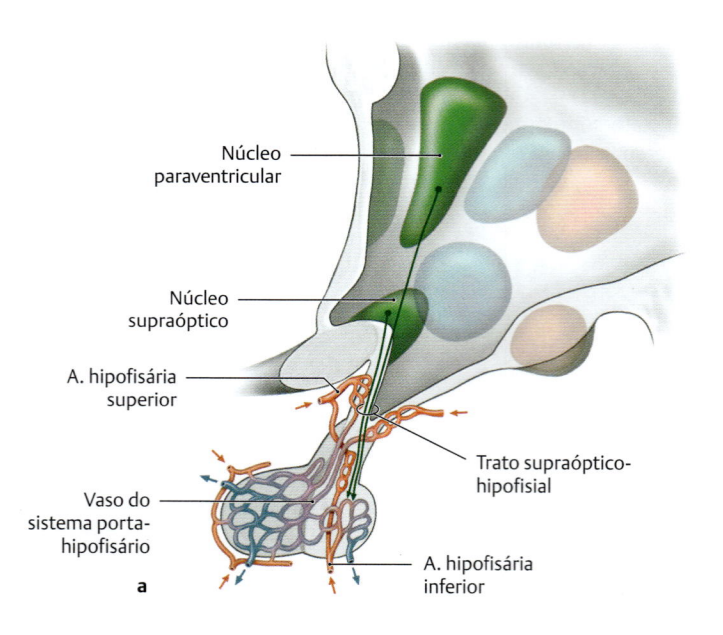

a

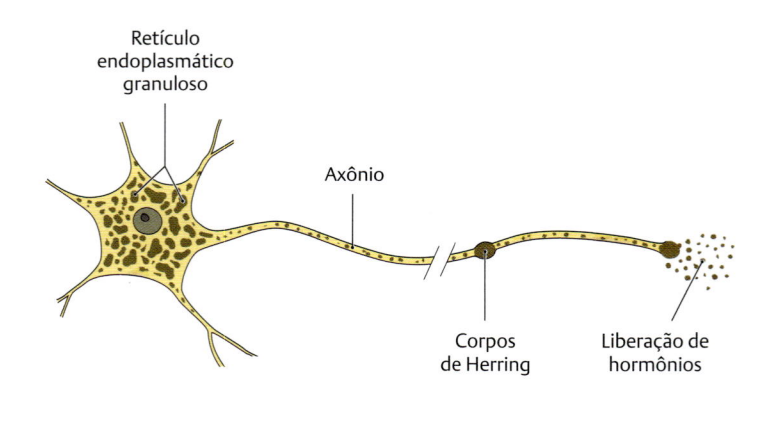

b

B Conexão dos núcleos hipotalâmicos com a neuro-hipófise

a Eixo hipotalâmico-(neuro)hipofisário; **b** Neurônio neurossecretor de um núcleo hipotalâmico.

Os hormônios liberados pela *neuro-hipófise* não são sintetizados por esta parte da hipófise, mas sim pelos neurônios situados nos núcleos hipotalâmicos, caracterizados como os núcleos paraventricular e supraóptico. Destes núcleos, os neurônios emitem seus axônios em direção à neuro-hipófise (trato supraóptico-hipofisial), onde os hormônios são liberados quando necessário. A comunicação entre os núcleos hipotalâmicos (núcleos paraventricular e supraóptico) e a *neuro-hipófise* ocorre *pela liberação axonal* de dois hormônios peptídicos (*neurossecreção*):

- **Ocitocina**, produzida pelos neurônios do núcleo paraventricular, e
- **Hormônio antidiurético** (HAD) ou **vasopressina**, produzido pelos neurônios do núcleo supraóptico, cujos axônios seguem no trato supraóptico-hipofisial.

Ambos os núcleos enviam os seus axônios através do infundíbulo até a neuro-hipófise. Os hormônios peptídicos mencionados são acondicionados em vesículas (corpúsculos de Herring) no corpo celular dos neurônios neurossecretores e transportados para a neuro-hipófise pelo transporte axoplasmático anterógrado. O conteúdo das vesículas é liberado por exocitose, nas proximidades de capilares sanguíneos, sob estimulação.

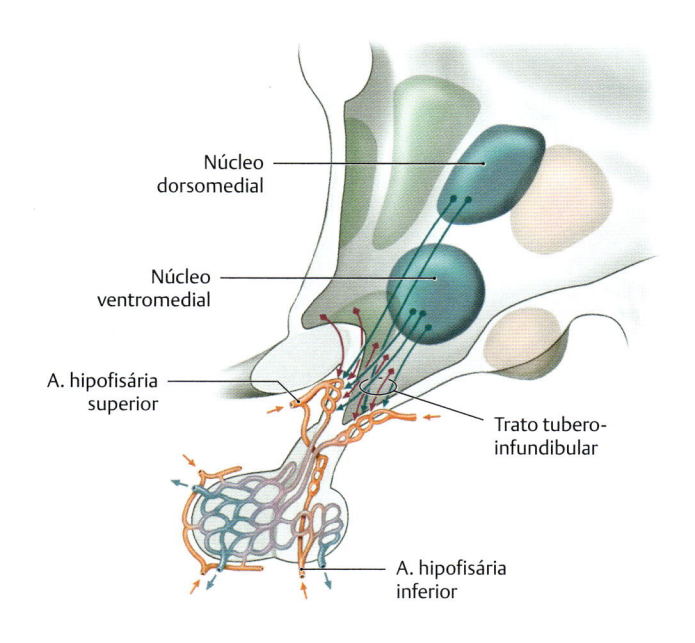

Núcleo dorsomedial

Núcleo ventromedial

A. hipofisária superior

Trato tubero-infundibular

A. hipofisária inferior

C Conexão dos núcleos hipotalâmicos com a adeno-hipófise e a circulação porta-hipofisária

A comunicação entre o hipotálamo e a adeno-hipófise ocorre pela ação de hormônios reguladores que são transportados *pela corrente sanguínea*. Assim, as artérias hipofisárias *superiores* de ambas as metades do corpo formam uma rede vascular no infundíbulo (plexo capilar primário), onde os axônios dos neurônios dos núcleos hipotalâmicos terminam. Esses axônios secretam hormônios reguladores (ver anteriormente) nas alças capilares. Daí, o sangue suprido com hormônios é coletado em pequenas veias e, através de uma 2ª circulação venosa (a qual, em comparação à 2ª circulação venosa no fígado, constitui o sistema de vasos denominado circulação porta-hipofisária), atinge a adeno-hipófise. Portanto, a *adeno-hipófise* apresenta influxo venoso adicional, cujo sangue é suprido com hormônios hipotalâmicos reguladores. Essa circulação supre a hipófise com aproximadamente 80% do sangue do órgão. Os demais 20% se originam de pequenos ramos derivados da artéria hipofisária inferior. Os hormônios reguladores estimulam as células endócrinas da parte distal da adeno-hipófise a liberarem os seus hormônios. Existem *dois tipos principais* de hormônios reguladores: os hormônios de liberação, ou *liberinas*, que estimulam a liberação de hormônios nas células da parte distal da adeno-hipófise; e os hormônios de inibição, ou *estatinas*, que inibem a liberação dos hormônios por essas células.

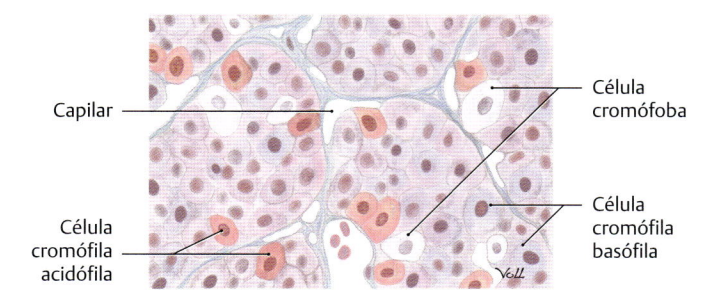

Capilar

Célula cromófoba

Célula cromófila basófila

Célula cromófila acidófila

D Histologia da adeno-hipófise

Por meio de métodos histológicos e histoquímicos clássicos, três tipos celulares podem ser distinguidos: as células cromófilas acidófilas, as células cromófilas basófilas e as células cromófobas, que não se coram. Estas últimas podem ser células-tronco e/ou células que já tenham liberados seus hormônios. Por esta razão, não reagem à imuno-histoquímica para a detecção específica do hormônio que produzem e, portanto, não estão mencionadas na tabela em **E**. As células cromófilas acidófilas (a) secretam hormônios que atuam diretamente sobre as células-alvo, enquanto as células cromófilas basófilas (b) estimulam células endócrinas situadas em outras glândulas endócrinas.

E Hormônios da adeno-hipófise

Denominação do hormônio e seus sinônimos	Denominação das células cromófilas acidófilas (a) ou basófilas (b)	Efeito do hormônio
Hormônio do crescimento Hormônio somatotrófico **Somatotrofina – STH**	Somatotrofos (a)	Estimula o crescimento longitudinal; atuação sobre o metabolismo de carboidratos e lipídios
Hormônio mamotrófico Mamotrofina **Prolactina – LTH**	Mamotrofos (a)	Estimula a proliferação do tecido das glândulas mamárias e a secreção de leite
Hormônio foliculoestimulante **Foliculotrofina – FSH**	Gonadotrofos (b)	Efeito sobre as gônadas; estimula a maturação dos folículos ovarianos e a espermatogênese; estimula a proliferação das células da camada granulosa dos folículos, a produção de estrogênio e a expressão de receptores para o hormônio luteinizante (LH)
Hormônio luteinizante **Luteotrofina** Hormônio luteotrófico **Hormônio luteinizante – LH** ou Hormônio estimulante das células intersticiais – **ICSH**	Gonadotrofos (b)	Deflagra a ovulação, estimula a proliferação de células do corpo-lúteo e a síntese de progesterona; estimula a produção de testosterona pelas células intersticiais do testículo (células de Leydig); efeito anabolizante generalizado
Hormônio tireoestimulante Hormônio tireotrófico **Tireotrofina – TSH**	Tireotrofos (b)	Estimula a atividade da glândula tireoide (aumento do consumo de O$_2$ e da síntese de proteínas, influência no metabolismo de carboidratos e de lipídios)
Hormônio adrenocorticotrófico **Corticotrofina – ACTH**	Corticotrofos (b)	Estimula a produção de hormônios pelo córtex da glândula suprarrenal, atua sobre o transporte de água e de eletrólitos e sobre o armazenamento de carboidratos no fígado
α-/β-**Melanotrofina – MSH**	Melanotrofos (b)	Estimula a produção de melanina, com o aumento da pigmentação da pele para a proteção contra os raios UV*

*Na espécie humana, ocorre em diferentes regiões do encéfalo como neurotransmissor.

7.8 Epitálamo e Subtálamo

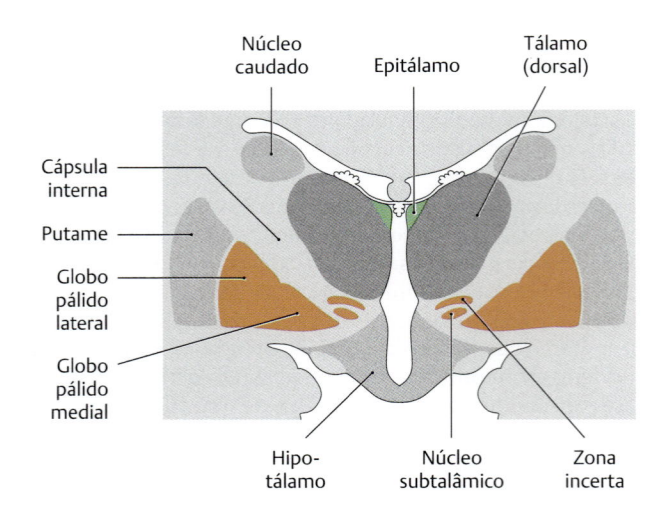

A Posição do epitálamo e do subtálamo

Corte frontal. Este plano de corte explica o nome "epitálamo": o epitálamo fica apoiado sobre (= epi) o tálamo. As seguintes estruturas fazem parte do **epitálamo** (em verde):

- Glândula pineal (epífise), ver **B**
- Habênulas com os núcleos habenulares, ver **D**
- Comissura habenular, ver **C**
- Estria medular do tálamo, ver **D**.

A comissura posterior (ver **Ca**), localizada rostralmente à glândula pineal, contém fibras dos núcleos mesencefálicos e, portanto, é funcionalmente considerada parte do mesencéfalo. A região do **subtálamo** (em laranja), antigamente conhecida como tálamo ventral, situa-se, originalmente, logo abaixo do tálamo, mas, ao longo do desenvolvimento, é deslocada lateralmente, na sua maior parte, pelas fibras da cápsula interna, constituindo o *globo pálido* (ver **D**, p. 339). O subtálamo contém núcleos do sistema motor medial (zona motora do diencéfalo) e apresenta conexões com os núcleos motores do tegmento do mesencéfalo, sendo considerados uma extensão cranial do mesencéfalo.

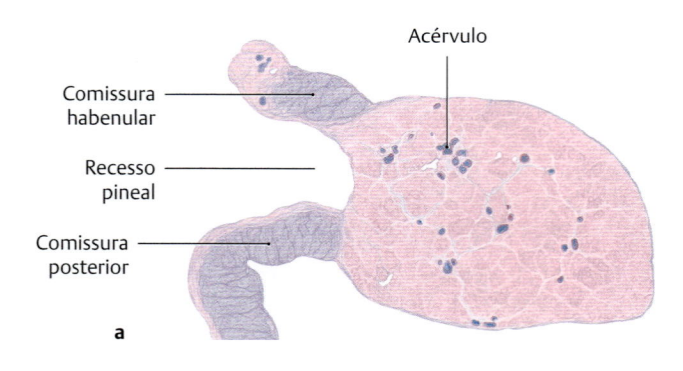

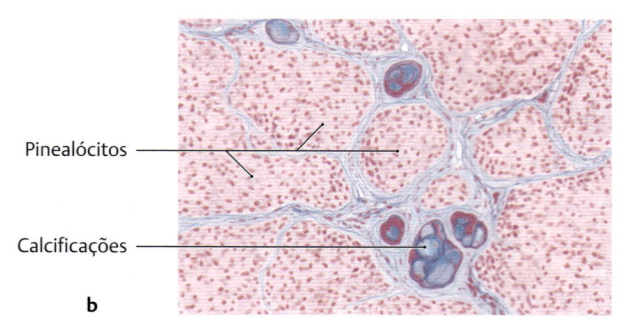

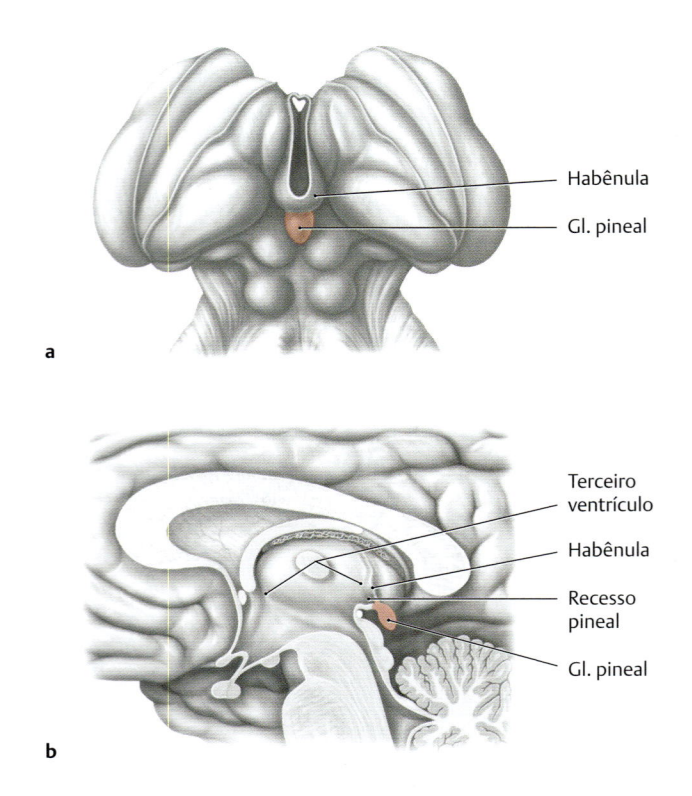

B Posição da glândula pineal (epífise)

a Vista dorsal; **b** Corte mediano, vista medial do hemisfério cerebral direito.

Na vista dorsal, a glândula pineal apresenta-se em forma de pinha. É conectada ao diencéfalo por meio das habênulas, onde se estendem tratos aferentes e eferentes. O corte mediano realça sua relação topográfica com o terceiro ventrículo (recesso pineal). Em répteis, a calvária sobre a glândula pineal é muito fina, permitindo a recepção de estímulos luminosos, o que não ocorre no ser humano. Nos seres humanos há aferências retinais para a glândula pineal, através de estações intermediárias no hipotálamo e na medula cervical simpática. Essas conexões envolvem a glândula pineal na regulação do ritmo circadiano.

C Estrutura microscópica da glândula pineal

a Corte mediano, visão histológica geral; **b** Maior aumento.

a A visão geral mostra, na extremidade superior da glândula pineal, a comissura habenular, e inferiormente a comissura posterior. Entre as duas comissuras estende-se o recesso pineal do terceiro ventrículo, preenchido por líquido cerebrospinal. Além disso são mostradas calcificações (acérvulos) que podem aparecer na radiografia mas que não têm qualquer valor patológico.

b A preparação histológica mostra as células específicas da glândula pineal, os *pinealócitos*, incrustados em um arcabouço de tecido conjuntivo e circundados por astrócitos. Os pinealócitos produzem a *melatonina* que participa na regulação do ritmo circadiano. Por exemplo, é administrada para a diminuição do efeito das mudanças do fuso horário. A perda da glândula pineal, na infância, pode levar à puberdade precoce; os mecanismos que levam a este efeito não são conhecidos.

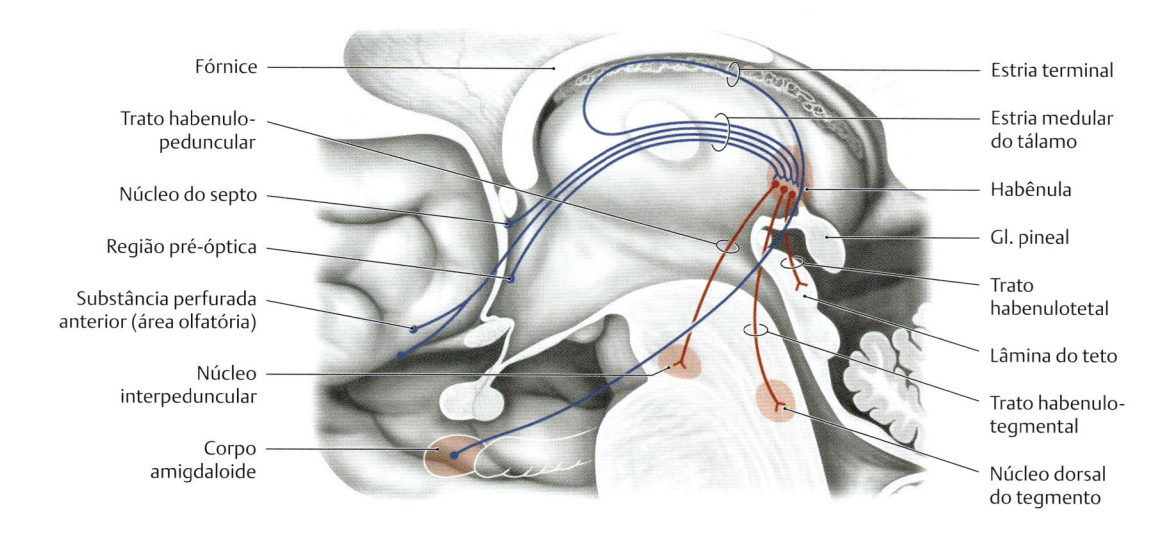

D Núcleos habenulares e suas conexões

Corte mediano; vista medial do hemisfério direito. As habênulas formam, com suas regiões nucleares, um local de sinapses para impulsos olfatórios aferentes. Após as sinapses nos núcleos habenulares, as eferências estendem-se para os núcleos salivatórios e motores (mastigação!) do tronco encefálico.

Aferências (em azul): os impulsos aferentes, provenientes da substância perfurada (área olfatória), dos núcleos septais e da região pré-óptica, chegam aos núcleos habenulares por meio da estria medular do tálamo. Adicionalmente, os núcleos habenulares recebem, pela estria terminal, impulsos provenientes do corpo amigdaloide.

Eferências (em vermelho): após o estabecimento de sinapses nos núcleos habenulares, suas eferências estendem-se, ao longo de três tratos, até o mesencéfalo:

- Trato habenulotetal: termina na lâmina superior do teto, suprindo-a com impulsos olfatórios
- Trato habenulotegmental: termina no núcleo tegmental dorsal, onde se continua com o feixe longitudinal dorsal, com conexões com os núcleos salivatórios e motores dos nervos cranianos (cheiro de comida causa fluxo salivar e secreção de suco gástrico: Pavlov!)
- Trato habenulopeduncular: termina no núcleo interpeduncular que, em seguida, faz conexão com a formação reticular.

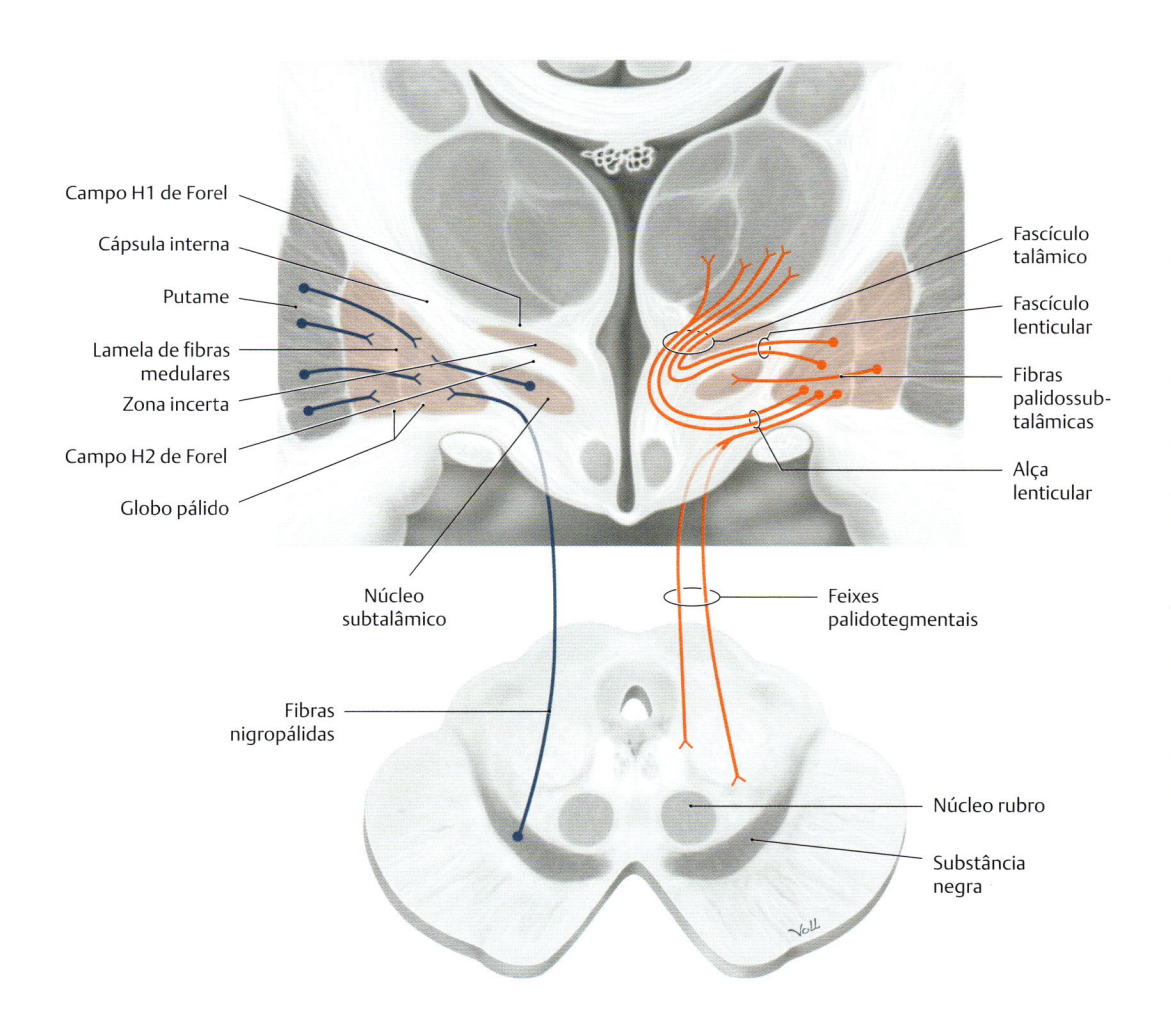

E Núcleos do subtálamo com suas aferências (em azul) e eferências (em vermelho)

O núcleo principal do subtálamo é o *globo pálido*, deslocado lateralmente pela cápsula interna para o telencéfalo. É dividido, por uma lamela de fibras medulares, em uma parte interna (globo pálido medial) e uma parte externa (globo pálido lateral). Pequenas regiões nucleares permanecem medialmente à zona incerta e ao núcleo subtalâmico (corpúsculo de Luys). O núcleo subtalâmico, a substância negra e o putame enviam aferências para o globo pálido; o globo pálido, por sua vez, estende eferências para essas regiões e para o tálamo, através do fascículo lenticular. As regiões nucleares pertencem funcionalmente aos núcleos da base. Se forem lesionadas ocorrem distúrbios de movimentos (hemibalismo contralateral, ver pp. 458 e seguinte sobre o papel funcional do subtálamo).

8.1 Organização e Estrutura Externa

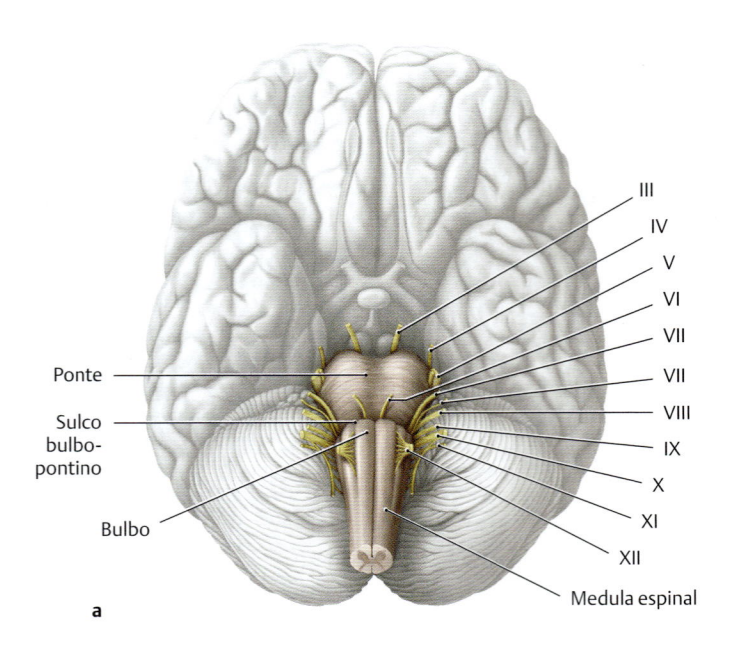

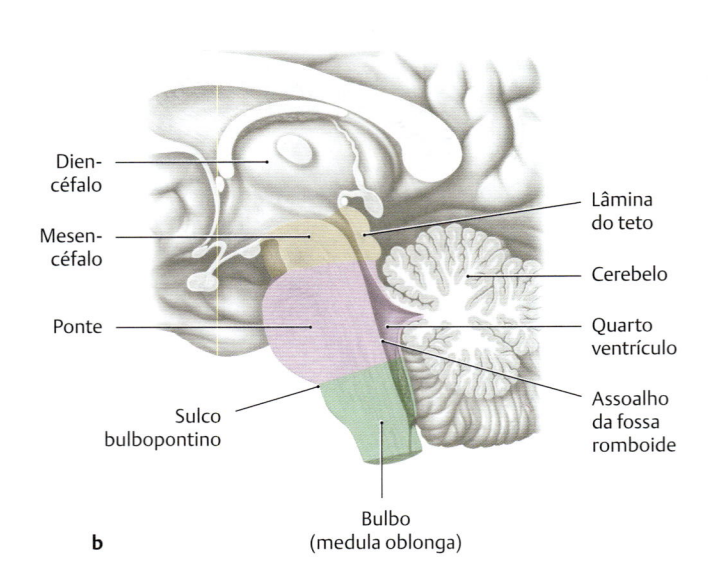

A Tronco encefálico

a Vista inferior do encéfalo intacto; **b** Corte mediano, vista esquerda. Comparado ao cérebro (telencéfalo), o tronco encefálico é tão pequeno que suas três partes são bem visíveis apenas no corte mediano (**b**). São características do tronco encefálico:

- Parte do cérebro com maior conexão com o SNP
- Somente no tronco encefálico estão conectados entre si os espaços subaracnóideo interno (através do quarto ventrículo) e externo (ver **A**, p. 312, e **C**, p. 315)
- O tronco encefálico tem conexão com a medula espinal (parte inferior do SNC)
- Somente através do tronco encefálico, o cerebelo, localizado dorsalmente a ele, é conectado às outras partes do SNC (ver **A** e **B**, p. 370).

A delimitação puramente *topográfica* das três partes do tronco encefálico de cranial para caudal é condicionada por sua estrutura macroscópica externa. O mesencéfalo começa diretamente no diencéfalo e estende-se até o sulco transversal entre ele e a ponte, que, por sua vez, é separada do bulbo inferiormente pelo sulco bulbopontino. O bulbo estende-se até a saída do 1º nervo espinal, onde então começa a medula espinal. Essa estrutura externa do tronco encefálico não é reproduzida em seu interior. Ali estão localizados, entre outros, os principais núcleos dos nervos cranianos, que, evolutivamente, são arranjados de acordo com um padrão especial que se aplica a todo o tronco encefálico (ver p. 114). Puramente topográfica também é a subdivisão de cada parte do tronco encefálico em quatro componentes (ver **B**). Dadas as muitas funções do tronco encefálico, a sua estrutura geral pode ser dividida em:

- Regiões nucleares (aglomerados de corpos de neurônios) nas quais ocorrem as sinapses – subdivididas, grosseiramente, em núcleos que podem ser atribuídos a nervos cranianos e outros que não podem ser resumidos devido às suas diferentes funções (p. ex., núcleo rubro e substância negra, associados ao sistema motor, assim como a formação reticular, que tem funções autônomas)
- Como o tronco encefálico está localizado entre o telencéfalo/diencéfalo e a medula espinal, os axônios que comunicam essas duas regiões passam através dele e são agrupados em vias. Por meio dessas vias ocorre toda a comunicação do telencéfalo/diencéfalo com a medula espinal e, com isso, com o tronco e os membros. De acordo com o fluxo de informações, são diferenciadas as vias ascendentes (aferentes, em direção ao telencéfalo/diencéfalo) e descendentes (em direção oposta).

Observação: Como no tronco encefálico há muitos núcleos e vias agrupados em um estreito espaço, até mesmo pequenas lesões (p. ex., em uma hemorragia interna [acidente vascular encefálico]) provocam, clinicamente, graves disfunções.

B Visão geral do tronco encefálico

Organização topográfica
- *De cranial para caudal:*
  - Mesencéfalo
  - Ponte
  - Bulbo
- *De ventral para dorsal:*
  - Base (mesencéfalo: pilares do cérebro; ponte: parte basilar da ponte; bulbo: pirâmides)
  - Tegmento (assim denominado nas três partes)
  - Espaço liquórico interno (parte superior: aqueduto do mesencéfalo, quarto ventrículo, canal central)
  - Teto do mesencéfalo (apenas na região do mesencéfalo, lâmina do teto ou quadrigeminal)
- O cerebelo é ligado à parte posterior do tronco encefálico.

Organização funcional
- *Tronco encefálico como "centro funcional"*
  - Núcleos para os nervos cranianos III-XII (divididos em quatro colunas nucleares longitudinais)
  - Centros de coordenação motora (núcleo rubro, substância negra)
  - Formação reticular (atividades motoras; respiração; circulação; funções autônomas)
  - Núcleos da ponte (conexão para o cerebelo)
  - Núcleos do funículo posterior (sinapses das vias sensitivas)
  - Conexão de estímulos auditivos e visuais (lâmina do teto)
- *Tronco encefálico como "via de passagem"*
  - Do e para o cérebro: vias descendentes (motoras) e ascendentes (sensitivas)
  - Do e para o cerebelo: conexão medula espinal → cerebelo e cerebelo → cérebro
  - Do diencéfalo: vias autônomas descendentes.

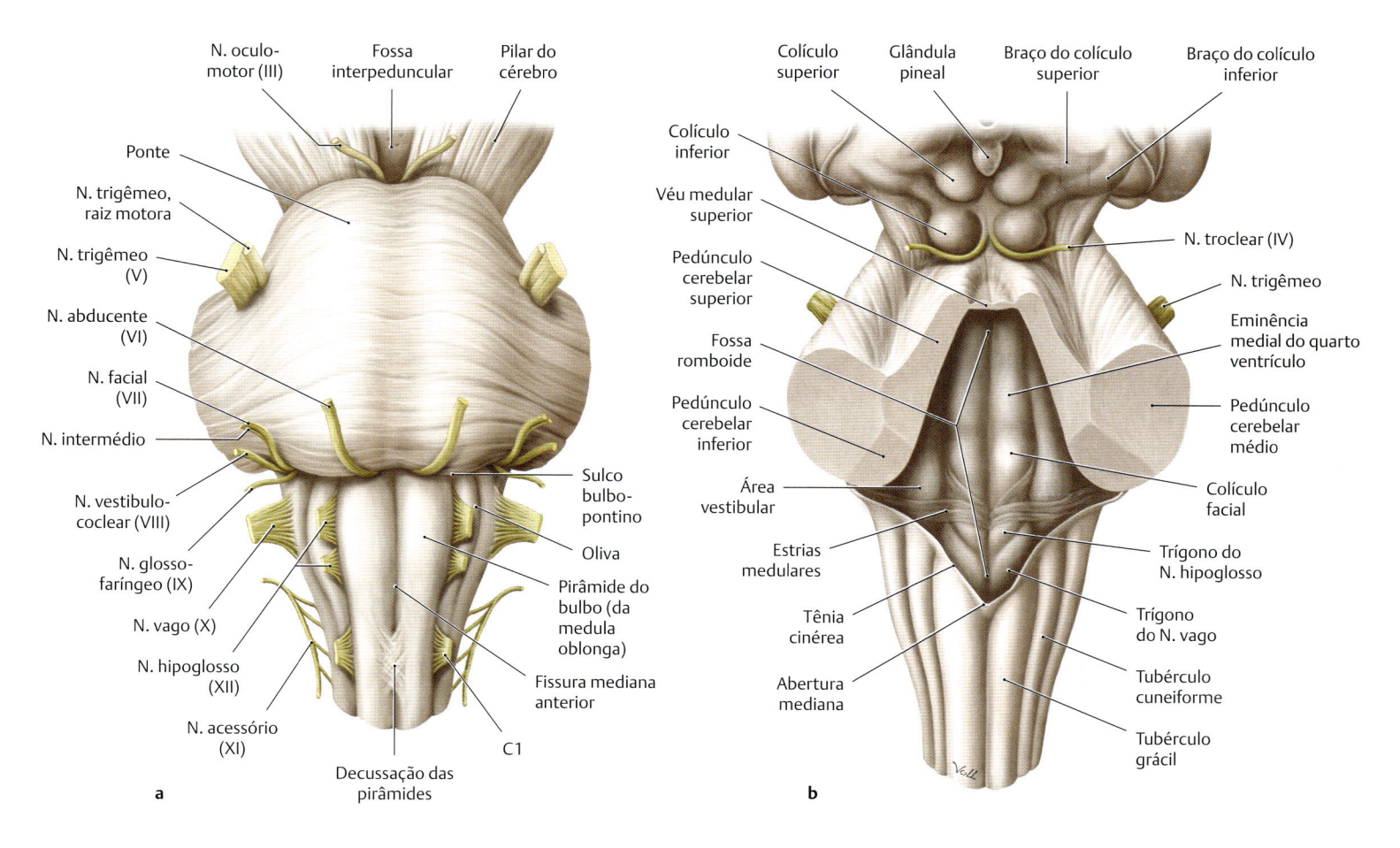

a

N. oculo-motor (III) — Fossa interpeduncular — Pilar do cérebro

Ponte

N. trigêmeo, raiz motora

N. trigêmeo (V)

N. abducente (VI)

N. facial (VII)

N. intermédio

N. vestibulo-coclear (VIII)

N. glosso-faríngeo (IX)

N. vago (X)

N. hipoglosso (XII)

N. acessório (XI)

Decussação das pirâmides

Sulco bulbo-pontino

Oliva

Pirâmide do bulbo (da medula oblonga)

Fissura mediana anterior

C1

b

Colículo superior — Glândula pineal — Braço do colículo superior — Braço do colículo inferior

Colículo inferior

Véu medular superior

Pedúnculo cerebelar superior

Fossa romboide

Pedúnculo cerebelar inferior

Área vestibular

Estrias medulares

Tênia cinérea

Abertura mediana

N. troclear (IV)

N. trigêmeo

Eminência medial do quarto ventrículo

Pedúnculo cerebelar médio

Colículo facial

Trígono do N. hipoglosso

Trígono do N. vago

Tubérculo cuneiforme

Tubérculo grácil

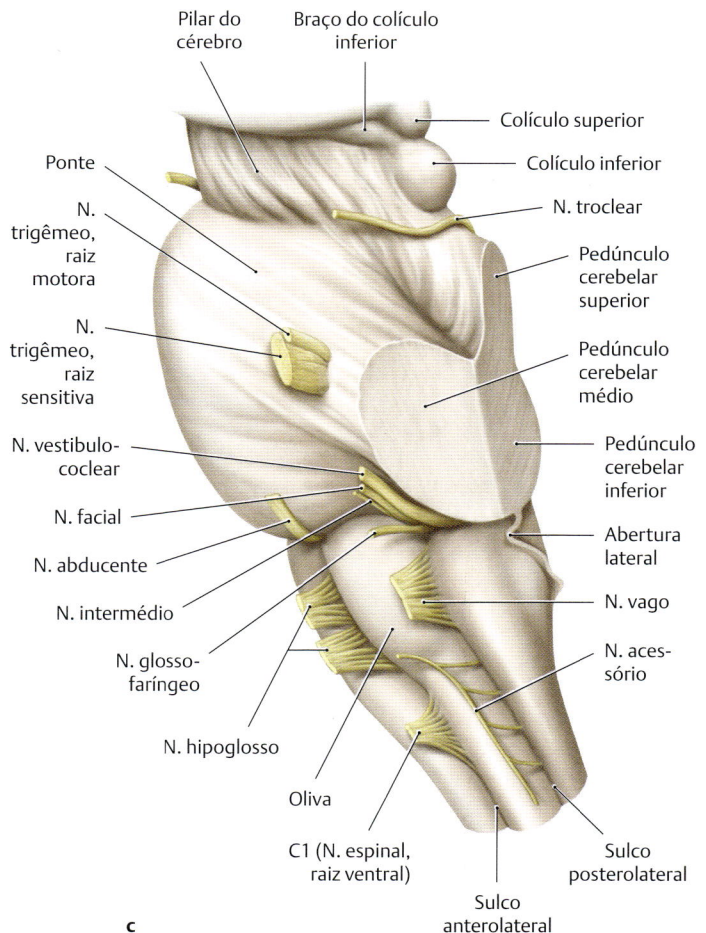

c

Pilar do cérebro — Braço do colículo inferior

Ponte

N. trigêmeo, raiz motora

N. trigêmeo, raiz sensitiva

N. vestibulo-coclear

N. facial

N. abducente

N. intermédio

N. glosso-faríngeo

N. hipoglosso

Oliva

C1 (N. espinal, raiz ventral)

Sulco anterolateral

Colículo superior

Colículo inferior

N. troclear

Pedúnculo cerebelar superior

Pedúnculo cerebelar médio

Pedúnculo cerebelar inferior

Abertura lateral

N. vago

N. acessório

Sulco posterolateral

C Tronco encefálico: forma externa

a Vista anterior. A vista anterior é caracterizada pela ponte (literalmente uma ponte que aparentemente liga transversalmente o fluxo do tronco encefálico direcionado longitudinalmente) e pelos pontos de emergência dos nervos cranianos III e V–XII (o IV é o único nervo craniano que emerge posteriormente, ver **b**). Superiormente à ponte estão localizados os pilares do cérebro, que contêm vias motoras descendentes. Estas vias seguem, no bulbo, na pirâmide (trato piramidal!), com grande parte cruzando lateralmente na decussação das pirâmides. Localizada lateralmente à pirâmide, a oliva contém uma grande região nuclear motora, os núcleos olivares.

Observação: Por definição, a medula espinal começa com a raiz do primeiro nervo espinal. A decussação das pirâmides está localizada, portanto, muito próximo ao limite entre tronco encefálico e medula espinal.

b Vista posterior. Observa-se nesta vista o quarto ventrículo com formato romboide, cujo contorno do assoalho é definido por alguns núcleos dos nervos cranianos. Superiormente, está localizado o teto do mesencéfalo com a lâmina do teto. Através dela sai o quarto nervo craniano. A lâmina do teto contém quatro colículos (por isso é também denominada lâmina quadrigêmea): os colículos superiores são estações de sinapses da via óptica; e os colículos inferiores, da via acústica. Eles são ligados por meio de "braços" (braços dos colículos superiores e inferiores) a estações correspondentes no tálamo. Lateralmente ao quarto ventrículo, podem ser reconhecidos os três pedúnculos cerebelares pareados como conexão topográfica cerebelo-tronco encefálico: pedúnculos cerebelares superior, médio e inferior.

c Vista esquerda. Nesta vista está bem evidente que a curvatura anterior da ponte segue no pedúnculo cerebelar médio. Por meio deste pedúnculo cerebelar, o cérebro está ligado ao cerebelo, os núcleos essenciais para a conexão dessa interseção estão localizados no fundo da ponte (núcleos da ponte). Diretamente da ponte sai o nervo craniano V. Imediatamente abaixo da ponte é reconhecida a oliva esquerda como uma estrutura proeminente.

355

8.2 Núcleos dos Nervos Cranianos, Núcleo Rubro e Substância Negra

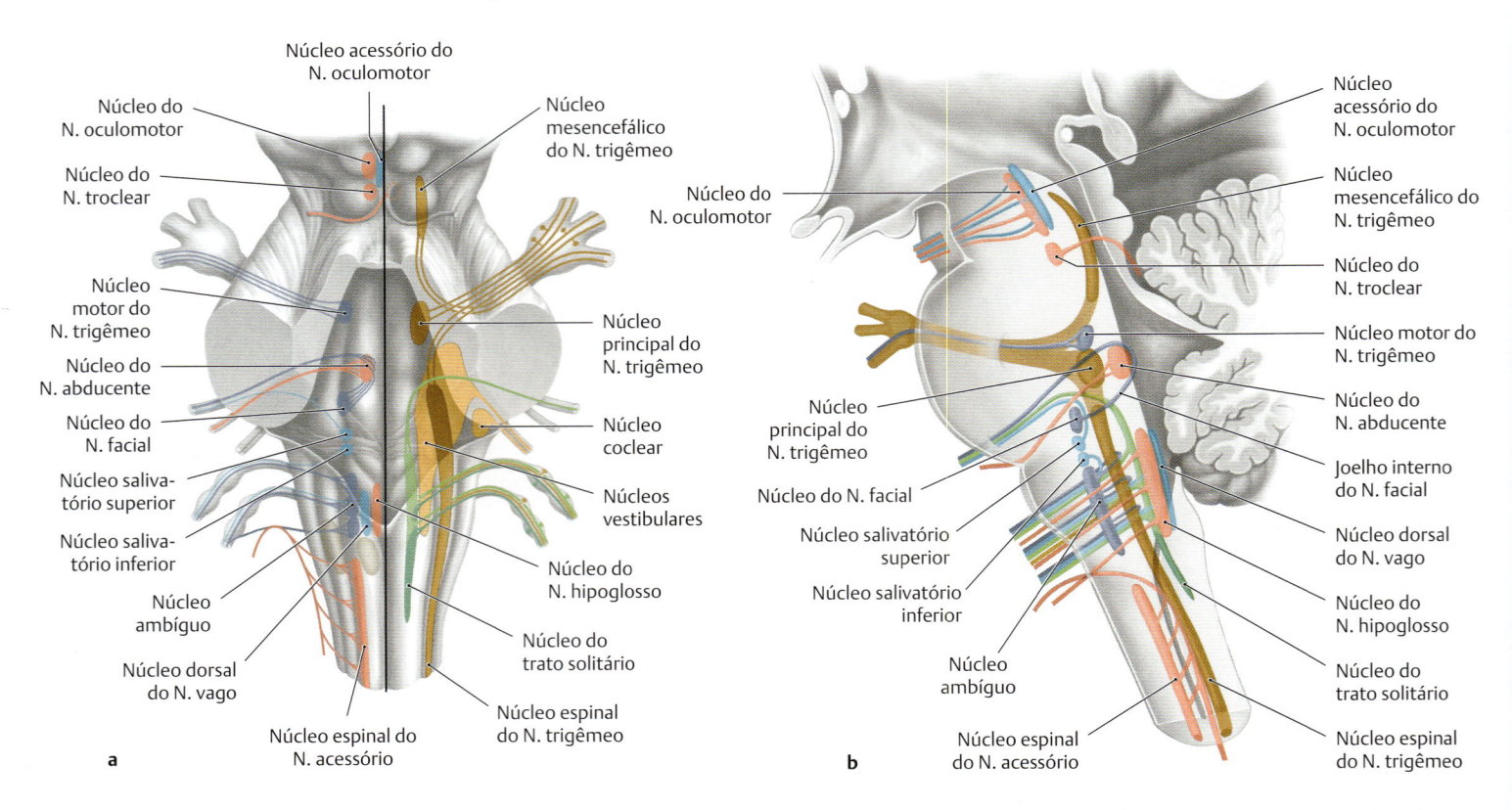

A Núcleos dos nervos cranianos no tronco encefálico
a Vista dorsal, cerebelo removido, pode-se ver a fossa romboide.
b Corte mediano, vista esquerda da parte direita do tronco encefálico. Além das regiões nucleares propriamente ditas, é mostrado o curso das vias de e para essas regiões nucleares (por motivos de espaço, os núcleos vestibular e coclear não são indicados).
A organização dos núcleos dos nervos cranianos pode ser mais facilmente compreendida se for reproduzida a sua divisão em pilares nucleares funcionais. No lado esquerdo da figura, são mostrados os *núcleos de origem*;

neles se originam as fibras eferentes. À direita em **a** estão os *núcleos de terminação*, onde terminam as fibras aferentes. A organização das regiões nucleares pode ser deduzida do arranjo das regiões nucleares na medula espinal (ver p. 114). A função e as conexões de alguns desses nervos cranianos podem ser testadas na clínica por meio dos reflexos, os chamados *reflexos do tronco encefálico* (os centros de conexões sinápticas para esses reflexos estão localizados no tronco encefálico). Eles têm especial importância na avaliação de estados comatosos. Os reflexos da pupila, que representam uma parte importante desses reflexos, são discutidos na p. 481.

B Visão geral sobre os núcleos dos nervos cranianos III–XII

Núcleos de origem (com os neurônios das fibras eferentes ou *motoras*, à esquerda em **Aa**)	Núcleos de terminação (nos quais as fibras aferentes ou *sensitivas* terminam, à direita em **Aa**)
Núcleos eferentes somáticos ou motores somáticos (em vermelho): – Núcleo do N. hipoglosso (XII) – Núcleo espinal do N. acessório, raiz espinal (XI) – Núcleo do N. abducente (VI) – Núcleo do N. troclear (IV) – Núcleo do N. oculomotor (III)	**Núcleos aferentes viscerais ou sensitivos viscerais:** – Núcleos do trato solitário, parte inferior: fibras aferentes viscerais em geral, derivadas dos NC IX e X (em verde-escuro) – Núcleos do trato solitário, parte superior: fibras aferentes viscerais especiais (fibras gustatórias) derivadas dos NC VII, IX e X (em verde-claro)
Núcleos eferentes viscerais ou motores viscerais: • Núcleos que pertencem ao parassimpático (em azul-claro): – Núcleo posterior do N. vago (X) – Núcleo salivatório inferior (N. glossofaríngeo, NC IX) – Núcleo salivatório superior (N. facial, NC VII) – Núcleo acessório do N. oculomotor (N. oculomotor, NC III) • Núcleos dos nervos dos arcos faríngeos (em azul-escuro): – Núcleo ambíguo (N. glossofaríngeo, NC IX; N. vago, NC X; e N. acessório, NC XI [raiz cranial]) – Núcleo do N. facial (NC VII) – Núcleo motor do N. trigêmeo (NC V)	**Núcleos aferentes somáticos ou sensitivos somáticos (em amarelo):** • Regiões de núcleos do N. trigêmeo (NC V): – Núcleo espinal do N. trigêmeo (na região cervical da medula espinal; dor e temperatura) – Núcleo mesencefálico do N. trigêmeo (particularidade: apresenta neurônios pseudounipolares [= gânglio sensitivo deslocado] para as aferências derivadas da musculatura da mastigação) – Núcleo principal (ou pontino) do N. trigêmeo • Regiões de núcleos do N. vestibulococlear (NC VIII), parte vestibular: – Núcleo vestibular medial – Núcleo vestibular lateral – Núcleo vestibular superior – Núcleo vestibular inferior • Região do núcleo do N. vestibulococlear (NC VIII), parte coclear: – Núcleo coclear posterior – Núcleo coclear anterior

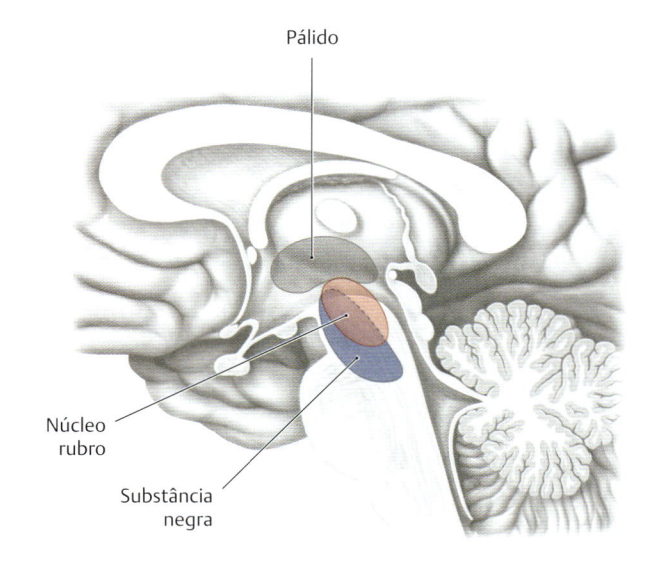

Pálido

Núcleo rubro

Substância negra

C Posição da substância negra e do núcleo rubro no mesencéfalo

Da mesma maneira que ocorre com os núcleos dos nervos cranianos, essas duas regiões de núcleos são estruturas claramente delimitáveis, pertencendo ao sistema *motor extrapiramidal* do ponto de vista funcional. Do ponto de vista anatômico, a substância negra está associada aos pedúnculos cerebrais; portanto, ela não faz parte do tegmento mesencéfalico (ver **A**, p. 362). Devido ao seu alto conteúdo de melanina e de ferro, a substância negra e o núcleo rubro aparecem com uma tonalidade acastanhada e avermelhada, respectivamente, em cortes de tecido encefálico fresco. Ambos os núcleos se estendem até o diencéfalo, a cujos núcleos estão associados por meio de tratos (ver **E**).

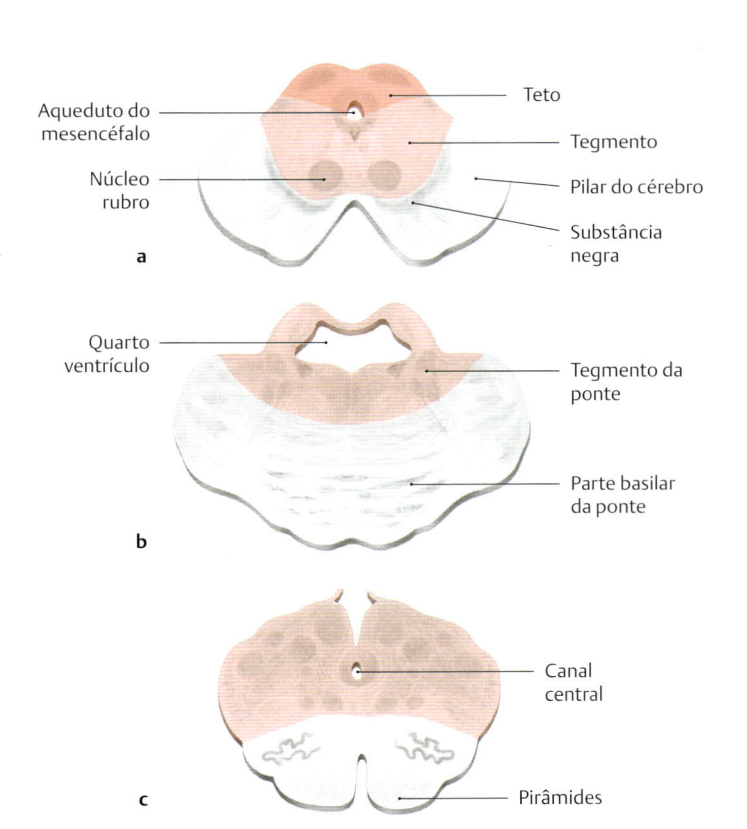

Aqueduto do mesencéfalo

Núcleo rubro

Teto

Tegmento

Pilar do cérebro

Substância negra

a

Quarto ventrículo

Tegmento da ponte

Parte basilar da ponte

b

Canal central

Pirâmides

c

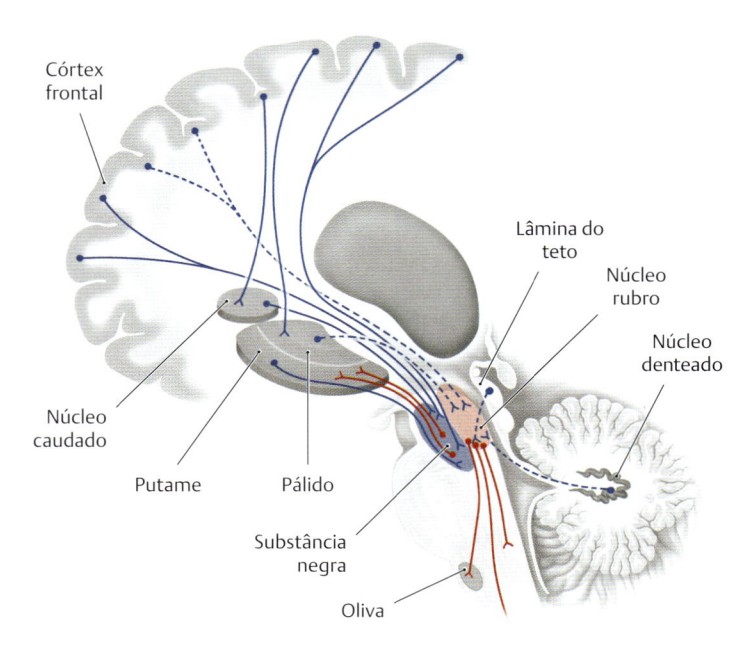

Córtex frontal

Núcleo caudado

Putame

Pálido

Lâmina do teto

Núcleo rubro

Núcleo denteado

Substância negra

Oliva

D Diferenças estruturais entre os segmentos do tronco encefálico em cortes transversais

Vista cranial; cortes transversais através do mesencéfalo (**a**), da ponte (**b**) e do bulbo (**c**).

Os três segmentos têm em comum o tegmento – a região mais antiga do tronco encefálico, do ponto de vista ontogenético – situado posteriormente (em tonalidade acinzentada média). O conceito de tegmento é utilizado, do ponto de vista evolutivo, pois nessa região do encéfalo de adultos estão situados os núcleos do tronco encefálico. Anteriormente ao tegmento seguem os grandes tratos ascendentes e descendentes ao telencéfalo; esta parte é denominada pedúnculo cerebral no mesencéfalo, parte basilar na ponte e pirâmides no bulbo. Apenas na região do mesencéfalo é que o tegmento se encontra recoberto posteriormente pelo teto. No encéfalo adulto aqui representado, esta parte forma a lâmina do teto (onde dois dos quatro núcleos estão indicados). Na altura do bulbo e da ponte, o cerebelo está situado posteriormente, de modo que não há um segmento correspondente ao teto nessas regiões.

E Conexões aferentes (em azul) e eferentes (em vermelho) do núcleo rubro e da substância negra

As duas regiões de núcleos são importantes locais de conexões sinápticas da atividade motora. O **núcleo rubro** é composto por uma parte maior, o *neorrubro*, e uma parte menor, o *paleorrubro*. No núcleo rubro terminam axônios derivados do núcleo denteado (trato denteatorrubral), dos colículos superiores (trato tetorrubral), da parte interna do pálido (trato palidorrubral) e do córtex cerebral (trato corticorrubral).

O núcleo rubro envia seus axônios para a oliva (fibras rubro-olivares e retículo-olivares como parte do trato tegmental central) e para a medula espinal (trato rubrospinal).

O núcleo rubro coordena o tônus muscular, a postura corporal e o movimento da marcha. No caso de haver lesão no núcleo rubro, ocorrem tremores de repouso, alterações no tônus muscular (comprovadas como resistência muscular involuntária das articulações com o paciente relaxado) e distúrbios de movimento do tipo coreico-atetósicos (movimentos erráticos involuntários, geralmente nas extremidades distais dos membros).

A **substância negra** é composta pela *parte compacta* (rica em melanina, e de tonalidade escura) e pela *parte reticulada* (avermelhada, rica em ferro; para um melhor efeito visual, representada aqui em tonalidade escura). Seus axônios seguem, frequentemente, de forma difusa, em direção a outras áreas encefálicas e, por isso, não se reúnem em tratos. Na substância negra terminam os axônios derivados do núcleo caudado (fascículo estriatonigral), do córtex cerebral anterior (fibras corticonigrais), do putame e do córtex cerebral pré-central.

Os axônios originados da parte compacta terminam no estriado, enquanto os axônios originados da parte reticulada terminam no tálamo. A substância negra tem importante função de iniciação dos movimentos, pois, no caso de uma deficiência nessa área, ocorrem rigidez muscular, tremores de repouso e rigidez dos músculos da mímica ("fácies de máscara").

8.3 Formação Reticular

A Definição, distinção e classificação

A *formação reticular* (*FR*) é uma coleção evolutivamente antiga, morfologicamente imprecisa, de numerosos núcleos pequenos no *tegmento* do tronco encefálico. Esses núcleos têm *funções completamente diferentes*. O termo morfológico "*formação reticular*" sugere incorretamente uma unidade, embora ela seja funcionalmente múltipla para lidar com um grande número de diferentes centros. Portanto, seria melhor dizer basicamente *núcleos reticulares*, que, em parte, são morfologicamente mal distintos entre si. Os núcleos reticulares usam diferentes neurotransmissores para as suas várias funções. Considerando esses fatos, existem diferentes divisões da formação reticular:

- A *citoarquitetura* é uma classificação *morfológica* e considera a forma e a arquitetura dos núcleos reticulares (ver **C**)
- A *arquitetura do transmissor* é uma classificação *química* e leva em consideração o neurotransmissor utilizado pelas células (ver **C**)
- A *classificação de acordo com os centros funcionais* é uma classificação *fisiológica* e abrange as funções desempenhadas pelos núcleos (ver **B**).

Observação: Os nervos cranianos que, em grande parte, também se encontram no tegmento do tronco encefálico (mas em geral morfologicamente muito bem distintos), não pertencem à FR, mas são, funcionalmente, intimamente associados a ela. Também as regiões nucleares no tegmento do mesencéfalo "núcleo rubro" e "substância negra", assim como os núcleos da ponte, não são considerados ligados à FR.

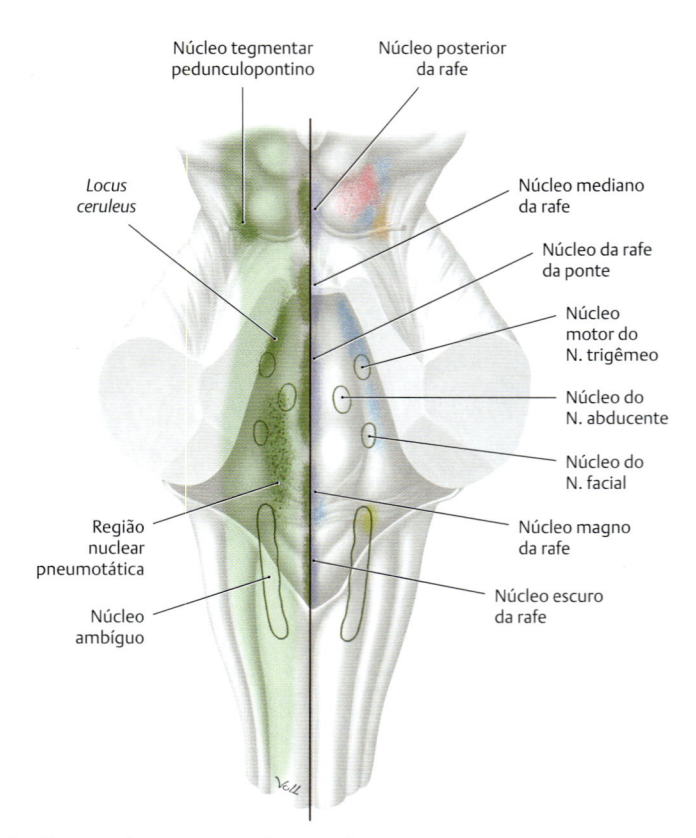

B Centros funcionais

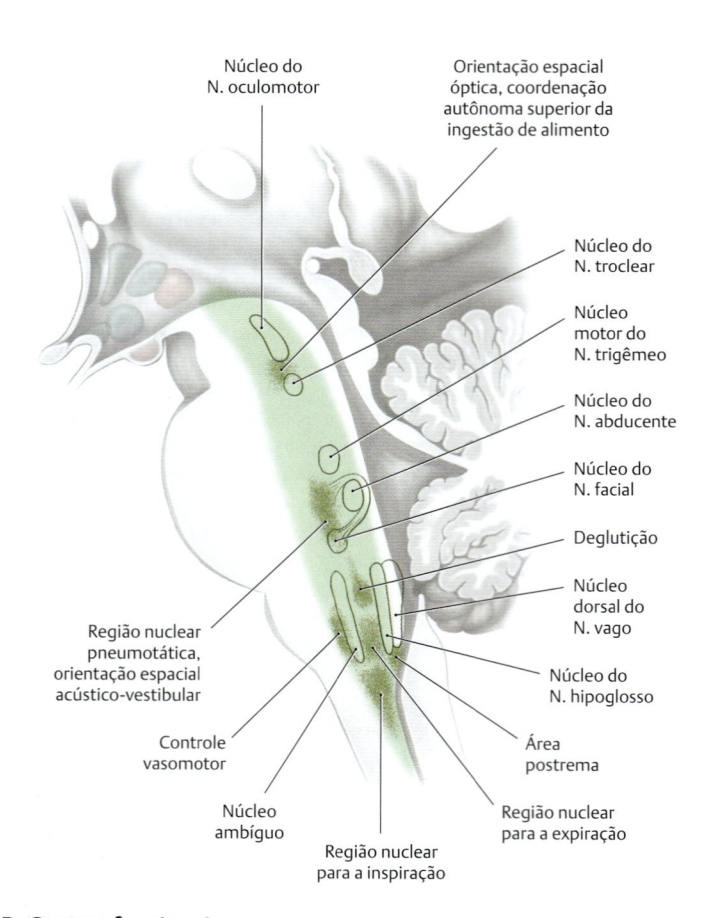

Vista parcial do tronco encefálico da esquerda. São mostradas a localização de alguns centros funcionais e a localização de nervos cranianos funcionalmente relevantes. Para detalhes dos centros funcionais, ver **D**.

C Citoarquitetura e arquitetura do transmissor

Vista dorsal do tronco encefálico após a remoção do cerebelo; metade esquerda: citoarquitetura; metade direita: arquitetura do transmissor. Com base na **citoarquitetura** dos núcleos reticulares, podem-se distinguir três zonas longitudinais na FR em ambos os lados:

- *Zona lateral* com núcleos de células pequenas (zona parvocelular)
- *Zona medial* com núcleos de células grandes (zona magnocelular), que se limita medialmente com a
- *Zona mediana* (localiza-se em ambos os lados na "comissura central" = rafe do tronco encefálico), os núcleos de células grandes localizados nesta zona também são chamados, portanto, de "núcleos da rafe".

Os axônios das zonas medial e mediana alcançam depois de um longo percurso outros núcleos "distantes" da parte central do sistema nervoso, cranialmente até o telencéfalo, caudalmente até a medula sacral. Essas duas zonas são responsáveis, então, predominantemente, pela conexão da FR com outras partes do encéfalo; elas são, portanto, referidas como "*efetoras*". Os axônios da zona lateral permanecem em parte, no entanto, dentro do tronco encefálico, conectam seções individuais da FR entre si ou estão ligados a núcleos dos nervos cranianos no tronco encefálico; por isso, essa zona é também chamada de "*zona de associação*" ou "*área de associação*". Como exemplo, alguns núcleos são nomeados.

Observação: A divisão por três zonas longitudinais não é visível com a mesma clareza em todas as seções do tronco encefálico. A mais visível é aquela do bulbo. Os núcleos dos nervos cranianos (eles não pertencem à FR, ver Introdução!), que apresentam ligações estreitas com a FR, são também indicados para orientação.

Pela **arquitetura do transmissor**, podem ser identificadas áreas onde os neurônios com determinado transmissor predominam fortemente. Os exemplos mostrados aqui são: catecolaminas (epinefrina, amarelo em **C**; norepinefrina, azul-claro em **C**; dopamina, laranja em **C**), bem como serotonina (violeta em **C**) e acetilcolina (vermelho em **C**).

Observação: Os núcleos da rafe (zona mediana!), que enviam seus axônios no sistema límbico (modulação de sentimentos e emoções), usam a serotonina como transmissor. Farmacologicamente, deve-se poder influenciar as emoções de pacientes pelo efeito da ação da serotonina.

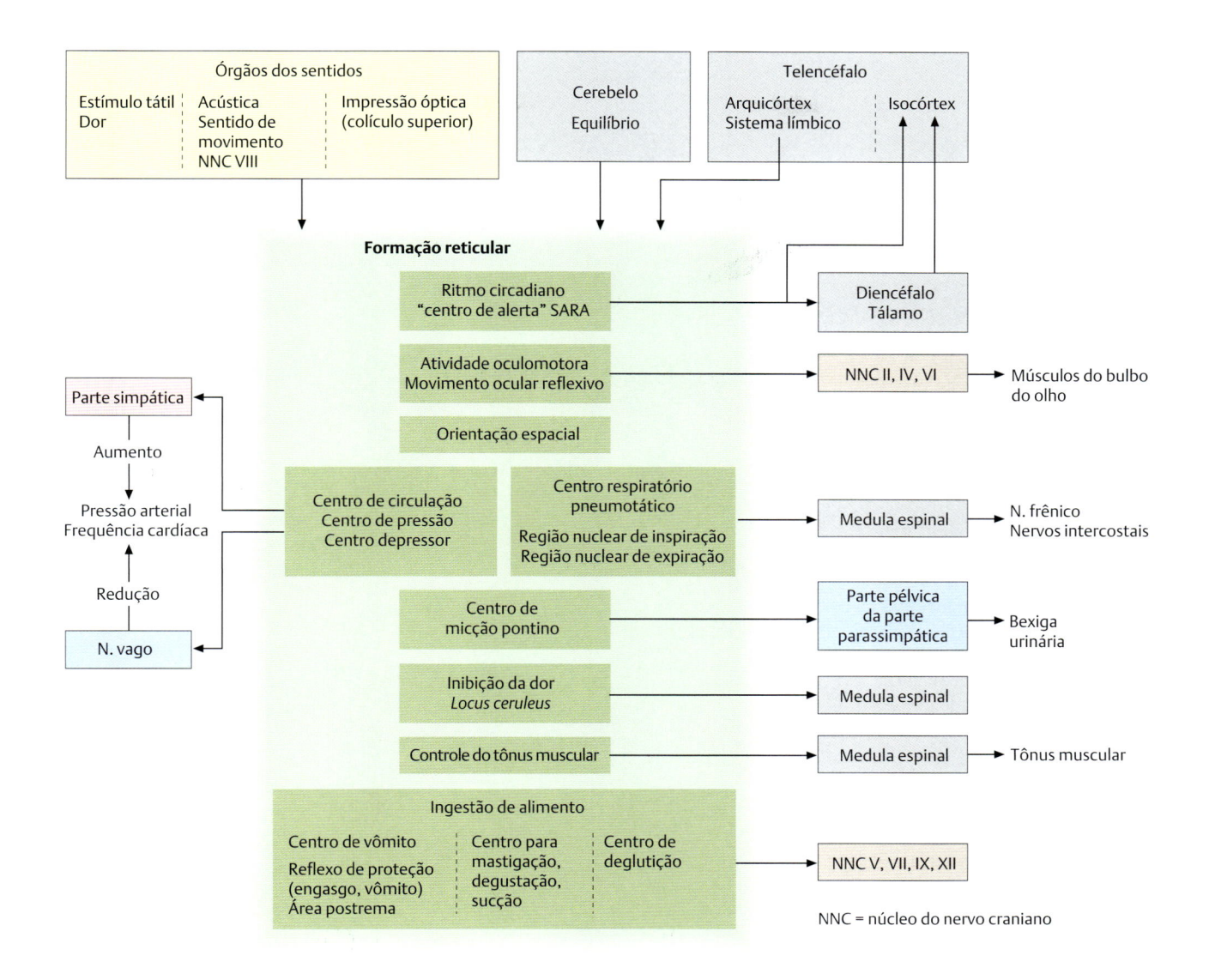

Órgãos dos sentidos

| Estímulo tátil Dor | Acústica Sentido de movimento NNC VIII | Impressão óptica (colículo superior) |

Cerebelo — Equilíbrio

Telencéfalo — Arquicórtex / Sistema límbico / Isocórtex

Formação reticular

- Ritmo circadiano "centro de alerta" SARA → **Diencéfalo / Tálamo**
- Atividade oculomotora / Movimento ocular reflexivo → **NNC II, IV, VI** → Músculos do bulbo do olho
- Orientação espacial
- Centro de circulação / Centro de pressão / Centro depressor
- Centro respiratório pneumotático / Região nuclear de inspiração / Região nuclear de expiração → **Medula espinal** → N. frênico / Nervos intercostais
- Centro de micção pontino → **Parte pélvica da parte parassimpática** → Bexiga urinária
- Inibição da dor / *Locus ceruleus* → **Medula espinal**
- Controle do tônus muscular → **Medula espinal** → Tônus muscular

Ingestão de alimento

| Centro de vômito / Reflexo de proteção (engasgo, vômito) / Área postrema | Centro para mastigação, degustação, sucção | Centro de deglutição | → **NNC V, VII, IX, XII**

Parte simpática ← Aumento ↑ Pressão arterial / Frequência cardíaca ↓ Redução ← **N. vago**

NNC = núcleo do nervo craniano

D Visão geral das funções da formação reticular

As seguintes ligações funcionais da formação reticular são distinguidas dos outros centros no SNC:

- **Aferentes para a formação reticular**: originam-se de núcleos de quase todos os órgãos dos sentidos, do telencéfalo e diencéfalo, do cerebelo e da medula espinal. Eles conduzem impulsos acústicos, visuais, táteis e, especialmente, sensação dolorosa, mas também informações sobre tensão muscular, equilíbrio, pressão arterial e saturação de oxigênio no sangue e parâmetros da ingestão de alimentos
- **Eferentes da formação reticular**: seguem para o telencéfalo e diencéfalo, mas também para os núcleos dos nervos cranianos motores e para a medula espinal. Esses eferentes têm ações bastante diferentes:

- Controle do ritmo circadiano e do estado de alerta do telencéfalo (chamado de *SARA*: **s**istema **a**tivador **r**eticular **a**scendente)
- Controle dos movimentos oculares reflexivos
- Funções "vitais" como regulação da pressão arterial e respiração
- Funções da ingestão de alimentos, tais como gustação, sucção, mastigação
- Reflexos protetores como engasgos e vômitos
- Controle da micção
- Regulação do tônus muscular na medula espinal e
- Inibição da dor na medula espinal.

E Ramificações de um neurônio na formação reticular do tronco encefálico do rato

Corte mediano, vista esquerda. O método de Golgi, de coloração pela prata, permite a visualização isolada dos neurônios. O axônio do neurônio, mostrado aqui, bifurca-se em um ramo ascendente e um ramo descendente. O ramo ascendente entra em contato com os núcleos diencefálicos (em marrom), enquanto o ramo descendente conecta-se aos núcleos dos nervos cranianos na ponte e no bulbo (medula oblonga) (verde). Tais neurônios formam a base morfológica das sinapses amplamente ramificadas na formação reticular.

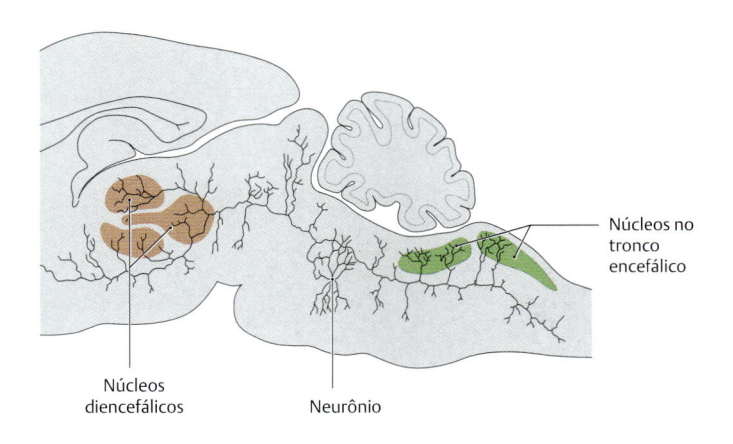

Núcleos no tronco encefálico

Núcleos diencefálicos

Neurônio

8.4 Vias Ascendentes e Descendentes

A Trajeto das vias descendentes através do tronco encefálico

a Corte mediano, vista esquerda; **b** Vista dorsal (cerebelo removido).

A via mais importante das apresentadas aqui começa no telencéfalo e termina, em menor parte, no tronco encefálico e, em maior parte, na medula espinal. Na medula espinal, termina a via descendente mais importante que atravessa o tronco encefálico, o *trato corticospinal*. Nele, seguem axônios de neurônios do córtex motor primário. Eles terminam nos neurônios motores α nos cornos anteriores da medula espinal. A principal massa do axônio cruza na região das pirâmides para o lado oposto. Esta parte do trato piramidal, que passa pelo tronco encefálico, são as chamadas *fibras corticospinais*. A parte do trato piramidal que termina no tronco encefálico são as chamadas *fibras corticonucleares*. Elas conectam o córtex cerebral aos núcleos dos nervos cranianos. Deles são mostrados apenas os do lado esquerdo.

Observação: Alguns núcleos dos nervos cranianos são:

- *Supridos bilateralmente (dos dois lados)*:
  - III (núcleo do N. oculomotor)
  - V (núcleo motor do N. trigêmeo)
  - Parte dorsal do VII (núcleo do N. facial; músculos da fronte)
  - X (núcleo ambíguo)
- *Outros apenas contralateralmente (cruzadamente)*:
  - VI (núcleo do N. abducente)
  - Parte ventral do VII (músculos da face, exceto o ramo frontal)
  - XII (núcleo do N. hipoglosso) ou
- *Apenas ipsolateralmente (não cruzadamente)*:
  - IV (núcleo do N. troclear).

A inervação de dois lados é particularmente importante no diagnóstico de paralisia do nervo facial (VII) (ver **D**, p. 124). O feixe longitudinal medial (*fascículo longitudinal medial*) é um sistema de vias descendentes e ascendentes, que conecta os núcleos no tronco encefálico entre si (para a função do fascículo, ver **C**, p. 483).

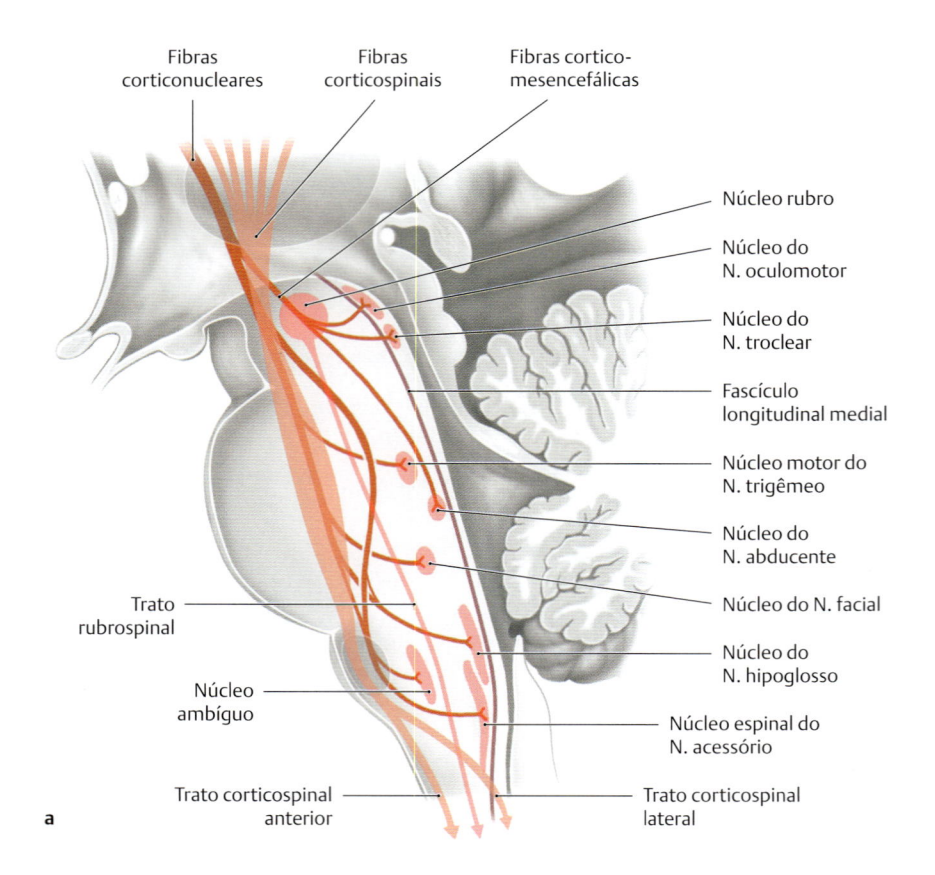

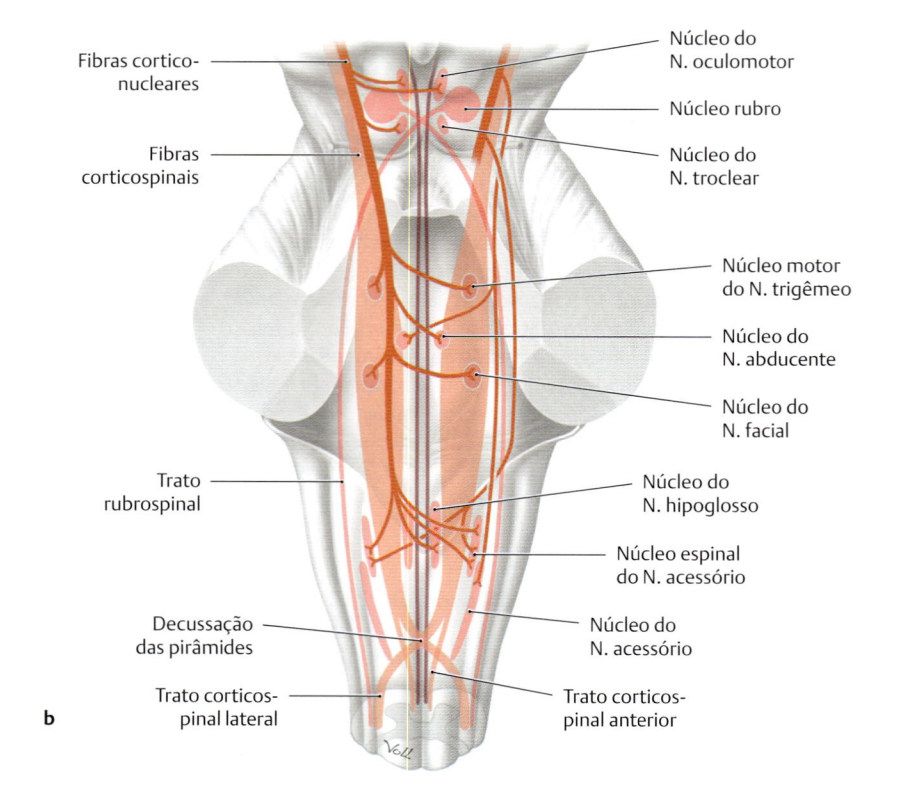

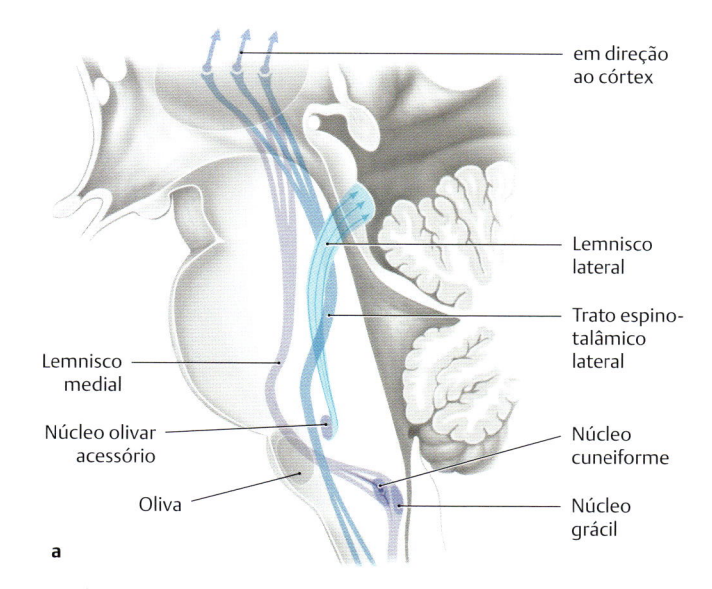

em direção ao córtex

Lemnisco lateral

Trato espinotalâmico lateral

Lemnisco medial

Núcleo olivar acessório

Oliva

Núcleo cuneiforme

Núcleo grácil

a

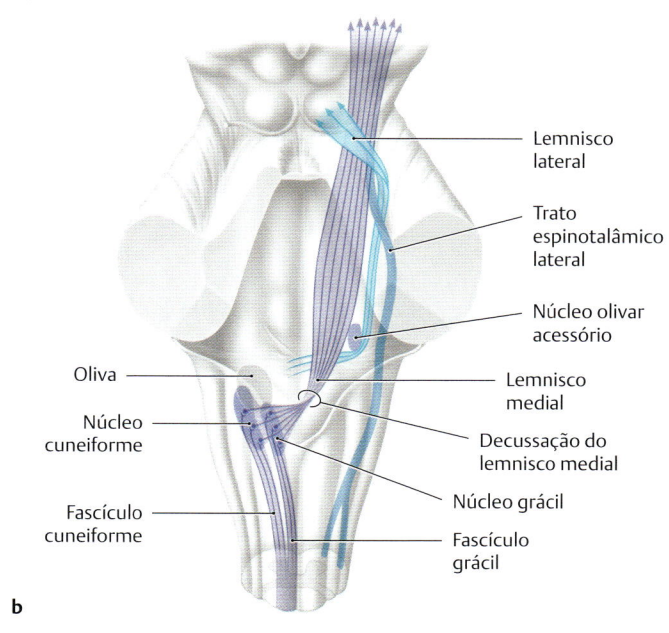

Lemnisco lateral

Trato espinotalâmico lateral

Núcleo olivar acessório

Oliva

Lemnisco medial

Núcleo cuneiforme

Decussação do lemnisco medial

Fascículo cuneiforme

Núcleo grácil

Fascículo grácil

b

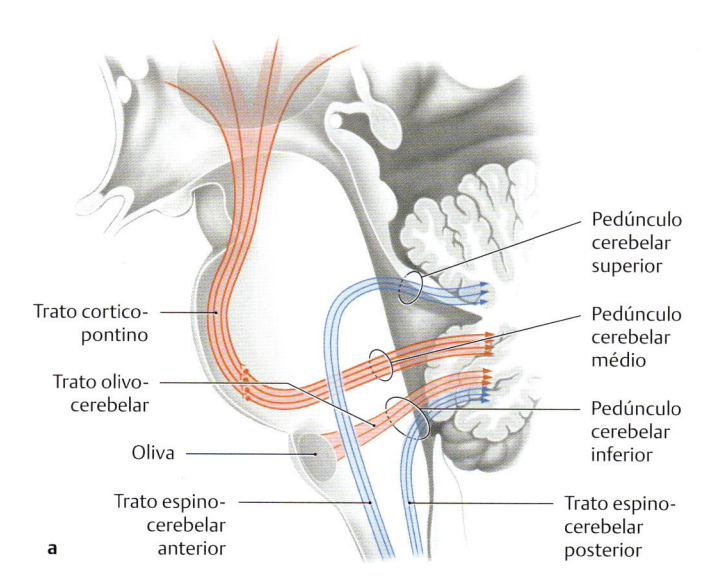

Trato cortico-pontino

Trato olivo-cerebelar

Oliva

Trato espino-cerebelar anterior

Pedúnculo cerebelar superior

Pedúnculo cerebelar médio

Pedúnculo cerebelar inferior

Trato espino-cerebelar posterior

a

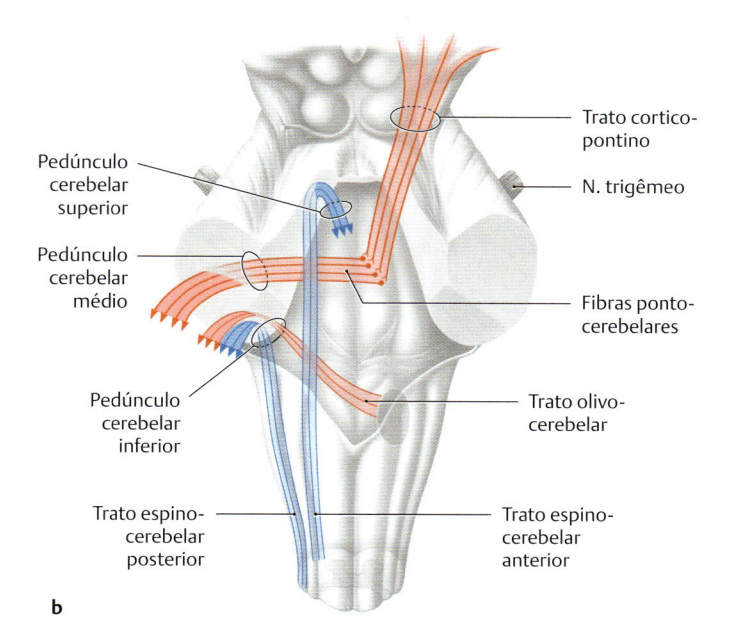

Pedúnculo cerebelar superior

Pedúnculo cerebelar médio

Pedúnculo cerebelar inferior

Trato espino-cerebelar posterior

Trato cortico-pontino

N. trigêmeo

Fibras ponto-cerebelares

Trato olivo-cerebelar

Trato espino-cerebelar anterior

b

B Trajeto dos tratos ascendentes no tronco encefálico

a Vista esquerda; **b** Vista posterior.

Dois tratos ascendentes principais da medula espinal, o trato espinotalâmico lateral e os tratos do funículo posterior (cujos axônios provenientes do 2º neurônio se estendem pelo lemnisco medial), conduzem impulsos *sensitivos* periféricos, provenientes da medula espinal, para o tálamo, no diencéfalo (ver pp. 344 e 346). Dois dos tratos de alças, os *lemniscos medial e lateral* (ver **D**, p. 545), foram mostrados nesta figura:

- No **lemnisco medial** projetam-se os axônios dos 2ᵒˢ neurônios do sistema do funículo posterior (pressão, vibração), cujos corpos localizam-se nos núcleos grácil e cuneiforme. As aferências para estes núcleos originam-se, respectivamente, dos fascículos grácil e cuneiforme. Os axônios provenientes do trato espinotalâmico lateral (dor, temperatura) se incorporam ao lemnisco medial no sentido cranial, antes de se projetarem no tálamo.
- O **lemnisco lateral** contém axônios provenientes da via auditiva que se projetam no colículo inferior, na lâmina do teto.

O trato espinotalâmico anterior não é mostrado nesta figura, visto que existem controvérsias a respeito de sua localização no tronco encefálico. Os tratos espinotalâmicos anterior e lateral são, às vezes, descritos como lemnisco espinal.

C Trajeto de alguns tratos do cerebelo no tronco encefálico

a Corte mediano, vista esquerda; **b** Vista posterior (cerebelo removido). O cerebelo coordena os movimentos de precisão e o tônus muscular. Os tratos ascendentes (azul) e descendentes (vermelho) conectam-se ao cerebelo pelos três pedúnculos cerebelares (superior, médio e inferior).

- **Pedúnculo cerebelar superior:** A maioria dos tratos eferentes, provenientes dos núcleos do cerebelo, estende-se pelo pedúnculo cerebelar superior (ver p. 370); o trato espinocerebelar anterior é o único trato aferente que passa por este pedúnculo
- **Pedúnculo cerebelar médio:** Por este pedúnculo passam somente tratos descendentes, com origem nos diferentes lobos cerebrais (1º neurônio); o conjunto de fibras é chamado trato corticopontino. Os axônios dos 2ᵒˢ neurônios, nos núcleos da ponte, cruzam para o lado oposto e estendem-se, em seguida, como fibras pontocerebelares, para o cerebelo, através do pedúnculo cerebelar médio
- **Pedúnculo cerebelar inferior:** Os tratos espinocerebelar posterior (aferente) e olivocerebelar (aferente) passam pelo pedúnculo cerebelar inferior para o cerebelo.

O trajeto e a localização dos cruzamentos (decussações) dos diferentes tratos cerebelares são mostrados nesta figura.

8.5 Cortes Transversais do Tronco Encefálico: Mesencéfalo e Ponte

A Corte transversal do mesencéfalo

Vista superior.

Núcleos: O primeiro núcleo de nervo craniano verdadeiro é o relativamente pequeno *núcleo do N. oculomotor* (ver **B**, p. 356; para os núcleos dos nervos cranianos ver também p. 114). Mais superiormente está localizado o *núcleo mesencefálico do N. trigêmeo*, mais inferiormente, núcleos localizados do N. trigêmeo são encontrados em camadas mais profundas (ver **C**). O núcleo mesencefálico do N. trigêmeo é o único núcleo de nervos cranianos que contém células nervosas pseudounipolares. Assim, ele representa uma parte de um gânglio sensitivo deslocada profundamente, pois os aferentes sensitivos proprioceptivos dos músculos da mastigação alcançam esse núcleo sem sinapse no gânglio trigeminal. O *núcleo colicular superior* é uma parte das vias visuais, o *núcleo rubro* e a *substância negra* são núcleos do sistema motor, enquanto a *formação reticular* representa uma região nuclear difusa para a regulação de funções autônomas. Eles são encontrados novamente nos próximos planos de corte parcialmente em diferentes lugares. Todos os núcleos dos nervos cranianos e o núcleo rubro estão localizados no tegmento do mesencéfalo, enquanto a substância negra já pode ser

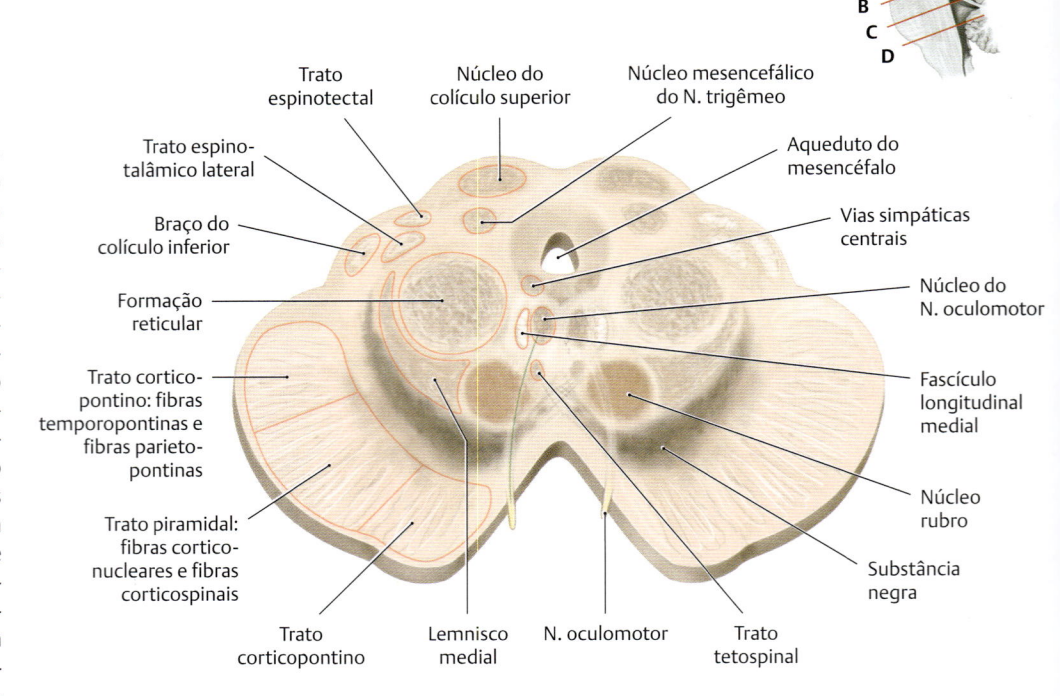

considerada como parte posterior do pilar do cérebro (ver **C**, p. 357).

Tratos: Eles se encontram anteriormente à região nuclear; a maioria segue por todo o tronco encefálico (exceções: tratos que terminam no tronco encefálico ou dele se originam).

Tratos *descendentes* importantes são: trato piramidal e as fibras corticonucleares do bulbo que se ramificam dele. Tratos *ascendentes* importantes são: trato espinotalâmico lateral e lemnisco medial como continuação dos tratos do funículo posterior.

B Corte transversal da parte superior da ponte

Núcleos: Dos núcleos dos nervos cranianos da figura anterior apenas o núcleo trigeminal mesencefálico é visível neste plano de corte (núcleo mesencefálico do N. trigêmeo). Pode-se ver que as fibras do núcleo do N. troclear (IV) ainda cruzam dentro do cérebro para o lado oposto.

Tratos: Os tratos descendentes e ascendentes são os mesmos em comparação com a figura anterior e a próxima. O trato piramidal parece mais difuso neste plano em comparação com o plano anterior, pois as regiões de núcleo pontino se interligam a ele. Os tratos que se dirigem para o pedúnculo cerebelar superior, principalmente eferentes, foram removidos. O lemnisco lateral localizado na extremidade dorsal é uma parte do trato auditivo. O fascículo longitudinal *medial*, comparativamente grande, estende-se do mesencéfalo (ver **A**) até a medula espinal. Ele liga os núcleos no tronco encefálico entre si e contém uma variedade de fibras que entram e saem em diferentes alturas ("*via expressa dos núcleos do tronco encefálico*").

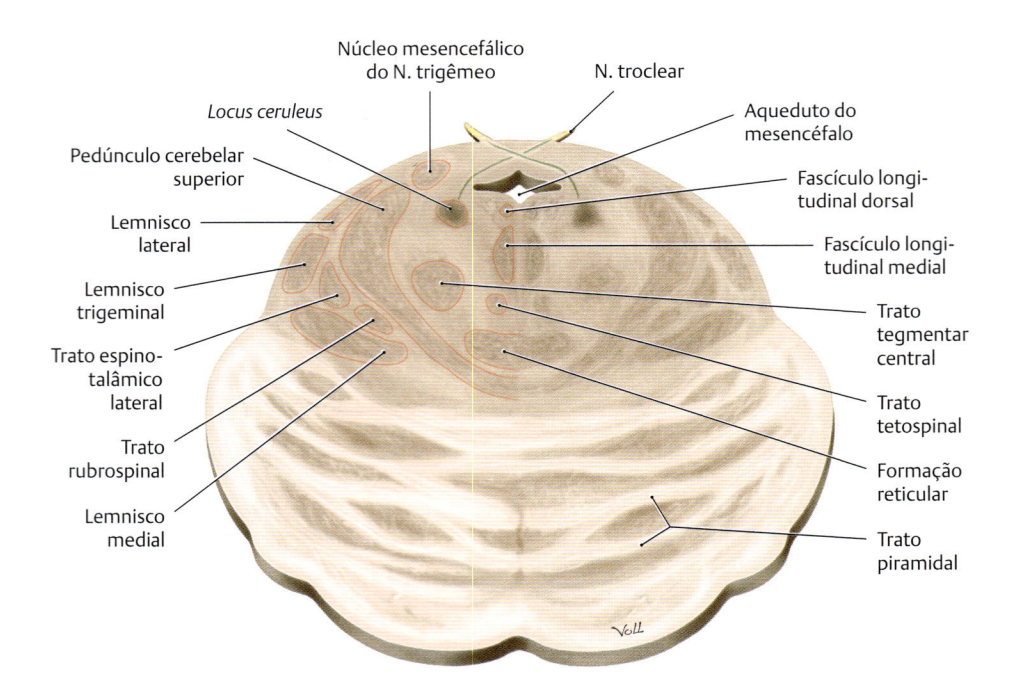

O fascículo longitudinal *dorsal* é menor e liga as regiões nucleares hipotalâmica aos núcleos dos nervos cranianos parassimpáticos. O tamanho e a posição dos núcleos da formação reticular, que aqui são mostrados graficamente de forma compacta, variam com o plano de corte. Aqui é mostrada apenas a posição aproximada da formação reticular; dentro dessas regiões ainda são encontradas outras pequenas regiões nucleares e fibras.

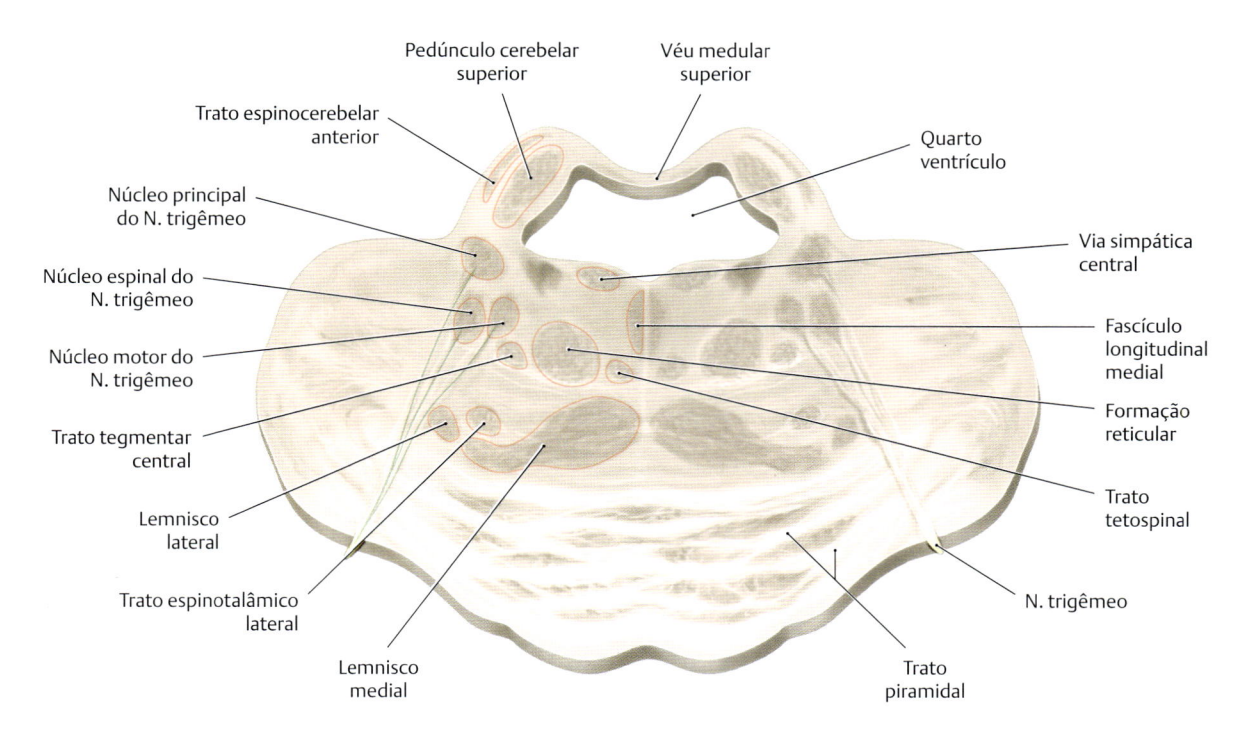

C Corte transversal da parte média da ponte

Núcleos: Na parte média da ponte, o N. trigêmeo deixa o tronco encefálico, suas várias regiões nucleares dominam o tegmento da ponte. O seu *núcleo principal* é responsável pela formação das sinapses das aferências para o trato discriminativo, e o seu *núcleo espinal*, pela formação das sinapses das vias de dor e temperatura. No núcleo motor do N. trigêmeo encontram-se os neurônios motores dos músculos da mastigação.

Tratos: O trato espinocerebelar anterior foi seccionado. Ele segue para o cerebelo, que está localizado dorsalmente à ponte.
Espaço subaracnóideo: O aqueduto do mesencéfalo emerge no quarto ventrículo, que foi removido aqui. Dorsalmente ele é coberto pelo véu medular.

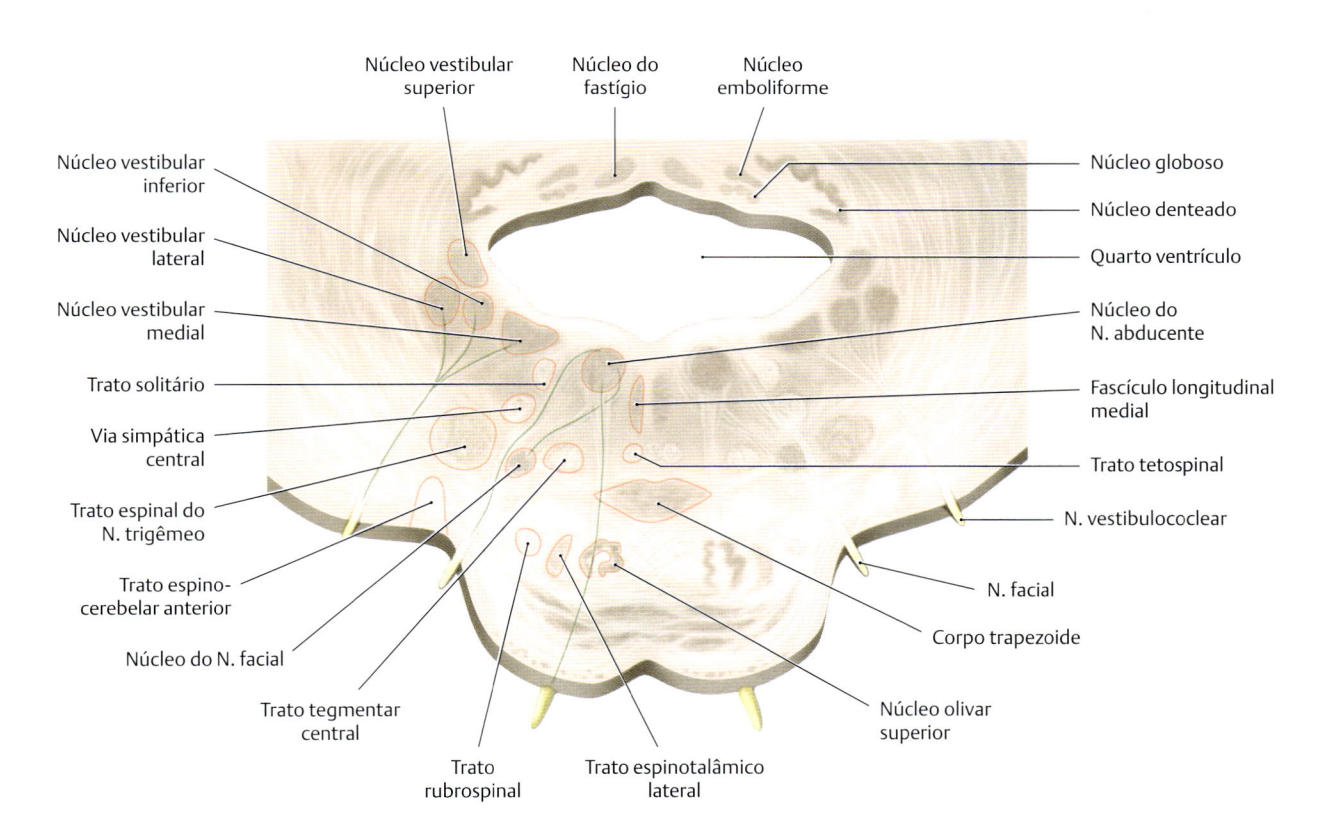

D Corte transversal da parte inferior da ponte

Núcleos: Na parte inferior da ponte estão localizadas muitas regiões nucleares dos nervos cranianos: núcleos vestibulares, núcleo do N. abducente, núcleo do N. facial. A fossa romboide é coberta dorsalmente pelo cerebelo, cujos núcleos também foram seccionados: núcleo do fastígio, núcleo emboliforme, núcleo globoso e núcleo denteado.

Tratos: O corpo trapezoide com os seus núcleos inferiores é uma importante estação de sinapses do sistema auditivo (ver p. 484). O *trato tegmentar central* é um importante trato do sistema motor.

8.6 Cortes Transversais do Tronco Encefálico: Bulbo

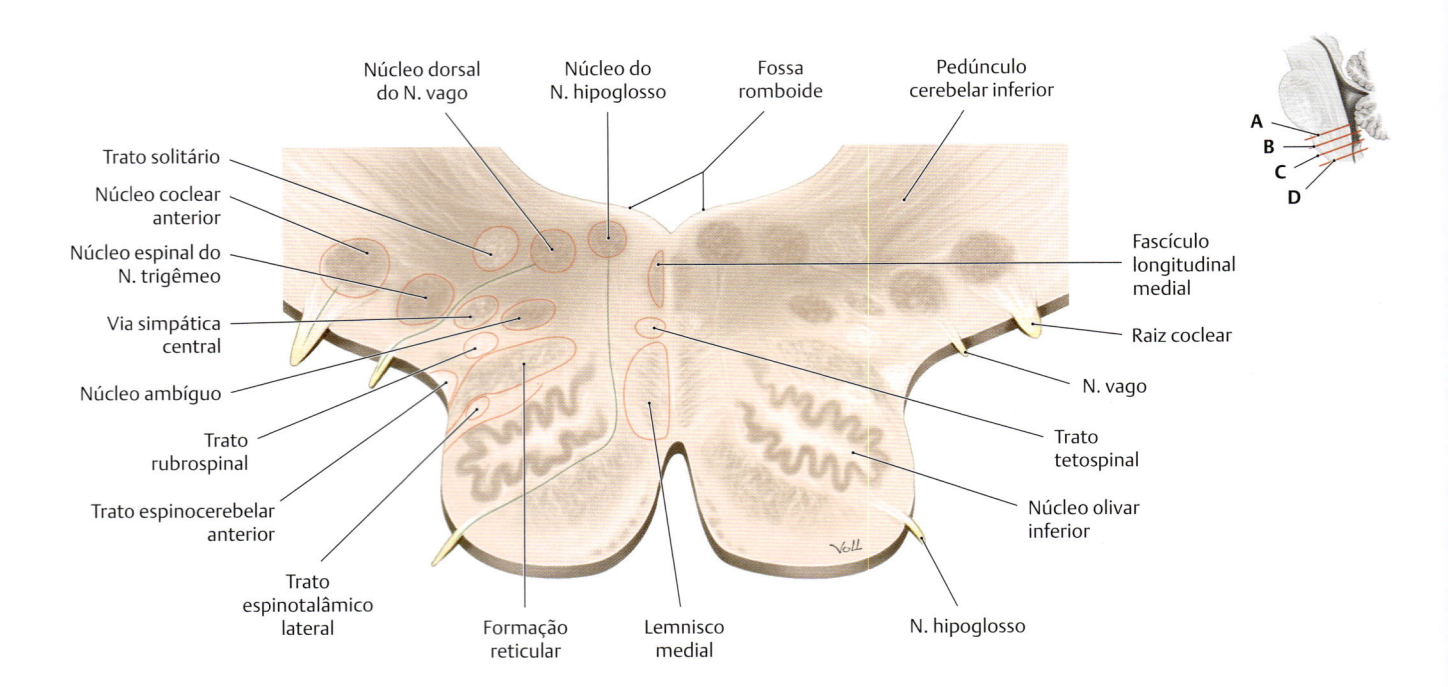

A Corte transversal da parte superior do bulbo

Núcleos: Os núcleos dos nervos cranianos N. hipoglosso, N. vago, N. coclear e o núcleo espinal do N. trigêmeo foram seccionados na parte *dorsal* do bulbo, seu tegmento. O núcleo olivar inferior, que é parte do sistema motor, está, no entanto, localizado na parte *ventral* do bulbo. Entre os núcleos dos nervos cranianos e o núcleo olivar inferior está interposta a formação reticular, que pode ser vista em todos os cortes transversais desta seção e representa um ponto de sinapses central da divisão autônoma.

Tratos: A maioria dos tratos descendentes e ascendentes corresponde àqueles do corte anterior; a exceção é o *pedúnculo cerebelar inferior*. Através dele seguem vias aferentes para o cerebelo (ver p. 361).

Espaço liquórico: O assoalho do quarto ventrículo, que forma a fossa romboide, está representado na parte posterior deste corte transversal.

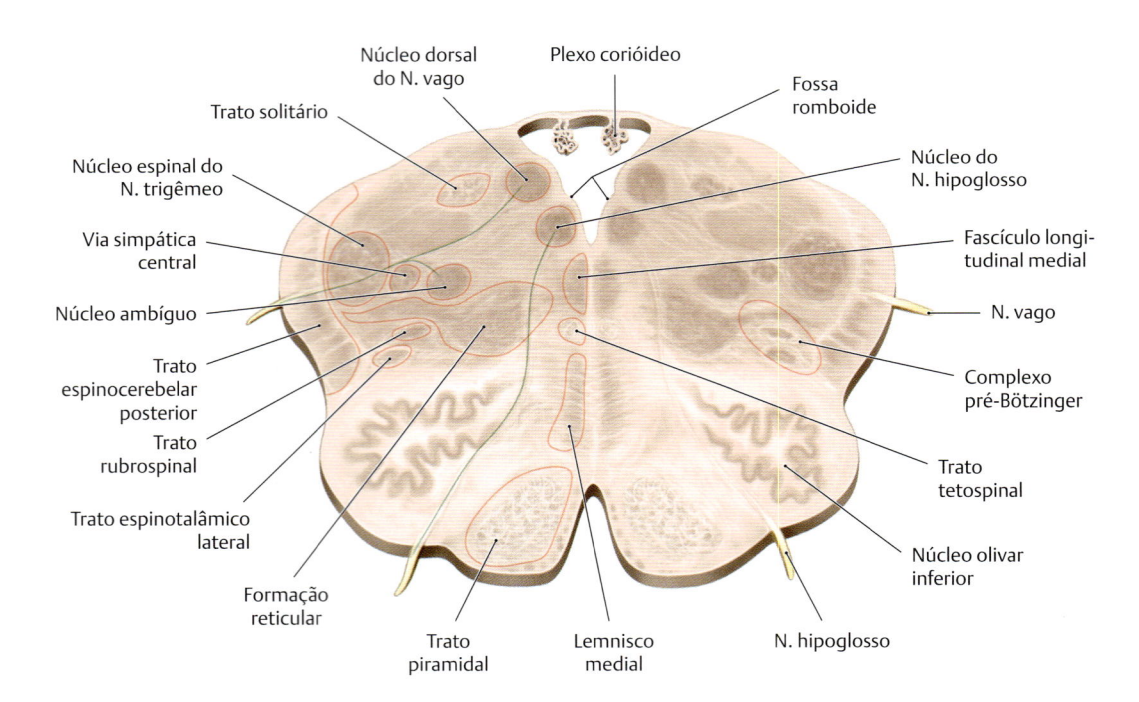

B Corte transversal logo acima do centro do bulbo

Núcleos: Dos núcleos dos nervos cranianos, foram mantidos aqueles do N. hipoglosso, N. vago e N. trigêmeo na parte dorsal do tegmento. O núcleo olivar inferior também foi ventralmente seccionado, assim como o complexo pré-Bötziger. Ele consiste em pequenos neurônios ricos em lipofuscina esparsamente distribuídos, que representam uma parte essencial da rede respiratória, e, portanto, da unidade respiratória, no bulbo de mamíferos.

Tratos: Os tratos descendentes e ascendentes são os mesmos do corte anterior. O *lemnisco medial* representa um cruzamento de tratos sensitivos ascendentes (funículo posterior, ver detalhes na p. 404). No *trato solitário* seguem as fibras do paladar nos nervos cranianos VII, IX e X. Dorsolateralmente a ele está localizado o *núcleo solitário* (não mostrado). O *trato piramidal* é novamente encontrado como uma estrutura compacta, pois não há mais nenhum núcleo interposto e nenhum cruzamento de fibra.

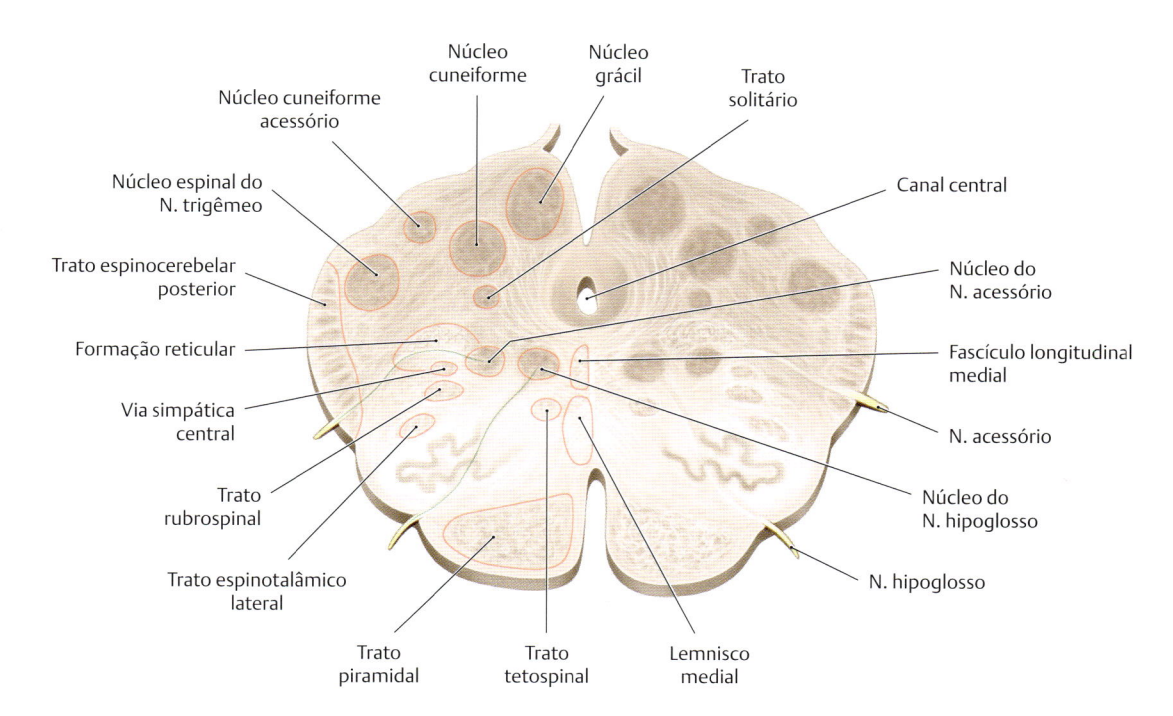

C Corte transversal logo abaixo do centro do bulbo

Núcleos: Dos núcleos dos nervos cranianos, foram mantidos aqueles do N. hipoglosso, N. vago e N. trigêmeo no tegmento, o núcleo olivar inferior também foi seccionado na parte ventral do bulbo. As áreas nucleares dos núcleos cuneiforme e grácil, onde os tratos dos funículos posteriores fazem sinapses, dominam a região dorsal. As vias que se originam desses núcleos se cruzam no lemnisco medial (ver anteriormente).

Tratos: Os tratos descendentes e ascendentes correspondem àqueles das figuras anteriores. A fossa romboide, assoalho do quarto ventrículo, foi claramente estreitada para formar o canal central.

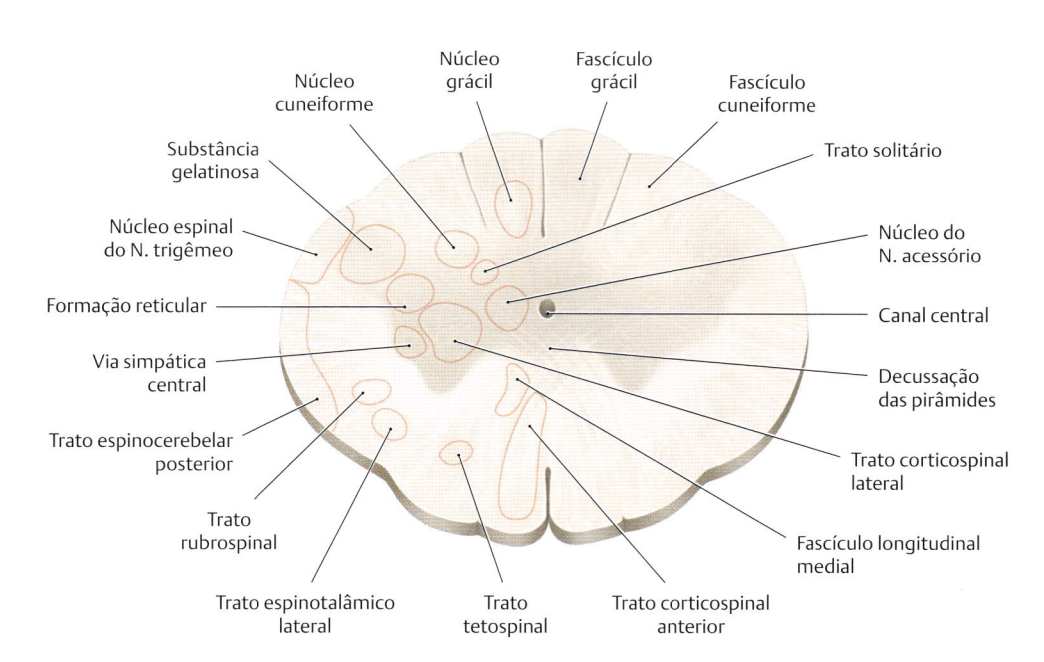

D Corte transversal da parte inferior do bulbo

O bulbo estende-se até a medula espinal, sem um limite distinto com ela.

Núcleos: Dos núcleos dos nervos cranianos, são visíveis a parte espinal do N. trigêmeo, assim como o núcleo do N. acessório. As regiões nucleares de sinapse com os tratos funículo posterior, núcleo cuneiforme e núcleo grácil foram seccionadas na sua extremidade caudal.

Tratos: Os tratos descendentes e ascendentes correspondem àqueles das figuras anteriores desta seção. O cruzamento das vias piramidais (decussação das pirâmides) foi seccionado, permitindo distinguir agora o trato corticospinal anterior (não cruzado) do lateral (cruzado) (ver pp. 409, 461).

Espaço liquórico: Como parte do sistema do LCS, encontramos também (comparar com **C**) uma seção do canal central, que aqui está consideravelmente mais estreito do que em **C**. Às vezes ele pode estar obliterado; isso não tem significado clínico.

365

9.1 Estrutura Externa

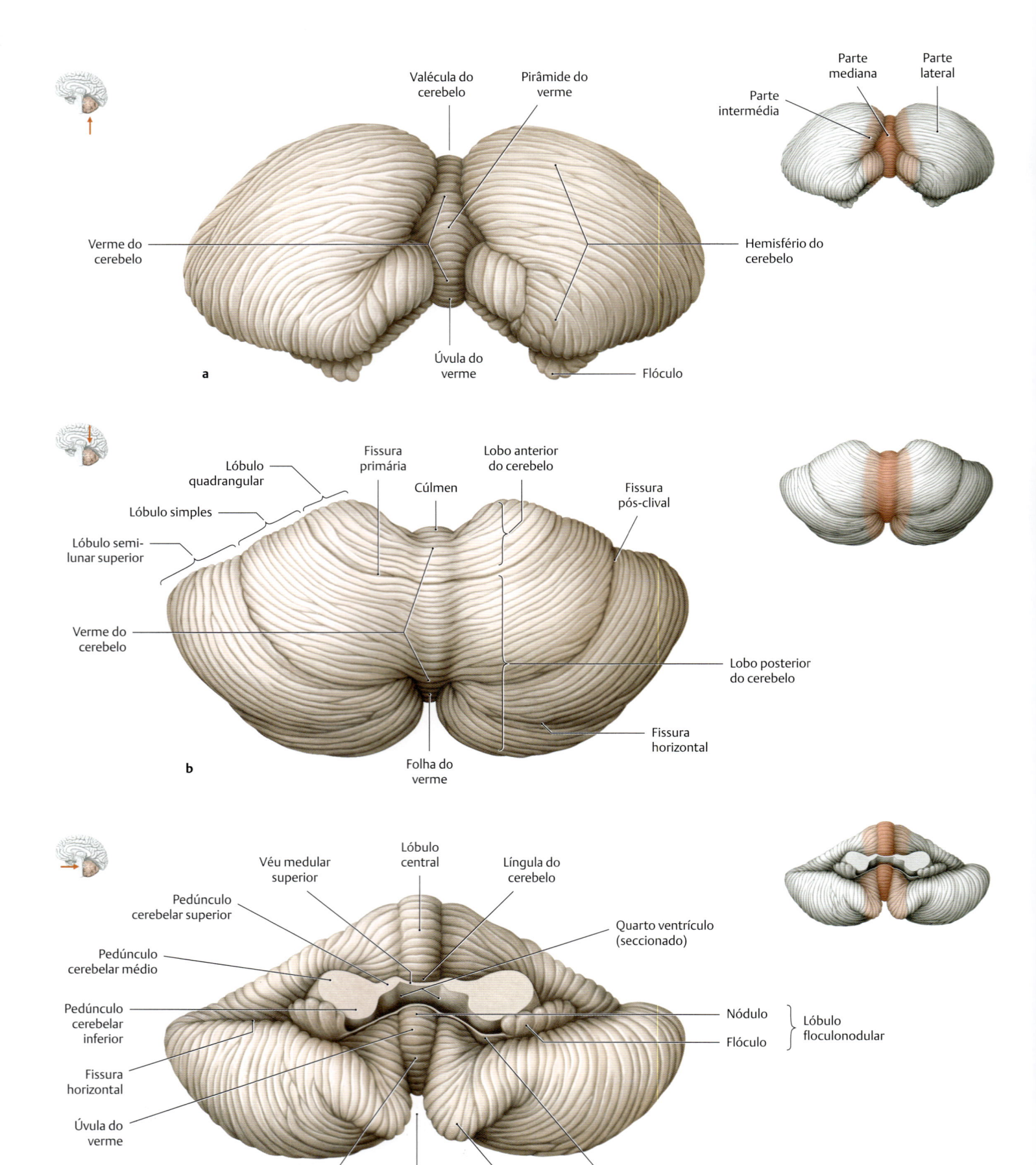

a Valécula do cerebelo · Pirâmide do verme · Verme do cerebelo · Hemisfério do cerebelo · Úvula do verme · Flóculo · Parte mediana · Parte lateral · Parte intermédia

b Lóbulo quadrangular · Fissura primária · Lobo anterior do cerebelo · Cúlmen · Fissura pós-clival · Lóbulo simples · Lóbulo semi-lunar superior · Verme do cerebelo · Lobo posterior do cerebelo · Fissura horizontal · Folha do verme

c Véu medular superior · Lóbulo central · Língula do cerebelo · Pedúnculo cerebelar superior · Quarto ventrículo (seccionado) · Pedúnculo cerebelar médio · Pedúnculo cerebelar inferior · Nódulo · Lóbulo floculonodular · Flóculo · Fissura horizontal · Úvula do verme · Pirâmide do verme · Valécula do cerebelo · Tonsila do cerebelo · Pedúnculo do flóculo

A Cerebelo: estrutura e forma externa

Vistas inferior (**a**), superior (**b**) e anterior (**c**); o cerebelo foi separado do tronco encefálico pela secção dos pedúnculos cerebelares.

Funcionalmente, o cerebelo faz parte do sistema motor. Ele não induz nenhum movimento consciente, mas é responsável pela coordenação inconsciente e ajuste fino dos movimentos (ver **B**, p. 372). Como no cérebro, no cerebelo também existem dois hemisférios (hemisférios do cerebelo). Ao passo que os dois hemisférios cerebrais separados entre si são, no entanto, conectados "apenas" por vias comissurais – *i.e.*, axônios –, entre os dois hemisférios do cerebelo, com o *verme do cerebelo* não pareado, está localizada uma parte do cerebelo distinta, que basicamente tem a mesma estrutura que os hemisférios. Ao contrário do cérebro, em que todos os giros e sulcos têm denominação distinta, as folhas do cerebelo, que também são responsáveis pelo aumento da superfície, e as fissuras do cerebelo não são todas nomeadas. As fissuras do cerebelo dividem o cerebelo em lobos (lobos do cerebelo):

- A fissura primária separa o lobo anterior do cerebelo do lobo posterior do cerebelo (ver **b**)
- A fissura posterolateral separa o lobo posterior do cerebelo do lóbulo floculonodular (ver **B**).

Outras fissuras menos importantes, que não são clínica e funcionalmente significativas, não serão discutidas aqui. Além dessa classificação anatômica, há uma classificação *filogenética* e uma classificação *funcional* (ver **B**, p. 372). O cerebelo está ligado ao tronco encefálico por meio dos três pedúnculos cerebelares de tamanhos muito diferentes (pedúnculos cerebelares superior, médio e inferior; ver **c**), através dos quais seguem vias aferentes e eferentes do cerebelo para a interconexão com outras seções do SNC. No tronco encefálico, encontram-se, então, as continuações dos pedúnculos cerebelares (ver **C**, **b** e **c**, p. 355). O véu medular superior (ver **c**), que se estende entre os pedúnculos cerebelares superiores, fecha o quarto ventrículo (ver **c**) superiormente. Em direção à linha média, as tonsilas do cerebelo se curvam em ambos os lados. Elas estão em contato com o forame magno da base do crânio (não mostrado). Com o aumento da pressão intracraniana, elas são deslocadas para o forame magno e pressionam os centros vitais localizados entre eles no tronco encefálico. Isso pode levar à morte do paciente (ver **D**, p. 309). **Funcionalmente**, distingue-se uma *parte mediana* (vermelha), uma *parte intermédia* (vermelho-claro) e uma *parte lateral* (cinza); essa classificação funcional não considera os limites dos lobos anatomicamente definidos. Cada uma dessas partes se projeta em um núcleo específico do cerebelo (ver p. 368).

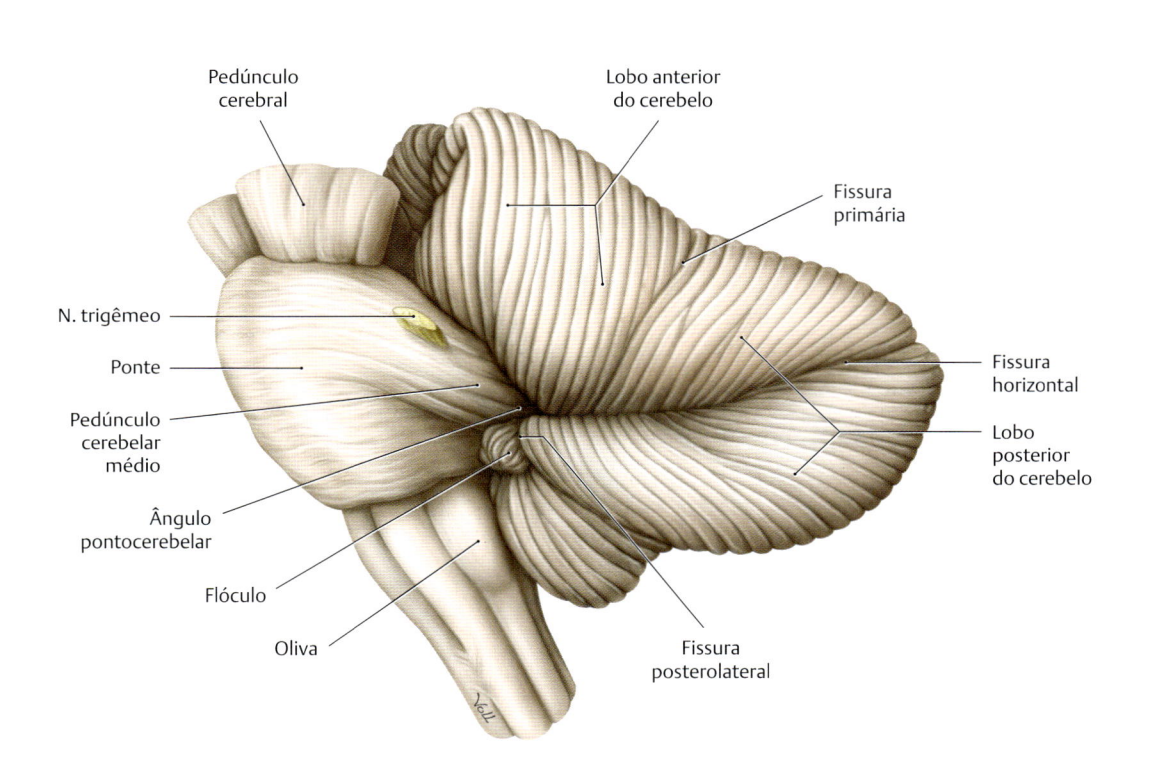

- Pedúnculo cerebral
- Lobo anterior do cerebelo
- Fissura primária
- N. trigêmeo
- Ponte
- Fissura horizontal
- Pedúnculo cerebelar médio
- Lobo posterior do cerebelo
- Ângulo pontocerebelar
- Flóculo
- Oliva
- Fissura posterolateral

B Cerebelo em relação ao tronco encefálico

Vista esquerda. O cerebelo, localizado posteriormente ao tronco encefálico no nível da ponte, apresenta as mesmas designações de posição e direção do tronco encefálico. Na vista lateral, reconhecem-se apenas os hemisférios do cerebelo, o flóculo e o pedúnculo cerebelar médio com a sua "origem" na ponte. No ângulo entre a ponte e o cerebelo, ângulo pontocerebelar, os nervos cranianos VII e VIII deixam o tronco encefálico (não mostrado aqui, ver **Ca**, p. 355). No nervo craniano VIII (N. vestibulococlear, antigamente denominado N. estato-acústico) ocasionalmente ocorrem tumores (conhecidos clinicamente como neuromas ou neurinomas do acústico), que, de acordo com a sua localização, são chamados de tumores do ângulo pontocerebelar (ver **D**, p. 151). Em virtude dos danos no nervo craniano VIII, ocorrem distúrbios auditivos e comprometimento do equilíbrio em pacientes acometidos.

C Sinopse dos princípios da organização do cerebelo

Divisão filogenética	Divisão anatômica	Divisão funcional de acordo com a origem das aferências
• Arquicerebelo	• Lóbulo floculonodular	• Cerebelo vestibular (manutenção do equilíbrio)
• Paleocerebelo	• Lobo anterior do cerebelo • Partes do verme • Partes mediais do lobo posterior do cerebelo	• Cerebelo espinal (controle do tônus muscular)
• Neocerebelo	• Partes laterais do lobo posterior do cerebelo	• Cerebelo cortical (= pontocerebelo; execução orientada ao alvo das ações motoras)

9.2 Estrutura Interna

A Cerebelo: relação anatômica e superfície de corte

Corte mediano, vista esquerda. O cerebelo estende-se por quase todo o comprimento posterior do tronco encefálico e se aproxima superiormente do teto do mesencéfalo e inferiormente do bulbo. Com os seus véus medulares superior e inferior, ele fecha posteriormente o quarto ventrículo. O véu medular superior é coberto pela língula do cerebelo, e o inferior, pelo nódulo. Na superfície de um corte mediano como este, observa-se apenas o verme, não pareado, de localização mediana; os hemisférios localizados lateralmente permanecem intactos. A fissura primária, que aponta obliquamente para cima, separa o lobo anterior do lobo posterior, que especialmente com suas partes laterais, não visíveis aqui, pertence evolutivamente às partes primordiais do cerebelo (ver **C**, p. 368). Os núcleos do cerebelo, que estão localizados na substância branca do cerebelo, são muito pouco reconhecidos nos cortes medianos. Para observação dos núcleos do cerebelo, é usado um plano de corte ligeiramente inclinado posteroinferiormente (ver **B**).

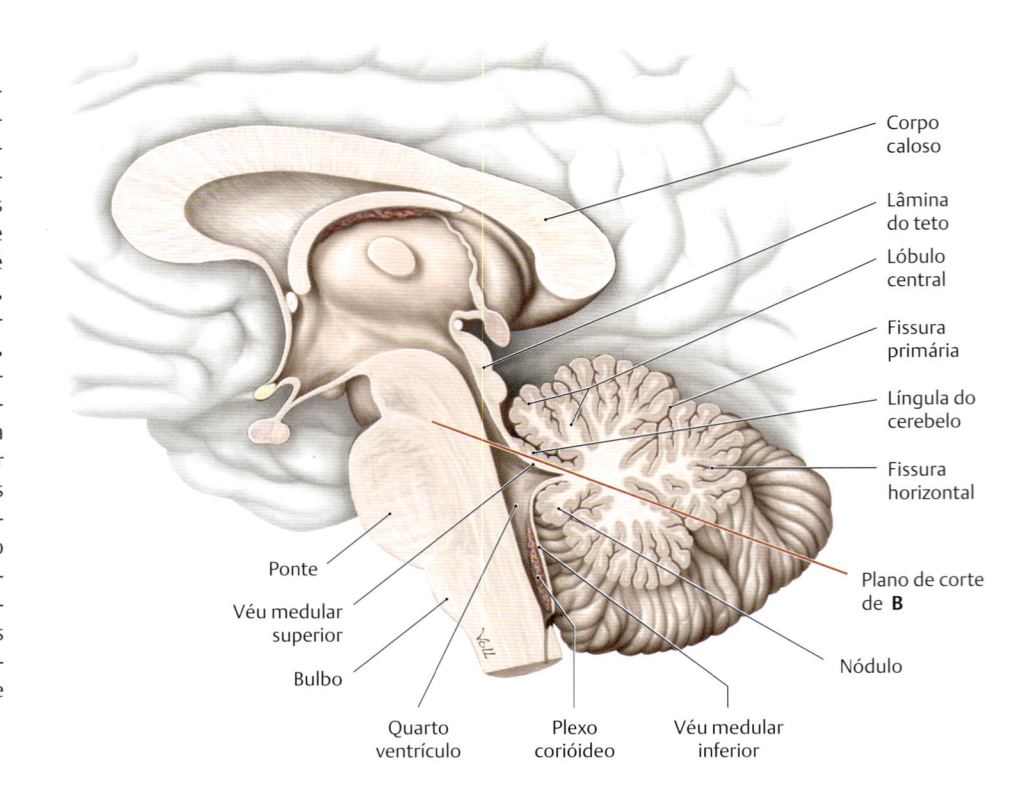

B Núcleos do cerebelo

Corte passando pelos pedúnculos cerebelares superiores (plano de corte, ver **A**), vista posterior. Profundamente à substância branca do cerebelo situam-se quatro pares de núcleos que contêm os neurônios *eferentes* do cerebelo:

- Núcleo do fastígio
- Núcleo emboliforme
- Núcleos globosos e
- Núcleo denteado.

O núcleo denteado é o maior núcleo do cerebelo e estende-se até o hemisfério do cerebelo. As *aferências* dos núcleos do cerebelo provêm das áreas do córtex do cerebelo, mostradas em cores (comparar com a p. 366). As *eferências* do cerebelo correspondem a estruturas anatômicas relativamente simples, mas a situação no caso das aferências é bem diferente; ver página 372 para sua correspondência.

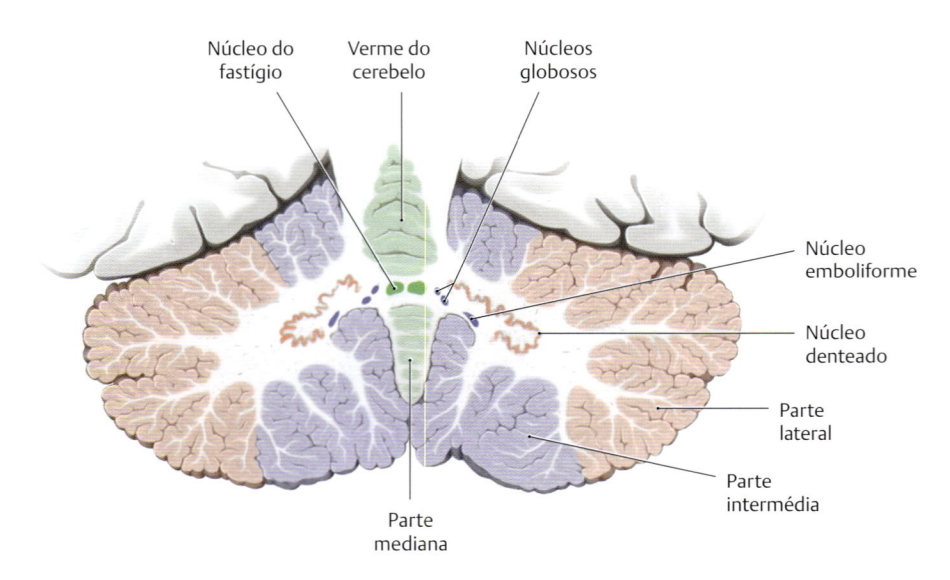

C Núcleos do cerebelo e as áreas para onde se projetam seus axônios (comparar com a p. 371)

Núcleo do cerebelo e seus neurônios eferentes	Sinônimos	Região do córtex do cerebelo que se projeta para o núcleo
Núcleo denteado	Núcleo lateral do cerebelo	Parte lateral (partes laterais dos hemisférios do cerebelo)
Núcleo emboliforme	Núcleo interpósito anterior	Parte intermédia (partes mediais dos hemisférios do cerebelo)
Núcleos globosos	Núcleo interpósito posterior	Parte intermédia (partes mediais dos hemisférios do cerebelo)
Núcleo do fastígio	Núcleo medial do cerebelo	Parte mediana (verme do cerebelo)

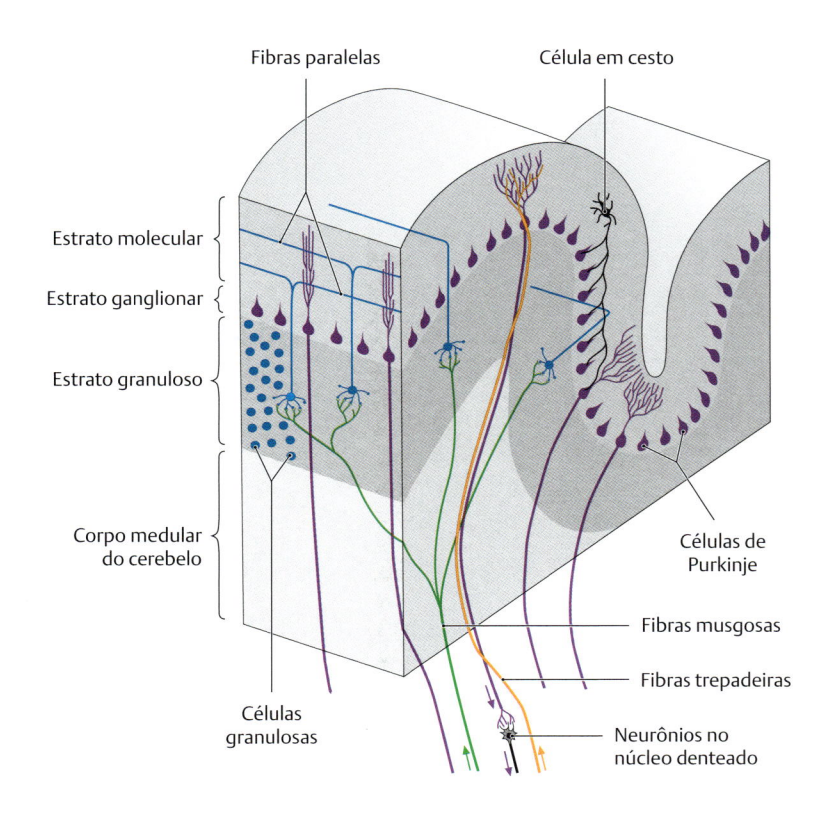

Fibras paralelas

Célula em cesto

Estrato molecular

Estrato ganglionar

Estrato granuloso

Corpo medular do cerebelo

Células granulosas

Células de Purkinje

Fibras musgosas

Fibras trepadeiras

Neurônios no núcleo denteado

D Esquema das interconexões no córtex do cerebelo

O córtex do cerebelo consiste em três camadas, de externa para internamente:

- Estrato molecular contém *fibras paralelas*, isto é, axônios provenientes de células granulosas (em azul) do estrato granuloso, que se estendem paralelamente aos giros do cerebelo (folhas do cerebelo) e terminam no estrato molecular, onde formam sinapses com os dendritos das células de Purkinje; axônios provenientes da oliva inferior e seus núcleos colaterais (*fibras trepadeiras*) e alguns interneurônios inibitórios (*células estreladas ou em cesto*)
- Estrato ganglionar (camada ganglionar ou camada de células de Purkinje): contém *células de Purkinje* (roxo)
- Estrato granuloso: contém quase exclusivamente *células granulosas* (azul) e, além disso, algumas *fibras musgosas e trepadeiras* (verde e rosa, respectivamente), bem como *células de Golgi* (não mostradas; ver **F** para os diferentes tipos de células).

Internamente ao estrato granuloso localiza-se a substância branca do cerebelo (corpo medular do cerebelo).
Observação: As células de Purkinje representam as únicas células eferentes do córtex do cerebelo. Como neurônios eferentes, fazem sinapses com os neurônios nos núcleos do cerebelo.

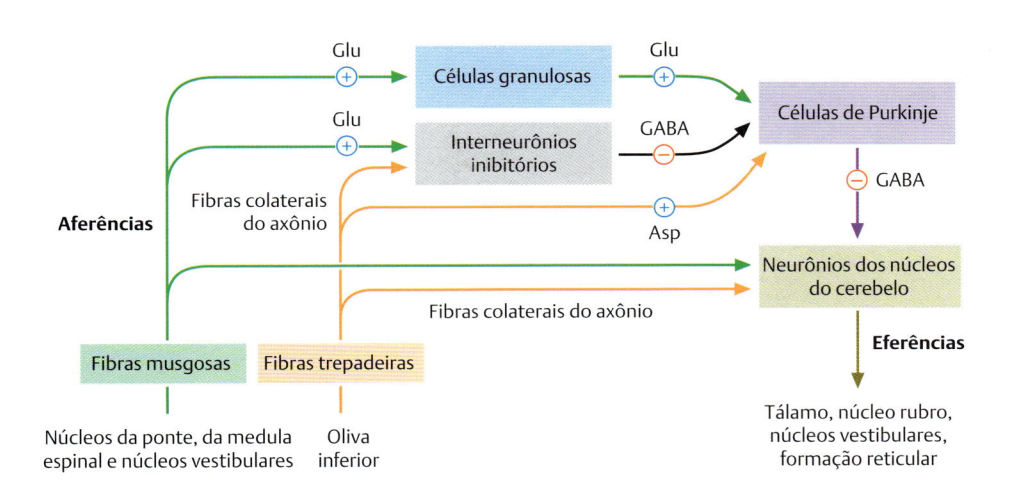

Aferências

Glu

Células granulosas

Glu

Glu

Interneurônios inibitórios

GABA

Células de Purkinje

Fibras colaterais do axônio

GABA

Asp

Neurônios dos núcleos do cerebelo

Fibras colaterais do axônio

Eferências

Fibras musgosas

Fibras trepadeiras

Núcleos da ponte, da medula espinal e núcleos vestibulares

Oliva inferior

Tálamo, núcleo rubro, núcleos vestibulares, formação reticular

F Seleção de neurônios e tipos de fibras do córtex do cerebelo

Nome	Definição
Fibras trepadeiras	Axônios de neurônios da oliva inferior e de seus núcleos acessórios
Fibras musgosas	Axônios de neurônios provenientes de núcleos da ponte, da medula espinal e dos núcleos vestibulares (tratos pontocerebelares, espinocerebelares e vestibulares)
Fibras paralelas (ver **D**)	Axônios das células granulosas
Células granulosas	Interneurônios no córtex
Células de Purkinje	Algumas células eferentes do córtex cerebral com efeito inibitório

E Sinapses do cerebelo (segundo Bähr e Frotscher)

À esquerda as aferências e à direita as eferências. Embora o cerebelo somente contribua com 10% do peso total do encéfalo, ele contém mais do que 50% dos seus neurônios. Este fato indica a complexidade da formação de sinapses motoras no cerebelo. As **aferências** chegam pelas fibras trepadeiras e musgosas no cerebelo: as *fibras trepadeiras* terminam na árvore dendrítica das células de Purkinje, onde liberam seu transmissor excitatório: o ácido aspártico (Asp) (comparar com **D**). Fibras colaterais do axônio estendem-se até interneurônios inibitórios e, especialmente, até os neurônios dos núcleos do cerebelo. As *fibras musgosas* ramificam-se amplamente e estendem numerosas fibras colaterais. Parte das fibras musgosas forma sinapses com os dendritos das células granulosas que exercem um efeito excitatório sobre as células de Purkinje, por meio do neurotransmissor

glutamina. Outra parte das fibras musgosas termina em interneurônios inibitórios que inibem as células de Purkinje por meio do neurotransmissor inibitório GABA. As fibras musgosas emitem também fibras colaterais, funcionalmente importantes, para os núcleos do cerebelo. As **eferências** do cerebelo — como já mencionado — localizam-se nos núcleos do cerebelo. Seus neurônios conduzem, principalmente, impulsos eferentes excitatórios para a periferia. Entretanto, as células de Purkinje, que também contêm o transmissor inibitório GABA, e os núcleos vestibulares vizinhos inibem, de forma direcionada, os impulsos provenientes dos núcleos do cerebelo. Isto garante uma sequência coordenada de movimentos. Quando as células de Purkinje são inibidas pelos interneurônios inibidores (ver seta *preta*), os impulsos provenientes dos núcleos do cerebelo são conduzidos, sem inibição, levando a distúrbios dos movimentos (ver p. 373).

9.3 Pedúnculos e Tratos Cerebelares

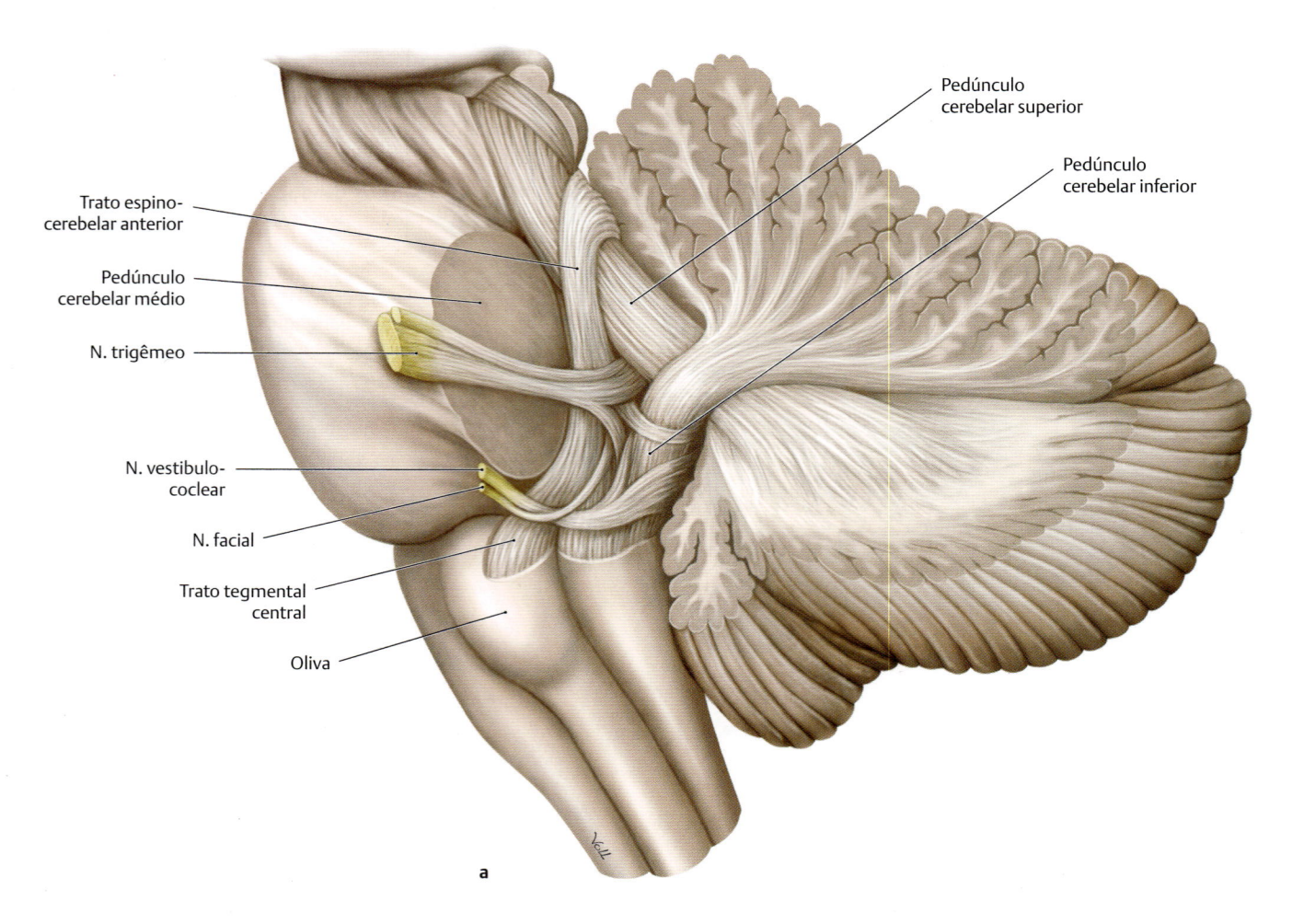

a

A Pedúnculos cerebelares

a Vista esquerda; a parte superior do cerebelo e as partes laterais da ponte foram removidas. Esta preparação das fibras mostra bem o trajeto dos tratos do cerebelo. O tamanho dos pedúnculos cerebelares e, consequentemente, a massa dos axônios que entra e sai é muito grande, indicando um número significativo de sinapses no cerebelo (ver p. 369). O cerebelo necessita dessas numerosas sinapses porque representa um órgão central para o ajuste fino da motricidade. Ele tem, principalmente, aferências vestibulares e proprioceptivas, que são processadas, e modula os núcleos motores em outras partes encefálicas e na medula espinal. Em **B**, resumo das aferências e eferências mais importantes do cerebelo.

b Vista esquerda. Em comparação com **a**, o cerebelo foi cortado nos seus pedúnculos, visualizando o plano de corte complementar dos pedúnculos cerebelares no tronco encefálico (comparar com **Ac**, p. 366).

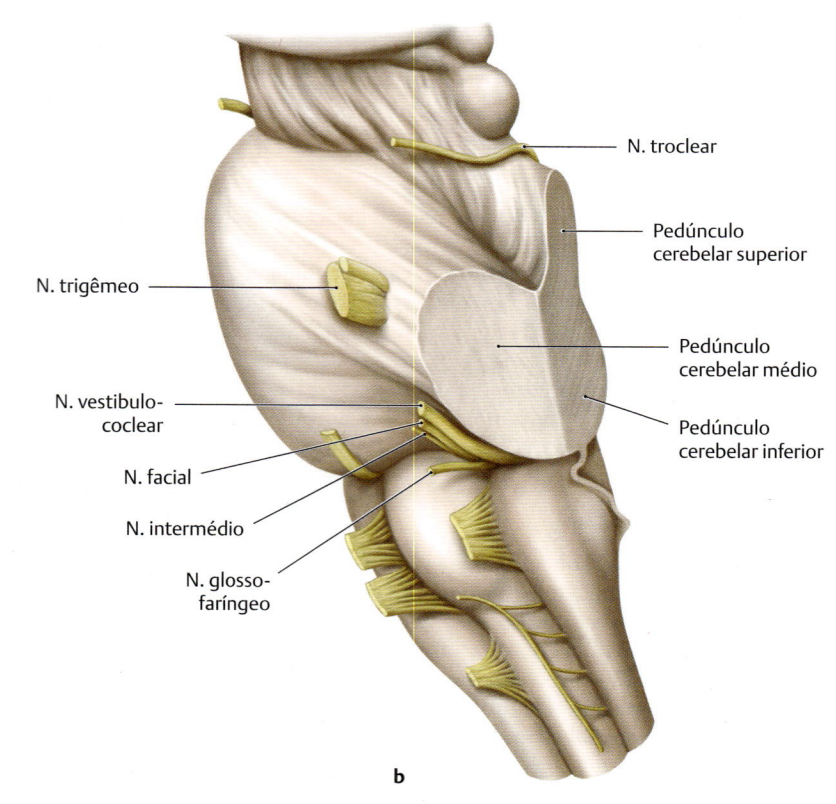

b

B Sinopse dos pedúnculos cerebelares e dos seus tratos
Os pedúnculos cerebelares conduzem tratos ordenados de axônios aferentes e eferentes, para dentro e para fora do cerebelo. Os axônios aferentes originam-se na medula espinal, nos órgãos vestibulares, na oliva inferior e na ponte, enquanto os axônios eferentes originam-se nos núcleos do cerebelo (comparar com a p. 368). Ao contrário do telencéfalo, a representação do corpo no cerebelo é ipsolateral; tratos do cerebelo para a medula espinal não cruzam para o lado oposto, enquanto tratos do cerebelo para o telencéfalo fazem o cruzamento para o lado oposto. Comparar com a sinopse dos tratos sensitivos (p. 445).

Pedúnculo cerebelar com tratos	De onde? Em caso de aferências: tipo de aferência	Para onde?
Pedúnculo cerebelar superior: contém principalmente tratos eferentes, provenientes dos núcleos do cerebelo; cruzamento na decussação do pedúnculo cerebelar superior (Wernekinck); em seguida, ramificação em um ramo descendente menor (em direção à medula espinal) e um ramo ascendente maior (em direção ao mesencéfalo e diencéfalo).		
Partes descendentes (eferentes)	Do núcleo do fastígio e do núcleo globoso	Formação reticular (núcleos mediais na região da ponte e do bulbo [medula oblonga]); aqui ocorrem sinapses com o trato reticuloespinal
Partes ascendentes (eferentes)	Do núcleo denteado (parcialmente núcleo emboliforme)	• Núcleo rubro (mesencéfalo) • Tálamo (diencéfalo)
Trato espinocerebelar anterior (Gowers) (aferente!)	Propriocepção inconsciente (órgãos tendíneos, fusos musculares) da metade inferior do corpo, sinapses no corno posterior da medula espinal, cruzamento parcial na medula espinal e depois também na ponte (cruzamento duplo leva à representação ipsolateral)	Terminam como fibras musgosas no verme, na parte intermédia do lobo anterior do cerebelo e na úvula do verme
Pedúnculo cerebelar anterior: contém somente tratos aferentes		
Fibras pontocerebelares	Do córtex cerebral como • Fibras temporopontinas (feixe de Türck) e • Fibras frontopontinas (feixe de Arnold) Em seguida, sinapses nos núcleos da ponte para este trato; cruzamento para o lado oposto	Terminam, em sua maioria, como fibras musgosas no hemisfério contralateral do cerebelo (cerebelo cortical)
Pedúnculo cerebelar inferior: contém tratos aferentes e eferentes		
Trato espinocerebelar posterior (Flechsig) (aferente)	Propriocepção (órgãos tendíneos, fusos musculares) do membro inferior e do tronco inferior (corresponde funcionalmente ao trato espinocerebelar anterior)	Terminam como fibras musgosas no verme, na zona intermédia e na pirâmide
Fibras cuneocerebelares (aferentes)	Propriocepção (órgãos tendíneos, fusos musculares) dos membros superiores e do tronco superior	Terminam como fibras musgosas no verme, na zona intermédia e na pirâmide
Trato olivocerebelar (aferente)	Oliva inferior, considerada como um núcleo do cerebelo deslocado anteriormente, recebe suas aferências também da medula espinal, do córtex cerebral e de outros núcleos do sistema motor	Terminam como fibras trepadeiras no estrato molecular do córtex do cerebelo
Trato vestibulocerebelar (aferente)	Aferências primárias e secundárias (sinapses nos núcleos vestibulares) provenientes dos canais semicirculares da orelha interna	Terminam no nódulo, no flóculo, no núcleo do fastígio e na úvula do verme
Fibras musgosas trigeminocerebelares (aferentes)	Principalmente impulsos táteis provenientes da face	Terminam provavelmente em três diferentes partes do cerebelo
Fibras cerebelolivares (eferentes)	Núcleo denteado	Terminam na oliva inferior

9.4 Anatomia Funcional Simplificada e Lesões do Cerebelo

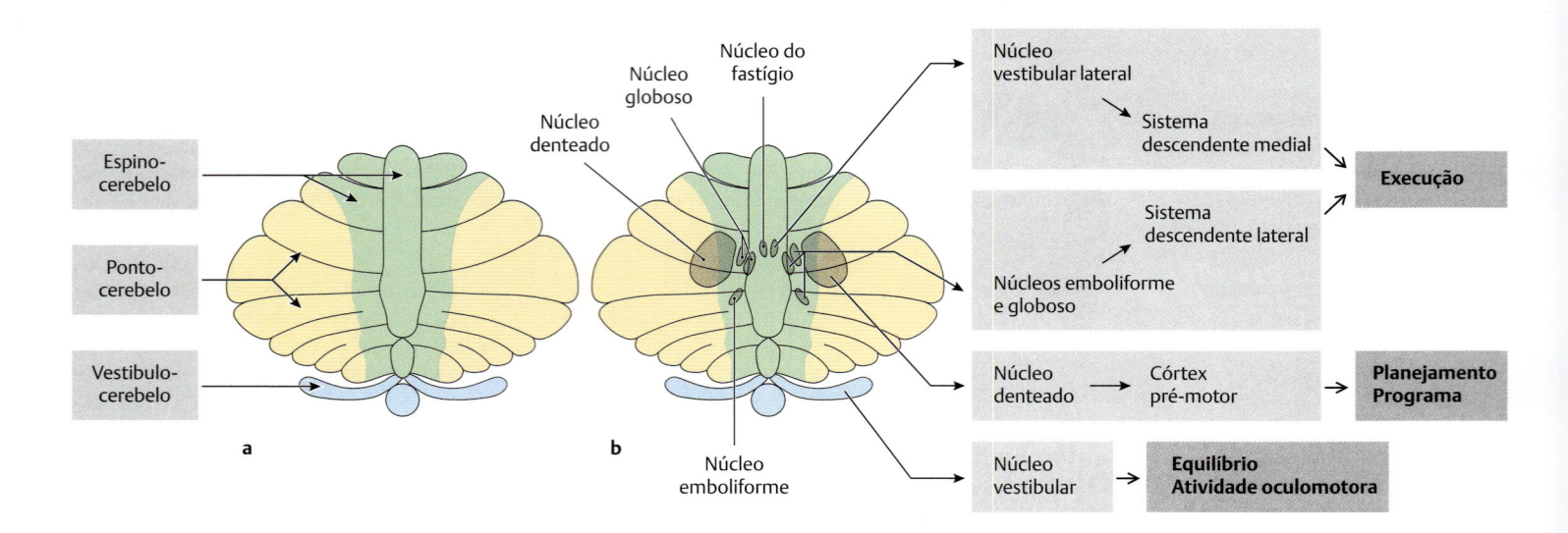

A Anatomia funcional simplificada do cerebelo

Representação bidimensional do cerebelo. Do ponto de vista funcional, o cerebelo pode ser, de modo simplificado, dividido em três partes. Elas recebem o nome das estruturas do SNC a partir das quais as informações são enviadas através de vias aferentes:

- O *espino*cerebelo (verde) recebe informações da medula *espinal* sobre a postura e posição do tronco e dos membros
- O *ponto*cerebelo (amarelo) recebe informações do telencéfalo, que anteriormente foram transferidas para núcleos na *ponte*. São principalmente informações sobre habilidades motoras finas
- O *vestibulo*cerebelo (azul) recebe informações dos núcleos *vestibulares* do tronco encefálico sobre a posição e o movimento do crânio no espaço.

Após o processamento das informações aferentes, o cerebelo envia impulsos *eferentes* para os *núcleos do cerebelo*, que, em última análise, representam as eferências provenientes do cerebelo (mostradas à direita):

- O núcleo do fastígio e o núcleo vestibular lateral influenciam os músculos esqueléticos e, com isso, a execução dos movimentos por meio do sistema descendente *medial*; e o núcleo emboliforme e o núcleo globoso fazem o mesmo, por meio do sistema descendente *lateral* (ver p. 410)
- O núcleo denteado projeta-se no córtex cerebral e influencia, assim, o planejamento e a programação dos movimentos
- Eferentes do vestibulocerebelo influenciam o equilíbrio e a motricidade ocular.

As entradas visuais não foram consideradas nesta divisão.

B Sinopse da subdivisão do cerebelo e relação dos déficits motores

Esta divisão do cerebelo é de interesse clínico, visto que lesões localizadas do cerebelo causam déficits característicos.

Divisão filogenética	Divisão anatômica	Divisão funcional	Sinais e sintomas de déficit (ver **C**)
• Arquicerebelo	• Lóbulo floculonodular	• Vestibulocerebelo (controle do tônus muscular)	• Ataxia do tronco, da posição ortostática e da marcha • Distúrbios da motricidade ocular • Vertigem • Nistagmo • Vômito
• Paleocerebelo	• Lobo anterior, partes do verme • Lobo posterior, partes mediais	• Espinocerebelo (controle do tônus muscular)	• Ataxia do membro inferior • Distúrbios da fala (falta de sinergia da musculatura da fala)
• Neocerebelo	• Lobo posterior, hemisférios	• Pontocerebelo (= cerebelo cortical; execução coordenada de atividades motoras)	• Dismetria e hipermetria (fenômeno de rebote positivo) • Tremor de intenção • Nistagmo • Hipotonia muscular

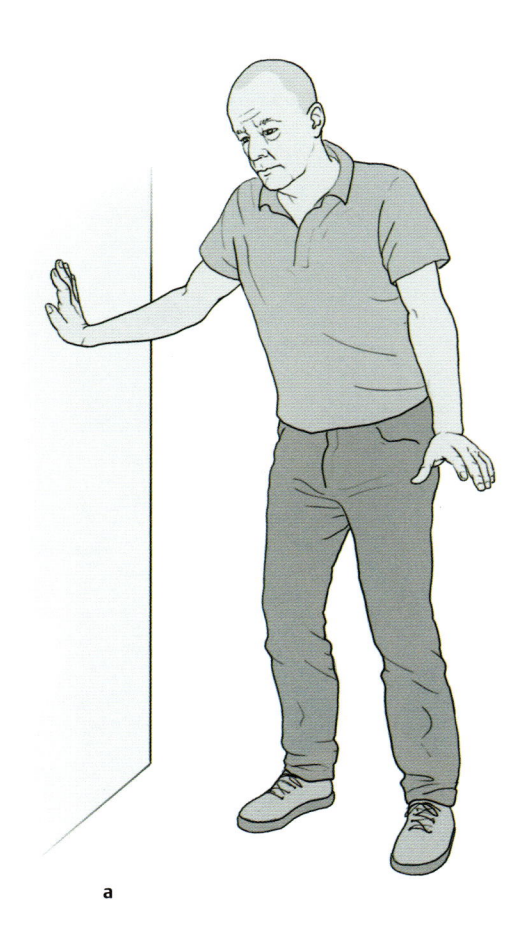

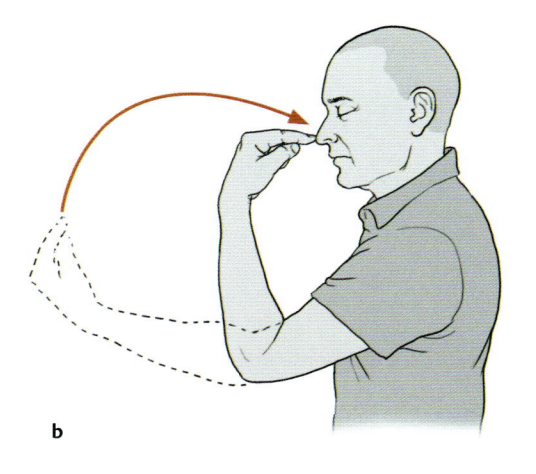

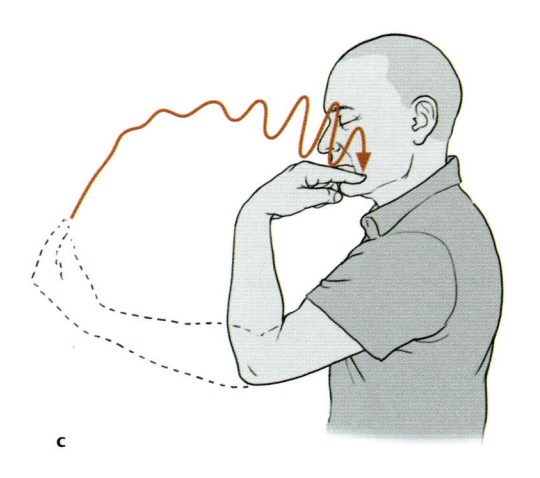

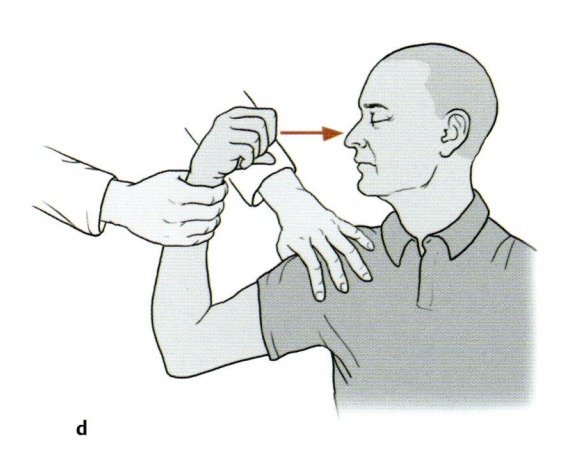

C Lesões do cerebelo

Lesões do cerebelo podem não ser detectadas clinicamente por muito tempo, porque são funcionalmente bem compensadas por outras regiões encefálicas. Lesões dos núcleos eferentes do cerebelo que não podem ser compensadas clinicamente representam uma exceção.

Sinais e sintomas principais das lesões do cerebelo:

Assinergia	Falta de coordenação de diferentes grupos de músculos, principalmente em movimentos mais complexos e precisos.
Ataxia	Coordenação desordenada de diferentes movimentos. Distinguem-se a ataxia do tronco (o paciente não consegue ficar sentado com as costas retas) e a ataxia motora (distúrbio da motricidade dos membros, por exemplo, a marcha ebriosa). O paciente fica de pé com as pernas afastadas e se segura na parede (**a**).
Hipotonia muscular	Fraqueza da musculatura ipsolateral, fraqueza muscular discreta (astenia).
Tremor de intenção	Movimentos involuntários de oscilação rítmica quando se executa um movimento voluntário direcionado a um alvo, por exemplo, durante a prova dedo-nariz: **b** resultado normal e **c** prova dedo-nariz em caso de lesão cerebelar.
Fenômeno do rebote	Pede-se ao paciente (com os olhos fechados) para movimentar o braço contra a resistência do examinador, ver **d**. Quando o examinador solta o braço, de forma repentina, ocorre um contragolpe forte do braço (hipermetria).

10.1 Vascularização Encefálica e Círculo Arterial do Cérebro

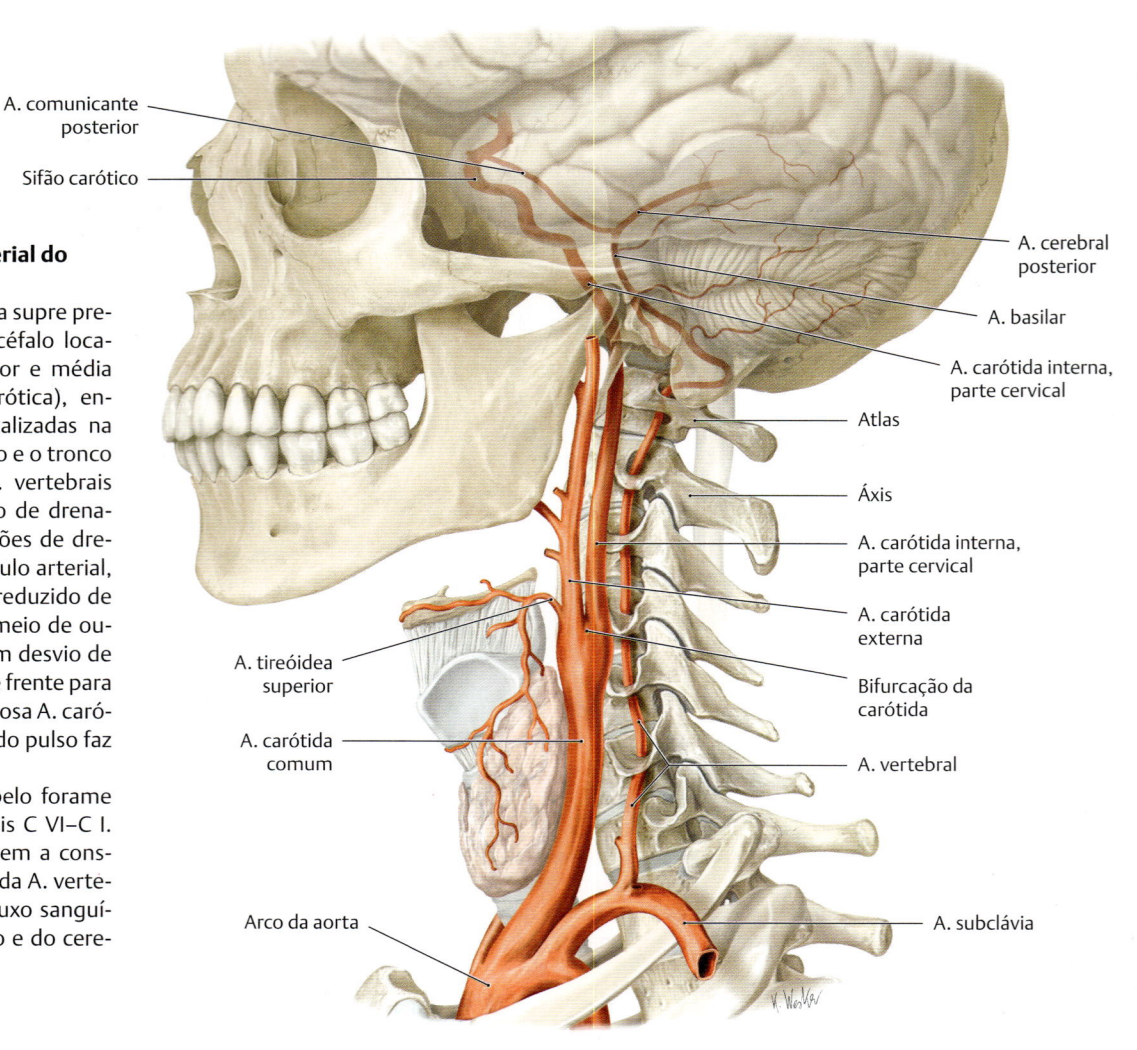

A Visão geral do suprimento arterial do encéfalo

Vista esquerda. A A. carótida interna supre predominantemente as partes do encéfalo localizadas nas fossas cranianas anterior e média (chamada região de irrigação carótica), enquanto as partes do encéfalo localizadas na fossa posterior (incluindo o cerebelo e o tronco encefálico) são supridas pelas Aa. vertebrais (ou A. basilar) (denominada região de drenagem vertebrobasilar). As duas regiões de drenagem são interligadas por um círculo arterial, que, em casos de fluxo sanguíneo reduzido de um vaso, garante o equilíbrio por meio de outro vaso. Com isso, pode ocorrer um desvio de sangue de um lado para outro ou de frente para trás, ou vice-versa. O pulso da calibrosa A. carótida interna é tão forte que a onda do pulso faz o cérebro vibrar.

Observação: A A. vertebral passa pelo forame transversário das vértebras cervicais C VI–C I. Se processos patológicos provocarem a constrição deste forame, a compressão da A. vertebral poderá causar a redução do fluxo sanguíneo de partes occipitais do cérebro e do cerebelo (sintoma: tontura!).

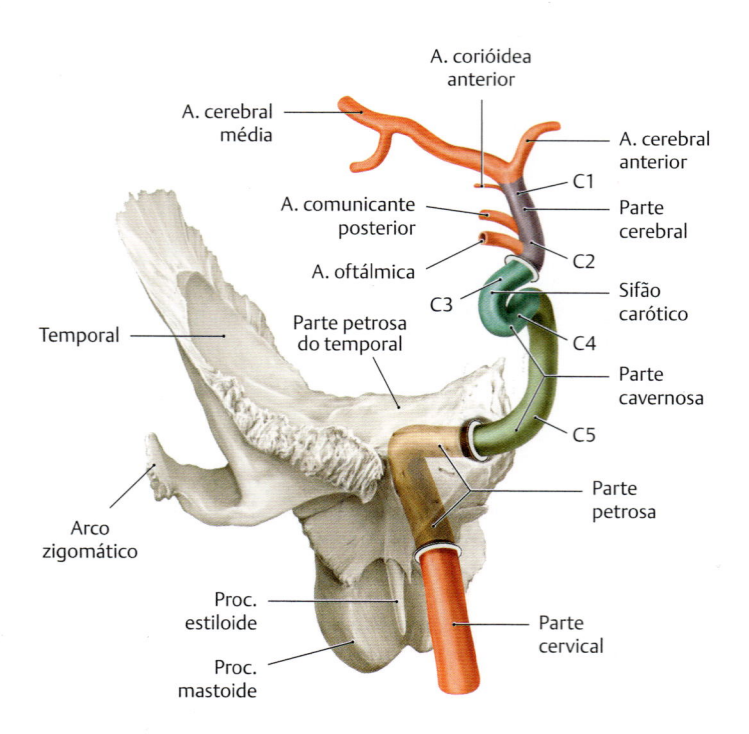

B Os quatro segmentos anatômicos da A. carótida interna

Vista anterior da A. carótida interna direita. Da bifurcação da carótida comum até sua ramificação nas Aa. cerebrais média e anterior, o trajeto da A. carótida interna é dividido em quatro segmentos diferentes, do ponto de vista topográfico:

- Parte cervical (principalmente no espaço laterofaríngeo)
- Parte petrosa (no canal carótico da parte petrosa do temporal)
- Parte cavernosa (ao longo de uma curvatura, em "forma de S", no seio cavernoso) e
- Parte cerebral (na cisterna quiasmática do espaço subaracnóideo).

Com exceção da parte cervical da A. carótida interna, que normalmente não emite ramos, todos os outros segmentos apresentam numerosas ramificações (nem todas estão representadas; ver p. 102). Além disso, os segmentos *intracranianos* da A. carótida interna ainda são subdivididos em cinco segmentos (C1–C5), do ponto de vista clínico:

- Os segmentos C1–C2 da parte cerebral formam o segmento supraclinóideo, que se encontra acima do processo clinoide anterior da asa menor do esfenoide
- Os segmentos C3–C5 da parte cavernosa formam o segmento infraclinóideo.

Os segmentos C2–C4 pertencem ao sifão carótico.

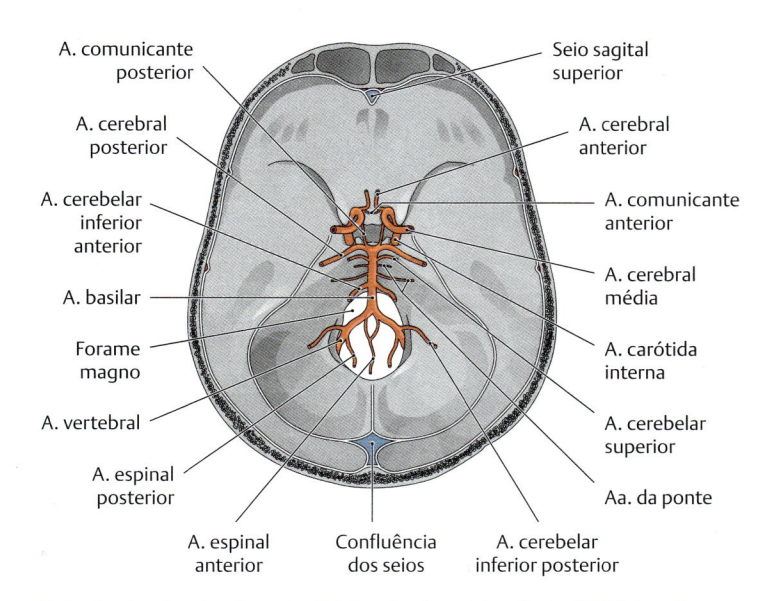

A. comunicante posterior
Seio sagital superior
A. cerebral posterior
A. cerebral anterior
A. cerebelar inferior anterior
A. comunicante anterior
A. basilar
A. cerebral média
Forame magno
A. carótida interna
A. vertebral
A. cerebelar superior
A. espinal posterior
Aa. da ponte
A. espinal anterior
Confluência dos seios
A. cerebelar inferior posterior

C Projeção do círculo arterial do cérebro (círculo de Willis) na face interna da base do crânio

Vista superior. As duas Aa. vertebrais se estendem através do forame magno para o interior do crânio e se fundem sobre o clivo, de modo a formar a A. basilar, ímpar. Em seguida, a A. basilar origina as duas Aa. cerebrais posteriores (ver os demais vasos que normalmente formam o círculo arterial, em **D**).

Observação: Cada A. cerebral média representa a continuação direta da A. carótida interna. Por isso são encontrados muitos êmbolos arteriais, que se originam no lado esquerdo do coração, na área de suprimento da A. cerebral média.

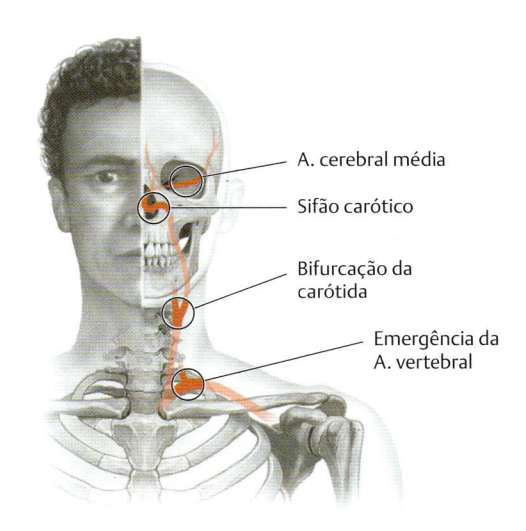

A. cerebral média
Sifão carótico
Bifurcação da carótida
Emergência da A. vertebral

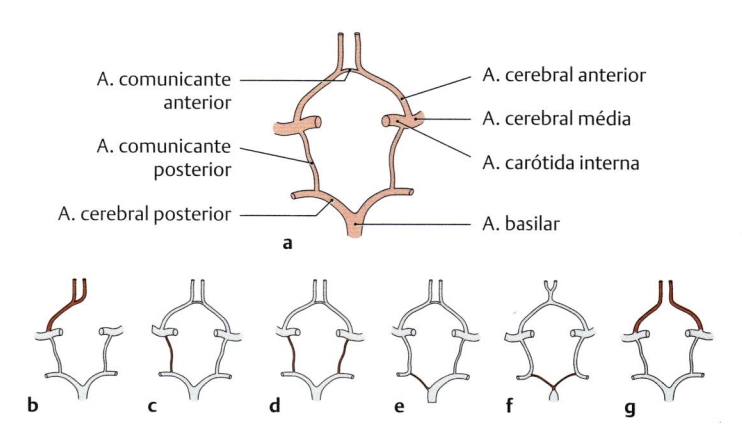

A. comunicante anterior
A. cerebral anterior
A. comunicante posterior
A. cerebral média
A. cerebral posterior
A. carótida interna
A. basilar
a
b   c   d   e   f   g

D Variações do círculo arterial do cérebro (círculo de Willis)
(segundo Lippert e Pabst)

As anastomoses vasculares no interior do círculo arterial podem se apresentar de modo bastante variado nos indivíduos; as hipoplasias de um segmento vascular, aqui representadas, são normalmente insignificantes para a função normal.

a Em 40% dos casos, o círculo arterial é formado a partir das seguintes artérias: A. comunicante anterior, A. cerebral anterior, A. cerebral média, A. carótida interna, A. comunicante posterior, A. cerebral posterior e A. basilar.

b Ambas as Aa. cerebrais anteriores se originam da mesma A. carótida interna (10% dos casos).

c A A. comunicante posterior é rudimentar em um dos lados ou pode mesmo estar ausente (10% dos casos).

d A A. comunicante posterior é rudimentar ou está ausente em ambos os lados (10% dos casos).

e A A. cerebral posterior se origina da A. carótida interna em um dos lados (10% dos casos).

f A A. cerebral posterior se origina da A. carótida interna em ambos os lados (5% dos casos).

g A A. comunicante anterior está ausente (1% dos casos).

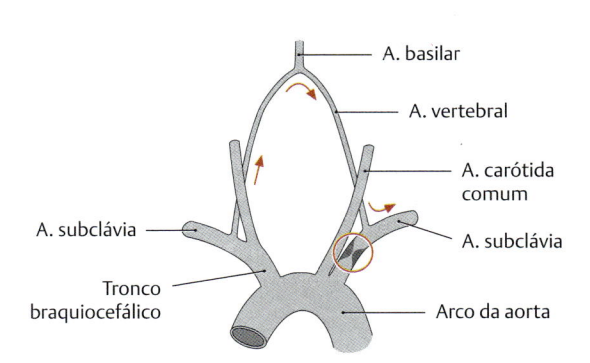

A. basilar
A. vertebral
A. carótida comum
A. subclávia
A. subclávia
Tronco braquiocefálico
Arco da aorta

E Estreitamentos e oclusões das artérias nutrícias do encéfalo

Em indivíduos idosos, podem ocorrer estenoses devido à arteriosclerose e, às vezes, até mesmo oclusão completa das artérias nutrícias do encéfalo. As estenoses estão habitualmente localizadas nas ramificações dos vasos; os locais mais frequentes estão aqui indicados. Estenoses isoladas, que se desenvolvem lentamente, podem ser compensadas por outros vasos nutrícios. Entretanto, quando as estenoses ocorrem simultaneamente em vários locais, o círculo arterial do cérebro não consegue compensar a redução da irrigação, o que leva a distúrbios circulatórios no encéfalo (isquemias cerebrais de gravidade variável; ver p. 392).

Observação: As lesões são identificadas no encéfalo, porém, as causas se encontram nos vasos nutrícios. Como tais estenoses são passíveis de tratamento, o seu diagnóstico é importante para a terapêutica.

F Bases anatômicas da "síndrome do roubo da artéria subclávia"

A constrição aqui representada da A. subclávia esquerda (círculo vermelho), antes da saída da A. vertebral, causa literalmente a "síndrome do roubo da A. subclávia"; na verdade, quem está sendo "roubada" é a *A. vertebral*. No caso de um esforço com o braço esquerdo, por exemplo, durante um trabalho de jardinagem, pode não haver fornecimento de sangue suficiente para o braço esquerdo devido ao tempo prolongado de trabalho da musculatura (o paciente se queixa de fraqueza muscular). Consequentemente, o sangue é "desviado" (ou "roubado") do trajeto da circulação da A. vertebral, e ocorre inversão do fluxo sanguíneo na A. vertebral do lado *afetado* (setas). Isto causa redução do fluxo sanguíneo na área de irrigação da A. basilar, o que se manifesta como sensação de tonteira. No braço direito sadio, não ocorrem sintomas durante a realização de esforços.

10.2 Trajeto Superficial das Artérias do Telencéfalo (Cérebro)

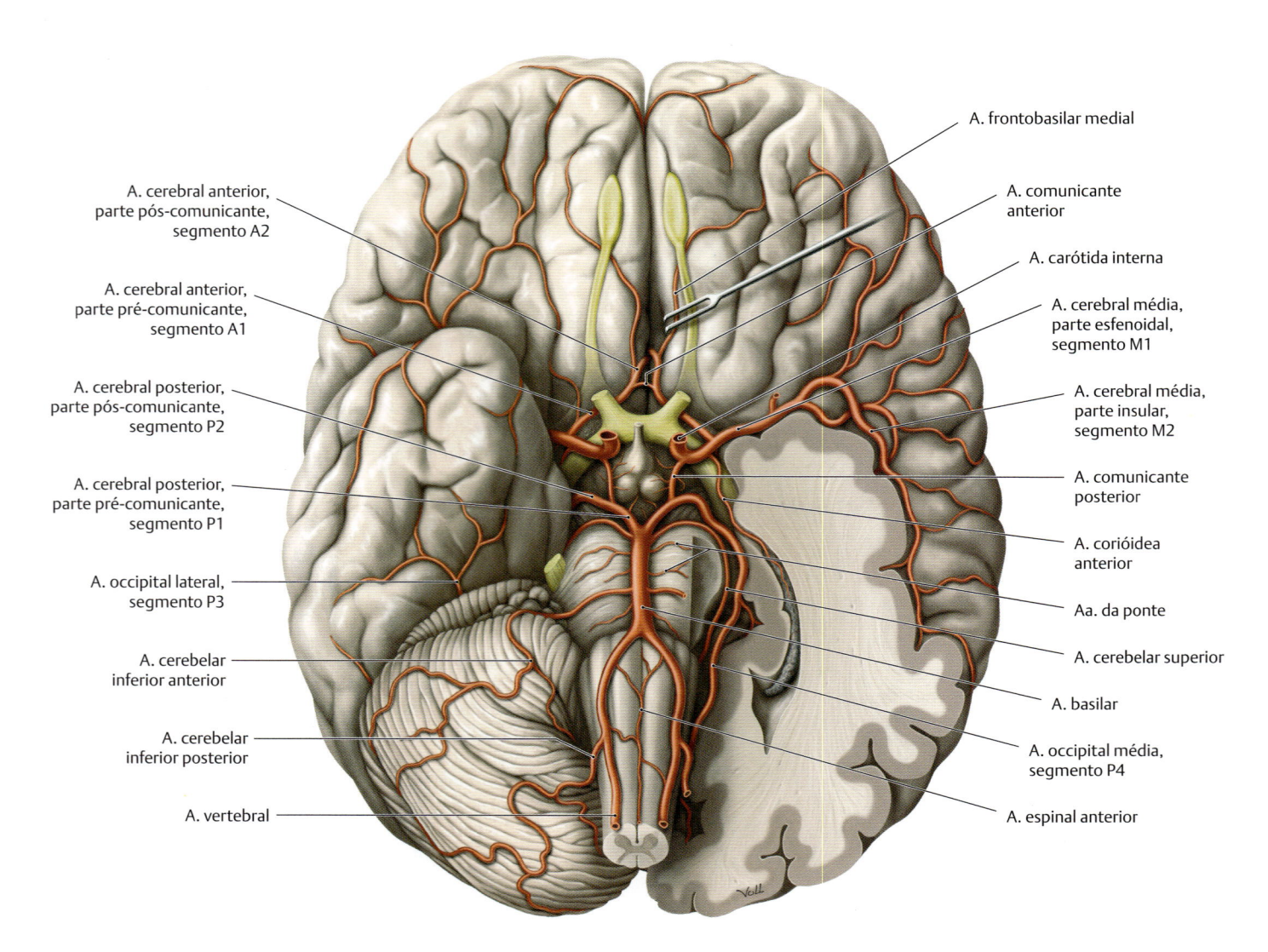

A. cerebral anterior, parte pós-comunicante, segmento A2

A. cerebral anterior, parte pré-comunicante, segmento A1

A. cerebral posterior, parte pós-comunicante, segmento P2

A. cerebral posterior, parte pré-comunicante, segmento P1

A. occipital lateral, segmento P3

A. cerebelar inferior anterior

A. cerebelar inferior posterior

A. vertebral

A. frontobasilar medial

A. comunicante anterior

A. carótida interna

A. cerebral média, parte esfenoidal, segmento M1

A. cerebral média, parte insular, segmento M2

A. comunicante posterior

A. corióidea anterior

Aa. da ponte

A. cerebelar superior

A. basilar

A. occipital média, segmento P4

A. espinal anterior

A Artérias da base do encéfalo

Como mostrado nesta figura, as artérias que irrigam o cérebro entram pela sua base. À esquerda, o cerebelo e o lobo temporal foram removidos para mostrar o trajeto da A. cerebral posterior.

Observe os três grandes vasos do telencéfalo: Aa. cerebrais anterior, média e posterior. As duas primeiras artérias são ramos da A. carótida interna, enquanto a terceira artéria origina-se da área de suprimento das Aa. vertebrais (ver pp. 374 e seguinte).

As Aa. vertebrais enviam ramos para a medula espinal, o tronco encefálico e o cerebelo (A. espinal anterior e Aa. espinais posteriores, bem como a A. cerebelar superior e as Aa. cerebelares inferiores anterior e posterior). Imediatamente após sua saída, a A. cerebral anterior contorna o corpo caloso para fornecer sangue ao lado medial do cérebro. Na parte inferior do cérebro, da parte pós-comunicante da A. cerebral anterior, pode ser observado nesta vista quase apenas o seu ramo, a A. frontobasilar medial.

Observação: Se o círculo arterial do cérebro ou um de seus ramos se romperem devido a um defeito na parede vascular (aneurisma, ver **B**, p. 391), o sangue fluirá diretamente para o espaço subaracnóideo (hemorragia subaracnoide; LCS com sangue).

B Segmentos das artérias cerebrais anterior, média e posterior

Parte da artéria	Partes	Segmentos
A. cerebral anterior	• Parte pré-comunicante • Parte pós-comunicante	• Segmento A1 = parte da artéria anteriormente à A. comunicante anterior • Segmento A2 = parte da artéria que segue a A. comunicante anterior
A. cerebral média	• Parte esfenoidal • Parte insular	• Segmento M1 = 1ª parte horizontal da artéria (parte horizontal) • Segmento M2 = parte da artéria localizada na ínsula
A. cerebral posterior	• Parte pré-comunicante • Parte pós-comunicante	• Segmento P1 = parte da artéria entre a bifurcação da A. basilar e a A. comunicante posterior • Segmento P2 = parte da artéria entre a A. comunicante posterior e os Rr. temporais anteriores • Segmento P3 = A. occipital lateral • Segmento P4 = A. occipital média

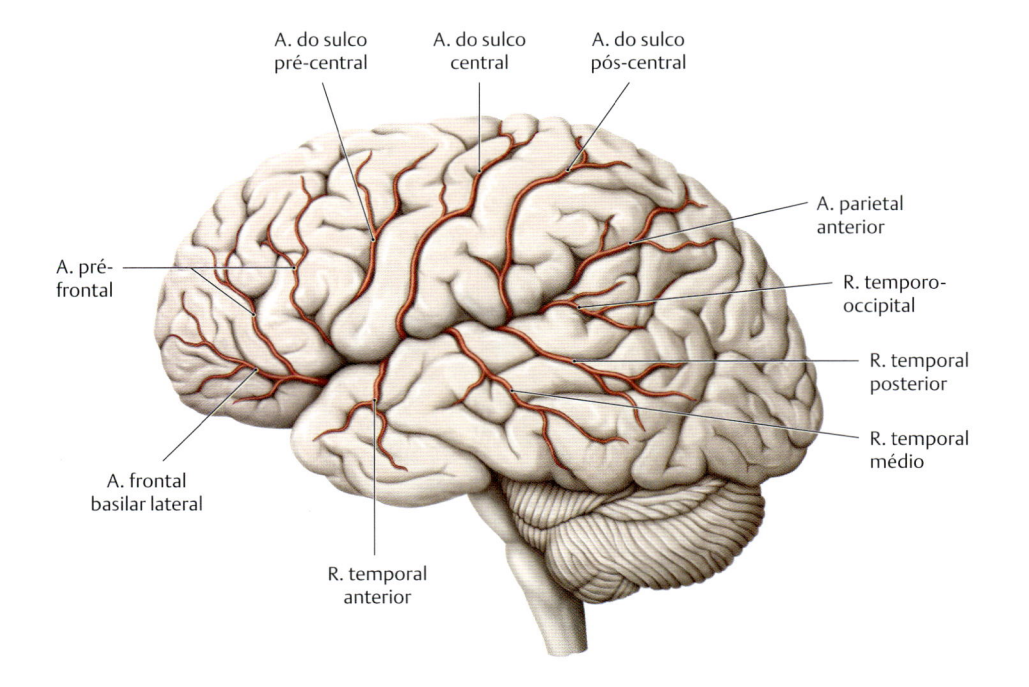

C Ramos terminais da A. cerebral média na face lateral do hemisfério cerebral

Vista esquerda. A maioria dos vasos sanguíneos na face lateral do encéfalo são ramos terminais da A. cerebral média e formam a última parte da sua área de suprimento (parte terminal). Podem ser divididos em dois grupos:

- Rr. terminais (corticais) inferiores: abrangem os ramos para o córtex do lobo temporal e
- Rr. terminais (corticais) superiores: suprem os lobos frontal e temporal no córtex cerebral.

As estruturas mais profundas, irrigadas por estes ramos, não são visualizadas aqui (ver p. 378).

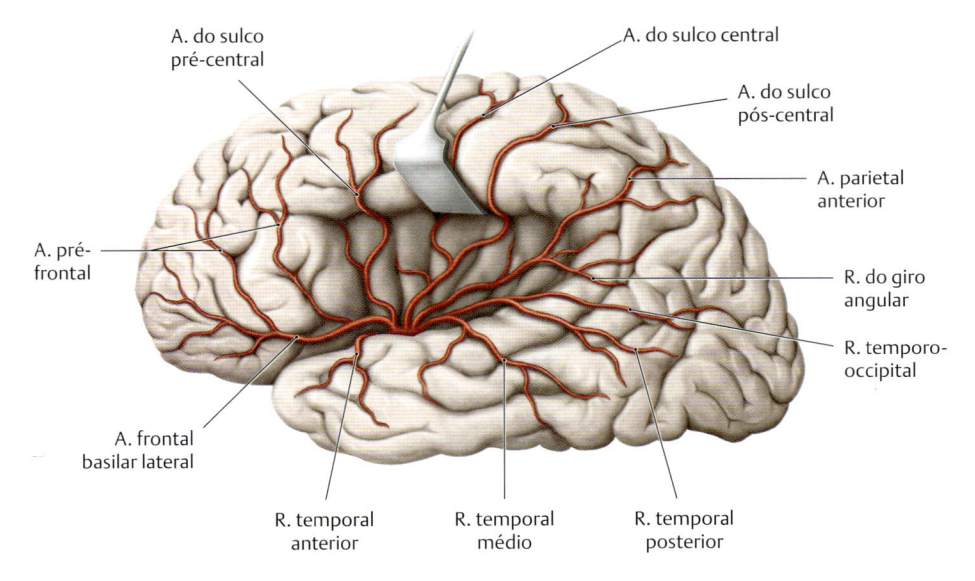

D Trajeto da A. cerebral média na profundidade do sulco lateral

Vista esquerda. Ao longo do seu trajeto para a face lateral do hemisfério do telencéfalo, a A. cerebral média estende-se na base do encéfalo primeiramente como parte esfenoidal. Em seguida, projeta-se pelo sulco lateral passando pela ínsula, uma parte do córtex do telencéfalo deslocada para a profundidade. Como mostrado na figura, o afastamento dos lobos temporal e parietal permite a visualização das artérias da ínsula (supridas pela parte insular da A. cerebral média) (ver **A**). Os ramos da parte insular apresentam-se, na imagem angiográfica, como "braços" de um candelabro.

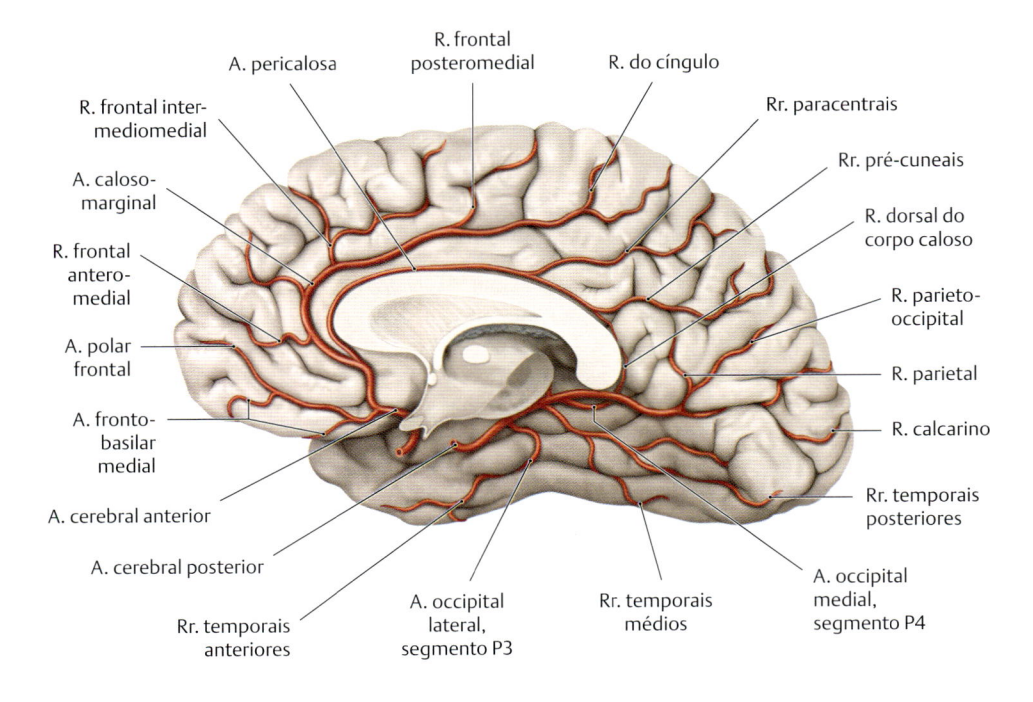

E Ramificação das Aa. cerebrais anterior e posterior na face medial do telencéfalo

Vista medial do hemisfério direito do telencéfalo, após a remoção do hemisfério esquerdo e do tronco encefálico. A face medial do encéfalo é suprida por ramos das Aa. cerebrais anterior e posterior. Enquanto a *A. cerebral anterior* origina-se da A. carótida interna, a *A. cerebral posterior* origina-se da A. basilar (ramo terminal comum das Aa. vertebrais esquerda e direita) e, portanto, da área de suprimento do sistema vertebrobasilar.

377

10.3 Territórios das Artérias Cerebrais Anterior, Média e Posterior

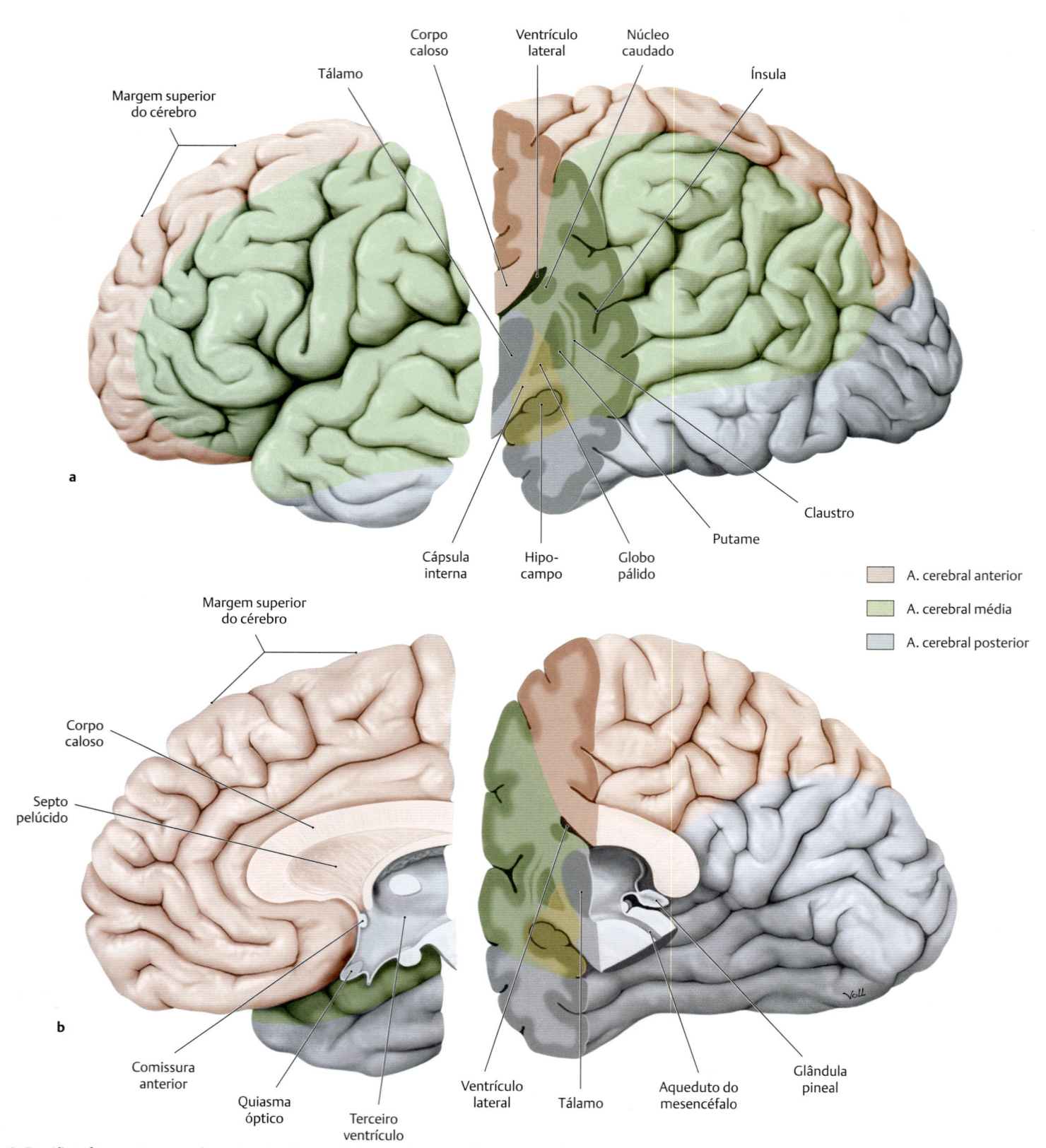

A Regiões de suprimento das três grandes artérias cerebrais
a Vista lateral do hemisfério cerebral esquerdo; **b** Vista medial do hemisfério cerebral direito. A maior parte da face lateral é irrigada pela A. cerebral *média* (em verde), e seus ramos sobem a partir da parte profunda da ínsula em direção ao córtex. Os ramos da A. cerebral *anterior* irrigam o polo frontal e as áreas do córtex próximas à margem superior do cérebro (em vermelho ou rosa), enquanto a A. cerebral *posterior* supre o polo occipital e as partes inferiores do lobo temporal (em azul). O suprimento sanguíneo das substâncias cinzenta e branca, situadas no centro, é complexo (em amarelo: em parte, feito pela A. corióidea Anterior). Na face medial do cérebro, as áreas de suprimento são dominadas pelas Aa. cerebrais anterior e posterior.

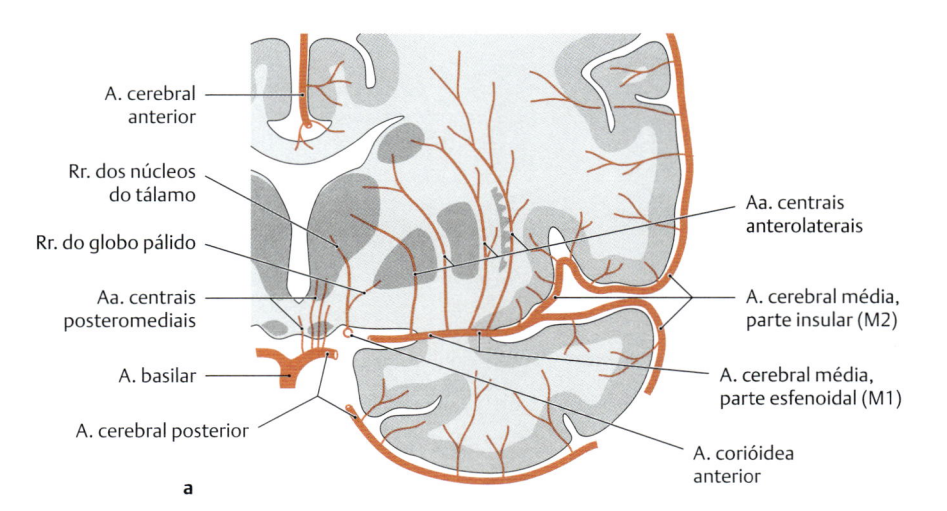

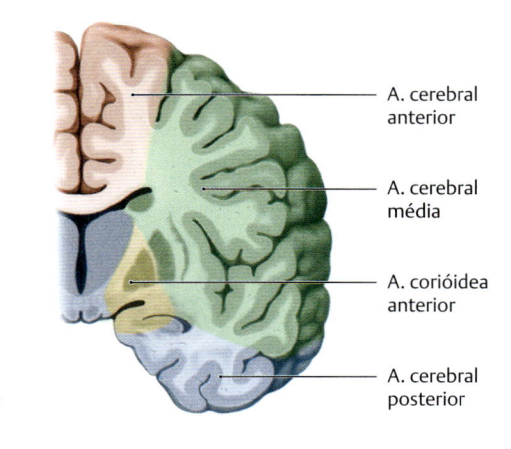

B Regiões de suprimento das três grandes artérias cerebrais em cortes horizontal e frontal

a e **b** Corte frontal na altura dos corpos mamilares; **c** Corte horizontal na altura da cápsula interna.

Os vasos sanguíneos que irrigam a cápsula interna, os núcleos da base e o tálamo são principalmente os ramos perfurantes, que seguem pela base do cérebro:

- A. corióidea anterior (ramo direto da A. carótida interna, ver **Ab**, p. 102)
- Aa. centrais anterolaterais com seus ramos terminais (originadas da A. cerebral média)
- Aa. centrais posteromediais (originadas da A. cerebral posterior) e
- Rr. perfurantes (originados da A. comunicante posterior).

A cápsula interna, através da qual se estende o trato piramidal, dentre outros, é irrigada, em sua maior parte, pela A. cerebral média (ramo anterior e joelho) e pela A. corióidea anterior (ramo posterior). No caso de oclusão destes vasos, pode ocorrer, dentre outras coisas, lesão do trato piramidal. A consequência é paralisia da metade contralateral do corpo (acidente vascular encefálico: paralisia central, ver **C**, p. 393).

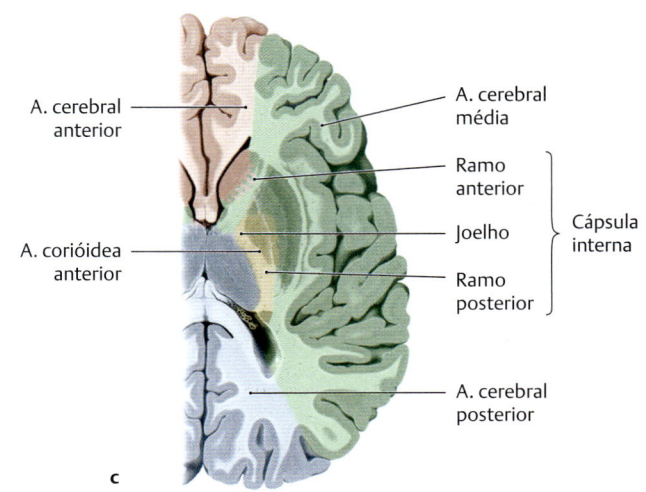

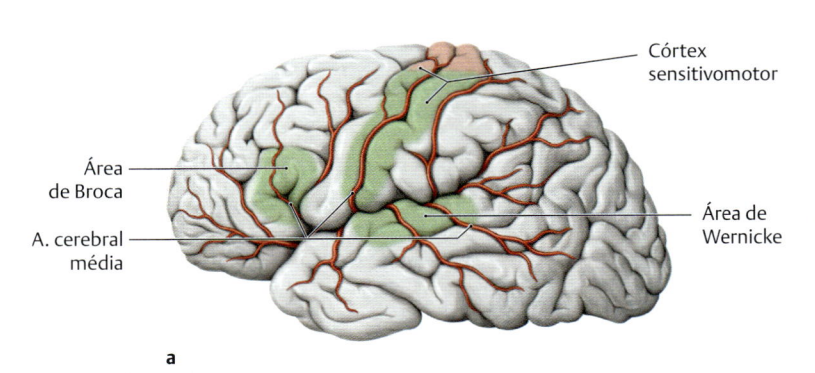

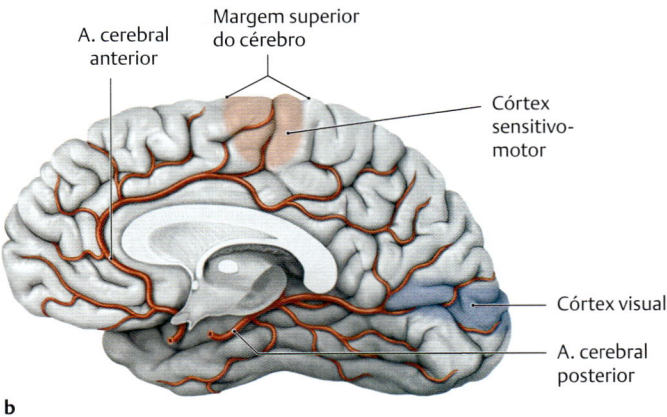

C Centros funcionais na superfície do cérebro

a Vista lateral do hemisfério cerebral esquerdo; os centros que são supridos por ramos da A. cerebral média estão marcados de verde; **b** Vista medial do hemisfério cerebral direito; os centros que são supridos por ramos da A. cerebral anterior estão marcados de vermelho. Os centros que são supridos por ramos da A. cerebral posterior estão marcados de azul.

Certas funções podem ser divididas em regiões claramente definidas no cérebro. Essas regiões são supridas pelos ramos de três principais artérias cerebrais:

- O córtex sensitivomotor, por exemplo, por ramos da A. cerebral *média* (giros pré e pós-central) e por ramos da A. cerebral *anterior* (zona cortical parassagital do córtex sensitivomotor, ver **b**)

- Áreas de Broca e de Wernicke (centro da linguagem motora e sensitivo), por exemplo, por ramos da A. cerebral *média* (ver **a**)
- O córtex visual por ramos da A. cerebral *posterior* (ver **b**).

Determinados distúrbios e deficiências indicam a estenose das artérias correspondentes. Assim, por exemplo, uma falha do centro de linguagem indica a oclusão da A. cerebral média, uma hemianopsia indica a oclusão da A. cerebral posterior, e paralisia acentuada e distúrbios de sensibilidade sugerem a oclusão da A. cerebral anterior (comparar com p. 393).

10.4 Artérias do Tronco Encefálico e do Cerebelo

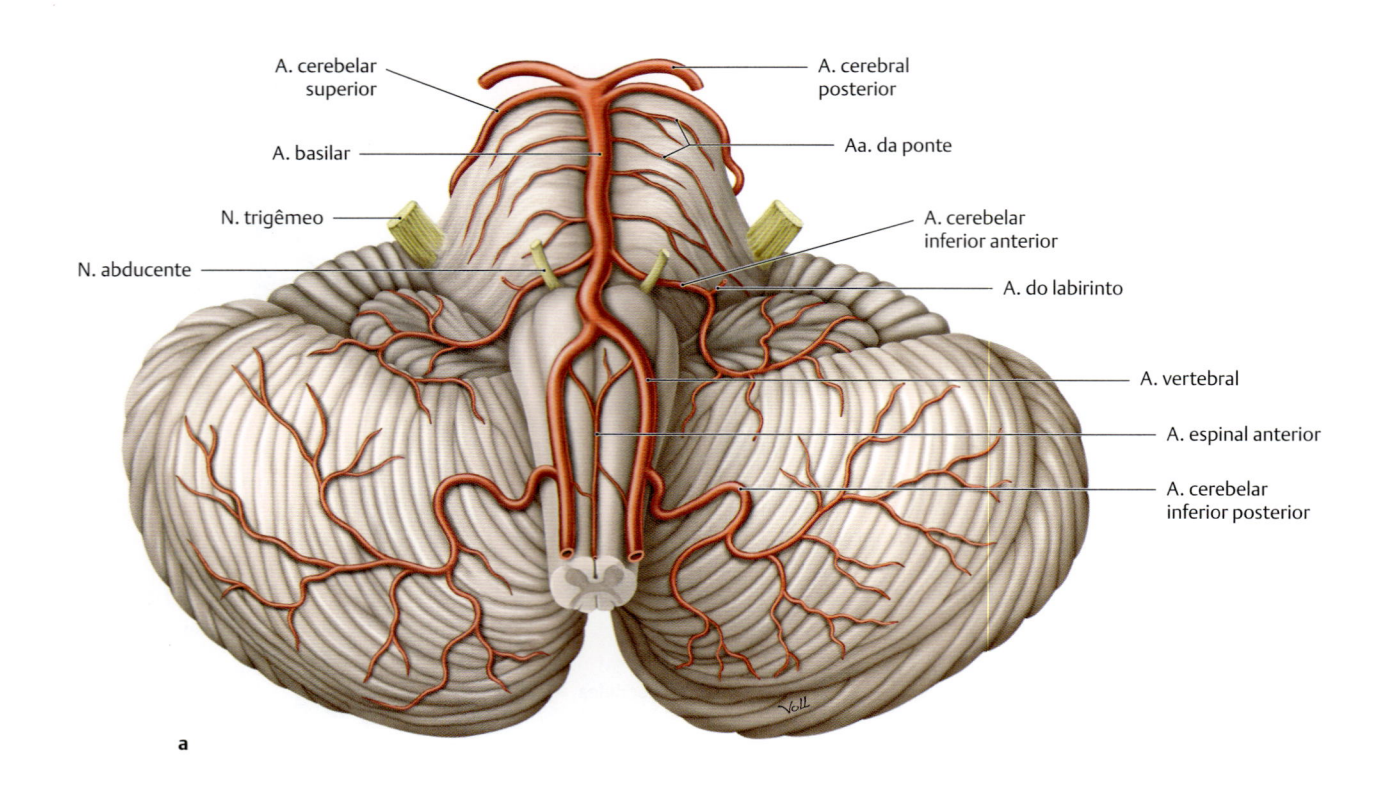

A. cerebelar superior
A. cerebral posterior
A. basilar
Aa. da ponte
N. trigêmeo
A. cerebelar inferior anterior
N. abducente
A. do labirinto
A. vertebral
A. espinal anterior
A. cerebelar inferior posterior

a

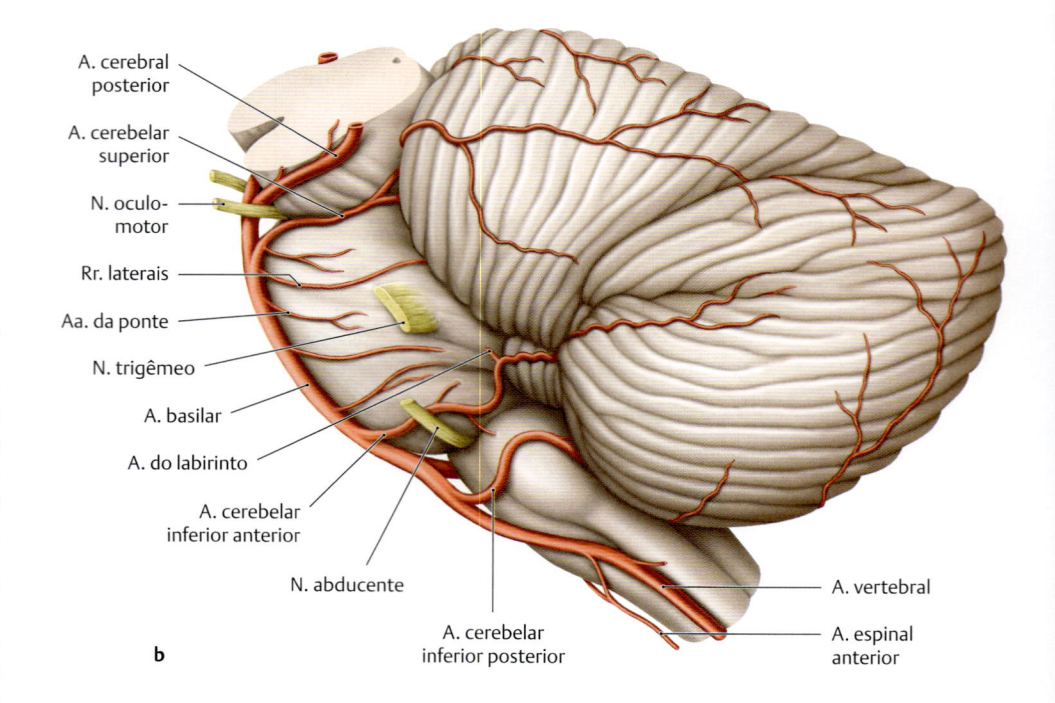

A. cerebral posterior
A. cerebelar superior
N. oculo-motor
Rr. laterais
Aa. da ponte
N. trigêmeo
A. basilar
A. do labirinto
A. cerebelar inferior anterior
N. abducente
A. vertebral
A. espinal anterior
A. cerebelar inferior posterior

b

A Artérias do tronco encefálico e do cerebelo

a Vista inferior; **b** Vista esquerda.

O tronco encefálico e o cerebelo são irrigados pelas Aa. cerebelares (ver adiante). Como a A. basilar resulta da união das duas Aa. vertebrais, esta área de suprimento também é chamada *área de suprimento vertebrobasilar*. Os vasos que irrigam o **tronco encefálico** (mesencéfalo, ponte e bulbo) originam-se diretamente da A. basilar (p. ex., as Aa. da ponte) e das Aa. vertebrais, ou, ainda, de seus respectivos ramos. Dependendo da posição de seus pontos de entrada e de suas áreas de suprimento, distinguem-se ramos mediais, mediolaterais e laterais (Rr. paramedianos, Rr. circunferenciais curtos e longos). Diminuição da perfusão ou obstruções destes ramos vasculares geram distúrbios, temporários ou permanentes, do suprimento sanguíneo (síndromes do tronco encefálico), causando sinais e sintomas clínicos muito variáveis, devido às numerosas regiões nucleares e às vias que passam no tronco encefálico. A medula espinal, que é contínua com o tronco encefálico, também é irrigada pela A. espinal anterior (ver **b**), que se origina da A.

vertebral (ver p. 414). O **cerebelo** é irrigado por três grandes artérias:
- A. cerebelar inferior posterior, o maior ramo da A. vertebral
- A. cerebelar inferior anterior, o primeiro grande ramo da A. basilar
- A. cerebelar superior, o último grande ramo da A. basilar anteriormente à sua ramificação nas Aa. cerebrais posteriores.

Observe a A. do labirinto, que irriga a orelha interna (comparar com **D**, p. 157), e que, na maioria dos casos, como mostrado aqui, origina-se da A. cerebelar inferior anterior. Em contrapartida, esta artéria também pode se originar diretamente da A. basilar. Distúrbios do fluxo sanguíneo da A. do labirinto levam à perda aguda da audição, frequentemente acompanhada por tinido (comparar com **D**, p. 151).

B Áreas de suprimento das artérias na região do tronco encefálico e do cerebelo, corte mediano

Todas as regiões encefálicas, seccionadas aqui, situam-se na área de suprimento do sistema vertebrobasilar. Os cortes transversais, mostrados a seguir, correspondem ao fluxo sanguíneo ascendente nestas áreas.

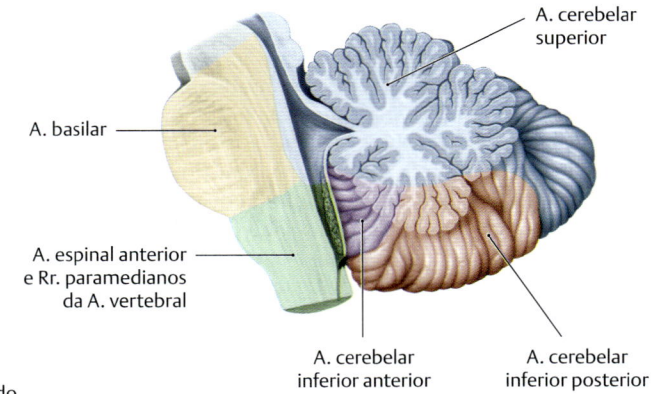

A. cerebelar superior

A. basilar

A. espinal anterior e Rr. paramedianos da A. vertebral

A. cerebelar inferior anterior

A. cerebelar inferior posterior

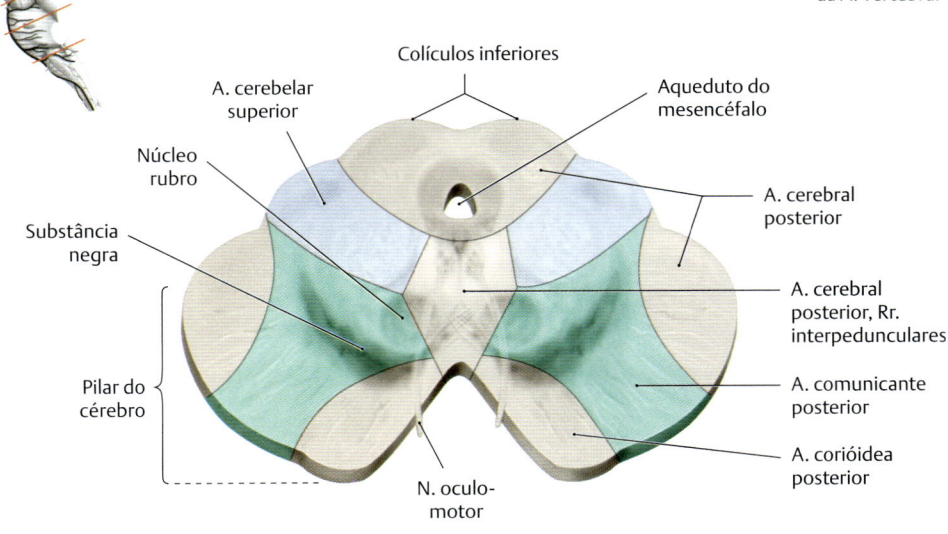

Colículos inferiores

A. cerebelar superior

Aqueduto do mesencéfalo

Núcleo rubro

A. cerebral posterior

Substância negra

A. cerebral posterior, Rr. interpedunculares

Pilar do cérebro

A. comunicante posterior

N. oculo-motor

A. corióidea posterior

C Áreas de suprimento das artérias na região do mesencéfalo, corte transversal

Além dos ramos da A. cerebelar superior, ramos da A. cerebral posterior e da A. comunicante posterior suprem o mesencéfalo.

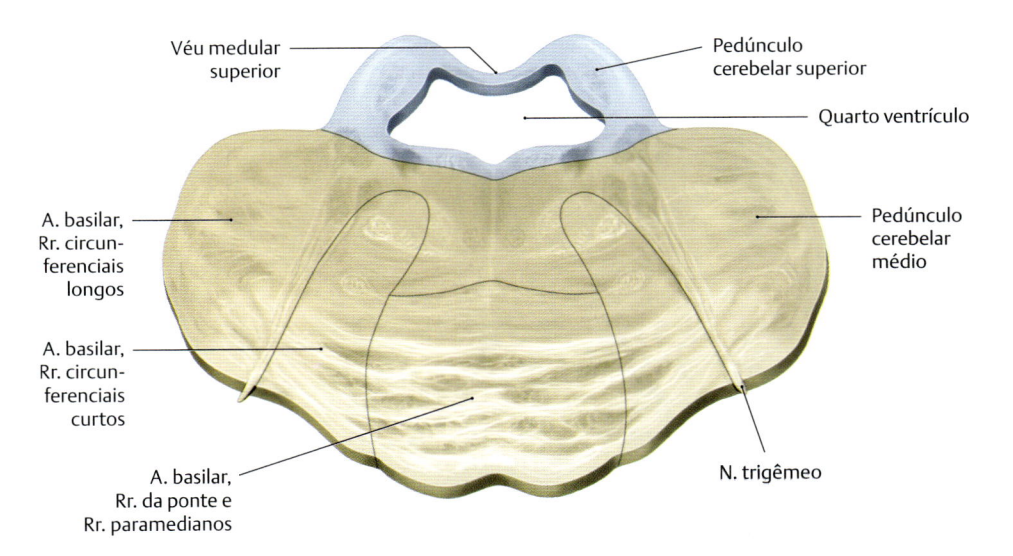

Véu medular superior

Pedúnculo cerebelar superior

Quarto ventrículo

A. basilar, Rr. circunferenciais longos

Pedúnculo cerebelar médio

A. basilar, Rr. circunferenciais curtos

A. basilar, Rr. da ponte e Rr. paramedianos

N. trigêmeo

D Áreas de suprimento das artérias na região da ponte, corte transversal

A ponte é irrigada por ramos curtos e longos da A. basilar.

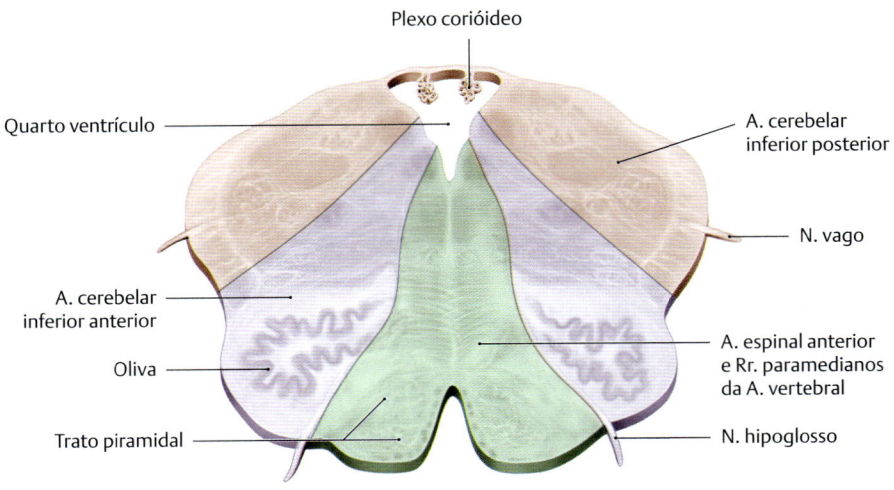

Plexo corióideo

Quarto ventrículo

A. cerebelar inferior posterior

N. vago

A. cerebelar inferior anterior

Oliva

A. espinal anterior e Rr. paramedianos da A. vertebral

Trato piramidal

N. hipoglosso

E Áreas de suprimento das artérias na região do bulbo (medula oblonga), corte transversal

A irrigação do bulbo (medula oblonga) é feita por ramos da A. espinal anterior, da A. cerebelar inferior posterior (ambas provenientes da A. vertebral) e da A. cerebelar inferior anterior (o primeiro grande ramo da artéria basilar).

381

10.5 Seios da Dura-máter: Localização e Estrutura

A Estrutura dos principais seios da dura-máter no crânio

Vista direita, superior e posterior (o encéfalo foi removido, o tentório do cerebelo direito foi parcialmente seccionado). Geralmente, os seios estão localizados ou na margem de um septo dural (foice do cérebro, tentório do cerebelo) ou em locais de fixação da dura-máter na face interior do osso craniano (p. ex., seio sagital superior). A estrutura das paredes dos seios é formada por dura-máter e um endotélio de revestimento, sendo, portanto, paredes rígidas. A falta de músculo na parede dos seios significa que eles não se contraem ativamente em uma lesão e, ao contrário das veias, "não contribuem para a hemostasia". Sangramento sinusal em lesões cranianas pode, portanto, ser fatal. Os seios coletam o sangue do encéfalo, da órbita e da calvária. Como os seios não têm válvulas, a direção do fluxo sanguíneo depende da posição da cabeça. Em posição de decúbito ou ortostática, os seios conduzem o sangue para as Vv. jugulares internas, que se encontram em ambos os lados no ponto mais profundo da fossa posterior do crânio, que, por sua vez, é a mais profunda de todas as fossas do crânio. O sistema dos seios da dura-máter é dividido em um grupo superior e um inferior:

- **Grupo superior:** seio sagital superior, seio sagital inferior, seio reto, seio occipital, confluência dos seios, seio transverso e seio sigmóideo
- **Grupo inferior:** seio cavernoso com seios intercavernosos anterior e posterior, seio esfenoparietal, seios petrosos superior e inferior.

Os seios de ambos os grupos são conectados com as redes venosas do canal vertebral, por meio do seio marginal, na entrada do forame magno, e do plexo basilar, no clivo (ver **C**).

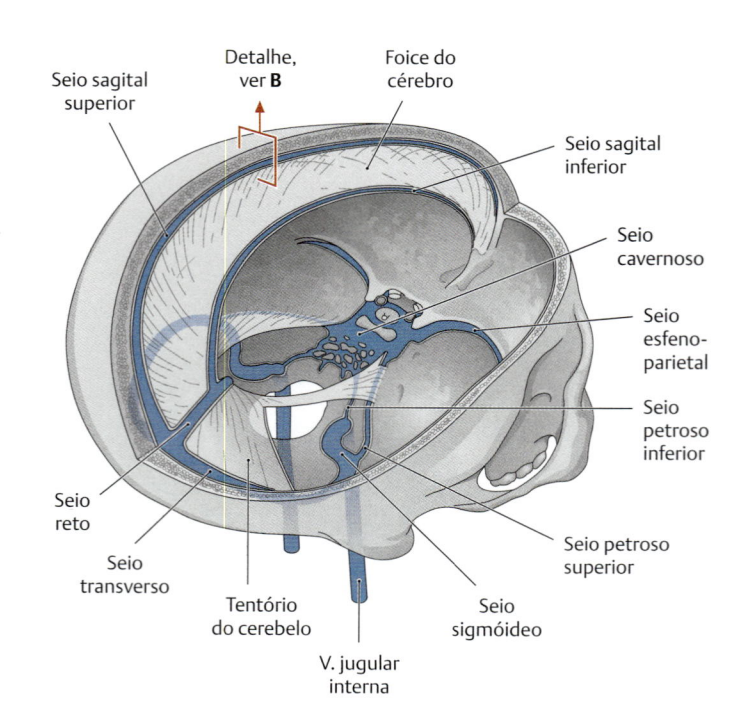

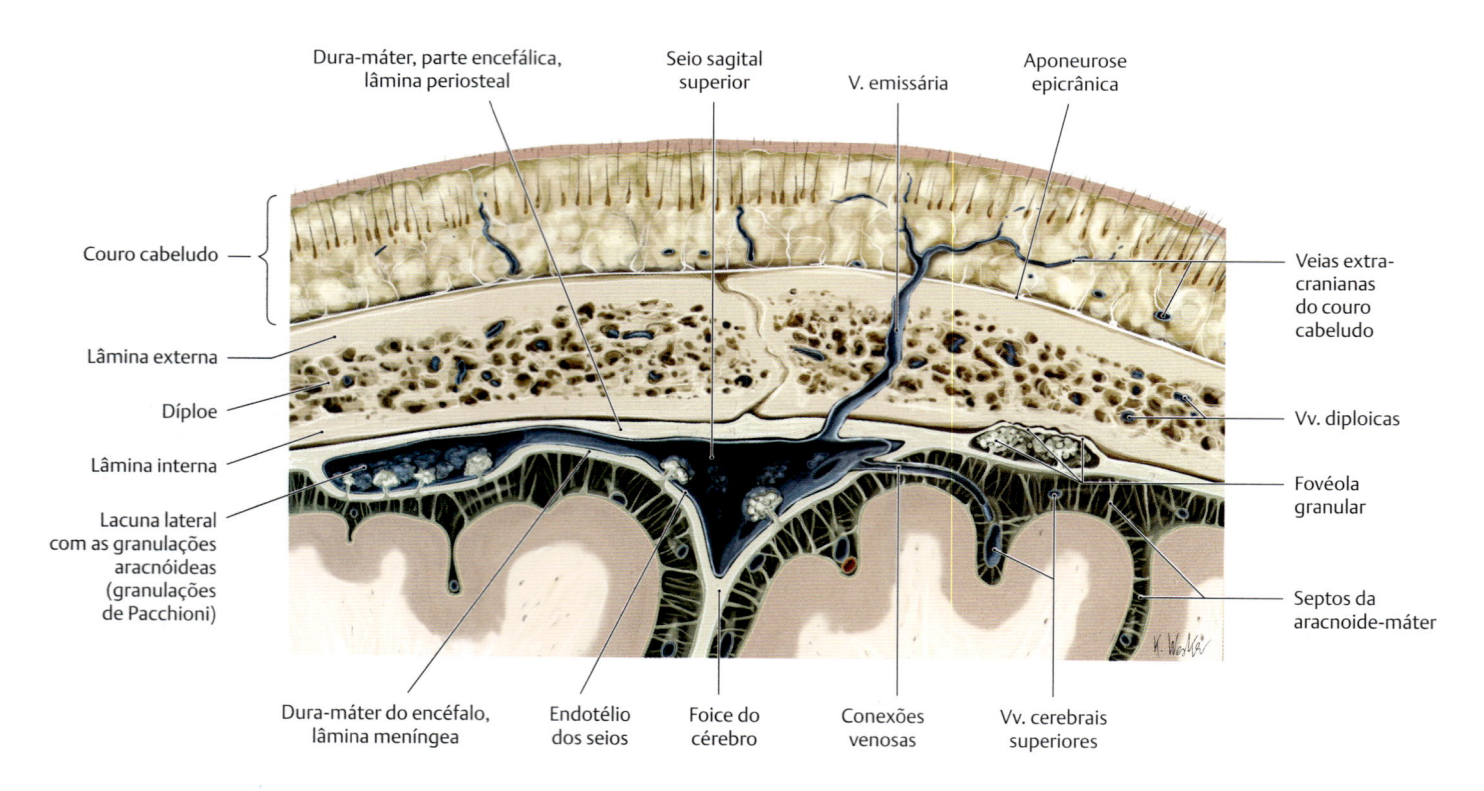

B Detalhe do seio sagital superior

Corte frontal, vista posterior (ampliação de **A**). A parede do seio consiste em endotélio e tecido conjuntivo denso da dura-máter que apresenta uma lâmina periosteal e uma lâmina meníngea. Entre as duas lâminas situa-se o lúmen do seio.

Observe as lacunas laterais onde desembocam principalmente as granulações aracnóideas. No seio propriamente dito desembocam as Vv. cerebrais superiores, as conexões venosas (ver pp. 306 e 308), bem como as Vv. diploicas, provenientes dos ossos adjacentes do crânio. Além disso, desembocam no seio as Vv. emissárias, isto é, as veias sem válvulas que conectam os seios entre si, as Vv. diploicas e as Vv. extracranianas do couro cabeludo.

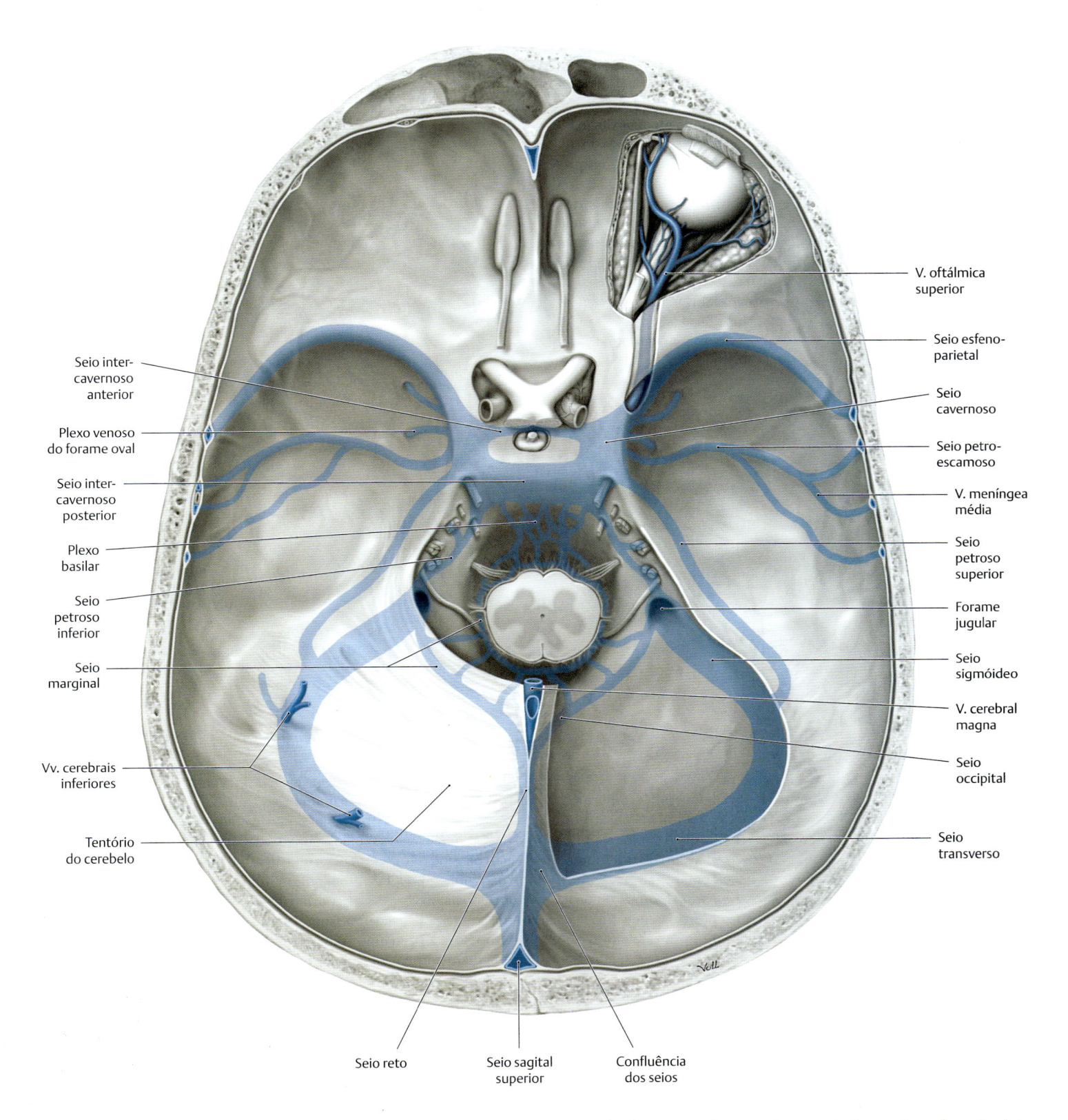

V. oftálmica
superior

Seio esfeno-
parietal

Seio
cavernoso

Seio petro-
escamoso

V. meníngea
média

Seio
petroso
superior

Forame
jugular

Seio
sigmóideo

V. cerebral
magna

Seio
occipital

Seio
transverso

Seio inter-
cavernoso
anterior

Plexo venoso
do forame oval

Seio inter-
cavernoso
posterior

Plexo
basilar

Seio
petroso
inferior

Seio
marginal

Vv. cerebrais
inferiores

Tentório
do cerebelo

Seio reto

Seio sagital
superior

Confluência
dos seios

C Seios da dura-máter na base do crânio

Corte horizontal na altura do tentório do cerebelo, na vista cranial (encéfalo removido; o teto da órbita e o tentório do cerebelo, no lado direito, com aberturas em forma de janela). O seio cavernoso, em forma de anel, localiza-se ao redor da sela turca, onde as partes direita e esquerda são conectadas, anterior e posteriormente, pelos seios intercavernosos (anterior e posterior). Posteriormente, isto é, no clivo, segue o plexo basilar que também drena uma parte do sangue proveniente do seio cavernoso.

10.6 Seios da Dura-máter: Tributárias Principais e Acessórias

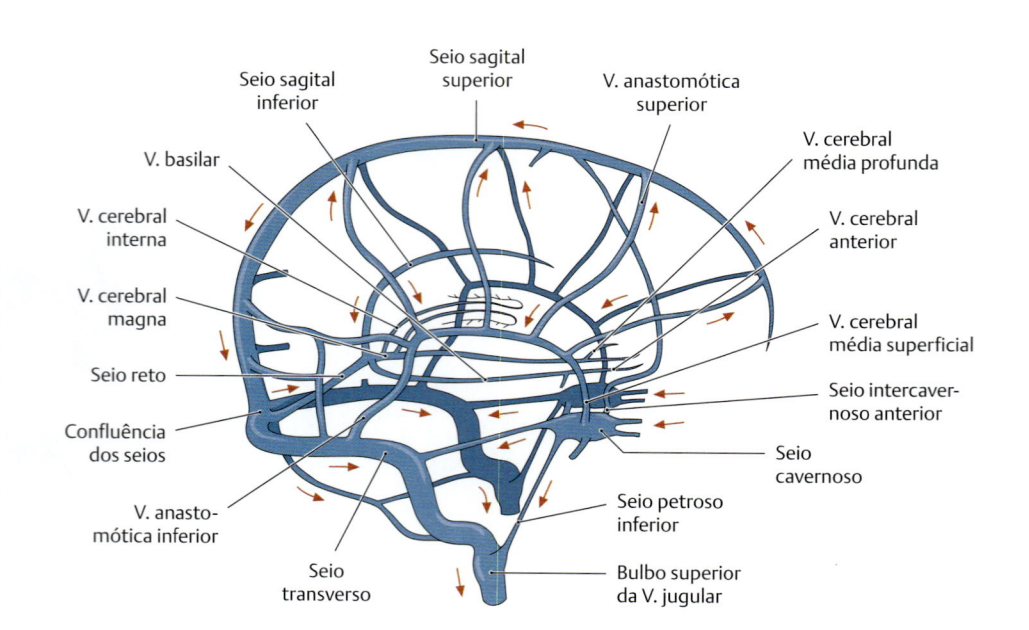

A Tributárias dos seios da dura-máter provenientes das Vv. cerebrais

Vista direita. O sangue das estruturas profundas do encéfalo é drenado para os seios da dura-máter tanto pelas veias cerebrais *superficiais* quanto pelas *profundas* (ver p. 386). As setas vermelhas, na figura, indicam o sentido predominante do fluxo sanguíneo nos grandes seios. Devido a numerosas anastomoses, obstruções isoladas, mesmo de toda uma parte do seio, podem permanecer sem sinais e sintomas clínicos.

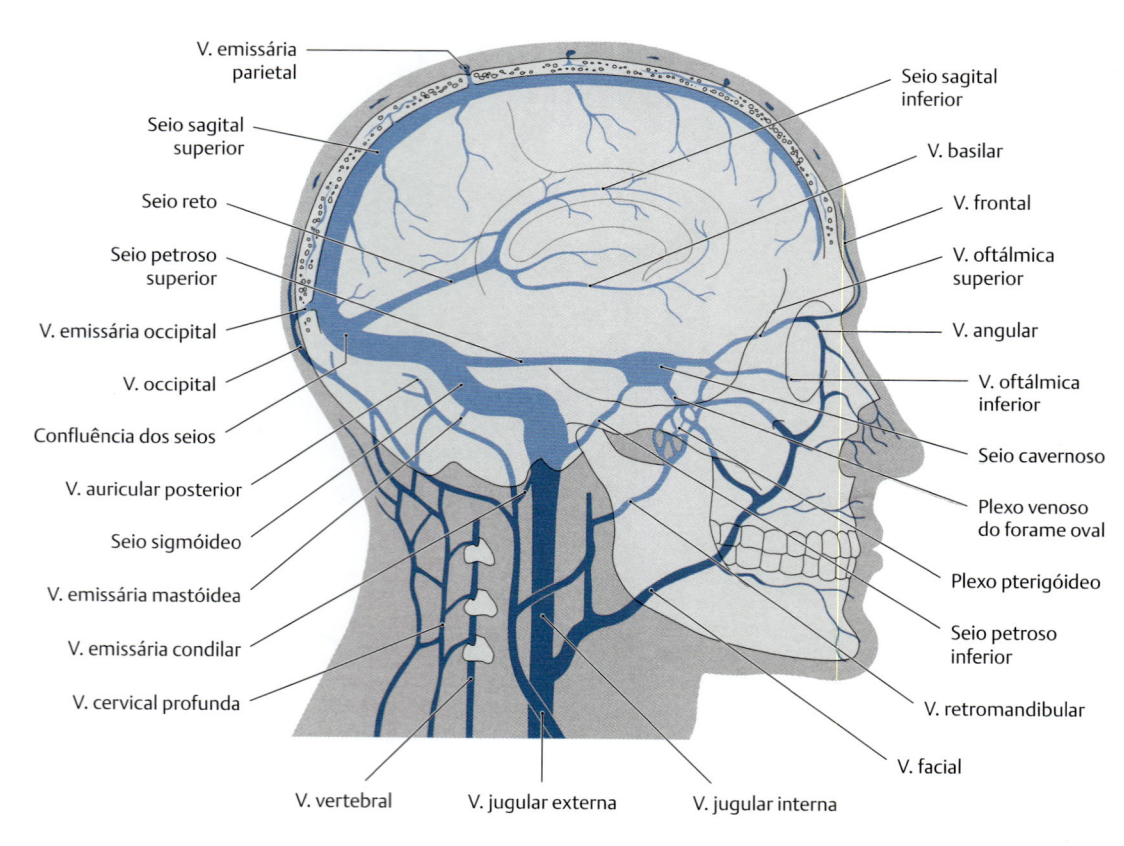

B Drenagem acessória dos seios da dura-máter

Vista direita. Além da drenagem principal para as duas Vv. jugulares internas, existem numerosas vias adicionais de drenagem. As conexões entre os seios da dura-máter e as veias extracranianas servem principalmente para o equilíbrio de pressão e a regulação da temperatura. Essas anastomoses são de interesse clínico porque pode haver inversão do fluxo (ausência de válvulas venosas!). Neste caso, o sangue flui das veias extracranianas de volta para o seio da dura-máter. As bactérias podem ser transportadas para o seio através das veias superficiais; isso pode causar trombose bacteriana das veias do seio, com risco de morte. As drenagens acessórias mais importantes são:

- Vv. emissárias (em direção às Vv. diploicas e às veias cranianas superficiais), ver **C**
- V. oftálmica superior (V. angular, V. facial)
- Plexo venoso do forame oval (plexo pterigóideo, V. retromandibular) e
- Seio marginal e plexo basilar (plexo venoso vertebral interno e externo), ver **C**.

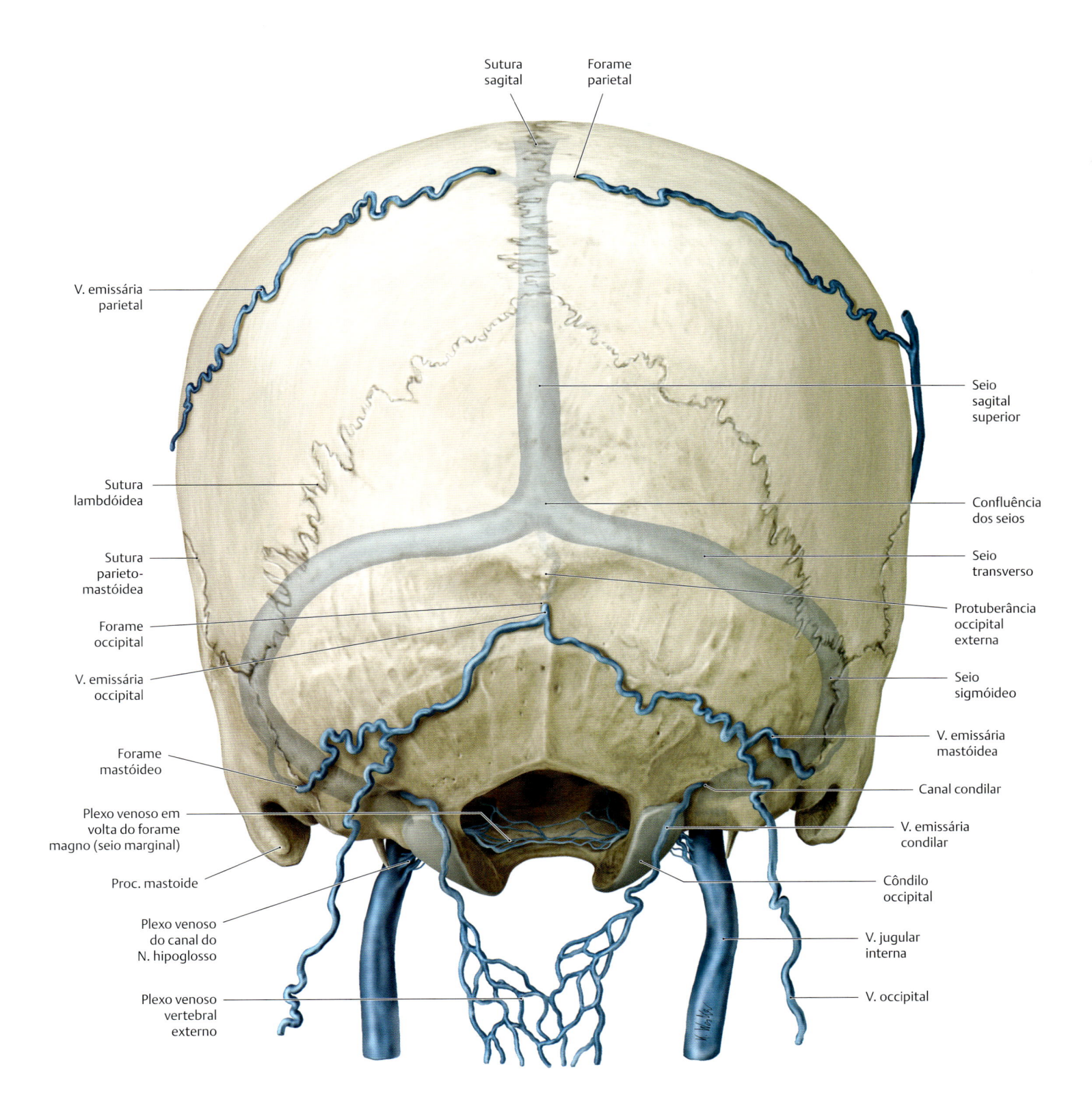

Sutura sagital

Forame parietal

V. emissária parietal

Sutura lambdóidea

Sutura parieto-mastóidea

Forame occipital

V. emissária occipital

Forame mastóideo

Plexo venoso em volta do forame magno (seio marginal)

Proc. mastoide

Plexo venoso do canal do N. hipoglosso

Plexo venoso vertebral externo

Seio sagital superior

Confluência dos seios

Seio transverso

Protuberância occipital externa

Seio sigmóideo

V. emissária mastóidea

Canal condilar

V. emissária condilar

Côndilo occipital

V. jugular interna

V. occipital

C Veias emissárias no occipício

As veias emissárias representam uma conexão direta entre os seios da dura-máter e as veias extracranianas. Atravessam aberturas pré-formadas no crânio, tais como o forame parietal e o forame mastóideo. As Vv. emissárias apresentam interesse clínico, visto que bactérias podem se disseminar ao longo das emissárias do couro cabeludo até a dura-máter e causar meningites purulentas.

10.7 Veias Cerebrais Superficiais e Profundas

Uma vez que as veias cerebrais não acompanham as artérias, os territórios arteriais e venosos são bastante distintos. Enquanto as artérias cerebrais somente entram no encéfalo a partir da base do crânio, o sangue venoso é drenado tanto da face externa do encéfalo, incluindo a base, quanto do seu interior. De acordo com a sua posição, de maneira geral, distinguem-se nas regiões encefálicas drenadas dois grupos ou áreas de drenagem das veias, isto é, as *Vv. cerebrais superficiais* e as *Vv. cerebrais profundas*. As veias superficiais drenam o sangue proveniente do córtex cerebral (Vv. corticais) e da substância branca (Vv. medulares) diretamente para os seios da dura-máter. O sangue proveniente das regiões mais profundas da substância branca, da região dos núcleos da base, do corpo caloso e do diencéfalo é drenado, primeiramente, pelas veias profundas, para a V. cerebral magna e, em seguida, para o seio reto. Ambas as regiões de drenagem são conectadas, entre si, por numerosas anastomoses intracerebrais (ver **D**).

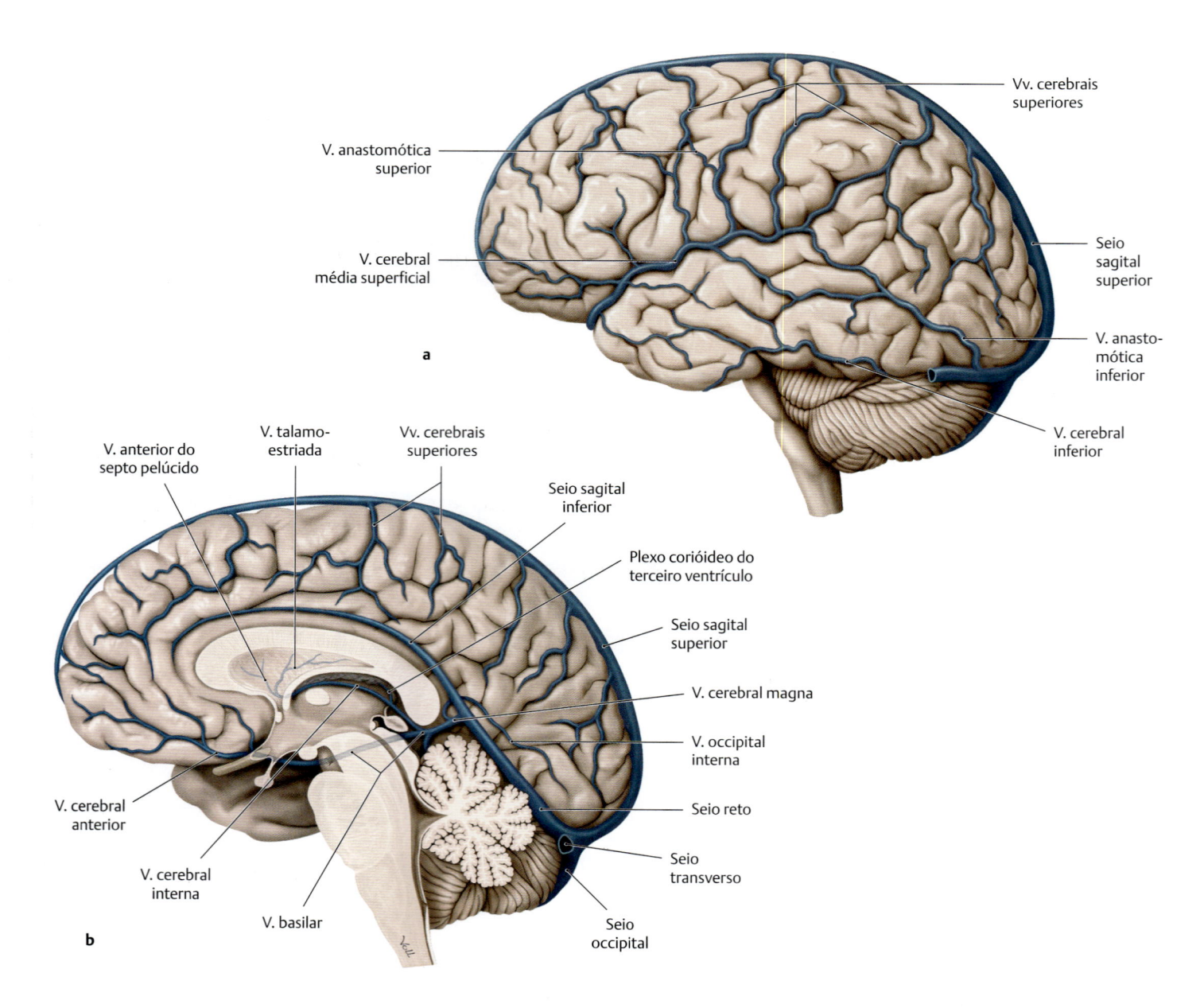

A Vv. cerebrais superficiais
Vistas lateral (**a**) e medial (**b**), esquerdas
a e **b** As Vv. cerebrais superficiais drenam o sangue das Vv. corticais curtas e das veias longas da substância branca (ver **D**) para os seios da duramáter. Ver **C**, p. 389, para os limites das regiões de drenagem das veias cerebrais profundas. Seu trajeto é muito variável; as veias não se orientam no espaço subaracnóideo, como as artérias, nem nos giros ou sulcos. Portanto, aqui mencionamos somente as veias mais importantes. Imediatamente antes de sua desembocadura nos seios da dura-máter, as veias deixam o espaço subaracnóideo e projetam-se, por uma curta distância, no espaço subdural, *i.e.*, entre a dura-máter e a aracnoide-máter. Este pequeno trecho recebe o nome de *veia da ponte*. Essas conexões venosas têm importância clínica porque podem se romper, em caso de traumatismo cranioencefálico (TCE), e causar hematomas subdurais (ver p. 390).

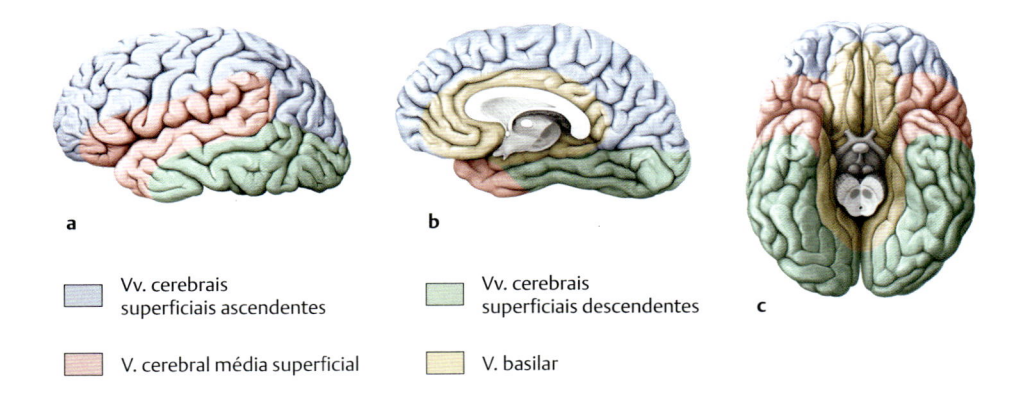

Vv. cerebrais superficiais ascendentes

Vv. cerebrais superficiais descendentes

V. cerebral média superficial

V. basilar

a   **b**   **c**

B Regiões de drenagem das Vv. cerebrais superficiais

a Vista lateral esquerda; **b** Vista para a face medial do hemisfério direito; **c** Vista da base do encéfalo.

De acordo com o sentido da drenagem, distinguem-se, na face lateral do encéfalo, as veias ascendentes (que drenam para o seio sagital superior) e as veias descendentes (que drenam para o seio transverso). A V. cerebral média superficial drena tanto para o seio cavernoso quanto para o seio transverso (ver **A**, p. 384).

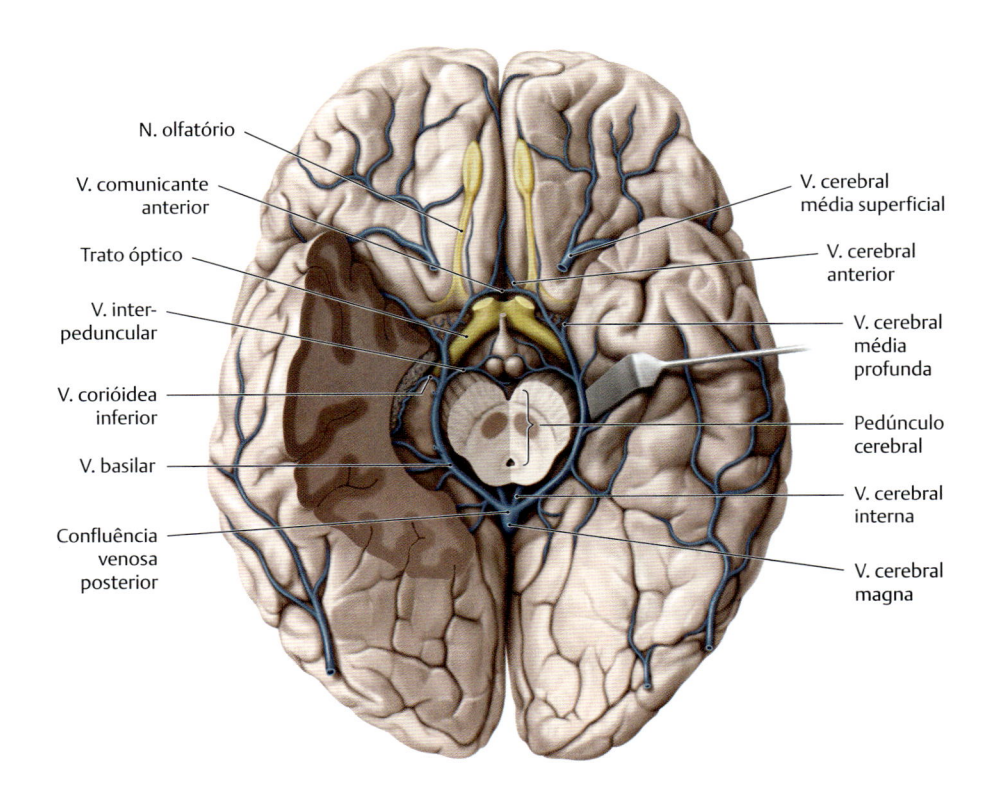

N. olfatório
V. comunicante anterior
Trato óptico
V. interpeduncular
V. corióidea inferior
V. basilar
Confluência venosa posterior

V. cerebral média superficial
V. cerebral anterior
V. cerebral média profunda
Pedúnculo cerebral
V. cerebral interna
V. cerebral magna

C Sistema das veias cerebrais da base do encéfalo

O sistema das veias cerebrais, da base do encéfalo, drena o sangue proveniente tanto das veias cerebrais superficiais quanto das profundas. De forma análoga ao círculo arterial, existe um anel venoso na base do encéfalo, formado pelas Vv. basilares (Rosenthal) (ver adiante). A V. basilar origina-se na região da substância perfurada anterior, pela confluência da V. cerebral anterior com a V. cerebral média profunda. O trato óptico serve como estrutura-guia para a V. basilar que se estende para trás, em volta dos pedúnculos cerebrais, e une-se, na face dorsal do mesencéfalo, com a V. basilar do lado oposto; neste ponto de união desembocam também as duas Vv. cerebrais internas: confluência venosa posterior. Desta confluência origina-se a V. cerebral magna que desemboca no seio reto. Ao longo do seu trajeto, a V. basilar recebe numerosas tributárias provenientes das regiões mais profundas do encéfalo (p. ex., as veias provenientes do tálamo e do hipotálamo, do plexo corióideo do corno inferior etc.). A V. comunicante anterior conecta as duas Vv. cerebrais anteriores, formando um sistema anelar fechado de drenagem.

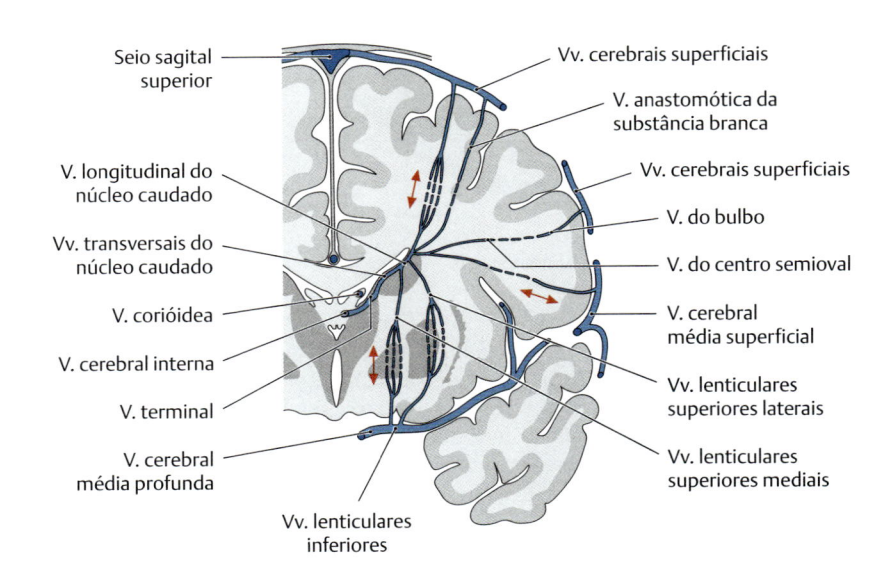

Seio sagital superior
V. longitudinal do núcleo caudado
Vv. transversais do núcleo caudado
V. corióidea
V. cerebral interna
V. terminal
V. cerebral média profunda
Vv. lenticulares inferiores

Vv. cerebrais superficiais
V. anastomótica da substância branca
Vv. cerebrais superficiais
V. do bulbo
V. do centro semioval
V. cerebral média superficial
Vv. lenticulares superiores laterais
Vv. lenticulares superiores mediais

D Anastomoses entre as Vv. cerebrais superficiais e profundas

Corte frontal do hemisfério esquerdo, vista anterior. As veias cerebrais superficiais conectam-se, por meio das anastomoses mostradas aqui, com as veias cerebrais profundas (ver p. 388). Nas regiões limitantes entre as duas áreas de suprimento há possibilidade de inversão do fluxo sanguíneo (setas duplas).

10.8 Veias Cerebrais Profundas: Veias do Tronco Encefálico e do Cerebelo

A Veias cerebrais profundas

Corte horizontal em diferentes níveis (combinação de vários planos horizontais); vista cranial dos ventrículos laterais que foram abertos. No lado esquerdo, os lobos temporal e occipital e o tentório do cerebelo foram removidos para a visualização da face superior do cerebelo com as Vv. cerebelares superiores. Nas paredes laterais dos cornos anteriores (frontais), de ambos os ventrículos laterais, estende-se a V. talamoestriada superior, no sulco terminal, situado entre o tálamo e o núcleo caudado, em direção ao forame interventricular. Após conexão com a V. anterior do septo pelúcido e com a V. corióidea superior, a V. talamoestriada forma a V. cerebral interna e estende-se, pelo forame interventricular, ao longo do teto do diencéfalo, em direção à lâmina do teto, onde se une com a V. cerebral interna do lado oposto. Em conjunto com as Vv. basilares, forma, em seguida, a confluência venosa posterior, o início da V. cerebral magna.

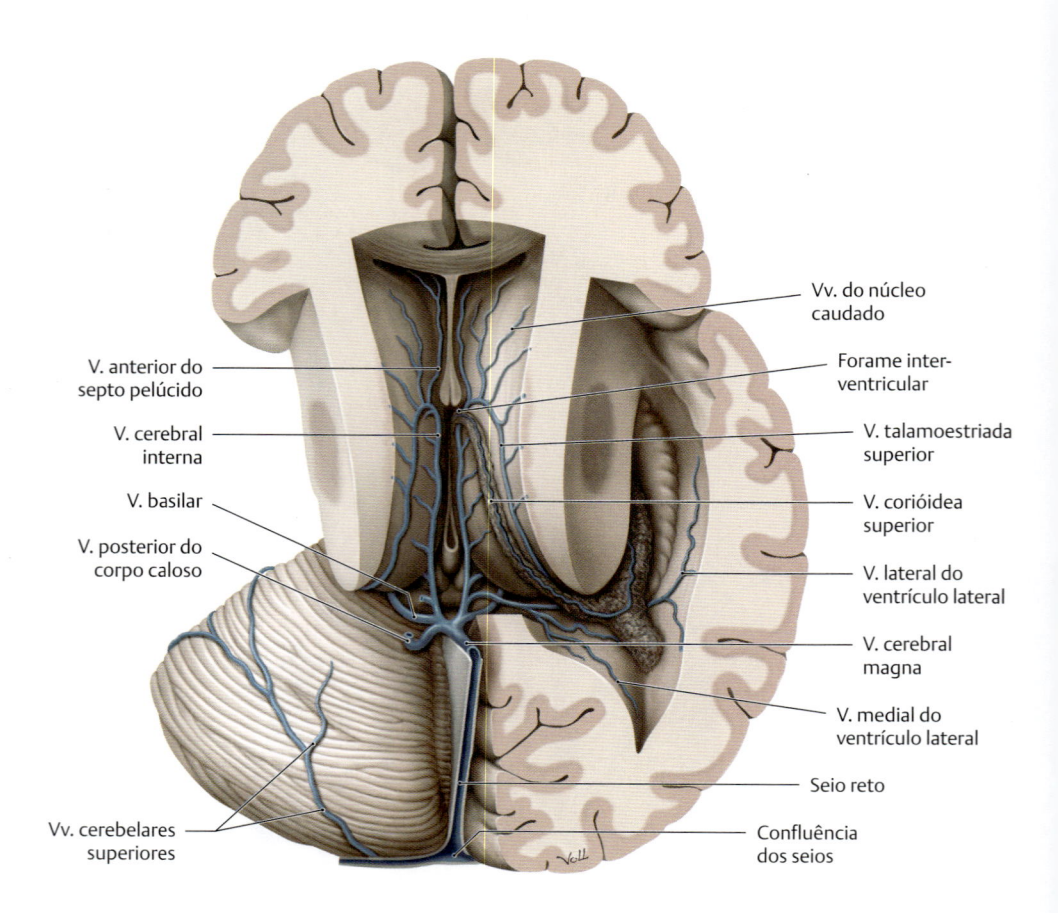

B Veias cerebelares

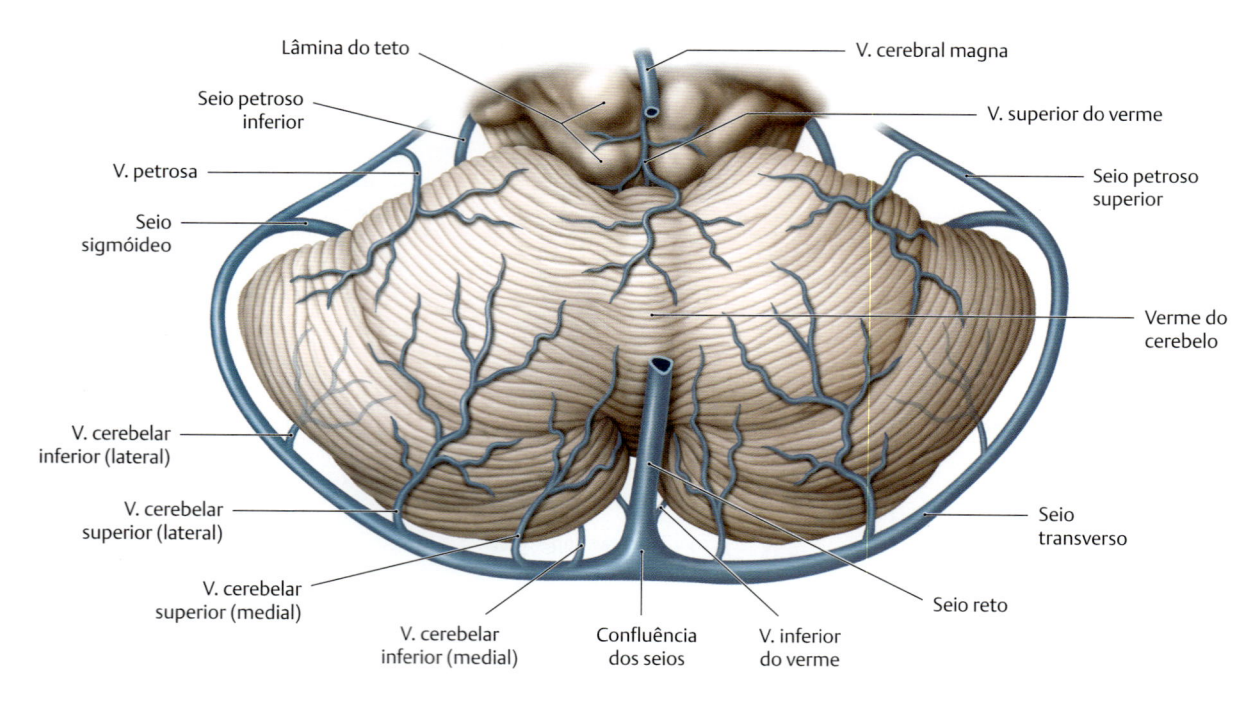

Vista posterior. As Vv. cerebelares situam-se – como ocorre com as Vv. cerebrais – separadamente das Aa. cerebelares. Os troncos venosos maiores cruzam os sulcos e os giros predominantemente em direção longitudinal. Topograficamente, distinguem-se um grupo *medial* e um grupo *lateral*. O grupo medial drena o verme do cerebelo e as partes vizinhas dos hemisférios do cerebelo (V. pré-central, Vv. superior e inferior do verme), bem como as partes das Vv. cerebelares superiores e inferiores que se projetam medialmente. O *grupo lateral* (V. petrosa e partes das Vv. cerebelares superiores e inferiores, lateralmente) drena a maior parte dos dois hemisférios do cerebelo. Todas as Vv. cerebelares apresentam anastomoses, mas suas áreas de drenagem situam-se, sem exceção, inferiormente ao tentório do cerebelo (infratentorial).

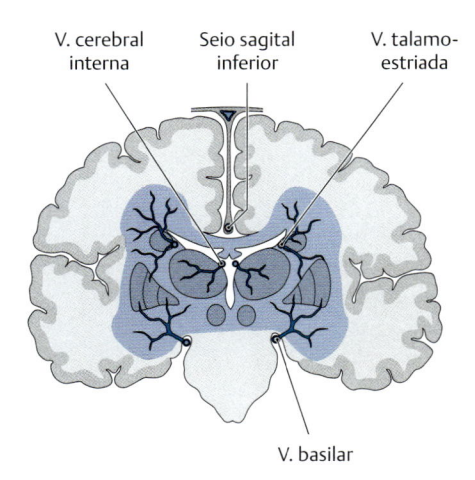

V. cerebral interna — Seio sagital inferior — V. talamo-estriada

V. basilar

C Região de drenagem das VV. cerebrais profundas no corte frontal

Em cada hemisfério cerebral podemos identificar, de superior para inferior, três grandes veias:

- V. talamoestriada
- V. cerebral interna e
- V. basilar.

As regiões de drenagem compreendem grande parte da base do encéfalo, dos núcleos da base, da região da cápsula interna, dos plexos corióideos dos ventrículos laterais e do terceiro ventrículo, do corpo caloso, bem como partes do diencéfalo e do mesencéfalo.

D Veias do tronco encefálico

a Tronco encefálico *in situ* na vista anterior (no lado esquerdo, o cerebelo e uma parte do lobo occipital foram removidos); **b** Tronco encefálico foi isolado após a remoção do cerebelo, na vista dorsal.

As veias do tronco encefálico representam uma continuação das Vv. da medula espinal e as conectam com as Vv. cerebrais basilares. Em suas partes caudais formam, em analogia às veias da medula espinal, um sistema *longitudinal* proeminente e um sistema *transversal* ramificado, resultando em uma rede venosa. As veias do bulbo (medula oblonga) e da ponte, juntamente com as veias cerebelares, pertencem ao sistema venoso infratentorial. No limite entre os sistemas infra e supratentorial (ponte – mesencéfalo) existem diversas anastomoses (p. ex., anastomoses anteromedial e lateral).

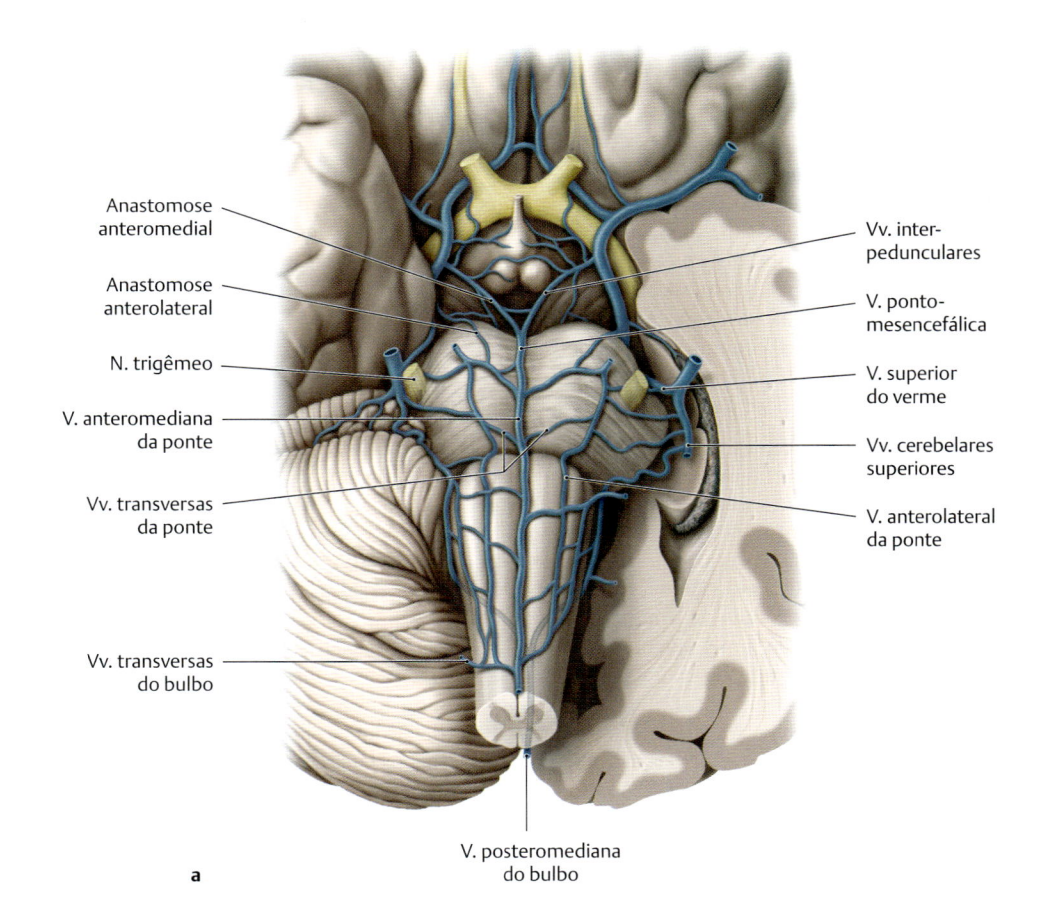

Anastomose anteromedial — Anastomose anterolateral — N. trigêmeo — V. anteromediana da ponte — Vv. transversas da ponte — Vv. transversas do bulbo

Vv. interpedunculares — V. ponto-mesencefálica — V. superior do verme — Vv. cerebelares superiores — V. anterolateral da ponte

V. posteromediana do bulbo

a

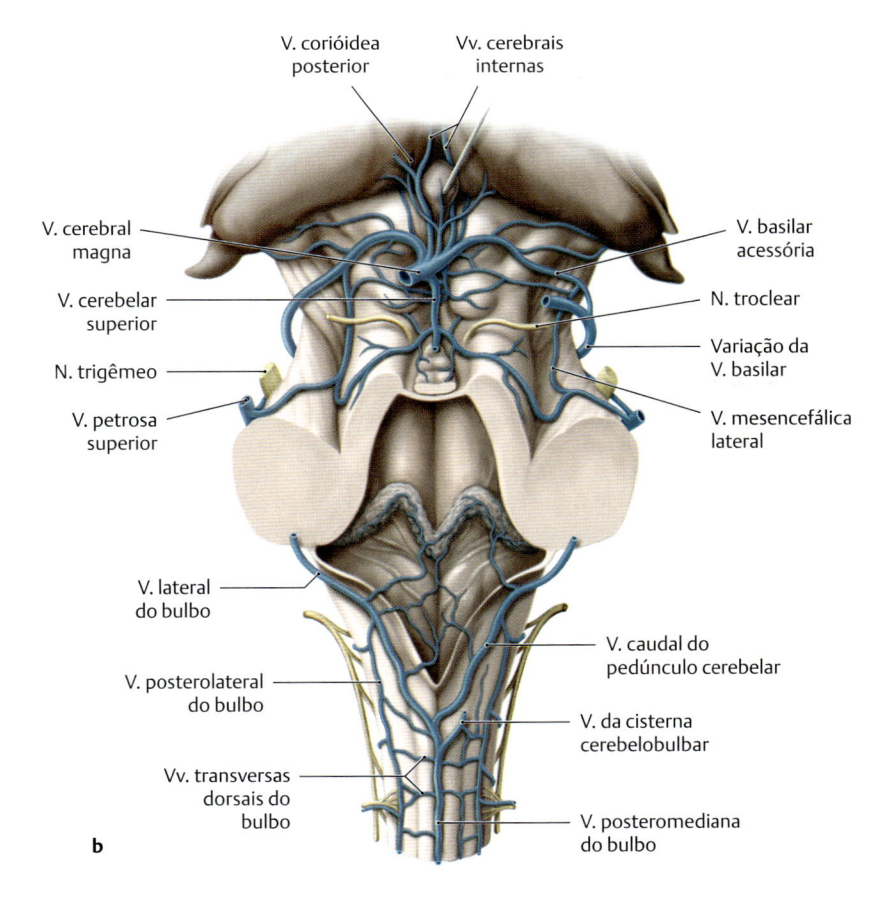

V. corióidea posterior — Vv. cerebrais internas

V. cerebral magna — V. cerebelar superior — N. trigêmeo — V. petrosa superior

V. basilar acessória — N. troclear — Variação da V. basilar — V. mesencefálica lateral

V. lateral do bulbo — V. posterolateral do bulbo — Vv. transversas dorsais do bulbo

V. caudal do pedúnculo cerebelar — V. da cisterna cerebelobulbar — V. posteromediana do bulbo

b

10.9 Sangramentos Intracranianos

Os sangramentos intracranianos são divididos em extracerebrais e intracerebrais.

A Sangramentos extracerebrais

Ocorrência de hematoma entre a calvária e o encéfalo. A calvária rígida não cede à pressão e, assim, o hematoma pressiona o encéfalo. Dependendo do tipo de sangramento (venoso ou arterial), a restrição do espaço intracraniano evolui com velocidade variada, levando a aumento da pressão intracraniana que, além do tecido encefálico no foco do hematoma, afeta, ainda, as áreas encefálicas mais distantes. Quando a dura-máter do encéfalo é considerada como ponto de referência, podemos distinguir diferentes tipos de sangramentos intracranianos:

a O **hematoma epidural** (superiormente à dura-máter) forma-se habitualmente após um traumatismo cranioencefálico grave com fratura craniana, muitas vezes decorrente de ruptura da A. meníngea média (devido à vizinhança imediata da A. meníngea média com o crânio, fragmentos ósseos cortantes podem dilacerá-la). O hematoma forma-se entre a calvária e a lâmina periosteal da dura-máter. Esta meninge se descola da calvária, em consequência da pressão do hematoma, comprimindo, em seguida, o encéfalo. Após perda inicial da consciência decorrente do traumatismo, ocorre, muitas vezes após um tempo curto (1 a 5 horas), um segundo desmaio, desta vez devido à compressão encefálica pelo sangramento arterial. O intervalo de tempo entre a 1ª e a 2ª perdas da consciência é chamado "*intervalo livre*" (típico para cerca de 30 a 40% de todos os sangramentos epidurais). A detecção do sangramento (TC do crânio) e a rápida remoção do hematoma são vitais.

b O **hematoma subdural agudo** (inferiormente à dura-máter) é causado pela ruptura de uma *conexão venosa* (ver p. 308) em decorrência de um traumatismo e, portanto, por um sangramento venoso entre a dura-máter e a aracnoide-máter. Uma vez que as conexões venosas se estendem entre a aracnoide-máter e a dura-máter, o sangramento ocorre em um espaço subdural (que somente se forma em decorrência do sangramento), levando ao afastamento da aracnoide-máter da dura-máter (ver **C**, p. 311, sobre os espaços). O aumento de pressão e a consequente restrição de espaço, causados pelo sangramento venoso, ocorrem mais vagarosamente do que no caso de um sangramento arterial epidural. Portanto, o hematoma subdural pode ocorrer *de forma crônica* após traumatismo leve, podendo durar algumas semanas.

c O **sangramento subaracnóideo** é causado pela ruptura de um aneurisma arterial (abaulamento patológico das artérias da base do encéfalo) (ver **B**). A causa é, frequentemente, o aumento repentino e de curta duração, da pressão sanguínea, por exemplo, após aumento da pressão intra-abdominal (esvaziamento do intestino ou da bexiga urinária, levantamento de peso etc.). Uma vez que essas artérias se localizam no espaço subaracnóideo, que é preenchido pelo líquido cerebrospinal, o sangue entra no espaço subaracnóideo (detectado pela punção lombar). Os principais sinais e sintomas do sangramento subaracnóideo são: forte cefaleia repentina e rigidez da nuca, causada pela irritação das meninges.

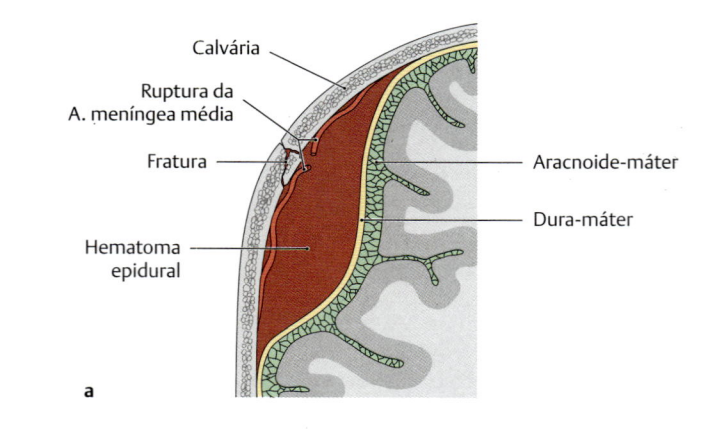

a

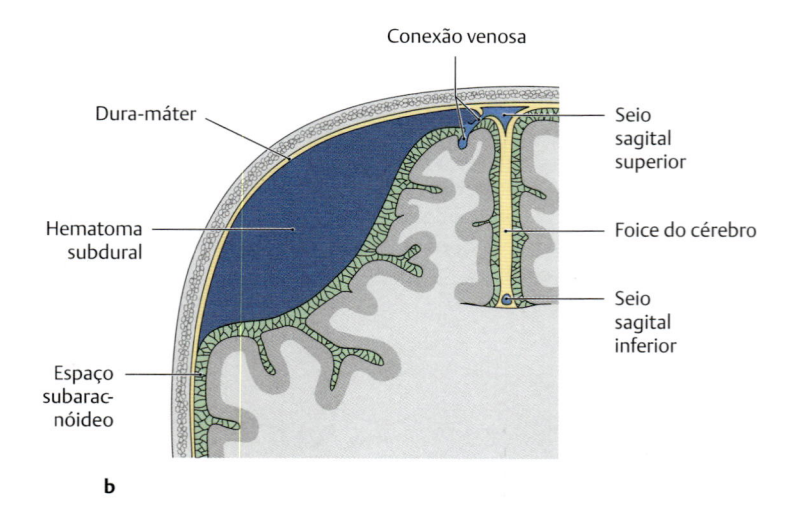

b

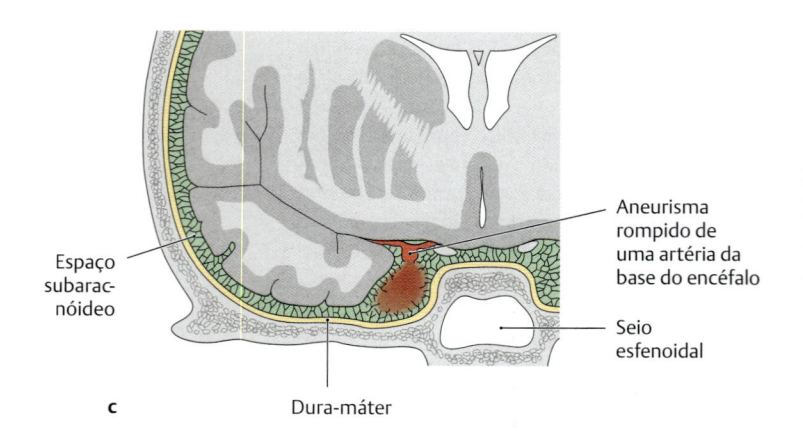

c

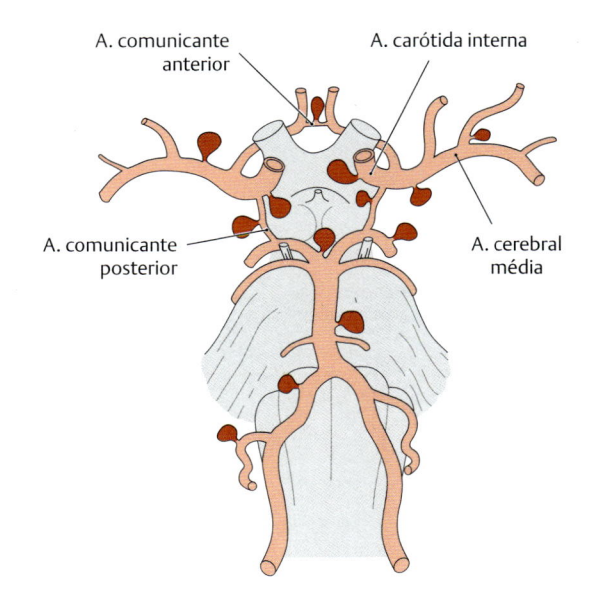

A. comunicante anterior

A. carótida interna

A. comunicante posterior

A. cerebral média

B Localização de aneurismas da base do encéfalo (segundo Bähr e Frotscher; antes Duus)

A ruptura de aneurismas, inatos ou adquiridos, de artérias localizadas na base do encéfalo, é a principal causa de sangramento subaracnóideo e é responsável por 5% de todos os AVE. Aneurismas representam abaulamentos saculares patológicos das artérias do círculo arterial. Quando estes aneurismas se rompem, devido ao adelgaçamento de suas paredes, o sangue arterial entra no espaço subaracnóideo. Os aneurismas localizam-se habitualmente nas áreas mostradas aqui; mas, com maior frequência, são encontrados na A. comunicante anterior (cerca de 30 a 35%, seguida pela A. carótida interna, pela A. comunicante posterior e pela A. cerebral média, com cerca de 20% cada).

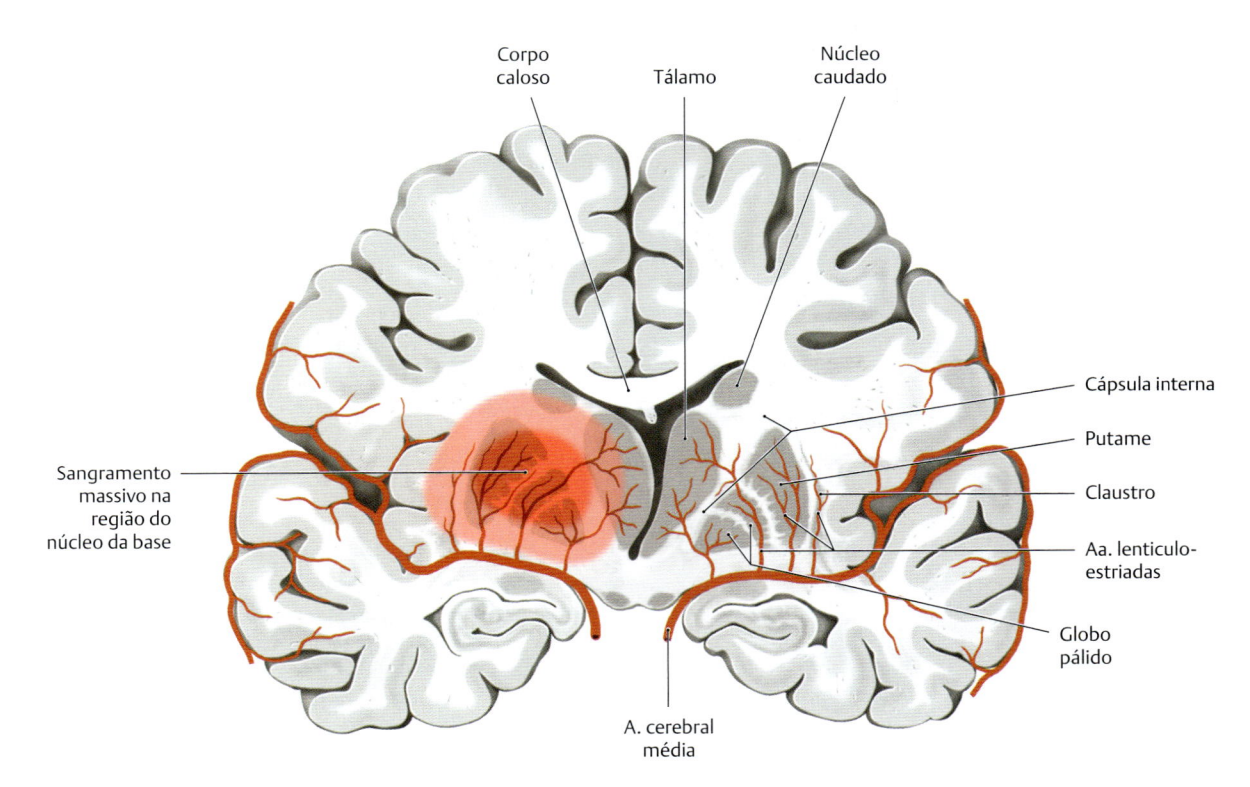

Corpo caloso

Tálamo

Núcleo caudado

Cápsula interna

Putame

Claustro

Aa. lenticulo-estriadas

Globo pálido

Sangramento massivo na região do núcleo da base

A. cerebral média

C Sangramento intracerebral

Corte frontal na altura dos corpos mamilares. Em contraste com a hemorragia intracraniana, mas extracerebral (ver **a**), na hemorragia intracerebral ocorre sangramento interno na substância do encéfalo. Em virtude da baixa resistência da parte mole do encéfalo, pode ocorrer um sangramento massivo, que, diferente da hemorragia extracerebral, não é possível conter no intraoperatório! A causa é geralmente uma ruptura do vaso devido à pressão arterial elevada. O sangramento provoca um infarto cerebral com zona de necrose central (vermelho-escura) e zona marginal mais clara. Esta zona marginal é chamada de "penumbra" e é na RM bem distinta da zona de necrose central. Na penumbra há uma relativa falta de oxigênio. Inicialmente ocorre uma falha funcional completa da área afetada do encéfalo. Em contraste com o tecido cerebral irreversivelmente perdido na zona de necrose, o tecido isquêmico da penumbra pode se recuperar, de acordo com o caso. As artérias mais acometidas por ruptura vascular são as chamadas artérias de AVE, as Aa. centrais anterolaterais (Aa. lenticuloestriadas) na região da cápsula interna. Como a via piramidal segue através da cápsula interna (ver **E**, p. 335), abaixo da lesão ocorre, entre outros, a interrupção do trato piramidal. Clinicamente, isso é reconhecido como paralisia espástica das extremidades no lado oposto do sangramento (cruzamento da via piramidal abaixo da lesão!). Além da hemorragia massiva, podem ocorrer pequenos sangramentos na região das três grandes artérias cerebrais, que geralmente exibem sintoma característico (chamado de pequeno infarto).

391

10.10 Distúrbios da Irrigação Cerebral

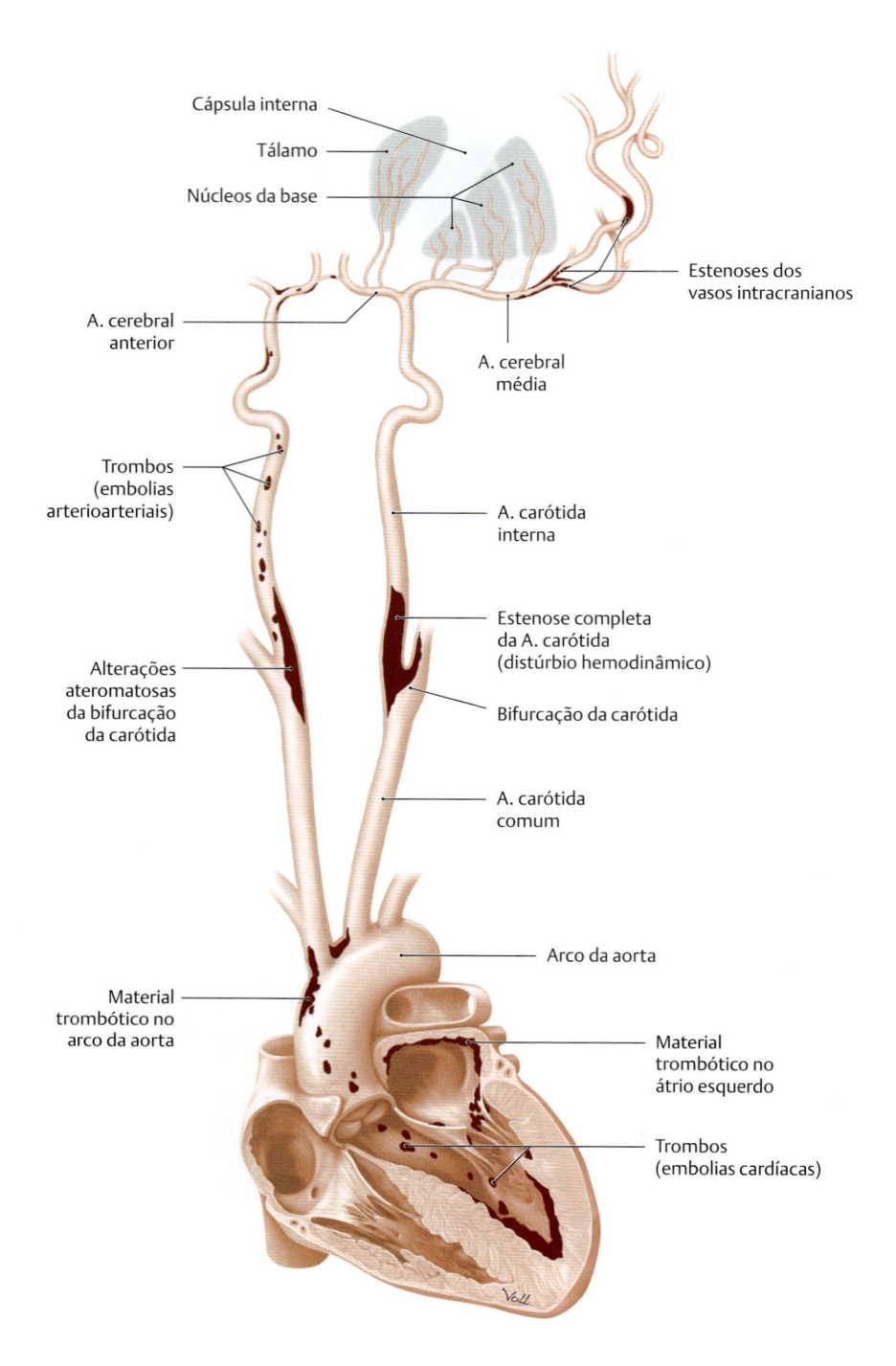

Cápsula interna

Tálamo

Núcleos da base

A. cerebral anterior

Estenoses dos vasos intracranianos

A. cerebral média

Trombos (embolias arterioarteriais)

A. carótida interna

Estenose completa da A. carótida (distúrbio hemodinâmico)

Alterações ateromatosas da bifurcação da carótida

Bifurcação da carótida

A. carótida comum

Arco da aorta

Material trombótico no arco da aorta

Material trombótico no átrio esquerdo

Trombos (embolias cardíacas)

A Causas mais frequentes de distúrbios da irrigação cerebral

Distúrbios do suprimento sanguíneo do encéfalo (isquemias cerebrais) e a consequente interrupção do suprimento de oxigênio são as principais causas de lesões neurológicas centrais. A complicação mais grave é o acidente vascular encefálico (AVE): 85% de todos os AVE são causados por isquemias cerebrais (*AVE isquêmico*) e, portanto, são 4 a 5 vezes mais frequentes do que os AVE *hemorrágicos*. Nos países ocidentais industrializados, o AVE representa a terceira causa de morte mais frequente (na Alemanha são cerca de 250.000 AVE por ano). Isquemias cerebrais ocorrem devido à interrupção prolongada da circulação sanguínea, 90% na *área de suprimento da A. carótida interna*. A retenção sanguínea causada pela obstrução da drenagem venosa (trombose das Vv. cerebrais) é muito mais rara (ver **B**). Distúrbios da irrigação na área de distribuição

da A. carótida são frequentemente causados por obstrução embólica ou trombótica local. As causas da maioria das embolias são alterações ateromatosas da bifurcação da carótida (embolias arterioarteriais), bem como material trombótico proveniente do átrio esquerdo (embolias cardíacas). Coágulos deslocados (trombos), provenientes do coração, por exemplo, em decorrência de uma patologia das valvas cardíacas ou da fibrilação atrial, em caso de distúrbios do ritmo cardíaco, podem ser transportados pela corrente sanguínea para o encéfalo em forma de êmbolos, onde obstruem uma artéria que supre o encéfalo (infarto territorial). Neste contexto, o *infarto medioterritorial* é o mais frequente. Este infarto afeta toda área de suprimento da A. cerebral média (como continuação direta da A. carótida interna).

Direita Esquerda

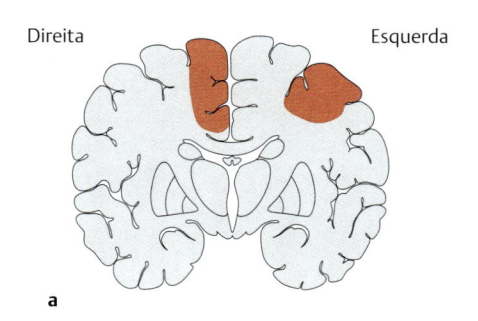
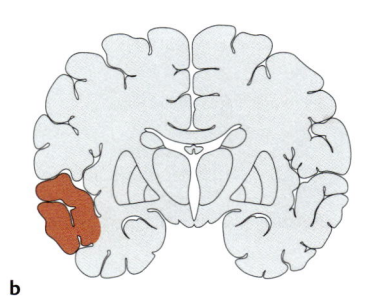
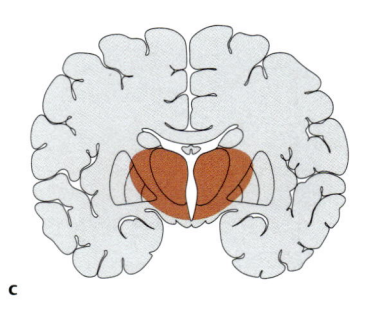

a   b   c

B Tromboses das veias cerebrais no corte frontal

Vista anterior. De forma análoga às artérias cerebrais, as Vv. cerebrais também apresentam áreas definidas de drenagem (ver pp. 386 e 388). Além dos mais frequentes distúrbios da irrigação, os distúrbios da drenagem venosa também podem causar infartos isquêmicos. A obstrução trombótica aumenta o volume de sangue e, portanto, a pressão venosa na região da veia obstruída. Isto reduz o gradiente de pressão capilar e aumenta a passagem de líquido dos capilares sanguíneos para o tecido encefálico (edema cerebral). Ao mesmo tempo, o suprimento sanguíneo da área afetada e, portanto, o suprimento de oxigênio, são diminuídos. A obstrução de determinadas veias cerebrais (em caso de trombose das veias cerebrais) causa infartos em locais definidos:

a Direita: trombose e infarto na área de suprimento das Vv. cerebrais superiores *mediais* (manifestação: paresia contralateral do membro inferior); esquerda: trombose e infarto na área de suprimento das Vv. cerebrais superiores *dorsais* (manifestação: hemiparesia contralateral; quando o hemisfério dominante em relação ao centro motor da fala é afetado: afasia motora).

b A trombose das Vv. cerebrais inferiores direitas causa um infarto no lobo temporal direito (manifestações: afasia sensitiva, hemianopsia contralateral).

c A trombose bilateral das Vv. cerebrais internas causa um infarto simétrico na região do tálamo e dos núcleos da base levando, rapidamente, a distúrbios da consciência e até o coma.

Uma vez que os seios venosos apresentam extensas anastomoses, ao contrário das veias tributárias aqui descritas, a obstrução limitada de uma área do seio não causa, frequentemente, sinais e/ou sintomas importantes (ver p. 384).

Região vascular	Sinais e sintomas neurológicos	
A. cerebral anterior	Hemiplegia (perda motora) e hemianestesia (perda sensitiva) com predomínio no membro inferior	Distúrbio cerebral da bexiga
A. cerebral média	Hemiplegia (perda motora) e hemianestesia (perda sensitiva) do tipo Wernicke-Mann com predomínio braquiofacial	Afasia
A. cerebral posterior	Hemi-hipoestesia	Hemianopsia

C Sinais e sintomas básicos dos distúrbios da circulação sanguínea em um dos três grandes ramos das artérias cerebrais (segundo Masuhr e Neumann)

Em caso de obstrução das três grandes artérias cerebrais, *Aa. cerebrais anterior, média e posterior*, a diminuição do suprimento de oxigênio causa perda da função nas regiões encefálicas supridas por elas (ver p. 378). A lesão de uma dessas grandes artérias produz padrões de lesão característicos para o diagnóstico:

- Incontinência da bexiga urinária (centro cortical da bexiga urinária) e déficits unilaterais do membro inferior (paralisia unilateral e perda sensitiva, com ênfase no membro inferior) do lado oposto (ver homúnculos motor e sensitivo, pp. 447 e 457) indicam infarto na região da **A. cerebral anterior**
- A paralisia unilateral braquiofacial do lado oposto indica infarto na região da **A. cerebral média**; quando o hemisfério dominante é afetado, ocorre também afasia motora (o paciente não consegue nomear objetos)
- Distúrbios visuais na região do campo de visão contralateral (hemianopsia) indicam, entre outros, infarto na região da **A. cerebral posterior**, uma vez que esta artéria também irriga o córtex visual, no sulco calcarino do lobo occipital. Quando ramos em direção ao tálamo são afetados, podem ocorrer distúrbios adicionais de sensibilidade da metade contralateral do corpo, uma vez que as fibras sensitivas ascendentes já cruzaram antes de atingir o tálamo do outro lado.

A extensão da lesão depende também da localização da obstrução vascular (mais proximal ou mais distal). A obstrução proximal causa, habitualmente, um infarto mais extenso do que a distal. Devido à contiguidade direta da área de suprimento da A. carótida com a A. cerebral média, os "infartos medioterritoriais" são os mais frequentes.

11.1 Visão Geral: Estrutura Segmentar da Medula Espinal

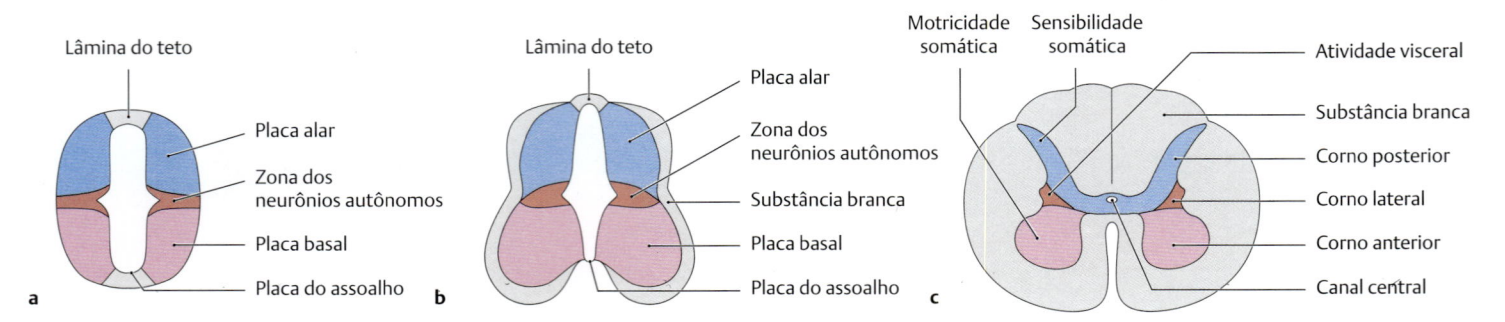

A Desenvolvimento embrionário da medula espinal
Corte transversal do tubo neural no nível da medula espinal posterior; vista superior.
a Tubo neural inicial; **b** Estágio intermediário; **c** Medula espinal adulta.
O desenvolvimento da medula espinal já foi mostrado na p. 273. Entretanto, mais do que em qualquer outra parte do SNC, o conhecimento do desenvolvimento embrionário da medula espinal contribui para o entendimento da sua estrutura e função no organismo maduro. Portanto, sua embriologia será brevemente revista aqui.

- A medula espinal, como parte do SNC, desenvolve-se a partir do tubo neural. Um corte transversal do tubo neural inicial (**a**) mostra lúmen central preenchido com líquido (no SNC maduro, líquido cerebrospinal), que é circundado pelas chamadas "placas":
  – Placas do teto e do assoalho não pareadas
  – Placas basal e alar.
  Entre as placas basal e alar existe uma *zona intermédia*. Na placa basal, na placa alar e na zona intermédia desenvolvem-se numerosos

neurônios. Eles formam a **substância cinzenta**. Com isso, essas regiões se ampliam e restringem ainda mais o lúmen central para formar o canal central (funcionalmente, espaço subaracnóideo interno, **c**), cujo diâmetro diminui em alguns locais. Na medula espinal madura são denominados cornos anteriores, laterais e posteriores

- Os axônios que emanam dos neurônios ou que chegam a eles formam a **substância branca**, que pode ser dividida topograficamente em três funículos e funcionalmente em várias vias (ver p. 396). Ela circunda externamente a substância cinzenta.

Morfologicamente, a substância cinzenta da medula espinal, que é cercada por todos os lados pela substância branca, representa, portanto, um núcleo ou um grupo nuclear. Aos três cornos pode ser atribuída, de modo amplo, uma função principal para seus neurônios: o corno anterior, somatomotor; corno posterior, somatossensibilidade; corno lateral, controle autônomo dos órgãos.

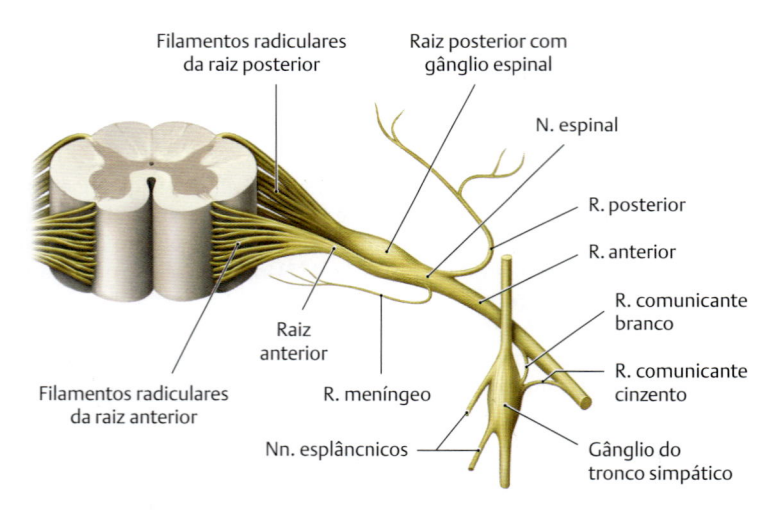

B Estrutura de um segmento da medula espinal
Vista anterossuperior de parte da medula espinal e de um N. espinal.
A medula espinal localiza-se como estrutura contínua no canal vertebral, não havendo subdivisão funcional ou morfológica reconhecível.
A medula espinal como parte do SNC tem conexões contínuas com o SNP graças às **radículas**, que são grupos de axônios que:

- Deixam a medula espinal na sua face anterior (geralmente axônios de neurônios motores, que seguem para um efetor) ou
- Entram na medula espinal na sua face posterior (geralmente axônios de neurônios sensoriais que fornecem informações de um receptor).

O canal vertebral é, no entanto, pela estrutura da coluna vertebral, dividido em "segmentos" – precisamente nas vértebras individuais (ver **C**). Ele praticamente impõe sua estrutura segmentar à medula espinal contínua: apenas nas aberturas *entre* as vértebras individuais – os forames intervertebrais – as radículas podem sair ou entrar no canal vertebral. Eles não fazem isso individualmente, mas sempre em grupos que formam uma **raiz**:

- As radículas anteriores formam uma raiz anterior
- As radículas posteriores forma uma raiz posterior.

Ambas as raízes se unem formando um **N. espinal**. As radículas, as raízes e o N. espinal são componentes do SNP. Desta conexão de uma parte contínua do SNC – medula espinal – com uma parte descontínua do SNP constrita pela arquitetura da coluna vertebral – N. espinal e filamentos e raízes por ele formados – origina-se a **definição funcional de um segmento da medula espinal**: um segmento da medula espinal é a parte da medula espinal na qual estão localizados os neurônios (motores) que formam especificamente uma raiz anterior.
Observação: A raiz posterior não está "envolvida" na definição funcional! O que significa que as radículas da raiz posterior de entrada nem sempre terminam nos neurônios que estão no seu "nível de entrada" na medula espinal, podendo terminar, por exemplo, no bulbo. Como o N. espinal é composto de raiz anterior (motora) e raiz posterior (sensível), ele é funcionalmente misto. A única exceção entre os Nn. espinais: o N. espinal oriundo do segmento C1 não tem raiz posterior (assim, também não há radículas posteriores), sendo exclusivamente motor. Para todos os outros nervos espinais, do ponto de vista morfológico, também se pode dizer que um segmento da medula espinal é aquele no qual se encontram as radículas, que se unem formando um nervo espinal.

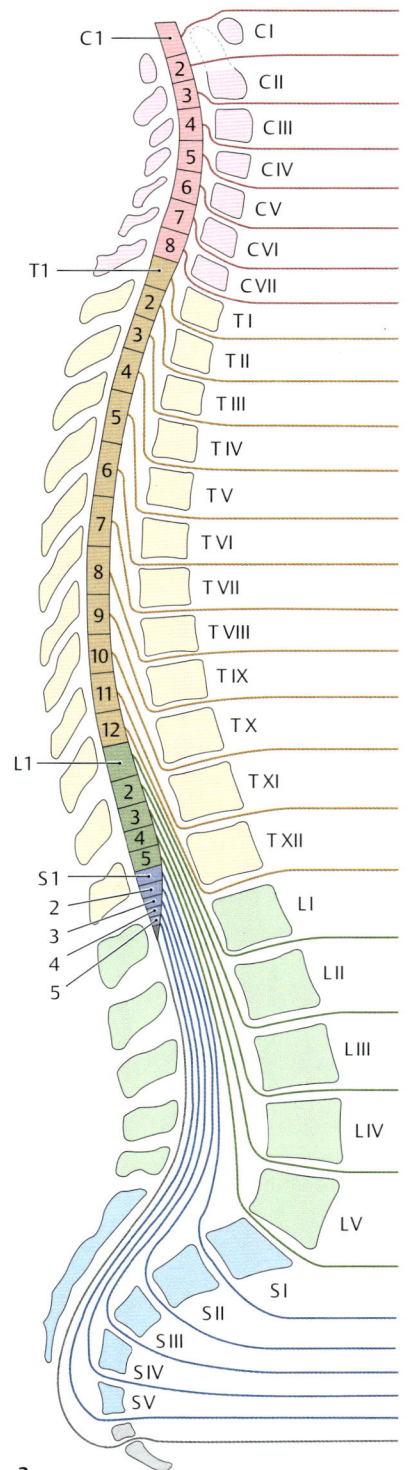

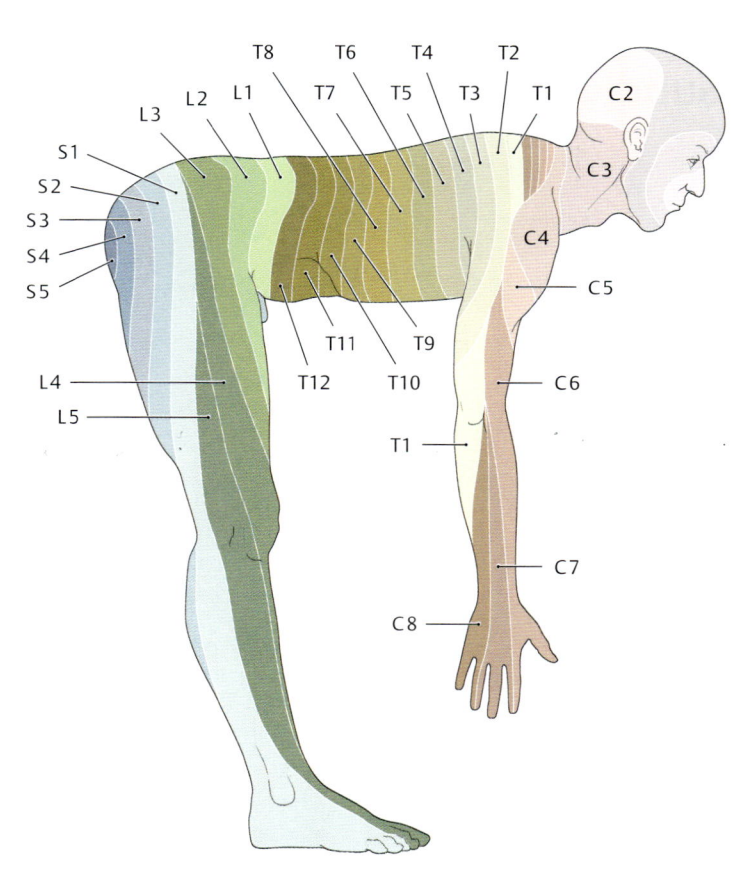

D Esquema simplificado da inervação segmentar da pele

Distribuição dos dermátomos no corpo. A distribuição da inervação sensitiva da pele correlaciona-se com as raízes sensitivas dos nervos espinais da figura anterior: cada segmento da medula espinal (com exceção de C1, ver adiante) é responsável pela inervação sensitiva de determinada área cutânea (= dermátomo). O conhecimento detalhado da correlação entre dermátomos e segmentos da medula espinal é de importância clínica, visto que os distúrbios de sensibilidade de um dermátomo permitem a indicação da altura da lesão na medula espinal. Por exemplo, a lesão da raiz C8 causa perda da sensibilidade no lado do dedo mínimo da mão.

Observação: Não existe dermátomo C1 porque o 1º nervo espinal é exclusivamente motor. Fibras proprioceptivas dos músculos curtos do pescoço, no N. suboccipital, dirigem-se à raiz posterior de C2 através do plexo cervical posterior.

Segmentos da medula espinal	Corpos vertebrais	Processos espinhosos
C8	Margem inferior C VI/margem superior C VII	C VI
T6	T V	T IV
T12	T X	T IX
L5	T XI	T X
S 1	T XII	T XII

C Organização dos segmentos da medula espinal na coluna vertebral de adultos

a Corte sagital mediano da coluna vertebral, vista da direita; **b** Segmentos da medula espinal (seleção).

Um segmento da medula espinal recebe o nome da vértebra acima ou abaixo da qual "seu" nervo espinal emerge:

• O primeiro nervo espinal, que emerge acima da primeira vértebra cervical (C I), é chamado C1,
• O nervo espinal que emerge acima da 2ª vértebra cervical (C II) é chamado C2 etc.

As vértebras são frequentemente representadas em algarismos romanos, e os segmentos da medula espinal ou nervos espinais em algarismos indo-árabes, para fazer a separação.

Observação: Como o primeiro nervo espinal emerge da coluna vertebral entre o occipital e a primeira vértebra cervical, ou seja, acima da primeira vértebra cervical, existem 8 nervos espinais cervicais (C1-C8), embora existam apenas 7 vértebras cervicais.

Com base nessa contagem, a 1ª vértebra torácica (T I) também tem uma posição especial: acima dela emerge o 8º nervo espinal cervical (C8), *abaixo* dele o 1º nervo torácico (T1). De T I até o fim da coluna, todos os nervos espinais emergem *abaixo* da respectiva vértebra. O nervo espinal S5 atravessa o canal sacral (porque existem apenas 4 orifícios vertebrais sacrais disponíveis para os nervos espinais S1-S4). O que chama a atenção é que a coluna vertebral é significativamente mais longa que a medula espinal.

Portanto, quando vistos de cima para baixo (em contraste com o embrião), os segmentos da medula espinal e as vértebras ficam cada vez menores na mesma altura. O segmento mais inferior da medula espinal, coccígeo 1/2, fica no nível da 1ª vértebra lombar (L I), e não no nível correspondente da vértebra coccígea I ou II. Isso resulta na chamada cauda equina, raízes dos nervos espinais que precisam se tornar cada vez mais longas no caminho do segmento da medula espinal até a "sua" vértebra. Lesões abaixo de L I, portanto, não danificam a medula espinal em si, mas sim as raízes anterior e posterior do respectivo nervo espinal (*síndrome da cauda equina*). Este conhecimento topográfico é importante na punção do espaço do LCS (ver **C** e **E**, p. 419).

395

11.2 Visão Geral: Subdivisões dos Segmentos da Medula Espinal

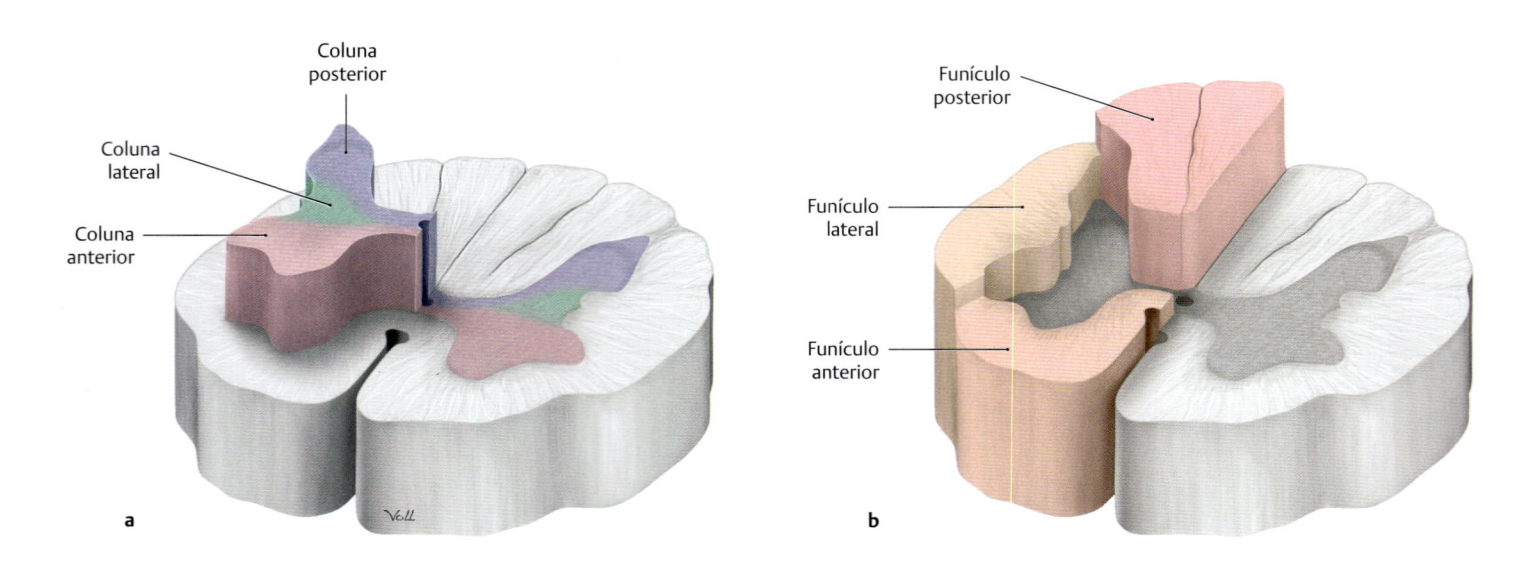

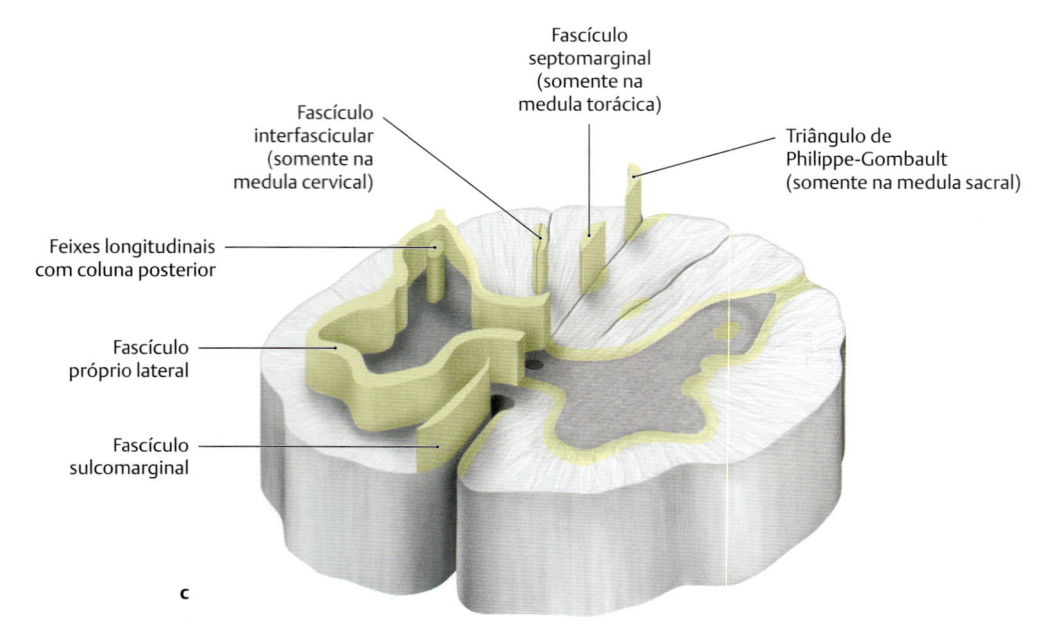

A Substâncias cinzenta e branca na medula espinal

Representação tridimensional da medula espinal, vista oblíqua esquerda, anterior e superior.

a Substância cinzenta; **b** Substância branca: funículos; **c** Substância branca: fascículos próprios.

A representação seccional típica da medula espinal pode ser confusa por causa do arranjo funcional dos neurônios em colunas (ver **A**, p. 398). Por isso, a representação da substância cinzenta em três colunas (**a**), colunas anterior, lateral e posterior, cuja imagem seccional é mostrada pelo respectivo corno, é mais do que apenas uma faceta topográfica: para a compreensão funcional dos músculos por meio dos pilares nucleares, por um lado (ver p. 398), e para o conhecimento da função do feixe basal (ver **c**), por outro lado, o aspecto das colunas é decisivo. Em relação à definição de um segmento (ver **B**, p. 394), a *coluna* anterior é o local onde estão todos os neurônios motores, que, juntos, formam a *raiz* anterior. As colunas lateral e posterior contêm neurônios autônomos e/ou sensitivos, como já foram mencionados em **A**, p. 394, nos seus cornos correspondentes. A substância branca contém vias, que basicamente podem ser subdivididas de acordo com seu destino em:

b Vias que atravessam a medula espinal – conforme o caso, após interconexão na medula espinal – e se *comunicam com outra parte do SNC*. Portanto, trata-se de um *sistema externo* da medula espinal. Ele está organizado em três funículos: anterior, lateral e posterior.

c Vias que conectam os neurônios nas colunas *dentro da medula espinal* e são responsáveis pela interconexão no interior da medula espinal (chamado *sistema próprio*). Os axônios dessas vias originam neurônios de associação (os chamados interneurônios), que estão localizados na substância cinzenta. O sistema próprio é organizado nos chamados fascículos próprios e, geralmente, está em estreita proximidade com a substância cinzenta. Os fascículos próprios também podem seguir horizontalmente e ligar, uns aos outros, os neurônios dentro de um plano (não mostrado aqui). Em ambos os sistemas, as vias podem ser ascendentes ou descendentes. As vias ascendentes do sistema externo são sensitivas, e as vias descendentes, motoras.

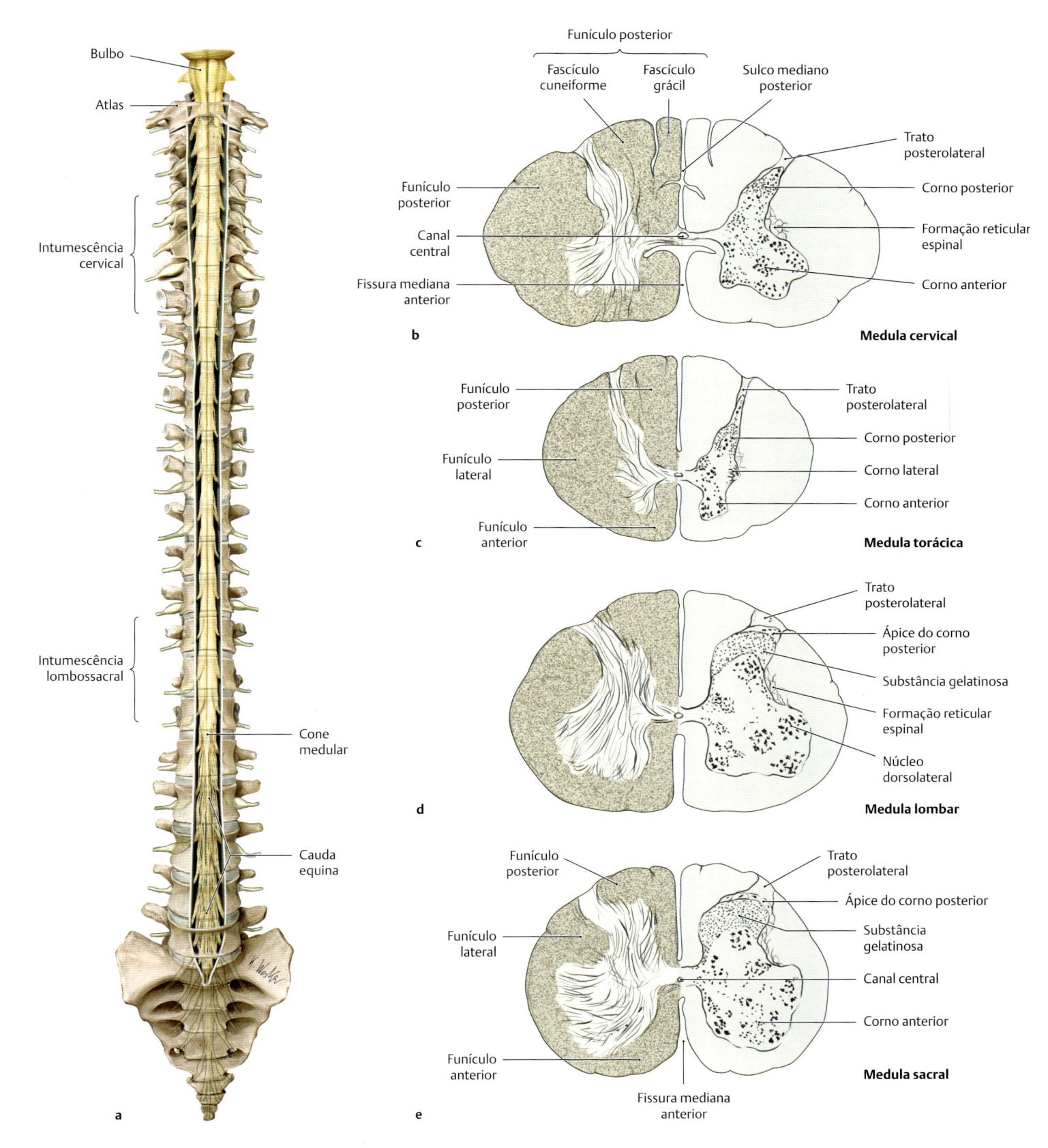

Medula cervical (b)

Funículo posterior
- Fascículo cuneiforme
- Fascículo grácil

Sulco mediano posterior

Trato posterolateral

Funículo posterior

Corno posterior

Canal central

Formação reticular espinal

Fissura mediana anterior

Corno anterior

Medula torácica (c)

Funículo posterior

Trato posterolateral

Funículo lateral

Corno posterior

Corno lateral

Corno anterior

Funículo anterior

Medula lombar (d)

Trato posterolateral

Ápice do corno posterior

Substância gelatinosa

Formação reticular espinal

Núcleo dorsolateral

Medula sacral (e)

Funículo posterior

Trato posterolateral

Ápice do corno posterior

Funículo lateral

Substância gelatinosa

Canal central

Corno anterior

Funículo anterior

Fissura mediana anterior

Bulbo

Atlas

Intumescência cervical

Intumescência lombossacral

Cone medular

Cauda equina

B Localização da medula espinal no saco dural

a Vista anterior; corpo vertebral fenestrado para expor a face anterior da medula espinal. Os cortes transversais (**b-e**) representam as seções da medula espinal topograficamente importantes; à esquerda no esquema após a coloração para mielina, à direita após a apresentação dos corpos de células nervosas.

Observação: Nas regiões da medula espinal que suprem os membros (intumescência cervical e intumescência lombossacral), há mais substância cinzenta.

Esse aumento no tamanho se deve ao maior número de neurônios que fornecem inervação motora e sensitiva aos músculos dos membros. O corno lateral é o local dos neurônios simpáticos, de modo que é encontrado somente na medula cervical inferior, na medula torácica e na medula lombar superior. A espessura da substância branca aumenta de caudal para cranial, já que nas seções caudais seguem apenas as vias para as partes inferiores do tronco e dos membros inferiores, enquanto pela medula cervical seguem também as vias dos membros superiores.

11.3 Substância Cinzenta: Organização Interna

A Princípio da organização das colunas celulares na coluna anterior da medula espinal

Na coluna anterior da medula espinal, cada músculo tem regiões nucleares definidas em forma de coluna. Considerando que alguns músculos maiores, a despeito de uma densidade igual de inervação, necessitam de maior quantidade de neurônios do que os músculos menores, as colunas nucleares desses músculos projetam-se ao longo de vários segmentos. Músculos cujos neurônios motores se localizam totalmente (ou pelo menos em sua maior parte) na altura de um *único* segmento são chamados *músculos para avaliação segmentar da medula espinal* deste segmento (ao contrário dos músculos polissegmentares, ver adiante, cujos neurônios motores originam-se de vários segmentos diferentes). Seu conhecimento é de grande importância clínica. O arranjo dos neurônios motores de um músculo em colunas nucleares forma a base da somatotopia da coluna anterior (ver **B**). Ao contrário do tronco (divisão e inervação segmentares), os primórdios dos músculos dos membros são misturados devido a um movimento de migração durante o desenvolvimento. Nesta migração, esses primórdios musculares levam consigo a inervação. Portanto, os axônios assim conduzidos são "miscigenados" nos plexos. Músculos volumosos podem levar até a "mistura" de neurônios provenientes de vários segmentos. Portanto, um músculo volumoso pode ser inervado por vários segmentos da medula espinal. Este tipo de músculo é chamado *polissegmentar* (comparar com **B**, p. 400). *Observação:* Um músculo pode ser inervado por vários segmentos da medula espinal, mas somente por uma única coluna nuclear que, no caso de grandes músculos, estende-se por vários segmentos.

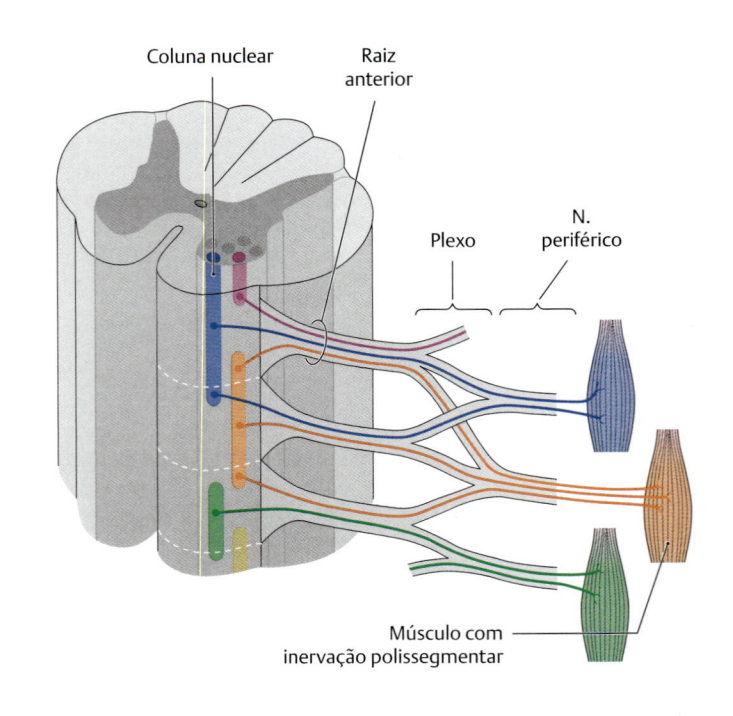

B Organização somatotópica do corno anterior

a Organização somatotópica das colunas nucleares no corno anterior de toda a medula espinal: as colunas nucleares no corno anterior apresentam-se da seguinte forma:

- Nas colunas nucleares mediais encontram-se os neurônios motores dos músculos proximais
- Nas colunas nucleares laterais encontram-se os neurônios motores dos músculos distais.

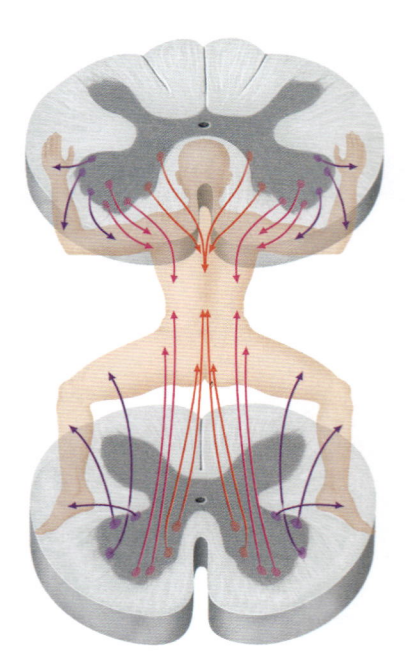

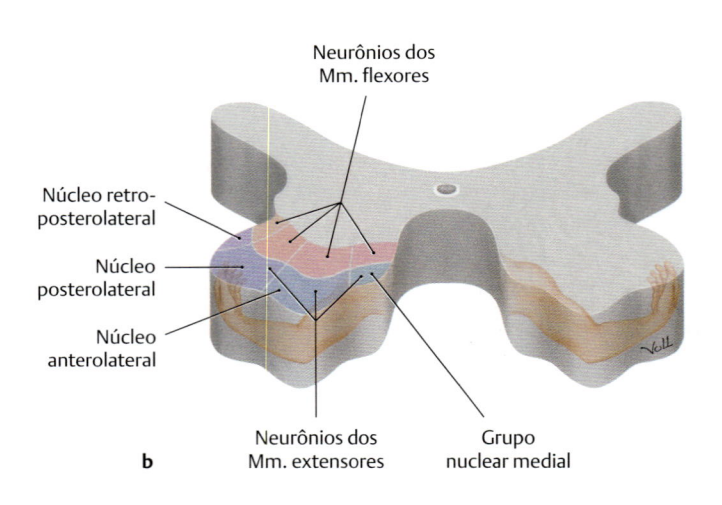

b Divisão somatotópica das colunas nucleares no corno anterior da medula cervical:

- O grupo nuclear medial (núcleos ventromedial e dorsomedial — núcleos não representados de forma separada) inerva os músculos da nuca e do dorso, bem como os músculos intercostais e abdominais (ver **a**)
- Os grupos nucleares laterais inervam:

  - A musculatura do cíngulo do ombro e do braço (núcleo anterolateral)
  - A musculatura do antebraço e da mão (núcleo posterolateral) e
  - Os pequenos músculos dos dedos (núcleo retroposterolateral).

Na parte anterior do corno anterior (azul) situam-se os grupos nucleares para os músculos extensores; na parte posterior (vermelho), os grupos dos músculos flexores.

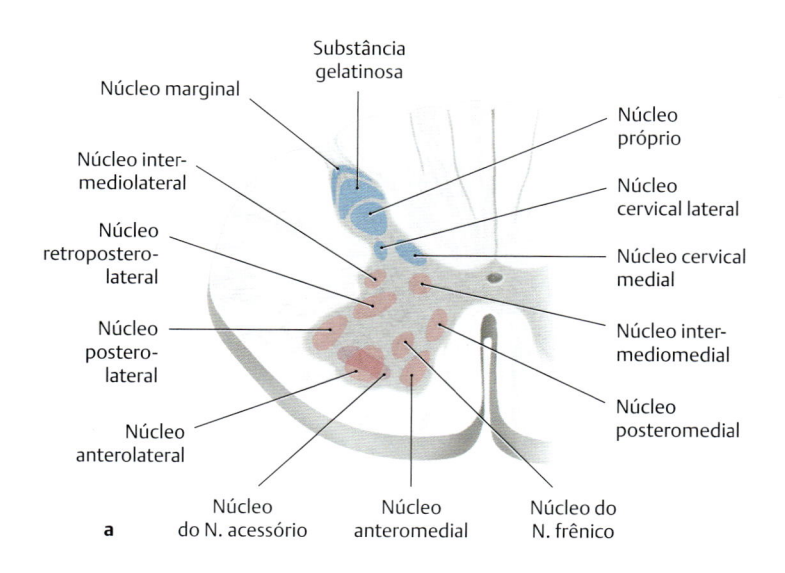

a

b

C Divisão da substância cinzenta em grupos celulares

a Medula cervical; **b** Medula lombar.

De forma clássica, os neurônios da substância cinzenta da medula espinal são reunidos em grupos celulares (= regiões nucleares). Embora existam, no corno anterior, neurônios que processam informações locais, nessa região situam-se, principalmente, os neurônios motores somáticos. Portanto, o corno anterior é significativamente maior do que o corno posterior, onde se situam, principalmente, os neurônios de projeção dos tratos ascendentes. Visto que a posição dos grupos nucleares varia nas

diferentes partes, esta figura mostra as medulas cervical e lombar. Algumas colunas celulares são específicas para a porção em questão da medula espinal; por exemplo, a região nuclear do nervo frênico localiza-se somente na medula cervical. Na **medula sacral** (não mostrada aqui), no lado anterior da lâmina X (ver **D**), no nível de (S1)-S2-S3 há uma pequena área nuclear (625 neurônios, em média), o núcleo X, segundo Onuf. Ela abriga motoneurônios do N. pudendo, responsáveis pela continência urinária e fecal (Mm. esfíncteres externos da uretra e do ânus), bem como pelo orgasmo (Mm. isquiocavernoso e bulbocavernoso).

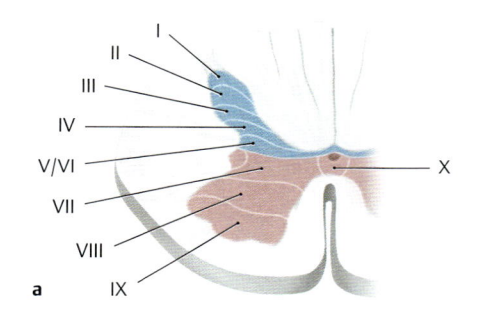

a

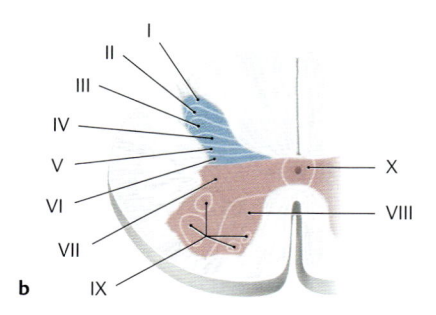

b

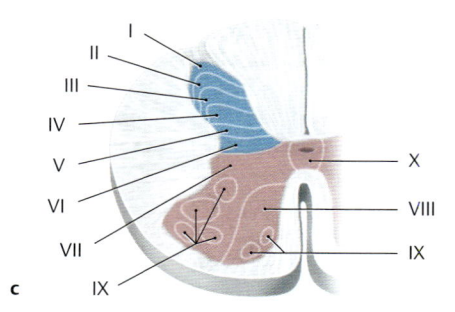

c

D Organização em camadas dos grupos nucleares de acordo com Rexed

a Medula cervical; **b** Medula torácica; **c** Medula lombar.

Devido à organização complexa do SNC, existem diferentes possibilidades de divisão da substância cinzenta. Além da sua organização em grupos nucleares (detalhada anteriormente), a arquitetura citológica permite

a divisão da substância cinzenta em camadas celulares (= lâminas I–X), de acordo com Rexed. A formação de camadas torna-se muito nítida no corno posterior, enquanto no corno anterior a organização das lâminas é semelhante à dos grupos nucleares (ver **C**). O local onde terminam axônios sensitivos, provenientes dos gânglios espinais, é muitas vezes indicado nas lâminas de Rexed; esta figura pode servir como referência.

E Neurônios da substância cinzenta da medula espinal

Neurônios radiculares

Neurônios cujos axônios saem pela raiz anterior. São subdivididos em:
- Neurônios radiculares motores somáticos (projetam-se nos músculos esqueléticos; neurônios motores α e γ)
- Neurônios radiculares motores viscerais (projetam-se nas vísceras).

Neurônios de associação (interneurônios)

Neurônios cujos axônios não saem do SNC. São subdivididos em:
- *Neurônios longitudinais (neurônios de projeção)*: neurônios da coluna posterior cujos axônios deixam a substância cinzenta e se estendem, na substância branca, em forma de tratos ascendentes, para os centros superiores. Representam o 2º neurônio sensitivo; o 1º neurônio situa-se no gânglio espinal (ver, por exemplo, p. 403). Como seus axônios terminam em centros superiores, também são chamados neurônios de projeção (análogos aos neurônios de projeção descendentes)

- *Interneurônios*: neurônios distribuídos por toda substância cinzenta cujos axônios não saem da substância cinzenta. São subdivididos em:
  - Neurônios curtos: neurônios cujos axônios terminam na altura do mesmo segmento e no mesmo lado (ver, por exemplo, **C**, p. 401)
  - Neurônios comissurais: neurônios cujos axônios estendem-se na comissura branca para o lado oposto (ver, por exemplo, **C**, p. 401)
  - Neurônios de associação: neurônios cujas fibras colaterais dos axônios conectam no mesmo lado diferentes segmentos entre si: vias de integração intersegmentar (ver, por exemplo, **C**, p. 401)
  - Células de Renshaw: neurônios estimulados pelas fibras colaterais dos axônios do neurônio motor α excitatório. Liberam, em seguida, um neurotransmissor inibitório que age sobre o neurônio motor α estimulador: gerando, portanto, uma inibição recorrente (ver, por exemplo, **D**, p. 401).

11.4 Substância Cinzenta: Arco Reflexo e Aparelho Próprio (Vias Segmentares) da Medula Espinal

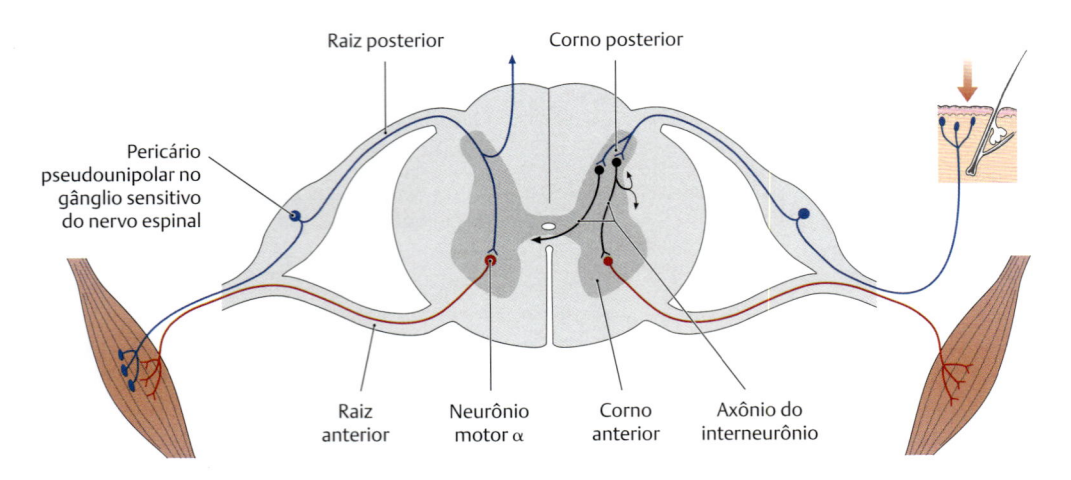

Raiz posterior

Corno posterior

Pericário pseudounipolar no gânglio sensitivo do nervo espinal

Raiz anterior

Neurônio motor α

Corno anterior

Axônio do interneurônio

A Função integrativa da substância cinzenta da medula espinal: geração de reflexos

À esquerda: reflexo próprio monossináptico; à direita: reflexo extrínseco polissináptico.

A substância cinzenta da medula espinal tem, entre outras, a tarefa de prover suporte para a função muscular no nível inconsciente (reflexivo): por meio dela, o corpo pode se manter na posição vertical, caminhar e correr sem estarmos atentos a isso. Para esta função de coordenação, os neurônios na substância cinzenta requerem informações dos músculos e do seu ambiente. Eles as recebem através de axônios de neurônios, cujos corpos estão localizados no gânglio espinal. Esses axônios movem-se através do *corno posterior* na substância cinzenta (para as aferências, ver p. 446). Existem dois tipos de reflexos: o reflexo miotático monossináptico e o reflexo de retirada (flexor) polissináptico. No **reflexo miotático monossináptico**, a informação da periferia vem do músculo em si, tal como informações sobre o comprimento e a tensão musculares.

Quando o músculo é estendido por um golpe sobre o seu tendão, são estimulados os receptores no músculo que transmitem esta informação de tensão (através de neurônios, cujos corpos estão localizados no gânglio espinal) para os neurônios motores α. Esses neurônios aferentes liberam um transmissor excitatório em um neurônio motor α, que em seguida desencadeia uma contração deste músculo. A contração muscular resultante é um sinal de que todo o arco reflexo está intacto, ou seja, fibras aferentes e eferentes, bem como o sistema de processamento na substância cinzenta e no músculo em si estão funcionais. No **reflexo de retirada (flexor) polissináptico**, são estimulados receptores que estão localizados fora do músculo, por exemplo, na pele. Eles desencadeiam, então, a contração muscular através de interneurônios. Como mais de um neurônio está envolvido, diz-se que um reflexo de retirada é polissináptico. Os neurônios são interconectados através das vias segmentares (para mais informações, ver **C**).

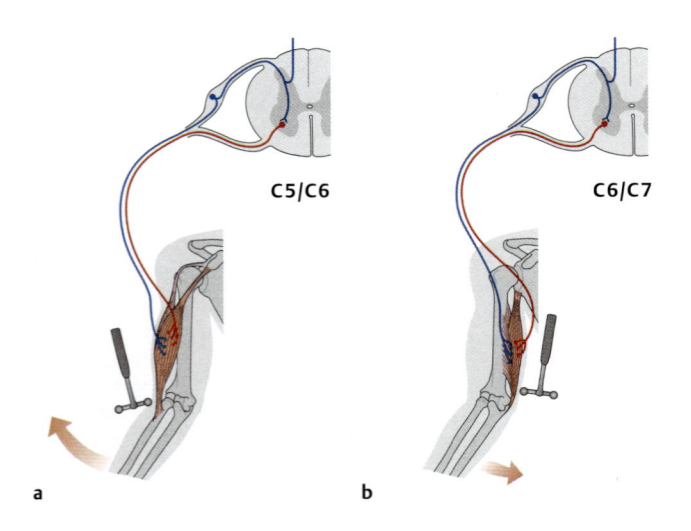

C5/C6

C6/C7

a

b

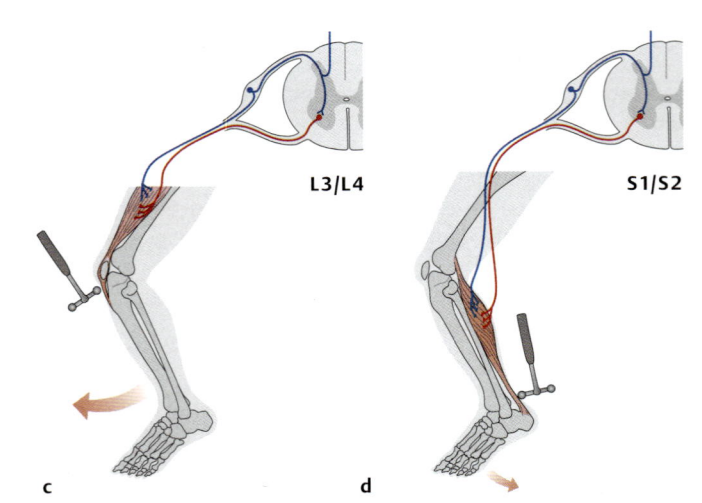

L3/L4

S1/S2

c

d

B Reflexos miotáticos de importância clínica
a Reflexo bicipital; **b** Reflexo tricipital; **c** Reflexo patelar; **d** Reflexo aquileu.
A figura mostra os músculos, nos pontos de estimulação dos reflexos, os neurônios envolvidos (aferências em azul, eferências em vermelho) e os segmentos correspondentes da medula espinal.
Os reflexos miotáticos mais importantes devem ser avaliados durante cada exame clínico. Cada reflexo é desencadeado por uma leve e rápida percussão com o martelo de reflexo, geralmente no tendão do músculo.

Tal percussão provoca discreto estiramento do músculo. Quando o músculo se contrai em resposta, o arco reflexo está intacto. Mesmo se tratando de um único músculo e um único nervo que o supre, vários segmentos da medula espinal são envolvidos na inervação (= músculos polissegmentares, ver **A**, p. 398). A prova clínica dos reflexos sempre deve comparar os dois lados do corpo, visto que somente dessa maneira um aumento, uma diminuição ou uma alteração patológica unilateral pode ser detectada.

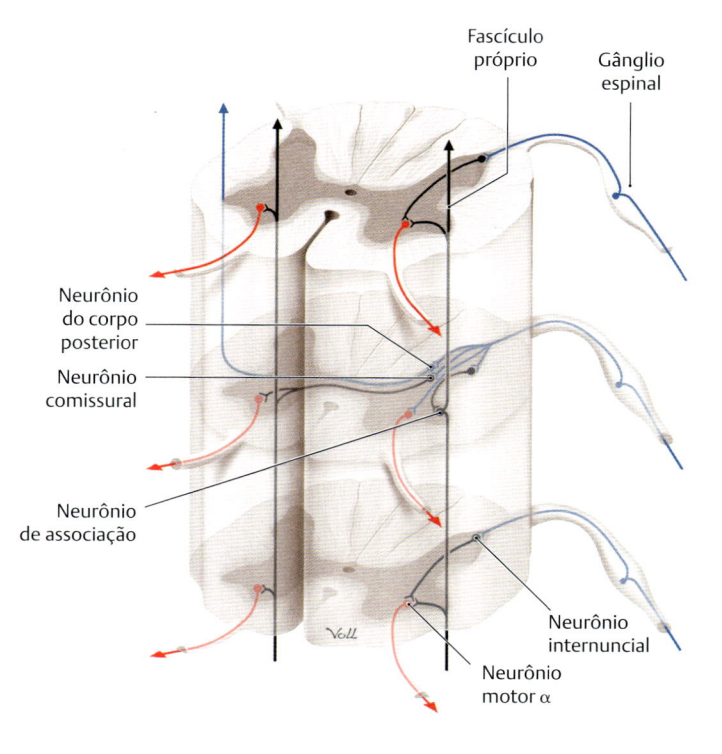

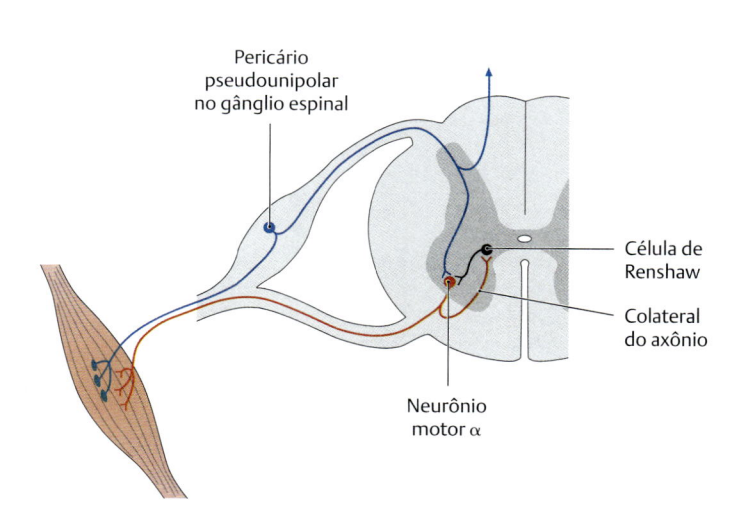

C Esquema de sinapses do aparelho próprio (das vias segmentares) da medula espinal

Neurônios aferentes em azul, neurônios eferentes em vermelho e neurônios das vias segmentares em preto. Os reflexos flexores (de retirada) polissinápticos muitas vezes são coordenados no nível da medula espinal, em seus vários segmentos. Interneurônios, cujos axônios se ramificam em forma de "T", conduzem a informação que chega, cruzando ou não, a segmentos situados superior e inferiormente (ver **E**, p. 399, sobre interneurônios). Essa cadeia de interneurônios é restrita à medula espinal e é chamada *vias segmentares* da medula espinal. Os axônios dos neurônios das vias segmentares estendem-se, em forma de fascículos próprios, ao longo da substância cinzenta, para os segmentos vizinhos (ver **A**, p. 396). Portanto, os fascículos próprios representam o aparelho condutor das vias segmentares.

D Influência da célula de Renshaw sobre o neurônio motor α

As aferências no reflexo miotático são provenientes de neurônios do gânglio espinal. Elas terminam nos neurônios motores α e liberam o transmissor excitatório acetilcolina. Como resposta a essa liberação de transmissor, o neurônio motor, por sua vez, libera impulsos excitatórios para a sinapse neuromuscular (o transmissor na sinapse também é acetilcolina). Além disso, existem colaterais do axônio do neurônio motor α, que, desta forma, também agem estimulando a célula de Renshaw, um interneurônio inibitório. Nessa estimulação, a célula de Renshaw libera o transmissor *inibitório* glicina. Com isso, o mecanismo autoinibitório impede uma superestimulação do neurônio motor α (inibição recorrente). A importância funcional das células de Renshaw mostra-se clinicamente impressionante no caso do tétano. A toxina do tétano inibe a liberação de glicina das células de Renshaw; a inibição de neurônios motores α é interrompida e ocorrem contrações tetânicas (contração continuada).

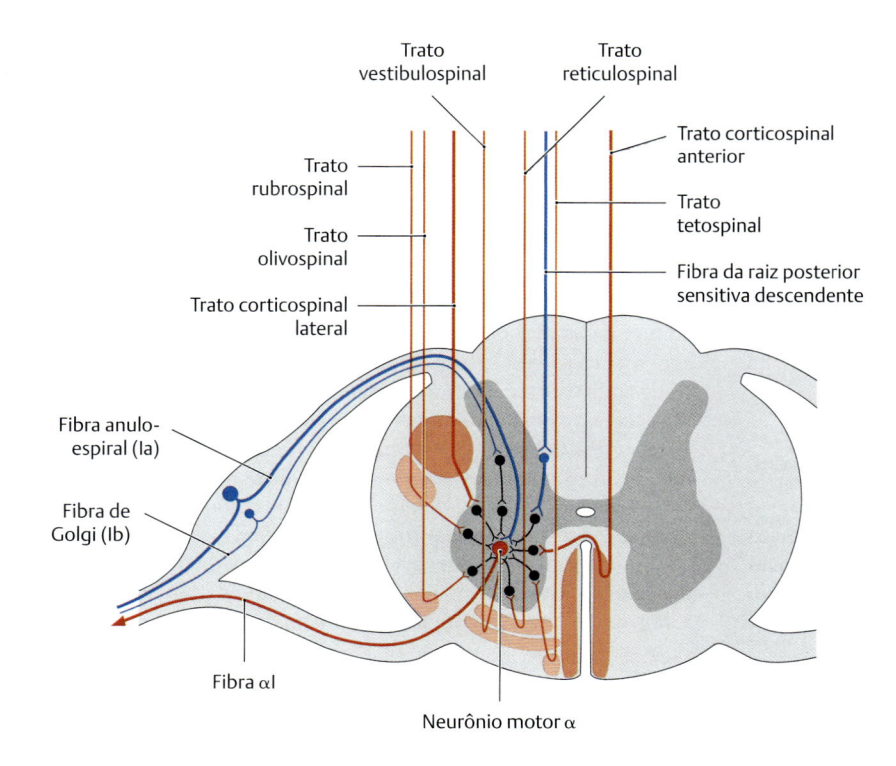

E Influência dos tratos longos sobre o neurônio motor α

O neurônio motor α não recebe eferências apenas da medula espinal em si, mas a sua atividade também é modulada, de forma significativa, por eferências dos longos tratos originados no encéfalo. A maioria dessas eferências agem inibindo o neurônio motor α. Em caso de perda dessa influência, como em lesões transversais da medula, ocorre paralisia espástica devido à grande influência excitatória das vias segmentares (ver p. 461).

11.5 Tratos Ascendentes: Trato Espinotalâmico

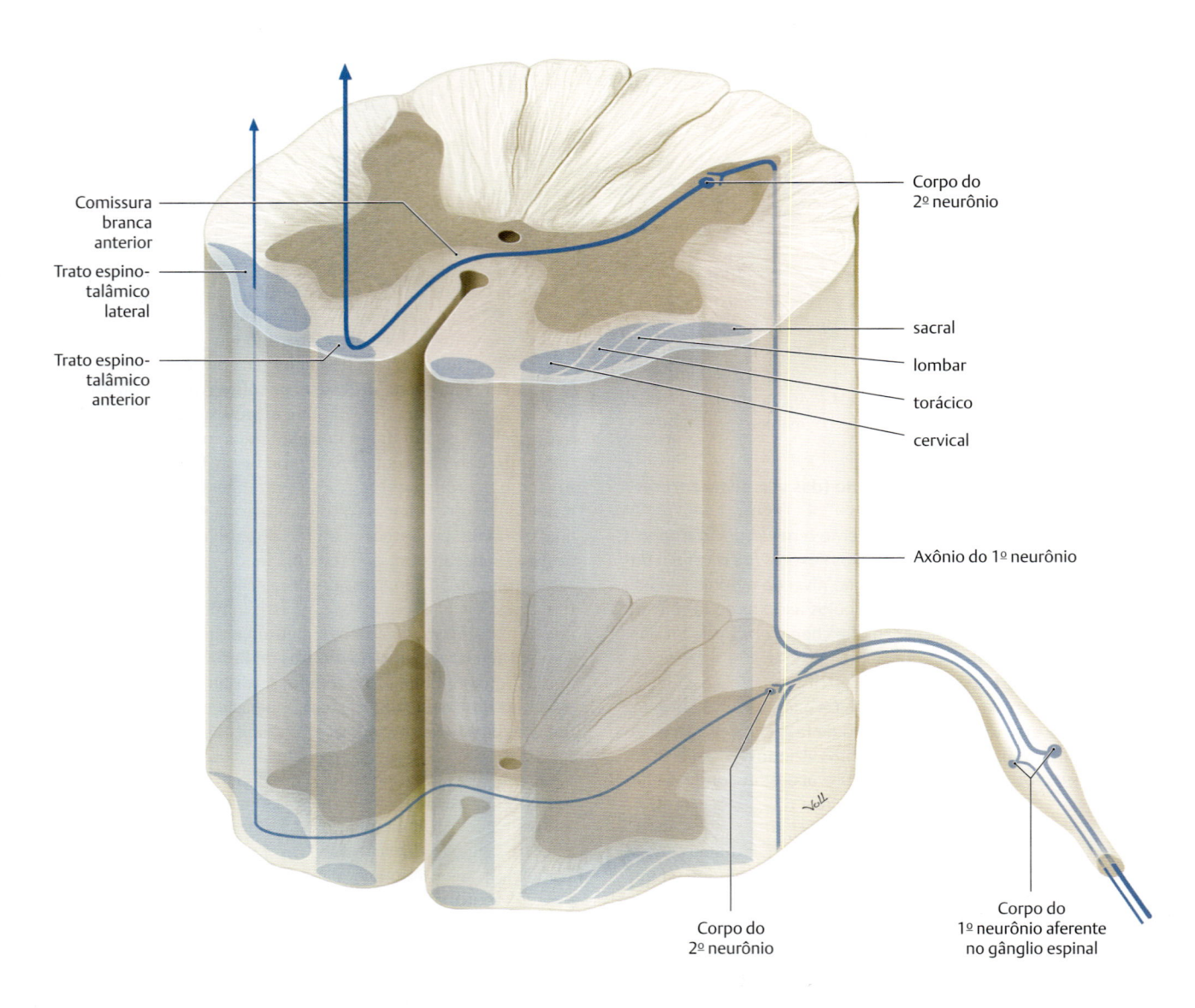

Comissura branca anterior

Trato espino-talâmico lateral

Trato espino-talâmico anterior

Corpo do 2º neurônio

sacral

lombar

torácico

cervical

Axônio do 1º neurônio

Corpo do 2º neurônio

Corpo do 1º neurônio aferente no gânglio espinal

A Trajeto do trato espinotalâmico anterior e lateral, corte transversal da medula espinal

Os axônios do trato espinotalâmico *anterior* seguem no funículo anterior, aqueles do trato espinotalâmico *lateral* seguem nos funículos anterior e lateral da medula espinal. Portanto, ambos os tratos são também referidos como tratos sensitivos *anterolaterais*.

- O trato espinotalâmico anterior conduz as impressões de tato grosseiro, bem como sensações de pressão pouco diferenciadas
- O trato espinotalâmico lateral conduz as sensações sexuais, de dor, temperatura, cócegas e prurido.

Os núcleos dos neurônios aferentes primários de ambos os tratos estão localizados nos gânglios sensitivos dos nervos espinais. Ambos os tratos contêm segundos neurônios e cruzam na comissura branca anterior. No lado esquerdo da medula espinal é mostrado o arranjo somatotópico do trato espinotalâmico lateral. Começando posteriormente e seguindo no sentido horário, primeiro se encontram as fibras sacrais e, por último, anteriormente, as cervicais.

Observação: Em sentido estrito, o trato espinotalâmico não faz parte da comissura branca anterior, ele apenas cruza (decussação) nela. A comissura branca *anterior*, assim como a comissura branca *posterior*, não mostrada aqui, é uma comissura verdadeira de fibras dos fascículos próprios que seguem horizontalmente: aqui os fascículos próprios conectam, como um sistema distinto, as partes esquerda e direita da medula espinal. A comissura *branca* anterior não deve ser confundida com a comissura anterior. Embora esta também seja uma comissura verdadeira, ela não está na medula espinal, mas no telencéfalo, onde conecta tanto partes do rinencéfalo quanto partes do lobo temporal de lado a lado. A comissura branca posterior não deve ser confundida com a comissura posterior, que é uma comissura verdadeira no diencéfalo.

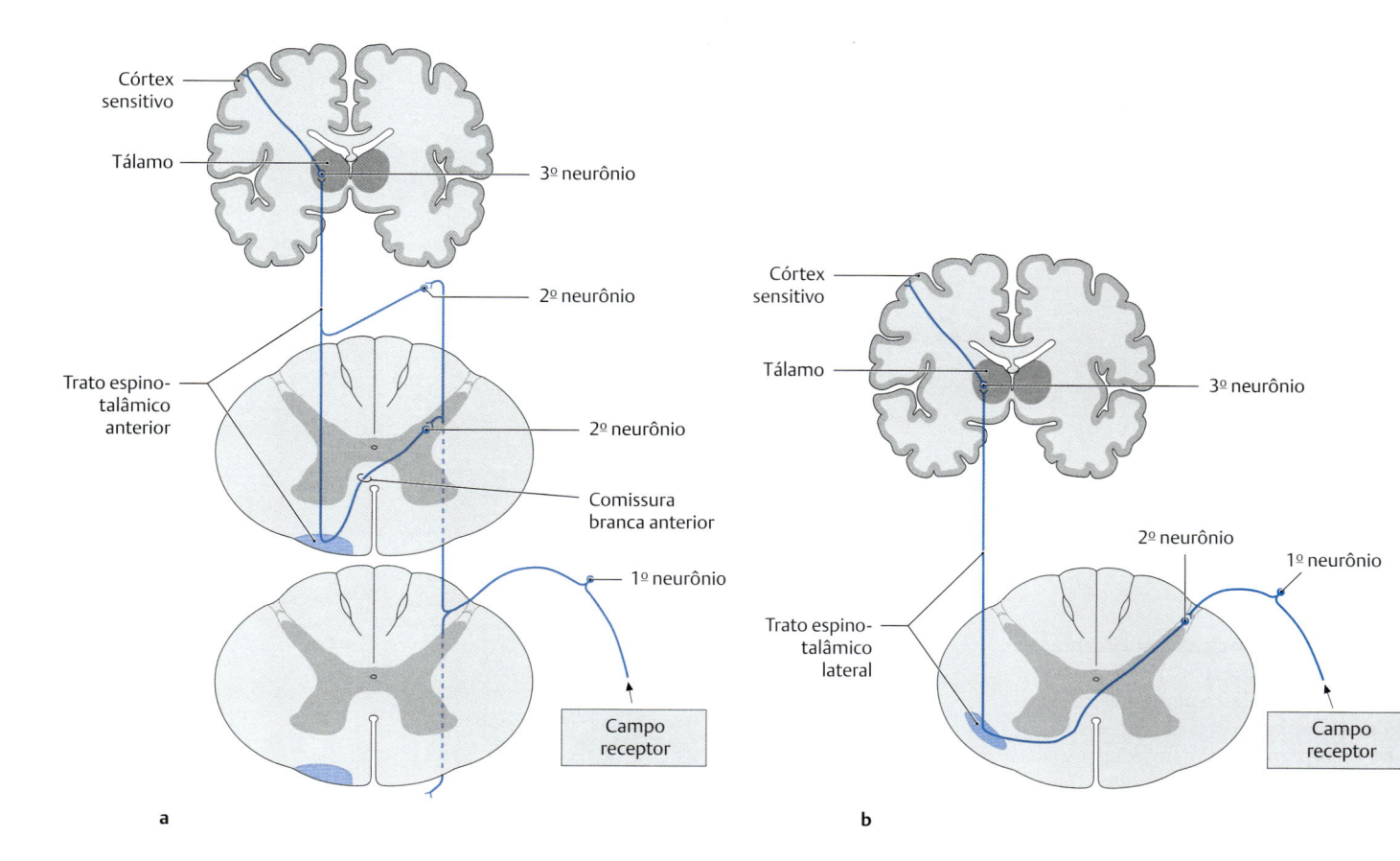

B Trato espinotalâmico e suas conexões centrais

a Trato espinotalâmico anterior; **b** Trato espinotalâmico lateral. Ambos os tratos espinotalâmicos captam estímulos em campos receptores da pele, mas encaminham as informações por meio dos diferentes **tipos de sensibilidade**:

- O trato espinotalâmico *anterior* recebe seus impulsos de corpúsculos táteis da pele, bem como de receptores em torno do folículo piloso (mecanorrecepção) através de axônios mielinizados de espessura média (dendríticos)
- O trato espinotalâmico *lateral*, através de terminações nervosas livres na pele para dor e temperatura.

O *1º neurônio* (aferente primário) está localizado, em ambos os tratos, nos *gânglios sensitivos dos nervos espinais*. Também há semelhanças no curso do trato espinotalâmico: ambas as vias terminam no córtex sensitivo no giro pós-central, os impulsos por elas transmitidos são então processados *conscientemente* no encéfalo. No **curso de ambas as vias para o córtex sensitivo** há, entretanto, uma diferença clinicamente significativa:

- No trato espinotalâmico *anterior* (**a**) os axônios do 1º neurônio se ramificam inicialmente em forma de T, em seguida eles se inserem na medula espinal e seguem 1 a 2 segmentos para baixo, bem como 2 a 15 segmentos para cima. Só então, e não na altura do segmento da medula espinal em que eles entraram, fazem sinapse na coluna posterior no 2º neurônio. Os axônios do 2º neurônio atravessam, então, a comissura anterior para o lado oposto e seguem pelo funículo *anterior* oposto para o encéfalo

- No trato espinotalâmico *lateral* (**b**), no entanto, os axônios do 1º neurônio fazem sinapse imediatamente após a sua entrada na substância cinzenta da medula espinal no 2º neurônio, isto é, na altura do segmento em que eles entram na medula espinal! Os axônios do 2º neurônio também atravessam, então, a comissura anterior para o lado oposto e seguem pelo funículo *lateral* oposto para o encéfalo. O conhecimento deste diferente ponto de sinapse pode ser importante para a avaliação dos sintomas na chamada síndrome de Brown-Séquard (ver **E**, p. 473).

Ambos os tratos espinotalâmicos (que no tronco encefálico também são chamados de fibras espinotalâmicas) seguem no tronco encefálico em um grupo de vias chamado de lemnisco espinal (alça da medula espinal) para o núcleo ventral posterolateral do tálamo, onde eles fazem sinapse no 3º neurônio. Os axônios do 3º neurônio chegam então, através da cápsula interna ao 4º neurônio, no giro pós-central.

Observação: Em uma lesão do trato espinotalâmico, a percepção de vários estímulos sensitivos, como dor, temperatura e mecanorrecepção grosseira, é limitada ou completamente ausente. Como ambas as vias estão justapostas e pouco dissociáveis, praticamente não ocorre uma lesão isolada de uma das vias. As disfunções causadas por essas lesões localizam-se sempre no mesmo lado do corpo em que acontecem, quando atingem o 1º neurônio (localizado no gânglio sensitivo do nervo espinal) ou o 2º neurônio antes do seu cruzamento. Quando as lesões se localizam no 3º ou no 4º neurônio (centrais), elas têm manifestações clínicas contralaterais.

11.6 Tratos Ascendentes do Funículo Posterior: Fascículo Grácil e Fascículo Cuneiforme

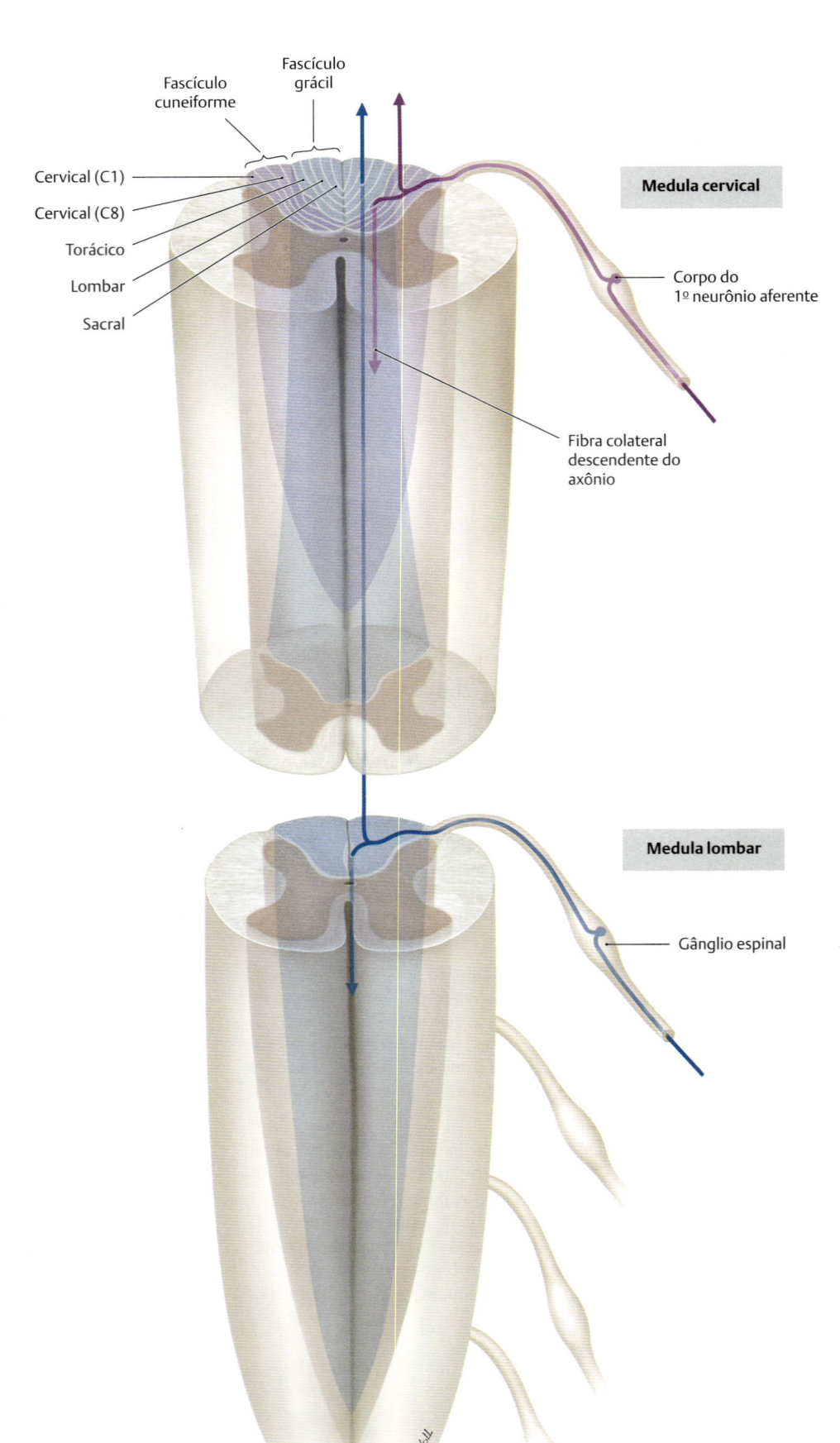

Fascículo cuneiforme

Fascículo grácil

Cervical (C1)

Cervical (C8)

Torácico

Lombar

Sacral

Medula cervical

Corpo do 1º neurônio aferente

Fibra colateral descendente do axônio

Medula lombar

Gânglio espinal

A Fascículo grácil e fascículo cuneiforme (axônios ascendentes)

O fascículo grácil e o fascículo cuneiforme são chamados *tratos posteriores* devido a sua posição no corte transversal da medula espinal. Nos dois tratos localizam-se as fibras para a percepção da posição (propriocepção consciente) e a sensibilidade cutânea fina (vibração, pressão delicada, discriminação entre dois pontos, tato) — no fascículo cuneiforme as fibras provenientes do membro superior e no fascículo grácil as fibras provenientes do membro inferior. Uma vez que contém as fibras provenientes do membro superior, o fascículo cuneiforme não existe abaixo de T3. Os corpos dos 1ºˢ neurônios situam-se no gânglio espinal. Suas fibras ricas em mielina são de condução rápida e seguem, sem cruzar (ver **C** sobre o local do cruzamento), para os núcleos do trato posterior (núcleo grácil e núcleo cuneiforme, respectivamente, ver **C**). Ambas as regiões nucleares situam-se na parte inferior do bulbo (medula oblonga). Os fascículos são organizados somatotopicamente.

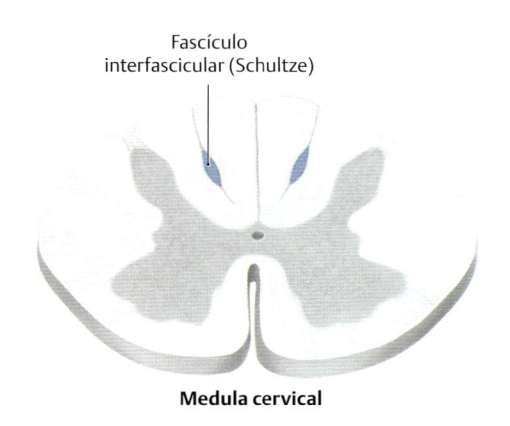

Fascículo interfascicular (Schultze)

Medula cervical

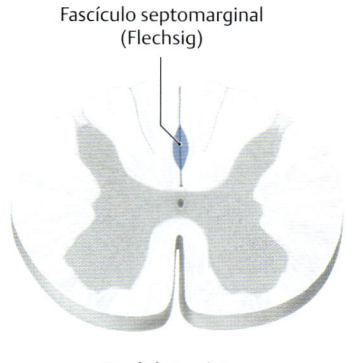

Fascículo septomarginal (Flechsig)

Medula torácica

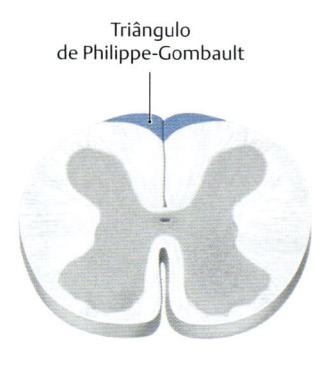

Triângulo de Philippe-Gombault

Medula sacral

B Vias do trato posterior (axônios descendentes)

Além dos axônios ascendentes mostrados em **A**, contidos nos fascículos grácil e cuneiforme, fibras colaterais enviam axônios para os segmentos inferiores. Esse trato organiza-se na medula cervical formando a vírgula de Schultze (fascículo interfascicular) na medula torácica, formando a região oval de Flechsig (fascículo septomarginal) e, na medula sacral, formando o triângulo de Philippe-Gombault (fascículo interfascicular). Esses tratos participam das integrações motora e sensitiva no nível da medula espinal e, portanto, pertencem ao sistema de vias segmentares da medula espinal (ver pp. 396, 400).

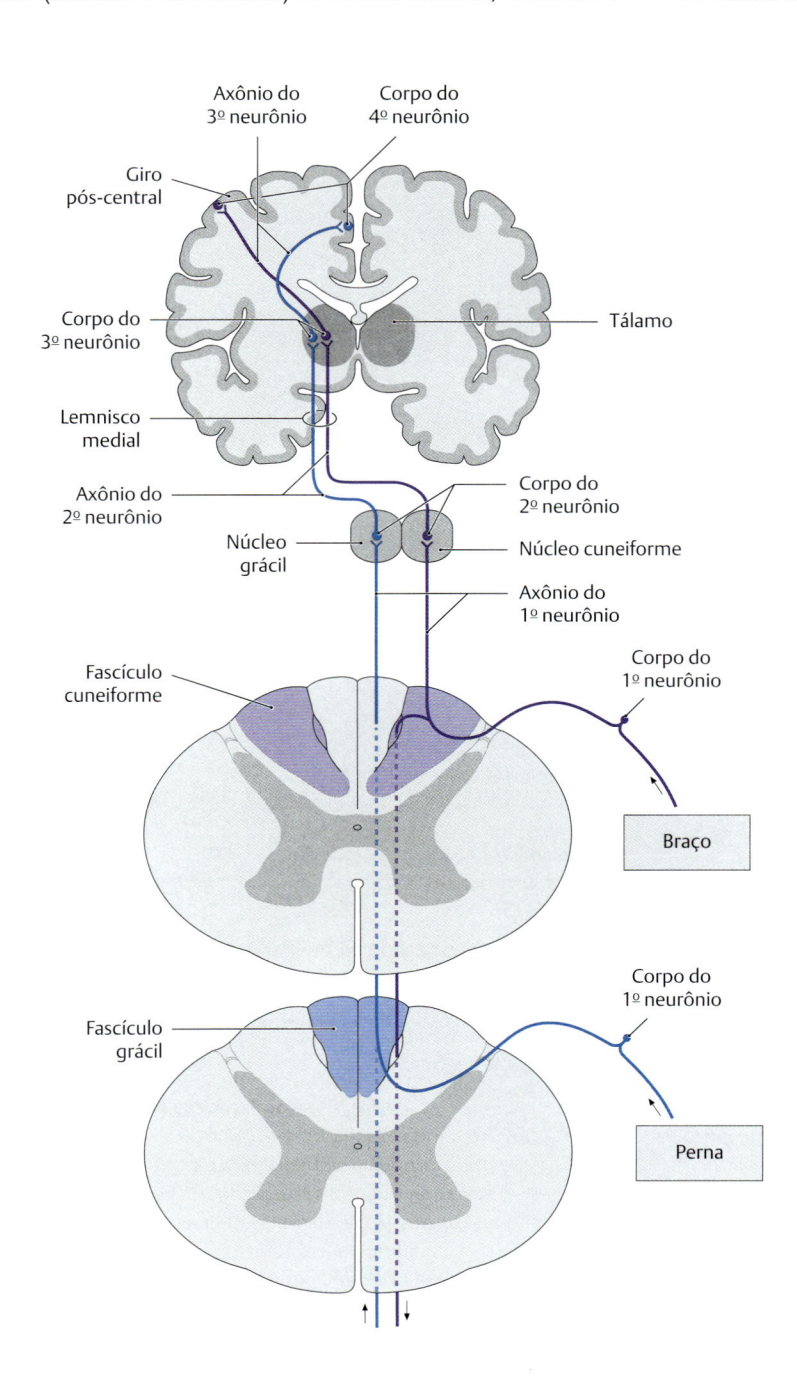

C Fascículos grácil e cuneiforme e suas conexões centrais

- Assim como no trato espinotalâmico (ver a partir da p. 402), nas vias do funículo posterior, os axônios do 3º neurônio também terminam no córtex sensitivo do cérebro, o giro pós-central. Isso significa que os impulsos transmitidos por essas vias também são percebidos *conscientemente* (propriocepção consciente através dos receptores musculares e tendíneos, assim como sensibilidade vibratória através dos corpúsculos de Vater-Pacini e sensibilidade tátil fina da pele através de receptores das hastes pilosas, entre outros)
- Assim como no trato espinotalâmico, o *corpo dos 1ºˢ neurônios* está localizado no gânglio sensitivo do nervo espinal
- Os *axônios dos 1ºˢ neurônios* ascendem sem cruzamento nos funículos posteriores para os núcleos cuneiforme e grácil (2º neurônio), no bulbo inferior
- Apenas os *axônios do 2ºˢ neurônios* – que são chamados de lemnisco medial no tronco encefálico – cruzam, então, na decussação do lemnisco e seguem, no lado oposto, para o tálamo (3º neurônio).

Observação: Em uma lesão dos fascículos grácil e cuneiforme, ocorre redução ou a total disfunção da mecanorrecepção fina e da propriocepção consciente. As disfunções causadas por essas lesões localizam-se sempre no lado do corpo em que está o corpo celular do 1º neurônio (i. e., do neurônio periférico no gânglio espinal) da via. A razão disso é o cruzamento da via, descrito anteriormente, *após* o 2º neurônio (localizado no bulbo; os 2ºˢ neurônios das outras vias sensitivas estão localizados na medula espinal!). Resumindo, as lesões do 1º e do 2º neurônio em um lado provocam manifestações clínicas homolaterais, e as lesões do 3º e do 4º neurônio provocam manifestações clínicas do lado oposto (contralaterais).

405

11.7 Tratos Ascendentes: Trato Espinocerebelar

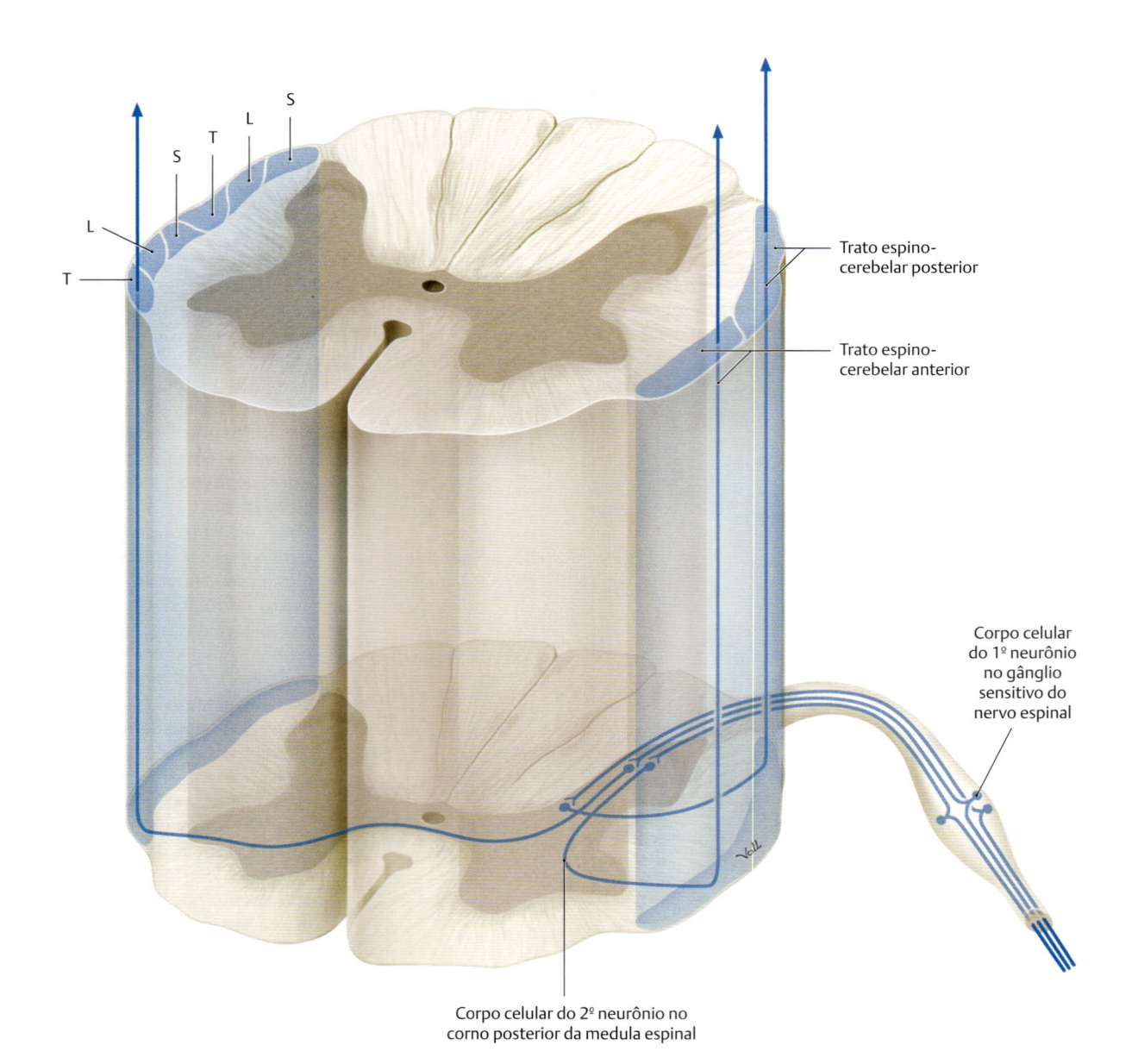

Trato espino-cerebelar posterior

Trato espino-cerebelar anterior

Corpo celular do 1º neurônio no gânglio sensitivo do nervo espinal

Corpo celular do 2º neurônio no corno posterior da medula espinal

A Tratos espinocerebelares anterior e posterior

Os tratos espinocerebelares estão localizados no funículo lateral da medula espinal e, diferentemente das vias ascendentes da medula espinal descritas anteriormente, não conduzem as suas informações para o córtex cerebral, e sim para o *cerebelo*. Isso significa que os impulsos transmitidos por eles *não são percebidos* conscientemente. Os seus aferentes são responsáveis pela coordenação inconsciente da função motora, como, por exemplo, quando se corre ou se anda de bicicleta (propriocepção inconsciente). Ambos os tratos têm, de anterior para posterior, o mesmo arranjo somatotópico (na figura, à direita, em sentido horário):

- Torácicos (T)
- Lombares (L)
- Sacrais (S).

Fibras com a mesma função oriundas dos segmentos da medula espinal cervical passam através do fascículo cuneiforme para o núcleo cuneiforme acessório e, dele, como fibras cuneocerebelares, para o cerebelo. Por essa razão, o trato espinocerebelar posterior não apresenta fibras para a medula cervical.

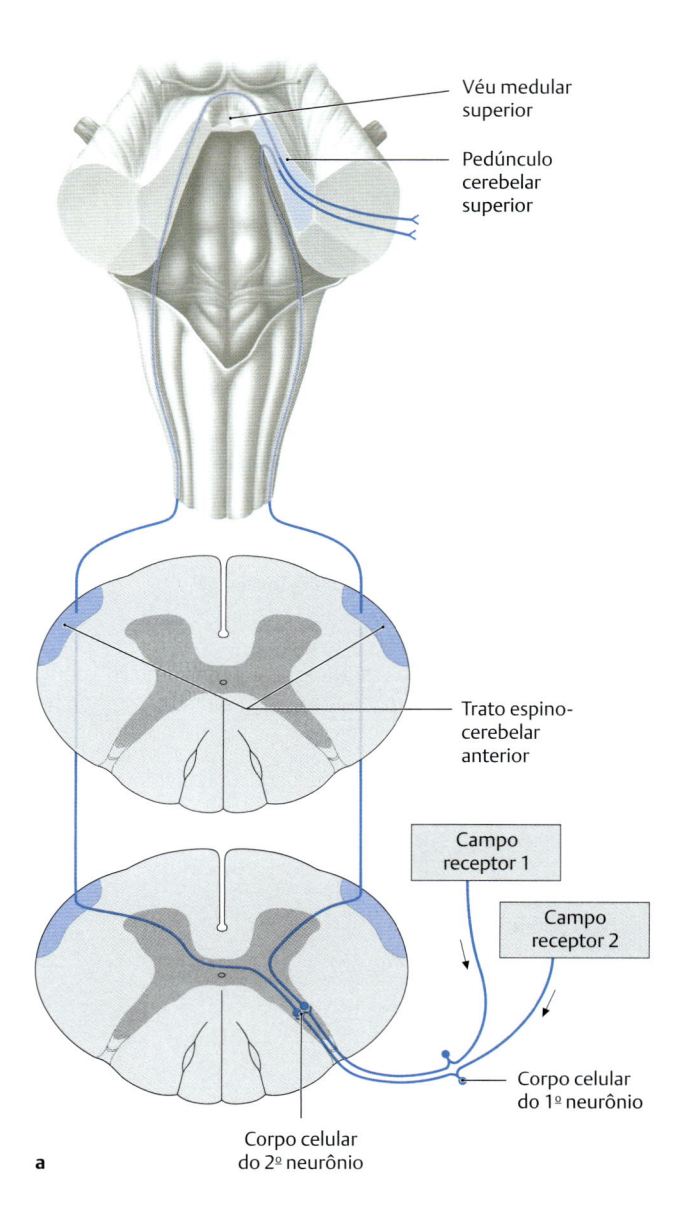

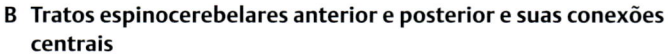

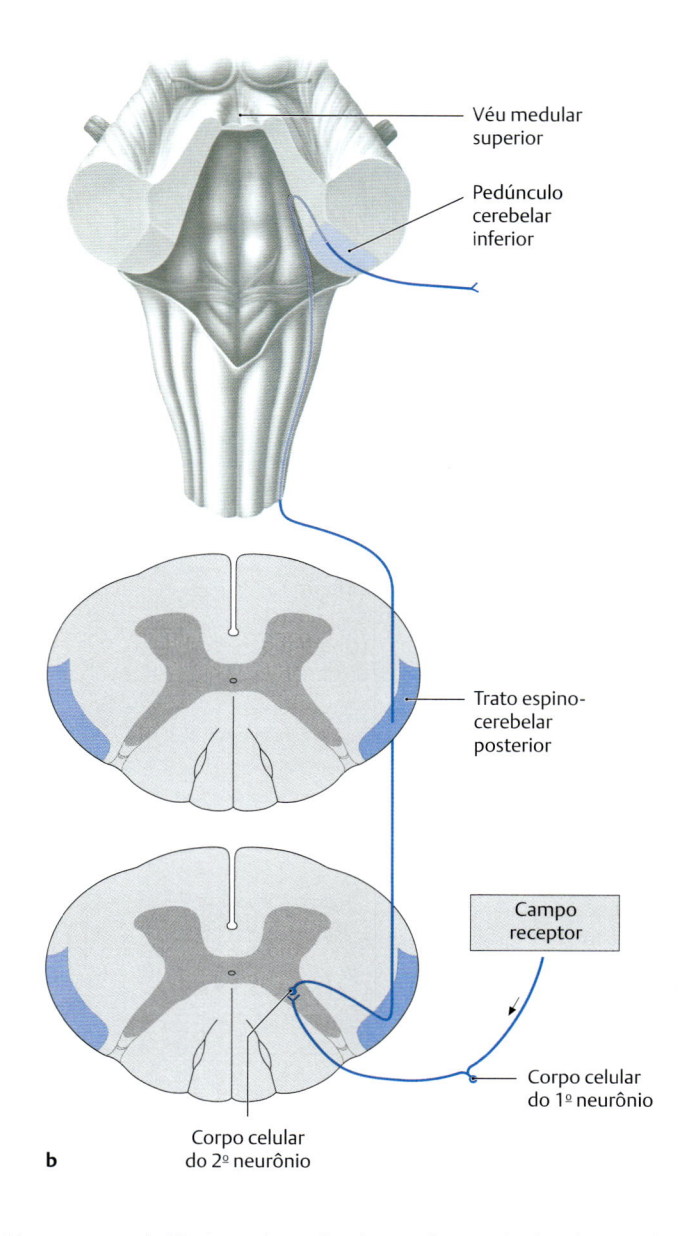

B Tratos espinocerebelares anterior e posterior e suas conexões centrais

a Trato espinocerebelar anterior; **b** Trato espinocerebelar posterior.

- Em contraste com as vias ascendentes descritas anteriormente, ambos os tratos espinocerebelares terminam no cerebelo (sem processamento de informações conscientes!) e, na verdade, no verme, que, por causa da origem das vias aferentes na medula espinal, é funcionalmente chamado de "espinocerebelo". Eles chegam ao cerebelo, no entanto, através de diferentes pedúnculos cerebelares:

  - O trato espinocerebelar *anterior* através do pedúnculo cerebelar superior
  - O trato espinocerebelar *posterior* através do pedúnculo cerebelar inferior.

- Como em todas as outras vias ascendentes, os núcleos dos primeiros neurônios para ambos os tratos estão localizados nos gânglios sensitivos dos nervos espinais (da raiz dorsal). Seus axônios são as chamadas

fibras IA, isto é, fibras mielinizadas de condução rápida. Eles conduzem as informações de fusos musculares e receptores de tendões para o segundo neurônio, que, em ambos os tratos, está localizado na *coluna posterior da medula espinal*, mas em locais diferentes:

  - O segundo neurônio do trato espinocerebelar *anterior* está localizado no meio da coluna posterior
  - O segundo neurônio do trato espinocerebelar *posterior* está localizado no núcleo torácico, que se estende de C8 a L2.

Os axônios do trato espinocerebelar *posterior* seguem de modo *exclusivo* ipsolateralmente em relação ao cerebelo; os axônios do trato espinocerebelar *anterior*, por outro lado, são apenas parcialmente ipsolaterais. Uma parte das fibras cruza na medula espinal e segue contralateralmente até o tronco encefálico. Essas fibras contralaterais então cruzam, no véu medular superior, de volta ao seu local "original" e assim chegam ao mesmo local do cerebelo que as fibras não cruzadas.

11.8 Tratos Descendentes: Tratos Corticospinais Anterior e Lateral

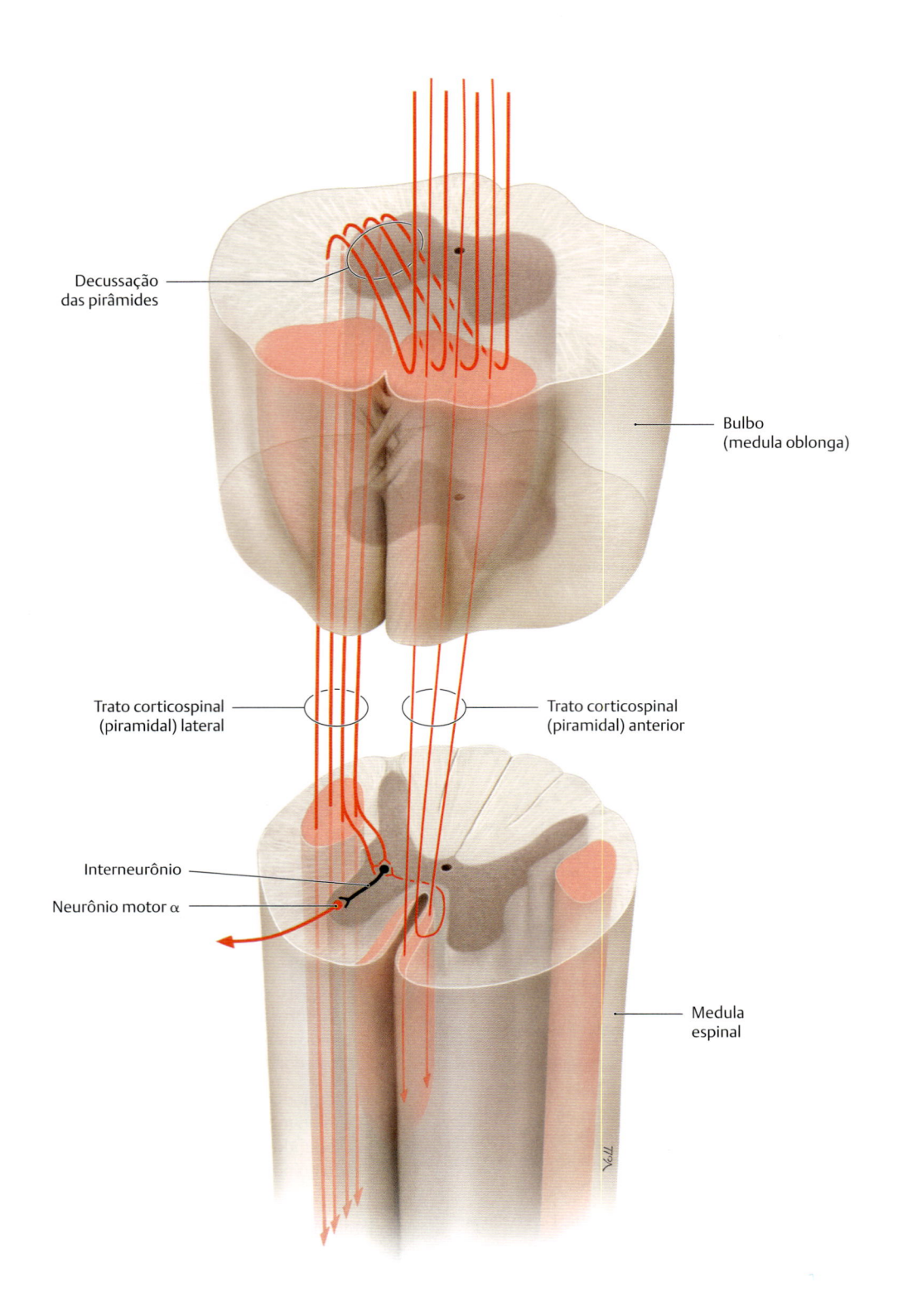

Decussação das pirâmides

Bulbo (medula oblonga)

Trato corticospinal (piramidal) lateral

Trato corticospinal (piramidal) anterior

Interneurônio

Neurônio motor α

Medula espinal

A Trajeto dos tratos corticospinais anterior e lateral (= trato piramidal) na parte inferior do bulbo (medula oblonga) e na medula espinal

O trato piramidal é o mais importante da motricidade voluntária. Origina-se no córtex motor. Uma parte dos seus axônios, as fibras corticonucleares do bulbo, terminam em núcleos dos nervos cranianos e, outra parte, as fibras corticospinais, nas células motoras do corno anterior da medula espinal (para detalhes, ver **B**). Uma terceira parte, as fibras corticorreticulares, projeta-se nos núcleos da formação reticular.

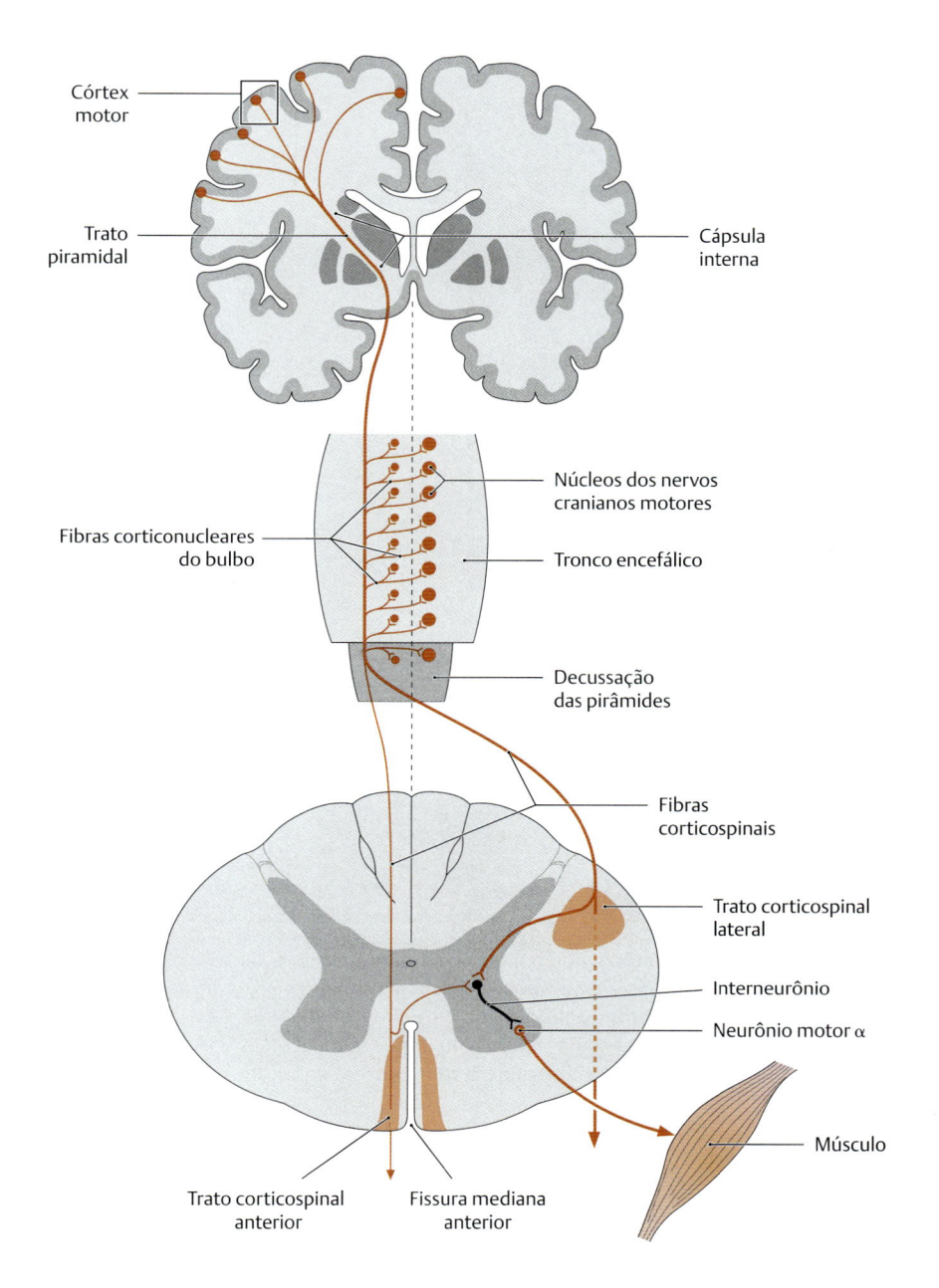

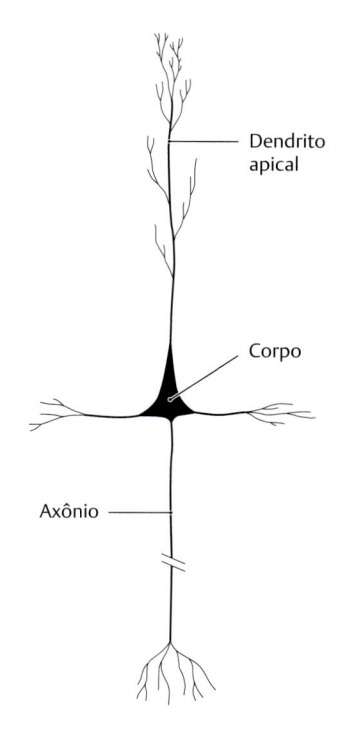

C Célula piramidal, coloração de Golgi
Este método de coloração permite a visualização da silhueta dos neurônios. Os axônios das células piramidais formam o trato piramidal. Cerca de 40% situam-se na região do córtex motor (área 4 de acordo com Brodmann, ver p. 328).

B Curso do trato piramidal
- O trato piramidal inicia-se no córtex motor. Suas células de origem são células piramidais, grandes neurônios eferentes com núcleo em forma de pirâmide (ver **C**). Distinguem-se três componentes: fibras corticonucleares do bulbo para os núcleos dos nervos cranianos, fibras corticospinais para a medula espinal e fibras corticorreticulares para a formação reticular. Todos os três componentes seguem através da cápsula interna a partir do telencéfalo, passando pelo tronco encefálico e pela medula espinal
- No tronco encefálico as fibras cortico*nucleares* do bulbo alcançam os núcleos dos nervos cranianos
- As fibras cortico*spinais* continuam e cerca de 80% delas cruzam, na decussação das pirâmides, que está localizada na parte inferior do bulbo. As fibras continuam para a medula espinal e formam o *trato corticospinal lateral*, que é organizado de forma somatotópica: as fibras para a medula sacral estão localizadas mais lateralmente, e as fibras para a medula cervical, mais medialmente

- Os restantes 20% de fibras seguem sem cruzamento, formando o *trato corticospinal anterior*, que, em um corte transversal da medula espinal, se relaciona com a fissura mediana anterior. Para poder terminar nos mesmos neurônios motores, como as fibras do trato corticospinal lateral já cruzadas anteriormente – a maioria de suas fibras cruza, então, no plano segmentar para os neurônios motores. O trato corticospinal anterior é formado principalmente na medula cervical; ele termina na medula torácica média
- Os axônios das células piramidais terminam, por meio das células de associação, nos neurônios motores α e γ, nas células de Renshaw e nos interneurônios inibitórios (não mostrados).

Na região da cápsula interna, existem outros próximos ao trato piramidal, que serão discutidos na próxima seção. Para lesões no trato piramidal, ver p. 461. Enquanto o trato piramidal controla o movimento *consciente* (função motora voluntária), essas *vias motoras suplementares* são necessárias especialmente para os processos motores inconscientes (p. ex., ficar de pé, andar, correr), ver p. 460.

11.9 Tratos Descendentes: Tratos Extrapiramidais e Autônomos

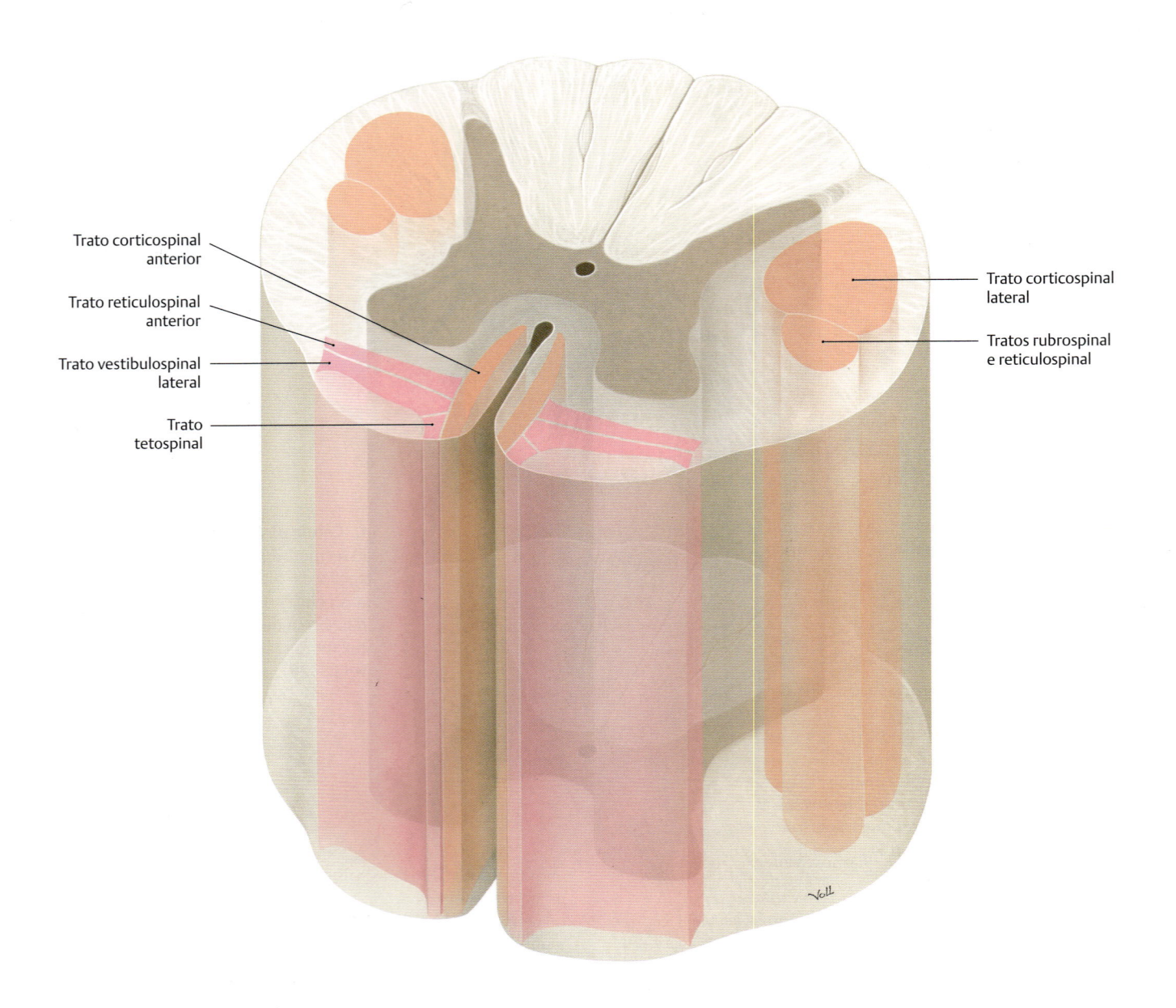

Trato corticospinal anterior

Trato reticulospinal anterior

Trato vestibulospinal lateral

Trato tetospinal

Trato corticospinal lateral

Tratos rubrospinal e reticulospinal

A Trajeto de tratos do sistema motor extrapiramidal na medula espinal

Ao contrário do trato piramidal que comanda os movimentos *conscientes* (motricidade voluntária; levar a xícara até a boca), o sistema motor extrapiramidal (cerebelo, núcleos da base e regiões motoras do tronco encefálico) é necessário para os processos motores *automatizados* e *aprendidos* (p. ex., andar, correr, andar de bicicleta). A diferenciação entre os sistemas piramidal e extrapiramidal se mostrou vantajosa na clínica. Ver **B** sobre a interconexão central deste sistema. Uma vez que o trato piramidal e os tratos extrapiramidais são intimamente ligados e situam-se próximos as lesões são, normalmente, simultâneas (ver p. 394). Desse modo, lesões isoladas de um sistema ou do outro praticamente não

ocorrem na medula espinal. Uma classificação mais recente, na qual as vias piramidais e extrapiramidais clássicas se misturam, distingue topograficamente e funcionalmente um sistema lateral e um medial. O sistema lateral inclui dois tratos, o trato corticospinal lateral e o trato rubrospinal. O sistema lateral projeta-se particularmente para os músculos distais do membro superior e é responsável pela motricidade fina da mão e do braço (em humanos, o trato rubrospinal provavelmente se estende apenas até a parte mais cranial da medula espinal). O sistema medial consiste em três tratos, o trato reticulospinal anterior, o trato vestibulospinal lateral e o trato tetospinal. Este sistema é responsável pelas habilidades motoras do tronco e da posição ortostática.

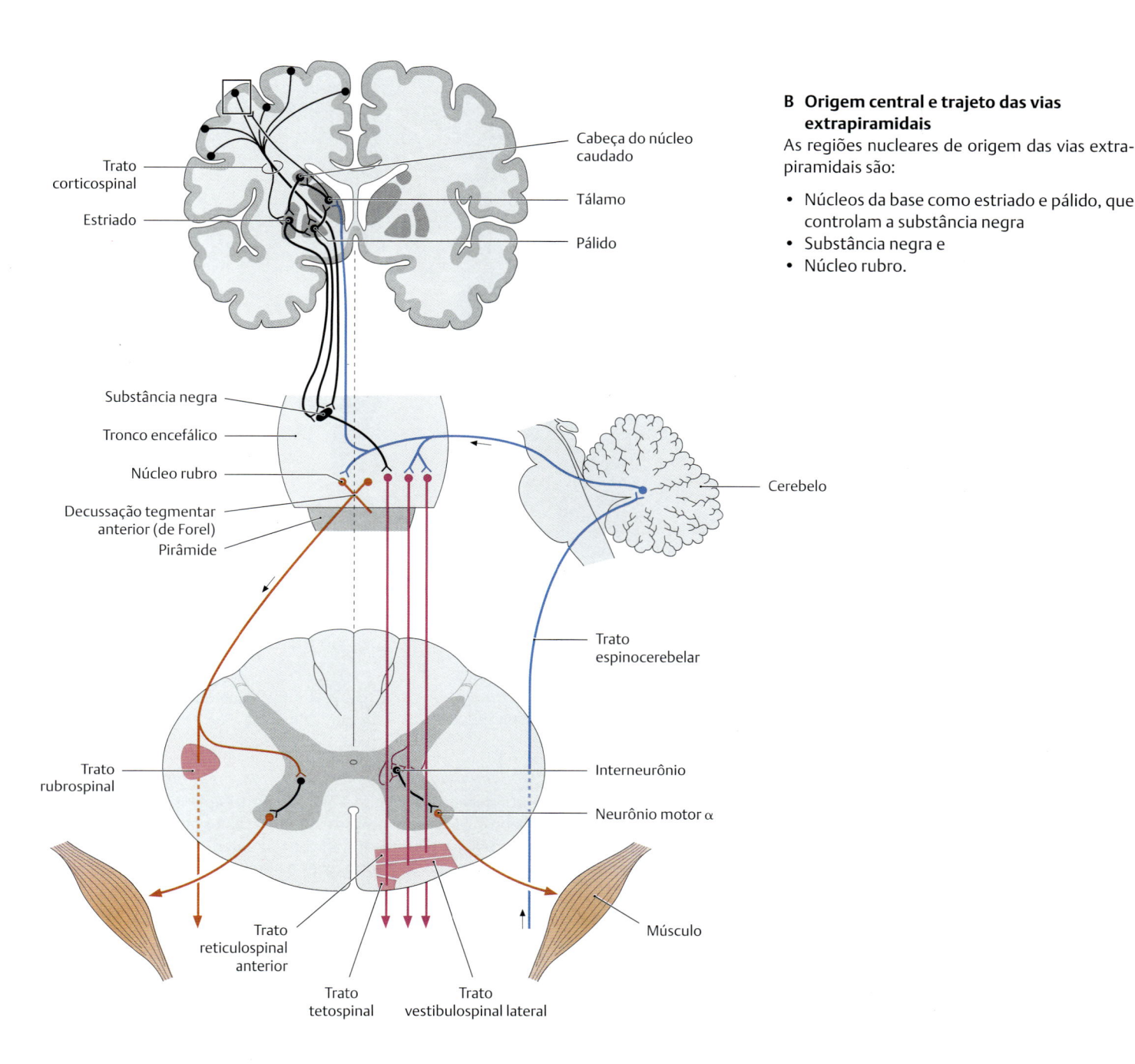

Trato corticospinal

Estriado

Cabeça do núcleo caudado

Tálamo

Pálido

Substância negra

Tronco encefálico

Núcleo rubro

Decussação tegmentar anterior (de Forel)

Pirâmide

Cerebelo

Trato espinocerebelar

Trato rubrospinal

Interneurônio

Neurônio motor α

Trato reticulospinal anterior

Trato tetospinal

Trato vestibulospinal lateral

Músculo

B Origem central e trajeto das vias extrapiramidais

As regiões nucleares de origem das vias extrapiramidais são:

- Núcleos da base como estriado e pálido, que controlam a substância negra
- Substância negra e
- Núcleo rubro.

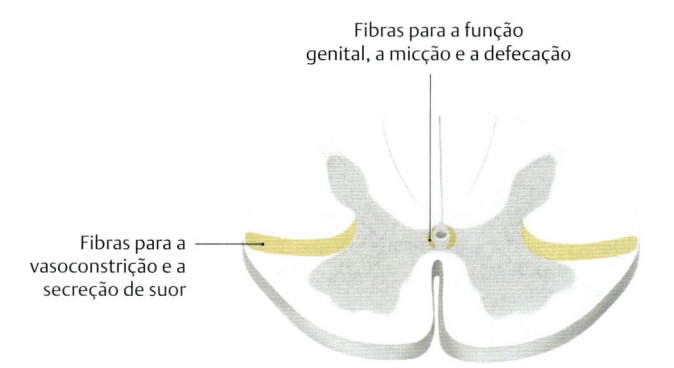

Fibras para a função genital, a micção e a defecação

Fibras para a vasoconstrição e a secreção de suor

C Tratos autônomos da medula espinal

Tratos autônomos projetam-se de forma mais difusa pela medula espinal, raramente formando sistemas definidos topograficamente (com exceção de dois tratos).

1. O trato simpático central descendente para vasoconstrição e secreção de suor, que faz relação anterior com o trato piramidal e apresenta a mesma somatotopia.
2. Os tratos paraependimais que contêm fibras ascendentes e descendentes e se estendem, em ambos os lados do canal central, a partir da medula espinal até o hipotálamo. São envolvidos na micção, na defecação e em funções genitais.

411

11.10 Sinopse dos Tratos Ascendentes e Descendentes na Medula Espinal

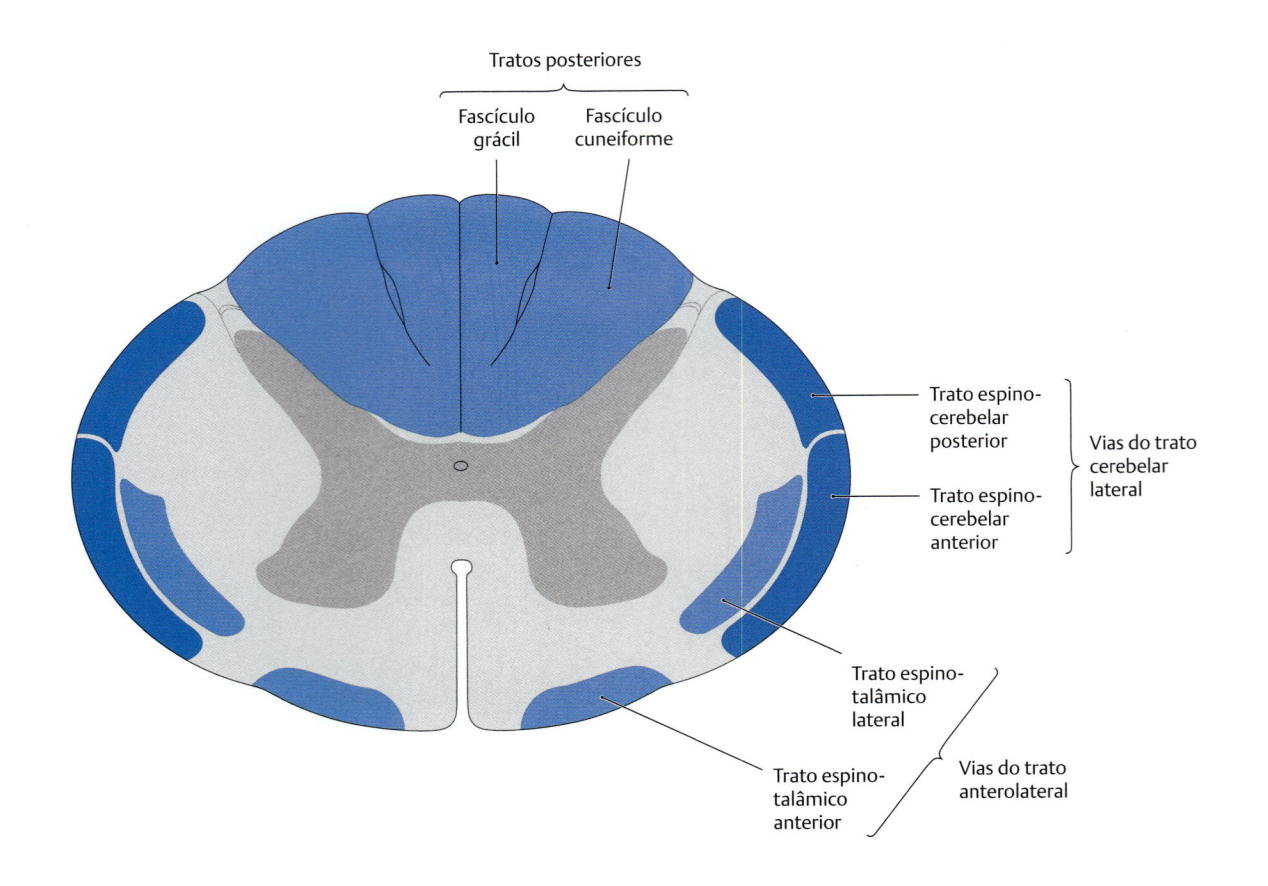

Tratos posteriores

Fascículo grácil

Fascículo cuneiforme

Trato espino-cerebelar posterior

Vias do trato cerebelar lateral

Trato espino-cerebelar anterior

Trato espino-talâmico lateral

Vias do trato anterolateral

Trato espino-talâmico anterior

A Tratos ascendentes na medula espinal
Corte transversal da medula espinal. Tratos ascendentes são aferentes (= sensitivos) que conduzem as informações provenientes do tronco e dos membros para o encéfalo. Os tratos ascendentes mais importantes e as suas funções são:

Tratos anterolaterais
– Trato espinotalâmico anterior (sensação de tato protopático)
– Trato espinotalâmico lateral (sensação de dor e de temperatura).

Tratos posteriores
– Fascículo grácil (informações de tato epicrítico e de propriocepção consciente do membro *inferior*)
– Fascículo cuneiforme, as mesmas funções do fascículo grácil, mas em relação ao membro *superior.*

Tratos laterais cerebelares
– Trato espinocerebelar anterior (propriocepção inconsciente para o cerebelo)
– Trato espinocerebelar posterior (propriocepção inconsciente para o cerebelo).

A propriocepção permite a percepção tridimensional da posição dos membros. Sabemos, mesmo estando de olhos fechados, se nosso membro superior encontra-se posicionado anterior ou posteriormente, em relação ao tórax. As informações da propriocepção são complexas: distinguimos sentido de posicionamento (posição relativa das articulações entre si), sentido de movimento (velocidade e direção de movimentos articulares) e sentido de força (informação sobre a força muscular que provoca o movimento articular). Além disso, distinguimos entre a propriocepção consciente (sei que minha mão está fechada em forma de punho no meu bolso, mesmo que não possa vê-la) e a propriocepção inconsciente. Este tipo de propriocepção nos permite andar de bicicleta e subir escadas, mesmo quando estamos desatentos. Um quadro com a sinopse de todos os tratos ascendentes é mostrado na página 445.

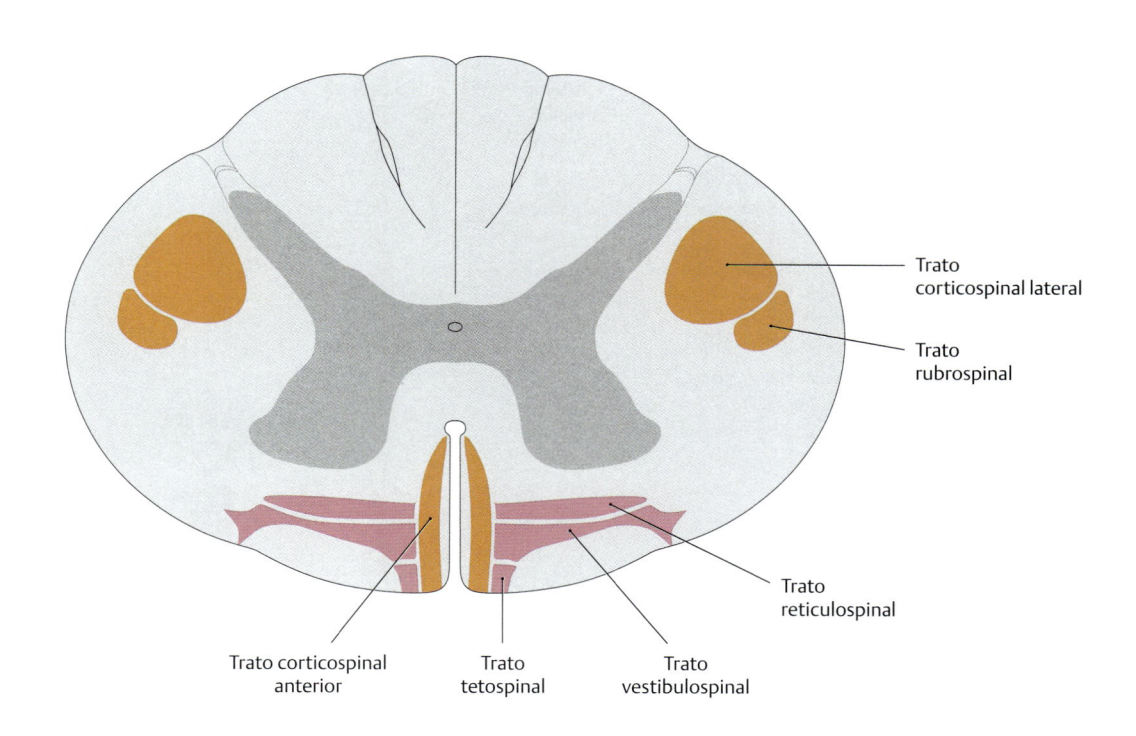

B **Tratos descendentes na medula espinal**

Corte transversal da medula espinal. Os tratos descendentes estão relacionados com a motricidade. Conduzem informações de áreas motoras situadas em centros superiores para os neurônios motores localizados na medula espinal. Com base na classificação mais recente, ainda não aceita completamente na clínica, distinguimos um sistema lateral e um sistema medial. O **sistema motor lateral** é composto, principalmente, pelo trato piramidal (= tratos corticospinais lateral e anterior) e pelo trato rubrospinal. É responsável principalmente pelos movimentos de precisão e altamente elaborados das mãos.

O **sistema motor medial** consiste, principalmente, nos tratos reticulospinal, tetospinal e vestibulospinal e inerva os neurônios motores situados medialmente para a motricidade do tronco e os músculos posturais. Com exceção do trato piramidal, que é visto de forma simplificada como monossináptico, o sistema motor não é tão clara e simplesmente organizado, uma vez que na sequência do movimento existem vários circuitos neuronais de controle (chamados alças motoras, ver p. 459). Portanto, um quadro simplificado dos tratos não faria sentido. No nível da medula espinal, os tratos são relativamente bem diferenciados. Entretanto, suas eferências no nível superior do encéfalo são integradas de tal maneira que não existem distúrbios motores isolados na medula espinal (ao contrário do sistema sensitivo).

11.11 Irrigação Arterial

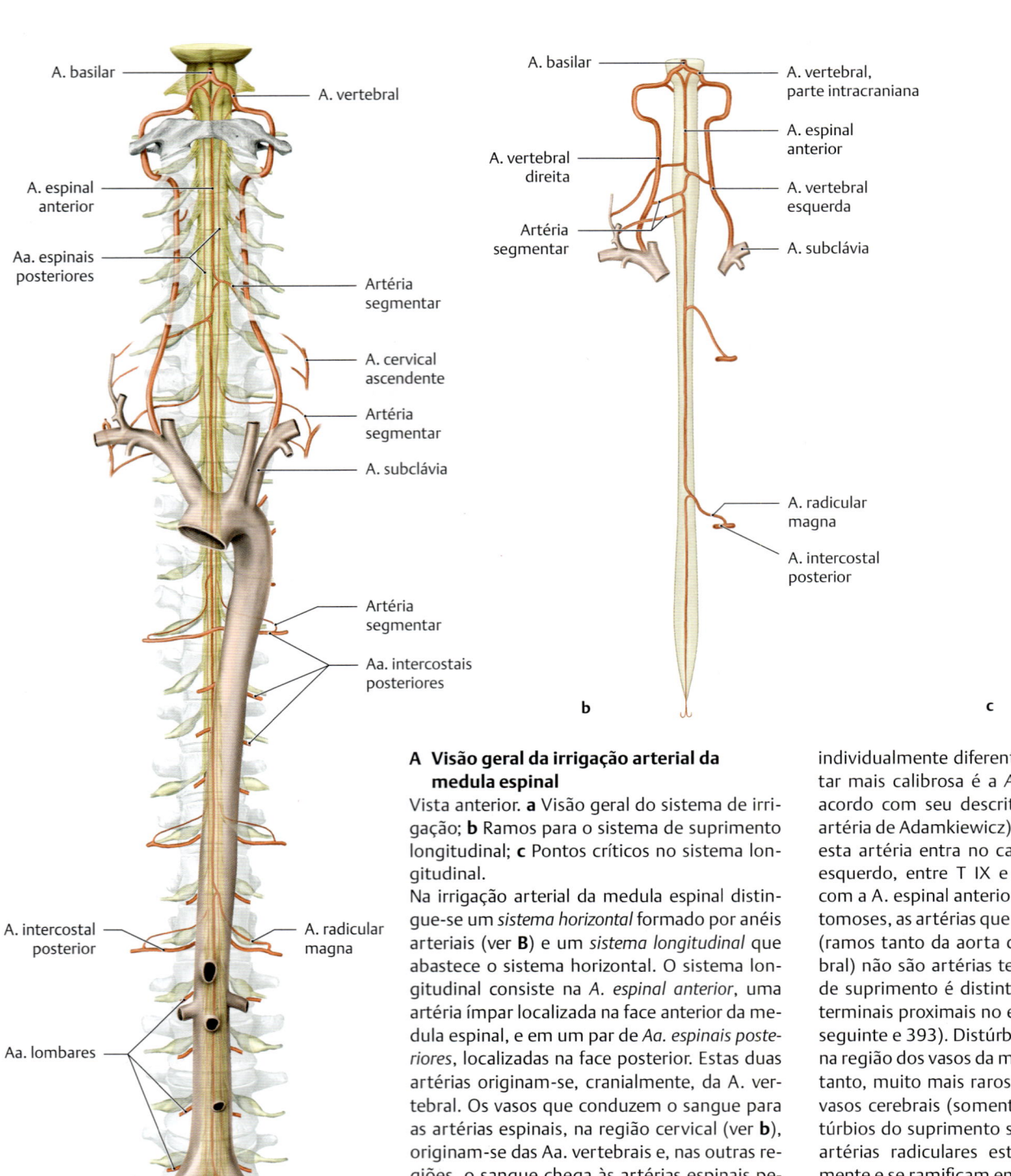

A. basilar
A. vertebral
A. espinal anterior
Aa. espinais posteriores
Artéria segmentar
A. cervical ascendente
Artéria segmentar
A. subclávia
Artéria segmentar
Aa. intercostais posteriores
A. intercostal posterior
A. radicular magna
Aa. lombares

a

A. basilar
A. vertebral, parte intracraniana
A. espinal anterior
A. vertebral direita
A. vertebral esquerda
Artéria segmentar
A. subclávia
A. radicular magna
A. intercostal posterior

b

c

A Visão geral da irrigação arterial da medula espinal

Vista anterior. **a** Visão geral do sistema de irrigação; **b** Ramos para o sistema de suprimento longitudinal; **c** Pontos críticos no sistema longitudinal.

Na irrigação arterial da medula espinal distingue-se um *sistema horizontal* formado por anéis arteriais (ver **B**) e um *sistema longitudinal* que abastece o sistema horizontal. O sistema longitudinal consiste na *A. espinal anterior*, uma artéria ímpar localizada na face anterior da medula espinal, e em um par de *Aa. espinais posteriores*, localizadas na face posterior. Estas duas artérias originam-se, cranialmente, da A. vertebral. Os vasos que conduzem o sangue para as artérias espinais, na região cervical (ver **b**), originam-se das Aa. vertebrais e, nas outras regiões, o sangue chega às artérias espinais pelas artérias segmentares da aorta. As Aa. intercostais posteriores, provenientes da aorta, emitem o ramo dorsal (ver **C**) que origina os Rr. espinais, irrigando a medula espinal. Estes ramos se dividem nas Aa. radiculares anterior e posterior, que pertencem ao sistema horizontal. Uma vez que a medula espinal é composta por 31 segmentos, durante o desenvolvimento, formam-se, inicialmente, 31 artérias segmentares. Entretanto, a maioria regride durante o desenvolvimento, deixando, em média, somente seis ramos anteriores e doze ramos posteriores (em alturas de segmento individualmente diferentes). A artéria segmentar mais calibrosa é a *A. radicular magna* (de acordo com seu descritor também chamada artéria de Adamkiewicz). Na maioria dos casos, esta artéria entra no canal vertebral, do lado esquerdo, entre T IX e T XII, conectando-se com a A. espinal anterior. Devido às ricas anastomoses, as artérias que suprem as Aa. espinais (ramos tanto da aorta como da artéria vertebral) não são artérias terminais. Esta situação de suprimento é distinta daquela das artérias terminais proximais no encéfalo (ver pp. 378 e seguinte e 393). Distúrbios do fluxo sanguíneo na região dos vasos da medula espinal são, portanto, muito mais raros do que na região dos vasos cerebrais (somente 5% de todos os distúrbios do suprimento sanguíneo do SNC). As artérias radiculares estendem-se horizontalmente e se ramificam em forma de "T" para suprir as artérias espinais que se dispõem longitudinalmente. Portanto, existe uma via ascendente e outra via descendente. Quando o fluxo sanguíneo descendente, proveniente de uma artéria superior, encontra o fluxo sanguíneo ascendente, que vem de uma artéria inferior, forma-se nesta região um "divisor das águas" que, por se constituir em uma área crítica, corre um grande risco de isquemia (ver **c**). Na medula torácica superior existe um ponto crítico, sendo representado, em alturas variáveis, no limite entre a A. subclávia e a aorta. Neste local, frequentemente, ocorrem infartos.

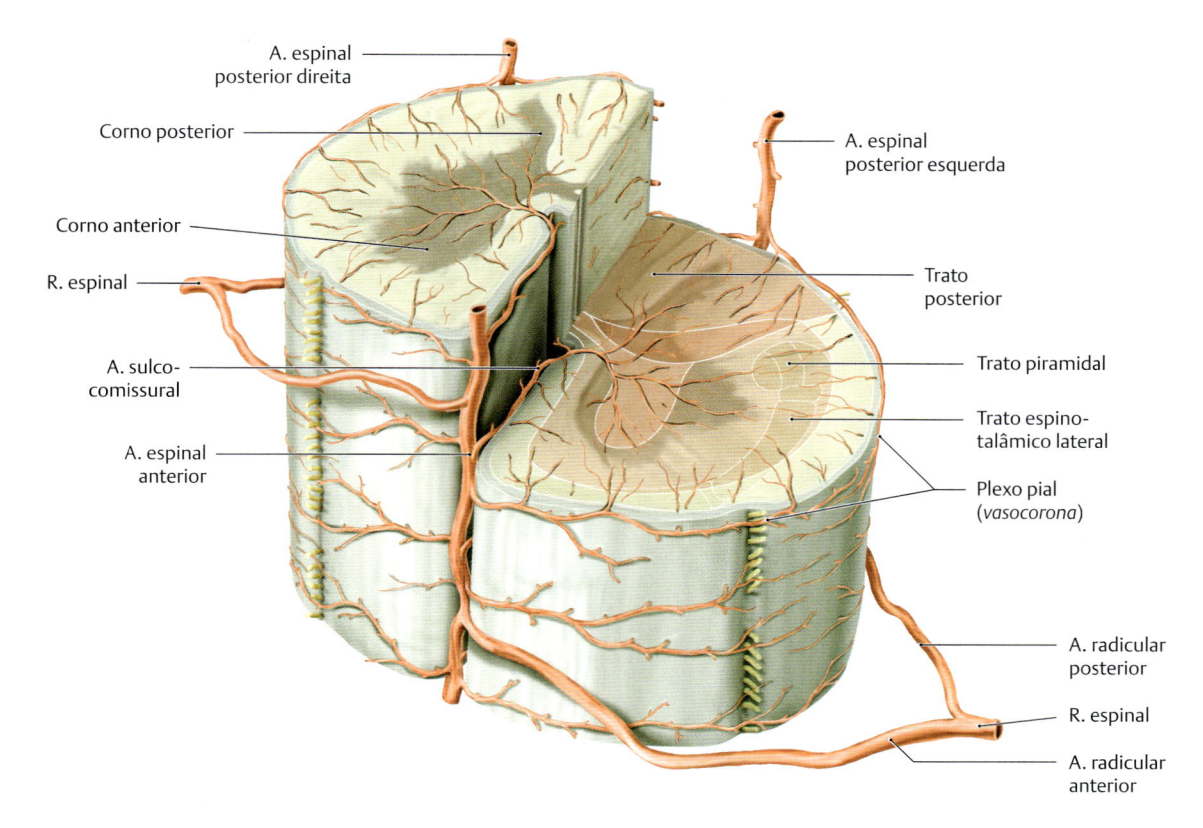

A. espinal posterior direita
Corno posterior
A. espinal posterior esquerda
Corno anterior
R. espinal
Trato posterior
A. sulco-comissural
Trato piramidal
Trato espino-talâmico lateral
A. espinal anterior
Plexo pial (*vasocorona*)
A. radicular posterior
R. espinal
A. radicular anterior

B Irrigação sanguínea dos segmentos da medula espinal

Os cornos anteriores e os tratos anterolaterais, isto é, a maior parte de um segmento da medula espinal, são irrigados pela A. espinal anterior ímpar. Os cornos e os tratos posteriores são irrigados pelas Aa. espinais posteriores pareadas. Os três vasos são ramos das Aa. radiculares. Entre a A. espinal anterior e as duas Aa. espinais posteriores existe um anel vascular, em forma de cinto, chamado *vasocorona*. Pequenas artérias que entram, a partir do plexo pial (*vasocorona*), na medula espinal irrigam os tratos espinotalâmicos e partes do trato piramidal. As *artérias subcomissurais* estendem-se, na fissura mediana anterior, para a medula espinal e cada uma irriga metade da medula espinal; são as únicas artérias terminais na medula espinal. Devido às numerosas anastomoses (ver **Ab**), obstruções proximais, mesmo das artérias segmentares,

geralmente não provocam sinais e sintomas clínicos. Em contrapartida, as Aa. espinais periféricas são artérias terminais. De acordo com sua área de suprimento (ver anteriormente), obstruções da A. espinal anterior causam lesão dos cornos e das raízes anteriores do mesmo segmento: a consequência é paralisia flácida dos músculos irrigados por esses segmentos. Quando o trato piramidal, situado no trato lateral, também é afetado, ocorre paralisia espástica, logo abaixo da lesão. A obstrução da A. espinal posterior, na altura de um ou vários segmentos, afeta os cornos posteriores e os tratos posteriores: as consequências são distúrbios da sensibilidade profunda, da percepção vibratória e da sensibilidade de pressão. O trato piramidal também pode ser afetado, levando à paralisia espástica, distalmente ao distúrbio do suprimento sanguíneo.

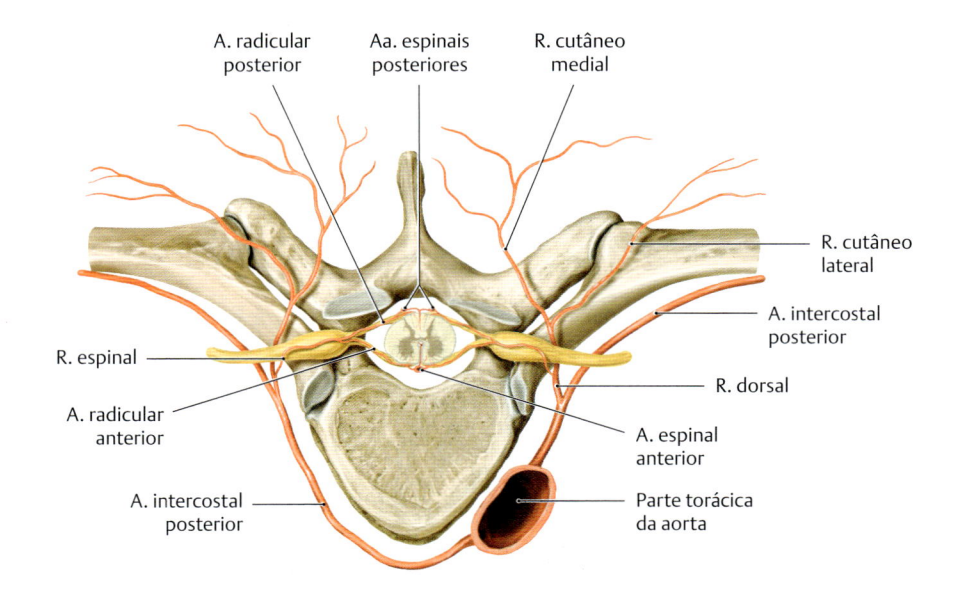

A. radicular posterior
Aa. espinais posteriores
R. cutâneo medial
R. cutâneo lateral
A. intercostal posterior
R. espinal
R. dorsal
A. radicular anterior
A. espinal anterior
A. intercostal posterior
Parte torácica da aorta

C Vasos sanguíneos aferentes para a medula espinal

Vista superior de uma vértebra torácica. Dos Rr. dorsais das artérias segmentares se originam os Rr. espinais. Estes se ramificam em A. radicular anterior e posterior. Estas se ligam ao anel vascular em volta da medula espinal. Em alguns segmentos, é mais pronunciada a ligação à A. espinal anterior, em outros, no entanto, é a ligação às Aa. espinais posteriores.

11.12 Drenagem Venosa

A Drenagem venosa da medula espinal

Vista anterior. Em analogia com a irrigação arterial, existe também, na drenagem venosa, um sistema horizontal (anéis venosos, ver **B**) e um sistema longitudinal, que drena para estes anéis. O sistema longitudinal é mostrado aqui. Diferentemente da irrigação arterial, proveniente de três vasos, a drenagem venosa faz-se a partir da medula espinal, por meio de plexos venosos para apenas duas veias, uma *V. espinal anterior* e uma *V. espinal posterior* (ver **B**). A V. espinal anterior forma, em sua parte cranial, anastomoses com veias no tronco encefálico e termina, caudalmente, no filamento terminal, um filamento meníngeo que se estende do cone medular até a fixação na extremidade sacral do saco da dura-máter. A V. espinal posterior, mais calibrosa, conecta-se, na região cervical, às Vv. radiculares e termina no cone terminal. As veias radiculares conectam esta rede venosa, situada ainda no interior da pia-máter, com o plexo venoso vertebral interno (ver **C**). Na região da medula cervical, o sangue drena para a V. vertebral, que desemboca na V. cava superior; na região da medula torácica, o sangue drena para as veias intercostais, tributárias da V. cava superior, através dos sistemas ázigo e hemiázigo. Como esta figura mostra, as veias radiculares existem apenas em determinados segmentos típicos que podem variar entre os indivíduos.

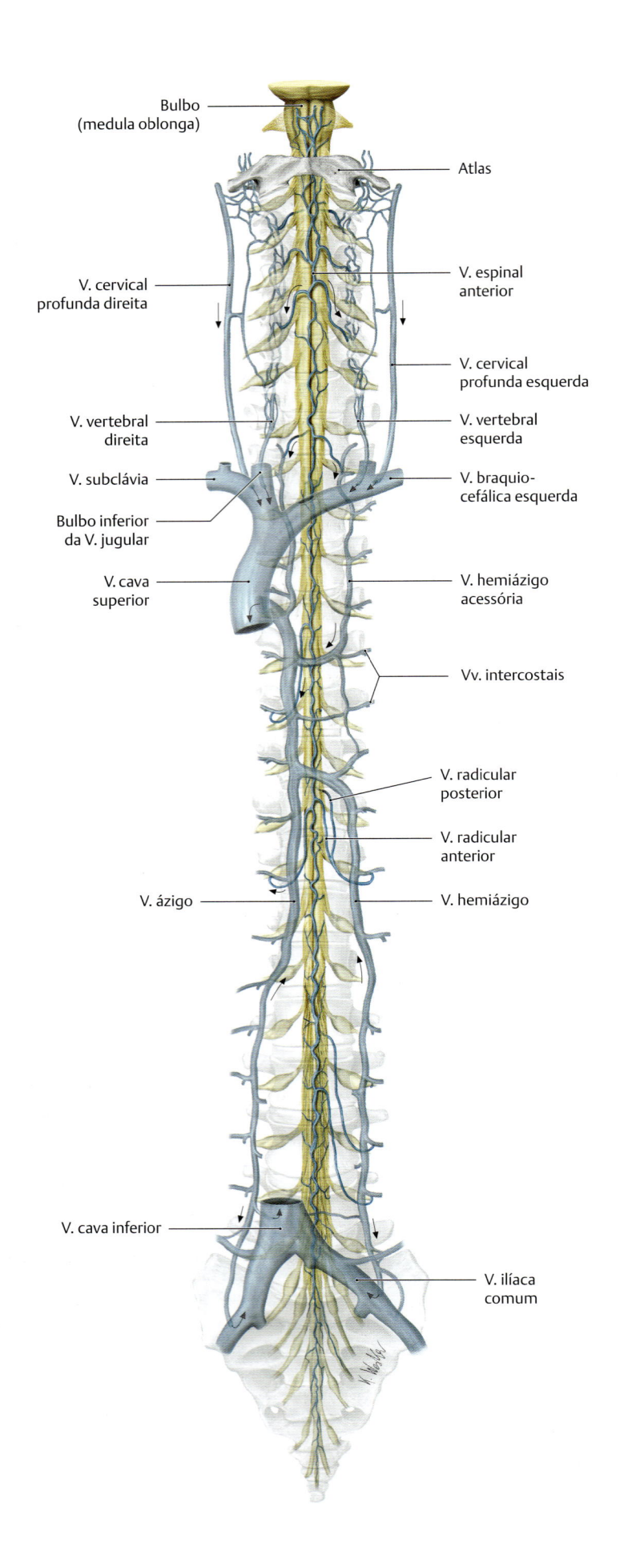

Bulbo (medula oblonga)

Atlas

V. cervical profunda direita

V. espinal anterior

V. cervical profunda esquerda

V. vertebral direita

V. vertebral esquerda

V. subclávia

V. braquio-cefálica esquerda

Bulbo inferior da V. jugular

V. cava superior

V. hemiázigo acessória

Vv. intercostais

V. radicular posterior

V. radicular anterior

V. ázigo

V. hemiázigo

V. cava inferior

V. ilíaca comum

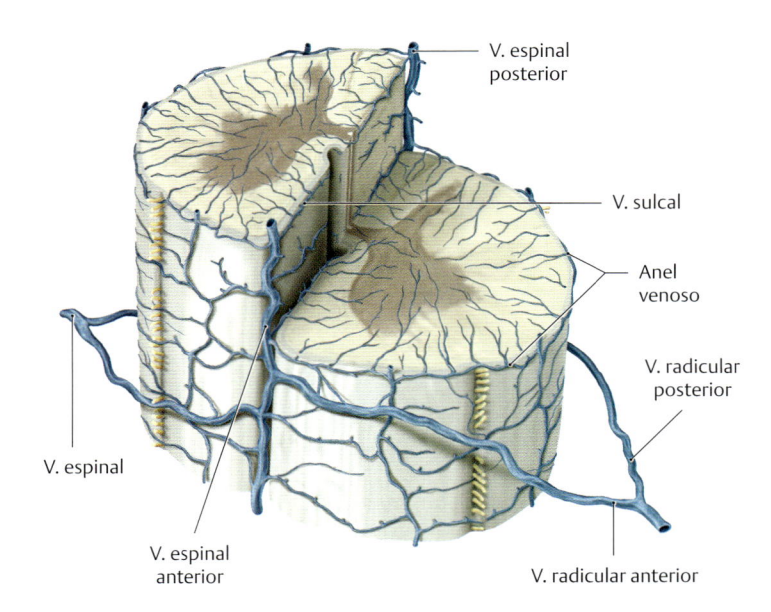

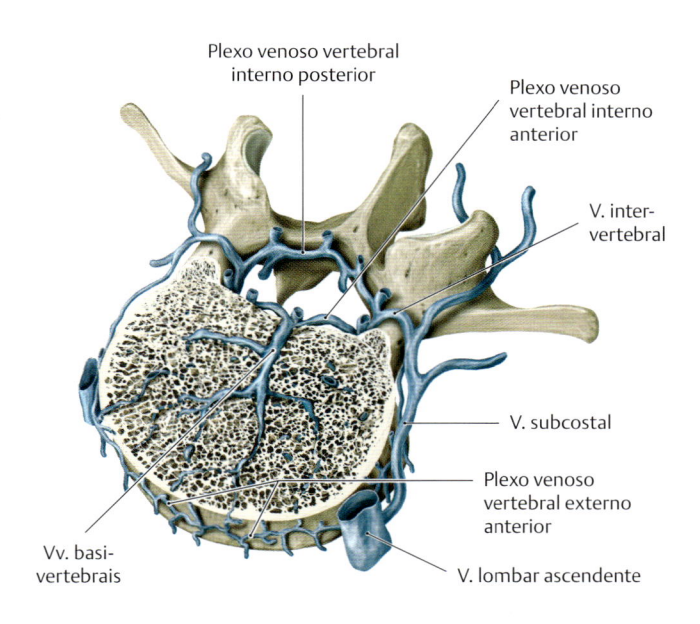

B Drenagem venosa de um segmento da medula espinal

Vista anterossuperior esquerda. A drenagem venosa de um segmento da medula espinal faz-se pelas Vv. espinais anterior e posterior. Estas veias situam-se no interior da pia-máter e são conectadas entre si por meio de um anel venoso. Ambas as veias conduzem o sangue, pelas Vv. radiculares, para o plexo venoso vertebral interno (ver **C**). Diferentemente das Vv. radiculares, as veias *dentro da* medula espinal não têm válvulas venosas. Portanto, a medula espinal corre riscos, em caso de retenção venosa devido ao aumento da pressão. Este aumento da pressão na medula espinal (aumento intramedular) pode levar à formação de uma fístula arteriovenosa típica, uma conexão aberta entre uma artéria e uma veia na medula espinal. A pressão arterial é maior do que a pressão venosa e, portanto, o sangue arterial é desviado para as veias da medula espinal. Se a capacidade de drenagem das veias internas da medula for adequada, a fístula não provoca sinais nem sintomas. Quando a capacidade se torna insuficiente, durante o aumento da fístula, a medula espinal reage sensivelmente ao aumento de pressão que não pode ser compensado. O resultado consiste em distúrbios da marcha, da sensibilidade ou paralisias espásticas. Quando não tratada, esta fístula leva à lesão transversal total. A terapia de escolha é a remoção cirúrgica da fístula.

C Plexo da veias vertebrais

Corte transversal, vista superior oblíqua esquerda. As veias da medula espinal e de suas meninges conectam-se com o plexo venoso vertebral interno por meio das Vv. radiculares e espinais. O plexo localiza-se no tecido adiposo do espaço epidural e envolve internamente o canal vertebral. As Vv. intervertebral e basivertebral conectam os plexos venosos vertebrais interno e externo. Entre as áreas de drenagem das veias anteriores e posteriores existem anastomoses. Principalmente as anastomoses oblíquas no interior da medula espinal, que podem se estender ao longo de vários segmentos (não mostrados) e que mantêm uma pressão venosa intramedular constante.

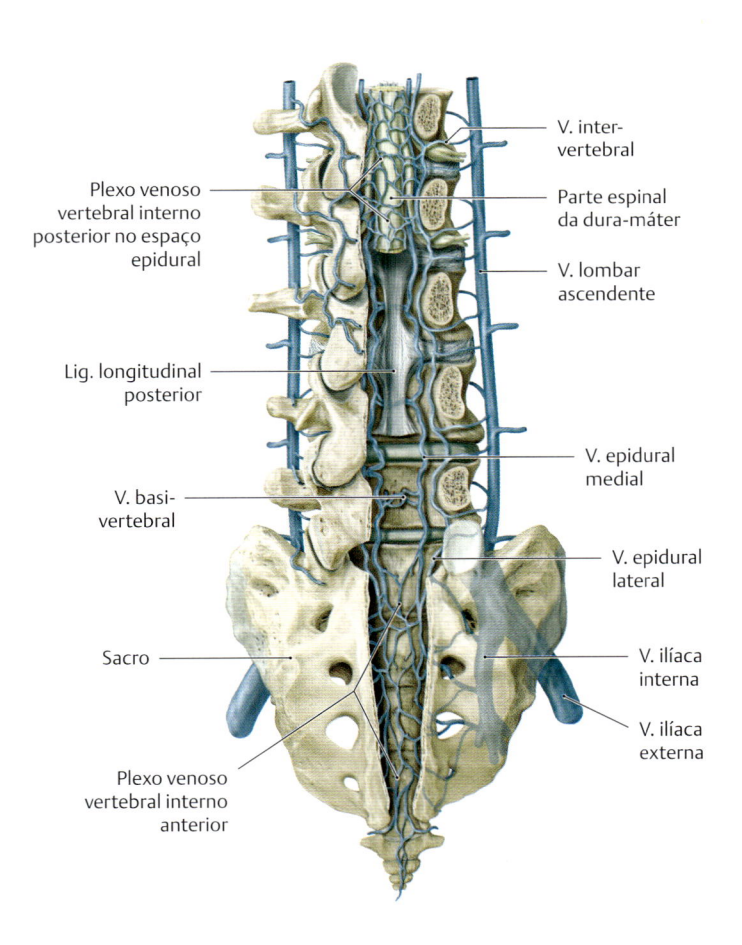

D Veias epidurais nos canais vertebrais sacral e lombar

Vista posterior (canal vertebral com uma seção em forma de janela). As veias internas da medula espinal não têm válvulas até o ponto de sua passagem através da parte espinal da dura-máter. Este plexo venoso vertebral interno é conectado, por outras veias sem válvulas (não mostradas), com o plexo venoso da próstata. Quando células tumorais, provenientes de um carcinoma da próstata, invadem o plexo venoso da próstata, conseguem facilmente migrar ao longo dessas veias para o plexo venoso sacral e destruir o tecido vizinho. Portanto, o carcinoma da próstata leva, frequentemente, à infiltração desta região com destruição dos ossos vizinhos (dor intensa!).

11.13 Topografia

A Medula espinal e nervo espinal no canal vertebral na altura da 4ª vertebral cervical

Corte transversal, vista superior. A medula espinal situa-se no centro do forame vertebral e é envolvida pelas meninges. Externamente à dura-máter, o espaço epidural termina, superiormente, com a conexão da dura-máter com o periósteo do crânio na altura do forame magno (ver p. 311). Plexos venosos, tecidos adiposo e conjuntivo preenchem este espaço. O gânglio sensitivo do nervo espinal encontra-se em uma bolsa da dura-máter (bolsa radicular) no forame intervertebral. As raízes posterior e anterior entram no saco dural através de dois orifícios separados. O Lig. denticulado conecta a medula espinal à dura-máter espinal.

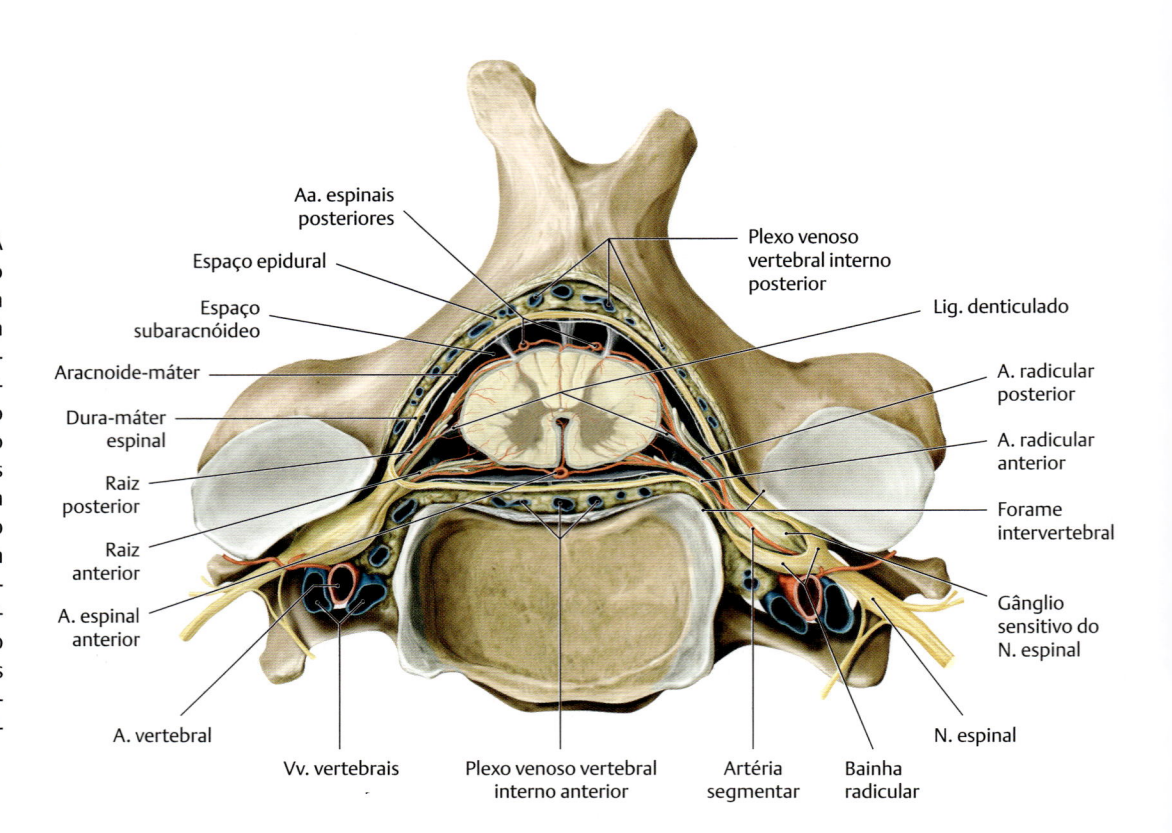

B Cauda equina na altura da 2ª vértebra lombar

Corte transversal, vista superior. A medula espinal geralmente termina na altura do 1º corpo vertebral lombar. Distalmente ainda estão localizados a cauda equina e o filamento terminal no saco dural (cisterna lombar, ver p. 311), que termina na altura da 2ª vértebra sacral (ver **C** e **D**). Ali o espaço epidural se amplia e é preenchido por extensos plexos venosos e tecido adiposo.

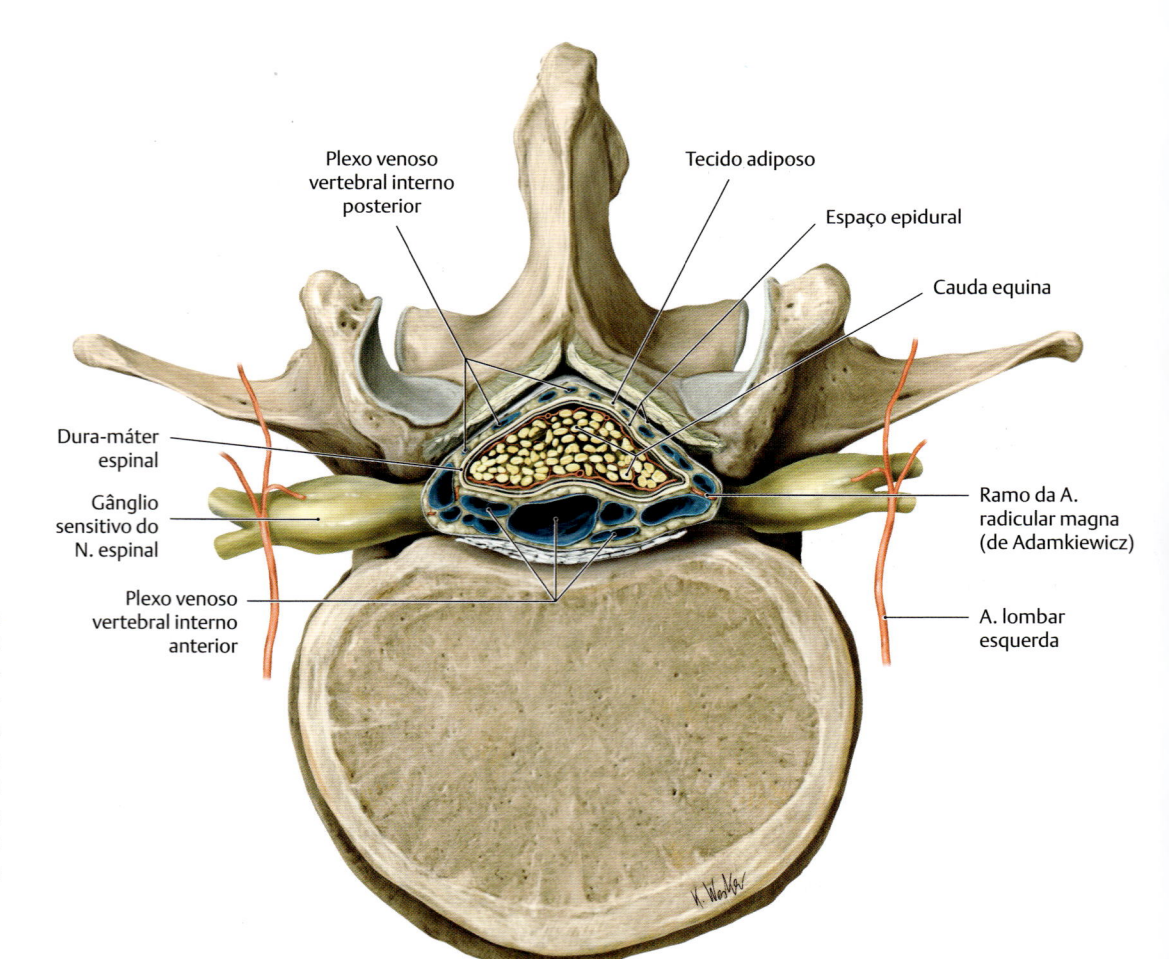

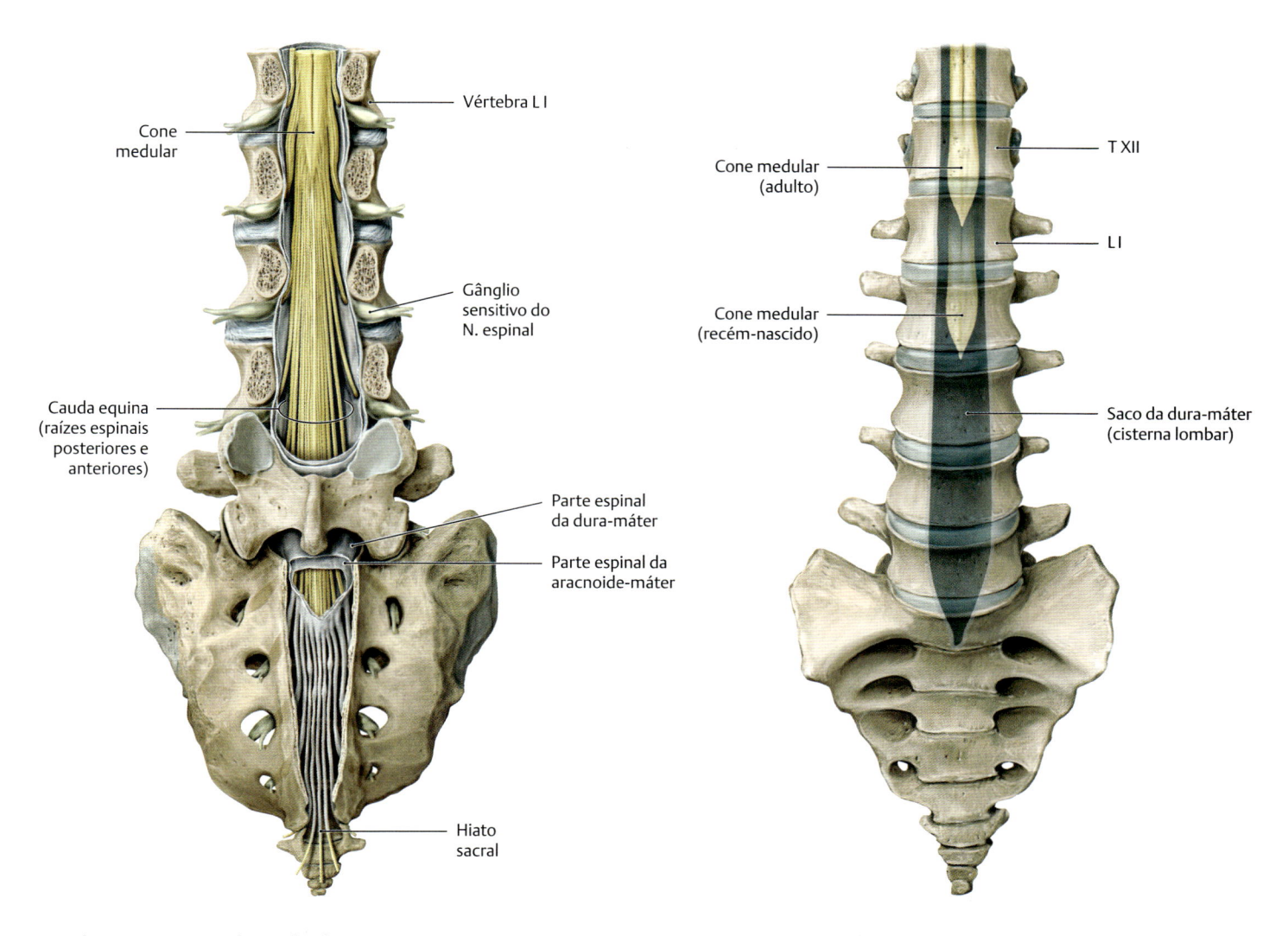

C Cauda equina no canal vertebral

Vista posterior, arcos vertebrais e fáscia dorsal do sacro parcialmente removidos. A medula espinal termina, no adulto, próximo do nível da 1ª vértebra lombar. Todas as raízes dos nervos espinais posteriores e anteriores, situadas inferiormente à extremidade da medula espinal (cone medular), constituem a cauda equina. Durante a punção lombar, no espaço subaracnóideo (cisterna lombar), a cauda equina desvia-se da agulha de punção.

D Projeção da medula espinal e do saco da dura-máter na coluna vertebral em relação à idade e ao biotipo do paciente

Vista anterior. A medula espinal mostra crescimento mais lento do que a coluna vertebral e o saco da dura-máter. A parte distal da medula espinal, o cone medular, situa-se, no recém-nascido, na altura do corpo de L III (cuidado! Considerar esta diferença na punção lombar!). No adulto com dorso alongado, o cone medular localiza-se na altura de T II/L I (posição alta) e no adulto com dorso curto, na altura de L II/L III (posição baixa). O saco da dura-máter estende-se sempre até o sacro. Essas relações anatômicas devem ser observadas durante a punção lombar: o ponto predileto da punção localiza-se entre L III/L IV.

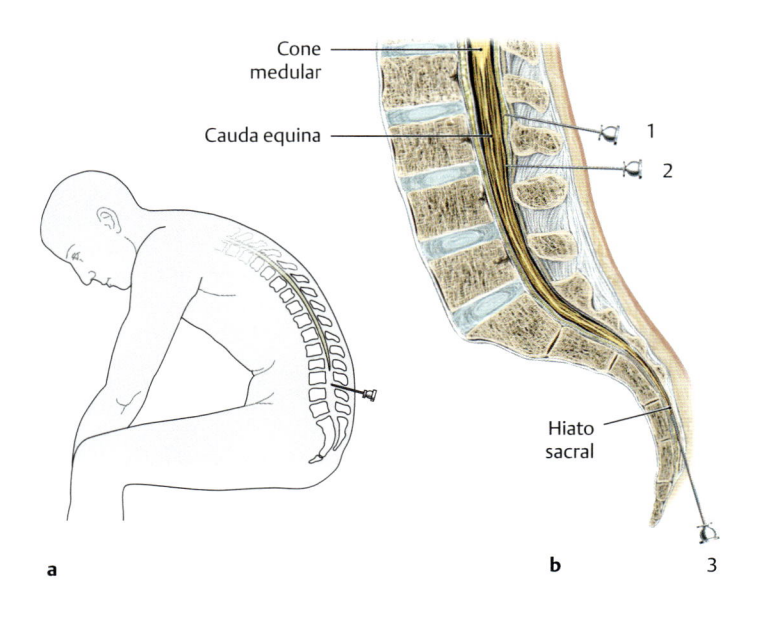

E Punção lombar; anestesias peridural e lombar

Durante a execução da **punção lombar**, o paciente precisa flexionar o tronco para afastar ao máximo os processos espinhosos da coluna lombar. Para a coleta do líquido cerebrospinal, a agulha de punção é inserida através da pele entre os processos espinhosos de L III e L IV até o saco da dura-máter (cisterna lombar). Esse exame é executado, por exemplo, para o diagnóstico de meningite. Durante a **anestesia peridural**, um cateter é inserido no espaço epidural (peridural) (1); o saco da dura-máter não é penetrado. Durante a **anestesia lombar**, o anestésico local é injetado no saco da dura-máter (2). Como alternativa, o espaço epidural pode ser puncionado também através do hiato sacral (3).

12.1   Cortes Frontais I e II

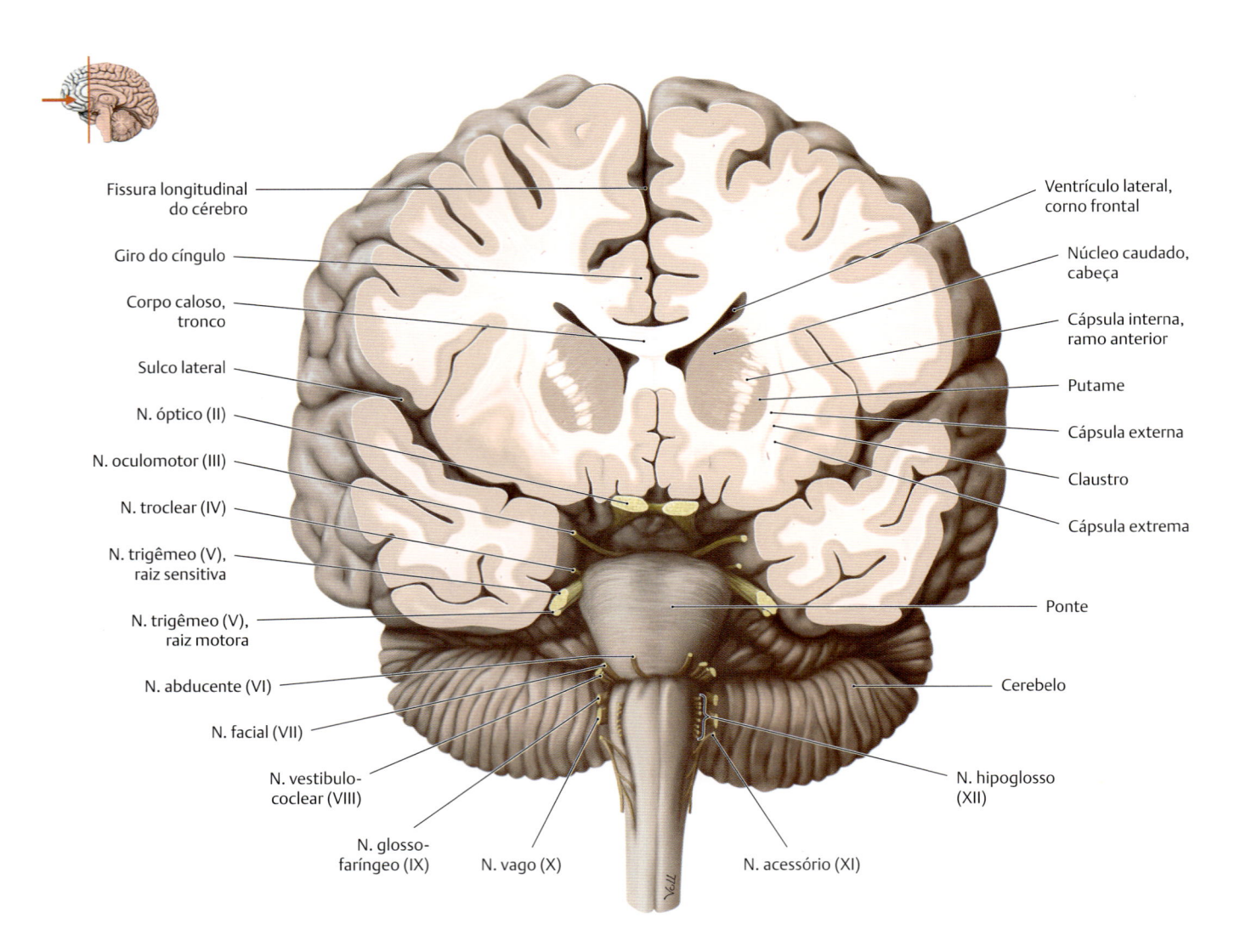

Fissura longitudinal do cérebro

Giro do cíngulo

Corpo caloso, tronco

Sulco lateral

N. óptico (II)

N. oculomotor (III)

N. troclear (IV)

N. trigêmeo (V), raiz sensitiva

N. trigêmeo (V), raiz motora

N. abducente (VI)

N. facial (VII)

N. vestibulo-coclear (VIII)

N. glosso-faríngeo (IX)

N. vago (X)

N. acessório (XI)

Ventrículo lateral, corno frontal

Núcleo caudado, cabeça

Cápsula interna, ramo anterior

Putame

Cápsula externa

Claustro

Cápsula extrema

Ponte

Cerebelo

N. hipoglosso (XII)

Comentários gerais sobre a anatomia seccional

A anatomia seccional ajuda no aprendizado da estrutura tridimensional do encéfalo. Esta visão tridimensional é necessária para poder interpretar as modernas imagens de corte e usá-las como base para o diagnóstico (tomografia computadorizada, ressonância magnética) em caso de suspeita de acidente vascular encefálico, de tumores cerebrais, de meningites e após traumatismos. Apresentamos apenas um resumo, pois o leitor adquiriu, nos capítulos anteriores, uma visão geral que permite a avaliação dessas estruturas de maneira funcional e sistemática. As legendas e principalmente as figuras menores têm como objetivo facilitar a interpretação tridimensional dos cortes bidimensionais (os planos de corte das figuras foram indicados por linhas vermelhas nos esquemas).

Observe que as indicações da posição estão de acordo com o eixo de Forel do prosencéfalo e, na região do tronco encefálico, com o eixo de Meynert (ver p. 270).

Os planos de corte foram escolhidos de tal maneira que mostrem as estruturas *clinicamente mais importantes* — de forma mais clara do que ocorre em cortes encefálicos tradicionais, uma vez que as condições de fixação e de conservação do encéfalo nem sempre são ótimas. Uma vez que os cortes foram reproduzidos a partir de preparações de diferentes indivíduos, determinadas estruturas nem sempre estão na mesma posição. Nos capítulos anteriores, as estruturas do encéfalo foram relacionadas às suas partes definidas durante o desenvolvimento; uma sinopse destas relações encontra-se em **B**, p. 443, no fim desta série de cortes.

A Encéfalo, corte frontal I

O tronco do *corpo caloso*, que une os dois hemisférios, é facilmente identificado. Superiormente ao corpo caloso situa-se o *giro do cíngulo*, que será visto também nos cortes seguintes, e inferiormente situa-se o *núcleo caudado*. Este núcleo aparece em grandes dimensões, pois a sua cabeça (cabeça do núcleo caudado) foi cortada ao longo de todo seu comprimento (ver **C**). Nos cortes seguintes, o tamanho do núcleo caudado diminui, uma vez que ele se adelgaça posteriormente, deixando apenas a sua cauda (cauda do núcleo caudado) no plano de corte (ver pp. 422 e seguinte). A vista lateral esquematizada (**C**) revela que o núcleo caudado acompanha o trajeto do *ventrículo lateral*, em contato com a sua face côncava. O núcleo caudado e o *putame* formam, juntos, o *corpo estriado*. A estria é o resultado do ramo anterior da cápsula interna, um feixe de substância branca. Nesta figura, o putame aparece muito pequeno, uma vez que somente a sua extremidade anterior foi cortada. Com a migração posterior do plano de corte, seu tamanho aumentará. *Anteriormente* às estruturas aqui identificadas situam-se, principalmente, o córtex e a substância branca do lobo frontal do cérebro, ambos facilmente identificados; o lobo temporal aparece na figura como uma estrutura independente, mas é conectado, posteriormente, com a parte occipital do telencéfalo (ver p. 421).

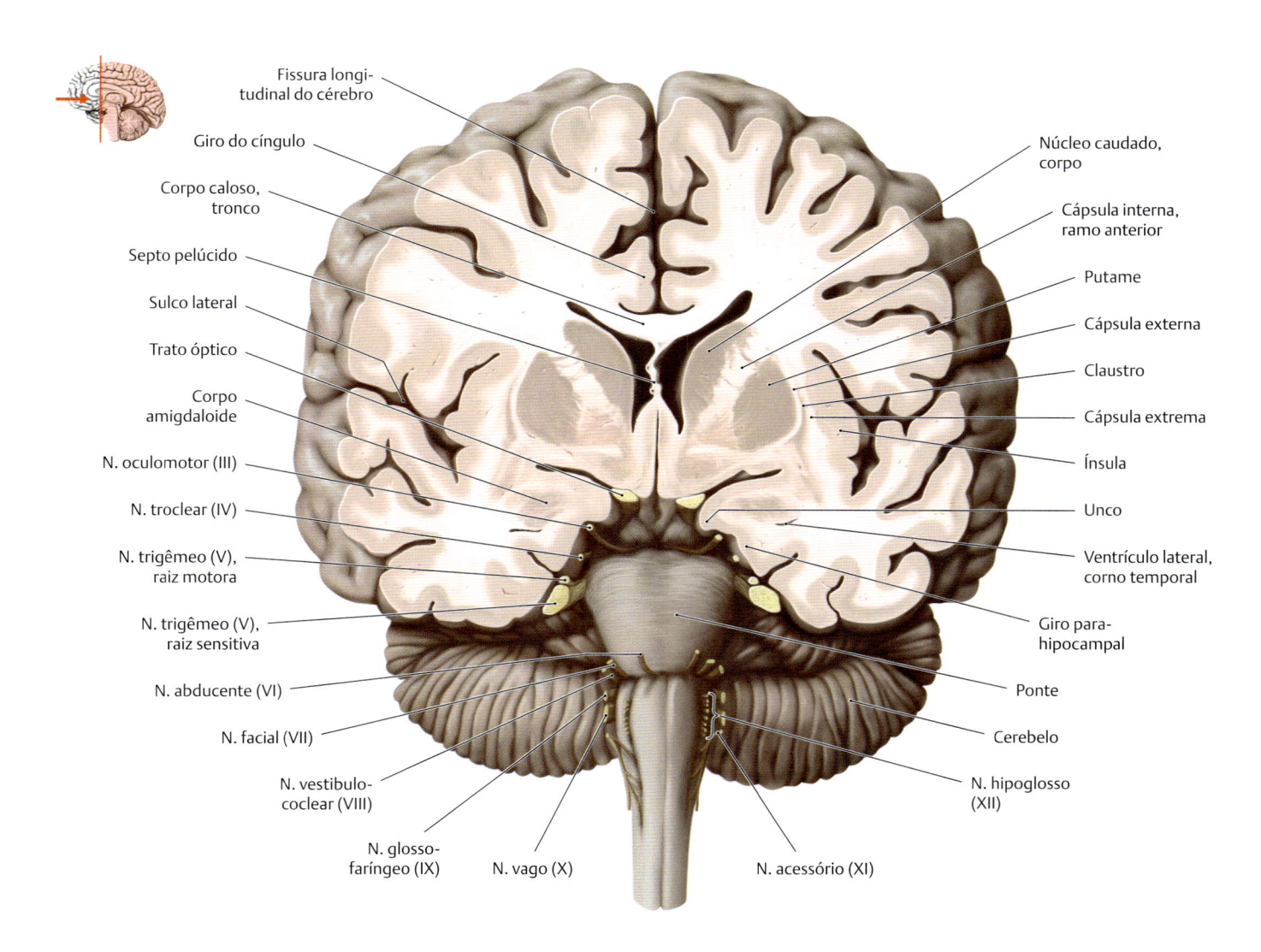

Labels (left side, top to bottom):
Fissura longi-tudinal do cérebro
Giro do cíngulo
Corpo caloso, tronco
Septo pelúcido
Sulco lateral
Trato óptico
Corpo amigdaloide
N. oculomotor (III)
N. troclear (IV)
N. trigêmeo (V), raiz motora
N. trigêmeo (V), raiz sensitiva
N. abducente (VI)
N. facial (VII)
N. vestibulo-coclear (VIII)
N. glosso-faríngeo (IX)
N. vago (X)
N. acessório (XI)

Labels (right side, top to bottom):
Núcleo caudado, corpo
Cápsula interna, ramo anterior
Putame
Cápsula externa
Claustro
Cápsula extrema
Ínsula
Unco
Ventrículo lateral, corno temporal
Giro para-hipocampal
Ponte
Cerebelo
N. hipoglosso (XII)

B Encéfalo, corte frontal II

Foram cortadas as mesmas estruturas em ambos os lados. Do núcleo caudado, somente o seu delgado corpo foi cortado (*corpo do núcleo caudado*). O corno inferior (*corno temporal*) do ventrículo lateral também foi seccionado e aparece como uma estrutura em forma de fenda, que serve como ponto de orientação: ventralmente ao corno temporal situa-se o *giro para-hipocampal*, enquanto medial e superiormente se situam os

corpos amigdaloides (cortados aqui pela primeira vez, ver também **D**). Há uma relação medial do corpo amigdaloide com o *unco*, a extremidade anterior do giro para-hipocampal em forma de gancho. A cápsula interna, que divide o corpo estriado, apresenta-se, neste plano de corte, muito maior do que na Figura **A**, e a conexão do lobo temporal com o restante do telencéfalo é visível; o *córtex da ínsula* também é facilmente identificado.

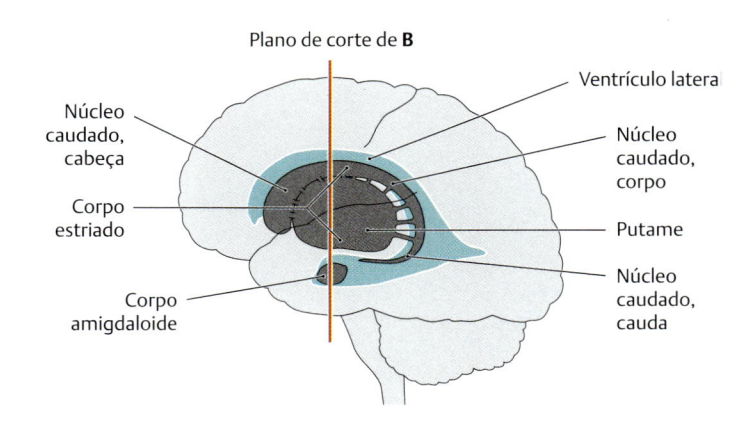

Plano de corte de **B**

Labels:
Núcleo caudado, cabeça
Corpo estriado
Corpo amigdaloide
Ventrículo lateral
Núcleo caudado, corpo
Putame
Núcleo caudado, cauda

C Relação entre o núcleo caudado e o ventrículo lateral
Vista esquerda.

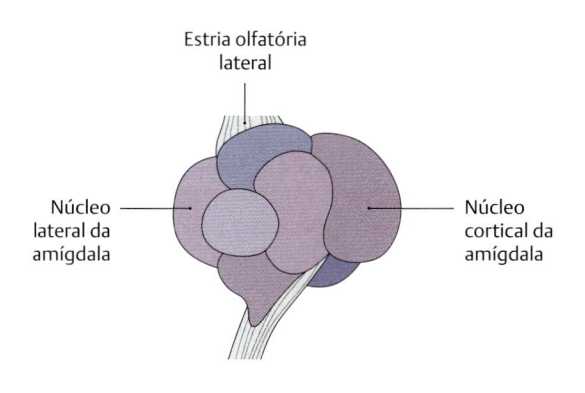

Labels:
Estria olfatória lateral
Núcleo lateral da amígdala
Núcleo cortical da amígdala

D Corpo amigdaloide
Vista superior direita.

12.2 Cortes Frontais III e IV

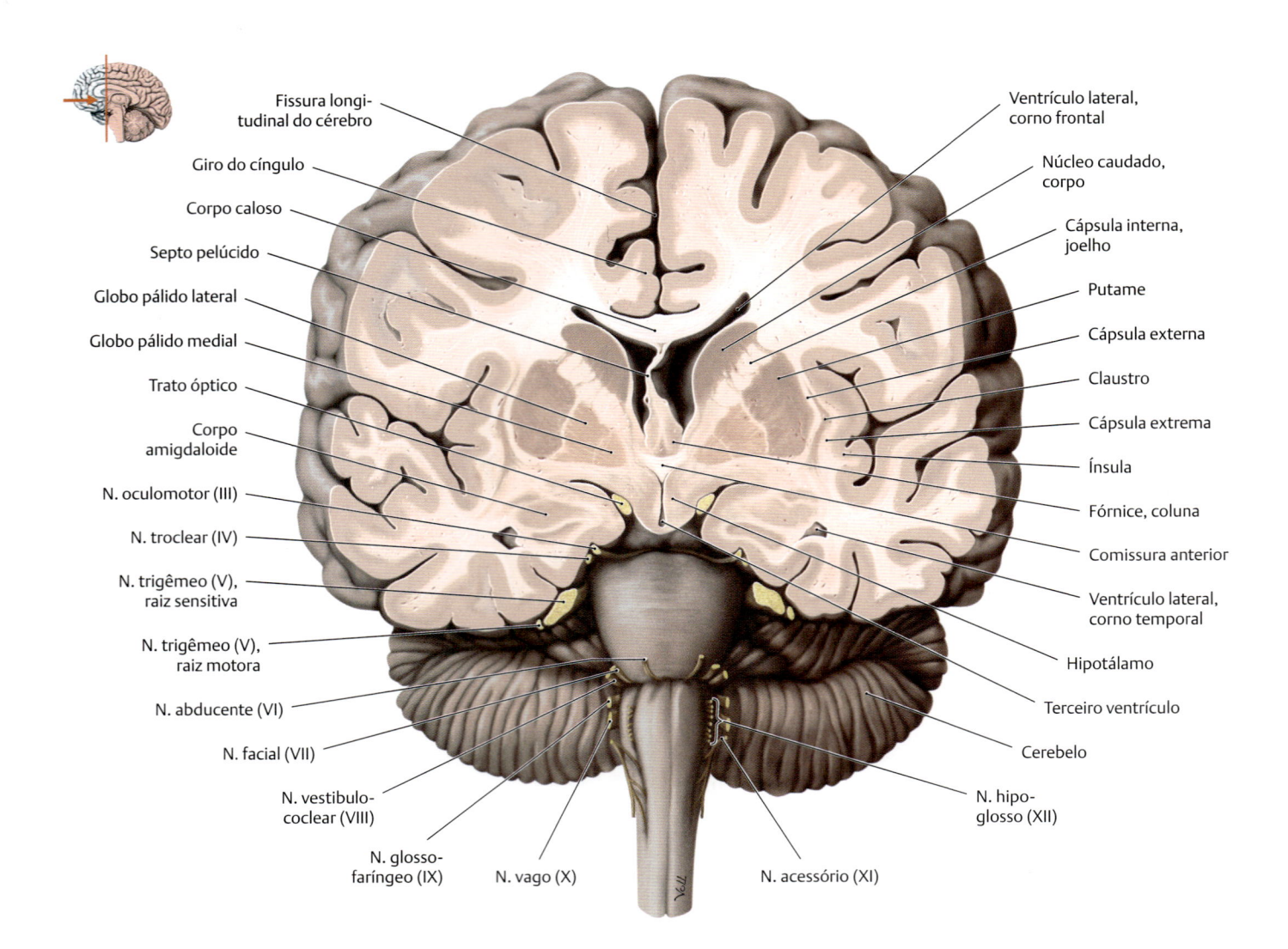

Fissura longi-
tudinal do cérebro

Giro do cíngulo

Corpo caloso

Septo pelúcido

Globo pálido lateral

Globo pálido medial

Trato óptico

Corpo
amigdaloide

N. oculomotor (III)

N. troclear (IV)

N. trigêmeo (V),
raiz sensitiva

N. trigêmeo (V),
raiz motora

N. abducente (VI)

N. facial (VII)

N. vestibulo-
coclear (VIII)

N. glosso-
faríngeo (IX)

N. vago (X)

N. acessório (XI)

Ventrículo lateral,
corno frontal

Núcleo caudado,
corpo

Cápsula interna,
joelho

Putame

Cápsula externa

Claustro

Cápsula extrema

Ínsula

Fórnice, coluna

Comissura anterior

Ventrículo lateral,
corno temporal

Hipotálamo

Terceiro ventrículo

Cerebelo

N. hipo-
glosso (XII)

A Encéfalo, corte frontal III

O corno inferior do ventrículo lateral (corno temporal) se apresenta ainda bem volumoso neste corte, podendo ser observado. Em relação ao sistema ventricular observa-se ainda o corte do assoalho do *terceiro ventrículo* (ver **B**), com o hipotálamo ao seu redor. O tálamo ainda não pode ser observado, uma vez que ele se encontra em posição parietal, um pouco atrás do hipotálamo. Neste plano de corte, observam-se também a *comissura anterior* e o *globo pálido*, que é subdividido em uma parte medial e uma parte lateral. O grande trato descendente (trato corticospinal, estende-se através da *cápsula interna*, com uma organização somatotópica. Através do joelho, que está incluído neste corte, estendem-se os axônios para a faringe, a laringe e a mandíbula. O trajeto desses axônios está demonstrado em **C** (para a estrutura do fórnice, ver **D**).

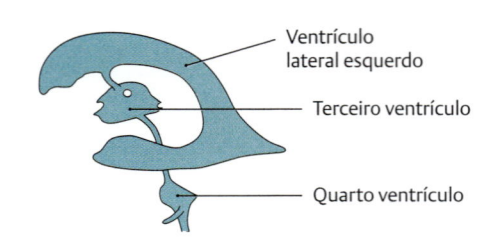

Ventrículo
lateral esquerdo

Terceiro ventrículo

Quarto ventrículo

B Sistema ventricular
Vista pelo lado esquerdo.

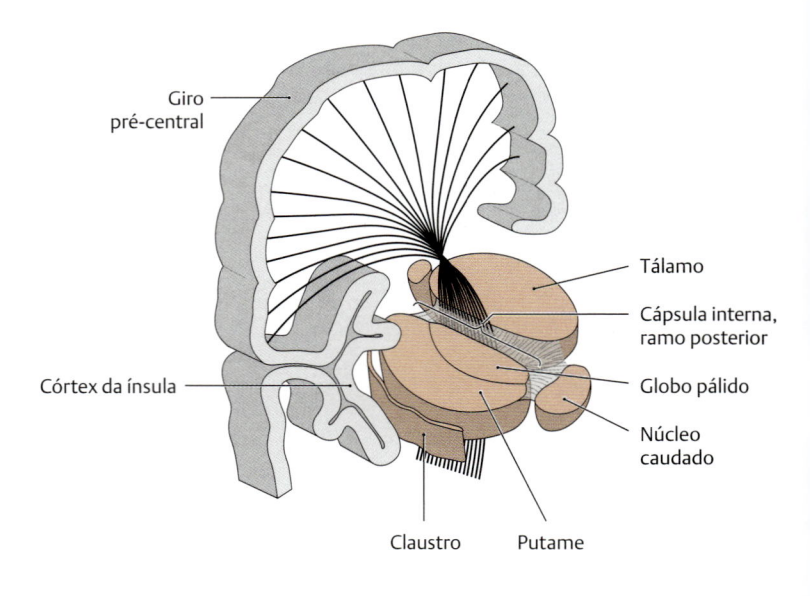

Giro
pré-central

Córtex da ínsula

Claustro

Putame

Tálamo

Cápsula interna,
ramo posterior

Globo pálido

Núcleo
caudado

C Trajeto do trato piramidal na cápsula interna
Vista anterior pelo lado esquerdo.

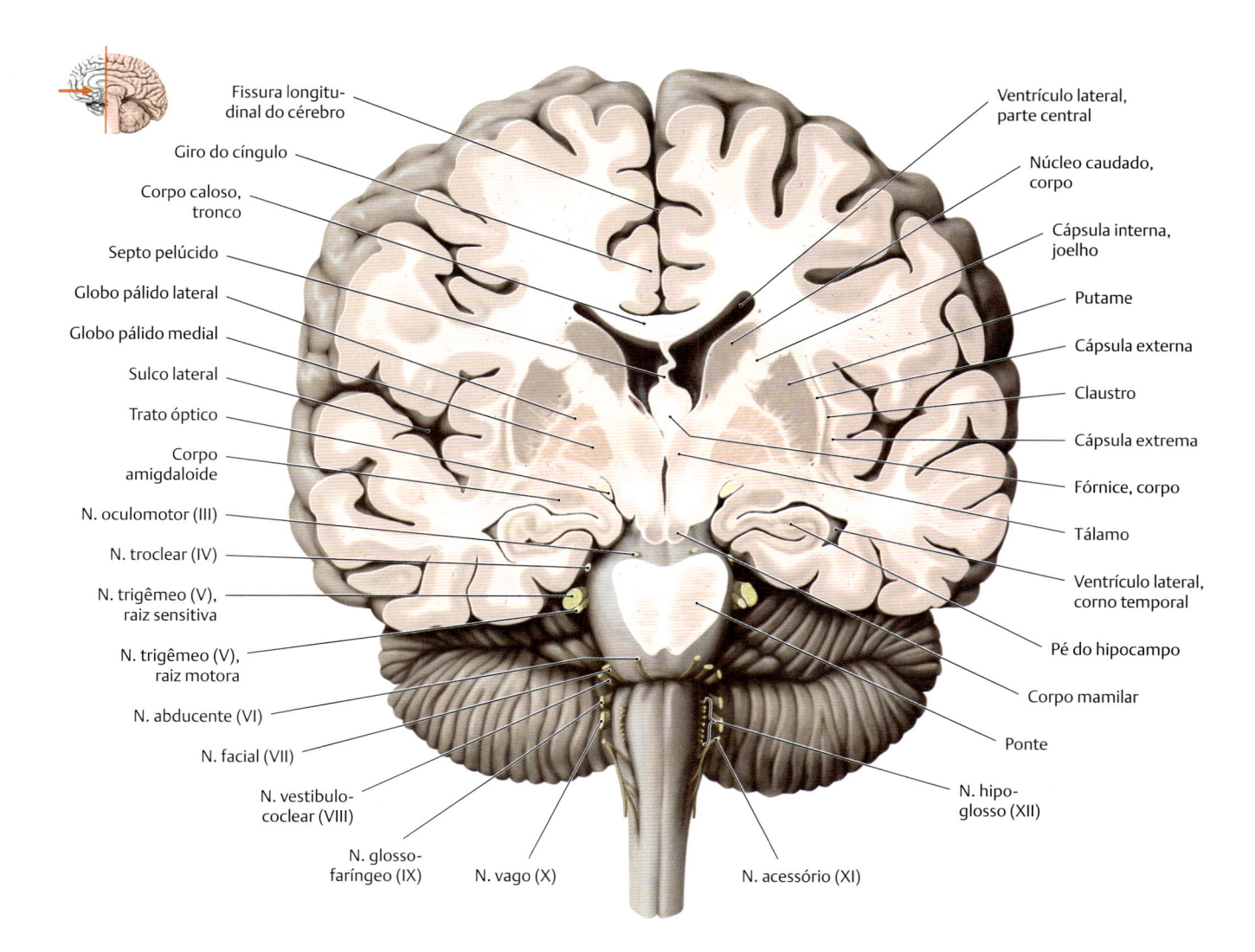

D Encéfalo, corte frontal IV

A divisão do globo pálido em uma parte medial e uma parte lateral ainda pode ser nitidamente percebida; o corno inferior do ventrículo lateral foi seccionado em toda a sua extensão. Enquanto no corte da Figura **A** a comissura anterior ainda se encontra incluída, neste corte em posição mais occipital os *corpos mamilares* foram seccionados (ver **E**). Alterações patológicas dos corpos mamilares são encontradas nos casos de alcoolismo crônico. Os corpos mamilares são uma importante parte do sistema límbico e estão ligados ao hipocampo pelo *fórnice*; aqui neste corte, observam-se os *pés do hipocampo* de ambos os lados dos corpos mamilares

(ver **F**). Entre o fórnice e o corpo caloso estende-se o *septo pelúcido*. Este representa o limite medial dos ventrículos laterais, que pode ser bem demonstrado em ambos os cortes. Devido ao trajeto encurvado do fórnice (ver **F**), a coluna do fórnice (ver **A**) e os pilares do fórnice, nitidamente separados um do outro (ver **C**, p. 427), podem ser reconhecidos em cortes frontais. O *claustro*, ao qual se atribui uma importante função na regulação do comportamento sexual, é visto em toda a sua extensão neste corte e a *ponte* – como estrutura do tronco encefálico – é identificada pela primeira vez.

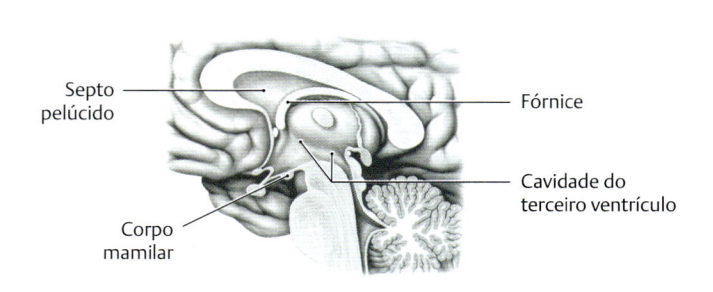

E Diencéfalo e tronco encefálico, corte mediano

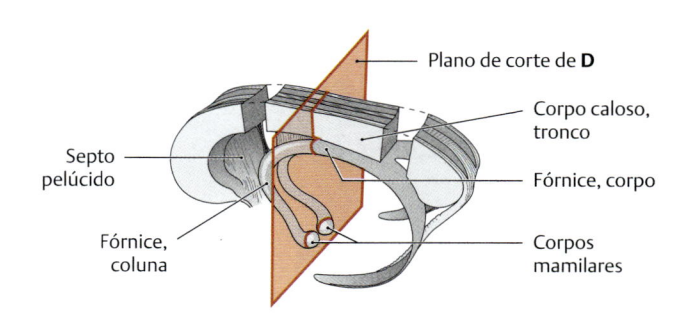

F Corpos mamilares e fórnice

12.3 Cortes Frontais V e VI

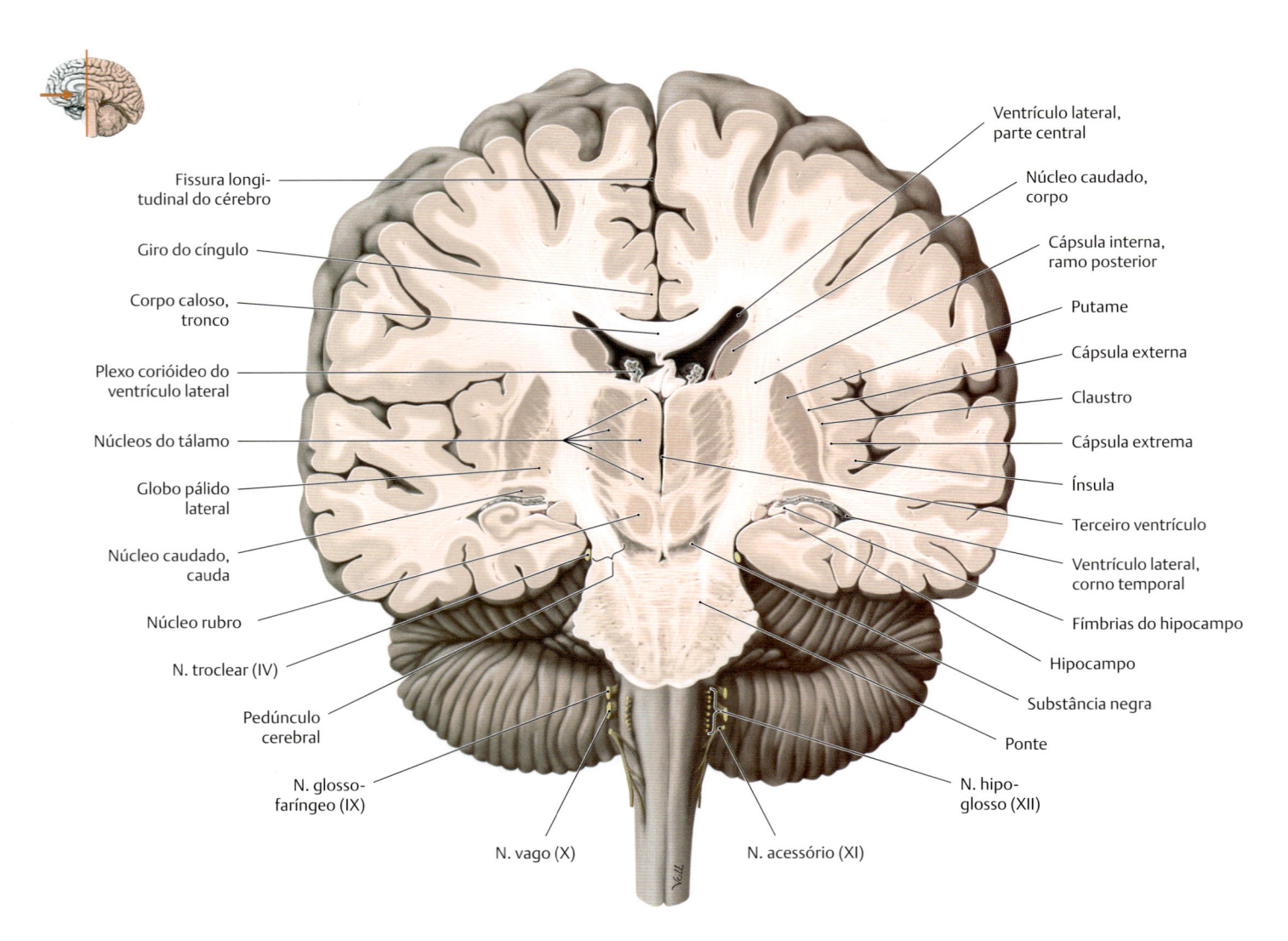

Fissura longi-tudinal do cérebro

Giro do cíngulo

Corpo caloso, tronco

Plexo corióideo do ventrículo lateral

Núcleos do tálamo

Globo pálido lateral

Núcleo caudado, cauda

Núcleo rubro

N. troclear (IV)

Pedúnculo cerebral

N. glosso-faríngeo (IX)

N. vago (X)

Ventrículo lateral, parte central

Núcleo caudado, corpo

Cápsula interna, ramo posterior

Putame

Cápsula externa

Claustro

Cápsula extrema

Ínsula

Terceiro ventrículo

Ventrículo lateral, corno temporal

Fímbrias do hipocampo

Hipocampo

Substância negra

Ponte

N. hipo-glosso (XII)

N. acessório (XI)

A Encéfalo, corte frontal V

O aspecto da distribuição dos núcleos já foi bastante modificado. O *núcleo caudado* foi cortado duas vezes: superiormente, vemos o seu corpo e, inferiormente, uma pequena parte de sua cauda, que está em contato com o corno temporal do ventrículo lateral (ver **C** e **E**). A cabeça e o corpo do núcleo caudado estabelecem contato com o corno anterior e com a parte central do ventrículo lateral; assim, o núcleo caudado segue o mesmo trajeto arqueado do sistema ventricular (ver **C**). A cauda do núcleo caudado situa-se, portanto, lateralmente à cabeça e ao corpo. **E** mostra que um corte anterior na região da cauda do núcleo caudado secciona as partes posteriores do *putame* ou, quando o corte ocorre mais posteriormente, já não existe mais núcleo visível nessa região (ver **B**). A parte central do corno lateral também mostra um grande estreitamento, devido

ao *tálamo*, situado abaixo e cujos núcleos foram seccionados aqui. Na parte central dos ventrículos laterais aparece, pela primeira vez, o *plexo corióideo,* que se estende desde o forame interventricular (não cortado aqui) até o corno temporal. O forame se situa anteriormente ao tálamo e, portanto, o plexo somente aparece em cortes frontais que também atinjam estruturas talâmicas. Inferiormente ao tálamo foram cortados o *núcleo rubro* e a *substância negra,* que são importantes estruturas do mesencéfalo e fazem abaulamento em direção ao diencéfalo, projetando-se quase até a altura do globo pálido (não mostrado aqui) (ver **B**). No assoalho do corno temporal situa-se o *hipocampo,* e a fímbria do hipocampo pode ser identificada. Podemos, ainda, acompanhar o trajeto das fibras do trato corticospinal, no *ramo posterior* da cápsula interna, e sua continuação para os pedúnculos cerebrais e para a ponte.

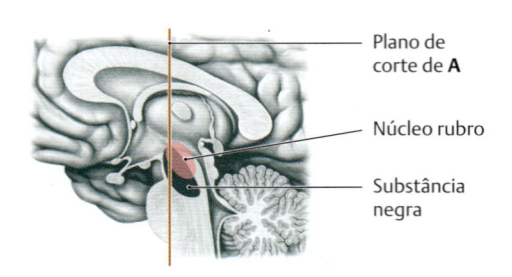

Plano de corte de **A**

Núcleo rubro

Substância negra

B Núcleo rubro e substância negra
Corte mediano.

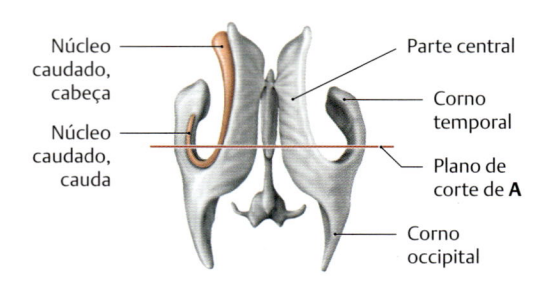

Núcleo caudado, cabeça

Núcleo caudado, cauda

Parte central

Corno temporal

Plano de corte de **A**

Corno occipital

C Sistema ventricular
Vista superior.

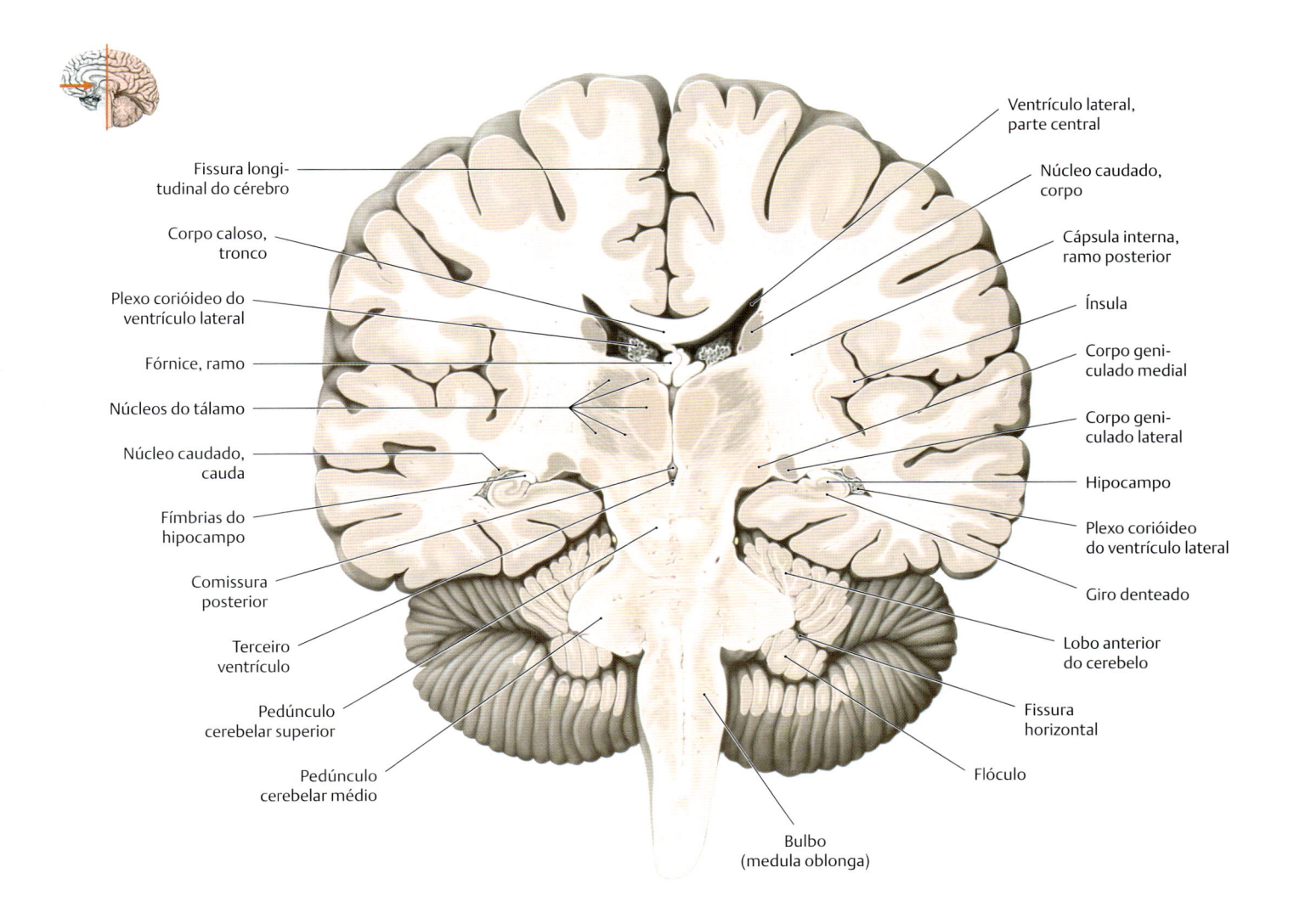

Fissura longi-
tudinal do cérebro

Corpo caloso,
tronco

Plexo corióideo do
ventrículo lateral

Fórnice, ramo

Núcleos do tálamo

Núcleo caudado,
cauda

Fímbrias do
hipocampo

Comissura
posterior

Terceiro
ventrículo

Pedúnculo
cerebelar superior

Pedúnculo
cerebelar médio

Bulbo
(medula oblonga)

Ventrículo lateral,
parte central

Núcleo caudado,
corpo

Cápsula interna,
ramo posterior

Ínsula

Corpo geni-
culado medial

Corpo geni-
culado lateral

Hipocampo

Plexo corióideo
do ventrículo lateral

Giro denteado

Lobo anterior
do cerebelo

Fissura
horizontal

Flóculo

D Encéfalo, corte frontal VI

Este corte mostra os núcleos do tálamo que se situam caudalmente; relacionam-se com a parte inferior dos ventrículos laterais e, lateralmente, com o terceiro ventrículo. O putame se situa mais anteriormente e não foi secccionado (como pode ser visto claramente no corte horizontal, p. 337). O *ramo posterior* da cápsula interna foi cortado (comparar também com **C**, p. 422). A *comissura posterior* foi seccionada em sua parte anterior (ver **A**, p. 426 e **D**, p. 427). No mesmo nível da comissura vemos, à esquerda e à direita, duas regiões nucleares mais escuras, que delimitam lateralmente o tálamo, os *corpos geniculados medial* e *lateral*, que estão funcionalmente relacionados aos córtices auditivo e visual, respectivamente (ver **F**). Entre o tálamo e o corpo caloso encontram-se os pilares do fórnice. O *cerebelo* foi mostrado pela primeira vez. O *pedúnculo cerebelar médio* projeta-se lateralmente em direção aos hemisférios do cerebelo.

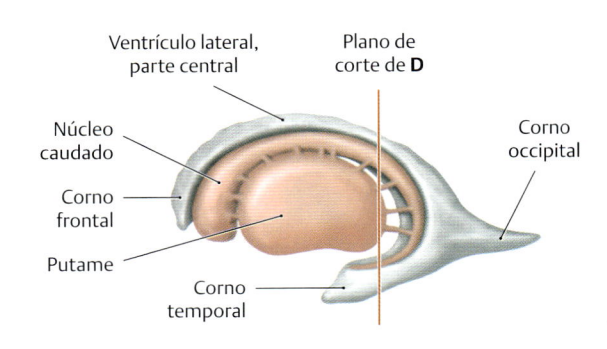

Ventrículo lateral,
parte central

Plano de
corte de **D**

Núcleo
caudado

Corno
frontal

Putame

Corno
temporal

Corno
occipital

E Relação topográfica entre núcleo caudado e sistema ventricular

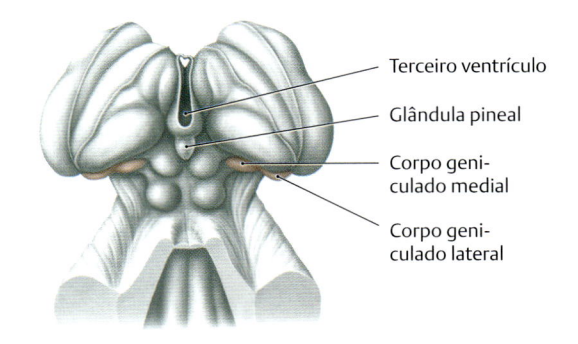

Terceiro ventrículo

Glândula pineal

Corpo geni-
culado medial

Corpo geni-
culado lateral

F Posição do diencéfalo (com os corpos geniculados) e do tronco encefálico
Vista posterior.

425

12.4 Cortes Frontais VII e VIII

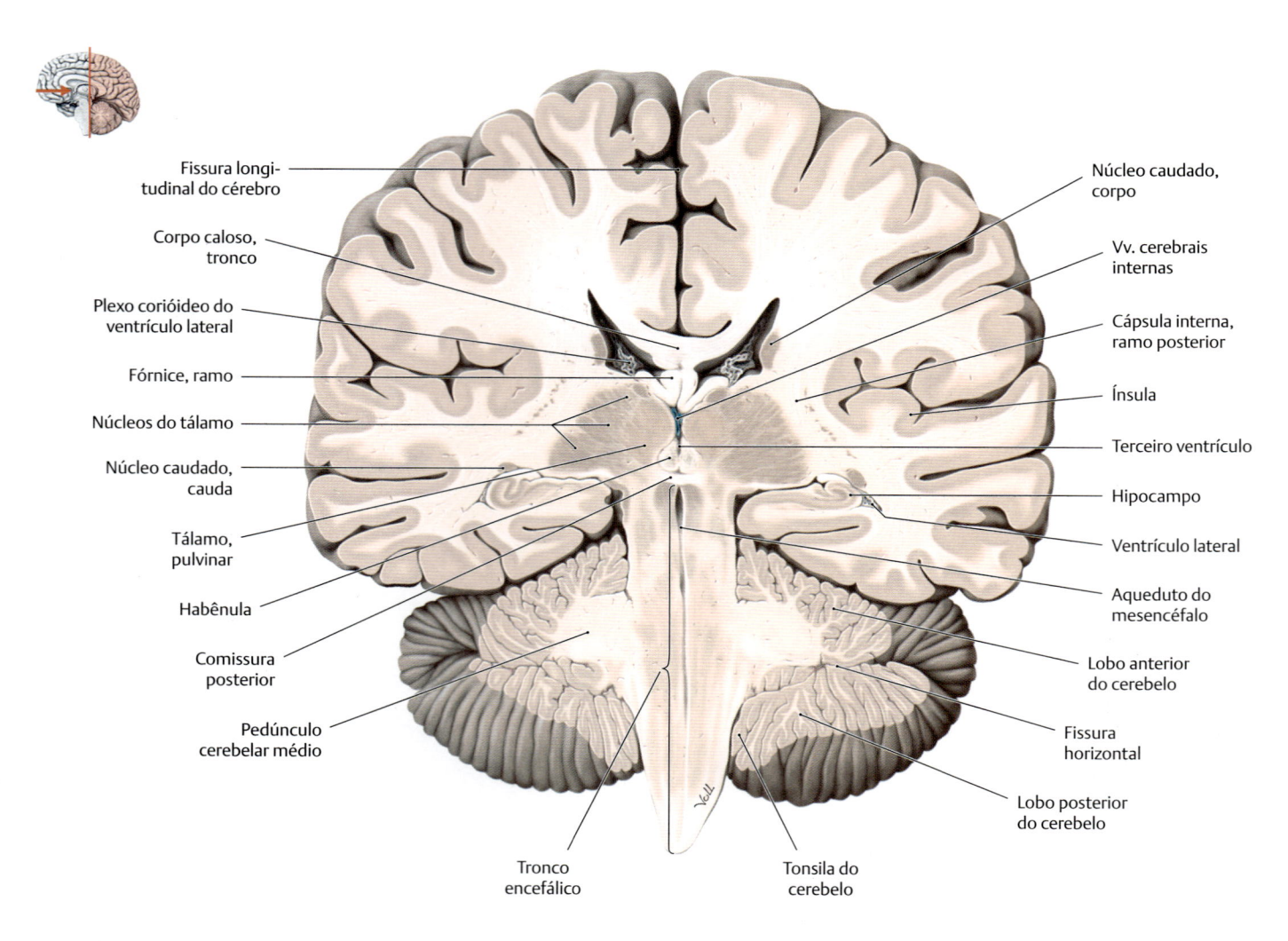

Fissura longi-tudinal do cérebro

Corpo caloso, tronco

Plexo corióideo do ventrículo lateral

Fórnice, ramo

Núcleos do tálamo

Núcleo caudado, cauda

Tálamo, pulvinar

Habênula

Comissura posterior

Pedúnculo cerebelar médio

Tronco encefálico

Núcleo caudado, corpo

Vv. cerebrais internas

Cápsula interna, ramo posterior

Ínsula

Terceiro ventrículo

Hipocampo

Ventrículo lateral

Aqueduto do mesencéfalo

Lobo anterior do cerebelo

Fissura horizontal

Lobo posterior do cerebelo

Tonsila do cerebelo

A Encéfalo, corte frontal VII

Dos núcleos do diencéfalo e do telencéfalo, somente o tálamo e as partes posteriores do núcleo caudado são visíveis; vão diminuindo com a sequência dos cortes e, finalmente, desaparecem (ver **C** e p. 428). Inferiormente à parede medial do ventrículo lateral vemos a parte posterior do *hipocampo*. O tronco encefálico foi cortado ao longo do *aqueduto do mesencéfalo* (ver **C**). O cerebelo é conectado ao tronco encefálico por três pedúnculos cerebelares: os *pedúnculos cerebelares superior* (predominantemente eferente), *médio* (aferente) e *inferior* (aferente e eferente). De todos os pedúnculos cerebelares, o *médio* projeta-se mais

anteriormente (atenção: lembre-se da relação com o eixo do tronco encefálico!) e, assim, é o primeiro a ser identificado nesta série de cortes fronto-occipitais (ver também **A**, p. 424 e **D**, p. 425). O pedúnculo cerebelar *superior* forma-se somente na face posterior da ponte e, portanto, só será mostrado nos cortes mais posteriores (ver **B**). Entre os pedúnculos cerebelares médio e inferior não existe estrutura anatômica limitante; portanto, nos cortes, não há uma separação clara entre eles. As veias cerebrais superficiais foram removidas durante a preparação. Consequentemente, neste corte e no corte a seguir, foram cortadas somente as Vv. cerebrais internas.

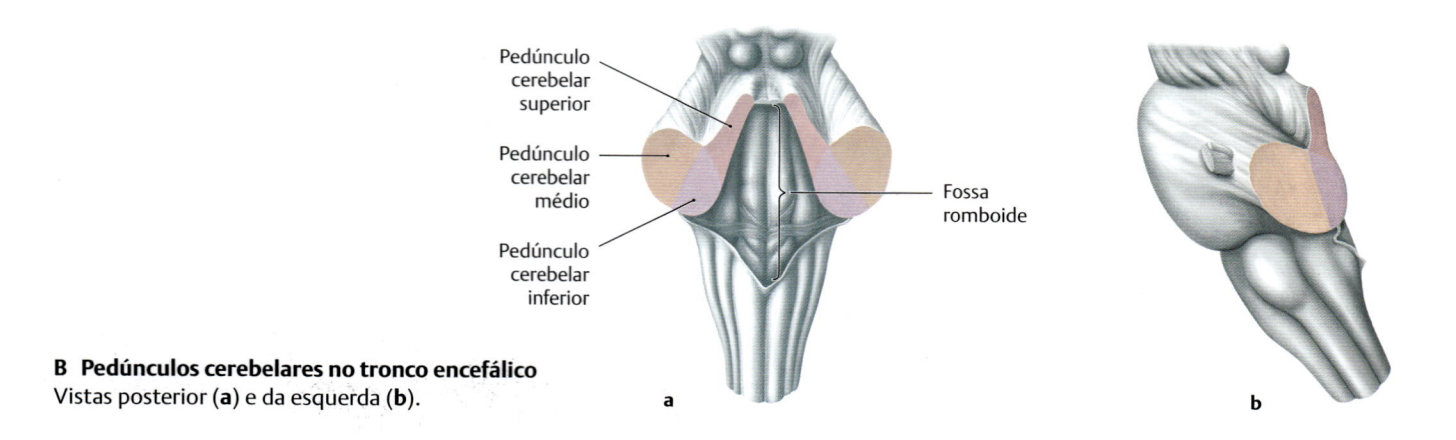

Pedúnculo cerebelar superior

Pedúnculo cerebelar médio

Pedúnculo cerebelar inferior

Fossa romboide

B Pedúnculos cerebelares no tronco encefálico
Vistas posterior (**a**) e da esquerda (**b**).

a

b

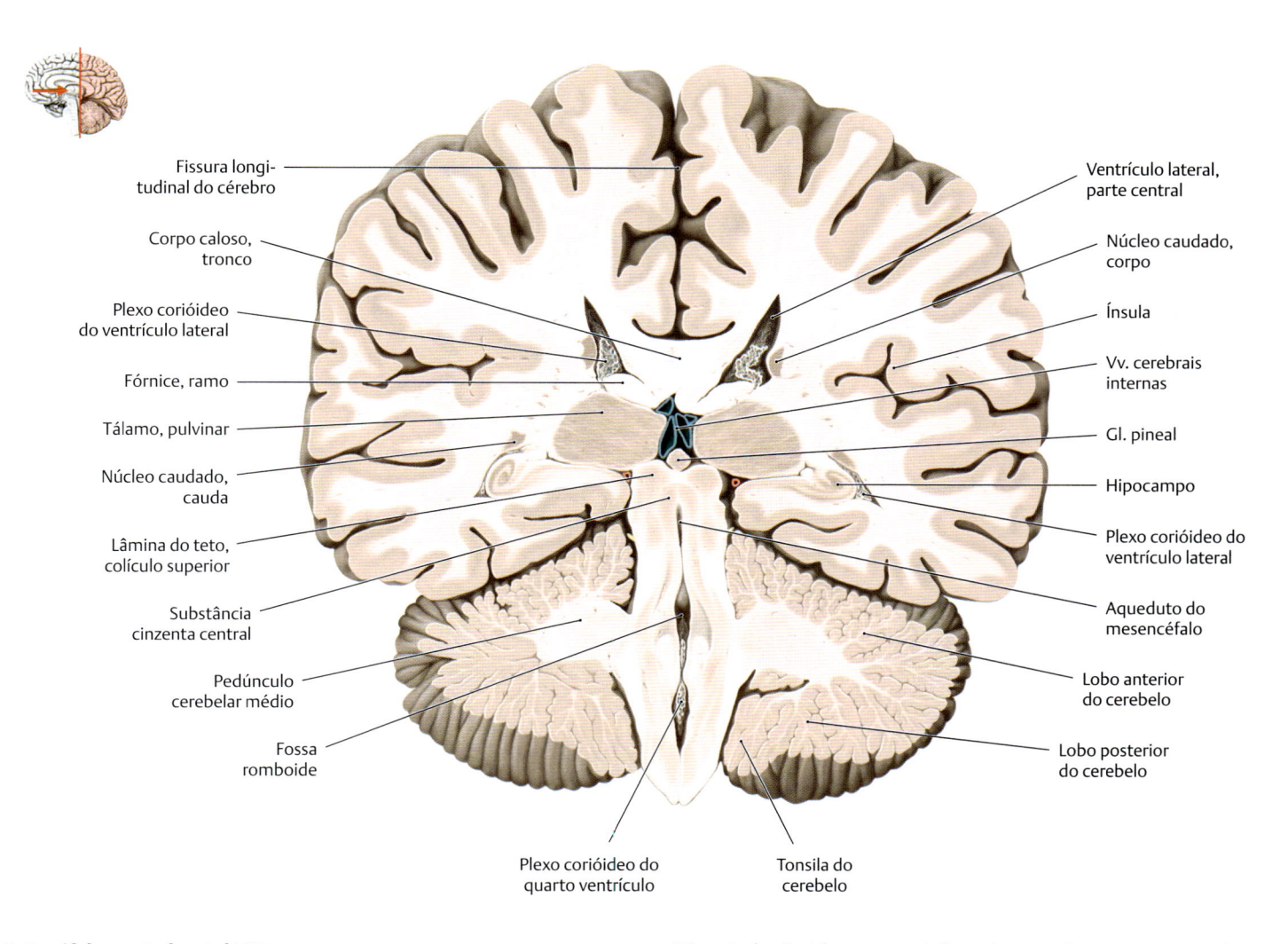

Fissura longi-
tudinal do cérebro

Corpo caloso,
tronco

Plexo corióideo
do ventrículo lateral

Fórnice, ramo

Tálamo, pulvinar

Núcleo caudado,
cauda

Lâmina do teto,
colículo superior

Substância
cinzenta central

Pedúnculo
cerebelar médio

Fossa
romboide

Plexo corióideo do
quarto ventrículo

Tonsila do
cerebelo

Ventrículo lateral,
parte central

Núcleo caudado,
corpo

Ínsula

Vv. cerebrais
internas

Gl. pineal

Hipocampo

Plexo corióideo do
ventrículo lateral

Aqueduto do
mesencéfalo

Lobo anterior
do cerebelo

Lobo posterior
do cerebelo

C Encéfalo, corte frontal VIII
Os núcleos do tálamo mostram-se mais estreitos em comparação ao corte anterior, e o córtex do cerebelo aumenta progressivamente. O aqueduto do mesencéfalo foi cortado parcialmente. A *fossa romboide*, que se situa na parte dorsal do tronco encefálico e forma o assoalho do quarto ventrículo, é claramente visível (ver **D** e **Ba**). A *lâmina do teto* foi seccionada e, neste plano, vemos, principalmente, os colículos *superiores* (de tamanho menor); o próximo corte (ver **A**, p. 428) mostrará, mais claramente, os colículos *inferiores*. A *glândula pineal* foi parcialmente (ver

D) cortada, devido a sua posição mais posterior; no corte seguinte será mostrada completamente (ver **A**, p. 428). Esta imagem revela a divisão do fórnice nos dois *pilares do fórnice*. O hipocampo também aparece neste corte. Situa-se na parte medial do assoalho dos cornos temporais dos ventrículos laterais e faz um abaulamento no assoalho do corno temporal (ver também **A** e **E**). O hipocampo é uma parte importante do sistema límbico e uma das primeiras estruturas a exibir as alterações morfológicas causadas pela doença de Alzheimer.

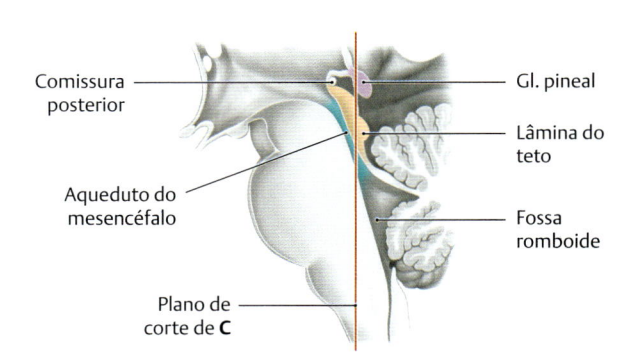

Comissura
posterior

Aqueduto do
mesencéfalo

Plano de
corte de **C**

Gl. pineal

Lâmina do
teto

Fossa
romboide

D Corte mediano do rombencéfalo, do mesencéfalo e do diencéfalo

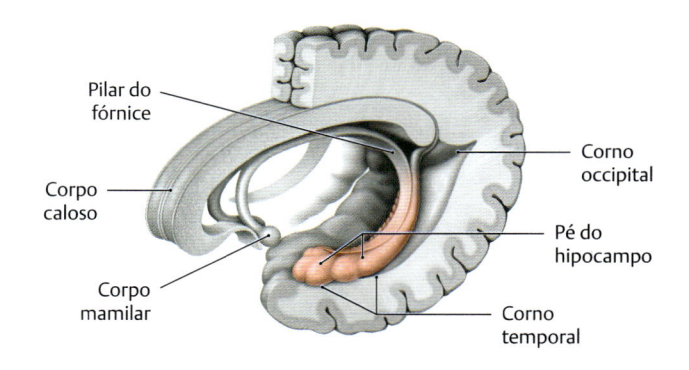

Pilar do
fórnice

Corpo
caloso

Corpo
mamilar

Corno
occipital

Pé do
hipocampo

Corno
temporal

E Formação do hipocampo
Vista esquerda.

427

12.5 Cortes Frontais IX e X

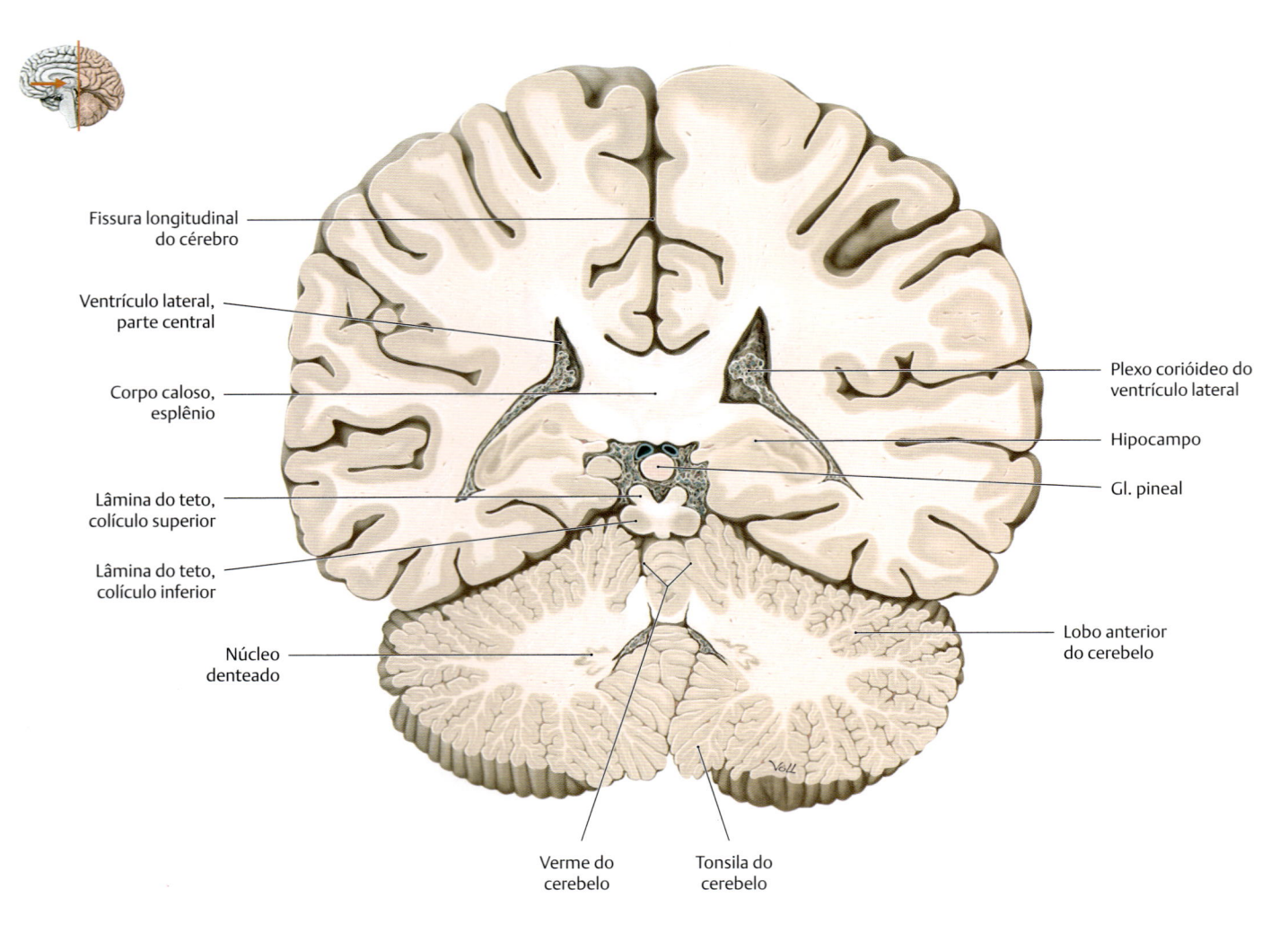

Fissura longitudinal do cérebro

Ventrículo lateral, parte central

Corpo caloso, esplênio

Lâmina do teto, colículo superior

Lâmina do teto, colículo inferior

Núcleo denteado

Plexo corióideo do ventrículo lateral

Hipocampo

Gl. pineal

Lobo anterior do cerebelo

Verme do cerebelo

Tonsila do cerebelo

A Encéfalo, corte frontal IX

Este plano de corte não mostra mais os núcleos do telencéfalo. Em relação ao corte anterior (ver **C**, p. 427), a *glândula pineal* é identificada em sua totalidade (ver também **D**, p. 427). Ela representa um centro de conexão (ritmo circadiano) para o relógio biológico. Devido à inclinação do tronco encefálico e à sua consequente posição ligeiramente dorsal, os *colículos inferiores* (de tamanho maior) da lâmina do teto são mais visíveis, enquanto o corte mais anterior mostrou mais claramente os colículos superiores (de tamanho menor). Os colículos superiores pertencem à via visual, e os colículos inferiores, à via auditiva. A lâmina do teto representa a parte posterior do *mesencéfalo* (atenção: relação com o eixo do tronco encefálico!). Na região do *cerebelo* identificamos o *verme* do cerebelo como uma estrutura ímpar, na linha média. Dos núcleos cerebelares, somente o *núcleo denteado*, situado na substância branca, é visível.

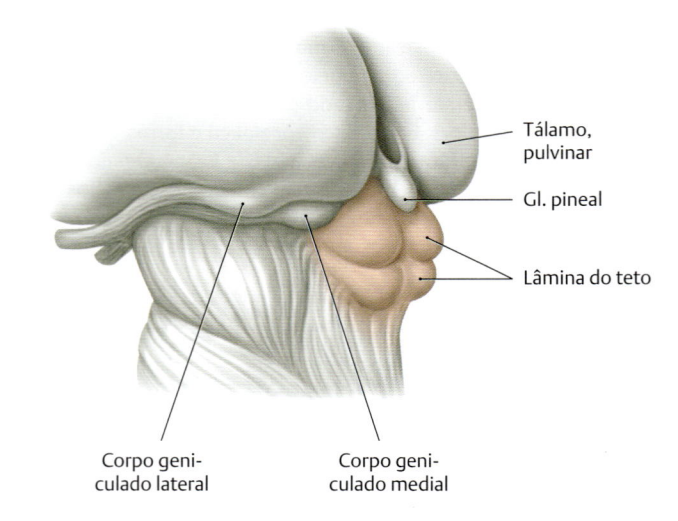

Tálamo, pulvinar

Gl. pineal

Lâmina do teto

Corpo geniculado lateral

Corpo geniculado medial

B Lâmina do teto (lâmina quadrigêmea)
Vista oblíqua posterior esquerda.

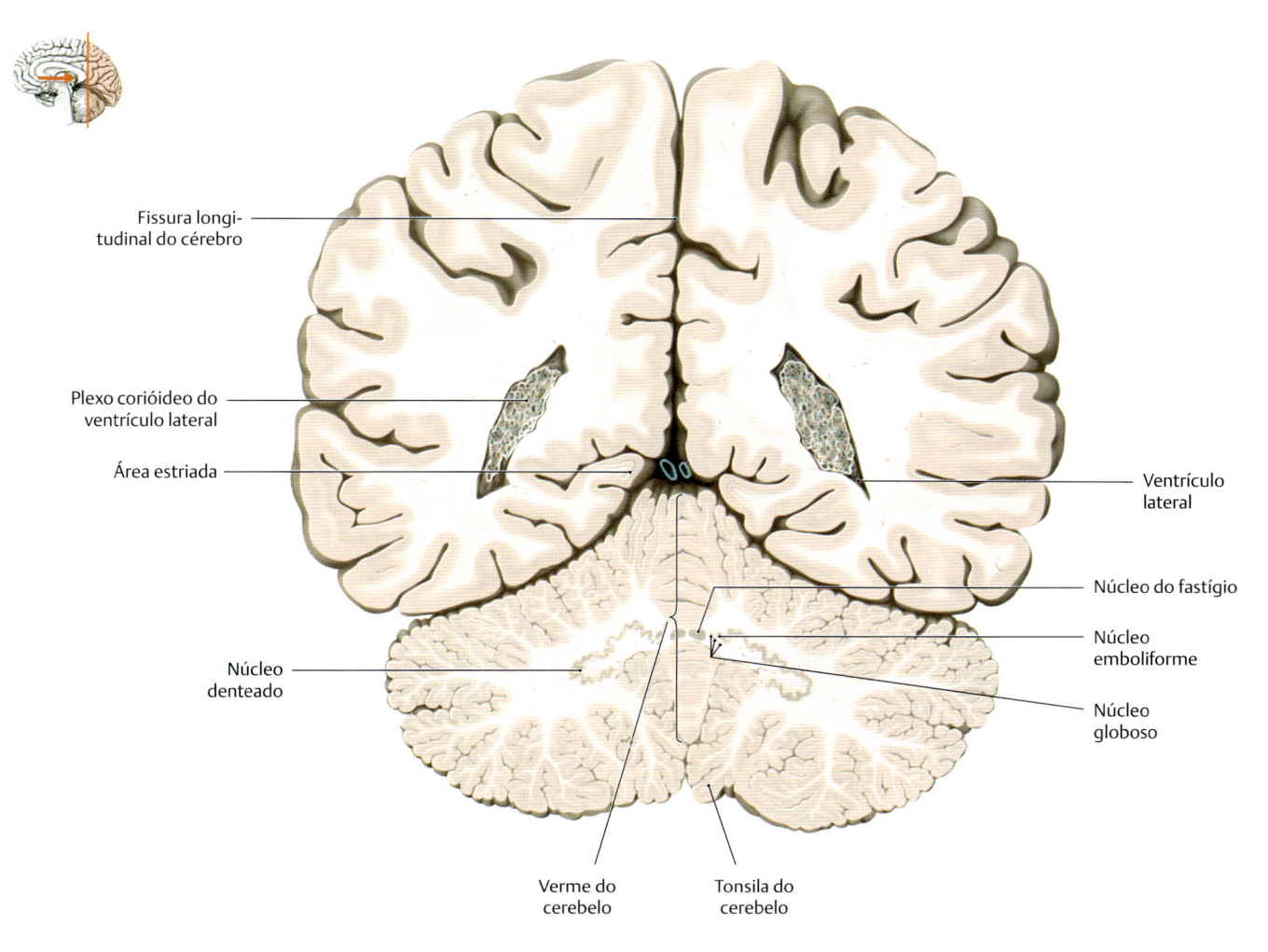

Fissura longi-
tudinal do cérebro

Plexo corióideo do
ventrículo lateral

Área estriada

Ventrículo
lateral

Núcleo do fastígio

Núcleo
emboliforme

Núcleo
denteado

Núcleo
globoso

Verme do
cerebelo

Tonsila do
cerebelo

C Encéfalo, corte frontal X

Este plano de corte não mostra mais partes do quarto ventrículo. O verme do cerebelo, devido à sua grande extensão longitudinal, apresenta-se maior ao corte, em relação à figura anterior. Neste plano encontram-se todos os *núcleos do cerebelo*:

- Núcleo denteado (núcleo lateral do cerebelo)
- Núcleo emboliforme (núcleo interpósito anterior)
- Núcleo globoso (núcleo interpósito posterior) e
- Núcleo do fastígio (núcleo medial do cerebelo).

12.6 Cortes Frontais XI e XII

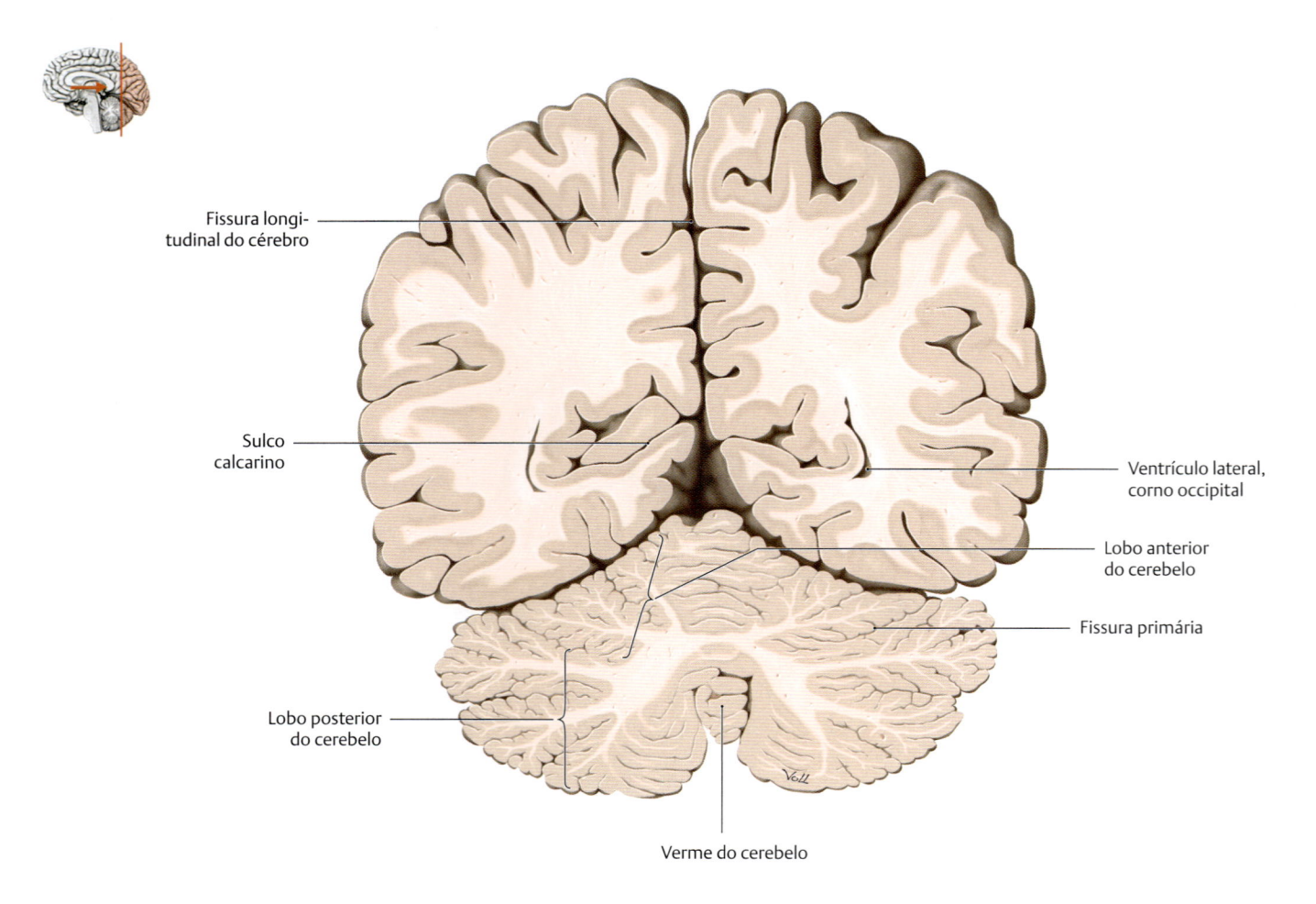

Fissura longi-tudinal do cérebro

Sulco calcarino

Ventrículo lateral, corno occipital

Lobo anterior do cerebelo

Fissura primária

Lobo posterior do cerebelo

Verme do cerebelo

A Encéfalo, corte frontal XI

Entre o cerebelo e o lobo occipital do telencéfalo situa-se o tentório do cerebelo, em cujo centro se estende o seio reto, em direção à confluência dos seios. Faz parte dos seios da dura-máter que drenam o sangue do encéfalo. Na maioria das preparações, a dura-máter é removida e, junto com ela, os seios. O seio reto inicia-se na confluência da veia cerebral magna e do seio sagital inferior, sendo removido durante a preparação da foice do cérebro. O *corno occipital* dos ventrículos laterais é claramente visível, em ambos os lados; no próximo corte (ver **D**), aparecerá somente como uma fenda estreita. O esquema mostra, mais uma vez, que o corno occipital representa quase uma continuação do corno temporal.

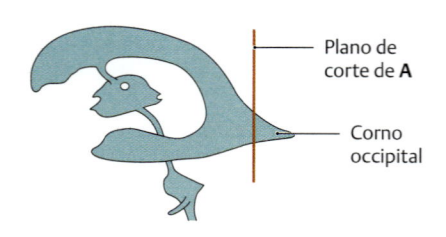

Plano de corte de **A**

Corno occipital

B Sistema ventricular, vista esquerda

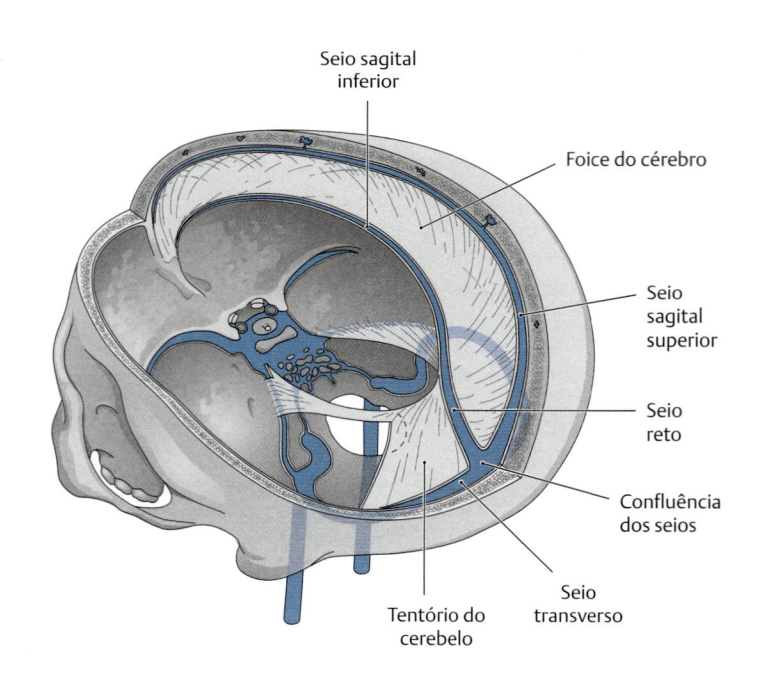

Seio sagital inferior

Foice do cérebro

Seio sagital superior

Seio reto

Confluência dos seios

Seio transverso

Tentório do cerebelo

C Seios da dura-máter
Vista superior esquerda.

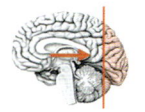

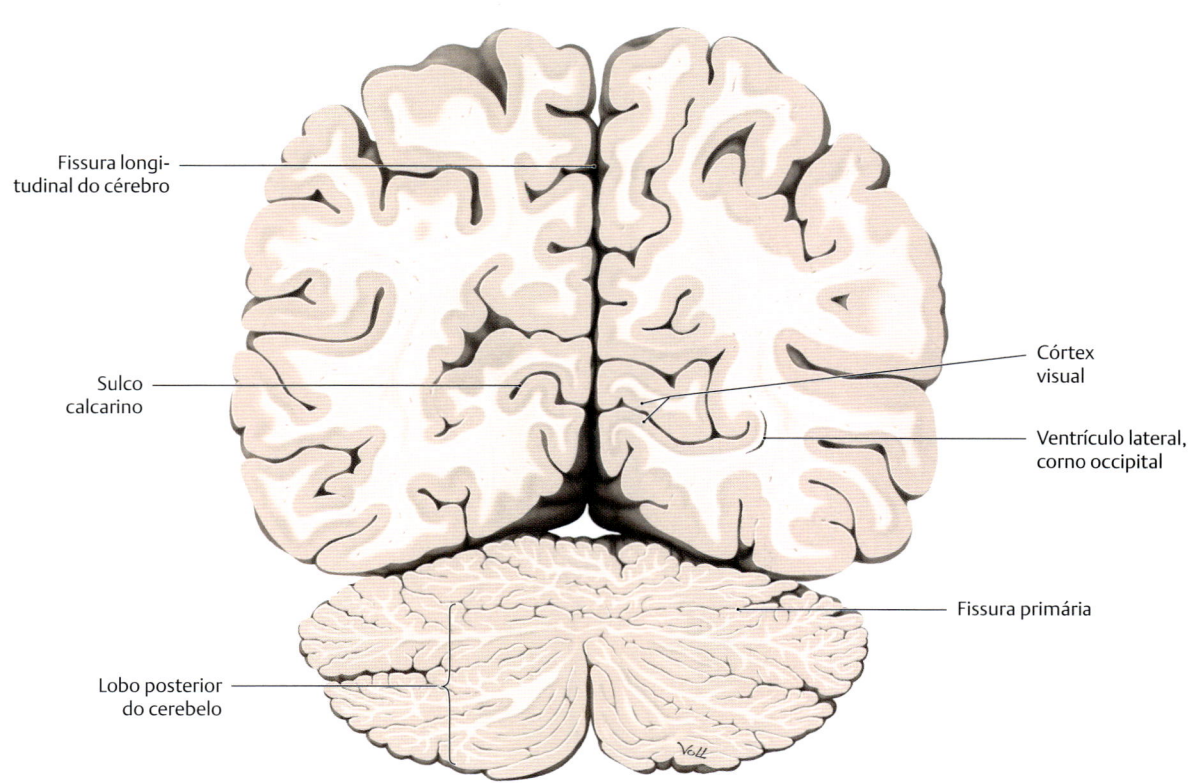

Fissura longi-
tudinal do cérebro

Sulco
calcarino

Córtex
visual

Ventrículo lateral,
corno occipital

Fissura primária

Lobo posterior
do cerebelo

D Encéfalo, corte frontal XII

O *corno occipital* do ventrículo lateral mostra-se como uma fenda estreita. Cortes mais posteriores não foram mostrados aqui porque somente revelariam o córtex e a substância branca. No lobo occipital do telencéfalo aparece o *sulco calcarino*. Devido às suas projeções, também foi identificado em alguns cortes anteriores. O sulco calcarino é envolto pela *área estriada*, o córtex visual primário (no mapa cerebral de Brodmann, também chamado de área 17), com maior extensão na face medial do encéfalo (ver **E**), e particularmente evidente.

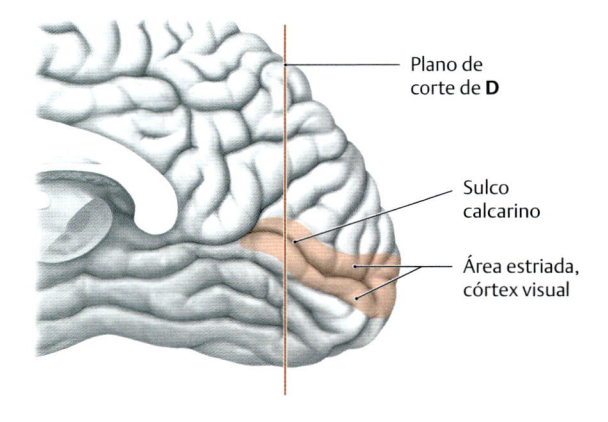

Plano de
corte de **D**

Sulco
calcarino

Área estriada,
córtex visual

E Área estriada direita (córtex visual)

Vista esquerda, da face medial do hemisfério cerebral direito.

12.7 Cortes Horizontais I e II

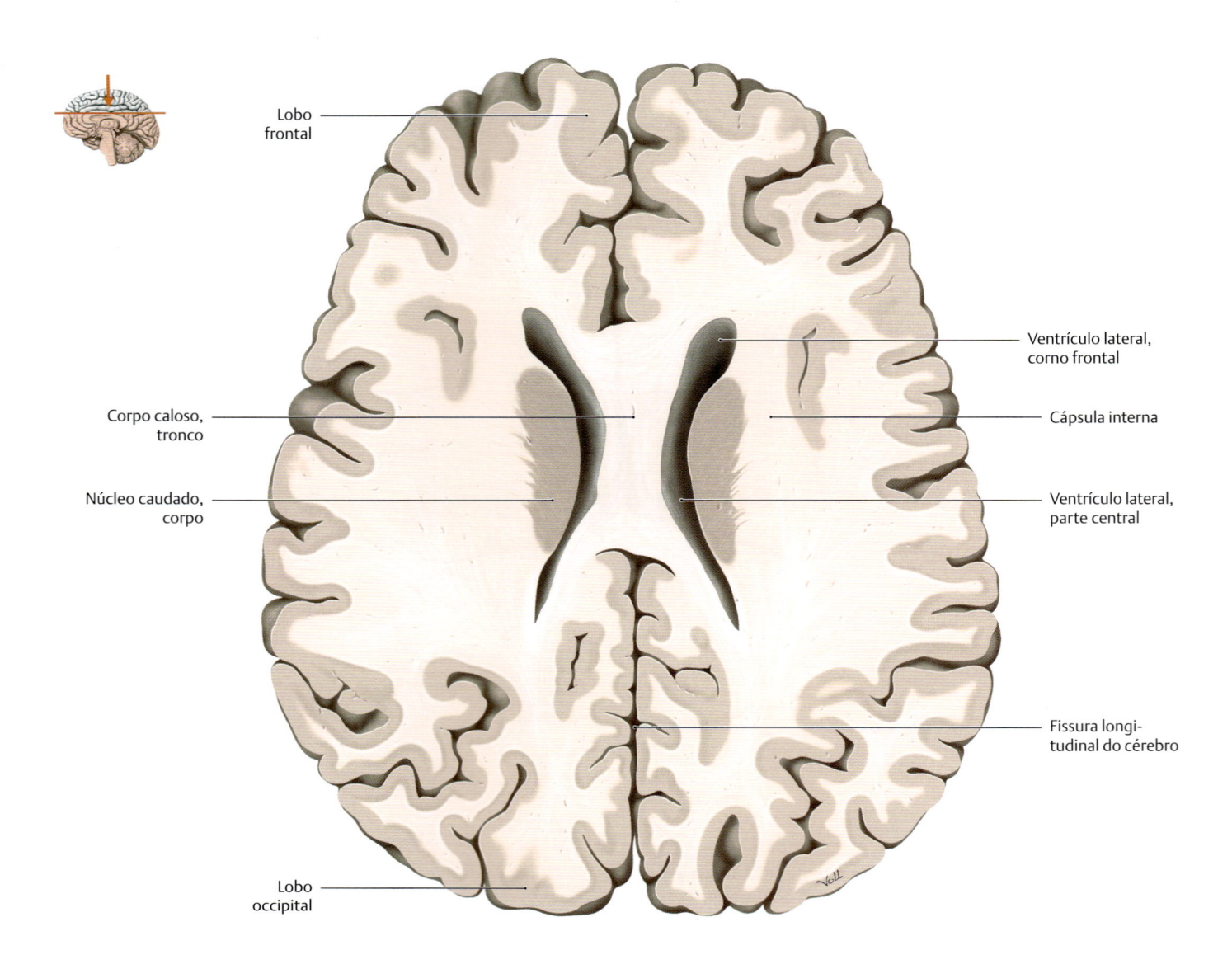

Lobo frontal

Ventrículo lateral, corno frontal

Corpo caloso, tronco

Cápsula interna

Núcleo caudado, corpo

Ventrículo lateral, parte central

Fissura longitudinal do cérebro

Lobo occipital

Comentários gerais sobre os cortes horizontais

A série de cortes horizontais é apresentada a partir de vistas superiores, isto é, o observador olha para a superfície do corte da mesma maneira que ocorre durante a secção do encéfalo ou a neurocirurgia (ver detalhes sobre os eixos, na p. 270). Portanto, o lado esquerdo do encéfalo também aparece no lado esquerdo da figura. Em contrapartida, na análise das imagens (TC, RM) visualizamos os cortes do encéfalo sempre de baixo para cima, isto é, o lado esquerdo do encéfalo aparece à direita na figura.

A Encéfalo, corte horizontal I

Neste corte mais superior do encéfalo, as estruturas telencefálicas mais craniais foram cortadas: os dois *ventrículos laterais* fazem contato, em ambos os lados, com os corpos dos núcleos caudados. O limite medial dos ventrículos laterais é formado pelo *tronco do corpo caloso*. O tronco contém tratos que conectam áreas funcionalmente equivalentes nos dois hemisférios (*fibras comissurais*). No corte, o tronco parece ser interrompido pelos ventrículos e os núcleos caudados; as fibras comissurais, entretanto, contornam essas estruturas. O trajeto das fibras do tronco do corpo caloso torna-se claro, quando observamos um corte frontal (ver **B**). O corpo caloso forma o teto dos ventrículos laterais.

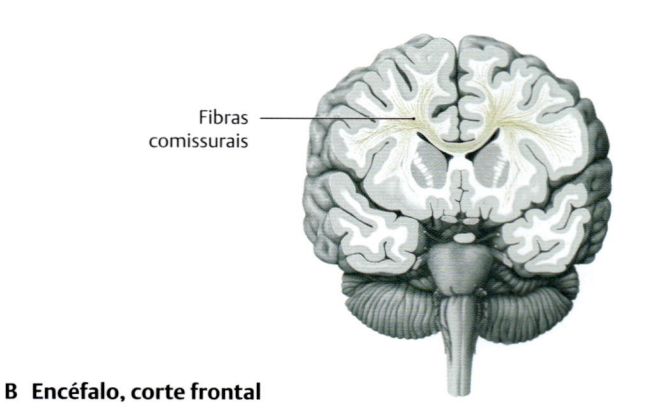

Fibras comissurais

B Encéfalo, corte frontal

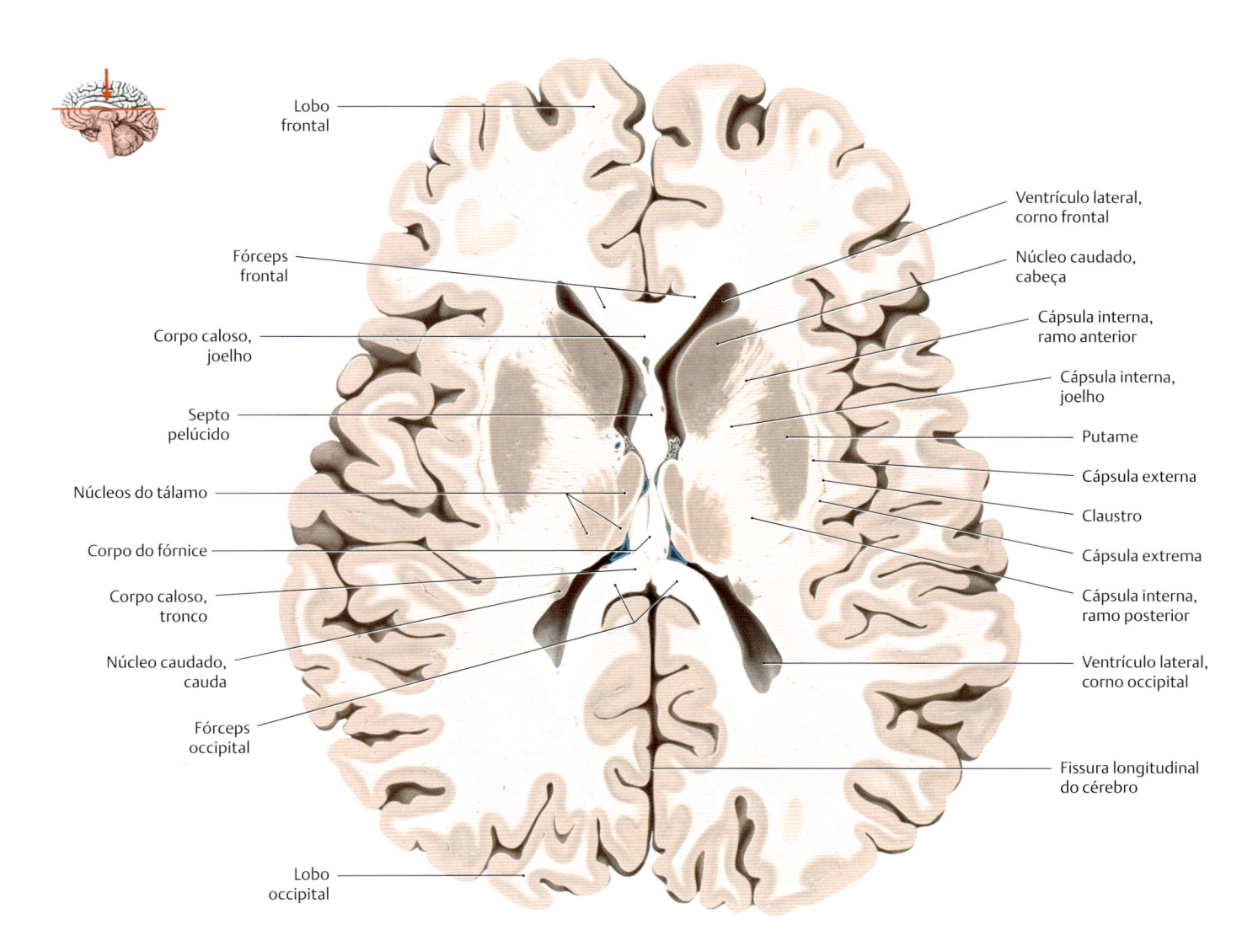

Lobo frontal

Fórceps frontal

Corpo caloso, joelho

Septo pelúcido

Núcleos do tálamo

Corpo do fórnice

Corpo caloso, tronco

Núcleo caudado, cauda

Fórceps occipital

Lobo occipital

Ventrículo lateral, corno frontal

Núcleo caudado, cabeça

Cápsula interna, ramo anterior

Cápsula interna, joelho

Putame

Cápsula externa

Claustro

Cápsula extrema

Cápsula interna, ramo posterior

Ventrículo lateral, corno occipital

Fissura longitudinal do cérebro

C Encéfalo, corte horizontal II

Ao contrário do que vimos no corte horizontal I, o *ventrículo lateral* aparece aqui *bipartido*: devido à localização mais inferior do plano deste corte, somente os cornos frontal e occipital foram mostrados, mas não a sua parte central (ver **D**). Neste plano, a *cápsula interna*, com seus ramos anterior e posterior e o joelho, foi cortada, ao longo de uma área ampla. Na substância branca do lobo occipital localiza-se a radiação óptica que não foi destacada na figura, devido à ausência de um limite anatômico. O *corpo caloso* também parece *bipartido*: o joelho situado anteriormente e o tronco, situado mais posteriormente. Esta separação aparente é o resultado da segunda curvatura do corpo caloso na região do joelho onde, em sentido anteroposterior, o corpo caloso curva-se

para trás (ver **E**). O esquema mostra a razão pela qual este tipo de corte atinge, progressivamente, o joelho do corpo caloso, em seguida, o septo pelúcido e o corpo do fórnice e, por último, o tronco do corpo caloso. O septo pelúcido forma as paredes laterais anteriores dos dois ventrículos laterais. O próprio septo contém pequenas regiões nucleares. O tálamo e seus três núcleos, ventral lateral, lateral dorsal e anterior, bem como o putame e o núcleo caudado, foram mostrados mais nitidamente. O corte do núcleo caudado mostra uma parte mais anterior e outra parte mais posterior (comparar com a p. 336). O putame, o núcleo caudado e as fibras da cápsula interna que se estendem entre os dois são unidos na estrutura do estriado.

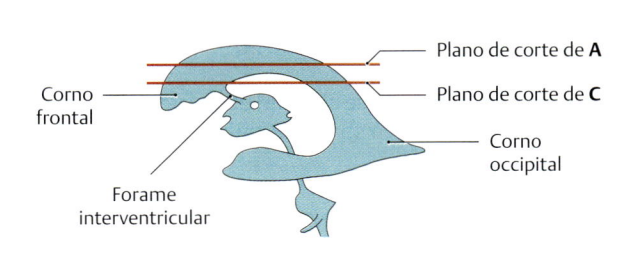

Plano de corte de **A**

Plano de corte de **C**

Corno frontal

Corno occipital

Forame interventricular

D Sistema dos ventrículos laterais

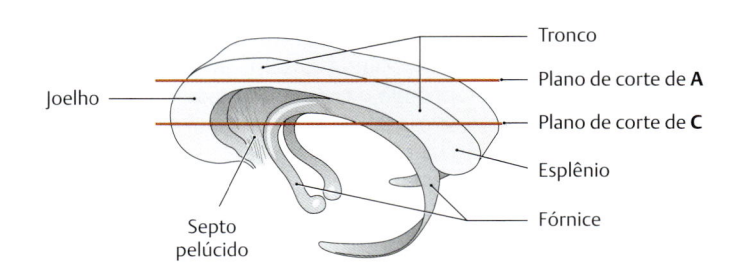

Tronco

Joelho

Plano de corte de **A**

Plano de corte de **C**

Esplênio

Fórnice

Septo pelúcido

E Corpo caloso e fórnice

433

12.8 Cortes Horizontais III e IV

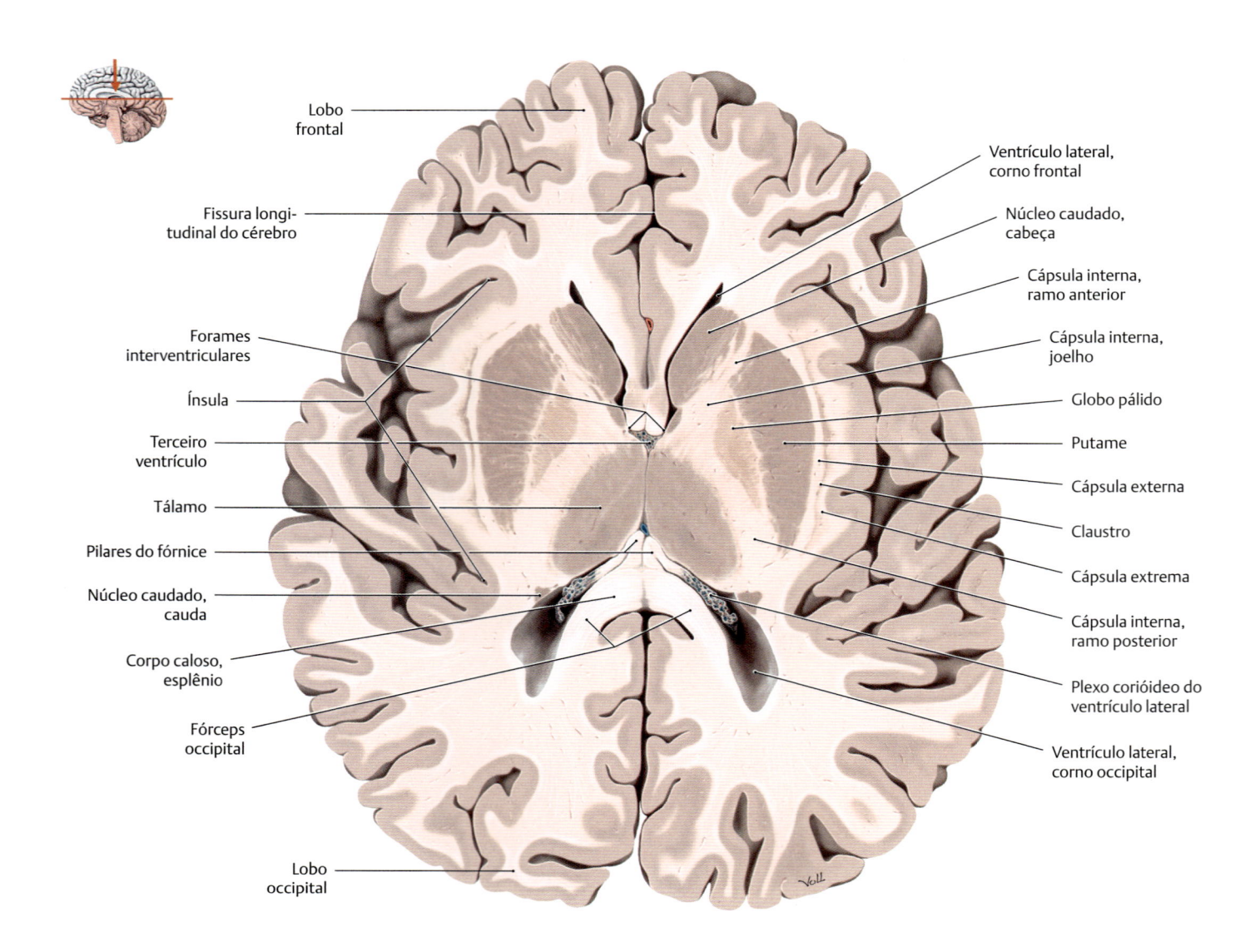

Lobo frontal

Fissura longi-tudinal do cérebro

Forames interventriculares

Ínsula

Terceiro ventrículo

Tálamo

Pilares do fórnice

Núcleo caudado, cauda

Corpo caloso, esplênio

Fórceps occipital

Lobo occipital

Ventrículo lateral, corno frontal

Núcleo caudado, cabeça

Cápsula interna, ramo anterior

Cápsula interna, joelho

Globo pálido

Putame

Cápsula externa

Claustro

Cápsula extrema

Cápsula interna, ramo posterior

Plexo corióideo do ventrículo lateral

Ventrículo lateral, corno occipital

A Encéfalo, corte horizontal III

Os ventrículos laterais são conectados ao terceiro ventrículo pelos *forames interventriculares* (de Monro); situam-se imediatamente à frente do tálamo (ver **D**, p. 433). As regiões nucleares do telencéfalo formam a substância cinzenta central do telencéfalo. A relação tridimensional entre o núcleo caudado e o tálamo torna-se evidente em **B**. Anteriormente, o núcleo caudado é maior e, posteriormente, o tálamo predomina. Enquanto o núcleo caudado e o putame pertencem ao sistema motor e ao telencéfalo, o tálamo faz parte do sistema sensitivo e pertence ao diencéfalo. Devido ao seu trajeto curvo, o *núcleo caudado* foi cortado duas vezes no plano horizontal. O globo pálido, uma parte do sistema motor, foi cortado pela primeira vez na sequência. O córtex da ínsula aparece e mais profundamente à ínsula vemos o *claustro*. Os *pilares do fórnice* fazem contato com a parede do tálamo (ver também **E**, p. 433). Unem-se, mais superiormente, formando o corpo do fórnice, situado imediatamente abaixo do corpo caloso, e são mostrados no corte horizontal II (ver **C**, p. 433). O trajeto da cápsula interna aparece tão claramente como no plano de corte da figura anterior.

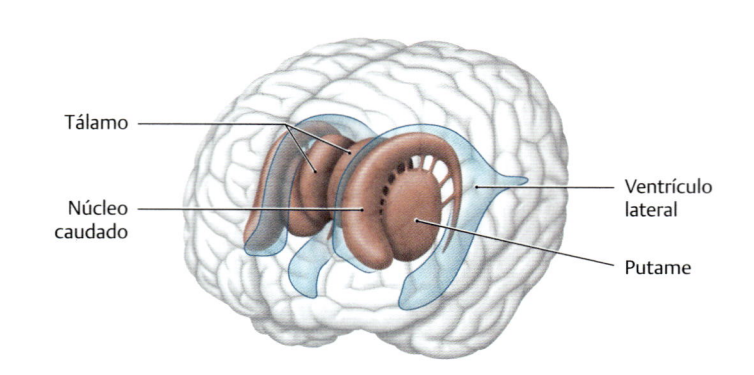

Tálamo

Núcleo caudado

Ventrículo lateral

Putame

B Relação topográfica entre o núcleo caudado, o putame, o tálamo e os ventrículos laterais

Vista oblíqua anterior esquerda.

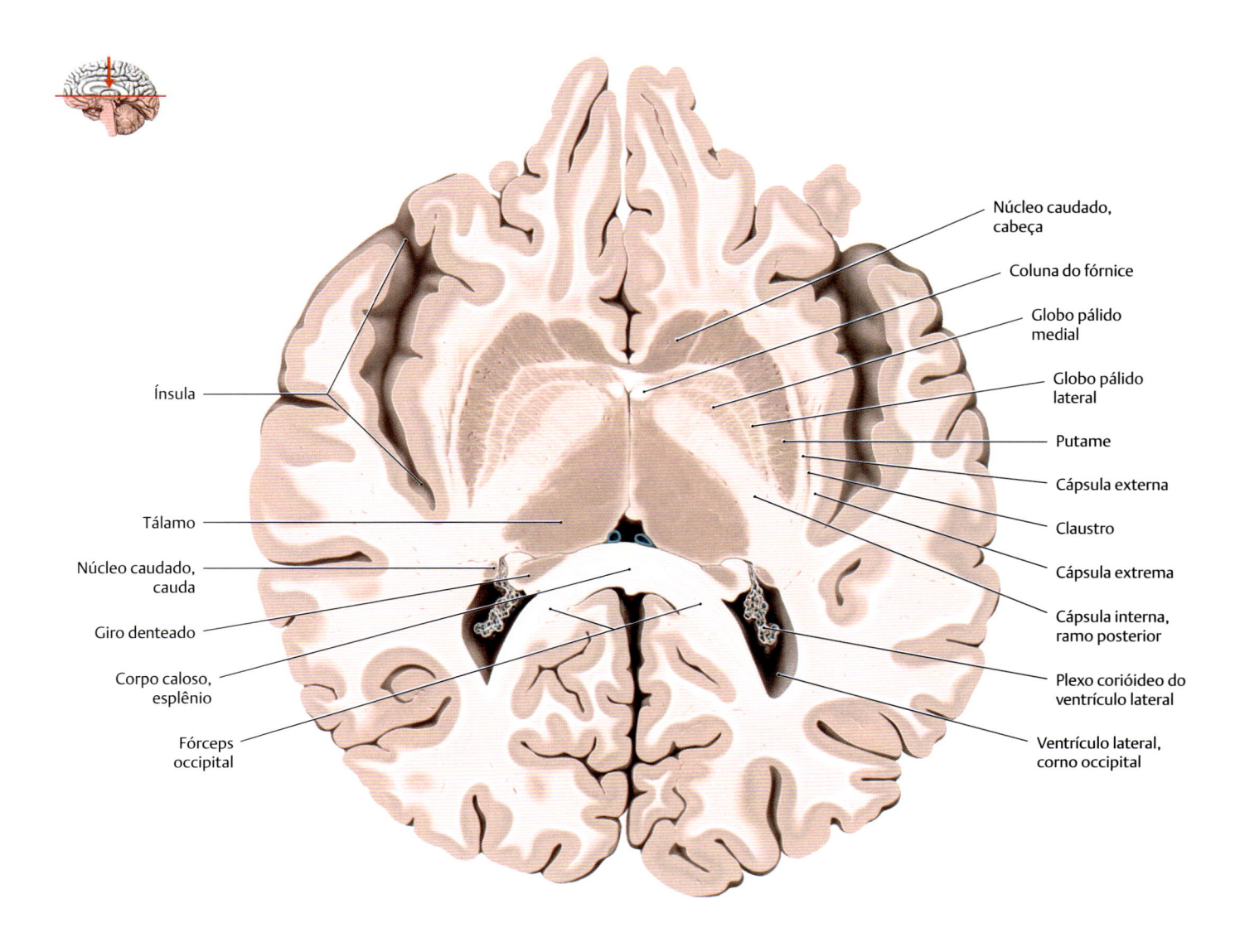

Núcleo caudado, cabeça

Coluna do fórnice

Globo pálido medial

Globo pálido lateral

Putame

Cápsula externa

Claustro

Cápsula extrema

Cápsula interna, ramo posterior

Plexo corióideo do ventrículo lateral

Ventrículo lateral, corno occipital

Ínsula

Tálamo

Núcleo caudado, cauda

Giro denteado

Corpo caloso, esplênio

Fórceps occipital

C Encéfalo, corte horizontal IV

As regiões nucleares já identificadas no corte III aparecem como massa quase circular no centro do encéfalo. Esta massa é envolta pela substância cinzenta do córtex cerebral, caracterizando, dessa forma, o nome 'pálio' (= túnica do cérebro). Somente a parte posterior do corpo caloso, o *esplênio do corpo caloso*, foi cortada (ver **E**, p. 433). A parte basal da *ínsula* também foi seccionada. A ínsula representa uma parte do córtex que foi recoberta externamente por outras áreas corticais, os opérculos. Comparar com os cortes anteriores (p. ex., com **A** e com o esquema **D**). Nos dois ventrículos laterais aparece o plexo corióideo.

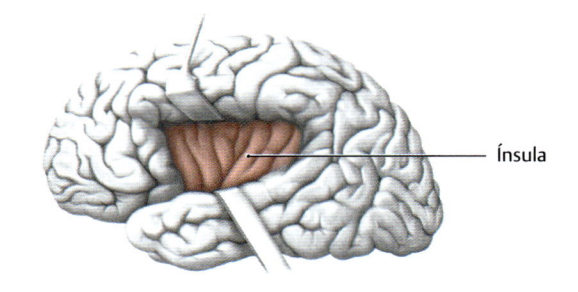

Ínsula

D Região da ínsula esquerda
Vista lateral.

12.9 Cortes Horizontais V e VI

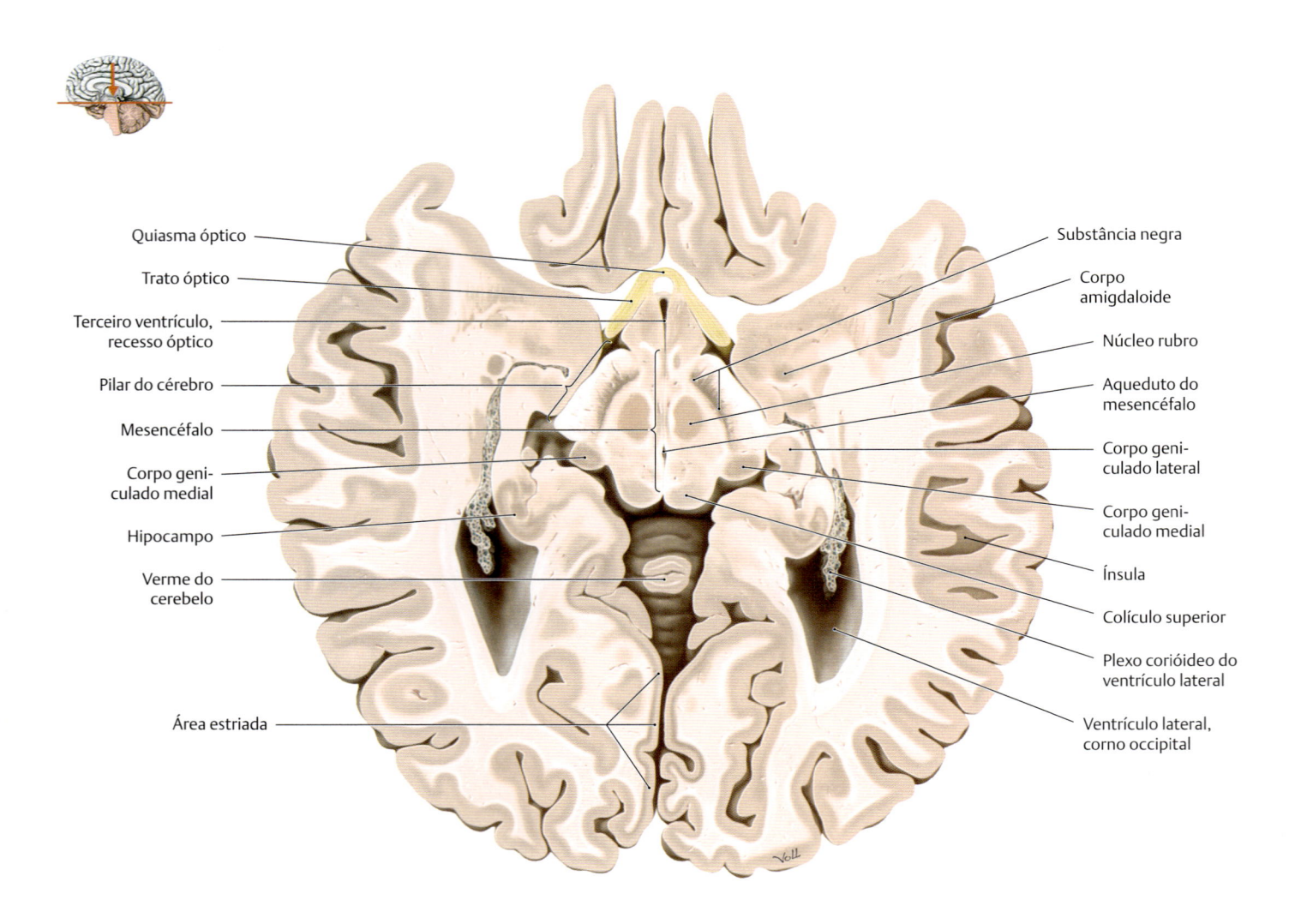

Quiasma óptico

Trato óptico

Terceiro ventrículo, recesso óptico

Pilar do cérebro

Mesencéfalo

Corpo geniculado medial

Hipocampo

Verme do cerebelo

Área estriada

Substância negra

Corpo amigdaloide

Núcleo rubro

Aqueduto do mesencéfalo

Corpo geniculado lateral

Corpo geniculado medial

Ínsula

Colículo superior

Plexo corióideo do ventrículo lateral

Ventrículo lateral, corno occipital

A Encéfalo: corte horizontal V

Este corte atingiu o aqueduto do mesencéfalo, a parte basal do terceiro ventrículo (comparar também com **B**, p. 422) e o *recesso óptico*. Enquanto o terceiro ventrículo, neste plano, aparece muito estreito, o sistema ventricular, na transição com os dois cornos occipitais, aparece como uma área mais larga. Nesta série de cortes, o *mesencéfalo* foi mostrado pela primeira vez, na sua parte anterior (atenção: a denominação da posição refere-se ao eixo do tronco encefálico!). Identificamos os *pedúnculos cerebrais*, a *substância negra* e os *colículos superiores* da lâmina do teto. Como estrutura do *diencéfalo*, foram cortados, no mesmo plano, os *corpos geniculados medial* e *lateral* (somente cortado no lado direito, comparar com **B**), um abaulamento do diencéfalo, bem como o *trato óptico*.

Observe a relação ontogenética diferente de estruturas vizinhas: os corpos geniculados medial e lateral são partes do diencéfalo, o colículo superior (e o inferior, não cortado aqui), que formam a lâmina do teto, são partes do mesencéfalo. O corpo geniculado lateral e o colículo superior fazem parte da via visual; o corpo geniculado medial e o colículo inferior pertencem à via auditiva.

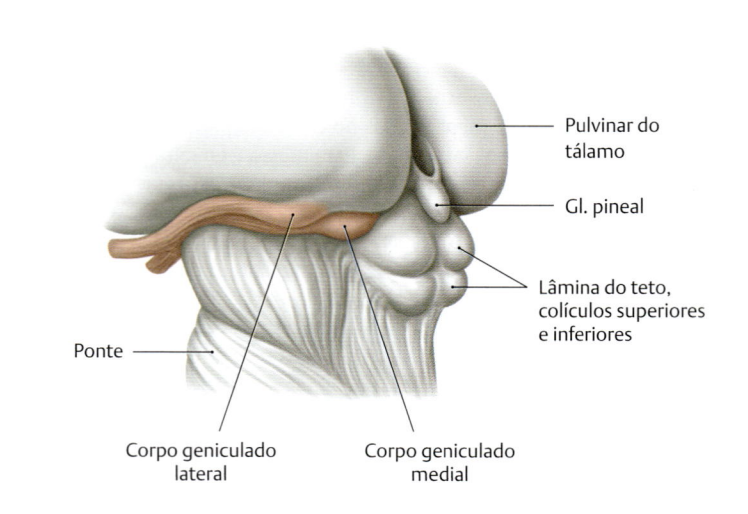

Pulvinar do tálamo

Gl. pineal

Lâmina do teto, colículos superiores e inferiores

Ponte

Corpo geniculado lateral

Corpo geniculado medial

B Ponte, mesencéfalo e diencéfalo
Vista oblíqua dorsal esquerda.

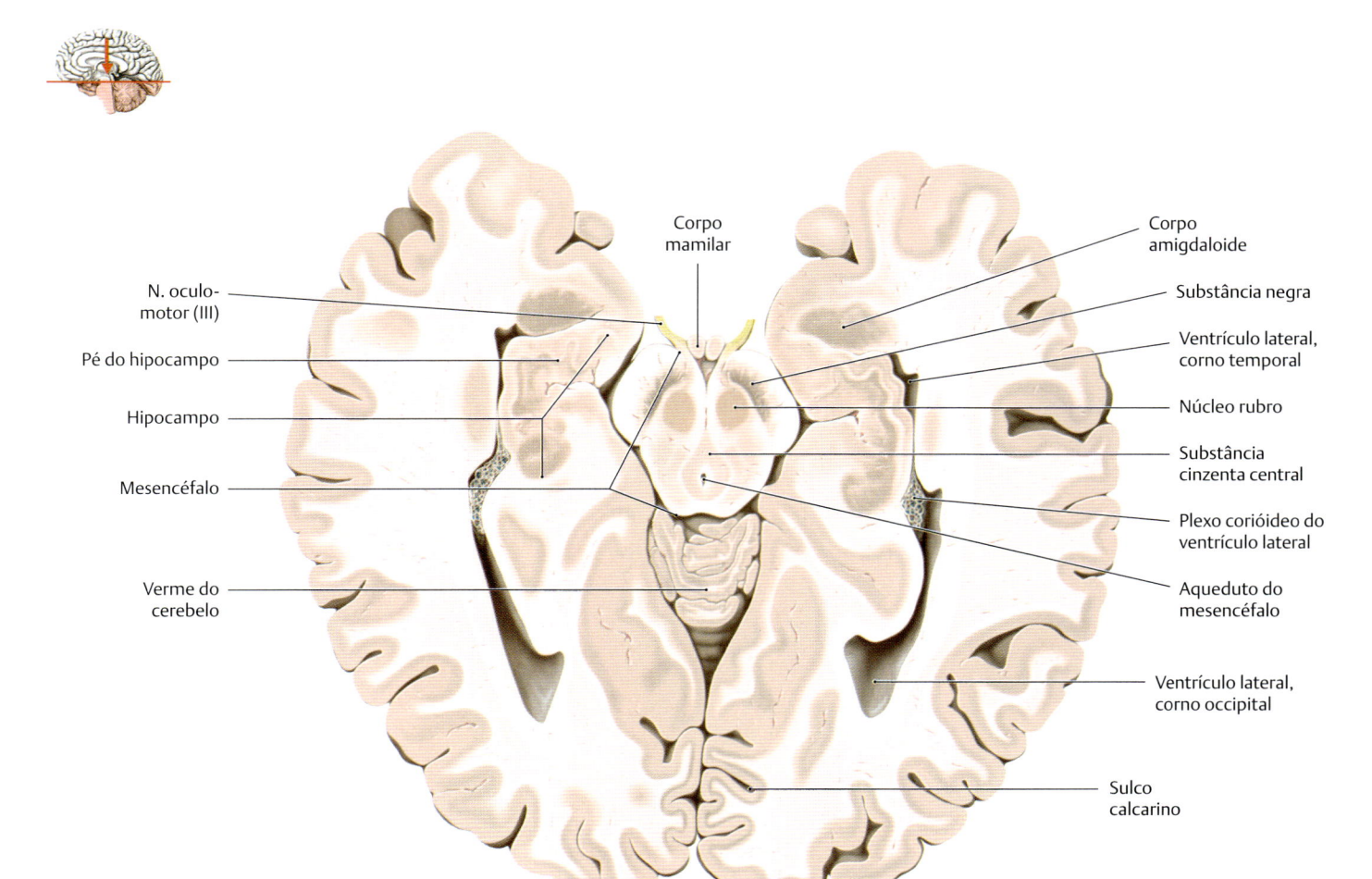

N. oculo-motor (III)

Pé do hipocampo

Hipocampo

Mesencéfalo

Verme do cerebelo

Corpo mamilar

Corpo amigdaloide

Substância negra

Ventrículo lateral, corno temporal

Núcleo rubro

Substância cinzenta central

Plexo corióideo do ventrículo lateral

Aqueduto do mesencéfalo

Ventrículo lateral, corno occipital

Sulco calcarino

C Encéfalo: corte horizontal VI

A maior parte da área deste corte pertence ao telencéfalo, e somente na linha média localizam-se partes do mesencéfalo e o cerebelo. Anteriormente aparecem os *corpos amigdaloides* na face medial do lobo frontal do telencéfalo. Posteriormente foram mostrados o *sulco calcarino* e o córtex visual adjacente. Os *cornos occipital e temporal* do ventrículo lateral e o plexo corióideo, aqui situados, foram cortados. As estruturas mais importantes do *mesencéfalo*, mostradas nesse corte, são a substância negra e o núcleo rubro. Ambos fazem parte do sistema motor. Os corpos mamilares pertencem ao *diencéfalo*, conectados com o hipocampo (parte do *telencéfalo*), por meio do fórnice (não cortado aqui). Os corpos mamilares e o hipocampo situam-se em um único plano horizontal, e o pé do hipocampo localiza-se quase em um plano frontal em relação ao corpo mamilar. O fórnice apresenta um trajeto bem curvado (ver **D**). Outros cortes horizontais, em camadas mais profundas, não trazem informações adicionais a respeito do telencéfalo. Portanto, não serão apresentados aqui. As estruturas do tronco encefálico, situadas inferiormente ao mesencéfalo, são mostradas em séries próprias de corte (ver pp. 362 e seguintes).

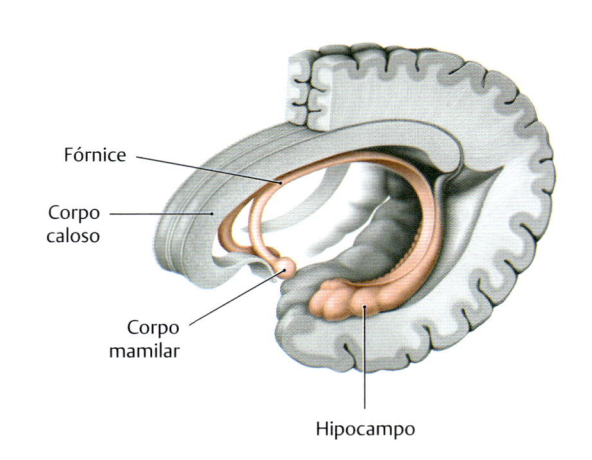

Fórnice

Corpo caloso

Corpo mamilar

Hipocampo

D Fórnice
Vista oblíqua frontal esquerda.

12.10 Cortes Sagitais I–III

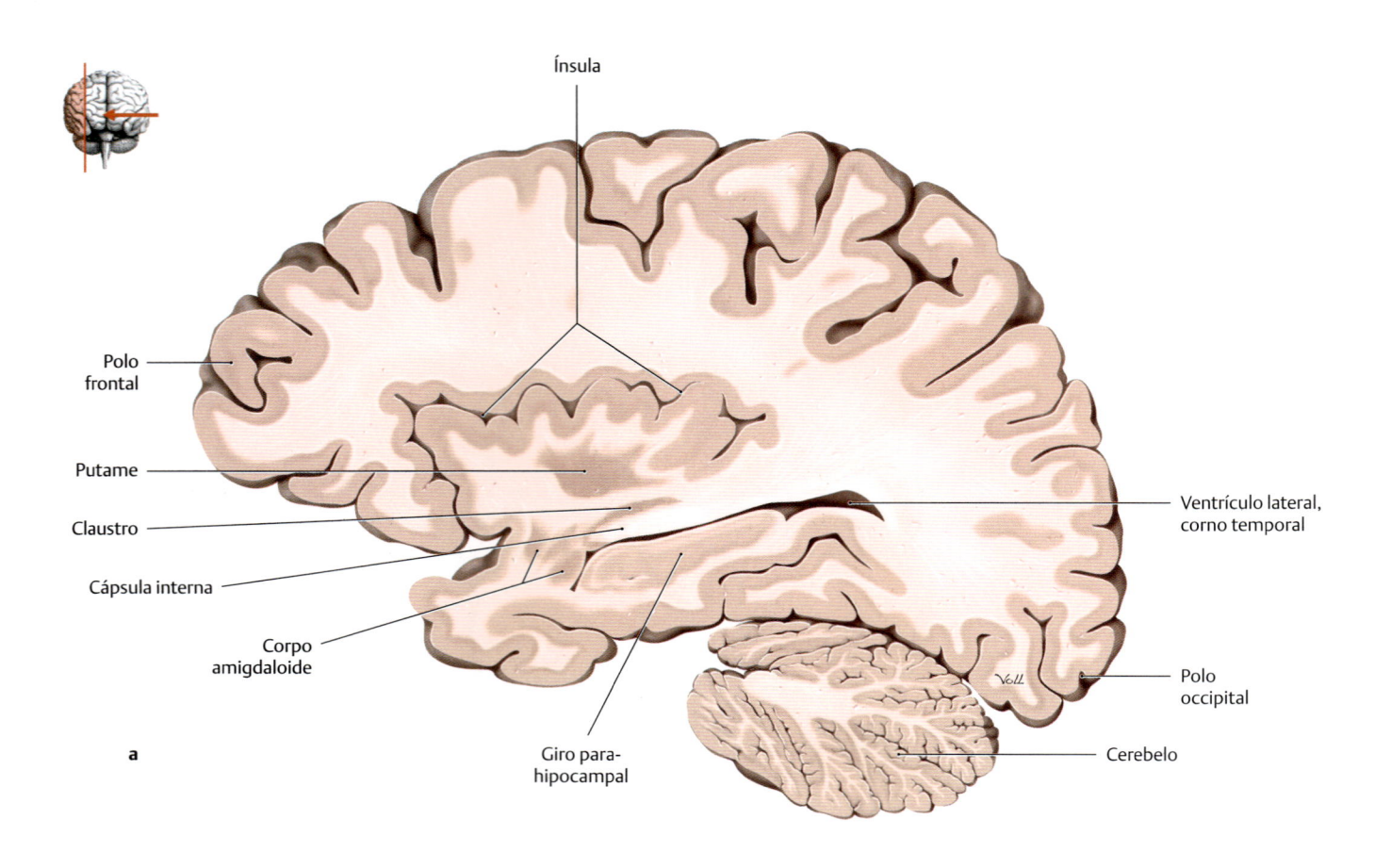

Índice de rótulos da figura:
Ínsula — Polo frontal — Putame — Claustro — Cápsula interna — Corpo amigdaloide — Giro para-hipocampal — Ventrículo lateral, corno temporal — Polo occipital — Cerebelo

a

A Encéfalo: cortes sagitais I–III

Vista esquerda. O *corno temporal* do sistema ventricular foi cortado em **a**, em **b** e em **c** aparece, adicionalmente, o *corno occipital*, situado mais medialmente; a posição relativa dos dois cornos é mostrada de forma esquemática (ver **C**, p. 424). O *corpo amigdaloide* localiza-se imediatamente à frente do corno temporal, no mesmo plano sagital, com o giro para-hipocampal (**a–c**), que também foi claramente visualizado no corte horizontal (ver **C**, p. 437). Outra estrutura importante é o *córtex da ínsula*, mostrado em **a**. Trata-se de uma parte do córtex cerebral deslocada para a profundidade (comparar os cortes frontais na p. 421 e nas páginas subsequentes), sendo mais bem visualizada no corte lateral. Mais medialmente (**c**), o *sulco calcarino* foi mostrado pela primeira vez; sendo melhor visualizado nos cortes subsequentes (ver p. 440). O *putame* é o núcleo da base

do telencéfalo localizado mais lateralmente (comparar com **A**, p. 424). Portanto, já foi mostrado no primeiro corte (**a**). Nos cortes mais mediais, o seu volume parece maior (**b** e **c**). Do *núcleo caudado*, somente a cauda foi seccionada. Em comparação com a cabeça e o corpo, a cauda se localiza mais lateralmente (ver **b**; ver também **C**, p. 424 e **E**, p. 425). Anteriormente ao putame aparece um resto do *claustro* (**a**); uma parte maior fica localizada lateralmente ao putame (ver, por exemplo, **A**, p. 424), mas não foi mostrada aqui. O *globo pálido* localiza-se medialmente ao putame (ver **D**, p. 423); devido ao arranjo em camadas, o corte sagital pode mostrar ambas as estruturas, e o pálido aparece na face *inferior* do putame (**c**). O *corpo geniculado lateral* foi mostrado como uma estrutura talâmica localizada mais lateral e inferiormente. A cápsula interna (**b** e **c**) é atravessada por longos tratos ascendentes e descendentes.

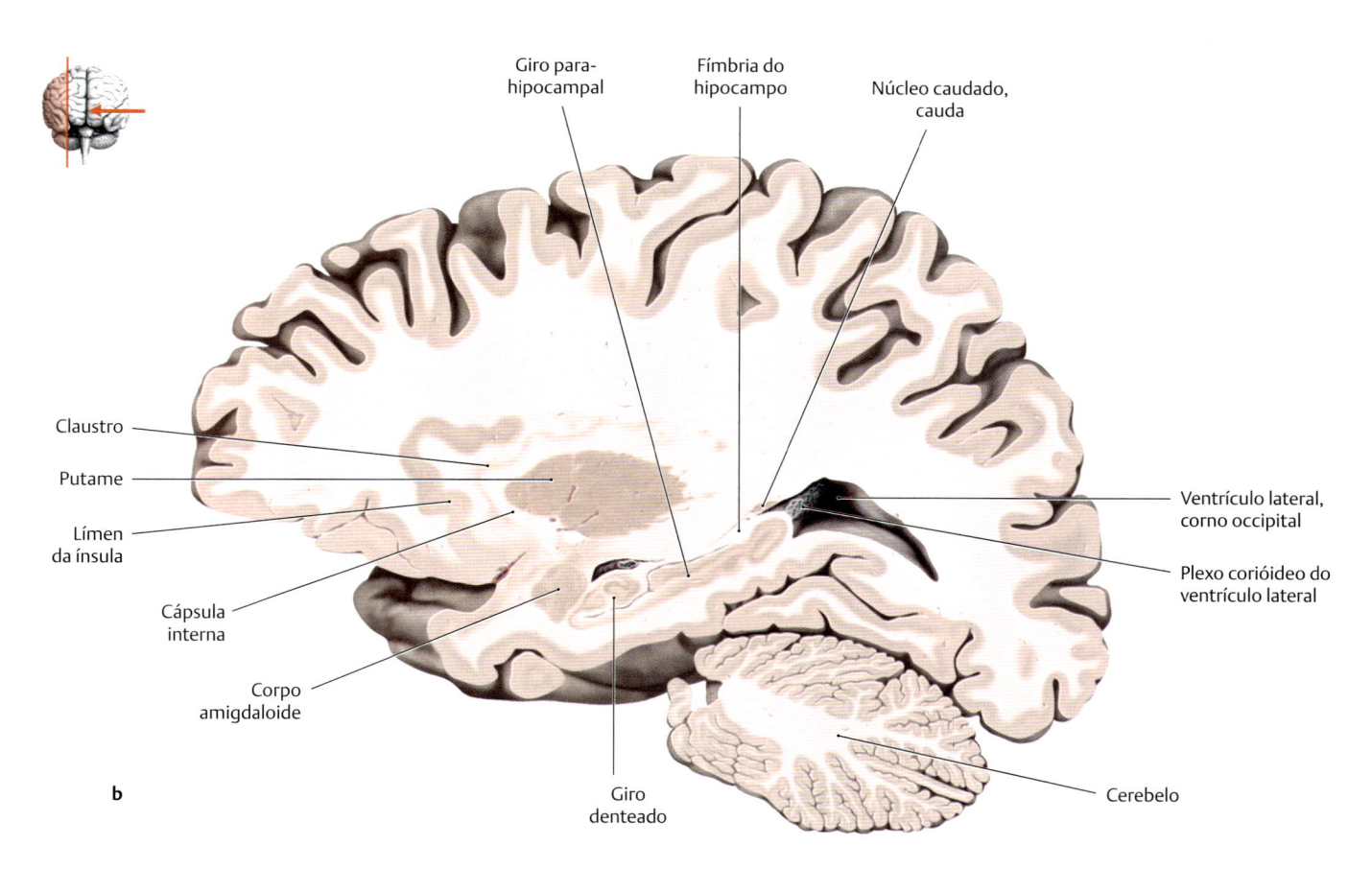

Giro para-hipocampal

Fímbria do hipocampo

Núcleo caudado, cauda

Claustro

Putame

Límen da ínsula

Cápsula interna

Corpo amigdaloide

Ventrículo lateral, corno occipital

Plexo corióideo do ventrículo lateral

Giro denteado

Cerebelo

b

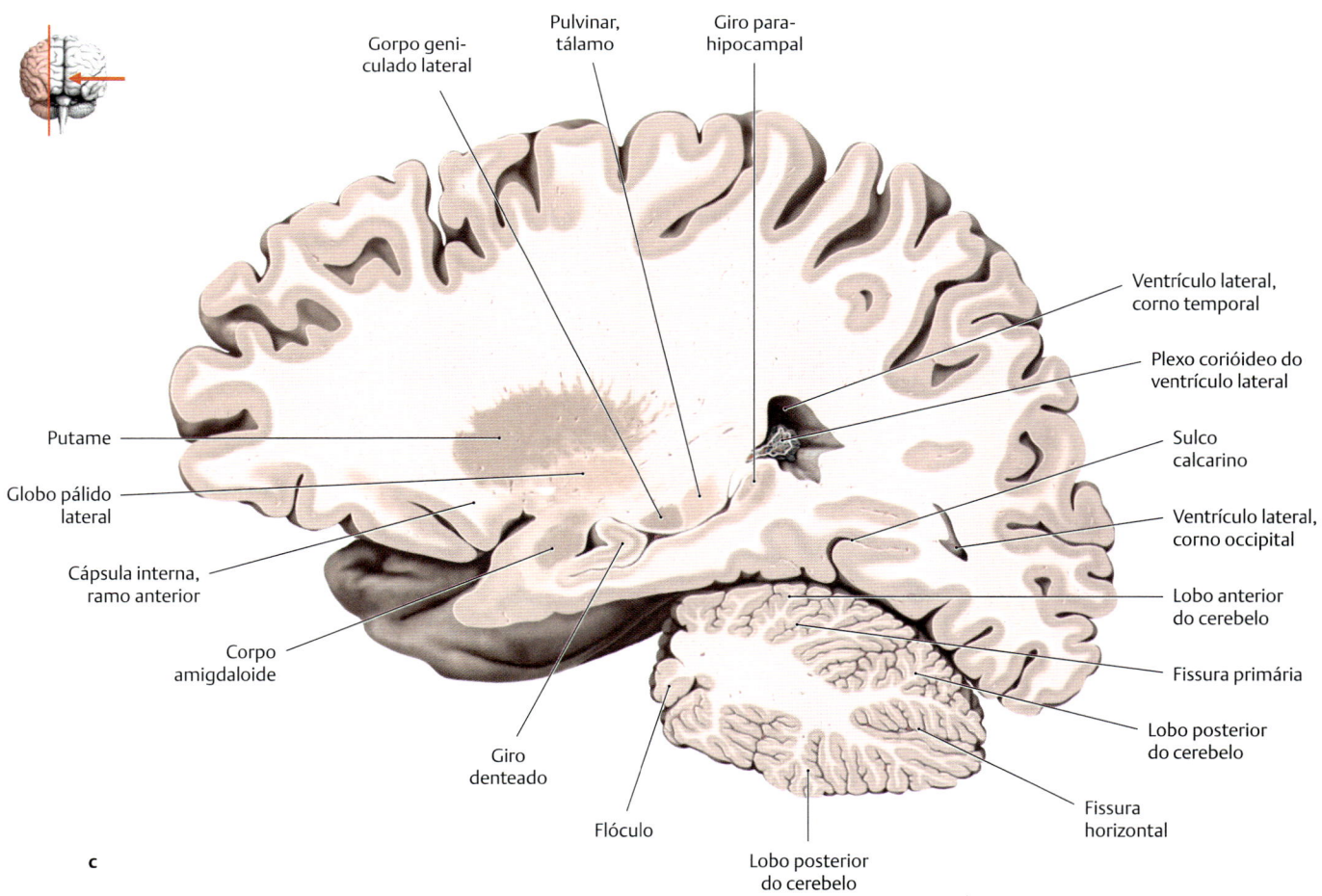

Gorpo geni-culado lateral

Pulvinar, tálamo

Giro para-hipocampal

Putame

Globo pálido lateral

Cápsula interna, ramo anterior

Corpo amigdaloide

Giro denteado

Flóculo

Lobo posterior do cerebelo

Ventrículo lateral, corno temporal

Plexo corióideo do ventrículo lateral

Sulco calcarino

Ventrículo lateral, corno occipital

Lobo anterior do cerebelo

Fissura primária

Lobo posterior do cerebelo

Fissura horizontal

c

12.11 Cortes Sagitais IV–VI

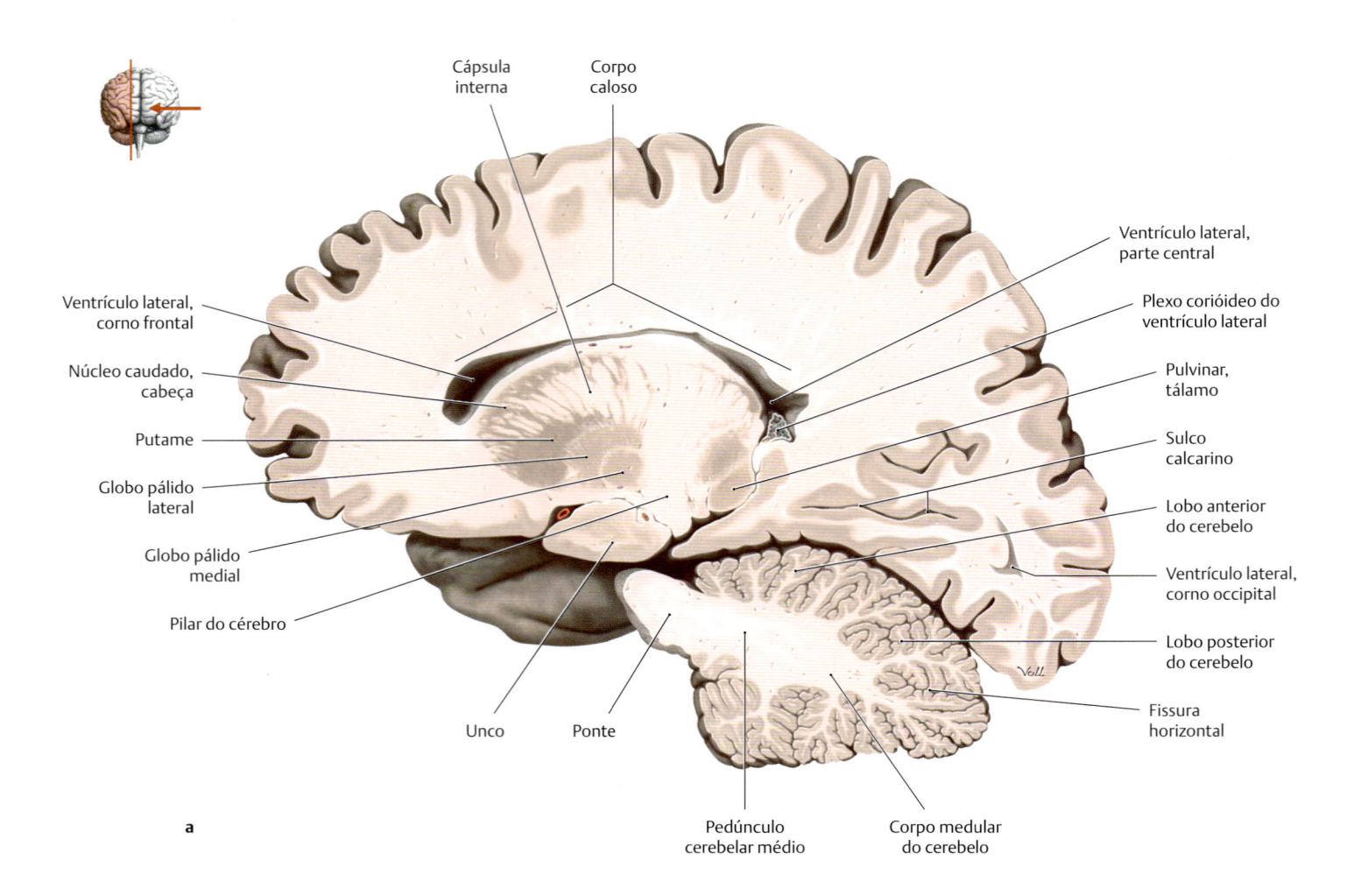

Cápsula interna — Corpo caloso — Ventrículo lateral, parte central — Plexo corióideo do ventrículo lateral — Pulvinar, tálamo — Sulco calcarino — Lobo anterior do cerebelo — Ventrículo lateral, corno occipital — Lobo posterior do cerebelo — Fissura horizontal — Corpo medular do cerebelo — Pedúnculo cerebelar médio — Ponte — Unco — Pilar do cérebro — Globo pálido medial — Globo pálido lateral — Putame — Núcleo caudado, cabeça — Ventrículo lateral, corno frontal

a

A Encéfalo: cortes sagitais IV–VI

Vista esquerda. Em relação ao sistema ventricular, em todos os três cortes predominam os *ventrículos laterais*, com o corno frontal e a parte central, enquanto a transição para o corno occipital, situada mais lateralmente, aparece somente no primeiro corte (**a**). O recesso lateral do quarto ventrículo também é mostrado em **c**. Na substância branca aparece o *corpo caloso*, não claramente delimitado em relação ao restante da substância branca. Conecta áreas funcionalmente semelhantes nos dois hemisférios (vias comissurais, **a–c**). Até agora, os cortes sagitais mostraram somente a parte lateral do *globo pálido* (ver p. 439); aqui, a parte medial também foi cortada (**a** e **b**); no corte mais medial (**c**) ele desaparece. Quanto mais medial for o corte, menor aparecerá o putame, enquanto o núcleo caudado torna-se cada vez mais proeminente (**a–c**). O núcleo caudado e o putame são chamados de *estriado*, devido a sua aparência evidente em **a**. A substância branca que separa as partes cinzentas do estriado é composta pela *cápsula interna*. Na medida em que putame e globo pálido desaparecem (o último não é mais visível em **c**), os núcleos do tálamo, situado mais medialmente (em **c**: núcleos ventrais anterior, posterior e lateral; parte do diencéfalo), tornam-se mais visíveis, logo abaixo do ventrículo lateral. Sua localização mostra por que o tálamo também é chamado de *tálamo dorsal*. Em **c**, a *substância negra* é cortada no mesencéfalo, localizado inferiormente ao diencéfalo; na parte mais inferior do bulbo (medula oblonga), encontramos o núcleo olivar inferior *seccionado*. O *núcleo denteado* aparece no cerebelo. Os tratos ascendentes e descendentes, somente visíveis até agora na cápsula interna, aparecem aqui em sua continuação na ponte, uma parte do tronco encefálico (**c**, trato corticospinal).

O núcleo *accumbens*, seccionado em **c**, é uma importante parte do sistema de recompensa do cérebro, controlando, por exemplo, o comportamento relacionado ao uso de drogas e podendo ser alterado na depressão grave.

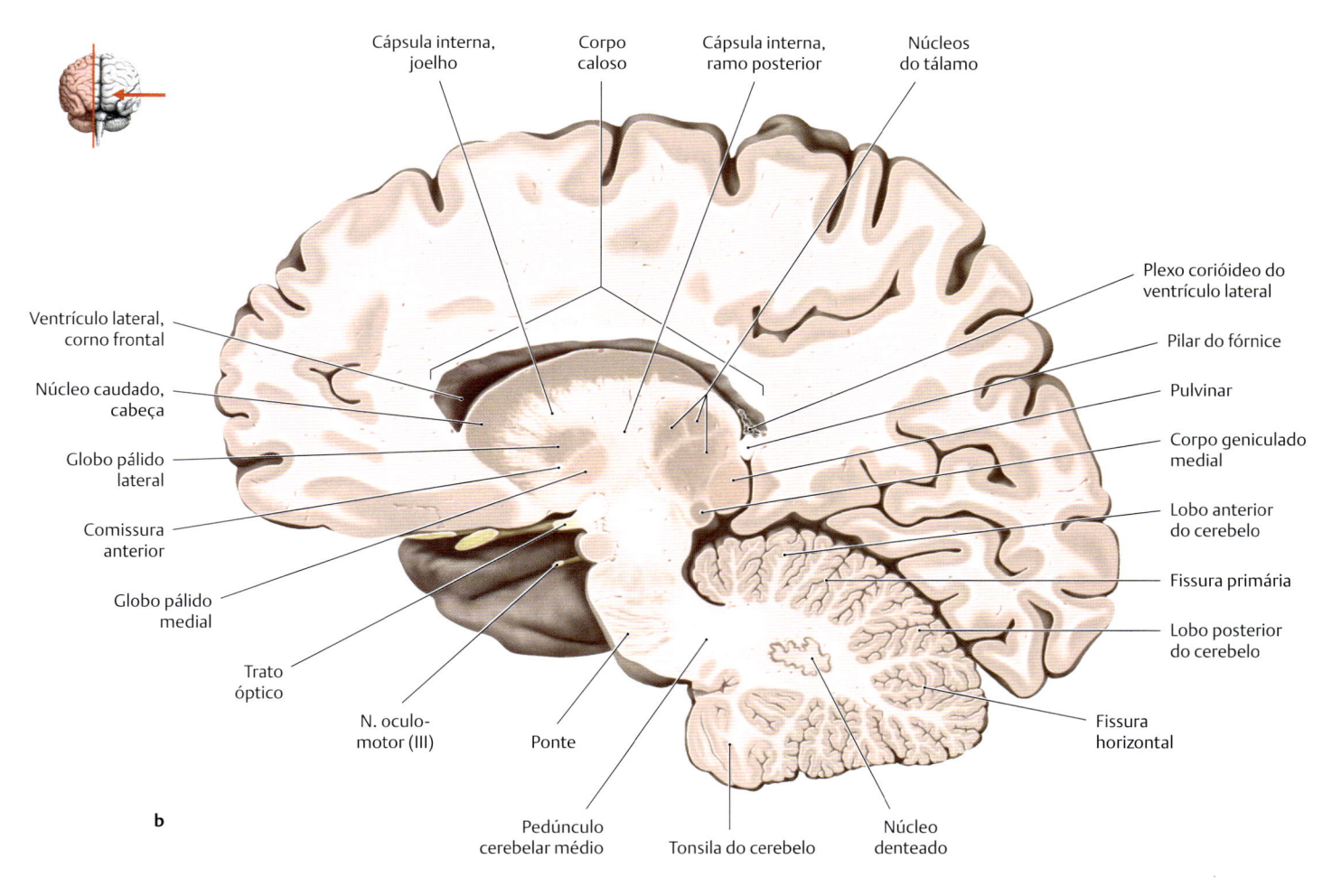

Cápsula interna, joelho

Corpo caloso

Cápsula interna, ramo posterior

Núcleos do tálamo

Ventrículo lateral, corno frontal

Núcleo caudado, cabeça

Globo pálido lateral

Comissura anterior

Globo pálido medial

Trato óptico

N. oculo-motor (III)

Ponte

Pedúnculo cerebelar médio

Tonsila do cerebelo

Núcleo denteado

Plexo corióideo do ventrículo lateral

Pilar do fórnice

Pulvinar

Corpo geniculado medial

Lobo anterior do cerebelo

Fissura primária

Lobo posterior do cerebelo

Fissura horizontal

b

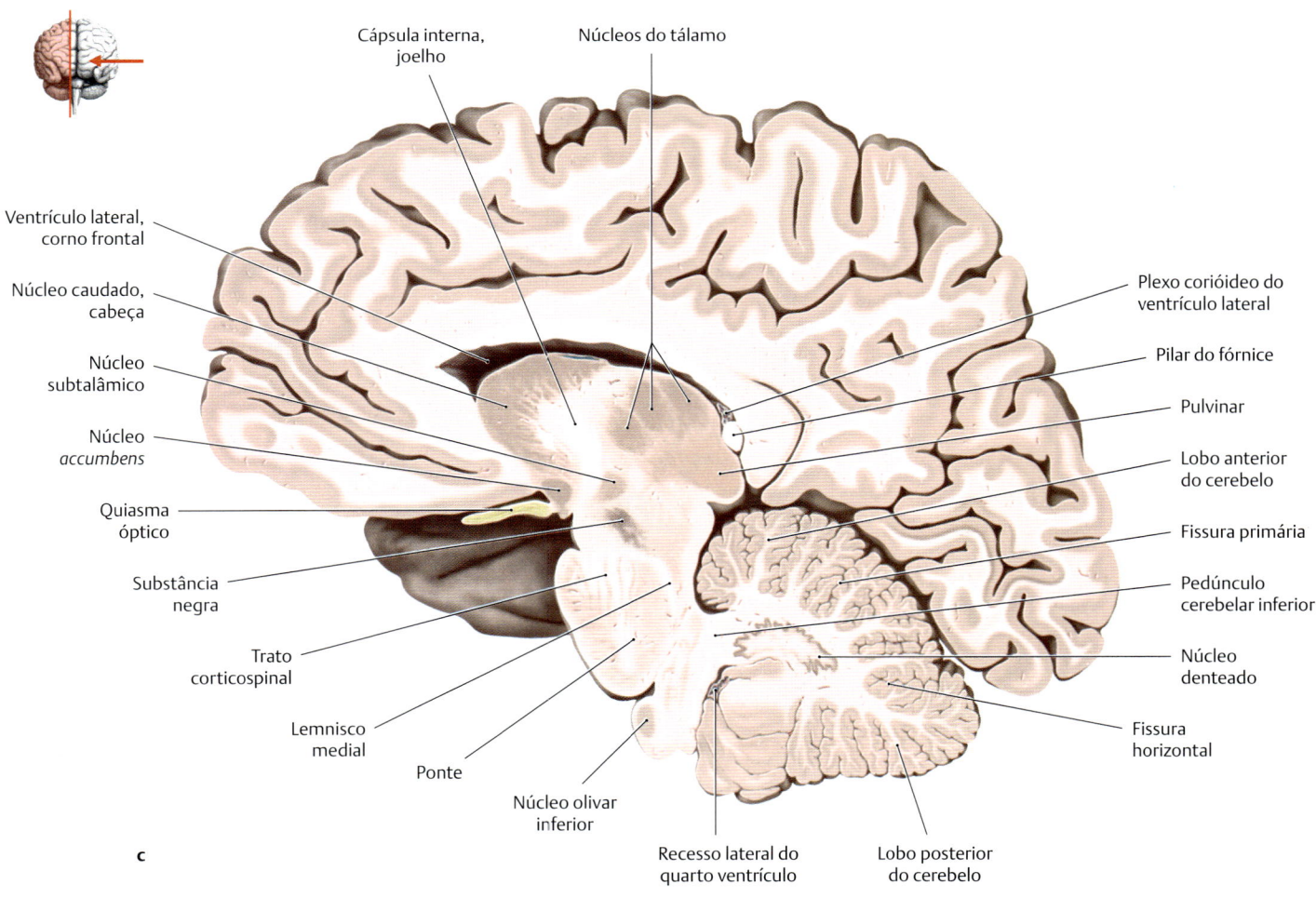

Cápsula interna, joelho

Núcleos do tálamo

Ventrículo lateral, corno frontal

Núcleo caudado, cabeça

Núcleo subtalâmico

Núcleo accumbens

Quiasma óptico

Substância negra

Trato corticospinal

Lemnisco medial

Ponte

Núcleo olivar inferior

Recesso lateral do quarto ventrículo

Lobo posterior do cerebelo

Plexo corióideo do ventrículo lateral

Pilar do fórnice

Pulvinar

Lobo anterior do cerebelo

Fissura primária

Pedúnculo cerebelar inferior

Núcleo denteado

Fissura horizontal

c

441

12.12 Cortes Sagitais VII e VIII

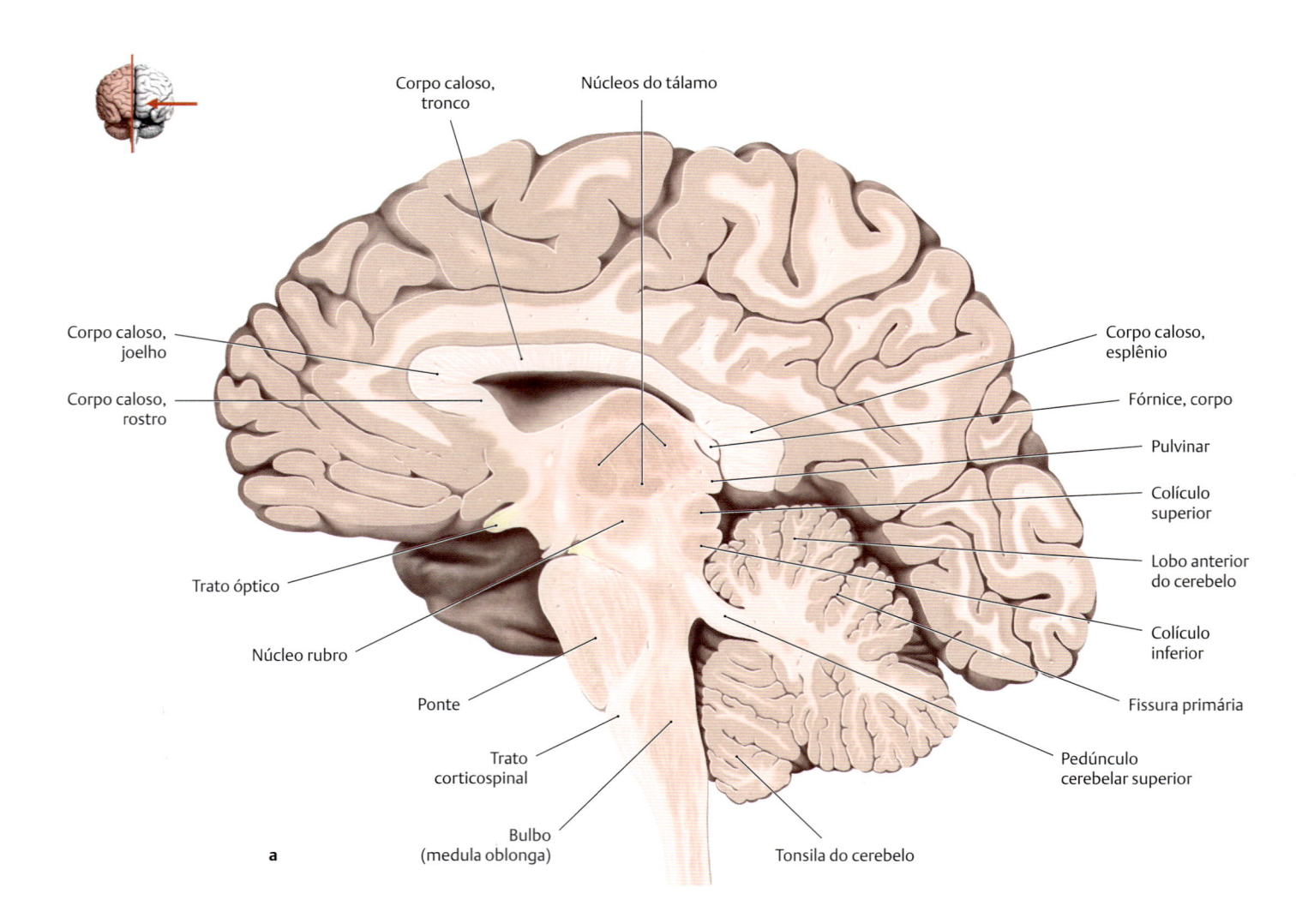

Corpo caloso, tronco

Núcleos do tálamo

Corpo caloso, joelho

Corpo caloso, rostro

Corpo caloso, esplênio

Fórnice, corpo

Pulvinar

Colículo superior

Lobo anterior do cerebelo

Colículo inferior

Fissura primária

Pedúnculo cerebelar superior

Trato óptico

Núcleo rubro

Ponte

Trato corticospinal

Bulbo (medula oblonga)

Tonsila do cerebelo

a

A Cortes sagitais VII e VIII

Vista esquerda. Este corte (**a**) é agora tão medial que as principais estruturas do mesencéfalo podem ser observadas: substância negra, núcleo rubro e, respectivamente, um dos colículos superiores e inferiores. Anteriormente à oliva inferior, o trato piramidal (trato corticospinal) segue na medula estendida como parte do sistema de vias. O corpo caloso é encontrado em toda a sua extensão. A via do fórnice é, na maior parte do comprimento, cortada (**b**). O cerebelo alcança a sua maior extensão, formando o teto do quarto ventrículo (**b**). O septo pelúcido, que se estende entre o fórnice e o corpo caloso, também é parcialmente cortado.

A hipófise mostrada em **b** permanece na sela turca quando o encéfalo é removido, ou seja, ela é sempre separada na remoção do encéfalo do crânio.

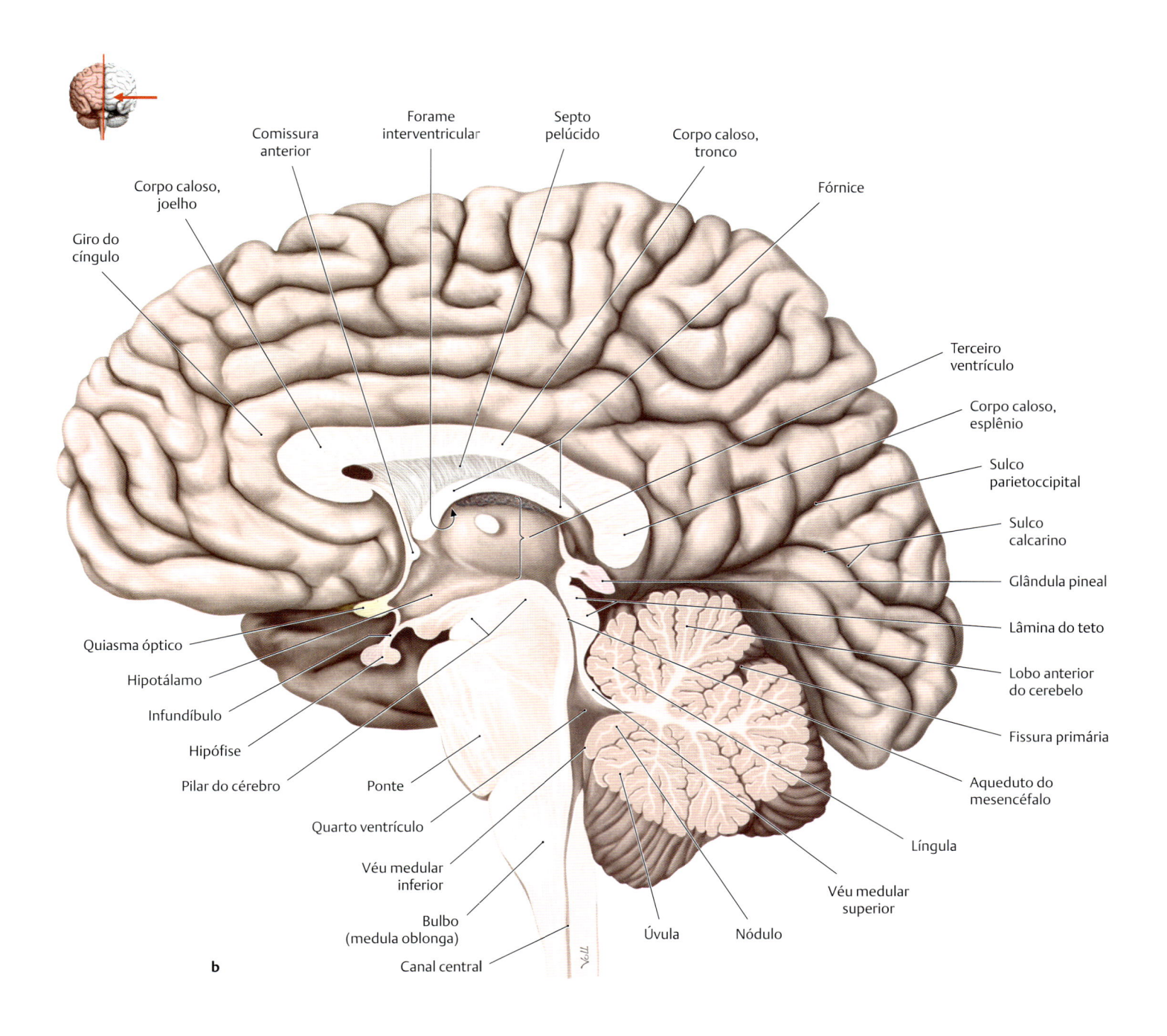

Giro do cíngulo

Corpo caloso, joelho

Comissura anterior

Forame interventricular

Septo pelúcido

Corpo caloso, tronco

Fórnice

Terceiro ventrículo

Corpo caloso, esplênio

Sulco parietoccipital

Sulco calcarino

Glândula pineal

Lâmina do teto

Lobo anterior do cerebelo

Fissura primária

Aqueduto do mesencéfalo

Língula

Véu medular superior

Quiasma óptico

Hipotálamo

Infundíbulo

Hipófise

Pilar do cérebro

Ponte

Quarto ventrículo

Véu medular inferior

Bulbo (medula oblonga)

Canal central

Úvula

Nódulo

b

B Localização das estruturas mais importantes, mencionadas nos cortes seriados, nas diferentes partes do encéfalo

Telencéfalo
- Cápsula externa
- Cápsula extrema
- Cápsula interna
- Claustro
- Comissura anterior
- Corpo amigdaloide
- Corpo caloso
- Fórnice
- Globo pálido
- Giro do cíngulo
- Hipocampo
- Núcleo caudado
- Putame
- Septo pelúcido

Diencéfalo
- Corpo geniculado lateral
- Corpo geniculado medial
- Gl. pineal
- Pulvinar do tálamo
- Tálamo
- Trato óptico
- Corpos mamilares

Mesencéfalo
- Aqueduto do mesencéfalo
- Colículo superior
- Cólículo inferior
- Lâmina do teto
- Núcleo rubro
- Substância negra
- Pilar do cérebro

13.1 Sistema Sensitivo: Sinopse dos Sistemas de Tratos

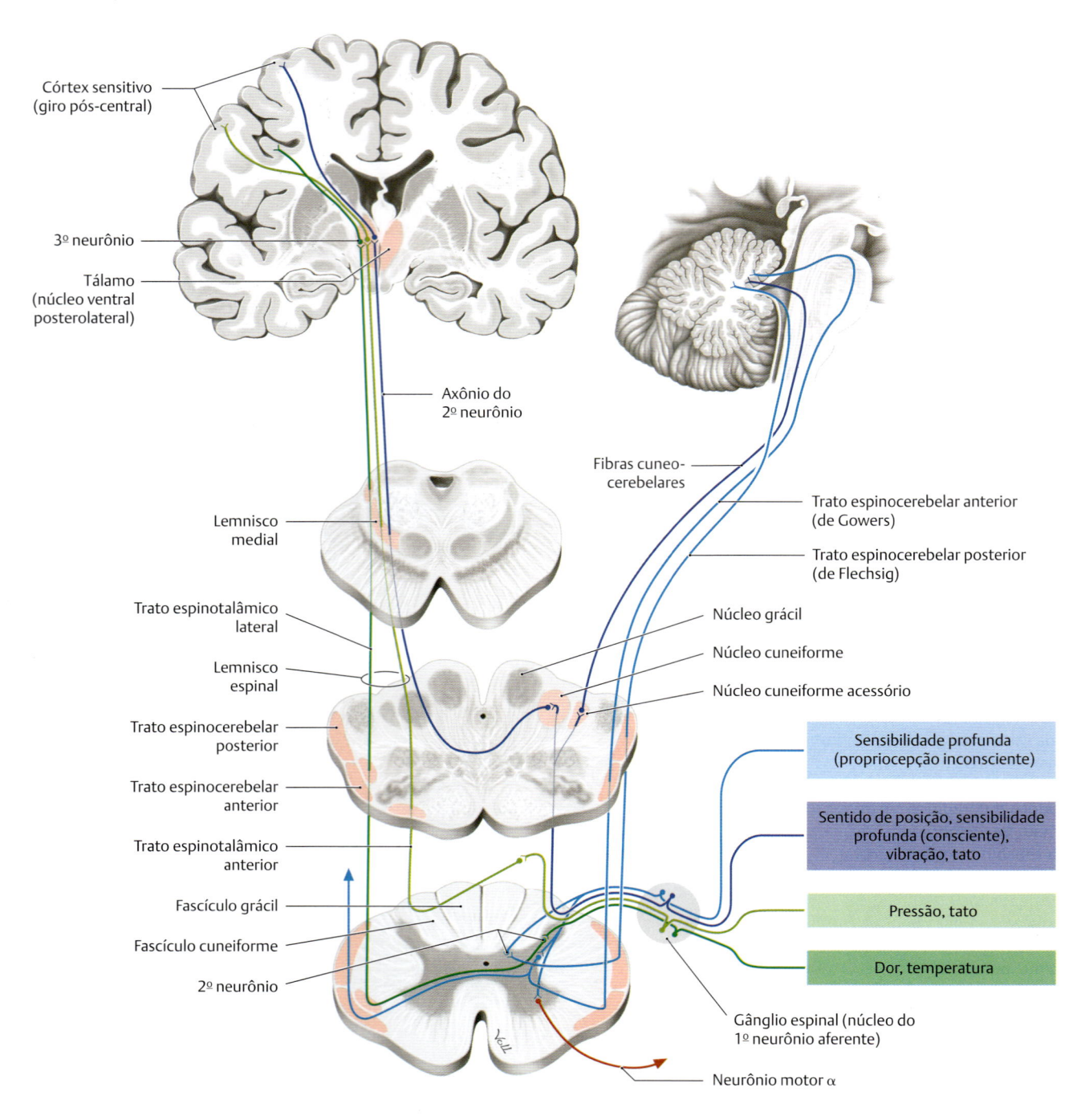

A Esquema simplificado de vias sensitivas da medula espinal

Na periferia do corpo, os estímulos são percebidos pelos diferentes receptores e são transmitidos pelas vias sensitivas (aferentes) aqui mostradas para o cérebro e o cerebelo (ver mais detalhes em **B**). A **propriocepção** responde pela percepção espacial da posição dos membros (sentido de posição ou sensação de localização). As *informações* para a propriocepção (sensibilidade profunda) são complexas: são distinguidos o sentido de posição (posição das articulações entre si), o sentido de movimento (velocidade e direção dos movimentos articulares) e sentido de força (informações sobre a força muscular que causa os movimentos articulares). Além disso, distinguem-se propriocepção consciente e propriocepção inconsciente.

- A *propriocepção consciente* é percebida através das vias dos funículos posteriores (fascículo grácil e fascículo cuneiforme) após a sinapse em seus núcleos (núcleos grácil e cuneiforme) até o *tálamo* e transmitida deste para o *córtex sensitivo* (giro pós-central), onde esta informação é conhecida ("sabemos mesmo com os olhos fechados que temos o punho da mão esquerda cerrado")
- A *propriocepção inconsciente*, que nos permite, sem pensar, andar de bicicleta e subir escadas, é conduzida através das vias do funículo lateral do cerebelo apenas para o *cerebelo*, onde não ocorre nenhuma ação de consciência.

As informações sensoriais (sensitivas) da região da cabeça são mediadas através do N. trigêmeo e não são mostradas aqui (ver p. 448).

B Sinopse dos sistemas de tratos sensitivos

Os diferentes estímulos são captados por diferentes receptores e transmitidos à medula espinal por meio dos nervos periféricos. Os corpos celulares de cada 1º neurônio aferente (aos quais os receptores estão associados) se encontram nos gânglios sensitivos do nervos espinais para todos os tratos. Seus axônios se estendem em diferentes tratos através da medula espinal em direção aos 2ºs neurônios, cujos axônios se projetam para uma outra conexão sináptica com um 3º neurônio no diencéfalo, ou em vias diretas para o cerebelo.

Nome do trato	Função do trato	Receptor	Trajeto na medula espinal	Trajeto central (acima da medula espinal)
Tratos do funículo anterolateral				
Trato espinotalâmico anterior	• Sensações de tato grosseiro (protopático)	• Terminações em paliçada ao redor de folículos pilosos • Diferentes receptores cutâneos	Os corpos celulares dos 2ºs neurônios se encontram nos cornos posteriores e podem se localizar até 15 segmentos a cima ou até 2 segmentos abaixo da entrada dos 1ºs neurônios; seus axônios se entrecruzam na comissura branca anterior (ver p. 402)	Os axônios dos 2ºs neurônios (lemnisco espinal) terminam no núcleo ventral posterolateral do tálamo (ver **D**, p. 347); aí fazem conexões sinápticas com os 3ºs neurônios, cujos axônios terminam no giro pós-central
Trato espinotalâmico lateral	• Sensações de dor e de temperatura	• Terminações nervosas livres, em sua maior parte	Os corpos celulares dos 2ºs neurônios se encontram na substância gelatinosa; seus axônios se entrecruzam, na comissura branca anterior na mesma altura da entrada do primeiro neurônio (ver p. 402)	Os axônios dos 2ºs neurônios (lemnisco espinal) terminam no núcleo ventral posterolateral do tálamo; aí fazem conexões sinápticas com os 3ºs neurônios, cujos axônios terminam no giro pós-central
Tratos do funículo posterior				
Fascículo grácil	• Sensações de tato fino (epicrítico) • Propriocepção consciente dos membros *inferiores*	• Corpúsculos de Vater-Pacini • Receptores nos músculos e nos tendões	Os axônios dos 1ºs neurônios se estendem para o núcleo grácil na região inferior do bulbo (2ºs neurônios) (ver p. 404 e **B**, p. 361).	Os axônios dos 2ºs neurônios se entrecruzam no tronco encefálico e se estendem como componentes do lemnisco medial (ver **B**, p. 361) em direção ao núcleo ventral posterolateral do tálamo; aí fazem conexões sinápticas com os 3ºs neurônios, cujos axônios terminam no giro pós-central
Fascículo cuneiforme	• Sensações de tato fino (epicrítico) • Propriocepção consciente dos membros *superiores*	• Corpúsculos de Vater-Pacini • Receptores nos músculos e nos tendões	Os axônios dos 1ºs neurônios se projetam para o núcleo cuneiforme na região inferior do bulbo (2ºs neurônios) (ver p. 404 e **B**, p. 361)	Os axônios dos 2ºs neurônios se entrecruzam no tronco encefálico e se projetam como componentes adicionais do lemnisco medial (ver **B**, p. 361) em direção ao núcleo ventral posterolateral do tálamo; aí fazem conexões sinápticas com os 3ºs neurônios, cujos axônios terminam no giro pós-central
Tratos espinocerebelares				
Trato espinocerebelar anterior (trato de Gowers)	• Exterocepção e propriocepção inconscientes, cruzada e não cruzada, para o cerebelo	• Fusos neuromusculares • Receptores nos tendões • Receptores nas articulações • Receptores cutâneos	Os 2ºs neurônios se encontram nas colunas posteriores, na parte média da substância cinzenta; os axônios dos 2ºs neurônios seguem tanto de forma cruzada como de forma não cruzada, sem o estabelecimento de conexões sinápticas subsequentes, em direção ao cerebelo (ver p. 406)	Os axônios dos 2ºs neurônios se estendem através do pedúnculo cerebelar superior em direção ao verme do espinocerebelo (sem 3ºs neurônios!) (ver também p. 371)
Trato espinocerebelar posterior (trato de Flechsig)	• Exterocepção e propriocepção inconsciente, e não cruzada, em direção ao cerebelo	• Fusos neuromusculares • Receptores nos tendões • Receptores nas articulações • Receptores cutâneos	Os 2ºs neurônios se encontram no núcleo torácico (coluna de Clarke, núcleo de Stilling), na base dos cornos posteriores da substância cinzenta; os axônios dos 2ºs neurônios seguem somente de modo não cruzado, diretamente para o cerebelo (ver p. 406)	Os axônios dos 2ºs neurônios se projetam através do pedúnculo cerebelar inferior em direção ao verme do espinocerebelo (sem 3ºs neurônios!) (ver também p. 371)

13.2 Sistema Sensitivo: Princípios do Processamento dos Estímulos

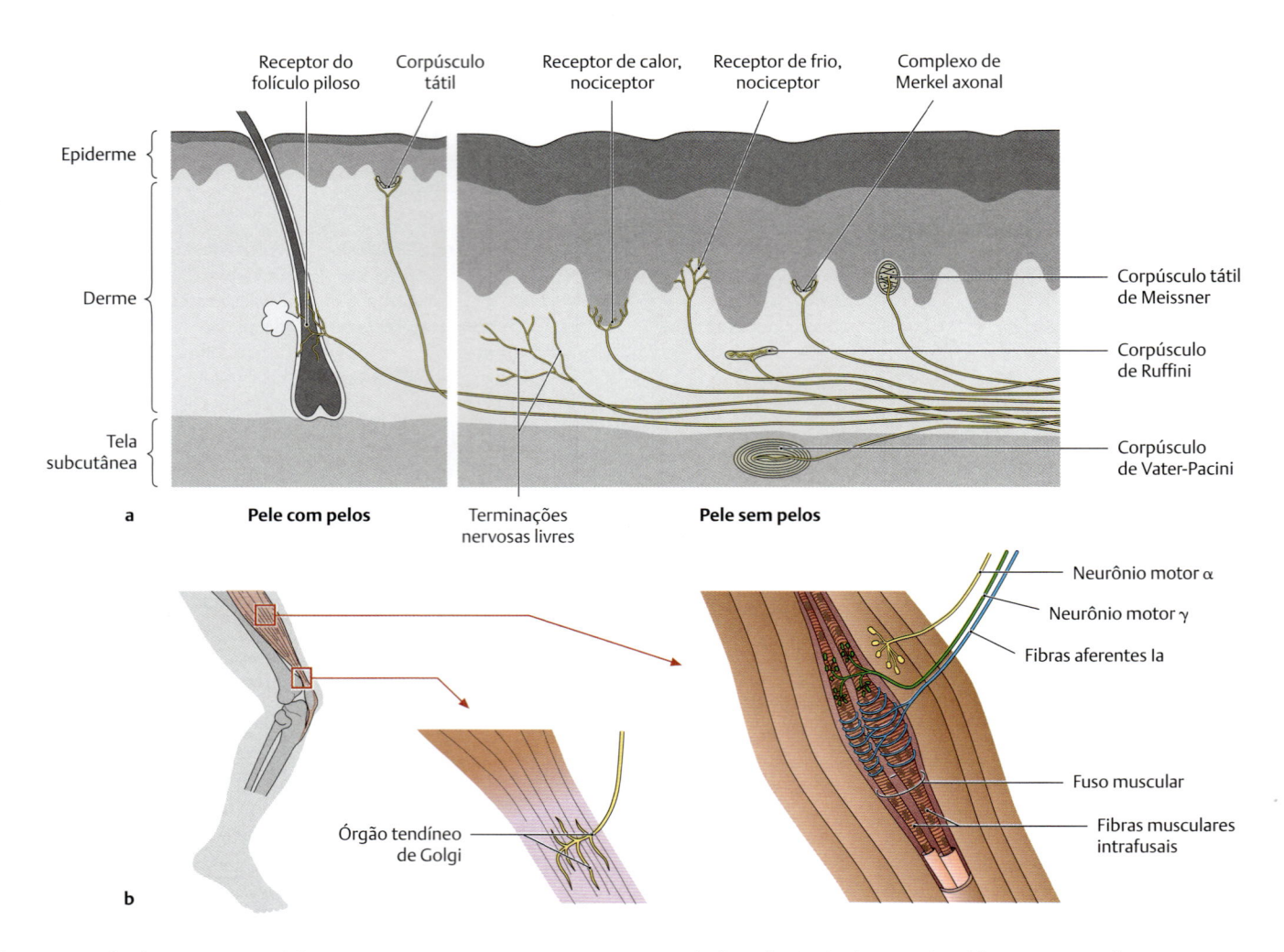

Receptor do folículo piloso | Corpúsculo tátil | Receptor de calor, nociceptor | Receptor de frio, nociceptor | Complexo de Merkel axonal

Epiderme

Derme

Tela subcutânea

a **Pele com pelos**

Terminações nervosas livres

Pele sem pelos

Corpúsculo tátil de Meissner

Corpúsculo de Ruffini

Corpúsculo de Vater-Pacini

Órgão tendíneo de Golgi

b

Neurônio motor α
Neurônio motor γ
Fibras aferentes Ia
Fuso muscular
Fibras musculares intrafusais

A Receptores do sistema somestésico

a Receptores cutâneos: Existem diferentes características sensitivas que são percebidas por meio de diferentes receptores na periferia do corpo (aqui mostrados em um corte da pele com e sem pelos). Eles recebem os estímulos e os conduzem, por meio dos nervos periféricos, até a medula espinal, onde fazem sinapses com tratos que transmitem os estímulos para o córtex somestésico (ver p. 445). Nem sempre as características de sensação podem ser relacionadas com determinados receptores. A figura também não informa a respeito

da frequência de disparo dos diferentes tipos dos receptores. Nociceptores (= receptores de dor) consistem em terminações nervosas livres — bem como receptores de calor e de frio. Os nociceptores representam cerca de 50% de todos os receptores.

b Receptores articulares: A sensibilidade profunda (propriocepção) abrange os sentidos de força, de posição e de movimento. São percebidos por fusos musculares, sensores tendíneos e articulares (não mostrados).

B Grandes áreas receptivas de módulos corticais do membro superior de um primata

O processamento cortical das informações sensitivas ocorre por intermédio de módulos (ver **C**, p. 327). Esta figura mostra o tamanho dos campos receptivos de um desses módulos. Em locais onde uma resolução fina da informação sensitiva não é necessária, um único módulo supre um grande campo receptivo (p. ex., o antebraço). Em locais onde é necessária percepção tátil fina (p. ex., nos dedos da mão), um módulo supre apenas um campo pequeno. O tamanho desses campos determina a forma do homúnculo sensitivo (ver **C**). Visto que cada região cutânea pode ser inervada por vários neurônios, os campos receptivos se sobrepõem. As informações são transmitidas, a partir do campo receptivo, até o córtex, por meio de uma cadeia de neurônios e seus axônios. Neurônios e axônios encontram-se em locais definidos do SNC (princípio da topografia).

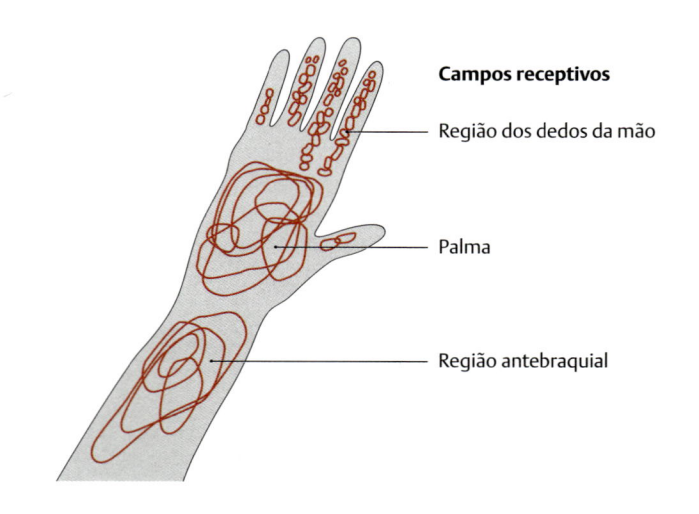

Campos receptivos

Região dos dedos da mão

Palma

Região antebraquial

C Organização somatotópica do córtex somatossensitivo: o homúnculo sensitivo

Vista frontal direita e superior no giro pós-central direito. Os axônios dos neurônios sensitivos, que se interconectaram no tálamo, passam pela cápsula interna (especialmente no pilar posterior) e se projetam para o córtex somatossensitivo primário no giro pós-central. Ali a informação se torna consciente. O giro pós-central é estruturado somatotopicamente, ou seja, uma área específica do corpo está conectada a uma área específica do córtex. Como as áreas do corpo têm diferentes níveis de sensibilidade (têm diferentes níveis de "requisitos de interconectividade"), elas são representadas em tamanhos diferentes no córtex somatossenstivo, de modo que um chamado homúnculo sensitivo é criado com proporções corporais correspondentemente distorcidas.
Observação: O giro pós-central sempre representa a metade contralateral do corpo, enquanto o giro direito representa a metade esquerda. A área do córtex do crânio está "destacada" do resto do corpo. Em contraste com o tronco deitado "de cabeça para baixo", o crânio está ereto. A mandíbula, os dentes, a língua e a faringe têm suas próprias áreas abaixo da cabeça. A perna e os órgãos genitais são mostrados aqui na face medial do cérebro, no giro paracentral posterior, abaixo da margem superior do cérebro (comparar com Coolen R. L. et al. 2020). Outras representações do homúnculo sensitivo representam os órgãos genitais no nível do tronco (Michels L. et al. 2010). As vias motoras que descem do córtex motor também correm dentro da cápsula interna. A proximidade espacial das vias motoras e sensitivas explica por que, quando ocorrem danos na cápsula interna (p. ex., em acidente vascular encefálico), as funções sensitivas e motoras são frequentemente afetadas ao mesmo tempo, sempre no lado oposto do dano (comparar com o homúnculo motor, **B**, p. 457).

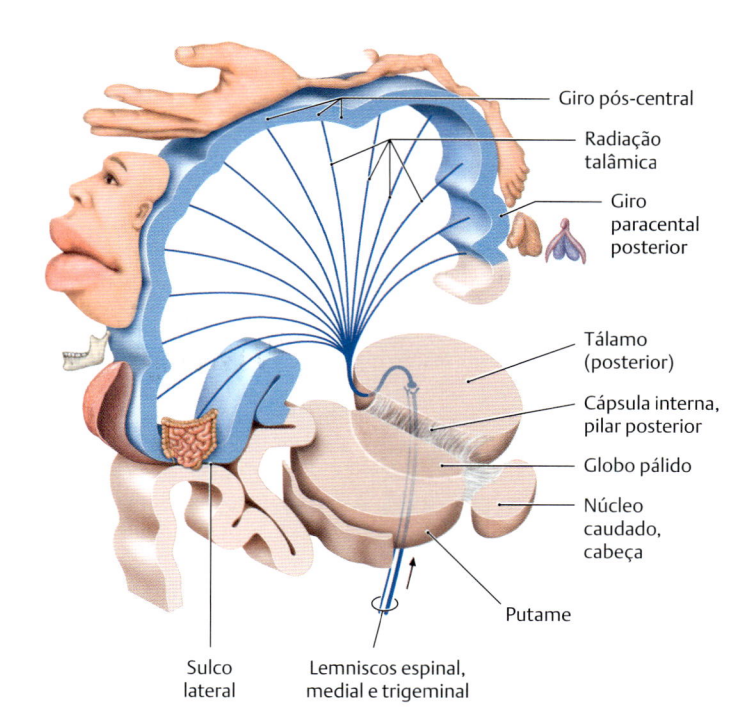

Giro pós-central
Radiação talâmica
Giro paracental posterior
Tálamo (posterior)
Cápsula interna, pilar posterior
Globo pálido
Núcleo caudado, cabeça
Putame
Sulco lateral
Lemniscos espinal, medial e trigeminal

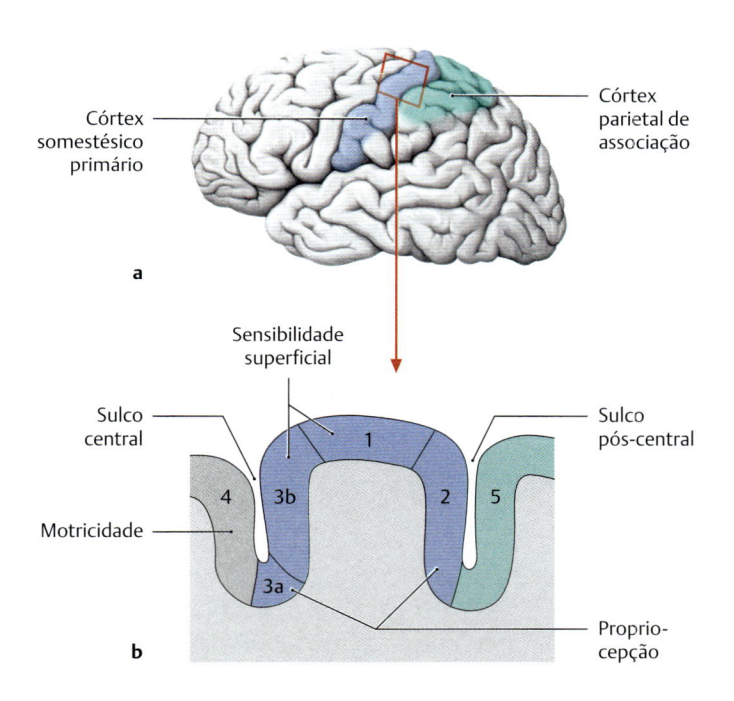

Córtex somestésico primário
Córtex parietal de associação
a
Sensibilidade superficial
Sulco central
Sulco pós-central
Motricidade
4 3b 1 2 5
3a
Proprio-cepção
b

D Córtex somestésico primário e córtex parietal de associação

a Vista da esquerda. Os números das áreas de Brodmann são representados na imagem de corte (**b**). O córtex somestésico primário representa sempre a metade contralateral do corpo (com exceção da região perioral, representada em ambos os lados: a fala!). O córtex somestésico primário é responsável pela percepção sensitiva somática. O córtex parietal de associação recebe informações provenientes de ambas as metades do corpo. O processamento dos estímulos nessas regiões corticais é mais complexo.

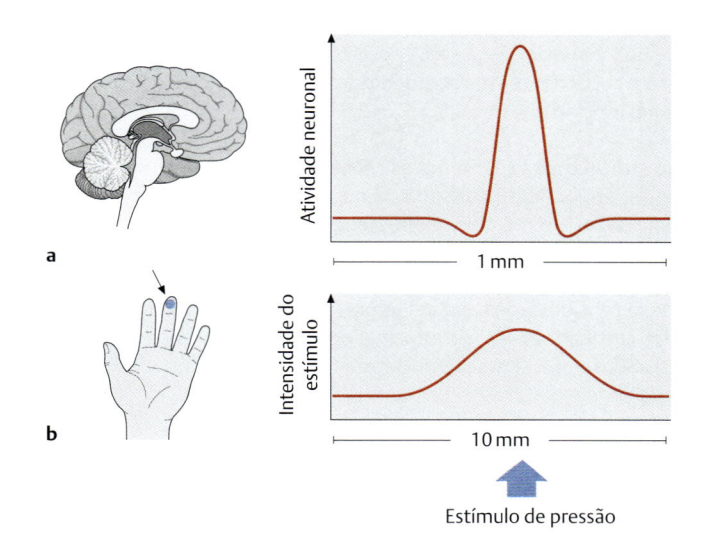

Atividade neuronal
1 mm
a
Intensidade do estímulo
10 mm
b
Estímulo de pressão

E Atividade das colunas celulares corticais no córtex somestésico primário

a Amplitude da reação dos neurônios no córtex somestésico primário sob um estimulo periférico de pressão, cuja intensidade está representada em **b**. A figura esclarece o princípio do processamento das informações sensitivas no córtex. Quando aproximadamente 100 detectores de intensidade são estimulados na polpa digital por meio de pressão, cerca de 10.000 neurônios na coluna celular correspondente reagem a esse estímulo no córtex somestésico primário (ver a organização das colunas do córtex na p. 327, **C**). Como o estímulo de pressão na periferia apresenta uma região central de estimulação (maior intensidade do estímulo) e uma região periférica (intensidade mais fraca do estímulo), também é processado no córtex de maneira análoga. Consequentemente, no córtex somestésico primário, o contraste entre estímulos mais fortes e mais fracos na periferia leva à intensificação ainda maior dos estímulos de pressão na região central do estímulo e ao enfraquecimento mais evidente do estímulo na região periférica (a chamada intensificação do contraste; ver a nítida curva mais "ondulada" em **a**). Enquanto a área estimulada na polpa digital corresponde a aproximadamente 100 mm^2, o processamento de informações ocorre em uma área de apenas 1 mm^2 de extensão no córtex somestésico primário.

13.3 Sistema Sensitivo: Lesões

A Localização de lesões ao longo do trajeto dos tratos sensitivos
(segundo Bähr e Frotscher)

As partes centrais dos tratos sensitivos podem ser lesadas ao longo de um trajeto que vai desde a raiz espinal até o córtex somestésico, em diferentes níveis (traumatismo, compressão por tumores, sangramentos). Os diferentes sinais e sintomas da lesão permitem a sua localização. A seguir são descritas somente lesões que afetam a consciência. Não serão consideradas as lesões dos tratos espinocerebelares *inconscientes* que resultam em perdas sensitivas e motoras. Ver Prometheus, *Anatomia Geral e Sistema Locomotor*, sobre lesões dos tratos sensitivos periféricos. A inervação do tronco e dos membros faz-se por meio dos nervos espinais, e a inervação da cabeça pelo nervo trigêmeo, que tem núcleos próprios (ver adiante).

Lesão cortical ou subcortical (1, 2): Manifesta-se por parestesia (formigamento) e sensação de dormência nas regiões correspondentes do tronco e dos membros, na metade *contralateral* do corpo. Os sintomas podem ser mais fortes na parte distal, visto que os dedos têm grandes campos receptivos, enquanto o tronco possui campos receptivos menores (ver p. 447). O córtex motor e o córtex sensitivo são muito ligados, considerando que fibras dos tratos sensitivos do tálamo terminam no córtex motor. Além disso, as regiões do córtex são vizinhas (giros pré- e pós-centrais). Esta sobreposição pode ocasionar extensão da lesão para o córtex motor seguida por ataques epilépticos (crises jacksonianas).

Lesão subtalâmica (3): Todas as sensações da metade contralateral do corpo serão abolidas (o tálamo como "portal para a consciência"). Em caso de lesão parcial com manutenção da integridade dos tratos que conduzem dor e temperatura (**4**), as regiões contralaterais da face e do tronco apresentam hipoestesia (diminuição da sensibilidade tátil), enquanto a sensibilidade à dor e à temperatura é conservada. Como as aferências corticais do núcleo principal do N. trigêmeo correm cruzadas e descruzadas, uma sensação de sensibilidade epicrítica pode persistir no caso de dano unilateral.

Lesão do lemnisco trigeminal e do trato espinotalâmico lateral (5): A lesão destes tratos, na região do tronco encefálico, causa perda contralateral da sensibilidade à dor e à temperatura, nas regiões da face e do corpo. As demais percepções sensitivas permanecem intactas.

Lesão do lemnisco medial e do trato espinotalâmico anterior (6): Com exceção da dor e da temperatura, todas as outras percepções sensitivas, na metade contralateral do corpo, são perdidas. No lemnisco medial situam-se os axônios dos 2os neurônios de ambos os tratos posteriores. Os axônios dos 2os neurônios do trato espinotalâmico anterior fixam-se ao lemnisco medial no bulbo.

Lesão do núcleo e do trato espinal do nervo trigêmeo e do trato espinotalâmico lateral (7): Na face ocorre a perda *ipsolateral* das sensações de dor e de temperatura (os axônios não cruzados do 1º neurônio no gânglio trigeminal), e no restante do corpo haverá perda *contralateral* (axônios do 2º neurônio cruzado no trato espinotalâmico lateral).

Lesões dos tratos posteriores (8): Há perda ipsolateral do sentido da posição, da percepção de vibrações e da discriminação entre dois pontos. Uma vez que a motricidade coordenada depende do aporte (*input*) sensitivo ao circuito regulatório, a ausência desse *input* sensitivo causa uma ataxia ipsolateral (ataxia espinal).

Lesão do corno posterior (9): A lesão restrita a determinado local (um ou poucos segmentos) causa perda ipsolateral da sensação de dor e de temperatura neste(s) segmento(s), visto que as sensações de dor e de temperatura são localmente transmitidas para o 2º neurônio, no corno posterior. As demais percepções são preservadas, incluindo o tato protopático, já que são conduzidas pelo trato posterior e transmitidos para seus núcleos. Chama-se dissociação da sensibilidade.

Lesão da raiz posterior (10): Causa distúrbios radiculares sensitivos ipsolaterais, que incluem desde dor, em caso do estímulo da raiz, até a perda sensitiva completa. Quando a raiz anterior também é afetada, ocorrem simultaneamente paralisias, como em caso de lesões dos discos intervertebrais (ver p. 463).

B Sobre a terminologia dos "lemniscos"

Lemnisco ("fita") é a denominação puramente morfológica de uma via sensitiva no tronco encefálico. O termo é, em última análise, determinado historicamente. Não é uma via estruturalmente "nova", e sim apenas a continuação de uma via "com um nome diferente". Quatro lemniscos são distinguidos:

- *Lemnisco medial*: somatossensibilidade epicrítica do tronco e das extremidades; é a continuação dos fascículos grácil e cuneiforme
- *Lemnisco espinal*: somatossensibilidade protopática do tronco e das extremidades; é a continuação do trato espinotalâmico anterior e lateral

- *Lemnisco trigeminal*: sensibilidade epicrítica e protopática da área de inervação do nervo trigêmeo
- *Lemnisco lateral*: parte da via auditiva (denominada "somatossensorial especial"). O lemnisco lateral não é mostrado na figura da p. 449.

Mais informações sobre os quatro lemniscos podem ser encontradas na p. 539.

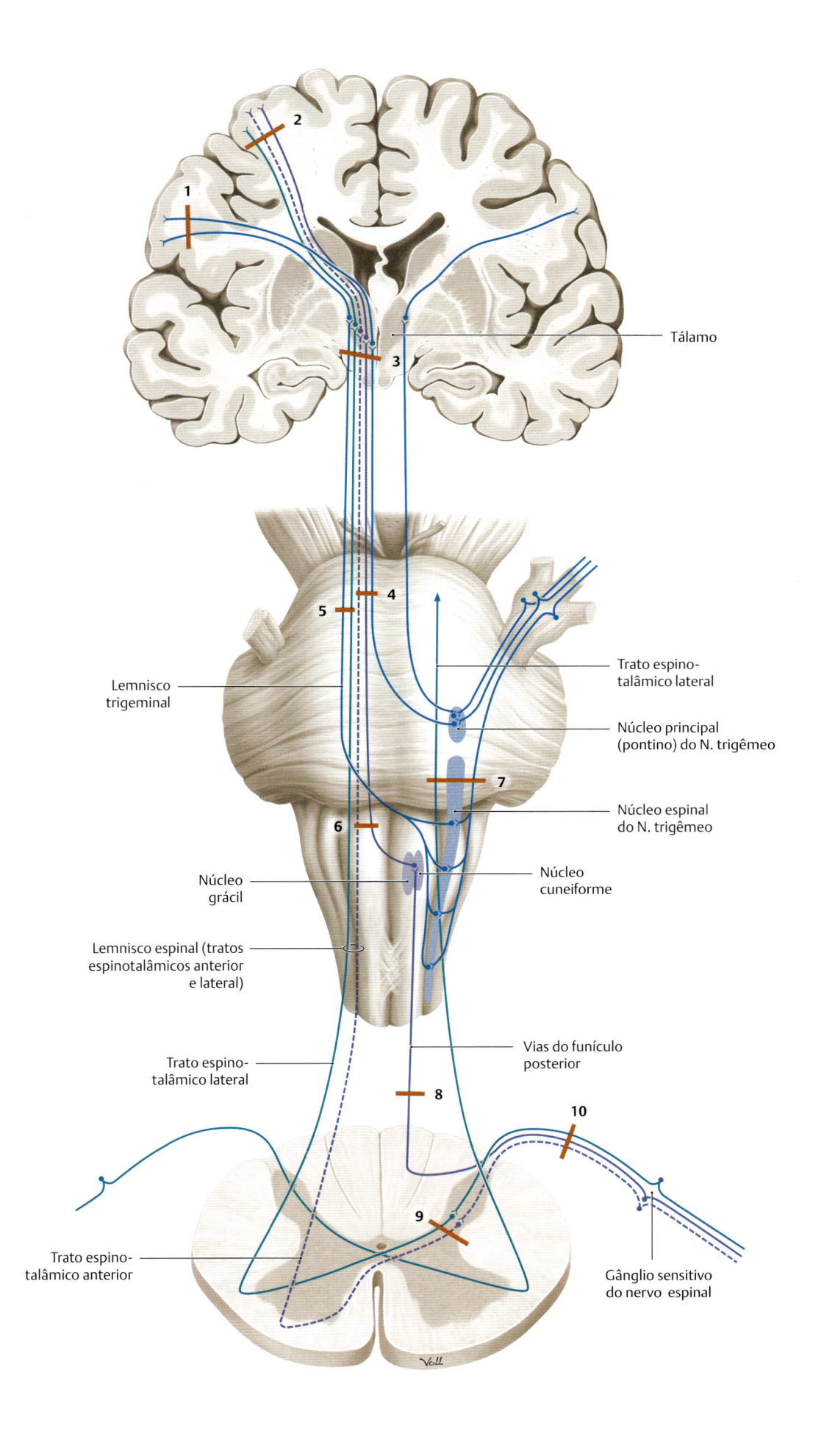

Tálamo

Trato espino-
talâmico lateral

Núcleo principal
(pontino) do N. trigêmeo

Lemnisco
trigeminal

Núcleo espinal
do N. trigêmeo

Núcleo
grácil

Núcleo
cuneiforme

Lemnisco espinal (tratos
espinotalâmicos anterior
e lateral)

Vias do funículo
posterior

Trato espino-
talâmico lateral

Trato espino-
talâmico anterior

Gânglio sensitivo
do nervo espinal

13.4 Sistema Sensitivo: Dor

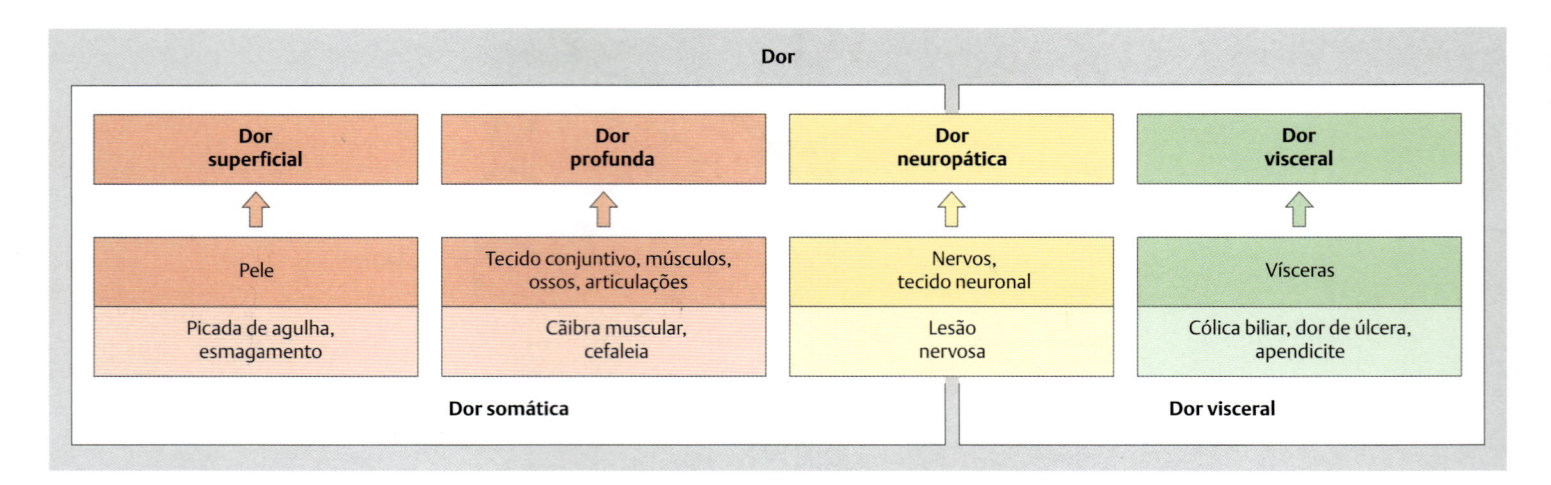

A Sinopse das modalidades da dor

De acordo com a International Association for the Study of Pain, a dor é definida como "experiência sensitiva e emocional desagradável acompanhada por lesões teciduais reais ou por relatos dolorosos". De acordo com o local de origem da dor distinguem-se a dor *somática* e a dor *visceral*. A dor somática origina-se na região do tronco, dos membros e da cabeça, e a dor visceral na região dos órgãos internos. Uma forma de transição dos dois tipos de dor é representada pela dor neuropática, causada por lesões dos próprios nervos. Esta forma de dor pode afetar o sistema nervoso somático e/ou o autônomo. As fibras de dor somática, abordadas a seguir, seguem pelos nervos espinais ou cranianos e as fibras de dor visceral seguem com os nervos autônomos (ver p. 302).

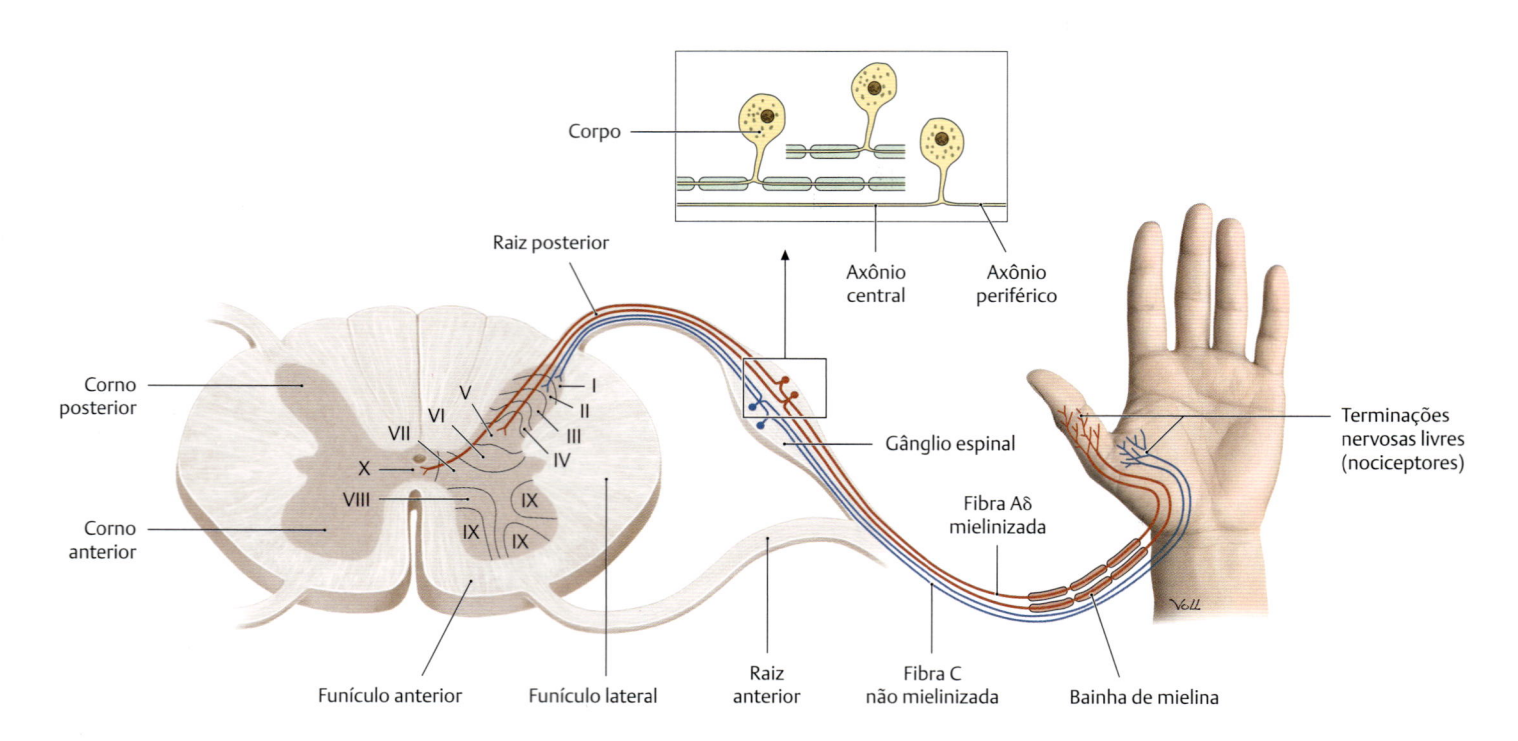

B Condução da dor somática periférica (segundo Lorke)

A condução da dor somática proveniente do tronco e dos membros faz-se tanto pelas fibras mielinizadas do tipo Aδ (temperatura, dor, posição) quanto pelas fibras não mielinizadas do tipo C (temperatura, dor). Os corpos desses neurônios aferentes situam-se no gânglio sensitivo do nervo espinal (neurônios pseudounipolares). Seus axônios terminam no corno posterior da medula espinal, principalmente nas lâminas I, II e IV–VI de Rexed. Após a formação de sinapses no corno posterior, as aferências da dor ascendem na medula espinal (ver **C**).

Observação: A maioria das fibras sensitivas de dor somática é mielinizada, enquanto as fibras sensitivas viscerais não são mielinizadas.

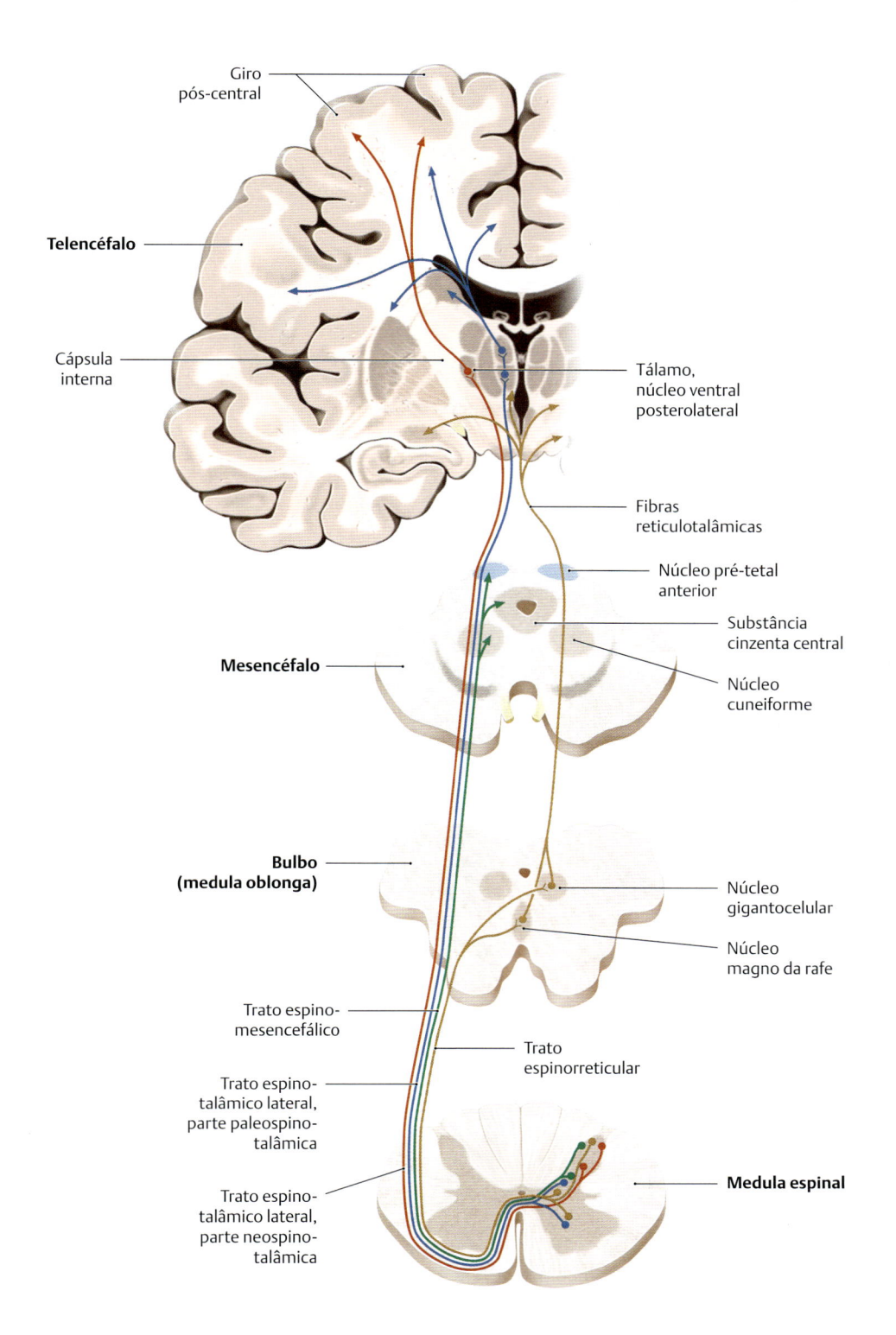

Giro
pós-central

Telencéfalo

Cápsula
interna

Tálamo,
núcleo ventral
posterolateral

Fibras
reticulotalâmicas

Núcleo pré-tetal
anterior

Substância
cinzenta central

Mesencéfalo

Núcleo
cuneiforme

Bulbo
(medula oblonga)

Núcleo
gigantocelular

Núcleo
magno da rafe

Trato espino-
mesencefálico

Trato
espinorreticular

Trato espino-
talâmico lateral,
parte paleospino-
talâmica

Medula espinal

Trato espino-
talâmico lateral,
parte neospino-
talâmica

C Tratos da dor ascendentes provenientes do tronco e dos membros
Os axônios dos neurônios aferentes primários, para a percepção da dor, provenientes do tronco e dos membros, terminam nos neurônios de projeção, no corno posterior da substância cinzenta da medula espinal, como foi aqui mostrado. O trato espinotalâmico lateral é subdividido em uma parte neospinotalâmica e uma parte paleospinotalâmica. O 2º neurônio da *parte neospinotalâmica* da via nociceptiva (vermelho) termina no núcleo ventral posterolateral do tálamo e o 3º neurônio projeta-se, em seguida, para o córtex somestésico primário (giro pós-central). O 2º neurônio do *trato paleospinotalâmico* (azul) termina nos núcleos intralaminares e mediais do tálamo, cujos 3ºs neurônios, em seguida, projetam-se em diferentes regiões cerebrais. Esta via nociceptiva é responsável, principalmente, pelo componente afetivo da dor ("Qual é a importância da dor para mim?"). Além dessas vias nociceptivas, que terminam no córtex, existem vias nociceptivas que terminam em regiões *subcorticais*, o trato espinomesencefálico e o trato espinorreticular. O 2º neurônio do *trato espinomesencefálico* (verde) termina, principalmente, na substância cinzenta, uma zona ao redor do aqueduto do mesencéfalo, que processa a dor. Por outro lado, outros axônios terminam no núcleo cuneiforme ou no núcleo pré-tetal anterior. O 2º neurônio do *trato espinorreticular* (ocre) termina na formação reticular, aqui representada pelo núcleo magno da rafe e pelo núcleo gigantocelular. Fibras reticulotalâmicas conduzem os impulsos dolorosos até o tálamo medial, o hipotálamo e o sistema límbico.

451

13.5 Vias Nociceptivas da Cabeça e do Sistema Central de Inibição da Dor

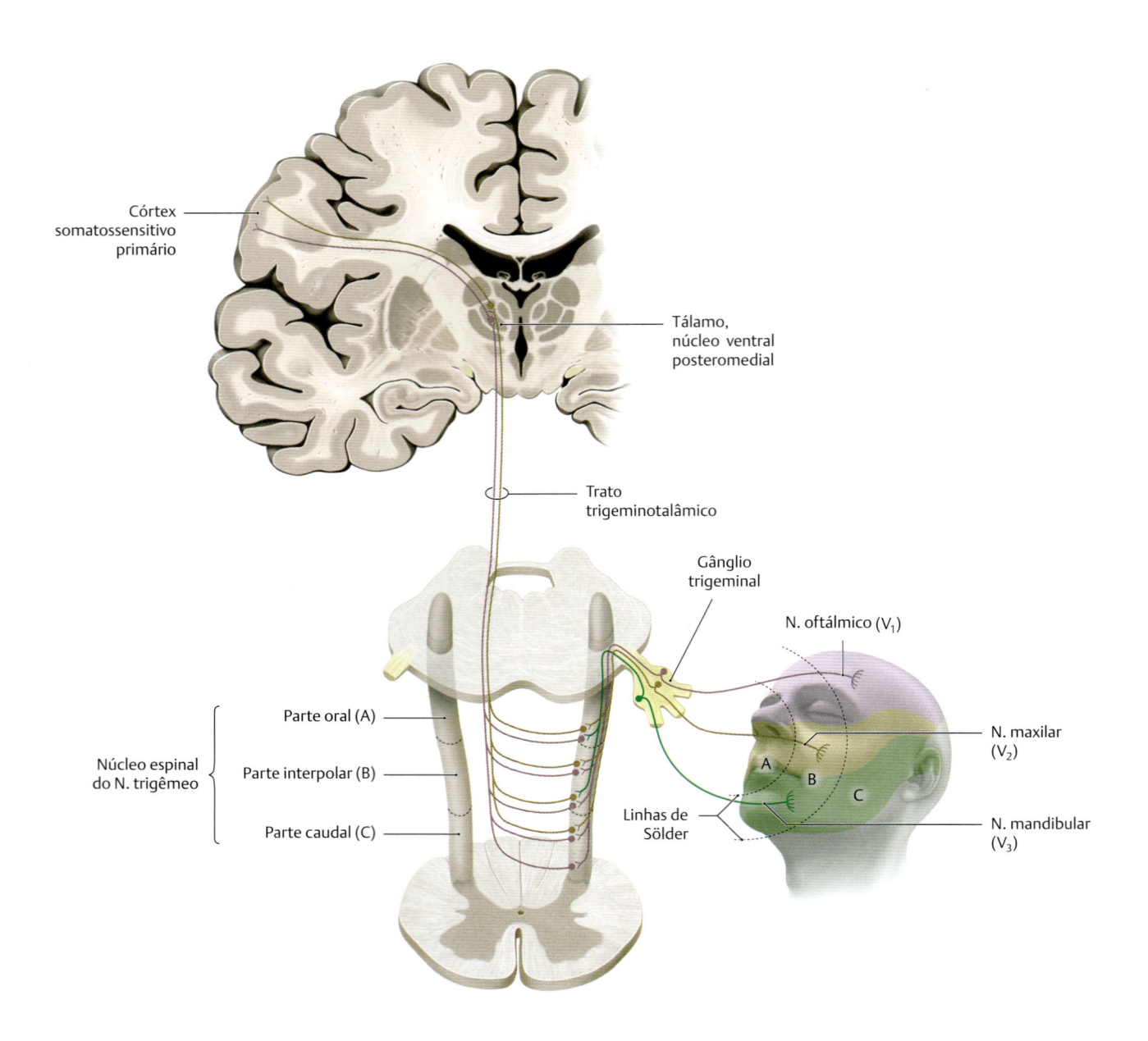

A Vias da dor na região da cabeça (segundo Lorke)
As fibras de dor na região da cabeça são conduzidas com os ramos do N. trigêmeo (V_{1-3}). Os corpos desses neurônios aferentes primários da via de dor estão localizados no gânglio trigeminal, os seus axônios terminam no núcleo espinal do N. trigêmeo.
Observe a organização somatotópica dessa região nuclear. A região perioral (A) está localizada cranialmente, e as regiões occipitais (C), caudalmente. Portanto, lesões centrais causam disfunções ao longo das linhas de Sölder (ver **D**, p. 121).

Os axônios dos 2os neurônios cruzam e seguem no trato trigeminotalâmico para o núcleo ventral posteromedial e para os núcleos intralaminares do tálamo do lado oposto, onde eles terminam. O 3º neurônio (talâmico) da via de dor a partir da região da cabeça termina no córtex somatossensitivo primário. Neste esquema, são mostradas apenas as fibras de dor do N. trigêmeo. No N. trigêmeo em si seguem as outras fibras sensitivas paralelas às fibras de dor; estas terminam, no entanto, em diferentes regiões nucleares do N. trigêmeo (ver p. 120).

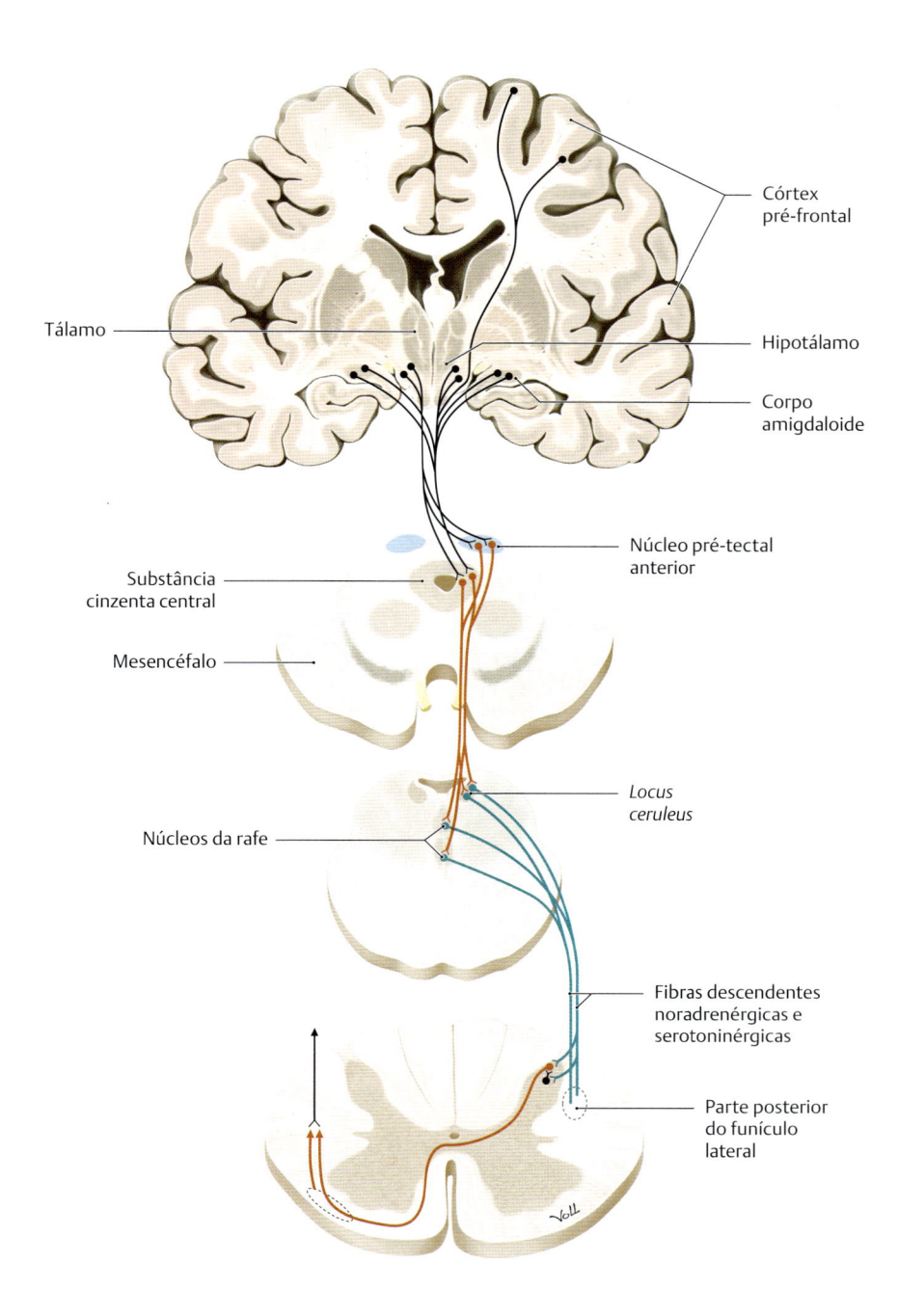

Córtex
pré-frontal

Tálamo

Hipotálamo

Corpo
amigdaloide

Núcleo pré-tectal
anterior

Substância
cinzenta central

Mesencéfalo

*Locus
ceruleus*

Núcleos da rafe

Fibras descendentes
noradrenérgicas e
serotoninérgicas

Parte posterior
do funículo
lateral

B Vias do sistema central descendente de inibição da dor

Além das vias ascendentes que conduzem a percepção de dor para o córtex somatossensitivo primário, existem também vias descendentes, que podem suprimir os impulsos de dor (componente afetivo da dor!). O ponto central das sinapses do sistema descendente inibitório da dor é a substância cinzenta central do mesencéfalo. Ele é ativado por aferentes do hipotálamo, do córtex pré-frontal e dos corpos amigdaloides (parte do sistema límbico! Não mostrado). Além disso, ele contém aferentes da medula espinal (ver p. 450). Os neurônios excitatórios glutaminérgicos (em vermelho) da substância cinzenta central terminam com os seus axônios nos neurônios serotoninérgicos nos núcleos da rafe e nos neurônios noradrérgicos no *locus ceruleus* (ambos em preto). Os axônios desses dois tipos de neurônios seguem para baixo na parte posterior do funículo lateral. Eles terminam direta ou indiretamente (através dos neurônios inibitórios) nos neurônios de projeção condutores da dor (2º neurônio aferente da via de dor) e, assim, inibem a transmissão da dor.

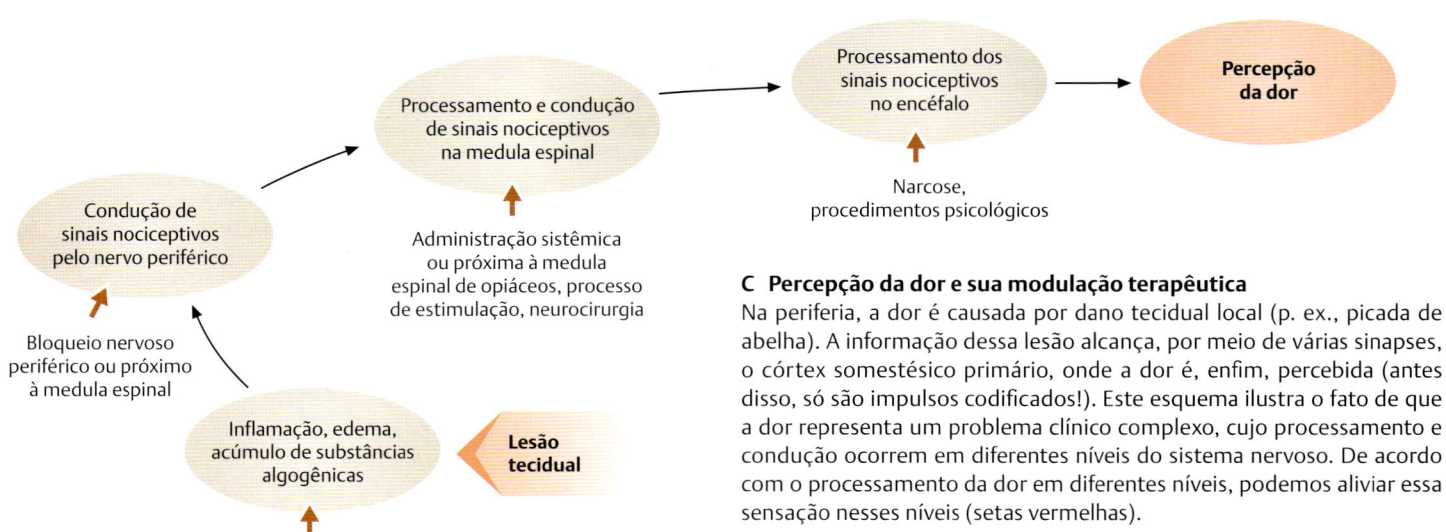

Condução de
sinais nociceptivos
pelo nervo periférico

Bloqueio nervoso
periférico ou próximo
à medula espinal

Processamento e condução
de sinais nociceptivos
na medula espinal

Administração sistêmica
ou próxima à medula
espinal de opiáceos, processo
de estimulação, neurocirurgia

Processamento dos
sinais nociceptivos
no encéfalo

Narcose,
procedimentos psicológicos

Percepção
da dor

Inflamação, edema,
acúmulo de substâncias
algogênicas

Lesão
tecidual

Imobilização, resfriamento,
analgésicos, anti-inflamatórios

C Percepção da dor e sua modulação terapêutica

Na periferia, a dor é causada por dano tecidual local (p. ex., picada de abelha). A informação dessa lesão alcança, por meio de várias sinapses, o córtex somestésico primário, onde a dor é, enfim, percebida (antes disso, só são impulsos codificados!). Este esquema ilustra o fato de que a dor representa um problema clínico complexo, cujo processamento e condução ocorrem em diferentes níveis do sistema nervoso. De acordo com o processamento da dor em diferentes níveis, podemos aliviar essa sensação nesses níveis (setas vermelhas).

13.6 Sistema Motor: Visão Geral e Princípios

A Esquema simplificado das estruturas anatômicas que participam dos movimentos voluntários (sistema motor piramidal

Movimentos voluntários são iniciados na região de planejamento, no córtex de associação (p. ex., o desejo: "Eu quero pegar a xícara de café"). Os hemisférios do cerebelo e os núcleos da base programam paralelamente a trajetória do movimento e informam ao córtex pré-motor sobre o resultado desse planejamento. O córtex pré-motor transmite as informações ao córtex motor primário (M I) que, por sua vez, conduz essas informações, por meio do *trato piramidal*, ao neurônio motor α (*sistema piramidal motor*). A partir do neurônio motor α, a musculatura esquelética transforma o programa em movimento voluntário. Existem importantes mecanismos de retroalimentação na sensoriomotricidade ("Quanto o movimento já avançou? Quanta força exerce a minha mão sobre a alça da xícara?" — diferença em relação à força quando pegamos um ovo cru). A despeito de algumas das figuras seguintes exibirem o córtex motor primário como o ponto de origem de um movimento voluntário, esta figura mostra, especificamente, que um movimento voluntário intencional envolve vários centros motores (entre outros também o *sistema motor extrapiramidal*, ver **C** e **D**; cerebelo). Por motivos práticos, sempre se inicia a descrição no córtex motor primário (M I).

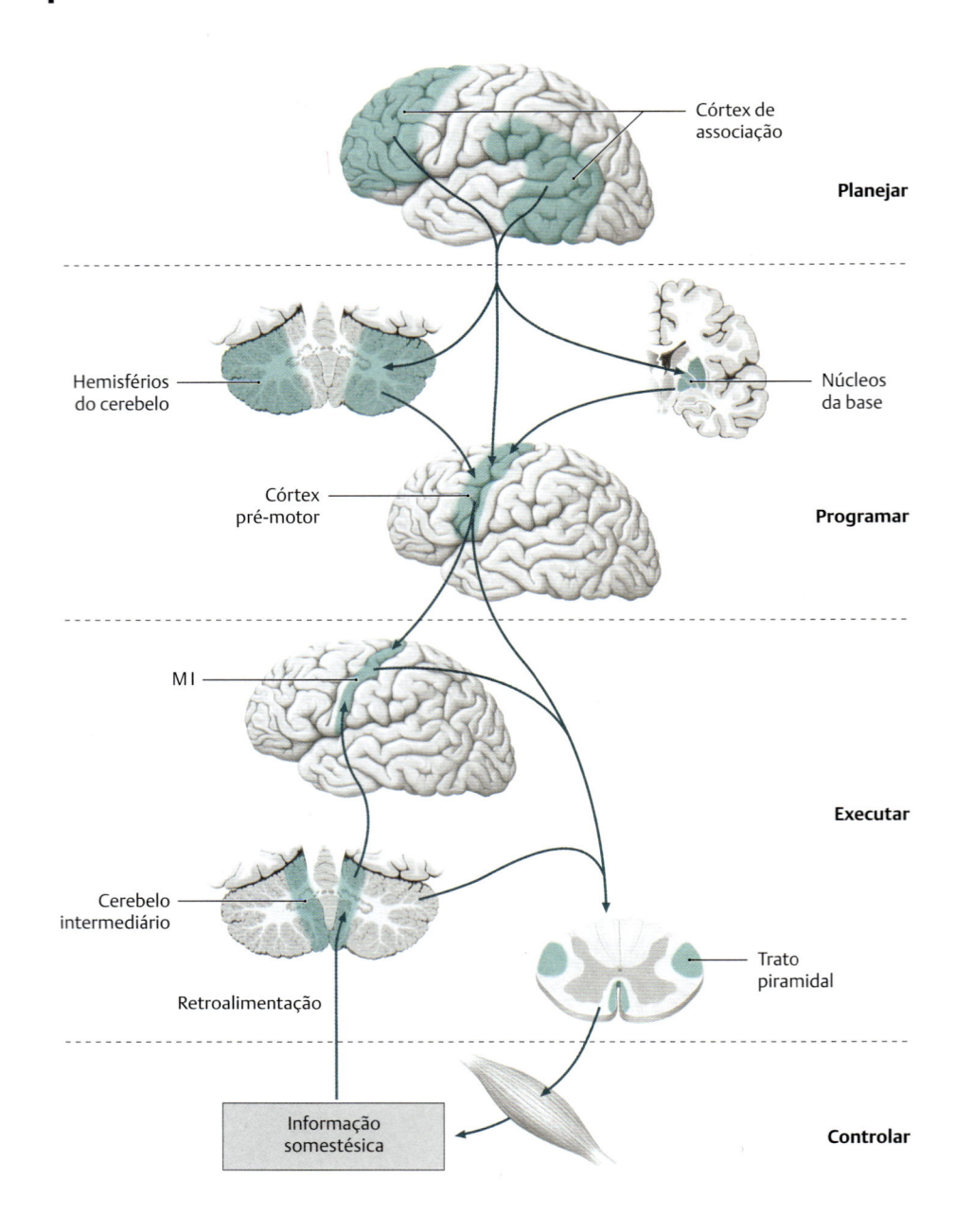

B Áreas corticais com função motora: iniciação de um movimento

Vista lateral do hemisfério esquerdo. A iniciação de um movimento intencional (ato de segurar uma xícara) é o resultado da cooperação de várias áreas corticais. O *córtex motor primário* (M I, área 4 de Brodmann) localiza-se no giro pré-central (condução do movimento). A área seguinte, em direção rostral, a área 6, consiste no córtex pré-motor, situado na face lateral do hemisfério, e no córtex motor suplementar, situado medialmente (iniciação do movimento). Fibras de associação (ver p. 334) fornecem relações funcionais com as áreas sensitivas 3, 1 e 2 (giro pós-central com córtex somestésico primário, S I) e as áreas 5 e 7 (= córtex parietal posterior) que exercem funções motoras associativas. Aqui se localiza a representação cortical do espaço, uma importante função para movimentos precisos da mão e dos olhos.

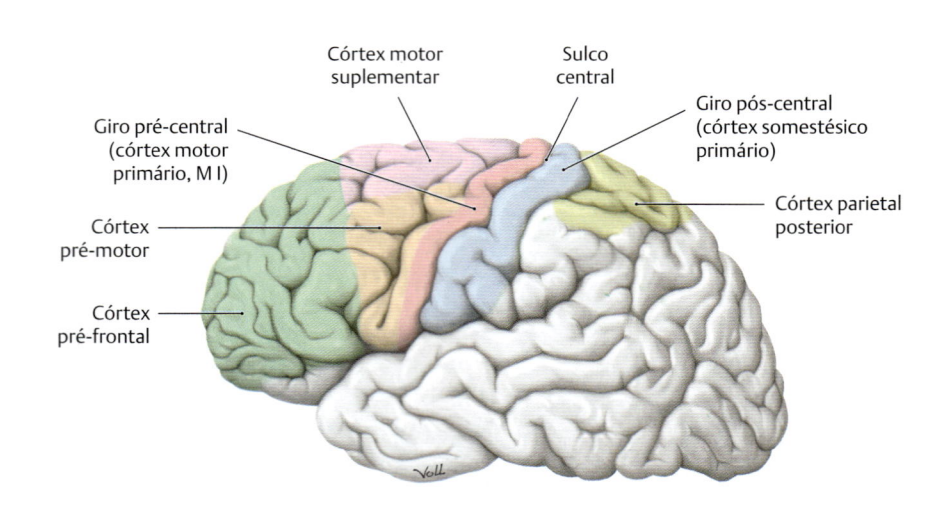

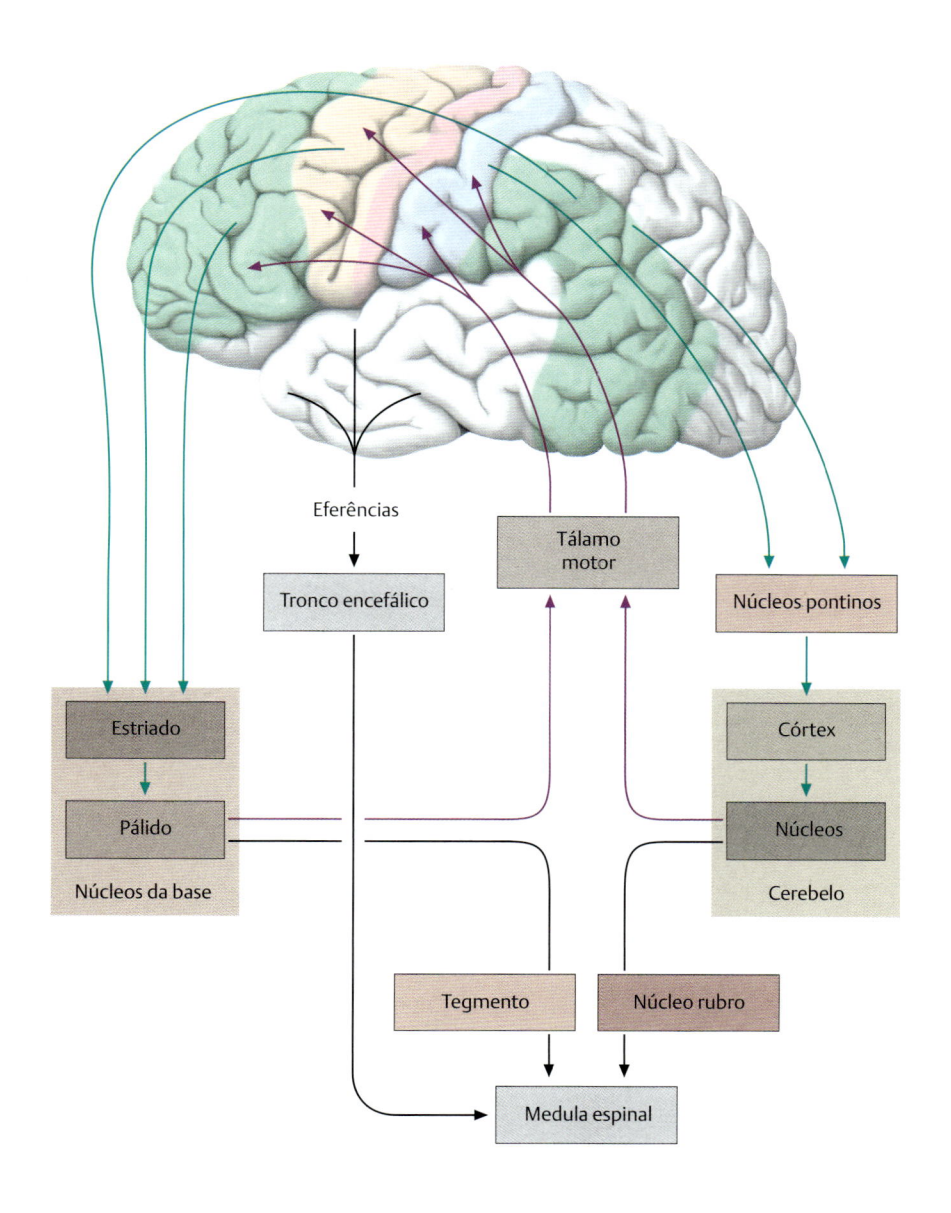

C Conexões do córtex com os núcleos da base e com o cerebelo: programação de movimentos complexos

Durante o planejamento e a programação de movimentos complexos, o sistema motor piramidal (córtex motor e trato piramidal, que se origina no córtex motor primário) é apoiado pelos núcleos da base e pelo cerebelo. Enquanto as aferências provenientes das regiões nucleares motoras (verde) seguem diretamente, sem sinapses, até os núcleos da base (à esquerda), o cerebelo é indiretamente estimulado pelos núcleos da ponte (à direita), ver **C**, p. 361. O tálamo representa, para ambas as regiões, uma alça de retroalimentação (ver p. 459). As eferências dos núcleos da base e do cerebelo seguem até as estruturas mais profundas, incluindo a medula espinal. A importância dos núcleos da base e do cerebelo para o movimento voluntário manifesta-se em suas doenças. Enquanto o início e a trajetória do movimento são comprometidos em caso de doenças dos núcleos da base (p. ex., escassez de movimento no mal de Parkinson), distúrbios do cerebelo causam movimentos inconscientes e não coordenados (p. ex., movimento cambaleante do bêbado que apresenta lesão tóxica temporária do cerebelo).

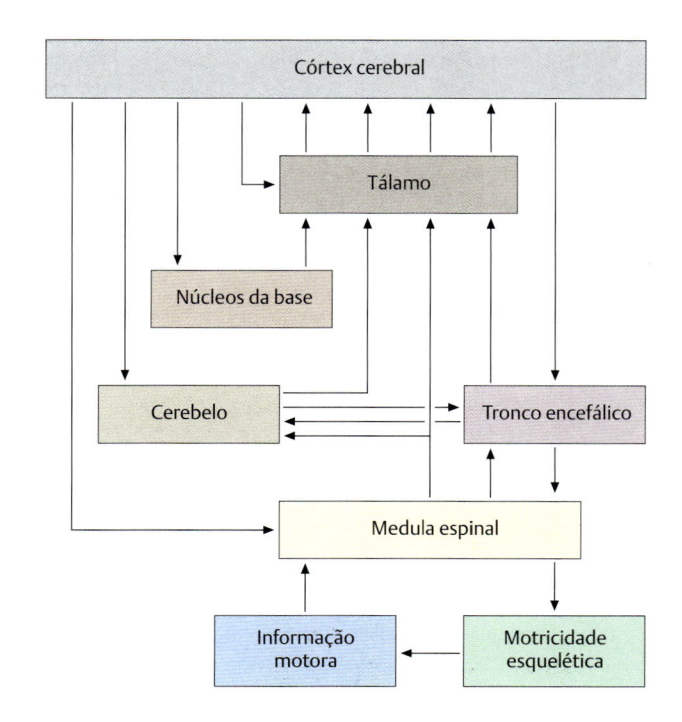

D Esquema simplificado da sensoriomotricidade durante o controle dos movimentos

Para que não sejam exagerados, os movimentos voluntários necessitam de retroalimentação constante, proveniente da periferia (fusos musculares, órgãos tendíneos). Uma vez que os sistemas motor e sensitivo são funcionalmente interligados, fala-se de sensoriomotricidade. A medula espinal, o tronco encefálico com o cerebelo e o córtex do telencéfalo representam os três níveis de controle da sensoriomotricidade. Todas as informações provenientes da periferia, do cerebelo e dos núcleos da base chegam ao córtex por meio do tálamo. A importância da sensibilidade para os movimentos torna-se clara na clínica quando a sua perda leva à ataxia sensitiva (ver **D**, p. 471). A oculomotricidade, que faz parte deste sistema, não será mostrada aqui.

13.7 Sistema Motor: Trato Piramidal

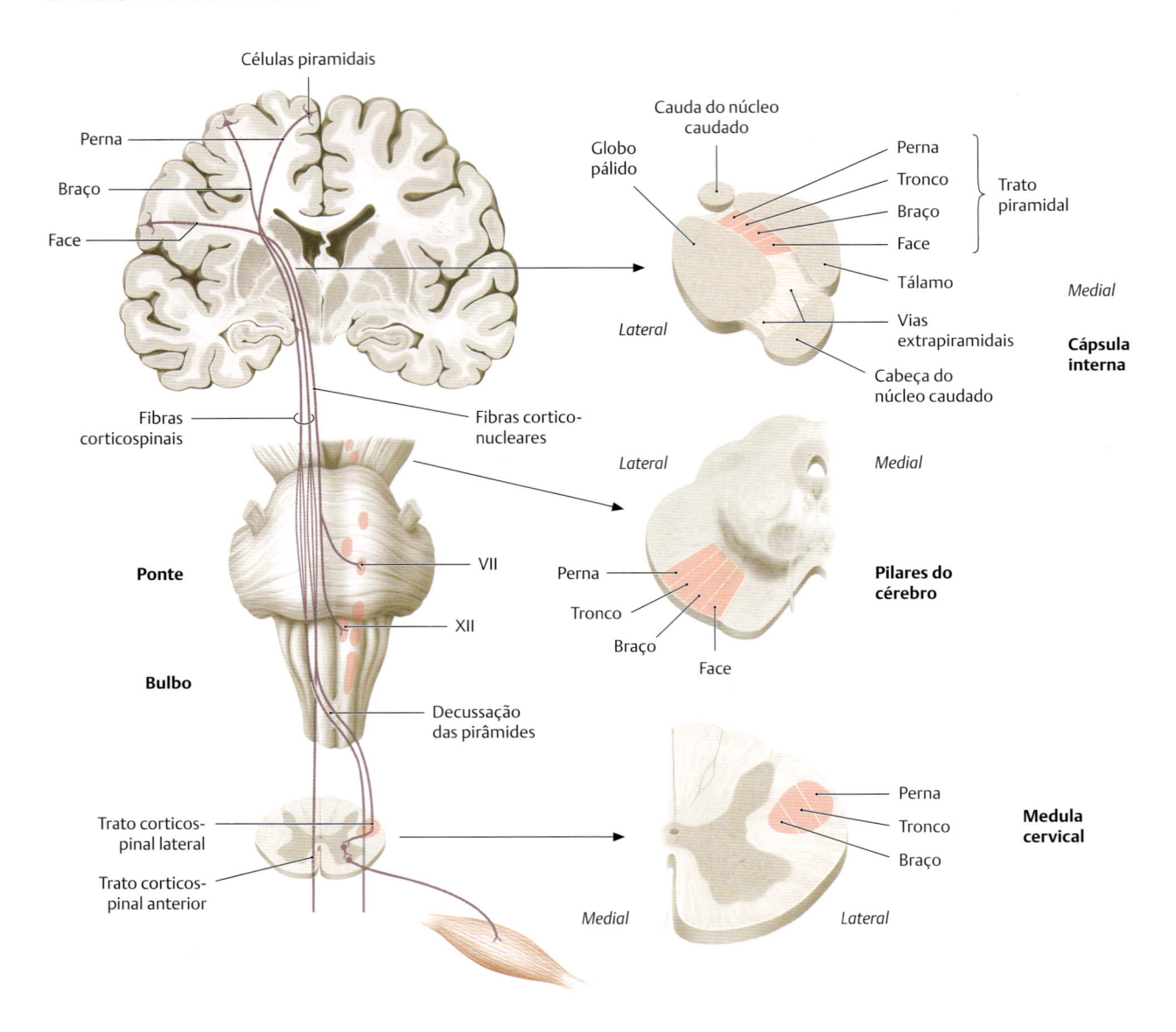

A Curso do trato piramidal (corticospinal)

O trato piramidal é dividido em três outros sistemas de vias: fibras corticospinais, fibras corticonucleares e fibras corticorreticulares (não mostradas aqui; elas seguem para o núcleo gigantocelular da formação reticular do tronco encefálico e não serão abordadas com mais detalhes). Eles representam as vias motoras descendentes a partir do córtex motor primário. As fibras corticospinais seguem para as células do corno anterior motor na medula espinal, e as fibras corticonucleares, para os núcleos dos nervos cranianos motores.

Fibras corticospinais: os axônios das fibras corticospinais se originam, apenas em pequena parte, das células piramidais, grandes neurônios na lâmina V do giro pré-central (para a estrutura do córtex motor, ver **D**). A maioria dos axônios são provenientes de pequenas células piramidais e outros neurônios, das lâminas V e VI. Outros axônios são originários de regiões adjacentes do cérebro. Todos eles seguem através da cápsula interna em direção caudal; 80% das fibras cruzam na altura do bulbo (decussação das pirâmides) e seguem no funículo lateral (*trato corticospinal [piramidal] lateral*) na medula espinal. As fibras não cruzadas seguem no funículo anterior (*trato corticospinal [piramidal] anterior*) na medula espinal e cruzam, mais tarde, no plano segmentar. A maioria dos axônios termina em neurônios de associação, cujas sinapses terminam nos neurônios motores.

Observe que a topografia das fibras já descrita no plano da medula espinal é encontrada, em princípio, em todos os segmentos do trato piramidal. Com base nessa topografia, é possível estabelecer o local de lesão do trato piramidal.

Fibras corticonucleares: os núcleos motores dos nervos cranianos ou porções desses núcleos recebem os seus axônios das células piramidais da região da face do córtex pré-motor. Essas fibras corticonucleares seguem para os núcleos motores contralaterais dos nervos cranianos (III-VII, IX-XII) no tronco encefálico (quanto a fibras para outros núcleos de nervos cranianos, ver **C**). Além da inervação contralateral, os axônios seguem para alguns núcleos de nervos cranianos do mesmo lado (ipsolateral), o que resulta em uma inervação bilateral (não mostrada aqui). Esse duplo suprimento tem importância clínica, por exemplo, com relação ao ramo frontal do N. facial (paralisia facial, ver **D**, p. 125).

Com relação ao conceito de trato piramidal: alguns autores consideram trato piramidal, em sentido estrito, apenas o trato abaixo da decussação das pirâmides, outros autores usam o nome para todo o sistema. No entanto, na maioria das vezes, e também neste livro, o termo trato piramidal é usado como um termo genérico para todas as vias mencionadas aqui. Também há diferenças com relação à origem da denominação: alguns autores deduzem o nome não da decussação das pirâmides, e sim das células piramidais gigantes (células de Betz) (ver **C**, p. 409).

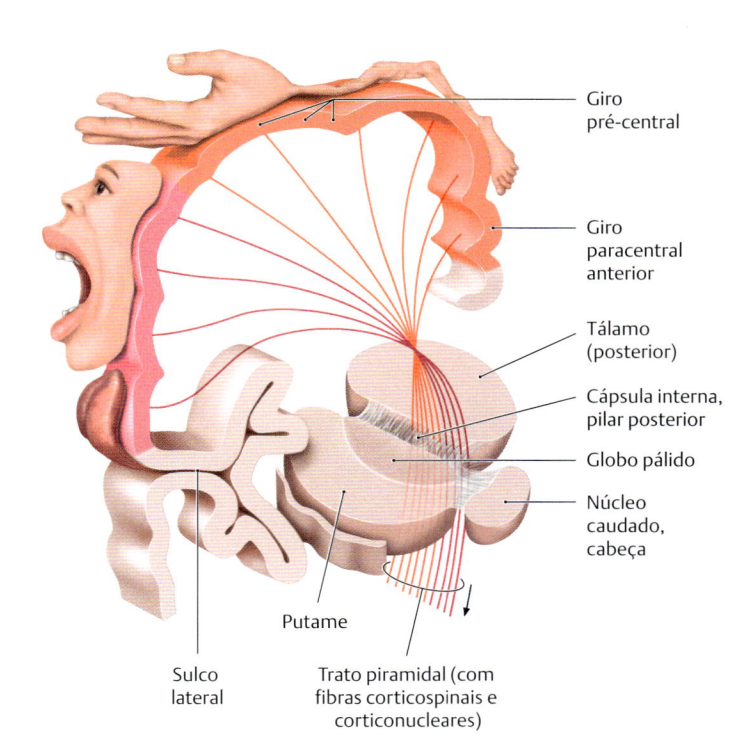

Giro pré-central

Giro paracentral anterior

Tálamo (posterior)

Cápsula interna, pilar posterior

Globo pálido

Núcleo caudado, cabeça

Putame

Sulco lateral

Trato piramidal (com fibras corticospinais e corticonucleares)

B Organização somatotópica do córtex somatomotor: o homúnculo motor

Vista frontal/superior direita do giro pré-central direito. Os axônios dos neurônios do córtex soma*tomotor* primário no giro pré-central seguem como trato piramidal para os neurônios motores no tronco encefálico e na medula espinal. Os axônios atravessam a cápsula interna (principalmente no pilar posterior) e seguem como fibras corti*conucleares* do bulbo para os *núcleos* dos nervos cranianos ou como trato corti*cospinal* anterior/lateral para a medula *espinal*.

O giro pré-central apresenta uma "*estrutura somatotópica*". Áreas individuais do córtex controlam as habilidades motoras de determinadas partes do corpo. O resultado é uma "imagem motora" do corpo distorcida em proporções, um "*homúnculo motor*". Partes do corpo com habilidades motoras muito complexas, como, por exemplo, as mãos ou a cabeça (expressões faciais!) requerem numerosos neurônios corticais e estão representadas em uma grande área do córtex, independentemente de seu tamanho físico. O giro pré-central sempre controla as habilidades motoras do "meio corpo" contralateral. A área do córtex craniano está "destacada" do resto do corpo. Diferente do tronco "pendurado", o crânio está ereto. A perna está representada na face medial do cérebro, abaixo da margem superior do hemisfério cerebral.

Algumas funções motoras *apenas no crânio* também são desenvolvidas bilateralmente (ver **D**, p. 125). Comparar a imagem do homúnculo sensitivo na página 447.

Observação: A continuação do giro pré-central na face mediana do cérebro é chamada de giro paracentral anterior!

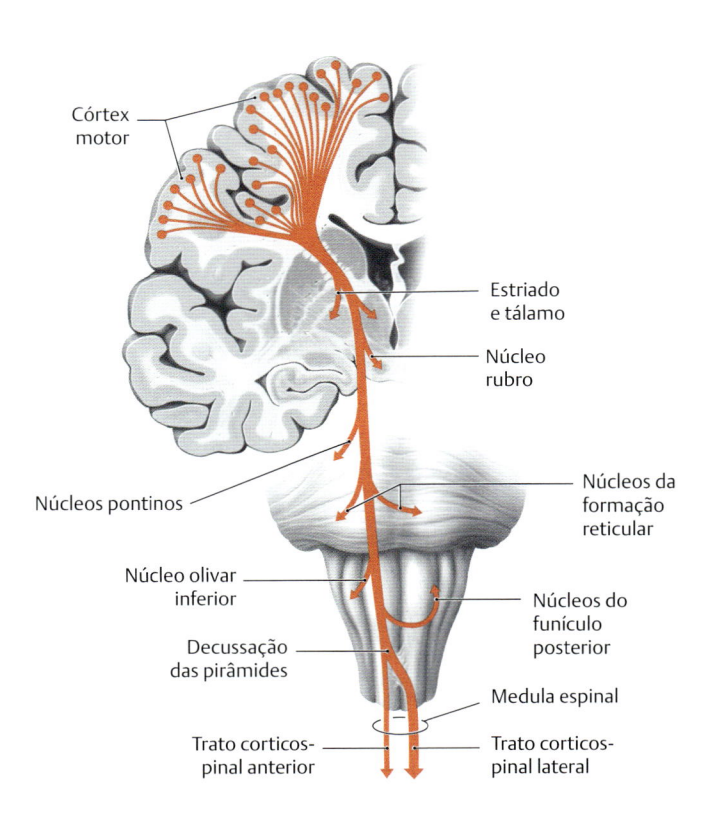

Córtex motor

Estriado e tálamo

Núcleo rubro

Núcleos pontinos

Núcleos da formação reticular

Núcleo olivar inferior

Núcleos do funículo posterior

Decussação das pirâmides

Medula espinal

Trato corticospinal anterior

Trato corticospinal lateral

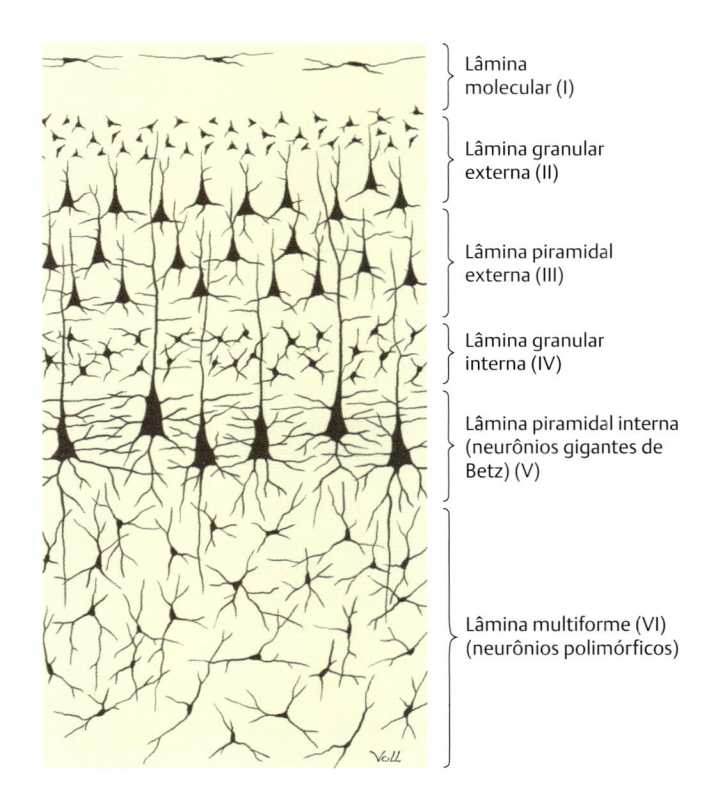

Lâmina molecular (I)

Lâmina granular externa (II)

Lâmina piramidal externa (III)

Lâmina granular interna (IV)

Lâmina piramidal interna (neurônios gigantes de Betz) (V)

Lâmina multiforme (VI) (neurônios polimórficos)

C Diversidade dos eferentes corticais

Vista frontal. Além das fibras corticospinais e corticonucleares do bulbo descritas anteriormente, o córtex envia uma variedade de axônios para diferentes regiões subcorticais e para a medula espinal. As seguintes regiões subcorticais também recebem eferentes corticais: estriado, tálamo, núcleo rubro, núcleos pontinos, formação reticular, núcleo olivar inferior e núcleos do funículo posterior (para essas regiões nucleares, ver p. 460) e medula espinal. Os eferentes supraespinais mencionados anteriormente são, em parte, colaterais de axônios de neurônios do trato piramidal e, em parte, também axônios independentes.

D Estrutura estratificada do córtex motor (área 4 do giro pré-central)

Os axônios dos grandes neurônios piramidais (neurônios gigantes de Betz) da lâmina V representam apenas uma pequena parcela (até 4%) da origem dos axônios que formam o trato corticospinal. Os pequenos neurônios piramidais e outros neurônios das lâminas V e VI formam o restante dos axônios. No geral, apenas 40% dos axônios do trato piramidal se originam da área 4, os demais 60% tendo origem a partir de neurônios localizados em áreas motoras suplementares (ver p. 454).

457

13.8 Sistema Motor: Regiões Nucleares Motoras

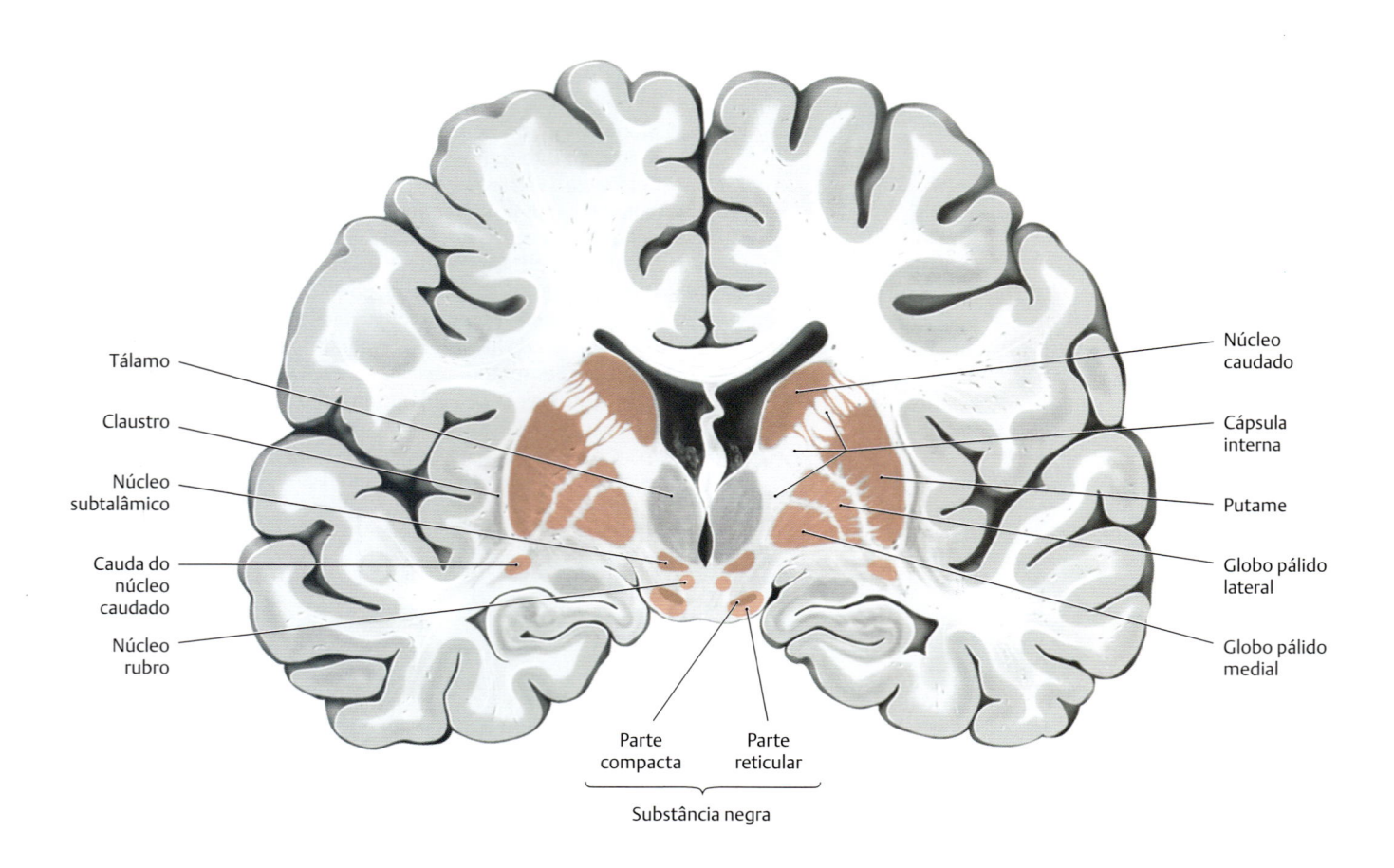

Tálamo

Claustro

Núcleo subtalâmico

Cauda do núcleo caudado

Núcleo rubro

Núcleo caudado

Cápsula interna

Putame

Globo pálido lateral

Globo pálido medial

Parte compacta

Parte reticular

Substância negra

A Núcleos motores

Corte frontal. Os núcleos da base são núcleos subcorticais do telencéfalo que exercem um papel no planejamento e na execução dos movimentos. Representam a central de controle do *sistema motor extrapiramidal* e abrangem praticamente toda a substância cinzenta localizada no corpo medular. A única exceção é o tálamo, que serve em primeiro lugar à sensibilidade ("portal para a consciência") e somente com um papel secundário participa do controle da motricidade — por meio de mecanismos de retroalimentação. Os três maiores núcleos são:

- Núcleo caudado
- Putame e
- Globo pálido (filogeneticamente uma estrutura do diencéfalo).

Os três núcleos supracitados são unidos em diferentes grupos:

- O *núcleo lentiforme* abrange o putame e o globo pálido e as fibras que se estendem entre estes

- O *corpo estriado* consiste em: putame, núcleo caudado e globo pálido e as fibras cinzentas situadas entre estes. Além desses três núcleos, existem outros que, funcionalmente, fazem parte do sistema motor (também mostrados nesta figura).

No sentido anatômico estrito, somente as estruturas telencefálicas supracitadas pertencem aos núcleos da base. Devido à correlação funcional com os núcleos da base, alguns livros-texto também incluem o *núcleo subtalâmico* do diencéfalo (ver p. 352) e a *substância negra* do mesencéfalo (ver p. 357). Distúrbios da função dos núcleos da base resultam em alterações na trajetória dos movimentos (p. ex., paralisia agitante, mal de Parkinson).

Historicamente, os núcleos da base foram chamados de gânglios da base. Uma vez que gânglios por definição somente existem na parte periférica do sistema nervoso, o termo "gânglios da base" foi abandonado em favor do termo correto: "núcleos da base".

O núcleo *accumbens* pertence ao sistema de recompensa. Com sua ativação, desejos, por exemplo, são postos em ação.

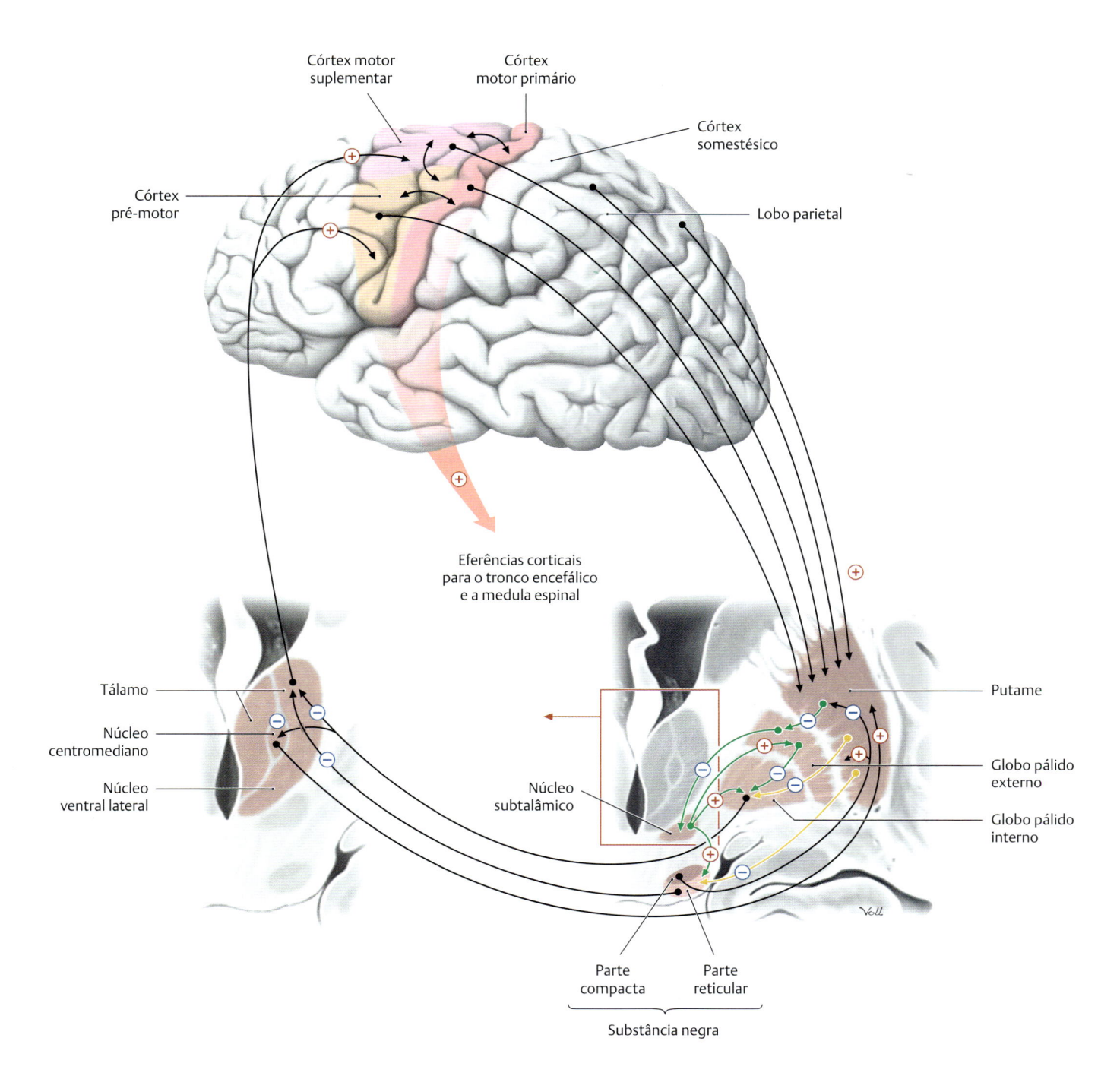

B Fluxo de informação entre áreas do córtex motor e dos núcleos da base: alça motora

Os núcleos da base controlam a execução e o direcionamento dos movimentos voluntários, associados com a motricidade fina (p. ex., não esmagar um ovo cru, ao segurá-lo). Integram as informações provenientes do córtex e de regiões subcorticais, processam-nas paralelamente e as reconduzem, em seguida, por meio do tálamo, até as regiões corticais motoras (retroalimentação). Neurônios provenientes dos córtices motor suplementar, pré-motor, motor primário e somestésico, bem como do lobo parietal, enviam seus axônios para o putame (ver p. 337). A condução subsequente da informação do putame, inicialmente, pode ocorrer por uma via direta (amarelo) e uma via indireta (verde). Ambas as vias levam finalmente ao córtex motor, por intermédio do tálamo. Na via *direta* (amarelo), os neurônios do putame projetam-se para o globo pálido interno e para a parte reticular da substância negra. Ambas as regiões nucleares projetam-se, em seguida, como uma retroalimentação, para a parte motora do tálamo, que se projeta nas áreas motoras corticais. A via *indireta* (verde) origina-se no putame e segue, pelo desvio do globo pálido externo e do núcleo subtalâmico, de volta para o globo pálido interno que, em seguida, projeta-se no tálamo. Como alternativa, esta via pode conduzir sinais, a partir do núcleo subtalâmico, até a parte reticular da substância negra que, por sua vez, projeta-se no tálamo. Em caso de perda de neurônios dopaminérgicos inibitórios, na parte compacta da substância negra, a via indireta é desinibida e a via direta não é mais estimulada. Isto leva a aumento da inibição dos neurônios talamocorticais. A redução consequente de movimentos causa *distúrbio hipocinético:* por exemplo, paralisia agitante (mal de Parkinson). A ativação reduzida da parte interna do pálido e da parte reticular da substância negra levam a um aumento da ativação dos neurônios talamocorticais, resultando em movimentos espontâneos = *distúrbio hipercinético*, por exemplo, coreia de Huntington.

O detalhe ampliado (tálamo) da figura é marcado por um retângulo.

13.9 Sistema Motor:
Sistema Motor Extrapiramidal e Lesões do Sistema Motor

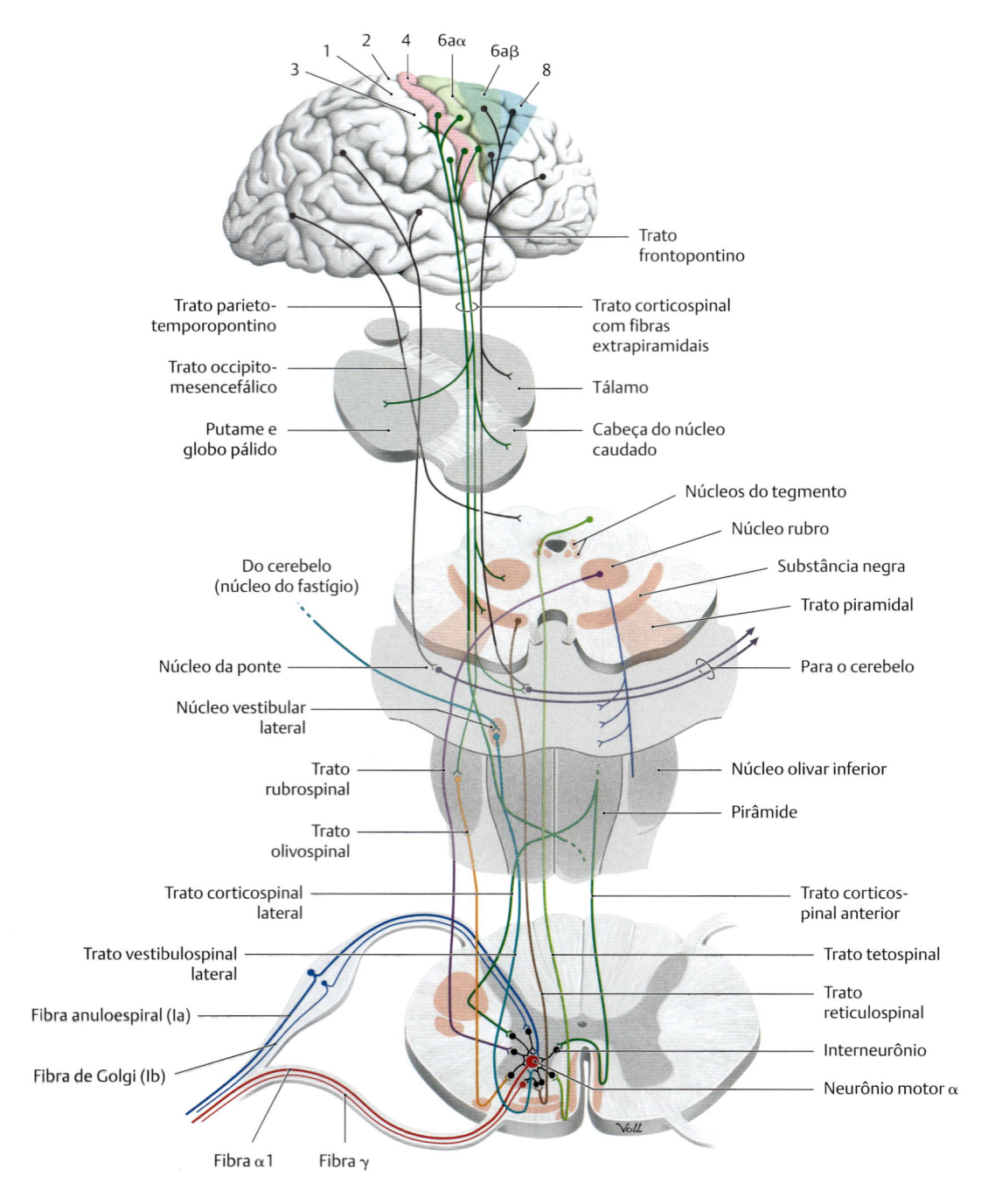

A Vias descendentes do sistema motor extrapiramidal

Os neurônios de origem das vias descendentes do sistema motor extra-piramidal* se originam de um grupo heterogêneo de regiões nucleares. Elas incluem os núcleos da base (putame, globo pálido e núcleo caudado), assim como o núcleo rubro e a substância negra, e uma parte em áreas do córtex motor (p. ex., área 6). As seguintes vias descendentes fazem parte do sistema motor extrapiramidal:

- Trato rubrospinal
- Trato olivospinal
- Trato vestibulospinal
- Trato reticulospinal e
- Trato tetospinal.

Essas longas vias descendentes terminam nos interneurônios, cujas sinapses, por sua vez, terminam nos neurônios motores α e γ e, controlando, portanto, suas atividades. Além dessas longas vias motoras descendentes, os neurônios motores recebem, ainda, estímulos sensitivos (em azul). Todos os impulsos dessas vias são integrados pelo neurônio motor α e influenciam a sua atividade e, assim, a contração do músculo. A integridade funcional do neurônio motor α é clinicamente verificada no teste de reflexo.

*O conceito de sistema motor extrapiramidal tem sido criticado porque os componentes funcionais e anatômicos são tão intimamente interligados com o sistema motor piramidal que essa separação parece ser anatomicamente arbitrária, especialmente as vias cerebelares, que também estão envolvidas no controle de habilidades motoras, não estão incluídas neste sistema. No entanto, como o termo motor extrapiramidal é usado nas mais recentes diretrizes de tratamento da Sociedade Alemã de Neurologia, parece ser apropriado manter essa classificação.

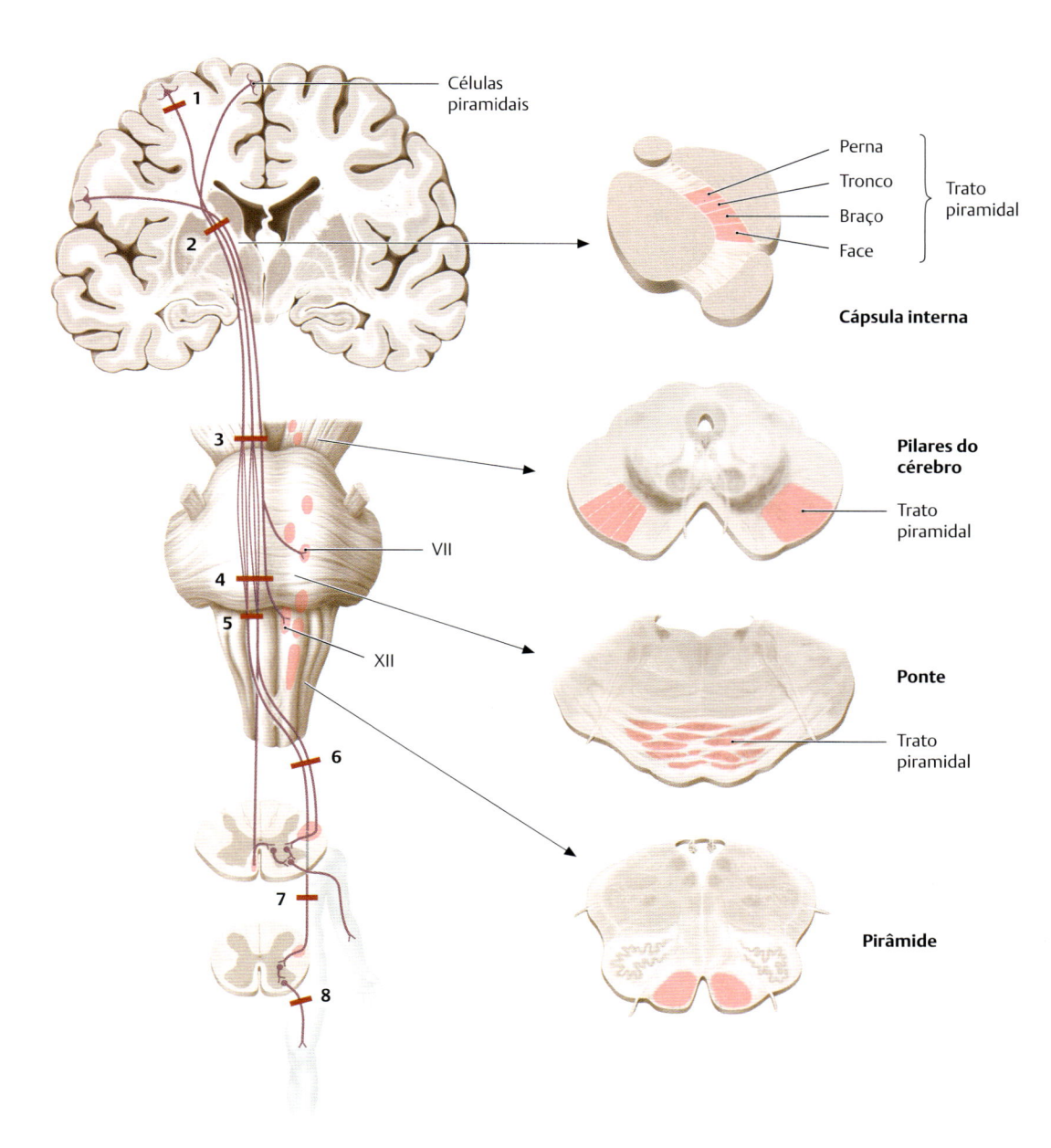

Células piramidais

Perna
Tronco
Braço
Face

Trato piramidal

Cápsula interna

Pilares do cérebro

Trato piramidal

VII

Ponte

Trato piramidal

XII

Pirâmide

B Lesões das vias motoras centrais e as suas consequências

Lesão próxima ao córtex (1): paralisia do músculo que é inervado pela área cortical lesada. Como a face e as mãos são representadas por áreas especialmente grandes no córtex motor (ver **B**, p. 457), muito frequentemente ocorrem paralisias braquifaciais acentuadas (braços e face são afetados). A paralisia ocorre no lado contralateral (decussação das pirâmides!), onde é flácida e não completa (*paresia*), pois as fibras extrapiramidais *não* são lesadas. Quando as fibras extrapiramidais também são lesadas, ocorre paralisia completa (*plegia*) e *espástica*, ver a seguir.

Lesão na altura da cápsula interna (2): hemi*plegia* crônica, contralateral e *espástica* (paralisia completa), pois, juntamente com o trato piramidal, também são lesadas as vias motoras extrapiramidais,* que se misturam com as fibras do trato piramidal anteriormente à cápsula interna (causa comum: acidente vascular encefálico).

Lesão na altura dos pilares do cérebro (3): hemi*paresia* espástica contralateral.

Lesão na altura da ponte (4): dependendo da extensão da lesão: hemiparesia contralateral ou paresia bilateral. Como as fibras do trato piramidal estão localizadas mais distantes umas das outras do que na cápsula interna, muitas vezes nem todas as fibras são danificadas. Assim, as fibras que seguem para o N. facial e o N. hipoglosso situam-se mais posteriormente, de modo que geralmente não são afetadas. Pode haver danos ao

núcleo do abducente, provocando lesão ipsolateral desse nervo e/ou lesão no núcleo trigeminal (não mostrada).

Lesão na altura da pirâmide (5): paresia flácida contralateral, porque as fibras das vias motoras extrapiramidais (p. ex., tratos rubro- e tetospinal) seguem mais posteriormente do que as do trato piramidal e, portanto, não são afetadas em uma lesão isolada da pirâmide.

Lesão na altura da medula espinal (6,7): uma lesão na altura da medula espinal (6) causa hemiplegia espástica ipsolateral, porque as fibras dos sistemas piramidal e extrapiramidal nessa altura estão estreitamente imbricadas e já cruzaram. Uma lesão na altura da medula torácica (7) causa paralisia espástica ipsolateral do membro inferior.

Lesão na altura do nervo periférico (8): aqui o axônio do neurônio motor α está danificado, de modo que há paralisia flácida.

* A paralisia espástica é, na verdade, o sinal de uma lesão das vias motoras extrapiramidais. Este fato não era, no entanto, reconhecido à época das primeiras descrições de lesão do trato piramidal; assumia-se que a *lesão do trato piramidal* causava paralisia espástica. Como este fato praticamente não traz nenhuma consequência, nos livros didáticos, a espasticidade às vezes ainda é atribuída à lesão do trato piramidal. Seria mais adequado que as paralisias espásticas fossem consideradas simplesmente como paralisias centrais.

13.10 Lesões Radiculares:
Visão Geral e Perdas Sensitivas

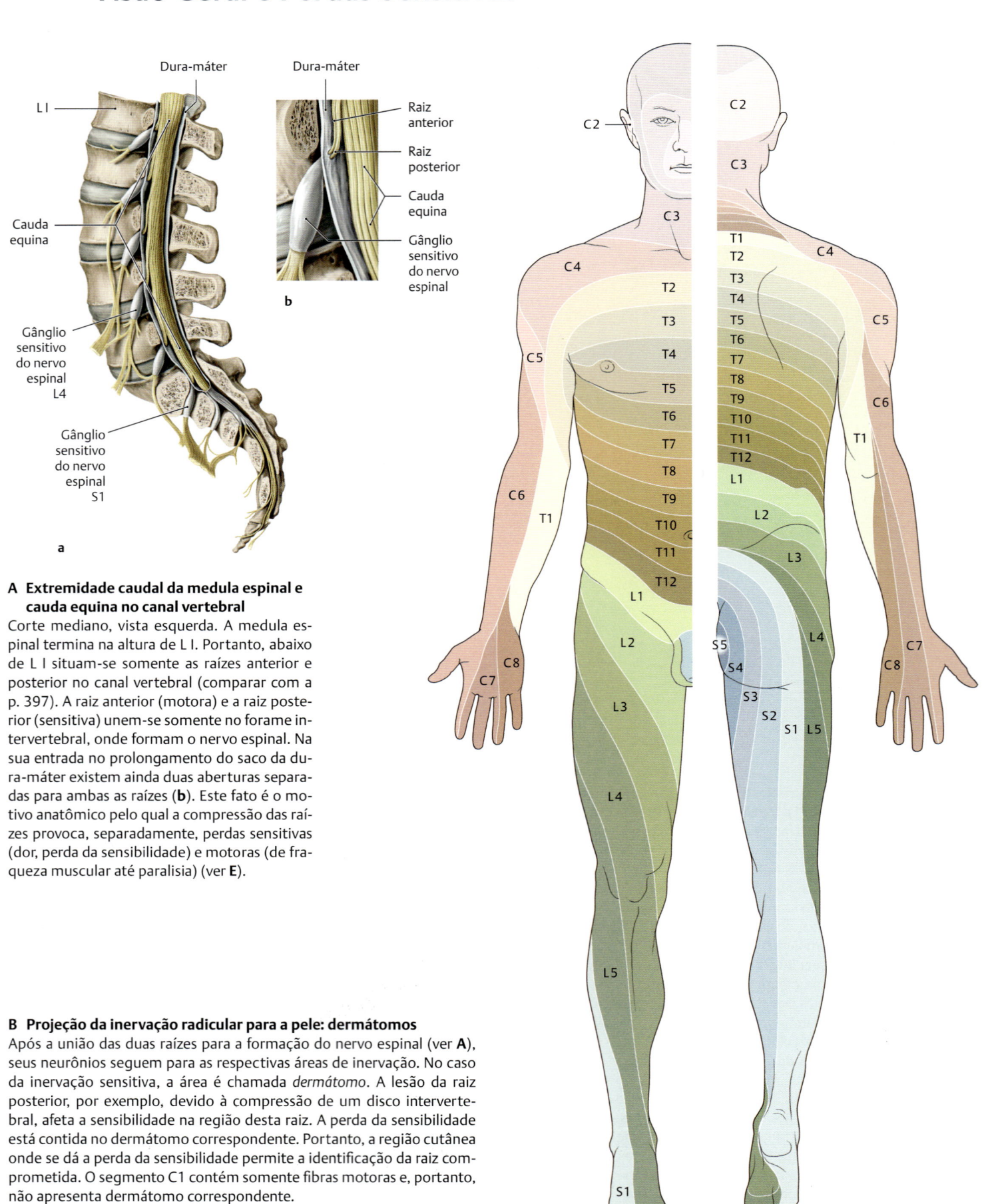

A Extremidade caudal da medula espinal e cauda equina no canal vertebral

Corte mediano, vista esquerda. A medula espinal termina na altura de L I. Portanto, abaixo de L I situam-se somente as raízes anterior e posterior no canal vertebral (comparar com a p. 397). A raiz anterior (motora) e a raiz posterior (sensitiva) unem-se somente no forame intervertebral, onde formam o nervo espinal. Na sua entrada no prolongamento do saco da dura-máter existem ainda duas aberturas separadas para ambas as raízes (**b**). Este fato é o motivo anatômico pelo qual a compressão das raízes provoca, separadamente, perdas sensitivas (dor, perda da sensibilidade) e motoras (de fraqueza muscular até paralisia) (ver **E**).

B Projeção da inervação radicular para a pele: dermátomos

Após a união das duas raízes para a formação do nervo espinal (ver **A**), seus neurônios seguem para as respectivas áreas de inervação. No caso da inervação sensitiva, a área é chamada *dermátomo*. A lesão da raiz posterior, por exemplo, devido à compressão de um disco intervertebral, afeta a sensibilidade na região desta raiz. A perda da sensibilidade está contida no dermátomo correspondente. Portanto, a região cutânea onde se dá a perda da sensibilidade permite a identificação da raiz comprometida. O segmento C1 contém somente fibras motoras e, portanto, não apresenta dermátomo correspondente.

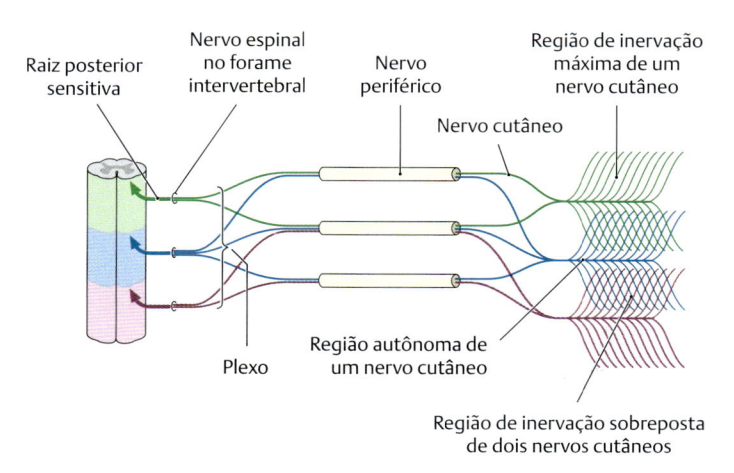

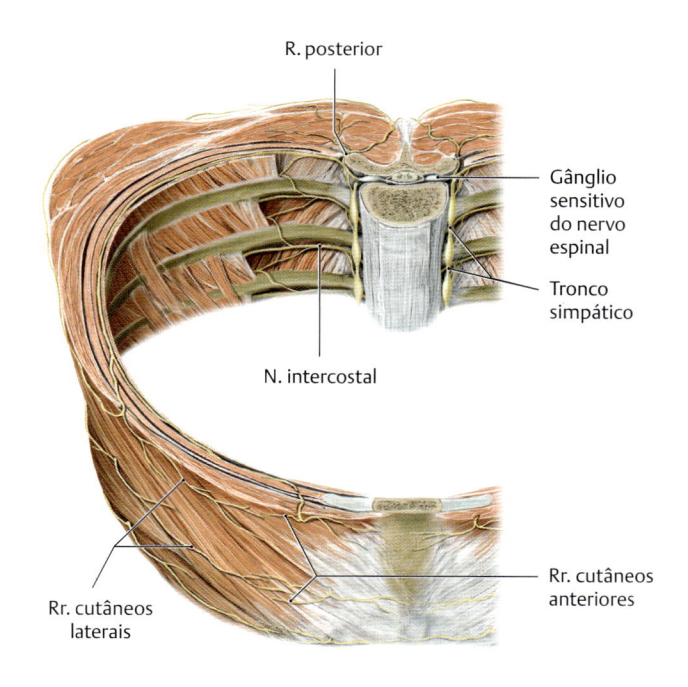

C Localização da lesão radicular

O local de uma lesão radicular é ao longo das raízes motoras anteriores ou sensitivas posteriores entre a sua saída da medula espinal e a fusão delas, formamdo o nervo periférico (espinal). Por conseguinte, uma lesão da raiz anterior leva a disfunções motoras (ver p. 464), uma lesão da raiz posterior causa distúrbios de sensibilidade no dermátomo suprido. Na região dos membros ocorre o deslocamento da área de inervação da região dos nervos periféricos devido aos movimentos migratórios durante o desenvolvimento embrionário. Isso não ocorre na região do tronco; nela, a inervação segmentar é mantida (ver **B** e **D**). Em virtude da sobreposição dos dermátomos subjacentes, a perda de sensibilidade na lesão de um dermátomo pode ser menor, como mostrado aqui na figura. O encéfalo não identifica o local da lesão, e sim processa as informações como se o dano estivesse na área de inervação e, portanto, do dermátomo.

D Inervação radicular do tronco

O arranjo segmentar da musculatura e de sua inervação é mantido na região do tronco. Como não há formação de plexo, o padrão de inervação radicular segue até a periferia, na região de distribuição de um nervo cutâneo (T2–12), ver **B**. A figura mostra que as aferências simpáticas provenientes do tronco simpático alcançam os nervos periféricos distalmente à raiz. Lesões radiculares, portanto, não causam perdas autônomas nos dermátomos afetados.

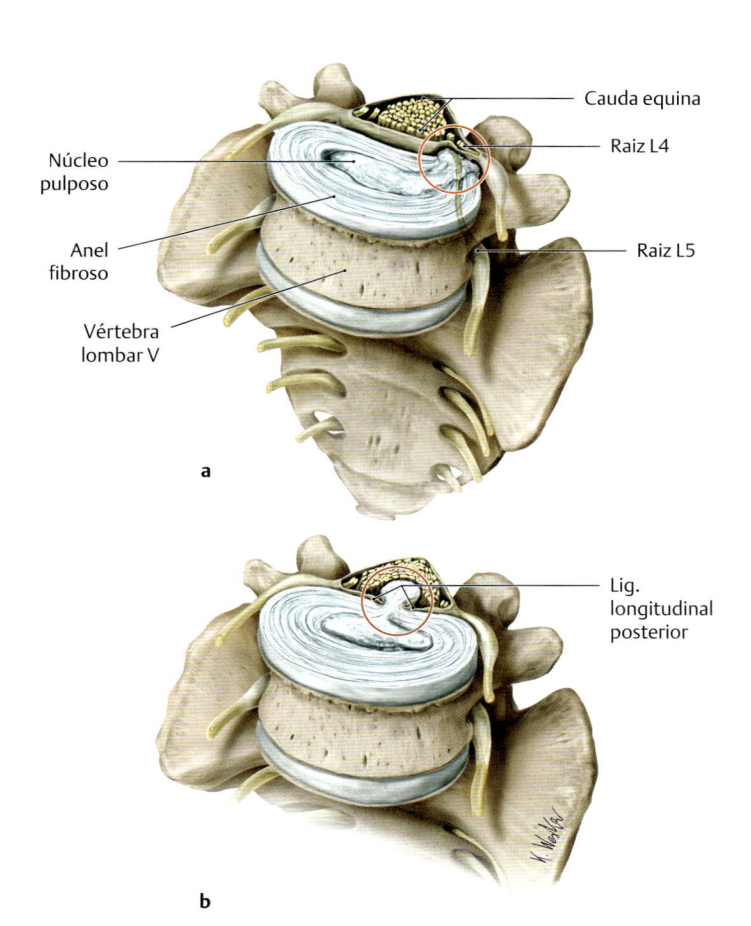

E Pressão sobre as raízes espinais em decorrência de lesões dos discos intervertebrais entre L IV e L V (na altura do quadril)

Um dano no disco intervertebral pode causar compressão da raiz do nervo espinal ou da cauda equina. O disco intervertebral consiste em um núcleo central gelatinoso (núcleo pulposo) e um anel fibroso periférico, que contém cartilagem fibrosa. Quando o anel é lesado, o núcleo pulposo projeta-se para fora, comprimindo as raízes na região de sua entrada no forame intervertebral. Esta causa frequente de lesão radicular pode apresentar dois diferentes graus de gravidade:

- A irritação da raiz nervosa na região do forame intervertebral; causando uma dor lombar local, a chamada lombociatalgia local e
- O prolapso (ou hérnia) do disco intervertebral, isto é, a compressão da raiz espinal posterior e/ou anterior pelo aumento do escape de material do núcleo pulposo do disco; além de dor intensa, isto causa perdas sensitivas e motoras, quando a raiz anterior também é afetada.

a Prolapso mediolateral do disco intervertebral entre os corpos vertebrais de L IV e L V. Neste caso, a 5ª raiz lombar, que se projeta posteriormente ao disco intervertebral, é lesada, mas não a 4ª raiz lombar, que se localiza na mesma altura, mas que já penetrou o forame intervertebral (vinda de cima). Portanto, as perdas de sensibilidade manifestam-se no dermátomo L5 (ver **B**). Somente um prolapso muito lateral afeta a raiz que se situa na mesma altura do corpo vertebral.

b Prolapso medial na altura dos corpos vertebrais de L IV e L V, resultando em compressão da cauda equina, através do ligamento longitudinal posterior. Quando uma lesão nesta região afeta várias raízes, ocorre a *síndrome da cauda equina*. Ver na p. 464 a localização da lesão das diferentes raízes.

13.11 Lesões Radiculares: Perdas Motoras

A Músculos para a avaliação segmentar da lesão radicular na região dos membros e do diafragma

Enquanto a lesão da *raiz posterior sensitiva*, descrita anteriormente (ver **C**, p. 463), causa distúrbios de sensibilidade no dermátomo correspondente (ver p. 462), a lesão da *raiz anterior motora* provoca redução da força muscular de determinados músculos. O músculo afetado — como o dermátomo afetado — permite a localização do segmento lesado da medula espinal ou de sua raiz. Os músculos, que são inervados principalmente por determinado segmento, são chamados de *músculos para a avaliação* deste segmento. Eles correspondem, dessa forma, aos dermátomos da raiz posterior. Uma vez que os músculos para a avaliação são inervados principalmente — mas não exclusivamente — por um único segmento, a lesão de um segmento/uma raiz do nervo espinal não causa habitualmente paralisia completa, mas somente fraqueza (paresia) do músculo afetado. Do mesmo modo, músculos que também — mas não exclusivamente — são inervados por este segmento (ou inervados por esta raiz), também podem apresentar paresias, porém mais discretas. A seguir, são listados os músculos para a avaliação segmentar da medula espinal, na região dos membros superiores e inferiores. Enquanto as lesões das raízes posteriores sensitivas podem ocorrer também de forma isolada, as lesões da raiz anterior motora são geralmente combinadas com lesões das raízes posteriores. Portanto, este quadro também lista os dermátomos.

Observe a ausência da formação de plexos na região do tronco, tornando idênticas as inervações segmentar e periférica.

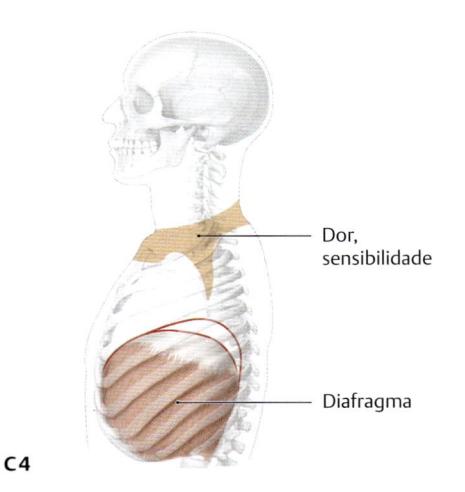

Dor, sensibilidade

Diafragma

C4

Localização de dor/dissociação da sensibilidade	Ombro
Músculo para avaliação segmentar da medula espinal	Diafragma
Reflexos perdidos com a lesão do segmento	Nenhum

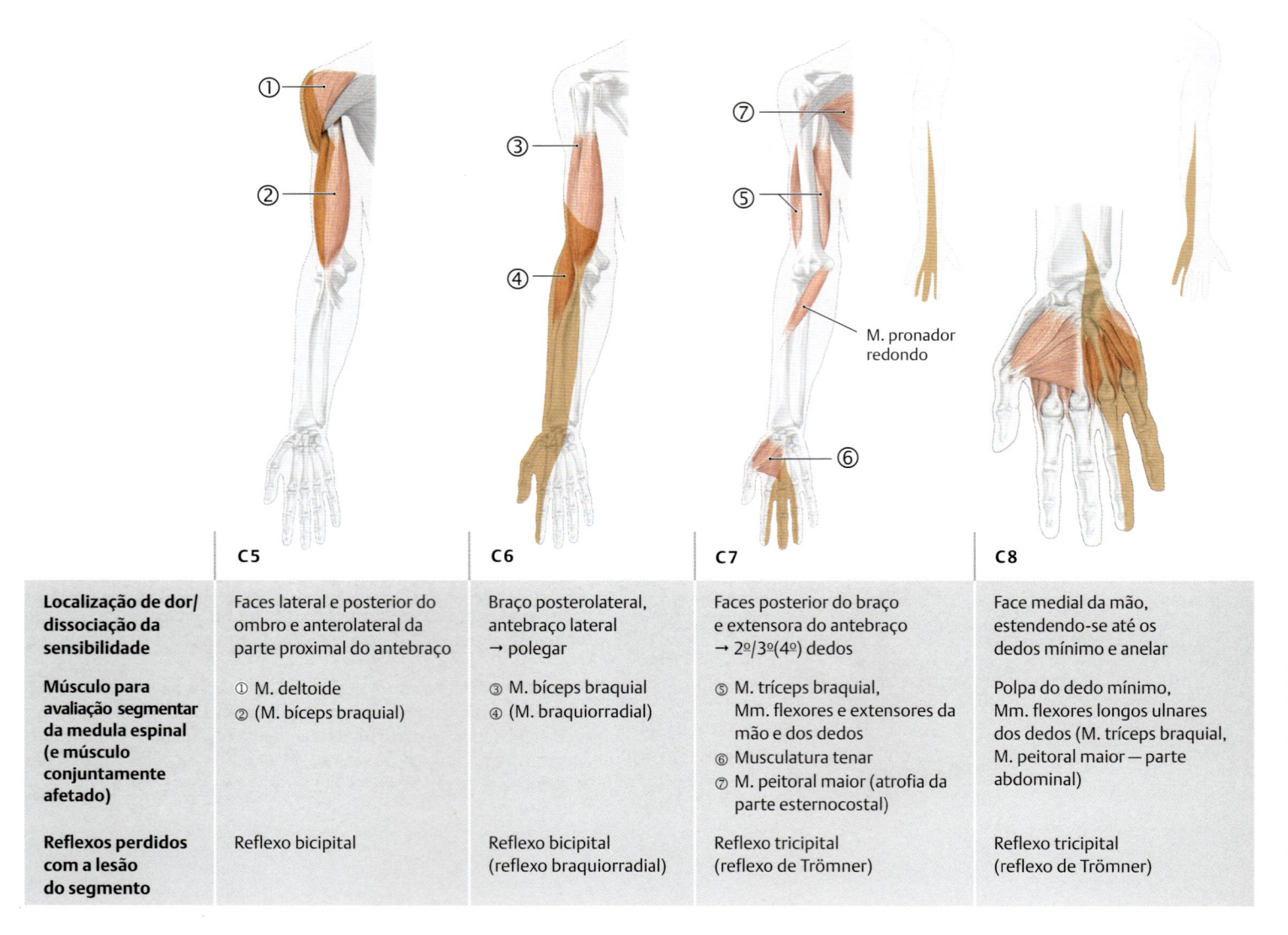

M. pronador redondo

	C5	C6	C7	C8
Localização de dor/ dissociação da sensibilidade	Faces lateral e posterior do ombro e anterolateral da parte proximal do antebraço	Braço posterolateral, antebraço lateral → polegar	Faces posterior do braço e extensora do antebraço → 2º/3º(4º) dedos	Face medial da mão, estendendo-se até os dedos mínimo e anelar
Músculo para avaliação segmentar da medula espinal (e músculo conjuntamente afetado)	① M. deltoide ② (M. bíceps braquial)	③ M. bíceps braquial ④ (M. braquiorradial)	⑤ M. tríceps braquial, Mm. flexores e extensores da mão e dos dedos ⑥ Musculatura tenar ⑦ M. peitoral maior (atrofia da parte esternocostal)	Polpa do dedo mínimo, Mm. flexores longos ulnares dos dedos (M. tríceps braquial, M. peitoral maior — parte abdominal)
Reflexos perdidos com a lesão do segmento	Reflexo bicipital	Reflexo bicipital (reflexo braquiorradial)	Reflexo tricipital (reflexo de Trömner)	Reflexo tricipital (reflexo de Trömner)

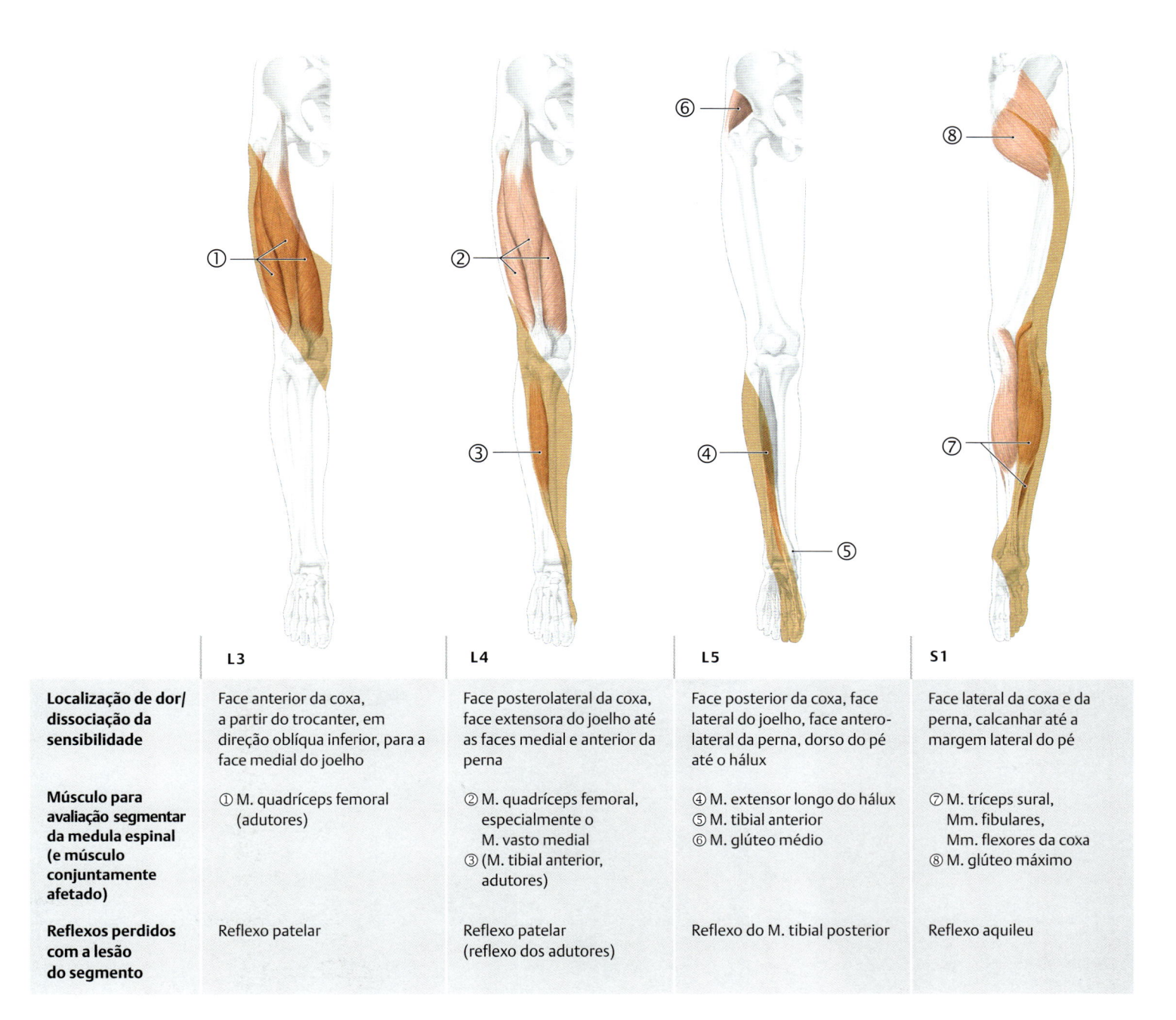

	L3	L4	L5	S1
Localização de dor/ dissociação da sensibilidade	Face anterior da coxa, a partir do trocanter, em direção oblíqua inferior, para a face medial do joelho	Face posterolateral da coxa, face extensora do joelho até as faces medial e anterior da perna	Face posterior da coxa, face lateral do joelho, face antero-lateral da perna, dorso do pé até o hálux	Face lateral da coxa e da perna, calcanhar até a margem lateral do pé
Músculo para avaliação segmentar da medula espinal (e músculo conjuntamente afetado)	① M. quadríceps femoral (adutores)	② M. quadríceps femoral, especialmente o M. vasto medial ③ (M. tibial anterior, adutores)	④ M. extensor longo do hálux ⑤ M. tibial anterior ⑥ M. glúteo médio	⑦ M. tríceps sural, Mm. fibulares, Mm. flexores da coxa ⑧ M. glúteo máximo
Reflexos perdidos com a lesão do segmento	Reflexo patelar	Reflexo patelar (reflexo dos adutores)	Reflexo do M. tibial posterior	Reflexo aquileu

B Principais músculos para a avaliação segmentar da medula espinal

O quadro lista os músculos típicos de um segmento. Este conhecimento é importante para a localização exata da perda de um segmento.

Segmento	Músculo para avaliação segmentar da medula espinal
C4	Diafragma
C5	M. deltoide
C6	M. bíceps braquial
C7	M. tríceps braquial
C8	Músculos do dedo mínimo, Mm. flexores profundos (ulnares) dos dedos
L3	M. quadríceps femoral
L4	M. quadríceps femoral, M. vasto medial
L5	M. extensor longo do hálux, M. tibial anterior
S1	M. tríceps sural, Mm. fibulares, M. glúteo máximo

C Sinais e sintomas clínicos da irritação de raízes nervosas

- Dor na região do dermátomo afetado
- Perda de sensibilidade na região do dermátomo afetado
- Aumento da dor durante a tosse, o espirro e a compressão
- Fibras nociceptivas mais afetadas do que as demais fibras sensitivas
- Perdas motoras nos músculos para a avaliação do segmento
- Distúrbios ou perdas dos reflexos na região do segmento afetado

465

13.12 Lesões do Plexo do Membro Superior (Braquial)

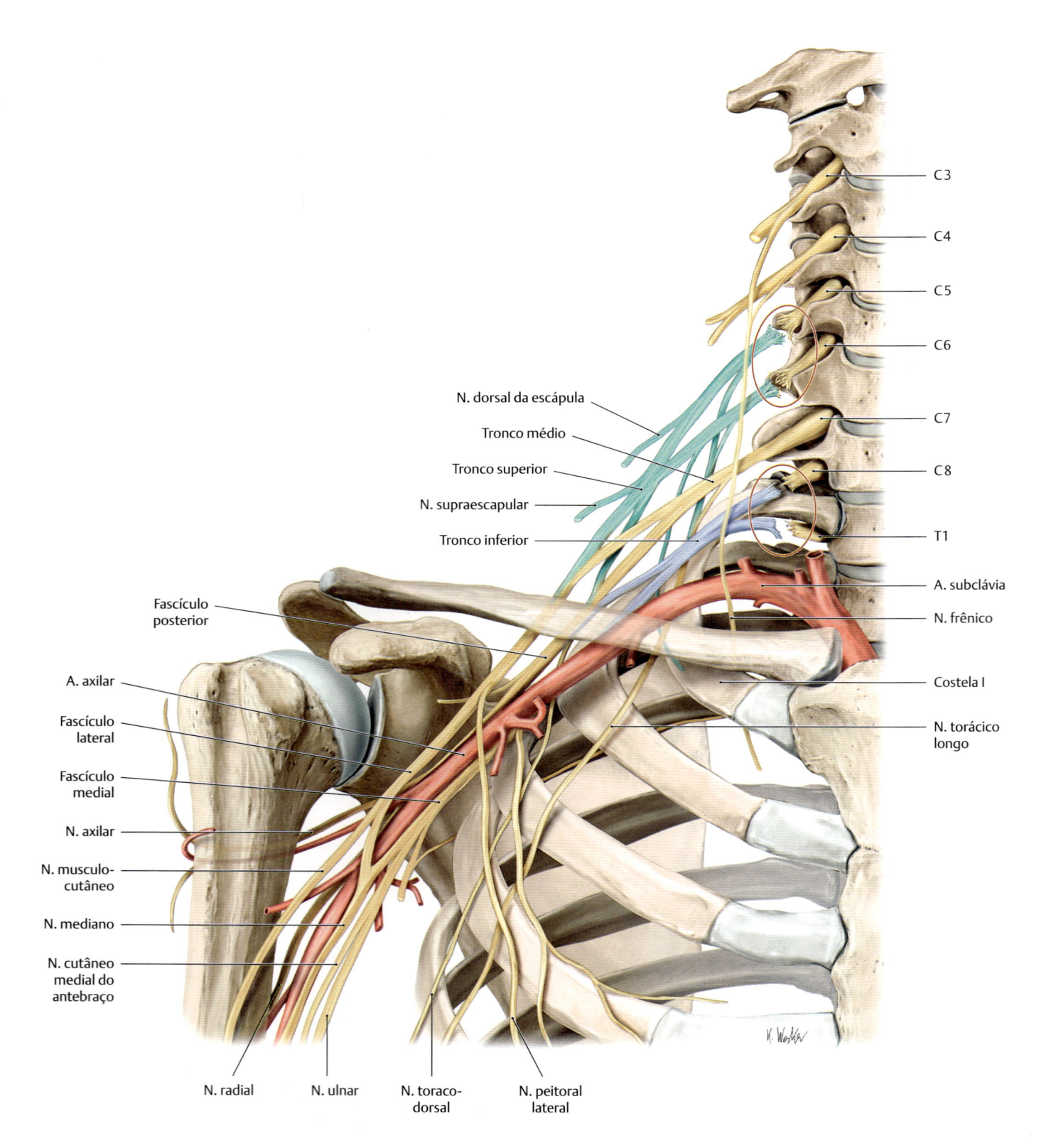

A Lesões do plexo braquial

Vista anterior do lado direito. De acordo com a definição distinguimos entre as paralisias superior e inferior do plexo braquial. Na *paralisia superior*, os ramos anteriores de C5 e C6 são lesados (ver **C**), e em caso de paralisia *inferior*, os ramos anteriores de C8 e T1 (ver **D**); C7 representa o "divisor de águas" entre os dois tipos de paralisia e, normalmente, não é afetado em nenhuma das duas lesões. Traumatismos graves podem levar a paralisia completa do plexo braquial. Os algarismos indo-árabes indicam as raízes nervosas.

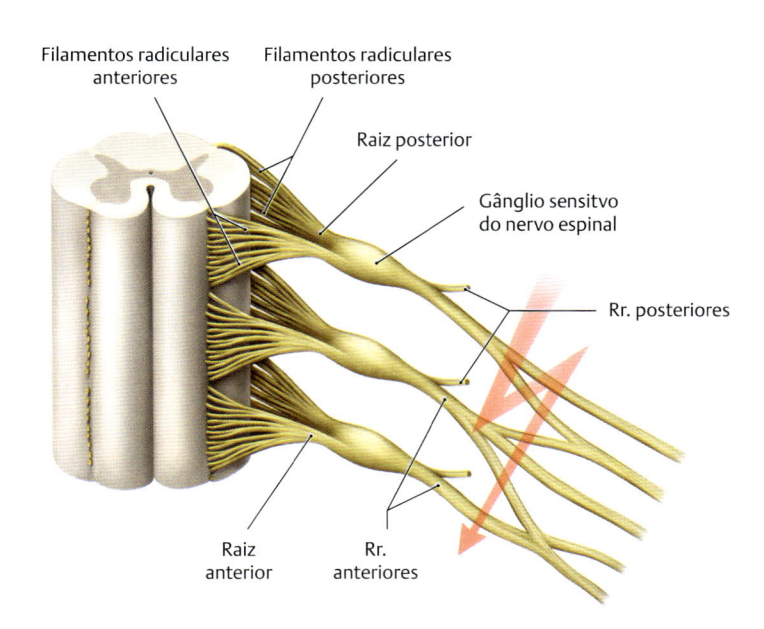

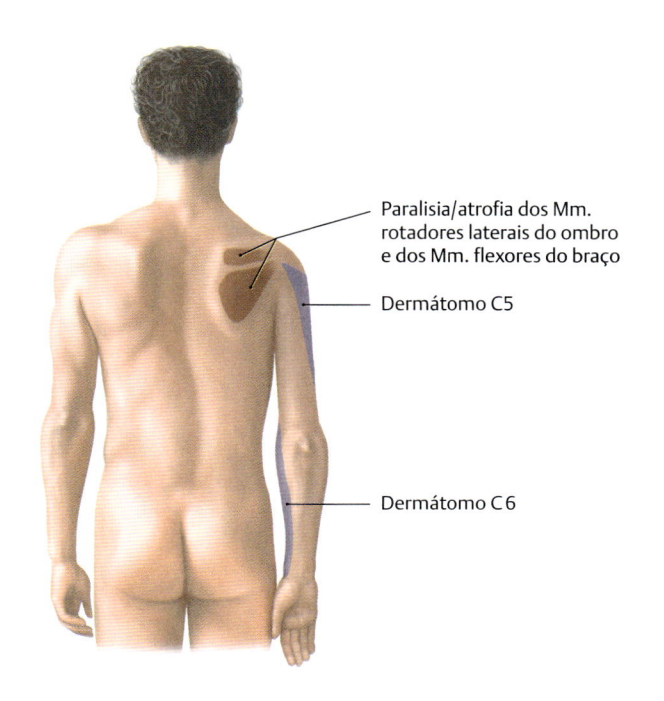

B Local da lesão do plexo

Na paralisia do plexo braquial, os ramos anteriores de vários nervos espinais, que formam os plexos, são lesados. Contêm tanto fibras motoras quanto fibras sensitivas, resultando em combinação de distúrbios motores e sensitivos. A paralisia resultante (ver C) é sempre flácida, visto que se trata de uma lesão periférica (= lesão do 2º neurônio motor).

C Exemplo: lesão superior do plexo braquial (de Erb)

Esta lesão afeta os Rr. anteriores dos nervos espinais provenientes de C5 e de C6: os músculos abdutores e rotadores laterais da articulação do ombro e os músculos flexores do braço e o M. supinador perdem a função. O membro superior pende flacidamente ao lado do corpo (perda dos músculos flexores do braço), a palma volta-se para trás (perda do M. supinador, predomínio do tônus dos músculos pronadores). Além disso, pode ocorrer paralisia parcial dos músculos extensores do cotovelo e da mão. Geralmente ocorrem distúrbios de sensibilidade nas faces laterais do braço e do antebraço; mas esse efeito pode estar ausente. As causas mais frequentes de lesão do plexo braquial são traumatismos que ocorrem durante o nascimento (o caso mais notável: o Imperador Guilherme II).

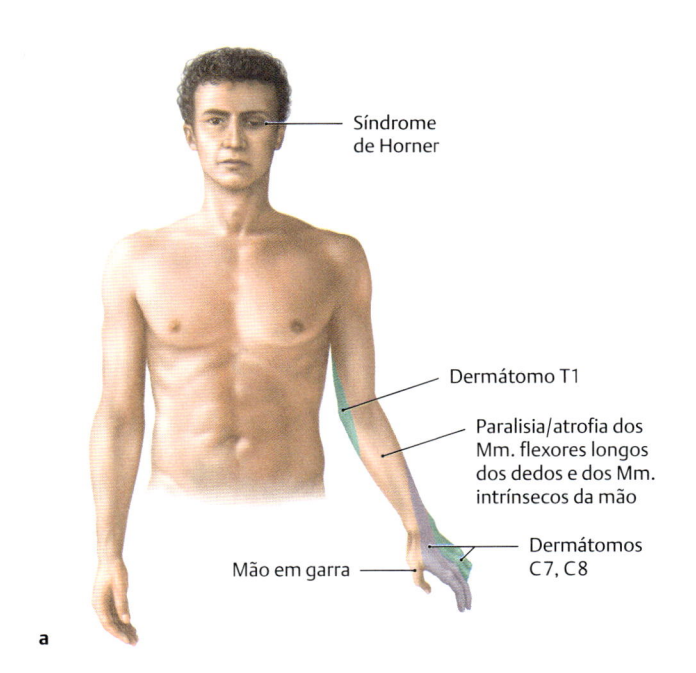

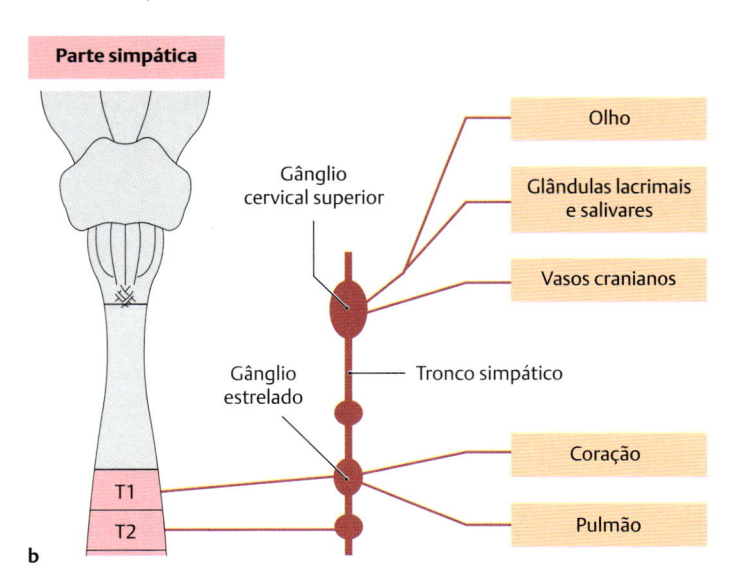

D Exemplo: lesão inferior do plexo braquial (de Déjerine-Klumpke)

Esta lesão afeta os ramos anteriores dos nervos espinais de C8 e de T1 (ver a). Além dos músculos da mão, também os músculos flexores longos dos dedos da mão e os músculos flexores do carpo perdem sua função (mão em garra com atrofia dos músculos intrínsecos da mão). Ocorrem distúrbios da sensibilidade na região antebraquial medial e da mão. Uma vez que as fibras simpáticas para a cabeça deixam a medula espinal

na altura de T1 (ver b), pode haver comprometimento da inervação simpática, causando a *síndrome de Horner unilateral:* miose (contração da pupila pela perda da ação do músculo dilatador da pupila), diminuição da rima das pálpebras (sem ptose!) pela perda da ação dos músculos tarsais superior e inferior (inervação simpática) e enoftalmia (olho afundado na órbita) aparente pela diminuição da rima da pálpebra.

13.13 Lesões do Plexo do Membro Inferior (Lombossacral)

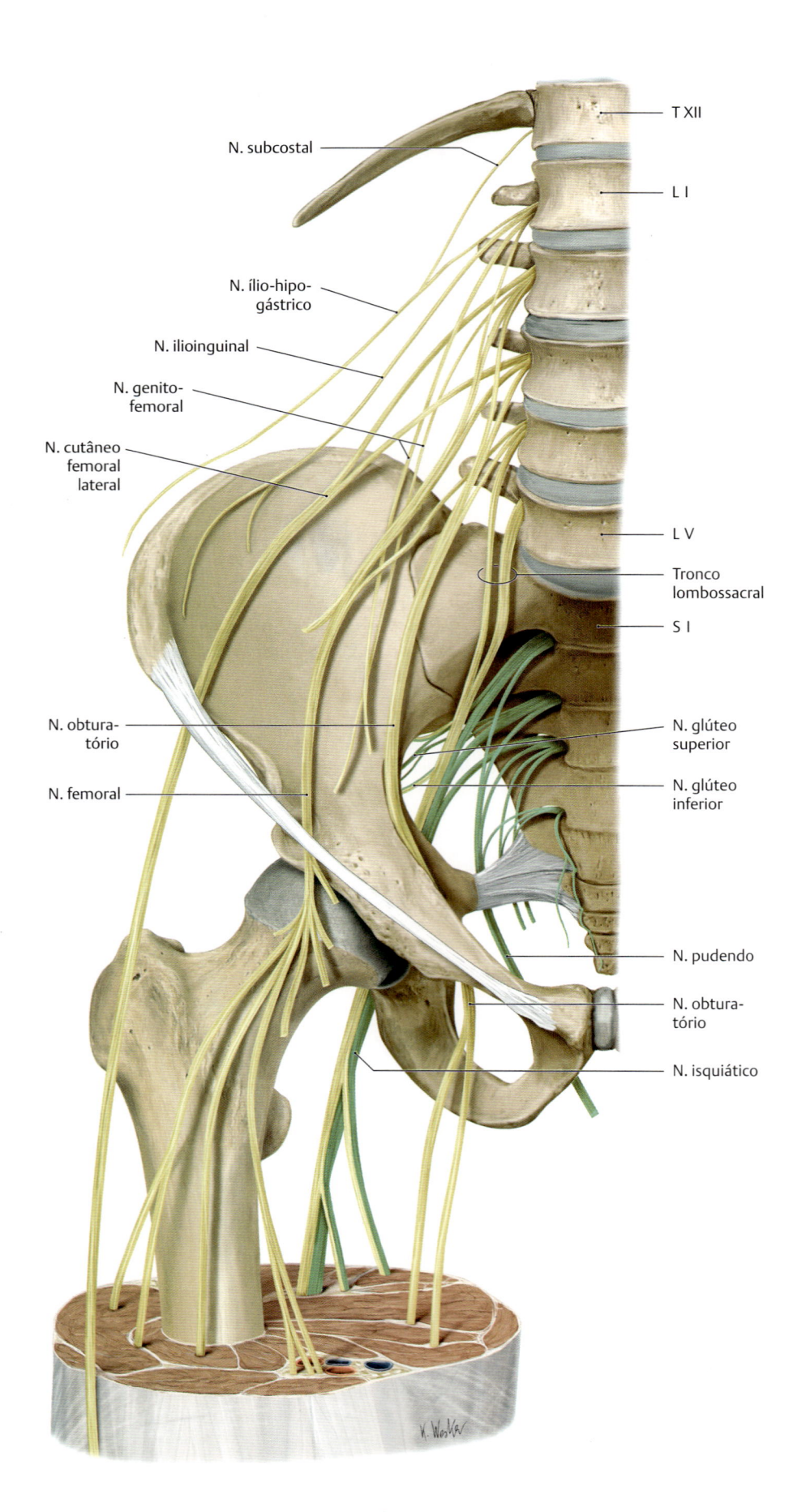

N. subcostal

N. ílio-hipo-gástrico

N. ilioinguinal

N. genito-femoral

N. cutâneo femoral lateral

N. obtura-tório

N. femoral

T XII

L I

L V

Tronco lombossacral

S I

N. glúteo superior

N. glúteo inferior

N. pudendo

N. obtura-tório

N. isquiático

A Plexo lombossacral

Vista anterior. O plexo lombossacral é subdividido em um plexo lombar (em amarelo: T12–L4) e um plexo sacral (em verde: L5–S4). As fibras inferiores de L4 e todas as fibras de L5 se fundem para formar o tronco lombossacral, que estabelece a união com o plexo sacral. Este último se estende na direção posterior. *Observação:* Os nervos das regiões lombares (amarelo) seguem para a frente e os nervos das regiões sacrais (verde), para trás. A conexão entre as duas partes do plexo é o tronco lombossacral. O plexo lombossacral situa-se protegido na profundidade da pelve e, por isso, sua lesão é menos comum do que a do plexo braquial, situado mais na superfície. As lesões do plexo lombossacral geralmente ocorrem após as fraturas do anel pélvico, do sacro, das articulações do quadril e como consequência de implante de prótese do quadril.

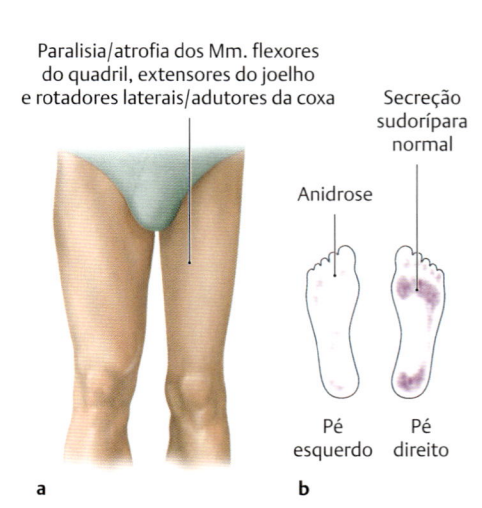

Paralisia/atrofia dos Mm. flexores do quadril, extensores do joelho e rotadores laterais/adutores da coxa

Secreção sudorípara normal

Anidrose

Pé esquerdo

Pé direito

a

b

B Lesão do plexo lombar esquerdo (T12–L4)

A perda do N. femoral provoca a manifestação clínica mais importante desta lesão. Os seguintes músculos são afetados: músculos flexores do quadril, músculos extensores do joelho e músculos rotadores laterais da coxa (**a**). A sensibilidade da região anteromedial da coxa e da perna é comprometida. As fibras simpáticas do membro inferior, que se originam na medula lombar e se estendem pelo plexo lombar, também perdem sua função. As consequências são (**b**): aumento da temperatura da pele do pé (vasodilatação pela perda do tônus simpático) e anidrose da região plantar (ausência da secreção de suor por perda da inervação simpática das glândulas sudoríferas). Em caso de secreção normal do suor, o teste colorimétrico da ninidrina é positivo (a pegada sobre uma folha de papel corada com solução de ninidrina a 1% torna-se roxa).

Observe a comparação com o lado do membro inferior sadio à direita!

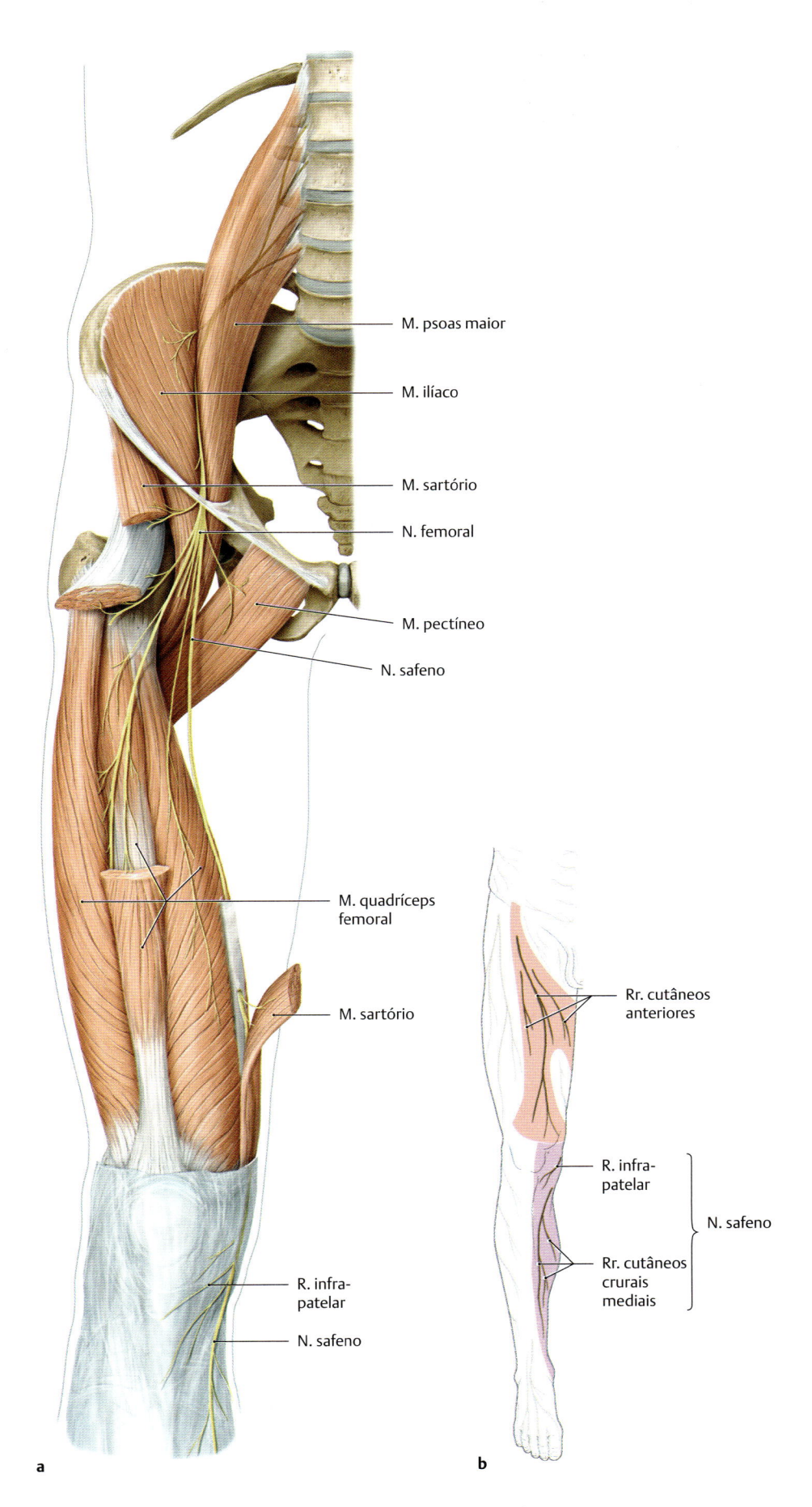

M. psoas maior

M. ilíaco

M. sartório

N. femoral

M. pectíneo

N. safeno

M. quadríceps femoral

M. sartório

R. infra-patelar

N. safeno

Rr. cutâneos anteriores

R. infra-patelar

N. safeno

Rr. cutâneos crurais mediais

a

b

C Regiões de inervação muscular e cutânea do nervo femoral (L1–L4)
Vista anterior.

D Lesão do plexo sacral direito (L5–S4)
A *lesão do N. isquiático* com seus dois troncos principais, o N. tibial e o N. fibular, igualmente afetados, é responsável pela manifestação clínica mais importante desse tipo de lesão. Há perda de função dos músculos flexores plantares (N. tibial, impossibilidade de andar sobre os dedos do pé) e dos músculos extensores do pé e dos dedos (N. fibular, pé caído: o paciente tem que elevar o joelho de forma exagerada para que o pé caído não arraste no chão). Há distúrbios de sensibilidade na face posterior da coxa, da perna e do pé. A *lesão do N. glúteo superior* também é clinicamente importante, pois ele inerva os Mm. glúteos médio e mínimo, que perdem suas funções. Durante a marcha, ambos os músculos estabilizam a pelve no lado do "membro de apoio". Em caso de perda dos dois músculos, a pelve se inclina em direção ao "membro oscilante": a consequência é a "marcha anserina" (= sinal positivo de Trendelenburg). O M. tensor da fáscia lata, que auxilia os dois músculos glúteos e é inervado pelo N. glúteo superior, também perde sua função. Ver Prometheus, *Anatomia Geral e Sistema Locomotor*, sobre a sistematização das lesões dos nervos periféricos.

13.14 Lesões da Medula Espinal e dos Nervos Periféricos: Perdas Sensitivas

Visão geral das próximas três unidades de aprendizado (segundo Bähr e Frotscher)

Durante o diagnóstico das lesões da medula espinal devemos nos fazer duas perguntas:

1. Qual(is) estrutura(s) em uma *secção transversal* da medula espinal foi(foram) afetada(s)? Aqui abordaremos de forma sistemática as partes periféricas em relação às partes centrais.
2. Em que altura da medula espinal (corte longitudinal da medula espinal) se localiza a lesão?

Aqui, as síndromes são relacionadas primeiramente com as estruturas do corte transversal da medula espinal e em seguida com o nível. Estas síndromes causam sintomas de perda que resultam da lesão de estruturas anatômicas definidas e, portanto, podem ser explicadas com base anatômica. As síndromes descritas a seguir servem, portanto, à autoavaliação se o conhecimento foi adquirido até esta fase de estudo.

A Síndrome do gânglio sensitivo do nervo espinal no exemplo de uma lesão isolada de T6

Como parte da raiz posterior, os gânglios espinais transmitem informações sensitivas (localização do corpo do 1º neurônio sensitivo). Quando apenas um gânglio espinal é lesado (p. ex., em consequência de infecção por vírus herpes-zóster), ocorrem dor e parestesia somente em sua área de inervação sensitiva (dermátomo). Uma vez que os dermátomos se sobrepõem, dermátomos vizinhos podem suprir a função do segmento afetado nos limites das regiões. Portanto, a região da perda absoluta de sensibilidade — a chamada região autônoma do dermátomo — pode ser pequena.

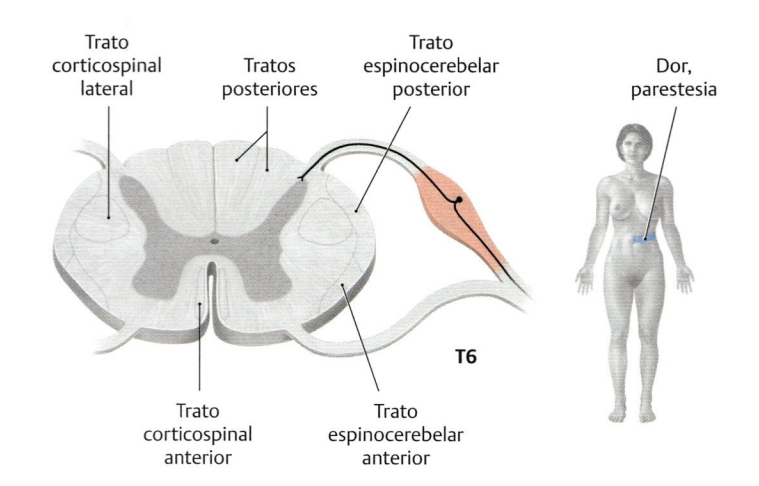

B Síndrome da raiz posterior no exemplo de lesão na altura de C4–T6

Em caso de perda de várias raízes posteriores vizinhas (em decorrência de traumatismo, de alterações degenerativas na coluna vertebral ou de tumores) — como nesta figura — ocorre a perda completa de sensibilidade no dermátomo afetado. Quando esta perda de sensibilidade compromete o ramo aferente de um reflexo, ocorre hiporreflexia ou arreflexia. Quando a raiz posterior (sensitiva) é estimulada mas não seccionada como, por exemplo, no caso de prolapso do disco intervertebral, há dor intensa na área do dermátomo correspondente. Uma vez que as fibras nociceptivas não se sobrepõem da mesma maneira que as outras fibras sensitivas, o dermátomo afetado e, portanto, o segmento correspondente da medula espinal pode ser claramente identificado pela localização da dor.

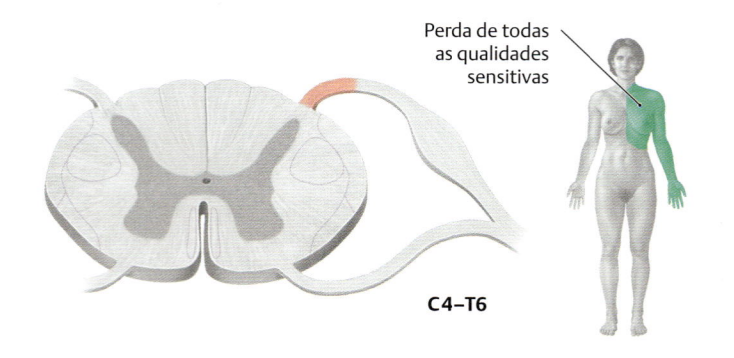

C Síndrome do corno posterior no exemplo de lesão na altura de C5–C8

Esta lesão é semelhante à lesão da *raiz* posterior dos nervos espinais. Aqui também ocorrem distúrbios de sensibilidade dos segmentos. A perda da sensibilidade no caso da lesão do *corno* posterior da medula espinal é incompleta, ao contrário da lesão da *raiz* posterior. As sensibilidades à dor e à temperatura são abolidas, ipsolateralmente, no respectivo dermátomo, uma vez que o 1º neurônio periférico/aferente do trato espinotalâmico lateral faz sinapses no corno posterior e, portanto, está localizado na região lesada. Por outro lado, as sensações de posição e de vibração não são afetadas, visto que suas fibras não passam pelo corno posterior, mas seguem pelo funículo posterior e alcançam diretamente os núcleos grácil e cuneiforme, onde fazem sinapses (ver pp. 404 e seguinte). Este tipo de lesão (bloqueio da sensibilidade à dor e à temperatura, mas preservação da propriocepção e da percepção vibratória) é chamado *dissociação da sensibilidade*. Inferiormente à lesão, a sensibilidade à dor e à temperatura está mantida, porque as fibras na substância branca (trato espinotalâmico lateral) não são afetadas. Uma dissociação da sensibilidade ocorre no caso da siringomielia, uma alteração que evita o fechamento do tubo neural no lado posterior. A lesão do trato espinotalâmico anterior não provoca sinais e sintomas clínicos.

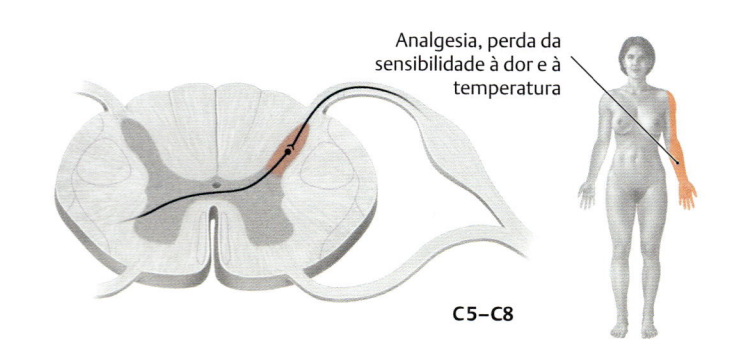

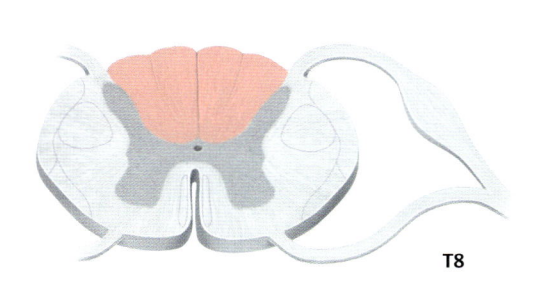

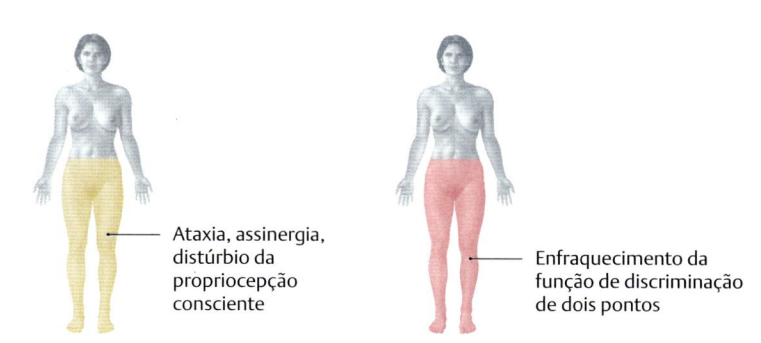

Ataxia, assinergia, distúrbio da propriocepção consciente

Enfraquecimento da função de discriminação de dois pontos

D Síndrome dos tratos posteriores no exemplo de lesão na altura de T8

As características da lesão dos tratos posteriores (ver também pp. 404 e seguinte) são a perda de:

- Propriocepção
- Percepção vibratória e
- Capacidade de discriminação entre dois pontos.

Essas perdas ocorrem distalmente à lesão, isto é, no caso da lesão de T8, na região lombar e nos membros inferiores. Quando, como neste exemplo, os membros inferiores são afetados, a ausência de propriocepção

(ver p. 290) causa insegurança da marcha (ataxia); quando o braço é afetado (não mostrado aqui), ocorre somente um distúrbio de sensibilidade. Devido à ausência da retroalimentação para o sistema motor, a coordenação correta de diferentes grupos musculares é impossibilitada (assinergia). A ataxia é o resultado da perda de informações sobre a posição do corpo, necessária para a execução de movimentos coordenados. De olhos abertos, esta informação é (parcialmente) compensada pela visão. Mas no caso de os olhos estarem fechados, a ataxia é mais intensa. A *ataxia sensitiva* distingue-se da *ataxia cerebelar* pelo fato de que, no caso do cerebelo, não pode ser compensada pela visão.

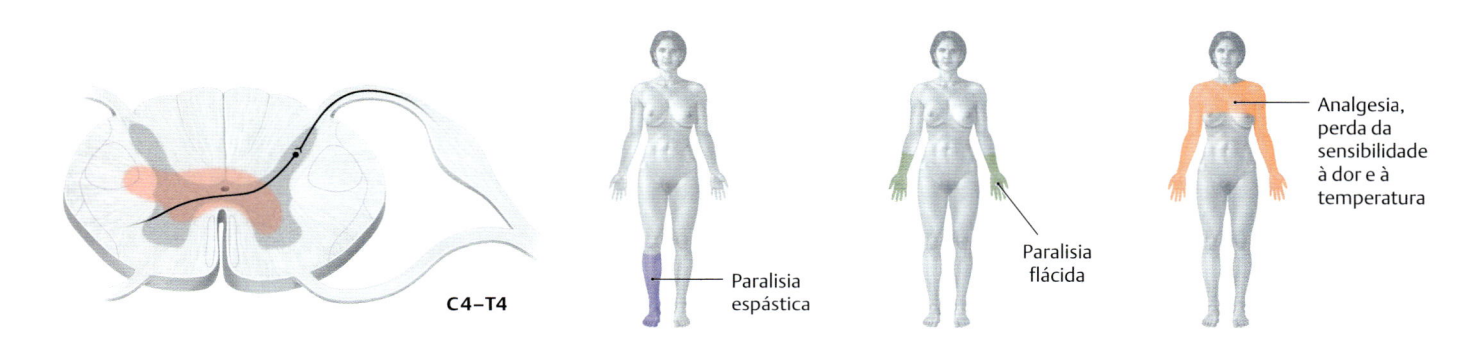

Analgesia, perda da sensibilidade à dor e à temperatura

Paralisia flácida

Paralisia espástica

E Síndrome da substância cinzenta no exemplo de lesão na altura de C4–T4

Esta lesão origina-se de doenças ou de lesões (p. ex., tumores) nas proximidades do canal central. Todos os tratos que cruzam a substância cinzenta são lesados: tratos espinotalâmicos anterior e lateral. A consequência é a dissociação da sensibilidade (analgesia, termoanestesia com manutenção concomitante das sensações para a posição, vibração e tato), afetando a região dos membros superiores e a parte superior do

tórax (comparar com **C**). Uma lesão maior pode também afetar os cornos anteriores que contêm o neurônio motor α, resultando em uma paralisia flácida das partes distais do membro superior. No caso de lesão ainda maior, o trato piramidal também será afetado, resultando em paralisia espástica dos músculos distais (aqui: membros inferiores). Esta síndrome pode ocorrer também no caso da siringomielia (ver **C**) ou de tumores na vizinhança do canal central.

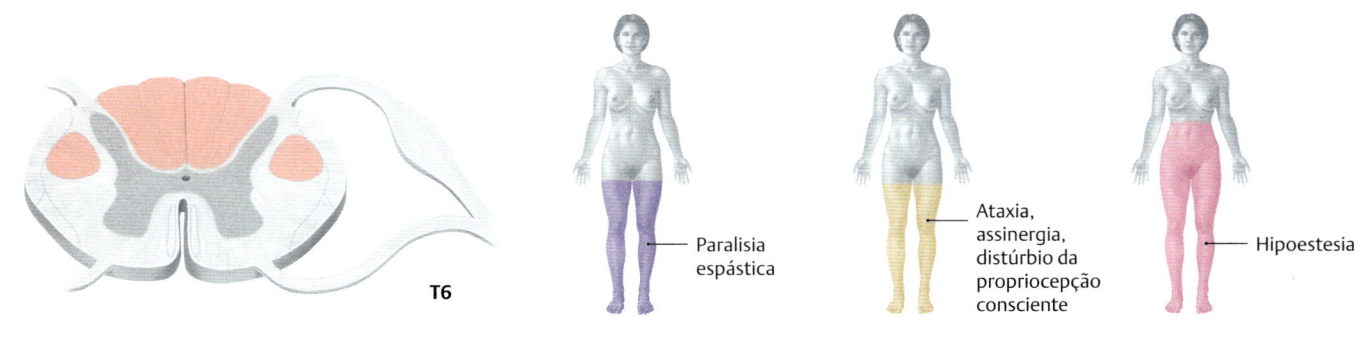

Paralisia espástica

Ataxia, assinergia, distúrbio da propriocepção consciente

Hipoestesia

F Síndrome do comprometimento do conjunto dos tratos posteriores e do trato piramidal no exemplo de lesão na altura de T6

A *lesão do trato posterior* leva à perda da propriocepção e da percepção vibratória. Além disso, a *lesão adicional do trato piramidal* causa paralisia espástica dos membros inferiores e da musculatura abdominal,

distalmente ao segmento afetado, neste exemplo, abaixo de T6. Esta lesão dos tratos, com danos cervicotorácicos, ocorre caracteristicamente na mielose funicular (deficiência de vitamina B$_{12}$), que afeta primeiramente os tratos posteriores e, em seguida, o trato piramidal. Esta doença causa degeneração das bainhas de mielina.

13.15 Lesões da Medula Espinal e dos Nervos Periféricos: Perdas Motoras

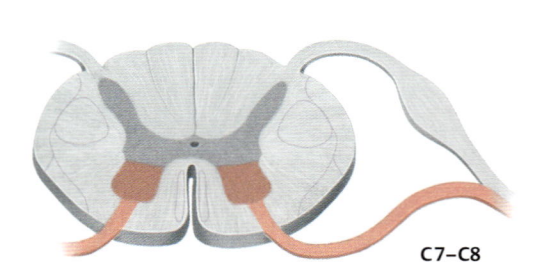

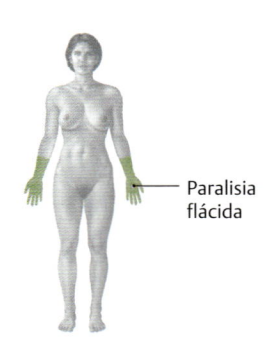

Paralisia flácida

C7–C8

A Síndrome dos cornos anteriores no exemplo de lesão na altura de C7–C8

A lesão dos neurônios motores do corno anterior causa paralisia ipsolateral. Neste caso, nas mãos e na musculatura do antebraço, visto que a lesão ocorre na altura de C7–C8 e estes segmentos inervam os músculos dessas regiões. A paralisia é flácida devido à perda do neurônio motor do tipo α que supre a musculatura (neurônio motor inferior = 2º neurônio motor). Músculos maiores não são supridos por um único neurônio motor proveniente de um único segmento (ver **A**, p. 398). Portanto, a lesão de um único segmento, com frequência, causa somente fraqueza muscular (paresia) e não paralisia completa (plegia) do grupo muscular afetado. Quando os cornos laterais também são atingidos, há também distúrbios da secreção das glândulas sudoríferas e da vasomotricidade, visto que nos cornos laterais se situam os corpos dos neurônios simpáticos responsáveis por essas funções. Tais lesões ocorrem, por exemplo, em caso de paralisia infantil e de atrofias musculares espinais. Estas últimas são doenças hereditárias raras e de progressão lenta.

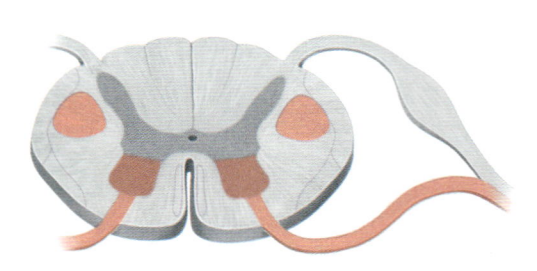

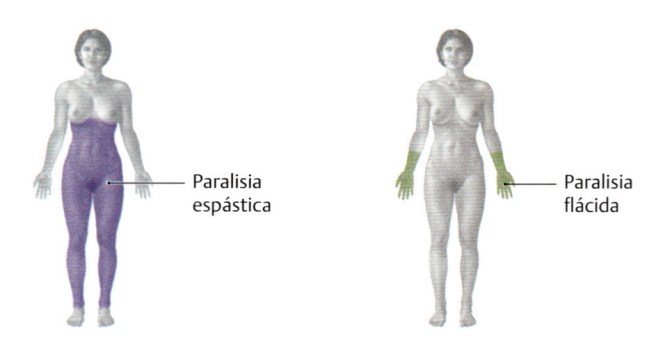

Paralisia espástica

Paralisia flácida

B Síndrome de lesão combinada dos cornos anteriores e do trato piramidal

Esta lesão resulta na combinação de paralisias flácida e espástica. A lesão nos cornos anteriores (motores), isto é, do "neurônio motor inferior" (= 2º neurônio motor), causa paralisia flácida, enquanto a lesão do trato piramidal lateral, do "neurônio motor superior" (= 1º neurônio motor), causa paralisia espástica. O grau da lesão dos dois tipos de neurônio pode variar, causando, nas lesões nos cornos anteriores na altura de C7–C8, paralisia flácida no antebraço e na mão, enquanto a lesão do trato piramidal lateral, na altura de T5, causa lesão espástica da musculatura abdominal e do membro inferior.

Observação: Quando o 2º neurônio motor no corno anterior é lesado (paralisia flácida), uma lesão adicional do trato piramidal lateral, na altura do mesmo segmento (paralisia espástica) não se manifesta.
Este padrão de lesão ocorre na esclerose lateral amiotrófica, na qual os 1ºs neurônios motores corticais (lesão do trato piramidal) e os 2ºs neurônios motores espinais (lesão dos cornos anteriores) degeneram de forma progressiva (causa desconhecida). No estágio final, quando os núcleos motores dos nervos cranianos também são afetados, ocorrem distúrbios da deglutição e da fala (paralisia bulbar).

C Síndrome dos tratos corticospinais

Na paralisia espástica progressiva do nervo espinal (Erb-Charcot-Strümpell), os neurônios do córtex motor degeneram progressivamente, levando à perda dos tratos corticospinais (degeneração dos axônios do 1º neurônio motor). Em decorrência da doença ocorre paralisia espástica progressiva dos membros, iniciando nos membros inferiores e atingindo, após muito tempo, os membros superiores.

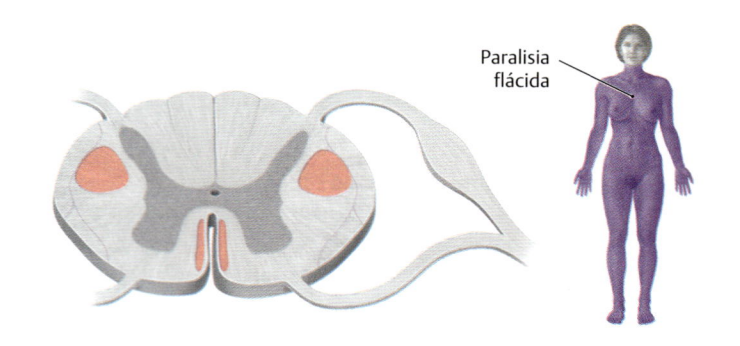

Paralisia flácida

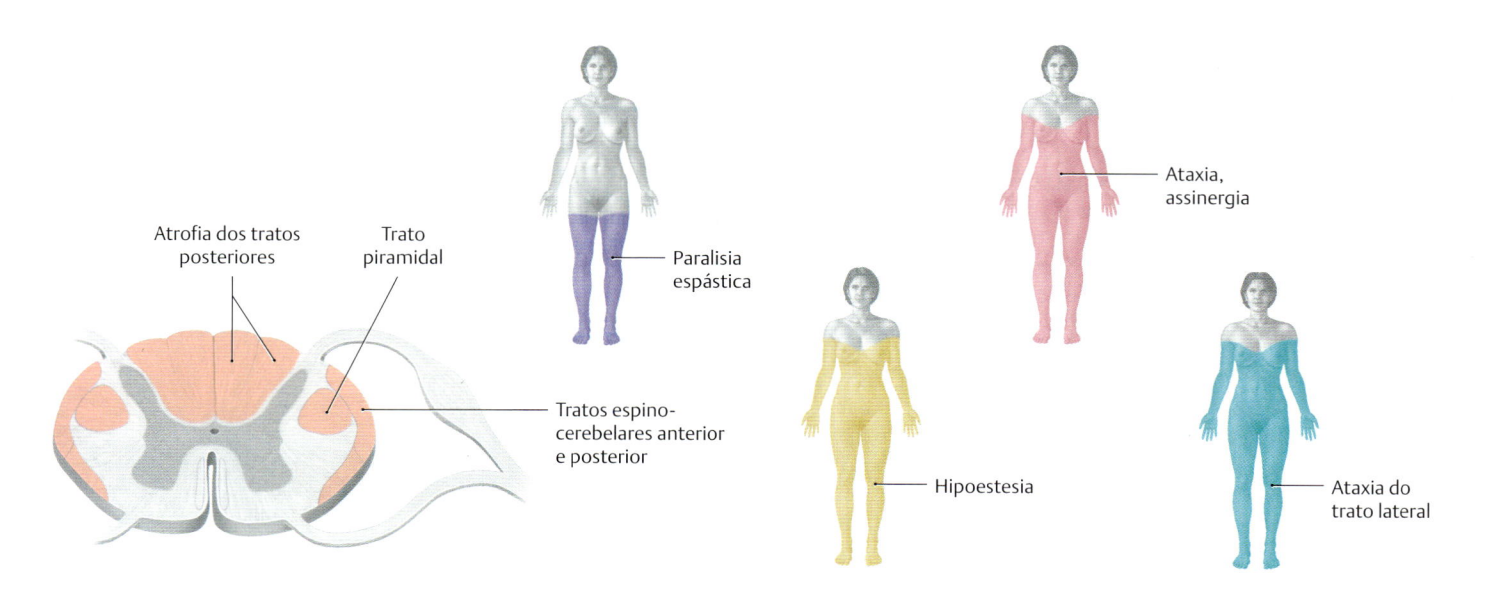

D Síndrome de lesão combinada do trato posterior, tratos espinocerebelares e trato piramidal

Nesta lesão ocorre, primeiro, degeneração dos neurônios nos gânglios espinais, que transmitem as informações sobre o sentido consciente da posição (perda: ataxia, assinergia), a percepção vibratória e a discriminação entre dois pontos, causando a atrofia dos tratos posteriores. As sensações de dor e de temperatura, que continuam sendo transmitidas pelo trato espinotalâmico lateral, não são afetadas. Somente a perda sensitiva da propriocepção consciente causa ataxia sensitiva (ausência da retroalimentação para o sistema motor, ver **D**, p. 471). Como os tratos espinocerebelares também podem ser afetados (propriocepção inconsciente), a ataxia causada pela dupla perda se manifesta de modo mais grave e se torna a manifestação principal da doença. A perda adicional do trato piramidal causa paralisias espásticas. O exemplo desta doença é a ataxia hereditária de Friedreich, com variações. O gene correspondente foi localizado no cromossomo 19.

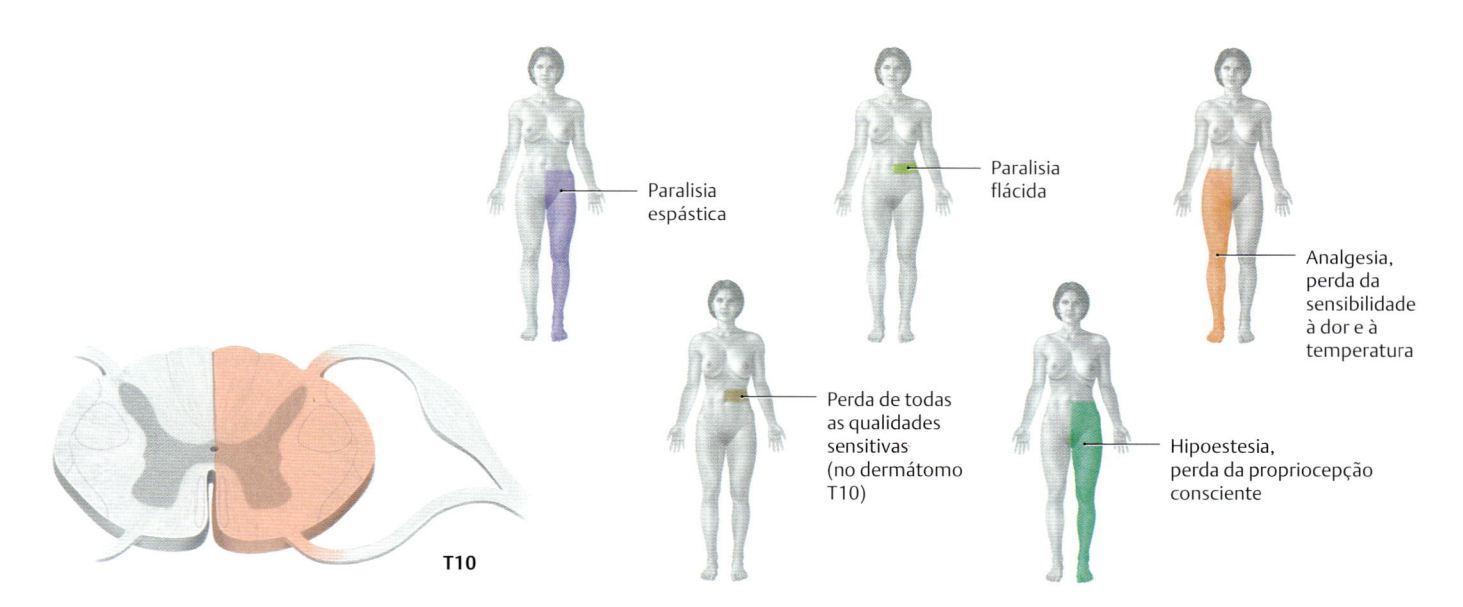

E Síndrome da paralisia espinal unilateral (síndrome de Brown-Sèquard) no exemplo de lesão na altura de T10 no lado esquerdo

Esta lesão é rara (p. ex., após ferida perfurante), mas é didaticamente escolhida para avaliar a compreensão das funções e dos trajetos dos tratos na medula espinal. No lado da lesão ocorre (inferiormente ao local da lesão) paralisia espástica (interrupção do trato piramidal; ver comentário na p. 461). Devido a esta interrupção dos tratos posteriores (trato da propriocepção consciente) ocorre, no lado da lesão, perda da propriocepção, da percepção vibratória e da discriminação entre dois pontos. Inferiormente ao local da lesão, após a fase de choque espinal, ocorre paralisia espástica do membro inferior esquerdo. Devido a esta paralisia, não se manifesta ataxia (que seria esperada pela interrupção dos tratos posteriores). Quando no segmento lesado (aqui: T10) os neurônios motores do tipo α degeneram, o segmento apresenta paralisia flácida ipsolateral. Uma vez que os axônios do trato espinotalâmico lateral já cruzaram para o lado sadio, inferiormente à lesão, a integridade nas sensações de dor e de temperatura é mantida *no mesmo lado. Contralateralmente*, entretanto, as duas sensações se perderam, porque os axônios cruzados do lado oposto foram seccionados na altura da lesão. Em caso de estímulo das raízes, na altura da lesão, pode ocorrer dor radicular devido ao trajeto descendente das raízes sensitivas (e motoras) no segmento superior à lesão (ver **E**, p. 463).

13.16 Determinação da Altura de uma Lesão Espinal

A Sinais e sintomas de perda em caso de lesões transversais em diferentes alturas da medula espinal

Após as manifestações das lesões do corte transversal da medula espinal, abordaremos, a seguir, as lesões considerando os níveis longitudinais. Como exemplo usaremos a *lesão transversal completa*, que ocorre, de forma aguda, após traumatismos graves e é mais frequente do que a paralisia espinal unilateral, descrita anteriormente (ver **E**, p. 473). Na lesão transversal completa, após traumatismo agudo, ocorre primeiramente um *choque espinal* cujos detalhes fisiopatológicos ainda são pouco compreendidos. Nesta situação ocorre paralisia flácida completa, inferiormente ao local da lesão, com perda de todas as percepções sensitivas na mesma região; a defecação e a micção ficam impossibilitadas e há distúrbios na secreção das glândulas sudoríferas e na regulação da temperatura. Após alguns dias, até oito semanas, a substância cinzenta da medula espinal se recupera e os reflexos espinais reaparecem. A paralisia flácida transforma-se em paralisia espástica. O controle do esvaziamento da bexiga urinária e do reto é recuperado, mas somente de forma reflexa; o controle puramente voluntário é permanentemente perdido, bem como a potência sexual. **Lesões da medula cervical** superiormente a C3 podem ser fatais, devido ao comprometimento do nervo frênico (raiz principal C4), responsável pela inervação do diafragma e pela respiração abdominal. Além disso, a inervação dos músculos intercostais é comprometida (perda da respiração torácica). A lesão da medula cervical inferior paralisa todos os membros e os músculos intercostais, o que compromete a respiração. **Lesões** na região *superior* da **medula torácica** (inferiormente a T2) poupam os membros superiores, mas comprometem a respiração devido à plegia dos músculos respiratórios. Em caso de lesão dos segmentos torácicos *inferiores* (o local exato não importa!), os músculos respiratórios são pouco ou nada afetados e a respiração não é comprometida. Quando os nervos esplâncnicos simpáticos também são lesados, ocorrem distúrbios da motricidade visceral chegando

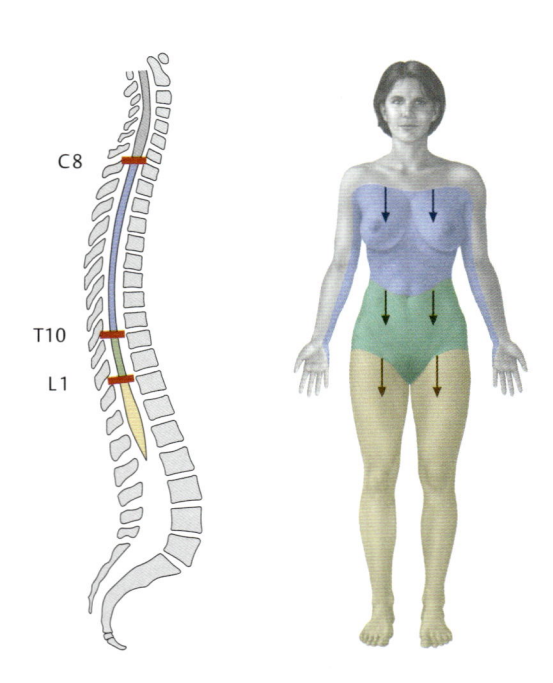

até a paralisia do intestino (ver p. 304). Em caso de **lesões na região da medula lombar** distinguimos a síndrome do epicone (lesão da cauda equina, L4–S2) e a síndrome do cone (abaixo de S3). A *lesão da cauda equina* leva à paralisia flácida dos membros inferiores (somente as raízes são afetadas, paralisia periférica!) e ao comprometimento do esvaziamento da bexiga urinária e do reto, que se torna reflexo. A potência sexual é perdida. Na *lesão do cone* não há paralisia dos membros inferiores, mas ocorrem os distúrbios autônomos mencionados. Além das perdas motoras listadas, ocorrem perdas sensitivas (ver **B**).

B Sinais e sintomas de perda em caso de paralisia transversal dependendo da altura da lesão (segundo Rohkamm)

Altura da lesão	Perdas motoras	Perdas sensitivas	Perdas autônomas
C1–C3 (lesão da medula cervical superior)	• Tetraplegia • Paresia da musculatura do pescoço • Espástica • Paralisia respiratória (portanto letal, sem respiração artificial)	• Perda a partir do occipício/margem da mandíbula • Dor no occipício, no pescoço e na região do ombro	• Funções reflexas das vísceras (bexiga urinária, reto) sem comando voluntário • Síndrome de Horner
C4–C5	• Tetraplegia • Somente respiração diafragmática	• Perda a partir da clavícula/altura do ombro	• Ver acima
C6–C8 (lesão da medula cervical inferior)	• Tetraplegia • Respiração diafragmática • Espástica	• Perda a partir da região superior da parede torácica e do dorso, e nos membros superiores (exceto os ombros)	• Ver acima
T1–T5	• Paraplegia • Diminuição do volume respiratório	• Perda a partir da face medial do antebraço e das regiões superiores da parede torácica e do dorso	• Função reflexa da bexiga urinária e do reto • Ereção sem comando voluntário
T5–T10	• Paraplegia, espástica	• Perda a partir da altura correspondente à região da parede torácica e do dorso	• Ver acima
T11–L3	• Paraplegia	• Dependendo do local da lesão, perda a partir da região inguinal/face anterior da coxa	• Ver acima
L4–S2 (epicone, lesão das raízes espinais)	• Paraplegia abaixo da lesão	• Dependendo do local da lesão, perda a partir da face anterior da perna/dorso e região plantar/face posterior da coxa	• Paralisia da bexiga urinária e do reto • Ausência de ereção
S3–S5 (cone)	• Não há perdas	• Perda perianal e na face medial da coxa	• Ver acima

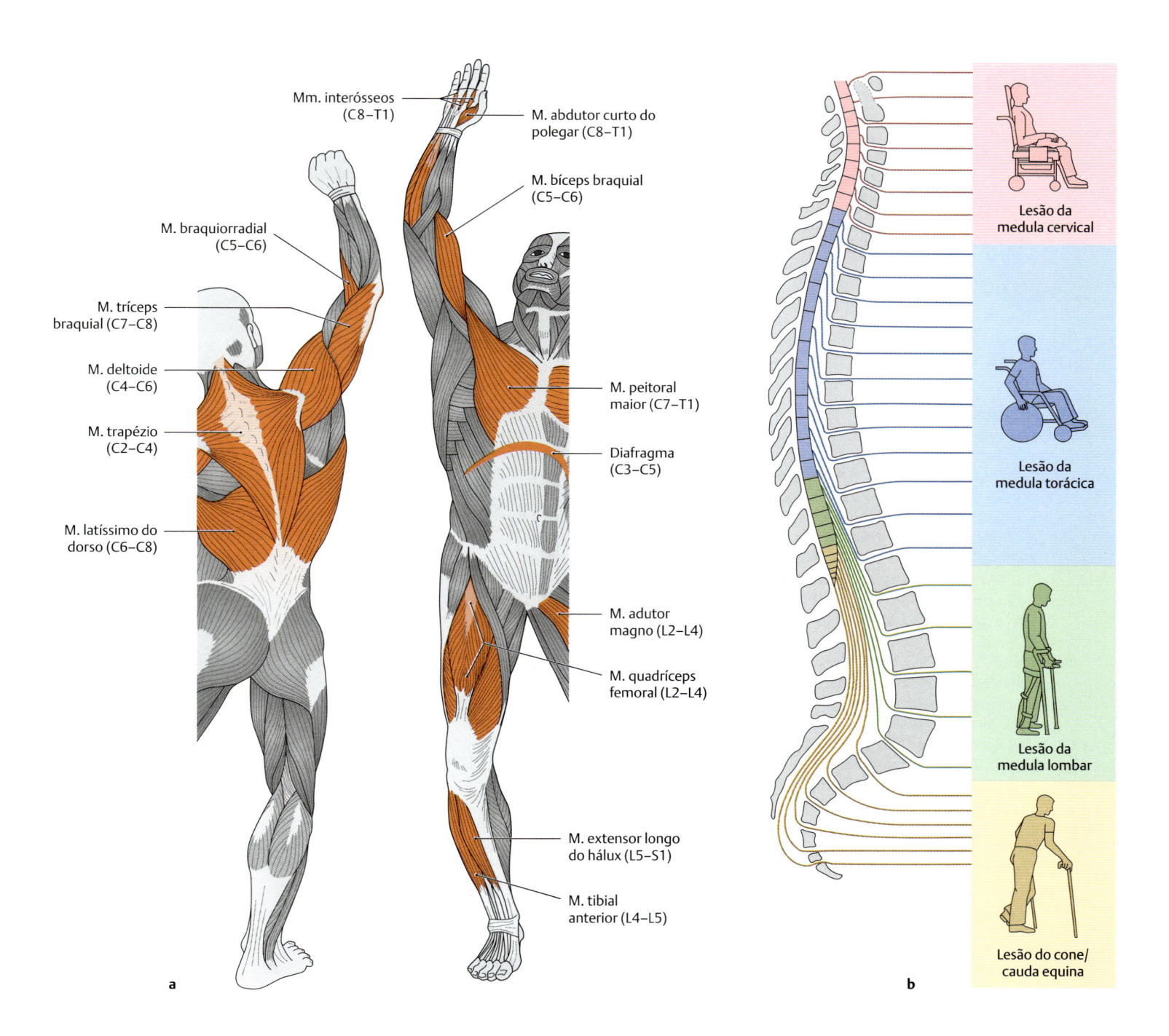

C Diagnóstico da altura das lesões da medula espinal

a Músculos e segmentos da medula espinal que inervam estes músculos. A maioria dos músculos é plurissegmentar, isto é, vários segmentos da medula espinal participam de sua inervação. Portanto, uma lesão, por exemplo, na altura de C7, não leva necessariamente à perda completa da função do M. latíssimo do dorso, porque ele também é inervado por C6. A situação é diferente no caso dos músculos para a avaliação segmentar da medula espinal (ver **B**, p. 465), que são inervados predominantemente por um único segmento. Por exemplo, uma lesão na altura de L3 leva à perda quase completa do M. quadríceps femoral, inervado praticamente por este único segmento.

b Graus diversos de comprometimento, dependendo da altura da lesão transversal.

13.17 Sistema Visual: Parte Geniculada

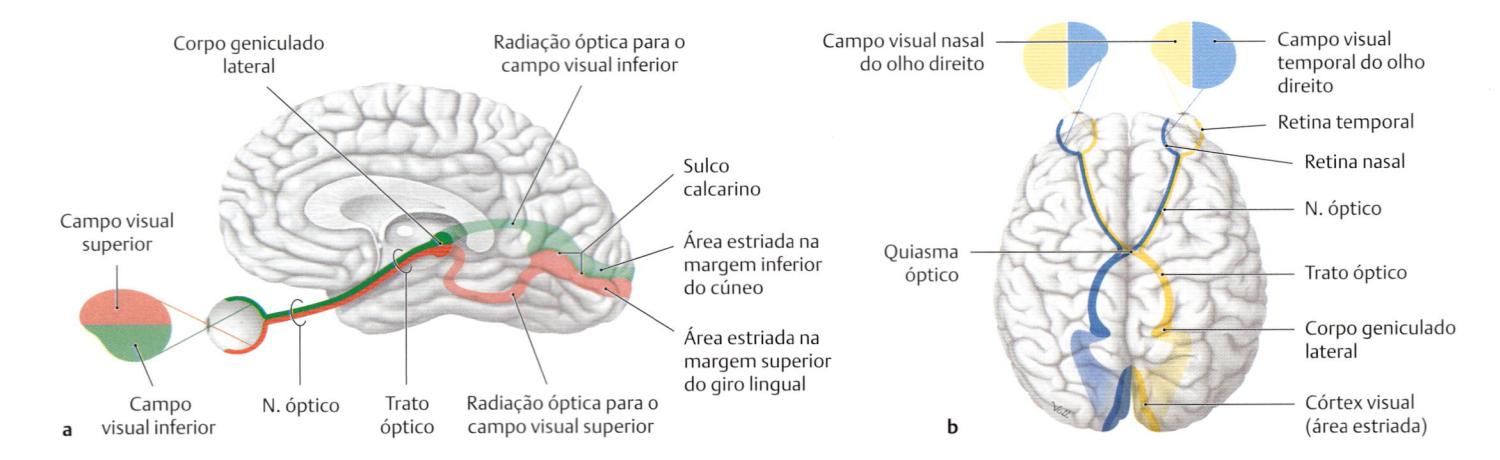

a (à esquerda):
Corpo geniculado lateral
Radiação óptica para o campo visual inferior
Sulco calcarino
Campo visual superior
Área estriada na margem inferior do cúneo
Área estriada na margem superior do giro lingual
Campo visual inferior
N. óptico
Trato óptico
Radiação óptica para o campo visual superior

b (à direita):
Campo visual nasal do olho direito
Campo visual temporal do olho direito
Retina temporal
Retina nasal
N. óptico
Quiasma óptico
Trato óptico
Corpo geniculado lateral
Córtex visual (área estriada)

A Visão geral da via óptica

Vistas da esquerda do hemisfério cerebral direito (**a**) e superior de um cérebro translúcido (**b**).

A via óptica começa na retina (primeiro processamento neural de impressões visuais, ver **B**). A pupila está "na frente" da retina. Essa pequena abertura no olho faz com que os raios de luz incidentes de cima sejam projetados para baixo e os raios de luz incidentes de baixo sejam projetados para cima na retina (**a**). O mesmo se aplica à esquerda e à direita (**b**). A imagem na retina está, portanto, de cabeça para baixo e invertida: **efeito de câmera escura**.

A retina e o campo visual estão divididos em quatro quadrantes, que estão ligados de uma forma muito específica aos quatro quadrantes do córtex visual primário (ver **C**). Os axônios da camada de terceiros neurônios da retina formam o nervo óptico (nervo craniano II) de um olho. Ambos os nervos ópticos deixam a respectiva órbita através do canal óptico. Atrás deste eles se unem na junção dos nervos ópticos (quiasma óptico na base do diencéfalo). Ali os axônios da retina *nasal* cruzam para o lado oposto (ver **b**). As fibras da retina *temporal* continuam ipsilateralmente. Isso tem as seguintes consequências para a visão: Como as metades nasais da retina "olham" para fora (campo visual temporal, ver **b**), a respectiva "metade externa" do mundo visual é direcionada para a metade contralateral do cérebro, e a "metade interna" do mundo visual (campo visual nasal) permanece no hemisfério ipsilateral. Isso significa, por exemplo, para o hemisfério cerebral esquerdo (ver marcações azuis em **b**): ele "olha" para a direita com a retina temporal do olho esquerdo (*sem* cruzamento de fibras nervosas) e também para a direita com a retina nasal do olho direito (cruzando).

Observação: Diferente do olho, que vê o mundo esquerdo *e* direito, um hemisfério cerebral percebe apenas o mundo contralateral. Para o "mundo" superior e inferior, aplica-se o seguinte: independentemente de as fibras se cruzarem ou não, as informações da metade *superior* da retina (mas do campo visual inferior) terminam no córtex visual *superior* (acima do sulco calcarino, na margem inferior do cúneo), e as informações da metade *inferior* da retina, no córtex visual *inferior* (abaixo do sulco calcarino na margem superior do giro lingual, ver **a**). As partes superiores do córtex visual, portanto, "olham" para baixo e vice-versa. A partir do quiasma óptico, considera-se o termo "**trato óptico**" (com raiz lateral e medial), e não mais "nervo óptico". A grande maioria das fibras do nervo óptico (90%) continua neste trato até uma área central no tálamo, o **corpo geniculado lateral** (parte *geniculada* da via visual) e faz sinapse novamente (4º neurônio). Os neurônios do corpo geniculado lateral projetam-se para o **córtex visual primário (área estriada)** no lobo cerebral occipital e servem para a percepção visual consciente. Os 10% restantes dos axônios do terceiro neurônio não terminam no corpo geniculado lateral (parte *não geniculada* da via visual, ver **B**, p. 479, sem percepção visual consciente). O trajeto dos neurônios do corpo geniculado lateral até o córtex visual (5º neurônio) é chamado de **radiação óptica**. Segue como uma faixa ao redor do corno inferior e posterior dos ventrículos laterais.

Observação: O nervo óptico, o quiasma óptico e o trato óptico, tal como a retina, pertencem inteiramente ao SNC, especificamente ao diencéfalo. Eles estão envoltos por meninges. O nervo óptico não é, portanto, um nervo, no sentido estrito, e sim um trato diencefálico que migra do cérebro adiante.

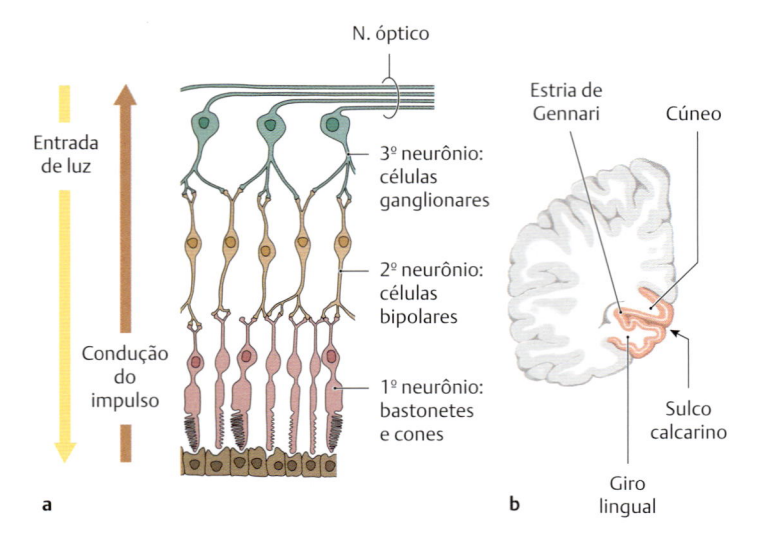

a:
Entrada de luz
Condução do impulso
N. óptico
3º neurônio: células ganglionares
2º neurônio: células bipolares
1º neurônio: bastonetes e cones

b:
Estria de Gennari
Cúneo
Sulco calcarino
Giro lingual

B Estrutura da retina e do córtex visual

a Esquema de transmissão da retina; **b** Corte frontal do lobo occipital.

Três camadas de neurônios conectadas em série formam a retina. O primeiro neurônio também é um fotorreceptor e serve para a percepção de preto e branco (bastonetes) ou de cores (cones). A conexão com o terceiro neurônio, as células ganglionares, ocorre através de células bipolares (segundo neurônio). Seus axônios formam o N. óptico.

Observação: Os fotorreceptores sensíveis à luz estão localizados no lado da retina afastado da luz (inversão da retina). Durante esta conexão, há uma forte convergência de processamento de sinais: 125 milhões de células fotorreceptoras encontram 4 milhões de células ganglionares. Todo o córtex visual primário (área estriada, área 17 de Brodmann) é dividido em quatro partes (quadrantes): a fissura longitudinal divide o córtex visual em uma metade esquerda e outra direita (ver **Ab**). Cada metade é dividida em uma parte superior (no cúneo) e uma parte inferior (no giro lingual) pelo sulco calcarino (ver **Aa**). Dentro do córtex visual, as fibras da radiação óptica agrupam-se para formar uma camada de substância branca que é até macroscopicamente visível, a estria de Gennari.

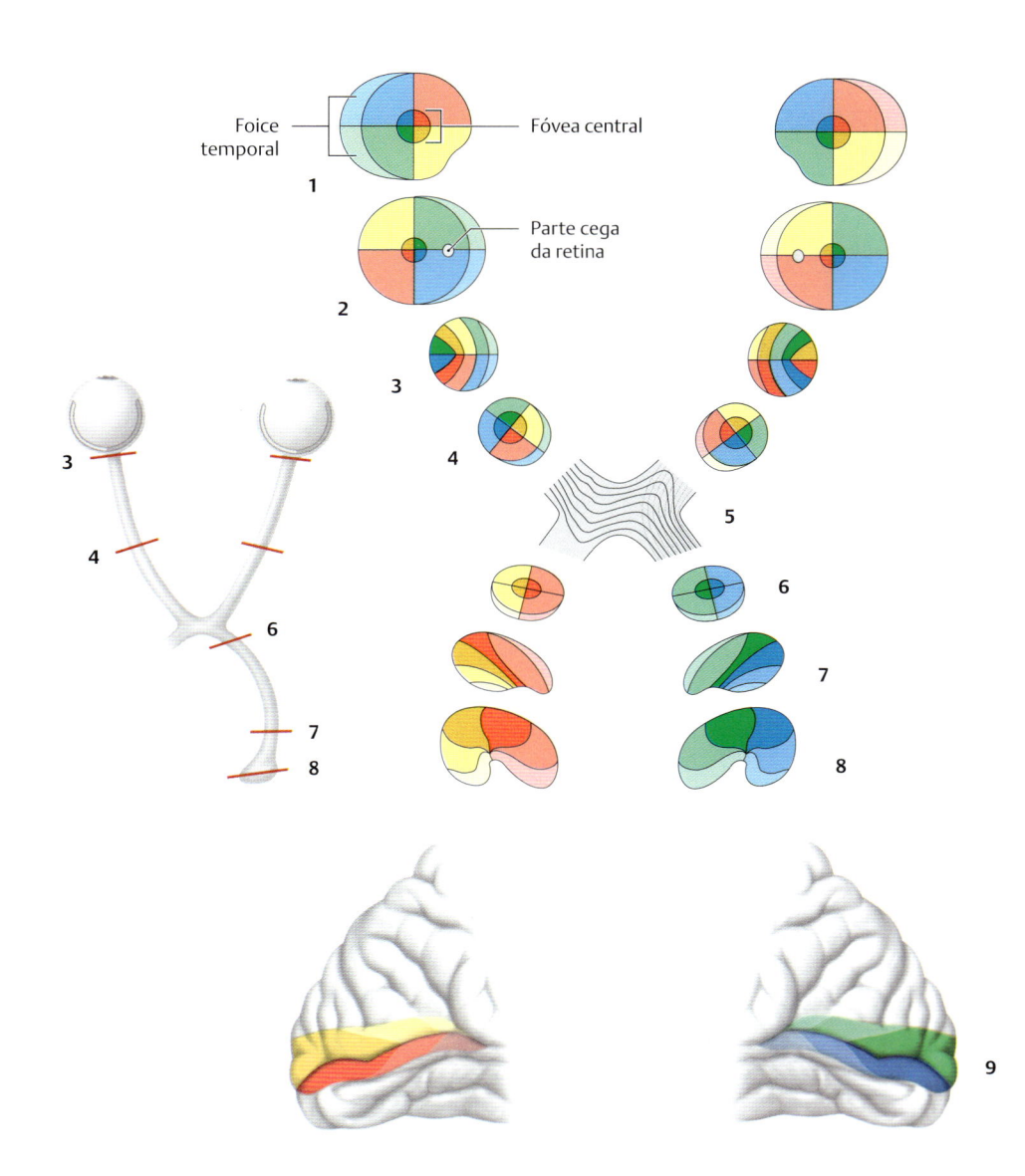

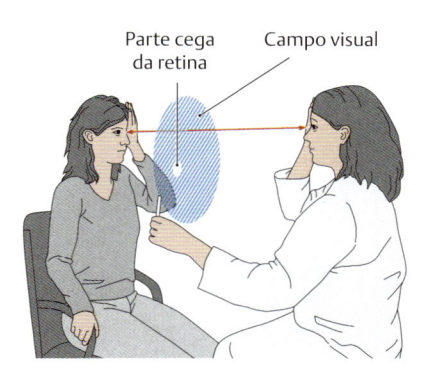

D Determinação do campo visual por meio do teste de confrontação

A determinação do campo visual é a base para o diagnóstico de distúrbios da via óptica (ver **A**, p. 478). O teste de confrontação detecta aproximadamente defeitos no campo visual. Procedimento: O médico confronta seu campo visual intacto com o campo visual oposto do paciente. O médico e o paciente se olham de forma fixa de maneira que as linhas de fixação de ambos os olhos sejam idênticas. O médico insere o dedo indicador ou uma haste de fora para dentro do campo visual. O paciente indica quando vê o dedo ou a haste. A extensão do respectivo campo de visual pode ser registrada com precisão com um perímetro no qual pontos luminosos substituem o dedo indicador do médico.

C Topografia da parte geniculada da via óptica

A fóvea central tem como o ponto de maior acuidade visual da retina uma densidade elevada de receptores. Estes emitem numerosos axônios em direção central, atribuindo à fóvea central uma representação desproporcionalmente elevada no córtex visual (área estriada). Outras regiões da retina, mais periféricas, contêm menos receptores e, portanto, menos axônios e, por conseguinte, com representação menos expressiva no córtex visual. Além dos diferentes graus de representação, a figura mostra, ainda, o trajeto dos neurônios provenientes das diferentes regiões da retina até o córtex visual.

1 **Representação do campo visual determinado no perímetro**: as zonas que correspondem a determinado **campo visual** (= esquerdo) são marcadas em intensidades reduzidas de cor:

- A zona menor e mais escura no centro é a fóvea central, que corresponde ao campo visual central
- A zona maior e o campo visual macular, onde se localiza também o "ponto cego" (= papila do nervo óptico, ver **2**)
- O lado temporal mostra a parte monocular do campo visual ("foice temporal")
- O lado nasal mostra a parte medial do campo visual com restrição pelo nariz (pequena constrição medial).

2 **Retina**: o efeito de câmera escura da pupila (ver **Aa**) faz com que, na retina, superior e inferiomente, bem como temporal e nasalmente, seja representado exatamente o oposto.

3 e 4 Na origem do **nervo óptico**, no chamado ponto cego, situam-se, lateralmente, as fibras que representam o campo visual macular (fibras maculares) e que se deslocam, em seguida, cada vez mais para o centro do nervo (**4**).

5 No **quiasma óptico** cruzam as fibras nasais do nervo óptico, em forma de arco, para o lado oposto.

6 No **início do trato óptico** unem-se as fibras das metades correspondentes das retinas: o trato direito — metades direitas das retinas — e o trato esquerdo — metades esquerdas das retinas; o campo visual direito termina finalmente no córtex visual esquerdo. As fibras maculares situam-se inicialmente ainda no centro do trato óptico.

7 No **fim do trato óptico**, imediatamente antes da sua entrada no corpo geniculado lateral, as fibras se reagrupam em forma de cunha.

8 No **corpo geniculado lateral**, este arranjo cuneiforme se mantém. As fibras maculares ocupam quase a metade do conjunto. Após formação de sinapses com o 4º neurônio, estas fibras são projetadas para a extremidade posterior do polo occipital (= córtex visual).

9 Aqui fica claro que o campo visual central — em comparação a todos os outros campos de visão — é representado por maior região no **córtex visual** (área estriada). O motivo é o grande número de axônios que a fóvea central projeta para o nervo óptico. Este grande número se mantém até o córtex visual, estabelecendo conexões ponto a ponto entre a fóvea central e o córtex visual. Os outros campos de visão também apresentam conexões ponto a ponto, mas emitem significativamente menos axônios. A metade *inferior* do campo visual central é representada por uma grande área diretamente no polo occipital *superiormente* ao sulco calcarino, e a metade *superior* do campo visual central *inferiormente* ao sulco calcarino. A região da visão central ocupa também a maior área no corpo geniculado lateral (ver **8**).

13.18 Sistema Visual: Lesões das Partes Geniculadas e Projeções Não Geniculadas

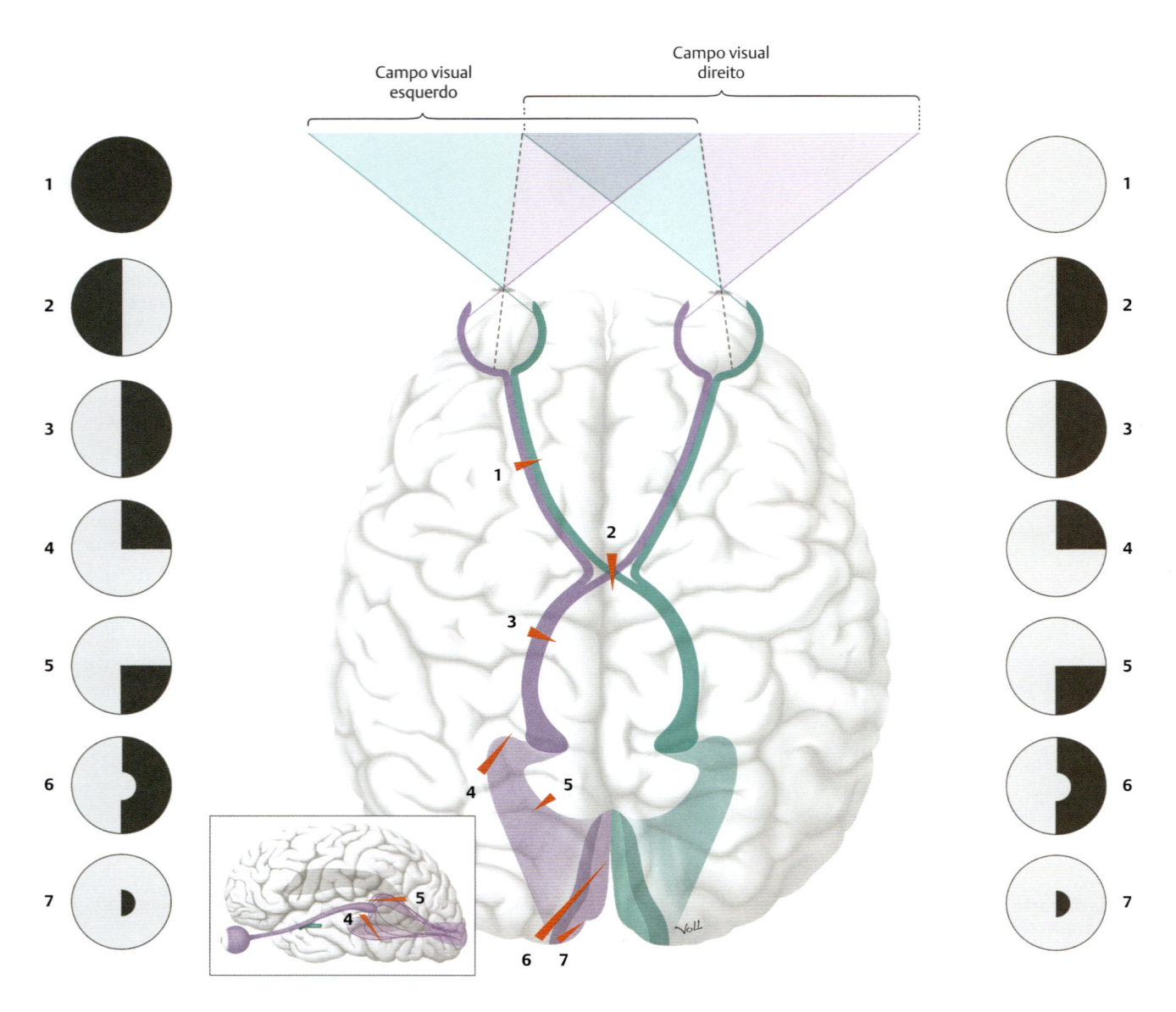

A Deficiências do campo visual (escotomas) e sua localização ao longo da via visual

As deficiências de campo visual e os locais das lesões que as causam estão representados de modo unilateral para a via visual esquerda. A via visual pode ser lesada em inúmeras doenças neurológicas. O paciente refere esta lesão como um distúrbio visual. Como o tipo de deficiência de campo visual frequentemente se correlaciona ao local da lesão, o conhecimento dos padrões das deficiências é de grande importância clínica. Para a localização das lesões, divide-se o campo visual em quatro quadrantes: temporais superior e inferior e nasais superior e inferior (ver também p. 477).

1 Na lesão unilateral do nervo óptico, a cegueira total atinge apenas o olho afetado: amaurose.

2 Na lesão do quiasma óptico, ocorre hemianopsia temporal, pois as fibras do segmento nasal da retina (apenas as que cruzam o quiasma óptico!) – que representam o campo visual temporal – encontram-se interrompidas ou lesadas.

3 Na lesão unilateral do trato óptico ocorre hemianopsia homônima no lado contrário, pois a parte *temporal* da retina do olho do mesmo lado e a parte *nasal* da retina do olho do lado oposto estão lesadas ou interrompidas.

Observação: Todas as deficiências de campo visual homônimas têm a sua origem em posição retroquiasmática.

4 Na lesão unilateral da radiação óptica no lobo temporal anterior (alça de Meyer), ocorre anopsia nos quadrantes (quadrantopsia) superiores do lado contrário. Este quadro acontece devido ao fato de essas fibras se projetarem ao redor do corno inferior do ventrículo lateral, no lobo temporal, e serem separadas das fibras da metade inferior do campo visual (ver p. 476).

5 A lesão unilateral da radiação óptica interna na região do lobo parietal resulta em anopsia nos quadrantes inferiores do lado contrário; isto é devido ao fato de essas fibras se projetarem mais cranialmente do que as dos quadrantes superiores na alça de Meyer (ver p. 476).

6 A lesão do lobo occipital leva à hemianopsia homônima. Como a radiação óptica se expande amplamente antes de sua entrada na via visual, as lesões no lobo occipital são descritas como mantendo a visão na fóvea central, conforme demonstrado aqui. Tais lesões são causadas habitualmente por hemorragias intracerebrais. Devido à extensão variada das hemorragias, as deficiências de campo visual são bastante variáveis.

7 Quando o polo occipital é lesado apenas na área cortical, a qual representa a mácula, forma-se um escotoma central homônimo-hemianóptico.

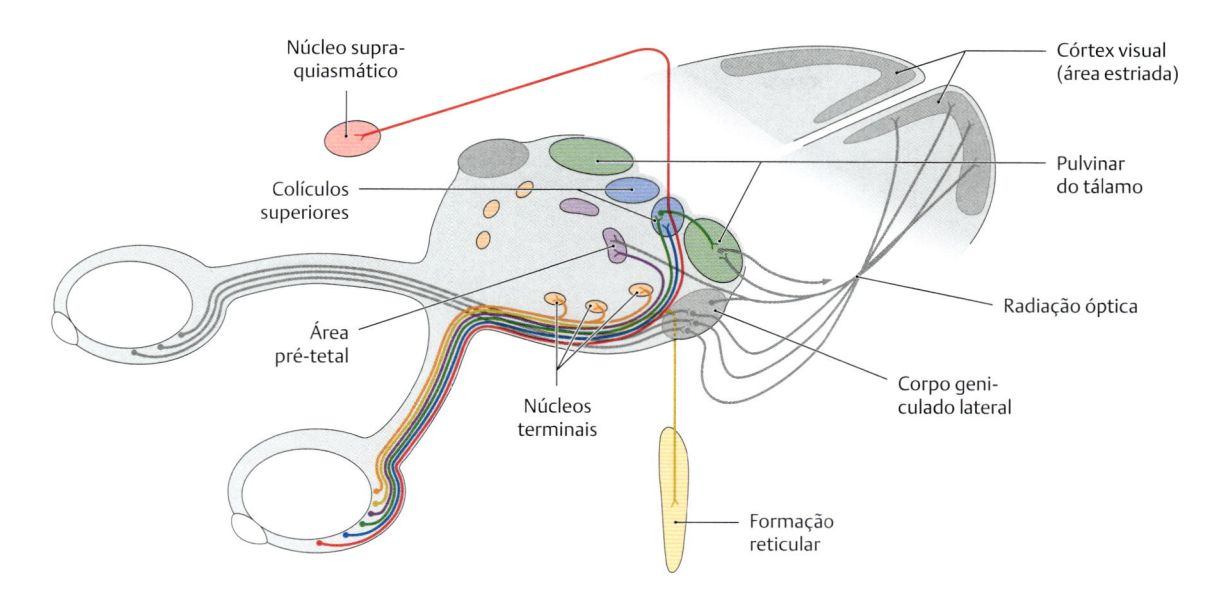

Núcleo supra-
quiasmático

Colículos
superiores

Área
pré-tetal

Núcleos
terminais

Córtex visual
(área estriada)

Pulvinar
do tálamo

Radiação óptica

Corpo geni-
culado lateral

Formação
reticular

B Parte não geniculada da via visual

Aproximadamente 10% dos axônios do nervo óptico não terminam nos neurônios do corpo geniculado lateral, que, em seguida, se projetam para o córtex visual, mas se estendem na raiz medial do trato óptico: é a parte *não geniculada* da via visual. As informações desses tratos não atingem a consciência, porém são importantes na regulação inconsciente de diversos processos associados à visão e também na transmissão de reflexos (p. ex., a via aferente do reflexo à luz). Os axônios da parte não geniculada da via visual terminam nas seguintes regiões:

- Axônios para o colículo superior: transmitem informações dos movimentos necessárias para a fixação de objetos que se deslocam por meio de movimentos inconscientes dos olhos e da cabeça (sistema retinotetal)
- Axônios para a área pré-tetal: aferências para os reflexos pupilar e de acomodação (sistema retino-pré-tetal). A divisão em regiões de

núcleos específicas ainda não está estabelecida; por isso o conceito de "área" é utilizado

- Axônios para o núcleo supraquiasmático do hipotálamo: influência no ritmo circadiano
- Axônios para os núcleos terminais (trato óptico) no tegmento do mesencéfalo e para os núcleos vestibulares: aferências para o nistagmo optocinético (movimentos oculares fisiológicos e rápidos durante a observação de objetos que se movem rapidamente): sistema óptico acessório
- Axônios para o pulvinar do tálamo: córtex visual de associação para a atividade motora ocular (conexões sinápticas dos neurônios no colículo superior)
- Axônios para o núcleo parvocelular da formação reticular: função de despertar.

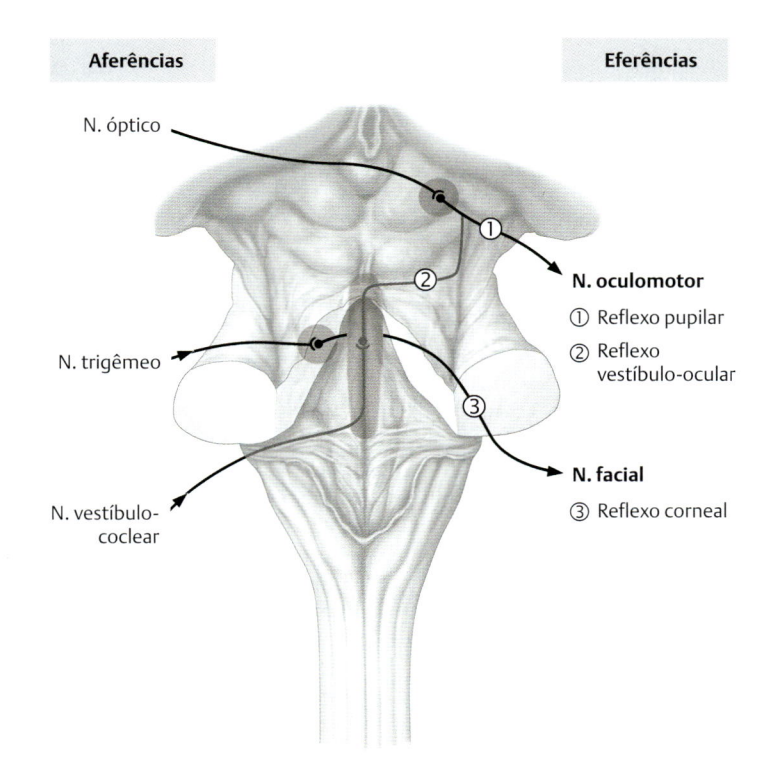

Aferências

N. óptico

N. trigêmeo

N. vestíbulo-
coclear

Eferências

N. oculomotor
① Reflexo pupilar
② Reflexo vestíbulo-ocular

N. facial
③ Reflexo corneal

C Reflexos do tronco encefálico: importância clínica das partes não geniculadas da via visual

Os reflexos do tronco encefálico são importantes na avaliação de pacientes comatosos: sua deficiência é um sinal de morte cerebral. Três desses reflexos podem ser descritos detalhadamente.

Reflexo pupilar: Aqui, as partes não geniculadas da via visual são cruciais (ver p. 481). As aferências para este reflexo se originam do nervo óptico, ou seja, do diencéfalo (o diencéfalo não faz parte do tronco encefálico; por isso, o termo "reflexo do tronco encefálico" é uma denominação inadequada!), enquanto as eferências se originam do núcleo acessório do nervo oculomotor (nervo craniano III), que se localiza no tronco encefálico. Quando há comprometimento do reflexo pupilar, isto pode ser um indício de lesão tanto no diencéfalo quanto no mesencéfalo.

Reflexo corneal: Este reflexo não é mediado pela via visual. As aferências para este reflexo (deflagrado pela estimulação da córnea, por exemplo, com um chumaço de algodão estéril) seguem pelo nervo trigêmeo, enquanto as eferências (contração do M. orbicular do olho, como consequência da estimulação da córnea) seguem pelo N. facial. O centro de conexões sinápticas para o reflexo corneal se encontra na parte pontina do tronco encefálico.

Reflexo vestíbulo-ocular: Quando o meato acústico externo recebe um estímulo com água fria ocorre, em indivíduos sadios, o nistagmo do lado oposto (aferências através do N. vestibulococlear = NC VIII; eferências através do N. oculomotor = NC III). Quando este reflexo se encontra completamente ausente em um paciente comatoso, o prognóstico é sombrio, uma vez que este reflexo é o teste clínico confiável para função do tronco encefálico.

13.19 Sistema Visual: Reflexos

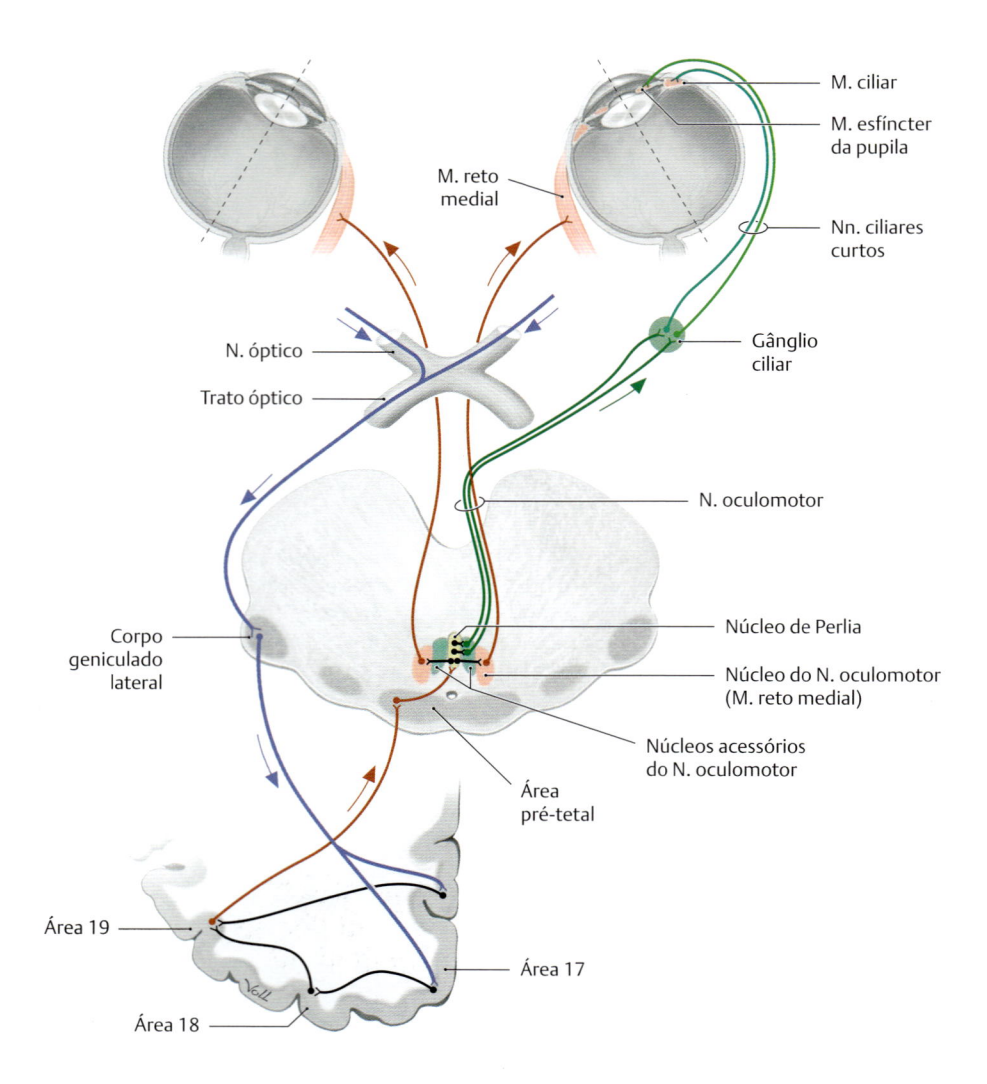

A Sinapses para convergência e acomodação

Quando um objeto se aproxima do olho, os eixos ópticos de ambos os olhos convergem e, *ao mesmo tempo*, a lente tem a sua curvatura modificada, para alterar o foco (acomodação). Somente desse modo forma-se uma impressão visual tridimensional nítida. Esses dois processos ligados podem ser subdivididos em três processos parciais:

1. Na **convergência**, os dois Mm. retos mediais movimentam medialmente os eixos dos olhos, garantindo que os raios oriundos do objeto que se aproxima sejam projetados sempre na fóvea central.
2. Na **acomodação**, a lente se arredonda, garantindo uma imagem sempre nítida do objeto na retina. A lente é mantida achatada pela tensão das fibras lenticulares, fixadas no M. ciliar. Quando o M. ciliar se contrai na acomodação, estas fibras são relaxadas e a lente pode ceder à sua própria tensão e sofrer um arredondamento.
3. Para aumentar a nitidez visual, a pupila é contraída pela ação do M. esfíncter da pupila.

Convergência e acomodação podem ocorrer consciente (fixação de um objeto próximo) ou inconscientemente (fixação de um veículo que se aproxima). A maioria dos axônios do 3º neurônio da via óptica segue pelo nervo óptico, por meio do corpo geniculado lateral, onde fazem sinapses com o 4º neurônio, cujos axônios se continuam, em seguida, até o córtex visual primário (área 17). Após a formação de outras sinapses com interneurônios, os axônios seguem finalmente para a área visual secundária (área 19) e para a área pré-tetal. Aqui ocorre outra formação de

sinapses, e os axônios destes neurônios terminam no núcleo de Perlia. Este núcleo situa-se entre os dois núcleos de Edinger-Westphal (núcleos acessórios do nervo oculomotor). No núcleo de Perlia localizam-se dois tipos de neurônios funcionalmente diferentes:

- Um tipo faz sinapses para os movimentos de convergência com o núcleo *motor somático*, o núcleo do nervo oculomotor, que envia seus axônios diretamente para o M. reto medial
- O outro tipo faz sinapses com os neurônios responsáveis para a acomodação e a contração da pupila, como os núcleos *motores viscerais*, os núcleos acessórios do N. oculomotor (parassimpáticos) (núcleos de Edinger-Westphal). A seguir, a inervação parassimpática é mostrada apenas unilateralmente.

Após sinapses nesses núcleos, os axônios pré-ganglionares parassimpáticos seguem até o gânglio ciliar, onde fazem sinapses entre o neurônio central e o neurônio parassimpático periférico. Aqui também existem dois grupos de neurônios: um segue até o M. ciliar (acomodação), e o outro até o M. esfíncter da pupila (contração da pupila). No estágio avançado da infecção por *Treponema pallidum* (sífilis), o reflexo fotomotor (M. esfíncter da pupila) é interrompido, enquanto os reflexos de acomodação (M. ciliar) e de convergência permanecem intactos. Esta combinação é chamada pupila de Argyll-Robertson. Este achado clínico levou à descoberta de que as conexões com o M. ciliar e o M. esfíncter da pupila seguem por diferentes tratos; entretanto, seus trajetos anatômicos não são claramente identificados.

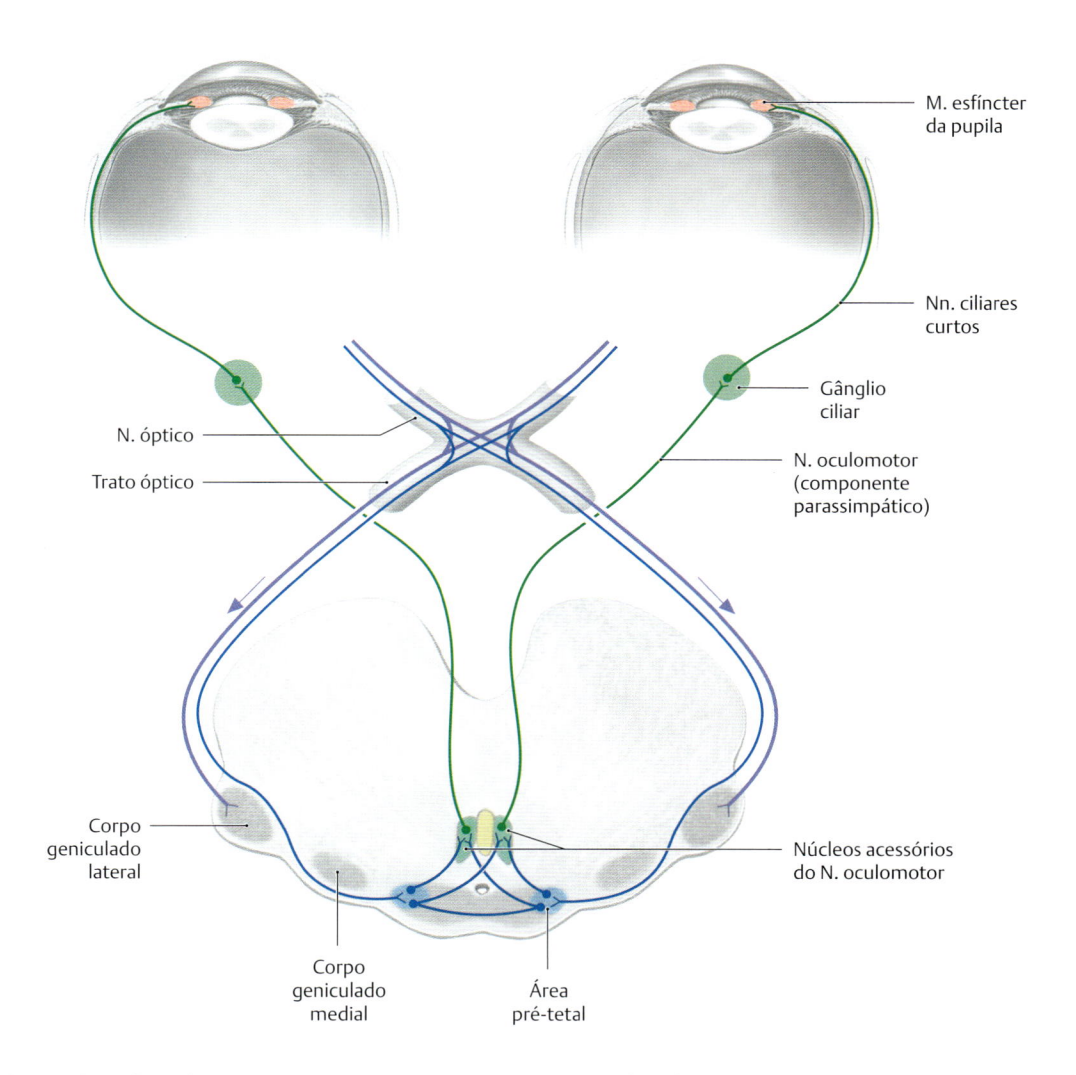

M. esfíncter
da pupila

Nn. ciliares
curtos

Gânglio
ciliar

N. oculomotor
(componente
parassimpático)

N. óptico

Trato óptico

Corpo
geniculado
lateral

Corpo
geniculado
medial

Área
pré-tetal

Núcleos acessórios
do N. oculomotor

B Regulação da largura da pupila, reflexo fotomotor

O reflexo fotomotor possibilita que o olho se acomode a diferentes graus de luminosidade. Com incidência de luz aumentada (p. ex., com o raio de luz de uma lanterna), a pupila se contrai (proteção dos fotorreceptores na retina), em caso de diminuição da intensidade da luz ela dilata. Como o nome "reflexo" diz, esta adaptação ocorre de forma inconsciente (parte *não geniculada* da via óptica!).

Ramo aferente do reflexo de luz: Os primeiros três neurônios (1º neurônio: cones e bastonetes; 2º neurônio: células bipolares; 3º neurônio: células ganglionares) do trato *aferente* deste reflexo situam-se na retina. Os axônios das células ganglionares formam o N. óptico. Os axônios responsáveis para o reflexo fotomotor (azul-claro) acompanham as raízes mediais do trato óptico até a área pré-tetal (parte não geniculada da via óptica; os demais axônios seguem até o corpo geniculado lateral, em azul-escuro). Após a formação de sinapses no núcleo pré-tetal, os axônios dos 4ºs neurônios seguem até as regiões nucleares parassimpáticas (núcleos acessórios do N. oculomotor = Edinger-Westphal) de *ambos os lados* do nervo oculomotor. A inervação dos dois lados permite uma *reação consensual à luz* (ver adiante).

Ramo eferente do reflexo de luz: Os 5ºs neurônios, situados no núcleo de Edinger-Westphal (neurônios parassimpáticos *centrais*), enviam seus axônios para o gânglio ciliar. Aqui ocorre a formação de sinapses com os 6ºs neurônios (neurônios parassimpáticos *periféricos*), cujos axônios continuam até o M. esfíncter da pupila.

Na reação à luz, distinguimos entre as reações direta e indireta:

Para avaliar a **reação à luz direta**, cobrem-se os olhos do paciente acordado e cooperativo e, em seguida, descobre-se um dos olhos. Após um curto período de latência, a pupila do olho descoberto se contrai.

Para a avaliação da **reação à luz indireta**, o médico repousa sua mão sobre a raiz do nariz do paciente de tal maneira, que, com uma lanterna, somente um olho seja iluminado. Esta prova avalia se — nos casos normais — a iluminação de um olho também resulta na contração da pupila do olho não iluminado (reação consensual à luz).

Perda da reação à luz em caso de determinadas lesões: Em caso da lesão unilateral do N. óptico a reação à luz direta — do lado *afetado* — é perdida. Além disso, há perda da reação consensual à luz no lado oposto, visto que o ramo aferente do reflexo de luz do lado afetado é lesado. A iluminação do lado *não afetado* causa — naturalmente — uma contração da pupila no lado não afetado (reação à luz direta); a reação consensual à luz também ocorre, porque a aferência para este reflexo é transmitida pelo lado não afetado, enquanto as eferências não acompanham o N. óptico. Quando o núcleo parassimpático do nervo oculomotor ou o gânglio ciliar são lesados, a parte eferente do reflexo está perdida. Em ambos os casos há perda das reações à luz direta e indireta para ambos os olhos. A lesão da radiação óptica ou do córtex visual (parte *geniculada* da via óptica) não leva à perda deste reflexo, visto que este é transmitido por intermédio da parte não geniculada da via óptica.

13.20 Sistema Visual:
Coordenação do Movimento Ocular

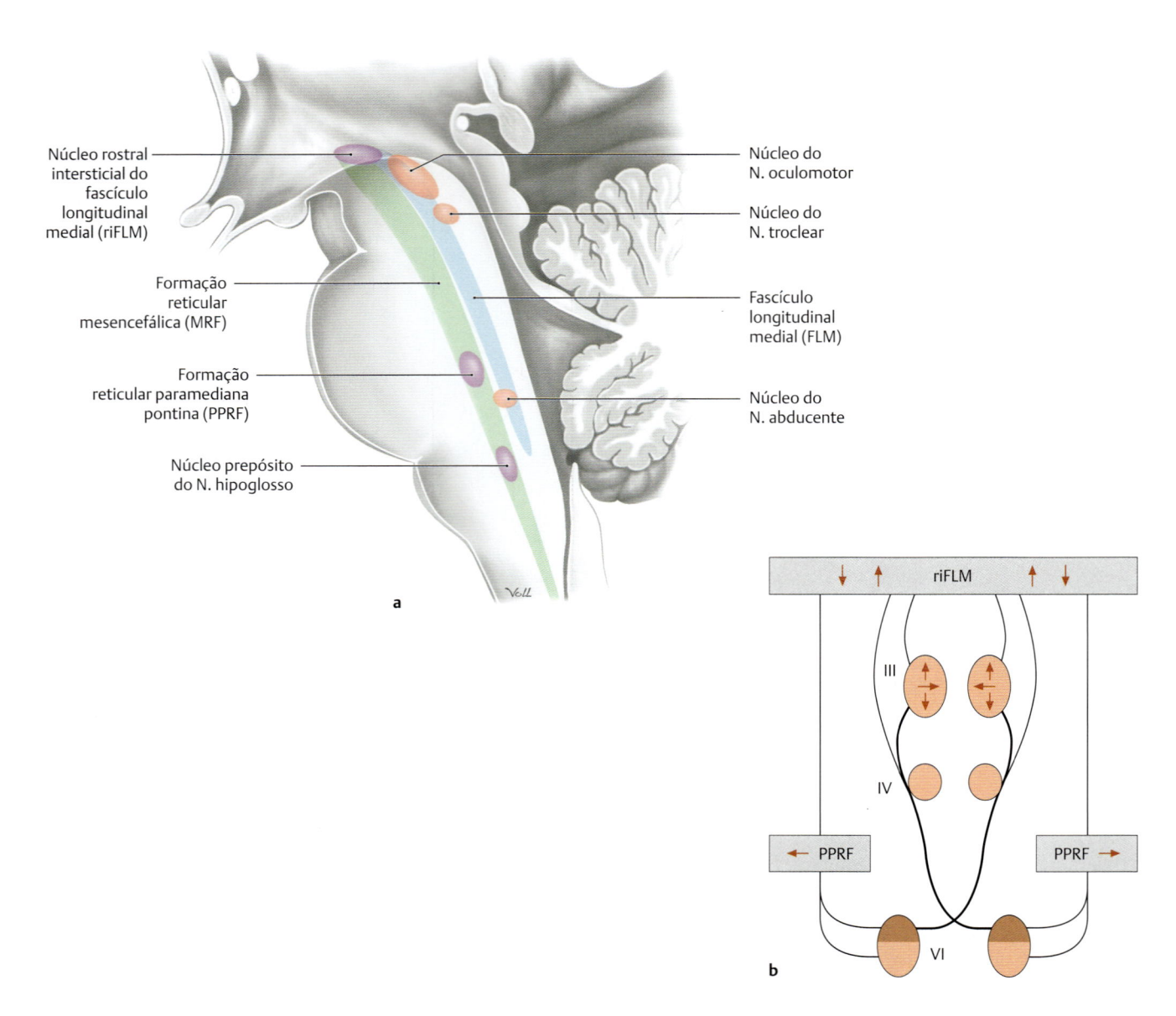

A Núcleos motores do olhar e sua conexão superior no tronco encefálico

a Corte mediano, vista esquerda; **b** Esquema de conexão para a organização supranuclear dos movimentos oculares.

Ao olhar para um objeto que surge subitamente, movimentamos a fóvea central de nossos olhos com movimentos repentinos em direção ao objeto. Estes movimentos rápidos e precisos, de natureza balística, são chamados *movimentos sacádicos* dos olhos. São pré-programados e não podem ser modificados durante sua trajetória. Os núcleos de todos os nervos motores dos músculos extrínsecos dos bulbos dos olhos participam da execução dos movimentos sacádicos (núcleos dos nervos cranianos III, IV e VI; em vermelho). Os núcleos são conectados entre si pelo *fascículo longitudinal medial* (em azul; ver **B** sobre detalhes de sua localização). Uma vez que praticamente todos os músculos extrínsecos dos bulbos dos olhos e os núcleos de seus nervos participam desses movimentos complexos dos olhos, a sua atividade tem que ser coordenada

de forma *supranuclear*. Isto significa, por exemplo, que para o olhar para a direita do olho *direito* o M. reto lateral direito (NC VI, núcleo do nervo abducente ativado) tem que contrair e o M. reto medial direito (nervo craniano III, núcleo do nervo oculomotor inibido) tem que relaxar; no caso do olho *esquerdo*, o M. reto lateral esquerdo (NC VI) tem que relaxar e o M. reto medial (NC III) tem que contrair. Esses movimentos de que ambos os olhos participam são chamados *movimentos conjugados dos olhos*. A coordenação desses movimentos ocorre em vários centros (núcleos pré-motores, em roxo). A programação de movimentos horizontais do olho ocorre na região nuclear da formação reticular pontina paramediana (PPRF), enquanto os movimentos oculares verticais são programados no núcleo rostral intersticial do fascículo longitudinal medial (riFLM). Ambos os centros do olhar mantêm contato, em ambos os lados, com os núcleos dos nervos cranianos III, IV e VI. Os sinais para o tônus de manutenção da nova posição dos olhos originam-se do núcleo prepósito do nervo hipoglosso (ver **a**).

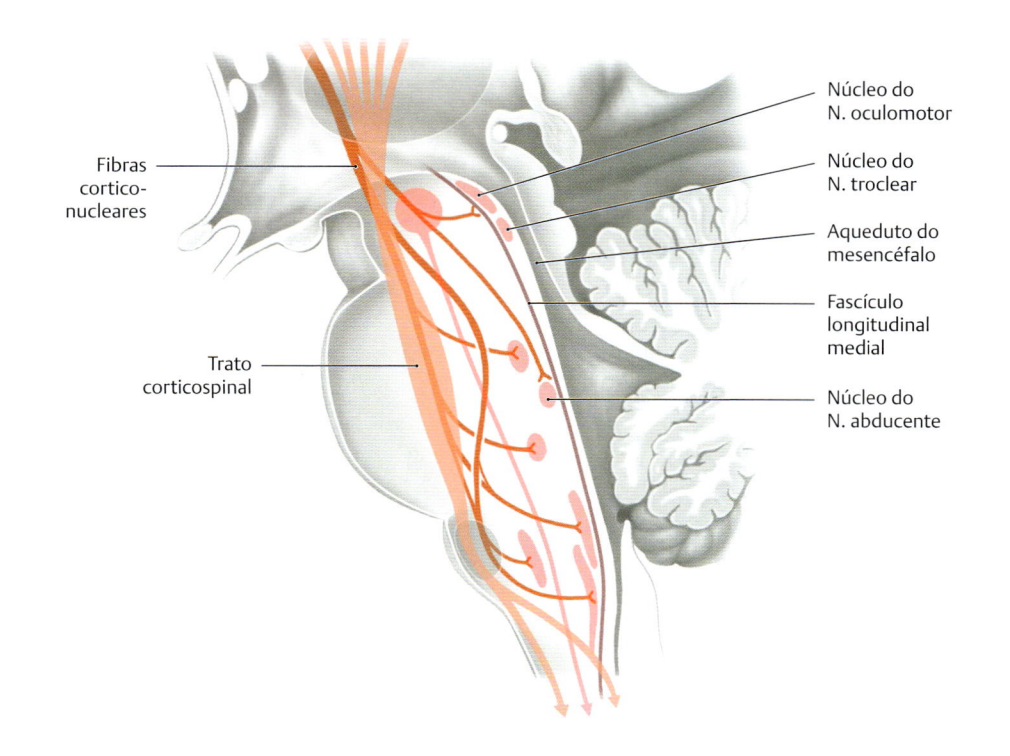

Fibras cortico-nucleares

Trato corticospinal

Núcleo do N. oculomotor

Núcleo do N. troclear

Aqueduto do mesencéfalo

Fascículo longitudinal medial

Núcleo do N. abducente

B Curso do fascículo longitudinal medial no tronco encefálico

Corte mediano, vista esquerda. O fascículo longitudinal medial cursa em ambos os lados anteriormente ao aqueduto do mesencéfalo e segue do mesencéfalo até a medula cervical. Nele passam as fibras para a coordenação dos movimentos oculares conjugados. Uma lesão neste fascículo causa oftalmoplegia internuclear (ver **C**).

Nistagmo monocular

Olhar para a direita

Convergência

Esquerda   Direita

M. reto medial (não ativado)

M. reto lateral (funcional)

N. oculomotor

N. abducente

Fascículo longitudinal medial

Núcleo do N. oculomotor

Núcleo do N. troclear

Área 8 (centro frontal do olhar)

Lesão

Núcleo do N. abducente

C Lesão do fascículo longitudinal medial e oftalmoplegia internuclear

O fascículo longitudinal medial liga os núcleos dos músculos extrínsecos dos bulbos dos olhos uns aos outros; essa ligação inclui a conexão com o lado oposto. Se esta "via de informações" for danificada, ocorre uma oftalmoplegia internuclear. Mais comumente, tal lesão ocorre entre o núcleo do N. abducente e do N. oculomotor ("ponto de acidente"). Ela pode ser uni ou bilateral. As causas são a esclerose múltipla ou problemas circulatórios. A lesão é observada pela falha dos movimentos oculares. Se ocorre, como mostrado aqui, uma lesão do fascículo longitudinal medial esquerdo, o M. reto medial esquerdo já não pode ser ativado no olhar para a direita. No lado da lesão, o movimento dos olhos para *dentro* não é possível (falha do M. reto medial), no lado oposto ocorre nistagmo na direção do olhar desejada (M. reto lateral inervado pelo N. abducente, intacto). Movimentos reflexivos, como, por exemplo, a reação de convergência, não são afetados porque não há nenhuma lesão periférica ou nuclear e esta reação não é mediada no fascículo longitudinal medial.

13.21 Via Auditiva

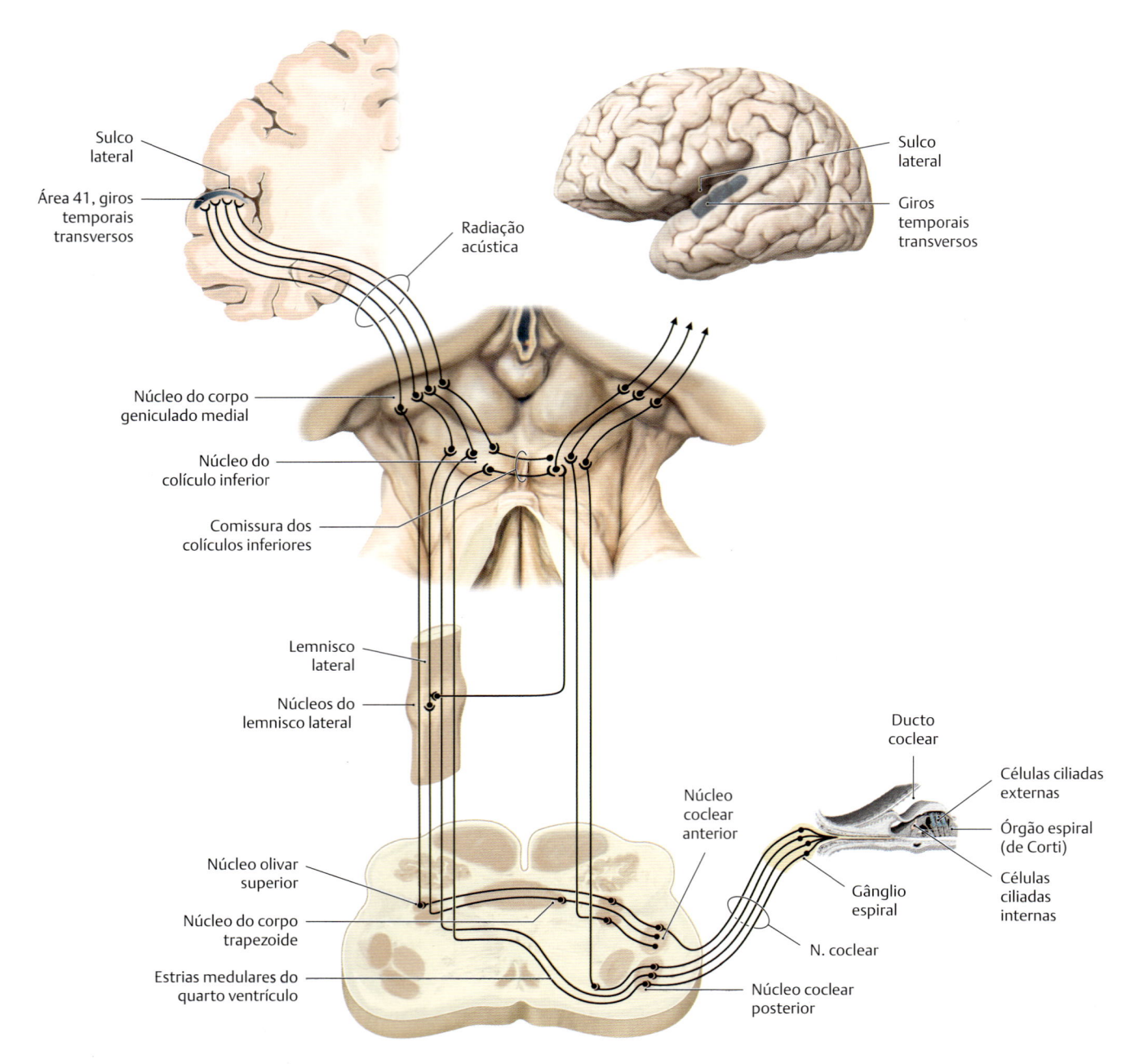

Sulco lateral

Área 41, giros temporais transversos

Radiação acústica

Núcleo do corpo geniculado medial

Núcleo do colículo inferior

Comissura dos colículos inferiores

Lemnisco lateral

Núcleos do lemnisco lateral

Núcleo olivar superior

Núcleo do corpo trapezoide

Estrias medulares do quarto ventrículo

Sulco lateral

Giros temporais transversos

Ducto coclear

Células ciliadas externas

Órgão espiral (de Corti)

Células ciliadas internas

Núcleo coclear anterior

Gânglio espiral

N. coclear

Núcleo coclear posterior

A Via auditiva aferente da orelha esquerda

Os receptores da via auditiva são as células ciliadas internas no órgão espiral (órgão de Corti). Não têm neurônios e são chamados, portanto, *células sensitivas secundárias*. Situam-se no ducto coclear da lâmina basilar e apresentam, na sua superfície, estereocílios que são movidos pela amplitude da onda sonora, durante a sua migração ao longo da membrana tectória, causando a deformação dos estereocílios (ver p. 153). Esta deformação representa o estímulo para o desencadeamento da cascata de sinais. Prolongamentos dendríticos dos neurônios bipolares, no gânglio espiral, recebem o estímulo e o transmitem por meio de seu axônios, cujo conjunto forma o nervo coclear, para os núcleos cocleares anterior e posterior. Somente nesta região nuclear ocorre a formação de sinapses com o 2º neurônio da via auditiva e, portanto, a interpretação da informação sonora. A informação proveniente dos núcleos cocleares é transmitida para o córtex auditivo primário por meio de sinapses em 4 a 6 núcleos, onde — de forma análoga ao córtex visual — a informação sonora torna-se consciente. O córtex auditivo primário situa-se – um pouco escondido no sulco lateral – nos giros temporais transversais (giros transversais de Heschl ou área 41 de Brodmann). A princípio, distinguimos as seguintes estações na via auditiva:

- Células ciliadas internas no órgão espiral (órgão de Corti)
- Gânglio espiral
- Núcleos cocleares anterior e posterior
- Núcleos do corpo trapezoide e núcleo olivar superior
- Núcleo do lemnisco lateral
- Núcleo do colículo inferior
- Núcleo do corpo geniculado medial e
- Córtex auditivo primário no lobo temporal (giros temporais transversais = giros transversais de Heschl ou área 41 de Brodmann).

Às diferentes partes da cóclea correspondem as mesmas partes no córtex auditivo e nas estações intermediárias; portanto, existe uma *organização tonotópica da via auditiva*, resultando no mesmo esquema estrutural que o da via óptica. O processamento bilateral da informação sonora (= audição em estéreo) ocorre primeiro no nível do núcleo olivar superior. Em todos os níveis subsequentes da via auditiva existem cruzamentos entre as vias auditivas esquerda e direita, que por razões didáticas não foram representados nesta figura. A perda da cóclea pode ser compensada por um implante coclear.

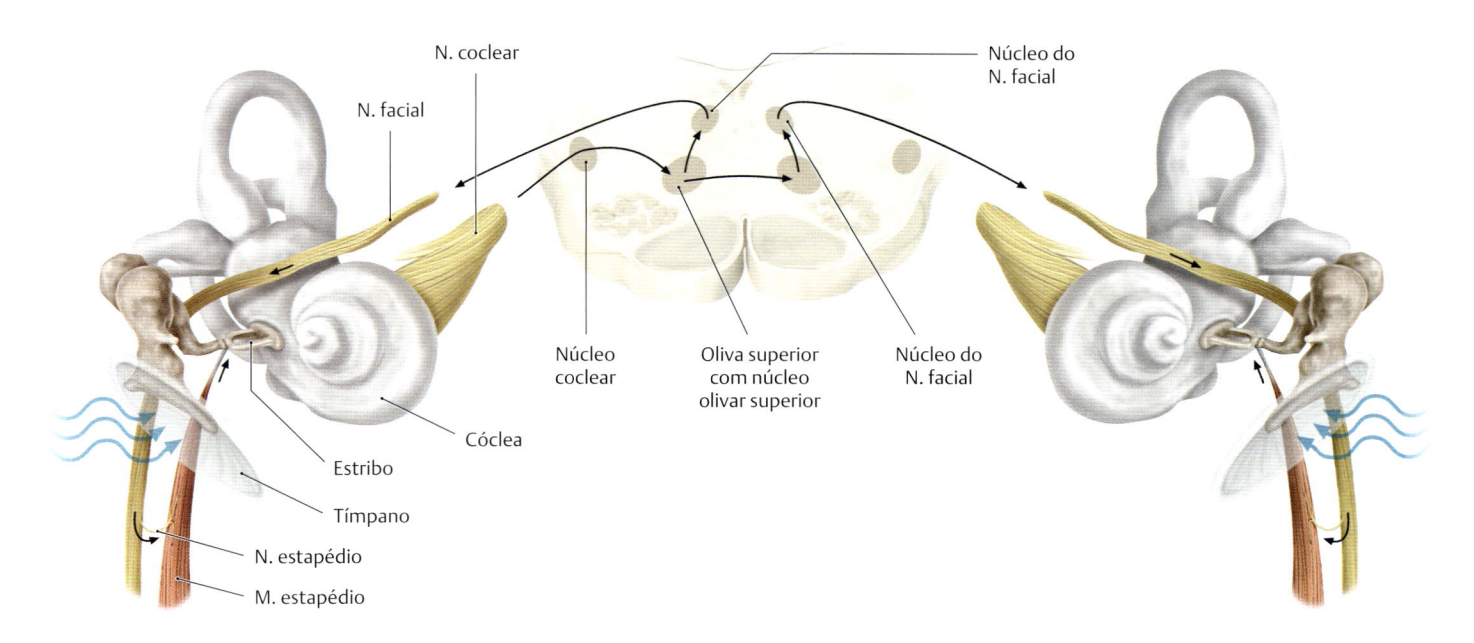

B Esquema do reflexo do estribo

Quando a intensidade do som alcança determinado limite, o reflexo estapedial desencadeia a contração do M. estapédio. Este reflexo permite a avaliação da capacidade da audição do paciente sem sua cooperação (prova objetiva da audição). Para sua medição, uma sonda ligada a um microfone é introduzida no meato acústico e usada para o estímulo sonoro do tímpano. Quando o valor limítrofe é alcançado, o reflexo estapedial é desencadeado e o tímpano se enrijece. Esta mudança da resistência do tímpano é medida. O ramo *aferente* deste reflexo estende-se pelo N. coclear. Por intermédio do núcleo olivar superior a informação é conduzida, em ambos os lados, até o núcleo do nervo facial (não mostrado). O ramo *eferente* do reflexo segue pelas fibras motoras viscerais especiais do nervo facial.

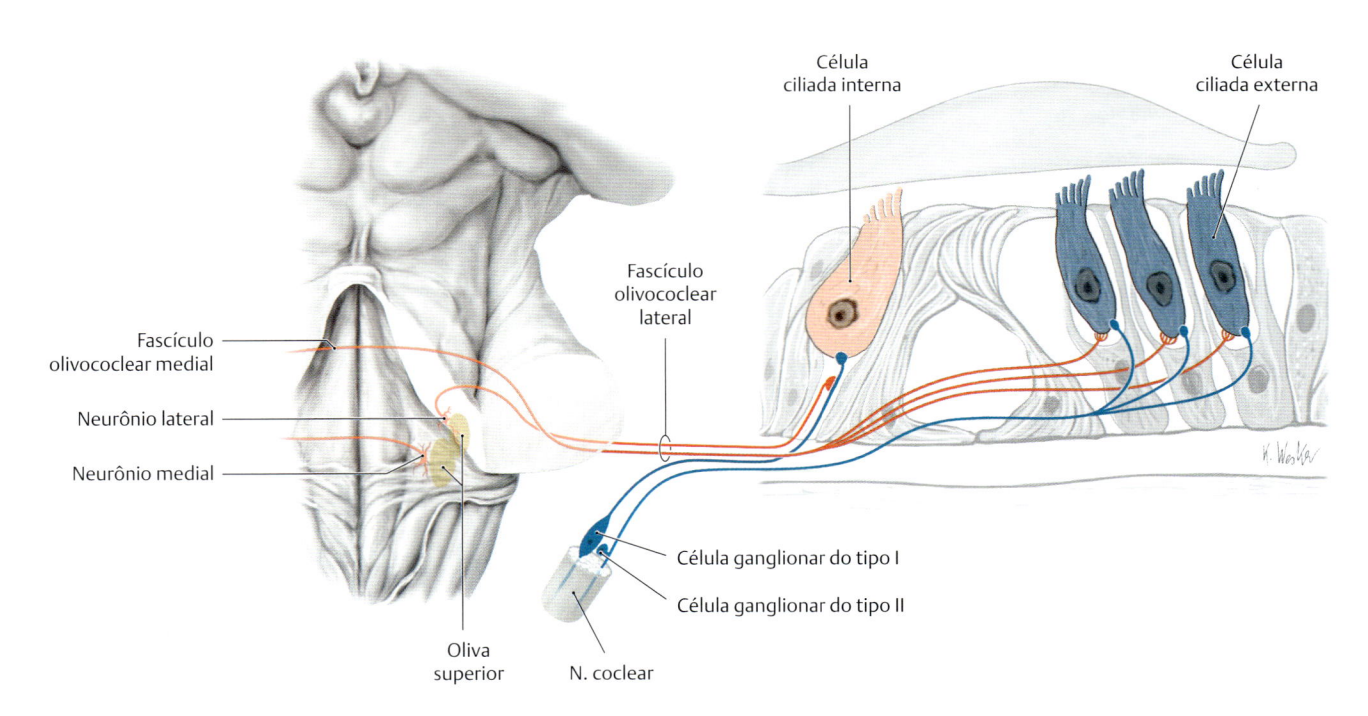

C Fibras eferentes provenientes da oliva para o órgão espiral (órgão de Corti)

Além das fibras aferentes provenientes do órgão espiral (órgão de Corti) (comparar com **A**, nesta figura desenhadas em azul) que formam o nervo coclear, existem também eferências (vermelho) para o órgão espiral na orelha interna que servem ao pré-processamento ativo do som ("amplificador coclear") e à proteção sonora. As fibras eferentes originam-se de neurônios situados lateral e medialmente na oliva superior, e que se continuam até a cóclea (fascículos olivocococleares lateral e medial, respectivamente). As fibras dos neurônios laterais estendem-se, *sem cruzamento*, para os dendritos das células ciliadas *internas*, e as fibras dos neurônios mediais seguem, *após cruzamento*, para o lado oposto e terminam na base das células ciliadas *externas*, cuja atividade influenciam. Após o estímulo, as células ciliadas conseguem amplificar, de forma ativa, a onda sonora. Portanto, a sensibilidade das células ciliadas internas (dos receptores propriamente ditos) é aumentada. O efeito das eferências provenientes da oliva pode ser conduzido como emissões otoacústicas (EOA). Este teste é usado na avaliação auditiva de recém-nascidos.

485

13.22 Sistema Vestibular

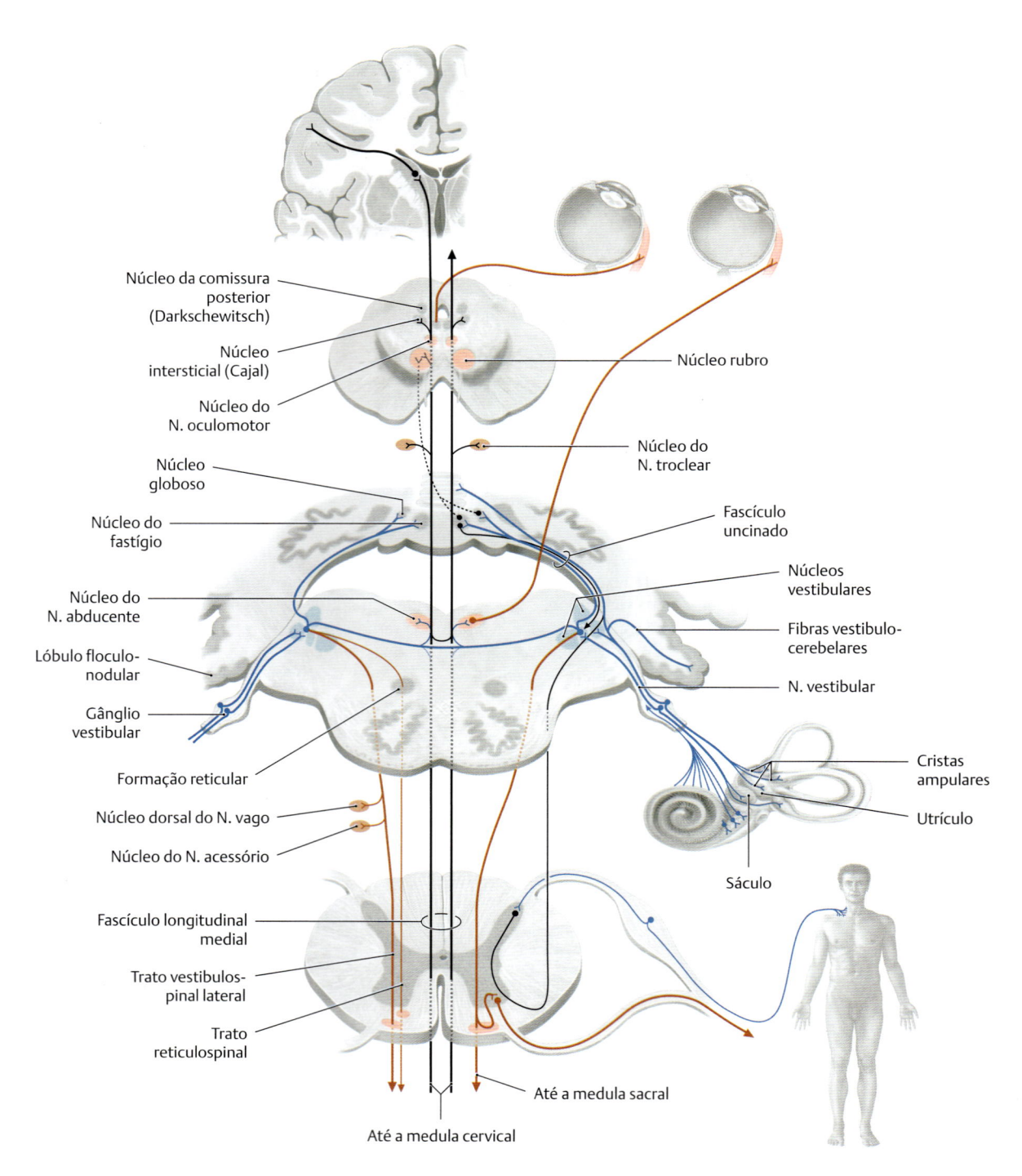

Núcleo da comissura posterior (Darkschewitsch)

Núcleo intersticial (Cajal)

Núcleo do N. oculomotor

Núcleo globoso

Núcleo do fastígio

Núcleo do N. abducente

Lóbulo floculo-nodular

Gânglio vestibular

Formação reticular

Núcleo dorsal do N. vago

Núcleo do N. acessório

Fascículo longitudinal medial

Trato vestibulos-pinal lateral

Trato reticulospinal

Núcleo rubro

Núcleo do N. troclear

Fascículo uncinado

Núcleos vestibulares

Fibras vestibulo-cerebelares

N. vestibular

Cristas ampulares

Utrículo

Sáculo

Até a medula sacral

Até a medula cervical

A Conexões centrais do N. vestibular

A regulação do nosso equilíbrio é influenciada por três sistemas:

- O sistema vestibular
- O sistema proprioceptivo e
- O sistema óptico.

Os dois últimos sistemas já foram abordados. Os receptores periféricos do *sistema vestibular* localizam-se no labirinto membranáceo (ver temporal, parte petrosa, pp. 142 e 154), constituído pelo utrículo, pelo sáculo e pelas ampolas dos três ductos semicirculares. As máculas do utrículo e do sáculo detectam a aceleração linear, enquanto o órgão vestibular, nas cristas ampulares, detecta a aceleração angular. Como as células ciliadas da orelha interna, os receptores do sistema vestibular também são células sensitivas *secundárias*. Na face basilar, estas células sensitivas secundárias são envoltas por prolongamentos dendríticos de neurônios

bipolares. Seus corpos situam-se no gânglio vestibular. Os axônios desses neurônios formam o nervo vestibular e terminam nos quatro núcleos vestibulares (ver **C**). Além do *input* do órgão vestibular, esses núcleos recebem outras informações sensitivas (ver **B**). Os núcleos vestibulares apresentam uma organização topográfica (ver **C**) e estendem suas eferências para três alvos:

- Por meio do trato vestibulospinal lateral, até os neurônios motores na medula espinal que sustentam a posição ereta; principalmente os neurônios dos músculos extensores são estimulados
- Por meio das fibras vestibulocerebelares, até o lóbulo floculonodular do cerebelo (arquicerebelo)
- Por meio da parte ascendente do fascículo longitudinal medial, até os núcleos ipsolaterais e contralaterais dos músculos extrínsecos dos bulbos dos olhos.

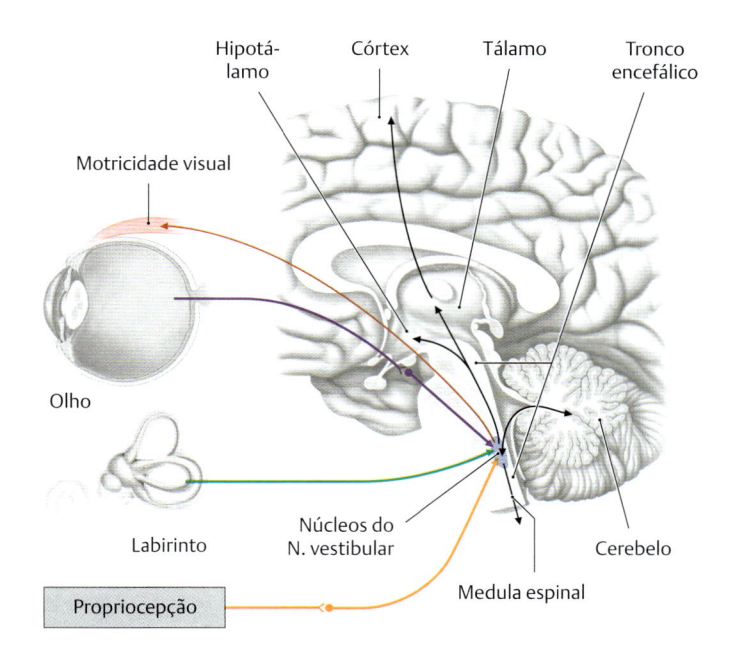

B Papel central dos núcleos do nervo vestibular na manutenção do equilíbrio

As aferências em direção aos núcleos vestibulares e as eferências destes núcleos ilustram o papel central destes núcleos na manutenção do equilíbrio. Os núcleos vestibulares recebem aferências provenientes dos sistemas vestibular, proprioceptivo (sentido de posição, músculos e articulações) e óptico. Eferências são emitidas para os núcleos que coordenam os sistemas motores importantes para o equilíbrio. Esses núcleos estão situados:

- Na medula espinal (motricidade de sustentação)
- No cerebelo (controle fino da motricidade) e
- No tronco encefálico (núcleos dos músculos extrínsecos dos bulbos dos olhos — oculomotricidade).

Além disso, há eferências provenientes dos núcleos vestibulares até as seguintes regiões:

- Tálamo e córtex (sensação tridimensional) e
- Hipotálamo (regulação autônoma: vômito em caso de tonteira).

Observação: O comprometimento agudo do sistema vestibular causa tonteira.

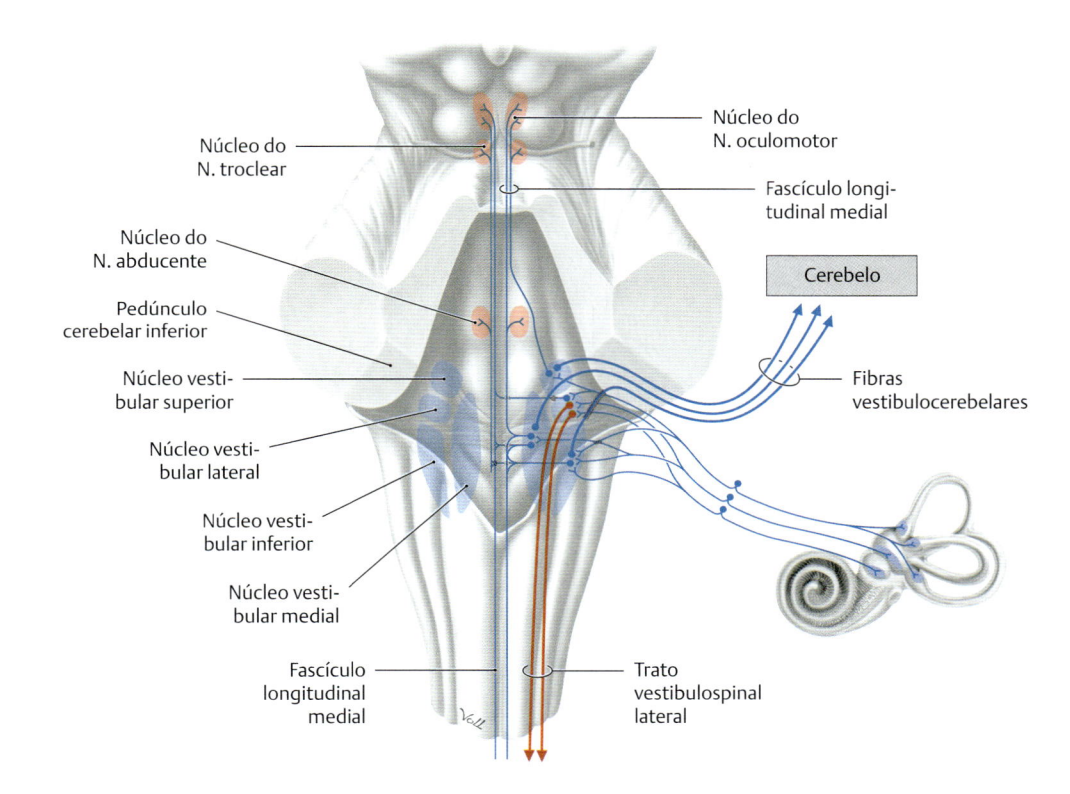

C Núcleos do nervo vestibular: topografia e conexões centrais

Distinguem-se quatro núcleos:

- Núcleo vestibular superior (Bechterew)
- Núcleo vestibular lateral (Deiters)
- Núcleo vestibular medial (Schwalbe) e
- Núcleo vestibular inferior (Roller).

O sistema vestibular apresenta uma organização topográfica:

- As fibras aferentes da mácula do sáculo terminam nos núcleos vestibulares inferior e lateral
- As fibras aferentes da mácula do utrículo terminam na parte medial do núcleo vestibular inferior e na parte lateral do núcleo vestibular medial, bem como no núcleo vestibular lateral

- As fibras aferentes provenientes das cristas ampulares dos órgãos vestibulares terminam no núcleo vestibular superior, na parte superior do núcleo vestibular inferior e no núcleo vestibular lateral.

As eferências provenientes do núcleo vestibular lateral seguem até o trato vestibulospinal lateral. Este trato vai até a medula sacral e seus axônios terminam em neurônios motores. Funcionalmente serve para a manutenção da posição ereta do corpo (tônus da musculatura extensora). As fibras vestibulocerebelares, provenientes dos três núcleos restantes, influenciam, por meio do cerebelo, o tônus muscular. Os quatro núcleos vestibulares emitem axônios ipsolaterais e contralaterais pelo fascículo longitudinal medial até os três núcleos motores dos músculos extrínsecos dos bulbos dos olhos (núcleos dos nervos abducente, troclear e oculomotor).

13.23 Paladar

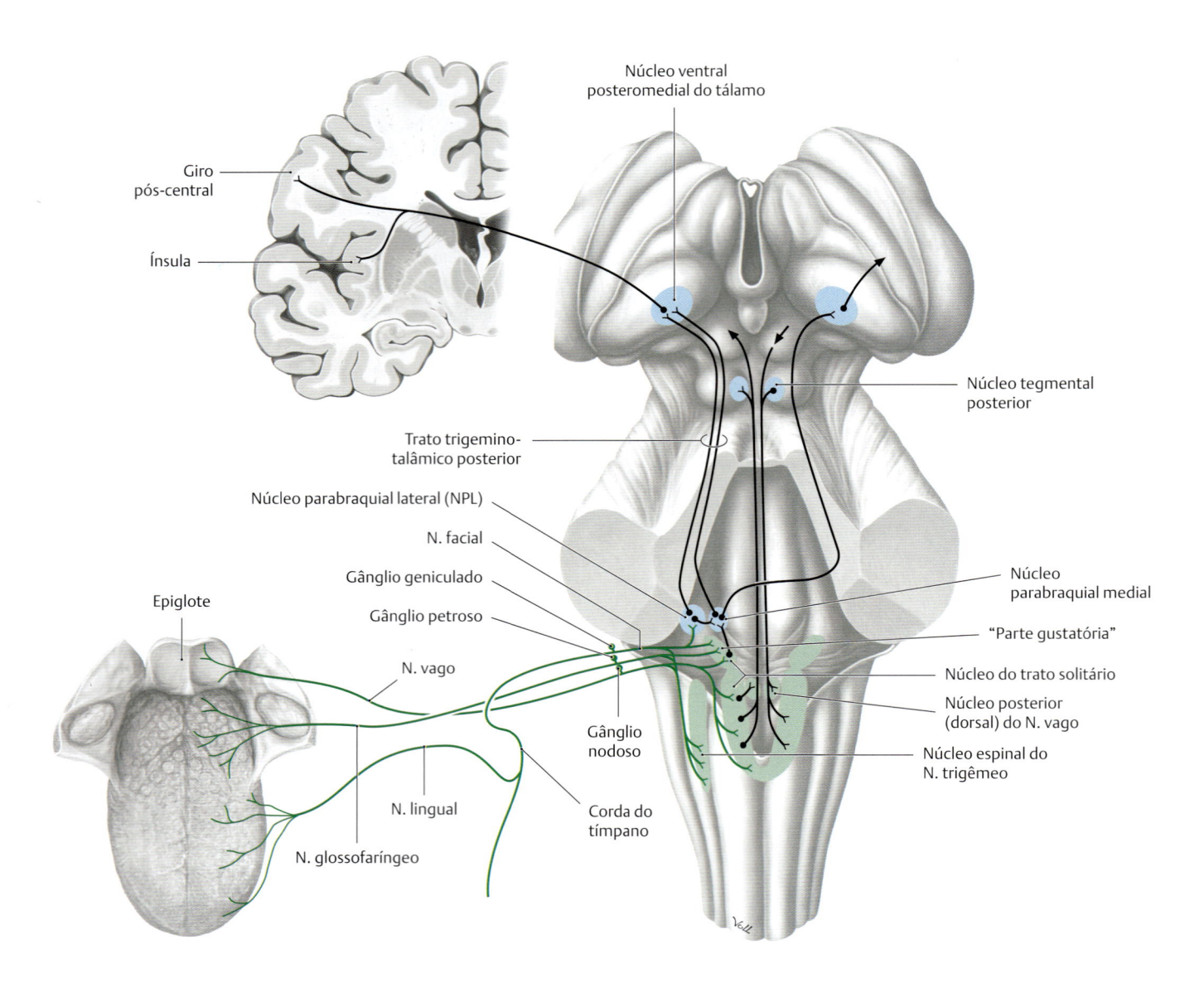

A Vias do paladar

A percepção do gosto ocorre nos calículos gustatórios (ver **B**). Em contraste com outras células receptoras, nas células receptoras dos calículos gustatórios, há células epiteliais especializadas (células sensitivas secundárias, porque elas não contêm axônio). Após a excitação por uma substância gustatória, essas células epiteliais liberam glutamato basal, que estimula o processo periférico dos nervos cranianos aferentes. Dependendo da parte da língua, elas se originam de três diferentes nervos cranianos, de modo que a ausência completa da percepção de paladar é rara (ageusia):

- Dos *dois terços frontais* da língua através do N. facial (N.VII), onde as fibras aferentes seguem primeiro com o N. lingual (ramo do N. trigêmeo) e depois com o corda do tímpano para o gânglio geniculado do N. facial
- Do *terço posterior* da língua, bem como das *papilas circunvaladas* através do N. glossofaríngeo (N. IX) e
- Da *epiglote* através do N. vago (N.X).

Nos calículos gustatórios terminam processos periféricos de células ganglionares pseudounipolares (correspondem às células pseudounipolares do gânglio espinal), que conduzem as informações de sabor através dos seus processos centrais para a chamada "parte gustatória" do núcleo do trato solitário. Assim, elas representam o 1º neurônio aferente da via do sabor. Seus corpos celulares estão localizados, para o N. facial, no gânglio geniculado, para o N. glossofaríngeo, no gânglio petroso, e, para o N. vago, no gânglio nodoso. Após a sinapse no 2º neurônio na *"parte gustatória"* do núcleo do trato solitário (ou parcialmente no núcleo parabraquial lateral), os axônios seguem ipso- e contralateralmente com o trato trigeminotalâmico para o núcleo ventral posteromedial (VPM) do tálamo, onde ocorre a sinapse com o 3º neurônio. Em seguida, esses neurônios se projetam para o 4º neurônio da via do sabor no giro pós-central e no córtex insular. Uma parte do axônio do 2º neurônio segue através de uma outra estação intermediária no tronco encefálico, o núcleo parabraquial medial. Para esses neurônios, ocorre ali a sinapse com o 3º neurônio; por conseguinte, o 4º neurônio está localizado no tálamo, e o 5º neurônio, no córtex insular e giro pós-central. Colaterais do 1º e 2º neurônios dos aferentes do sabor seguem para os núcleos salivatórios superior e inferior. Através desses aferentes é estimulada a salivação quando da alimentação ("reflexo salivar"). Através dos nervos cranianos VII e IX seguem fibras parassimpáticas pré-ganglionares do tronco encefálico (ver detalhes nos respectivos nervos cranianos). Além dessa via de sabor pura, alimentos picantes podem estimular fibras trigeminais (não mostrado), contribuindo para a sensação de gustação.

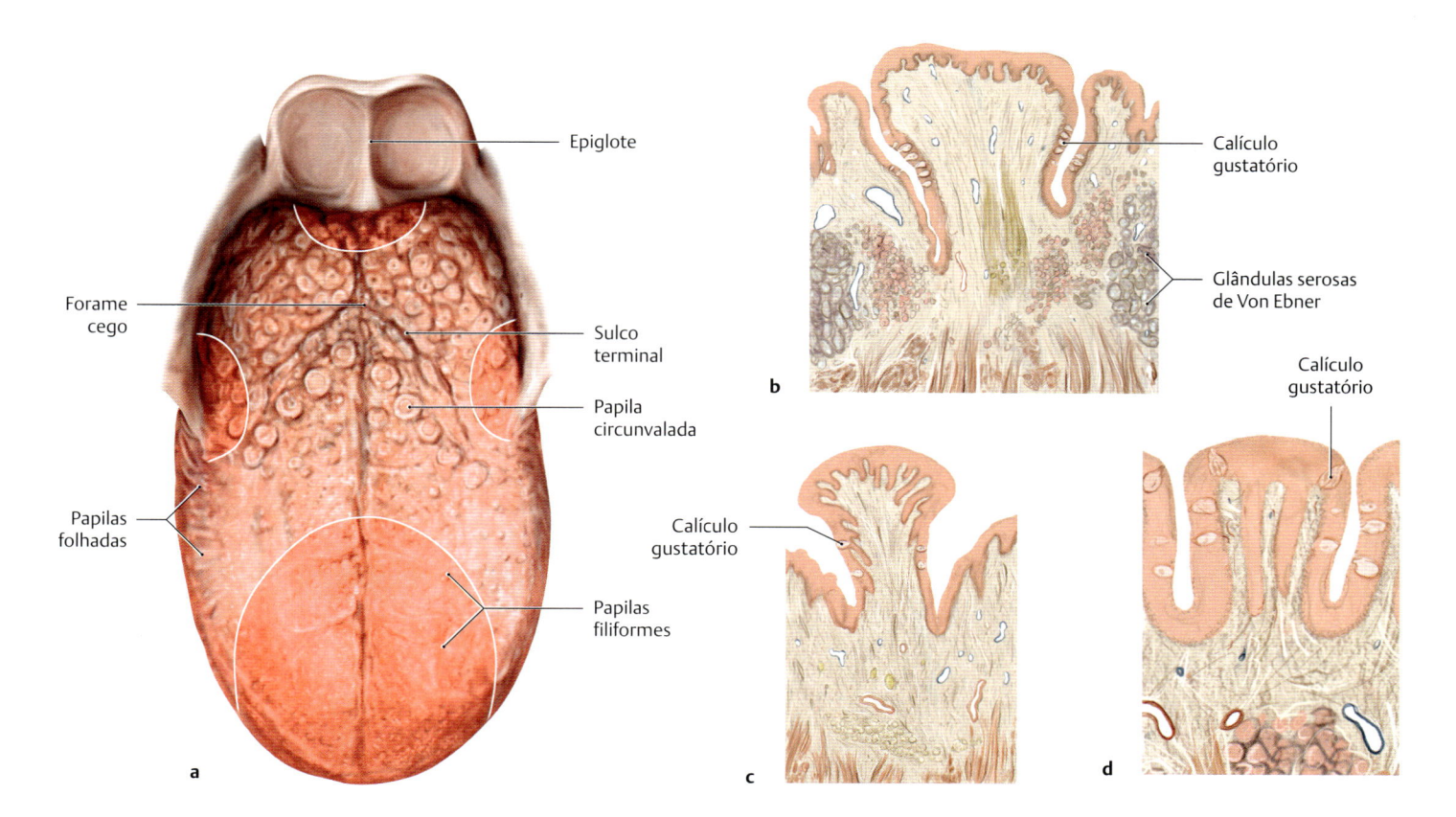

Epiglote

Forame
cego

Sulco
terminal

Papila
circunvalada

Papilas
folhadas

Papilas
filiformes

a

Calículo
gustatório

Glândulas serosas
de Von Ebner

b

Calículo
gustatório

Calículo
gustatório

c

d

B Organização dos receptores gustativos na língua

A língua do ser humano contém aproximadamente 4.600 calículos gustatórios, nos quais as células sensoriais secundárias para a percepção do paladar estão agrupadas. Elas estão concentradas nas regiões esbranquiçadas. Os calículos gustatórios (ver **C**) são incorporados no epitélio da túnica mucosa da língua e estão localizadas em projeções da superfície da túnica mucosa da língua as papilas linguais, de diferentes tipos: papilas circunvaladas (**b**), as papilas fungiformes (**c**) e as papilas folhadas (**d**).

Além disso, os calículos gustatórios são ocasionalmente encontrados na túnica mucosa do palato mole e da faringe. As glândulas serosas de Von Ebner lavam constantemente as papilas gustativas, permitindo que seus receptores possam ser ocupados por novas moléculas de sabor ativas. Os seguintes tipos de sabor podem ser distinguidos: doce, azedo, salgado, amargo e umami, que é estimulado pelo glutamato (amplificador de sabor).

Célula
gustatória clara

Poro
gustatório

Epitélio estratificado
pavimentoso não
queratinizado

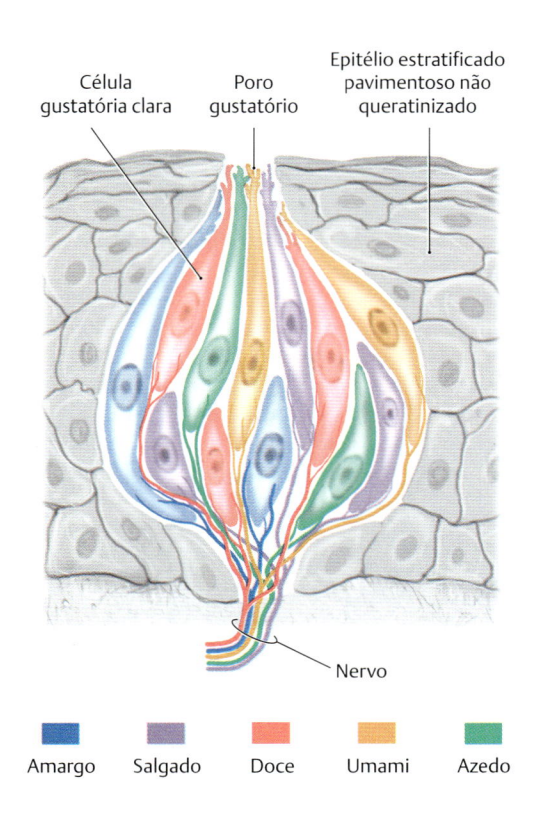

Nervo

Amargo   Salgado   Doce   Umami   Azedo

C Estrutura histológica de um calículo gustatório

A estrutura dos calículos gustatórios na túnica mucosa da boca é induzida pelos nervos. Os axônios dos três nervos cranianos anteriormente mencionados, que ganham acesso à túnica mucosa da boca a partir da região basilar, induzem uma diferenciação do epitélio, de modo que se formem células gustatórias claras e escuras (células epiteliais modificadas), aqui representadas. Ambos os tipos de células gustatórias atingem o poro gustatório com seus microvilos. Para os sabores azedo e salgado, as células gustatórias são estimuladas por meio de prótons e de cátions; para os demais tipos de sabores existem proteínas receptoras, às quais as substâncias estimuladoras dos sabores (gustantes, de baixo peso molecular) se ligam (para detalhes, consultar livros de fisiologia). Após a ligação do gustante de baixo peso molecular com as proteínas receptoras, uma transdução do sinal é induzida, levando à liberação do glutamato, que causa a estimulação dos prolongamentos periféricos dos neurônios pseudounipolares dos três gânglios dos nervos cranianos. As células gustatórias apresentam um tempo de vida de aproximadamente 12 dias e se regeneram a partir das células basais presentes na região inferior de um calículo gustatório, que se diferenciam em células gustatórias.

489

13.24 Olfato

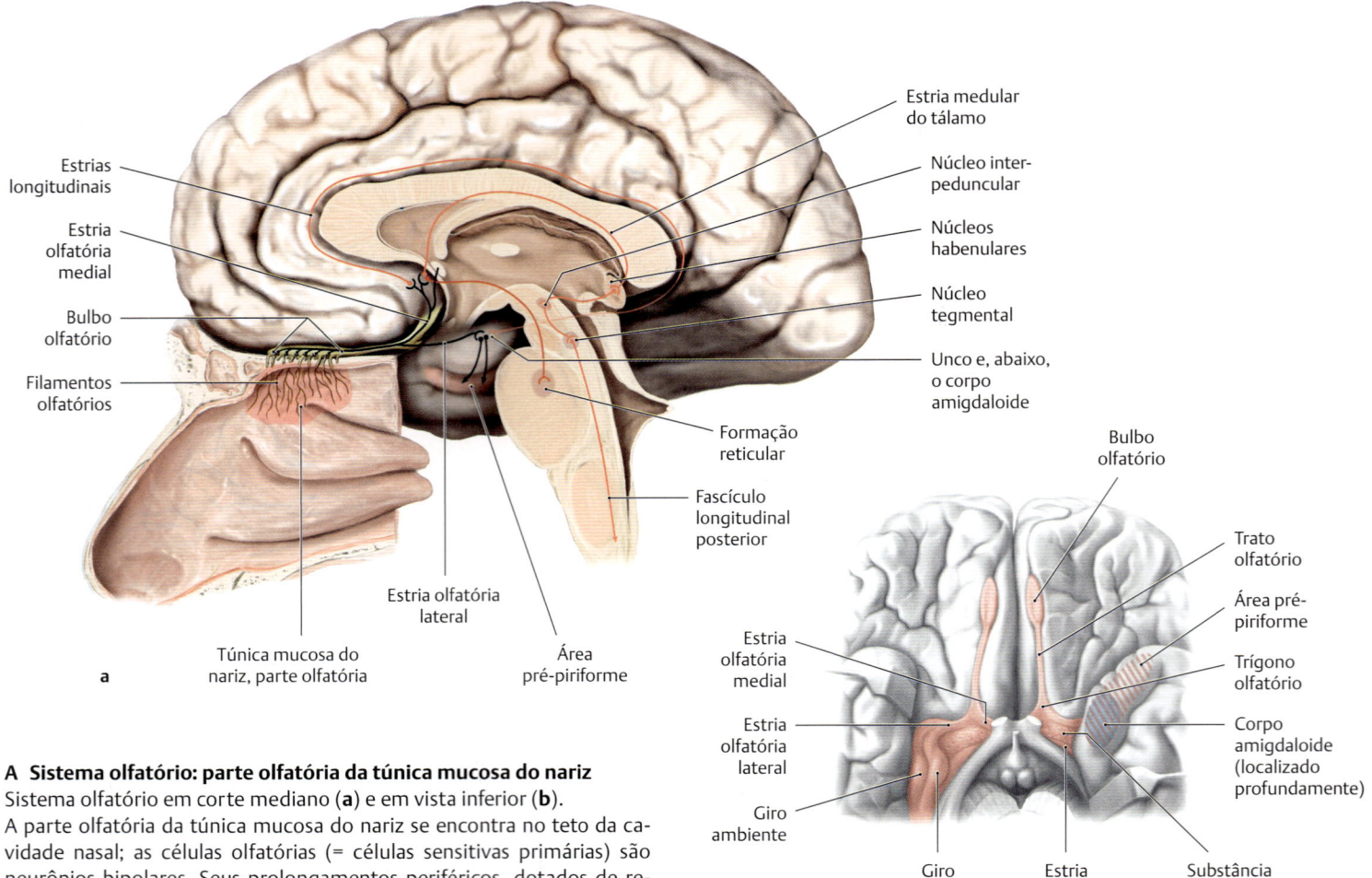

a — labels (left to right, top to bottom):
Estrias longitudinais · Estria olfatória medial · Bulbo olfatório · Filamentos olfatórios · Estria medular do tálamo · Núcleo interpeduncular · Núcleos habenulares · Núcleo tegmental · Unco e, abaixo, o corpo amigdaloide · Formação reticular · Fascículo longitudinal posterior · Túnica mucosa do nariz, parte olfatória · Estria olfatória lateral · Área pré-piriforme

b — labels:
Bulbo olfatório · Trato olfatório · Área pré-piriforme · Trígono olfatório · Corpo amigdaloide (localizado profundamente) · Estria olfatória medial · Estria olfatória lateral · Giro ambiente · Giro semilunar · Estria diagonal · Substância perfurada anterior

A Sistema olfatório: parte olfatória da túnica mucosa do nariz

Sistema olfatório em corte mediano (**a**) e em vista inferior (**b**).
A parte olfatória da túnica mucosa do nariz se encontra no teto da cavidade nasal; as células olfatórias (= células sensitivas primárias) são neurônios bipolares. Seus prolongamentos periféricos, dotados de receptores, terminam na superfície do epitélio da parte olfatória da túnica mucosa do nariz, enquanto seus prolongamentos centrais se projetam para o bulbo olfatório; para o trajeto em detalhe, ver **B**. O *bulbo olfatório*, no qual os 2ᵒˢ neurônios da via olfatória (células mitrais e células em tufo) estão localizados, é uma parte projetada do telencéfalo em posição anterior. Os axônios destes 2ᵒˢ neurônios se estendem em direção central como o *trato olfatório*. Antes de atingir a substância perfurada anterior, o trato olfatório se divide em uma estria olfatória lateral e uma estria olfatória medial; no local de divisão, encontra-se o trígono olfatório.

- Uma **parte dos axônios** do trato olfatório se estende na estria olfatória *lateral* em direção aos centros olfatórios do corpo amigdaloide, giro semilunar e giro ambiente. A área pré-piriforme (área 28 de Brodmann) é considerada o córtex olfatório primário no sentido estrito. Nela se encontram os 3ᵒˢ neurônios do córtex olfatório primário
Observação: A área pré-piriforme está representada em **b** como uma área hachurada, já que ela se encontra na transição entre a "face basilar do lobo frontal" e a "face medial do lobo temporal"
- Uma **2ª parte dos axônios** do trato olfatório se projeta na estria olfatória *medial* em direção aos núcleos da área septal (ou subcalosa) e que representa uma parte do sistema límbico (ver p. 492) e ainda em direção ao tubérculo olfatório, uma pequena proeminência da substância perfurada anterior
- Uma **3ª parte dos axônios** do trato olfatório termina no núcleo olfatório anterior, no qual as fibras que se estendem para o lado oposto fazem conexões sinápticas e se ramificam. Este núcleo está localizado no trígono olfatório, situado entre os dois ramos das estrias olfatórias e anteriormente à substância perfurada anterior.

Observação: Nenhum desses três tratos se projeta para o tálamo. Consequentemente, o sistema olfatório é o único sistema sensitivo que não estabelece conexões sinápticas no tálamo em seu trajeto para o córtex. Entretanto, existe uma via indireta através do tálamo em direção ao neocórtex, que segue através do córtex olfatório primário, tálamo e parte inferior do telencéfalo. Nestas partes basais do telencéfalo, as impressões olfatórias são subsequentemente analisadas (não representado).
O sistema olfatório encontra-se amplamente conectado com outras áreas cerebrais através do córtex olfatório primário, de modo a possibilitar a ocorrência de complexas reações comportamentais após estímulos olfatórios. Odores fétidos provocam náuseas, odores apetitosos deixam os indivíduos "com água na boca", e outros odores são considerados "insuportáveis" pelas pessoas. O processamento dessas sensações presumivelmente ocorre através do hipotálamo, do tálamo e do sistema límbico (ver p. 492). Deste modo, o feixe prosencefálico medial e as estrias medulares do tálamo representam as conexões principais. O feixe prosencefálico medial fornece axônios para as seguintes estruturas:

- Núcleos hipotalâmicos
- Formação reticular
- Núcleos salivatórios e
- Núcleo posterior do N. vago.

Os axônios que seguem pelas estrias medulares do tálamo terminam nos núcleos habenulares. Este trato também se projeta subsequentemente no tronco encefálico, de modo que a secreção de saliva seja provocada após um estímulo olfatório.

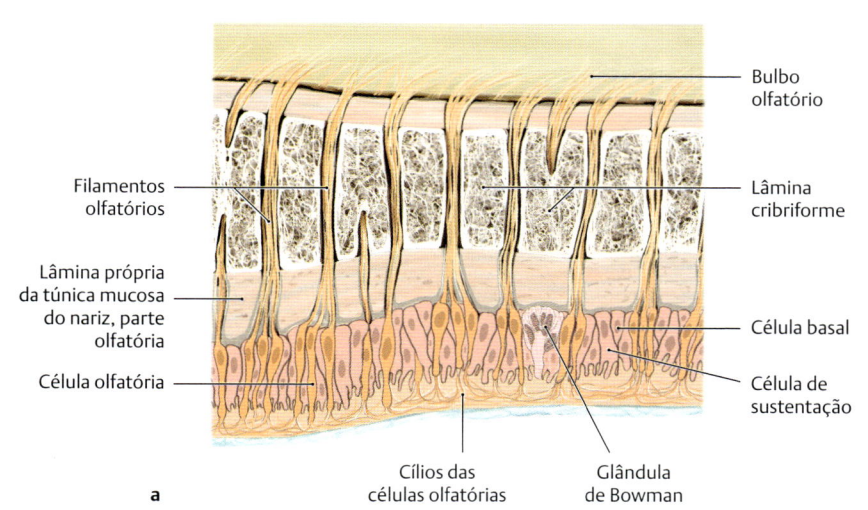

Filamentos olfatórios

Lâmina própria da túnica mucosa do nariz, parte olfatória

Célula olfatória

Bulbo olfatório

Lâmina cribriforme

Célula basal

Célula de sustentação

Cílios das células olfatórias

Glândula de Bowman

a

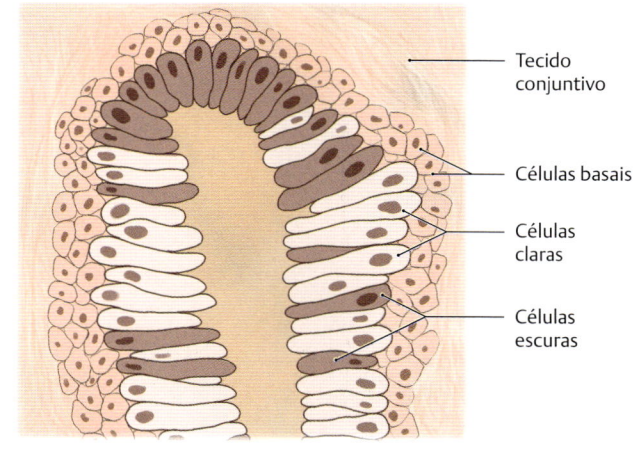

Tecido conjuntivo

Células basais

Células claras

Células escuras

c

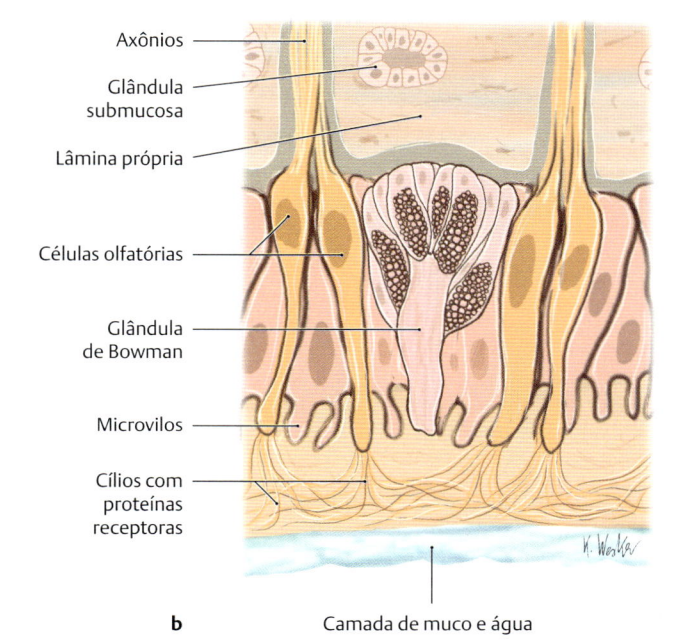

Axônios

Glândula submucosa

Lâmina própria

Células olfatórias

Glândula de Bowman

Microvilos

Cílios com proteínas receptoras

b

Camada de muco e água

B Parte olfatória da túnica mucosa do nariz e órgão vomeronasal (OVN)

A **túnica mucosa do nariz** compreende uma área de 2 cm² no teto de cada cavidade nasal, na qual estão concentradas 10^7 células sensitivas olfatórias primárias (**a**, **b**). Sob o ponto de vista molecular, as proteínas receptoras olfatórias se localizam nos cílios das células sensitivas. Cada célula sensitiva apresenta apenas uma proteína receptora especializada, que promove a transdução de sinais após a ligação da substância odorante. Embora o ser humano seja microsmático (*i. e.*, tem o olfato pouco desenvolvido) e, portanto, em comparação aos demais mamíferos ele não tenha um olfato muito apurado, as proteínas receptoras olfatórias representam 2% de seu genoma. Isto destaca o significado do olfato para a espécie humana. As células sensitivas olfatórias primárias duram aproximadamente 60 dias e se regeneram a partir de células basais (divisão celular e consequente formação de neurônios durante toda a vida!). Os prolongamentos centrais (axônios) – organizados em feixes – de centenas de células olfatórias se projetam como os filamentos olfatórios (**a**) através da lâmina cribriforme do etmoide e terminam no *bulbo olfatório* (ver **C**), que se encontra acima da lâmina cribriforme. O **órgão vomeronasal** (representado em **c**) está localizado em ambos os lados na região anterior do septo nasal. Suas conexões sinápticas centrais são desconhecidas na espécie humana. Ele reage a hormônios esteroides e provoca reações inconscientes em cobaias (influência sobre a escolha do parceiro?). Em muitas espécies de animais, a escolha do parceiro é mediada por impulsos olfatórios percebidos pelo órgão vomeronasal.

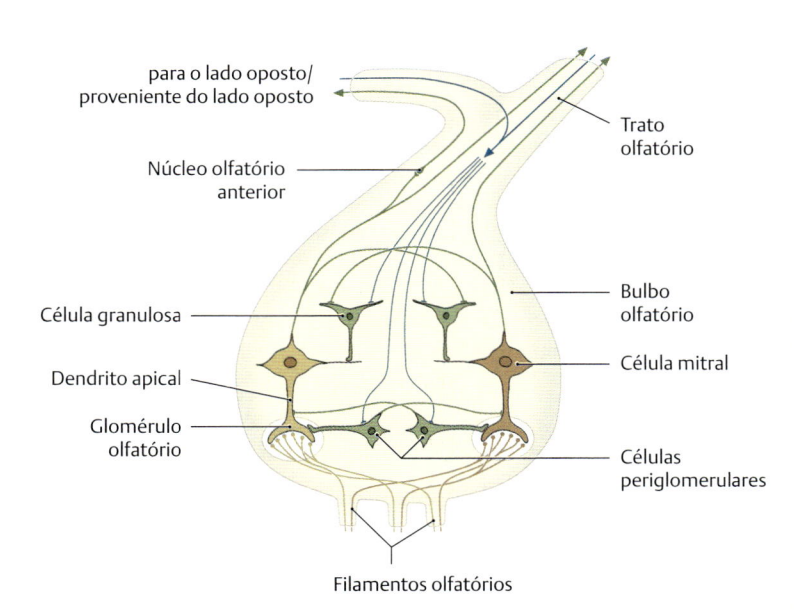

para o lado oposto/ proveniente do lado oposto

Núcleo olfatório anterior

Célula granulosa

Dendrito apical

Glomérulo olfatório

Trato olfatório

Bulbo olfatório

Célula mitral

Células periglomerulares

Filamentos olfatórios

C Conexões sinápticas no bulbo olfatório

Neurônios especializados no bulbo olfatório, as células mitrais, apresentam dendritos apicais, sobre os quais axônios de milhares de células sensitivas primárias formam sinapses. Os conjuntos formados pelo dendrito e pelas sinapses constituem os *glomérulos olfatórios*. Consequentemente, existe uma proeminente topografia, isto é, os axônios das células sensitivas com a mesma proteína receptora formam glomérulos com apenas uma única célula mitral ou com apenas algumas poucas células mitrais. Os axônios das células mitrais, de localização basilar, formam o trato olfatório; os axônios que seguem através deste trato se projetam principalmente para o córtex olfatório, porém também para outras regiões de núcleos do SNC. Os colaterais axônicos das células mitrais se projetam para as células granulosas: tanto as células granulosas quanto as células periglomerulares inibem a atividade das células mitrais. Portanto, uma pequena quantidade de impressões sensoriais é registrada pelo SNC. É por meio deste processo de inibição que se formam contrastes, levando à correta percepção dos odores. As células em tufo, que também se projetam para o córtex olfatório primário, não foram representadas.

491

13.25 Sistema Límbico

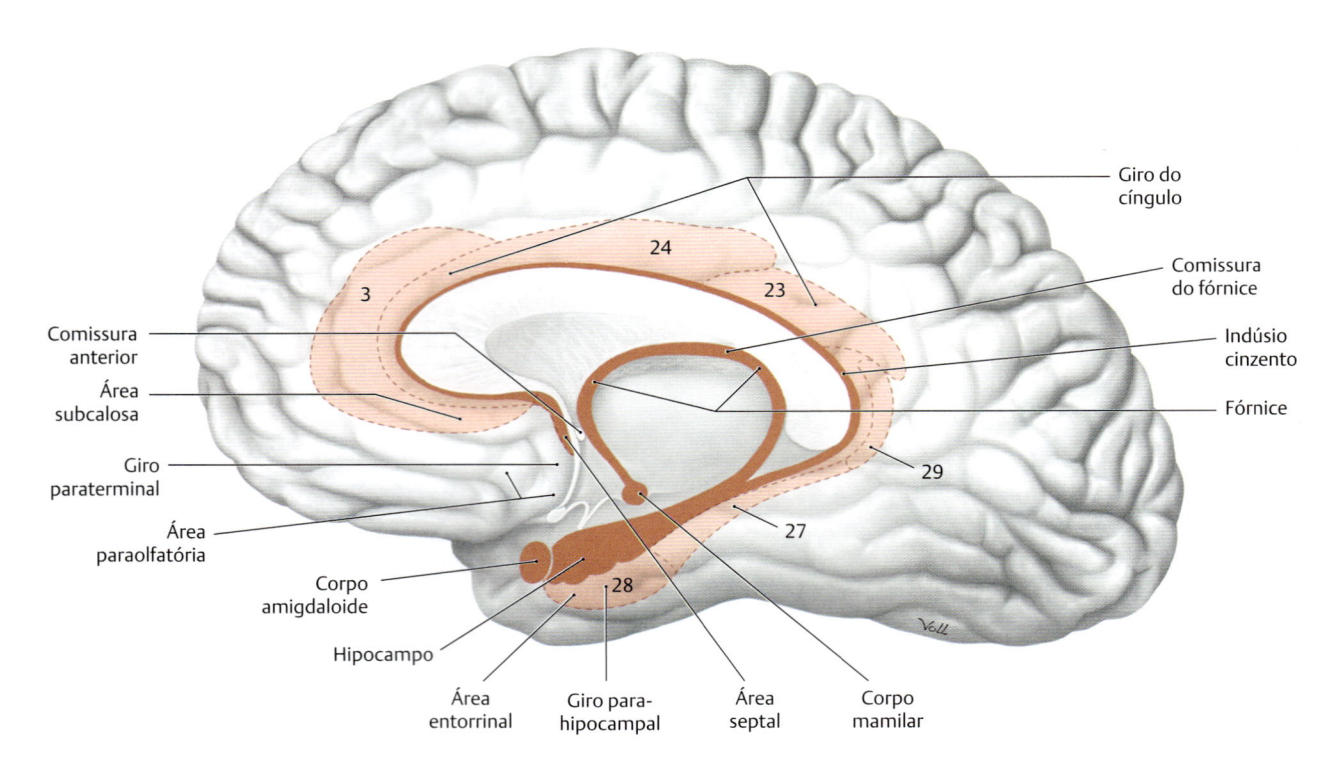

A Sistema límbico no córtex representado como parcialmente transparente

Vista medial do hemisfério cerebral direito. O termo "sistema límbico" (*limbus* = borda, bainha, em latim) foi criado por Broca em 1878, que descreveu o conjunto dos giros cerebrais em volta do corpo caloso, do diencéfalo e dos núcleos da base como um *grand lobe limbique*. O sistema límbico compreende regiões do neocórtex, do paleocórtex e do arquicórtex, bem como núcleos subcorticais. Estas amplas conexões permitem que informações possam ser trocadas e integradas entre o telencéfalo (córtex cerebral), o diencéfalo e o mesencéfalo. Na face medial do hemisfério cerebral podemos distinguir um arco interno e um arco externo do sistema límbico.

O **arco externo** é formado por:

- Giro para-hipocampal
- Giro do cíngulo (também chamado de giro límbico)
- Área subcalosa.

Algumas classificações também incluem a área paraolfatória como parte do arco externo.

O **arco interno** é formado por:

- Indúsio cinzento
- Formação do hipocampo
- Fórnice
- Área septal (abreviada como [região do] septo)
- Feixe diagonal de Broca (não visível nesta perspectiva) e
- Giro paraterminal.

Além disso, fazem parte do sistema límbico: o corpo amigdaloide e o corpo mamilar.

As seguintes regiões nucleares também fazem parte, mas não foram mostradas: núcleo anterior do tálamo, núcleo habenular, núcleo tegmental posterior e núcleo interpeduncular.

O sistema límbico participa na regulação dos comportamentos impulsivo e afetivo, sendo importante no aprendizado e na memória. Os números da figura referem-se às áreas de Brodmann.

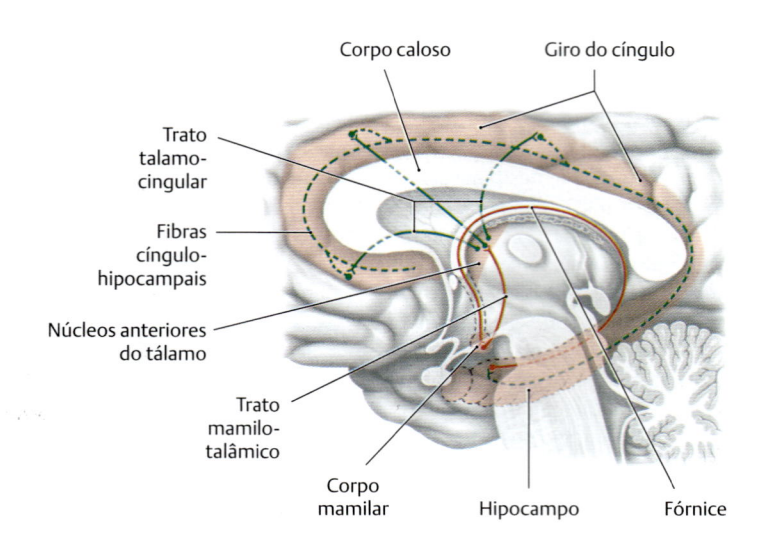

B Circuito neuronal, de acordo com Papez

Vista da face medial do hemisfério cerebral direito. Alguns núcleos do sistema límbico são conectados entre si por um **circuito neuronal** (ver adiante), chamado circuito de Papez, em referência a quem o descreveu (1937). Posteriormente (1949), a descrição foi expandida por MacLean para incluir o conceito de sistema límbico. Foram indicados os seguintes núcleos (em letras normais) e os tratos (em **negrito**) que levam à próxima estação do circuito neuronal:

Hipocampo → **fórnice** → corpo mamilar → **trato mamilotalâmico** (feixe de Vicq-d'Azyr) → núcleos anteriores do tálamo → **trato (radiação) talamocingular** → giro do cíngulo → **fibras cíngulo-hipocampais** → hipocampo.

Este circuito neuronal conecta as regiões do sistema límbico de diferentes origens filogenéticas. Portanto, informações gravadas no inconsciente (áreas subcorticais) (o "id", segundo Freud) são ligadas a ações conscientes (áreas corticais, o "ego" e o "superego", segundo Freud).

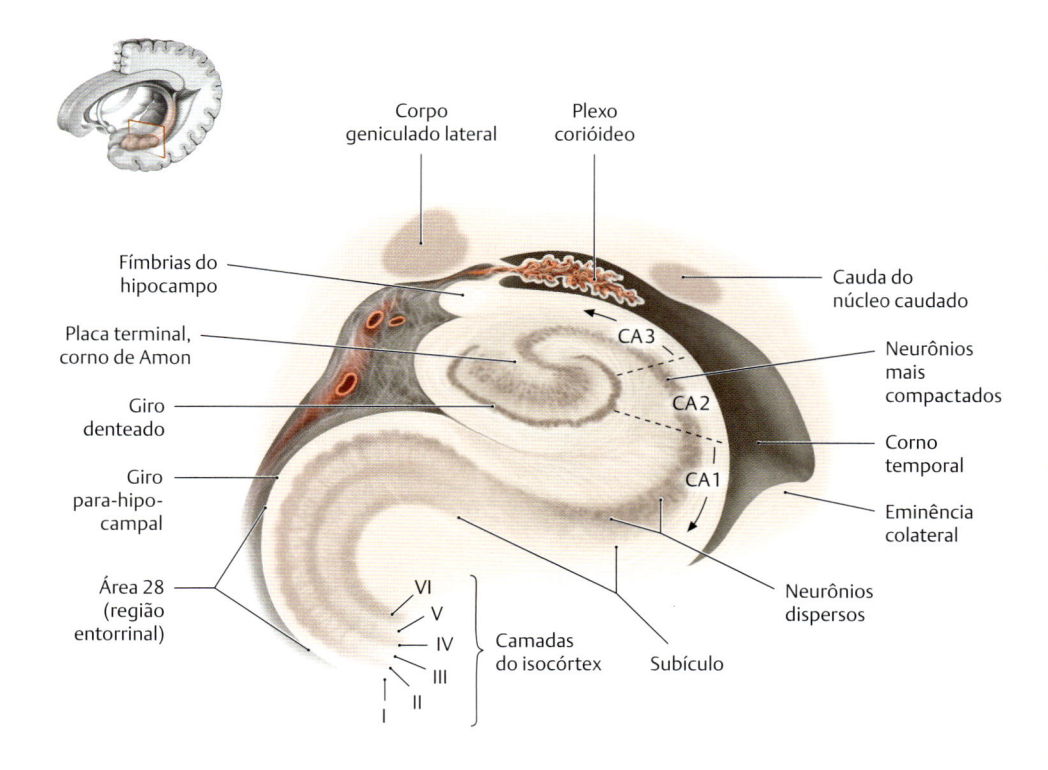

Corpo geniculado lateral

Plexo corióideo

Fímbrias do hipocampo

Placa terminal, corno de Amon

Giro denteado

Giro para-hipo-campal

Área 28 (região entorrinal)

Cauda do núcleo caudado

CA3

Neurônios mais compactados

CA2

Corno temporal

CA1

Eminência colateral

Neurônios dispersos

VI
V
IV
III
II
I

Camadas do isocórtex

Subículo

C Arquitetura citológica da formação do hipocampo (segundo Bähr e Frotscher)

Vista frontal esquerda.

Observação: O hipocampo apresenta um alocórtex com três camadas, em vez de um isocórtex com seis camadas (na figura, no canto inferior esquerdo). Esta diferença se deve a uma questão filogenética: o hipocampo é uma estrutura filogeneticamente mais antiga do que o isocórtex. No centro do alocórtex situa-se um feixe de neurônios que forma a camada neuronal do hipocampo propriamente dito (= hipocampo próprio = corno de Amon, CA). O tipo celular principal neste feixe são as células piramidais. Devido à densidade celular variável das células piramidais podemos distinguir entre as regiões CA 1–3. O chamado "*setor de Sommer*" — *região CA1* é importante para a neuropatologia: a morte neuronal, nesta região, é o primeiro sinal concreto de hipoxia cerebral. Além do hipocampo próprio identificamos, ainda, o feixe celular do giro denteado (fáscia denteada), cujo principal tipo celular é a célula granulosa.

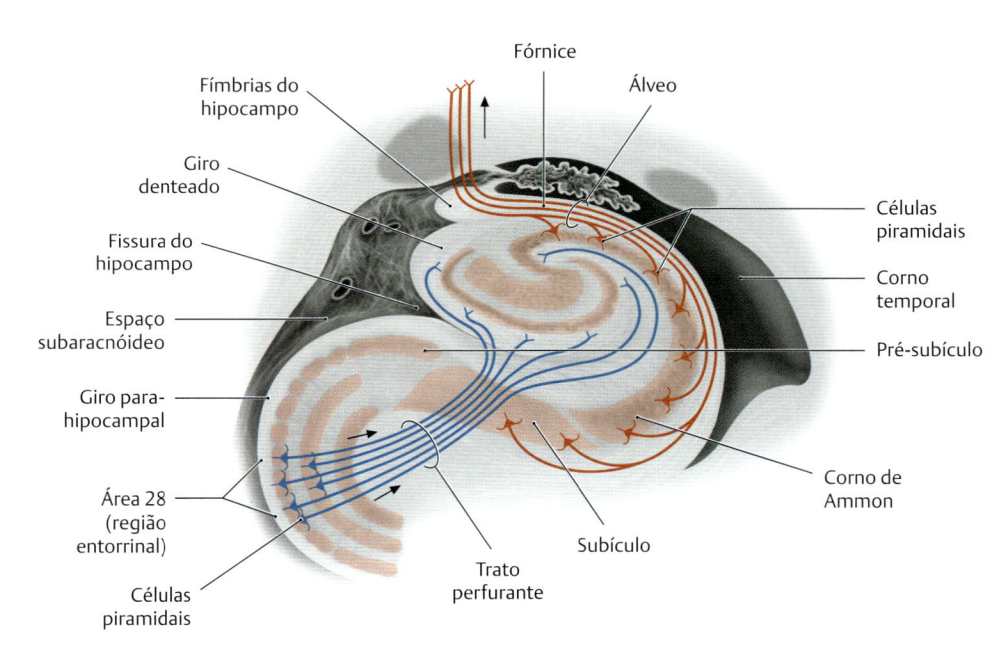

Fórnice

Fímbrias do hipocampo

Álveo

Giro denteado

Fissura do hipocampo

Espaço subaracnóideo

Giro para-hipocampal

Área 28 (região entorrinal)

Células piramidais

Células piramidais

Corno temporal

Pré-subículo

Corno de Ammon

Subículo

Trato perfurante

D Conexões do hipocampo

Vista frontal esquerda. A via aferente mais importante para o hipocampo é o trato perfurante (em azul), que segue da região entorrinal (representada por células piramidais triangulares = área 28 de Brodmann) para o hipocampo (terminação das sinapses). Os neurônios que dali são projetados para o hipocampo recebem seus aferentes de muitas regiões do cérebro. Assim, a região entorrinal representa o portal para o hipocampo. As células piramidais do corno de Ammon (hipocampo propriamente dito) (triângulos) enviam seus axônios para o fórnice, os axônios que nele cursam seguem para os corpos mamilares (circuito neuronal de Papez) ou para os núcleos septais.

E Definições importantes relativas ao sistema límbico

Arquicórtex
Estruturas filogeneticamente antigas do córtex cerebral, não existem as seis camadas

Hipocampo (retrocomissural)
Corno de Amon (hipocampo próprio), giro denteado (alternativa: fáscia denteada), subículo (por alguns autores considerado como parte da formação do hipocampo e não do hipocampo próprio)

Formação do hipocampo
Hipocampo mais a área entorrinal do giro para-hipocampal

Sistema límbico
Importante centro de coordenação para a memória e as emoções; engloba as seguintes estruturas *telencefálicas*: giro do cíngulo, giro para-hipocampal, formação do hipocampo, núcleos septais e corpo amigdaloide. Do *diencéfalo* fazem parte: o núcleo anterior do tálamo, os corpos mamilares, o núcleo *accumbens* e a habênula, e no *tronco encefálico* encontramos os núcleos da rafe. O feixe medial do telencéfalo e o fascículo longitudinal posterior são, em parte, tratos do sistema límbico

Periarquicórtex
Ampla zona de transição ao redor do hipocampo, consistindo no giro do cíngulo, no istmo do giro do cíngulo e no giro para-hipocampal

13.26 Organização do Córtex e das Áreas de Associação

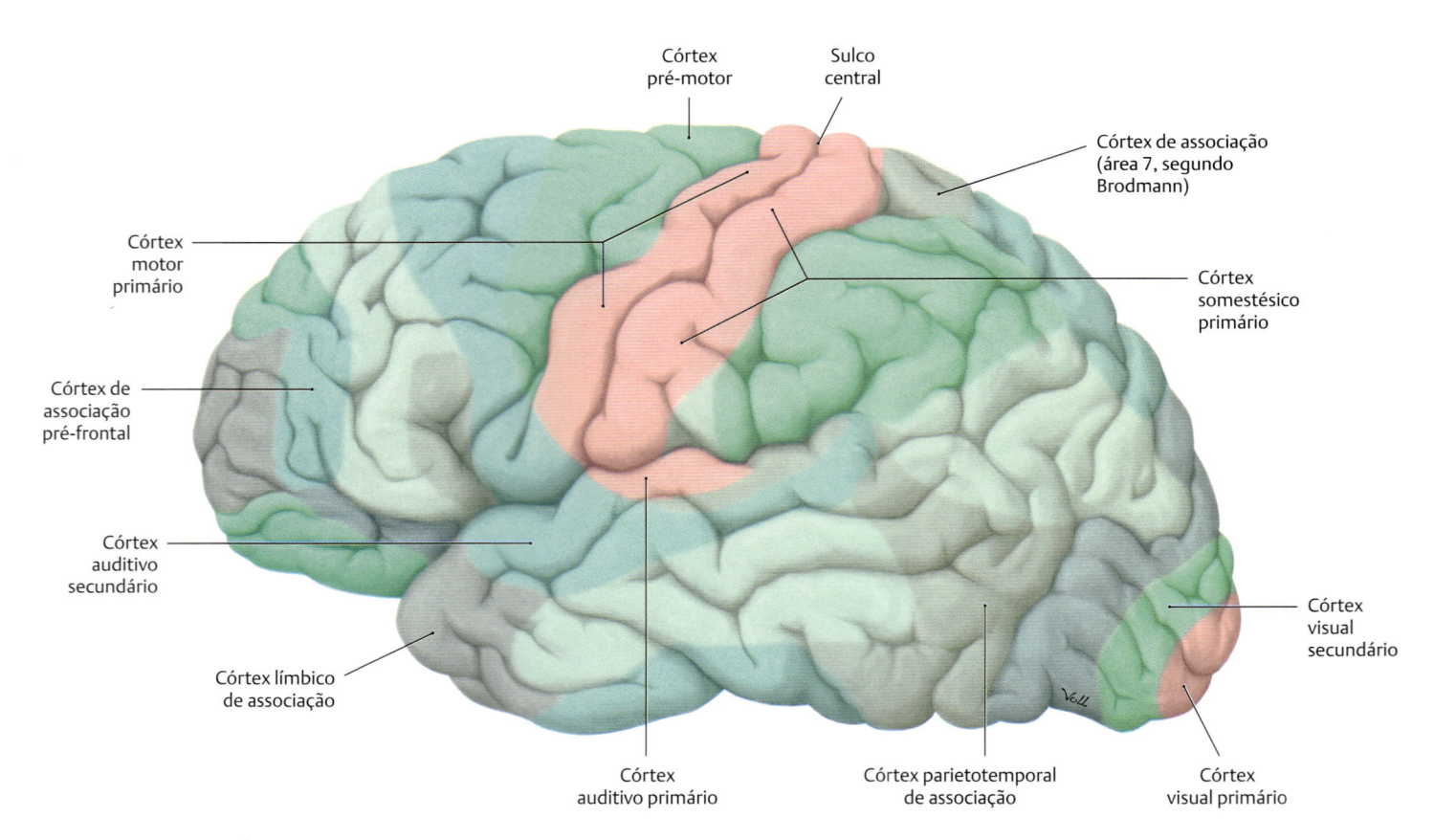

A Organização do neocórtex sob o ponto de vista funcional
Vista esquerda; as áreas sensitivas e motoras primárias foram representadas em vermelho, e as áreas do córtex de associação em diferentes tonalidades de verde. As áreas sensitivas e motoras primárias correspondem ao destino e à origem das vias de projeção. Mais de 80% da superfície cortical corresponde ao córtex de associação, conectado, de forma secundária, com as áreas sensitivas primárias e áreas motoras primárias. O processamento neuronal do comportamento diferenciado e aproveitamento intelectual ocorre no córtex de associação, cujo volume sofreu grande aumento, durante a evolução do homem. As áreas funcionais como, por exemplo, o córtex motor primário, localizado na região anterior ao sulco central, foram mapeadas ao longo do tempo, em pacientes vivos, por meio de métodos modernos de geração de imagens. Os resultados desse tipo de exame são mostrados de forma clara nas figuras subsequentes. De forma surpreendente, os achados desses exames conferem, frequentemente, com as áreas corticais de Brodmann.

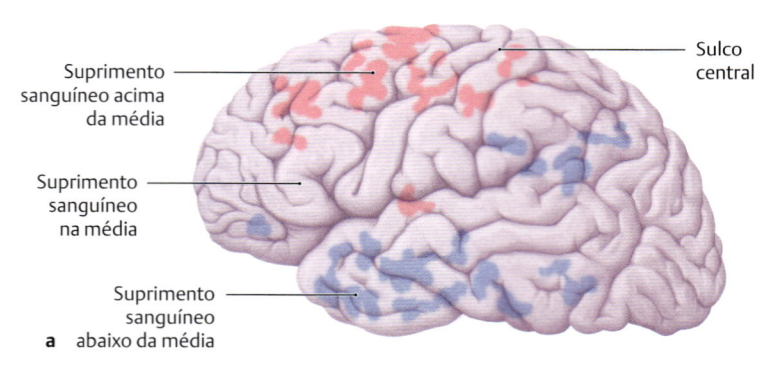

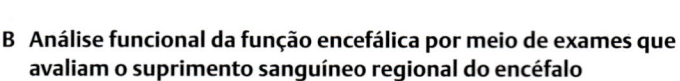

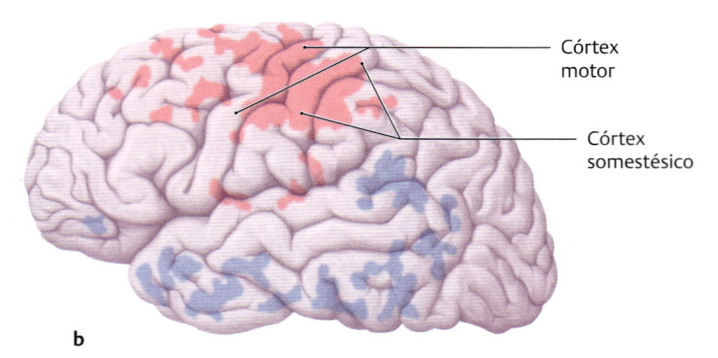

B Análise funcional da função encefálica por meio de exames que avaliam o suprimento sanguíneo regional do encéfalo
Vista esquerda do encéfalo. Neurônios ativados consomem mais glicose e oxigênio, trazidos pela corrente sanguínea. Portanto, ocorre aumento do suprimento sanguíneo. A figura mostra um mapa encefálico com visualização do suprimento sanguíneo local durante o repouso (**a**) e o movimento (**b**) da mão direita. O movimento da mão direita é acompanhado por aumento no suprimento sanguíneo na região do córtex motor contralateral esquerdo (decussação das pirâmides), no giro pré-central, onde a mão está representada (ver homúnculo motor, p. 457, **B**). Ao mesmo tempo, o córtex sensitivo na região pós-central também é ativado. Isto mostra que funções motoras também ativam o córtex sensitivo (alça de retroalimentação).

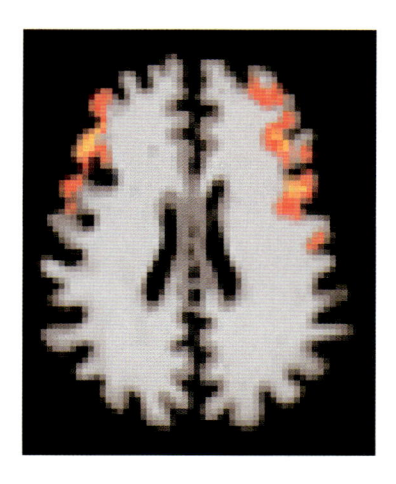

Mulheres

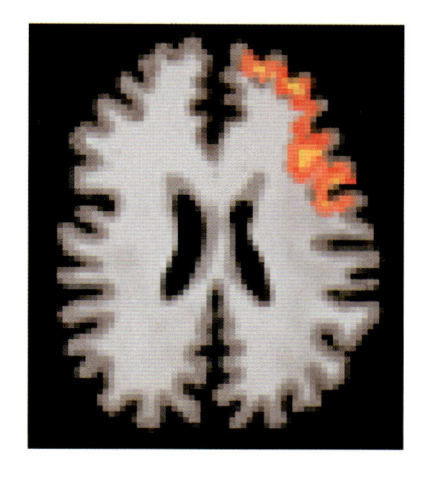

Homens

C Diferenças entre os sexos no processamento neuronal

Um outro método para a visualização da atividade encefálica é a ressonância magnética funcional (RMF). Este procedimento visualiza a atividade encefálica de forma não invasiva. Uma vez que existem diferenças individuais entre os encéfalos humanos, a comparação de vários encéfalos resulta em diferenças menores a respeito da localização de variadas funções em determinadas áreas encefálicas. Para solucionar este problema, na localização das funções encefálicas, os resultados dos exames obtidos de diferentes encéfalos são projetados um sobre o outro. O lado esquerdo mostra um somatório dos encéfalos femininos, e o lado

direito um somatório dos encéfalos masculinos. Ambos os grupos de pacientes tinham que resolver problemas fonológicos, isto é, os pacientes tinham que identificar diferenças no significado de sons linguísticos. Enquanto as mulheres ativaram os dois hemisférios para a solução das tarefas, no caso dos homens somente o lado esquerdo foi ativado (vista inferior das figuras). Estes resultados mostram claramente que os encéfalos das mulheres e dos homens se diferenciam no processamento de sinais. "Homens e mulheres simplesmente não combinam" (citação do comediante alemão Loriot, no seu 80º aniversário).

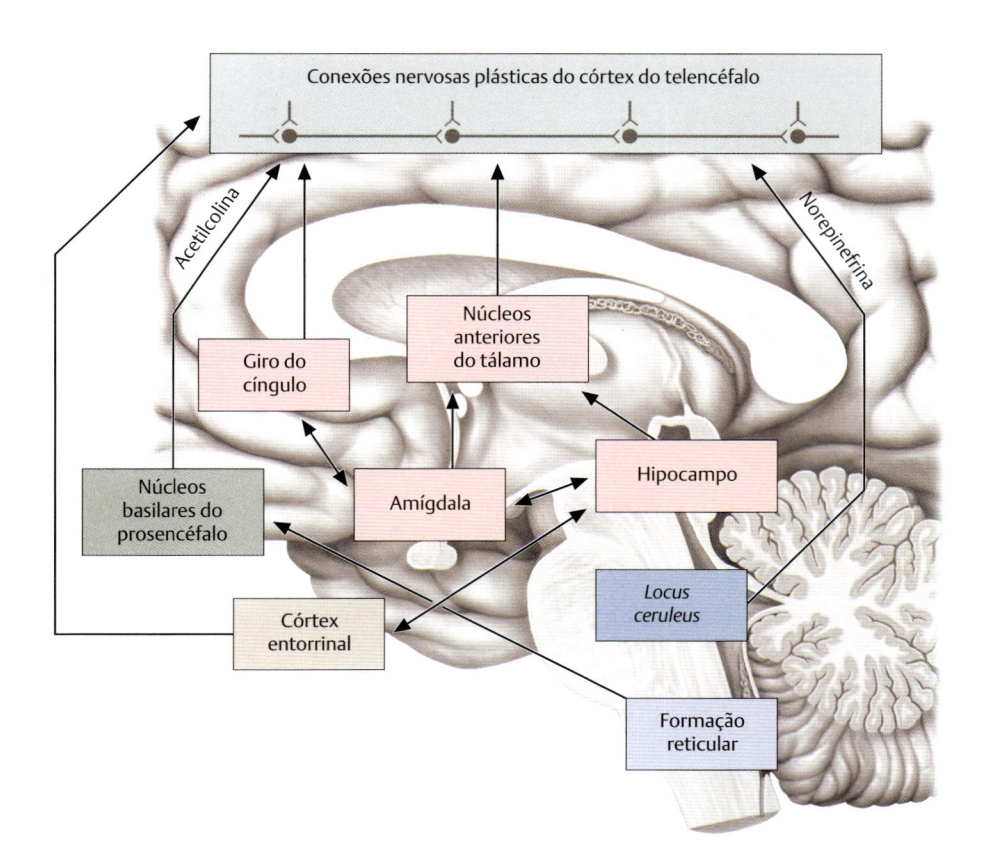

D Centros subcorticais moduladores

O córtex, o local das nossas vivências e das ações conscientes, é influenciado por vários centros subcorticais. As partes do sistema límbico, extremamente importantes para o aprendizado e a memória, são marcadas em vermelho. A influência desses centros subcorticais sobre a nossa consciência e as nossas ações é vista por alguns neurobiólogos como um fato tão dominante, que chegam a negar a existência de livre-arbítrio. "O ser humano se sente livre quando pode fazer o que deve fazer", isto é, quando faz o que seu inconsciente determina.

495

13.27 Dominância Hemisférica

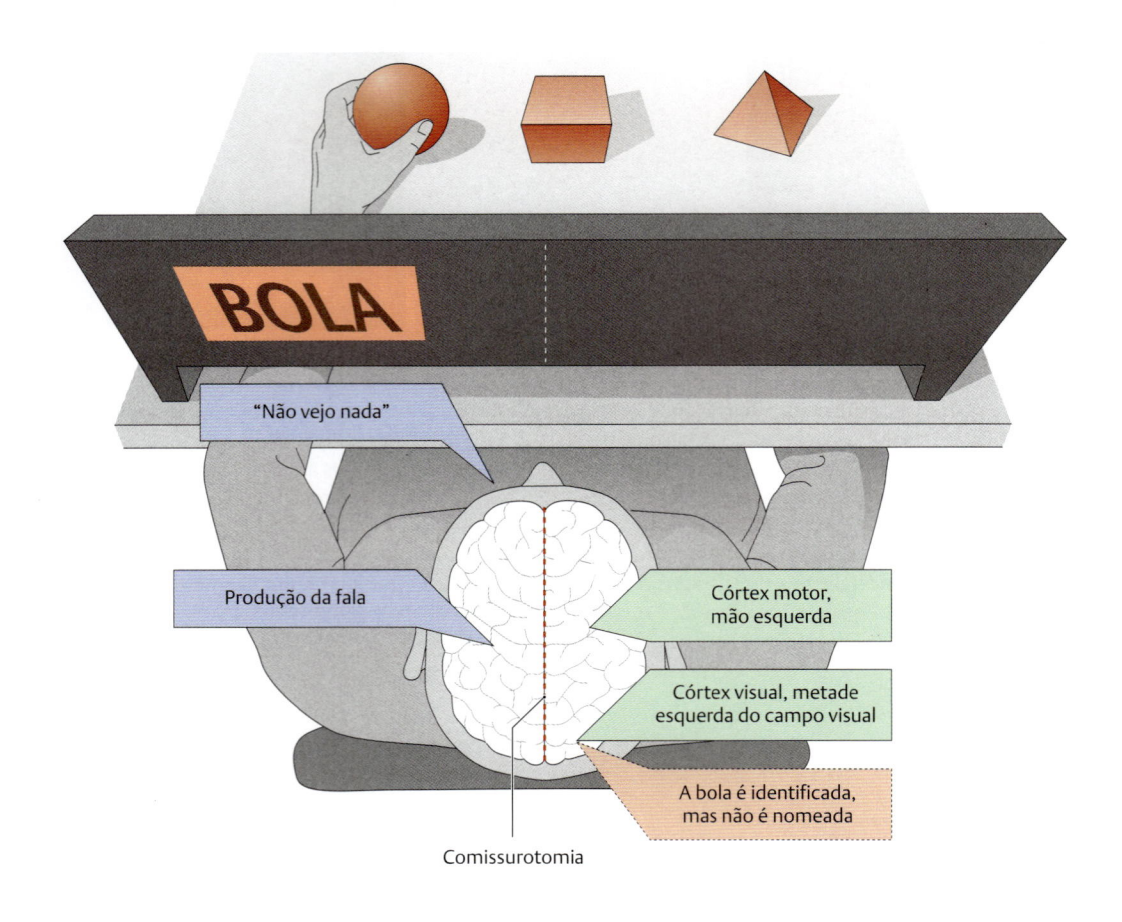

A Identificação da dominância dos hemisférios em pacientes com secção do corpo caloso (segundo Klinke, Pape e Silbernagl)

O corpo caloso é o trato comissural mais importante que conecta as áreas cerebrais, com a mesma função, entre os dois hemisférios. Como, no passado, o corpo caloso não tinha a função muito conhecida, era seccionado, juntamente com a comissura anterior, em pacientes com epilepsia, para bloquear a transmissão de ataques epilépticos para o outro hemisfério (comissurotomia). Portanto, a comunicação no *telencéfalo superior* nestes pacientes foi interrompida, enquanto a comunicação no *diencéfalo* e seu trato óptico, situados mais inferiormente, foi mantida intacta. Dizia-se que tinham o "cérebro dividido" (pacientes após calosotomia). Os pacientes, em geral, pareciam clinicamente normais, mas os exames neuropsicológicos mais detalhados puderam detectar defeitos que contribuíram para o nosso entendimento a respeito da função do encéfalo. Durante o exame, o paciente fica sentado em frente a uma tela onde se projetam palavras. Ao mesmo tempo, o paciente pode pegar objetos posicionados atrás da tela. Quando um paciente, após calosotomia, vê, por pouco tempo, a palavra "bola" no lado esquerdo da tela, ele a reconhece no córtex visual *direito* (o trato óptico não é afetado pela comissurotomia!). Em 97% das pessoas, a produção da fala é localizada no hemisfério *esquerdo*. Portanto, o paciente não consegue verbalizar a palavra projetada, já que a comunicação entre os hemisférios, no nível do telencéfalo (local da produção da fala), é interrompida. Mesmo assim, ele é capaz de selecionar e pegar a bola entre os outros objetos. Hoje em dia supõe-se que a dominância hemisférica seja o resultado da evolução, quando as áreas cerebrais se desligaram de suas funções específicas, por exemplo, da produção da fala, para ficarem livres para o desenvolvimento da nossa inteligência. O corpo caloso permite que os dois hemisférios (que parcialmente cumprem funções independentes e, portanto, apresentam uma utilização mais flexível) ainda possam se comunicar, quando necessário. Devido à dominância hemisférica, o corpo caloso, nos seres humanos, é mais desenvolvido do que em outras espécies de animais. A utilização de áreas corticais difere em homens e mulheres. Em homens, por exemplo, somente um hemisfério é ativado para a solução de tarefas linguísticas, enquanto mulheres ativam ambos os hemisférios (ver **C**, p. 495). Este fato também influencia a estrutura do corpo caloso. Supõe-se, por exemplo que, em mulheres, a compreensão e a capacidade da fala sejam mais desenvolvidas do que em homens, uma vez que alguns estudos sugerem que no istmo do corpo caloso da mulher existem mais axônios do que no homem (uma região do istmo 25% maior!). Entretanto, os resultados desse tipo de estudo são muito questionáveis.

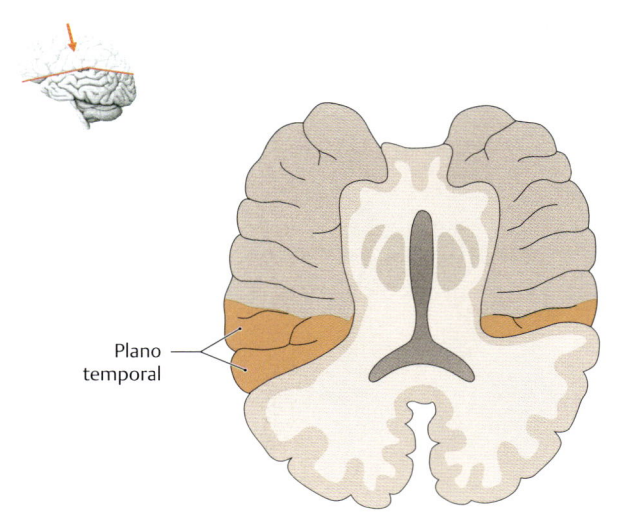

Plano temporal

B Assimetria hemisférica (segundo Klinke e Silbernagl)

Vista posterior do lobo temporal, após uma secção ao longo da fissura lateral. O plano temporal apresenta contornos diferentes nos hemisférios cerebrais; em dois terços dos seres humanos, o plano esquerdo é mais bem desenvolvido do que o plano direito. A importância funcional desta assimetria não é clara. A assimetria não pode ser simplesmente explicada pelo fato de a região de entendimento da palavra falada, de Wernicke, situar-se nesta área do lobo temporal: enquanto somente 67% das pessoas apresentam esta assimetria hemisférica, em 97% das pessoas a região da fala fica localizada no lado esquerdo.

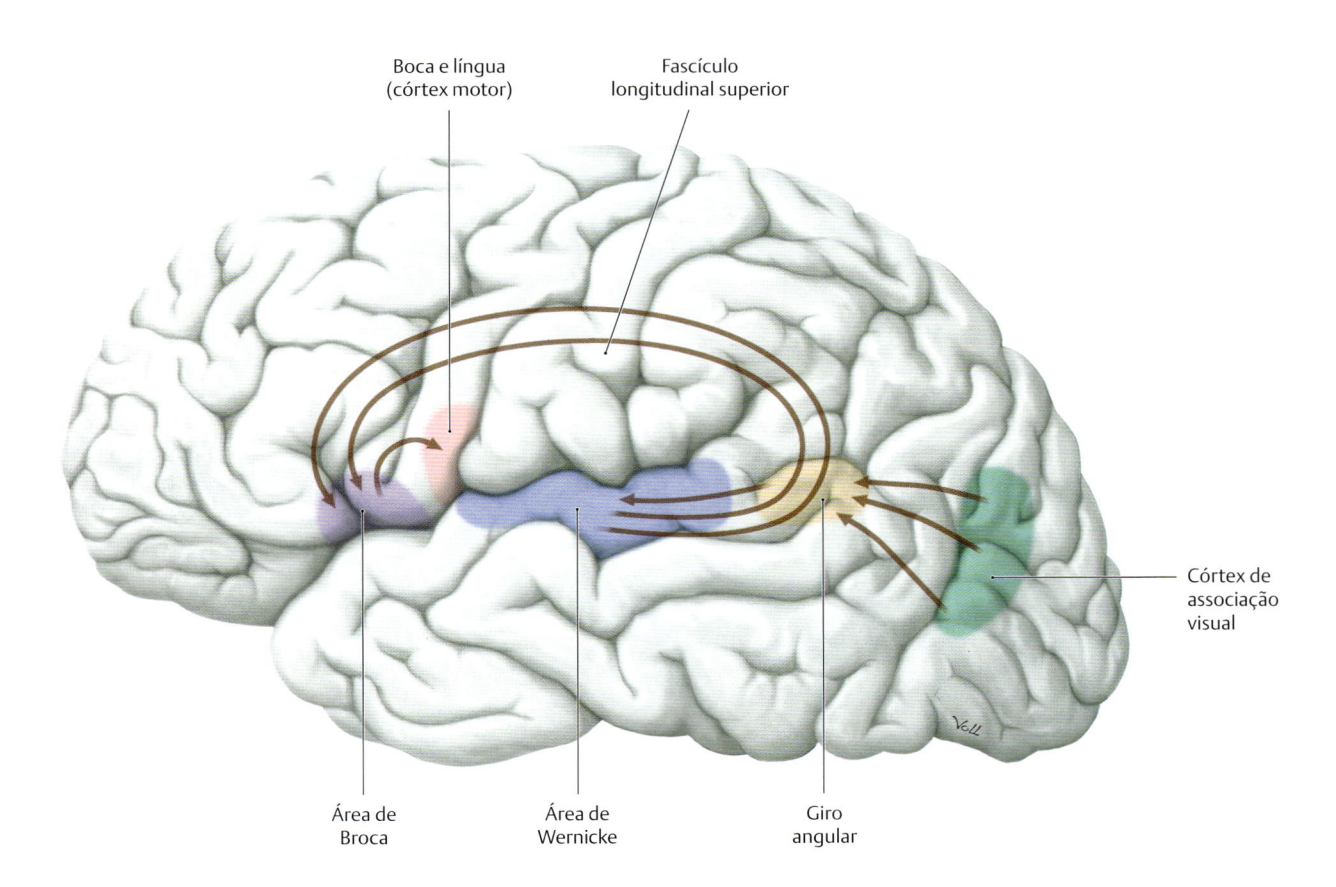

Boca e língua (córtex motor)

Fascículo longitudinal superior

Córtex de associação visual

Área de Broca

Área de Wernicke

Giro angular

C Regiões de linguagem do hemisfério esquerdo normalmente dominante

Vista lateral. Existem várias regiões de linguagem cuja falha leva a sintomas clínicos típicos. A *área de Wernicke* (parte posterior da área 22) é necessária para a compreensão da linguagem, e a *área de Broca* (área 44), para a produção da linguagem. Ambos os centros de linguagem são conectados entre si pelo fascículo longitudinal superior (arqueado). A área de Broca ativa, para a fala, as regiões da boca e da língua do córtex motor. O giro angular coordena as entradas do córtex acústico, visual e somatossensitivo e influencia a área de Wernicke.

13.28 Correlação entre Sinais e Sintomas Clínicos e Achados Neuroanatômicos

As figuras desta seção são exemplos de uma correlação entre determinadas áreas cerebrais e os achados clínicos. Esses exames permitem que determinados comportamentos que chamam a atenção e/ou sintomas clínicos possam ser correlacionados com áreas específicas no encéfalo.

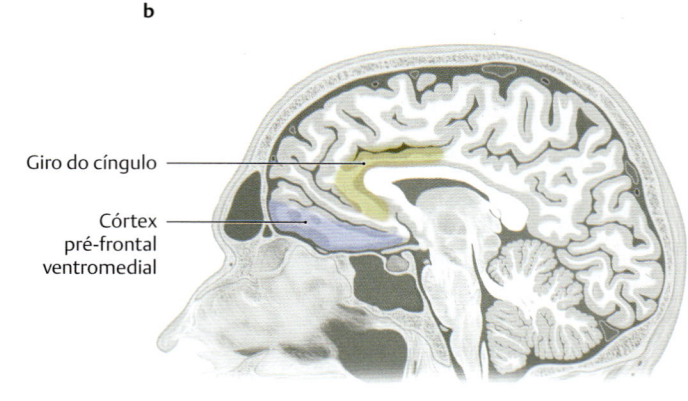

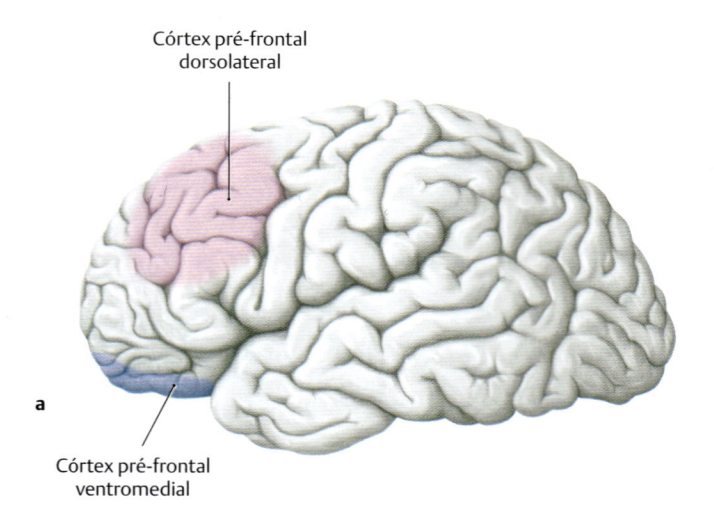

A Neuroanatomia das emoções

a Vista lateral do hemisfério esquerdo; **b** Vista anterior, plano de corte na altura da amígdala; **c** Corte mediano, vista medial do hemisfério direito.

As emoções são ligadas a determinadas regiões cerebrais. Supõe-se que o córtex pré-frontal ventromedial seja primariamente relacionado com os corpos amigdaloides e module as emoções, enquanto o córtex pré-frontal dorsolateral é primariamente associado com o hipocampo. Nesta área cortical são armazenadas memórias com fundo emocional. Acredita-se que distúrbios dessa rede de conexões possam ser o motivo de depressões.

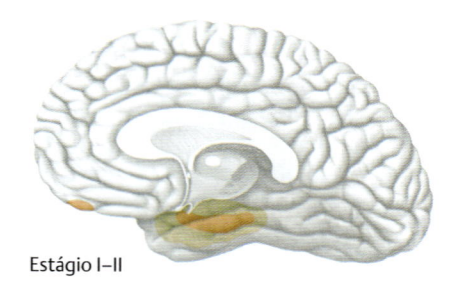

Estágio I–II

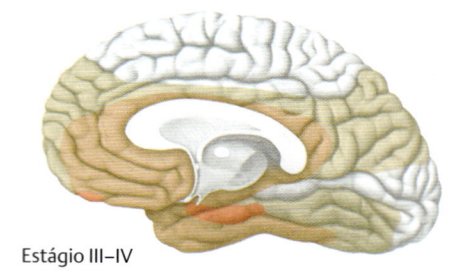

Estágio III–IV

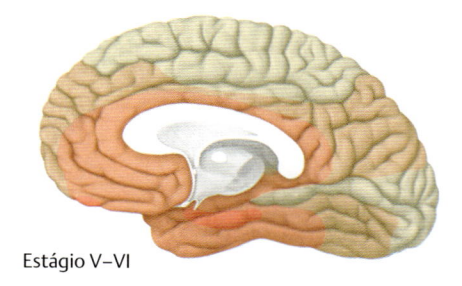

Estágio V–VI

B Alastramento da doença de Alzheimer pelo encéfalo (segundo Braak e Braak)

Vista medial do hemisfério direito. A doença de Alzheimer é uma doença do córtex cerebral de progressão constante, que finalmente leva à perda da memória (demência de Alzheimer). A progressão desta doença pode ser avaliada por métodos especiais de coloração e dividida em diferentes estágios, de acordo com Braak e Braak:

- Estágio I–II: A morfologia dos neurônios se modifica na região marginal do córtex entorrinal (= região transentorrinal), que faz parte do alocórtex (ver p. 330); não há manifestações clínicas

- Estágio III–IV: O sistema límbico (também do alocórtex!) também é afetado. Aparecem os primeiros sintomas clínicos. Este estágio já pode ser identificado por métodos de geração de imagem
- Estágio V–VI: Todo isocórtex é afetado e as manifestações clínicas da doença são completas.

Portanto, o alocórtex apresenta, na histopatologia, um papel fisiopatológico importante como local de origem da demência de Alzheimer, mesmo representando apenas 5% do córtex cerebral.

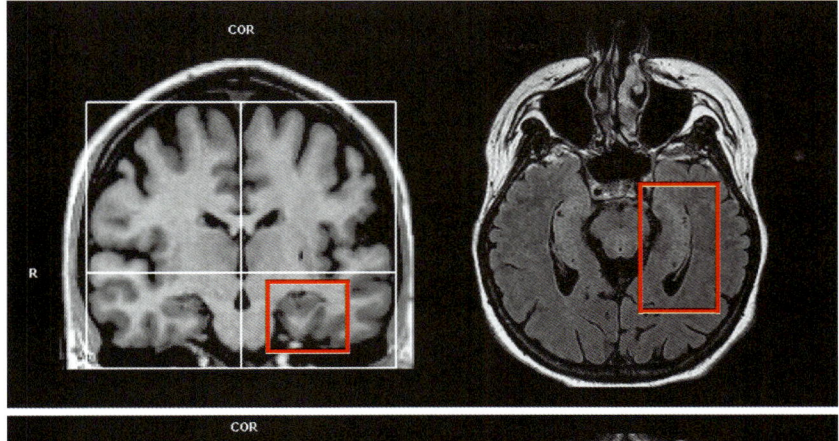

a

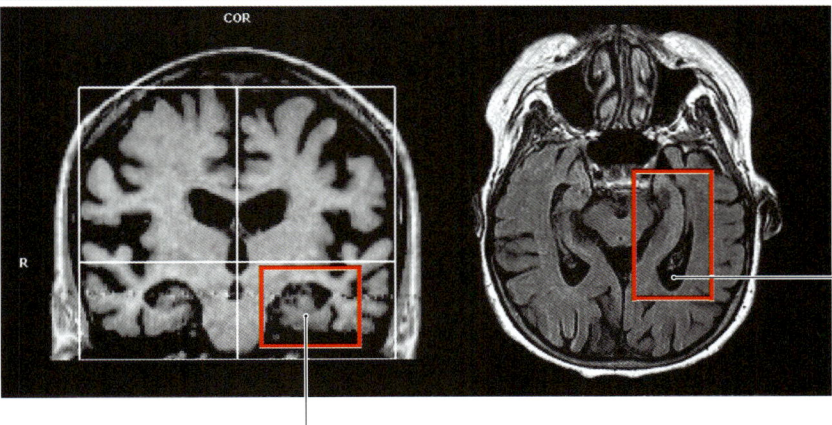

b

Atrofia do
hipocampo

C Alterações no hipocampo na demência de Alzheimer na RM

Na comparação do encéfalo de um indivíduo sadio como controle (**a**) com o encéfalo de um paciente com demência de Alzheimer (**b**) destaca-se, neste último, a atrofia na região do hipocampo, uma região cerebral que pertence ao alocórtex. Além disso, os ventrículos laterais estão aumentados em pacientes com demência de Alzheimer (de Braus DF. EinBlick ins Gehirn. 3. Aufl. Stuttgart: Thieme; 2014).

Ventrículo lateral aumentado

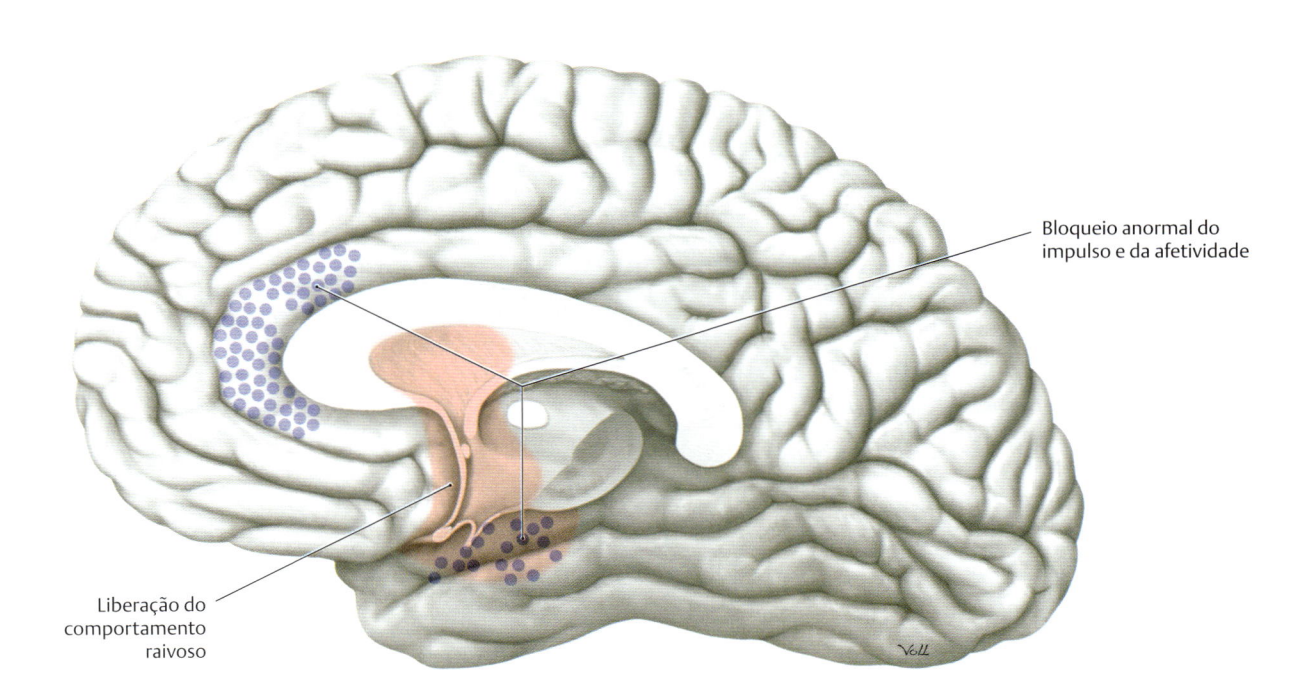

Bloqueio anormal do
impulso e da afetividade

Liberação do
comportamento
raivoso

D Lesões de determinadas regiões cerebrais e alterações resultantes do comportamento

Vista medial do hemisfério direito. Em caso de lesão bilateral do lobo temporal medial e da parte frontal do giro do cíngulo (pontos azuis) ocorre bloqueio do impulso e do afeto. Pacientes com este tipo de lesão das estruturas do sistema límbico são taciturnos, apáticos, pobres em expressão facial, com fala monótona e aparência indiferente. As causas podem ser tumores, distúrbios da irrigação ou traumatismos. Tumores localizados em volta do septo pelúcido e no hipotálamo (área avermelhada), além de certas formas de epilepsia podem levar à desinibição do comportamento raivoso. Os pacientes reagem frente a acontecimentos sem importância com ataques de raiva, gritos e mordidas. O comportamento raivoso patológico é caracterizado, dentre outros, por sua trajetória sem rumo e sua infatigabilidade.

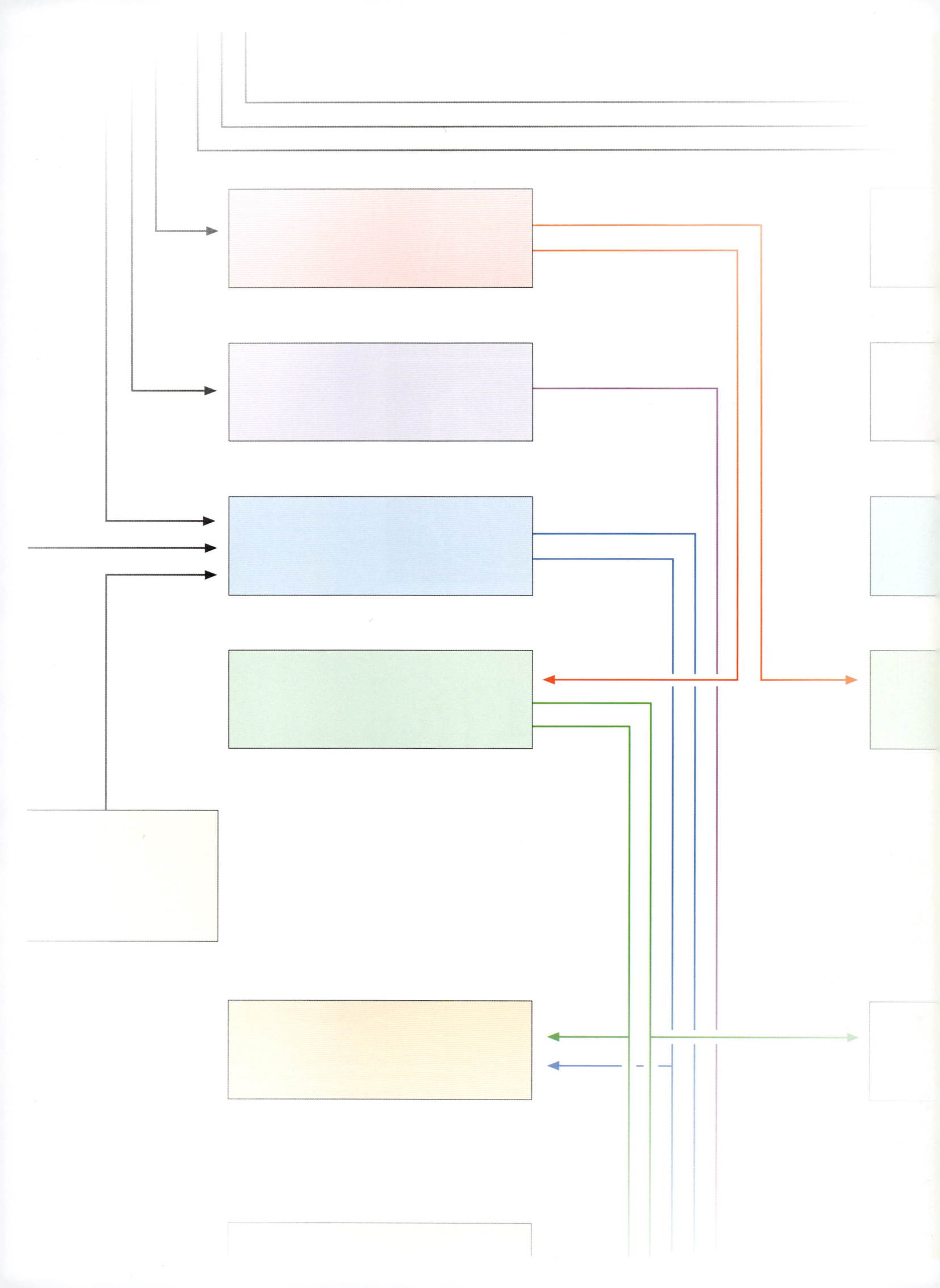

C Glossário e Resumo

1.1 Substância Cinzenta

- **Definição de substância cinzenta:**
  Áreas de concentração de *corpos* celulares de neurônios

- **Locais de ocorrência:**
  - No SNC, como áreas de córtex e de núcleos
  - No SNP, como gânglios sensitivos ou autônomos.

Substância cinzenta no SNC, termos morfológicos

Córtex:
- *Definição:* disposição de corpos celulares de neurônios em camadas, localizadas na face externa do SNC, visível, portanto, externamente
- *Ocorrência:*
  - Telencéfalo (córtex cerebral) e
  - Cerebelo (córtex do cerebelo).

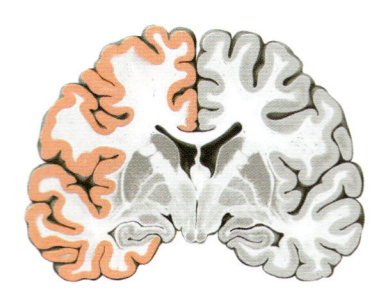

Córtex cerebral

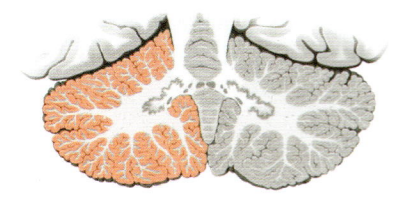

Córtex do cerebelo

Núcleo:
- *Definição:* organização circunscrita e bem delimitada de corpos celulares de neurônios em meio a áreas de substância branca (ver pp. 504 e seguinte), por isso visível apenas em cortes:
- *Ocorrência:* em todas as partes do SNC; na medula espinal, ocorrem sob a forma de organizações morfológicas específicas:
  - Como *colunas* (quando a representação dos neurônios organizados no núcleo é tridimensional) ou *cornos* (quando a representação é bidimensional, ou seja, a coluna é representada em corte transversal). As colunas reunidas em um corte transversal resultam no típico "formato de

borboleta" ou "formato de letra H" (H medular) da substância cinzenta da medula espinal
  - Como *formação reticular*: organização dispersa de numerosos núcleos muito pequenos, que não podem ser destacados, do ponto de vista morfológico, como núcleos, devido ao seu pequeno tamanho; as substâncias cinzenta e branca aparecem "misturadas", como uma trama. A formação reticular também é encontrada no tronco encefálico.

Observação: Por definição, os núcleos existem apenas no SNC, mas não no SNP!

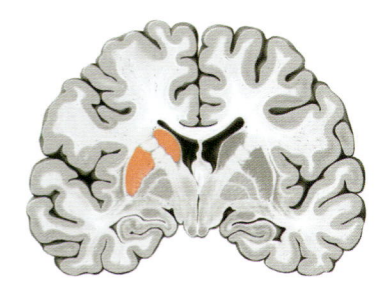

Núcleos do telencéfalo (núcleos da base, antigamente denominados "gânglios da base")

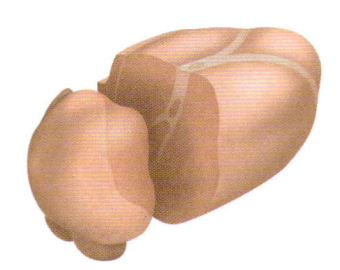

Núcleo do diencéfalo (aqui, o tálamo como um aglomerado de núcleos = região de núcleos)

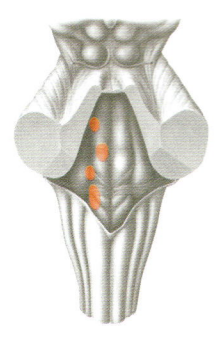

Núcleos do tronco encefálico (aqui: núcleos dos nervos cranianos)

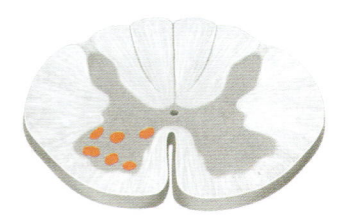

Núcleos da medula espinal

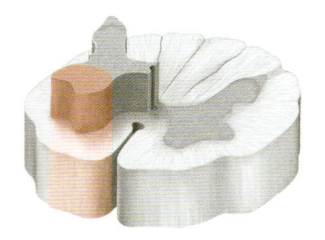

Organização como coluna na medula espinal

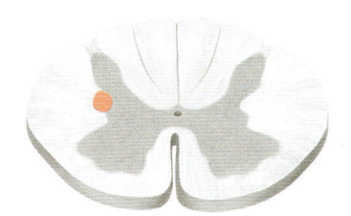

Organização como "rede" (formação reticular) na medula espinal

Camada (ou lâmina)

- *Definição:* disposição estratificada de neurônios; visível à microscopia óptica e raramente visível sob o ponto de vista macroscópico. As camadas no cerebelo e no hipocampo também podem ser denominadas estratos
- *Ocorrência:* córtex e núcleos (porém, não em todos os núcleos!) e medula espinal; as lâminas na medula espinal estão organizadas de acordo com os critérios citomorfológicos de Rexed, embora nem sempre estejam dispostas na clássica organização em camadas.

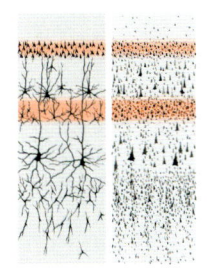

Córtex do telencéfalo
(aqui: isocórtex): lâmina

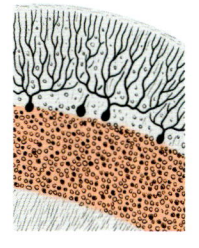

Córtex do cerebelo:
estratos

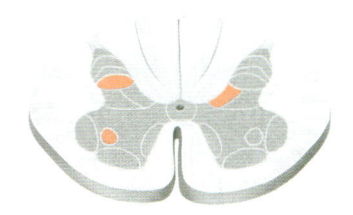

Medula espinal:
lâminas de Rexed

Substância cinzenta no SNC, termos funcionais: núcleos de origem e núcleos de terminação

- **Núcleo de origem [A]:**
  com neurônios de origem, dele parte um trato de fibras

- **Núcleo de terminação (núcleo-alvo) [B]:**
  com neurônios-alvo, nele termina um trato de fibras

- **Núcleo motor:**
  é sempre um núcleo de origem; de onde parte um trato de fibras motoras
  No entanto, observe: Nem todo núcleo de origem é um núcleo motor!

- **Núcleo sensitivo:**
  é sempre um núcleo de terminação e nele termina um trato sensitivo.
  No entanto, observe: Nem todo núcleo de terminação é sensitivo!

Substância cinzenta no SNC, particularidades da terminologia

Observação: Alguns núcleos não recebem essa denominação por razões históricas; no entanto, têm um nome próprio ou específico. Os principais exemplos são:

- **Telencéfalo**
  – Putame
  – Globo pálido
  – Claustro
- **Diencéfalo**
  – Tálamo
  – Zona incerta
- **Mesencéfalo**
  – Substância negra
- **Tronco encefálico**
  – Substância cinzenta central.

Substância cinzenta no SNP, termos morfológicos

Gânglio: Aglomerado isolado de corpos celulares de neurônios no SNP. De acordo com a função (ver adiante), podem ser divididos em:

- Gânglios sensitivos (sistema nervoso somático) e
- Gânglios autônomos (divisão autônoma do sistema nervoso).

Observação: Por definição, os gânglios existem apenas no SNP. Portanto, a denominação "gânglios da base" é errônea. Estes têm de ser denominados *núcleos* da base, uma vez que a terminologia latina *"Nuclei basales"* também tem esse significado.

Gânglios sensitivos (ou gânglios espinais):
São gânglios do sistema nervoso somático e são caracterizados como:

- Gânglios sensitivos dos nervos espinais ou gânglios das raízes posteriores, próximos à medula espinal, em meio à raiz posterior de um nervo espinal ou
- Gânglios sensitivos dos nervos cranianos, no trajeto de fibras sensitivas de um nervo craniano.

Observação: Nos gânglios sensitivos não há modificações, apenas nos autônomos.

Gânglios autônomos:
São gânglios da divisão autônoma do sistema nervoso e são caracterizados como:

- Gânglios simpáticos paravertebrais no tronco simpático, ou gânglios pré-vertebrais adicionais (apenas no abdome e na pelve)
- Gânglios parassimpáticos próximos aos órgãos ou intramurais; frequentemente muito pequenos (p. ex., gânglio ciliar).

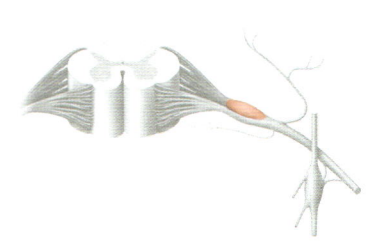

Gânglio sensitivo do N. espinal
(ou gânglio da raiz dorsal)

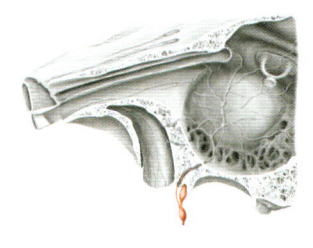

Gânglio sensitivo do N.
craniano (N. glossofaríngeo,
gânglios superior e inferior)

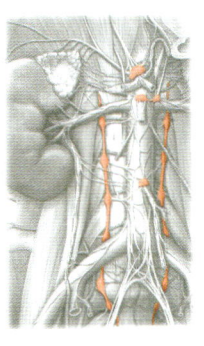

Gânglio simpático: tronco
simpático e gânglios
pré-vertebrais

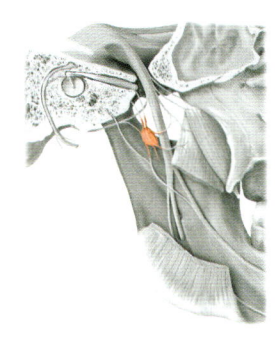

Gânglio parassimpático:
gânglio pterigopalatino

503

1.2   Substância Branca

- **Definição de substância branca:**
  Áreas de aglomeração de axônios dos neurônios (fibras nervosas) predominantemente mielínicos, por isso com aspecto esbranquiçado, no SNC e no SNP

- **Ocorrência:**
  - No cérebro e no cerebelo, como áreas internas de substância branca (situadas abaixo do córtex); aspecto morfologicamente homogêneo, apesar de subdivididas funcionalmente em tratos observáveis à microscopia óptica
  - No SNP, a substância branca é representada pelos nervos.

A distinção entre si dos conceitos a seguir nem sempre é precisa e muitas vezes não é tratada de maneira completamente uniforme.

Termos morfológicos

Funículo:
- Arranjo da substância branca em formato de cordão, nem sempre com limites distintos, do ponto de vista morfológico; geralmente é um conjunto de fascículos de fibras nervosas
- Exemplo: funículo posterior da medula espinal.

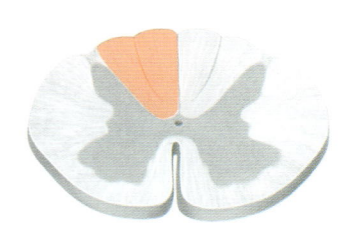

Trato:
- Grupo de fibras nervosas de mesma origem e direcionadas para um mesmo alvo
- Exemplo: Trato espinotalâmico do corno posterior da medula espinal para o tálamo.

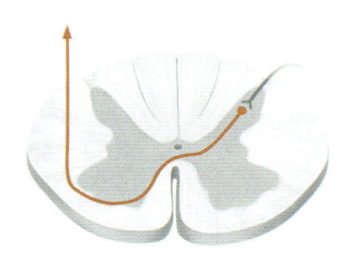

Fascículo:
- Aglomerado circunscrito e morfologicamente mais bem definido de fibras nervosas; contém pelo menos um trato ou, em alguns casos, vários tratos
- Exemplo: fascículo cuneiforme.

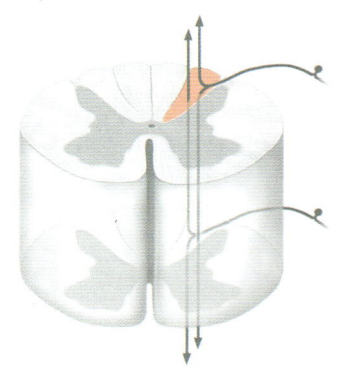

Estria:
- Aglomerado de feixes de substância branca em formato de faixas ou listras
- Exemplo: Corpo estriado nos núcleos da base do cérebro: os feixes de substância branca "se dispersam" devido ao rápido crescimento dos neurônios (trata-se de um núcleo), de padrão semelhante às "listras de uma zebra".

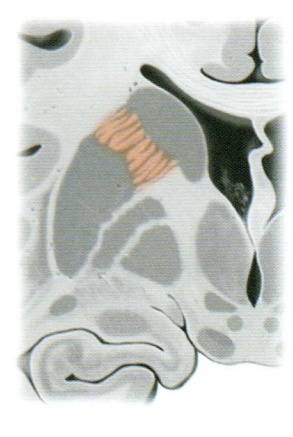

Lemnisco:
Conceito estabelecido com bases históricas, específico para 4 tratos sensitivos no tronco encefálico, que apresentam um trajeto arqueado: os lemniscos medial, lateral, espinal e trigeminal.

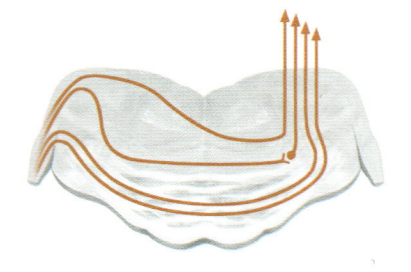

Trajeto dos tratos:
Em todos os locais do SNC, porém em particular na medula espinal e no tronco encefálico, podem ser distinguidos tratos de trajetos ascendentes (da região caudal para a cranial) e descendentes (da região cranial para a caudal).

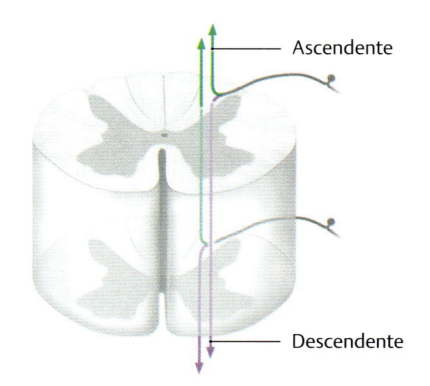

Ascendente

Descendente

Particularidades da terminologia nos tratos:

Observação: Alguns tratos – por razões históricas – não recebem a denominação de "trato" ou de "fascículo", porém apresentam um nome próprio ou específico. Os principais exemplos para isto são:

- **Telencéfalo:** Cápsula interna, cápsula externa, cápsula extrema; corpo caloso
- **Diencéfalo e telencéfalo:** Fórnice
- **Tronco encefálico:** Lemnisco.

Substância branca no SNC, termos funcionais

Fibras de projeção:
- Todas as vias que conectam áreas de diferentes níveis organizacionais no SNC, por exemplo, o córtex cerebral (Co) com centros subcorticais (sc), mas também vias em níveis inferiores que se conectam entre si *sem envolvimento do córtex* (p. ex., tronco encefálico e medula espinal)
- Os tratos de projeção cortico*fugal* partem do córtex (p. ex., trato piramidal) e os tratos de projeção cortico*petal* seguem em direção ao córtex (p. ex., fibras talamocorticais).

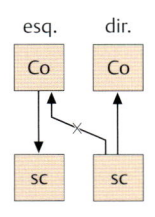 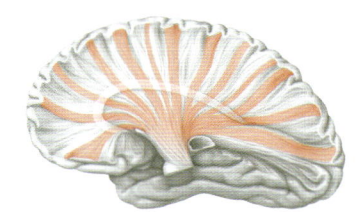

Neurônio-alvo ipso ou contralateral ao neurônio de origem

Comissura (via de ligação):
- Via de fibras demarcada, que conecta estruturas análogas em ambas as metades do SNC à esquerda ↔ à direita
- Exemplo: comissura anterior (comparar com a p. 540)
- **Fibras comissurais** (fibras de conexão): o feixe de fibras em uma comissura.

Observação: As comissuras conduzem sempre em ambas as direções.

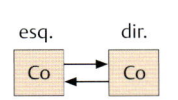 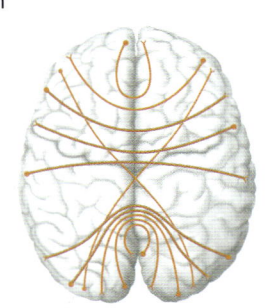

Neurônio-alvo *contra*lateral ao neurônio de origem

Observação: Os feixes de fibras de projeção conduzem apenas em uma única direção.

Fibras de associação:
- Feixe de substância branca que conecta as áreas no mesmo hemisfério do telencéfalo (comparar com a p. 530)
- Exemplo: fascículo longitudinal superior.

Observação: Os feixes de fibras de associação conduzem, em sua maior parte, em ambas as direções.

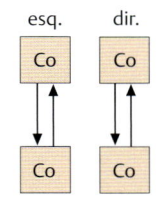 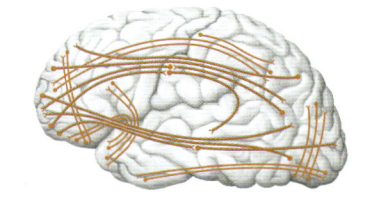

Neurônio-alvo *ipso*lateral ao neurônio de origem

Decussação (cruzamento):
- Cruzamento de vias em forma de X através da linha média do SNC
- Conecta diferentes estruturas
- Exemplo: decussação das pirâmides (cruzamento do trato piramidal; comparar com a p. 547).

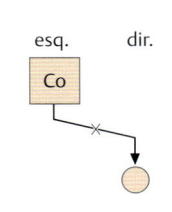 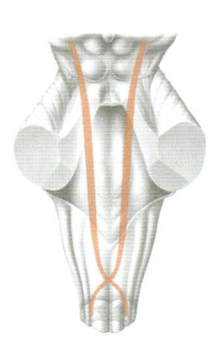

Neurônio-alvo *contra*lateral ao neurônio de origem

Substância branca no SNP, termos funcionais

Neurofibras aferentes (azul): fibra nervosa em um nervo conduzida em direção ao SNC.

Neurofibras eferentes (vermelho): fibra nervosa em um nervo conduzida para longe do SNC.

Neurofibras somáticas: fibras para o músculo esquelético ou a partir da pele.

Neurofibras autônomas: fibras de e para as vísceras (não mostradas).

Neurofibras pré-ganglionares (violeta):
- Fibras nervosas do SNC para o gânglio
- Na parte simpática da divisão autônoma do sistema nervoso, como R. comunicante branco para o gânglio do tronco simpático ou como N. esplâncnico para um gânglio pré-vertebral.

Neurofibras pós-ganglionares (verde):
- Fibras nervosas do gânglio para o órgão-alvo
- Na parte simpática da divisão autônoma do sistema nervoso, como R. comunicante cinzento com o nervo espinal ou como plexo autônomo para o órgão-alvo.

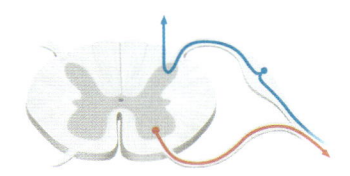 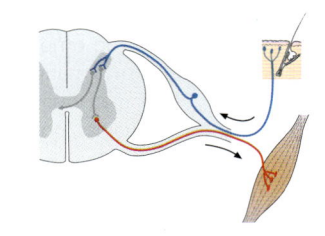

Plexo autônomo:
- Plexo a partir das neurofibras autônomas
- Exemplo: plexo hipogástrico inferior.

Plexo visceral:
- Seção especial de um plexo autônomo diretamente no órgão
- Exemplo: plexo retal.

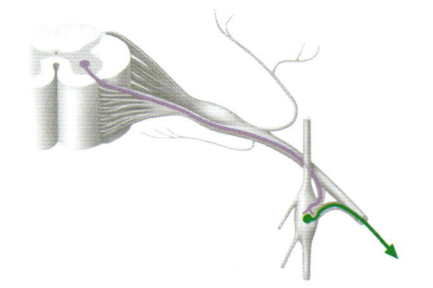

505

1.3 Sensibilidade e Atividade Motora; Visão Geral da Medula Espinal e dos Tratos Medulares

A Sensibilidade e atividade motora no SNC e no SNP – Termos utilizados

Partes sensitivas no SNC e no SNP	Partes motoras no SNC e no SNP
Sensibilidade somática: • Sensibilidade somática geral: Neste conceito estão incluídos: – *Exterocepção* (= sensibilidade superficial): processamento de impulsos da pele e das túnicas mucosas e – *Propriocepção* (= sensibilidade profunda): processamento de impulsos de fusos neuromusculares e receptores de estiramento nos tendões e nas cápsulas articulares (seguem através das partes sensitivas dos nervos cranianos e espinais) • Na *exterocepção*, de acordo com a característica mais especializada da sensibilidade, podem ser distinguidos os seguintes tipos de sensibilidade: – *Sensibilidade epicrítica* (tato fino; vibração; discriminação entre dois pontos) e – *Sensibilidade protopática* (tato não discriminativo e pressão; temperatura e dor) • Sensibilidade somática especial: Processamento de impulsos da retina (visão) e da orelha interna (audição e equilíbrio); seguem com o N. óptico e com o N. vestibulococlear, respectivamente.	**Atividade motora somática:** Inervação da musculatura *estriada esquelética* do tronco, dos membros e do pescoço, e da musculatura para o movimento dos bulbos dos olhos. Ela ocorre através das partes motoras dos nervos cranianos e espinais.
Sensibilidade visceral: • Sensibilidade visceral geral: Processamento de impulsos dos órgãos internos e dos vasos sanguíneos (estiramento da parede vascular, mas também pressão sanguínea e conteúdo de oxigênio no sangue); segue através de fibras autônomas (predominantemente através de fibras simpáticas), principalmente através dos nervos esplâncnicos, porém também através dos nervos cranianos IX e X • Sensibilidade visceral especial: Processamento de impulsos dos corpúsculos gustativos (através dos NC VII, IX e X) e da túnica mucosa olfatória (através do trato olfatório e do bulbo olfatório). *Observação:* Os impulsos sensitivos dos "órgãos dos sentidos" – olho, orelha interna, túnica mucosa olfatória e língua (gustação!) também são denominados "percepção sensitiva". A sensibilidade e a percepção pelos órgãos dos sentidos são frequentemente consideradas sinônimos, em função do fato de a pele poder ser caracterizada como um "órgão sensitivo". A distinção entre os conceitos é pouco clara.	**Atividade motora visceral (inervação dos "*órgãos internos*"):** • Atividade motora visceral geral: Inervação da musculatura *lisa* das vísceras e dos vasos sanguíneos, além das glândulas e do coração. Ela é mediada pela divisão autônoma do sistema nervoso e ocorre por meio de fibras nervosas *simpáticas* e *parassimpáticas* que, em parte, seguem com os nervos espinais ou cranianos (nestes últimos apenas fibras parassimpáticas) e, em parte, seguem de modo independente (p. ex., como nervos esplâncnicos) e • Atividade motora visceral especial: Conceito *embriológico*. No caso da inervação da musculatura *estriada esquelética* (!) pelos nervos dos arcos faríngeos: músculos da mastigação (V_3); músculos da mímica (VII); músculos da faringe e da laringe (IX e X) e da musculatura craniofugal (XI). Do ponto do vista fisiológico, trata-se de inervação motora somática (de músculos, que em peixes eram "músculos viscerais").

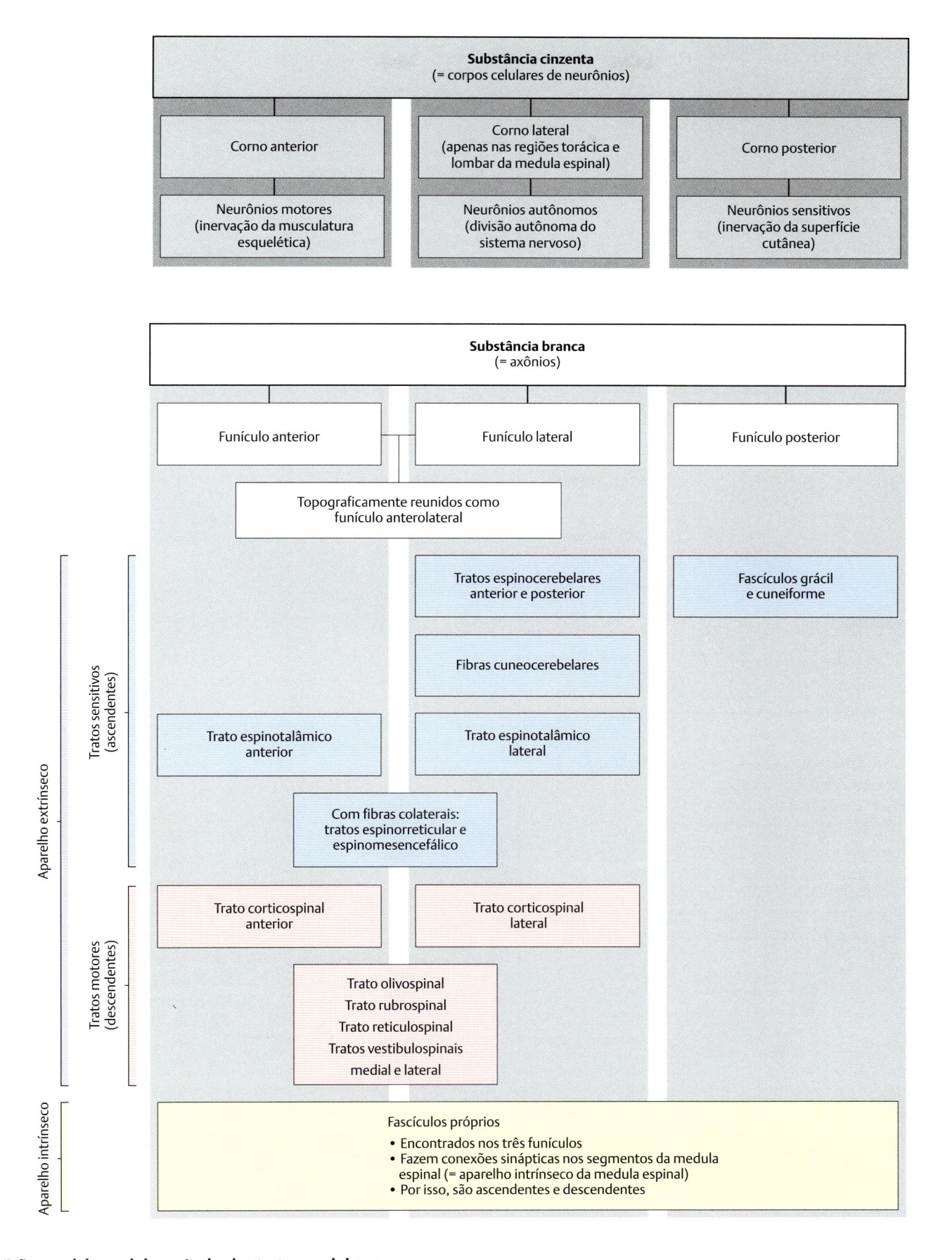

B Visão geral da medula espinal e dos tratos medulares

Observação: No tronco encefálico, o trato espinotalâmico forma o lemnisco espinal, enquanto os fascículos grácil e cuneiforme formam o lemnisco medial; ver pp. 508 e seguinte.

2.1 Tratos Sensitivos da Medula Espinal

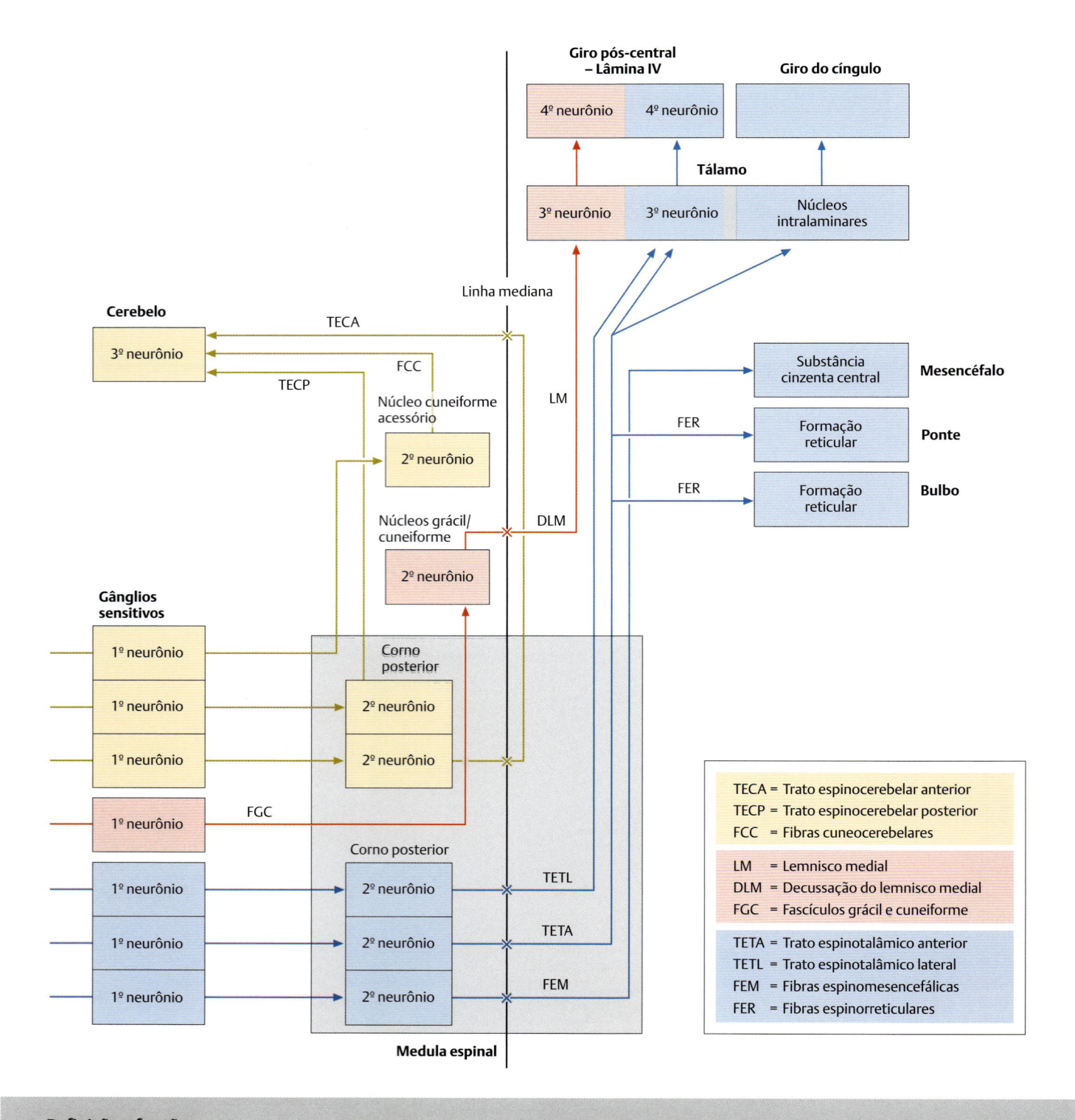

Definição e função

Os tratos sensitivos da medula espinal conduzem todas as informações sensitivas somáticas do tronco, do pescoço e dos membros para o cerebelo ou para o telencéfalo. Como eles compartilham importantes propriedades, foram aqui representados em conjunto. A classificação dos tratos mais empregada considera os tipos de informações transmitidas:

- Parte da sensibilidade pode ser percebida de forma consciente; esta parte atinge o telencéfalo através do tálamo (*trajeto espinocortical*) e ocorre por meio de uma cadeia de quatro neurônios

- Outra parte é percebida de forma inconsciente e se dirige ao cerebelo sem a participação do tálamo (*trajeto espinocerebelar*), graças a uma cadeia de três neurônios.

Observação: As vias em direção ao telencéfalo cruzam a linha mediana, enquanto as vias em direção ao cerebelo não o fazem. Mesmo o trato espinocerebelar anterior que, por motivos não muito claros, cruza inicialmente a linha mediana, apresenta um segundo cruzamento e retorna à posição ipsolateral.

Tipos de sensibilidade somática

- Exterocepção (percepção *consciente* externa pela pele):
  - A percepção epicrítica segue pelos *fascículos grácil e cuneiforme* (tratos sensitivos do funículo posterior)
  - A percepção protopática segue pelos *tratos espinotalâmicos anterior* e *lateral* (tratos sensitivos do funículo anterolateral); para estes tratos, existem importantes vias colaterais (ver adiante)
- Propriocepção (sobretudo *inconsciente*); os tratos responsáveis seguem em direção ao cerebelo como:
  - *Tratos espinocerebelares anterior* e *posterior* (responsáveis pela metade inferior do corpo) e
  - *Fibras cuneocerebelares* (responsáveis pela metade superior do corpo, ver adiante)
- Uma pequena parte da propriocepção ocorre de modo consciente e é conduzida pelos *fascículos grácil* e *cuneiforme* para o telencéfalo (por isso os fascículos grácil e cuneiforme conduzem a exterocepção *e* a propriocepção).

Conexões sinápticas dos neurônios e topografia dos tratos

Quatro neurônios (espinocorticais) ou três neurônios (espinocerebelares) conectados de maneira sequencial. Para todos (!) os tratos, o 1º neurônio se encontra em um gânglio sensitivo. Para os tratos que se projetam para o telencéfalo, o 3º neurônio e, em alguns casos, o 4º neurônio, também se encontram no mesmo local:

1º neurônio:
Neurônios pseudounipolares nos gânglios sensitivos; captam as informações com seu prolongamento periférico (de natureza funcional dendrítica, porém de natureza estrutural axônica) a partir de um receptor (para a condução de sensações de dor, o axônio é o próprio receptor) e as conduzem com seu prolongamento central (de naturezas estrutural e funcional axônicas) pelas raízes posteriores dos nervos espinais para a medula espinal.

2º neurônio:
- *Fascículos grácil* e *cuneiforme:* no bulbo, em posição ipsolateral nos núcleos grácil e cuneiforme. Os axônios dos 2ºˢ neurônios formam o lemnisco medial. Eles cruzam imediatamente acima do 2º neurônio na decussação do lemnisco medial para o lado oposto; consequentemente, cada lemnisco medial segue contralateralmente ao 3º neurônio. Portanto, os fascículos grácil e cuneiforme são formados apenas por axônios dos 1ºˢ neurônios
- *Tratos espinotalâmicos anterior* e *lateral:* no corno posterior ipsolateral da medula espinal. Os axônios dos 2ºˢ neurônios cruzam e se projetam no funículo anterolateral do lado oposto em direção cranial até o tálamo. Os axônios dos 2ºˢ neurônios são caracterizados no tronco encefálico como lemnisco espinal. Os axônios destes 2ºˢ neurônios podem se projetar também para a formação reticular (*fibras espinorreticulares*) ou para o mesencéfalo (*fibras espinomesencefálicas*) para processamento subcortical de estímulos nociceptivos (p. ex., reação ao estímulo da dor pela formação reticular)
- *Tratos espinocerebelares anterior* e *posterior:* na *base* do corno posterior ipsolateral, no chamado núcleo torácico posterior ou núcleo de Stilling-Clarke; os axônios desses 2ºˢ neurônios permanecem não cruzados e se projetam ipsolateralmente no funículo lateral da medula espinal como o trato espinocerebelar *posterior*, em direção ao tronco encefálico), ou no *meio* do corno posterior ipsolateral. Os axônios desses 2ºˢ neurônios seguem cruzados (cruzamento na chamada comissura branca anterior) e não cruzados em posições contralateral e ipsolateral, no funículo

lateral da medula espinal como o trato espinocerebelar *anterior*, em direção ao tronco encefálico. Os axônios do trato espinocerebelar *posterior* penetram através do pedúnculo cerebelar inferior no cerebelo, do mesmo lado.
Observação: Um colateral do trato espinocerebelar posterior se projeta para um núcleo do tronco encefálico ("núcleo Z"; próximo ao núcleo grácil), faz conexões sinápticas aí e segue com o lemnisco medial através do tálamo (núcleo VPL) em direção ao giro pós-central (propriocepção consciente da parte inferior do corpo, não representada aqui). Os axônios do trato espinocerebelar *anterior* se projetam até o mesencéfalo e, em seguida, para o cerebelo através do pedúnculo cerebelar superior. As fibras cruzadas na medula espinal cruzam de volta para o lado de origem!
- *Fibras cuneocerebelares:* estão localizadas no bulbo, imediatamente ao lado do núcleo cuneiforme como o núcleo cuneiforme acessório. As fibras dos 2ºˢ neurônios seguem como fibras cuneocerebelares, não cruzadas, através do pedúnculo cerebelar inferior ipsolateral, em direção aos 3ºˢ neurônios. Um colateral se projeta do trato espinocerebelar posterior, através do tálamo, em direção ao telencéfalo (propriocepção consciente da parte superior do corpo).

3º neurônio:
- *Fascículos grácil e cuneiforme* e *tratos espinotalâmicos anterior e lateral:* no diencéfalo, no núcleo **v**entral **p**ostero**l**ateral (VPL) do tálamo; daí para a radiação talâmica, no ramo posterior da cápsula interna, em direção ao 4º neurônio
- *Apenas para tratos espinotalâmicos:* 3ºˢ neurônios também encontrados nos núcleos intralaminares do tálamo, e daí para o giro do cíngulo (sistema límbico; conotação emocional da dor)
- *Tratos espinocerebelares* e *fibras cuneocerebelares:* localizados no cerebelo, nos núcleos do cerebelo (predominantemente nos núcleos emboliforme e globoso), ou como neurônios granulosos no córtex do paleocerebelo (no lobo anterior, verme e zona paramediana); terminações sinápticas em neurônios granulosos como fibras musgosas.

4º neurônio:
- *Fascículos grácil e cuneiforme* e *tratos espinotalâmicos:* giro pós-central, lâmina granular interna (IV); para o trato espinotalâmico, também no giro do cíngulo
- Os tratos para o cerebelo não apresentam um 4º neurônio.

Organização somatotópica dos tratos

As fibras dos segmentos sacrais se encontram em posição medial ou posterior, enquanto as fibras dos segmentos cervicais se encontram em posição lateral ou anterior.

Manifestações clínicas

- A disfunção do fascículo grácil compromete a percepção epicrítica (sensação de dormência na pele)
- A disfunção do trato espinotalâmico compromete a percepção de dor e de temperatura
- A disfunção dos tratos espinocerebelares compromete as atividades motoras da marcha e da postura (ataxia sensitiva).

509

2.2 Tratos Motores na Medula Espinal

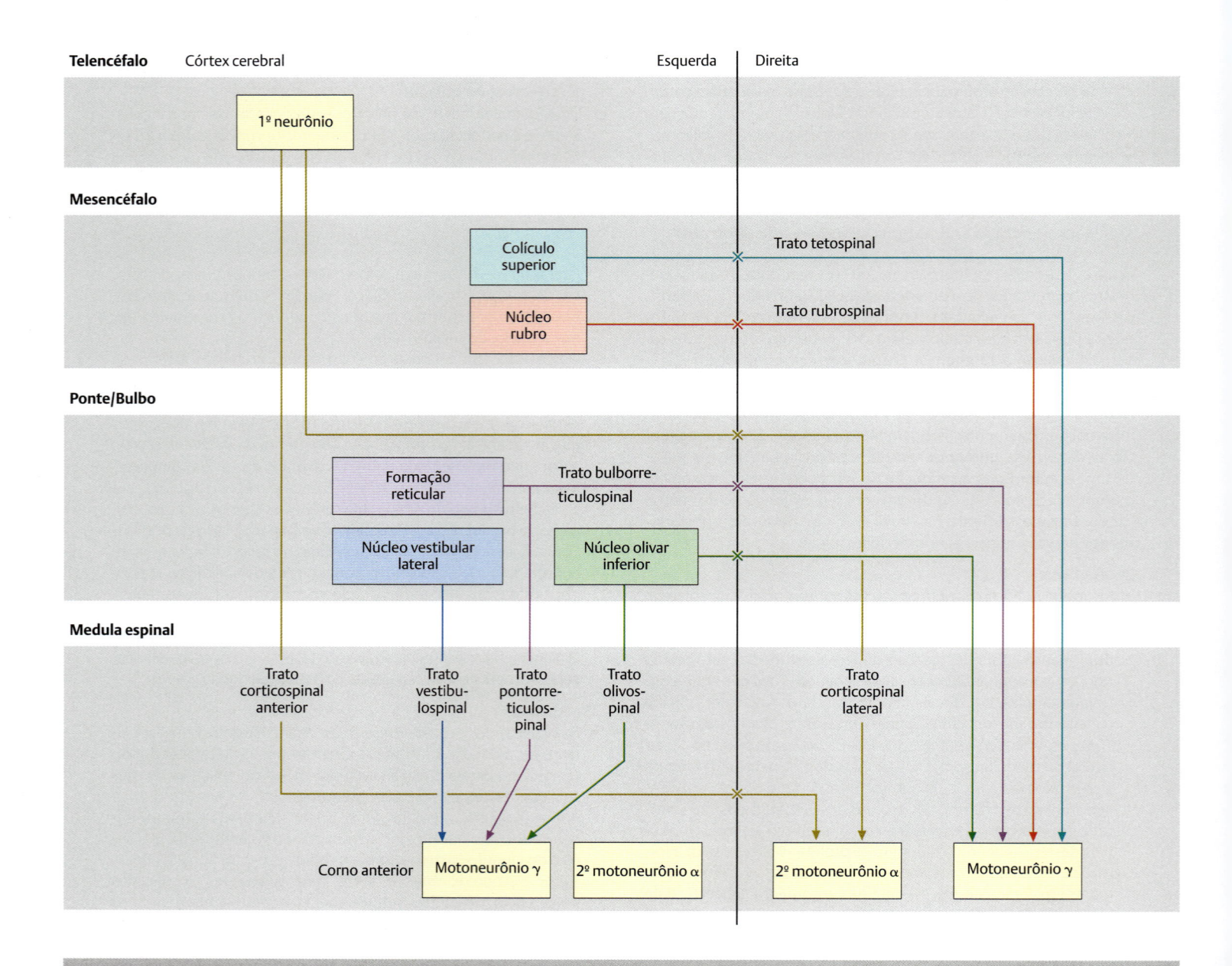

Definição e função

Os tratos motores da medula espinal podem ser divididos em dois grupos, de acordo com o seu trajeto:

- Fibras piramidais (atravessam as pirâmides no bulbo) e
- Fibras extrapiramidais (não seguem nas pirâmides em direção inferior, mas seguem predominantemente na região do tegmento do tronco encefálico).

As fibras piramidais têm sua origem no córtex do telencéfalo, enquanto os tratos extrapiramidais se originam em regiões de núcleos do tronco encefálico. Em uma classificação funcional ampla, que ainda é comum na linguagem clínica, pode-se considerar a atividade motora piramidal e extrapiramidal de modo análogo aos tratos. Do ponto de vista fisiológico, no entanto, esses sistemas interagem intensamente.

Fibras piramidais na medula espinal (tratos corticospinais anterior e lateral)

Definição e função:

- Principal trato da atividade motora (atividade motora voluntária; controle consciente dos movimentos do pescoço, do tronco e dos membros)
- A parte do chamado *trato piramidal*, que se projeta do *córtex motor* primário até a medula *espinal*. Somente na medula espinal

é denominado *trato corticospinal*; antes da entrada na medula espinal, as fibras deste feixe de projeção descendente são denominadas *fibras corticospinais*. Como as demais fibras do trato piramidal (fibras cortico*nucleares* para os núcleos dos nervos cranianos e fibras cortico*reticulares* para a formação reticular), são axônios dos grandes neurônios piramidais.

Característica do trato:
Função motora somática, descendente e eferente.
Observação: Por definição, as fibras corticonucleares e corticorreticulares não eram consideradas parte do trato piramidal, uma vez que terminam acima das pirâmides; portanto, não se estendem através delas. No entanto, devido à concordância sistemática geral com relação às fibras corticospinais, em termos funcionais e com relação aos neurônios de origem, pode-se considerá-las normalmente também como "fibras piramidais".

Conexões sinápticas dos neurônios e topografia do trato (fibras corticospinais): em geral, 2 neurônios:

1º neurônio:
Grandes neurônios piramidais da lâmina piramidal interna (camada V) do giro pré-central (= córtex motor primário); cerca de 40% deles se localizam na área 4 de Brodmann; os demais 60% se localizam em regiões cerebrais adjacentes.

Trajeto dos axônios dos 1ºˢ neurônios no trato: do telencéfalo, eles descem até a decussação das pirâmides como *fibras corticospinais*, com as seguintes estações:
- Córtex motor primário → cápsula interna, ramo posterior (telencéfalo) → pedúnculo cerebral (mesencéfalo) → base da ponte → base do bulbo

- Na decussação das pirâmides – portanto, acima da medula espinal – 80% das fibras cruzam para o lado oposto; daí, seguem os seguintes trajetos:
  - Os 20% de fibras não cruzadas seguem *ipsolateralmente* na medula espinal como trato corticospinal *anterior*; cruzam somente na altura do segmento no qual a respectiva parte do trato corticospinal anterior termina, ou seja, na comissura branca da medula espinal. Esta parte do trato termina na parte média da região torácica da medula espinal
  - As fibras cruzadas seguem *contralateralmente* na medula espinal como trato corticospinal *lateral* (todos os segmentos da medula espinal têm partes do trato corticospinal lateral).

2º neurônio:
Motoneurônios alfa ou gama do corno anterior (ramo anterior) da substância cinzenta da medula espinal, predominantemente nas lâminas A-C de Rexed; nelas, os axônios do trato corticospinal terminam em sinapses excitatórias. Os axônios dos 2ºˢ neurônios terminam nos órgãos-alvo – neste caso, nos músculos. O neurotransmissor é a acetilcolina.
Observação: O trato corticospinal termina nos 2ºˢ neurônios. Os axônios dos 2ºˢ neurônios formam a parte motora dos nervos espinais.

Fibras extrapiramidais na medula espinal

Definição e função:
Principais tratos da atividade motora (predominantemente envolvidos na regulação fina dos movimentos).

Características do trato:
Função motora somática, descendente e eferente.
Os tratos extrapiramidais se originam a partir dos núcleos do tronco encefálico (1ºˢ neurônios) e de áreas do córtex pré-motor, terminam predominantemente em motoneurônios gama da medula espinal (2ºˢ neurônios) e, habitualmente, são reunidos sob o conceito de tratos "motores extrapiramidais". Eles atuam na *regulação fina da atividade motora* e na preparação subcortical de um movimento deflagrado na região cortical (= piramidal). Do ponto de vista topográfico, elas seguem no funículo anterior ou no funículo lateral.

Os principais tratos extrapiramidais são:
- Trato vestibulospinal lateral/medial: origem no núcleo vestibular lateral
- Trato olivospinal: origem no núcleo olivar inferior
- Trato pontorreticulospinal ou bulborreticulospinal: origem nos núcleos da formação reticular na ponte e no bulbo
- Trato rubrospinal: origem no núcleo rubro e
- Trato tetospinal: origem no núcleo do colículo superior do teto do mesencéfalo; trato observado apenas na região cervical da medula espinal.

Os tratos extrapiramidais cruzam total ou parcialmente e apenas para o trato vestibulospinal lateral o cruzamento não foi comprovado.

Organização somatotópica dos tratos corticospinais anterior e lateral
(para os tratos extrapiramidais na espécie humana, isto não é conhecido)

- Cápsula interna: no ramo posterior; fibras cervicais em posição rostral; fibras sacrais em posição occipital
- Mesencéfalo: no pedúnculo cerebral; fibras cervicais em posição medial; fibras sacrais em posição lateral

- Medula espinal: no funículo anterolateral; fibras cervicais em posição medial; fibras sacrais em posição lateral.

Manifestações clínicas

A lesão do *trato corticospinal* compromete a atividade motora voluntária do pescoço, do tronco e dos membros. De acordo com a magnitude da lesão, ocorre paresia (redução da força) ou plegia (paralisia completa) de músculos ou de grupos musculares. Como uma lesão das fibras corticospinais ou do trato corticospinal também costuma comprometer os *tratos extrapiramidais* devido ao mecanismo da lesão (distúrbio circulatório no tronco encefálico; transecção da medula espinal), o que implica redução da estimulação da medula espinal, a paralisia (comprometimento do trato corticospinal) é acompanhada por espasticidade (o tônus muscular aumenta e os reflexos se intensificam).
Observação: Os distúrbios dos 1ºˢ neurônios do trato piramidal causam o que se chama de paralisia central. Distúrbios dos 2ºˢ neurônios causam o que se chama de paralisia periférica (mesma sintomatologia de comprometimento das fibras motoras de um nervo periférico).

511

2.3 Trato Sensitivo do Nervo Trigêmeo

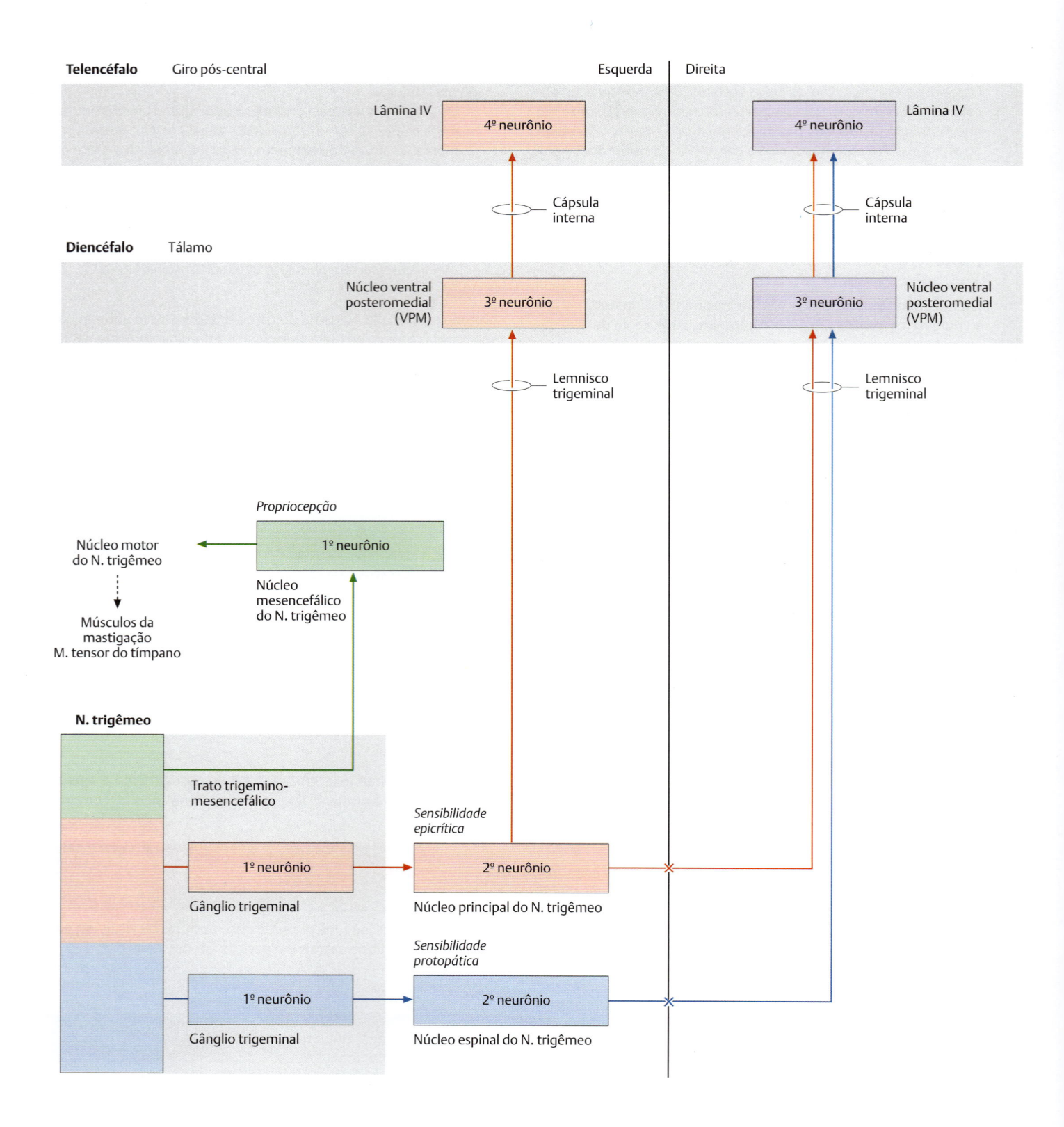

Definição e função

Principal trato da sensibilidade superficial e da sensibilidade profunda (parcialmente consciente).

- Sensibilidade superficial (= exterocepção): conduz as informações de receptores específicos da superfície da pele e das túnicas mucosas da região da cabeça para o encéfalo, para percepção consciente de:
  - Tato fino, discriminação entre 2 pontos e vibração (percepção *epicrítica*) e
  - Pressão não discriminativa, dor e temperatura (percepção *protopática*). Os receptores para dor se localizam na pele e nas túnicas mucosas, e também nas meninges
- Sensibilidade profunda (= propriocepção): conduz as informações de receptores específicos dos músculos, dos tendões e das cápsulas articulares da cabeça para o encéfalo, para percepção consciente (ou também para processamento inconsciente, semelhante aos reflexos) de seu estiramento (percepção *proprioceptiva*).

Características do trato

Função sensitiva somática, ascendente e aferente.
Observação: Todas as informações para a sensibilidade superficial e para a sensibilidade profunda da cabeça são mediadas por um único trato sensitivo do nervo trigêmeo. Por sua vez, para o tronco e membros, as informações correspondentes são conduzidas pelo funículo anterolateral (sensação protopática, portanto, para dor e temperatura) e pelo funículo posterior (sensação epicrítica, ou seja, propriocepção consciente).

Conexões sinápticas dos neurônios e topografia do trato

No total, 4 neurônios conectados em sequência:

- **1º neurônio:** Neurônios pseudounipolares no gânglio trigeminal, na fossa média do crânio. Estes captam a informação com o seu prolongamento periférico (de natureza funcional dendrítica, porém de natureza estrutural axônica) em um ramo do nervo trigêmeo a partir de um receptor, e a conduzem para o tronco encefálico (entrada lateral na ponte), em direção aos 2ᵒˢ neurônios nos núcleos do nervo trigêmeo.
  Observação: Os 1ᵒˢ neurônios para a "propriocepção" não se encontram no gânglio trigeminal, mas em uma região nuclear do mesencéfalo, o núcleo mesencefálico do nervo trigêmeo. Portanto, por definição, este núcleo mesencefálico é um gânglio do nervo trigêmeo deslocado para a parte central do sistema nervoso e contém neurônios pseudounipolares
- **2º neurônio:** Localizados na ponte (núcleo *principal* do N. trigêmeo), para a sensibilidade epicrítica; para a sensibilidade protopática, os neurônios se localizam do bulbo até a medula espinal, no núcleo *espinal* do N. trigêmeo. Os axônios dos 2ᵒˢ neurônios se estendem agora como o trato trigeminotalâmico, em direção ao tálamo. As fibras se agregam no chamado lemnisco trigeminal, do lemnisco medial.
  Observação: Os axônios dos 2ᵒˢ neurônios do núcleo principal seguem cruzados e não cruzados, enquanto os axônios dos neurônios do núcleo espinal do nervo trigêmeo cruzam em direção ao tálamo. Consequentemente, a sensibilidade epicrítica do N. trigêmeo é representada tanto contralateral quanto ipsolateralmente, no giro pós-central
- **3º neurônio:** No diencéfalo, no núcleo **v**entral **p**ostero**m**edial (VPM) do tálamo, em posições ipsolateral e contralateral. Daí, os axônios dos 3ᵒˢ neurônios seguem na radiação talâmica, no ramo posterior da cápsula interna, em direção ao 4º neurônio
- **4º neurônio:** No telencéfalo, no giro pós-central, lâmina granular interna (lâmina IV).

Observação: O N. trigêmeo também apresenta – pelo núcleo motor do nervo trigêmeo – um componente motor para a musculatura da mastigação e para o M. tensor do tímpano na orelha média. Entretanto, o controle cortical deste núcleo motor apresenta uma particularidade. Por isso ele não é mencionado aqui, mas na seção "Controle dos Núcleos Motores dos Nervos Cranianos"; ver pp. 520 e seguinte.

Organização somatotópica do trato

As fibras dos 4ᵒˢ neurônios terminam no telencéfalo, no giro pós-central, em uma região que se inicia acima do sulco central e se estende até aproximadamente o meio do giro pós-central na direção parietal.

Manifestações clínicas

A lesão do trato sensitivo do nervo trigêmeo (p. ex., em consequência de distúrbios circulatórios, TCE ou tumor) compromete a percepção consciente da pressão grosseira e leve, o tato grosseiro e fino, a dor, a temperatura e a propriocepção.
Observação: Devido ao cruzamento (parcial!) do trato no tronco encefálico, podem ocorrer as seguintes situações:

- Lesão do trato a partir do N. trigêmeo, incluindo os 2ᵒˢ neurônios, causa perda ipsolateral da sensibilidade
- Lesão a partir do tálamo até o giro pós-central

- Comprometimento bilateral da sensação protopática de projeção exclusivamente contralateral
- Comprometimento ipsolateral e contralateral da sensibilidade epicrítica, devido à representação bilateral no giro pós-central – geralmente em função da condução bilateral, porém, sem causar deficiência completa.

513

2.4 Vias da Audição

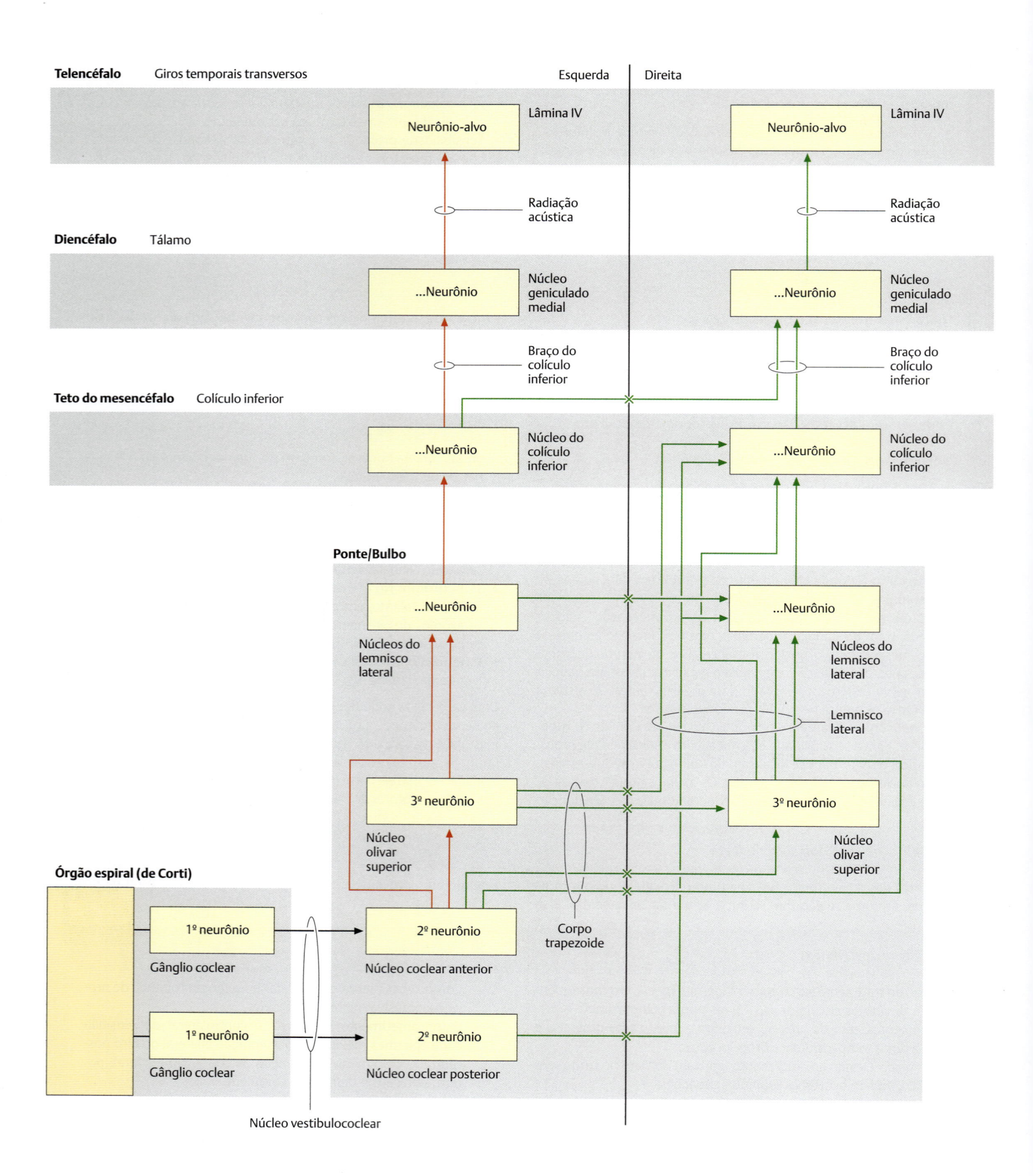

Definição e função

Via para a percepção de estímulos auditivos, com informações sobre a amplitude, a frequência e a localização espacial de um som.

Características da via

Função sensitiva somática (especial) e aferente.
Observação: As informações são conduzidas a partir de um órgão do sentido – a cóclea – localizada no temporal. A cóclea apresenta células sensitivas especiais em uma estrutura denominada órgão espiral (de Corti), cuja estimulação mecânica final leva à percepção auditiva. A condução de estímulos ocorre no N. coclear, uma parte do N. vestibulococlear (NC VIII).

Conexões sinápticas dos neurônios e topografia da via

De modo geral, existem pelo menos 6 neurônios conectados sequencialmente:

- **1º neurônio:** Neurônios bipolares no gânglio coclear (ou gânglio espiral da cóclea). Com seu prolongamento periférico (de natureza funcional dendrítica, mas de natureza estrutural axônica), estes neurônios captam as informações advindas de células receptoras (células ciliadas internas do órgão espiral [de Corti]). Os axônios (prolongamento central) das células ganglionares se projetam ipsolateralmente para o tronco encefálico em direção aos 2os neurônios; entrada no tronco encefálico no chamado ângulo pontocerebelar
- **2º neurônio:** No tronco encefálico, no assoalho do 4º ventrículo, próximo ao recesso lateral, nos núcleos cocleares anterior e posterior. Os axônios dos 2os neurônios seguem cruzados e não cruzados em direção aos 3os neurônios. Todas as fibras que saem em direção cranial ascendente, em direção ao plano de entrada do 1º neurônio, na altura dos núcleos cocleares, são reunidas formando o lemnisco lateral
- **3º neurônio:** Núcleo olivar superior (os axônios dos 2os neurônios advêm, predominantemente, do núcleo coclear anterior). Da mesma forma que ocorre no núcleo coclear anterior, as fibras seguem do núcleo olivar superior para o lado oposto. Estas fibras podem (porém nem sempre) fazer conexões sinápticas durante o cruzamento em um pequeno grupo nuclear (aqui não representado), que é caracterizado como núcleos do corpo trapezoide. O conjunto desses pequenos núcleos – juntamente com as fibras cruzadas – é caracterizado como corpo trapezoide.

Observação: Uma característica da via auditiva é que as estações de neurônios subsequentes nem sempre são controladas em conjunto por todas as partes da via. Grupos de axônios podem "saltar" algumas estações de neurônios aqui representadas. Apenas os 1os neurônios (ganglionares), os 2os neurônios (de núcleos cocleares) e os neurônios corticais (ver neurônio-alvo) são as estações de neurônios constantes. Consequentemente, a subsequente *contagem* exata dos neurônios após o 3º neurônio não é mais significativa.

- **Outras estações de neurônios:**
  - Núcleos do lemnisco lateral (contêm axônios derivados de ambos os núcleos cocleares)
  - Núcleo do colículo inferior (no colículo inferior do mesencéfalo); daqui, no braço do colículo inferior, para o tálamo
  - Núcleo geniculado medial (corpo geniculado medial) do tálamo. Daqui, como radiação acústica, para o córtex auditivo primário
- **Neurônio-alvo:** Córtex auditivo primário, lâmina granular interna (IV) nos giros temporais transversos (giro transversal de Heschl), área 41 de Brodmann.

Observação: O exuberante cruzamento das fibras dos 2os neurônios faz com que o córtex auditivo primário (giros temporais transversos) receba informações dos órgãos espirais (de Corti) de ambos os lados. Isto contribui de modo considerável para a sensação espacial dos sons.

Organização somatotópica da via

Apenas parcialmente conhecida. No córtex auditivo primário, as altas frequências (mais agudas) são geralmente localizadas na região occipital, enquanto frequências mais graves são localizadas geralmente na região frontal.

Manifestações clínicas

Lesão completa da via auditiva de um lado resulta em distúrbio da orientação espacial dos sons. A lesão bilateral da via auditiva leva à surdez.

2.5 Vias do Paladar

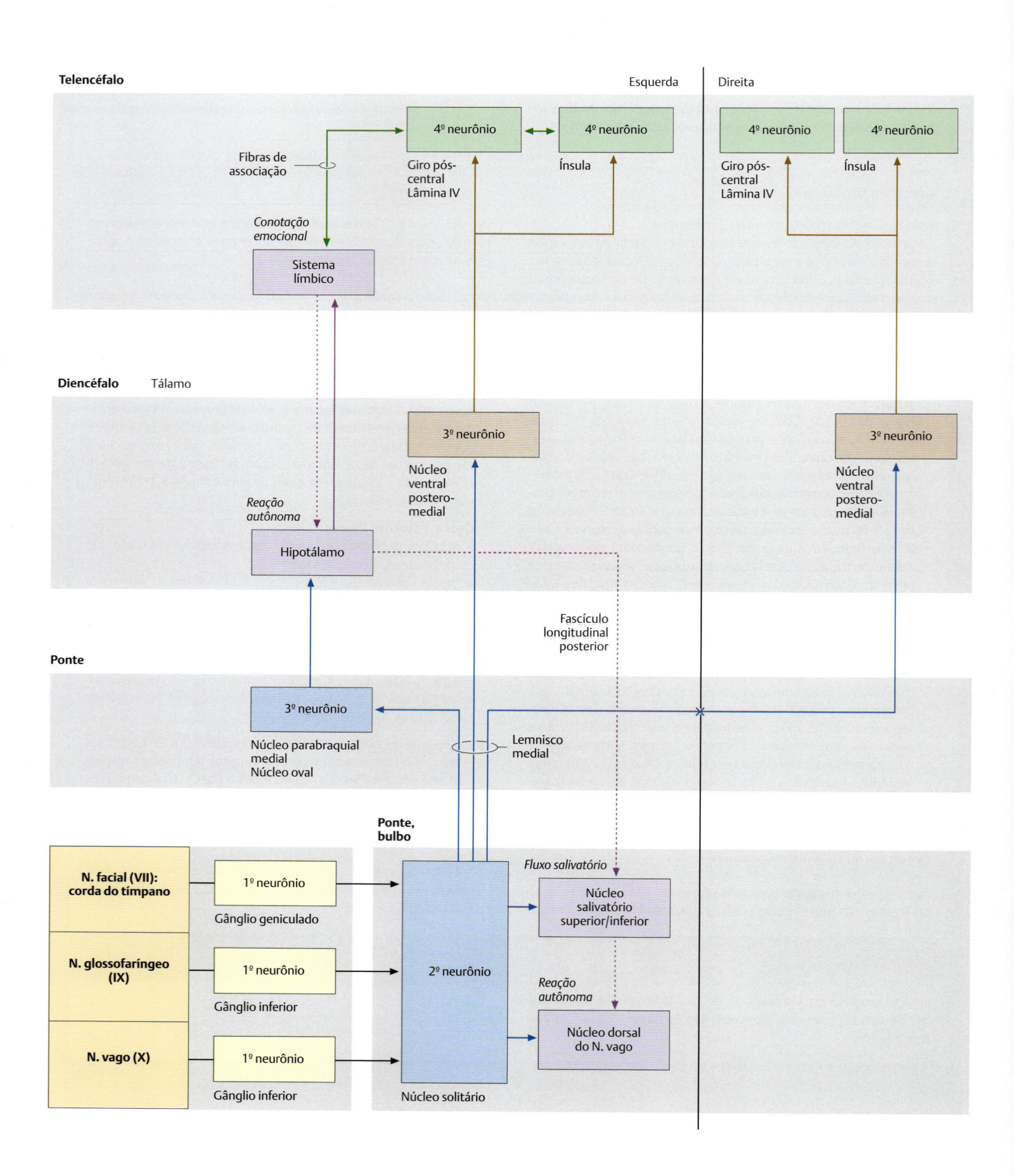

Telencéfalo

Esquerda Direita

4º neurônio 4º neurônio 4º neurônio 4º neurônio

Fibras de associação

Giro pós-central Lâmina IV Ínsula Giro pós-central Lâmina IV Ínsula

Conotação emocional

Sistema límbico

Diencéfalo Tálamo

3º neurônio 3º neurônio

Núcleo ventral postero-medial Núcleo ventral postero-medial

Reação autônoma

Hipotálamo

Fascículo longitudinal posterior

Ponte

3º neurônio

Núcleo parabraquial medial Núcleo oval

Lemnisco medial

Ponte, bulbo

N. facial (VII): corda do tímpano 1º neurônio

Gânglio geniculado

Fluxo salivatório

Núcleo salivatório superior/inferior

N. glossofaríngeo (IX) 1º neurônio 2º neurônio

Gânglio inferior

Reação autônoma

N. vago (X) 1º neurônio

Gânglio inferior

Núcleo solitário

Núcleo dorsal do N. vago

Definição e função

Via da sensibilidade consciente da língua para o paladar (percepção dos sabores doce, azedo, salgado, amargo e umami).

Características da via

Função sensitiva visceral (especial) e aferente.
Observação: O sentido da gustação é veiculado por 3 nervos cranianos: N. facial (VII), N. glossofaríngeo (IX) e N. vago (X). Todos captam as informações de receptores para a gustação existentes na superfície da língua e as conduzem inicialmente para um mesmo núcleo central, o *núcleo solitário*. Em seguida, as fibras terminam no córtex em dois neurônios de localizações diferentes – um neurônio na ínsula e um neurônio no giro pós-central.

Conexões sinápticas dos neurônios e topografia da via

- **1º neurônio:** Neurônios pseudounipolares *no gânglio do respectivo nervo craniano*. Estes neurônios captam as informações com o seu prolongamento periférico (de natureza funcional dendrítica, porém de natureza estrutural axônica) a partir de uma célula receptora para a gustação. Os axônios centrais dos neurônios pseudounipolares no gânglio sensitivo do nervo craniano se estendem ipsolateralmente no tronco encefálico em direção aos 2ºˢ neurônios no núcleo solitário.
Observação: As fibras aferentes do N. facial seguem inicialmente no N. lingual; em seguida, separam-se dele (no corda do tímpano) e no temporal se encontram com as fibras motoras somáticas do N. facial, com as quais se unem para seguir em direção ao tronco encefálico.
- **2º neurônio:** No bulbo, ipsolateralmente, no núcleo solitário (parte gustatória). Os axônios dos 2ºˢ neurônios se projetam não cruzados em direção à ponte (e aí fazem conexões sinápticas com 3ºˢ neurônios), ou desviando dos núcleos pontinos e agregando-se no lemnisco medial em posição diretamente ipsolateral (e aparentemente contralateral, em menor proporção) em direção ao tálamo (onde se encontra o 3º neurônio)
- **3º neurônio:**
  - Na *ponte*: em um grupo de núcleos da ponte, próximo ao recesso lateral do 4º ventrículo: núcleo parabraquial e núcleo oval. Daí o trato segue, não cruzado, em direção ao hipotálamo e, ainda, para partes do sistema límbico
  - No *tálamo*: localizado no núcleo ventral posteromedial. Daí as fibras se projetam para a radiação talâmica, no ramo posterior da cápsula interna, em direção aos 4ºˢ neurônios
- **4º neurônio:** No *giro pós-central* (lâmina granular interna [IV]) ou no *córtex da ínsula*.

Observação: Consequentemente, a via gustatória termina em dois neurônios corticais em locais diferentes, onde informações aparentemente diferentes são processadas. Colaterais do núcleo parabraquial e do núcleo oval atingem o hipotálamo (reação autônoma) e áreas do sistema límbico (conotação emocional da sensação do paladar). A partir dos 2ºˢ neurônios, colaterais se estendem para os núcleos salivatórios (liberação reflexa da secreção de saliva). Por meio do fascículo longitudinal posterior (FLP), o hipotálamo controla reações autônomas pelos núcleos autônomos no tronco encefálico.

Organização somatotópica da via

Desconhecida.

Manifestações clínicas

A lesão completa da via gustatória causa perda da percepção do paladar (ageusia), porém isto é muito raro, uma vez que uma lesão periférica bilateral dos nervos cranianos VII, IX e X é muito improvável, e uma lesão central da via, aproximadamente no tronco encefálico, se estende a muitas outras estruturas, determinando a gravidade do quadro clínico.

2.6   Vias do Olfato

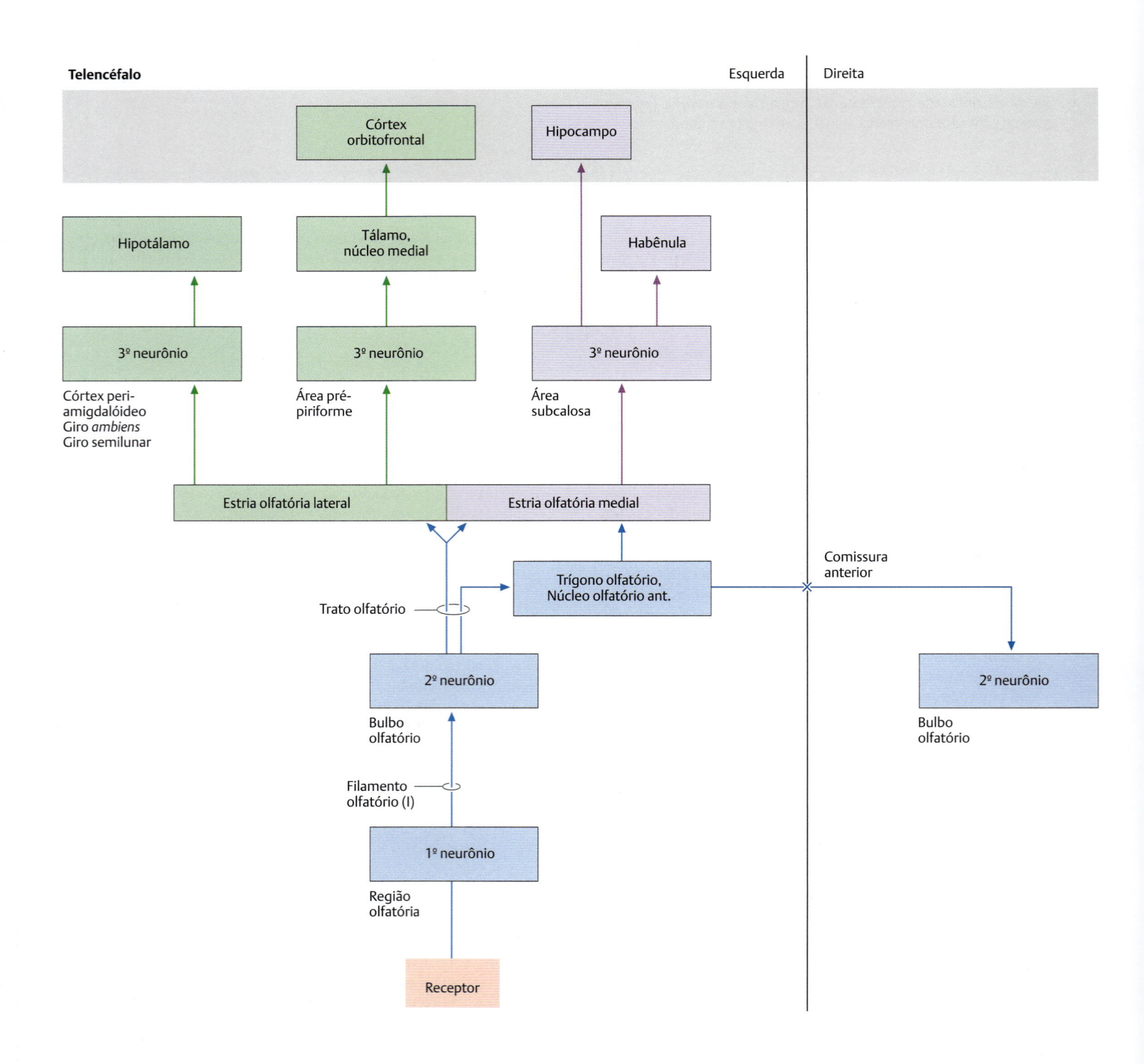

Telencéfalo

Esquerda | Direita

Córtex orbitofrontal

Hipocampo

Hipotálamo

Tálamo, núcleo medial

Habênula

3º neurônio

3º neurônio

3º neurônio

Córtex peri-amigdalóideo
Giro *ambiens*
Giro semilunar

Área pré-piriforme

Área subcalosa

Estria olfatória lateral

Estria olfatória medial

Trato olfatório

Trígono olfatório,
Núcleo olfatório ant.

Comissura anterior

2º neurônio

Bulbo olfatório

2º neurônio

Bulbo olfatório

Filamento olfatório (I)

1º neurônio

Região olfatória

Receptor

Definição e função

Via da sensibilidade consciente do sistema olfatório para a percepção de estímulos olfatórios.

Características da via

Função sensitiva visceral (especial) e aferente.
Observação: O *nervo* craniano I (N. olfatório) é parte da via olfatória. Entretanto, o N. olfatório não é um nervo verdadeiro, mas – por definição – é uma parte do córtex do telencéfalo (neste caso, do paleocórtex):

- Ele é envolvido pelas meninges
- É banhado pelo líquido cerebrospinal
- Seus axônios são envolvidos por células da glia central (oligo-dendrócitos).

Além disso, o N. olfatório não é uma estrutura representável de modo uniforme, pois é constituído pelo conjunto dos chamados filamentos olfatórios, que seguem individualmente.

Conexões sinápticas dos neurônios e topografia da via

No total, existem pelo menos 3 neurônios conectados em sequência:

- **1º neurônio:** É representado pelas células receptoras (células sensitivas primárias) no teto das cavidades nasais. Seus prolongamentos periféricos atuam como receptores na túnica mucosa nasal. Os prolongamentos centrais (filamentos olfatórios) atravessam a lâmina cribriforme do etmoide em direção aos 2ºs neurônios
- **2º neurônio:** No crânio, na fossa anterior, sobre o etmoide, no chamado bulbo olfatório. Existem dois tipos de 2ºs neurônios: as células mitrais e as células em tufo. Os axônios dos 2ºs neurônios se projetam como o trato olfatório, em direção occipital. O trato olfatório se divide nas estrias olfatórias medial e lateral
- **3º neurônio:** Os 3ºs neurônios, que se projetam para os neurônios subsequentes, encontram-se em três locais:

  – Para a estria olfatória lateral: na *área pré-piriforme* (área 28 de Brodmann); projeção das aferências através do tálamo (núcleos mediais) em direção ao córtex orbitofrontal ou aos neurônios no *córtex periamigdalóideo* (giros semilunar e *ambiens* da ínsula); projeção das aferências em direção ao hipotálamo

  – Para a estria olfatória medial: núcleos na área subcalosa (com núcleos septais); projeção das aferências para a habênula e para o hipocampo. Ambas as aferências permanecem ipsolaterais
  – Para as fibras cruzadas: núcleo olfatório anterior (no trígono olfatório), com projeção das aferências para o bulbo olfatório.

Observação: Com a estria olfatória lateral (do arquicórtex), os 2ºs neurônios atingem áreas do córtex (córtex periamigdalóideo, área pré-piriforme) sem conexões sinápticas no tálamo. Consequentemente, a via olfatória – de acordo com o conhecimento atual – é a única aferência que pode atingir os neurônios do telencéfalo sem conexões no tálamo. A extensa projeção da estria olfatória sobre os neurônios do sistema límbico (principalmente do córtex periamigdalóideo) explica a forte ênfase emocional das impressões olfatórias. A projeção para o hipotálamo é responsável pelas reações autônomas (p. ex., náuseas e vômitos) e pelas sensações olfatórias desagradáveis.

Organização somatotópica da via

Desconhecida.

Manifestações clínicas

A lesão completa da via olfatória resulta em anosmia. Ela pode ser consequente a lesões em ambos os bulbos olfatórios ou em ambos os tratos olfatórios causadas por fraturas da base do crânio.

2.7 Controle dos Núcleos Motores dos Nervos Cranianos

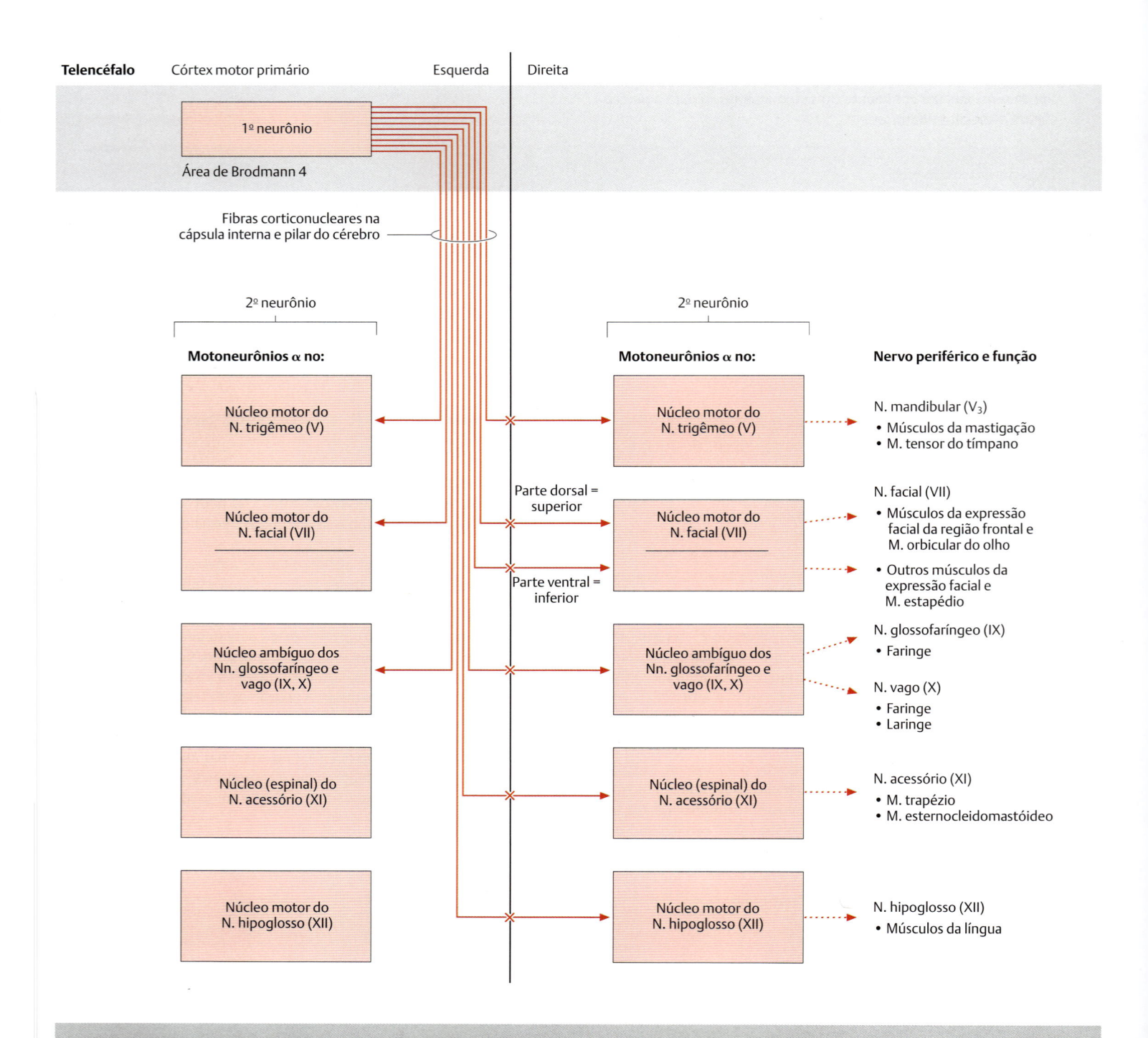

Classificação dos núcleos motores dos nervos cranianos

Funcionalmente, distinguem-se dois grupos:

- Núcleos para as funções motoras dos músculos oculares (III, IV e VI) e
- Núcleos para as outras funções motoras dos nervos cranianos (Vmot; VII, IX, X, XI e XII).

Basicamente, o controle cortical de todos os núcleos dos nervos cranianos ocorre através de uma via comum, as fibras corticonucleares. Essa via, no entanto, se divide em duas partes: uma para os músculos oculares e outra para as funções restantes. O controle dos músculos oculares ocorre com uma parte da via através de múltiplos centros no tronco encefálico, antes que os núcleos associados à inervação desses músculos sejam estimulados pelo fascículo longitudinal medial (ver "Controle da Atividade Motora Ocular", a partir da p. 522). A seguir é apresentado somente o controle de outros núcleos motores de nervos cranianos, que são estimulados *diretamente* a partir da 2ª parte das fibras corticonucleares, de modo análogo à projeção cortical das fibras corticospinais sobre os motoneurônios da medula espinal.

Definição e função das fibras corticonucleares para o controle dos núcleos motores dos nervos cranianos

- Principal via da atividade motora voluntária: controle consciente dos movimentos dos músculos da mastigação, músculos da expressão facial, língua, músculos trapézio e esternocleidomastóideo e controle motor inconsciente da musculatura da faringe e da laringe
- Trata-se da parte do chamado *trato piramidal* que se projeta do córtex motor primário para os núcleos motores no tronco encefálico (predominantemente na ponte). As fibras se comportam como as outras fibras do trato piramidal (portanto, fibras cortico*spinais* para a medula espinal, e fibras corticorr*eticulares* para a formação reticular). Axônios dos grandes neurônios piramidais.

Características da via

Função motora somática, descendente e eferente.

Conexões sinápticas dos neurônios e topografia da via

No total, 2 neurônios conectados em sequência:
- **1º neurônio:** Grandes neurônios piramidais da lâmina piramidal interna (lâmina V) do giro pré-central (córtex motor primário); eles se encontram na área 4 de Brodmann e, em sua maior parte, nas regiões cerebrais adjacentes. Os axônios dos 1ᵒˢ neurônios descem do telencéfalo até o tronco encefálico, passando pelas seguintes estações:

  Córtex motor primário → cápsula interna, ramo posterior (telencéfalo) → pedúnculo cerebral (mesencéfalo) → tegmento da ponte (parte tegmental da ponte);

  Cruzamento dos axônios dos 1ᵒˢ neurônios: cruzam apenas parcialmente (neste caso, predominantemente na ponte), de modo que a projeção do córtex motor sobre os 2ᵒˢ neurônios segue como vias cruzada e não cruzada.

  Os axônios exclusivamente *contralaterais* dos 1ᵒˢ neurônios terminam nos seguintes núcleos:
  – Núcleo motor do N. facial, parte inferior (mímica, com exceção dos músculos da região frontal)
  – Núcleo espinal do N. acessório
  – Núcleo motor do N. hipoglosso.

  Os *axônios contralaterais e ipsolaterais dos 1ᵒˢ neurônios* terminam nos seguintes núcleos:
  – Núcleo motor do N. trigêmeo
  – Núcleo motor do N. facial, parte superior (mímica dos músculos da região frontal e do M. orbicular do olho)
  – Núcleo ambíguo (inervação da faringe e da laringe)

- **2º neurônio:** Predominantemente motoneurônios alfa nos seguintes núcleos:
  – Núcleo motor do N. trigêmeo (músculos da mastigação e M. tensor do tímpano)
  – Núcleo motor do N. facial (músculos da mímica)
  – Núcleo ambíguo do N. glossofaríngeo e do N. vago (faringe e laringe)
  – Núcleo espinal do N. acessório (músculos trapézio e esternocleidomastóideo) e
  – Núcleo motor do N. hipoglosso (musculatura da língua).

Nesses núcleos os axônios das fibras corticonucleares terminam em sinapses excitatórias. Os axônios dos 2ᵒˢ neurônios terminam nos órgãos-alvo – neste caso, os músculos; portanto, formam a parte motora de cada nervo craniano! O neurotransmissor é a acetilcolina.
Observação: As fibras corticonucleares terminam nos 2ᵒˢ neurônios. Os axônios dos 2ᵒˢ neurônios formam a parte motora de seus respectivos nervos cranianos.

Organização somatotópica da via

- Cápsula interna: no ramo posterior; rostralmente às fibras corticospinais
- Mesencéfalo: no pedúnculo cerebral, medialmente às fibras corticospinais.

Manifestações clínicas

A disfunção das fibras corticonucleares resulta em comprometimento da atividade motora voluntária da cabeça para as funções de mastigação (N. trigêmeo), expressão facial (N. facial), movimentos de rotação da cabeça (N. acessório) e língua (N. hipoglosso).
Observação: Distúrbios dos 1ᵒˢ neurônios causam *paralisia central*, enquanto distúrbios dos 2ᵒˢ neurônios causam *paralisia periférica* (mesma sintomatologia da disfunção de fibras motoras de nervos cranianos).
Como apenas uma parte do núcleo do N. facial é inervada ipsolateral e contralateralmente, no N. facial pode-se fazer a distinção entre a paralisia periférica (a chamada lesão infranuclear, em que os 2ᵒˢ neurônios ou nervo periférico estão envolvidos) e a paralisia central (lesão supranuclear, em que os 1ᵒˢ neurônios ou seus axônios estão envolvidos):

- Na paralisia periférica, todas as fibras estão afetadas (os músculos frontais e os Mm. orbiculares dos olhos também estão paralisados)
- Na paralisia central, os 2ᵒˢ neurônios (porém, apenas a parte frontal do núcleo) ainda são supridos por fibras de áreas motoras contralaterais do córtex; os músculos frontais e os Mm. orbiculares dos olhos não se encontram paralisados.

521

2.8 Controle da Atividade Motora Ocular

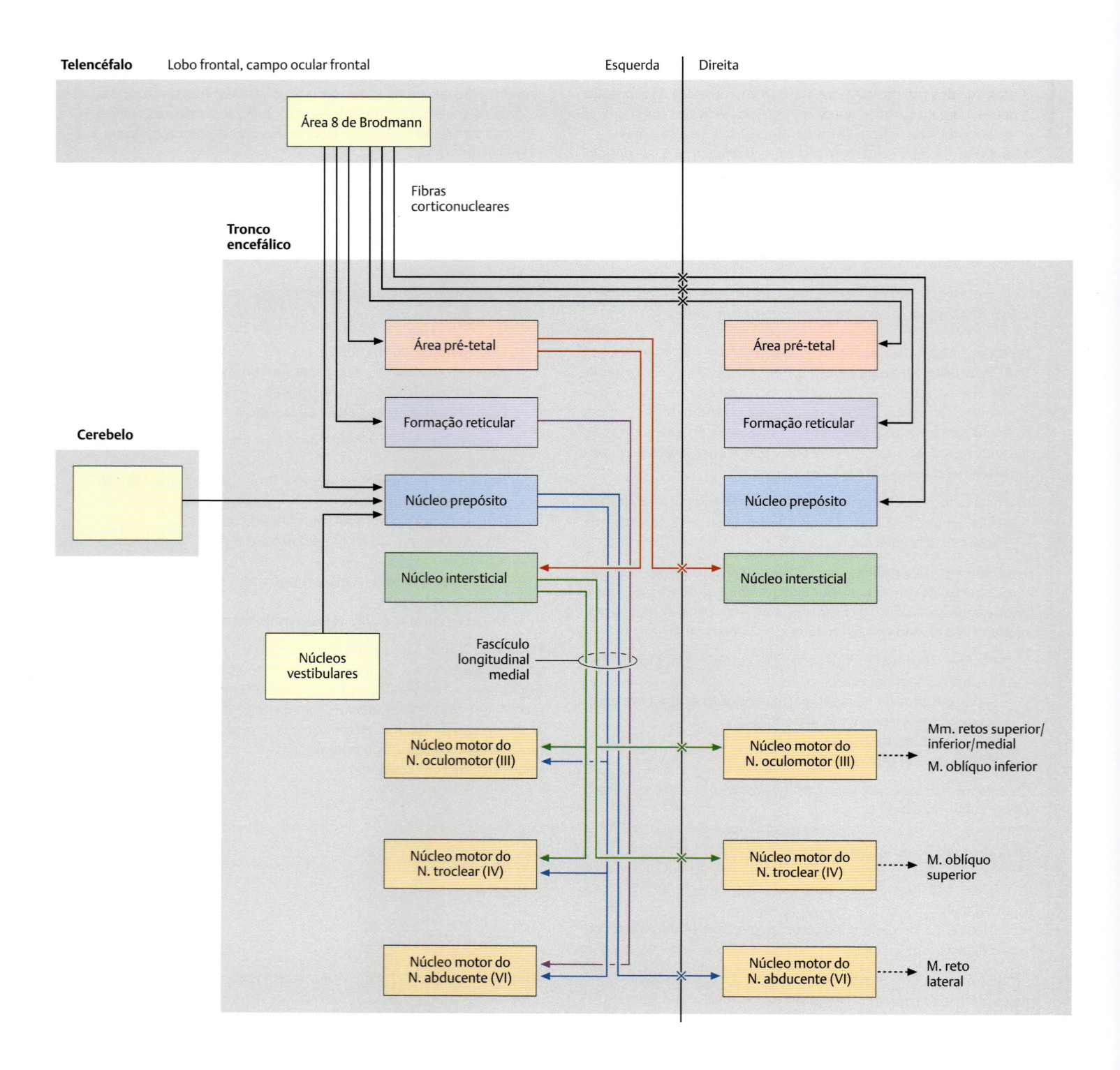

Definição e função

O controle dos movimentos dos olhos é extremamente complexo. Para obter uma impressão visual nítida, a luz de determinado ponto precisa incidir sobre locais correspondentes da retina. Para isso, ambos os olhos têm de ser movimentados de maneira coordenada. Se isso não ocorrer, formam-se imagens duplas devido à incidência de luz sobre locais não correspondentes da retina. O controle da atividade motora dos olhos ocorre predominantemente de modo semelhante a um reflexo, por meio de centros corticais (ver "Projeções da Retina", pp. 526 e seguinte). Porém, o controle voluntário dos movimentos oculares é possível. Entretanto, não é deflagrado pelo giro pré-central (atividade motora somática), mas é controlado por um centro superior especializado no lobo frontal, o chamado campo ocular frontal (área 8 de Brodmann). Esta área envia suas eferências (em contraste com o giro pós-central) *não diretamente* para motoneurônios alfa nos núcleos motores dos nervos cranianos, mas, inicialmente, para centros de controle no limite entre o mesencéfalo e o diencéfalo e no tronco encefálico, onde, em seguida, ocorre a subsequente conexão sináptica com os núcleos motores dos músculos extrínsecos do bulbo do olho.

Características da via

Função somática motora, descendente e eferente.

Conexões sinápticas dos neurônios e topografia da via

Os neurônios de origem estão localizados no chamado campo ocular frontal (os neurônios aqui não são numerados como do modo usual; por isso a denominação "neurônio de origem", em vez de "1º neurônio"). Seus *axônios* seguem, juntamente com axônios de neurônios do giro pré-central na cápsula interna, como fibras corticonucleares. Entretanto, os *neurônios* da área 8 se projetam ipsolateral e contralateralmente para os neurônios na área pré-tetal (na transição entre o diencéfalo e o mesencéfalo) e, ainda, para a formação reticular e o núcleo prepósito. Da área pré-tetal, neurônios se projetam, de ambos os lados, em direção ao chamado núcleo intersticial. O núcleo prepósito e o núcleo intersticial são os núcleos de saída para a projeção sobre os núcleos motores dos músculos oculares (III, IV e VI), mencionados a seguir. Deste modo:

- O núcleo prepósito é conectado com todos os núcleos ipsolateralmente, e com o núcleo do nervo VI também contralateralmente

- O núcleo intersticial estimula os núcleos dos nervos III e IV ipsolateral e contralateralmente e
- O núcleo do nervo VI recebe aferências ipsolateralmente, por axônios de neurônios da formação reticular do tronco encefálico.

As conexões do cerebelo e dos núcleos vestibulares, em particular com o núcleo prepósito, coordenam as informações sobre o equilíbrio com os movimentos oculares (p. ex., durante o nistagmo vestibular = movimento ocular involuntário durante o movimento de rotação da cabeça).
No tronco encefálico seguem as partes da via para conexões sinápticas dos núcleos dos músculos oculares entre si, com os centros superiores e com o sistema vestibular como o chamado *fascículo longitudinal medial* (ver também "Tratos no Tronco Encefálico", pp. 524 e seguinte).

Manifestações clínicas

- A lesão de um único núcleo motor de um músculo ocular causa a deficiência em apenas um único músculo ou em um grupo de músculos mas em um dos olhos apenas
- Distúrbios nos centros superiores (p. ex., alterações circulatórias no tronco encefálico devido a um infarto) ou distúrbios na região do campo ocular frontal estão sempre associados a comprometimento da atividade motora visual em ambos os olhos.

2.9 Tratos no Tronco Encefálico

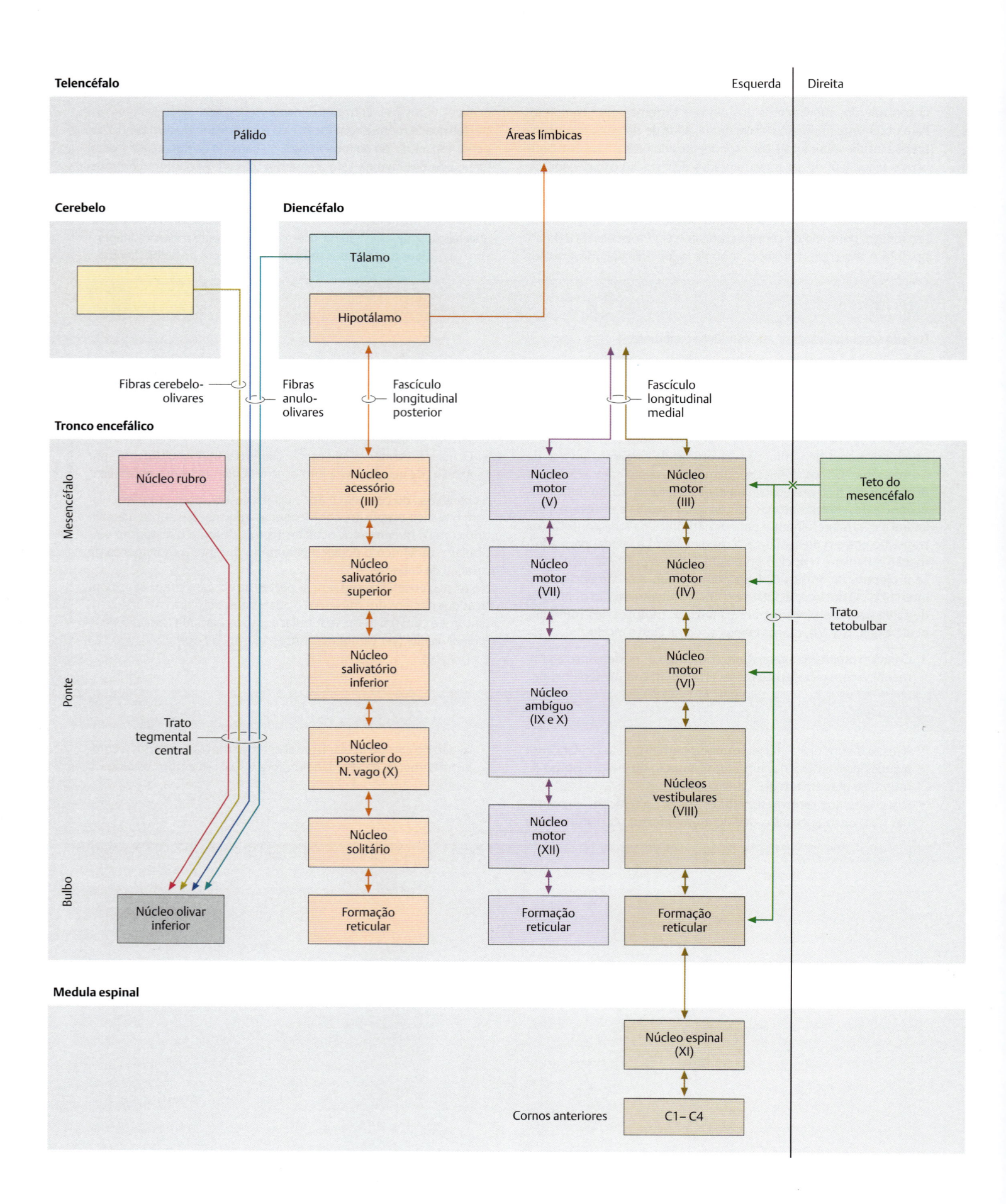

Telencéfalo   Esquerda   Direita

Pálido

Áreas límbicas

Cerebelo   **Diencéfalo**

Tálamo

Hipotálamo

Fibras cerebelo-olivares   Fibras anulo-olivares   Fascículo longitudinal posterior   Fascículo longitudinal medial

Tronco encefálico

Mesencéfalo

Núcleo rubro

Núcleo acessório (III)

Núcleo motor (V)

Núcleo motor (III)

Teto do mesencéfalo

Núcleo salivatório superior

Núcleo motor (VII)

Núcleo motor (IV)

Trato tetobulbar

Ponte

Trato tegmental central

Núcleo salivatório inferior

Núcleo ambíguo (IX e X)

Núcleo motor (VI)

Núcleo posterior do N. vago (X)

Núcleos vestibulares (VIII)

Bulbo

Núcleo olivar inferior

Núcleo solitário

Núcleo motor (XII)

Formação reticular

Formação reticular

Formação reticular

Medula espinal

Núcleo espinal (XI)

Cornos anteriores   C1– C4

Basicamente, podem ser distinguidos dois grupos de tratos no tronco encefálico:

- Tratos que atravessam exclusiva ou predominantemente o tronco encefálico e

- Tratos que estabelecem complexas conexões sinápticas no tronco encefálico.

Os quatro principais tratos do tronco encefálico que estabelecem conexões em sua estrutura foram aqui descritos.

Tratos de passagem (não representados aqui)

Podem ser descendentes – portanto, predominantemente motores somáticos ou motores viscerais – ou ascendentes, portanto predominantemente sensitivos.

- Tratos descendentes:
  - **Trato piramidal** (com suas diferentes partes, ver pp. 510 e seguinte) e
  - **Trato corticopontino**, como parte do trato corticopontocerebelar (ver pp. 510 e seguinte)

- Tratos ascendentes – os 4 lemniscos:
  - **Lemnisco medial** (continuação do funículo posterior, ver p. 508)
  - **Lemnisco espinal** (continuação do trato sensitivo do funículo anterolateral, ver p. 508)
  - **Lemnisco trigeminal**, como continuação da via trigeminal (ver pp. 512 e seguinte)
  - **Lemnisco lateral**, como continuação da via auditiva (ver pp. 514 e seguinte).

Tratos de conexões sinápticas internas

- **Trato tegmental central:** Trato descendente; principal trato do sistema extrapiramidal no tronco encefálico. Muitas partes no trato: as fibras se originam do telencéfalo (pálido), do diencéfalo (tálamo), do cerebelo e – do próprio tronco encefálico – a partir do núcleo rubro. Esses tratos se unem para formar o chamado trato tegmental central, que termina no núcleo olivar inferior, na oliva inferior. A oliva inferior é, portanto, um núcleo de conexão central do tronco encefálico da atividade motora extrapiramidal

- **Fascículo longitudinal posterior:** Este trato organizado em ambos os sentidos – portanto, ascendente e descendente – estabelece conexões com a "parte autônoma". O hipotálamo – como centro superior de controle vegetativo (ou autônomo) – estabelece conexões entre os núcleos parassimpáticos e com o núcleo gustatório. Ao mesmo tempo, existem colaterais que se conectam com os núcleos motores dos nervos cranianos, possibilitando acionar os mecanismos de mastigação, deglutição, sucção e vômito; auxílio *reflexo* a essas funções pelos núcleos motores V, VII, núcleo ambíguo (para os nervos cranianos IX e X) e XII. O trato cruza extensivamente (não representado aqui)

- **Fascículo longitudinal medial:** Este trato irregular, do ponto de vista funcional – ainda que organizado em ambos os sentidos – por um lado estabelece conexões dos núcleos motores da atividade motora ocular (III, IV, VI) e da atividade motora da cabeça (XI, corno anterior em C1–C4) com os núcleos vestibulares (equilíbrio) para os movimentos oculares sacádicos e, por outro lado, também estabelece conexões com núcleos motores de nervos cranianos para a mastigação, a deglutição e a sucção (auxílio *voluntário* destas funções). Consequentemente, esses núcleos motores de nervos cranianos encontram-se em meio a esses fascículos. O trato cruza de forma extensa (não representado aqui)

- **Trato tetobulbar:** Este trato cruzado se origina do núcleo do colículo superior (no teto do mesencéfalo) e se projeta para os núcleos motores dos músculos oculares e para a formação reticular; está relacionado com a atividade motora ocular *reflexa*.

2.10 Projeções da Retina

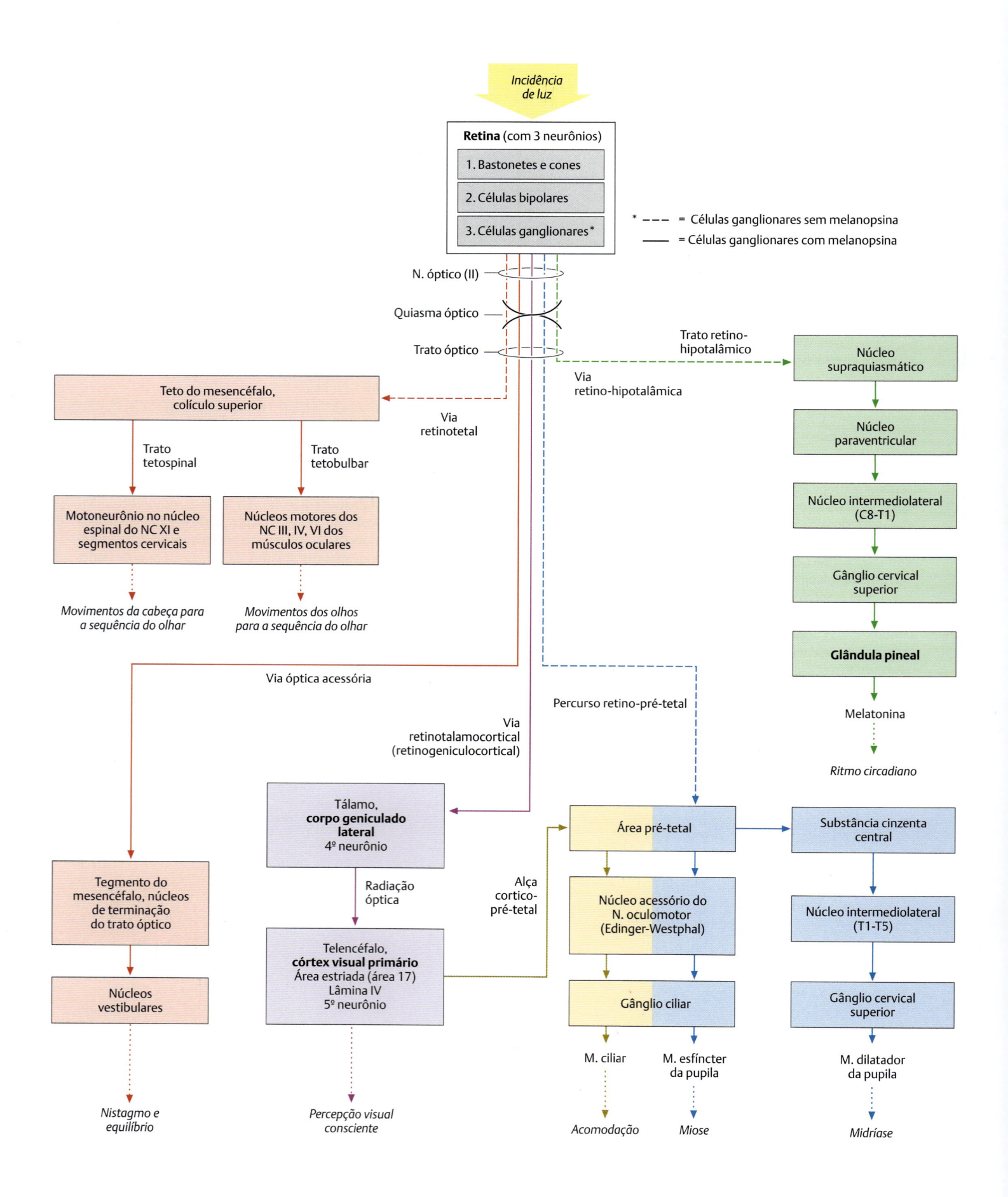

O sistema óptico atua no processamento de estímulos visuais. Isto compreende não somente a percepção consciente de impressões visuais, mas também inclui 5 diferentes vias funcionais, cujo mesmo ponto de partida é a retina, uma estrutura derivada do diencéfalo.

Via retinotalamocortical (ou retinogeniculocortical – a chamada "via visual")

Ela conduz a percepção consciente e o processamento de uma impressão visual (cor, formato, tamanho, posição, movimento etc., de um objeto).

- Do ponto de vista morfológico, é a maior parte do sistema visual
- Ela segue através do tálamo (4º neurônio no corpo *geniculado lateral*; 1º–3º neurônios na retina) em direção ao *córtex* visual primário; termina aí, acima ou abaixo do sulco calcarino no córtex da área estriada do cúneo e do giro lingual
- Do córtex visual primário partem vias de associação em direção às partes dos córtices visuais secundário e terciário para um subsequente processamento de impressões visuais mais complexas (não representado).

Via retino-pré-tetal

- Age por meio do controle da inervação motora visceral da musculatura lisa dos músculos pupilares e do corpo ciliar (para acomodação da lente)
- Conduz à *área pré-tetal*, uma região nuclear cranial aos colículos superiores do mesencéfalo, relacionada topograficamente ao diencéfalo (epitálamo)
- A área pré-tetal projeta-se sobre o núcleo visceral parassimpático (de Edinger-Westphal) no mesencéfalo e por meio da substância cinzenta central do tronco encefálico sobre neurônios simpáticos da medula espinal (C8–T1); deste modo, o núcleo visceral do NC III (de Edinger-Westphal) comanda o estreitamento da pupila (miose) e a intensificação da curvatura da lente causada pela musculatura lisa do corpo ciliar (acomodação para perto), enquanto os neurônios simpáticos comandam o alargamento da pupila (midríase)
- Assim, a área pré-tetal atua funcionalmente no centro de dois circuitos: um, *sem* conexões com o tálamo e com o córtex visual (via retino-pré-tetal), e outro *com* conexões com o córtex visual (alça cortico-pré-tetal); através da 1ª via, as informações seguem pela *quantidade de luz* que entra nos olhos, o que causa dilatação ou constrição da pupila. Esta reação – uma vez que o córtex visual do telencéfalo não está envolvido – pode ser deflagrada também em pacientes *inconscientes*; através da 2ª via, as informações seguem pela *definição da imagem*, o que causa o posicionamento para perto ou longe da lente (e, consequentemente, para a focalização da imagem). Isto permite um registro da real definição da imagem pelo córtex visual do telencéfalo, de modo que esta reação funcione apenas em indivíduos *conscientes*.

Via retinotetal

- Atua nos chamados movimentos sacádicos reflexos e na fixação do olhar
- É conduzida pelos colículos superiores no teto do mesencéfalo e pelo trato tetospinal ou tetobulbar para neurônios motores que ativam diferentes músculos estriados; assim, os movimentos de rotação da cabeça e os movimentos oculares podem ser realizados em conjunto. Consequentemente, é possível que, com o objeto e/ou a cabeça e os olhos do observador em movimento, possa haver o "acompanhamento" automático do objeto, de modo que a sua imagem sempre incida no ponto de maior acuidade visual de ambos os olhos.

Via óptica acessória

Impressões visuais transmitidas através do mesencéfalo com o sistema vestibular (controle dos movimentos da cabeça). Assim, por exemplo, o equilíbrio e os movimentos oculares são coordenados (p. ex., movimento reflexo de ajuste dos olhos durante a rotação da cabeça). A via óptica acessória é, portanto, um suporte da via retinotetal.

Via retino-hipotalâmica

Influencia os ritmos internos do corpo pela detecção do aporte diário de luz (p. ex., ritmo circadiano). A glândula pineal estimula o hipotálamo por meio de vários locais de conexão (produção e liberação de melatonina).

Observação: Os axônios do segmento nasal da retina (cerca de 48% de todas as fibras) cruzam no quiasma óptico. Consequentemente, como todos os axônios acima mencionados atingem ambos os olhos, em suas respectivas estações de conexão, as informações são, portanto, processadas bilateralmente. Neste esquema, com base na visão geral, o quiasma óptico foi representado de forma esquemática como um local de cruzamento, em sua posição entre o nervo óptico e o trato óptico. As fibras cruzadas propriamente ditas não foram representadas.

2.11 Gânglios Autônomos e Sensitivos da Cabeça

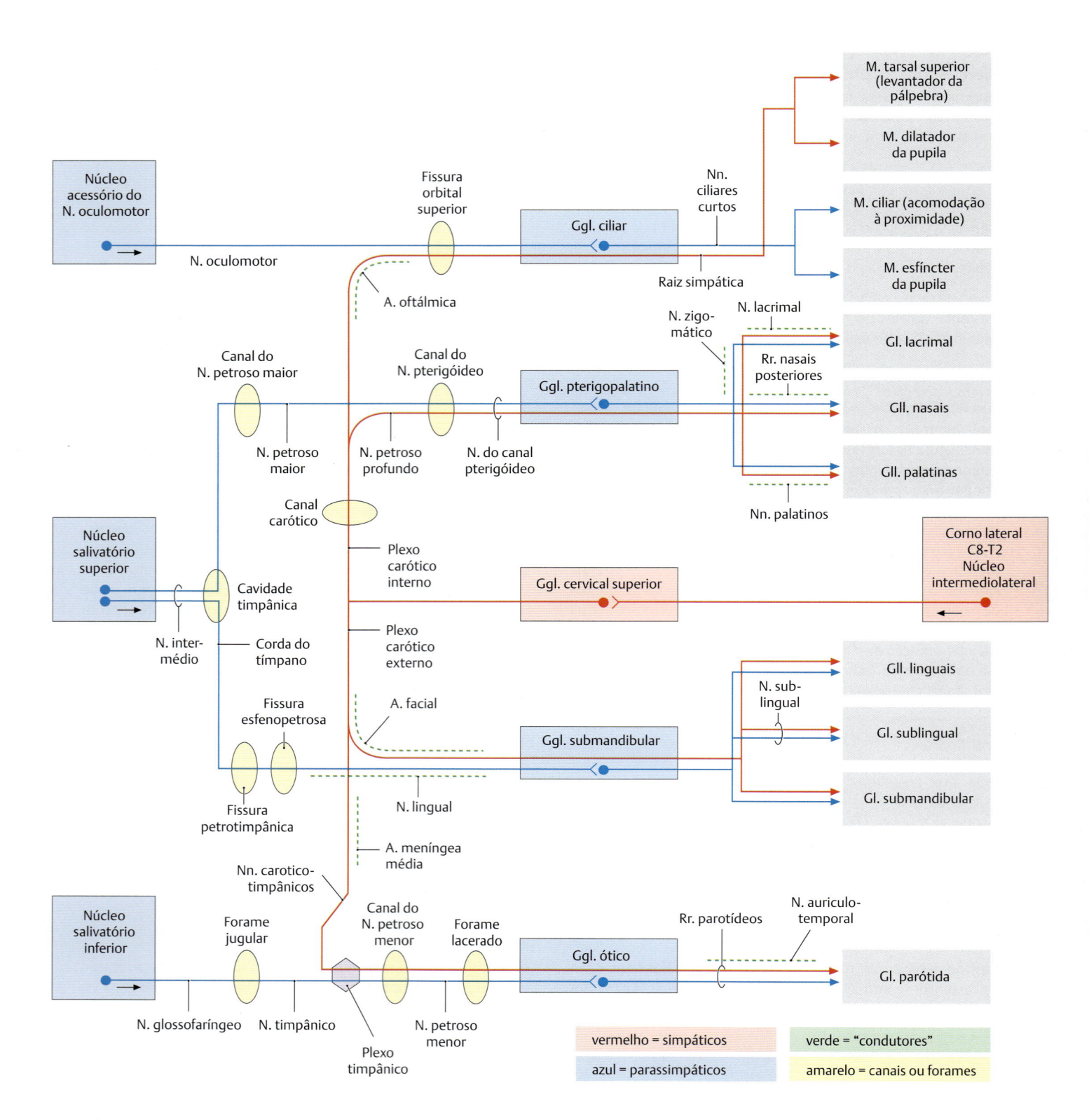

A Gânglios autônomos da cabeça

Os gânglios autônomos e sensitivos da cabeça podem ser facilmente confundidos. Portanto, ambos são mostrados aqui, juntamente com o sentido da condução dos impulsos dos respectivos gânglios (ver setas de direção). Os gânglios autônomos da cabeça são sempre parassimpáticos. Neles, as fibras oriundas do 1º neurônio eferente no tronco encefálico fazem sinapse com o 2º neurônio eferente, cujas fibras seguem para os órgãos-alvo. Nesse caminho para o órgão-alvo, as fibras muito finas e, portanto, mecanicamente muito sensíveis, usam outras estruturas às quais elas se anexam como "condutores". Estes podem ser, por exemplo, vasos sanguíneos ou outros nervos que se movem na mesma direção que as fibras autônomas, embora tenham outras tarefas. Este é, precisamente, o primeiro ponto de confusão. Portanto, as fibras autônomas são aqui representadas em azul (parassimpáticas) ou em vermelho (simpáticas); as "fibras principais", que não têm nenhuma ligação com as fibras autônomas, são representadas em verde. Todas essas estruturas passam através do crânio por determinados orifícios (canais e forames), que são marcados em amarelo.

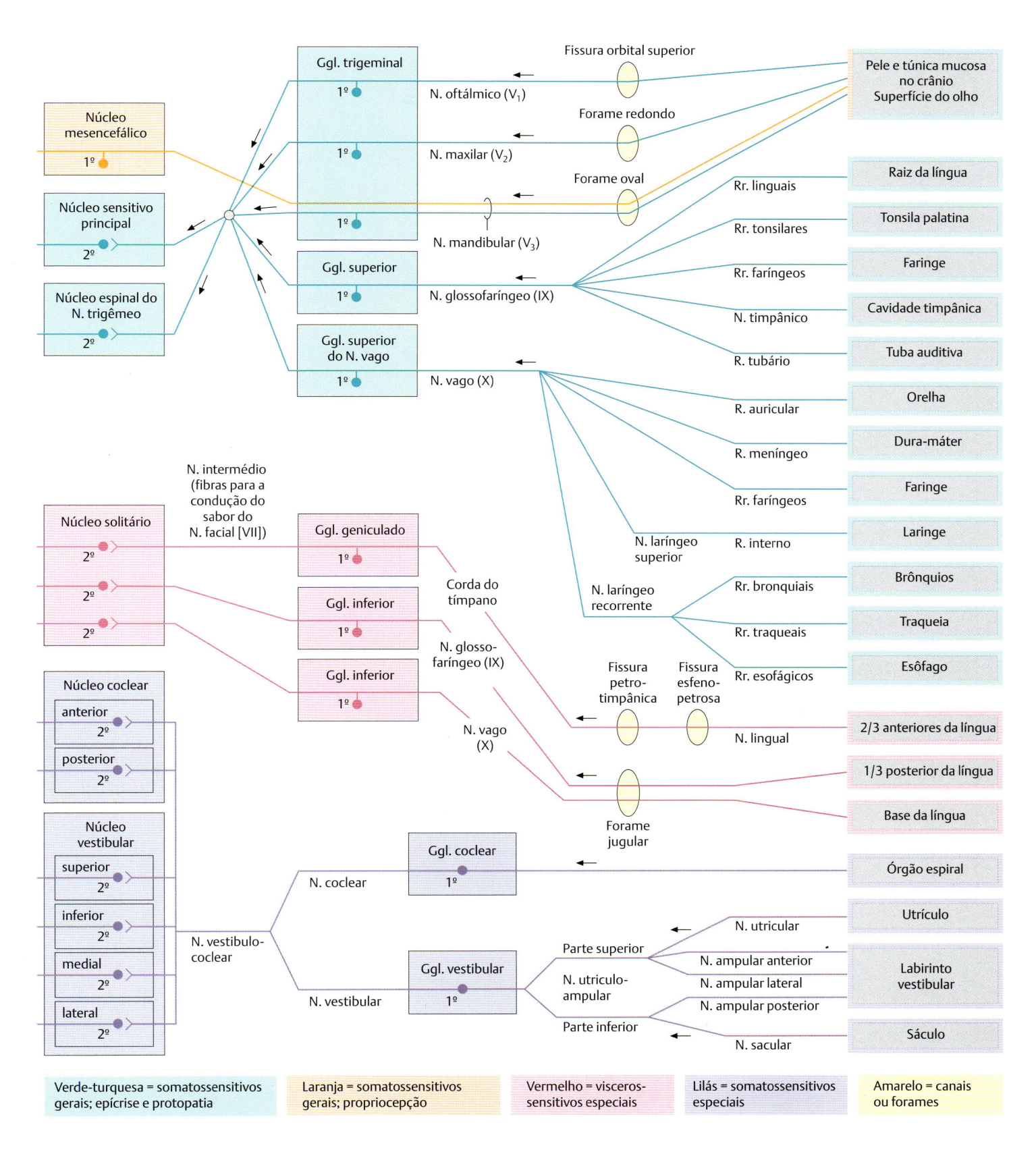

Verde-turquesa = somatossensitivos gerais; epícrise e protopatia

Laranja = somatossensitivos gerais; propriocepção

Vermelho = viscerossensitivos especiais

Lilás = somatossensitivos especiais

Amarelo = canais ou forames

B Gânglios sensitivos da cabeça

Em contraste com os gânglios autônomos, nos gânglios sensitivos não ocorre comutação. Os gânglios sensitivos contêm o corpo celular de células nervosas (neurônio aferente primário) pseudounipolares ou bipolares (N. vestibulococlear). O seu prolongamento periférico se origina de um receptor; o seu prolongamento direcionado centralmente termina no SNC. Tomemos por exemplo o N. glossofaríngeo: este conduz informações de paladar, entre outras, a partir do terço posterior da língua; as fibras seguem através do gânglio inferior e terminam no SNC no núcleo solitário. Essa informação é *viscerossensitiva especial* (mostrada em vermelho). O N. glossofaríngeo conduz, no entanto, também informações da faringe, neste caso, *somatossensitivas gerais*, e suas fibras seguem através do gânglio superior e terminam no núcleo espinal do N. trigêmeo, no qual são conectadas informações protopáticas de múltiplos nervos cranianos (não só do homônimo N. trigêmeo!). A sensação de temperatura e dor de garganta (bebida muito quente!) pode ser captada pelo N. glossofaríngeo. O N. vago também conduz (através do seu gânglio superior do N. vago) informações protopáticas (principalmente dor) a partir da laringe para o núcleo espinal do N. trigêmeo (dor na inflamação da laringe).

529

2.12 Conexões Sinápticas da Atividade Motora

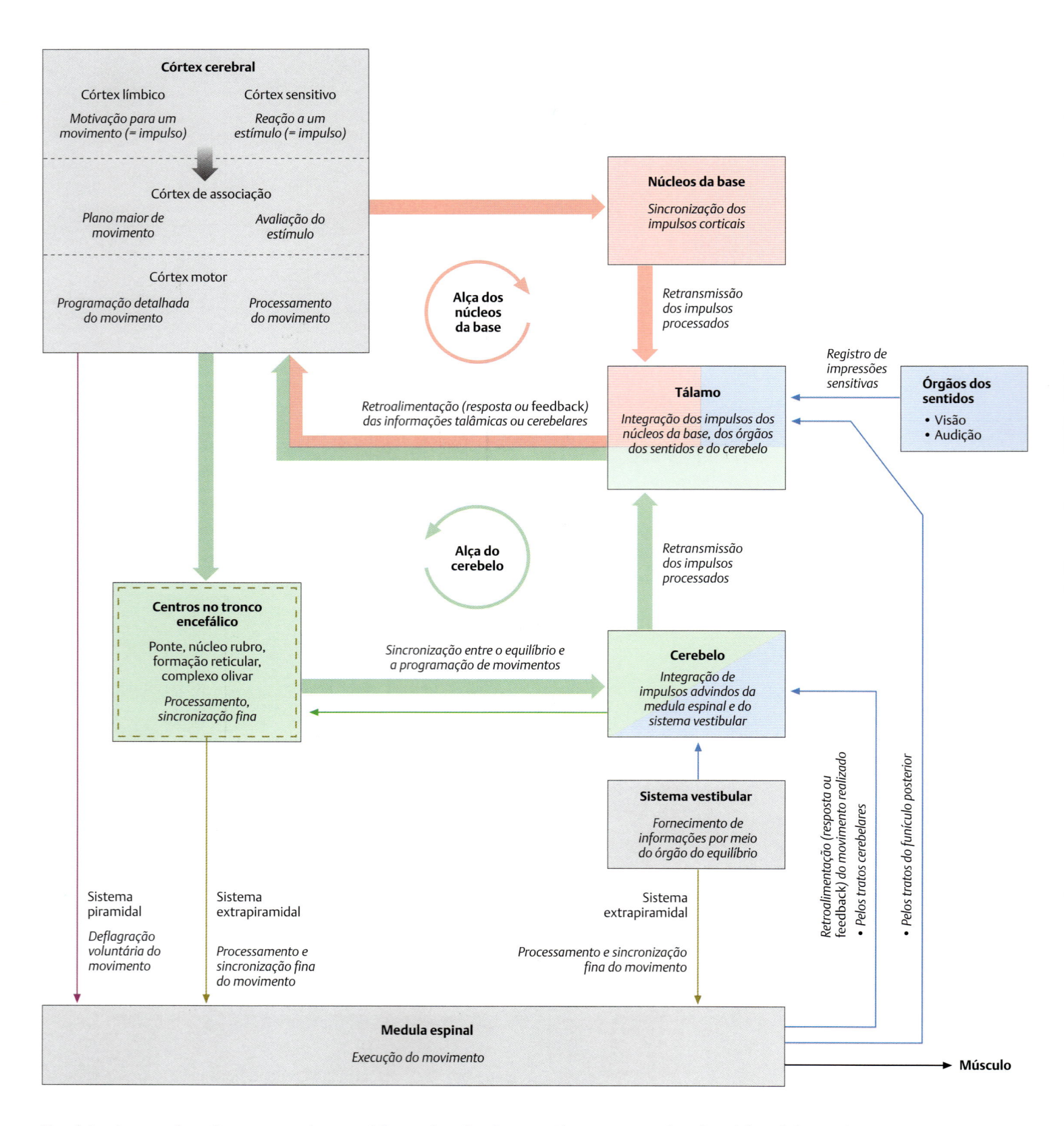

Na página à esquerda estão representadas, em visão geral, as funções dos neurônios e dos tratos e suas combinações, e, na página à direita, estão as estruturas dos tratos e os núcleos em detalhes.

Observação: O córtex representa o ponto de saída e o ponto-alvo de duas alças, a alça dos núcleos da base e a alça do cerebelo. Em ambas as alças, é obrigatória a conexão sináptica com o tálamo ("tálamo motor").

Ele capta os impulsos dos núcleos da base e do cerebelo e envia o padrão integrado de impulsos para o córtex motor. Ao mesmo tempo, o tálamo recebe sinais dos órgãos dos sentidos ("tálamo sensitivo"). Se estes sinais forem relevantes para o movimento, serão incorporados ao padrão de impulsos. O tálamo é, portanto, o centro de integração para ambas as alças e para os estímulos sensitivos.

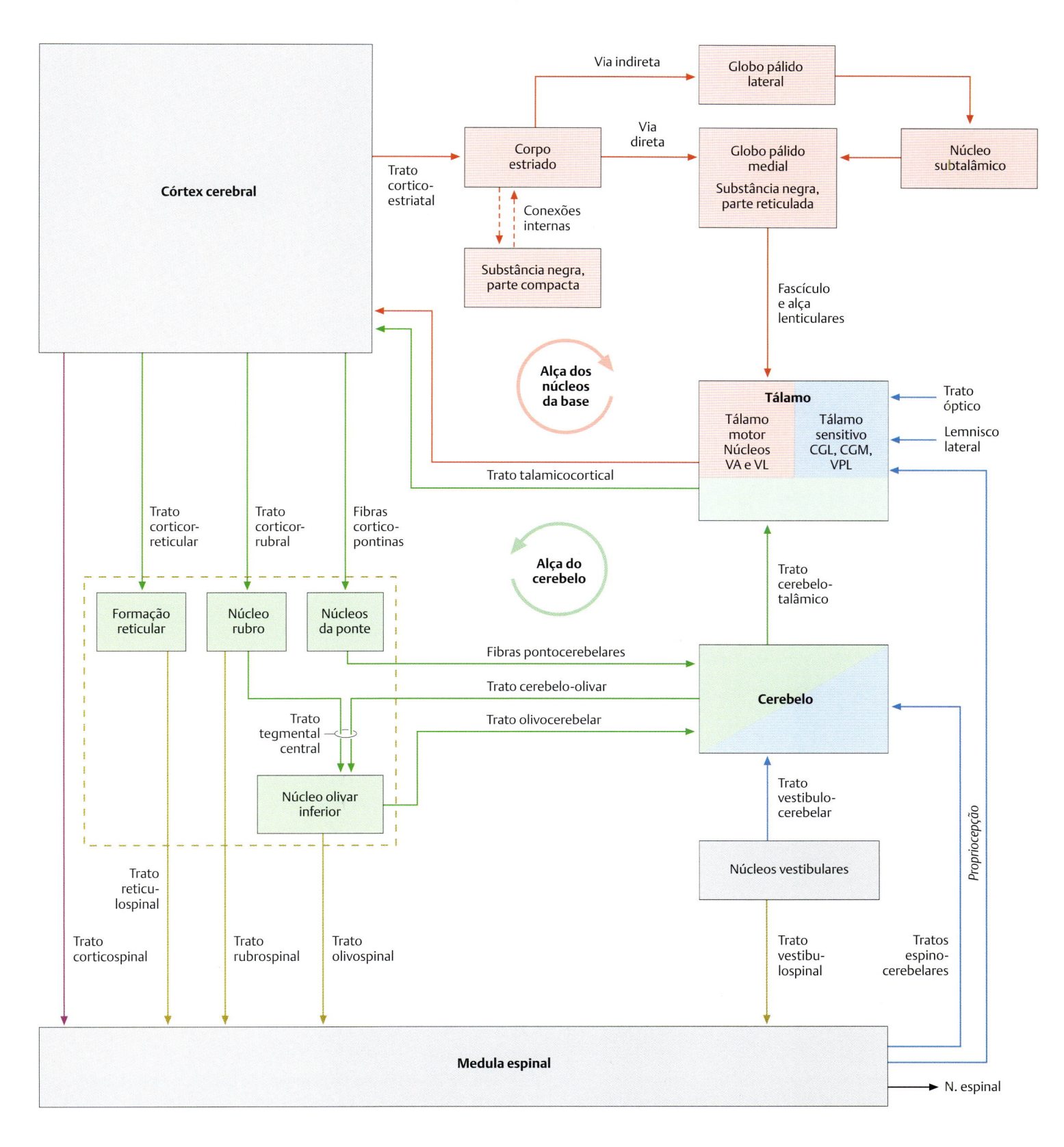

Os impulsos talâmicos no córtex motor resultam na programação detalhada e "estabelecida" dos movimentos. Isto é adequado para a regulação específica nos centros do tronco encefálico (núcleo rubro, formação reticular, oliva inferior). O núcleo olivar inferior é, portanto, uma importante "via de escape" da alça cerebelar em direção à medula espinal. Se o movimento for deflagrado apenas por impulsos do córtex motor (predominantemente pelo giro pré-central), tais impulsos chegam à medula espinal pelo trato piramidal (aqui, trato corticospinal) (deflagração voluntária).

A medula espinal realiza o movimento propriamente e transmite o impulso pelo nervo espinal do músculo em questão. Pelos tratos espinocerebelares, a medula espinal registra a "execução do movimento" de volta para o cerebelo, que precisa dessas informações para o controle contínuo do equilíbrio. O cerebelo não tem acesso direto à medula espinal, contudo, consegue influenciá-la indiretamente via núcleo olivar inferior.

2.13 Conexões do Cerebelo

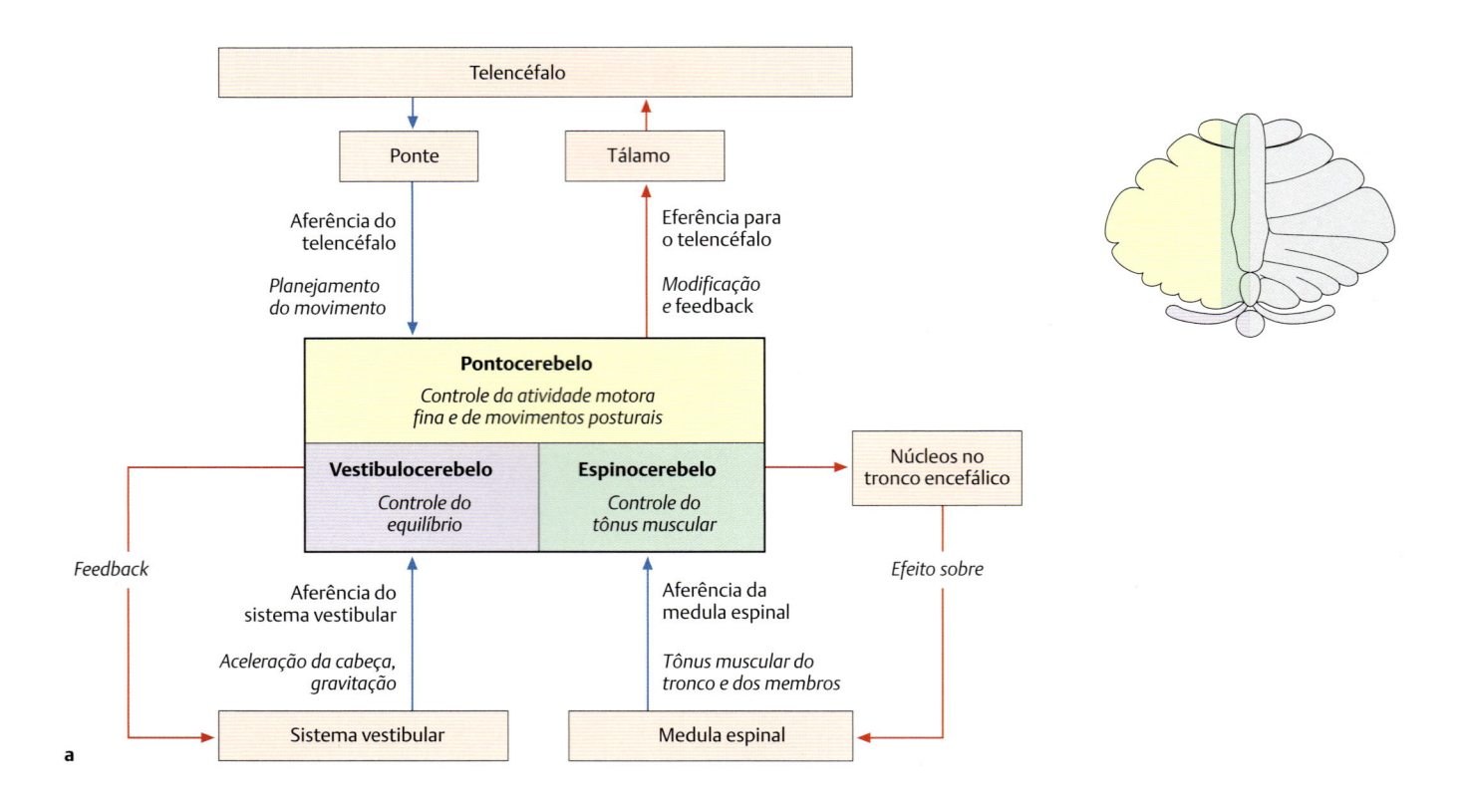

a

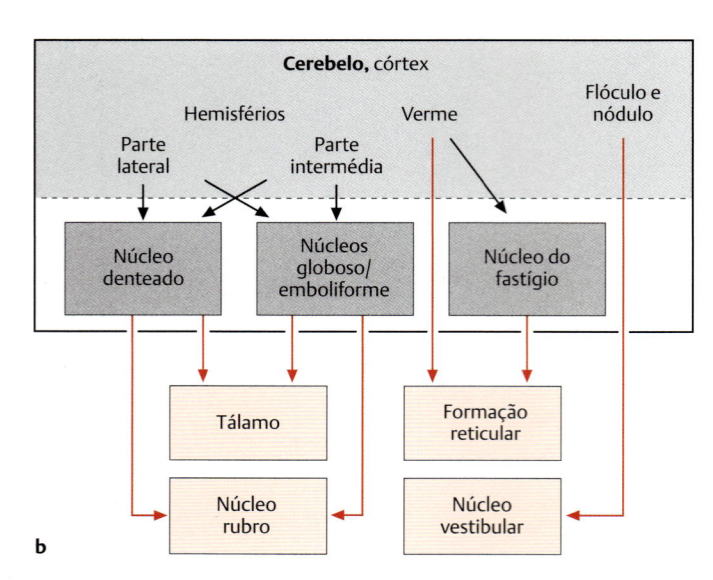

b

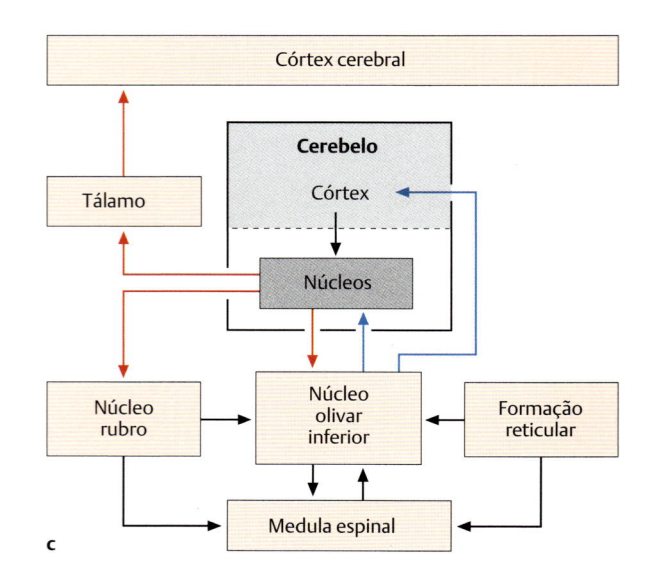

c

A divisão funcional do cerebelo em pontocerebelo, espinocerebelo e vestibulocerebelo (**a**) considera as **aferências principais para o cerebelo**:

- Do telencéfalo (através da ponte), para a atividade motora fina para o planejamento de um movimento
- Da medula espinal, para a regulação do tônus muscular e
- Do sistema vestibular, para o controle da posição e da aceleração da cabeça.

Existem alças de *feedback* do cerebelo diretamente para o sistema vestibular e, indiretamente, através do tálamo, para o telencéfalo, e, através dos núcleos do tronco encefálico, para a medula espinal.

As **principais aferências do cerebelo** (**b**) não se originam predominantemente do córtex, mas de núcleos com os quais determinada região do córtex está predominantemente associada. Esses núcleos, por sua vez, projetam-se para o tálamo ou para regiões de núcleos no tronco encefálico. Assim, o núcleo olivar inferior é fundamental no tronco encefálico (**c**): ele se projeta tanto para o cerebelo quanto para a medula espinal e, por sua vez, recebe aferências de ambas as regiões. Além disso, a oliva recebe aferências de outros núcleos do tronco encefálico (núcleo rubro e formação reticular). Consequentemente, a oliva integra impulsos cerebelares e espinais. O objetivo dessas complexas conexões é o controle pelo cerebelo da atividade motora da medula espinal – por meio dos núcleos do tronco encefálico – de modo a preservar o equilíbrio e a atividade motora tanto fina quanto postural (movimento dos membros).

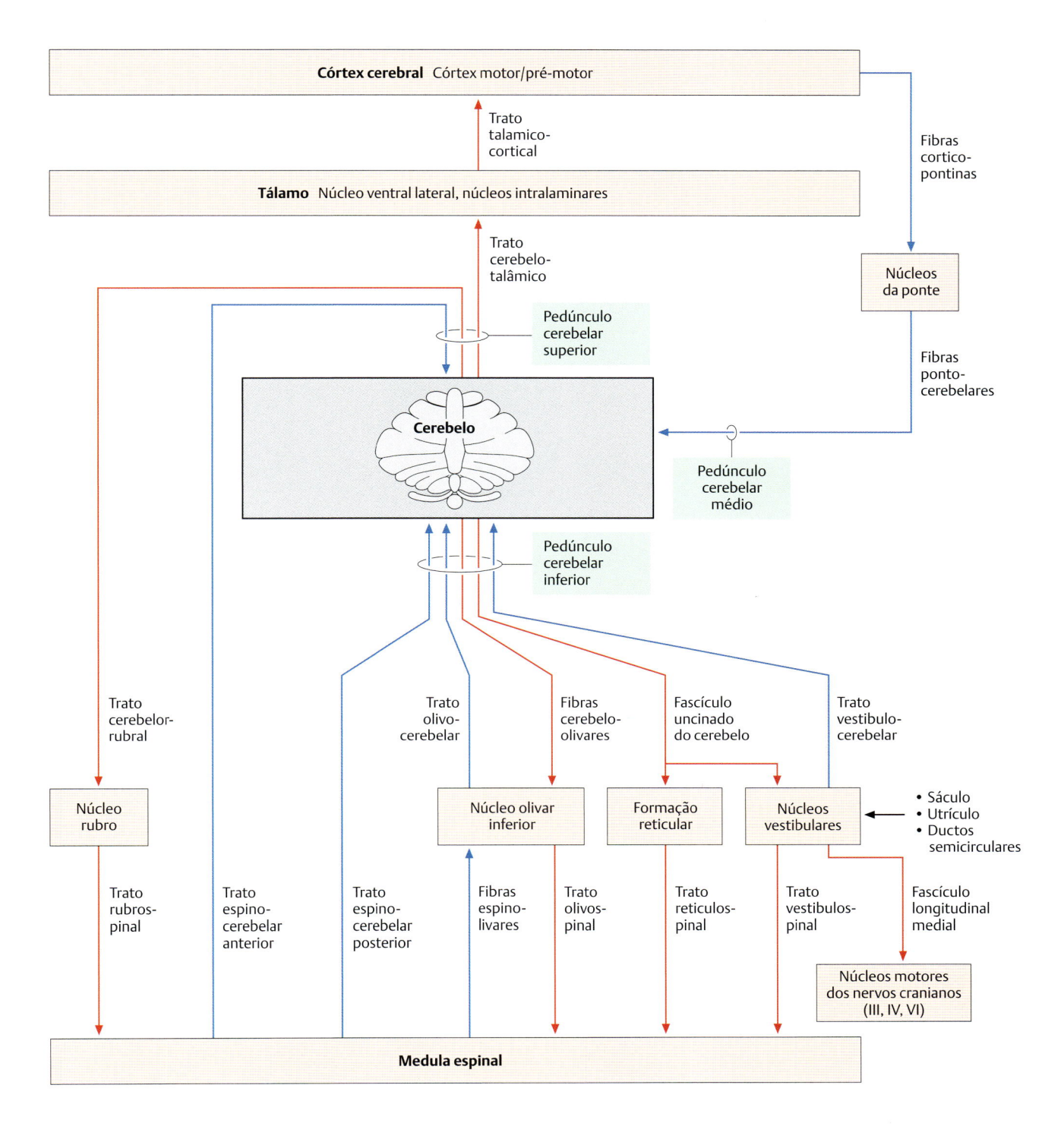

Sistemas de tratos do cerebelo

Todos os tratos oriundos do cerebelo ou que se dirigem para o cerebelo avançam por um dos três pedúnculos cerebelares. O pedúnculo cerebelar médio conduz apenas aferências. Todas as **aferências** terminam no córtex e, adicionalmente, em colaterais nos núcleos cerebelares (aqui não representados em separado); histologicamente, o trato olivocerebelar é formado exclusivamente pelo tipo de fibra caracterizado como fibras trepadeiras (que seguem em direção aos neurônios de Purkinje do córtex), enquanto todas (!) as outras aferências terminam como fibras musgosas (nas células granulosas do córtex). As **eferências** do cerebelo se originam predominantemente dos núcleos (ver página à esquerda, **b**) e,

por um lado, projetam-se para o tálamo (alça de *feedback* no telencéfalo – ver página à esquerda, **a**); por outro lado, as eferências projetam-se para núcleos do tronco encefálico e que, por sua vez, projetam-se nos chamados tratos extrapiramidais para a medula espinal e, portanto, controlam a atividade motora (ver "Trato Piramidal" e "Tratos do Tronco Encefálico"). O movimento compensatório dos olhos durante movimentos da cabeça é controlado pela projeção dos núcleos vestibulares sobre os núcleos da atividade motora ocular.

Observação: Até agora não há evidências de uma projeção direta do cerebelo para medula espinal na espécie humana.

2.14 Áreas Funcionais do Córtex Cerebral

A Áreas funcionais do córtex cerebral

Lobos	Especialização funcional	Localização	Sintomas das deficiências
Lobo frontal	Personalidade	① Lobo frontal, giros basais	Apatia e perda de impulsos; capacidade diminuída do comportamento direcionado; mania de fazer brincadeiras de mau gosto ("síndrome do lobo frontal")
	Atividade motora somática (córtex motor primário)	② Giro pré-central	Paralisia contralateral; a deficiência depende da localização de um distúrbio no córtex ("homúnculo motor")
	Centro motor da programação da fala (área de Broca)	③ Giro frontal inferior (parte opercular; parte triangular); unilateral (hemisfério dominante, normalmente o esquerdo)	Afasia motora/afasia de Broca: incapacidade de formular frases e sentenças mais ou menos complexas
	Córtex olfatório	④ Substância perfurada anterior, giro *ambiens*, giro semilunar	Anosmia
Lobo parietal	Atividade sensitiva somática (córtex sensitivo primário)	⑤ Giro pós-central	Comprometimento do tato, da percepção de temperatura e/ou da localização de dores
	Pensamento abstrato (não gráfico); leitura	⑥ Giro angular e giro supramarginal; unilateral (hemisfério dominante)	Pensamento abstrato, leitura e cálculo não são mais possíveis
Lobo occipital	Córtex visual primário	⑦ Acima e abaixo do sulco calcarino, no cúneo e no giro lingual	Déficit parcial do campo visual (hemianopsia homônima) no lado oposto ou deficiência do quadrante contralateral
Lobo temporal	Córtex auditivo primário	⑧ Giros temporais transversos (de Heschl)	Apenas em lesões bilaterais: distúrbio da percepção auditiva
	Centro sensitivo do entendimento da fala (de Wernicke)	⑨ Giro temporal superior e parcialmente no giro supramarginal	Afasia sensitiva/afasia de Wernicke: incapacidade de entender frases ou sentenças
Lobo límbico	Aprendizado, memória, reações emocionais	⑩ Formação hipocampal	Apenas em lesões bilaterais: distúrbio da memória explícita; ocasionalmente, reações emocionais inadequadas
Ínsula	Córtex gustatório	⑪ Giros da ínsula	Ageusia, ocasionalmente

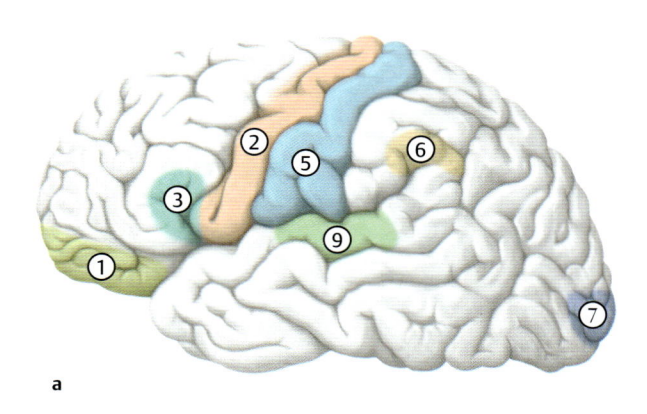

a

B Hemisfério cerebral esquerdo
a Vista lateral; **b** Vista lateral, sulco lateral aberto com afastador.

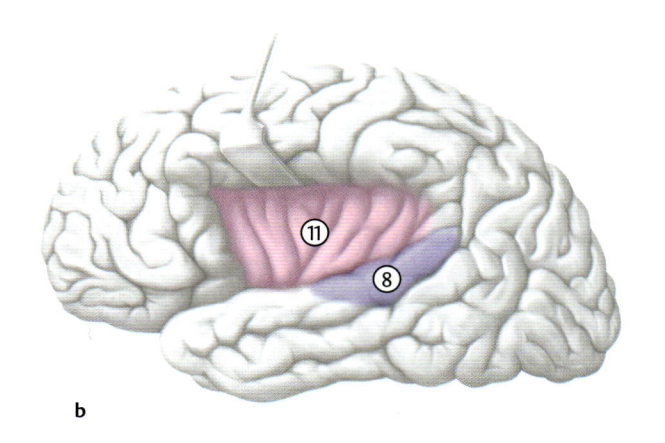

b

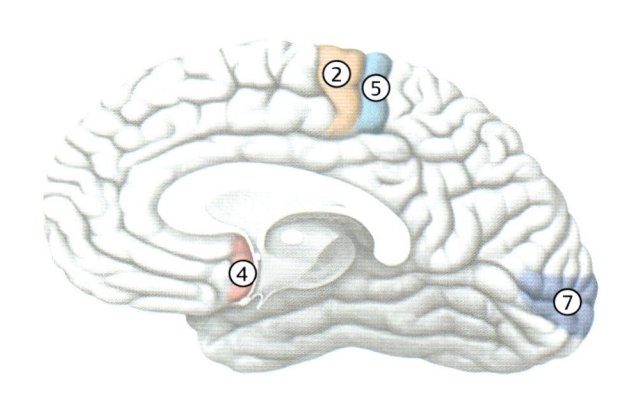

C Hemisfério cerebral direito
Vista medial.

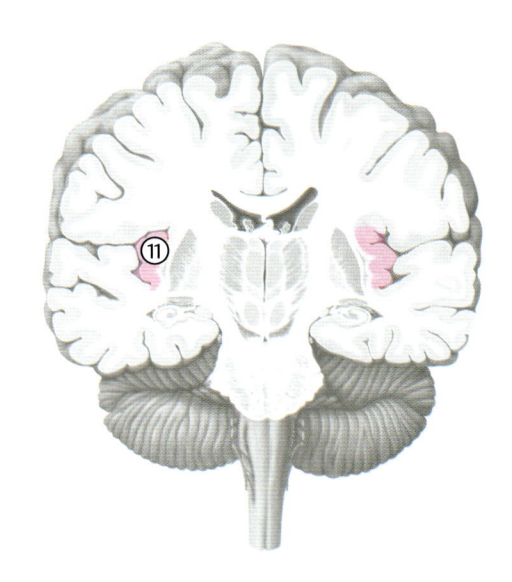

D Corte coronal do encéfalo
Vista anterior.

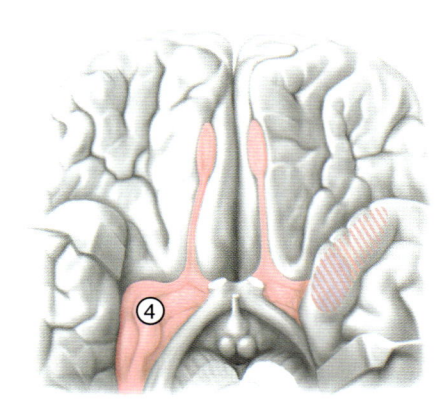

E Partes rostrais dos hemisférios cerebrais
Vista basal.

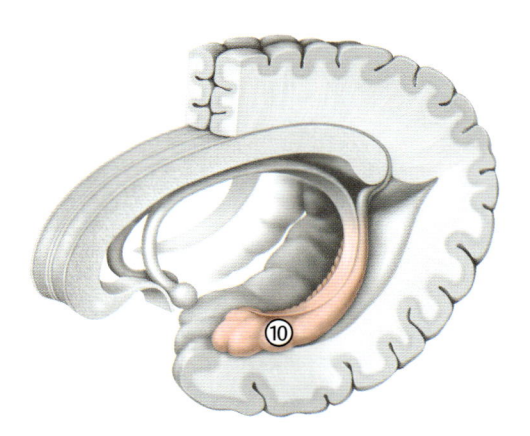

F Formação do hipocampo esquerdo
Vista anterior, esquerda e superior.

535

2.15 Tratos de Associação e Tratos de Projeção

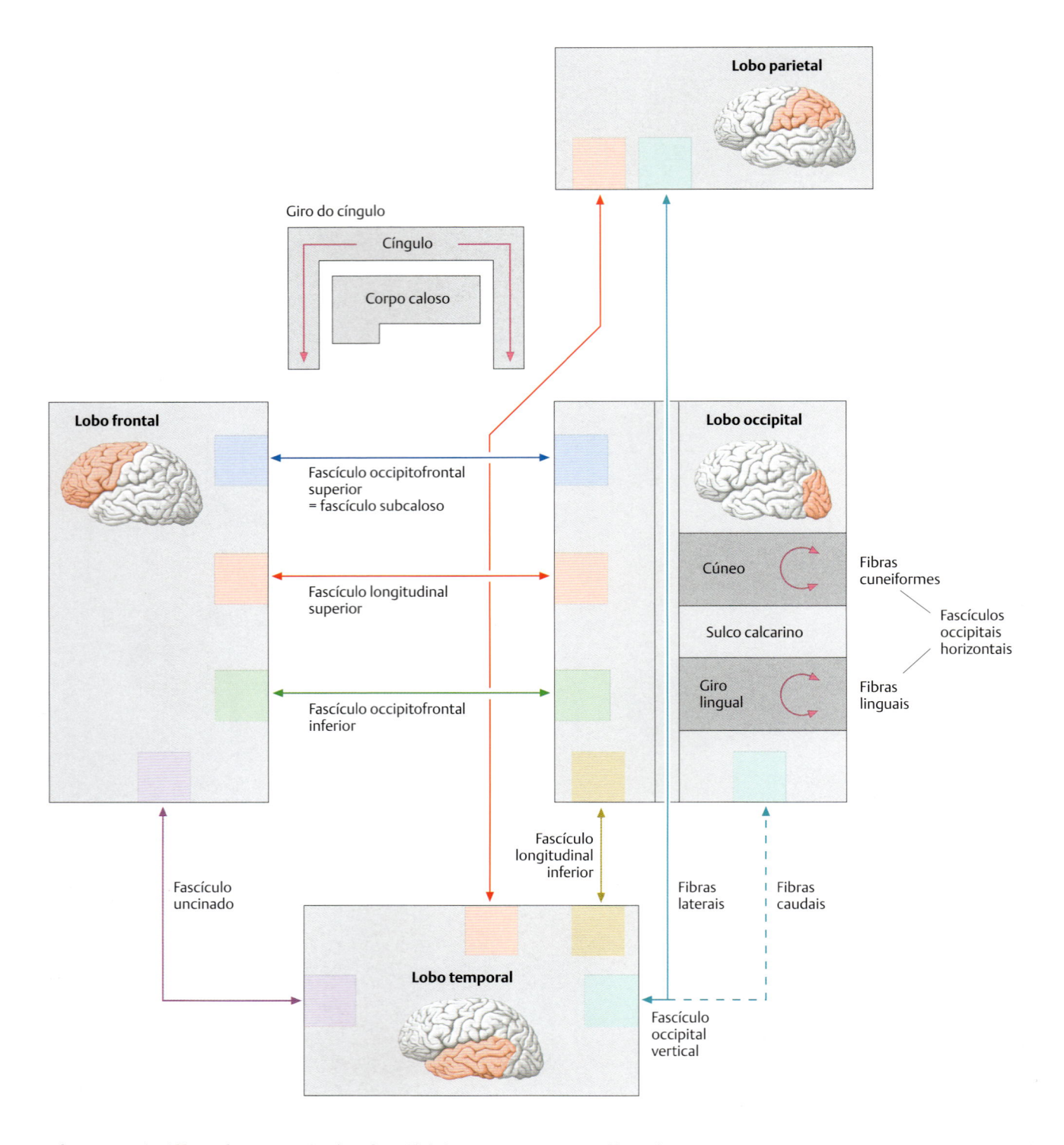

A Tratos de associação (fibras de associação do telencéfalo)
Os tratos de associação conectam diferentes funções do cérebro, de modo a, por exemplo, estabelecer a uniformidade das sensações advindas de impressões visuais e auditivas. Embora tais combinações funcionais ocorram em todos os segmentos do SNC, o conceito de "fibras de associação" é restrito aos tratos do telencéfalo. Neste local, os tratos de associação unem diferentes áreas corticais de um mesmo hemisfério; portanto, *elas não cruzam para o lado oposto*. São distinguidos três trajetos:

- As fibras *arqueadas* (não representadas aqui) unem giros imediatamente adjacentes

- As fibras de associação *curtas* unem áreas em um mesmo lobo (aqui, apenas as fibras occipitais horizontais, que unem partes mediais e laterais do lobo occipital)
- As fibras de associação *longas* unem áreas corticais de diferentes lobos. Estas fibras sempre recebem denominações específicas.

Observação: Os fascículos occipitais verticais unem os lobos temporal e parietal com suas fibras laterais e atravessam o lobo occipital.

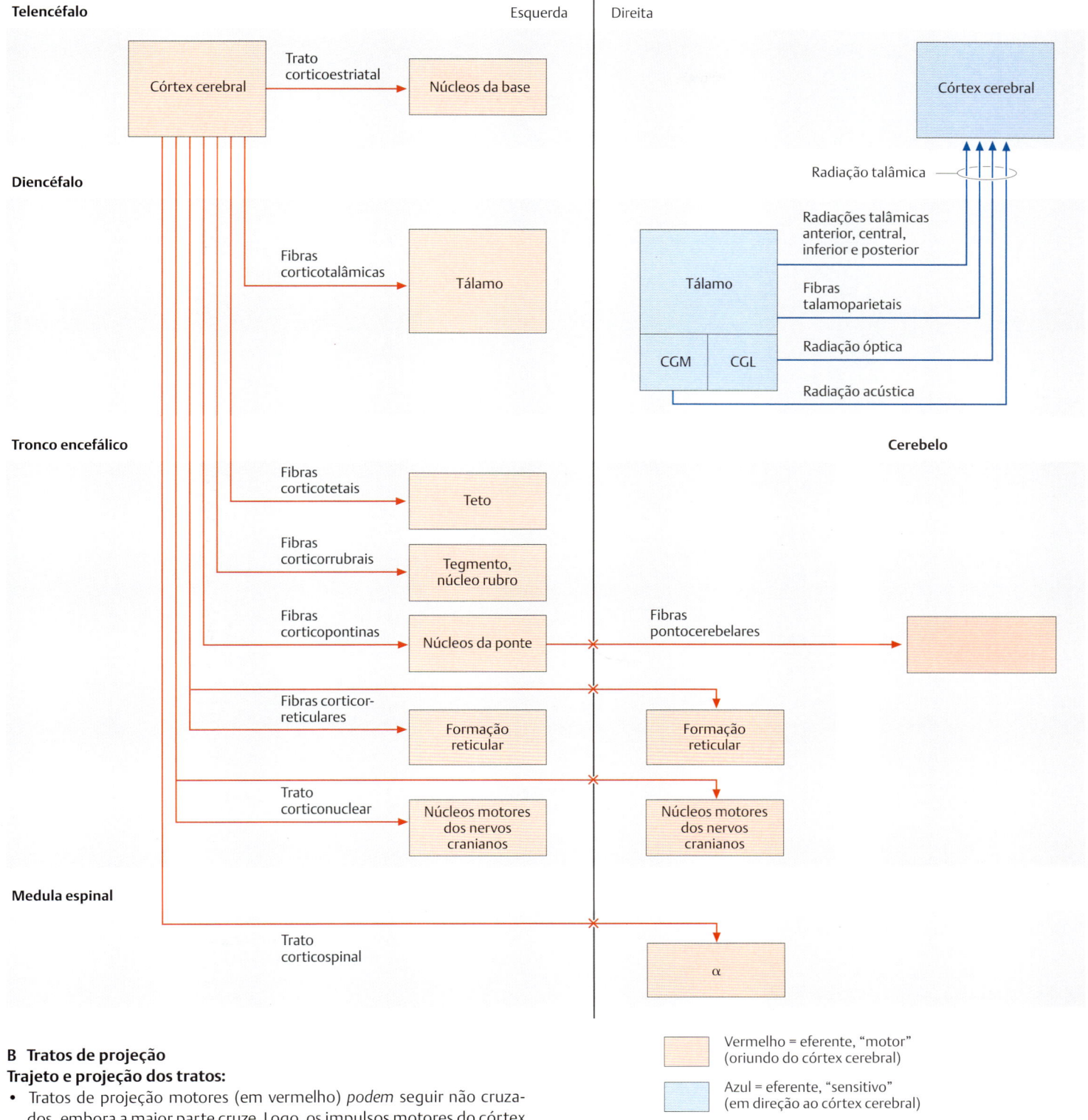

B Tratos de projeção
Trajeto e projeção dos tratos:
- Tratos de projeção motores (em vermelho) *podem* seguir não cruzados, embora a maior parte cruze. Logo, os impulsos motores do córtex cerebral seguem para centros subcorticais *contralaterais* e influenciam a atividade motora da metade oposta do corpo
- Tratos de projeção sensitivos (em azul) *não cruzam*; logo, atingem o córtex cerebral apenas a partir do tálamo ipsolateral. Porém, por sua vez, estes tratos estão conectados a outros tratos de centros superiores que se encontram, em sua maior parte, *do lado oposto*. Consequentemente, os impulsos sensitivos para o córtex cerebral se originam, predominantemente, da metade contralateral do corpo.

Exceções a este princípio básico:
- Atividade motora: projeções corticais sobre alguns núcleos motores de nervos cranianos (ver pp. 520 e seguinte e 522 e seguinte)
- Sensibilidade: inervação da cabeça pelo N. trigêmeo (ver p. 512)
- Percepção sensitiva: vias olfatória, gustatória, auditiva e visual (ver respectivos esquemas de circuitos).

São distinguidos os seguintes **tratos principais**:
- No telencéfalo: para os núcleos da base, em particular para o corpo estriado (proveniente do córtex cerebral: trato corticoestriado, aqui não representado; ver "Conexões Sinápticas da Atividade Motora", pp. 530 e seguinte
- No diencéfalo: para o tálamo e do tálamo (proveniente do córtex cerebral: fibras corticotalâmicas; em direção ao córtex cerebral: radiação talâmica)
- Para o tronco encefálico: por exemplo, fibras corticopontinas, corticonucleares, corticorrubrais, corticorreticulares
- Na medula espinal: trato corticospinal.

537

2.16 Olivas Superior e Inferior e os Quatro Lemniscos

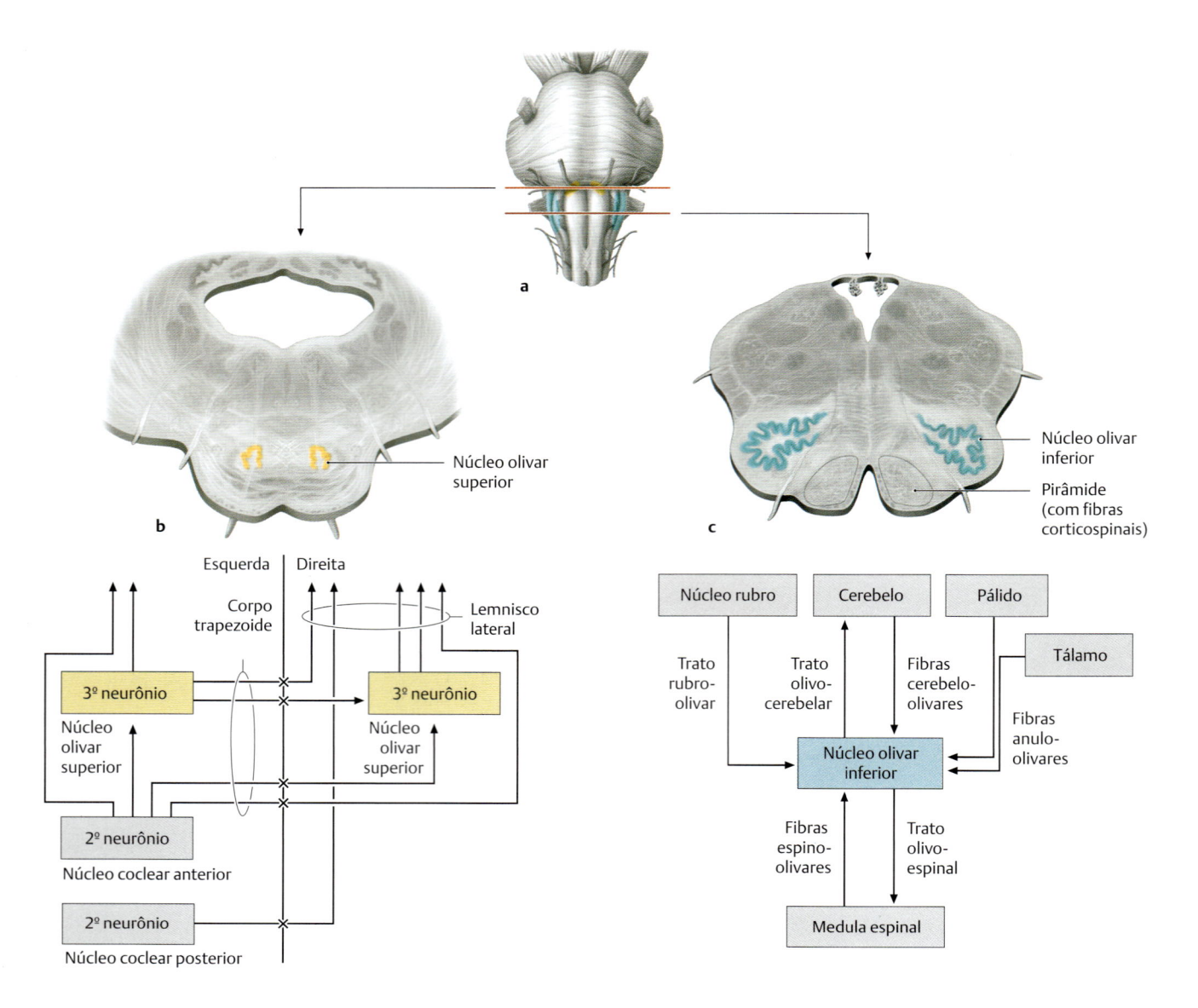

A Definição dos termos "oliva", "oliva inferior" e "oliva superior" e conexões de ambas as olivas

a Tronco encefálico, vista anterior; **b** Corte transversal superior do bulbo próximo da ponte; **c** Corte transversal inferior do bulbo.

- **Oliva**: a oliva é uma saliência em forma de azeitona bem visível na face ventral do bulbo, que está localizada lateral à pirâmide. Assim, o nome "oliva" é um termo descritivo da macroscopia (**a**)
- **Oliva superior** (*núcleo olivar superior*): a oliva superior é consideravelmente menor do que a inferior. Ela sozinha não poderia causar nenhuma saliência visível. Ela está localizada no interior do bulbo, mediodorsal e principalmente cranial à oliva inferior e é, portanto, no corte transversal, bem visível diretamente abaixo da ponte (**b**). A oliva superior continua até as partes inferiores da ponte. Devido à sobreposição espacial parcial das olivas superior e inferior, em cortes transversais, podem ser vistos juntos, ocasionalmente, ambos os complexos de núcleos. As olivas superior e inferior têm características muito semelhantes e são, topograficamente, intimamente adjacentes. Funcionalmente, elas não são, no entanto, conectadas e devem ser estritamente separadas
- **Conexões da oliva superior:** a oliva superior é um importante núcleo para a audição direcional e para a conexão do reflexo acústico (um reflexo protetor no sentido da audição, ver p. 485). Ela contém aferentes

do núcleo coclear anterior (ipso e contralateral); ambas as olivas superiores estão conectadas entre si e se projetam através do *lemnisco lateral* ipso e contralateralmente nos núcleos supraordenados da via auditiva. Ver detalhes nas pp. 484 e 514)

- **Oliva inferior** (*complexo olivar inferior; núcleos olivares inferiores*) (**c**): a oliva inferior é um complexo de múltiplos núcleos localizado no interior do bulbo; portanto, muitas vezes também é chamada de "complexo do núcleo olivar inferior". Devido ao seu tamanho, o complexo do núcleo olivar inferior causa a saliência chamada de "oliva" na parte ventral do tronco encefálico. Nem todos os núcleos individuais pertencentes ao complexo são visíveis a olho nu.

Conexões da oliva inferior: a oliva inferior está envolvida na coordenação da função motora e, com isso, extensivamente interconectada com outras regiões neuronais responsáveis pela função motora:

- Trato olivocerebelar e cerebelo-olivar: conexões com o cerebelo
- Trato rubro-olivar: via a partir do mesencéfalo
- Trato olivospinal: via para o corno anterior da medula espinal
- Fibras espino-olivares: via a partir da medula espinal
- Fibras anulo-olivares: via a partir dos núcleos da base e do diencéfalo (para detalhes, ver pp. 514 e 537 a 539).

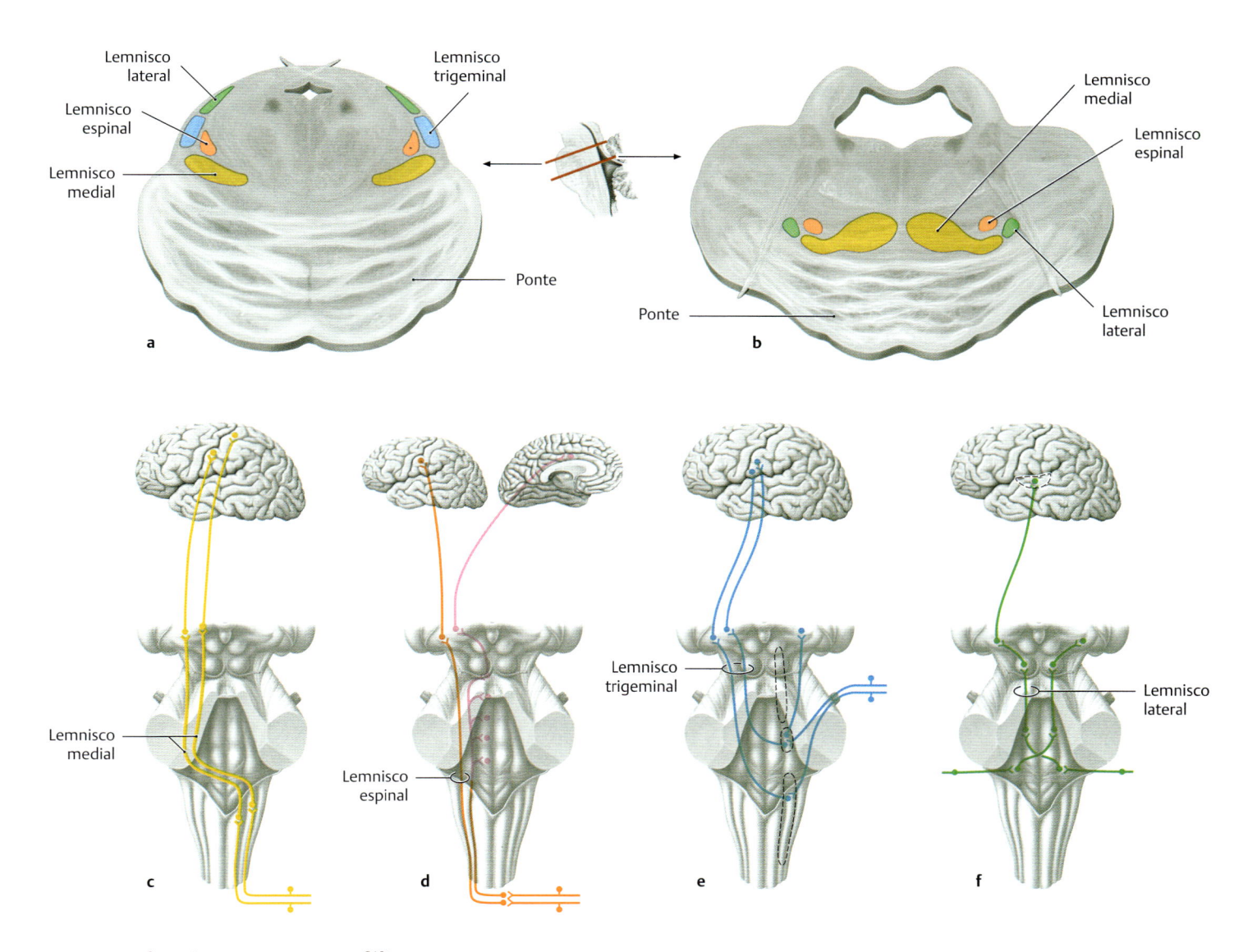

B Os quatro lemniscos no tronco encefálico
a e **b** Cortes transversais médio e superior da ponte; **c–f** Representação esquemática dos quatro lemniscos.

O termo "*lemnisco*" (alça) refere-se ao percurso em forma de alça de quatro vias *aferentes* especiais no tronco encefálico. Um lemnisco não é uma via "nova", mas a designação especial de uma *seção* da via. O **nome específico de cada lemnisco** depende de:

- Sua localização em relação ao outro no tronco encefálico (lemniscos medial e lateral)
- Sua origem a partir da medula espinal (lemnisco espinal) e
- Um nervo craniano (lemnisco trigeminal).

Os nomes têm razões históricas e não se baseiam em nenhuma classificação. **a** e **b** mostram a localização dos lemniscos em dois exemplos de cortes transversais. Um lemnisco contém axônios dos 2ºs neurônios localizados no SNC. Ele se inicia com o curso desse 2º axônio no tronco encefálico e termina com a entrada em um núcleo talâmico (diencéfalo). Todos os lemniscos têm parte cruzadas. Os **lemniscos em detalhes**:

- *Lemnisco medial* (**c**): continuação dos fascículos grácil e cuneiforme. Segundo neurônio (núcleos grácil e cuneiforme) já no tronco encefálico; o lemnisco inteiro é cruzado (decussação do lemnisco medial) e termina no núcleo contralateral ventral posterolateral do tálamo. Conduz a sensibilidade epicrítica do tronco, dos membros e da parte posterior da cabeça
- *Lemnisco espinal* (**d**): continuação dos tratos espinotalâmicos anterior e lateral. Segundo neurônio no corno posterior da medula espinal; o

trato inteiro cruza ainda na medula espinal, de modo que o lemnisco espinal em si já não é cruzado. Ele termina no núcleo ventral posterolateral do tálamo. O lemnisco espinal está tão densamente conectado ao lemnisco medial que um curso "separado" geralmente não é descrito. Conduz a sensibilidade protopática do tronco, dos membros e da parte posterior da cabeça.
Observação: O termo "lemnisco ventral", em contraste com os outros três termos, não é frequentemente utilizado; ocasionalmente, ele é também empregado como um sinônimo para o trato espinotalâmico *lateral*.

- *Lemnisco trigeminal* (trato trigeminotalâmico; **e**): aferente do N. trigêmeo; 2º neurônio (núcleo pontino e espinal) no tronco encefálico; *cruza apenas parcialmente* e termina nos núcleos ventrais posteromediais contra e (!) ipsolateral do tálamo. Conduz a sensibilidade epicrítica e protopática da cabeça (sem a parte posterior da cabeça). Característica especial: é dividido em um trato trigeminotalâmico *anterior* (parte cruzada) e um *posterior* (parte não cruzada). Devido ao seu papel especial, que é discutido em outra parte do livro, o núcleo mesencefálico nesta figura não está conectado ao trato trigeminal
- *Lemnisco lateral* (**f**): via auditiva. Segundo neurônio (núcleo coclear anterior) no tronco encefálico; tem partes cruzadas e não cruzadas e termina nos *núcleos geniculados mediais* contra e ipsolateral (corpo geniculado medial) do tálamo. Conduz as informações dos órgãos da audição. *Característica especial*: no lemnisco, "núcleos individuais" (núcleos do lemnisco lateral) são inseridos como estações de sinapse da via auditiva. Sinapse no mesencéfalo: núcleo do colículo inferior.

539

2.17 Conexões entre os Lados Esquerdo e Direito do SNC: Comissuras e Decussações

A Comissuras

Observação: As comissuras unem áreas específicas à esquerda no SNC com as áreas análogas à direita e vice-versa; portanto, conectam, por exemplo, partes especiais do córtex visual dos hemisférios esquerdo e direito entre si. Consequentemente, por definição, uma comissura se estende de um lado para o outro, portanto, em direção contralateral. Desta forma, o conceito de comissura é normalmente utilizado para o conjunto das vias. O local em que o trato cruza a linha média não apresenta uma denominação própria. A esse respeito, ver também o conceito de "decussação".

Nome do trato	Posição/Trajeto	Estruturas unidas pelo trato
Comissuras do telencéfalo		
Corpo caloso • Fórceps frontal (lobo frontal) • Fórceps occipital (lobos parietal e occipital)	Telencéfalo, Teto e parede anterior do ventrículo lateral	Hemisférios cerebrais, com exceção dos lobos temporais; estes são unidos entre si pela parte posterior da comissura anterior
Comissura anterior • Parte anterior • Parte posterior	Diretamente na lâmina terminal (parede anterior do terceiro ventrículo)	• Parte anterior: núcleos olfatórios • Parte posterior: giros temporais médio e inferior
Comissura do hipocampo	Limite entre o telencéfalo e o diencéfalo; pilar do fórnice	Hipocampos esquerdo e direito, através da fímbria do fórnice
Comissura do diencéfalo		
Comissura habenular	Epitálamo, em posição parietal ao recesso pineal	Ligação dos núcleos habenulares esquerdo e direito
Comissuras do tronco encefálico (bulbo, ponte e mesencéfalo)		
Comissuras supraópticas ventral/dorsal	Estendem-se, em parte, pelo diencéfalo, acima do quiasma óptico	Conexão entre as partes esquerda e direita da ponte e do mesencéfalo: portanto, a comissura segue pelo diencéfalo, mas une partes do tronco encefálico!
Comissura posterior	Ligação dos núcleos mesencefálicos	Ligação das vias de reflexo luminoso
Comissura do colículo superior	Mesencéfalo, teto	Colículos superiores
Comissura do colículo inferior	Mesencéfalo, teto	Colículos inferiores
Comissura coclear da ponte	Ponte, parte tegmental (no chamado corpo trapezoide)	Núcleos cocleares anteriores
Comissura do cerebelo		
Comissura do cerebelo	Cerebelo; substância branca; próximo ao núcleo do fastígio	Hemisférios do cerebelo
Comissuras da medula espinal		
Comissuras brancas anterior/posterior	Entre os cornos anteriores e posteriores	Conexão entre metades análogas da medula espinal por meio das células comissurais; parte dos fascículos próprios
Comissuras cinzentas anterior/posterior	Anterior e posteriormente ao canal central	Camada de substância cinzenta; não é uma comissura do *ponto de vista funcional!*

540

B Decussações

Observação: Com o conceito de "decussações", pode-se caracterizar os cruzamentos de tratos que não se estendem de um local para o outro análogo, mas para uma outra região topográfica. Deste modo, o trato piramidal se projeta do hemisfério cerebral (p. ex., o esquerdo) para a metade da medula espinal (neste caso, a direita). O local da mudança de lado – portanto, o cruzamento da linha média – não se encontra, nesses grupos de fibras (que são denominados como tratos, fascículos, funículos ou simplesmente fibras), como nas comissuras, exatamente no meio, entre as estruturas análogas esquerda e direita, mas no plano mediano do SNC, em algum local do trajeto do mesmo trato. Por isso, cada local de cruzamento é perfeitamente conhecido (compare com o conceito de "comissura").

Denominação da decussação	Posição	Denominação do(s) respectivo(s) trato(s) em cruzamento	Estruturas que o(s) trato(s) une(m)
Decussação tegmental anterior	Mesencéfalo; tegmento, na altura dos colículos superiores	Fibras do trato rubrospinal	Une o núcleo rubro no mesencéfalo com motoneurônios alfa no corno anterior da medula espinal
Decussação tegmental posterior	Mesencéfalo; tegmento, na altura dos colículos superiores	Fibras dos tratos tetospinal e tetobulbar	Une o colículo superior com motoneurônios gama no corno anterior da medula espinal
Decussação dos pedúnculos cerebelares superiores	Mesencéfalo; tegmento, na altura dos colículos inferiores	Tratos do pedículo cerebelar superior (ver detalhes, na coluna à direita)	• Trato espinocerebelar anterior: une a medula espinal ao córtex e aos núcleos do cerebelo (interneurônios) • Fascículo denteadotalâmico (ou cerebelotalâmico): do núcleo denteado do cerebelo para o tálamo • Fascículo cerebelorrubral: dos núcleos cerebelares para o núcleo rubro no mesencéfalo
Decussação das fibras do nervo troclear	Mesencéfalo; teto, na substância branca	Cruzamento dos axônios dos Nn. trocleares; único cruzamento envolvendo um nervo periférico!	Aqui, o nervo troclear se estende para o lado oposto para inervar o músculo oblíquo superior
Decussação do lemnisco medial	Bulbo, na altura da oliva	Cruzamento dos axônios dos núcleos grácil/cuneiforme (se estendem em formato arqueado para o cruzamento; daí a denominação "fibras arqueadas internas")	Une os núcleos grácil/cuneiforme com o núcleo ventral posterolateral (VPL) no tálamo
Decussação das pirâmides	Bulbo; base, na altura das pirâmides	Cruzamento de cerca de 80% das fibras do trato piramidal	Une o giro pré-central no córtex cerebral aos motoneurônios alfa no corno anterior da medula espinal

Observação: Com exceção do N. troclear, em que há o cruzamento de um nervo periférico, os tratos cruzam a partir de neurônios centrais nas decussações mencionadas.

2.18 Núcleos do Diencéfalo e Regiões dos Núcleos do Tálamo

A Núcleos do diencéfalo

Partes	Área de núcleos	Função
Epitálamo	• Núcleos habenulares • Glândula pineal	• Ritmo circadiano, com produção de melatonina • Local de conexões sinápticas para o processamento autônomo de impulsos olfatórios
Tálamo	• Núcleos anteriores • Núcleos mediais • Núcleo intermédio • Núcleo reticular • Núcleo ventral posterolateral (VPL) • Núcleo ventral posteromedial (VPM) • Núcleo ventral anterior • Núcleos pulvinares • Núcleo geniculado medial • Núcleo geniculado lateral	• Sistema límbico • Controle emocional • União com o cerebelo • Conexões sinápticas intratalâmicas • Informações epicríticas, protopáticas e proprioceptivas do tronco e dos membros • Informações epicríticas, protopáticas e proprioceptivas do nervo trigêmeo • Informações cerebelares • Função de associação com o córtex • Neurônios de conexão da via auditiva • Neurônios de conexão da via visual
Hipotálamo	• Núcleo infundibular • Núcleos mamilares medial e lateral (no corpo mamilar) • Núcleo paraventricular • Núcleo supraóptico • Núcleo supraquiasmático	• Hormônios de liberação e de inibição para a hipófise • Sistema límbico • Ocitocina • Hormônio antidiurético • Ritmo circadiano
Subtálamo	• Núcleo subtalâmico • Zona incerta	• Atividade motora (extrapiramidal)

543

B Regiões de núcleos do tálamo

Região de núcleos	Aferências de	Eferências para	Função
Núcleos anteriores	Núcleos mamilares medial e lateral do corpo mamilar através do trato mamilotalâmico	• Giro do cíngulo • Giro para-hipocampal	• Sistema límbico • Relação com o circuito de Papez
Núcleos mediais	• Núcleo amigdalóideo • Córtex olfatório	Campos corticais frontais	Controle emocional
Núcleos medianos	• Telencéfalo: giro do cíngulo • Diencéfalo: hipotálamo • Tronco encefálico: formação reticular	Giro do cíngulo; hipocampo; núcleo amigdalóideo	Estado de vigília; concentração/atenção
Núcleos ventrais • Núcleos ventrais anteriores/laterais • Núcleo ventral posterolateral • Núcleo ventral posteromedial	• Globo pálido; substância negra; núcleos do cerebelo • Lemnisco medial; trato espinotalâmico • Lemnisco trigeminal	• Áreas do córtex motor • Giro pós-central • Giro pós-central	• Atividade motora • Sensibilidade dos membros e do tronco • Sensibilidade da cabeça
Núcleos dorsais • Núcleos pulvinares • Núcleos intralaminares • Núcleos reticulares	• Área pré-tetal; colículo superior • Amplas partes do córtex; tronco encefálico; medula espinal • Córtex e núcleos do tálamo	• Córtex de associação • Córtex; núcleos da base • Núcleos do tálamo	• Controle motor dos olhos • Sistema motor; vigília (ARAS) • Conexões intratalâmicas (predominantemente inibição)

2.19 Núcleos dos Nervos Cranianos e Núcleos Autônomos

A Núcleos dos nervos cranianos

Nome do núcleo	Posição	Trajeto com o nervo	Órgão-alvo
Núcleos eferentes somáticos (núcleos motores somáticos gerais): os axônios de todos esses nervos terminam, sem conexões sinápticas, diretamente no órgão-alvo			
Núcleo motor do N. oculomotor	Mesencéfalo, na altura dos colículos superiores	N. oculomotor (III)	M. oblíquo inferior, Mm. retos medial, superior e inferior do bulbo do olho, M. levantador da pálpebra superior
Núcleo do N. troclear	Mesencéfalo, na altura dos colículos inferiores	N. troclear (IV)	M. oblíquo superior do bulbo do olho
Núcleo do N. abducente	Meio da ponte, assoalho do quarto ventrículo	N. abducente (VI)	M. reto lateral do bulbo do olho
Núcleo espinal do N. acessório	Medula espinal, até o segmento C6 (!)	Raiz espinal do N. acessório (XI)	Mm. trapézio e esternocleidomastóideo
Núcleo do N. hipoglosso	Bulbo, assoalho do quarto ventrículo	N. hipoglosso (XII)	Musculatura da língua
Núcleos eferentes viscerais (núcleos motores viscerais especiais) (conceito embriológico; os músculos-alvo são estruturalmente estriados; também denominados nervos dos arcos faríngeos); todos os nervos terminam em conexões diretas sobre o órgão-alvo			
Núcleo motor do N. trigêmeo	Meio da ponte	N. mandibular (V$_3$)	Músculos da mastigação, M. tensor do tímpano, M. tensor do véu palatino; M. digástrico (ventre anterior); M. milo-hióideo
Núcleo do N. facial	Ponte, parte caudal	N. facial (VII)	Músculos da expressão facial, M. estapédio
Núcleo ambíguo	Bulbo	• N. glossofaríngeo (IX) • N. vago (X) • N. acessório, raiz cranial (XI)	• Músculos da faringe • Músculos da faringe e da laringe • Músculos da laringe; as fibras se projetam de volta para o N. vago
Núcleos eferentes viscerais (núcleos motores viscerais gerais) (musculatura lisa das vísceras, dos olhos e glândulas)			
Núcleo acessório do nervo oculomotor; núcleos salivatórios superior e inferior; núcleo posterior do nervo vago; para estes, ver **B**.			
Núcleos aferentes somáticos (núcleos sensitivos somáticos): todos estes núcleos representam o 2º neurônio de uma aferência, cujo 1º neurônio se encontra em um gânglio sensitivo do nervo craniano			
Núcleo principal do N. trigêmeo	Ponte, parte cranial	Os três ramos do N. trigêmeo; 1º neurônio no gânglio trigeminal	Pele e túnicas mucosas: sensação epicrítica
Núcleo espinal do N. trigêmeo	Medula espinal, até o segmento C6 (!)	Os três ramos do N. trigêmeo; 1º neurônio no gânglio trigeminal	Pele e túnicas mucosas: sensação protopática
Núcleo mesencefálico do N. trigêmeo	Mesencéfalo, tegmento	N. mandibular; 1º neurônio no núcleo mesencefálico (!)	Músculos da mastigação, articulação temporomandibular: propriocepção
Núcleos vestibulares medial, lateral, superior e inferior	Da ponte até o bulbo	N. vestibulococlear, parte vestibular (VIII); 1º neurônio no gânglio vestibular	Cristas ampulares; máculas do utrículo e do sáculo; equilíbrio
Núcleos cocleares anteriores/posteriores	Transição entre a ponte e o bulbo, no recesso lateral do quarto ventrículo	N. vestibulococlear, parte coclear (VIII); 1º neurônio no gânglio coclear	Órgão espiral de Corti; audição
Núcleos aferentes viscerais (núcleos sensitivos viscerais): o núcleo representa o 2º neurônio de uma aferência, cujo 1º neurônio se encontra em um gânglio sensitivo do nervo craniano			
Núcleo solitário • Parte superior • Parte inferior	Bulbo	• Aferência visceral especial: nervos VII, IX e X; 1º neurônio no gânglio geniculado ou no gânglio inferior de IX e X • Aferência visceral geral: nervos IX e X; 1º neurônio no gânglio superior de IX e X	• Papilas gustativas da língua; gustação • Pulmões e bifurcação da carótida; glomo carótico; receptores de distensão dos pulmões

B Núcleos autônomos

Região de núcleos	1º neurônio (central), posição e trajeto dos axônios nas fibras pré-ganglionares	2º neurônio (periférico), posição no gânglio e trajeto dos axônios nas fibras pós-ganglionares	Órgão-alvo/região de suprimento
Núcleos parassimpáticos			
Núcleo visceral do N. oculomotor (núcleo de Edinger-Westphal)	Mesencéfalo, tegmento; trajeto com o NC III	Órbita, gânglio ciliar; a partir deste gânglio como Nn. ciliares curtos	M. esfíncter da pupila; M. ciliar
Núcleo salivatório superior	Ponte, tegmento; trajeto inicialmente com o N. intermédio (parte do NC VII) e, em seguida, com o corda do tímpano	Gânglio submandibular; ramos glandulares para as glândulas	Glândula sublingual; glândula submandibular
	ou como N. petroso maior	Gânglio pterigopalatino; ramos orbitais; ramos nasais; nervos palatinos	Glândulas lacrimais; glândulas do nariz e do palato
Núcleo salivatório inferior	Ponte, tegmento; trajeto inicialmente com o NC IX e, em seguida, como N. timpânico e N. petroso menor	Gânglio ótico, com o nervo auriculo-temporal	Glândula parótida
Núcleo posterior do N. vago	Ponte/bulbo; trajeto com o NC X	Gânglios próximos dos órgãos; a partir destes gânglios como plexos, com o nome do órgão, ou sem uma denominação específica	Órgãos do pescoço até o abdome, flexura esquerda do colo
Núcleos parassimpáticos sacrais	Medula espinal, corno lateral, S2–S4; nervos esplâncnicos pélvicos	Gânglios próximos dos órgãos, no plexo hipogástrico inferior	Órgãos urogenitais; intestino, a partir da flexura esquerda do colo
Núcleos simpáticos			
Núcleos intermediolateral e intermediomedial	Medula espinal, corno lateral, C8–L2		
	Como ramos comunicantes brancos, em direção aos gânglios do tronco simpático nos segmentos C8–L2	Em todos os gânglios: ramos comunicantes cinzentos, em direção aos Nn. espinais	Tronco e membros; vasos sanguíneos; glândulas
		Gânglios torácicos I–VI, como plexos ou Nn. cardíacos	Órgãos torácicos
	Dos gânglios do tronco simpático sem conexões sinápticas T5–T12: Nn. esplâncnicos maior e menor L1–L4: Nn. esplâncnicos lombares	Gânglios pré-vertebrais: gânglio celíaco; gânglio mesentérico superior; gânglio mesentérico inferior (denominação variável como plexos)	Órgãos abdominais até a flexura esquerda do colo
	S1–S4: Nn. esplâncnicos sacrais	Plexo hipogástrico inferior	Órgãos abdominais a partir da flexura esquerda do colo e órgãos urogenitais

2.20 Vias Vasculonervosas do Nariz

A Artérias e nervos do nariz

O suprimento arterial do nariz e a inervação sensitiva da túnica mucosa do nariz seguem princípios gerais:

Há **duas regiões de suprimento** na cavidade nasal:

- O *septo nasal*, medial (ver **a** e **c**, vista da esquerda) e
- A *parede nasal*, lateral (ver **b** e **d**, vista da direita na parede nasal lateral esquerda).

Para as duas regiões de suprimento, os vasos e os nervos **têm duas vias de acesso**:

- Uma *superior* (a partir da órbita) e
- Uma *posterior* (a partir da fossa pterigopalatina através do forame esfenopalatino).

Observação: Por motivos de clareza, a localização das aberturas, que serão atravessadas pelas vias vasculonervosas, não está representada com fidelidade à escala nem corresponde, topograficamente, completamente à realidade.

Influxo arterial: as artérias da cavidade nasal originam-se da A. carótida interna (verde) e da A. carótida externa (laranja).

- A *A. carótida interna* entra na cavidade craniana através do canal carótico e emite a A. oftálmica. Esta segue pelo canal óptico para a órbita e emite as Aa. etmoidais anterior e posterior que, através dos forames etmoidais anterior e posterior, chegam na cavidade nasal. Nela, elas se dividem em ramos para o septo e a parede nasal lateral. A A. oftálmica, portanto, supre o nariz a partir do plano *superior*
- A *A. carótida externa* emite a A. maxilar, cujo ramo – a A. esfenopalatina – entra na cavidade nasal através do forame esfenopalatino e também emite ramos para o septo e a parede nasal lateral. A A. esfenopalatina supre o nariz a partir do plano *posterior*. Esta separação sistemática do território é indicada pela linha tracejada.

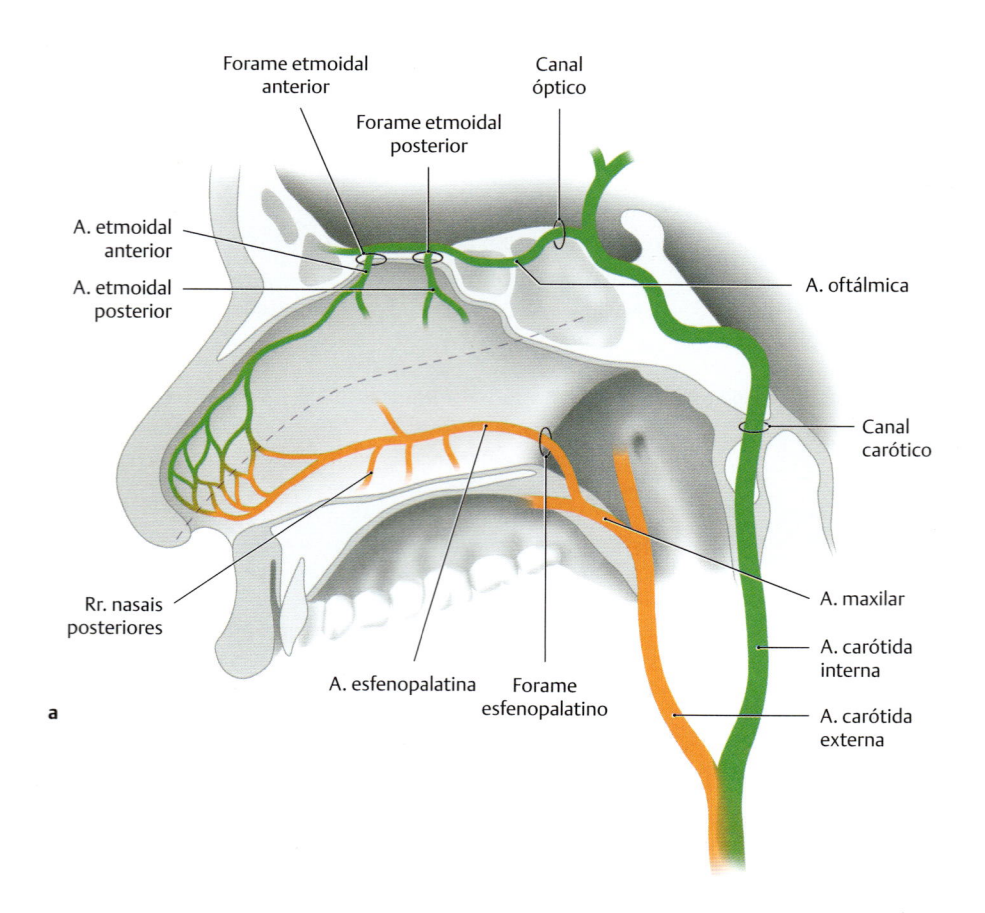

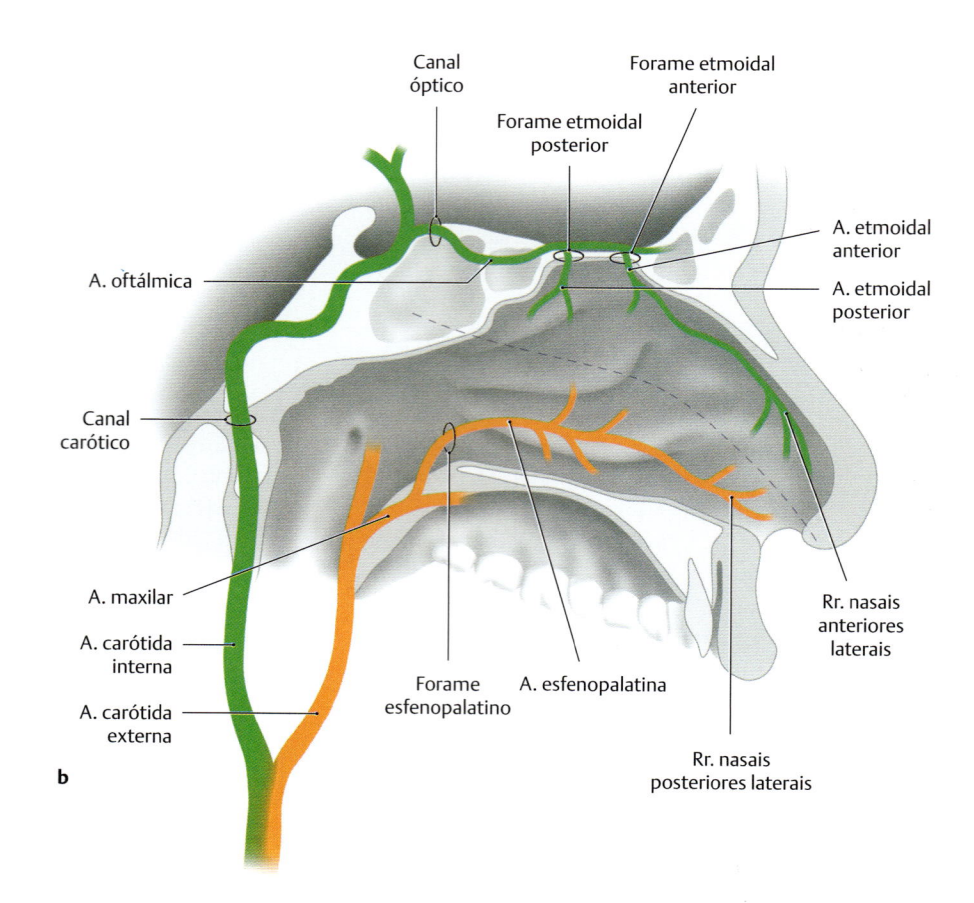

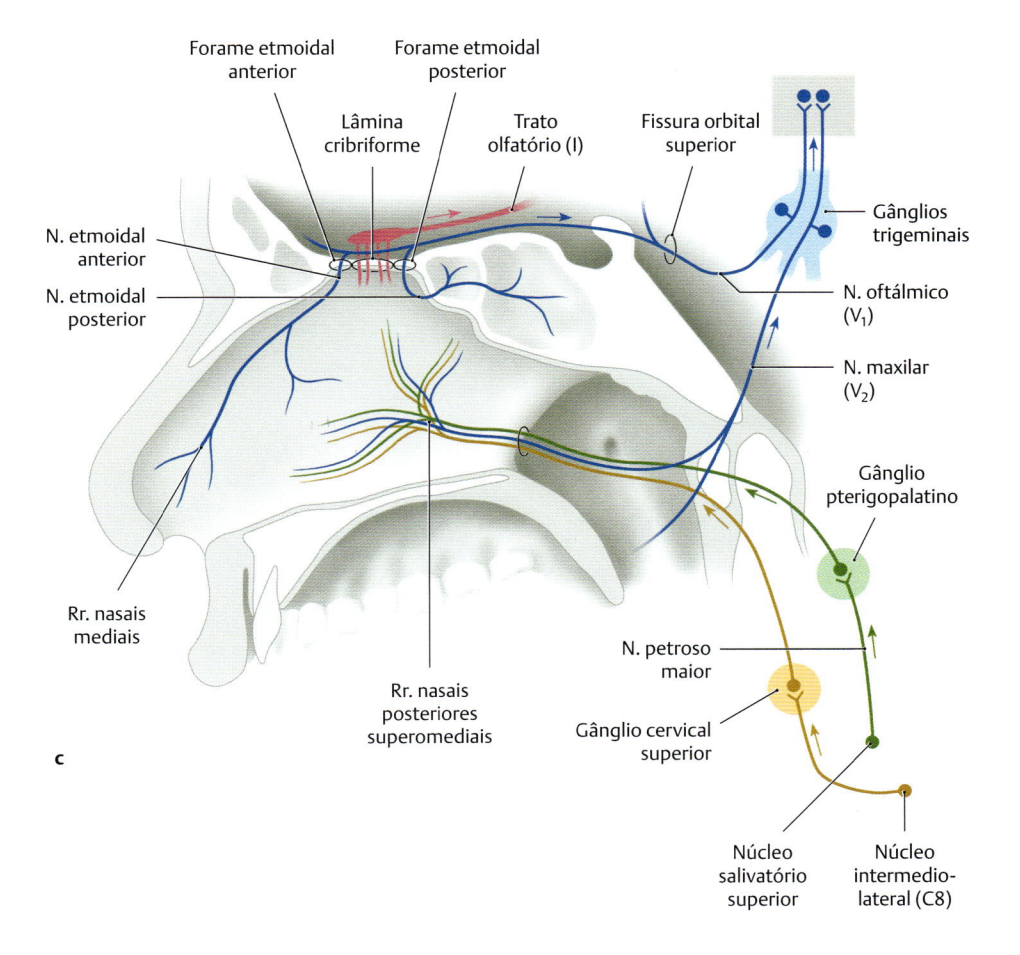

c

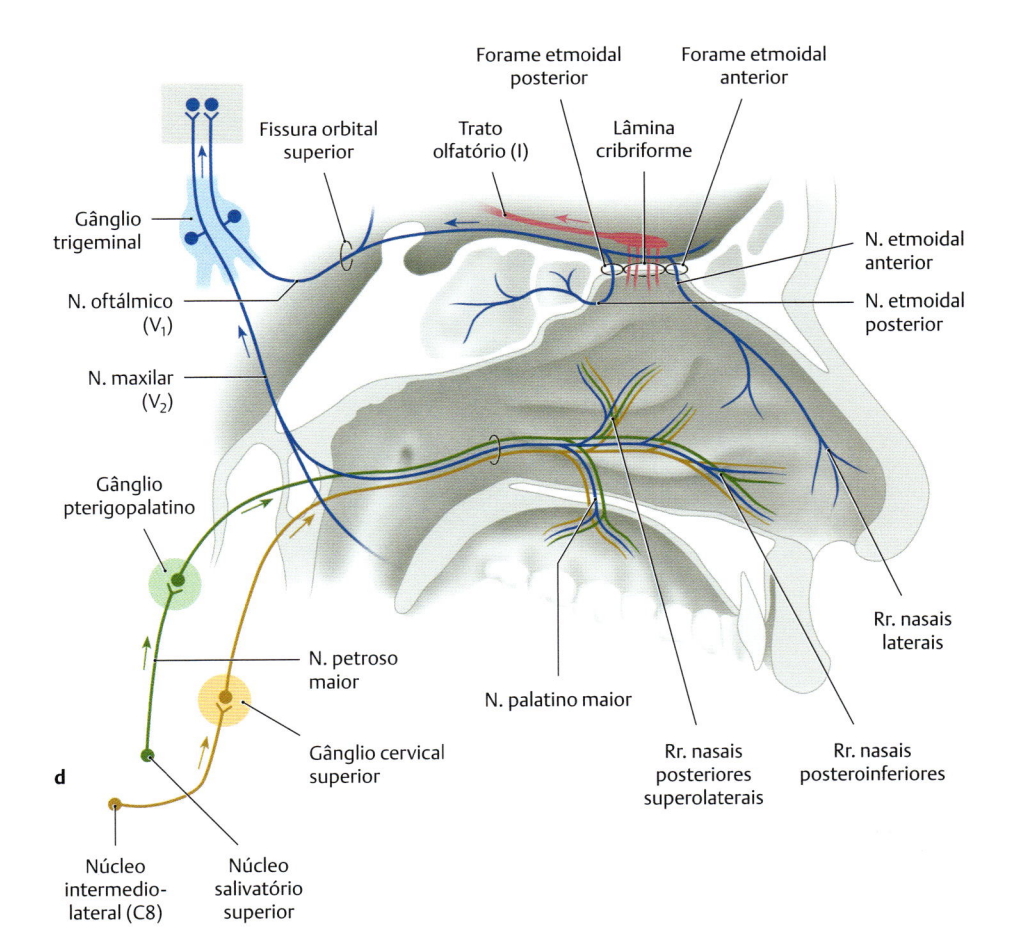

d

Inervação sensitiva:

- Os Nn. etmoidais anterior e posterior seguem, através dos forames etmoidais anterior e posterior, para o N. oftálmico (V₁), que segue para o gânglio trigeminal através da fissura orbital superior. O N. oftálmico supre as partes septal e lateral do nariz a partir de *cima*
- Rr. nasais posteriores finos (superomediais e superolaterais) suprem o septo e a parede nasal lateral posteriormente, deixam o nariz através do forame esfenopalatino e seguem para o N. maxilar (V₂). O N. maxilar supre o nariz a partir do plano *posterior*.

Observação: A inervação para o olfato ocorre *somente* a partir da via *superior* através do N. olfatório (I), que atravessa o etmoide na lâmina cribriforme e alcança a região olfatória bem no topo. A *inervação autônoma* do nariz ocorre *somente* a partir da via *posterior*; nela fibras parassimpáticas a partir do gânglio pterigopalatino (verde) e fibras simpáticas a partir do gânglio cervical superior (marrom) entram na cavidade nasal posteriormente e se dividem nas paredes septal e lateral para a inervação das glândulas nasais.

Em resumo:

- Suprimento arterial e inervação sensitiva do septo e da parede nasal lateral a partir do plano superior: A. oftálmica e N. oftálmico
- Suprimento arterial e inervação sensitiva do septo e da parede nasal lateral a partir do plano posterior: A. esfenopalatina e N. maxilar.

547

2.21 Vasos da Órbita

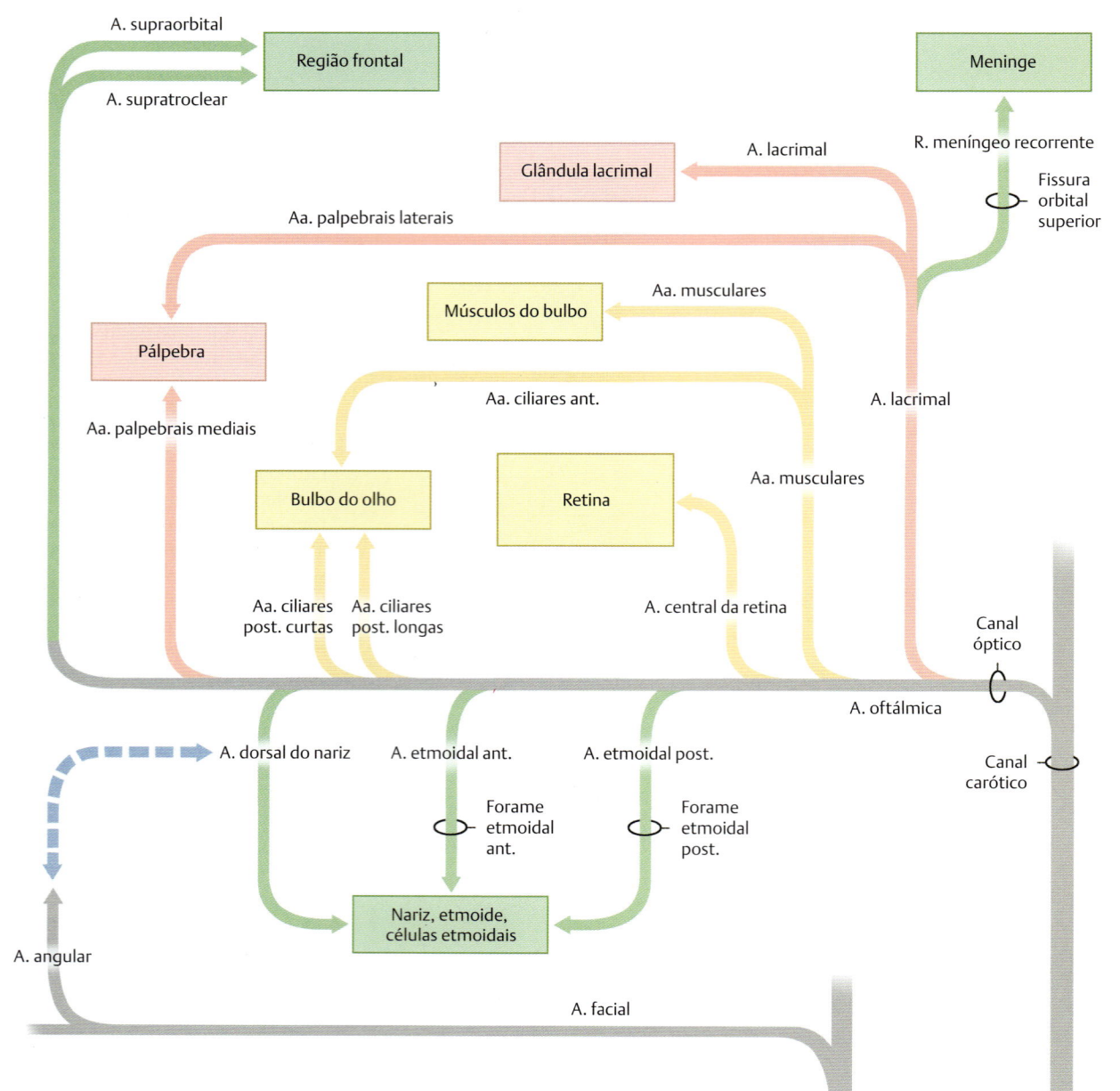

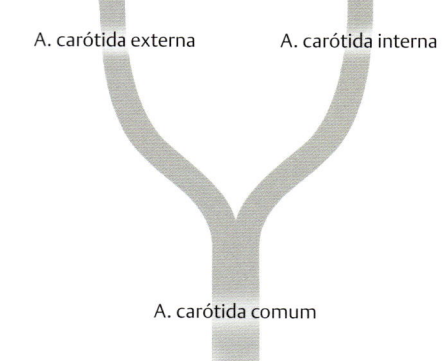

A Artérias da órbita

O ponto de saída é a *A. carótida comum* com os ramos *Aa. carótidas interna* e *externa*. A A. carótida *interna* segue para a bifurcação da carótida cranialmente e alcança a cavidade craniana através do *canal carótico*. No crânio, ela emite a **A. oftálmica**, que entra na órbita a partir de occipital através do *canal óptico*. A A. oftálmica é a artéria que, sob condições fisiológicas, supre *por si só* a órbita e é dividida nos seguintes ramos:

- Ramos para o suprimento do bulbo do olho, dos músculos do bulbo e da retina, localizada no bulbo (amarelo)
- Ramos para o suprimento das estruturas oculares acessórias, como pálpebras e glândula lacrimal (vermelho)
- Ramos que suprem as "adjacências da órbita": fronte, nariz e seios paranasais, dura-máter (verde).

A *A. carótida externa* irriga a órbita apenas quando o suprimento pela A. oftálmica não é mais garantido, isto é, em condições patológicas. Então, um desvio (*anastomose*, linha tracejada azul) entre a *A. angular* (segue para o ângulo do olho) e a *A. dorsal do nariz* (ramo da A. oftálmica) compensa a circulação sanguínea até certo grau. A A. angular alcança a órbita frontalmente.

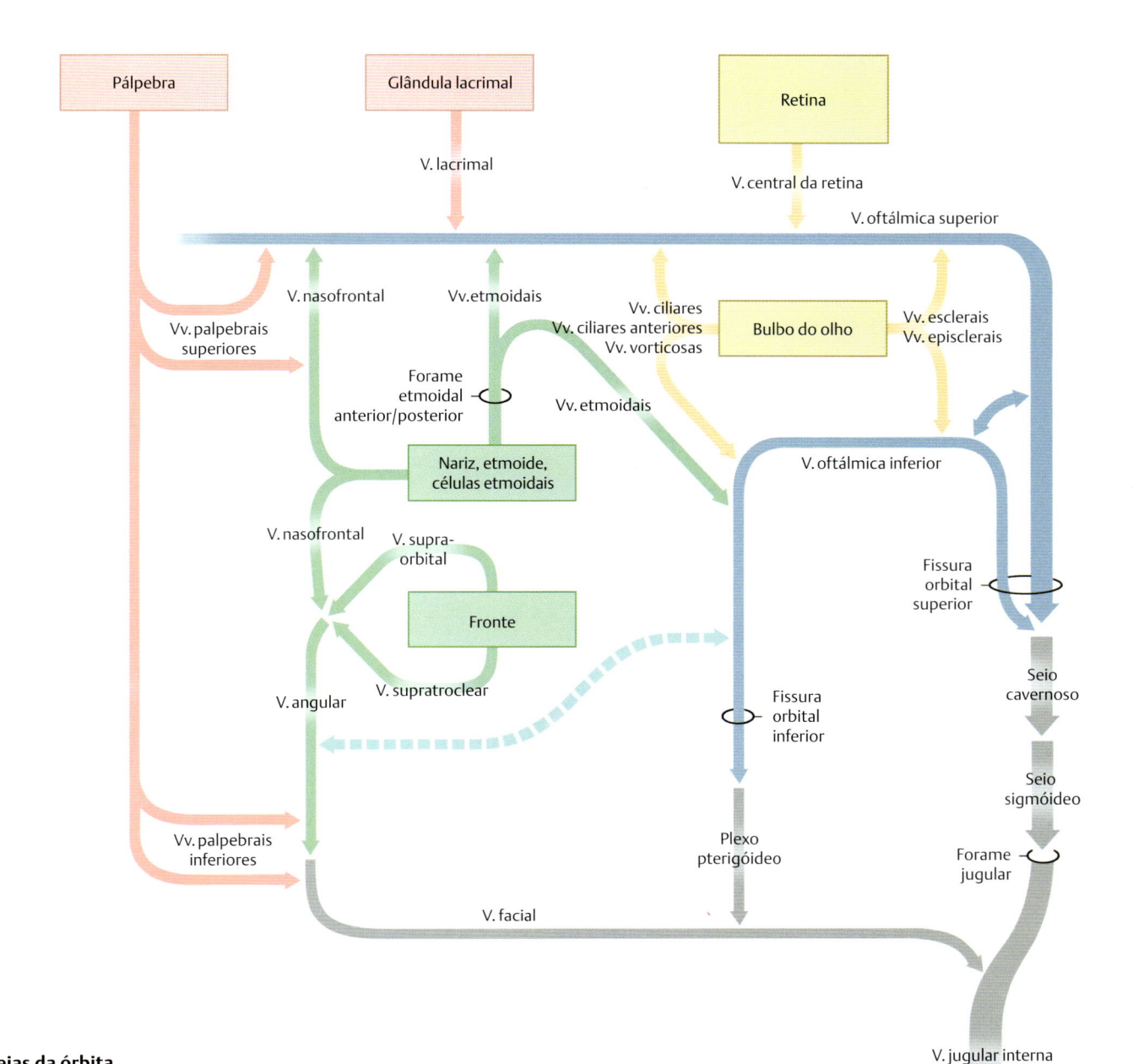

B Veias da órbita

Em contraste com a irrigação por *uma única artéria*, a drenagem da órbita ocorre por *duas veias*. Elas dispõem o sangue em vias parcialmente diferentes, e seu fluxo se encontra na V. jugular interna. As duas veias são:

- **V. oftálmica superior:** conduz o sangue através da *fissura orbital superior* para o seio cavernoso *no crânio*
- **V. oftálmica inferior:** conduz o sangue de modo semelhante ao da V. oftálmica superior e, também, através da *fissura orbital inferior para fora do crânio*, para o plexo pterigóideo abaixo da base do crânio.

Embora o fluxo venoso esteja fortemente interligado, em contraste com o suprimento arterial, que é unidirecional, há também três áreas de escoamento maiores e uma organização correspondente dos ramos das veias:

- Ramos que drenam o sangue do bulbo do olho e da retina, que está localizada no bulbo (amarelo)
- Ramos que drenam o sangue das "áreas periorbitais", isto é, da fronte, do nariz e dos seios paranasais (verde) e
- Ramos que drenam o sangue das estruturas oculares acessórias, isto é, das pálpebras e das glândulas lacrimais (vermelho).

As duas Vv. oftálmicas estão sempre ligadas uma à outra fisiologicamente por uma pronunciada anastomose (ver linha azul contínua). Além disso, há uma anastomose entre a V. angular e a V. oftálmica inferior bem como uma conexão através da V. nasofrontal entre a V. angular e a V. oftálmica superior. Ambas têm importância clínica. Como o sentido do fluxo sanguíneo nas veias não valvulares do crânio pode ser facilmente revertido com a baixa pressão sanguínea, em infecções na região nasofacial, há o risco de que o sangue da área de drenagem da V. angular (especialmente a pele nas adjacências do nariz) escoe para a V. oftálmica (e não ao contrário) e disperse microrganismos na órbita e, então, no sistema sinusal.

2.22 Nervos da Órbita

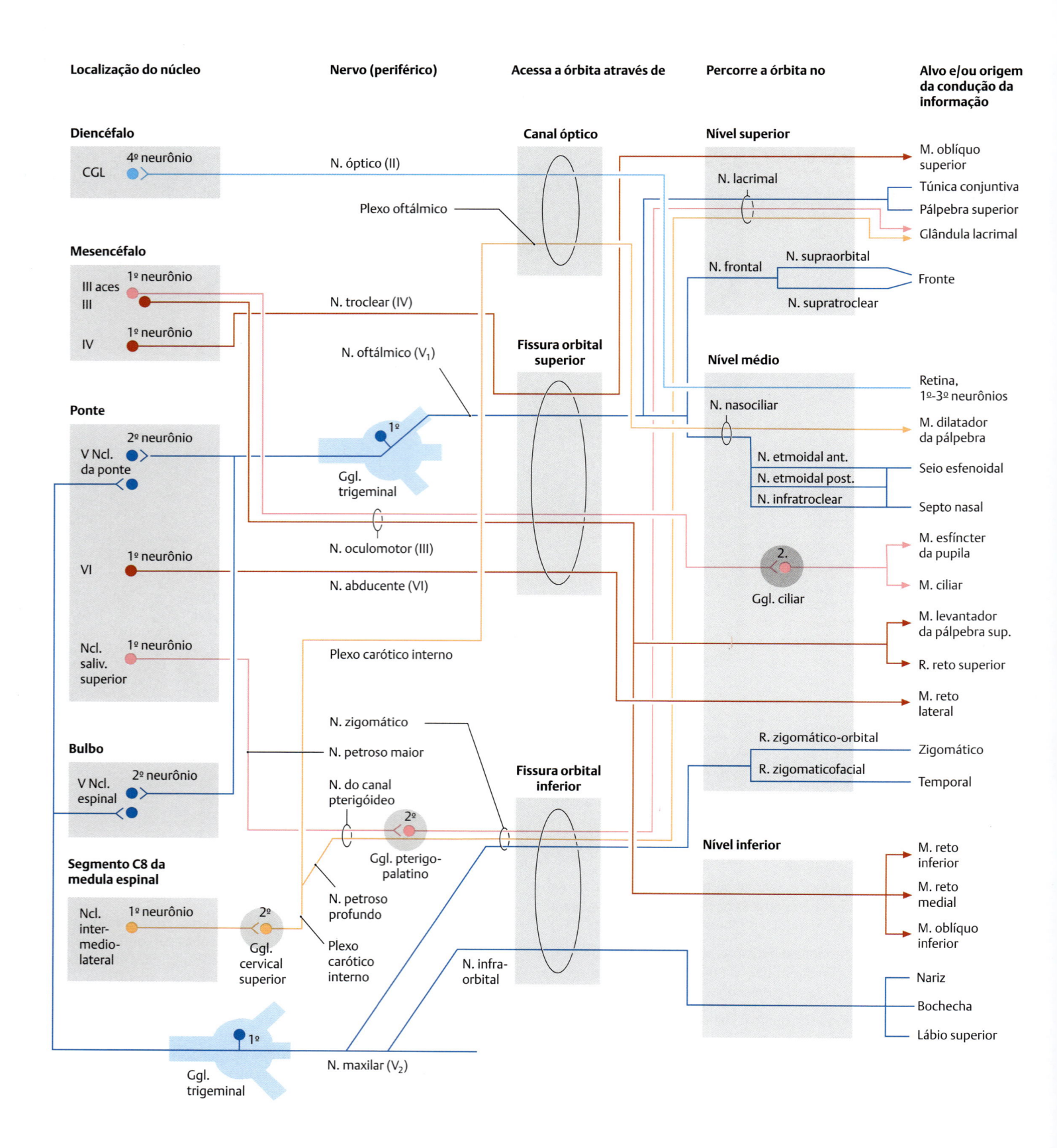

Localização do núcleo	Nervo (periférico)	Acessa a órbita através de	Percorre a órbita no	Alvo e/ou origem da condução da informação

Diencéfalo
CGL — 4º neurônio — N. óptico (II) — **Canal óptico** — **Nível superior**

N. lacrimal
Plexo oftálmico

- M. oblíquo superior
- Túnica conjuntiva
- Pálpebra superior
- Glândula lacrimal

Mesencéfalo
III aces — 1º neurônio
III — 1º neurônio
IV — 1º neurônio — N. troclear (IV)

N. frontal — N. supraorbital / N. supratroclear — Fronte

N. oftálmico (V₁)
1º Ggl. trigeminal

Fissura orbital superior

Nível médio

N. nasociliar

- Retina, 1º-3º neurônios
- M. dilatador da pálpebra

Ponte
V Ncl. da ponte — 2º neurônio

N. etmoidal ant.
N. etmoidal post.
N. infratroclear

- Seio esfenoidal
- Septo nasal

VI — 1º neurônio — N. oculomotor (III)
N. abducente (VI)

2. Ggl. ciliar

- M. esfíncter da pupila
- M. ciliar

Ncl. saliv. superior — 1º neurônio — Plexo carótico interno

- M. levantador da pálpebra sup.
- R. reto superior
- M. reto lateral

Bulbo
V Ncl. espinal — 2º neurônio

N. zigomático
N. petroso maior

R. zigomático-orbital
R. zigomaticofacial

- Zigomático
- Temporal

N. do canal pterigóideo
2º Ggl. pterigo-palatino

Fissura orbital inferior

Segmento C8 da medula espinal
Ncl. inter-medio-lateral — 1º neurônio — 2º Ggl. cervical superior

N. petroso profundo
Plexo carótico interno

Nível inferior

- M. reto inferior
- M. reto medial
- M. oblíquo inferior

N. infra-orbital

1º Ggl. trigeminal — N. maxilar (V₂)

- Nariz
- Bochecha
- Lábio superior

A Nervos da órbita

O trajeto dos nervos no interior da órbita é muito complexo. Para entendê-lo completamente, é preciso considerar as características sistemáticas, funcionais e topográficas. Esta seção visa facilitar a orientação na figura como em um mapa de uma cidade. O presente esquema divide este "mapa" em cinco colunas de informações verticais.

Aspectos topográficos

A órbita como um espaço (coluna de informações 4 = "segue em direção à órbita"): a órbita pode ser dividida em *três níveis*. Cada nível é representado por uma caixa cinza. Para a delimitação topográfica dos níveis são encontrados detalhes importantes nas figuras da p. 174. Todas as vias de condução da órbita, assim como os numerosos nervos, seguem nesses três níveis. O nível *médio* é, obviamente, o maior. Ele contém, como uma orientação, o bulbo do olho (ver **A**, p. 174).

Acesso à órbita (coluna de informações 3 = "atravessa a órbita"): a órbita é atravessada, occipitalmente – na figura da esquerda – por *três aberturas*, o *canal óptico* e as *fissuras orbitais superior e inferior* (ver as elipses nas três caixas cinza).
Observação: Apenas o canal óptico e a fissura orbital *superior* conectam a órbita à cavidade do crânio. Essas duas aberturas estão, portanto, localizadas *acima* do nível da base do crânio e fornecem à órbita uma *conexão intracraniana com a base interna do crânio*.
A fissura orbital *inferior* está, no entanto, localizada *abaixo* do nível da base do crânio; e fornece à órbita acesso à *base externa do crânio em direção extracraniana*. Todas as vias de condução que seguem para a órbita a partir de occipital e saem dela para occipital devem, portanto, passar por uma das três aberturas. Para entender o trajeto das vias de condução é importante observar que tais estruturas, que entram na órbita através da fissura orbital inferior, podem ascender dentro da órbita até o nível superior: é possível ocorrer uma "mudança de nível". Informações detalhadas sobre as aberturas orbitais são encontradas na Figura **B**, p. 36.

Aspectos funcionais

Os centros de sinapse (coluna de informações 1 = "localização do núcleo"): Os nervos da órbita mediam informações motoras e sensitivas. A conexão ocorre, no sistema nervoso central, no diencéfalo, nas três partes do tronco encefálico (*mesencéfalo*, *ponte* e *bulbo*) e na medula espinal. Existem dois **tipos de núcleos** nestas partes do SNC:

- Núcleos (motores) dos quais provêm as informações: núcleos de origem e
- Núcleos (sensitivos) nos quais chegam as informações: núcleos de terminação.

Os **núcleos de origem** enviam informações para os músculos e as glândulas e são ou *somato*motores (vermelho-escuro, para os núcleos motores dos nervos cranianos **III, IV e VI**) ou *viscero*motores. Os núcleos visceromotores pertencem à parte parassimpática da divisão autônoma do sistema nervoso (vermelho para **III aces** = núcleo acessório do N. oculomotor e núcleo salivatório superior) ou à parte simpática da divisão autônoma do sistema nervoso (laranja para o núcleo intermediolateral no segmento de medula espinal C8). O fluxo de informações é dirigido da esquerda para a direita.

Os **núcleos de terminação** recebem informações no sistema visual *(corpo geniculado lateral [CGL])* da retina ou sensibilidade superficial da pele, da túnica mucosa e da superfície ocular por meio de dois dos três ramos do N. nervo trigêmeo (*núcleos da ponte* e *espinal do N. trigêmeo* para sensibilidade epicrítica e protopática). Os núcleos sensitivos são mostrados em azul. O fluxo de informações é dirigido da direita para a esquerda.

O órgão efetor (coluna de informações 5 = "destino e origem da condução das informações"): O local de origem das informações sensitivas e o destino das informações motoras são os "órgãos efetores", que estão organizados na extrema direita da figura.

Aspectos sistemáticos

Denominação das vias de condução (coluna de informações 2 = "nervo periférico"): As informações são conduzidas por nervos cuja terminologia segue critérios topográficos, funcionais ou fenomenológicos. Eles são agrupados na coluna 2. Para os nervos sensitivos, são incluídos os gânglios sensitivos no curso (azul). Nesses gânglios, na condução da informação da direita para a esquerda, está localizado o primeiro neurônio de uma cadeia de neurônios sem conexão sináptica. Para a condução da informação visceromotora, são incluídos os gânglios autônomos (círculos cinza) no trajeto. Eles contém, no fluxo de informações da esquerda para a direita, o segundo neurônio de uma cadeia de neurônios com comutação sináptica.

Você gostaria de:

- Estudar as regiões nucleares motoras de um núcleo somatomotor ou visceromotor? Comece na coluna de informações 1 e siga o nervo para a direita até a coluna 5. Observe os gânglios cinza, se necessário
- Estudar o núcleo para uma região de origem sensitiva? Comece na coluna de informações 5 e siga o trajeto para a esquerda até a coluna 1. Se necessário, observe os gânglios azuis. Na órbita pode ocorrer uma bifurcação no ramo inferior
- As colunas 2 a 4, que você encontra no trajeto, informam sobre os níveis, as aberturas de acesso e os nomes dos nervos.

551

2.23 Laringe

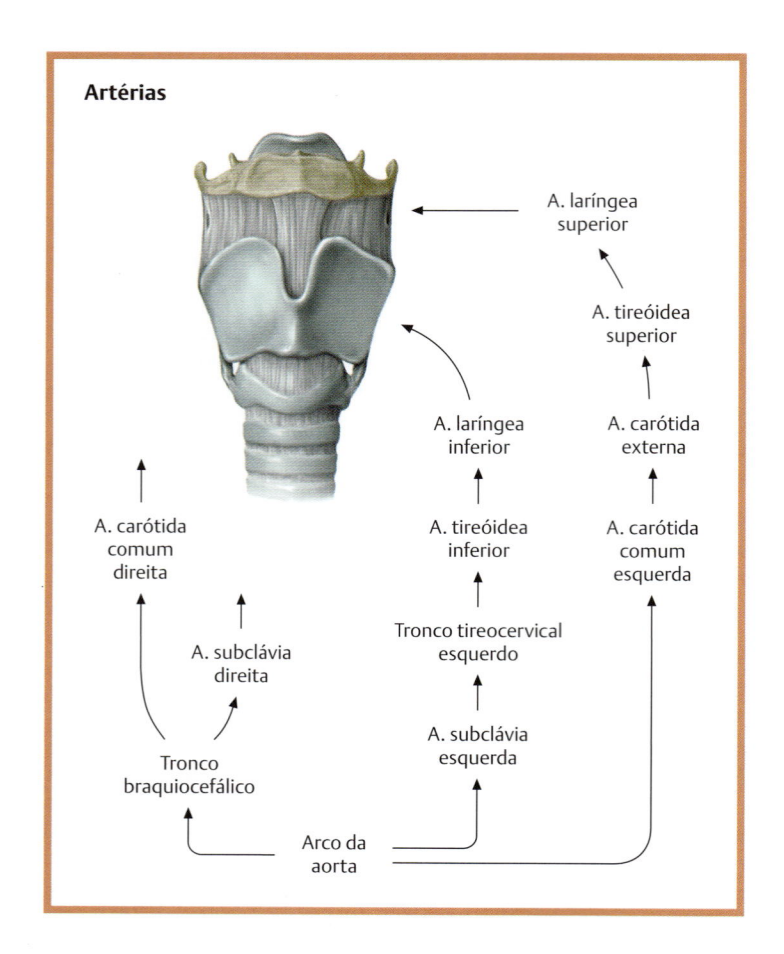

Artérias

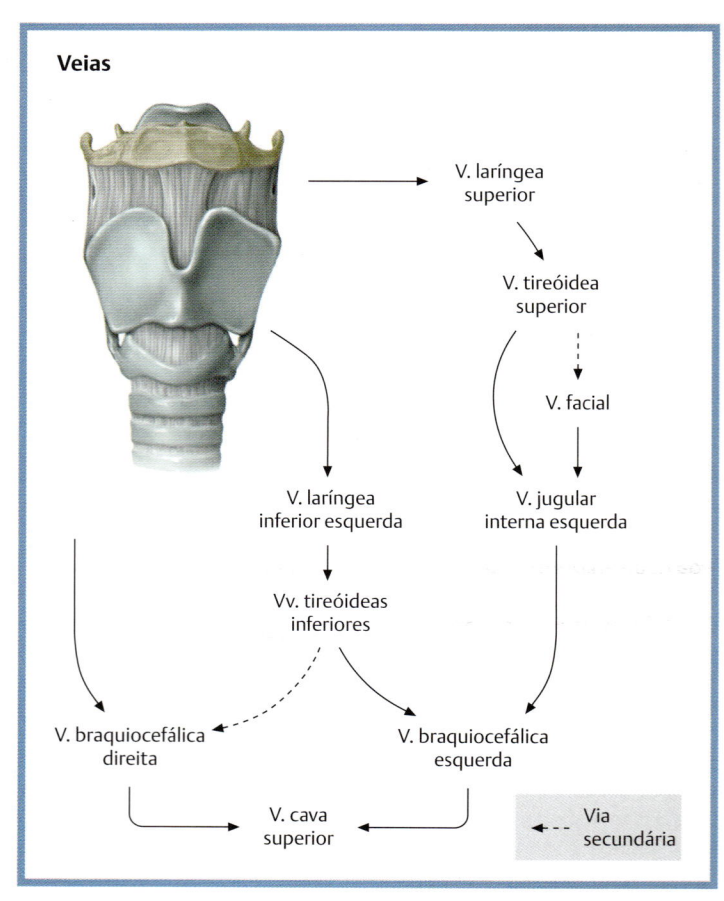

Veias

Via secundária

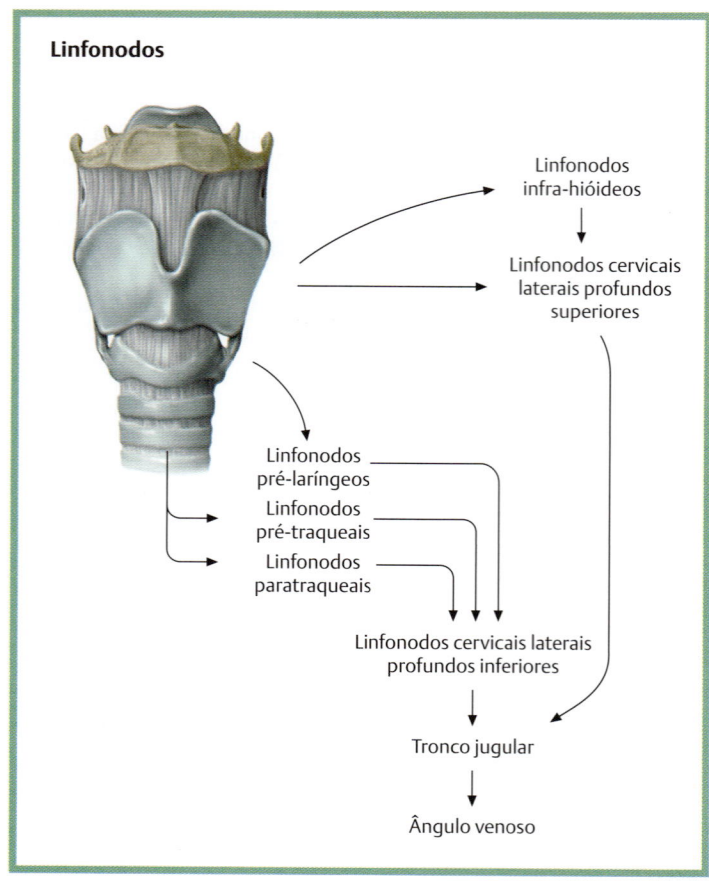

Linfonodos

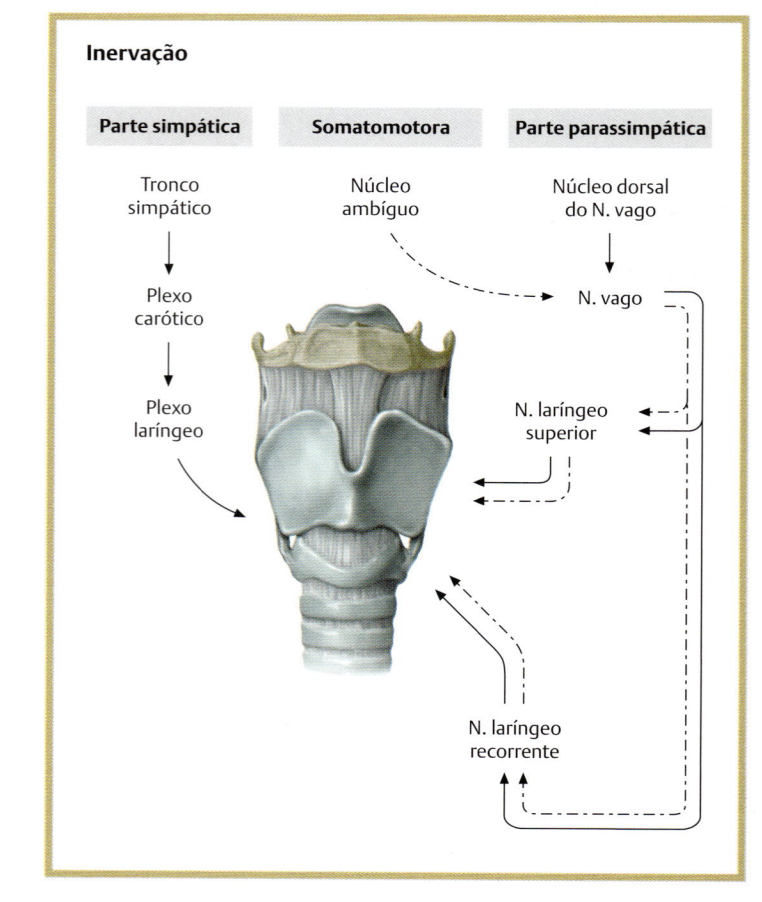

Inervação

2.24 Tireoide

Artérias

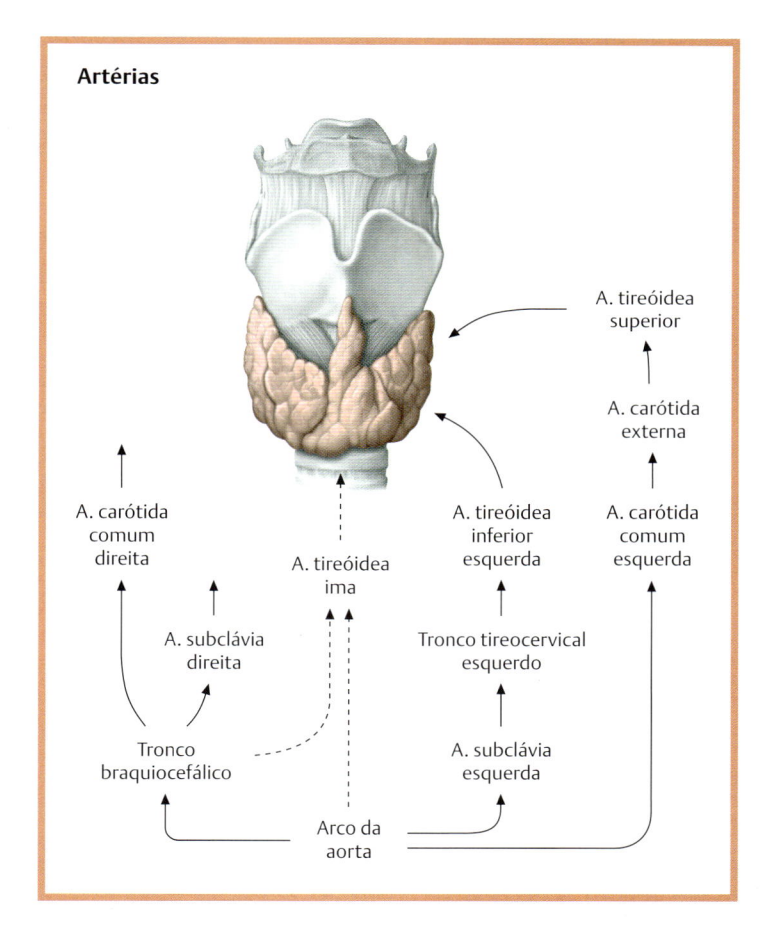

A. tireóidea superior

A. carótida externa

A. carótida comum direita

A. tireóidea ima

A. tireóidea inferior esquerda

A. carótida comum esquerda

A. subclávia direita

Tronco tireocervical esquerdo

Tronco braquiocefálico

A. subclávia esquerda

Arco da aorta

Veias

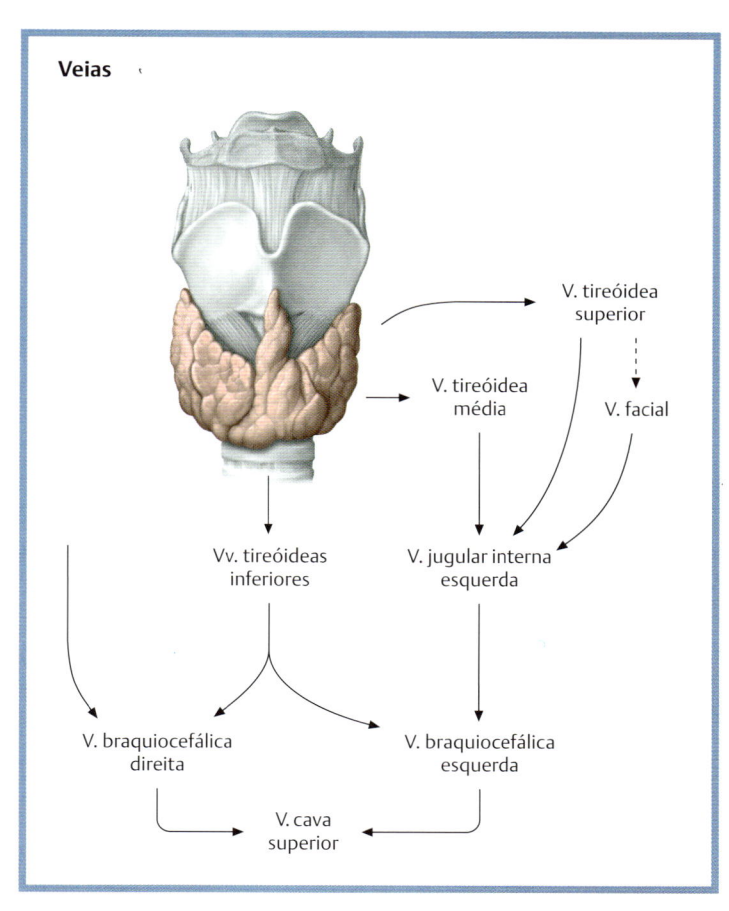

V. tireóidea superior

V. tireóidea média

V. facial

V. jugular interna esquerda

Vv. tireóideas inferiores

V. braquiocefálica direita

V. braquiocefálica esquerda

V. cava superior

Linfonodos

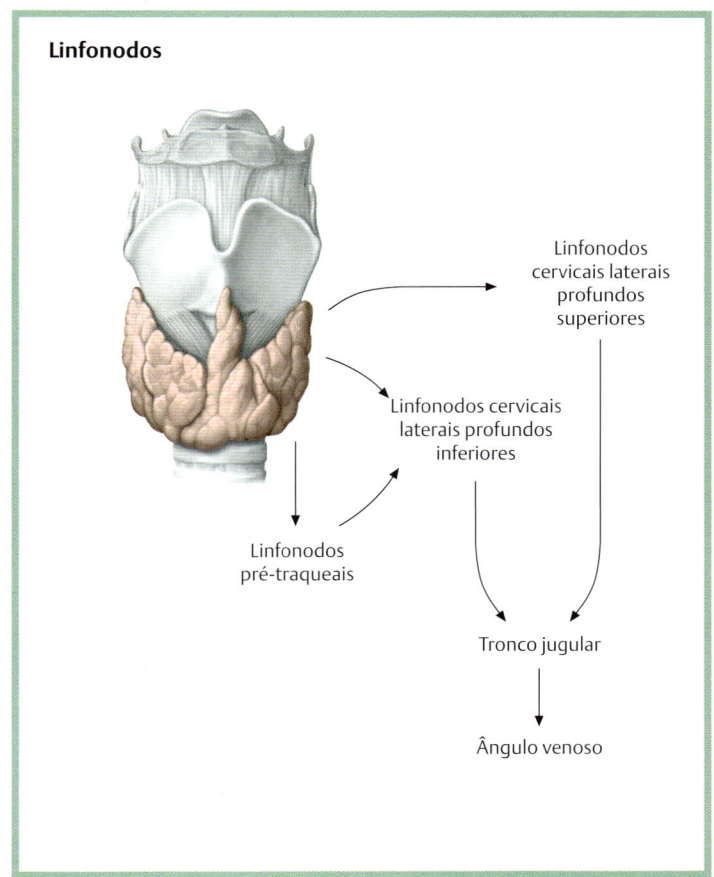

Linfonodos cervicais laterais profundos superiores

Linfonodos cervicais laterais profundos inferiores

Linfonodos pré-traqueais

Tronco jugular

Ângulo venoso

Inervação

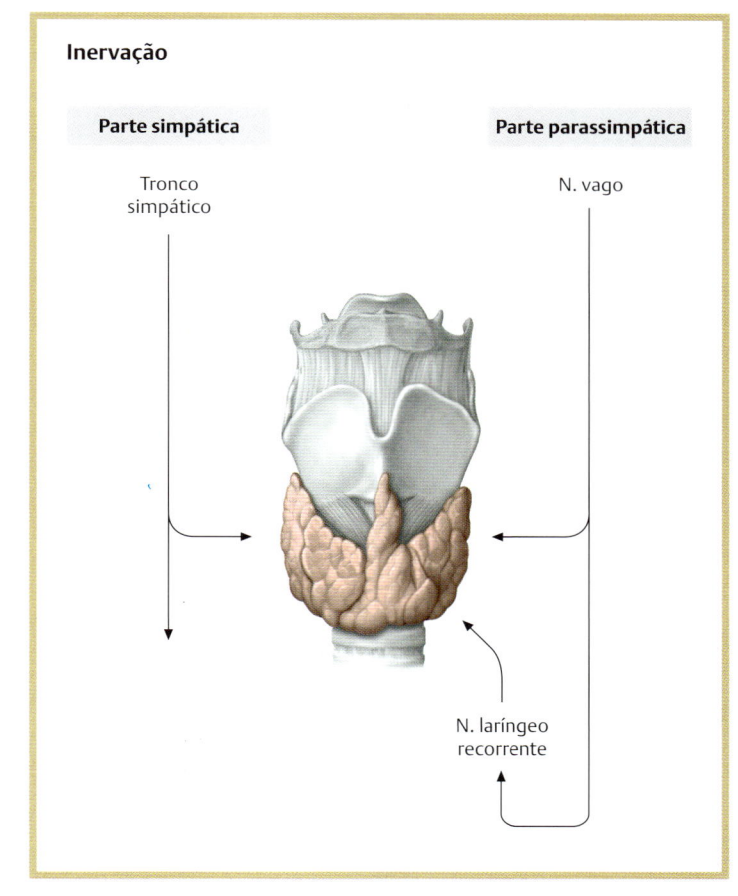

Parte simpática

Parte parassimpática

Tronco simpático

N. vago

N. laríngeo recorrente

2.25 Faringe*

Artérias

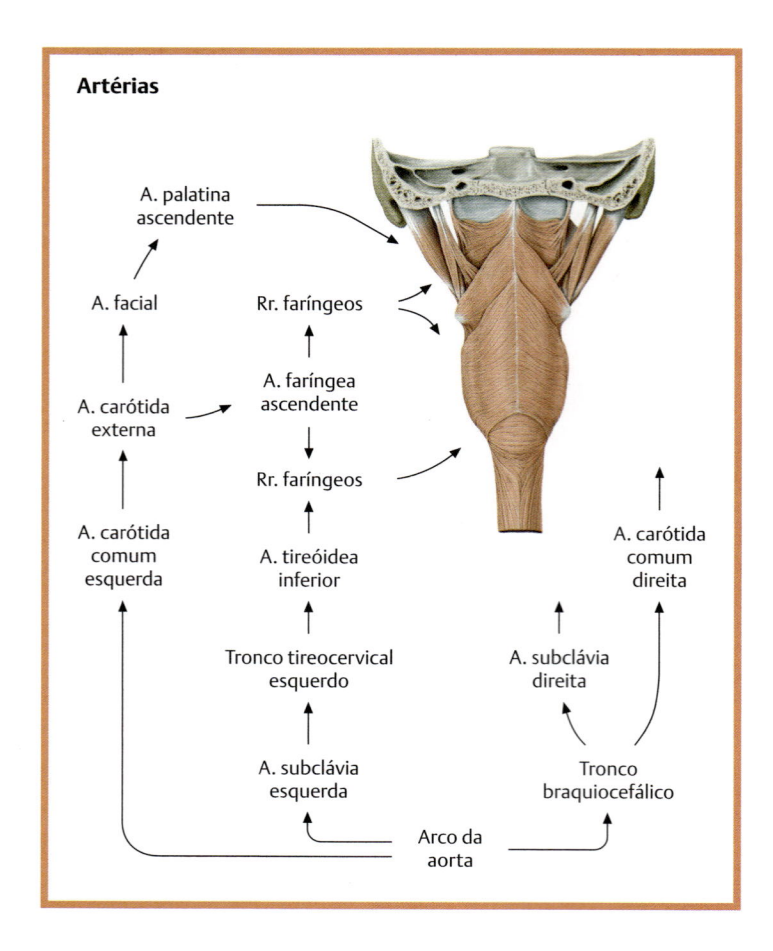

A. palatina ascendente

A. facial

A. carótida externa

A. carótida comum esquerda

Rr. faríngeos

A. faríngea ascendente

Rr. faríngeos

A. tireóidea inferior

Tronco tireocervical esquerdo

A. subclávia esquerda

Arco da aorta

A. carótida comum direita

A. subclávia direita

Tronco braquiocefálico

Veias

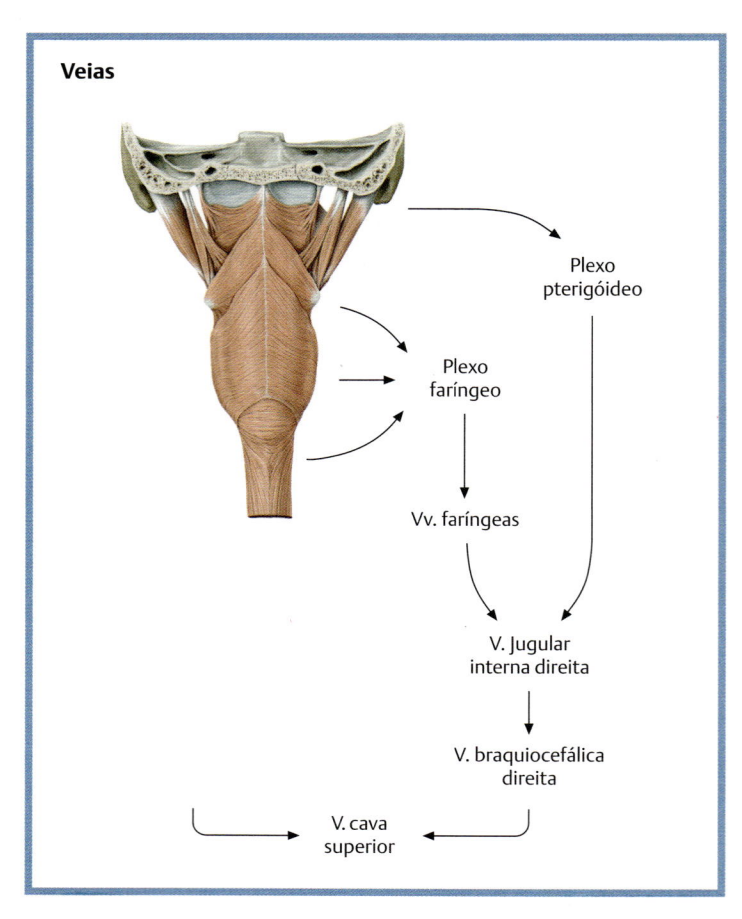

Plexo pterigóideo

Plexo faríngeo

Vv. faríngeas

V. Jugular interna direita

V. braquiocefálica direita

V. cava superior

Linfonodos

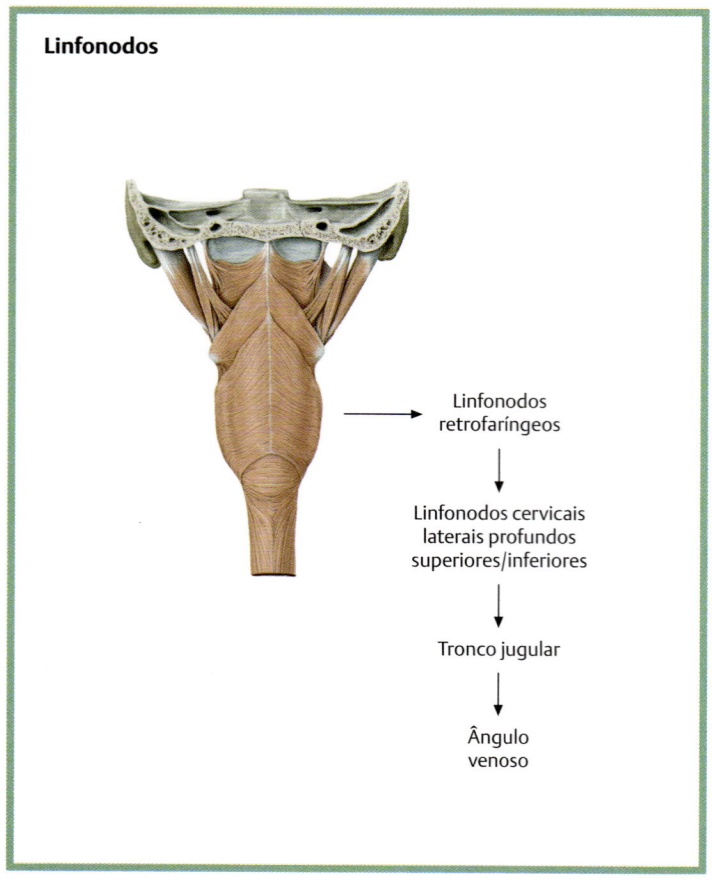

Linfonodos retrofaríngeos

Linfonodos cervicais laterais profundos superiores/inferiores

Tronco jugular

Ângulo venoso

Inervação

Parte simpática	Somatomotora	Parte parassimpática
Tronco simpático	Núcleo ambíguo	Núcleo dorsal do N. vago
	N. glosso-faríngeo	N. vago
	Rr. faríngeos	N. laríngeo recorrente
	Plexo faríngeo	

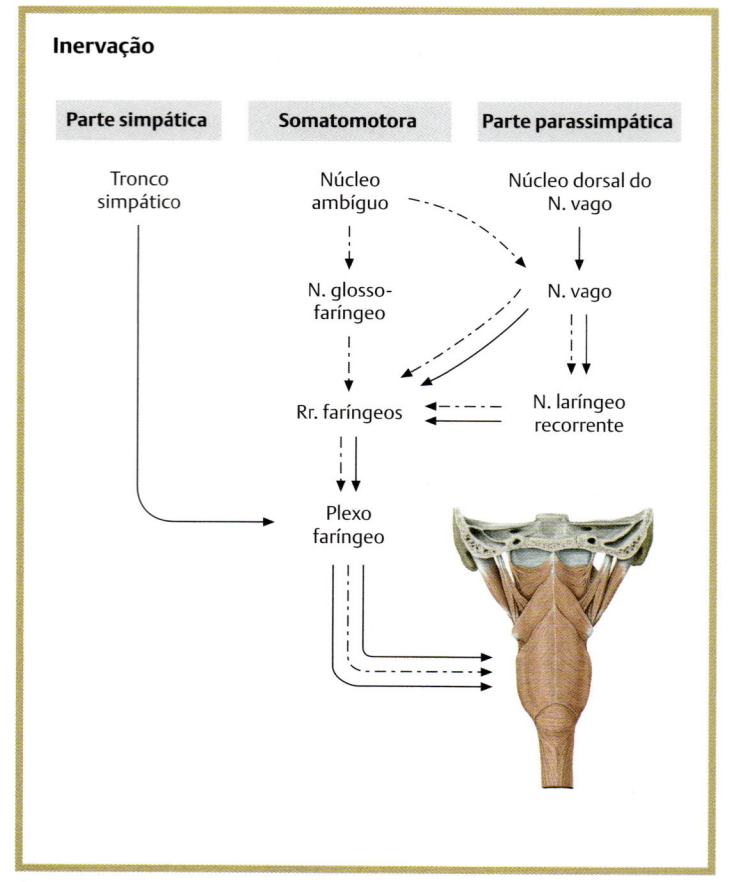

*Vista posterior

Apêndice

Referências Bibliográficas

Abboud B. Anatomie topographique et vascularisation artérielle de parathyroides. Presse Med 1996; 25: 1156–61.

Anschütz F. Die körperliche Untersuchung. 3. Aufl. Heidelberg: Springer; 1978.

Barr ML, Kiernan JA. The Human Nervous System. 5th ed. Philadelphia: JB Lippincott; 1988.

Bähr M, Frotscher M. Neurologisch-topische Diagnostik. 10. Aufl. Stuttgart: Thieme; 2014.

Bear MF, Connors BW, Paradiso MA. Neuroscience. Exploring the Brain. 2. Aufl. Baltimore: Williams u. Wilkins; 2000.

Becker W, Naumann HH, Pfaltz CR. Hals-Nasen-Ohren-Heilkunde. 2. Aufl. Stuttgart: Thieme; 1983.

Becker W, Naumann HH, Pfaltz CR. Ear, Nose and Throat Diseases. 2. Aufl. Stuttgart: Thieme; 1994.

Berghaus A, Rettinger G, Böhme G. Hals-Nasen-Ohren-Heilkunde. Duale Reihe. Stuttgart: Thieme; 1996.

Blum HE, Müller-Wieland D (Hrsg.). Klinische Pathophysiologie. 10. Aufl. Stuttgart: Thieme; 2018.

Bossy JG, Ferratier R. Studies of the spinal cord of Galago senegalensis, compared to that in man. J Comp Neurol 1968 Mar; 132(3): 485–98. PubMed PMID: 5657526.

Braak H, Braak E. Neuroanatomie. In: Beyreuther K, Einhäupl KM, Förstl H, Kurz A, Hrsg. Demenzen. Stuttgart: Thieme; 2002: 118–129.

Braus DF. EinBlick ins Gehirn. 3. Aufl. Stuttgart: Thieme; 2014.

Calabria G, Rolando M. Strutture e funzioni del film lacrimale. Genua: Proceedings of the 6th Symposium of the Italian Ophthalmological Society (S.O.I.); 1984: 9–35.

Camper P. De Hominis Varietate (1792). Deutsche Fassung von S. Th. Sömmering (nach Kobes LWR. Quellenstudie zu Petrus Camper und der nach ihm benannten Schädelebene). Dtsch Zahnärztl Z; 1983: 38: 268–270.

Carlsson GE, Haraldson T, Mohl ND. The dentition. In Mohl ND, Zarb GH, Carlsson GE, Rugh JD. A Textbook of Occlusion. Chicago: Quintessence Books; 1988.

Chandrashekar J, Hoon MA, Ryba NJ, Zuker CS. The receptors and cells for mammalian taste. Nature 2006; 444: 288–294.

Coolen RL et al. Curr Opin Urol 2020; 30: 480–485.

Da Costa S, van der Zwaag W, Marques JP, Frackowiak RS, Clarke S, Saenz M. Human primary auditory cortex follows the shape of Heschl's gyrus. J Neurosci. 2011 Oct 5; 31(40): 14067-75. PubMed PMID: 21976491.

Dauber W. Bild-Lexikon der Anatomie. 10. Aufl. Stuttgart: Thieme; 2008.

Faller A, Schünke M. Der Körper des Menschen. 17. Aufl. Stuttgart: Thieme; 2016.

Frick H, Leonhardt H, Starck D. Allgemeine und spezielle Anatomie. Taschenlehrbuch der gesamten Anatomie. Bd. 1 und 2. 4. Aufl. Stuttgart: Thieme; 1992.

Fritsch H, Kühnel W. Taschenatlas der Anatomie. Bd. 2. 11. Aufl. Stuttgart: Thieme; 2013.

Füeßl HS, Middecke M. Anamnese und klinische Untersuchung. 6. Aufl. Stuttgart: Thieme; 2018.

Gehlen W, Delank HW. Neurologie. 12. Aufl. Stuttgart: Thieme; 2010.

Harvey R et al. The Olfactory Strip an Its Presvervation in Endoscopic Pituitary Surgery Maintains Smell and Sinonasal Function. In: Neurolog. Surg. B 2015; 76(06): 464–470.

Hegglin J. Chirurgische Untersuchung. Stuttgart: Thieme; 1976.

Hempelmann G, Krier C, Schulte am Esch J, Hrsg. Gesamtreihe ains. 4 Bände. Stuttgart: Thieme; 2001.

Herrick JC. Brains of Rats and Men. Chicago: University of Chicago Press; 1926.

Holodny et al. Diffusion tensor tractography of the motor white matter tracts in man – Current controversies and future directions. Ann NY Acad Sci 2005; 1064: 88–97.

Ingvar DH. Functional landscapes of the dominant hemisphere. Brain Res 1976; 107: 181–197.

Jänig W. Visceral afferent neurones: Neuroanatomy and functions, organ regulations and sensations. In: Vaitl D, Schandry R, eds. From the heart to the brain. Frankfurt am Main: Peter Lang; 1995: 5–34.

Kahle W, Frotscher M. Taschenatlas der Anatomie. Bd. 3. 11. Aufl. Stuttgart: Thieme; 2013.

Kell Ch A, von Kriegstein K, Rösler A, Kleinschmidt A, Laufs H. The Sensory Cortical Representation of the Human Penis: Revisiting Somatotopy in the Male Homunculus. J Neurosci Jun 2005; 25: 5984–5987.

Kim et al. Corticospinal tract location in internal capsule of human brain: diffusion tensor tractography and functional MRI study. Neuroreport 2008; Vol 19, No 8.

Kunze K. Lehrbuch der Neurologie. Stuttgart: Thieme; 1992.

Kuwert T, Grünwald F, Haberkorn U, Krause T. Nuklearmedizin. 4. Aufl. Stuttgart: Thieme; 2008.

Lang, G. Augenheilkunde. 5. Aufl. Stuttgart: Thieme; 2014.

Lehmann KM, Hellwig E, Wenz H-J. Zahnärztliche Propädeutik. 13. Aufl. Köln: Deutscher Zahnärzte Verlag; 2015.

Lippert H, Pabst R. Arterial Variations in Man. München: Bergman; 1985.

Lorke D. Schmerzrelevante Neuroanatomie. In: Beck H, Martin E, Motsch J, Schulte am Esch J, Hrsg. ains. Bd. 4. Schmerztherapie. Stuttgart: Thieme; 2001: 13–28.

Masuhr KF, Neumann M. Neurologie. Duale Reihe. 7. Aufl. Stuttgart: Thieme; 2013.

Maurer J. Neuroootologie. Stuttgart: Thieme; 1999.

Meyer W. Die Zahn-Mund- und Kiefer-Heilkunde. Bd. 1. München: Urban & Schwarzenberg; 1958.

Michels L et al. Neuroimage 2010; 49: 177–184.

Mühlreiter F. Anatomie des menschlichen Gebisses. Leipzig: Felix; 1912.

Müller-Vahl H, Mumenthaler M, Stöhr M. Läsionen peripherer Nerven und radikuläre Syndrome. 10. Aufl. Stuttgart: Thieme; 2014.

Nieuwenhuys R, Voogd J, van Huijzen Chr. Das Zentralnervensystem des Menschen. 2. Aufl. Berlin: Springer; 1991.

Pape HC, Kurtz A, Silbernagl S. Physiologie. 8. Aufl. Stuttgart: Thieme; 2018.

Platzer W. Atlas der topografischen Anatomie. Stuttgart: Thieme; 1982.

Poeck K, Hartje W. Störungen von Antrieb und Affektivität. In: Hartje W, Poeck K, Hrsg. Klinische Neuropsychologie. 5. Aufl. Stuttgart: Thieme; 2002: 412–422.

Poisel S, Golth D. Zur Variabilität der großen Arterien im Trigonum caroticum. Wiener medizinische Wochenschrift 1974; 124: 229–232.

Probst R, Grevers G, Iro H. Hals-Nasen-Ohren-Heilkunde. 3. Aufl. Stuttgart: Thieme; 2008.

Rauber/Kopsch. Anatomie des Menschen. Bd. 1–4. Stuttgart: Thieme; Bd. 1, 2. Aufl.; 1997, Bd. 2 und 3; 1987, Bd. 4; 1988.

Robbins KT, Medina JE, Wolfe GT, Levine PA, Sessions RB, Pruet CW. Standardizing neck dissection terminology. Official report of the Academy's Committee for Head and Neck Surgery and Oncology. Arch Otolaryngol Head Neck Surg 1991 Jun; 117(6): 601-5. PubMed PMID: 2036180.

Rohkamm R. Taschenatlas Neurologie. 4. Aufl. Stuttgart: Thieme; 2017.

Romer AS, Parson TS. Vergleichende Anatomie der Wirbeltiere. 5. Aufl. Hamburg und Berlin: Paul Parey; 1983.

Sachsenweger M. Augenheilkunde. 2. Aufl. Stuttgart: Thieme; 2003.

Sadler TW. Medizinische Embryologie. 12. Aufl. Stuttgart: Thieme; 2014.

Scheibel ME, Scheibel AB. Activity cycles in neurons of the reticular formation. Recent Adv Biol Psychiatry. 1965; 8: 283–93.

Schmidt F. Zur Innervation der Articulatio temporomandibularis. Gegenbaurs morphol Jb 1967; 110: 554–573.

Schroeder HE. Orale Strukturbiologie. 3. Aufl. Stuttgart: Thieme; 1987.

Schumacher GH: Funktionelle Anatomie des orofazialen Systems. Heidelberg: Hüthig; 1985.

Schumacher GH, Aumüller G. Topographische Anatomie des Menschen. 6. Aufl. Stuttgart: G. Fischer; 1994.

Schumacher GH, Schmidt H. Anatomie und Biochemie der Zähne. Stuttgart: G. Fischer; 1976.

Siegenthaler W. Klinische Pathophysiologie. 8. Aufl. Stuttgart: Thieme; 2000.

Stammberger H, Hawke M. Essentials of functional endoscopic sinus surgery. 2. Aufl. St. Louis: Mosby; 1993.

Steiniger B, Schwarzbach H, Stachniss, V. Mikroskopische Anatomie der Zähne und des Parodonts. Stuttgart: Thieme; 2010.

Strup JR, Türp JC, Witkowski S, Hürzeler MB, Kern M. Curriculum Prothetik (Band I). 2. Aufl. Berlin Quintessenz 1999.

Tillmann B. Farbatlas der Anatomie Zahnmedizin-Humanmedizin. Stuttgart: Thieme; 1997.

Töndury G. Angewandte und topographische Anatomie. 5. Aufl. Stuttgart: Thieme; 1981.

Vahlensieck M, Reiser M. MRT des Bewegungsapparates. 4. Aufl. Stuttgart: Thieme; 2014.

Van Aken H, Wulf H (Hrsg.). Lokalanästhesie, Regionalanästhesie, Regionale Schmerztherapie. begr. von HCh Niesel. 3. Aufl. Stuttgart: Thieme; 2010.

von Lanz T, Wachsmuth W. Praktische Anatomie. Bd. 1/1B Kopf. Gehirn- und Augenschädel. Berlin: Springer; 2004.

von Lanz T, Wachsmuth W. In: von Loeweneck u Feifel, Hrsg. Praktische Anatomie. Bd. 2, 6. Teil. Berlin: Springer; 1993.

von Lanz T, Wachsmuth W. Praktische Anatomie. Bd. 1/2. Hals, Berlin: Springer; 1955.

von Spee Graf F. Die Verschiebungsbahn des Unterkiefers am Schädel. Arch Anat Entwicklungsgesch. 1890; 285–294.

Warshawsky H. The teeth. In Weiss L. Cell and Tissue Biology – a textbook of histology. 6. Aufl. München: Urban & Schwarzenberg; 1988.

Wolpert L, Beddington R, Brockes J, Jessel T, Lawrence P, Meyerowitz E. Entwicklungsbiologie. Weinheim: Spektrum Verlag; 1999.

Yim SH, Kim JH, Han Z-A, Jeon S, Cho JH, Kim GS, Choi S-A, Lee JH. Distribution of the corticobulbar tract in the internal capsule. Journal of the Neurological Sciences; Vol. 334; Issue 1-2; pp. 63–68: November 2013.

Índice Alfabético

G

N

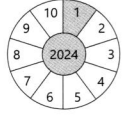